国内外慢性病防控
政策概要

主编 吴 静

副主编 周脉耕 蒋 炜 董文兰

编 委（以姓氏笔画为序）

毛 凡 中国疾病预防控制中心慢性非传染性疾病预防控制中心

刘 芳 中国疾病预防控制中心慢性非传染性疾病预防控制中心

李程跃 复旦大学

吴 静 中国疾病预防控制中心慢性非传染性疾病预防控制中心

张 政 复旦大学

张伟伟 中国疾病预防控制中心慢性非传染性疾病预防控制中心

陈 政 中华预防医学会公共卫生管理分会基层公共卫生管理学组

周脉耕 中国疾病预防控制中心慢性非传染性疾病预防控制中心

姜莹莹 中国疾病预防控制中心慢性非传染性疾病预防控制中心

徐婷玲 中国疾病预防控制中心慢性非传染性疾病预防控制中心

陶 然 中国疾病预防控制中心慢性非传染性疾病预防控制中心

董文兰 中国疾病预防控制中心慢性非传染性疾病预防控制中心

董建群 中国疾病预防控制中心慢性非传染性疾病预防控制中心

蒋 炜 中国疾病预防控制中心慢性非传染性疾病预防控制中心

蒋绮蕴 复旦大学

秘书组 白云天 李 寒 吴佳璘 张道衡 宜 准 郭家欢
钱 晶 曹 贺 敖立文

人民卫生出版社
·北京·

图书在版编目（CIP）数据

国内外慢性病防控政策概要 / 吴静主编. — 北京：
人民卫生出版社，2024.5
ISBN 978-7-117-35845-3

Ⅰ.①国… Ⅱ.①吴… Ⅲ.①慢性病－防治 Ⅳ.
①R4

中国国家版本馆 CIP 数据核字（2024）第 021390 号

| 人卫智网 | www.ipmph.com | 医学教育、学术、考试、健康，购书智慧智能综合服务平台 |
| 人卫官网 | www.pmph.com | 人卫官方资讯发布平台 |

国内外慢性病防控政策概要

Guoneiwai Manxingbing Fangkong Zhengce Gaiyao

主　　编：吴　静
出版发行：人民卫生出版社（中继线 010-59780011）
地　　址：北京市朝阳区潘家园南里 19 号
邮　　编：100021
E - mail：pmph @ pmph.com
购书热线：010-59787592　010-59787584　010-65264830
印　　刷：人卫印务（北京）有限公司
经　　销：新华书店
开　　本：787×1092　1/16　　印张：61
字　　数：1523 千字
版　　次：2024 年 5 月第 1 版
印　　次：2024 年 6 月第 1 次印刷
标准书号：ISBN 978-7-117-35845-3
定　　价：129.00 元

打击盗版举报电话：**010-59787491**　E-mail：WQ @ pmph.com
质量问题联系电话：**010-59787234**　E-mail：zhiliang @ pmph.com
数字融合服务电话：**4001118166**　　E-mail：zengzhi @ pmph.com

前　言

慢性非传染性疾病（以下简称"慢性病"）是威胁我国居民健康的重大公共卫生问题。全球疾病负担研究（GBD 2019）表明，2019年我国慢性病的疾病负担占我国疾病总负担的84.93%，《中国居民营养与慢性病状况报告（2020年）》显示，2019年我国慢性病导致的死亡占总死亡的88.5%，慢性病防控工作面临巨大的挑战。慢性病是多种因素混合作用的结果，实施综合防控是应对慢性病的有效策略。同时，整合优势资源与促进跨部门合作更是相关工作持续发展的关键。

党的十八大以来，我国政府坚持以人为本的发展路径，着力推进健康融入万策理念，逐步在国家层面形成慢性病综合规划、专病防治计划和方案、防治指南规范三个层次的慢性病防治政策体系，制定并全面实施了慢性病综合防控战略，将其纳入《中华人民共和国国民经济和社会发展第十三个五年规划纲要》和《"健康中国2030"规划纲要》，作为推进健康中国建设的重要措施。

回顾党的十八大以来慢性病防控相关政策的发展，对于深刻理解慢性病综合防控理念、把握工作重点变化与疾病特征的关系、放眼实现健康中国目标都具有重要意义。同时，积极收集和梳理国内外重要慢性病防控政策，了解掌握不同时期、不同部门慢性病防控政策的演变过程及发达国家政策经验，是提出新的策略与措施、推进我国慢性病防控工作的基础。

鉴于以上原因，我们从慢性病的基础范畴出发，组织检索和梳理了2012—2020年我国发布，以及截至2020年国外发布的慢性病防控相关政策。其中国内文件主要从中共中央（以下简称中央）、中华人民共和国国务院（以下简称国务院）、中华人民共和国国家卫生健康委员会（以下简称卫生健康委）、其他部委等官方网站进行检索，国外文件主要从联合国、世界卫生组织（以下简称世卫组织）以及部分代表性发达国家等部门/组织/国家的官方网站进行检索，检索结果别除偏向医改、养老产业、医疗支付等不直接相关的文件以及部分活动通知的文件。最终我们整理纳入政策文件440份，其中中央、国务院来源文件130份，卫生健康委来源文件156份，其他部门来源文件82份，联合国和世卫组织来源文件65份，代表性发达国家来源文件7份，分别按照时间顺序，以全文或节选形式编入本书。

本书可为各地开展慢性病防控工作寻找政策支持提供依据，进一步促进各地慢性病相

3

关政策的落地和评估,并可作为工具书供政府及相关部门、公共卫生领域人员、健康政策制定者以及关心慢性病防控与健康的各界人士参考。

　　鉴于经验所限,疏漏之处难免,在使用中若发现相关政策文件与原文有出入请以原文为准,同时敬请国内外同行和读者提出宝贵意见和建议,以便我们进一步组织修订,使本书不断得到完善。

编者

2024 年 4 月

目 录

第1章　中共中央、全国人大、国务院慢性病相关法规政策 ·················· 1

1.1　中共中央 ··· 1

1.1.1　中国共产党第十八次全国代表大会上的报告 ···················· 1

1.1.2　中共中央关于全面深化改革若干重大问题的决定 ················ 1

1.1.3　关于领导干部带头在公共场所禁烟有关事项的通知 ·············· 2

1.1.4　加快农业现代化　实现全面小康目标 ·························· 2

1.1.5　国民经济和社会发展第十三个五年规划 ······················ 3

1.1.6　"健康中国2030"规划纲要 ································ 4

1.1.7　农业供给侧结构性改革　加快培育农业农村发展新动能 ·········· 8

1.1.8　加强乡镇政府服务能力建设 ································ 8

1.1.9　中长期青年发展规划（2016—2025年） ···················· 9

1.1.10　城乡社区治理 ·· 10

1.1.11　决胜全面建成小康社会　夺取新时代中国特色社会主义伟大胜利 ·· 11

1.1.12　乡村振兴战略 ·· 11

1.1.13　脱贫攻坚战三年行动 ···································· 11

1.1.14　乡村振兴战略规划（2018—2022年） ······················ 12

1.1.15　"三农"工作 ·· 13

1.1.16　城乡融合发展 ·· 14

1.1.17　数字乡村发展战略纲要 ·································· 14

1.1.18　促进中医药传承创新发展 ································ 15

1.1.19　推进国家治理体系和治理能力现代化 ························ 15

1.1.20　深化医疗保障制度改革 ·································· 16

1.2　全国人民代表大会 ·· 18

1.2.1　中华人民共和国精神卫生法 ································ 18

1.2.2　中华人民共和国体育法 ·································· 18

1.2.3　中华人民共和国中医药法 ································ 19

1.2.4　中华人民共和国水污染防治法 ······························ 19

1.2.5　中华人民共和国精神卫生法 ································ 19

1.2.6　中华人民共和国土壤污染防治法 ···························· 20

1.2.7　中华人民共和国广告法 ·································· 20

1.2.8　中华人民共和国残疾人保障法 ································· 21

1.2.9　中华人民共和国大气污染防治法 ······························ 21

1.2.10　中华人民共和国老年人权益保障法 ···························· 22

1.2.11　中华人民共和国职业病防治法 ································· 22

1.2.12　中华人民共和国食品安全法 ··································· 23

1.2.13　中华人民共和国社会保险法 ··································· 23

1.2.14　中华人民共和国药品管理法 ··································· 24

1.2.15　中华人民共和国基本医疗卫生与健康促进法 ················· 24

1.2.16　中华人民共和国未成年人保护法 ······························ 29

1.3　国务院 ·· 29

1.3.1　卫生事业发展"十二五"规划 ·································· 29

1.3.2　《中国的医疗卫生事业》白皮书 ······························ 31

1.3.3　2013 年国务院政府工作报告 ································· 32

1.3.4　深化医药卫生体制改革 2013 年主要工作安排 ··············· 32

1.3.5　加快发展养老服务业 ··· 32

1.3.6　促进健康服务业发展 ··· 33

1.3.7　中国食物与营养发展纲要（2014—2020 年） ·············· 33

1.3.8　2014 年政府工作报告 ·· 34

1.3.9　进一步加强新时期爱国卫生工作 ······························ 34

1.3.10　国家贫困地区儿童发展规划（2014—2020 年） ············· 35

1.3.11　全国医疗卫生服务体系规划纲要（2015—2020 年） ········· 36

1.3.12　深化医药卫生体制改革 2014 年工作总结和 2015 年重点工作任务 ··· 38

1.3.13　全面推开县级公立医院综合改革 ······························ 41

1.3.14　城市公立医院综合改革试点 ··································· 41

1.3.15　全国精神卫生工作规划（2015—2020 年） ················· 42

1.3.16　城乡居民大病保险 ·· 43

1.3.17　推进分级诊疗制度建设 ······································· 44

1.3.18　医疗卫生与养老服务结合 ····································· 45

1.3.19　国家标准化体系建设发展规划（2016—2020 年） ··········· 49

1.3.20　城乡居民基本医疗保险 ······································· 50

1.3.21　全国社会保障基金条例 ······································· 52

1.3.22　全民健身条例 ·· 53

1.3.23　推进新型城镇化建设 ··· 54

1.3.24　特困人员救助供养 ·· 55

1.3.25　中医药发展战略规划纲要（2016—2030 年） ·············· 55

1.3.26　2016 年政府工作报告 ·· 56

1.3.27　促进医药产业健康发展 ······································· 57

1.3.28　落实《政府工作报告》重点工作部门分工的意见 ············· 58

1.3.29　盐业体制改革 ·· 59

1.3.30　深化医药卫生体制改革 2016 年重点工作任务 ··············· 59

1.3.31　强化学校体育促进学生身心健康全面发展 ························· 65

1.3.32　中西部教育发展 ·· 66

1.3.33　国务院关于加强困境儿童保障工作的意见 ······················· 66

1.3.34　全民健身计划（2016—2020 年） ·································· 66

1.3.35　促进和规范健康医疗大数据应用发展 ····························· 67

1.3.36　国家残疾预防行动计划（2016—2020 年） ························· 69

1.3.37　老年教育发展规划（2016—2020 年） ····························· 69

1.3.38　全国农业现代化规划（2016—2020 年） ··························· 70

1.3.39　深化医药卫生体制改革 ··· 70

1.3.40　进一步扩大旅游文化体育健康养老教育培训等领域消费 ··········· 71

1.3.41　中国的中医药 ··· 71

1.3.42　"十三五"脱贫攻坚规划 ··· 72

1.3.43　中国落实 2030 年可持续发展议程创新示范区建设方案 ·············· 74

1.3.44　提升养老服务质量 ··· 74

1.3.45　"十三五"国家信息化规划 ··· 75

1.3.46　"十三五"深化医药卫生体制改革规划 ······························ 76

1.3.47　"十三五"卫生与健康规划 ··· 78

1.3.48　国家人口发展规划（2016—2030 年） ······························ 82

1.3.49　生育保险和职工基本医疗保险合并实施试点方案 ··················· 83

1.3.50　改革完善药品生产流通使用政策 ··································· 84

1.3.51　中国防治慢性病中长期规划（2017—2025 年） ······················ 85

1.3.52　"十三五"国家药品安全规划 ······································· 92

1.3.53　"十三五"推进基本公共服务均等化规划 ···························· 92

1.3.54　学校体育工作条例 ··· 94

1.3.55　2017 年政府工作报告 ··· 97

1.3.56　"十三五"国家老龄事业发展和养老体系建设规划 ··················· 98

1.3.57　进一步激发社会领域投资活力 ····································· 99

1.3.58　落实《政府工作报告》重点工作部门分工 ·························· 100

1.3.59　就业创业工作 ·· 101

1.3.60　推进医疗联合体建设和发展 ······································ 101

1.3.61　深化医药卫生体制改革 2017 年重点工作任务 ····················· 102

1.3.62　支持社会力量提供多层次多样化医疗服务 ························· 103

1.3.63　老年人照顾服务项目 ·· 104

1.3.64　进一步深化基本医疗保险支付方式改革 ··························· 107

1.3.65　加快发展商业养老保险 ·· 107

1.3.66　国民营养计划（2017—2030 年） ·································· 108

1.3.67　建立现代医院管理制度 ·· 110

1.3.68　《中国健康事业的发展与人权进步》白皮书 ······················ 111

1.3.69　全科医生培养与使用激励机制 ···································· 113

1.3.70　基本公共服务领域中央与地方共同财政事权和支出责任划分改革方案 ··· 113

1.3.71　2018 年政府工作报告 ·· 115

1.3.72 落实《政府工作报告》重点工作部门分工 ┈┈┈┈┈┈┈┈┈ 116

1.3.73 促进"互联网＋医疗健康"发展 ┈┈┈┈┈┈┈┈┈┈┈┈┈┈┈ 116

1.3.74 医疗卫生领域中央与地方财政事权和支出责任划分改革方案 ┈ 117

1.3.75 深化医药卫生体制改革 2018 年下半年重点工作任务 ┈┈┈┈┈ 118

1.3.76 完善国家基本药物制度 ┈┈┈┈┈┈┈┈┈┈┈┈┈┈┈┈┈┈┈ 119

1.3.77 2019 年政府工作报告 ┈┈┈┈┈┈┈┈┈┈┈┈┈┈┈┈┈┈┈┈ 120

1.3.78 落实《政府工作报告》重点工作部门分工 ┈┈┈┈┈┈┈┈┈ 121

1.3.79 推进养老服务发展 ┈┈┈┈┈┈┈┈┈┈┈┈┈┈┈┈┈┈┈┈┈ 121

1.3.80 3 岁以下婴幼儿照护服务 ┈┈┈┈┈┈┈┈┈┈┈┈┈┈┈┈┈┈ 122

1.3.81 深化医药卫生体制改革 2019 年重点工作任务 ┈┈┈┈┈┈┈┈ 122

1.3.82 健康中国行动 ┈┈┈┈┈┈┈┈┈┈┈┈┈┈┈┈┈┈┈┈┈┈┈ 123

1.3.83 健康中国行动组织实施和考核方案 ┈┈┈┈┈┈┈┈┈┈┈┈ 127

1.3.84 体育强国建设纲要 ┈┈┈┈┈┈┈┈┈┈┈┈┈┈┈┈┈┈┈┈┈ 130

1.3.85 促进全民健身和体育消费推动体育产业高质量发展 ┈┈┈┈ 131

1.3.86 减轻中小学教师负担进一步营造教育教学良好环境 ┈┈┈┈ 132

1.3.87 新型冠状病毒肺炎疫情防控期间养老机构老年人就医指南 ┈ 132

1.3.88 深化医药卫生体制改革 2020 年下半年重点工作任务 ┈┈┈┈ 133

1.3.89 加快医学教育创新发展 ┈┈┈┈┈┈┈┈┈┈┈┈┈┈┈┈┈┈ 135

1.3.90 加快推进政务服务"跨省通办" ┈┈┈┈┈┈┈┈┈┈┈┈┈┈ 136

1.3.91 加强全民健身场地设施建设发展群众体育 ┈┈┈┈┈┈┈┈ 137

1.3.92 "十四五"规划 ┈┈┈┈┈┈┈┈┈┈┈┈┈┈┈┈┈┈┈┈┈┈ 138

1.3.93 老年人运用智能技术问题 ┈┈┈┈┈┈┈┈┈┈┈┈┈┈┈┈ 139

1.3.94 爱国卫生运动 ┈┈┈┈┈┈┈┈┈┈┈┈┈┈┈┈┈┈┈┈┈┈┈ 140

第 2 章 国家卫生健康委慢性病相关政策 ┈┈┈┈┈┈┈┈┈┈ 142

2.1 城市癌症早诊早治项目管理办法（试行） ┈┈┈┈┈┈┈┈┈┈ 142

2.2 全民健康生活方式行动实施方案（2013—2015 年） ┈┈┈┈┈┈ 144

2.3 控烟健康教育核心信息 ┈┈┈┈┈┈┈┈┈┈┈┈┈┈┈┈┈┈┈ 147

2.4 加强合理用药健康教育工作 ┈┈┈┈┈┈┈┈┈┈┈┈┈┈┈┈┈ 148

2.5 国家卫生计生委办公厅关于做好困难群体医疗救治工作的通知 ┈ 149

2.6 进一步加强控烟履约工作 ┈┈┈┈┈┈┈┈┈┈┈┈┈┈┈┈┈┈ 150

2.7 做好常用低价药品供应保障工作 ┈┈┈┈┈┈┈┈┈┈┈┈┈┈┈ 152

2.8 国家卫生城市标准（2014 版） ┈┈┈┈┈┈┈┈┈┈┈┈┈┈┈┈ 154

2.9 全民健康素养促进行动规划（2014—2020 年） ┈┈┈┈┈┈┈┈ 154

2.10 心血管疾病高危人群早期筛查和综合干预项目管理办法（试行） ┈ 157

2.11 《慢性病监测信息系统基本功能规范》等 4 项推荐性卫生行业标准 ┈ 160

2.12 做好 2014 年国家基本公共卫生服务项目工作 ┈┈┈┈┈┈┈┈ 160

2.13　中国居民慢性病与营养监测工作方案（试行）…………………………… 161

2.14　老年健康核心信息 …………………………………………………………… 161

2.15　做好流动人口基本公共卫生计生服务 ……………………………………… 162

2.16　进一步改善医疗服务行动计划 ……………………………………………… 163

2.17　肿瘤登记管理办法 …………………………………………………………… 164

2.18　中国癌症防治三年行动计划（2015—2017 年）…………………………… 166

2.19　中国公民健康素养——基本知识与技能（2015 年版）…………………… 170

2.20　2016 年卫生计生工作要点 ………………………………………………… 172

2.21　公共卫生服务补助资金管理暂行办法 ……………………………………… 175

2.22　2015—2016 年度"建设群众满意的乡镇卫生院"活动 …………………… 176

2.23　全国碘缺乏病监测方案 ……………………………………………………… 177

2.24　2016 年新型农村合作医疗工作 …………………………………………… 177

2.25　农村留守儿童健康关爱工作 ………………………………………………… 179

2.26　推进家庭医生签约服务指导意见 …………………………………………… 180

2.27　流动人口健康教育和促进行动计划（2016—2020 年）…………………… 183

2.28　流动人口健康教育核心信息及释义 ………………………………………… 185

2.29　健康扶贫工程 ………………………………………………………………… 186

2.30　2016 年全国爱国卫生工作要点 …………………………………………… 188

2.31　2016 年国家基本公共卫生服务项目工作 ………………………………… 190

2.32　健康城市健康村镇建设 ……………………………………………………… 191

2.33　医疗机构设置规划指导原则（2016—2020 年）…………………………… 195

2.34　推进分级诊疗试点工作 ……………………………………………………… 196

2.35　做好 2016 年城乡居民大病保险工作 ……………………………………… 197

2.36　健康促进学校规范 …………………………………………………………… 198

2.37　启动实施贫困地区农村留守儿童健康教育项目 …………………………… 199

2.38　国家慢性病综合防控示范区建设管理办法 ………………………………… 199

2.39　"十三五"全国眼健康规划（2016—2020 年）…………………………… 203

2.40　加强健康促进与教育 ………………………………………………………… 204

2.41　全国护理事业发展规划（2016—2020 年）………………………………… 209

2.42　医院卒中中心建设与管理指导原则（试行）……………………………… 211

2.43　脑卒中综合防治工作方案 …………………………………………………… 211

2.44　"十三五"全国卫生计生人才发展规划 ·································· 215

2.45　"十三五"全国健康促进与教育工作规划 ························· 222

2.46　2017年卫生计生工作要点 ··· 225

2.47　加强心理健康服务 ·· 228

2.48　医疗联合体建设试点工作 ·· 235

2.49　"十三五"全国人口健康信息化发展规划 ························· 236

2.50　农村贫困人口大病专项救治工作方案 ······························ 239

2.51　2017年深入落实进一步改善医疗服务行动计划重点工作方案 ··· 242

2.52　"十三五"健康老龄化规划 ··· 243

2.53　国家基本公共卫生服务规范（第三版） ···························· 248

2.54　基层医疗卫生服务能力提升年活动实施方案 ····················· 249

2.55　全国爱卫会关于印发2017年全国爱国卫生工作要点的通知 ···· 252

2.56　健康扶贫工程"三个一批"行动计划 ································ 254

2.57　2017年新型农村合作医疗工作 ·· 257

2.58　全面推开公立医院综合改革工作 ······································ 258

2.59　全民健康生活方式行动方案（2017—2025年） ·················· 261

2.60　2017年家庭医生签约服务工作 ·· 264

2.61　"十三五"全国卫生计生专业技术人员培训规划 ················· 265

2.62　流动人口基本公共卫生计生服务均等化工作评估方案 ··········· 268

2.63　通报食品安全国家标准目录和食品相关标准清理整合结论 ······ 270

2.64　《居民健康卡数据集》等18项卫生行业标准 ····················· 271

2.65　《老年人不良风险评估》等9项推荐性卫生行业标准 ············ 272

2.66　2017年国家基本公共卫生服务项目工作 ··························· 272

2.67　关于做好贫困人口慢病家庭医生签约服务工作的通知 ··········· 274

2.68　胸痛中心建设与管理指导原则（试行） ···························· 275

2.69　"十三五"健康老龄化规划重点任务分工 ························· 276

2.70　基层高血压防治管理 ·· 279

2.71　留守儿童健康教育核心信息和留守儿童监护人健康教育核心信息 ·· 281

2.72　进一步改善医疗服务行动计划（2018—2020年） ··············· 283

2.73　开展2017年度国家基本公共卫生服务项目绩效评价（考核） ··· 286

2.74　破除以药补医成果持续深化公立医院综合改革 ··················· 287

2.75　《学龄儿童青少年超重与肥胖筛查》等两项推荐性卫生行业标准 ················ 290

2.76　做好 2018 年家庭医生签约服务工作 ·················· 290

2.77　全国健康城市评价指标体系（2018 版） ·················· 292

2.78　全国学生常见病和健康影响因素监测方案 ·················· 293

2.79　加强脑卒中诊疗管理相关工作 ·················· 295

2.80　母婴安全行动计划（2018—2020 年）和健康儿童行动计划
（2018—2020 年） ·················· 296

2.81　《中国居民膳食营养素参考摄入量　第 2 部分：常量元素》等 5 项推荐性
卫生行业标准 ·················· 300

2.82　2018 年国家基本公共卫生服务项目工作 ·················· 300

2.83　《7 岁～18 岁儿童青少年血压偏高筛查界值》等 3 项推荐性卫生行业标准 ······· 302

2.84　"互联网＋医疗健康"便民惠民活动 ·················· 303

2.85　建档立卡贫困人口慢病家庭医生签约服务工作方案 ·················· 304

2.86　医疗联合体综合绩效考核工作方案（试行） ·················· 306

2.87　分级诊疗制度建设有关重点工作 ·················· 307

2.88　坚持以人民健康为中心推动医疗服务高质量发展 ·················· 310

2.89　公共场所卫生管理条例实施细则 ·················· 311

2.90　加强农村贫困人口大病专项救治工作 ·················· 311

2.91　规范家庭医生签约服务管理 ·················· 313

2.92　贫困地区健康促进三年攻坚行动方案 ·················· 315

2.93　2018 年儿童青少年近视调查工作 ·················· 318

2.94　进一步改善医疗服务行动计划（2018—2020 年）考核指标 ·················· 319

2.95　全面提升县级医院综合能力工作方案（2018—2020 年） ·················· 320

2.96　全国社会心理服务体系建设试点工作方案 ·················· 324

2.97　健康扶贫三年攻坚行动实施方案 ·················· 330

2.98　加快推进电子健康卡普及应用工作 ·················· 332

2.99　健康口腔行动方案（2019—2025 年） ·················· 333

2.100　2019 年深入落实进一步改善医疗服务行动计划重点工作方案 ·················· 336

2.101　贫困地区主要慢性病健康教育处方 ·················· 337

2.102　儿童青少年近视防控健康教育核心信息 ·················· 337

2.103　2019 年全国学生常见病和健康影响因素监测与干预工作方案 ·················· 342

2.104 进一步加强贫困地区卫生健康人才队伍建设 ···················· 342

2.105 做好 2019 年家庭医生签约服务工作 ···················· 345

2.106 2019 年农村贫困人口大病专项救治工作 ···················· 347

2.107 全国社会心理服务体系 2019 年重点工作任务 ···················· 348

2.108 上消化道癌人群筛查及早诊早治等技术方案 ···················· 350

2.109 健康中国行动（2019—2030 年）···················· 350

2.110 解决贫困人口基本医疗有保障突出问题 ···················· 376

2.111 儿童血液病、恶性肿瘤医疗救治及保障管理工作 ···················· 378

2.112 老年失能预防核心信息 ···················· 380

2.113 2019 年基本公共卫生服务项目工作 ···················· 381

2.114 阿尔茨海默病预防与干预核心信息 ···················· 383

2.115 乡村振兴促进家庭健康行动 ···················· 384

2.116 健康中国行动——癌症防治实施方案（2019—2022 年）···················· 385

2.117 推进实施健康中国行动 2019 年工作计划 ···················· 389

2.118 深入推进医养结合发展 ···················· 396

2.119 综合医院风湿免疫科建设与管理指南（试行）···················· 400

2.120 建立完善老年健康服务体系 ···················· 401

2.121 推进健康企业建设 ···················· 404

2.122 加强青少年控烟工作 ···················· 406

2.123 基层基本公共卫生服务 ···················· 408

2.124 以药品集中采购和使用为突破口进一步深化医药卫生体制改革若干
政策措施 ···················· 408

2.125 老年医学科建设与管理指南（试行）···················· 410

2.126 加强老年护理服务工作 ···················· 411

2.127 健康中国行动——儿童青少年　心理健康行动方案(2019—2022 年）···················· 413

2.128 原发性肝癌诊疗规范（2019 年版）···················· 416

2.129 新冠肺炎疫情防控期间为老年人慢性病患者提供医疗卫生服务
指南（试行）···················· 417

2.130 疫情期间医疗服务管理工作 ···················· 418

2.131 基层医疗卫生机构在新冠肺炎疫情防控中分类精准做好工作 ···················· 418

2.132 推进分区分级恢复正常医疗服务工作 ···················· 420

2.133　全国社会心理服务体系建设试点2020年重点工作任务 ···················· 420

2.134　新冠肺炎疫情期间重点人群营养健康指导建议 ·········· 422

2.135　2020年基本公共卫生服务项目工作 ·········· 424

2.136　全面推进社区医院建设工作 ·········· 426

2.137　医疗联合体管理办法（试行） ·········· 426

2.138　婴幼儿喂养健康教育核心信息 ·········· 427

2.139　加强无烟医疗卫生机构建设工作 ·········· 430

2.140　关于加强基层医疗卫生机构绩效考核的指导意见（试行） ·········· 431

2.141　探索开展抑郁症、老年痴呆防治特色服务工作 ·········· 432

2.142　儿童青少年近视防控适宜技术试点工作 ·········· 435

2.143　医养结合机构管理指南（试行） ·········· 437

2.144　精神专科医疗服务 ·········· 439

2.145　儿童青少年肥胖防控实施方案 ·········· 440

2.146　以健康家庭建设为重点　深化创建幸福家庭 ·········· 443

2.147　无烟家庭建设 ·········· 445

2.148　建设老年友善医疗机构 ·········· 447

2.149　以医保支付方式改革为抓手推进分级诊疗制度建设 ·········· 448

2.150　关于进一步加强无烟学校建设工作的通知 ·········· 451

2.151　"互联网＋医疗健康""五个一"服务行动 ·········· 452

2.152　公共卫生信息化建设标准与规范（试行） ·········· 453

2.153　老年友好型社区 ·········· 453

2.154　医养结合机构服务质量 ·········· 454

2.155　"互联网＋护理服务" ·········· 455

2.156　老年人居家医疗服务 ·········· 456

第3章　其他部门慢性病相关政策 ·········· 459

3.1　财政部 ·········· 459

3.1.1　城乡医疗救助基金管理办法 ·········· 459

3.1.2　做好政府购买养老服务工作 ·········· 462

3.1.3　基本公共卫生服务等5项补助资金管理办法 ·········· 462

3.2　国家发展和改革委员会 ·········· 463

3.2.1　非公立医疗机构医疗服务实行市场调节价有关问题 ·········· 463

3.2.2　组织开展面向养老机构的远程医疗政策试点工作·············· 463
3.2.3　促进智慧城市健康发展·················· 464
3.2.4　加快推进健康与养老服务工程建设·················· 464
3.2.5　推进医疗服务价格改革·················· 466
3.2.6　养老服务体系建设中央补助激励支持实施办法·············· 468
3.2.7　推进按病种收费工作·················· 470
3.2.8　疑难病症诊治能力提升工程项目遴选工作方案············ 471
3.2.9　规范未加碘食盐管理保证合格碘盐供应·············· 473

3.3　工业和信息化部·················· 473
3.3.1　中国烟草控制规划（2012—2015年）·············· 473
3.3.2　智慧健康养老应用试点示范·················· 474
3.3.3　智慧健康养老产品及服务推广目录（2018年版）············ 475
3.3.4　进一步加强远程医疗网络能力建设·················· 476

3.4　科学技术部·················· 477
"十三五"健康产业科技创新专项规划·················· 477

3.5　人力资源和社会保障部·················· 480
3.5.1　基本医疗保险付费总额控制·················· 480
3.5.2　进一步加强基本医疗保险医疗服务监管·············· 480
3.5.3　进一步做好基本医疗保险异地就医医疗费用结算工作········ 481
3.5.4　基本医疗保险跨省异地就医住院医疗费用直接结算·········· 481
3.5.5　基本医疗保险跨省异地安置退休人员备案·············· 484
3.5.6　规范跨省异地就医住院费用直接结算·············· 485
3.5.7　建立全国统一的社会保险公共服务平台·············· 487

3.6　商务部·················· 490
3.6.1　推动养老服务产业发展·················· 490
3.6.2　推进老年宜居环境建设·················· 492

3.7　国家医疗保障局·················· 496
3.7.1　2018年城乡居民基本医疗保险工作·················· 496
3.7.2　医疗保障扶贫三年行动实施方案（2018—2020年）········ 498
3.7.3　完善城乡居民高血压糖尿病门诊用药保障机制·············· 501
3.7.4　坚决完成医疗保障脱贫攻坚硬任务·················· 503
3.7.5　推进新冠肺炎疫情防控期间开展"互联网+"医保服务········ 505
3.7.6　高质量打赢医疗保障脱贫攻坚战·················· 506
3.7.7　做好2020年城乡居民基本医疗保障工作·············· 507
3.7.8　扩大长期护理保险制度试点·················· 508
3.7.9　门诊费用跨省直接结算试点工作·················· 508
3.7.10　积极推进"互联网+"医疗服务医保支付工作·············· 509
3.7.11　国家医疗保障按病种分值付费（DIP）技术规范和DIP病种
　　　　目录库（1.0版）·················· 509

　3.7.12　国家基本医疗保险、工伤保险和生育保险药品目录（2020 年）·············· 510
　3.7.13　传统服务方式与智能化服务创新并行　优化医疗保障服务·············· 512

3.8　国家中医药管理局·············· 513
　3.8.1　推进中医药健康扶贫国家中医医疗队巡回医疗工作·············· 513
　3.8.2　中医医院中医经典病房建设与管理·············· 514
　3.8.3　中医药康复服务能力提升工程实施方案（2021—2025 年）·············· 514

3.9　民政部·············· 517
　3.9.1　推进养老服务评估工作的指导意见·············· 517
　3.9.2　加强医疗救助与慈善事业衔接·············· 518
　3.9.3　加强养老服务标准化工作·············· 520
　3.9.4　做好养老服务业综合改革试点工作·············· 521
　3.9.5　加快推进养老服务业放管服改革·············· 521
　3.9.6　儿童福利机构管理办法·············· 524
　3.9.7　进一步加强事实无人抚养儿童保障工作·············· 525
　3.9.8　养老机构管理办法·············· 525

3.10　教育部·············· 526
　3.10.1　国家学生体质健康标准·············· 526
　3.10.2　防治中小学生欺凌和暴力·············· 526
　3.10.3　学校食品安全与传染病防控·············· 528
　3.10.4　进一步做好学校传染病防控与食品安全工作·············· 529
　3.10.5　减轻中小学生课外负担开展校外培训机构专项治理·············· 531
　3.10.6　预防中小学生沉迷网络教育·············· 532
　3.10.7　高等学校学生心理健康教育指导纲要·············· 533
　3.10.8　开展校园不良网贷风险警示教育及相关工作·············· 535
　3.10.9　防控儿童青少年近视·············· 536
　3.10.10　严禁有害 APP 进入中小学校园·············· 541
　3.10.11　中小学生减负措施·············· 542
　3.10.12　学校食品安全与营养健康管理规定·············· 543
　3.10.13　儿童青少年近视防控试点县（市、区）和改革试验区遴选·············· 545
　3.10.14　成立首届全国中小学和高校健康教育教学指导委员会·············· 546

3.11　国家市场监督管理总局·············· 546
　3.11.1　食品药品监督管理统计管理办法·············· 546
　3.11.2　网络餐饮服务食品安全监督管理办法·············· 547
　3.11.3　综合防控儿童青少年近视·············· 548
　3.11.4　保护未成年人免受电子烟侵害·············· 550
　3.11.5　调味面制品质量安全监管·············· 551
　3.11.6　校园食品安全守护行动方案·············· 551
　3.11.7　餐饮质量安全提升行动方案·············· 553

3.12　国家新闻出版署·············· 554

　　　防止未成年人沉迷网络游戏 ··· 554

　3.13　国家体育总局 ·· 555

　　　3.13.1　体育总局关于加强和改进群众体育工作的意见 ················· 555

　　　3.13.2　进一步加强新形势下老年人体育工作 ·························· 558

　　　3.13.3　体育发展"十三五"规划 ····································· 561

　　　3.13.4　加快推进全民健身进家庭 ····································· 567

　　　3.13.5　进一步加强农民体育工作 ····································· 569

　　　3.13.6　青少年体育活动促进计划 ····································· 573

　　　3.13.7　加强全民健身场地设施建设　发展群众体育 ················· 578

　3.14　住房和城乡建设部 ·· 579

　　　3.14.1　加强养老服务设施规划建设工作 ······························ 579

　　　3.14.2　加强老年人家庭及居住区公共设施无障碍改造工作 ··········· 580

　　　3.14.3　推动物业服务企业发展居家社区养老服务 ···················· 580

第4章　联合国及世界卫生组织相关政策 ······································ 581

　4.1　世界卫生组织 ··· 581

　　　4.1.1　渥太华宪章 ·· 581

　　　4.1.2　世界卫生组织烟草控制框架公约 ······························ 583

　　　4.1.3　饮食、身体活动与健康全球战略 ······························ 598

　　　4.1.4　预防慢性病：一项至关重要的投资 ···························· 610

　　　4.1.5　预防和控制非传染病：实施全球战略 ························· 612

　　　4.1.6　第六十二届世界卫生大会针对健康问题社会决定因素采取行动以减少
　　　　　　 卫生不公平 ·· 622

　　　4.1.7　所有政策中的卫生问题阿德莱德声明——走向共同治理健康和福祉 ·· 625

　　　4.1.8　减少有害使用酒精全球战略 ····································· 628

　　　4.1.9　莫斯科宣言 ·· 643

　　　4.1.10　全球非传染性疾病预防控制综合监测框架和目标 ············ 646

　　　4.1.11　预防和控制非传染性疾病问题联合国大会高级别会议的政治宣言的
　　　　　　　后续行动 ·· 651

　　　4.1.12　变革我们的世界：2030年可持续发展议程 ··················· 666

　　　4.1.13　暴力问题全球行动计划草案 ··································· 667

　　　4.1.14　终止儿童肥胖委员会的报告 ··································· 672

　　　4.1.15　加强世界卫生大会和《世卫组织烟草控制框架公约》缔约方会议之间的
　　　　　　　协同效应 ·· 683

　　　4.1.16　通过生命全程方法促进健康老龄化的多部门行动：老龄化与健康全球
　　　　　　　战略和行动计划草案 ·· 685

　　　4.1.17　推动《妇女、儿童和青少年健康全球战略》的业务计划 ······· 711

　　　4.1.18　预防和控制非传染性疾病：对2018年联合国大会预防和控制非传染性
　　　　　　　疾病问题第三次高级别会议特定筹备任务的反应 ·············· 712

4.1.19 公共卫生领域应对痴呆全球行动计划草案 ·········· 715

4.1.20 终止儿童肥胖委员会的报告：实施计划 ·········· 727

4.1.21 加强世界卫生大会和《世界卫生组织烟草控制框架公约》缔约方会议
之间的协同效应 ·········· 743

4.1.22 妇女、儿童和青少年健康全球战略（2016—2030 年）：青少年健康 ·········· 744

4.1.23 将于 2018 年举行的联大预防和控制非传染性疾病问题　第三次高级
别会议的筹备 ·········· 747

4.1.24 身体活动有益健康 ·········· 750

4.1.25 《2019—2023 年第十三个工作总规划》草案 ·········· 754

4.1.26 2018 年联大预防和控制非传染性疾病问题　第三次高级别会议
的筹备 ·········· 763

4.1.27 世卫组织预防和控制非传染性疾病全球协调机制初步评估 ·········· 771

4.1.28 5 岁以下儿童身体活动、静坐行为和睡眠指南 ·········· 772

4.1.29 2018—2030 年促进身体活动全球行动计划 ·········· 775

4.1.30 全民健康覆盖　提供初级卫生保健服务的社区卫生工作者：
机遇和挑战 ·········· 779

4.1.31 全民健康覆盖　筹备联大全民健康覆盖高级别会议 ·········· 781

4.1.32 第二次国际营养大会的成果 ·········· 782

4.1.33 加强世界卫生大会和《世界卫生组织烟草控制框架公约》缔约方会议
之间的协同效应 ·········· 785

4.1.34 全民健康覆盖　从初级卫生保健迈向全民健康覆盖 ·········· 787

4.1.35 卫生、环境与气候变化　世卫组织卫生、环境与气候变化全球战略草案：
通过健康环境以可持续方式改善生活和福祉所需做出的改变 ·········· 789

4.1.36 联合国大会卫生相关问题高级别会议的后续行动　预防和控制
非传染性疾病 ·········· 790

4.1.37 2020—2021 年规划预算方案 ·········· 799

4.1.38 实施《2030 年可持续发展议程》 ·········· 808

4.1.39 促进难民和移民健康《2019—2023 年全球行动计划草案》 ·········· 811

4.1.40 应对联合国道路安全十年行动（2011—2020 年）的挑战 ·········· 812

4.1.41 婴幼儿喂养 ·········· 813

4.1.42 2016—2020 年全球老龄和健康问题的战略和行动计划 ·········· 814

4.1.43 预防和控制癌症 ·········· 815

4.1.44 政策中的健康问题 ·········· 818

4.1.45 联合国营养行动十年（2016—2025） ·········· 820

4.1.46 在联合国营养行动十年内推动营养承诺 ·········· 821

4.1.47 精神健康的全民健康覆盖 ·········· 826

4.1.48 营养不良的双重负担 ·········· 829

4.1.49 营养的双重任务行动（Double-duty actions） ·········· 836

4.1.50 世卫组织关于痴呆的最新概况 ·········· 843

4.1.51 世卫组织关于营养不良的最新概况 ·········· 846

4.1.52　世卫组织关于婴幼儿喂养的最新概况 ·· 848

4.1.53　世卫组织关于肥胖和超重的最新概况 ·· 851

4.1.54　世卫组织关于糖尿病的最新概况 ·· 854

4.1.55　世卫组织关于哮喘的最新概况 ·· 856

4.1.56　世卫组织关于心血管疾病的最新概况 ·· 858

4.2　联合国 ·· 861

4.2.1　预防和控制非传染性疾病问题高级别会议和首届健康生活方式和非传染性疾病控制问题全球部长级会议 ·· 861

4.2.2　预防和控制非传染性疾病的政治宣言 ··· 865

4.2.3　预防和控制非传染性疾病：联合国大会关于预防和控制非传染性疾病问题高级别会议的后续工作 ·· 873

4.2.4　联合国第六十六届大会决议——我们希望的未来 ···································· 875

4.2.5　第二次老龄问题世界大会的后续行动 ··· 876

4.2.6　体育促进教育、健康、发展与和平 ··· 879

4.2.7　农业发展、粮食安全和营养 ··· 880

4.2.8　大会第三次预防和控制非传染性疾病问题高级别会议政治宣言 ·············· 880

4.2.9　难民问题全球契约 ··· 885

第5章　发达国家相关可借鉴政策 ··· 887

5.1　美国 ·· 887

5.1.1　DHDSP战略计划 ·· 887

5.1.2　1971年的国家癌症法案 ·· 889

5.1.3　美国卫生与公众服务部关于多种慢性疾病的远景和战略框架 ················· 894

5.2　英国 ·· 900

首相关于2020年痴呆的挑战 ··· 900

5.3　日本 ·· 903

5.3.1　癌症防治基本法 ·· 903

5.3.2　促进口腔健康法 ·· 906

5.3.3　延长中风、心脏病、其他血管疾病生存措施基本法 ······························· 908

附录 ·· 912

附表1　中共中央、全国人大、国务院慢性病相关法规政策列表 ····················· 912

附表2　国家卫生健康委慢性病相关政策列表 ·· 925

附表3　其他部门慢性病相关政策列表 ·· 942

附表4　联合国及世界卫生组织相关政策列表 ·· 951

附表5　发达国家相关可借鉴政策列表 ·· 957

第1章

中共中央、全国人大、国务院慢性病相关法规政策

1.1 中共中央

1.1.1 中国共产党第十八次全国代表大会上的报告

中国共产党第十八次全国代表大会上的报告（节选）

2012年11月8日，中共中央总书记胡锦涛代表十七届中央委员会向中国共产党第十八次代表大会作了题为《坚定不移沿着中国特色社会主义道路前进为全面建成小康社会而奋斗》的报告。

七、在改善民生和创新管理中加强社会建设

（五）提高人民健康水平。健康是促进人的全面发展的必然要求。要坚持为人民健康服务的方向，坚持预防为主、以农村为重点、中西医并重，按照保基本、强基层、建机制要求，重点推进医疗保障、医疗服务、公共卫生、药品供应、监管体制综合改革，完善国民健康政策，为群众提供安全有效方便价廉的公共卫生和基本医疗服务。健全全民医保体系，建立重特大疾病保障和救助机制，完善突发公共卫生事件应急和重大疾病防控机制。巩固基本药物制度。健全农村三级医疗卫生服务网络和城市社区卫生服务体系，深化公立医院改革，鼓励社会办医。扶持中医药和民族医药事业发展。提高医疗卫生队伍服务能力，加强医德医风建设。改革和完善食品药品安全监管体制机制。开展爱国卫生运动，促进人民身心健康。坚持计划生育的基本国策，提高出生人口素质，逐步完善政策，促进人口长期均衡发展。

1.1.2 中共中央关于全面深化改革若干重大问题的决定

中共中央关于全面深化改革若干重大问题的决定（节选）

（中国共产党第十八届中央委员会第三次全体会议通过，2013年11月15日正式公布）

十二、推进社会事业改革创新

（46）深化医药卫生体制改革。统筹推进医疗保障、医疗服务、公共卫生、药品供应、监管体制综合改革。深化基层医疗卫生机构综合改革，健全网络化城乡基层医疗卫生服务运行机制。加快公立医院改革，落实政府责任，建立科学的医疗绩效评价机制和适应行业特点的人才培养、人事薪酬制度。完善合理分级诊疗模式，建立社区医生和居民契约服务关系。充分利用信息化手段，促进优质医疗资源纵向流动。加强区域公共卫生服务资源整

合。取消以药补医,理顺医药价格,建立科学补偿机制。改革医保支付方式,健全全民医保体系。加快健全重特大疾病医疗保险和救助制度。完善中医药事业发展政策和机制。

1.1.3 关于领导干部带头在公共场所禁烟有关事项的通知

中共中央办公厅 国务院办公厅印发《关于领导干部带头在公共场所禁烟有关事项的通知》

中办厅字〔2013〕19号

我国《公共场所卫生管理条例实施细则》等对公共场所禁止吸烟作出了明确规定,一些部门和地方也制定了相关规章规定和地方性法规。近年来,通过各方共同努力,公共场所禁烟工作取得积极进展。但也要看到,在公共场所吸烟的现象仍较普遍,特别是少数领导干部在公共场所吸烟,不仅危害公共环境和公众健康,而且损害党政机关和领导干部形象,造成不良影响。为进一步做好公共场所禁烟控烟工作,经中央领导同志同意,现就领导干部带头在公共场所禁烟有关事项通知如下。

一、各级领导干部要充分认识带头在公共场所禁烟的重要意义,模范遵守公共场所禁烟规定,以实际行动作出表率,自觉维护法规制度权威,自觉维护党政机关和领导干部形象。

二、各级领导干部不得在学校、医院、体育场馆、公共文化场馆、公共交通工具等禁止吸烟的公共场所吸烟,在其他有禁止吸烟标识的公共场所要带头不吸烟。同时,要积极做好禁烟控烟宣传教育和引导工作,督促公共场所经营者设置醒目的禁止吸烟警语和标志,及时劝阻和制止他人违规在公共场所吸烟。

三、各级党政机关公务活动中严禁吸烟。公务活动承办单位不得提供烟草制品,公务活动参加人员不得吸烟、敬烟、劝烟。要严格监督管理,严禁使用或变相使用公款支付烟草消费开支。

四、要把各级党政机关建成无烟机关。机关内部禁止销售或提供烟草制品,禁止烟草广告,公共办公场所禁止吸烟,传达室、会议室、楼道、食堂、洗手间等场所要张贴醒目的禁烟标识。各级党政机关要动员本单位职工控烟,鼓励吸烟职工戒烟。卫生、宣传等有关部门和单位要广泛动员各方力量,深入开展形式多样的禁烟控烟宣传教育活动,在全社会形成禁烟控烟的良好氛围。

五、各级领导干部要主动接受群众监督和舆论监督。各级党政机关要加强监督检查,对违反规定在公共场所吸烟的领导干部,要给予批评教育,造成恶劣影响的,要依纪依法严肃处理。

1.1.4 加快农业现代化 实现全面小康目标

中共中央 国务院关于落实发展新理念加快农业现代化 实现全面小康目标的若干意见(节选)

中发〔2016〕1号

四、推动城乡协调发展,提高新农村建设水平

加快补齐农业农村短板,必须坚持工业反哺农业、城市支持农村,促进城乡公共资源均衡配置、城乡要素平等交换,稳步提高城乡基本公共服务均等化水平。

18. 提高农村公共服务水平。把社会事业发展的重点放在农村和接纳农业转移人口较多的城镇,加快推动城镇公共服务向农村延伸。加快发展农村学前教育,坚持公办民办并举,扩大农村普惠性学前教育资源。建立城乡统一、重在农村的义务教育经费保障机制。全面改善贫困地区义务教育薄弱学校基本办学条件,改善农村学校寄宿条件,办好乡村小规模学校,推进学校标准化建设。加快普及高中阶段教育,逐步分类推进中等职业教育免除学杂费,率先从建档立卡的家庭经济困难学生实施普通高中免除学杂费,实现家庭经济困难学生资助全覆盖。深入实施农村贫困地区定向招生等专项计划,对民族自治县实现全覆盖。加强乡村教师队伍建设,拓展教师补充渠道,推动城镇优秀教师向乡村学校流动。办好农村特殊教育。整合城乡居民基本医疗保险制度,适当提高政府补助标准、个人缴费和受益水平。全面实施城乡居民大病保险制度。健全城乡医疗救助制度。完善城乡居民养老保险参保缴费激励约束机制,引导参保人员选择较高档次缴费。改进农村低保申请家庭经济状况核查机制,实现农村低保制度与扶贫开发政策有效衔接。建立健全农村留守儿童和妇女、老人关爱服务体系。建立健全农村困境儿童福利保障和未成年人社会保护制度。积极发展农村社会工作和志愿服务。切实维护农村妇女在财产分配、婚姻生育、政治参与等方面的合法权益,让女性获得公平的教育机会、就业机会、财产性收入、金融资源。加强农村养老服务体系、残疾人康复和供养托养设施建设。深化农村殡葬改革,依法管理、改进服务。推进农村基层综合公共服务资源优化整合。全面加强农村公共文化服务体系建设,继续实施文化惠民项目。在农村建设基层综合性文化服务中心,整合基层宣传文化、党员教育、科学普及、体育健身等设施,整合文化信息资源共享、农村电影放映、农家书屋等项目,发挥基层文化公共设施整体效应。

1.1.5　国民经济和社会发展第十三个五年规划

中华人民共和国国民经济和社会发展第十三个五年规划纲要(节选)

第六十章　推进健康中国建设

深化医药卫生体制改革,坚持预防为主的方针,建立健全基本医疗卫生制度,实现人人享有基本医疗卫生服务,推广全民健身,提高人民健康水平。

第一节　全面深化医药卫生体制改革

实行医疗、医保、医药联动,推进医药分开,建立健全覆盖城乡居民的基本医疗卫生制度。全面推进公立医院综合改革,坚持公益属性,破除逐利机制,降低运行成本,逐步取消药品加成,推进医疗服务价格改革,完善公立医院补偿机制。建立现代医院管理制度,落实公立医院独立法人地位,建立符合医疗卫生行业特点的人事薪酬制度。完善基本药物制度,深化药品、耗材流通体制改革,健全药品供应保障机制。鼓励研究和创制新药,将已上市创新药和通过一致性评价的药品优先列入医保目录。鼓励社会力量兴办健康服务业,推进非营利性民营医院和公立医院同等待遇。强化全行业监管,提高医疗服务质量,保障医疗安全。优化从医环境,完善纠纷调解机制,构建和谐医患关系。

第二节　健全全民医疗保障体系

健全医疗保险稳定可持续筹资和报销比例调整机制,完善医保缴费参保政策。全面实施城乡居民大病保险制度,健全重特大疾病救助和疾病应急救助制度。降低大病慢性病医疗费用。改革医保管理和支付方式,合理控制医疗费用,实现医保基金可持续平衡。改进个人账户,开展门诊费用统筹。城乡医保参保率稳定在 95% 以上。加快推进基本医保异地就医结算,实现跨省异地安置退休人员住院医疗费用直接结算。整合城乡居民医保政策和经办管理。鼓励商业保险机构参与医保经办。将生育保险和基本医疗保险合并实施。鼓励发展补充医疗保险和商业健康保险。探索建立长期护理保险制度,开展长期护理保险试点。完善医疗责任险制度。

第三节 加强重大疾病防治和基本公共卫生服务

完善国家基本公共卫生服务项目和重大公共卫生服务项目,提高服务质量效率和均等化水平。提升基层公共卫生服务能力。加强妇幼健康、公共卫生、肿瘤、精神疾病防控、儿科等薄弱环节能力建设。实施慢性病综合防控战略,有效防控心脑血管疾病、糖尿病、恶性肿瘤、呼吸系统疾病等慢性病和精神疾病。加强重大传染病防控,降低全人群乙肝病毒感染率,艾滋病疫情控制在低流行水平,肺结核发病率降至 58/10 万,基本消除血吸虫病危害,消除疟疾、麻风病危害。做好重点地方病防控工作。加强口岸卫生检疫能力建设,严防外来重大传染病传入。开展职业病危害普查和防控。增加艾滋病防治等特殊药物免费供给。加强全民健康教育,提升健康素养。大力推进公共场所禁烟。深入开展爱国卫生运动和健康城市建设。加强国民营养计划和心理健康服务。

第五节 完善医疗服务体系

优化医疗机构布局,推动功能整合和服务模式创新。加强专业公共卫生机构、基层医疗卫生机构和医院之间的分工协作,健全上下联动、衔接互补的医疗服务体系,完善基层医疗服务模式,推进全科医生(家庭医生)能力提高及电子健康档案等工作,实施家庭签约医生模式。全面建立分级诊疗制度,以提高基层医疗服务能力为重点,完善服务网络、运行机制和激励机制,实行差别化的医保支付和价格政策,形成科学合理就医秩序,基本实现基层首诊、双向转诊、上下联动、急慢分治。加强医疗卫生队伍建设,实施全民健康卫生人才保障工程和全科医生、儿科医生培养使用计划,健全住院医师规范化培训制度。通过改善从业环境和薪酬待遇,促进医疗资源向中西部地区倾斜、向基层和农村流动。完善医师多点执业制度。全面实施临床路径。提升健康信息服务和大数据应用能力,发展远程医疗和智慧医疗。每千人口执业(助理)医师数达到 2.5 名。

第七节 广泛开展全民健身运动

实施全民健身战略。发展体育事业,加强群众健身活动场地和设施建设,推行公共体育设施免费或低收费开放。实施青少年体育活动促进计划,培育青少年体育爱好和运动技能,推广普及足球、篮球、排球、冰雪等运动,完善青少年体质健康监测体系。发展群众健身休闲项目,鼓励实行工间健身制度,实行科学健身指导。促进群众体育与竞技体育全面协调发展。鼓励社会力量发展体育产业。做好北京 2022 年冬季奥运会筹办工作。

1.1.6 "健康中国 2030"规划纲要

中共中央 国务院印发《"健康中国 2030"规划纲要》(节选)

中发〔2016〕23 号

第二篇 普及健康生活

第四章 加强健康教育

第一节 提高全民健康素养

推进全民健康生活方式行动,强化家庭和高危个体健康生活方式指导及干预,开展健康体重、健康口腔、健康骨骼等专项行动，到 2030 年基本实现以县（市、区）为单位全覆盖。开发推广促进健康生活的适宜技术和用品。建立健康知识和技能核心信息发布制度，健全覆盖全国的健康素养和生活方式监测体系。建立健全健康促进与教育体系，提高健康教育服务能力，从小抓起，普及健康科学知识。加强精神文明建设，发展健康文化，移风易俗，培育良好的生活习惯。各级各类媒体加大健康科学知识宣传力度，积极建设和规范各类广播电视等健康栏目，利用新媒体拓展健康教育。

第二节　加大学校健康教育力度

将健康教育纳入国民教育体系，把健康教育作为所有教育阶段素质教育的重要内容。以中小学为重点，建立学校健康教育推进机制。构建相关学科教学与教育活动相结合、课堂教育与课外实践相结合、经常性宣传教育与集中式宣传教育相结合的健康教育模式。培养健康教育师资，将健康教育纳入体育教师职前教育和职后培训内容。

第五章　塑造自主自律的健康行为

第一节　引导合理膳食

制定实施国民营养计划，深入开展食物（农产品、食品）营养功能评价研究，全面普及膳食营养知识，发布适合不同人群特点的膳食指南，引导居民形成科学的膳食习惯，推进健康饮食文化建设。建立健全居民营养监测制度，对重点区域、重点人群实施营养干预，重点解决微量营养素缺乏、部分人群油脂等高热能食物摄入过多等问题，逐步解决居民营养不足与过剩并存问题。实施临床营养干预。加强对学校、幼儿园、养老机构等营养健康工作的指导。开展示范健康食堂和健康餐厅建设。到 2030 年，居民营养知识素养明显提高，营养缺乏疾病发生率显著下降，全国人均每日食盐摄入量降低 20%，超重、肥胖人口增长速度明显放缓。

第二节　开展控烟限酒

全面推进控烟履约，加大控烟力度，运用价格、税收、法律等手段提高控烟成效。深入开展控烟宣传教育。积极推进无烟环境建设，强化公共场所控烟监督执法。推进公共场所禁烟工作，逐步实现室内公共场所全面禁烟。领导干部要带头在公共场所禁烟，把党政机关建成无烟机关。强化戒烟服务。到 2030 年，15 岁以上人群吸烟率降低到 20%。加强限酒健康教育，控制酒精过度使用，减少酗酒。加强有害使用酒精监测。

第三节　促进心理健康

加强心理健康服务体系建设和规范化管理。加大全民心理健康科普宣传力度，提升心理健康素养。加强对抑郁症、焦虑症等常见精神障碍和心理行为问题的干预，加大对重点人群心理问题早期发现和及时干预力度。加强严重精神障碍患者报告登记和救治救助管理。全面推进精神障碍社区康复服务。提高突发事件心理危机的干预能力和水平。到 2030 年，常见精神障碍防治和心理行为问题识别干预水平显著提高。

第六章　提高全民身体素质

第一节　完善全民健身公共服务体系

统筹建设全民健身公共设施，加强健身步道、骑行道、全民健身中心、体育公园、社区多功能运动场等场地设施建设。到 2030 年，基本建成县乡村三级公共体育设施网络，人均体育场地面积不低于 2.3 平方米，在城镇社区实现 15 分钟健身圈全覆盖。推行公共体育设施免费或低收费开放,确保公共体育场地设施和符合开放条件的企事业单位体育场地设施全部向社会开放。加强全民健身组织网络建设,扶持和引导基层体育社会组织发展。

第二节　广泛开展全民健身运动

继续制定实施全民健身计划,普及科学健身知识和健身方法,推动全民健身生活化。组织社会体育指导员广泛开展全民健身指导服务。实施国家体育锻炼标准,发展群众健身休闲活动,丰富和完善全民健身体系。大力发展群众喜闻乐见的运动项目,鼓励开发适合不同人群、不同地域特点的特色运动项目,扶持推广太极拳、健身气功等民族民俗民间传统运动项目。

第三节　加强体医融合和非医疗健康干预

发布体育健身活动指南,建立完善针对不同人群、不同环境、不同身体状况的运动处方库,推动形成体医结合的疾病管理与健康服务模式,发挥全民科学健身在健康促进、慢性病预防和康复等方面的积极作用。加强全民健身科技创新平台和科学健身指导服务站点建设。开展国民体质测试,完善体质健康监测体系,开发应用国民体质健康监测大数据,开展运动风险评估。

第四节　促进重点人群体育活动

制定实施青少年、妇女、老年人、职业群体及残疾人等特殊群体的体质健康干预计划。实施青少年体育活动促进计划,培育青少年体育爱好,基本实现青少年熟练掌握 1 项以上体育运动技能,确保学生校内每天体育活动时间不少于 1 小时。到 2030 年,学校体育场地设施与器材配置达标率达到 100%,青少年学生每周参与体育活动达到中等强度 3 次以上,国家学生体质健康标准达标优秀率 25% 以上。加强科学指导,促进妇女、老年人和职业群体积极参与全民健身。实行工间健身制度,鼓励和支持新建工作场所建设适当的健身活动场地。推动残疾人康复体育和健身体育广泛开展。

第三篇　优化健康服务

第七章　强化覆盖全民的公共卫生服务

第一节　防治重大疾病

实施慢性病综合防控战略,加强国家慢性病综合防控示范区建设。强化慢性病筛查和早期发现,针对高发地区重点癌症开展早诊早治工作,推动癌症、脑卒中、冠心病等慢性病的机会性筛查。基本实现高血压、糖尿病患者管理干预全覆盖,逐步将符合条件的癌症、脑卒中等重大慢性病早诊早治适宜技术纳入诊疗常规。加强学生近视、肥胖等常见病防治。到 2030 年,实现全人群、全生命周期的慢性病健康管理,总体癌症 5 年生存率提高 15%。加强口腔卫生,12 岁儿童患龋率控制在 25% 以内。

第三节　推进基本公共卫生服务均等化

继续实施完善国家基本公共卫生服务项目和重大公共卫生服务项目,加强疾病经济负担研究,适时调整项目经费标准,不断丰富和拓展服务内容,提高服务质量,使城乡居民享有均等化的基本公共卫生服务,做好流动人口基本公共卫生计生服务均等化工作。

第八章　提供优质高效的医疗服务

第一节　完善医疗卫生服务体系

全面建成体系完整、分工明确、功能互补、密切协作、运行高效的整合型医疗卫生服务体系。县和市域内基本医疗卫生资源按常住人口和服务半径合理布局,实现人人享有均等化的基本医疗卫生服务；省级及以上分区域统筹配置，整合推进区域医疗资源共享，基本实现优质医疗卫生资源配置均衡化，省域内人人享有均质化的危急重症、疑难病症诊疗和专科医疗服务；依托现有机构，建设一批引领国内、具有全球影响力的国家级医学中心，建设一批区域医学中心和国家临床重点专科群，推进京津冀、长江经济带等区域医疗卫生协同发展，带动医疗服务区域发展和整体水平提升。加强康复、老年病、长期护理、慢性病管理、安宁疗护等接续性医疗机构建设。实施健康扶贫工程，加大对中西部贫困地区医疗卫生机构建设支持力度，提升服务能力，保障贫困人口健康。到2030年，15分钟基本医疗卫生服务圈基本形成，每千常住人口注册护士数达到4.7人。

第九章　充分发挥中医药独特优势

第一节　提高中医药服务能力

实施中医临床优势培育工程，强化中医药防治优势病种研究，加强中西医结合，提高重大疑难病、危急重症临床疗效。大力发展中医非药物疗法，使其在常见病、多发病和慢性病防治中发挥独特作用。发展中医特色康复服务。健全覆盖城乡的中医医疗保健服务体系。在乡镇卫生院和社区卫生服务中心建立中医馆、国医堂等中医综合服务区，推广适宜技术，所有基层医疗卫生机构都能够提供中医药服务。促进民族医药发展。到2030年，中医药在治未病中的主导作用、在重大疾病治疗中的协同作用、在疾病康复中的核心作用得到充分发挥。

第十章　加强重点人群健康服务

第二节　促进健康老龄化

推进老年医疗卫生服务体系建设，推动医疗卫生服务延伸至社区、家庭。健全医疗卫生机构与养老机构合作机制，支持养老机构开展医疗服务。推进中医药与养老融合发展，推动医养结合，为老年人提供治疗期住院、康复期护理、稳定期生活照料、安宁疗护一体化的健康和养老服务，促进慢性病全程防治管理服务同居家、社区、机构养老紧密结合。鼓励社会力量兴办医养结合机构。加强老年常见病、慢性病的健康指导和综合干预，强化老年人健康管理。推动开展老年心理健康与关怀服务，加强老年痴呆症等的有效干预。推动居家老人长期照护服务发展，全面建立经济困难的高龄、失能老人补贴制度，建立多层次长期护理保障制度。进一步完善政策，使老年人更便捷获得基本药物。

第四篇　完善健康保障

第十一章　健全医疗保障体系

第一节　完善全民医保体系

健全以基本医疗保障为主体、其他多种形式补充保险和商业健康保险为补充的多层次医疗保障体系。整合城乡居民基本医保制度和经办管理。健全基本医疗保险稳定可持续筹资和待遇水平调整机制，实现基金中长期精算平衡。完善医保缴费参保政策，均衡单位和个人缴费负担，合理确定政府与个人分担比例。改进职工医保个人账户，开展门诊统筹。进一步健全重特大疾病医疗保障机制，加强基本医保、城乡居民大病保险、商业健康保险与医疗救助等的有效衔接。到2030年，全民医保体系成熟定型。

第五篇　建设健康环境

第十三章　深入开展爱国卫生运动

第二节　建设健康城市和健康村镇

把健康城市和健康村镇建设作为推进健康中国建设的重要抓手,保障与健康相关的公共设施用地需求,完善相关公共设施体系、布局和标准,把健康融入城乡规划、建设、治理的全过程,促进城市与人民健康协调发展。针对当地居民主要健康问题,编制实施健康城市、健康村镇发展规划。广泛开展健康社区、健康村镇、健康单位、健康家庭等建设,提高社会参与度。重点加强健康学校建设,加强学生健康危害因素监测与评价,完善学校食品安全管理、传染病防控等相关政策。加强健康城市、健康村镇建设监测与评价。到2030年,建成一批健康城市、健康村镇建设的示范市和示范村镇。

第二十三章　推动健康科技创新

第二节　推进医学科技进步

启动实施脑科学与类脑研究、健康保障等重大科技项目和重大工程,推进国家科技重大专项、国家重点研发计划重点专项等科技计划。发展组学技术、干细胞与再生医学、新型疫苗、生物治疗等医学前沿技术,加强慢病防控、精准医学、智慧医疗等关键技术突破,重点部署创新药物开发、医疗器械国产化、中医药现代化等任务,显著增强重大疾病防治和健康产业发展的科技支撑能力。力争到2030年,科技论文影响力和三方专利总量进入国际前列,进一步提高科技创新对医药工业增长贡献率和成果转化率。

1.1.7　农业供给侧结构性改革　加快培育农业农村发展新动能

中共中央　国务院关于深入推进农业供给侧结构性改革　加快培育农业农村发展新动能的若干意见(节选)

中发〔2017〕1号

五、补齐农业农村短板,夯实农村共享发展基础

24. 提升农村基本公共服务水平。全面落实城乡统一、重在农村的义务教育经费保障机制,加强乡村教师队伍建设。继续提高城乡居民基本医疗保险筹资水平,加快推进城乡居民医保制度整合,推进基本医保全国联网和异地就医结算。加强农村基层卫生人才培养。完善农村低保对象认定办法,科学合理确定农村低保标准。扎实推进农村低保制度与扶贫开发政策有效衔接,做好农村低保兜底工作。完善城乡居民养老保险筹资和保障机制。健全农村留守儿童和妇女、老人、残疾人关爱服务体系。

1.1.8　加强乡镇政府服务能力建设

中共中央办公厅　国务院办公厅印发《关于加强乡镇政府服务能力建设的意见》(节选)

中办发〔2017〕11号

为加快乡镇政府职能转变,强化服务功能,健全服务机制,创新服务手段,增强服务意

识,提升服务效能,进一步推进乡镇治理体系和治理能力现代化,现就加强乡镇政府服务能力建设提出如下意见。

二、强化乡镇政府服务功能

(四)加强乡镇政府公共服务职能。加快乡镇政府职能转变步伐,着力强化公共服务职能。乡镇政府主要提供以下基本公共服务:巩固提高义务教育质量和水平,改善乡村教学环境,保障校园和师生安全,做好控辍保学和家庭经济困难学生教育帮扶等基本公共教育服务;推动以新型职业农民为主体的农村实用人才队伍建设,加强社区教育、职业技能培训、就业指导、创业扶持等劳动就业服务;做好基本养老保险、基本医疗保险、工伤、失业和生育保险等社会保险服务;落实社会救助、社会福利制度和优抚安置政策,为保障对象提供基本养老服务、残疾人基本公共服务,维护农民工、困境儿童等特殊人群和困难群体权益等基本社会服务;做好公共卫生、基本医疗、计划生育等基本医疗卫生服务;践行社会主义核心价值观,继承和弘扬中华优秀传统文化,加强对古村落、古树名木和历史文化村镇的保护和发展,健全公共文化设施网络,推动全民阅读、数字广播电视户户通、文化信息资源共享,组织开展群众文体活动等公共文化体育服务。乡镇政府还要提供符合当地实际和人民群众需求的农业农村经济发展、农民基本经济权益保护、环境卫生、环境保护、生态建设、食品安全、社会治安、矛盾纠纷化解、扶贫济困、未成年人保护、消防安全、农村危房改造、国防动员等其他公共服务。县级政府要制定乡镇政府公共服务事项目录清单,特别是要把扶贫开发、扶贫济困等任务列入清单,明确服务对象和要求。

1.1.9　中长期青年发展规划(2016—2025年)

中共中央　国务院印发《中长期青年发展规划(2016—2025年)》(节选)

(三)青年健康

发展目标:持续提升青年营养健康水平和体质健康水平,青年体质达标率不低于90%;有效控制青年心理健康问题发生率,青年心理健康辅导和服务水平得到较大提升;引领青年积极投身健康中国建设。

发展措施:

1. 提高青年体质健康水平。实施全民健身计划,严格执行《国家体育锻炼标准》和《国家学生体质健康标准》,在学校教育中强化体质健康指标的硬约束。加强学校体育工作,完善国家体育与健康课程标准,发挥学校体育考核评价体系的导向作用,保证体育课时和课外锻炼时间得到落实。组织青年广泛参与全民健身运动,培养体育运动爱好,提升身体素质,掌握运动技能,养成终身锻炼的习惯。在城乡社区建设更多适应青年特点的体育设施和场所,配备充足的体育器材,方便青年就近就便开展健身运动。鼓励和支持青年体育类社会组织发展,带动更多青年培养体育兴趣和爱好。

2. 加强青年心理健康教育和服务。注重加强对青年的人文关怀和心理疏导,引导青年自尊自信、理性平和、积极向上,培养良好心理素质和意志品质。促进青年身心和谐发展,指导青年正确处理个人与他人、个人与集体、个人与社会的关系。加强对不同青年群体社会心态和群体情绪的研究、管控和疏导,引导青年形成合理预期,主动防范和化解群体性社会风险。加强青年心理健康知识宣传普及,提高心理卫生知晓率。支持各级各类青年专业心理辅导机构和社会组织建设,大力培养青年心理辅导专业人才。重点抓好学校心理健康教育,在高校、中学和职业学校普遍设置心理健康辅导咨询室,有条件的学校配备专职心理健康教育师资队伍。构建和完善青年心理问题高危人群预警及干预机制。加强源头预防,注重对青年心理健康问题成因的研究分析,及时识别青年心理问题高危人群,采取有效措施解决或缓解青年在学业、职业、生活和情感等方面的压力。

3. 提高各类青年群体健康水平。重视服务残疾青年的专业康复训练,落实器材、场所等配套保障。解决农村地区、贫困地区、西部地区青年学生的营养健康问题。引导高校学生"走下网络、走出宿舍、走向操场",养成健康文明的生活习惯。做好青年职业病的预防和治疗工作,大幅度降低在职青年职业病发生率。关注进城务工青年健康状况,开展健康监测。动员社会力量,通过志愿服务、慈善捐助等形式为青年群体提供有针对性的健康服务。

4. 加强青年健康促进工作。编撰和出版有关生命教育的读物,引导青年尊重生命、热爱生活。定期组织青年参与公共场所安全演练,开展灾害逃生、伤害自护、防恐自救、互助互救等体验教育,增强青年在应对突发性事件中的自我保护意识和防灾避险能力。在青年中倡导健康生活方式,加强健康教育,提升青年健康素养水平。广泛开展禁烟宣传,让青年成为支持禁烟、自觉禁烟的主体人群。完善艾滋病和性病的防治工作机制,针对重点青年群体加强宣传教育,推广有效的干预措施,切实降低艾滋病和性病发生率。做好禁毒宣传教育工作,提高青年群体尤其是青年学生群体对毒品及其危害性的认识。强化对娱乐场所的监管,严厉打击吸毒贩毒、卖淫嫖娼等违法犯罪行为。

1.1.10 城乡社区治理

中共中央 国务院关于加强和完善城乡社区治理的意见(节选)

中发〔2017〕13号

三、不断提升城乡社区治理水平

(二)提高社区服务供给能力。加快城乡社区公共服务体系建设,健全城乡社区服务机构,编制城乡社区公共服务指导目录,做好与城乡社区居民利益密切相关的劳动就业、社会保障、卫生计生、教育事业、社会服务、住房保障、文化体育、公共安全、公共法律服务、调解仲裁等公共服务事项。着力增加农村社区公共服务供给,促进城乡社区服务项目、标准相衔接,逐步实现均等化。将城乡社区服务纳入政府购买服务指导性目录,完善政府购买服务政策措施,按照有关规定选择承接主体。创新城乡社区公共服务供给方式,推行首问负责、一窗受理、全程代办、服务承诺等制度。提升城乡社区医疗卫生服务能力和水平,更好满足居民群众基本医疗卫生服务需求。探索建立社区公共空间综合利用机制,合理规划建设文化、体育、商业、物流等自助服务设施。积极开展以生产互助、养老互助、救济互助等为主要形式的农村社区互助活动。鼓励和引导各类市场主体参与社区服务业,支持供销合作社经营服务网点向城乡社区延伸。

1.1.11 决胜全面建成小康社会 夺取新时代中国特色社会主义伟大胜利

决胜全面建成小康社会 夺取新时代中国特色社会主义伟大胜利——习近平在中国共产党第十九次全国代表大会上的报告（节选）

（2017年10月18日中国共产党第十九次全国代表大会）

八、提高保障和改善民生水平，加强和创新社会治理

（五）实施健康中国战略。人民健康是民族昌盛和国家富强的重要标志。要完善国民健康政策，为人民群众提供全方位全周期健康服务。深化医药卫生体制改革，全面建立中国特色基本医疗卫生制度、医疗保障制度和优质高效的医疗卫生服务体系，健全现代医院管理制度。加强基层医疗卫生服务体系和全科医生队伍建设。全面取消以药养医，健全药品供应保障制度。坚持预防为主，深入开展爱国卫生的运动，倡导健康文明生活方式，预防控制重大疾病。实施食品安全战略，让人民吃得放心。坚持中西医并重，传承发展中医药事业。支持社会办医，发展健康产业。促进生育政策和相关经济社会政策配套衔接，加强人口发展战略研究。积极应对人口老龄化，构建养老、孝老、敬老政策体系和社会环境，推进医养结合，加快老龄事业和产业发展。

1.1.12 乡村振兴战略

中共中央 国务院关于实施乡村振兴战略的意见（节选）

中发〔2018〕1号

实施乡村振兴战略，是党的十九大作出的重大决策部署，是决胜全面建成小康社会、全面建设社会主义现代化国家的重大历史任务，是新时代"三农"工作的总抓手。现就实施乡村振兴战略提出如下意见。

七、提高农村民生保障水平，塑造美丽乡村新风貌

（五）推进健康乡村建设。强化农村公共卫生服务，加强慢性病综合防控，大力推进农村地区精神卫生、职业病和重大传染病防治。完善基本公共卫生服务项目补助政策，加强基层医疗卫生服务体系建设，支持乡镇卫生院和村卫生室改善条件。加强乡村中医药服务。开展和规范家庭医生签约服务，加强妇幼、老人、残疾人等重点人群健康服务。倡导优生优育。深入开展乡村爱国卫生运动。

1.1.13 脱贫攻坚战三年行动

中共中央 国务院关于打赢脱贫攻坚战三年行动的指导意见（节选）

（2018年6月15日）

三、强化到村到户到人精准帮扶举措

（六）深入实施健康扶贫工程。将贫困人口全部纳入城乡居民基本医疗保险、大病保险和医疗救助保障范围。落实贫困人口参加城乡居民基本医疗保险个人缴费财政补贴政策，实施扶贫医疗救助。切实降低贫困人口就医负担，在严格费用管控、确定诊疗方案、确定单

病种收费标准、规范转诊和集中定点救治的基础上，对城乡居民基本医疗保险和大病保险支付后自负费用仍有困难的患者，加大医疗救助和其他保障政策的帮扶力度。全面落实农村贫困人口县域内定点医疗机构住院治疗先诊疗后付费，在定点医院设立综合服务窗口，实现各项医疗保障政策"一站式"信息交换和即时结算。在贫困地区加快推进县乡村三级卫生服务标准化建设，确保每个贫困县建好1～2所县级公立医院（含中医院），加强贫困地区乡镇卫生院和村卫生室能力建设。深入实施医院对口帮扶，全国963家三级医院与832个贫困县的1 180家县级医院结对帮扶，为贫困县医院配置远程医疗设施设备，全面建成从三级医院到县医院互联互通的远程医疗服务网络。贫困地区每个乡镇卫生院至少设立1个全科医生特岗。支持地方免费培养农村高职（专科）医学生，经助理全科医生培训合格后，补充到贫困地区村卫生室和乡镇卫生院。贫困地区可在现有编制总量内直接面向人才市场选拔录用医技人员，选拔录用时优先考虑当地医疗卫生事业紧缺人才。全面实施贫困地区县乡村医疗卫生机构一体化管理，构建三级联动的医疗服务和健康管理平台，为贫困群众提供基本健康服务。加强对贫困地区慢性病、常见病的防治，开展专项行动，降低因病致贫返贫风险。开展地方病和重大传染病攻坚行动，实施预防、筛查、治疗、康复、管理的全过程综合防治。贫困地区妇女宫颈癌、乳腺癌检查和儿童营养改善、新生儿疾病筛查项目扩大到所有贫困县。开展和规范家庭医生（乡村医生）签约服务，落实签约服务政策，优先为妇幼、老人、残疾人等重点人群开展健康服务和慢性病综合防控，做好高血压、糖尿病、结核病、严重精神障碍等慢性病规范管理。实施贫困地区健康促进三年行动计划。将脱贫攻坚与落实生育政策紧密结合，倡导优生优育，利用基层计划生育服务力量，加强出生缺陷综合防治宣传教育。

1.1.14　乡村振兴战略规划（2018—2022 年）

中共中央　国务院印发《乡村振兴战略规划（2018—2022 年）》（节选）

国务院公报 2018 年第 29 号

第三十章　增加农村公共服务供给

第二节　推进健康乡村建设

深入实施国家基本公共卫生服务项目，完善基本公共卫生服务项目补助政策，提供基础性全方位全周期的健康管理服务。加强慢性病、地方病综合防控，大力推进农村地区精神卫生、职业病和重大传染病防治。深化农村计划生育管理服务改革，落实全面两孩政策。增强妇幼健康服务能力，倡导优生优育。加强基层医疗卫生服务体系建设，基本实现每个乡镇都有1所政府举办的乡镇卫生院，每个行政村都有1所卫生室，每个乡镇卫生院都有全科医生，支持中西部地区基层医疗卫生机构标准化建设和设备提档升级。切实加强乡村医生队伍建设，支持并推动乡村医生申请执业（助理）医师资格。全面建立分级诊疗制度，实行差别化的医保支付和价格政策。深入推进基层卫生综合改革，完善基层医疗卫生机构绩效工资制度。开展和规范家庭医生签约服务。树立大卫生大健康理念，广泛开展健康教育活动，倡导科学文明健康的生活方式，养成良好卫生习惯，提升居民文明卫生素质。

第三节　加强农村社会保障体系建设

按照兜底线、织密网、建机制的要求，全面建成覆盖全民、城乡统筹、权责清晰、保障适度、可持续的多层次社会保障体系。进一步完善城乡居民基本养老保险制度，加快建立城乡居民基本养老保险待遇确定和基础养老金标准正常调整机制。完善统一的城乡居民基本医疗保险制度和大病保险制度，做好农民重特大疾病救助工作，健全医疗救助与基本医疗保险、城乡居民大病保险及相关保障制度的衔接机制，巩固城乡居民医保全国异地就医联网直接结算。推进低保制度城乡统筹发展，健全低保标准动态调整机制。全面实施特困人员救助供养制度，提升托底保障能力和服务质量。推动各地通过政府购买服务、设置基层公共管理和社会服务岗位、引入社会工作专业人才和志愿者等方式，为农村留守儿童和妇女、老年人以及困境儿童提供关爱服务。加强和改善农村残疾人服务，将残疾人普遍纳入社会保障体系予以保障和扶持。

第四节　提升农村养老服务能力

适应农村人口老龄化加剧形势，加快建立以居家为基础、社区为依托、机构为补充的多层次农村养老服务体系。以乡镇为中心，建立具有综合服务功能、医养相结合的养老机构，与农村基本公共服务、农村特困供养服务、农村互助养老服务相互配合，形成农村基本养老服务网络。提高乡村卫生服务机构为老年人提供医疗保健服务的能力。支持主要面向失能、半失能老年人的农村养老服务设施建设，推进农村幸福院等互助型养老服务发展，建立健全农村留守老年人关爱服务体系。开发农村康养产业项目。鼓励村集体建设用地优先用于发展养老服务。

1.1.15　"三农"工作

中共中央　国务院关于坚持农业农村优先发展做好"三农"工作的若干意见（节选）

中发〔2019〕1号

一、聚力精准施策，决战决胜脱贫攻坚

（三）着力解决突出问题。注重发展长效扶贫产业，着力解决产销脱节、风险保障不足等问题，提高贫困人口参与度和直接受益水平。强化易地扶贫搬迁后续措施，着力解决重搬迁、轻后续帮扶问题，确保搬迁一户、稳定脱贫一户。加强贫困地区义务教育控辍保学，避免因贫失学辍学。落实基本医疗保险、大病保险、医疗救助等多重保障措施，筑牢乡村卫生服务网底，保障贫困人口基本医疗需求。扎实推进生态扶贫，促进扶贫开发与生态保护相协调。坚持扶贫与扶志扶智相结合，加强贫困地区职业教育和技能培训，加强开发式扶贫与保障性扶贫统筹衔接，着力解决"一兜了之"和部分贫困人口等靠要问题，增强贫困群众内生动力和自我发展能力。切实加强一线精准帮扶力量，选优配强驻村工作队伍。关心关爱扶贫干部，加大工作支持力度，帮助解决实际困难，解除后顾之忧。持续开展扶贫领域腐败和作风问题专项治理，严厉查处虚报冒领、贪占挪用和优亲厚友、吃拿卡要等问题。

三、扎实推进乡村建设，加快补齐农村人居环境和公共服务短板

（三）提升农村公共服务水平。全面提升农村教育、医疗卫生、社会保障、养老、文化体育等公共服务水平，加快推进城乡基本公共服务均等化。推动城乡义务教育一体化发展，深入实施农村义务教育学生营养改善计划。实施高中阶段教育普及攻坚计划，加强农村儿童健康改善和早期教育、学前教育。加快标准化村卫生室建设，实施全科医生特岗计

划。建立健全统一的城乡居民基本医疗保险制度,同步整合城乡居民大病保险。完善城乡居民基本养老保险待遇确定和基础养老金正常调整机制。统筹城乡社会救助体系,完善最低生活保障制度、优抚安置制度。加快推进农村基层综合性文化服务中心建设。完善农村留守儿童和妇女、老年人关爱服务体系,支持多层次农村养老事业发展,加强和改善农村残疾人服务。推动建立城乡统筹的基本公共服务经费投入机制,完善农村基本公共服务标准。

1.1.16 城乡融合发展

中共中央 国务院关于建立健全城乡融合发展体制机制和政策体系的意见(节选)

中发〔2019〕12号

三、建立健全有利于城乡基本公共服务普惠共享的体制机制

(十四)健全乡村医疗卫生服务体系。建立和完善相关政策制度,增加基层医务人员岗位吸引力,加强乡村医疗卫生人才队伍建设。改善乡镇卫生院和村卫生室条件,因地制宜建立完善医疗废物收集转运体系,提高慢性病、职业病、地方病和重大传染病防治能力,加强精神卫生工作,倡导优生优育。健全网络化服务运行机制,鼓励县医院与乡镇卫生院建立县域医共体,鼓励城市大医院与县医院建立对口帮扶、巡回医疗和远程医疗机制。全面建立分级诊疗制度,实行差别化医保支付政策。因地制宜建立完善全民健身服务体系。

(十六)完善城乡统一的社会保险制度。完善统一的城乡居民基本医疗保险、大病保险和基本养老保险制度。巩固医保全国异地就医联网直接结算。建立完善城乡居民基本养老保险待遇确定和基础养老金正常调整机制。做好社会保险关系转移接续工作,建立以国家政务服务平台为统一入口的社会保险公共服务平台。构建多层次农村养老保障体系,创新多元化照料服务模式。

(十七)统筹城乡社会救助体系。做好城乡社会救助兜底工作,织密兜牢困难群众基本生活安全网。推进低保制度城乡统筹,健全低保标准动态调整机制,确保动态管理下应保尽保。全面实施特困人员救助供养制度,提高托底保障能力和服务质量。做好困难农民重特大疾病救助工作。健全农村留守儿童和妇女、老年人关爱服务体系。健全困境儿童保障工作体系,完善残疾人福利制度和服务体系。改革人身损害赔偿制度,统一城乡居民赔偿标准。

1.1.17 数字乡村发展战略纲要

中共中央办公厅 国务院办公厅印发《数字乡村发展战略纲要》(节选)

中办发〔2019〕31号

三、重点任务

(七)深化信息惠民服务

完善民生保障信息服务。推进全面覆盖乡村的社会保障、社会救助系统建设,加快实现城乡居民基本医疗保险异地就医直接结算、社会保险关系网上转移接续。大力发展"互

联网＋医疗健康"，支持乡镇和村级医疗机构提高信息化水平，引导医疗机构向农村医疗卫生机构提供远程医疗、远程教学、远程培训等服务。建设完善中医馆健康信息平台，提升中医药服务能力。完善面向孤寡和留守老人、留守儿童、困境儿童、残障人士等特殊人群的信息服务体系。

1.1.18　促进中医药传承创新发展

中共中央　国务院关于促进中医药传承创新发展的意见（节选）
（2019年10月20日）

二、发挥中医药在维护和促进人民健康中的独特作用

（四）彰显中医药在疾病治疗中的优势。加强中医优势专科建设，做优做强骨伤、肛肠、儿科、皮科、妇科、针灸、推拿以及心脑血管病、肾病、周围血管病等专科专病，及时总结形成诊疗方案，巩固扩大优势，带动特色发展。加快中医药循证医学中心建设，用3年左右时间，筛选50个中医治疗优势病种和100项适宜技术、100个疗效独特的中药品种，及时向社会发布。聚焦癌症、心脑血管病、糖尿病、感染性疾病、老年痴呆和抗生素耐药问题等，开展中西医协同攻关，到2022年形成并推广50个左右中西医结合诊疗方案。建立综合医院、专科医院中西医会诊制度，将中医纳入多学科会诊体系。建立有效机制，更好发挥中医药在流感等新发突发传染病防治和公共卫生事件应急处置中的作用。

（五）强化中医药在疾病预防中的作用。结合实施健康中国行动，促进中医治未病健康工程升级。在国家基本公共卫生服务项目中丰富中医治未病内容，鼓励家庭医生提供中医治未病签约服务，到2022年在重点人群和慢性病患者中推广20个中医治未病干预方案。大力普及中医养生保健知识和太极拳、健身气功（如八段锦）等养生保健方法，推广体现中医治未病理念的健康工作和生活方式。

（六）提升中医药特色康复能力。促进中医药、中华传统体育与现代康复技术融合，发展中国特色康复医学。实施中医药康复服务能力提升工程。依托现有资源布局一批中医康复中心，加强中医医院康复科建设，在其他医院推广中医康复技术。针对心脑血管病、糖尿病等慢性病和伤残等，制定推广一批中医康复方案，推动研发一批中医康复器具。大力开展培训，推动中医康复技术进社区、进家庭、进机构。

1.1.19　推进国家治理体系和治理能力现代化

中共中央关于坚持和完善中国特色社会主义制度　推进国家治理体系和治理能力现代化若干重大问题的决定（节选）
（2019年10月31日中国共产党第十九届中央委员会第四次全体会议通过）

八、坚持和完善统筹城乡的民生保障制度，满足人民日益增长的美好生活需要

（四）强化提高人民健康水平的制度保障。坚持关注生命全周期、健康全过程，完善国民健康政策，让广大人民群众享有公平可及、系统连续的健康服务。深化医药卫生体制改革，健全基本医疗卫生制度，提高公共卫生服务、医疗服务、医疗保障、药品供应保障水平。加快现代医院管理制度改革。坚持以基层为重点、预防为主、防治结合、中西医并重。加强

公共卫生防疫和重大传染病防控,健全重特大疾病医疗保险和救助制度。优化生育政策,提高人口质量。积极应对人口老龄化,加快建设居家社区机构相协调、医养康养相结合的养老服务体系。聚焦增强人民体质,健全促进全民健身制度性举措。

1.1.20 深化医疗保障制度改革

中共中央 国务院关于深化医疗保障制度改革的意见(节选)

中发〔2020〕5号

一、总体要求

(一)指导思想。以习近平新时代中国特色社会主义思想为指导,全面贯彻党的十九大和十九届二中、三中、四中全会精神,坚持以人民健康为中心,加快建成覆盖全民、城乡统筹、权责清晰、保障适度、可持续的多层次医疗保障体系,通过统一制度、完善政策、健全机制、提升服务,增强医疗保障的公平性、协调性,发挥医保基金战略性购买作用,推进医疗保障和医药服务高质量协同发展,促进健康中国战略实施,使人民群众有更多获得感、幸福感、安全感。

(二)基本原则。坚持应保尽保、保障基本,基本医疗保障依法覆盖全民,尽力而为、量力而行,实事求是确定保障范围和标准。坚持稳健持续、防范风险,科学确定筹资水平,均衡各方缴费责任,加强统筹共济,确保基金可持续。坚持促进公平、筑牢底线,强化制度公平,逐步缩小待遇差距,增强对贫困群众基础性、兜底性保障。坚持治理创新、提质增效,发挥市场决定性作用,更好发挥政府作用,提高医保治理社会化、法治化、标准化、智能化水平。坚持系统集成、协同高效,增强医保、医疗、医药联动改革的整体性、系统性、协同性,保障群众获得高质量、有效率、能负担的医药服务。

(三)改革发展目标。到2025年,医疗保障制度更加成熟定型,基本完成待遇保障、筹资运行、医保支付、基金监管等重要机制和医药服务供给、医保管理服务等关键领域的改革任务。到2030年,全面建成以基本医疗保险为主体,医疗救助为托底,补充医疗保险、商业健康保险、慈善捐赠、医疗互助共同发展的医疗保障制度体系,待遇保障公平适度,基金运行稳健持续,管理服务优化便捷,医保治理现代化水平显著提升,实现更好保障病有所医的目标。

二、完善公平适度的待遇保障机制

公平适度的待遇保障是增进人民健康福祉的内在要求。要推进法定医疗保障制度更加成熟定型,健全重特大疾病医疗保险和救助制度,统筹规划各类医疗保障高质量发展,根据经济发展水平和基金承受能力稳步提高医疗保障水平。

(四)完善基本医疗保险制度。坚持和完善覆盖全民、依法参加的基本医疗保险制度和政策体系,职工和城乡居民分类保障,待遇与缴费挂钩,基金分别建账、分账核算。统一基本医疗保险统筹层次、医保目录,规范医保支付政策确定办法。逐步将门诊医疗费用纳入基本医疗保险统筹基金支付范围,改革职工基本医疗保险个人账户,建立健全门诊共济保障机制。

(五)实行医疗保障待遇清单制度。建立健全医疗保障待遇清单制度,规范政府决策权限,科学界定基本制度、基本政策、基金支付项目和标准,促进医疗保障制度法定化、决策科学化、管理规范化。各地区要确保政令畅通,未经批准不得出台超出清单授权范围的政策。严格执行基本支付范围和标准,实施公平适度保障,纠正过度保障和保障不足问题。

(六)健全统一规范的医疗救助制度。建立救助对象及时精准识别机制,科学确定救助范围。全面落实资助重点救助对象参保缴费政策,健全重点救助对象医疗费用救助机制。建立防范和化解因病致贫返贫长效机制。增强医疗救助托底保障功能,通过明确诊疗方案、规范转诊等措施降低医疗成本,提高年度医疗救助限额,合理控制贫困群众政策范围内自付费用比例。

(八)促进多层次医疗保障体系发展。强化基本医疗保险、大病保险与医疗救助三重保障功能,促进各类医疗保障互补衔接,提高重特大疾病和多元医疗需求保障水平。完善和规范居民大病保险、职工大额医疗费用补助、公务员医疗补助及企业补充医疗保险。加快发展商业健康保险,丰富健康保险产品供给,用足用好商业健康保险个人所得税政策,研究扩大保险产品范围。加强市场行为监管,突出健康保险产品设计、销售、赔付等关键环节监管,提高健康保障服务能力。鼓励社会慈善捐赠,统筹调动慈善医疗救助力量,支持医疗互助有序发展。探索罕见病用药保障机制。

三、健全稳健可持续的筹资运行机制

(九)完善筹资分担和调整机制。就业人员参加基本医疗保险由用人单位和个人共同缴费。非就业人员参加基本医疗保险由个人缴费,政府按规定给予补助,缴费与经济社会发展水平和居民人均可支配收入挂钩。适应新业态发展,完善灵活就业人员参保缴费方式。建立基本医疗保险基准费率制度,规范缴费基数政策,合理确定费率,实行动态调整。均衡个人、用人单位、政府三方筹资缴费责任,优化个人缴费和政府补助结构,研究应对老龄化医疗负担的多渠道筹资政策。加强财政对医疗救助投入,拓宽医疗救助筹资渠道。

(十)巩固提高统筹层次。按照制度政策统一、基金统收统支、管理服务一体的标准,全面做实基本医疗保险市地级统筹。探索推进市地级以下医疗保障部门垂直管理。鼓励有条件的省(自治区、直辖市)按照分级管理、责任共担、统筹调剂、预算考核的思路,推进省级统筹。加强医疗救助基金管理,促进医疗救助统筹层次与基本医疗保险统筹层次相协调,提高救助资金使用效率,最大限度惠及贫困群众。

(十一)加强基金预算管理和风险预警。科学编制医疗保障基金收支预算,加强预算执行监督,全面实施预算绩效管理。适应异地就医直接结算、"互联网+医疗"和医疗机构服务模式发展需要,探索开展跨区域基金预算试点。加强基金中长期精算,构建收支平衡机制,健全基金运行风险评估、预警机制。

六、协同推进医药服务供给侧改革

(二十)增强医药服务可及性。健全全科和专科医疗服务合作分工的现代医疗服务体系,强化基层全科医疗服务。加强区域医疗服务能力评估,合理规划各类医疗资源布局,促进资源共享利用,加快发展社会办医,规范"互联网+医疗"等新服务模式发展。完善区域公立医院医疗设备配置管理,引导合理配置,严控超常超量配备。补齐护理、儿科、老年科、精神科等紧缺医疗服务短板。做好仿制药质量和疗效一致性评价受理与审评,通过完善医保支付标准和药品招标采购机制,支持优质仿制药研发和使用,促进仿制药替代。健全短缺药品监测预警和分级应对体系。

七、优化医疗保障公共管理服务

（二十二）优化医疗保障公共服务。推进医疗保障公共服务标准化规范化，实现医疗保障一站式服务、一窗口办理、一单制结算。适应人口流动需要，做好各类人群参保和医保关系跨地区转移接续，加快完善异地就医直接结算服务。深化医疗保障系统作风建设，建立统一的医疗保障服务热线，加快推进服务事项网上办理，提高运行效率和服务质量。

1.2 全国人民代表大会

1.2.1 中华人民共和国精神卫生法

中华人民共和国精神卫生法（节选）

（第十一届中华人民共和国主席令第六十二号，2012 年 10 月 26 日第十一届全国人民代表大会常务委员会第二十九次会议通过，自 2013 年 5 月 1 日起施行。）

第三条 精神卫生工作实行预防为主的方针，坚持预防、治疗和康复相结合的原则。

第四条 精神障碍患者的人格尊严、人身和财产安全不受侵犯。

精神障碍患者的教育、劳动、医疗以及从国家和社会获得物质帮助等方面的合法权益受法律保护。

有关单位和个人应当对精神障碍患者的姓名、肖像、住址、工作单位、病历资料以及其他可能推断出其身份的信息予以保密；但是，依法履行职责需要公开的除外。

第五条 全社会应当尊重、理解、关爱精神障碍患者。

任何组织或者个人不得歧视、侮辱、虐待精神障碍患者，不得非法限制精神障碍患者的人身自由。

新闻报道和文学艺术作品等不得含有歧视、侮辱精神障碍患者的内容。

第六条 精神卫生工作实行政府组织领导、部门各负其责、家庭和单位尽力尽责、全社会共同参与的综合管理机制。

第七条 县级以上人民政府领导精神卫生工作，将其纳入国民经济和社会发展规划，建设和完善精神障碍的预防、治疗和康复服务体系，建立健全精神卫生工作协调机制和工作责任制，对有关部门承担的精神卫生工作进行考核、监督。

乡镇人民政府和街道办事处根据本地区的实际情况，组织开展预防精神障碍发生、促进精神障碍患者康复等工作。

1.2.2 中华人民共和国体育法

中华人民共和国体育法（节选）

（第十二届中华人民共和国主席令第五十七号 1995 年 8 月 29 日第八届全国人民代表大会常务委员会第十五次会议通过 根据 2009 年 8 月 27 日第十一届全国人民代表大会常务委员会第十次会议《关于修改部分法律的决定》第一次修正 根据 2016 年 11 月 7 日第十二届全国人民代表大会常务委员会第二十四次会议《关于修改〈中华人民共和国对外贸易法〉等十二部法律的决定》第二次修正）

第二条 国家发展体育事业，开展群众性的体育活动，提高全民族身体素质。体育工作坚持以开展全民健身活动为基础,实行普及与提高相结合,促进各类体育协调发展。

1.2.3 中华人民共和国中医药法

中华人民共和国中医药法(节选)

(第十二届中华人民共和国主席令第五十九号,《中华人民共和国中医药法》已由中华人民共和国第十二届全国人民代表大会常务委员会第二十五次会议于2016年12月25日通过,现予公布,自2017年7月1日起施行)

第十二条 政府举办的综合医院、妇幼保健机构和有条件的专科医院、社区卫生服务中心、乡镇卫生院,应当设置中医药科室。县级以上人民政府应当采取措施,增强社区卫生服务站和村卫生室提供中医药服务的能力。

第四十一条 国家采取措施,加强对中医药基础理论和辨证论治方法,常见病、多发病、慢性病和重大疑难疾病、重大传染病的中医药防治,以及其他对中医药理论和实践发展有重大促进作用的项目的科学研究。

1.2.4 中华人民共和国水污染防治法

中华人民共和国水污染防治法(节选)

(第十二届中华人民共和国主席令第七十号 1984年5月11日第六届全国人民代表大会常务委员会第五次会议通过 根据1996年5月15日第八届全国人民代表大会常务委员会第十九次会议《关于修改〈中华人民共和国水污染防治法〉的决定》第一次修正 2008年2月28日第十届全国人民代表大会常务委员会第三十二次会议修订 根据2017年6月27日第十二届全国人民代表大会常务委员会第二十八次会议《关于修改〈中华人民共和国水污染防治法〉的决定》第二次修正)

第一条 为了保护和改善环境,防治水污染,保护水生态,保障饮用水安全,维护公众健康,推进生态文明建设,促进经济社会可持续发展,制定本法。

1.2.5 中华人民共和国精神卫生法

中华人民共和国精神卫生法(节选)

(第十三届中华人民共和国主席令第六号 2012年10月26日第十一届全国人民代表大会常务委员会第二十九次会议通过 自2013年5月1日起施行 根据2018年4月27日第十三届全国人民代表大会常务委员会第二次会议《关于修改〈中华人民共和国国境卫生检疫法〉等六部法律的决定》修正)

第二条 精神卫生工作实行预防为主的方针,坚持预防、治疗和康复相结合的原则。

第四条 精神障碍患者的人格尊严、人身和财产安全不受侵犯。

精神障碍患者的教育、劳动、医疗以及从国家和社会获得物质帮助等方面的合法权益受法律保护。

有关单位和个人应当对精神障碍患者的姓名、肖像、住址、工作单位、病历资料以及其他可能推断出其身份的信息予以保密；但是，依法履行职责需要公开的除外。

第五条　全社会应当尊重、理解、关爱精神障碍患者。

任何组织或者个人不得歧视、侮辱、虐待精神障碍患者，不得非法限制精神障碍患者的人身自由。

新闻报道和文学艺术作品等不得含有歧视、侮辱精神障碍患者的内容。

第六条　精神卫生工作实行政府组织领导、部门各负其责、家庭和单位尽力尽责、全社会共同参与的综合管理机制。

第七条　县级以上人民政府领导精神卫生工作，将其纳入国民经济和社会发展规划，建设和完善精神障碍的预防、治疗和康复服务体系，建立健全精神卫生工作协调机制和工作责任制，对有关部门承担的精神卫生工作进行考核、监督。

乡镇人民政府和街道办事处根据本地区的实际情况，组织开展预防精神障碍发生、促进精神障碍患者康复等工作。

1.2.6　中华人民共和国土壤污染防治法

中华人民共和国土壤污染防治法（节选）

（第十三届中华人民共和国主席令第八号，2018 年 8 月 31 日第十三届全国人民代表大会常务委员会第五次会议通过）

第三章　预防和保护

第二十条　国务院生态环境主管部门应当会同国务院卫生健康等主管部门，根据对公众健康、生态环境的危害和影响程度，对土壤中有毒有害物质进行筛查评估，公布重点控制的土壤有毒有害物质名录，并适时更新。

1.2.7　中华人民共和国广告法

中华人民共和国广告法（节选）

（第十三届中华人民共和国主席令第十六号　1994 年 10 月 27 日第八届全国人民代表大会常务委员会第十次会议通过　2015 年 4 月 24 日第十二届全国人民代表大会常务委员会第十四次会议修订　根据 2018 年 10 月 26 日第十三届全国人民代表大会常务委员会第六次会议《关于修改〈中华人民共和国野生动物保护法〉等十五部法律的决定》修正　2018 年 10 月 26 日起施行）

第二十二条　禁止在大众传播媒介或者公共场所、公共交通工具、户外发布烟草广告。禁止向未成年人发送任何形式的烟草广告。

禁止利用其他商品或者服务的广告、公益广告，宣传烟草制品名称、商标、包装、装潢以及类似内容。

烟草制品生产者或者销售者发布的迁址、更名、招聘等启事中，不得含有烟草制品名称、商标、包装、装潢以及类似内容。

　　第二十三条　酒类广告不得含有下列内容：

　　（一）诱导、怂恿饮酒或者宣传无节制饮酒；

　　（二）出现饮酒的动作；

　　（三）表现驾驶车、船、飞机等活动；

　　（四）明示或者暗示饮酒有消除紧张和焦虑、增加体力等功效。

1.2.8　中华人民共和国残疾人保障法

中华人民共和国残疾人保障法（节选）

中华人民共和国主席令第十六号

　　第十一条　国家有计划地开展残疾预防工作，加强对残疾预防工作的领导，宣传、普及母婴保健和预防残疾的知识，建立健全出生缺陷预防和早期发现、早期治疗机制，针对遗传、疾病、药物、事故、灾害、环境污染和其他致残因素，组织和动员社会力量，采取措施，预防残疾的发生，减轻残疾程度。

　　国家建立健全残疾人统计调查制度，开展残疾人状况的统计调查和分析。

1.2.9　中华人民共和国大气污染防治法

中华人民共和国大气污染防治法（节选）

（第十三届中华人民共和国主席令第十六号　1987 年 9 月 5 日第六届全国人民代表大会常务委员会第二十二次会议通过　根据 1995 年 8 月 29 日第八届全国人民代表大会常务委员会第十五次会议《关于修改〈中华人民共和国大气污染防治法〉的决定》第一次修正　2000年 4 月 29 日第九届全国人民代表大会常务委员会第十五次会议第一次修订　2015 年 8 月29 日第十二届全国人民代表大会常务委员会第十六次会议第二次修订　根据 2018 年 10 月26 日第十三届全国人民代表大会常务委员会第六次会议《关于修改〈中华人民共和国野生动物保护法〉等十五部法律的决定》第二次修正）

第一章　总则

　　第一条　为保护和改善环境，防治大气污染，保障公众健康，推进生态文明建设，促进经济社会可持续发展，制定本法。

　　第七条　企业事业单位和其他生产经营者应当采取有效措施，防止、减少大气污染，对所造成的损害依法承担责任。

　　公民应当增强大气环境保护意识，采取低碳、节俭的生活方式，自觉履行大气环境保护义务。

第二章　大气污染防治标准和限期达标规划

　　第八条　国务院生态环境主管部门或者省、自治区、直辖市人民政府制定大气环境质量标准，应当以保障公众健康和保护生态环境为宗旨，与经济社会发展相适应，做到科学合理。

1.2.10 中华人民共和国老年人权益保障法

中华人民共和国老年人权益保障法（节选）

（第十三届中华人民共和国主席令第二十四号 1996年8月29日第八届全国人民代表大会常务委员会第21次会议通过 2009年8月27日第十一届全国人民代表大会常务委员会第10次会议《关于修改部分法律的决定》修正 2012年12月28日第十一届全国人民代表大会常务委员会第30次会议修订 自2013年7月1日实施 2015年4月24日第十二届全国人民代表大会常务委员会第十四次会议通过《全国人民代表大会常务委员会关于修改〈中华人民共和国电力法〉等六部法律的决定》第二次修正 2018年12月29日第十三届全国人民代表大会常务委员会第七次会议通过《全国人民代表大会常务委员会关于修改〈中华人民共和国劳动法〉等七部法律的决定》第三次修正）

第五十条 各级人民政府和有关部门应当将老年医疗卫生服务纳入城乡医疗卫生服务规划，将老年人健康管理和常见病预防等纳入国家基本公共卫生服务项目。鼓励为老年人提供保健、护理、临终关怀等服务。

国家鼓励医疗机构开设针对老年病的专科或者门诊。

医疗卫生机构应当开展老年人的健康服务和疾病防治工作。

第五十一条 国家采取措施，加强老年医学的研究和人才培养，提高老年病的预防、治疗、科研水平，促进老年病的早期发现、诊断和治疗。

国家和社会采取措施，开展各种形式的健康教育，普及老年保健知识，增强老年人自我保健意识。

1.2.11 中华人民共和国职业病防治法

中华人民共和国职业病防治法（节选）

（第十三届中华人民共和国主席令第二十四号 2001年10月27日第九届全国人民代表大会常务委员会第二十四次会议通过 根据2011年12月31日第十一届全国人民代表大会常务委员会第二十四次会议《关于修改〈中华人民共和国职业病防治法〉的决定》第一次修正 根据2016年7月2日第十二届全国人民代表大会常务委员会第二十一次会议《关于修改〈中华人民共和国节约能源法〉等六部法律的决定》第二次修正 根据2017年11月4日第十二届全国人民代表大会常务委员会第三十次会议《关于修改〈中华人民共和国会计法〉等十一部法律的决定》第三次修正 根据2018年12月29日第十三届全国人民代表大会常务委员会第七次会议《关于修改等七部法律的决定》第四次修正）

第一章 总则

第一条 为了预防、控制和消除职业病危害，防治职业病，保护劳动者健康及其相关权益，促进经济社会发展，根据宪法，制定本法。

第二条 本法适用于中华人民共和国领域内的职业病防治活动。

本法所称职业病，是指企业、事业单位和个体经济组织等用人单位的劳动者在职业活动中，因接触粉尘、放射性物质和其他有毒、有害因素而引起的疾病。

第三章　劳动过程中的防护与管理

第二十条　用人单位应当采取下列职业病防治管理措施：

（四）建立、健全职业卫生档案和劳动者健康监护档案。

1.2.12　中华人民共和国食品安全法

中华人民共和国食品安全法（节选）

（第十三届中华人民共和国主席令第二十二号　2009年2月28日第十一届全国人民代表大会常务委员会第七次会议通过　2015年4月24日第十二届全国人民代表大会常务委员会第十四次会议修订　根据2018年12月29日第十三届全国人民代表大会常务委员会第七次会议《关于修改〈中华人民共和国产品质量法〉等五部法律的决定》修正）

第二十六条　食品安全标准应当包括下列内容：

（一）食品、食品添加剂、食品相关产品中的致病性微生物，农药残留、兽药残留、生物毒素、重金属等污染物质以及其他危害人体健康物质的限量规定；

（二）食品添加剂的品种、使用范围、用量；

（三）专供婴幼儿和其他特定人群的主辅食品的营养成分要求；

（四）对与卫生、营养等食品安全要求有关的标签、标志、说明书的要求；

（五）食品生产经营过程的卫生要求；

（六）与食品安全有关的质量要求；

（七）与食品安全有关的食品检验方法与规程；

（八）其他需要制定为食品安全标准的内容。

1.2.13　中华人民共和国社会保险法

中华人民共和国社会保险法（节选）

（第十三届中华人民共和国主席令第二十五号，2010年10月28日第十一届全国人民代表大会常务委员会第十七次会议通过　根据2018年12月29日第十三届全国人民代表大会常务委员会第七次会议《关于修改〈中华人民共和国社会保险法〉的决定》修正）

第二条　国家建立基本养老保险、基本医疗保险、工伤保险、失业保险、生育保险等社会保险制度，保障公民在年老、疾病、工伤、失业、生育等情况下依法从国家和社会获得物质帮助的权利。

1.2.14 中华人民共和国药品管理法

中华人民共和国药品管理法（节选）

（第十三届中华人民共和国主席令第三十一号 1984 年 9 月 20 日第六届全国人民代表大会常务委员会第七次会议通过 2001 年 2 月 28 日第九届全国人民代表大会常务委员会第二十次会议第一次修订 根据 2013 年 12 月 28 日第十二届全国人民代表大会常务委员会第六次会议《关于修改〈中华人民共和国海洋环境保护法〉等七部法律的决定》第一次修正 根据 2015 年 4 月 24 日第十二届全国人民代表大会常务委员会第十四次会议《关于修改〈中华人民共和国药品管理法〉的决定》第二次修正 2019 年 8 月 26 日第十三届全国人民代表大会常务委员会第十二次会议第二次修订）

第九章 药品储备和供应

第九十三条 国家实行基本药物制度，遴选适当数量的基本药物品种，加强组织生产和储备，提高基本药物的供给能力，满足疾病防治基本用药需求。

1.2.15 中华人民共和国基本医疗卫生与健康促进法

中华人民共和国基本医疗卫生与健康促进法（节选）

（第十三届中华人民共和国主席令第三十八号，2019 年 12 月 28 日第十三届全国人民代表大会常务委员会第十五次会议通过）

第一章 总则

第一条 为了发展医疗卫生与健康事业，保障公民享有基本医疗卫生服务，提高公民健康水平，推进健康中国建设，根据宪法，制定本法。

第二条 从事医疗卫生、健康促进及其监督管理活动，适用本法。

第三条 医疗卫生与健康事业应当坚持以人民为中心，为人民健康服务。

医疗卫生事业应当坚持公益性原则。

第四条 国家和社会尊重、保护公民的健康权。

国家实施健康中国战略，普及健康生活，优化健康服务，完善健康保障，建设健康环境，发展健康产业，提升公民全生命周期健康水平。

国家建立健康教育制度，保障公民获得健康教育的权利，提高公民的健康素养。

第五条 公民依法享有从国家和社会获得基本医疗卫生服务的权利。

国家建立基本医疗卫生制度，建立健全医疗卫生服务体系，保护和实现公民获得基本医疗卫生服务的权利。

第六条 各级人民政府应当把人民健康放在优先发展的战略地位，将健康理念融入各项政策，坚持预防为主，完善健康促进工作体系，组织实施健康促进的规划和行动，推进全民健身，建立健康影响评估制度，将公民主要健康指标改善情况纳入政府目标责任考核。

全社会应当共同关心和支持医疗卫生与健康事业的发展。

第七条　国务院和地方各级人民政府领导医疗卫生与健康促进工作。

国务院卫生健康主管部门负责统筹协调全国医疗卫生与健康促进工作。国务院其他有关部门在各自职责范围内负责有关的医疗卫生与健康促进工作。

县级以上地方人民政府卫生健康主管部门负责统筹协调本行政区域医疗卫生与健康促进工作。县级以上地方人民政府其他有关部门在各自职责范围内负责有关的医疗卫生与健康促进工作。

第八条　国家加强医学基础科学研究，鼓励医学科学技术创新，支持临床医学发展，促进医学科技成果的转化和应用，推进医疗卫生与信息技术融合发展，推广医疗卫生适宜技术，提高医疗卫生服务质量。

国家发展医学教育，完善适应医疗卫生事业发展需要的医学教育体系，大力培养医疗卫生人才。

第九条　国家大力发展中医药事业，坚持中西医并重、传承与创新相结合，发挥中医药在医疗卫生与健康事业中的独特作用。

第十条　国家合理规划和配置医疗卫生资源，以基层为重点，采取多种措施优先支持县级以下医疗卫生机构发展，提高其医疗卫生服务能力。

第十一条　国家加大对医疗卫生与健康事业的财政投入，通过增加转移支付等方式重点扶持革命老区、民族地区、边疆地区和经济欠发达地区发展医疗卫生与健康事业。

第十二条　国家鼓励和支持公民、法人和其他组织通过依法举办机构和捐赠、资助等方式，参与医疗卫生与健康事业，满足公民多样化、差异化、个性化健康需求。

公民、法人和其他组织捐赠财产用于医疗卫生与健康事业的，依法享受税收优惠。

第十三条　对在医疗卫生与健康事业中做出突出贡献的组织和个人，按照国家规定给予表彰、奖励。

第十四条　国家鼓励和支持医疗卫生与健康促进领域的对外交流合作。

开展医疗卫生与健康促进对外交流合作活动，应当遵守法律、法规，维护国家主权、安全和社会公共利益。

第二章　基本医疗卫生服务

第十五条　基本医疗卫生服务，是指维护人体健康所必需、与经济社会发展水平相适应、公民可公平获得的，采用适宜药物、适宜技术、适宜设备提供的疾病预防、诊断、治疗、护理和康复等服务。

基本医疗卫生服务包括基本公共卫生服务和基本医疗服务。基本公共卫生服务由国家免费提供。

第十六条　国家采取措施，保障公民享有安全有效的基本公共卫生服务，控制影响健康的危险因素，提高疾病的预防控制水平。

国家基本公共卫生服务项目由国务院卫生健康主管部门会同国务院财政部门、中医药主管部门等共同确定。

省、自治区、直辖市人民政府可以在国家基本公共卫生服务项目基础上，补充确定本行政区域的基本公共卫生服务项目，并报国务院卫生健康主管部门备案。

第十七条　国务院和省、自治区、直辖市人民政府可以将针对重点地区、重点疾病和特定人群的服务内容纳入基本公共卫生服务项目并组织实施。

县级以上地方人民政府针对本行政区域重大疾病和主要健康危险因素，开展专项防控工作。

第十八条　县级以上人民政府通过举办专业公共卫生机构、基层医疗卫生机构和医院，或者从其他医疗卫生机构购买服务的方式提供基本公共卫生服务。

第二十二条　国家建立慢性非传染性疾病防控与管理制度，对慢性非传染性疾病及其致病危险因素开展监测、调查和综合防控干预，及时发现高危人群，为患者和高危人群提供诊疗、早期干预、随访管理和健康教育等服务。

第二十三条　国家加强职业健康保护。县级以上人民政府应当制定职业病防治规划，建立健全职业健康工作机制，加强职业健康监督管理，提高职业病综合防治能力和水平。

用人单位应当控制职业病危害因素，采取工程技术、个体防护和健康管理等综合治理措施，改善工作环境和劳动条件。

国家采取措施，为公民提供婚前保健、孕产期保健等服务，促进生殖健康，预防出生缺陷。

第二十五条　国家发展老年人保健事业。国务院和省、自治区、直辖市人民政府应当将老年人健康管理和常见病预防等纳入基本公共卫生服务项目。

第二十八条　国家发展精神卫生事业，建设完善精神卫生服务体系，维护和增进公民心理健康，预防、治疗精神障碍。

国家采取措施，加强心理健康服务体系和人才队伍建设，促进心理健康教育、心理评估、心理咨询与心理治疗服务的有效衔接，设立为公众提供公益服务的心理援助热线，加强未成年人、残疾人和老年人等重点人群心理健康服务。

第二十九条　基本医疗服务主要由政府举办的医疗卫生机构提供。鼓励社会力量举办的医疗卫生机构提供基本医疗服务。

第三十条　国家推进基本医疗服务实行分级诊疗制度，引导非急诊患者首先到基层医疗卫生机构就诊，实行首诊负责制和转诊审核责任制，逐步建立基层首诊、双向转诊、急慢分治、上下联动的机制，并与基本医疗保险制度相衔接。

县级以上地方人民政府根据本行政区域医疗卫生需求，整合区域内政府举办的医疗卫生资源，因地制宜建立医疗联合体等协同联动的医疗服务合作机制。鼓励社会力量举办的医疗卫生机构参与医疗服务合作机制。

第三十一条　国家推进基层医疗卫生机构实行家庭医生签约服务，建立家庭医生服务团队，与居民签订协议，根据居民健康状况和医疗需求提供基本医疗卫生服务。

第三章　医疗卫生机构

第三十四条　国家建立健全由基层医疗卫生机构、医院、专业公共卫生机构等组成的城乡全覆盖、功能互补、连续协同的医疗卫生服务体系。

国家加强县级医院、乡镇卫生院、村卫生室、社区卫生服务中心（站）和专业公共卫生机构等的建设，建立健全农村医疗卫生服务网络和城市社区卫生服务网络。

第三十五条　基层医疗卫生机构主要提供预防、保健、健康教育、疾病管理，为居民建立健康档案，常见病、多发病的诊疗以及部分疾病的康复、护理，接收医院转诊患者，向医院转诊超出自身服务能力的患者等基本医疗卫生服务。

医院主要提供疾病诊治,特别是急危重症和疑难病症的诊疗,突发事件医疗处置和救援以及健康教育等医疗卫生服务,并开展医学教育、医疗卫生人员培训、医学科学研究和对基层医疗卫生机构的业务指导等工作。

专业公共卫生机构主要提供传染病、慢性非传染性疾病、职业病、地方病等疾病预防控制和健康教育、妇幼保健、精神卫生、院前急救、采供血、食品安全风险监测评估、出生缺陷防治等公共卫生服务。

第三十六条　各级各类医疗卫生机构应当分工合作,为公民提供预防、保健、治疗、护理、康复、安宁疗护等全方位全周期的医疗卫生服务。

各级人民政府采取措施支持医疗卫生机构与养老机构、儿童福利机构、社区组织建立协作机制,为老年人、孤残儿童提供安全、便捷的医疗和健康服务。

第三十七条　县级以上人民政府应当制定并落实医疗卫生服务体系规划,科学配置医疗卫生资源,举办医疗卫生机构,为公民获得基本医疗卫生服务提供保障。

政府举办医疗卫生机构,应当考虑本行政区域人口、经济社会发展状况、医疗卫生资源、健康危险因素、发病率、患病率以及紧急救治需求等情况。

第四章　医疗卫生人员

第五十二条　国家制定医疗卫生人员培养规划,建立适应行业特点和社会需求的医疗卫生人员培养机制和供需平衡机制,完善医学院校教育、毕业后教育和继续教育体系,建立健全住院医师、专科医师规范化培训制度,建立规模适宜、结构合理、分布均衡的医疗卫生队伍。

国家加强全科医生的培养和使用。全科医生主要提供常见病、多发病的诊疗和转诊、预防、保健、康复,以及慢性病管理、健康管理等服务。

第五章　药品供应保障

第六十条　国家建立健全以临床需求为导向的药品审评审批制度,支持临床急需药品、儿童用药品和防治罕见病、重大疾病等药品的研制、生产,满足疾病防治需求。

第六章　健康促进

第六十七条　各级人民政府应当加强健康教育工作及其专业人才培养,建立健康知识和技能核心信息发布制度,普及健康科学知识,向公众提供科学、准确的健康信息。

医疗卫生、教育、体育、宣传等机构、基层群众性自治组织和社会组织应当开展健康知识的宣传和普及。医疗卫生人员在提供医疗卫生服务时,应当对患者开展健康教育。新闻媒体应当开展健康知识的公益宣传。健康知识的宣传应当科学、准确。

第六十八条　国家将健康教育纳入国民教育体系。学校应当利用多种形式实施健康教育,普及健康知识、科学健身知识、急救知识和技能,提高学生主动防病的意识,培养学生良好的卫生习惯和健康的行为习惯,减少、改善学生近视、肥胖等不良健康状况。

学校应当按照规定开设体育与健康课程,组织学生开展广播体操、眼保健操、体能锻炼等活动。

学校按照规定配备校医,建立和完善卫生室、保健室等。

县级以上人民政府教育主管部门应当按照规定将学生体质健康水平纳入学校考核体系。

第六十九条　公民是自己健康的第一责任人,树立和践行对自己健康负责的健康管理理念,主动学习健康知识,提高健康素养,加强健康管理。倡导家庭成员相互关爱,形成符合自身和家庭特点的健康生活方式。

公民应当尊重他人的健康权利和利益,不得损害他人健康和社会公共利益。

第七十条　国家组织居民健康状况调查和统计,开展体质监测,对健康绩效进行评估,并根据评估结果制定、完善与健康相关的法律、法规、政策和规划。

第七十一条　国家建立疾病和健康危险因素监测、调查和风险评估制度。县级以上人民政府及其有关部门针对影响健康的主要问题,组织开展健康危险因素研究,制定综合防治措施。

国家加强影响健康的环境问题预防和治理,组织开展环境质量对健康影响的研究,采取措施预防和控制与环境问题有关的疾病。

第七十二条　国家大力开展爱国卫生运动,鼓励和支持开展爱国卫生月等群众性卫生与健康活动,依靠和动员群众控制和消除健康危险因素,改善环境卫生状况,建设健康城市、健康村镇、健康社区。

第七十三条　国家建立科学、严格的食品、饮用水安全监督管理制度,提高安全水平。

第七十四条　国家建立营养状况监测制度,实施经济欠发达地区、重点人群营养干预计划,开展未成年人和老年人营养改善行动,倡导健康饮食习惯,减少不健康饮食引起的疾病风险。

第七十五条　国家发展全民健身事业,完善覆盖城乡的全民健身公共服务体系,加强公共体育设施建设,组织开展和支持全民健身活动,加强全民健身指导服务,普及科学健身知识和方法。

国家鼓励单位的体育场地设施向公众开放。

第七十六条　国家制定并实施未成年人、妇女、老年人、残疾人等的健康工作计划,加强重点人群健康服务。

国家推动长期护理保障工作,鼓励发展长期护理保险。

第七十七条　国家完善公共场所卫生管理制度。县级以上人民政府卫生健康等主管部门应当加强对公共场所的卫生监督。公共场所卫生监督信息应当依法向社会公开。

公共场所经营单位应当建立健全并严格实施卫生管理制度,保证其经营活动持续符合国家对公共场所的卫生要求。

第七十八条　国家采取措施,减少吸烟对公民健康的危害。

公共场所控制吸烟,强化监督执法。

烟草制品包装应当印制带有说明吸烟危害的警示。

禁止向未成年人出售烟酒。

第七十九条　用人单位应当为职工创造有益于健康的环境和条件,严格执行劳动安全卫生等相关规定,积极组织职工开展健身活动,保护职工健康。

国家鼓励用人单位开展职工健康指导工作。

国家提倡用人单位为职工定期开展健康检查。法律、法规对健康检查有规定的,依照其规定。

1.2.16　中华人民共和国未成年人保护法

中华人民共和国未成年人保护法（节选）

主席令第五十七号

（1991 年 9 月 4 日第七届全国人民代表大会常务委员会第二十一次会议通过　2006 年 12 月 29 日第十届全国人民代表大会常务委员会第二十五次会议第一次修订　根据 2012 年 10 月 26 日第十一届全国人民代表大会常务委员会第二十九次会议《关于修改〈中华人民共和国未成年人保护法〉的决定》修正　2020 年 10 月 17 日第十三届全国人民代表大会常务委员会第二十二次会议第二次修订）

第五十九条　学校、幼儿园周边不得设置烟、酒、彩票销售网点。禁止向未成年人销售烟、酒、彩票或者兑付彩票奖金。烟、酒和彩票经营者应当在显著位置设置不向未成年人销售烟、酒或者彩票的标志；对难以判明是否是未成年人的，应当要求其出示身份证件。

任何人不得在学校、幼儿园和其他未成年人集中活动的公共场所吸烟、饮酒。

1.3　国务院

1.3.1　卫生事业发展"十二五"规划

国务院关于印发卫生事业发展"十二五"规划的通知（节选）

国发〔2012〕57 号

二、指导思想、基本原则和主要目标

（三）发展目标。

到 2015 年，初步建立覆盖城乡居民的基本医疗卫生制度，使全体居民人人享有基本医疗保障，人人享有基本公共卫生服务，医疗卫生服务可及性、服务质量、服务效率和群众满意度显著提高，个人就医费用负担明显减轻，地区间卫生资源配置和人群间健康状况差异不断缩小，基本实现全体人民病有所医，人均预期寿命在 2010 年基础上提高 1 岁。

三、加快医药卫生体系建设

（一）加强公共卫生服务体系建设。

1. 加强重大疾病防控体系建设。开展重点疾病监测，加强传染病网络直报系统建设和管理，完善疾病监测系统和信息管理制度。建立覆盖城乡的慢性病防控体系。建立健全覆盖城乡、功能完善的重性精神疾病管理治疗网络。加强疾病防控实验室检测网络系统建设。建立传染病实验室质量管理体系。落实疾病预防控制机构人员编制，优化人员和设备配置，重点支持中西部地区提高工作能力。

（二）加强医疗服务体系建设。

1. 优化配置医疗资源。坚持非营利性医疗机构为主体、营利性医疗机构为补充，公立医疗机构为主导、非公立医疗机构共同发展，以群众实际需求为导向编制区域卫生规划和医疗机构设置规划,按人口分布和流动趋势调整医疗资源布局与结构,合理确定公立医院功能、数量、规模、结构和布局。遏制公立医院盲目扩张,每千常住人口医疗卫生机构床位数达到4张的,原则上不再扩大公立医院规模。切实保障边远地区、新区、郊区、卫星城区等区域的医疗资源需求,重点加强儿科、妇产、精神卫生、肿瘤、传染病、老年护理、康复医疗、中医等领域的医疗服务能力建设,新增医疗卫生资源重点投向农村和城市社区等薄弱环节,保证基本医疗服务的可及性。大力发展康复医院、护理院(站)等延续性医疗机构,提高康复医学服务能力和护理水平,到2015年,初步实现急慢分治。加强妇幼医疗服务体系建设,提高妇女儿童医疗服务水平。严格控制大型医疗设备配置,鼓励共建共享,提高医疗卫生资源利用效率。引导患者合理就医,保障群众就近获得高质量的医疗服务。

四、做好各项重点工作

(一)加强公共卫生服务工作。

实施国家基本公共卫生服务项目,扩大项目内容和覆盖面。实施国民健康行动计划,重点做好食品安全(包括餐饮、饮用水卫生)、职业卫生、精神卫生、血液安全、慢性病防控、卫生应急等工作。

1. 做好重大疾病防控工作。大力加强慢性病防治和精神卫生、口腔卫生等工作。全面实施慢性病综合防控策略,加强慢性病高危人群发现和预防性干预工作,开展高血压、糖尿病等基层综合防控,在各级医疗机构推行35岁以上首诊患者测量血压制度,在80%以上的社区、乡镇医疗卫生机构开展血糖测定服务。支持贫困地区高血压患者和糖尿病患者免费药物治疗。大力开展"全民健康生活方式"行动,创建慢性病综合防控示范区,实施高危人群健康管理、生活方式指导和干预,老年居民健康管理率达到60%。加强脑卒中、冠心病等心脑血管疾病的筛查和防治工作。在癌症高发区开展重点癌症筛查和早诊早治工作。加强伤害监测,开展以儿童为重点的伤害干预工作。建立重性精神疾病病例报告制度,加强管理治疗,使贫困重性精神疾病患者得到抗精神病药物治疗和紧急救助。到2015年,发现的重性精神疾病患者管理率达到70%,治疗率达到60%。逐步完善社会心理支持和心理卫生服务体系,加强制度化和规范化管理。加强龋病和牙周病防治,扩大儿童口腔疾病综合干预覆盖面。采取有效措施防治常见致盲性眼病,继续开展白内障患者复明工程。

4. 广泛开展健康教育。发挥健康教育体系和健康教育基地的作用,针对重点疾病、重点人群、重点场所和重大公共卫生问题开展群众喜闻乐见的健康教育活动,继续推进全民健康素养促进行动,普及基本卫生知识,倡导健康文明生活方式。到2015年,城乡居民健康素养水平提高到10%。加强控烟宣传,建立免费戒烟热线,全面推行公共场所禁烟,积极创建无烟医疗卫生机构、无烟学校、无烟单位,建立完整的烟草流行监测体系,认真履行《烟草控制框架公约》。到2015年,15岁及以上人群吸烟率在2010年基础上下降2~3个百分点。

(七)加快健康产业发展。

建立完善有利于健康服务业发展的体制和政策。鼓励社会资本大力发展健康服务业,推动老年护理、心理咨询、营养咨询、口腔保健、康复、临终关怀、健康体检与管理等服务业的开展,满足群众多层次需求。鼓励零售药店发展,发挥药品流通行业在药品供应保障和服务百姓健康方面的作用。加强健康管理教育和培训,建设医疗技术产品研发平台。

制定标准与规范,推动健康体检行业的规模化与产业化进程。大力发展中医医疗保健服务业。

1.3.2　《中国的医疗卫生事业》白皮书

国务院新闻办公室发布《中国的医疗卫生事业》白皮书(节选)

（2012年12月发布,2013年1月正式出版,人民卫生出版社）

四、慢性非传染性疾病防治

伴随中国工业化、城镇化、老龄化进程的加快,居民慢性病患病、死亡呈现持续快速增长趋势。中国现有确诊慢性病患者2.6亿人,慢性病导致的死亡占中国总死亡的85%,导致的疾病负担占总疾病负担的70%。

中国政府把防治慢性病作为增进公众健康、改善民生的重要任务,逐步建立起覆盖全国的慢性病防治服务体系,对主要慢性病进行分级管理,实施综合防控策略,全面提高慢性病综合防治能力,努力降低人群慢性病危险因素水平,减少慢性病发病率、致残率和死亡率。

促进慢性病防治结合。2002年以来,慢性病防控策略逐步实现由重治疗向防治结合方向的转变。国家级层面形成了以中国疾控中心、国家癌症中心和国家心血管病中心为主要技术支撑的慢性病防控格局。各地逐步形成了由疾控机构、基层医疗卫生机构、医院和专业防治机构共同构筑的慢性病防控工作网络。提出早诊断、早治疗,降低发病率、病死率和病残率的慢性病防治目标,面向一般人群、高危人群和患病人群,对心脑血管病、恶性肿瘤、糖尿病和慢性阻塞性肺疾病等主要慢性病,血压升高、血糖升高、胆固醇升高和超重/肥胖等主要生物危险因素,以及烟草使用、不健康饮食、缺少体力活动和过量饮酒等主要行为危险因素,实施有效干预。

制定慢性病防控措施。出台《中国慢性病防治工作规划(2012—2015年)》等一系列慢性病防控政策性文件和慢性病防治指南。从2005年开始,实施癌症早诊早治等慢性病防治重大专项。2007年,在全国启动全民健康生活方式行动,多途径、多形式、多角度推动健康生活方式行为养成。2009年,将高血压、糖尿病、老年人健康管理纳入医改基本公共卫生服务项目内容。2010年启动国家级慢性病综合防控示范区建设工作,提高慢性病综合防控能力。大力开展儿童口腔疾病综合干预,预防儿童龋齿。

建立慢性病信息管理系统。实施慢性病综合监测,开展慢性病危险因素监测、慢性病患病监测、死因监测、营养健康状态监测、恶性肿瘤随访登记,建立和逐步完善覆盖全生命周期的围绕慢性病及其危险因素流行情况的慢性病信息系统,为国家开展慢性病防控工作提供科学的基础数据。

开展健康教育和健康促进活动。持续开展"全国亿万农民健康促进行动""相约健康社区行""健康素养促进行动"等。逐步建立健康教育体系,初步形成多部门合作、全社会参与的健康教育格局。居民健康素养基本知识和技能日益普及,自我保健意识和能力不断提高。加大控烟宣传力度,提高公众对烟草危害的认识,逐步形成全社会支持控烟的氛围。世界卫生组织《烟草控制框架公约》2006年1月在中国生效以来,各地积极推动公共场所控烟立法,建设无烟环境。

重视维护公众的精神健康。颁布精神卫生法,通过立法规范精神卫生服务,保护精神障碍患者的权益。完善重性精神疾病防治网络,加强精神卫生医疗机构救治急重性精神疾病能力建设,建立医院与社区相互支持和配合的重性精神疾病防治工作机制。把精神卫生专业人员列入"十二五"时期急需紧缺的人才类别,加强人才培养工作。规范患者服务管理,启用国家重性精神疾病基本数据收集分析系统,实现病人信息电子化管理。目前,在城市社区和农村居家接受规范管理的重性精神疾病患者有302.6万人。

1.3.3 2013年国务院政府工作报告

2013年国务院政府工作报告(节选)

(2013年3月5日在第十二届全国人民代表大会第一次会议)

三、对今年政府工作的建议

(三)……深化医药卫生事业改革发展。巩固完善基本药物制度和基层医疗卫生机构运行新机制,加快公立医院改革,鼓励社会办医。扶持中医药和民族医药事业发展。健全全民医保体系,建立重特大疾病保障和救助机制,全面开展儿童白血病等20种重大疾病保障试点工作。今年新农合和城镇居民基本医疗保险财政补助标准由每人每年240元提高到280元,人均基本公共卫生服务经费标准由25元提高到30元。

1.3.4 深化医药卫生体制改革2013年主要工作安排

国务院办公厅关于印发深化医药卫生体制改革2013年主要工作安排的通知(节选)

国办发〔2013〕80号

二、工作任务

(四)统筹推进相关领域改革。

22.继续实施重大公共卫生服务项目。做好传染病、慢性病、职业病、重性精神病、重大地方病等严重危害群众健康的疾病防治,强化妇幼健康管理,提高出生人口素质。

1.3.5 加快发展养老服务业

国务院关于加快发展养老服务业的若干意见(节选)

国发〔2013〕35号

二、主要任务

(六)积极推进医疗卫生与养老服务相结合

推动医养融合发展。各地要促进医疗卫生资源进入养老机构、社区和居民家庭。卫生管理部门要支持有条件的养老机构设置医疗机构。医疗机构要积极支持和发展养老服务,有条件的二级以上综合医院应当开设老年病科,增加老年病床数量,做好老年慢病防治和康复护理。要探索医疗机构与养老机构合作新模式,医疗机构、社区卫生服务机构应当为老年人建立健康档案,建立社区医院与老年人家庭医生契约服务关系,开展上门诊视、健康查体、保健咨询等服务,加快推进面向养老机构的远程医疗服务试点。医疗机构应当为老年人就医提供优先优惠服务。

健全医疗保险机制。对于养老机构内设的医疗机构,符合城镇职工(居民)基本医疗保险和新型农村合作医疗定点条件的,可申请纳入定点范围,入住的参保老年人按规定享受相应待遇。完善医保报销制度,切实解决老年人异地就医结算问题。鼓励老年人投保健康保险、长期护理保险、意外伤害保险等人身保险产品,鼓励和引导商业保险公司开展相关业务。

1.3.6　促进健康服务业发展

国务院关于促进健康服务业发展的若干意见(节选)

国发〔2013〕40号

二、主要任务

(二)加快发展健康养老服务。

推进医疗机构与养老机构等加强合作。 在养老服务中充分融入健康理念,加强医疗卫生服务支撑。建立健全医疗机构与养老机构之间的业务协作机制,鼓励开通养老机构与医疗机构的预约就诊绿色通道,协同做好老年人慢性病管理和康复护理。增强医疗机构为老年人提供便捷、优先优惠医疗服务的能力。推动二级以上医院与老年病医院、老年护理院、康复疗养机构等之间的转诊与合作。各地要统筹医疗服务与养老服务资源,合理布局养老机构与老年病医院、老年护理院、康复疗养机构等,形成规模适宜、功能互补、安全便捷的健康养老服务网络。

发展社区健康养老服务。 提高社区为老年人提供日常护理、慢性病管理、康复、健康教育和咨询、中医保健等服务的能力,鼓励医疗机构将护理服务延伸至居民家庭。鼓励发展日间照料、全托、半托等多种形式的老年人照料服务,逐步丰富和完善服务内容,做好上门巡诊等健康延伸服务。

1.3.7　中国食物与营养发展纲要(2014—2020年)

国务院办公厅关于印发中国食物与营养发展纲要
(2014—2020年)的通知(节选)

国办发〔2014〕3号

三、发展重点

(三)重点人群。

2. 儿童青少年。着力降低农村儿童青少年生长迟缓、缺铁性贫血的发生率,做好农村留守儿童营养保障工作。遏制城镇儿童青少年超重、肥胖增长态势。将食物与营养知识纳入中小学课程,加强对教师、家长的营养教育和对学生食堂及学生营养配餐单位的指导,引导学生养成科学的饮食习惯。强化营养干预,加大蛋奶供应,保障食物与营养需求。

3. 老年人。研究开发适合老年人身体健康需要的食物产品,重点发展营养强化食品和低盐、低脂食物。开展老年人营养监测与膳食引导,科学指导老年人补充营养、合理饮食,提高老年人生活质量和健康水平。

1.3.8　2014年政府工作报告

2014年政府工作报告(节选)

(2014年3月5日在第十二届全国人民代表大会第二次会议)

三、2014年重点工作

(七)加强教育、卫生、文化等社会建设。

推动医改向纵深发展。巩固全民基本医保,通过改革整合城乡居民基本医疗保险制度。完善政府、单位和个人合理分担的基本医疗保险筹资机制,城乡居民基本医保财政补助标准提高到人均320元。在全国推行城乡居民大病保险。加强城乡医疗救助、疾病应急救助。县级公立医院综合改革试点扩大到1 000个县,覆盖农村5亿人口。扩大城市公立医院综合改革试点。破除以药补医,理顺医药价格,创新社会资本办医机制。巩固完善基本药物制度和基层医疗卫生机构运行新机制。健全分级诊疗体系,加强全科医生培养,推进医师多点执业,让群众能够就近享受优质医疗服务。构建和谐医患关系。提高重大传染病、慢性病和职业病、地方病防治能力,人均基本公共服务经费补助标准增加到35元。扶持中医药和民族医药事业发展。坚持计划生育基本国策不动摇,落实一方是独生子女的夫妇可生育两个孩子政策。为了人民的身心健康和家庭幸福,我们一定要坚定不移推进医改,用中国式办法解决好这个世界性难题。

1.3.9　进一步加强新时期爱国卫生工作

国务院关于进一步加强新时期爱国卫生工作的意见(节选)

国发〔2014〕66号

二、新时期爱国卫生工作的指导思想和总体目标

(二)总体目标。通过广泛开展爱国卫生运动,城乡环境卫生条件明显改善,影响健康的主要环境危害因素得到有效治理;人民群众文明卫生素质显著提升,健康生活方式广泛普及;有利于健康的社会环境和政策环境进一步改善,重点传染病、慢性病、地方病和精神疾病等公共卫生问题防控干预取得明显成效,城乡居民健康水平明显提高。

四、全面提高群众文明卫生素质

(一)加强健康教育和健康促进。培育和践行社会主义核心价值观,大力开展讲卫生、树新风、除陋习活动,摒弃乱扔、乱吐、乱贴、乱行等不文明行为,提高群众文明卫生意识,营造社会和谐、精神文明的社会新风尚。加大新闻媒体无偿开展卫生防病知识公益宣传力度,将健康教育纳入国民教育体系,结合各类健康主题日,组织开展经常性宣传教育活动。创新健康教育的方式和载体,充分利用互联网、移动客户端等新媒体传播健康知识,提高健康教育的针对性、精准性和实效性。加强健康教育的内容建设,组织发布科学防病知识,及时监测纠正虚假错误信息,坚决取缔虚假药品等广告、打击不实和牟利性误导宣传行为。继续实施健康中国行、全民健康素养促进行动、全民健康生活方式行动、全民健康科技行动等活动,打造一批健康教育的品牌活动。医疗卫生机构在提供诊疗服务时要积极开展健康教育,推动重点人群改变不良生活习惯,形成健康生活方式。

（二）推进全民健身活动。建设健康步道、健康主题公园等支持性环境，改善城乡居民运动健身条件，提高公共体育设施的开放率和利用率，形成覆盖城乡比较健全的全民健身公共服务体系。加强青少年体育工作，着力提高青少年体质，在政策、措施上加大对青少年体质健康的扶持力度，学生在校期间每天至少参加1小时的体育锻炼活动。加强职工体育，推动机关、企事业单位落实工间操制度，建立职工健身团队，开展符合单位特点的健身和竞赛活动。加强全民健身科学研究，推广体质监测和科学健身方法，指导个人根据体质和健康状况开展适合的健身活动，提高群众科学健身水平。开展形式多样的社区健身活动，建立激励机制，引导和鼓励群众经常、持久地参加健身活动。发挥中医治未病优势，大力推广和规范传统养生健身活动。

（三）落实控烟各项措施。积极开展控烟宣传教育，研究改进烟盒健康警语和标识，提高公众对烟草危害的正确认识，促进形成不吸烟、不敬烟、不劝烟的社会风气。各级领导干部要主动发挥带头表率作用，模范遵守公共场所禁烟规定。严格落实不向未成年人售烟的有关法律规定，将青少年作为吸烟预防干预的重点人群，努力减少新增吸烟人群。开展戒烟咨询热线和戒烟门诊等服务，提高戒烟干预能力。认真履行《烟草控制框架公约》，全面推行公共场所禁烟，创建无烟医疗卫生机构、无烟学校、无烟单位，努力建设无烟环境。

五、积极推进社会卫生综合治理

（二）探索开展健康城市建设。结合推进新型城镇化建设，鼓励和支持开展健康城市建设，努力打造卫生城镇升级版，促进城市建设与人的健康协调发展。根据城市发展实际，编制健康城市发展规划，围绕营造健康环境、构建健康社会、培育健康人群等重点，将健康政策相关内容纳入城市规划、市政建设、道路交通、社会保障等各项公共政策并保障落实。紧密结合深化医改，不断优化健康服务，大力推进基本公共卫生服务均等化，促进卫生服务模式从疾病管理向健康管理转变。推动健康城市理念进社区、进学校、进企业、进机关、进营院，提高社会参与程度。借鉴国际经验，建立适合我国国情的健康城市建设指标和评价体系，组织第三方专业机构开展建设效果评价，研究推广健康城市建设的有效模式。

1.3.10　国家贫困地区儿童发展规划（2014—2020年）

国务院办公厅关于印发国家贫困地区儿童发展规划（2014—2020年）的通知（节选）

国办发〔2014〕67号

二、主要任务

（二）儿童营养改善。

1. 改善婴幼儿营养状况。倡导0～6个月婴儿纯母乳喂养，加强母乳喂养宣传及相关知识培训。扩大贫困地区困难家庭婴幼儿营养改善试点范围，以低保家庭、低保边缘家庭为重点，逐步覆盖到集中连片特殊困难地区的680个县，预防儿童营养不良和贫血。

2. 完善农村义务教育学生营养改善工作机制。各地要进一步落实农村义务教育学生营养改善计划管理责任和配套政策，切实加强资金使用和食品安全管理。因地制宜新建或改扩建农村义务教育学校伙房或食堂等设施，逐步以学校供餐替代校外供餐。继续支持各地开展义务教育阶段学生营养改善试点。有条件的地方可结合实际，以多种方式做好学前教育阶段儿童营养改善工作。

3. 提高儿童营养改善保障能力。建立儿童营养健康状况监测评估制度。加强对各级妇幼保健机构、计划生育服务机构、疾病预防控制机构和基层医疗卫生机构人员的营养改善技能培训,提高预防儿童营养性疾病指导能力。加强对中小学幼儿园教师、食堂从业人员及学生家长的营养知识宣传教育,引导学生及其家庭形成健康饮食习惯。鼓励社会团体和公益组织积极参与儿童营养改善行动。

(三)儿童医疗卫生保健。

1. 完善儿童健康检查制度。对儿童生理状况、营养状况和常见病进行常规检查,建立儿童体检档案,定期对身高、体重、贫血状况等进行监测分析。将入学前儿童健康体检纳入基本公共卫生服务,由基层医疗卫生机构免费提供;义务教育阶段学生按中小学生健康检查基本标准进行体检,所需费用纳入学校公用经费开支范围。

2. 加强儿童疾病预防控制。切实落实国家免疫规划,为适龄儿童免费提供国家免疫规划疫苗接种服务,开展针对重点地区重点人群脊髓灰质炎、麻疹等国家免疫规划疫苗补充免疫或查漏补种工作。落实碘缺乏病、地方性氟中毒、大骨节病防治措施,有效控制地方病对儿童健康的危害。各级妇幼保健机构要加强新生儿健康和儿童疾病预防服务,加强儿童视力、听力和口腔保健工作,预防和控制视力不良、听力损失、龋齿等疾病发生。

3. 提高儿童基本医疗保障水平。完善城乡居民基本医疗保险制度,通过全民参保登记等措施,使制度覆盖全体儿童。全面推进城乡居民大病保险,逐步提高儿童大病保障水平。完善城乡医疗救助制度,加大儿童医疗救助力度,做好与大病保险制度、疾病应急救助制度的衔接,进一步提高儿童先天性心脏病、白血病、唇腭裂、尿道下裂、苯丙酮尿症、血友病等重大疾病救治费用保障水平。

1.3.11　全国医疗卫生服务体系规划纲要(2015—2020年)

国务院办公厅关于印发全国医疗卫生服务体系规划纲要
(2015—2020年)的通知(节选)

国办发〔2015〕14号

第六章　功能整合与分工协作

建立和完善公立医院、专业公共卫生机构、基层医疗卫生机构以及社会办医院之间的分工协作关系,整合各级各类医疗卫生机构的服务功能,为群众提供系统、连续、全方位的医疗卫生服务。

第一节　防治结合

专业公共卫生机构要对公立医院、基层医疗卫生机构和社会办医院开展公共卫生服务加强指导、培训和考核,建立信息共享与互联互通等协作机制。

进一步明确专业公共卫生机构和医疗机构的职责,着力做好高血压、糖尿病、肿瘤等慢性病的联防联控工作,将结核病、艾滋病等重点传染病以及职业病、精神疾病等病人的治疗交综合性医院或者专科医院开展,强化专业公共卫生机构对医疗机构公共卫生工作的技术指导和考核,监督部门加强对医疗机构的监督检查。

综合性医院及相关专科医院要依托相关科室,与专业公共卫生机构密切合作,承担辖区内一定的公共卫生任务和对基层医疗卫生机构的业务指导。建立医疗机构承担公共卫生任务的补偿机制和服务购买机制。进一步加强基层医疗卫生机构队伍建设,拓展基层医疗卫生机构的功能,确保各项公共卫生任务落实到位。充分发挥中医药在公共卫生中的作用,积极发展中医预防保健服务。

第二节 上下联动

建立并完善分级诊疗模式,建立不同级别医院之间、医院与基层医疗卫生机构、接续性医疗机构之间的分工协作机制,健全网络化城乡基层医疗卫生服务运行机制,逐步实现基层首诊、双向转诊、上下联动、急慢分治。以形成分级诊疗秩序为目标,积极探索科学有效的医联体和远程医疗等多种方式。充分利用信息化手段,促进优质医疗资源纵向流动,建立医院与基层医疗卫生机构之间共享诊疗信息、开展远程医疗服务和教学培训的信息渠道。

控制公立医院普通门诊规模,支持和引导病人优先到基层医疗卫生机构就诊,由基层医疗卫生机构逐步承担公立医院的普通门诊、康复和护理等服务。推动全科医生、家庭医生责任制,逐步实现签约服务。鼓励有条件的地区通过合作、托管、重组等多种方式,促进医疗资源合理配置。探索县域一体化管理。推进乡镇卫生院和村卫生室一体化。

公立医院要通过技术支持、人员培训、管理指导等多种方式,帮扶和指导与之建立分工协作关系的基层医疗卫生机构,提高其服务能力和水平。允许公立医院医师多点执业,探索建立医师执业信息数据库并向公众提供在线查询服务,促进优质医疗资源下沉到基层。建立区域在线预约挂号平台,公立医院向基层医疗卫生机构提供转诊预约挂号服务,对基层医疗卫生机构转诊病人优先安排诊疗和住院;将恢复期需要康复的病人或慢性病病人转诊到病人就近的基层医疗卫生机构。完善治疗—康复—长期护理服务链,发展和加强康复、老年、长期护理、慢性病管理、临终关怀等接续性医疗机构,建立急慢分治的制度,提高公立医院医疗资源利用效率。

第三节 中西医并重

坚持中西医并重方针,以积极、科学、合理、高效为原则,做好中医医疗服务资源配置。充分发挥中医医疗预防保健特色优势,不断完善中医医疗机构、基层中医药服务提供机构和其他中医药服务提供机构共同组成的中医医疗服务体系,加快中医医疗机构建设与发展,加强综合医院、专科医院中医临床科室和中药房设置,增强中医科室服务能力。加强中西医临床协作,整合资源,强强联合,优势互补,协同协作,提高重大疑难病、急危重症临床疗效。统筹用好中西医两方面资源,提升基层西医和中医两种手段综合服务能力,到2020年,力争使所有社区卫生服务机构、乡镇卫生院和70%的村卫生室具备与其功能相适应的中医药服务能力。

第四节 多元发展

加强社会办医疗机构与公立医疗卫生机构的协同发展,提高医疗卫生资源的整体效率。社会力量可以直接投向资源稀缺及满足多元需求的服务领域,也可以多种形式参与国有企业所办医疗机构等部分公立医院改制重组。鼓励公立医院与社会力量以合资合作的方式共同举办新的非营利性医疗机构,满足群众多层次医疗服务需求。探索公立医院有形资产和无形资产科学评估办法,防止国有资产流失。鼓励社会力量举办中医类专科医院、康复医院、护理院(站)以及口腔疾病、老年病和慢性病等诊疗机构。鼓励药品经营企业举办中医坐堂医诊所,鼓励有资质的中医专业技术人员特别是名老中医开办中医诊所。允许医师多点执业。支持社会办医疗机构加强重点专科建设,引进和培养人才,提升学术地位,加快实现与医疗保障机构、公立医疗机构等信息系统的互联互通。

建立社会力量参与公共卫生工作的机制。政府通过购买服务等方式,鼓励和支持社会力量参与公共卫生工作,并加强技术指导和监督管理。社会力量要加强自身管理,不断强化自身能力,与专业公共卫生机构密切合作,确保公共卫生工作顺利开展。

第五节 医养结合

推进医疗机构与养老机构等加强合作。推动中医药与养老结合,充分发挥中医药"治未病"和养生保健优势。建立健全医疗机构与养老机构之间的业务协作机制,鼓励开通养老机构与医疗机构的预约就诊绿色通道,协同做好老年人慢性病管理和康复护理。增强医疗机构为老年人提供便捷、优先优惠医疗服务的能力。支持有条件的医疗机构设置养老床位。推动二级以上医院与老年病医院、老年护理院、康复疗养机构、养老机构内设医疗机构等之间的转诊与合作。在养老服务中充分融入健康理念,加强医疗卫生服务支撑。支持有条件的养老机构设置医疗机构。统筹医疗服务与养老服务资源,合理布局养老机构与老年病医院、老年护理院、康复疗养机构等,研究制订老年康复、护理服务体系专项规划,形成规模适宜、功能互补、安全便捷的健康养老服务网络。发展社区健康养老服务。提高社区卫生服务机构为老年人提供日常护理、慢性病管理、康复、健康教育和咨询、中医养生保健等服务的能力,鼓励医疗机构将护理服务延伸至居民家庭。推动开展远程服务和移动医疗,逐步丰富和完善服务内容及方式,做好上门巡诊等健康延伸服务。

1.3.12 深化医药卫生体制改革 2014 年工作总结和 2015 年重点工作任务

国务院办公厅关于印发深化医药卫生体制改革 2014 年工作总结和 2015 年重点工作任务的通知(节选)

国办发〔2015〕34 号

一、深化医药卫生体制改革 2014 年工作总结

(二)统筹谋划,重点突破,各项改革任务有效推进。

6. 统筹推进相关改革工作,发挥政策叠加效应。

一是积极推进卫生立法工作。

二是优化医疗卫生资源布局。

三是继续实施基本公共卫生服务项目。人均基本公共卫生服务经费标准提高到 35 元,中央财政补助资金 260 亿元全部下拨至地方。研究制订人均基本公共卫生服务经费增加后的服务内容和相关效果保障措施。推动整合妇幼保健和计划生育服务资源。国家免费孕前优生健康检查项目实现全国所有县(市)全覆盖。以乡(镇)为单位,全国适龄儿童国家免疫规划疫苗接种率总体保持在 90% 以上。高血压、糖尿病患者规范化管理人数分别达到 8 503 万和 2 466 万,严重精神障碍患者管理率达到 65% 以上。艾滋病防治、妇幼卫生等重大公共卫生服务项目深入实施。

四是加强医药卫生信息化建设。加快推进全民健康保障信息化工程,促进公共卫生、计划生育、医疗服务、医疗保障、药品管理和综合管理 6 个业务系统互联互通、数据共享。

加快实施信息惠民工程,制定推进远程医疗服务的政策措施。

五是加强卫生人才队伍建设。

六是加强医疗卫生全行业监管,加大执法检查力度。

七是注重发挥中医药的作用。在公立医院改革、发展社会办医、推进基本公共卫生服务均等化等方面充分发挥中医药的特色和优势。

二、深化医药卫生体制改革 2015 年重点工作任务

（一）全面深化公立医院改革

1. 破除以药补医,推动建立科学补偿机制。

2. 进一步理顺医疗服务价格。

3. 深化编制人事制度改革。

4. 建立符合医疗卫生行业特点的薪酬制度。

5. 优化医疗卫生资源结构布局。

6. 加快建立和完善现代医院管理制度。

7. 加强绩效考核和评估。

（二）健全全民医保体系

2015 年基本医疗保险参保率稳定在 95% 以上,城镇居民医保和新农合人均政府补助标准提高到 380 元,城镇居民个人缴费达到人均不低于 120 元,新农合个人缴费达到人均 120 元左右。城镇居民医保和新农合政策范围内门诊费用支付比例达到 50%,政策范围内住院费用支付比例达到 75% 左右。

1. 完善筹资机制和管理服务。

2. 全面实施城乡居民大病保险制度,健全重特大疾病保障机制。制订全面实施城乡居民大病保险制度的指导性文件。各地结合当地经济社会发展水平、医保筹资能力、患大病发生高额医疗费用情况等因素确定筹资标准和支付比例。大病保险对患者经基本医保支付后需个人负担的合规医疗费用实际支付比例达到 50% 以上。完善职工补充医疗保险措施。整合城乡医疗救助制度,健全"一站式"即时结算机制。到 2015 年底,重点救助对象年度救助限额内住院自负费用救助比例不低于 70%。全面开展重特大疾病医疗救助工作。全面建立疾病应急救助制度,切实发挥托底救急作用。做好各项制度的有效衔接,筑牢重特大疾病保障网。

3. 深化医保支付制度改革。推行以按病种付费为主,按人头付费、按服务单元付费等复合型付费方式。支付方式改革要覆盖县域内和试点城市区域内所有公立医院,并逐步覆盖所有医疗服务。建立和完善医保经办机构和定点医疗机构之间的谈判协商机制与风险分担机制。研究完善深化医保支付方式改革的政策措施。出台药品医保支付标准制订的程序、依据、办法等规则。逐步将医保对医疗机构服务监管延伸到对医务人员服务行为的监管。

4. 大力发展商业健康保险。贯彻落实《国务院办公厅关于加快发展商业健康保险的若干意见》。鼓励商业保险机构参与各类医疗保险经办服务。大力发展与基本医疗保险有机衔接的商业健康保险,加快发展医疗执业保险。加强监管,规范商业健康保险市场秩序,确保有序竞争。

（三）大力发展社会办医

优先支持举办非营利性非公立医疗机构,加快推进非公立医疗机构成规模、上水平发展。2015年非公立医疗机构床位数和服务量达到总量的20%左右。

1. 进一步完善社会办医政策。

2. 加强监督管理,规范服务行为。

（四）健全药品供应保障机制

1. 落实公立医院药品集中采购办法。

2. 深化药品生产流通领域改革。

3. 积极推进药品价格改革。

4. 保障药品供应配送。

5. 完善创新药和医疗器械评审制度。

（五）完善分级诊疗体系

按照"基层首诊、双向转诊、急慢分治、上下联动"的要求,2015年所有公立医院改革试点城市和综合医改试点省都要开展分级诊疗试点。

1. 提升基层服务能力。按照填平补齐的原则,继续支持村卫生室、乡镇卫生院、社区卫生服务机构建设。切实抓好县医院和县中医院综合能力全面提升工作。完成基层中医药服务能力提升工程各项目标任务。

2. 加快建立基层首诊、双向转诊制度。落实基层首诊。总结经验,扩大全科医生执业方式和服务模式改革试点。逐步完善双向转诊程序,重点畅通慢性期、恢复期患者向下转诊渠道,推进急慢分治格局的形成。探索建立高血压、糖尿病等慢性病诊疗服务和结核病综合防治管理模式。研究制订不同级别和类别的医疗机构疾病诊疗范围,形成急性病、亚急性病、慢性病分级分类就诊模式。实施改善医疗服务行动计划。提高基层医疗卫生机构门急诊量占门急诊总量的比例。

（六）深化基层医疗卫生机构综合改革

巩固完善基层医疗卫生机构运行新机制,有序推进村卫生室、非政府办基层医疗卫生机构实施基本药物制度。

1. 调动基层积极性。

2. 加强乡村医生队伍建设。

3. 加快促进基本公共卫生服务均等化。人均基本公共卫生服务经费标准提高到40元,农村地区增量资金全部用于支付乡村医生的基本公共卫生服务,方便农民就地就近看病就医。调整完善基本公共卫生服务项目。加强资金管理和项目进展监测,完善项目绩效考核机制。抓好电子健康档案的规范使用和动态管理。加强重大疾病防控,进一步拓展重大公共卫生服务项目。全面推进流动人口基本公共卫生计生服务均等化工作。

（七）统筹推进各项配套改革

1. 推进卫生信息化建设。加快建设国家人口健康信息平台,以省为单位统筹建设省、市、县级人口健康信息平台。逐步实现公共卫生、计划生育、医疗服务、医疗保障、药品管理、综合管理6大应用系统业务协同,促进数据整合和信息共享。研究制订"十三五"人口健康信息化建设规划,深入推进健康医疗信息惠民行动计划。

2. 加强卫生人才队伍建设。加强全科医生制度建设。

3. 健全医药卫生监管体制。

4. 加强组织领导等有关工作。

1.3.13 全面推开县级公立医院综合改革

国务院办公厅关于全面推开县级公立医院综合改革的实施意见(节选)

国办发〔2015〕33号

一、总体要求和主要目标

(二)主要目标。坚持公立医院公益性的基本定位,落实政府的领导责任、保障责任、管理责任、监督责任,充分发挥市场机制作用,建立维护公益性、调动积极性、保障可持续的运行新机制。2015年,在全国所有县(市)的县级公立医院破除以药补医,以管理体制、运行机制、服务价格调整、人事薪酬、医保支付等为重点,全面推开县级公立医院综合改革。2017年,现代医院管理制度基本建立,县域医疗卫生服务体系进一步完善,县级公立医院看大病、解难症水平明显提升,基本实现大病不出县,努力让群众就地就医。

1.3.14 城市公立医院综合改革试点

国务院办公厅关于城市公立医院综合改革试点的指导意见(节选)

国办发〔2015〕38号

一、总体要求

(三)基本目标。破除公立医院逐利机制,落实政府的领导责任、保障责任、管理责任、监督责任,充分发挥市场机制作用,建立起维护公益性、调动积极性、保障可持续的运行新机制;构建起布局合理、分工协作的医疗服务体系和分级诊疗就医格局,有效缓解群众看病难、看病贵问题。2015年进一步扩大城市公立医院综合改革试点。到2017年,城市公立医院综合改革试点全面推开,现代医院管理制度初步建立,医疗服务体系能力明显提升,就医秩序得到改善,城市三级医院普通门诊就诊人次占医疗卫生机构总诊疗人次的比重明显降低;医药费用不合理增长得到有效控制,卫生总费用增幅与本地区生产总值的增幅相协调;群众满意度明显提升,就医费用负担明显减轻,总体上个人卫生支出占卫生总费用的比例降低到30%以下。

(四)基本路径。建立现代医院管理制度,加快政府职能转变,推进管办分开,完善法人治理结构和治理机制,合理界定政府、公立医院、社会、患者的责权利关系。建立公立医院科学补偿机制,以破除以药补医机制为关键环节,通过降低药品耗材费用、取消药品加成、深化医保支付方式改革、规范药品使用和医疗行为等措施,留出空间,同步理顺公立医院医疗服务价格,建立符合医疗行业特点的薪酬制度。构建协同发展的服务体系,以基层服务能力建设为基础,以分工协作机制为支撑,综合运用法律、社保、行政和市场手段,优化资源配置,引导合理就医。

将管理体制、运行机制、服务价格调整、医保支付、人事管理、收入分配等改革作为重点任务,国家、省级相关部门要加强指导,给予政策支持,并将相关权限下放给试点城市。

1.3.15　全国精神卫生工作规划（2015—2020年）

国务院办公厅关于转发卫生计生委等部门全国精神卫生工作规划（2015—2020年）的通知（节选）

国办发〔2015〕44号

二、总体要求

（二）总体目标。到2020年，普遍形成政府组织领导、各部门齐抓共管、社会组织广泛参与、家庭和单位尽力尽责的精神卫生综合服务管理机制。健全完善与经济社会发展水平相适应的精神卫生预防、治疗、康复服务体系，基本满足人民群众的精神卫生服务需求。健全精神障碍患者救治救助保障制度，显著减少患者重大肇事肇祸案（事）件发生。积极营造理解、接纳、关爱精神障碍患者的社会氛围，提高全社会对精神卫生重要性的认识，促进公众心理健康，推动社会和谐发展。

（三）具体目标。

到2020年：

1. 精神卫生综合管理协调机制更加完善。省、市、县三级普遍建立精神卫生工作政府领导与部门协调机制。70%的乡镇（街道）建立由综治、卫生计生、公安、民政、司法行政、残联、老龄等单位参与的精神卫生综合管理小组。

2. 精神卫生服务体系和网络基本健全。健全省、市、县三级精神卫生专业机构，服务人口多且地市级机构覆盖不到的县（市、区）可根据需要建设精神卫生专业机构，其他县（市、区）至少在一所符合条件的综合性医院设立精神科。积极探索通过政府购买服务方式鼓励社会力量参与相关工作。

3. 精神卫生专业人员紧缺状况得到初步缓解。全国精神科执业（助理）医师数量增加到4万名。东部地区每10万人口精神科执业（助理）医师数量不低于3.8名，中西部地区不低于2.8名。基层医疗卫生机构普遍配备专职或兼职精神卫生防治人员。心理治疗师、社会工作师基本满足工作需要，社会组织及志愿者广泛参与精神卫生工作。

4. 严重精神障碍救治管理任务有效落实。掌握严重精神障碍患者数量，登记在册的严重精神障碍患者管理率达到80%以上，精神分裂症治疗率达到80%以上，符合条件的贫困严重精神障碍患者全部纳入医疗救助，患者肇事肇祸案（事）件特别是命案显著减少，有肇事肇祸行为的患者依法及时得到强制医疗或住院治疗。

5. 常见精神障碍和心理行为问题防治能力明显提升。公众对抑郁症等常见精神障碍的认识和主动就医意识普遍提高，医疗机构识别抑郁症的能力明显提升，抑郁症治疗率在现有基础上提高50%。各地普遍开展抑郁症等常见精神障碍防治，每个省（区、市）至少开通1条心理援助热线电话，100%的省（区、市）、70%的市（地、州、盟）建立心理危机干预队伍；发生突发事件时，均能根据需要及时、科学开展心理援助工作。

6. 精神障碍康复工作初具规模。探索建立精神卫生专业机构、社区康复机构及社会组织、家庭相互支持的精神障碍社区康复服务体系。70%以上的县（市、区）设有精神障碍社区康复机构或通过政府购买服务等方式委托社会组织开展康复工作。在开展精神障碍社区康复的县（市、区），50%以上的居家患者接受社区康复服务。

7. 精神卫生工作的社会氛围显著改善。医院、学校、社区、企事业单位、监管场所普遍开展精神卫生宣传及心理卫生保健。城市、农村普通人群心理健康知识知晓率分别达到 70%、50%。高等院校普遍设立心理咨询与心理危机干预中心(室)并配备专职教师,中小学设立心理辅导室并配备专职或兼职教师,在校学生心理健康核心知识知晓率达到80%。

1.3.16 城乡居民大病保险

国务院办公厅关于全面实施城乡居民大病保险的意见(节选)

国办发〔2015〕57号

一、基本原则和目标

(一)基本原则

1. 坚持以人为本、保障大病。建立完善大病保险制度,不断提高大病保障水平和服务可及性,着力维护人民群众健康权益,切实避免人民群众因病致贫、因病返贫。

2. 坚持统筹协调、政策联动。加强基本医保、大病保险、医疗救助、疾病应急救助、商业健康保险和慈善救助等制度的衔接,发挥协同互补作用,输出充沛的保障动能,形成保障合力。

3. 坚持政府主导、专业承办。强化政府在制定政策、组织协调、监督管理等方面职责的同时,采取商业保险机构承办大病保险的方式,发挥市场机制作用和商业保险机构专业优势,提高大病保险运行效率、服务水平和质量。

4. 坚持稳步推进、持续实施。大病保险保障水平要与经济社会发展、医疗消费水平和社会负担能力等相适应。强化社会互助共济,形成政府、个人和保险机构共同分担大病风险的机制。坚持因地制宜、规范运作,实现大病保险稳健运行和可持续发展。

(二)主要目标。

2015 年底前,大病保险覆盖所有城镇居民基本医疗保险、新型农村合作医疗(以下统称城乡居民基本医保)参保人群,大病患者看病就医负担有效减轻。到 2017 年,建立起比较完善的大病保险制度,与医疗救助等制度紧密衔接,共同发挥托底保障功能,有效防止发生家庭灾难性医疗支出,城乡居民医疗保障的公平性得到显著提升。

二、完善大病保险筹资机制

(一)科学测算筹资标准。各地结合当地经济社会发展水平、患大病发生的高额医疗费用情况、基本医保筹资能力和支付水平,以及大病保险保障水平等因素,科学细致做好资金测算,合理确定大病保险的筹资标准。

(二)稳定资金来源。从城乡居民基本医保基金中划出一定比例或额度作为大病保险资金。城乡居民基本医保基金有结余的地区,利用结余筹集大病保险资金;结余不足或没有结余的地区,在年度筹集的基金中予以安排。完善城乡居民基本医保的多渠道筹资机制,保证制度的可持续发展。

(三)提高统筹层次。大病保险原则上实行市(地)级统筹,鼓励省级统筹或全省(区、市)统一政策、统一组织实施,提高抗风险能力。

三、提高大病保险保障水平

(一)全面覆盖城乡居民。大病保险的保障对象为城乡居民基本医保参保人,保障范围与城乡居民基本医保相衔接。参保人患大病发生高额医疗费用,由大病保险对经城乡居民基本医保按规定支付后个人负担的合规医疗费用给予保障。

高额医疗费用,可以个人年度累计负担的合规医疗费用超过当地统计部门公布的上一年度城镇居民、农村居民年人均可支配收入作为主要测算依据。根据城乡居民收入变化情况,建立动态调整机制,研究细化大病的科学界定标准,具体由地方政府根据实际情况确定。合规医疗费用的具体范围由各省(区、市)和新疆生产建设兵团结合实际分别确定。

(二)逐步提高支付比例。2015年大病保险支付比例应达到50%以上,随着大病保险筹资能力、管理水平不断提高,进一步提高支付比例,更有效地减轻个人医疗费用负担。按照医疗费用高低分段制定大病保险支付比例,医疗费用越高支付比例越高。鼓励地方探索向困难群体适当倾斜的具体办法,努力提高大病保险制度托底保障的精准性。

四、加强医疗保障各项制度的衔接

强化基本医保、大病保险、医疗救助、疾病应急救助、商业健康保险及慈善救助等制度间的互补联动,明确分工,细化措施,在政策制定、待遇支付、管理服务等方面做好衔接,努力实现大病患者应保尽保。鼓励有条件的地方探索建立覆盖职工、城镇居民和农村居民的有机衔接、政策统一的大病保险制度。推动实现新型农村合作医疗重大疾病保障向大病保险平稳过渡。

建立大病信息通报制度,支持商业健康保险信息系统与基本医保、医疗机构信息系统进行必要的信息共享。大病保险承办机构要及时掌握大病患者医疗费用和基本医保支付情况,加强与城乡居民基本医保经办服务的衔接,提供"一站式"即时结算服务,确保群众方便、及时享受大病保险待遇。对经大病保险支付后自付费用仍有困难的患者,民政等部门要及时落实相关救助政策。

1.3.17 推进分级诊疗制度建设

国务院办公厅关于推进分级诊疗制度建设的指导意见(节选)

国办发〔2015〕70号

一、总体要求

(一)指导思想。全面贯彻党的十八大和十八届二中、三中、四中全会精神,认真落实党中央、国务院决策部署,立足我国经济社会和医药卫生事业发展实际,遵循医学科学规律,按照以人为本、群众自愿、统筹城乡、创新机制的原则,以提高基层医疗服务能力为重点,以常见病、多发病、慢性病分级诊疗为突破口,完善服务网络、运行机制和激励机制,引导优质医疗资源下沉,形成科学合理就医秩序,逐步建立符合国情的分级诊疗制度,切实促进基本医疗卫生服务的公平可及。

(二)目标任务。

到2017年,分级诊疗政策体系逐步完善,医疗卫生机构分工协作机制基本形成,优质医疗资源有序有效下沉,以全科医生为重点的基层医疗卫生人才队伍建设得到加强,医疗资源利用效率和整体效益进一步提高,基层医疗卫生机构诊疗量占总诊疗量比例明显提升,就医秩序更加合理规范。

到2020年,分级诊疗服务能力全面提升,保障机制逐步健全,布局合理、规模适当、层级优化、职责明晰、功能完善、富有效率的医疗服务体系基本构建,基层首诊、双向转诊、急慢分治、上下联动的分级诊疗模式逐步形成,基本建立符合国情的分级诊疗制度。

——基层首诊。坚持群众自愿、政策引导,鼓励并逐步规范常见病、多发病患者首先到基层医疗卫生机构就诊,对于超出基层医疗卫生机构功能定位和服务能力的疾病,由基层医疗卫生机构为患者提供转诊服务。

——双向转诊。坚持科学就医、方便群众、提高效率,完善双向转诊程序,建立健全转诊指导目录,重点畅通慢性期、恢复期患者向下转诊渠道,逐步实现不同级别、不同类别医疗机构之间的有序转诊。

——急慢分治。明确和落实各级各类医疗机构急慢病诊疗服务功能,完善治疗—康复—长期护理服务链,为患者提供科学、适宜、连续性的诊疗服务。急危重症患者可以直接到二级以上医院就诊。

——上下联动。引导不同级别、不同类别医疗机构建立目标明确、权责清晰的分工协作机制,以促进优质医疗资源下沉为重点,推动医疗资源合理配置和纵向流动。

1.3.18 医疗卫生与养老服务结合

国务院办公厅转发卫生计生委等部门关于推进医疗卫生与养老服务相结合指导意见的通知

国办发〔2015〕84 号

各省、自治区、直辖市人民政府,国务院各部委、各直属机构:

卫生计生委、民政部、发展改革委、财政部、人力资源社会保障部、国土资源部、住房城乡建设部、全国老龄办、中医药局《关于推进医疗卫生与养老服务相结合的指导意见》已经国务院同意,现转发给你们,请认真贯彻执行。

国务院办公厅

2015 年 11 月 18 日

关于推进医疗卫生与养老服务相结合的指导意见

卫生计生委　民政部　发展改革委　财政部　人力资源社会保障部
国土资源部　住房城乡建设部　全国老龄办　中医药局

为贯彻落实《国务院关于加快发展养老服务业的若干意见》(国发〔2013〕35 号)和《国务院关于促进健康服务业发展的若干意见》(国发〔2013〕40 号)等文件要求,进一步推进医疗卫生与养老服务相结合,现提出以下意见。

一、充分认识推进医疗卫生与养老服务相结合的重要性

我国是世界上老年人口最多的国家,老龄化速度较快。失能、部分失能老年人口大幅增加,老年人的医疗卫生服务需求和生活照料需求叠加的趋势越来越显著,健康养老服务需求日益强劲,目前有限的医疗卫生和养老服务资源以及彼此相对独立的服务体系远远不能满足老年人的需要,迫切需要为老年人提供医疗卫生与养老相结合的服务。医疗卫生与养老服务相结合,是社会各界普遍关注的重大民生问题,是积极应对人口老龄化的长久之计,是我国经济发展新常态下重要的经济增长点。加快推进医疗卫生与养老服务相结合,有利于满足人民群众日益增长的多层次、多样化健康养老服务需求，有利于扩大内需、拉动消费、增加就业，有利于推动经济持续健康发展和社会和谐稳定，对稳增长、促改革、调结构、惠民生和全面建成小康社会具有重要意义。

二、基本原则和发展目标

（一）基本原则。

保障基本，统筹发展。把保障老年人基本健康养老需求放在首位，对有需求的失能、部分失能老年人，以机构为依托，做好康复护理服务，着力保障特殊困难老年人的健康养老服务需求；对多数老年人，以社区和居家养老为主，通过医养有机融合，确保人人享有基本健康养老服务。推动普遍性服务和个性化服务协同发展，满足多层次、多样化的健康养老需求。

政府引导，市场驱动。发挥政府在制定规划、出台政策、引导投入、规范市场、营造环境等方面的引导作用，统筹各方资源，推动形成互利共赢的发展格局。充分发挥市场在资源配置中的决定性作用，营造平等参与、公平竞争的市场环境，充分调动社会力量的积极性和创造性。

深化改革，创新机制。加快政府职能转变，创新服务供给和资金保障方式，积极推进政府购买服务，激发各类服务主体潜力和活力，提高医养结合服务水平和效率。加强部门协作，提升政策引导、服务监管等工作的系统性和协同性，促进行业融合发展。

（二）发展目标。

到2017年，医养结合政策体系、标准规范和管理制度初步建立，符合需求的专业化医养结合人才培养制度基本形成，建成一批兼具医疗卫生和养老服务资质和能力的医疗卫生机构或养老机构（以下统称医养结合机构），逐步提升基层医疗卫生机构为居家老年人提供上门服务的能力，80%以上的医疗机构开设为老年人提供挂号、就医等便利服务的绿色通道，50%以上的养老机构能够以不同形式为入住老年人提供医疗卫生服务，老年人健康养老服务可及性明显提升。

到2020年，符合国情的医养结合体制机制和政策法规体系基本建立，医疗卫生和养老服务资源实现有序共享，覆盖城乡、规模适宜、功能合理、综合连续的医养结合服务网络基本形成，基层医疗卫生机构为居家老年人提供上门服务的能力明显提升。所有医疗机构开设为老年人提供挂号、就医等便利服务的绿色通道，所有养老机构能够以不同形式为入住老年人提供医疗卫生服务，基本适应老年人健康养老服务需求。

三、重点任务

（三）建立健全医疗卫生机构与养老机构合作机制。鼓励养老机构与周边的医疗卫生机构开展多种形式的协议合作，建立健全协作机制，本着互利互惠原则，明确双方责任。医疗卫生机构为养老机构开通预约就诊绿色通道，为入住老年人提供医疗巡诊、健康管理、保健咨询、预约就诊、急诊急救、中医养生保健等服务，确保入住老年人能够得到及时有效的医疗救治。养老机构内设的具备条件的医疗机构可作为医院（含中医医院）收治老年人的后期康复护理场所。鼓励二级以上综合医院（含中医医院，下同）与养老机构开展对口支援、合作共建。通过建设医疗养老联合体等多种方式，整合医疗、康复、养老和护理资源，为老年人提供治疗期住院、康复期护理、稳定期生活照料以及临终关怀一体化的健康和养老服务。

（四）支持养老机构开展医疗服务。养老机构可根据服务需求和自身能力，按相关规定申请开办老年病医院、康复医院、护理院、中医医院、临终关怀机构等，也可内设医务室或护理站，提高养老机构提供基本医疗服务的能力。养老机构设置的医疗机构要符合国家法律法规和卫生计生行政部门、中医药管理部门的有关规定，符合医疗机构基本标准，并按规定由相关部门实施准入和管理，依法依规开展医疗卫生服务。卫生计生行政部门和中医药管理部门要加大政策规划支持和技术指导力度。养老机构设置的医疗机构，符合条件的可按规定纳入城乡基本医疗保险定点范围。鼓励执业医师到养老机构设置的医疗机构多点执业，支持有相关专业特长的医师及专业人员在养老机构规范开展疾病预防、营养、中医调理养生等非诊疗行为的健康服务。

（五）推动医疗卫生服务延伸至社区、家庭。充分依托社区各类服务和信息网络平台，实现基层医疗卫生机构与社区养老服务机构的无缝对接。发挥卫生计生系统服务网络优势，结合基本公共卫生服务的开展为老年人建立健康档案，并为65岁以上老年人提供健康管理服务，到2020年65岁以上老年人健康管理率达到70%以上。鼓励为社区高龄、重病、失能、部分失能以及计划生育特殊家庭等行动不便或确有困难的老年人，提供定期体检、上门巡诊、家庭病床、社区护理、健康管理等基本服务。推进基层医疗卫生机构和医务人员与社区、居家养老结合，与老年人家庭建立签约服务关系，为老年人提供连续性的健康管理服务和医疗服务。提高基层医疗卫生机构为居家老年人提供上门服务的能力，规范为居家老年人提供的医疗和护理服务项目，将符合规定的医疗费用纳入医保支付范围。

（六）鼓励社会力量兴办医养结合机构。鼓励社会力量针对老年人健康养老需求，通过市场化运作方式，举办医养结合机构以及老年康复、老年护理等专业医疗机构。在制定医疗卫生和养老相关规划时，要给社会力量举办医养结合机构留出空间。按照"非禁即入"原则，凡符合规划条件和准入资质的，不得以任何理由加以限制。整合审批环节，明确并缩短审批时限，鼓励有条件的地方提供一站式便捷服务。通过特许经营、公建民营、民办公助等模式，支持社会力量举办非营利性医养结合机构。支持企业围绕老年人的预防保健、医疗卫生、康复护理、生活照料、精神慰藉等方面需求，积极开发安全有效的食品药品、康复辅具、日常照护、文化娱乐等老年人用品用具和服务产品。

（七）鼓励医疗卫生机构与养老服务融合发展。鼓励地方因地制宜，采取多种形式实现医疗卫生和养老服务融合发展。统筹医疗卫生与养老服务资源布局，重点加强老年病医院、康复医院、护理院、临终关怀机构建设，公立医院资源丰富的地区可积极稳妥地将部分公立医院转为康复、老年护理等接续性医疗机构。提高综合医院为老年患者服务的能力，有条件的二级以上综合医院要开设老年病科，做好老年慢性病防治和康复护理相关工作。提高基层医疗卫生机构康复、护理床位占比，鼓励其根据服务需求增设老年养护、临终关怀病床。全面落实老年医疗服务优待政策，医疗卫生机构要为老年人特别是高龄、重病、失能及部分失能老年人提供挂号、就诊、转诊、取药、收费、综合诊疗等就医便利服务。有条件的医疗卫生机构可以通过多种形式、依法依规开展养老服务。鼓励各级医疗卫生机构和医务工作志愿者定期为老年人开展义诊。充分发挥中医药（含民族医药，下同）的预防保健特色优势，大力开发中医药与养老服务相结合的系列服务产品。

四、保障措施

（八）完善投融资和财税价格政策。对符合条件的医养结合机构，按规定落实好相关支持政策。拓宽市场化融资渠道，探索政府和社会资本合作（PPP）的投融资模式。鼓励和引导各类金融机构创新金融产品和服务方式，加大金融对医养结合领域的支持力度。有条件的地方可通过由金融和产业资本共同筹资的健康产业投资基金支持医养结合发展。用于社会福利事业的彩票公益金要适当支持开展医养结合服务。积极推进政府购买基本健康养老服务,逐步扩大购买服务范围,完善购买服务内容,各类经营主体平等参与。

(九)加强规划布局和用地保障。各级政府要在土地利用总体规划和城乡规划中统筹考虑医养结合机构发展需要,做好用地规划布局。对非营利性医养结合机构,可采取划拨方式,优先保障用地;对营利性医养结合机构,应当以租赁、出让等有偿方式保障用地,养老机构设置医疗机构,可将在项目中配套建设医疗服务设施相关要求作为土地出让条件,并明确不得分割转让。依法需招标拍卖挂牌出让土地的,应当采取招标拍卖挂牌出让方式。

(十)探索建立多层次长期照护保障体系。继续做好老年人照护服务工作。进一步开发包括长期商业护理保险在内的多种老年护理保险产品,鼓励有条件的地方探索建立长期护理保险制度,积极探索多元化的保险筹资模式,保障老年人长期护理服务需求。鼓励老年人投保长期护理保险产品。建立健全长期照护项目内涵、服务标准以及质量评价等行业规范和体制机制,探索建立从居家、社区到专业机构等比较健全的专业照护服务提供体系。

落实好将偏瘫肢体综合训练、认知知觉功能康复训练、日常生活能力评定等医疗康复项目纳入基本医疗保障范围的政策,为失能、部分失能老年人治疗性康复提供相应保障。

(十一)加强人才队伍建设。做好职称评定、专业技术培训和继续医学教育等方面的制度衔接,对养老机构和医疗卫生机构中的医务人员同等对待。完善薪酬、职称评定等激励机制,鼓励医护人员到医养结合机构执业。建立医疗卫生机构与医养结合机构人员进修轮训机制,促进人才有序流动。将老年医学、康复、护理人才作为急需紧缺人才纳入卫生计生人员培训规划。加强专业技能培训,大力推进养老护理员等职业技能鉴定工作。支持高等院校和中等职业学校增设相关专业课程,加快培养老年医学、康复、护理、营养、心理和社会工作等方面专业人才。

(十二)强化信息支撑。积极开展养老服务和社区服务信息惠民试点,利用老年人基本信息档案、电子健康档案、电子病历等,推动社区养老服务信息平台与区域人口健康信息平台对接,整合信息资源,实现信息共享,为开展医养结合服务提供信息和技术支撑。组织医疗机构开展面向养老机构的远程医疗服务。鼓励各地探索基于互联网的医养结合服务新模式,提高服务的便捷性和针对性。

五、组织实施

(十三)加强组织领导和部门协同。各地区、各有关部门要高度重视,把推进医养结合工作摆在重要位置,纳入深化医药卫生体制改革和促进养老、健康服务业发展的总体部署,各地要及时制定出台推进医养结合的政策措施、规划制度和具体方案。各相关部门要加强协同配合,落实和完善相关优惠扶持政策,共同支持医养结合发展。发展改革部门要将推动医疗卫生与养老服务相结合纳入国民经济和社会发展规划。卫生计生、民政和发展改革部门要做好养老机构和医疗卫生机构建设的规划衔接,加强在规划和审批等环节的合作,制定完善医养结合机构及为居家老年人提供医疗卫生和养老服务的标准规范并加强监管。财政部门要落实相关投入政策,积极支持医养结合发展。人力资源社会保障、卫生计生部门要将符合条件的医养结合机构纳入城乡基本医疗保险定点范围。国土资源部门要切实保障医养结合机构的土地供应。城乡规划主管部门要统筹规划医养结合机构的用地布局。老龄工作部门要做好入住医养结合机构和接受居家医养服务老年人的合法权益保障工作。中医药管理部门要研究制定中医药相关服务标准规范并加强监管,加强中医药适宜技术和服务产品推广,加强中医药健康养老人才培养,做好中医药健康养老工作。

(十四)抓好试点示范。国家选择有条件、有代表性的地区组织开展医养结合试点,规划建设一批特色鲜明、示范性强的医养结合试点项目。各地要结合实际积极探索促进医养结合的有效形式,每个省(区、市)至少设1个省级试点地区,积累经验、逐步推开。卫生计生、民政部门要会同相关部门密切跟踪各地进展,帮助解决试点中的重大问题,及时总结推广好的经验和做法,完善相关政策措施。

(十五)加强考核督查。各地区、各有关部门要建立以落实医养结合政策情况、医养结合服务覆盖率、医疗卫生机构和养老机构无缝对接程度、老年人护理服务质量、老年人满意度等为主要指标的考核评估体系,加强绩效考核。卫生计生、民政部门要会同相关部门加强对医养结合工作的督查,定期通报地方工作进展情况,确保各项政策措施落到实处。

1.3.19 国家标准化体系建设发展规划(2016—2020年)

国务院办公厅关于印发国家标准化体系建设发展规划(2016—2020年)的通知

国办发〔2015〕89号

各省、自治区、直辖市人民政府,国务院各部委、各直属机构:

《国家标准化体系建设发展规划(2016—2020年)》已经国务院同意,现印发给你们,请认真贯彻执行。

国务院办公厅

2015年12月17日

国家标准化体系建设发展规划(节选)

(2016—2020年)

三、重点领域

(二)加强社会治理标准化,保障改善民生。

以改进社会治理方式、优化公共资源配置和提高民生保障水平为着力点,建立健全教育、就业、卫生、公共安全等领域标准体系,推进食品药品安全标准清理整合与实施监督(完善食品安全国家标准体系工作,在国家食品安全监管体系"十三五"规划中另行要求),深化安全生产标准化建设,加强防灾减灾救灾标准体系建设,加快社会信用标准体系建设,提高社会管理科学化水平,促进社会更加公平、安全、有序发展。

基本医疗卫生

制修订卫生、中医药相关标准,包括卫生信息、医疗机构管理、医疗服务、中医特色优势诊疗服务和"治未病"预防保健服务、临床检验、血液、医院感染控制、护理、传染病、寄生虫病、地方病、病媒生物控制、职业卫生、环境卫生、放射卫生、营养、学校卫生、消毒、卫生应急管理、卫生检疫等领域的标准。制定重要相关产品标准,包括中药材种子种苗标准、中药材和中药饮片分级标准、道地药材认证标准,提高基本医疗卫生服务的公平性、可及性和质量水平。

基本社会服务

制定和实施妇女儿童保护、优抚安置、社会救助、基层民主、社区建设、地名、社会福利、慈善与志愿服务、康复辅具、老龄服务、婚姻、收养、殡葬、社会工作等领域标准，提高基本社会服务标准化水平，保障基本社会服务的规模和质量。

四、重大工程

（四）基本公共服务标准化工程。

围绕国家基本公共服务体系规划，聚焦城乡一体化发展中的基层组织和特殊人群保护等重点领域，加快推进基本公共服务标准化工作，促进基本公共服务均等化。

围绕基本公共服务的资源配置、运行管理、绩效评价，农村、社区等基层基本公共服务，老年人、残疾人等特殊人群的基本公共服务，研制300项以上标准，健全公共教育、劳动就业、社会保险、医疗卫生、公共文化等基本公共服务重点领域标准体系。鼓励各地区、各部门紧贴政府职能转变，开展基本公共服务标准宣传贯彻和培训，利用网络、报刊等公开基本公共服务标准，协同推动基本公共服务标准实施。开展100项以上基本公共服务领域的标准化试点示范项目建设，总结推广成功经验。加强政府自我监督，探索创新社会公众监督、媒体监督等方式，强化基本公共服务标准实施的监督，畅通投诉、举报渠道。加强基本公共服务供给模式、标准实施评价、政府购买公共服务等基础标准研究，不断完善基本公共服务标准化理论方法体系。

1.3.20　城乡居民基本医疗保险

国务院关于整合城乡居民基本医疗保险制度的意见（节选）

国发〔2016〕3号

一、总体要求与基本原则

（一）总体要求。

以邓小平理论、"三个代表"重要思想、科学发展观为指导，认真贯彻党的十八大、十八届二中、三中、四中、五中全会和习近平总书记系列重要讲话精神，落实党中央、国务院关于深化医药卫生体制改革的要求，按照全覆盖、保基本、多层次、可持续的方针，加强统筹协调与顶层设计，遵循先易后难、循序渐进的原则，从完善政策入手，推进城镇居民医保和新农合制度整合，逐步在全国范围内建立起统一的城乡居民医保制度，推动保障更加公平、管理服务更加规范、医疗资源利用更加有效，促进全民医保体系持续健康发展。

（二）基本原则。

1. 统筹规划、协调发展。要把城乡居民医保制度整合纳入全民医保体系发展和深化医改全局，统筹安排，合理规划，突出医保、医疗、医药三医联动，加强基本医保、大病保险、医疗救助、疾病应急救助、商业健康保险等衔接，强化制度的系统性、整体性、协同性。

2. 立足基本、保障公平。要准确定位，科学设计，立足经济社会发展水平、城乡居民负担和基金承受能力，充分考虑并逐步缩小城乡差距、地区差异，保障城乡居民公平享有基本医保待遇，实现城乡居民医保制度可持续发展。

3. 因地制宜、有序推进。要结合实际，全面分析研判，周密制订实施方案，加强整合前后的衔接，确保工作顺畅接续、有序过渡，确保群众基本医保待遇不受影响，确保医保基金安全和制度运行平稳。

4.创新机制、提升效能。要坚持管办分开,落实政府责任,完善管理运行机制,深入推进支付方式改革,提升医保资金使用效率和经办管理服务效能。充分发挥市场机制作用,调动社会力量参与基本医保经办服务。

二、整合基本制度政策

(一)统一覆盖范围。

城乡居民医保制度覆盖范围包括现有城镇居民医保和新农合所有应参保(合)人员,即覆盖除职工基本医疗保险应参保人员以外的其他所有城乡居民。农民工和灵活就业人员依法参加职工基本医疗保险,有困难的可按照当地规定参加城乡居民医保。各地要完善参保方式,促进应保尽保,避免重复参保。

(二)统一筹资政策。

坚持多渠道筹资,继续实行个人缴费与政府补助相结合为主的筹资方式,鼓励集体、单位或其他社会经济组织给予扶持或资助。各地要统筹考虑城乡居民医保与大病保险保障需求,按照基金收支平衡的原则,合理确定城乡统一的筹资标准。现有城镇居民医保和新农合个人缴费标准差距较大的地区,可采取差别缴费的办法,利用2~3年时间逐步过渡。整合后的实际人均筹资和个人缴费不得低于现有水平。

完善筹资动态调整机制。在精算平衡的基础上,逐步建立与经济社会发展水平、各方承受能力相适应的稳定筹资机制。逐步建立个人缴费标准与城乡居民人均可支配收入相衔接的机制。合理划分政府与个人的筹资责任,在提高政府补助标准的同时,适当提高个人缴费比重。

(三)统一保障待遇。

遵循保障适度、收支平衡的原则,均衡城乡保障待遇,逐步统一保障范围和支付标准,为参保人员提供公平的基本医疗保障。妥善处理整合前的特殊保障政策,做好过渡与衔接。

城乡居民医保基金主要用于支付参保人员发生的住院和门诊医药费用。稳定住院保障水平,政策范围内住院费用支付比例保持在75%左右。进一步完善门诊统筹,逐步提高门诊保障水平。逐步缩小政策范围内支付比例与实际支付比例间的差距。

(四)统一医保目录。

统一城乡居民医保药品目录和医疗服务项目目录,明确药品和医疗服务支付范围。各省(区、市)要按照国家基本医保用药管理和基本药物制度有关规定,遵循临床必需、安全有效、价格合理、技术适宜、基金可承受的原则,在现有城镇居民医保和新农合目录的基础上,适当考虑参保人员需求变化进行调整,有增有减、有控有扩,做到种类基本齐全、结构总体合理。完善医保目录管理办法,实行分级管理、动态调整。

(五)统一定点管理。

统一城乡居民医保定点机构管理办法,强化定点服务协议管理,建立健全考核评价机制和动态的准入退出机制。对非公立医疗机构与公立医疗机构实行同等的定点管理政策。原则上由统筹地区管理机构负责定点机构的准入、退出和监管,省级管理机构负责制订定点机构的准入原则和管理办法,并重点加强对统筹区外的省、市级定点医疗机构的指导与监督。

(六)统一基金管理。

城乡居民医保执行国家统一的基金财务制度、会计制度和基金预决算管理制度。城乡居民医保基金纳入财政专户，实行"收支两条线"管理。基金独立核算、专户管理，任何单位和个人不得挤占挪用。

结合基金预算管理全面推进付费总额控制。基金使用遵循以收定支、收支平衡、略有结余的原则，确保应支付费用及时足额拨付，合理控制基金当年结余率和累计结余率。建立健全基金运行风险预警机制，防范基金风险，提高使用效率。

强化基金内部审计和外部监督，坚持基金收支运行情况信息公开和参保人员就医结算信息公示制度，加强社会监督、民主监督和舆论监督。

四、提升服务效能

（一）提高统筹层次。

城乡居民医保制度原则上实行市（地）级统筹，各地要围绕统一待遇政策、基金管理、信息系统和就医结算等重点，稳步推进市（地）级统筹。做好医保关系转移接续和异地就医结算服务。根据统筹地区内各县（市、区）的经济发展和医疗服务水平，加强基金的分级管理，充分调动县级政府、经办管理机构基金管理的积极性和主动性。鼓励有条件的地区实行省级统筹。

（二）完善信息系统。

整合现有信息系统，支撑城乡居民医保制度运行和功能拓展。推动城乡居民医保信息系统与定点机构信息系统、医疗救助信息系统的业务协同和信息共享，做好城乡居民医保信息系统与参与经办服务的商业保险机构信息系统必要的信息交换和数据共享。强化信息安全和患者信息隐私保护。

（三）完善支付方式。

系统推进按人头付费、按病种付费、按床日付费、总额预付等多种付费方式相结合的复合支付方式改革，建立健全医保经办机构与医疗机构及药品供应商的谈判协商机制和风险分担机制，推动形成合理的医保支付标准，引导定点医疗机构规范服务行为，控制医疗费用不合理增长。

通过支持参保居民与基层医疗机构及全科医师开展签约服务、制定差别化的支付政策等措施，推进分级诊疗制度建设，逐步形成基层首诊、双向转诊、急慢分治、上下联动的就医新秩序。

（四）加强医疗服务监管。

完善城乡居民医保服务监管办法，充分运用协议管理，强化对医疗服务的监控作用。各级医保经办机构要利用信息化手段，推进医保智能审核和实时监控，促进合理诊疗、合理用药。卫生计生行政部门要加强医疗服务监管，规范医疗服务行为。

1.3.21 全国社会保障基金条例

全国社会保障基金条例（节选）

（中华人民共和国国务院令第667号，《全国社会保障基金条例》已经2016年2月3日国务院第122次常务会议通过，自2016年5月1日起施行。）

第一章 总则

第三条 全国社会保障基金是国家社会保障储备基金，用于人口老龄化高峰时期的养老保险等社会保障支出的补充、调剂。

第四条　国家根据人口老龄化趋势和经济社会发展状况,确定和调整全国社会保障基金规模。

全国社会保障基金的筹集和使用方案,由国务院确定。

第三章　全国社会保障基金的监督

第十八条　国家建立健全全国社会保障基金监督制度。

任何单位和个人不得侵占、挪用或者违规投资运营全国社会保障基金。

1.3.22　全民健身条例

全民健身条例(节选)

(2009年8月30日中华人民共和国国务院令第560号公布。根据2013年7月18日《国务院关于废止和修改部分行政法规的决定》第一次修订,根据2016年2月6日《国务院关于修改部分行政法规的决定》第二次修订)

第一章　总则

第一条　为了促进全民健身活动的开展,保障公民在全民健身活动中的合法权益,提高公民身体素质,制定本条例。

第二条　县级以上地方人民政府应当将全民健身事业纳入本级国民经济和社会发展规划,有计划地建设公共体育设施,加大对农村地区和城市社区等基层公共体育设施建设的投入,促进全民健身事业均衡协调发展。

国家支持、鼓励、推动与人民群众生活水平相适应的体育消费以及体育产业的发展。

第二章　全民健身计划

第八条　国务院制定全民健身计划,明确全民健身工作的目标、任务、措施、保障等内容。

县级以上地方人民政府根据本地区的实际情况制定本行政区域的全民健身实施计划。

制定全民健身计划和全民健身实施计划,应当充分考虑学生、老年人、残疾人和农村居民的特殊需求。

第九条　国家定期开展公民体质监测和全民健身活动状况调查。

公民体质监测由国务院体育主管部门会同有关部门组织实施;其中,对学生的体质监测由国务院教育主管部门组织实施。

全民健身活动状况调查由国务院体育主管部门组织实施。

第三章　全民健身活动

第十二条　每年8月8日为全民健身日。县级以上人民政府及其有关部门应当在全民健身日加强全民健身宣传。

国家机关、企业事业单位和其他组织应当在全民健身日结合自身条件组织本单位人员开展全民健身活动。

县级以上人民政府体育主管部门应当在全民健身日组织开展免费健身指导服务。

公共体育设施应当在全民健身日向公众免费开放;国家鼓励其他各类体育设施在全民健身日向公众免费开放。

第二十一条 学校应当按照《中华人民共和国体育法》和《学校体育工作条例》的规定,根据学生的年龄、性别和体质状况,组织实施体育课教学,开展广播体操、眼保健操等体育活动,指导学生的体育锻炼,提高学生的身体素质。

学校应当保证学生在校期间每天参加1小时的体育活动。

第四章 全民健身保障

第二十六条 县级以上人民政府应当将全民健身工作所需经费列入本级财政预算,并随着国民经济的发展逐步增加对全民健身的投入。

按照国家有关彩票公益金的分配政策由体育主管部门分配使用的彩票公益金,应当根据国家有关规定用于全民健身事业。

第二十七条 公共体育设施的规划、建设、使用、管理、保护和公共体育设施管理单位提供服务,应当遵守《公共文化体育设施条例》的规定。

公共体育设施的规划、建设应当与当地经济发展水平相适应,方便群众就近参加健身活动;农村地区公共体育设施的规划、建设还应当考虑农村生产劳动和文化生活习惯。

第六章 附则

第四十条 本条例自2009年10月1日起施行。

1.3.23 推进新型城镇化建设

国务院关于深入推进新型城镇化建设的若干意见(节选)

国发〔2016〕8号

一、总体要求

全面贯彻党的十八大和十八届二中、三中、四中、五中全会以及中央经济工作会议、中央城镇化工作会议、中央城市工作会议、中央扶贫开发工作会议、中央农村工作会议精神,按照"五位一体"总体布局和"四个全面"战略布局,牢固树立创新、协调、绿色、开放、共享的发展理念,坚持走以人为本、四化同步、优化布局、生态文明、文化传承的中国特色新型城镇化道路,以人的城镇化为核心,以提高质量为关键,以体制机制改革为动力,紧紧围绕新型城镇化目标任务,加快推进户籍制度改革,提升城市综合承载能力,制定完善土地、财政、投融资等配套政策,充分释放新型城镇化蕴藏的巨大内需潜力,为经济持续健康发展提供持久强劲动力。

三、全面提升城市功能

(十)提升城市公共服务水平。根据城镇常住人口增长趋势,加大财政对接收农民工随迁子女较多的城镇中小学校、幼儿园建设的投入力度,吸引企业和社会力量投资建学办学,增加中小学校和幼儿园学位供给。统筹新老城区公共服务资源均衡配置。加强医疗卫生机构、文化设施、体育健身场所设施、公园绿地等公共服务设施以及社区服务综合信息平台规划建设。优化社区生活设施布局,打造包括物流配送、便民超市、银行网点、零售药店、家庭服务中心等在内的便捷生活服务圈。建设以居家为基础、社区为依托、机构为补充的多层次养老服务体系，推动生活照料、康复护理、精神慰藉、紧急援助等服务全覆盖。加快推进住宅、公共建筑等的适老化改造。加强城镇公用设施使用安全管理，健全城市抗震、防洪、排涝、消防、应对地质灾害应急指挥体系，完善城市生命通道系统，加强城市防灾避难场所建设，增强抵御自然灾害、处置突发事件和危机管理能力。

四、加快培育中小城市和特色小城镇

（十一）提升县城和重点镇基础设施水平。加强县城和重点镇公共供水、道路交通、燃气供热、信息网络、分布式能源等市政设施和教育、医疗、文化等公共服务设施建设。推进城镇生活污水垃圾处理设施全覆盖和稳定运行，提高县城垃圾资源化、无害化处理能力，加快重点镇垃圾收集和转运设施建设，利用水泥窑协同处理生活垃圾及污泥。推进北方县城和重点镇集中供热全覆盖。加大对中西部地区发展潜力大、吸纳人口多的县城和重点镇的支持力度。

五、辐射带动新农村建设

（十六）推动基础设施和公共服务向农村延伸。推动水电路等基础设施城乡联网。推进城乡配电网建设改造，加快信息进村入户，尽快实现行政村通硬化路、通班车、通邮、通快递，推动有条件地区燃气向农村覆盖。开展农村人居环境整治行动，加强农村垃圾和污水收集处理设施以及防洪排涝设施建设，强化河湖水系整治，加大对传统村落民居和历史文化名村名镇的保护力度，建设美丽宜居乡村。加快农村教育、医疗卫生、文化等事业发展，推进城乡基本公共服务均等化。深化农村社区建设试点。

1.3.24　特困人员救助供养

国务院关于进一步健全特困人员救助供养制度的意见（节选）

国发〔2016〕14号

（三）救助供养内容

特困人员救助供养主要包括以下内容：

提供疾病治疗。全额资助参加城乡居民基本医疗保险的个人缴费部分。医疗费用按照基本医疗保险、大病保险和医疗救助等医疗保障制度规定支付后仍有不足的，由救助供养经费予以支持。

1.3.25　中医药发展战略规划纲要（2016—2030年）

国务院关于印发中医药发展战略规划纲要（2016—2030年）的通知（节选）

国发〔2016〕15号

三、重点任务

（一）切实提高中医医疗服务能力。

2. 提高中医药防病治病能力。实施中医临床优势培育工程，加强在区域内有影响力、科研实力强的省级或地市级中医医院能力建设。建立中医药参与突发公共事件应急网络和应急救治工作协调机制，提高中医药应急救治和重大传染病防治能力。持续实施基层中医药服务能力提升工程，提高县级中医医院和基层医疗卫生机构中医优势病种诊疗能力、中医药综合服务能力。建立慢性病中医药监测与信息管理制度，推动建立融入中医药内容的社区健康管理模式，开展高危人群中医药健康干预，提升基层中医药健康管理水平。大力发展中医非药物疗法，充分发挥其在常见病、多发病和慢性病防治中的独特作用。建立中医医院与基层医疗卫生机构、疾病预防控制机构分工合作的慢性病综合防治网络和工作机制，加快形成急慢分治的分级诊疗秩序。

（二）大力发展中医养生保健服务。

7. 加快中医养生保健服务体系建设。研究制定促进中医养生保健服务发展的政策措施，支持社会力量举办中医养生保健机构，实现集团化发展或连锁化经营。实施中医治未病健康工程，加强中医医院治未病科室建设，为群众提供中医健康咨询评估、干预调理、随访管理等治未病服务，探索融健康文化、健康管理、健康保险于一体的中医健康保障模式。鼓励中医医院、中医医师为中医养生保健机构提供保健咨询、调理和药膳等技术支持。

9. 发展中医药健康养老服务。推动中医药与养老融合发展，促进中医医疗资源进入养老机构、社区和居民家庭。支持养老机构与中医医疗机构合作，建立快速就诊绿色通道，鼓励中医医疗机构面向老年人群开展上门诊视、健康查体、保健咨询等服务。鼓励中医医师在养老机构提供保健咨询和调理服务。鼓励社会资本新建以中医药健康养老为主的护理院、疗养院，探索设立中医药特色医养结合机构，建设一批医养结合示范基地。

（四）着力推进中医药创新。

15. 加强中医药科学研究。运用现代科学技术和传统中医药研究方法，深化中医基础理论、辨证论治方法研究，开展经穴特异性及针灸治疗机理、中药药性理论、方剂配伍理论、中药复方药效物质基础和作用机理等研究，建立概念明确、结构合理的理论框架体系。加强对重大疑难疾病、重大传染病防治的联合攻关和对常见病、多发病、慢性病的中医药防治研究，形成一批防治重大疾病和治未病的重大产品和技术成果。综合运用现代科技手段，开发一批基于中医理论的诊疗仪器与设备。探索适合中药特点的新药开发新模式，推动重大新药创制。鼓励基于经典名方、医疗机构中药制剂等的中药新药研发。针对疾病新的药物靶标，在中药资源中寻找新的候选药物。

1.3.26 2016年政府工作报告

2016年政府工作报告（节选）

（2016年3月5日在第十二届全国人民代表大会第四次会议）

一、2015年工作回顾

——经济运行保持在合理区间。国内生产总值达到 67.7 万亿元，增长 6.9%，在世界主要经济体中位居前列。粮食产量实现"十二连增"，居民消费价格涨幅保持较低水平。特别是就业形势总体稳定，城镇新增就业 1 312 万人，超过全年预期目标，成为经济运行的一大亮点。

三、2016年重点工作

（七）切实保障改善民生，加强社会建设。为政之道，民生为本。我们要念之再三、铭之肺腑，多谋民生之利，多解民生之忧。财政收入增长虽放缓，但该给群众办的实事一件也不能少。

协调推进医疗、医保、医药联动改革。健康是幸福之基。今年要实现大病保险全覆盖，政府加大投入，让更多大病患者减轻负担。中央财政安排城乡医疗救助补助资金160亿元，增长9.6%。整合城乡居民基本医保制度，财政补助由每人每年380元提高到420元。改革医保支付方式，加快推进基本医保全国联网和异地就医结算。扩大公立医院综合改革试点城市范围，协同推进医疗服务价格、药品流通等改革。深化药品医疗器械审评审批制度改革。加快培养全科医生、儿科医生。在70%左右的地市开展分级诊疗试点。基本公共卫生服务经费财政补助从人均40元提高到45元，促进医疗资源向基层和农村流动。鼓励社会办医。发展中医药、民族医药事业。建立健全符合医疗行业特点的人事薪酬制度，保护和调动医务人员积极性。构建和谐医患关系。完善一对夫妇可生育两个孩子的配套政策。为了人民健康，要加快健全统一权威的食品药品安全监管体制，严守从农田到餐桌、从企业到医院的每一道防线，让人民群众饮食用药安全放心。

1.3.27　促进医药产业健康发展

国务院办公厅关于促进医药产业健康发展的指导意见（节选）

国办发〔2016〕11号

二、主要任务

（四）加强技术创新，提高核心竞争能力。

推动重大药物产业化。继续推进新药创制，加快开发手性合成、酶催化、结晶控制等化学药制备技术，推动大规模细胞培养及纯化、抗体偶联、无血清无蛋白培养基培养等生物技术研发及工程化，提升长效、缓控释、靶向等新型制剂技术水平。以临床用药需求为导向，在肿瘤、心脑血管疾病、糖尿病、神经退行性疾病、精神性疾病、高发性免疫疾病、重大传染性疾病、罕见病等领域，重点开发具有靶向性、高选择性、新作用机理的治疗药物，重点仿制市场潜力大、临床急需的国外专利到期药品。加快新型抗体、蛋白及多肽等生物药研发和产业化。完善疫苗供应体系，积极创制手足口病疫苗、新型脊髓灰质炎疫苗、宫颈癌疫苗等急需品种及新型佐剂。针对儿童用药需求，开发符合儿童生理特征的新品种、剂型和规格。开展临床必需、用量小、市场供应短缺的基本药物定点生产，加强其生产能力建设和常态化储备，满足群众基本用药需求。

（八）紧密衔接医改，营造良好市场环境。

完善价格、医保政策。实施医疗、医保、医药联动改革，充分发挥市场机制作用，药品实际交易价格主要由市场竞争形成。加强价格、医保、招标采购等政策衔接，科学制定医保支付标准，强化医药费用和价格行为综合监管，健全药品价格监测体系，推动价格信息公开。积极稳妥推进医疗服务价格改革，建立以成本和收入结构变化为基础的价格动态调整机制，逐步理顺医疗服务比价关系，切实体现医务人员的技术劳务价值。根据"总量控制、结构调整、有升有降、逐步到位"的原则，合理调整医疗服务价格，调整后产生的费用按规定纳入医保支付范围，实现群众负担不增加。积极推动医保支付方式改革，强化医保基金收支预算，推行按病种、按人头等多种付费方式相结合的复合支付方式。根据医保基金承受能力，及时将符合条件、价格合理、具有自主知识产权的药品、医疗器械和诊疗项目按规定程序纳入医保支付范围。健全大病保障政策，全面开展重特大疾病医疗救助工作,大力发展商业健康保险,满足社会多样化健康保障和医药产品需求。

1.3.28　落实《政府工作报告》重点工作部门分工的意见

国务院关于落实《政府工作报告》重点工作部门分工的意见(节选)

国发〔2016〕20号

七、切实保障改善民生,加强社会建设

(二十八)协调推进医疗、医保、医药联动改革。

实现大病保险全覆盖,政府加大投入,让更多大病患者减轻负担。中央财政安排城乡医疗救助补助资金160亿元,增长9.6%。整合城乡居民基本医保制度,财政补助由每人每年380元提高到420元。改革医保支付方式,加快推进基本医保全国联网和异地就医结算。(发展改革委、民政部、财政部、人力资源社会保障部、卫生计生委、保监会、国务院医改办等按职责分工负责)

扩大公立医院综合改革试点城市范围,协同推进医疗服务价格、药品流通等改革。(卫生计生委牵头,发展改革委、工业和信息化部、财政部、人力资源社会保障部、商务部、国资委、食品药品监管总局、国务院医改办等按职责分工负责)深化药品医疗器械审评审批制度改革。(食品药品监管总局牵头,发展改革委、科技部、工业和信息化部、财政部、人力资源社会保障部、卫生计生委、中医药局等按职责分工负责)

加快培养全科医生、儿科医生。在70%左右的地市开展分级诊疗试点。基本公共卫生服务经费财政补助从人均40元提高到45元,促进医疗资源向基层和农村流动。鼓励社会办医。发展中医药、民族医药事业。建立健全符合医疗行业特点的人事薪酬制度,保护和调动医务人员积极性。构建和谐医患关系。完善一对夫妇可生育两个孩子的配套政策。(卫生计生委牵头,中央编办、发展改革委、教育部、科技部、工业和信息化部、公安部、民政部、财政部、人力资源社会保障部、住房城乡建设部、商务部、国资委、食品药品监管总局、保监会、中医药局、国务院医改办、国务院妇儿工委、全国妇联等按职责分工负责)加快健全统一权威的食品药品安全监管体制,严守从农田到餐桌、从企业到医院的每一道防线。(国务院食品安全办牵头,中央编办、发展改革委、科技部、工业和信息化部、公安部、财政部、人力资源社会保障部、环境保护部、农业部、商务部、卫生计生委、海关总署、工商总局、质检总局、食品药品监管总局、林业局、粮食局、海洋局、中医药局等按职责分工负责)

(二十九)织密织牢社会保障安全网。

继续提高退休人员基本养老金标准。各地要切实负起责任,确保养老金按时足额发放。制定划转部分国有资本充实社保基金办法。(人力资源社会保障部、财政部牵头,国资委、证监会、社保基金会等按职责分工负责)开展养老服务业综合改革试点,推进多种形式的医养结合。落实临时救助、特困人员救助供养等制度,合理确定救助供养标准,完善工作机制。城乡低保人均补助标准分别提高5%和8%。加快健全城乡社会救助体系。(民政部牵头,发展改革委、教育部、财政部、人力资源社会保障部、国土资源部、住房城乡建设部、农业部、卫生计生委、扶贫办、全国老龄办、中国残联等按职责分工负责)

1.3.29　盐业体制改革

国务院关于印发盐业体制改革方案的通知

国发〔2016〕25号

各省、自治区、直辖市人民政府,国务院各部委、各直属机构:

现将《盐业体制改革方案》印发给你们,请认真贯彻落实。

国务院
2016年4月22日

盐业体制改革方案(节选)

四、加强食盐管理制度建设,保障食盐供应安全

(十二)加强科学补碘工作。充分发挥食盐生产、批发企业的保障供应作用,有效拓宽碘盐供应渠道,确保合格碘盐覆盖率在90%以上,同时满足特定人群非碘盐消费需求。积极做好科学补碘宣传教育,提高孕妇、儿童和碘缺乏地区群众的科学补碘意识。国家卫生计生委负责制定食盐加碘标准,组织开展碘缺乏病监测,公布区域人群碘营养状况;省级卫生计生部门负责划定边远贫困碘缺乏地区,做好动态监控,适时调整帮扶地区范围。各地可根据实际情况,灵活选择政府补贴运销费用或直接补贴贫困人口等方式,保证边远贫困地区和经济欠发达的边疆民族地区人口能够吃得上、吃得起合格碘盐,并建立与社会救助标准、物价挂钩的联动机制,及时调整保障标准。

1.3.30　深化医药卫生体制改革2016年重点工作任务

国务院办公厅关于印发深化医药卫生体制改革2016年重点工作任务的通知

国办发〔2016〕26号

各省、自治区、直辖市人民政府,国务院有关部门:

《深化医药卫生体制改革2016年重点工作任务》已经国务院同意,现印发给你们,请结合实际,认真组织实施。

国务院办公厅
2016年4月21日

深化医药卫生体制改革2016年重点工作任务(节选)

新一轮医改启动以来,在党中央、国务院的正确领导下,各地区、各有关部门协力同心推进改革,顶层设计不断完善,重点难点逐步突破,群众看病难、看病贵问题得到明显缓解,深化医改取得重大阶段性成效。2015年,人均预期寿命达到76.34岁,比2010年提高1.51岁,人民健康水平总体上达到中高收入国家平均水平,居民个人卫生支出占卫生总费用比重下降到30%以下,为近20年来的最低水平。医改取得的积极进展和成效,为持续深化改革奠定了坚实基础。

2016年是"十三五"的开局之年,是到2017年实现深化医药卫生体制改革阶段性目标的攻坚之年,也是到2020年实现人人享有基本医疗卫生服务目标的关键之年。要全面贯彻党的十八大和十八届三中、四中、五中全会精神,认真落实党中央、国务院决策部署,牢固树立并切实贯彻创新、协调、绿色、开放、共享的发展理念,坚持保基本、强基层、建机制,进一步突出重点领域和关键环节,增强改革创新力度,进一步推进医疗、医保、医药三医联动,强化改革整体性、系统性和协同性,进一步提高改革行动能力,推进政策落实,为实施"十三五"医改规划确定的各项改革任务布好局、起好步,确保取得更大成效,促进建立覆盖城乡居民的基本医疗卫生制度,切实推进健康中国建设。

一、全面深化公立医院改革

(一)巩固完善县级公立医院综合改革。加强分类指导和示范引领,选择江苏省启东市、安徽省天长市、福建省尤溪县、青海省互助土族自治县,开展县级公立医院综合改革示范工作,带动面上改革完善。(卫生计生委、财政部负责,中央编办、发展改革委、人力资源社会保障部、中医药局参与。排在第一位的部门为牵头部门,下同)

(二)扩大城市公立医院综合改革试点。新增100个试点城市,使全国试点城市达到200个。中央财政对每个新增试点城市按照2 000万元的标准予以一次性补助;对所有试点城市有公立医院的市辖区按照每个100万元的标准给予补助。同时,开展公立医院综合改革试点效果评价工作,建立评价结果与中央财政补助资金拨付挂钩机制。先行推动10所国家卫生计生委委属委管医院参加属地公立医院综合改革,并建立绩效考核机制。积极推进国有企业所办医院参与公立医院改革工作。研究制订军队医院参与城市公立医院综合改革试点的指导性文件。(卫生计生委、财政部、国资委、中央军委后勤保障部卫生局分别负责,中央编办、发展改革委、人力资源社会保障部、中医药局参与)

(三)落实政府责任。贯彻执行《国务院办公厅关于印发全国医疗卫生服务体系规划纲要(2015—2020年)的通知》(国办发〔2015〕14号),所有省、市、县分别制定并实施医疗卫生资源配置标准(医疗卫生服务体系规划)、区域卫生规划、县域医疗卫生服务体系规划。全面落实政府对公立医院投入责任。(卫生计生委、发展改革委、财政部分别负责)

(四)健全科学补偿机制。巩固公立医院取消药品加成的改革成果,新增试点城市所有公立医院取消药品加成(中药饮片除外)。健全调整医疗服务价格、增加政府补助、改革支付方式以及医院加强核算、节约运行成本等多方共担的补偿机制。落实国家有关医疗服务价格调整政策,建立以成本和收入结构变化为基础的医疗服务价格动态调整机制,按照"总量控制、结构调整、有升有降、逐步到位"的原则,逐步理顺不同级别医疗机构间和医疗服务项目的比价关系。按照"腾空间、调结构、保衔接"的步骤理顺医疗服务价格:通过集中采购、医保控费、规范诊疗行为等降低药品、器械、耗材等费用,严格控制不合理检查检验费用,为调整医疗服务价格腾出空间;分步调整医疗服务价格,不能仅针对取消药品加成部分调整价格,调整的部分按规定纳入医保支付范围;加强医疗服务价格、医保支付、医疗控费、分级诊疗等政策的统筹衔接,确保医疗机构发展可持续、医保基金可承受、总体上不增加群众负担。公立医院改革试点城市要开展医疗服务价格调整工作,综合医改试点省份要率先落实。(卫生计生委、发展改革委、人力资源社会保障部、财政部、中医药局分别负责)

(五)完善公立医院管理体制。制订建立现代医院管理制度的指导性文件,落实公立医院人事管理、内部分配、运营管理等自主权。试点城市要建立健全公立医院综合性绩效评价指标体系,引入第三方开展绩效评价。推动实现院长职业化、专业化,建立院长培训认证、任期目标责任考核和相应的激励约束机制。加强财务预算管理,对公立医院实行全面

预算管理,推动三级公立医院落实总会计师制度。(卫生计生委、人力资源社会保障部、中央编办、财政部、教育部、中医药局负责)

(六)深化编制人事制度改革。在地方现有编制总量内,合理核定开展综合改革的公立医院编制总量。创新编制管理方式,完善编制备案管理办法,逐步实行编制备案制。在条件成熟的地方探索开展公立医院编制管理改革试点。在岗位设置、收入分配、职称评定、管理使用等方面,对编制内外人员待遇统筹考虑。按照国家规定推进养老保险制度改革。进一步完善聘用制度、岗位管理制度和公开招聘制度。对医院紧缺、高层次人才,可按规定由医院采取考察的方式予以招聘,结果公开。(中央编办、人力资源社会保障部、卫生计生委、财政部分别负责,中医药局参与)

(七)加快建立符合医疗卫生行业特点的薪酬制度。组织完善公立医院薪酬制度改革试点工作,加大探索力度,及时总结试点经验。鼓励试点城市探索制订公立医院绩效工资总量核定办法,建立与岗位职责、工作业绩、实际贡献紧密联系的分配激励机制,着力体现医务人员技术劳务价值,规范收入分配秩序,逐步提高医务人员收入待遇,调动医务人员积极性。公立医院院长的绩效工资可由政府办医机构确定。严禁给医务人员设定创收指标,医务人员薪酬不得与医院的药品、耗材、检查、化验等业务收入挂钩。(人力资源社会保障部、财政部、卫生计生委负责)

(八)严格控制医疗费用不合理增长。推动落实卫生计生委等部门《关于控制公立医院医疗费用不合理增长的若干意见》,各省(区、市)根据不同地区医疗费用水平和增长幅度以及不同类别医院的功能定位等,分类确定控费要求并进行动态调整。设定全国医疗费用增长控制目标。2016年6月底前,各地要结合实际合理确定并量化区域医疗费用增长幅度。加强督促检查,定期对各省(区、市)医疗费用控制情况进行排名公示。公立医院改革试点城市要列出具体清单,对辅助性、营养性等高价药品不合理使用情况实施重点监控,初步遏制医疗费用不合理增长的势头。(卫生计生委、发展改革委、人力资源社会保障部、财政部、中医药局、地方各级人民政府负责)

(九)同步推进公立中医医院综合改革。细化落实对中医医院投入倾斜政策,制定实施差别化的价格调整、绩效考核等政策,建立维护公益性、突出中医药特色优势的公立中医医院运行新机制。加强临床路径推广应用,指导各地科学合理调整中医医疗服务价格。(中医药局、卫生计生委、财政部、人力资源社会保障部、发展改革委负责)

(十)大力改善医疗服务。在各级各类医疗机构进一步落实改善医疗服务行动计划,重点做好预约诊疗、日间手术、信息推送、结算服务、药事服务、急诊急救、优质护理等工作,三级医院全面实施预约诊疗,提升医疗服务水平,改善就医感受,增强人民群众获得感。综合医改试点省份率先在城市三级医院试点推进日间手术,不断扩大日间手术病种范围。实施健康扶贫工程,保障贫困人口享有基本医疗卫生服务。建立健全医疗纠纷预防调解机制,依法保护医患双方合法权益,努力构建和谐医患关系。(卫生计生委、中医药局负责,中国残联参与)

(十一)为符合条件的公立医院医务人员就近提供公租房保障,具体条件和办法由县级以上人民政府制定。(住房城乡建设部、发展改革委、财政部、国土资源部、卫生计生委负责)

二、加快推进分级诊疗制度建设

(一)加快开展分级诊疗试点。按照"基层首诊、双向转诊、急慢分治、上下联动"的要求,以综合医改试点省份和公立医院综合改革试点城市为重点,加快推进分级诊疗,在70%

左右的地市开展试点。试点地区高血压、糖尿病患者规范化诊疗和管理率达到 30% 以上。（卫生计生委、人力资源社会保障部、中医药局、试点地区人民政府负责，中国残联参与）

（二）扩大家庭医生签约服务。总结推广地方推进家庭医生签约服务的成熟经验，制订关于健全签约服务和管理的政策文件，建立健全全科医生制度。在 200 个公立医院综合改革试点城市开展家庭医生签约服务，鼓励其他有条件的地区积极开展试点。到 2016 年底，城市家庭医生签约服务覆盖率达到 15% 以上，重点人群签约服务覆盖率达到 30% 以上。明确签约服务内涵和标准，规范签约服务收费，完善签约服务激励约束机制。签约服务费用由医保基金、基本公共卫生服务经费和签约居民个人分担。（卫生计生委、人力资源社会保障部、财政部、发展改革委、中医药局负责，中国残联参与）

（三）提升基层服务能力。继续加强基层医疗卫生机构和县级医院能力建设，围绕县外转出率较高的病种，加强适宜技术推广工作，提升县级医院疾病诊疗能力。鼓励城市二级以上医院医师到基层医疗卫生机构多点执业。促进医疗资源向基层和农村流动。进一步完善基层医疗卫生机构绩效工资制度，可按照财务制度规定在核定的收支结余中提取职工福利基金和奖励基金。落实基层医疗卫生机构核定任务、核定收支、绩效考核补助的财务管理办法，加强绩效考核，采取有效措施，既调动基层医疗卫生机构和医务人员的积极性，又防止出现新的逐利行为。（卫生计生委、发展改革委、财政部、人力资源社会保障部、科技部、中医药局负责）

（四）完善配套政策。探索建立包括医疗联合体、对口支援在内的多种分工协作模式，完善推进和规范城市及县域内医疗联合体建设的政策措施。完善不同级别医疗机构的医保差异化支付政策，适当拉开不同级别医疗机构的起付线和支付比例差距，探索基层医疗卫生机构慢性病患者按人头打包付费，对医疗机构落实功能定位、患者合理选择就医机构形成有效的激励引导。制定常见肿瘤、冠心病和脑血管疾病分级诊疗以及独立设置的病理、检验、影像、血液透析机构相关技术文件，明确常见病种出入院标准和双向转诊规范，落实二三级综合医院功能定位，明确医疗服务能力标准。推动急慢分治。新制修订 50 个疾病的临床路径，扩大临床路径覆盖面，提高管理质量。力争全部三级医院、80% 以上的二级医院开展临床路径管理工作。（卫生计生委、人力资源社会保障部、中医药局负责）

三、巩固完善全民医保体系

（一）推进建立稳定可持续的筹资和保障水平调整机制。基本医疗保险参保率稳定在 95% 以上，城乡居民医保人均政府补助标准提高到 420 元，人均个人缴费相应增加。新增筹资主要用于提高基本医疗保障水平，并加大对城乡居民大病保险的支持力度。城乡居民医保政策范围内住院费用报销比例稳定在 75% 左右。结合医保基金预算管理全面推进付费总额控制。加快建立健全基本医疗保险稳定可持续的筹资和报销比例调整机制。积极推进基本医保统筹层次提升至地市级，鼓励有条件的地区实行省级统筹。加快推进基本医保全国联网和异地就医结算工作，建立完善国家级异地就医结算平台，逐步与各省份异地就医结算系统实现对接，基本实现跨省异地安置退休人员住院费用直接结算。到 2017 年，基本实现符合转诊规定的异地就医住院费用直接结算。推动基本医疗保险与生育保险合并实施的相关工作。研究改进职工医保个人账户。（人力资源社会保障部、卫生计生委、财政部分别负责）

（二）推进整合城乡居民基本医疗保险制度。根据国家统筹安排，2016 年 6 月底前，各省（区、市）要完成统筹推进城乡居民医保制度整合工作的总体部署。年内各统筹地区要出台具体实施方案并组织实施。鼓励有条件的地区理顺管理体制。创新经办管理,提高管理效率和服务水平。支持具有资质的商业保险机构等社会力量参与各地基本医保经办服务。(国务院医改办、人力资源社会保障部、卫生计生委、各省〔区、市〕人民政府分别负责,保监会参与)

(三)巩固完善城乡居民大病保险和医疗救助制度。实现大病保险全覆盖,让更多大病患者减轻负担。完善大病保险政策,对包括建档立卡贫困人口、五保供养对象和低保对象等在内的城乡贫困人口实行倾斜性支付政策,进一步扩大受益面,提高受益水平。鼓励各省(区、市)结合实际合理确定合规医疗费用范围,进一步减轻大病患者负担,有条件的地区实行大病保险省级统筹。规范大病保险经办业务,加强监督检查和考核评估,落实承办主体责任。中央财政安排城乡医疗救助补助资金160亿元。全面开展重特大疾病医疗救助,积极引导社会力量参与医疗救助。推动完善基本医保、大病保险、医疗救助、疾病应急救助、商业健康保险和慈善救助有效衔接的政策。完善疾病应急救助制度,指导地方规范开展工作。完善职工补充医疗保险措施。组织开展多层次、多形式的职工医疗互助活动。(国务院医改办、人力资源社会保障部、卫生计生委、民政部、保监会、财政部分别负责,全国总工会、中国残联参与)

(四)进一步深化医保支付方式改革。制订深化医保支付方式改革的政策措施,加快推进支付方式改革,控制医疗费用不合理增长。推广地方成功经验,系统推进按人头付费、按病种付费、按床日付费、总额预付等多种付费方式相结合的复合支付方式改革。逐步将医保对医疗机构服务的监管延伸到对医务人员医疗服务行为的监管。支持开展日间手术等。(人力资源社会保障部、卫生计生委、财政部负责,中医药局参与)

(五)推进发展商业健康保险。指导保险业加强产品创新,丰富健康保险产品,提升服务水平。开展健康保险个人所得税优惠政策试点,不断完善优化试点方案。修订健康保险管理办法,健全健康保险相关监管制度,规范商业健康保险市场秩序。(保监会、人力资源社会保障部、财政部、卫生计生委负责)

四、健全药品供应保障机制

(一)巩固完善基本药物制度。研究基本药物目录、生产、标识、价格、配送、配备使用等方面实行政策统一的工作,鼓励地方先行开展探索。研究儿童基本用药适宜剂型、规格,加强基本药物临床应用和处方集培训,加大对贫困地区药事服务帮扶力度。推进仿制药质量和疗效一致性评价,做好基本药物全品种抽验工作。继续加强对国家基本药物品种的不良反应监测,及时向社会发布药品安全性信息。开展专项检查、飞行检查等多种形式的监督检查,对基本药物生产、经营过程中存在的违法违规行为,予以立案查处。增加艾滋病等特殊药物免费供给。推进保障老年人基本用药工作。(卫生计生委、财政部、发展改革委、科技部、工业和信息化部、食品药品监管总局、中医药局分别负责)

(五)提高药品供应保障能力。强化短缺药品供应保障和预警,建立多部门会商联动机制,以省(区、市)为单位选择若干医院和基层医疗卫生机构作为短缺药品监测点,完善短缺药品信息报送制度。建立以基本药物为重点的临床用药综合评价体系。推动建立常态短缺药品储备制度。对已完成定点生产的4个品种,组织公立医疗机构按规定从定点生产企业采购,对中标企业的生产供应情况进行监测,及时解决出现的问题。扩大定点生产试点品种范围,新增5个左右品种。支持建设小品种生产基地。加大科技创新力度,实施促进我国医疗器械和医药产业发展的指导性政策。加快推进重大新药的自主创新与产业化,加快推进医疗器械国产化和品牌化发展。深化药品医疗器械审评审批制度改革。进一步畅通儿童、老年人等特殊人群用药以及罕见病用药、临床急需药品的审评审批专门通道,加快注册审评进度。建立生产、配送企业约谈制度,重点提高乡村、边远地区药品配送管理水平,完善短缺药品配送管理。(卫生计生委、工业和信息化部、发展改革委、食品药品监管总局、科技部负责)

(六)成立专题工作组,研究制订以深化药品审评审批制度改革为重点,完善药品生产、流通、使用政策文件,着力解决药品规范生产和流通秩序问题。强化部门合作,支持建立完善信息系统,加强不同信息系统对接。强化药品质量监管,启动建立药品出厂价格信息可追溯机制,相关价格信息要提供给价格、卫生计生、工业和信息化、医保管理等部门。推动建立药品出厂价格信息可追溯机制、"两票制"和医务人员激励机制等之间的联动机制,综合施策降低药品虚高价格。加大力度,推进药品生产流通企业优化整合,规范药品流通秩序。(食品药品监管总局、工业和信息化部、发展改革委、财政部、商务部、卫生计生委、中医药局负责)

六、加强卫生人才队伍建设

(一)继续加强以全科医生为重点的基层卫生人才培养。完善农村订单定向免费医学生就业、履约管理等相关政策。继续做好免费医学本科生的招生录取培养工作,计划招收5 000名左右免费医学本科生。(卫生计生委、教育部、财政部、中医药局负责,人力资源社会保障部参与)

(三)支持有条件的医学院校加强儿科、精神医学、助产等紧缺专业人才培养。采取推进高等院校儿科医学人才培养、住院医师规范化培训招生适当向儿科专业倾斜、开展县市级儿科医师转岗培训、增加全科医生儿科专业技能培训等措施,加强儿科医务人员队伍建设。根据毕业生数量和岗位需求,规范化培训儿科住院医师5 000名。加大老年医学、康复、健康管理等方面的专门人才培养力度。创新高层次医学人才培养机制。(卫生计生委、教育部、财政部、中医药局、中国残联负责)

(五)继续开展全科医生特设岗位试点。开展乡村医生队伍建设重大政策措施落实情况的监督检查,推动政策落实。启动乡村全科执业助理医师资格考试试点。加强医院院长职业化培训。继续推进中医药传承与创新人才工程。(卫生计生委、人力资源社会保障部、财政部、中医药局、试点地区人民政府负责)

七、稳固完善基本公共卫生服务均等化制度

(一)人均基本公共卫生服务经费财政补助标准提高到45元。优化现有服务项目,扩大服务覆盖面。(财政部、卫生计生委、中医药局负责)

(二)健全分工协作机制,落实专业公共卫生机构对基层医疗卫生机构实施基本公共卫生服务的业务管理与指导。加强项目绩效考核,完善考核方式,强化县区级考核,实行考核结果与经费拨付挂钩。加强项目进展监测评价工作,完善项目资金管理和支付方式,按照服务数量和质量拨付资金。对基本公共卫生服务项目实施情况进行综合督查评估。(卫生计生委、财政部、中医药局负责)

(三)加强健康促进工作,制订加强健康促进与教育工作的指导性文件。继续实施妇幼健康行动计划等重大公共卫生服务项目。进一步强化出生缺陷综合防治,继续实施国家免费孕前优生健康检查项目。启动实施流动人口健康促进行动计划,全面推进流动人口基本公共卫生计生服务均等化工作。提供从婚检、孕前检查到孕产期保健、儿童保健等覆盖生

育全过程的基本医疗保健服务。(卫生计生委、中医药局、中国残联负责)

九、加快发展健康服务业

(四)贯彻落实《国务院办公厅转发卫生计生委等部门关于推进医疗卫生与养老服务相结合指导意见的通知》(国办发〔2015〕84号),建立健全医疗卫生机构与养老机构合作机制,促进中医药与养老服务结合。鼓励社会力量举办医养结合机构以及老年康复、老年护理等专业医疗机构。推动医疗卫生服务延伸至社区、家庭。(卫生计生委、民政部、发展改革委、财政部、人力资源社会保障部、中医药局负责,商务部参与)

1.3.31 强化学校体育促进学生身心健康全面发展

国务院办公厅关于强化学校体育促进学生身心健康全面发展的意见(节选)

国办发〔2016〕27号

一、总体要求

(一)指导思想。全面贯彻落实党的十八大、十八届三中、四中、五中全会和习近平总书记系列重要讲话精神,全面贯彻党的教育方针,按照《国家中长期教育改革和发展规划纲要(2010—2020年)》的要求,以"天天锻炼、健康成长、终身受益"为目标,改革创新体制机制,全面提升体育教育质量,健全学生人格品质,切实发挥体育在培育和践行社会主义核心价值观、推进素质教育中的综合作用,培养德智体美全面发展的社会主义建设者和接班人。

(二)基本原则。

坚持课堂教学与课外活动相衔接。保证课程时间,提升课堂教学效果,强化课外练习和科学锻炼指导,调动家庭、社区和社会组织的积极性,确保学生每天锻炼一小时。

坚持培养兴趣与提高技能相促进。遵循教育和体育规律,以兴趣为引导,注重因材施教和快乐参与,重视运动技能培养,逐步提高运动水平,为学生养成终身体育锻炼习惯奠定基础。

(三)工作目标。到2020年,学校体育办学条件总体达到国家标准,体育课时和锻炼时间切实保证,教学、训练与竞赛体系基本完备,体育教学质量明显提高;学生体育锻炼习惯基本养成,运动技能和体质健康水平明显提升,规则意识、合作精神和意志品质显著增强;政府主导、部门协作、社会参与的学校体育推进机制进一步完善,基本形成体系健全、制度完善、充满活力、注重实效的中国特色学校体育发展格局。

二、深化教学改革,强化体育课和课外锻炼

(六)强化课外锻炼。健全学生体育锻炼制度,学校要将学生在校内开展的课外体育活动纳入教学计划,列入作息时间安排,与体育课教学内容相衔接,切实保证学生每天一小时校园体育活动落到实处。幼儿园要遵循幼儿年龄特点和身心发展规律,开展丰富多彩的体育活动。中小学校要组织学生开展大课间体育活动,寄宿制学校要坚持每天出早操。高等学校要通过多种形式组织学生积极参加课外体育锻炼。职业学校在学生顶岗实习期间,要注意安排学生的体育锻炼时间。鼓励学生积极参加校外全民健身运动,中小学校要合理安排家庭"体育作业",家长要支持学生参加社会体育活动,社区要为学生体育活动创造便利条件,逐步形成家庭、学校、社区联动,共同指导学生体育锻炼的机制。组织开展全国学校体育工作示范校创建活动,各地定期开展阳光体育系列活动和"走下网络、走出宿舍、走向操场"主题群众性课外体育锻炼活动,坚持每年开展学生冬季长跑等群体性活动,形成覆盖校内外的学生课外体育锻炼体系。

1.3.32 中西部教育发展

国务院办公厅关于加快中西部教育发展的指导意见（节选）

国办发〔2016〕37号

二、重点任务

（一）实现县域内义务教育均衡发展。

继续实施营养改善计划。各地要采取措施逐步扩大营养改善计划实施范围，依据地区经济水平、物价变动等因素，建立补助标准动态调整机制。改善学校食堂条件，保障食堂正常运转，扩大食堂供餐比例。规范食品采购、贮存、加工、留样、配送等流程，确保卫生安全。结合当地物产种类，适应当地饮食习惯，科学改善膳食结构，建立监测评估制度，不断提高营养改善计划实施效果。

1.3.33 国务院关于加强困境儿童保障工作的意见

国务院关于加强困境儿童保障工作的意见（节选）

国发〔2016〕36号

二、加强困境儿童分类保障

（二）保障基本医疗。对于困难的重病、重残儿童，城乡居民基本医疗保险和大病保险给予适当倾斜，医疗救助对符合条件的适当提高报销比例和封顶线。落实小儿行为听力测试、儿童听力障碍语言训练等医疗康复项目纳入基本医疗保障范围政策。对于最低生活保障家庭儿童、重度残疾儿童参加城乡居民基本医疗保险的个人缴费部分给予补贴。对于纳入特困人员救助供养范围的儿童参加城乡居民基本医疗保险给予全额资助。加强城乡居民基本医疗保险、大病保险、医疗救助、疾病应急救助和慈善救助的有效衔接，实施好基本公共卫生服务项目，形成困境儿童医疗保障合力。

1.3.34 全民健身计划（2016—2020年）

国务院关于印发全民健身计划（2016—2020年）的通知（节选）

国发〔2016〕37号

二、主要任务

（六）统筹建设全民健身场地设施，方便群众就近就便健身。按照配置均衡、规模适当、方便实用、安全合理的原则，科学规划和统筹建设全民健身场地设施。推动公共体育设施建设，着力构建县（市、区）、乡镇（街道）、行政村（社区）三级群众身边的全民健身设施网络和城市社区15分钟健身圈，人均体育场地面积达到1.8平方米，改善各类公共体育设施的无障碍条件。

有效扩大增量资源，重点建设一批便民利民的中小型体育场馆，建设县级体育场、全民健身中心、社区多功能运动场等场地设施，结合基层综合性文化服务中心、农村社区综合服务设施建设及区域特点,继续实施农民体育健身工程,实现行政村健身设施全覆盖。新建居住区和社区要严格落实按"室内人均建筑面积不低于0.1平方米或室外人均用地不低于0.3平方米"标准配建全民健身设施的要求,确保与住宅区主体工程同步设计、同步施工、同步验收、同步投入使用,不得挪用或侵占。老城区与已建成居住区无全民健身场地设施或现有场地设施未达到规划建设指标要求的,要因地制宜配建全民健身场地设施。充分利用旧厂房、仓库、老旧商业设施、农村"四荒"(荒山、荒沟、荒丘、荒滩)和空闲地等闲置资源,改造建设为全民健身场地设施,合理做好城乡空间的二次利用,推广多功能、季节性、可移动、可拆卸、绿色环保的健身设施。利用社会资金,结合国家主体功能区、风景名胜区、国家公园、旅游景区和新农村的规划与建设,合理利用景区、郊野公园、城市公园、公共绿地、广场及城市空置场所建设休闲健身场地设施。

进一步盘活存量资源,做好已建全民健身场地设施的使用、管理和提档升级,鼓励社会力量参与现有场地设施的管理运营。完善大型体育场馆免费或低收费开放政策,研究制定相关政策鼓励中小型体育场馆免费或低收费开放。确保公共体育场地设施和符合开放条件的企事业单位、学校体育场地设施向社会开放。

三、保障措施

(十二)建立全民健身评价体系。制定全民健身相关规范和评价标准,建立政府、社会、专家等多方力量共同组成的工作平台,采用多层级、多主体、多方位的方式对全民健身发展水平进行立体评估,注重发挥各类媒体的监督作用。把全民健身评价指标纳入精神文明建设以及全国文明城市、文明村镇、文明单位、文明家庭和文明校园创建的内容,将全民健身公共服务相关内容纳入国家基本公共服务和现代公共文化服务体系。进一步明确全民健身发展的核心指标、评价标准和测评方法,为衡量各地全民健身发展水平提供科学依据。出台全国全民健身公共服务体系建设指导标准,鼓励各地结合实际制定全民健身公共服务体系建设地方标准,推进全民健身基本公共服务均等化、标准化。鼓励各地依托特色资源,积极创建体育特色城市、体育生活化街道(乡镇)和体育生活化社区(村)。继续完善全民健身统计制度,做好体育场地普查、国民体质监测以及全民健身活动状况调查数据分析,结合卫生计生部门的营养与慢性病状况调查等,推进全民健身科学决策。

1.3.35 促进和规范健康医疗大数据应用发展

国务院办公厅关于促进和规范健康医疗大数据应用发展的指导意见(节选)

国办发〔2016〕47号

一、指导思想、基本原则和发展目标

(一)指导思想。深入贯彻落实党的十八大和十八届三中、四中、五中全会精神,牢固树立并切实贯彻创新、协调、绿色、开放、共享的发展理念,按照党中央、国务院决策部署,发挥市场在资源配置中的决定性作用,更好发挥政府作用,以保障全体人民健康为出发点,强化顶层设计,夯实基层基础,完善政策制度,创新工作机制,大力推动政府健康医疗信息系统和公众健康医疗数据互联融合、开放共享,消除信息孤岛,积极营造促进健康医疗大数据安全规范、创新应用的发展环境,通过"互联网+健康医疗"探索服务新模式、培育发展新业态,努力建设人民满意的医疗卫生事业,为打造健康中国、全面建成小康社会和实现中华民族伟大复兴的中国梦提供有力支撑。

二、重点任务和重大工程

（一）夯实健康医疗大数据应用基础。

1. 加快建设统一权威、互联互通的人口健康信息平台。实施全民健康保障信息化工程，按照安全为先、保护隐私的原则，充分依托国家电子政务外网和统一数据共享交换平台，拓展完善现有设施资源，全面建成互通共享的国家、省、市、县四级人口健康信息平台，强化公共卫生、计划生育、医疗服务、医疗保障、药品供应、综合管理等应用信息系统数据采集、集成共享和业务协同。创新管理模式，推动生育登记网上办理。消除数据壁垒，畅通部门、区域、行业之间的数据共享通道，探索社会化健康医疗数据信息互通机制，推动实现健康医疗数据在平台集聚、业务事项在平台办理、政府决策依托平台支撑。

（二）全面深化健康医疗大数据应用。

4. 推进健康医疗临床和科研大数据应用。依托现有资源建设一批心脑血管、肿瘤、老年病和儿科等临床医学数据示范中心，集成基因组学、蛋白质组学等国家医学大数据资源，构建临床决策支持系统。推进基因芯片与测序技术在遗传性疾病诊断、癌症早期诊断和疾病预防检测方面的应用，加强人口基因信息安全管理，推动精准医疗技术发展。围绕重大疾病临床用药研制、药物产业化共性关键技术等需求，建立药物副作用预测、创新药物研发数据融合共享机制。充分利用优势资源，优化生物医学大数据布局，依托国家临床医学研究中心和协同研究网络，系统加强临床和科研数据资源整合共享，提升医学科研及应用效能，推动智慧医疗发展。

5. 推进公共卫生大数据应用。加强公共卫生业务信息系统建设，完善国家免疫规划、网络直报、网络化急救、职业病防控、口岸公共卫生风险预警决策等信息系统以及移动应急业务平台应用功能，推进医疗机构、公共卫生机构和口岸检验检疫机构的信息共享和业务协同，全面提升公共卫生监测评估和决策管理能力。整合社会网络公共信息资源，完善疾病敏感信息预警机制，及时掌握和动态分析全人群疾病发生趋势及全球传染病疫情信息等国际公共卫生风险，提高突发公共卫生事件预警与应急响应能力。整合环境卫生、饮用水、健康危害因素、口岸医学媒介生物和核生化等多方监测数据，有效评价影响健康的社会因素。开展重点传染病、职业病、口岸输入性传染病和医学媒介生物监测，整合传染病、职业病多源监测数据，建立实验室病原检测结果快速识别网络体系，有效预防控制重大疾病。推动疾病危险因素监测评估和妇幼保健、老年保健、国际旅行卫生健康保健等智能应用，普及健康生活方式。

6. 培育健康医疗大数据应用新业态。加强健康医疗海量数据存储清洗、分析挖掘、安全隐私保护等关键技术攻关。积极鼓励社会力量创新发展健康医疗业务，促进健康医疗业务与大数据技术深度融合，加快构建健康医疗大数据产业链，不断推进健康医疗与养生、养老、家政等服务业协同发展。发展居家健康信息服务，规范网上药店和医药物流第三方配送等服务，推动中医药养生、健康养老、健康管理、健康咨询、健康文化、体育健身、健康医疗旅游、健康环境、健康饮食等产业发展。

（三）规范和推动"互联网＋健康医疗"服务。

10. 推动健康医疗教育培训应用。支持建立以国家健康医疗开放大学为基础、中国健康医疗教育慕课联盟为支撑的健康医疗教育培训云平台，鼓励开发慕课健康医疗培训教材，探索新型互联网教学模式和方法，组织优质师资推进网络医学教育资源开放共享和在线互动、远程培训、远程手术示教、学习成效评估等应用，便捷医务人员终身教育，提升基层医疗卫生服务能力。

三、加强组织实施

（四）加强政策宣传普及。加强健康医疗大数据应用发展政策解读，大力宣传应用发展的重要意义和应用前景，积极回应社会关切，形成良好社会氛围。积极引导医疗卫生机构和社会力量参与开展形式多样的科普活动，宣传普及健康医疗大数据应用知识，鼓励开发简便易行的数字医学工具，不断提升人民群众掌握相关应用的能力和社会公众健康素养。

1.3.36 国家残疾预防行动计划（2016—2020 年）

国务院办公厅关于印发国家残疾预防行动计划（2016—2020 年）的通知（节选）

国办发〔2016〕66 号

二、主要行动

（二）着力防控疾病致残。

加强慢性病防治。开展全民健康生活方式行动，推动科学膳食、全民健身、控烟限酒。倡导居民定期健康体检，引导鼓励政府机关、企事业单位、社会组织等建立健康体检制度。开展脑卒中、心血管病等高危人群筛查，提供健康咨询、干预指导，做好高血压、糖尿病规范治疗及管理。开展致聋、致盲性疾病早期诊断、干预。已管理高血压、糖尿病患者的规范管理率达到 60% 以上；百万人口白内障复明手术率（CSR）达到 2 000 以上。

1.3.37 老年教育发展规划（2016—2020 年）

国务院办公厅关于印发老年教育发展规划（2016—2020 年）的通知（节选）

国办发〔2016〕74 号

三、主要任务

（二）拓展老年教育发展路径。

探索养教结合新模式。整合利用社区居家养老资源，在社区老年人日间照料中心、托老所等各类社区居家养老场所内，开展形式多样的老年教育。积极探索在老年养护院、城市社会福利院、农村敬老院等养老服务机构中设立固定的学习场所，配备教学设施设备，通过开设课程、举办讲座、展示学习成果等形式，推进养教一体化，推动老年教育融入养老服务体系，丰富住养老人的精神文化生活。关注失能失智及盲聋等特殊老人群体，提供康复教育一体化服务。

（三）加强老年教育支持服务。

整合文化体育科技资源服务老年教育。推动美术馆、图书馆、文化馆（站、中心）、科技馆、博物馆、纪念馆、公共体育设施、爱国主义示范基地、科普教育基地等向老年人免费开放。鼓励有条件的地区发挥文化、教育、体育、科技等资源优势，结合区域实际，建设不同主题、富有特色的老年教育学习体验基地。充分发挥广播电视、报刊杂志、门户网站等媒体作用，开设贴近老年人生活的专栏专题。

1.3.38　全国农业现代化规划（2016—2020 年）

国务院关于印发全国农业现代化规划（2016—2020 年）的通知

国发〔2016〕58 号

各省、自治区、直辖市人民政府,国务院各部委、各直属机构:

现将《全国农业现代化规划（2016—2020 年）》印发给你们,请认真贯彻执行。

国务院

2016 年 10 月 17 日

全国农业现代化规划（2016—2020 年）（节选）

为贯彻落实《中华人民共和国国民经济和社会发展第十三个五年规划纲要》的部署,大力推进农业现代化,特编制本规划。

第七章　共享富农　着力增进民生福祉

三、推动城乡基础设施和基本公共服务均等化

（三）推动城乡基本公共服务均衡配置。把社会事业发展重点放在农村和接纳农业转移人口较多的城镇,推动城镇公共服务向农村延伸。加快农村教育、卫生计生、社保、文化等事业发展,全面改善农村义务教育薄弱学校基本办学条件,建立城乡统筹的养老保险、医疗保险制度,巩固城乡居民大病保险,引导公共文化资源向农村倾斜。（国家发展改革委牵头,教育部、民政部、财政部、人力资源社会保障部、文化部、国家卫生计生委等部门参与）

1.3.39　深化医药卫生体制改革

国务院深化医药卫生体制改革领导小组关于进一步推广深化医药卫生体制改革经验的若干意见（节选）

（国务院公报 2016 年第 33 号）

一、深化医改取得重大进展和明显成效

新一轮医改启动以来特别是党的十八大以来,各地区各有关部门认真贯彻落实党中央、国务院决策部署,坚持把基本医疗卫生制度作为公共产品向全民提供的核心理念,坚持保基本、强基层、建机制的基本原则,坚持统筹安排、突出重点、循序推进的基本路径,攻坚克难,扎实推进改革各项工作,深化医改取得重大进展和明显成效。主要表现在:全民医保制度基本建立,基本医疗保险参保率稳固在 95% 以上,覆盖人口超过 13 亿人,2016 年城乡居民医保财政补助标准达到人均 420 元,城乡居民大病保险全面推开,保障水平大幅提升。公立医院综合改革持续拓展深化,全国 1 977 个县（市）全面推开县级公立医院综合改革,公立医院综合改革试点城市扩大到 200 个,科学的管理体制和运行机制正在形成。基层医疗卫生服务体系不断健全,基本实现乡乡有卫生院、村村有卫生室,服务能力明显提高。基本公共卫生服务均等化程度大幅提升,实施 12 大类 45 项国家基本公共卫生服务项目,覆盖居民生命全过程,惠及亿万群众。药品供应保障体系进一步健全,实行国家基本药物制度，推行公开透明的公立医疗机构药品省级网上集中采购，逐步建立以市场为主导的药品价格形成机制。分级诊疗制度建设加快推进，全国超过一半的县（市）开展了基层首诊试点，县域内就诊率达 80% 以上。个人卫生支出占卫生总费用比重持续下降，由 2008 年的 40.4% 下降到 30% 以下；基本医疗卫生服务可及性明显提升，80% 的居民 15 分钟能够到达医疗机构；人民群众健康水平显著提升，人均预期寿命达到 76.34 岁，比 2010 年提高 1.51 岁，人民健康水平总体上优于中高收入国家平均水平，用较少的投入取得了较高的健康绩效。实践证明，深化医药卫生体制改革方向正确、路径清晰、措施有力，改革成果广泛惠及人民群众，在解决看病就医问题、提高人民群众健康素质、维护社会公平正义、促进经济社会发展等方面发挥了重要作用。

1.3.40　进一步扩大旅游文化体育健康养老教育培训等领域消费

国务院办公厅关于进一步扩大旅游文化体育健康养老教育培训等领域消费的意见（节选）

国办发〔2016〕85 号

一、着力推进幸福产业服务消费提质扩容

（五）全面提升养老消费。

16. 抓紧落实全面放开养老服务市场、提升养老服务质量的政策性文件，全面清理、取消申办养老服务机构不合理的前置审批事项，进一步降低养老服务机构准入门槛，增加适合老年人吃住行等日常需要的优质产品和服务供给。（国家发展改革委、民政部按职责分工负责）

17. 支持整合改造闲置社会资源发展养老服务机构，将城镇中废弃工厂、事业单位改制后腾出的办公用房、转型中的公办培训中心和疗养院等，整合改造成养老服务设施。（民政部、国家发展改革委按职责分工负责）

18. 探索建立适合国情的长期护理保险制度政策框架，重点解决重度失能人员的基本生活照料和与基本生活密切相关的医疗护理等所需费用。（人力资源社会保障部、国家卫生计生委、民政部、财政部、保监会按职责分工负责）

1.3.41　中国的中医药

中国的中医药（节选）

（2016 年 12 月）

中华人民共和国国务院新闻办公室

二、中国发展中医药的政策措施

中国发展中医药的基本原则和主要措施：

坚持以人为本，实现中医药成果人民共享。中医药有很深的群众基础，文化理念易于为人民群众所接受。中医药工作以满足人民群众健康需求为出发点和落脚点，不断扩大中医医疗服务供给，提高基层中医药健康管理水平，推进中医药与社区服务、养老、旅游等融合发展，普及中医药健康知识，倡导健康的生产生活方式，增进人民群众健康福祉，保证人民群众享有安全、有效、方便的中医药服务。

1.3.42 "十三五"脱贫攻坚规划

国务院关于印发"十三五"脱贫攻坚规划的通知(节选)

国发〔2016〕64号

各省、自治区、直辖市人民政府,国务院各部委、各直属机构:

现将《"十三五"脱贫攻坚规划》印发给你们,请认真贯彻执行。

国务院
2016年11月23日

第一章　总体要求

第三节　脱贫目标

到2020年,稳定实现现行标准下农村贫困人口不愁吃、不愁穿,义务教育、基本医疗和住房安全有保障(以下称"两不愁、三保障")。贫困地区农民人均可支配收入比2010年翻一番以上,增长幅度高于全国平均水平,基本公共服务主要领域指标接近全国平均水平。确保我国现行标准下农村贫困人口实现脱贫,贫困县全部摘帽,解决区域性整体贫困。

第六章　健康扶贫

改善贫困地区医疗卫生机构条件,提升服务能力,缩小区域间卫生资源配置差距,基本医疗保障制度进一步完善,建档立卡贫困人口大病和慢性病得到及时有效救治,就医费用个人负担大幅减轻,重大传染病和地方病得到有效控制,基本公共卫生服务实现均等化,因病致贫返贫问题得到有效解决。

第一节　提升医疗卫生服务能力

加强医疗卫生服务体系建设。按照"填平补齐"原则,加强县级医院、乡镇卫生院、村卫生室等基层医疗卫生机构以及疾病预防控制和精神卫生、职业病防治、妇幼保健等专业公共卫生机构能力建设,提高基本医疗及公共卫生服务水平。加强常见病、多发病相关专业和临床专科建设。加强远程医疗能力建设,实现城市诊疗资源和咨询服务向贫困县延伸,县级医院与县域内各级各类医疗卫生服务机构互联互通。鼓励新医疗技术服务贫困人口。在贫困地区优先实施基层中医药服务能力提升工程"十三五"行动计划。实施全国三级医院与贫困县县级医院"一对一"帮扶行动。到2020年,每个贫困县至少有1所医院达到二级医院标准,每个30万人口以上的贫困县至少有1所医院达到二级甲等水平。

深化医药卫生体制改革。深化公立医院综合改革。在符合医疗行业特点的薪酬改革方案出台前,贫困县可先行探索制定公立医院绩效工资总量核定办法。制定符合基层实际的人才招聘引进办法,赋予贫困地区医疗卫生机构一定自主招聘权。加快健全药品供应保障机制,统筹做好县级医院与基层医疗卫生机构的药品供应配送管理工作。进一步提高乡村医生的养老待遇。推进建立分级诊疗制度,到2020年,县域内就诊率提高到90%左右。

强化人才培养培训。以提高培养质量为核心,支持贫困地区高等医学教育发展,加大本专科农村订单定向医学生免费培养力度。以全科医生为重点,加强各类医疗卫生人员继续医学教育,推行住院医师规范化培训、助理全科医生培训,做好全科医生和专科医生特设岗位计划实施工作,制定符合基层实际的人才招聘引进办法,提高薪酬待遇。组织开展适宜医疗卫生技术推广。

支持中医药和民族医药事业发展。加强中医医院、民族医医院、民族医特色专科能力建设,加快民族药药材和制剂标准化建设。加强民族医药基础理论和临床应用研究。加强中医、民族医医师和城乡基层中医、民族医药专业技术人员培养培训,培养一批民族医药学科带头人。加强中药民族药资源保护利用。将更多具有良好疗效的特色民族药药品纳入国家基本医疗保险药品目录。

第二节　提高医疗保障水平

降低贫困人口大病、慢性病费用支出。加强基本医疗保险、大病保险、医疗救助、疾病应急救助等制度的有效衔接。建档立卡贫困人口参加城乡居民基本医疗保险个人缴费部分由财政通过城乡医疗救助给予补贴,全面推开城乡居民基本医疗保险门诊统筹,提高政策范围内住院费用报销比例。城乡居民基本医疗保险新增筹资主要用于提高城乡居民基本医疗保障水平,逐步降低贫困人口大病保险起付线。在基本医疗保险报销范围基础上,确定合规医疗费用范围,减轻贫困人口医疗费用负担。加大医疗救助力度,将贫困人口全部纳入重特大疾病医疗救助范围。对突发重大疾病暂时无法获得家庭支持导致基本生活出现严重困难的贫困家庭患者,加大临时救助力度。支持引导社会慈善力量参与医疗救助。在贫困地区先行推进以按病种付费为主的医保支付方式改革,逐步扩大病种范围。

实行贫困人口分类救治。优先为建档立卡贫困人口单独建立电子健康档案和健康卡,推动基层医疗卫生机构提供基本医疗、公共卫生和健康管理等签约服务。以县为单位,进一步核实因病致贫返贫家庭及患病人员情况,对贫困家庭大病和慢性病患者实行分类救治,为有需要的贫困残疾人提供基本康复服务。贫困患者在县域内定点医疗机构住院的,实行先诊疗后付费的结算机制,有条件的地方可探索市域和省域内建档立卡贫困人口先诊疗后付费的结算机制。

第三节　加强疾病预防控制和公共卫生

加大传染病、地方病、慢性病防控力度。全面完成已查明氟、砷超标地区改水工程建设。对建档立卡贫困人口食用合格碘盐给予政府补贴。综合防治大骨节病和克山病等重点地方病,加大对包虫病、布病等人畜共患病的防治力度,加强对艾滋病、结核病疫情防控,加强肿瘤随访登记,扩大癌症筛查和早诊早治覆盖面,加强严重精神障碍患者筛查登记、救治救助和服务管理。治贫治毒相结合,从源头上治理禁毒重点整治地区贫困县的毒品问题。

全面提升妇幼健康服务水平。在贫困地区全面实施农村妇女"两癌"(乳腺癌和宫颈癌)免费筛查项目,加大对贫困患者的救助力度。全面实施免费孕前优生健康检查、农村妇女增补叶酸预防神经管缺陷、新生儿疾病筛查等项目。提升孕产妇和新生儿危急重症救治能力。全面实施贫困地区儿童营养改善项目。实施0~6岁贫困残疾儿童康复救助项目,提供基本辅助器具。加强计划生育工作。

深入开展爱国卫生运动。加强卫生城镇创建活动,持续深入开展城乡环境卫生整洁行动,重点加强农村垃圾和污水处理设施建设,有效提升贫困地区人居环境质量。加快农村卫生厕所建设进程,坚持因地制宜、集中连片、整体推进农村改厕工作,力争到2020年农村卫生厕所普及率达到85%以上。加强健康促进和健康教育工作,广泛宣传居民健康素养基本知识和技能,使其形成良好卫生习惯和健康生活方式。

1.3.43 中国落实2030年可持续发展议程创新示范区建设方案

国务院关于印发中国落实2030年可持续发展议程创新示范区建设方案的通知(节选)

国发〔2016〕69号

为贯彻落实全国科技创新大会精神和《国家创新驱动发展战略纲要》,推动落实联合国2030年可持续发展议程,充分发挥科技创新对可持续发展的支撑引领作用,现就建设中国落实2030年可持续发展议程创新示范区(以下称国家可持续发展议程创新示范区)制定如下方案。

一、总体要求

(一)指导思想。

全面贯彻党的十八大和十八届三中、四中、五中、六中全会精神,深入贯彻习近平总书记系列重要讲话精神,认真落实党中央、国务院决策部署,按照"五位一体"总体布局和"四个全面"战略布局,牢固树立创新、协调、绿色、开放、共享的发展理念,紧密结合落实2030年可持续发展议程,以实施创新驱动发展战略为主线,以推动科技创新与社会发展深度融合为目标,以破解制约我国可持续发展的关键瓶颈问题为着力点,集成各类创新资源,加强科技成果转化,探索完善体制机制,提供系统解决方案,促进经济建设与社会事业协调发展,打造一批可复制、可推广的可持续发展现实样板。

(二)基本原则。

——创新理念。围绕落实2030年可持续发展议程,瞄准未来15年全球在减贫、健康、教育、环保等方面的发展目标,以可持续发展理念为引领,以创新为第一动力,促进经济社会协调发展。

二、主要任务

(二)破解制约可持续发展瓶颈问题。围绕重大疾病与传染病防治、健康养老、精准扶贫、废弃物综合利用、土地整治和土壤污染治理、清洁能源、水源地保护与水污染治理、特色生态资源保护等领域,加强问题诊断和技术筛选,明确技术路线,加大集成力度,促进科技成果转移转化和推广应用,支持各类创新主体开发新技术新产品,在产业链高端打造新业态新模式,形成成熟有效的系统解决方案。

1.3.44 提升养老服务质量

国务院办公厅关于全面放开养老服务市场提升养老服务质量的若干意见(节选)

国办发〔2016〕91号

三、大力提升居家社区养老生活品质

(六)推进居家社区养老服务全覆盖。

开展老年人养老需求评估,加快建设社区综合服务信息平台,对接供求信息,提供助餐、助洁、助行、助浴、助医等上门服务,提升居家养老服务覆盖率和服务水平。依托社区服务中心(站)、社区日间照料中心、卫生服务中心等资源,为老年人提供健康、文化、体育、法律援助等服务。鼓励建设小型社区养老院,满足老年人就近养老需求,方便亲属照护探视。

四、全力建设优质养老服务供给体系

(十)建立医养结合绿色通道。

建立医疗卫生机构设置审批绿色通道,支持养老机构开办老年病院、康复院、医务室等医疗卫生机构,将符合条件的养老机构内设医疗卫生机构按规定纳入城乡基本医疗保险定点范围。鼓励符合条件的执业医师到养老机构、社区老年照料机构内设的医疗卫生机构多点执业。开通预约就诊绿色通道,推进养老服务机构、社区老年照料机构与医疗机构对接,为老年人提供便捷医疗服务。提升医保经办服务能力,切实解决老年人异地就医直接结算问题。探索建立长期护理保险制度,形成多元化的保险筹资模式,推动解决失能人员基本生活照料和相关医疗护理等所需费用问题。

六、加强监管和组织实施

(十九)加强宣传引导。

坚持以社会主义核心价值观为引领,弘扬中华民族尊老、敬老的社会风尚和传统美德,开展孝敬教育,营造养老、助老的良好社会氛围,加强对养老服务业发展过程中涌现出的先进典型和先进事迹的宣传报道,及时总结推广养老服务业综合改革试点中的好经验、好做法。依法打击虐待、伤害老年人及侵害老年人合法权益的行为。积极组织开展适合老年人的文化体育娱乐活动,引导老年人积极参与社区服务、公益活动和健康知识培训,丰富老年人精神文化生活。

1.3.45　"十三五"国家信息化规划

国务院关于印发"十三五"国家信息化规划的通知(节选)

国发〔2016〕73号

三、主攻方向

(二)促进均衡协调,优化发展新格局。

推动基本公共服务城乡覆盖。发挥信息化辐射和带动作用,以远程化、网络化等提高基本公共服务的覆盖面和均等化水平。重点围绕教育文化、医疗卫生、社会保障、住房保障等民生领域,构筑立体化、全方位、广覆盖的信息服务体系,扩大公共服务和产品供给,创新服务方式和手段,为城乡居民提供均等、高效、优质的公共服务。

五、优先行动

(十二)健康中国信息服务行动。

行动目标:到2018年,信息技术促进医疗健康服务便捷化程度大幅提升,远程医疗服务体系基本形成;到2020年,基于感知技术和产品的新型健康信息服务逐渐普及,信息化对实现人人享有基本医疗卫生服务发挥显著作用。

打造高效便捷的智慧健康医疗便民惠民服务。实施国民电子健康信息服务计划,完善基于新型信息技术的互联网健康咨询、预约分诊、诊间结算、移动支付和检验检查结果查询、随访跟踪等服务,为预约患者和预约转诊患者优先安排就诊,全面推行分时段预约。

全面推进人口健康信息服务体系。全面建成统一权威、互联互通的人口健康信息平台,强化公共卫生、计划生育、医疗服务、医疗保障、药品供应、综合管理等应用信息系统数据集成、集成共享和业务协同,基本实现城乡居民拥有规范化的电子健康档案和功能完备的健康卡。实施健康中国云服务计划,构建健康医疗服务集成平台,提供远程会诊、远程影像、病理结果、心电诊断服务,健全检查检验结果互认共享机制。运用互联网手段,提高重大疾病和突发公共卫生事件应急能力,建立覆盖全国医疗卫生机构的健康传播和远程教育视频系统。完善全球公共卫生风险监测预警决策系统,建立国际旅行健康网络,为出入境人员提供旅行健康安全保障服务。

促进和规范健康医疗大数据应用。推进健康医疗临床和科研大数据应用,加强疑难疾病等重点方面的研究,推进基因芯片和测序技术在遗传性疾病诊断、癌症早期诊断和疾病预防检测中的应用,推动精准医疗技术发展。推进公共卫生大数据应用,全面提升公共卫生监测评估和决策管理能力。推动健康医疗相关的人工智能、生物三维打印、医用机器人、可穿戴设备以及相关微型传感器等技术和产品在疾病预防、卫生应急、健康保健、日常护理中的应用,推动由医疗救治向健康服务转变。

1.3.46　"十三五"深化医药卫生体制改革规划

国务院关于印发"十三五"深化医药卫生体制改革规划的通知(节选)

国发〔2016〕78号

三、重点任务

(一)建立科学合理的分级诊疗制度。坚持居民自愿、基层首诊、政策引导、创新机制,以家庭医生签约服务为重要手段,鼓励各地结合实际推行多种形式的分级诊疗模式,推动形成基层首诊、双向转诊、急慢分治、上下联动的就医新秩序。到2017年,分级诊疗政策体系逐步完善,85%以上的地市开展试点。到2020年,分级诊疗模式逐步形成,基本建立符合国情的分级诊疗制度。

1. 健全完善医疗卫生服务体系。优化医疗卫生资源布局,明确各级各类医疗卫生机构功能定位,加强协作,推动功能整合和资源共享。合理控制公立综合性医院数量和规模。大力推进面向基层、偏远和欠发达地区的远程医疗服务体系建设,鼓励二、三级医院向基层医疗卫生机构提供远程服务,提升远程医疗服务能力,利用信息化手段促进医疗资源纵向流动,提高优质医疗资源可及性和医疗服务整体效率。推进大医院与基层医疗卫生机构、全科医生与专科医生的资源共享和业务协同,健全基于互联网、大数据技术的分级诊疗信息系统。鼓励社会力量举办医学检验机构、病理诊断机构、医学影像检查机构、消毒供应机构和血液净化机构,鼓励公立医院面向区域提供相关服务,实现区域资源共享。加强医疗质量控制,推进同级医疗机构间以及医疗机构与独立检查检验机构间检查检验结果互认。

实施中医药传承与创新工程,推动中医药服务资源与临床科研有机结合,加强中医适宜技术的应用,充分发挥中医药在"治未病"、重大疾病治疗和疾病康复中的重要作用。在基层中医药服务体系不健全、能力较弱的地区,将中医医院中医门诊诊疗服务纳入首诊范围。按照军民融合发展战略,将军队医疗机构全面纳入分级诊疗体系。建立健全突发急性传染病医疗救治网络，推进构建陆海空立体化的紧急医学救援网络。

2. 提升基层医疗卫生服务能力。以常见病、多发病的诊断和鉴别诊断为重点，强化乡镇卫生院、社区卫生服务中心基本医疗服务能力建设。提升乡镇卫生院开展急诊抢救、二级以下常规手术、正常分娩、高危孕产妇初筛、儿科、精神疾病、老年病、中医、康复等医疗服务能力。加强县级公立医院综合能力建设和学科建设，重点加强县域内常见病、多发病相关专业科室以及紧缺专业临床专科建设，进一步降低县域外就诊率。规范社区卫生服务管理，推动实施社区卫生服务提升工程。促进先进适宜技术的普及普惠。建立与开展分级诊疗工作相适应、能够满足基层医疗卫生机构实际需要的药品供应保障体系，实现药品使用的上下联动和相互衔接。通过鼓励大医院医师下基层、退休医生开诊所以及加强对口支援、实施远程医疗、推动建立医疗联合体等，把大医院的技术传到基层。实施基层中医药服务能力提升工程"十三五"行动计划。到2020年，力争所有社区卫生服务机构和乡镇卫生院以及70%的村卫生室具备中医药服务能力，同时具备相应的医疗康复能力。

完善基层管理和运行机制。强化基层医疗卫生机构法人主体地位，落实人事、经营、分配等方面自主权。进一步完善基层医疗卫生机构绩效工资制度，收支结余部分可按规定提取职工福利基金、奖励基金。巩固完善多渠道补偿机制，落实基层医疗卫生机构核定任务、核定收支、绩效考核补助的财务管理办法，加强绩效考核，既调动基层医疗卫生机构和医务人员积极性，又防止出现新的逐利行为。建立基层医疗卫生机构及负责人绩效评价机制，对机构负责人实行任期目标责任制，对其他人员突出岗位工作量、服务质量、行为规范、技术难度、风险程度和服务对象满意度等内容。鼓励有条件的地方实施乡村一体化管理。

3. 引导公立医院参与分级诊疗。进一步完善和落实医保支付和医疗服务价格政策，调动三级公立医院参与分级诊疗的积极性和主动性，引导三级公立医院收治疑难复杂和危急重症患者，逐步下转常见病、多发病和疾病稳定期、恢复期患者。鼓励打破行政区域限制，推动医疗联合体建设，与医保、远程医疗等相结合，实现医疗资源有机结合、上下贯通。以资源共享和人才下沉为导向，将医疗联合体构建成为利益共同体、责任共同体、发展共同体，形成责、权、利明晰的区域协同服务模式。探索通过医师多点执业、加强基层医疗卫生机构药物配备、对纵向合作的医疗联合体等分工协作模式实行医保总额付费等方式，引导医疗联合体内部形成顺畅的转诊机制。

4. 推进形成诊疗—康复—长期护理连续服务模式。明确医疗机构急慢分治服务流程，建立健全分工协作机制，畅通医院、基层医疗卫生机构、康复医院和护理院等慢性病医疗机构之间的转诊渠道，形成"小病在基层、大病到医院、康复回基层"的合理就医格局。城市大医院主要提供急危重症和疑难复杂疾病的诊疗服务，将诊断明确、病情稳定的慢性病患者、康复期患者转至下级医疗机构以及康复医院、护理院等慢性病医疗机构。基层医疗卫生机构和慢性病医疗机构为诊断明确、病情稳定的慢性病患者、康复期患者、老年病患者、晚期肿瘤患者、残疾人等提供治疗、康复、护理服务。显著增加慢性病医疗机构提供康复、长期护理服务的医疗资源。完善相关政策措施，逐步推行日间手术。探索建立长期护理保险制度。加强残疾人专业康复机构建设，建立医疗机构与残疾人专业康复机构密切配合、相互衔接的工作机制。

1.3.47 "十三五"卫生与健康规划

国务院关于印发"十三五"卫生与健康规划的通知（节选）

国发〔2016〕77号

二、指导思想和发展目标

——疾病预防控制成效显著。预防为主,关口前移,普及健康生活方式,提升居民健康素养,有效控制健康危险因素,消除一批重大疾病。

三、主要任务

（一）加强重大疾病防治。

推进防治结合。建立专业公共卫生机构、综合性医院和专科医院、基层医疗卫生机构"三位一体"的重大疾病防控机制,信息共享、互联互通,推进慢性病和精神疾病防、治、管整体融合发展。落实医疗卫生机构承担公共卫生任务的补偿政策,完善政府购买公共卫生服务机制。（国家卫生计生委、财政部负责）

实施慢性病综合防控。完善政府主导的慢性病综合防控协调机制,优化防控策略,建立以基层为重点的慢性病防控体系,加强国家综合防控示范区建设,覆盖全国 15% 以上的县（市、区）。加强脑卒中等慢性病的筛查和早期发现,针对高发地区重点癌种开展早诊早治工作,早诊率达到 55%,提高 5 年生存率。全面实施 35 岁以上人群首诊测血压,逐步开展血压血糖升高、血脂异常、超重肥胖等慢性病高危人群的患病风险评估和干预指导,将口腔健康检查和肺功能检测纳入常规体检。高血压和糖尿病患者健康管理人数分别达到 1 亿人和 3 500 万人。健全死因监测、肿瘤登记报告和慢性病与营养监测制度。加强伤害预防和干预。（国家卫生计生委负责）

（二）推动爱国卫生运动与健康促进。

全面推进健康城市和健康村镇建设。开展健康城市综合示范建设,形成可推广的健康城市建设模式。广泛开展健康社区、健康单位、健康学校、健康家庭建设,创新社会动员和群众参与工作方式,鼓励社会组织开展志愿服务、健康自我管理小组、社区健康讲堂等活动。开展健康城市建设效果评价,实现科学、动态管理。推进健康村镇建设,提高农村居民卫生素质和健康水平。健康城市和健康村镇工作体系基本健全,健康管理工作模式基本建立,建成一批健康城市建设示范市和健康村镇建设示范村镇。（国家卫生计生委负责）

深入开展全民健康教育和健康促进活动。广泛开展全民健康素养促进行动和健康中国行等活动,普及合理营养、合理用药、科学就医和灾害自救互救等知识,提高全民健康素养。加强健康科普规范化管理,建立健全健康知识和技能核心信息发布制度。倡导健康文明的生活方式,实施国民营养计划,引导群众加强自我健康管理,深入推进以减盐、减油、减糖、健康口腔、健康体重、健康骨骼为重点的全民健康生活方式行动,广泛宣传合理膳食、适量运动、戒烟限酒、心理平衡等健康科普知识,开展家庭和高危个体健康生活方式强化指导和干预。加强健康教育能力建设,推进医疗机构开展健康教育和健康促进工作。全面推进控烟履约工作,加快控烟立法,大力开展无烟环境建设,全面推进公共场所禁烟,强化戒烟服务,预防和控制被动吸烟。健全健康素养和烟草流行监测体系,15 岁以上人群烟草使用流行率控制在 25% 以下。（国家卫生计生委牵头,中央宣传部、工业和信息化部、体育总局、

国务院法制办等相关部门参与）

增强人民体质。推进基本公共体育服务体系建设，统筹建设全民健身场地设施，构建场地设施网络和城市社区 15 分钟健身圈，人均体育场地面积达到 1.8 平方米。推动公共体育设施免费或低收费开放，逐步对社会开放学校体育场馆等运动健身场所。广泛组织开展全民健身运动，大力发展群众健身休闲项目，鼓励实行工间健身制度，切实保证中小学生每天一小时校园体育活动。加强全民健身组织建设和人才培养。开展国民体质监测和全民健身活动状况调查，为群众提供个性化的科学健身指导服务，经常参加体育锻炼的人数达到4.35 亿人。（体育总局、教育部负责）

（三）加强妇幼卫生保健和生育服务。

关爱青少年健康。以中小学为重点，加强学校卫生工作。开展学生健康危害因素监测与评价，加强学生近视、龋齿、肥胖等常见病防治工作。加大学校健康教育与健康促进工作力度，将健康教育纳入国民教育体系。在总结好国家试点经验的基础上，实施农村义务教育学生营养改善计划，建立学生营养与健康监测评估制度，加大对学校集体供餐的食品安全和营养质量监管、指导力度。加强学校结核病、艾滋病等传染病防治和心理健康服务。关爱青少年生殖健康，减少非意愿妊娠。加强托幼机构卫生保健工作，托幼机构卫生保健指导实现全覆盖。（国家卫生计生委、教育部、食品药品监管总局负责）

（四）发展老年健康服务。

提高老年人健康素养。开展老年常见病、慢性病的健康指导和综合干预，推广以慢病管理、中医药和老年营养运动干预为主的适宜技术，65 岁以上老年人健康管理率达到 70%以上，有效改善老年人群营养健康状况，降低失能风险。开展长期护理保险试点，探索建立长期护理保险制度。开展老年心理健康和心理关怀服务。积极防治老年痴呆症。（国家卫生计生委、人力资源社会保障部、保监会负责）

健全老年健康服务体系。重点发展社区健康养老服务，提高基层医疗卫生机构为居家老年人提供上门服务的能力。所有医疗机构开设为老年人提供挂号、就医等便利服务的绿色通道，加强综合性医院老年病科建设。提高基层医疗卫生机构康复、护理床位占比，鼓励其根据服务需求增设老年养护、安宁疗护病床。完善治疗—康复—长期护理服务链，发展和加强康复、老年病、长期护理、慢性病管理、安宁疗护等接续性医疗机构。（国家卫生计生委负责）

（五）促进贫困人口等重点人群健康。

实施健康扶贫工程。保障贫困人口享有基本医疗卫生服务，努力防止因病致贫、因病返贫。对符合条件的贫困人口参加城乡居民基本医疗保险个人缴费部分按规定由财政给予补贴。新型农村合作医疗和大病保险制度对贫困人口实行政策倾斜，门诊统筹率先覆盖所有贫困地区。将贫困人口按规定纳入重特大疾病医疗救助范围。对患大病和慢性病的农村贫困人口进行分类救治。建立贫困人口健康卡。明显改善贫困地区医疗服务能力。实施军地三级医院与集中连片特困地区县和国家扶贫开发工作重点县县级医院稳定持续的一对一帮扶，深入推进二级以上医疗机构对口帮扶贫困县乡镇卫生院。积极促进远程医疗服务向贫困地区延伸。（国家卫生计生委牵头，国务院扶贫办、民政部、人力资源社会保障部、财政部、中央军委后勤保障部卫生局、保监会、国家中医药局等相关部门参与）

（七）提升医疗服务水平。

实行分级诊疗。以提高基层医疗服务能力为重点，以常见病、多发病、慢性病分级诊疗为突破口,形成科学合理的就医秩序,基本实现基层首诊、双向转诊、急慢分治、上下联动。明确各级各类医疗机构诊疗服务功能定位,控制三级医院普通门诊规模,支持和引导病人优先到基层医疗卫生机构就诊,由基层医疗卫生机构逐步承担公立医院的普通门诊、稳定期和恢复期康复以及慢性病护理等服务。鼓励二级以上医院成立全科医学科。推进全科医生(家庭医生)能力提高及电子健康档案等工作,发挥全科医生(家庭医生)的居民健康"守门人"作用,实施家庭医生签约服务制度,优先覆盖老年人、孕产妇、儿童、残疾人等人群,以及高血压、糖尿病、结核病等慢性疾病和严重精神障碍患者等。推进和规范医师多点执业。完善不同级别医疗机构的医保差异化支付和价格政策,促进各级各类医疗卫生机构分工协作机制的建立。将军队医疗机构全面纳入分级诊疗体系。(国家卫生计生委牵头,国家发展改革委、人力资源社会保障部、中央军委后勤保障部卫生局等相关部门参与)

(十)加快健康产业发展。

大力发展社会办医。鼓励社会力量兴办健康服务业,按照每千常住人口不低于1.5张床位为社会力量办医预留规划空间,同步预留诊疗科目设置和大型医用设备配置空间。个体诊所设置不受规划布局限制。优先支持举办非营利性医疗机构,推进非营利性民营医院和公立医院同等待遇。放宽社会力量举办医疗机构的服务领域要求,支持社会力量以多种形式参与健康服务。发展专业性医院管理集团,推动社会力量办医疗机构上水平发展。鼓励社会力量发展儿科、精神科、老年病、长期护理、口腔保健、康复、安宁疗护等资源稀缺及满足多元需求的服务。大力推动医师多点执业,鼓励医师到基层医疗卫生机构多点执业。大力发展第三方服务,引导发展专业的医学检验中心和影像中心等。公立医院资源丰富的地区,社会力量可以多种形式参与国有企业所办医疗机构等部分公立医院改制重组。鼓励公立医院与社会力量共同举办新的非营利性医疗机构,满足群众多层次医疗服务需求。强化行业监管和行业自律,规范市场秩序,保障医疗质量和安全。(国家卫生计生委、国家发展改革委、商务部、国务院国资委负责)

(十一)加强卫生计生服务体系建设。

优化医疗卫生服务体系。统筹规划区域卫生资源,按照军民融合发展战略将军队医院纳入驻地有关规划,优化医疗卫生机构布局,推动京津冀医疗卫生协同发展,促进医疗资源向中西部地区倾斜、向基层和农村流动,缩小区域之间基本医疗卫生服务的差距。强基层、补短板,提高妇幼健康、公共卫生、肿瘤、精神、产科、儿科、康复、护理等急需领域医疗服务能力。构建整合型医疗卫生服务体系,提高资源使用效率,避免重复建设。(国家卫生计生委、中央军委后勤保障部卫生局负责)

(十二)加强人才队伍建设。

优化人才队伍的规模与结构。医护比达到1∶1.25,市办及以上医院床护比不低于1∶0.6,每千常住人口公共卫生人员数达到0.83人,人才规模与我国人民群众健康服务需求相适应,城乡和区域医药卫生人才分布趋于合理,各类人才队伍统筹协调发展。(国家卫生计生委负责)

完善人才培养体系。加强医教协同,建立医学人才培养与卫生计生行业人才需求相适应的供需平衡机制,加强对医学院校设置、区域布局以及医学专业学科结构、学历层次、招生规模的宏观调控,增加人才短缺省份毕业生供给。支持有条件的高校增设儿科学、精神医学本科专业,支持高校根据行业需求合理确定儿科学、精神医学本科专业招生规模。加大对中西部地区高等医学院校的支持,缩小区域、院校和学科专业之间培养水平的差距。

完善毕业后医学教育制度。全面实施住院医师规范化培训制度,扩大招收规模,重点向全科和儿科、精神科等急需紧缺专业倾斜,到2020年所有新进医疗岗位的临床医师均接受住院医师规范化培训。逐步建立专科医师规范化培训制度。加强培训基地和师资队伍建设。巩固完善继续医学教育制度,建设一批继续医学教育基地,全面提升各级各类卫生计生人员的职业综合素质和专业服务能力。基本建成院校教育、毕业后教育、继续教育三阶段有机衔接的标准化、规范化临床医学人才培养体系。院校教育质量显著提高,毕业后教育得到普及,继续教育实现全覆盖。(国家卫生计生委、教育部、财政部、人力资源社会保障部、国家中医药局负责)

加大人才培养力度。推进以全科医生为重点的基层医疗卫生队伍建设。制订优惠政策,为农村订单定向免费培养医学生。启动实施助理全科医生培训。继续实施基层医疗卫生机构全科医生特设岗位计划,优先安排特岗全科医生到集中连片特困地区乡镇卫生院工作。加强产科、儿科、精神、老年医学、药学、护理、急救、康复等各类紧缺人才以及生殖健康咨询师、护理员等技能型健康服务人才培养。加强高层次人才和公共卫生专业人才队伍建设。加强医院院长职业化培训。加强乡村医生队伍建设。(国家卫生计生委、教育部、财政部、人力资源社会保障部、国家中医药局负责)

创新人才使用、管理和评价机制。健全以聘用制度和岗位管理制度为重点的事业单位用人机制。建立符合医疗行业特点的人事薪酬制度,着力体现医务人员技术劳务价值,优化医务人员职业发展环境。健全基层及紧缺人才激励与约束机制,基层医疗卫生机构内部分配要向关键岗位、业务骨干和作出突出成绩的工作人员倾斜,缩小不同层级医疗卫生机构之间实际收入的差距。落实基层卫生专业技术人员职称评审政策,建立符合基层医疗卫生工作实际的人才评价机制。通过人才服务一体化、柔性引进等多种方式,建立完善城乡联动的人才管理和服务模式。创新公立医院机构编制管理方式,完善编制管理办法,积极探索开展公立医院编制管理改革试点,落实公立医院用人自主权。随着经济社会发展,逐步提高乡村医生待遇水平,完善乡村医生养老政策,稳定和优化村医队伍。(国家卫生计生委、人力资源社会保障部、中央编办、财政部负责)

(十三)加强人口健康信息化建设。

促进人口健康信息互通共享。依托区域人口健康信息平台,实现电子健康档案和电子病历的连续记录以及不同级别、不同类别医疗机构之间的信息共享。全员人口信息、电子健康档案和电子病历三大数据库实现数据融合、动态交互和共享,基本覆盖全国人口并实现信息动态更新。建成统一权威、互联互通的国家、省级、地市级、县级人口健康信息平台,实现公共卫生、计划生育、医疗服务、医疗保障、药品供应、综合管理等六大业务应用系统的资源共享和业务协同。普及应用居民健康卡,积极推进居民健康卡与社会保障卡等公共服务卡的应用集成,实现居民健康管理和医疗服务一卡通用。依托国家电子政务网和政府数据共享交换平台,实现各级平台和各级各类卫生计生机构的互联互通和信息共享。建立完善人口健康信息化标准规范体系,强化标准规范的建设和应用管理。面向在线医疗健康信息服务,实施网络安全战略,加强信息安全防护体系建设。引导自主可控的标准化信息产品研制与应用。(国家卫生计生委、国家发展改革委、中央网信办、工业和信息化部、人力资源社会保障部负责)

积极推动健康医疗信息化新业态快速有序发展。全面实施"互联网 +"健康医疗益民服务,发展面向中西部和基层的远程医疗和线上线下相结合的智慧医疗,促进云计算、大数据、物联网、移动互联网、虚拟现实等信息技术与健康服务的深度融合,提升健康信息服务能力。鼓励建立区域远程医疗业务平台,推动优质医疗资源纵向流动,远程医疗服务覆盖50%以上的县(区、市)。全面深化健康医疗大数据应用。推进健康医疗行业治理、临床和科研、公共卫生大数据应用,加强健康医疗数据安全保障和患者隐私保护,积极应用物联网技术、可穿戴设备等,探索健康服务新模式,发展智慧健康医疗便民惠民服务,强化预防、治疗、康复的精细服务和居民连续的健康信息管理业务协同,提高服务能力和管理水平。积极发展疾病管理、居民健康管理等网络业务应用,推进网上预约、线上支付、在线随访、健康咨询和检查检验结果在线查询等服务。以居民电子健康档案为基础,整合居民健康管理及医疗信息资源,开展居民医疗健康信息服务,提高居民自我健康管理能力。完善统计制度,加强统计数据分析能力。(国家卫生计生委、国家发展改革委、中央网信办、工业和信息化部负责)

(十四)加强医学科技创新体系建设。

全面推进卫生与健康科技创新。围绕恶性肿瘤、心脑血管等重大疾病及罕见病等健康问题和健康产业发展需求,加强医学科学前沿基础研究、关键技术研发、成果转移转化、医药产品开发和适宜技术推广。启动实施面向2030年的健康保障重大工程,继续组织实施"重大新药创制"和"艾滋病和病毒性肝炎等重大传染病防治"两个国家科技重大专项,组织实施"精准医学研究"等一批国家重点研发计划,加快诊疗新技术、药品和医疗器械的研发和产业化,显著提高重大疾病防治和健康产业发展的科技支撑能力。加强转化医学国家重大科技基础设施、国家临床医学研究中心和协同研究网络建设,推动现有若干国家重点实验室等国家科研基地的能力提升,调整和完善委级重点实验室,逐步构建规范、整合、高效的医学科技基地平台体系。加强医学科技创新政策环境建设,健全创新人才培养、新技术评估、医学研究标准与规范、医学伦理与科研诚信、知识产权等保障机制,大幅提升医学科技成果转移转化率。发挥国家临床医学研究中心和协同研究网络的作用,促进适宜技术、诊疗指南和技术规范的普及推广。(科技部、国家卫生计生委、国家发展改革委负责)

1.3.48　国家人口发展规划(2016—2030年)

国务院关于印发国家人口发展规划(2016—2030年)的通知

国发〔2016〕87号

各省、自治区、直辖市人民政府,国务院各部委、各直属机构:

现将《国家人口发展规划(2016—2030年)》印发给你们,请认真贯彻执行。

国务院

2016年12月30日

国家人口发展规划(2016—2030年)(节选)

第二章　总体思路

——实施人口均衡发展国家战略

第二节　主要目标

到2020年,全面两孩政策效应充分发挥,生育水平适度提高,人口素质不断改善,结构逐步优化,分布更加合理。到2030年,人口自身均衡发展的态势基本形成,人口与经济社会、资源环境的协调程度进一步提高。

——人口素质。出生缺陷得到有效防控，人口健康水平和人均预期寿命持续提高，劳动年龄人口平均受教育年限进一步增加，人才队伍不断壮大。

——重点人群。民生保障体系更加健全，老年人、妇女、儿童、残疾人、贫困人口等群体的基本权益得到有效保障，生活水平持续提高，共建共享能力明显增强。

第六章 促进重点人群共享发展——推动人口与社会和谐共进

老年人、妇女、儿童、残疾人和贫困人口，是人口发展中必须特别关注的重点人群。要构建管长远的制度框架，制定有针对性的政策措施，创造条件让重点人群共享发展成果，促进社会和谐与公平正义。

第一节 积极应对人口老龄化

针对人口老龄化程度不断加深的趋势，要加强顶层设计，做到及早应对、科学应对、综合应对。坚持持续、健康、参与、公平的原则，加快构建以社会保障、养老服务、健康支持、宜居环境为核心的应对老龄化制度框架，完善以人口政策、人才开发、就业促进、社会参与为支撑的政策体系。建立更加公平可持续的社会保障制度，加快城乡居民全覆盖，逐步提高基本养老和基本医疗保险统筹层次，确保基金安全可持续运行。大力发展企业年金、职业年金、个人储蓄性养老保险和商业医疗保险，在试点基础上推出个人税收递延型养老保险。探索建立长期护理保险制度，开展长期护理保险试点。全面建立针对经济困难高龄、失能老年人的补贴制度，做好与长期护理保险的衔接。加快完善以居家为基础、社区为依托、机构为补充、医养结合的养老服务体系，增加养老服务和产品供给。建设预防、医疗、康复、护理、安宁疗护等相衔接的覆盖全生命周期的医疗服务体系，强化对老年常见病、慢性病的健康指导和综合干预，提升中医保健、体检体测、体育健身等健康管理水平。完善家庭养老支持措施，建设无障碍的老年友好型社区和城市，营造良好社会氛围，形成敬老、养老、助老的社会风尚。

1.3.49 生育保险和职工基本医疗保险合并实施试点方案

国务院办公厅关于印发生育保险和职工基本医疗保险合并实施试点方案的通知（节选）

国办发〔2017〕6号

一、总体要求

（一）指导思想。全面贯彻党的十八大和十八届三中、四中、五中、六中全会精神，深入贯彻习近平总书记系列重要讲话精神和治国理政新理念新思想新战略，认真落实党中央、国务院决策部署，统筹推进"五位一体"总体布局和协调推进"四个全面"战略布局，牢固树立和贯彻落实创新、协调、绿色、开放、共享的发展理念，遵循保留险种、保障待遇、统一管理、降低成本的总体思路，推进两项保险合并实施，通过整合两项保险基金及管理资源，强化基金共济能力，提升管理综合效能，降低管理运行成本。

（二）主要目标。2017年6月底前启动试点，试点期限为一年左右。通过先行试点探索适应我国经济发展水平、优化保险管理资源、促进两项保险合并实施的制度体系和运行机制。

二、试点地区

根据实际情况和有关工作基础,在河北省邯郸市、山西省晋中市、辽宁省沈阳市、江苏省泰州市、安徽省合肥市、山东省威海市、河南省郑州市、湖南省岳阳市、广东省珠海市、重庆市、四川省内江市、云南省昆明市开展两项保险合并实施试点。未纳入试点地区不得自行开展试点工作。

三、试点内容

(一)统一参保登记。参加职工基本医疗保险的在职职工同步参加生育保险。实施过程中要完善参保范围,结合全民参保登记计划摸清底数,促进实现应保尽保。

(二)统一基金征缴和管理。生育保险基金并入职工基本医疗保险基金,统一征缴。试点期间,可按照用人单位参加生育保险和职工基本医疗保险的缴费比例之和确定新的用人单位职工基本医疗保险费率,个人不缴纳生育保险费。同时,根据职工基本医疗保险基金支出情况和生育待遇的需求,按照收支平衡的原则,建立职工基本医疗保险费率确定和调整机制。

职工基本医疗保险基金严格执行社会保险基金财务制度,两项保险合并实施的统筹地区,不再单列生育保险基金收入,在职工基本医疗保险统筹基金待遇支出中设置生育待遇支出项目。探索建立健全基金风险预警机制,坚持基金收支运行情况公开,加强内部控制,强化基金行政监督和社会监督,确保基金安全运行。

(三)统一医疗服务管理。两项保险合并实施后实行统一定点医疗服务管理。医疗保险经办机构与定点医疗机构签订相关医疗服务协议时,要将生育医疗服务有关要求和指标增加到协议内容中,并充分利用协议管理,强化对生育医疗服务的监控。执行职工基本医疗保险、工伤保险、生育保险药品目录以及基本医疗保险诊疗项目和医疗服务设施范围。生育医疗费用原则上实行医疗保险经办机构与定点医疗机构直接结算。

(四)统一经办和信息服务。两项保险合并实施后,要统一经办管理,规范经办流程。生育保险经办管理统一由职工基本医疗保险经办机构负责,工作经费列入同级财政预算。充分利用医疗保险信息系统平台,实行信息系统一体化运行。原有生育保险医疗费结算平台可暂时保留,待条件成熟后并入医疗保险结算平台。完善统计信息系统,确保及时准确反映生育待遇享受人员、基金运行、待遇支付等方面情况。

(五)职工生育期间的生育保险待遇不变。生育保险待遇包括《中华人民共和国社会保险法》规定的生育医疗费用和生育津贴,所需资金从职工基本医疗保险基金中支付。生育津贴支付期限按照《女职工劳动保护特别规定》等法律法规规定的产假期限执行。

1.3.50 改革完善药品生产流通使用政策

国务院办公厅关于进一步改革完善药品生产流通使用政策的若干意见(节选)
国办发〔2017〕13号

三、规范医疗和用药行为,改革调整利益驱动机制

(十四)促进合理用药。优化调整基本药物目录。公立医院要全面配备、优先使用基本药物。国家卫生计生委要组织开展临床用药综合评价工作,探索将评价结果作为药品集中采购、制定临床用药指南的重要参考。扩大临床路径覆盖面,2020年底前实现二级以上医

院全面开展临床路径管理。医疗机构要将药品采购使用情况作为院务公开的重要内容,每季度公开药品价格、用量、药占比等信息;落实处方点评、中医药辨证施治等规定,重点监控抗生素、辅助性药品、营养性药品的使用,对不合理用药的处方医生进行公示,并建立约谈制度。严格对临时采购药品行为的管理。卫生计生部门要对医疗机构药物合理使用情况进行考核排名,考核结果与院长评聘、绩效工资核定等挂钩,具体细则另行制定。

1.3.51　中国防治慢性病中长期规划(2017—2025年)

国务院办公厅关于印发中国防治慢性病中长期规划(2017—2025年)的通知

国办发〔2017〕12号

为加强慢性病防治工作,降低疾病负担,提高居民健康期望寿命,努力全方位、全周期保障人民健康,依据《"健康中国2030"规划纲要》,制定本规划。

一、规划背景

本规划所称慢性病主要包括心脑血管疾病、癌症、慢性呼吸系统疾病、糖尿病和口腔疾病,以及内分泌、肾脏、骨骼、神经等疾病。慢性病是严重威胁我国居民健康的一类疾病,已成为影响国家经济社会发展的重大公共卫生问题。慢性病的发生和流行与经济、社会、人口、行为、环境等因素密切相关。随着我国工业化、城镇化、人口老龄化进程不断加快,居民生活方式、生态环境、食品安全状况等对健康的影响逐步显现,慢性病发病、患病和死亡人数不断增多,群众慢性病疾病负担日益沉重。慢性病影响因素的综合性、复杂性决定了防治任务的长期性和艰巨性。

近年来,各地区、各有关部门认真贯彻落实党中央、国务院决策部署,深化医药卫生体制改革,着力推进环境整治、烟草控制、体育健身、营养改善等工作,初步形成了慢性病综合防治工作机制和防治服务网络。慢性病防治工作已引起社会各界高度关注,健康支持性环境持续改善,群众健康素养逐步提升,为制定实施慢性病防治中长期规划奠定了重要基础。

二、总体要求

(一)指导思想。

全面贯彻党的十八大和十八届三中、四中、五中、六中全会精神,深入贯彻习近平总书记系列重要讲话精神和治国理政新理念新思想新战略,认真落实党中央、国务院决策部署,统筹推进"五位一体"总体布局和协调推进"四个全面"战略布局,牢固树立和贯彻落实创新、协调、绿色、开放、共享的发展理念,坚持正确的卫生与健康工作方针,以提高人民健康水平为核心,以深化医药卫生体制改革为动力,以控制慢性病危险因素、建设健康支持性环境为重点,以健康促进和健康管理为手段,提升全民健康素质,降低高危人群发病风险,提高患者生存质量,减少可预防的慢性病发病、死亡和残疾,实现由以治病为中心向以健康为中心转变,促进全生命周期健康,提高居民健康期望寿命,为推进健康中国建设奠定坚实基础。

(二)基本原则。

坚持统筹协调。统筹各方资源,健全政府主导、部门协作、动员社会、全民参与的慢性病综合防治机制,将健康融入所有政策,调动社会和个人参与防治的积极性,营造有利于慢性病防治的社会环境。

坚持共建共享。倡导"每个人是自己健康第一责任人"的理念,促进群众形成健康的行为和生活方式。构建自我为主、人际互助、社会支持、政府指导的健康管理模式,将健康教育与健康促进贯穿于全生命周期,推动人人参与、人人尽力、人人享有。

坚持预防为主。加强行为和环境危险因素控制,强化慢性病早期筛查和早期发现,推动由疾病治疗向健康管理转变。加强医防协同,坚持中西医并重,为居民提供公平可及、系统连续的预防、治疗、康复、健康促进等一体化的慢性病防治服务。

坚持分类指导。根据不同地区、不同人群慢性病流行特征和防治需求,确定针对性的防治目标和策略,实施有效防控措施。充分发挥国家慢性病综合防控示范区的典型引领作用,提升各地区慢性病防治水平。

(三)规划目标。

到 2020 年,慢性病防控环境显著改善,降低因慢性病导致的过早死亡率,力争 30~70 岁人群因心脑血管疾病、癌症、慢性呼吸系统疾病和糖尿病导致的过早死亡率较 2015 年降低 10%。到 2025 年,慢性病危险因素得到有效控制,实现全人群全生命周期健康管理,力争 30~70 岁人群因心脑血管疾病、癌症、慢性呼吸系统疾病和糖尿病导致的过早死亡率较 2015 年降低 20%。逐步提高居民健康期望寿命,有效控制慢性病疾病负担。

中国慢性病防治中长期规划(2017—2025 年)主要指标

主要指标	基　线	2020 年	2025 年	属　性
心脑血管疾病死亡率(1/10 万)	241.3/10 万	下降 10%	下降 15%	预期性
总体癌症 5 年生存率(%)	30.9%	提高 5%	提高 10%	预期性
高发地区重点癌种早诊率(%)	48%	55%	60%	预期性
70 岁以下人群慢性呼吸系统疾病死亡率(1/10 万)	11.96/10 万	下降 10%	下降 15%	预期性
40 岁以上居民肺功能检测率(%)	7.1%	15%	25%	预期性
高血压患者管理人数(万人)	8 835	10 000	11 000	预期性
糖尿病患者管理人数(万人)	2 614	3 500	4 000	预期性
高血压、糖尿病患者规范管理率(%)	50%	60%	70%	预期性
35 岁以上居民年度血脂检测率(%)	19.4%	25%	30%	预期性
65 岁以上老年人中医药健康管理率(%)	45%	65%	80%	预期性
居民健康素养水平(%)	10%	大于 20%	25%	预期性
全民健康生活方式行动县(区)覆盖率(%)	80.9%	90%	95%	预期性
经常参加体育锻炼的人数(亿人)	3.6	4.35	5	预期性
15 岁以上人群吸烟率(%)	27.7%	控制在 25% 以内	控制在 20% 以内	预期性
人均每日食盐摄入量(克)	10.5	下降 10%	下降 15%	预期性
国家慢性病综合防控示范区覆盖率(%)	9.3%	15%	20%	预期性

三、策略与措施

(一)加强健康教育,提升全民健康素质。

1. 开展慢性病防治全民教育。建立健全健康教育体系,普及健康科学知识,教育引导群众树立正确健康观。卫生计生部门组织专家编制科学实用的慢性病防治知识和信息指南,由专业机构向社会发布,广泛宣传合理膳食、适量运动、戒烟限酒、心理平衡等健康科普知识,规范慢性病防治健康科普管理。充分利用主流媒体和新媒体开展形式多样的慢性病防治宣传教育,根据不同人群特点开展有针对性的健康宣传教育。深入推进全民健康素养促进行动、健康中国行等活动,提升健康教育效果。到2020年和2025年,居民重点慢性病核心知识知晓率分别达到60%和70%。

2. 倡导健康文明的生活方式。创新和丰富预防方式,贯彻零级预防理念,全面加强幼儿园、中小学营养均衡、口腔保健、视力保护等健康知识和行为方式教育,实现预防工作的关口前移。鼓励机关、企事业单位开展工间健身和职工运动会、健步走、健康知识竞赛等活动,依托村(居)委会组织志愿者、社会体育指导员、健康生活方式指导员等,科学指导大众开展自我健康管理。发挥中医治未病优势,大力推广传统养生健身法。推进全民健康生活方式行动,开展"三减三健"(减盐、减油、减糖、健康口腔、健康体重、健康骨骼)等专项行动,开发推广健康适宜技术和支持工具,增强群众维护和促进自身健康的能力。

专栏1　健康教育与健康促进项目

全民健康生活方式行动:"三减三健"(减盐、减油、减糖、健康口腔、健康体重、健康骨骼)等专项行动。

健康教育:全民健康素养促进行动、健康中国行活动、健康家庭行动。

(二)实施早诊早治,降低高危人群发病风险。

1. 促进慢性病早期发现。全面实施35岁以上人群首诊测血压,发现高血压患者和高危人群,及时提供干预指导。社区卫生服务中心和乡镇卫生院逐步提供血糖血脂检测、口腔预防保健、简易肺功能测定和大便隐血检测等服务。逐步将临床可诊断、治疗有手段、群众可接受、国家能负担的疾病筛检技术列为公共卫生措施。在高发地区和高危人群中逐步开展上消化道癌、宫颈癌等有成熟筛查技术的癌症早诊早治工作。加强健康体检规范化管理,健全学生健康体检制度,推广老年人健康体检,推动癌症、脑卒中、冠心病等慢性病的机会性筛查。将口腔健康检查纳入常规体检内容,将肺功能检查和骨密度检测项目纳入40岁以上人群常规体检内容。

2. 开展个性化健康干预。依托专业公共卫生机构和医疗机构,开设戒烟咨询热线,提供戒烟门诊等服务,提高戒烟干预能力。促进体医融合,在有条件的机构开设运动指导门诊,提供运动健康服务。社区卫生服务中心和乡镇卫生院逐步开展超重肥胖、血压血糖升高、血脂异常等慢性病高危人群的患病风险评估和干预指导,提供平衡膳食、身体活动、养生保健、体质辨识等咨询服务。鼓励慢性病患者和高危人群接种成本效益较好的肺炎、流感等疫苗。加大牙周病、龋病等口腔常见病干预力度,实施儿童局部用氟、窝沟封闭等口腔保健措施,12岁儿童患龋率控制在30%以内。重视老年人常见慢性病、口腔疾病、心理健康的指导与干预。探索开展集慢性病预防、风险评估、跟踪随访、干预指导于一体的职工健康管理服务。

专栏 2　慢性病筛查干预与健康管理项目

早期发现和干预：癌症早诊早治，脑卒中、心血管病、慢性呼吸系统疾病筛查干预，高血压、糖尿病高危人群健康干预，重点人群口腔疾病综合干预。

健康管理：居民健康档案、健康教育、慢性病（高血压、糖尿病等）患者健康管理、老年人健康管理、中医药健康管理。

（三）强化规范诊疗，提高治疗效果。

1. 落实分级诊疗制度。优先将慢性病患者纳入家庭医生签约服务范围，积极推进高血压、糖尿病、心脑血管疾病、肿瘤、慢性呼吸系统疾病等患者的分级诊疗，形成基层首诊、双向转诊、上下联动、急慢分治的合理就医秩序，健全治疗-康复-长期护理服务链。鼓励并逐步规范常见病、多发病患者首先到基层医疗卫生机构就诊，对超出基层医疗卫生机构功能定位和服务能力的慢性病，由基层医疗卫生机构为患者提供转诊服务。完善双向转诊程序，重点畅通慢性期、恢复期患者向下转诊渠道，逐步实现不同级别、不同类别医疗机构之间的有序转诊。

2. 提高诊疗服务质量。建设医疗质量管理与控制信息化平台，加强慢性病诊疗服务实时管理与控制，持续改进医疗质量和医疗安全。全面实施临床路径管理，规范诊疗行为，优化诊疗流程，努力缩短急性心脑血管疾病发病到就诊有效处理的时间，推广应用癌症个体化规范治疗方案，降低患者死亡率。基本实现医疗机构检查、检验结果互认。

（四）促进医防协同，实现全流程健康管理。

1. 加强慢性病防治机构和队伍能力建设。发挥中国疾病预防控制中心、国家心血管病中心、国家癌症中心在政策咨询、标准规范制定、监测评价、人才培养、技术指导等方面作用，在条件成熟地区依托现有资源建设心血管病、癌症等慢性病区域中心，建立由国家、区域和基层中医专科专病诊疗中心构成的中医专科专病防治体系。各地区要明确具体的医疗机构承担对辖区内心脑血管疾病、癌症、慢性呼吸系统疾病、糖尿病等慢性病防治的技术指导。二级以上医院要配备专业人员，履行公共卫生职责，做好慢性病防控工作。基层医疗卫生机构要根据工作实际，提高公共卫生服务能力，满足慢性病防治需求。

2. 构建慢性病防治结合工作机制。疾病预防控制机构、医院和基层医疗卫生机构要建立健全分工协作、优势互补的合作机制。疾病预防控制机构负责开展慢性病及其危险因素监测和流行病学调查、综合防控干预策略与措施实施指导和防控效果考核评价；医院承担慢性病病例登记报告、危重急症病人诊疗工作并为基层医疗卫生机构提供技术支持；基层医疗卫生机构具体实施人群健康促进、高危人群发现和指导、患者干预和随访管理等基本医疗卫生服务。加强医防合作，推进慢性病防、治、管整体融合发展。

3. 建立健康管理长效工作机制。明确政府、医疗卫生机构和家庭、个人等各方在健康管理方面的责任，完善健康管理服务内容和服务流程。逐步将符合条件的癌症、脑卒中等重大慢性病早诊早治适宜技术按规定纳入诊疗常规。探索通过政府购买服务等方式，鼓励企业、公益慈善组织、商业保险机构等参与慢性病高危人群风险评估、健康咨询和健康管理，培育以个性化服务、会员制经营、整体式推进为特色的健康管理服务产业。

（五）完善保障政策，切实减轻群众就医负担。

1. 完善医保和救助政策。完善城乡居民医保门诊统筹等相关政策，探索基层医疗卫生机构对慢性病患者按人头打包付费。完善不同级别医疗机构的医保差异化支付政策，推动慢性病防治工作重心下移、资源下沉。发展多样化健康保险服务，鼓励有资质的商业保险机构开发与基本医疗保险相衔接的商业健康保险产品，开展各类慢性病相关保险经办服务。按规定对符合条件的患慢性病的城乡低保对象、特困人员实施医疗救助。鼓励基金会等公益慈善组织将优质资源向贫困地区和农村延伸，开展对特殊人群的医疗扶助。

2. 保障药品生产供应。做好专利到期药物的仿制和生产，提升仿制药质量，优先选用通过一致性评价的慢性病防治仿制药，对于国内尚不能仿制的，积极通过药品价格谈判等方法，合理降低采购价格。进一步完善基本药物目录，加强二级以上医院与基层医疗卫生机构用药衔接。发挥社会药店在基层的药品供应保障作用，提高药物的可及性。老年慢性病患者可以由家庭签约医生开具慢性病长期药品处方，探索以多种方式满足患者用药需求。发挥中医药在慢性病防治中的优势和作用。

（六）控制危险因素，营造健康支持性环境。

1. 建设健康的生产生活环境。推动绿色清洁生产，改善作业环境，严格控制尘毒危害，强化职业病防治，整洁城乡卫生，优化人居环境，加强文化、科教、休闲、健身等公共服务设施建设。建设健康步道、健康主题公园等运动健身环境，提高各类公共体育设施开放程度和利用率，推动有条件的学校体育场馆设施在课后和节假日对本校师生和公众有序开放，形成覆盖城乡、比较健全的全民健身服务体系，推动全民健身和全民健康深度融合。坚持绿色发展理念，强化环境保护和监管，落实大气、水、土壤污染防治行动计划，实施污染物综合控制，持续改善环境空气质量、饮用水水源水质和土壤环境质量。建立健全环境与健康监测、调查、风险评估制度，降低环境污染对健康的影响。

2. 完善政策环境。履行《烟草控制框架公约》，推动国家层面公共场所控制吸烟条例出台，加快各地区控烟立法进程，加大控烟执法力度。研究完善烟草与酒类税收政策，严格执行不得向未成年人出售烟酒的有关法律规定，减少居民有害饮酒。加强食品安全和饮用水安全保障工作，推动营养立法，调整和优化食物结构，倡导膳食多样化，推行营养标签，引导企业生产销售、消费者科学选择营养健康食品。

3. 推动慢性病综合防控示范区创新发展。以国家慢性病综合防控示范区建设为抓手，培育适合不同地区特点的慢性病综合防控模式。示范区建设要紧密结合卫生城镇创建和健康城镇建设要求，与分级诊疗、家庭医生签约服务相融合，全面提升示范区建设质量，在强化政府主体责任、落实各部门工作职责、提供全人群全生命周期慢性病防治管理服务等方面发挥示范引领作用，带动区域慢性病防治管理水平整体提升。

专栏3　健康支持性环境建设项目

健康环境建设：大气污染防治、污水处理、重点流域水污染防治等环保项目，卫生城镇创建、健康城镇建设，慢性病综合防控示范区建设。

危险因素控制：减少烟草危害行动、贫困地区儿童营养改善项目、农村义务教育学生营养改善计划。

（七）统筹社会资源，创新驱动健康服务业发展。

1. 动员社会力量开展防治服务。鼓励、引导、支持社会力量举办的医疗、体检、养老和养生保健机构以及基金会等公益慈善组织、商业保险机构、行业协会学会、互联网企业等通过竞争择优的方式，参与所在区域医疗服务、健康管理与促进、健康保险以及相关慢性病防治服务，创新服务模式，促进覆盖全生命周期、内涵丰富、结构合理的健康服务业体系发展。建立多元化资金筹措机制，拓宽慢性病防治公益事业投融资渠道，鼓励社会资本投向慢性病防治服务和社区康复等领域。

2. 促进医养融合发展。促进慢性病全程防治管理服务与居家、社区、机构养老紧密结合。深入养老机构、社区和居民家庭开展老年保健、老年慢性病防治和康复护理，维护和促进老年人功能健康。支持有条件的养老机构设置医疗机构，有条件的二级以上综合医院和中医医院设置老年病科，增加老年病床数量，为老年人就医提供优先便利服务。加快推进面向养老机构的远程医疗服务试点。鼓励基层医疗卫生机构与老年人家庭建立签约服务关系，开展上门诊视、健康查体、健康管理、养生保健等服务。

3. 推动互联网创新成果应用。促进互联网与健康产业融合，发展智慧健康产业，探索慢性病健康管理服务新模式。完善移动医疗、健康管理法规和标准规范，推动移动互联网、云计算、大数据、物联网与健康相关产业的深度融合，充分利用信息技术丰富慢性病防治手段和工作内容，推进预约诊疗、在线随访、疾病管理、健康管理等网络服务应用，提供优质、便捷的医疗卫生服务。

（八）增强科技支撑，促进监测评价和研发创新。

1. 完善监测评估体系。整合单病种、单因素慢性病及其危险因素监测信息，实现相关系统互联互通。健全死因监测和肿瘤登记报告制度，建立国家、省级和区域慢性病与营养监测信息网络报告机制，逐步实现重点慢性病发病、患病、死亡和危险因素信息实时更新，定期发布慢性病相关监测信息。以地市为单位，基本摸清辖区内主要慢性病状况、影响因素和疾病负担。开展营养和慢性病危险因素健康干预与疾病管理队列研究。运用大数据等技术，加强信息分析与利用，掌握慢性病流行规律及特点，确定主要健康问题，为制定慢性病防治政策与策略提供循证依据。加强水、土壤、空气等环境介质和工作场所等环境质量、农产品质量安全监测，逐步实现跨行业跨部门跨层级的纵向报告和横向交换，动态实施环境、食物等因素与健康的风险评估与预警。

2. 推动科技成果转化和适宜技术应用。系统加强慢性病防治科研布局，推进相关科研项目。进一步加强国家临床医学研究中心和协同创新网络建设，完善重大慢性病研究体系。以信息、生物和医学科技融合发展为引领，加强慢性病防治基础研究、应用研究和转化医学研究。统筹优势力量，推进慢性病致病因素、发病机制、预防干预、诊疗康复、医疗器械、新型疫苗和创新药物等研究，重点突破精准医疗、"互联网＋"健康医疗、大数据等应用的关键技术，支持基因检测等新技术、新产品在慢性病防治领域推广应用。针对中医药具有优势的慢性病病种，总结形成慢性病中医健康干预方案并推广应用。结合慢性病防治需求，遴选成熟有效的慢性病预防、诊疗、康复保健适宜技术，加快成果转化和应用推广。开展慢性病社会决定因素与疾病负担研究，探索有效的慢性病防控路径。在专业人才培养培训、信息沟通及共享、防治技术交流与合作、能力建设等方面积极参与国际慢性病防治交流与合作。

专栏4 慢性病科技支撑项目

慢性病监测：疾病监测（慢性病与营养监测、死因监测、肿瘤随访登记）；环境健康危害因素监测（城乡饮用水卫生监测、农村环境卫生监测、公共场所健康危害因素监测、空气污染等对人群健康影响监测、人体生物监测）；重点人群健康监测（学生健康危害因素和常见病监测）。

慢性病科技重大项目和工程：健康保障重大工程，国家科技重大专项"重大新药创制"专项，国家重点研发计划"精准医学研究""重大慢性非传染性疾病防控研究"等重点专项有关内容。

科技成果转化和适宜技术应用：健康科技成果转移转化行动、基层医疗卫生服务适宜技术推广。

四、保障措施

（一）强化组织领导。各地区要将慢性病防治作为健康中国建设和深化医药卫生体制改革的重点内容，纳入地方重要民生工程，确定工作目标和考核指标，制定本地区慢性病防治规划及实施方案，强化组织实施，建立健全慢性病防治工作协调机制，定期研究解决慢性病防治工作中的重大问题。

（二）落实部门责任。卫生计生部门要会同有关部门共同组织实施本规划并开展监督评估。发展改革部门要将慢性病防治列入经济社会发展规划，加强慢性病防治能力建设。财政部门要按照政府卫生投入政策要求落实相关经费。人力资源社会保障部门和卫生计生部门要进一步完善门诊相关保障政策和支付机制，发挥医保控费作用。国务院防治重大疾病工作部际联席会议办公室要发挥统筹协调作用，推动教育、科技、工业和信息化、民政、环境保护、住房城乡建设、农业、商务、新闻出版广电、体育、安全监管、食品药品监管、中医药等部门履行职责，形成慢性病防治工作合力。

（三）加强人才培养。完善有利于人才培养使用的政策措施，加强健康教育、健康管理、医疗、公共卫生、护理、康复及中医药等领域人才培养。加强医教协同，深化院校教育改革，加强对医学生慢性病防治相关知识和能力的教育培养，支持高校设立健康促进、健康管理等相关专业，加强有针对性的继续医学教育，着力培养慢性病防治复合型、实用型人才。完善专业技术职称评定制度，促进人才成长发展和合理流动。

（四）营造良好氛围。各地区、各部门要广泛宣传党和国家关于维护促进人民健康的重大战略思想和方针政策，宣传实施慢性病综合防控战略的重大意义、目标任务和策略措施。要加强正面宣传、舆论监督、科学引导和典型报道，增强社会对慢性病防治的普遍认知，形成全社会关心支持慢性病防治的良好氛围。

五、督导与评估

国家卫生计生委要会同有关部门制定本规划实施分工方案，各相关部门要各负其责，及时掌握工作进展，定期交流信息，联合开展督查和效果评价，2020年对规划实施情况进行中期评估，2025年组织规划实施的终期评估。各地区要建立监督评价机制，组织开展规划实施进度和效果评价，将规划实施情况作为政府督查督办的重要事项，推动各项规划目标任务落实。

1.3.52　"十三五"国家药品安全规划

国务院关于印发"十三五"国家食品安全规划和"十三五"国家药品安全规划的通知

国发〔2017〕12号

各省、自治区、直辖市人民政府,国务院各部委、各直属机构:

现将《"十三五"国家食品安全规划》和《"十三五"国家药品安全规划》印发给你们,请认真贯彻执行。

国务院
2017年2月14日

"十三五"国家药品安全规划(节选)

一、现状和形势

"十二五"时期,在各方面共同努力下,我国药品安全形势稳定向好,人民群众用药得到保障,药品安全工作取得积极进展。

(一)公众需求得到进一步满足。及时出台政策,优先审评审批部分临床急需的仿制药,加快审评审批对重大疾病、罕见病、老年人和儿童疾病有更好疗效的创新药及医疗器械。一批在治疗肿瘤、艾滋病、罕见病、儿童手足口病、脊髓灰质炎等领域具有自主知识产权的创新药,以及国产生物材料、高端影像类产品、心脏血管支架等医疗器械加快上市,满足群众需求。

三、主要任务

(二)深化药品医疗器械审评审批制度改革。

1. 鼓励研发创新。完成药品上市许可持有人制度试点,及时总结经验、完善制度,力争尽快全面推开。鼓励具有临床价值的新药和临床急需仿制药研发上市,对具有明显临床价值的创新药及防治艾滋病、恶性肿瘤、重大传染病、罕见病等疾病的临床急需药品,实行优先审评审批。对创新药临床试验申请,重点审查临床价值和受试者保护等内容,加快临床试验审批。鼓励临床机构和医生参与创新药和医疗器械研发。对拥有产品核心技术发明专利、具有重大临床价值的创新医疗器械,以及列入国家重点研发计划、科技重大专项的临床急需药品医疗器械,实行优先审评审批。制定并定期公布限制类和鼓励类药品审批目录,及时公开注册申请信息,引导企业减少不合理申报。

1.3.53　"十三五"推进基本公共服务均等化规划

国务院关于印发"十三五"推进基本公共服务均等化规划的通知(节选)

国发〔2017〕9号

第七章　基本医疗卫生

国家建立健全覆盖城乡居民的基本医疗卫生制度,推进健康中国建设,坚持计划生育基本国策,以基层为重点,以改革创新为动力,预防为主、中西医并重,提高人民健康水平。本领域服务项目共 20 项,具体包括:居民健康档案、健康教育、预防接种、传染病及突发公共卫生事件报告和处理、儿童健康管理、孕产妇健康管理、老年人健康管理、慢性病患者管理、严重精神障碍患者管理、卫生计生监督协管、结核病患者健康管理、中医药健康管理、艾滋病病毒感染者和病人随访管理、社区艾滋病高危行为人群干预、免费孕前优生健康检查、基本药物制度、计划生育技术指导咨询、农村部分计划生育家庭奖励扶助、计划生育家庭特别扶助、食品药品安全保障。

第一节　重点任务

——重大疾病防治和基本公共卫生服务。继续实施国家基本公共卫生服务项目和国家重大公共卫生服务项目。开展重大疾病和突发急性传染病联防联控,提高对传染病、慢性病、精神障碍、地方病、职业病和出生缺陷等的监测、预防和控制能力。加强突发公共事件紧急医学救援、突发公共卫生事件监测预警和应急处理。深入开展爱国卫生运动,继续推进卫生城镇创建工作,开展健康城市、健康村镇建设,实施全国城乡环境卫生整洁行动,加快农村改厕,农村卫生厕所普及率提高到 85%。加强居民身心健康教育和自我健康管理,做好心理健康服务。

——医疗卫生服务。落实区域卫生规划和医疗机构设置规划,依据常住人口规模和服务半径等合理配置医疗卫生资源。深化基层医改,巩固完善基本药物制度,全面推进公立医院综合改革,推动形成基层首诊、双向转诊、急慢分治、上下联动的分级诊疗模式。完善中医医疗服务体系,发挥中医药特色优势,推动中医药传承与创新。

——妇幼健康和计划生育服务管理。实施全面两孩政策,改革完善计划生育服务管理,实施生育登记服务。开展孕前优生健康检查,加强高危孕产妇和新生儿健康管理。提高妇女常见病筛查率和早诊早治率,扩大农村妇女宫颈癌、乳腺癌项目检查覆盖范围。继续落实计划生育技术服务基本项目,将流动人口纳入城镇计划生育服务范围。加强出生人口性别比综合治理。完善农村部分计划生育家庭奖励扶助制度、计划生育家庭特别扶助制度,继续实施"少生快富"工程。

——食品药品安全。实施食品安全战略,完善法规制度,提高安全标准,全面落实企业主体责任,提高监督检查频次,扩大抽检监测覆盖面,实行全产业链可追溯管理。深化药品医疗器械审评审批制度改革,探索按照独立法人治理模式改革审评机构,推行药品经营企业分级分类管理。加大农村食品药品安全治理力度,完善对网络销售食品药品的监管。

第二节　保障措施

——基层医疗卫生服务能力提升。在县级区域依据常住人口数,原则上办好 1 个县办综合医院和 1 个县办中医类医院(含中医、中西医结合、民族医等),每个乡镇(街道)办好 1 所标准化建设的乡镇卫生院(社区卫生服务中心),每个行政村办好 1 个村卫生室。优先支持 832 个国家扶贫开发工作重点县和集中连片特困地区县县级医院和基层医疗卫生机构建设,打造 30 分钟基层医疗服务圈,基层医疗卫生机构标准化达标率达到 95% 以上。

——疾病防治和基本公共卫生服务能力强化。加强卫生应急、疾病预防控制、精神卫生、血站、卫生计生监督能力建设。提高肿瘤、心脑血管疾病、呼吸系统疾病等疑难病症防治能力。支持肿瘤、心脑血管疾病、糖尿病、精神病、传染病、职业病、地方病等薄弱领域服务能力建设。

——医疗卫生人才培养。加强住院医师规范化培训,力争到 2020 年经过规范化培训的住院医师数量达到 50 万人,每万人口全科医生数达到 2 名。继续实施助理全科医生培训、全科医生转岗培训和农村订单定向免费培养医学生政策,加强基层医务人员继续教育,完善城市医疗卫生人才对口支援农村制度。

——人口健康信息化。以全民健康保障信息化工程和健康中国云服务计划为基础,依托现有资源统筹建立人口健康信息平台。推进居民电子健康档案应用。积极利用移动互联网提供在线预约诊疗、健康咨询、检查检验报告查询等服务,提高重大疾病和突发公共卫生事件防控能力。完善中西部地区县级医院电子病历等信息系统功能,加强县级医院与对口三级医院、县级医院与基层医疗卫生机构之间的远程诊疗信息系统建设,健全基于互联网、大数据技术的分级诊疗信息系统。

第十章 基本公共文化体育

国家构建现代公共文化服务体系和全民健身公共服务体系,促进基本公共文化服务和全民健身基本公共服务标准化、均等化,更好地满足人民群众精神文化需求和体育健身需求,提高全民文化素质和身体素质。本领域服务项目共10项,具体包括:公共文化设施免费开放、送地方戏、收听广播、观看电视、观赏电影、读书看报、少数民族文化服务、参观文化遗产、公共体育场馆开放、全民健身服务。

第一节 重点任务

——群众体育。实施全民健身计划,组织实施国民体质监测,推行《国家体育锻炼标准》,开展全民健身活动,实行科学健身指导。推动公共体育场馆向社会免费或低收费开放。全面实施青少年体育活动促进计划,培养青少年体育爱好和运动技能,推广普及足球、篮球、排球和冰雪运动等。

第二节 保障措施

——公共文化服务体系建设。推动各地区进一步完善图书馆、文化馆(站)、博物馆等基本公共文化服务设施。在乡镇(街道)和村(社区)统筹建设集宣传文化、党员教育、科学普及、普法教育、体育健身等功能于一体的综合性文化服务中心。为集中连片特困地区和西藏、四省藏区、新疆南疆四地州以及国家扶贫开发工作重点县、新疆生产建设兵团边境团场和南疆困难团场每个县级文化馆配备一辆流动文化车,为村文化活动室购置基本公共文化服务设备。

——公共体育服务设施建设。重点支持足球场地设施、中小型全民健身中心、县级体育场、农民体育健身工程、社区多功能运动场、冰雪运动设施、科学健身指导服务平台等建设。充分利用体育中心、公园绿地、闲置厂房、校舍操场、社区空置场所等,拓展公共体育设施场所。

1.3.54 学校体育工作条例

学校体育工作条例

(1990年2月20日国务院批准,1990年3月12日国家教委令第8号、国家体委令第11号发布,根据2017年3月1日《国务院关于修改和废止部分行政法规的决定》修正)

第一章 总则

第一条 为保证学校体育工作的正常开展,促进学生身心的健康成长,制定本条例。

第二条　学校体育工作是指普通中小学校、农业中学、职业中学、中等专业学校、普通高等学校的体育课教学、课外体育活动、课余体育训练和体育竞赛。

第三条　学校体育工作的基本任务是：增进学生身心健康、增强学生体质；使学生掌握体育基本知识，培养学生体育运动能力和习惯；提高学生运动技术水平，为国家培养体育后备人才；对学生进行品德教育，增强组织纪律性，培养学生的勇敢、顽强、进取精神。

第四条　学校体育工作应当坚持普及与提高相结合、体育锻炼与安全卫生相结合的原则，积极开展多种形式的强身健体活动，重视继承和发扬民族传统体育，注意吸取国外学校体育的有益经验，积极开展体育科学研究工作。

第五条　学校体育工作应当面向全体学生，积极推行国家体育锻炼标准。

第六条　学校体育工作在教育行政部门领导下，由学校组织实施，并接受体育行政部门的指导。

第二章　体育课教学

第七条　学校应当根据教育行政部门的规定，组织实施体育课教学活动。

普通中小学校、农业中学、职业中学、中等专业学校各年级和普通高等学校的一、二年级必须开设体育课。普通高等学校对三年级以上学生开设体育选修课。

第八条　体育课教学应当遵循学生身心发展的规律，教学内容应当符合教学大纲的要求，符合学生年龄、性别特点和所在地区地理、气候条件。

体育课的教学形式应当灵活多样，不断改进教学方法，改善教学条件，提高教学质量。

第九条　体育课是学生毕业、升学考试科目。学生因病、残免修体育课或者免除体育课考试的，必须持医院证明，经学校体育教研室（组）审核同意，并报学校教务部门备案，记入学生健康档案。

第三章　课外体育活动

第十条　开展课外体育活动应当从实际情况出发，因地制宜，生动活泼。

普通中小学校、农业中学、职业中学每天应当安排课间操，每周安排三次以上课外体育活动，保证学生每天有一小时体育活动的时间（含体育课）。

中等专业学校、普通高等学校除安排有体育课、劳动课的当天外，每天应当组织学生开展各种课外体育活动。

第十一条　学校应当在学生中认真推行国家体育锻炼标准的达标活动和等级运动员制度。

学校可根据条件有计划地组织学生远足、野营和举办夏（冬）令营等多种形式的体育活动。

第四章　课余体育训练与竞赛

第十二条　学校应当在体育课教学和课外体育活动的基础上，开展多种形式的课余体育训练，提高学生的运动技术水平。有条件的普通中小学校、农业中学、职业中学、中等专业学校经省级教育行政部门批准，普通高等学校经国家教育委员会批准，可以开展培养优秀体育后备人才的训练。

第十三条　学校对参加课余体育训练的学生，应当安排好文化课学习，加强思想品德教育,并注意改善他们的营养。普通高等学校对运动水平较高、具有培养前途的学生,报国家教育委员会批准,可适当延长学习年限。

第十四条　学校体育竞赛贯彻小型多样、单项分散、基层为主、勤俭节约的原则。学校每学年至少举行一次以田径项目为主的全校性运动会。

第十五条　全国中学生运动会每三年举行一次,全国大学生运动会每四年举行一次。特殊情况下,经国家教育委员会批准可提前或者延期举行。

国家教育委员会根据需要,可以安排学生参加国际学生体育竞赛。

第十六条　学校体育竞赛应当执行国家有关的体育竞赛制度和规定,树立良好的赛风。

第五章　体育教师

第十七条　体育教师应当热爱学校体育工作,具有良好的思想品德、文化素养,掌握体育教育的理论和教学方法。

第十八条　学校应当在各级教育行政部门核定的教师总编制数内,按照教学计划中体育课授课时数所占的比例和开展课余体育活动的需要配备体育教师。除普通小学外,学校应当根据学校女生数量配备一定比例的女体育教师。承担培养优秀体育后备人才训练任务的学校,体育教师的配备应当相应增加。

第十九条　各级教育行政部门和学校应当有计划地安排体育教师进修培训。对体育教师的职务聘任、工资待遇应当与其他任课教师同等对待。按照国家有关规定,有关部门应当妥善解决体育教师的工作服装和粮食定量。

体育教师组织课间操(早操)、课外体育活动和课余训练、体育竞赛应当计算工作量。

学校对妊娠、产后的女体育教师,应当按照《女职工劳动保护规定》给予相应的照顾。

第六章　场地、器材、设备和经费

第二十条　学校的上级主管部门和学校应当按照国家或者地方制定的各类学校体育场地、器材、设备标准,有计划地逐步配齐。学校体育器材应当纳入教学仪器供应计划。新建、改建学校必须按照有关场地、器材的规定进行规划、设计和建设。

在学校比较密集的城镇地区,逐步建立中小学体育活动中心,并纳入城市建设规划。社会的体育场(馆)和体育设施应当安排一定时间免费向学生开放。

第二十一条　学校应当制定体育场地、器材、设备的管理维修制度,并由专人负责管理。

任何单位或者个人不得侵占、破坏学校体育场地或者破坏体育器材、设备。

第二十二条　各级教育行政部门和学校应当根据学校体育工作的实际需要,把学校体育经费纳入核定的年度教育经费预算内,予以妥善安排。

地方各级人民政府在安排年度学校教育经费时,应当安排一定数额的体育经费,以保证学校体育工作的开展。

国家和地方各级体育行政部门在经费上应当尽可能对学校体育工作给予支持。

国家鼓励各种社会力量以及个人自愿捐资支援学校体育工作。

第七章　组织机构和管理

第二十三条　各级教育行政部门应当健全学校体育管理机构,加强对学校体育工作的指导和检查。

学校体育工作应当作为考核学校工作的一项基本内容。普通中小学校的体育工作应当列入督导计划。

第二十四条　学校应当由一位副校(院)长主管体育工作,在制定计划、总结工作、评选先进时,应当把体育工作列为重要内容。

第二十五条　普通高等学校、中等专业学校和规模较大的普通中学,可以建立相应的体育管理部门,配备专职干部和管理人员。

班主任、辅导员应当把学校体育工作作为一项工作内容,教育和督促学生积极参加体育活动。学校的卫生部门应当与体育管理部门互相配合,搞好体育卫生工作。总务部门应当搞好学校体育工作的后勤保障。

学校应当充分发挥共青团、少先队、学生会以及大、中学生体育协会等组织在学校体育工作中的作用。

第八章　奖励与处罚

第二十六条　对在学校体育工作中成绩显著的单位和个人,各级教育、体育行政部门或者学校应当给予表彰、奖励。

第二十七条　对违反本条例,有下列行为之一的单位或者个人,由当地教育行政部门令其限期改正,并视情节轻重对直接责任人员给予批评教育或者行政处分:

(一)不按规定开设或者随意停止体育课的;

(二)未保证学生每天一小时体育活动时间(含体育课)的;

(三)在体育竞赛中违反纪律、弄虚作假的;

(四)不按国家规定解决体育教师工作服装、粮食定量的。

第二十八条　对违反本条例,侵占、破坏学校体育场地、器材、设备的单位或者个人,由当地人民政府或者教育行政部门令其限期清退和修复场地、赔偿或者修复器材、设备。

第九章　附则

第二十九条　高等体育院校和普通高等学校的体育专业的体育工作不适用本条例。

技工学校、工读学校、特殊教育学校、成人学校的学校体育工作参照本条例执行。

第三十条　国家教育委员会、国家体育运动委员会可根据本条例制定实施办法。

第三十一条　本条例自发布之日起施行。原教育部、国家体育运动委员会1979年10月5日发布的《高等学校体育工作暂行规定(试行草案)》和《中、小学体育工作暂行规定(试行草案)》同时废止。

1.3.55　2017年政府工作报告

2017年政府工作报告(节选)

(2017年3月5日在第十二届全国人民代表大会第五次会议)

一、2016年工作回顾

七是注重保障和改善民生,人民群众获得感增强。在财政收支压力加大情况下,民生投入继续增加。出台新的就业创业政策,扎实做好重点人群、重点地区就业工作。全面推进脱贫攻坚,全国财政专项扶贫资金投入超过1 000亿元。提高低保、优抚、退休人员基本养老金等标准,为1 700多万困难和重度残疾人发放生活或护理补贴。财政性教育经费支出占国内生产总值比例继续超过4%。重点高校招收贫困地区农村学生人数增长21.3%。免除农村贫困家庭学生普通高中学杂费。全年资助各类学校家庭困难学生8 400多万人次。整合城乡居民基本医保制度,提高财政补助标准。增加基本公共卫生服务经费。实现大病保险全覆盖,符合规定的省内异地就医住院费用可直接结算。加强基层公共文化服务。实施全民健身计划,体育健儿在里约奥运会、残奥会上再创佳绩。去年部分地区特别是长江流域发生严重洪涝等灾害,通过及时有力开展抢险救灾,紧急转移安置900多万人次,最大限度降低了灾害损失,恢复重建有序进行。

三、2017年重点工作任务

(八)推进以保障和改善民生为重点的社会建设。民生是为政之要,必须时刻放在心头、扛在肩上。在当前国内外形势严峻复杂的情况下,更要优先保障和改善民生,该办能办的实事要竭力办好,基本民生的底线要坚决兜牢。

推进健康中国建设。城乡居民医保财政补助由每人每年420元提高到450元,同步提高个人缴费标准,扩大用药保障范围。在全国推进医保信息联网,实现异地就医住院费用直接结算。完善大病保险制度,提高保障水平。全面启动多种形式的医疗联合体建设试点,三级公立医院要全部参与并发挥引领作用,建立促进优质医疗资源上下贯通的考核和激励机制,增强基层服务能力,方便群众就近就医。分级诊疗试点和家庭签约服务扩大到85%以上地市。做好健康促进,继续提高基本公共卫生服务经费补助标准,加强疾病预防体系和慢性病防控体系建设。及时公开透明有效应对公共卫生事件。保护和调动医务人员积极性。构建和谐医患关系。适应实施全面两孩政策,加强生育医疗保健服务。依法支持中医药事业发展。食品药品安全事关人民健康,必须管得严而又严。要完善监管体制机制,充实基层监管力量,夯实各方责任,坚持源头控制、产管并重、重典治乱,坚决把好人民群众饮食用药安全的每一道关口。

1.3.56 "十三五"国家老龄事业发展和养老体系建设规划

国务院关于印发"十三五"国家老龄事业发展和养老体系建设规划的通知(节选)

国发〔2017〕13号

第五章 健全健康支持体系

第二节 加强老年人健康促进和疾病预防

开展老年人健康教育,促进健康老龄化理念和医疗保健知识宣传普及进社区、进家庭,增强老年人的自我保健意识和能力。加强对老年人健康生活方式和健身活动指导,提升老年人健康素养水平至10%。基层医疗卫生机构为辖区内65周岁以上老年人普遍建立健康档案,开展健康管理服务。加强对老年人心脑血管疾病、糖尿病、恶性肿瘤、呼吸系统疾病、口腔疾病等常见病、慢性病的健康指导、综合干预。指导老年人合理用药,减少不合理用药危害。研究推广老年病防治适宜技术,及时发现健康风险因素,促进老年病早发现、早诊断、早治疗。面向老年人开展中医药健康管理服务项目。加强老年严重精神障碍患者的社区管理和康复服务。

1.3.57　进一步激发社会领域投资活力

国务院办公厅关于进一步激发社会领域投资活力的意见（节选）

国办发〔2017〕21号

一、扎实有效放宽行业准入

1. 制定社会力量进入医疗、养老、教育、文化、体育等领域的具体方案，明确工作目标和评估办法，新增服务和产品鼓励社会力量提供。（教育部、民政部、文化部、国家卫生计生委、新闻出版广电总局、体育总局、国家文物局、国家中医药局按职责分工负责）在社会需求大、供给不足、群众呼声高的医疗、养老领域尽快有突破，重点解决医师多点执业难、纳入医保定点难、养老机构融资难等问题。（国家卫生计生委、人力资源社会保障部、民政部、银监会等部门按职责分工负责）

2. 分别制定医疗、养老、教育、文化、体育等机构设置的跨部门全流程综合审批指引，推进一站受理、窗口服务、并联审批，加强协作配合，并联范围内的审批事项不得互为前置。（教育部、民政部、文化部、国家卫生计生委、新闻出版广电总局、体育总局、国家文物局、国家中医药局分别牵头会同公安部、国土资源部、环境保护部、住房城乡建设部等部门负责）各地出台实施细则，进一步细化各项审批的条件、程序和时限，提高部门内各环节审批效率，推广网上并联审批，实现审批进程可查询。（各省级人民政府负责）

二、进一步扩大投融资渠道

11. 研究出台医疗、养老、教育、文化、体育等社会领域产业专项债券发行指引，结合其平均收益低、回报周期长等特点，制定有利于相关产业发展的鼓励条款。（国家发展改革委牵头负责）积极支持相关领域符合条件的企业发行公司债券、非金融企业债务融资工具和资产证券化产品，并探索发行股债结合型产品进行融资，满足日常运营资金需求。（证监会、人民银行按职责分工牵头负责）引导社会资本以政府和社会资本合作（PPP）模式参与医疗机构、养老服务机构、教育机构、文化设施、体育设施建设运营，开展PPP项目示范。（各省级人民政府负责）

三、认真落实土地税费政策

20. 将医疗、养老、教育、文化、体育等领域用地纳入土地利用总体规划、城乡规划和年度用地计划，农用地转用指标、新增用地指标分配要适当向上述领域倾斜，有序适度扩大用地供给。（国土资源部、住房城乡建设部以及各省级人民政府按职责分工负责）

21. 医疗、养老、教育、文化、体育等领域新供土地符合划拨用地目录的，依法可按划拨方式供应。对可以使用划拨用地的项目，在用地者自愿的前提下，鼓励以出让、租赁方式供应土地，支持市、县政府以国有建设用地使用权作价出资或者入股的方式提供土地，与社会资本共同投资建设。应有偿使用的，依法可以招拍挂或协议方式供应，土地出让价款可在规定期限内按合同约定分期缴纳。支持实行长期租赁、先租后让、租让结合的土地供应方式。（国土资源部牵头会同财政部等部门负责）

四、大力促进融合创新发展

28. 制定医养结合管理和服务规范、城市马拉松办赛指南、汽车露营活动指南、户外徒步组织规范、文化自然遗产保护和利用指南。实施文化旅游精品示范工程、体育医疗康复产业发展行动计划。(国家卫生计生委、民政部、国家中医药局、体育总局、住房城乡建设部、文化部、国家文物局、国家旅游局等部门按职责分工负责)

五、加强监管优化服务

35. 积极培育和发展医疗、养老、教育、文化、体育等领域的行业协会商会,鼓励行业协会商会主动完善和提升行业服务标准,发布高标准的服务信息指引,开展行业服务承诺活动,组织有资质的信用评级机构开展第三方服务信用评级。(教育部、民政部、文化部、国家卫生计生委、人民银行、工商总局、新闻出版广电总局、体育总局按职责分工负责)

1.3.58　落实《政府工作报告》重点工作部门分工

国务院关于落实《政府工作报告》重点工作部门分工的意见(节选)

国发〔2017〕22号

九、推进以保障和改善民生为重点的社会建设

(四十)推进健康中国建设。城乡居民医保财政补助由每人每年420元提高到450元,同步提高个人缴费标准,扩大用药保障范围。在全国推进医保信息联网,实现异地就医住院费用直接结算。完善大病保险制度,提高保障水平。(财政部、人力资源社会保障部、国家卫生计生委、国务院医改办等按职责分工负责)全面启动多种形式的医疗联合体建设试点,三级公立医院要全部参与并发挥引领作用,建立促进优质医疗资源上下贯通的考核和激励机制,增强基层服务能力,方便群众就近就医。分级诊疗试点和家庭签约服务扩大到85%以上地市。做好健康促进,继续提高基本公共卫生服务经费补助标准,加强疾病预防体系和慢性病防控体系建设。及时公开透明有效应对公共卫生事件。保护和调动医务人员积极性。构建和谐医患关系。适应实施全面两孩政策,加强生育医疗保健服务。依法支持中医药事业发展。(国家卫生计生委牵头,国家发展改革委、财政部、人力资源社会保障部、国务院医改办、教育部、商务部、国务院国资委、质检总局、食品药品监管总局、国务院新闻办、国家网信办、保监会、国家中医药局、国务院扶贫办等按职责分工负责)食品药品安全事关人民健康,必须管得严而又严。要完善监管体制机制,充实基层监管力量,夯实各方责任,坚持源头控制、产管并重、重典治乱,坚决把好人民群众饮食用药安全的每一道关口。(国务院食品安全办、食品药品监管总局牵头,中央编办、国家发展改革委、公安部、财政部、农业部、国家卫生计生委、质检总局等按职责分工负责)

(四十二)发展文化事业和文化产业。加强社会主义精神文明建设,坚持用中国梦和社会主义核心价值观凝聚共识、汇聚力量,坚定文化自信。繁荣发展哲学社会科学和文学艺术创作,发展新闻出版、广播影视、档案等事业。建设中国特色新型智库。实施中华优秀传统文化传承发展工程,加强文物和非物质文化遗产保护利用。大力推动全民阅读,加强科学普及。提高基本公共文化服务均等化水平。加快培育文化产业,加强文化市场监管,净化网络环境。深化中外人文交流,推动中华文化走出去。做好冬奥会、冬残奥会筹办工作,统筹群众体育、竞技体育、体育产业发展,广泛开展全民健身,使更多人享受运动快乐、拥有健康体魄。(文化部、教育部、科技部、商务部、新闻出版广电总局、体育总局、国家网信办、中科院、社科院、国务院发展研究中心、国家行政学院、国家文物局、国家档案局、中国

科协、中国残联等按职责分工负责）

1.3.59　就业创业工作

国务院关于做好当前和今后一段时期就业创业工作的意见（节选）

国发〔2017〕28号

一、坚持实施就业优先战略

（二）促进产业结构、区域发展与就业协同。优化发展环境,推进实施政府和社会资本合作,大力发展研究设计、电子商务、文化创意、全域旅游、养老服务、健康服务、人力资源服务、服务外包等现代服务业。完善多元化产业体系,既注重发展资本、技术和知识密集的先进制造业、战略性新兴产业,又要支持劳动密集型产业发展,降低实体经济成本,推进传统产业绿色改造,创造更多就业机会。结合区域发展战略实施,引导东部地区产业向中西部和东北地区有序转移,落实完善中西部地区外商投资优势产业目录,支持中西部地区利用外资,引导劳动者到重点地区、重大工程、重大项目、重要领域就业。（国家发展改革委、科技部、工业和信息化部、民政部、财政部、人力资源社会保障部、商务部、文化部、国家卫生计生委、国家旅游局等负责）

1.3.60　推进医疗联合体建设和发展

国务院办公厅关于推进医疗联合体建设和发展的指导意见（节选）

国办发〔2017〕32号

一、总体要求

（一）指导思想。全面贯彻党的十八大和十八届三中、四中、五中、六中全会以及全国卫生与健康大会精神,认真落实党中央、国务院决策部署,统筹推进"五位一体"总体布局和协调推进"四个全面"战略布局,牢固树立和贯彻落实创新、协调、绿色、开放、共享的发展理念,坚持以人民为中心的发展思想,立足我国经济社会和医药卫生事业发展实际,以落实医疗机构功能定位、提升基层服务能力、理顺双向转诊流程为重点,不断完善医联体组织管理模式、运行机制和激励机制,逐步建立完善不同级别、不同类别医疗机构间目标明确、权责清晰、公平有效的分工协作机制,推动构建分级诊疗制度,实现发展方式由以治病为中心向以健康为中心转变。

（二）基本原则。便民惠民,群众受益。坚持以人民健康为中心,逐步实现医疗质量同质化管理,强化基层医疗卫生机构的居民健康"守门人"能力,推进慢性病预防、治疗、管理相结合,促进医联体建设与预防、保健相衔接,方便群众就近就医,减轻疾病负担,防止因病致贫返贫,促进健康产业发展和经济转型升级,增强群众获得感。

三、完善医联体内部分工协作机制

（二）落实医疗机构功能定位。医联体建立责任共担和利益分配机制,调动医联体内各医疗机构积极性,落实功能定位。三级医院逐步减少常见病、多发病、病情稳定的慢性病患者比例。基层医疗卫生机构和专业康复机构、护理院等为诊断明确、病情稳定的慢性病患者、康复期患者、老年病患者、晚期肿瘤患者等提供治疗、康复、护理服务。鼓励村卫生室根据当地群众就医需求,加强公共卫生和健康管理服务,做好疾病预防控制工作。

(三)扎实推进家庭医生签约服务。加强全科医生培养。以高血压、糖尿病等慢性病为重点,在医联体内加快推进家庭医生签约服务,优先覆盖老年人、孕产妇、儿童、残疾人等重点人群,以需求为导向做实家庭医生签约服务,2017年要把所有贫困人口纳入签约服务范围。通过签约服务,鼓励和引导居民在医联体内到基层首诊,上级医院对签约患者提供优先接诊、优先检查、优先住院等服务。探索对部分慢性病签约患者提供不超过2个月用药量的长处方服务,有条件的地方可以根据双向转诊患者就医需求,通过延伸处方、集中配送等形式加强基层和上级医院用药衔接,方便患者就近就医取药。

(四)为患者提供连续性诊疗服务。鼓励护理院、专业康复机构等加入医联体。建立医联体内转诊机制,重点畅通向下转诊通道,将急性病恢复期患者、术后恢复期患者及危重症稳定期患者及时转诊至下级医疗机构继续治疗和康复,加强医疗卫生与养老服务相结合,为患者提供一体化、便利化的疾病诊疗—康复—长期护理连续性服务。

四、促进医联体内部优质医疗资源上下贯通

鼓励医联体内医疗机构在保持行政隶属关系和财政投入渠道不变的前提下,统筹人员调配、薪酬分配、资源共享等,形成优质医疗资源上下贯通的渠道和机制。

(三)统一信息平台。加强规划设计,充分发挥信息系统对医联体的支撑作用,结合建立省、市、县三级人口健康信息平台,统筹推进医联体相关医院管理、医疗服务等信息平台建设,实现电子健康档案和电子病历的连续记录和信息共享,实现医联体内诊疗信息互联互通。医联体可以共享区域内居民健康信息数据,便捷开展预约诊疗、双向转诊、健康管理、远程医疗等服务,方便患者看病就医,提高医学科研技术水平。发挥远程医疗作用,促进医疗资源贴近城乡基层,探索实行远程医疗收费和支付政策,促进远程医疗服务可持续发展。

1.3.61 深化医药卫生体制改革2017年重点工作任务

国务院办公厅关于印发深化医药卫生体制改革2017年重点工作任务的通知(节选)

国办发〔2017〕37号

2017年是贯彻落实全国卫生与健康大会精神和实施"十三五"深化医药卫生体制改革规划的重要一年,是形成较为系统的基本医疗卫生制度框架、完成医改阶段性目标任务的关键一年。深化医改工作要全面贯彻党的十八大和十八届三中、四中、五中、六中全会精神,深入贯彻习近平总书记系列重要讲话精神和治国理政新理念新思想新战略,认真落实党中央、国务院决策部署,统筹推进"五位一体"总体布局和协调推进"四个全面"战略布局,坚持稳中求进工作总基调,牢固树立和贯彻落实创新、协调、绿色、开放、共享的发展理念,坚持以人民为中心的发展思想,坚持以推进健康中国建设为引领,坚持把基本医疗卫生制度作为公共产品向全民提供,坚持保基本、强基层、建机制,深化医疗、医保、医药联动改革,着力推进分级诊疗、现代医院管理、全民医保、药品供应保障、综合监管5项制度建设,统筹推进相关领域改革,进一步加强组织领导、制度创新和重点突破,抓好已出台改革举措的落地实施,为建立中国特色基本医疗卫生制度奠定坚实基础,切实把改革成果转化为人民群众的健康福祉和获得感,以优异成绩迎接党的十九大胜利召开。

2017年深化医药卫生体制改革，要重点推进和落实以下工作任务。

二、推动落实的重点工作

15. 总结推广地方成功经验，进一步扩大试点范围，分级诊疗试点和家庭医生签约服务扩大到85%以上的地市。（国家卫生计生委负责）

16. 落实国务院医改办等单位《关于推进家庭医生签约服务的指导意见》，大力推进家庭医生签约服务，健全收付费、考核、激励机制以及医保等政策。从老年人、孕产妇、儿童、残疾人等人群以及慢性疾病和严重精神障碍患者等入手，以需求为导向做实家庭医生签约服务。2017年，重点人群签约服务覆盖率达到60%以上，把所有贫困人口纳入家庭医生签约服务范围。（国家卫生计生委负责）

58. 人均基本公共卫生服务经费财政补助标准提高到50元。加强疾病预防体系和慢性病防控体系建设。做好健康促进。（财政部、国家发展改革委、国家卫生计生委分别负责）

64. 继续推动国家级医养结合试点工作，推进社区居家层面医养结合。启动中医药健康养老工作。推动健康和相关行业融合发展，推进健康医疗旅游示范基地建设。（国家卫生计生委、民政部、国家发展改革委、国家中医药局、财政部负责）

1.3.62　支持社会力量提供多层次多样化医疗服务

国务院办公厅关于支持社会力量提供多层次多样化医疗服务的意见（节选）

国办发〔2017〕44号

一、总体要求

（一）指导思想。全面贯彻党的十八大和十八届三中、四中、五中、六中全会精神，深入贯彻习近平总书记系列重要讲话精神和治国理政新理念新思想新战略，认真落实党中央、国务院决策部署，统筹推进"五位一体"总体布局和协调推进"四个全面"战略布局，牢固树立和贯彻落实创新、协调、绿色、开放、共享的发展理念，坚持以人民为中心的发展思想，紧紧围绕推进健康中国建设，坚定不移深化医改，以提高人民健康水平为核心，坚持基本医疗卫生事业的公益性，把基本医疗卫生制度作为公共产品向全民提供，确保实现人人享有基本医疗卫生服务，正确处理政府和市场关系，在基本医疗卫生服务领域坚持政府主导并适当引入竞争机制，在非基本医疗卫生服务领域市场要有活力，持续深化简政放权、放管结合、优化服务改革，落实政府责任，加强规范管理和服务监管，加快推进医疗服务领域供给侧结构性改革，培育经济发展新动能，满足群众多样化、差异化、个性化健康需求。

二、拓展多层次多样化服务

（四）鼓励发展全科医疗服务。发展社会力量举办、运营的高水平全科诊所，建立包括全科医生、护士等护理人员以及诊所管理人员在内的专业协作团队，为居民提供医疗、公共卫生、健康管理等签约服务。符合条件的社会办医疗机构提供的签约服务，在转诊、收付费、考核激励等方面与政府办医疗机构提供的签约服务享有同等待遇。鼓励社会办全科诊所提供个性化签约服务，构建诊所、医院、商业保险机构深度合作关系，打造医疗联合体。

（五）加快发展专业化服务。积极支持社会力量深入专科医疗等细分服务领域，扩大服务有效供给，培育专业化优势。在眼科、骨科、口腔、妇产、儿科、肿瘤、精神、医疗美容等专科以及康复、护理、体检等领域,加快打造一批具有竞争力的品牌服务机构。鼓励投资者建立品牌化专科医疗集团、举办有专科优势的大型综合医院。支持社会力量举办独立设置的医学检验、病理诊断、医学影像、消毒供应、血液净化、安宁疗护等专业机构,面向区域提供相关服务。

(六)全面发展中医药服务。充分发挥中医药独特优势,鼓励社会力量以名医、名药、名科、名术为服务核心,提供流程优化、质量上乘的中医医疗、养生保健、康复、养老、健康旅游等服务。促进有实力的社会办中医诊所和门诊部(中医馆、国医堂)等机构做大做强,实现跨省市连锁经营、规模发展。有条件的地方可相对集中设置只提供传统中医药服务的中医门诊部和中医诊所,打造中医药文化氛围浓郁的中医药服务区域,并推动从注重疾病治疗转向同时注重健康维护,发展治未病、康复等多元化服务。推进国家中医药健康旅游示范区、示范基地和示范项目建设。

(八)积极发展个性化就医服务。鼓励社会办医疗机构建立方便快捷的就医流程,营造舒适温馨的就医环境,为有需要的患者提供远程会诊、专人导医陪护、家庭病房等多种个性化的增值、辅助服务,全面提高服务品质。积极探索诊疗、护理、康复、心理关怀等连续整合的服务,进一步提升就医体验,多方位满足患者身心健康需要。

(九)推动发展多业态融合服务。促进医疗与养老融合,支持社会办医疗机构为老年人家庭提供签约医疗服务,建立健全与养老机构合作机制,兴办医养结合机构。促进医疗与旅游融合,发展健康旅游产业,以高端医疗、中医药服务、康复疗养、休闲养生为核心,丰富健康旅游产品,培育健康旅游消费市场。促进互联网与健康融合,发展智慧健康产业,促进云计算、大数据、移动互联网、物联网等信息技术与健康服务深度融合,大力发展远程医疗服务体系。促进体育与医疗融合,支持社会力量兴办以科学健身为核心的体医结合健康管理机构。

1.3.63　老年人照顾服务项目

国务院办公厅关于制定和实施老年人照顾服务项目的意见

国办发〔2017〕52号

一、总体要求

(一)指导思想。

全面贯彻党的十八大和十八届三中、四中、五中、六中全会精神,深入贯彻习近平总书记系列重要讲话精神和治国理政新理念新思想新战略,落实党中央、国务院关于老年人照顾服务工作的决策部署,从我国国情出发,立足老年人法定权益保障和服务需求,整合服务资源,拓展服务内容,创新服务方式,提升服务质量,让老年人享受到更多看得见、摸得着的实惠,使老年人共享改革发展成果,推动实现老有所养、老有所医、老有所为、老有所学、老有所乐。

(二)基本原则。

党政主导,社会参与。坚持党委领导、政府主导,发挥党委和政府在统筹规划、示范引领、监督管理等方面的作用。坚持社会参与、全民行动,注重发挥家庭养老的基础作用,鼓励和引导社会力量开展专业化、多元化照顾服务。

突出重点,适度普惠。根据经济社会发展水平细化照顾服务项目,合理确定照顾服务的对象、内容和标准,兼顾不同年龄特点,重点关注高龄、失能、贫困、伤残、计划生育特殊家庭等困难老年人的特殊需求。

因地制宜,循序渐进。引导和推动各地结合实际,积极稳妥地开展老年人照顾服务工作,坚持量力而行、稳步推进。鼓励有条件的地方探索创新、先行先试,为逐步扩大照顾服务范围积累经验。

政策衔接,强化服务。注重与社会保险、社会救助、社会福利、慈善事业等政策制度有效衔接,统筹各类服务资源,形成保障合力,让老年人享受更多优质、便捷、公平、安全的优先优惠服务。

城乡统筹,和谐共融。加大基本公共服务资源向农村倾斜配置力度,提高农村老年人照顾服务的可及性和便利性。强化照顾服务过程中的代际支持,营造互尊互爱互助的良好氛围,增进社会和谐。

二、重点任务

(一)全面建立针对经济困难高龄、失能老年人的补贴制度,并做好与长期护理保险的衔接。将符合最低生活保障条件的贫困家庭中的老年人全部纳入最低生活保障范围,实现应保尽保。

(二)发展居家养老服务,为居家养老服务企业发展提供政策支持。鼓励与老年人日常生活密切相关的各类服务行业为老年人提供优先、便利、优惠服务。大力扶持专业服务机构并鼓励其他组织和个人为居家老年人提供生活照料、医疗护理、精神慰藉等服务。鼓励和支持城乡社区社会组织和相关机构为失能老年人提供临时或短期托养照顾服务。

(三)除极少数超大城市需按政策落户外,80周岁及以上老年人可自愿随子女迁移户口,依法依规享受迁入地基本公共服务。

(四)推进老年宜居社区、老年友好城市建设。提倡在推进与老年人日常生活密切相关的公共设施改造中,适当配备老年人出行辅助器具。加强社区、家庭的适老化设施改造,优先支持老年人居住比例高的住宅加装电梯等。

(五)深化敬老月活动,各级党委和政府坚持每年组织开展走访慰问困难老年人活动。发挥基层服务型党组织和工会、共青团、妇联等群团组织以及城乡基层社会组织的优势,开展经常性为老志愿服务活动。

(六)农村老年人不承担兴办公益事业的筹劳义务。

(七)贫困老年人因合法权益受到侵害提起诉讼的,依法依规给予其法律援助和司法救助。鼓励律师事务所、公证处、司法鉴定机构、基层法律服务所等法律服务机构为经济困难老年人提供免费或优惠服务。

(八)进一步推动扩大法律援助覆盖面,降低法律援助门槛,有条件的地方可适度放宽老年人申请法律援助的经济困难标准和受案范围。

(九)支持城市公共交通为老年人提供优惠和便利,鼓励公路、铁路、民航等公共交通工具为老年人提供便利服务。

(十)综合考虑老、幼、病、残、孕等重点旅客出行需求,有条件的公共交通场所、站点和公共交通工具要按照无障碍环境建设要求,加快无障碍设施建设和改造,在醒目位置设置老年人等重点人群服务标志,开辟候乘专区或专座,为无人陪同、行动不便等有服务需求的老年人提供便利服务。

(十一)鼓励通过基本公共卫生服务项目,为老年人免费建立电子健康档案,每年为65

周岁及以上老年人免费提供包括体检在内的健康管理服务。

（十二）对符合条件的低收入家庭老年人参加城乡居民基本医疗保险所需个人缴费部分,由政府给予适当补贴。

（十三）加大推进医养结合力度,鼓励医疗卫生机构与养老服务融合发展,逐步建立完善医疗卫生机构与养老机构的业务合作机制,倡导社会力量兴办医养结合机构,鼓励有条件的医院为社区失能老年人设立家庭病床,建立巡诊制度。

（十四）积极开展长期护理保险试点,探索建立长期护理保险制度,切实保障失能人员特别是失能老年人的基本生活权益。

（十五）加快推进基本医疗保险异地就医结算工作,2017年底前基本实现符合转诊规定的老年人异地就医住院费用直接结算。

（十六）鼓励相关职业院校和培训机构每年面向老年人及其亲属开设一定学时的老年人护理、保健课程或开展专项技能培训。

（十七）鼓励制定家庭养老支持政策,引导公民自觉履行赡养义务和承担照料老年人责任。倡导制定老年人参与社会发展支持政策,发挥老年人积极作用。

（十八）推动具有相关学科的院校开发老年教育课程,为社区、老年教育机构及养老服务机构等提供教学资源及教育服务。支持兴办老年电视(互联网)大学,完善老年人社区学习网络。鼓励社会教育机构为老年人开展学习活动提供便利和优惠服务。

（十九）老年教育资源向老年人公平有序开放,减免贫困老年人进入老年大学(学校)学习的学费。提倡乡镇(街道)、城乡社区落实老年人学习场所,提供适合老年人的学习资源。

（二十）支持老年人开展文体娱乐、精神慰藉、互帮互助等活动,鼓励和支持为乡镇(街道)、城乡社区综合服务设施、为老服务机构和组织因地制宜配备适合老年人的文体器材。引导有条件的公共图书馆开设老年阅览区域,提供大字阅读设备、触屏读报系统等。

三、组织实施

（一）加强组织领导。各级党委和政府要充分认识做好老年人照顾服务工作的重要意义,将其列入议事日程和民心工程,纳入目标管理绩效考核内容,及时研究解决工作中遇到的困难和问题,做到认识到位、部署到位、措施到位、检查到位、落实到位。

（二）健全保障机制。县级以上政府要把老年人照顾服务工作所需资金和工作经费纳入财政预算。建立多渠道资金筹措机制,积极引导社会组织和企事业单位以结对帮扶、设立公益基金、开展公益捐赠等多种形式参与和支持老年人照顾服务工作。创新和优化照顾服务提供方式,加大政府购买服务力度,依据相关规定,通过市场化方式,把适合的老年人照顾服务项目交由具备条件的社会组织和企业承担。督促指导照顾服务提供方制定服务清单和办事指南,简化流程,提高效率。

（三）营造浓厚氛围。各地区、各部门要进一步强化服务意识,推动公共服务行业履行社会责任,为老年人提供更多更好的照顾服务。各级各类媒体要广泛宣传老年人照顾服务政策,积极开展敬老养老助老教育活动,大力宣传在老年人照顾服务工作中涌现出的先进单位和个人,按有关规定进行表彰奖励,努力营造全社会关心、支持、参与老年人照顾服务工作的良好氛围。

（四）强化督促检查。各地区、各部门要加大对老年人照顾服务工作的检查指导力度,健全综合督查、专项督查、第三方评估等工作机制。充分发挥社会监督的作用,建立健全信息反馈机制,妥善解决照顾服务过程中老年人反映的问题。强化问责机制,对落实老年人照顾服务政策不力的单位和个人要严肃追究责任。

1.3.64 进一步深化基本医疗保险支付方式改革

国务院办公厅关于进一步深化基本医疗保险支付方式改革的指导意见（节选）

国办发〔2017〕55号

二、改革的主要内容

（四）完善按人头付费、按床日付费等支付方式。支持分级诊疗模式和家庭医生签约服务制度建设，依托基层医疗卫生机构推行门诊统筹按人头付费，促进基层医疗卫生机构提供优质医疗服务。各统筹地区要明确按人头付费的基本医疗服务包范围，保障医保目录内药品、基本医疗服务费用和一般诊疗费的支付。逐步从糖尿病、高血压、慢性肾功能衰竭等治疗方案标准、评估指标明确的慢性病入手，开展特殊慢性病按人头付费，鼓励医疗机构做好健康管理。有条件的地区可探索将签约居民的门诊基金按人头支付给基层医疗卫生机构或家庭医生团队，患者向医院转诊的，由基层医疗卫生机构或家庭医生团队支付一定的转诊费用。对于精神病、安宁疗护、医疗康复等需要长期住院治疗且日均费用较稳定的疾病，可采取按床日付费的方式，同时加强对平均住院天数、日均费用以及治疗效果的考核评估。

1.3.65 加快发展商业养老保险

国务院办公厅关于加快发展商业养老保险的若干意见（节选）

国办发〔2017〕59号

一、总体要求

（一）指导思想。

全面贯彻党的十八大和十八届三中、四中、五中、六中全会精神，深入贯彻习近平总书记系列重要讲话精神和治国理政新理念新思想新战略，认真落实党中央、国务院决策部署，牢固树立新发展理念，以提高发展质量和效益为中心，以推进供给侧结构性改革为主线，以应对人口老龄化、满足人民群众日益增长的养老保障需求、促进社会和谐稳定为出发点，以完善养老风险保障机制、提升养老资金运用效率、优化养老金融服务体系为方向，依托商业保险机构专业优势和市场机制作用，扩大商业养老保险产品供给，拓宽服务领域，提升保障能力，充分发挥商业养老保险在健全养老保障体系、推动养老服务业发展、促进经济提质增效升级等方面的生力军作用。

（二）基本原则。

坚持改革创新，提升保障水平。以应对人口老龄化、保障和改善民生为导向，坚持专注主业，深化商业养老保险体制机制改革，激发创新活力，增加养老保障产品和服务供给，提高服务质量和效率，更好满足人民群众多样化、多层次养老保障需求。

（三）主要目标。

到2020年，基本建立运营安全稳健、产品形态多样、服务领域较广、专业能力较强、持续适度盈利、经营诚信规范的商业养老保险体系，商业养老保险成为个人和家庭商业养老保障计划的主要承担者、企业发起的商业养老保障计划的重要提供者、社会养老保障市场化运作的积极参与者、养老服务业健康发展的有力促进者、金融安全和经济增长的稳定支持者。

二、创新商业养老保险产品和服务

（四）丰富商业养老保险产品供给，为个人和家庭提供个性化、差异化养老保障。支持商业保险机构开发多样化商业养老保险产品，满足个人和家庭在风险保障、财富管理等方面的需求。积极发展安全性高、保障性强、满足长期或终身领取要求的商业养老年金保险。支持符合条件的商业保险机构积极参与个人税收递延型商业养老保险试点。针对独生子女家庭、无子女家庭、"空巢"家庭等特殊群体养老保障需求，探索发展涵盖多种保险产品和服务的综合养老保障计划。允许商业养老保险机构依法合规发展具备长期养老功能、符合生命周期管理特点的个人养老保障管理业务。

三、促进养老服务业健康发展

（七）鼓励商业保险机构投资养老服务产业。发挥商业养老保险资金长期性、稳定性优势，遵循依法合规、稳健安全原则，以投资新建、参股、并购、租赁、托管等方式，积极兴办养老社区以及养老养生、健康体检、康复管理、医疗护理、休闲康养等养老健康服务设施和机构，为相关机构研发生产老年用品提供支持，增加养老服务供给。鼓励商业保险机构积极参与养老服务业综合改革试点，加快推进试点地区养老服务体系建设。

（八）支持商业保险机构为养老机构提供风险保障服务。探索商业保险机构与各类养老机构合作模式，发展适应养老机构经营管理风险要求的综合责任保险，提升养老机构运营效率和稳健性。支持商业保险机构发展针对社区日间照料中心、老年活动中心、托老所、互助型社区养老服务中心等老年人短期托养和文体休闲活动机构的责任保险。

（九）建立完善老年人综合养老保障计划。针对老年人养老保障需求，坚持保障适度、保费合理、保单通俗原则，大力发展老年人意外伤害保险、老年人长期护理保险、老年人住房反向抵押养老保险等适老性强的商业保险，完善保单贷款、多样化养老金支付形式等配套金融服务。逐步建立老年人长期照护、康养结合、医养结合等综合养老保障计划，健全养老、康复、护理、医疗等服务保障体系。

1.3.66　国民营养计划（2017—2030 年）

国务院办公厅关于印发国民营养计划（2017—2030 年）的通知（节选）

国办发〔2017〕60 号

营养是人类维持生命、生长发育和健康的重要物质基础，国民营养事关国民素质提高和经济社会发展。近年来，我国人民生活水平不断提高，营养供给能力显著增强，国民营养健康状况明显改善。但仍面临居民营养不足与过剩并存、营养相关疾病多发、营养健康生活方式尚未普及等问题，成为影响国民健康的重要因素。为贯彻落实《"健康中国 2030"规划纲要》，提高国民营养健康水平，制定本计划。

一、总体要求

（一）指导思想。全面贯彻党的十八大和十八届三中、四中、五中、六中全会精神，深入贯彻习近平总书记系列重要讲话精神和治国理政新理念新思想新战略，紧紧围绕统筹推进"五位一体"总体布局和协调推进"四个全面"战略布局，认真落实党中央、国务院决策部署，牢固树立和贯彻落实新发展理念，坚持以人民健康为中心，以普及营养健康知识、优化营养健康服务、完善营养健康制度、建设营养健康环境、发展营养健康产业为重点，立足现状，着眼长远，关注国民生命全周期、健康全过程的营养健康，将营养融入所有健康政策，不断满足人民群众营养健康需求,提高全民健康水平,为建设健康中国奠定坚实基础。

（二）基本原则。

坚持科学发展。探索把握营养健康发展规律,充分发挥科技引领作用,加强适宜技术的研发和应用,提高国民营养健康素养,提升营养工作科学化水平。

（三）主要目标。

到 2020 年,营养法规标准体系基本完善;营养工作制度基本健全,省、市、县营养工作体系逐步完善,基层营养工作得到加强;食物营养健康产业快速发展,传统食养服务日益丰富;营养健康信息化水平逐步提升;重点人群营养不良状况明显改善,吃动平衡的健康生活方式进一步普及,居民营养健康素养得到明显提高。实现以下目标:

——农村中小学生的生长迟缓率保持在 5% 以下,缩小城乡学生身高差别;学生肥胖率上升趋势减缓。

——提高住院病人营养筛查率和营养不良住院病人的营养治疗比例。

——居民营养健康知识知晓率在现有基础上提高 10%。

到 2030 年,营养法规标准体系更加健全,营养工作体系更加完善,食物营养健康产业持续健康发展,传统食养服务更加丰富,"互联网 + 营养健康"的智能化应用普遍推广,居民营养健康素养进一步提高,营养健康状况显著改善。实现以下目标:

——进一步缩小城乡学生身高差别;学生肥胖率上升趋势得到有效控制。

——进一步提高住院病人营养筛查率和营养不良住院病人的营养治疗比例。

——居民营养健康知识知晓率在 2020 年的基础上继续提高 10%。

——全国人均每日食盐摄入量降低 20%,居民超重、肥胖的增长速度明显放缓。

二、完善实施策略

（一）完善营养法规政策标准体系。

推动营养立法和政策研究。开展营养相关立法的研究工作,进一步健全营养法规体系。研究制定临床营养管理、营养监测管理等规章制度。制定完善营养健康相关政策。研究建立各级营养健康指导委员会,加强营养健康法规、政策、标准等的技术咨询和指导。

完善标准体系。加强标准制定的基础研究和措施保障,提高标准制修订能力。科学、及时制定以食品安全为基础的营养健康标准。制修订中国居民膳食营养素参考摄入量、膳食调查方法、人群营养不良风险筛查、糖尿病人膳食指导、人群营养调查工作规范等行业标准。研究制定老年人群营养食品通则、餐饮食品营养标识等标准,加快修订预包装食品营养标签通则、食品营养强化剂使用标准、婴儿配方食品等重要食品安全国家标准。

（五）大力发展传统食养服务。

加强传统食养指导。发挥中医药特色优势,制定符合我国现状的居民食养指南,引导养成符合我国不同地区饮食特点的食养习惯。通过多种形式促进传统食养知识传播,推动传统食养与现代营养学、体育健身等有效融合。开展针对老年人、儿童、孕产妇及慢性病人群的食养指导,提升居民食养素养。实施中医药治未病健康工程,进一步完善适合国民健康需求的食养制度体系。

（七）普及营养健康知识。

提升营养健康科普信息供给和传播能力。围绕国民营养、食品安全科普宣教需求,结合地方食物资源和饮食习惯,结合传统食养理念,编写适合于不同地区、不同人群的居民膳食指南等营养、食品安全科普宣传资料,使科普工作更好落地。创新科普信息的表达形式,拓展传播渠道,建立免费共享的国家营养、食品安全科普平台。采用多种传播方式和渠道,定向、精准地将科普信息传播到目标人群。加强营养、食品安全科普队伍建设。发挥媒体的积极作用,坚决反对伪科学,依法打击和处置各种形式的谣言,及时发现和纠正错误营养宣传,避免营养信息误导。

推动营养健康科普宣教活动常态化。以全民营养周、全国食品安全宣传周、"5·20"全国学生营养日、"5·15"全国碘缺乏病防治日等为契机,大力开展科普宣教活动,带动宣教活动常态化。推动将国民营养、食品安全知识知晓率纳入健康城市和健康村镇考核指标。建立营养、食品安全科普示范工作场所,如营养、食品安全科普小屋等。定期开展科普宣传的效果评价,及时指导调整宣传内容和方式,增强宣传工作的针对性和有效性。开展舆情监测,回应社会关注,合理引导舆论,为公众解疑释惑。

三、开展重大行动

(四)临床营养行动。

推动营养相关慢性病的营养防治。制定完善高血压、糖尿病、脑卒中及癌症等慢性病的临床营养干预指南。对营养相关慢性病的住院患者开展营养评价工作,实施分类指导治疗。建立从医院、社区到家庭的营养相关慢性病患者长期营养管理模式,开展营养分级治疗。

(六)吃动平衡行动。

推广健康生活方式。积极推进全民健康生活方式行动,广泛开展以"三减三健"(减盐、减油、减糖,健康口腔、健康体重、健康骨骼)为重点的专项行动。推广应用《中国居民膳食指南》指导日常饮食,控制食盐摄入量,逐步量化用盐用油,同时减少隐性盐摄入。倡导平衡膳食的基本原则,坚持食物多样、谷类为主的膳食模式,推动国民健康饮食习惯的形成和巩固。宣传科学运动理念,培养运动健身习惯,加强个人体重管理,对成人超重、肥胖者进行饮食和运动干预。定期修订和发布居民膳食指南、成年人身体活动指南等。

提高运动人群营养支持能力和效果。建立运动人群营养网络信息服务平台,构建运动营养处方库,推进运动人群精准营养指导,降低运动损伤风险。及时修订运动营养食品相关国家标准和行业标准,提升运动营养食品技术研发能力,推动产业发展。

推进体医融合发展。调查糖尿病、肥胖、骨骼疾病等营养相关慢性病人群的营养状况和运动行为,构建以预防为主、防治结合的营养运动健康管理模式。研究建立营养相关慢性病运动干预路径。构建体医融合模式,发挥运动干预在营养相关慢性病预防和康复等方面的积极作用。

1.3.67 建立现代医院管理制度

国务院办公厅关于建立现代医院管理制度的指导意见(节选)

国办发〔2017〕67号

一、总体要求

(二)基本原则。

坚持以人民健康为中心。把人民健康放在优先发展的战略地位,将公平可及、群众受益作为出发点和立足点,全方位、全周期保障人民健康,增进人民健康福祉,增强群众改革获得感。

坚持公立医院的公益性。落实党委和政府对公立医院的领导责任、保障责任、管理责任、监督责任,把社会效益放在首位,注重健康公平,增强普惠性。坚持政府主导与发挥市场机制作用相结合,满足多样化、差异化、个性化健康需求。

坚持政事分开、管办分开。加快转变政府职能,深化"放管服"改革,合理界定政府作为公立医院出资人的举办监督职责和公立医院作为事业单位的自主运营管理权限,实行所有权与经营权分离。各级行政主管部门要创新管理方式,从直接管理公立医院转为行业管理,强化政策法规、行业规划、标准规范的制定和对医院的监督指导职责。

坚持分类指导,鼓励探索创新。尊重地方首创精神,鼓励各地在中央确定的改革方向和原则下,根据医院性质、功能定位、等级规模等不同情况,因地制宜,突破创新,建立符合实际的现代医院管理制度。

（三）主要目标。

到 2020 年,基本形成维护公益性、调动积极性、保障可持续的公立医院运行新机制和决策、执行、监督相互协调、相互制衡、相互促进的治理机制,促进社会办医健康发展,推动各级各类医院管理规范化、精细化、科学化,基本建立权责清晰、管理科学、治理完善、运行高效、监督有力的现代医院管理制度。

1.3.68　《中国健康事业的发展与人权进步》白皮书

《中国健康事业的发展与人权进步》白皮书（节选）

（国务院新闻办公室 2017 年 9 月 29 日发布）

二、健康环境与条件持续改善

中国积极推广健康生活方式,开展全民健身运动,推进全民健康教育,保障食品和饮用水安全,改善生产、生活、生态和社会环境,为促进公民健康权提供了良好条件。

健康生活方式全面推行。2007 年,国家启动全民健康生活方式行动,倡导居民合理饮食和适量运动,传播健康生活方式理念,创造健康的支持环境,提高全民健康意识和健康行为能力。截至 2016 年底,全国已有 81.87% 的县（区）开展了此项行动。发布《中国居民膳食指南（2016）》,对一般人群及儿童、老年人等特定群体进行科学合理膳食指导,引导居民做到平衡膳食、均衡营养。推进居民营养与健康状况监测,以及慢性病与营养监测和发布。推行全民减盐倡议,向居民传授减盐防控高血压等健康知识。实施重点人群营养改善措施,开展农村义务教育学生营养改善计划和贫困地区儿童营养改善项目。持续加大控烟力度,履行世界卫生组织《烟草控制框架公约》规定。2014 年深圳市实施《深圳经济特区控制吸烟条例》,2015 年北京市实施《北京市控制吸烟条例》,2017 年上海市实施《上海市公共场所控制吸烟条例》修正案,落实室内全面禁烟的要求。截至 2016 年底,全国已有 18 个城市制定了地方性无烟环境法规、规章,覆盖总人口的十分之一。

全民健身运动蓬勃开展。将全民健身事业提升为国家战略,把全民健身工作纳入各级政府国民经济和社会发展规划、财政预算及年度工作报告。"政府主导、部门协同、全社会共同参与"的全民健身事业发展格局初步形成。自 2009 年颁行《全民健身条例》以来,全国已有 16 个省份和 10 个较大市制定了全民健身地方性法规,31 个省（区、市）全部制定完成省级《全民健身实施计划》。从 2009 年起,国家将每年的 8 月 8 日定为"全民健身日"。2011年至 2014 年,全国已建成全民健身活动中心 3 405 个,社区多功能运动场 9 447 个,体育公园 2 366 个,健身广场 24 879 个,户外营地 878 个,室外健身器材 169 万件。各市（地）、县

（区）、街道（乡、镇）、社区（行政村）普遍建有体育场地，配有健身设施。截至 2015 年底，全国经常参加体育锻炼的人数比例达到 33.9%，人均体育场地面积达到 1.57 平方米，县级及以上地区体育总会平均覆盖率达到 72%，各级各类青少年体育俱乐部达到 7 147 个，全民健身站点平均达到每万人 3 个，社会化全民健身组织网络基本形成。

全民健康教育持续推进。充分利用报刊、电视、广播、互联网及新媒体等宣传媒介开展公众健康宣传教育咨询，引导居民形成自主自律的健康生活方式。国家每年举办"中国环境与健康宣传周"活动。发布《中国公民环境与健康素养（试行）》《"同呼吸、共奋斗"公民行为准则》。通过基本公共卫生服务健康教育、健康素养促进行动、健康中国行、中医中药中国行、重大卫生主题宣传日等项目和活动，开展健康宣传教育。城乡居民健康素养水平由 2008 年的 6.48% 上升至 2015 年的 10.25%。

三、公共卫生服务能力稳步提升

中国坚持预防为主、防治结合，提高公共卫生服务的可获取性和均等性，加大传染病、慢性病、地方病等疾病预防控制力度，提升突发公共卫生事件应急能力，推行覆盖全民的基本公共卫生服务，均等化程度不断提高。

基本公共卫生服务覆盖率进一步提高。国家免费提供疫苗及接种服务，受益对象从儿童扩展到成人。截至 2015 年底，疫苗接种率以乡镇为单位总体保持在 90% 以上，多数免疫规划疫苗可预防传染病的发病与死亡率降至历史最低水平。2010 年至 2017 年，人均基本公共卫生服务经费财政补助标准从 15 元提高到 50 元，服务项目从最初的 9 类 41 项扩大到 12 类 47 项。建立居民健康档案、健康教育、预防接种、儿童健康管理、孕产妇健康管理、老年人健康管理、慢性病患者健康管理、严重精神障碍患者管理、结核病患者健康管理、中医药健康管理、传染病和突发公共卫生事件报告和处理、卫生计生监督协管共 12 类服务项目，已基本覆盖居民生命全过程。截至 2016 年底，全国居民电子健康档案建档率达到 76.9%，高血压、糖尿病患者健康管理人数分别达到 9 023 万人和 2 781 万人。孕产妇和 3 岁以下儿童系统管理率分别达到 91.6% 和 91.1%。

基本公共卫生服务的惠及面不断扩大。2012 年，国家实现消除新生儿破伤风的目标。2014 年，通过新生儿接种乙肝疫苗，5 岁以下儿童乙肝表面抗原携带率从 1992 年的 9.67% 降至 0.32%，提前实现世界卫生组织提出的于 2017 年将 5 岁以下人群乙肝表面抗原流行率降到 1% 以下的目标。流动人口的基本公共卫生服务利用状况持续改善，传染病防控工作普遍开展，流动儿童免疫接种率达 90% 以上。针对重大疾病、重要健康危险因素和重点人群健康问题，制定和实施重大公共卫生服务项目，为 15 岁以下人群补种乙肝疫苗、贫困地区儿童改善营养、农村孕产妇提供住院分娩、农村妇女"两癌"筛查、农村建设无害化卫生厕所等，累计覆盖近 2 亿人。2009 年，国家启动"百万贫困白内障患者复明工程"，由政府提供补助为贫困白内障患者实施复明手术，截至 2013 年底，接受手术的人数已超 175 万人。

慢性病防控效果显著增强。国家已建立慢性病和慢性病危险因素监测网络。老年人健康管理和高血压、糖尿病患者管理等作为国家基本公共卫生服务免费向公众提供，实施脑卒中、心血管疾病高危筛查、口腔疾病综合干预、癌症早诊早治等项目。截至 2016 年底，脑卒中高危人群筛查和干预项目累计筛查 610 余万人，发现高危人群 82 万人，开展随访干预 95.2 万人次；心血管病高危人群早期筛查与综合干预项目累计筛查 338.9 万人，发现高危人群 77.6 万人，随访管理 52.4 万人次；儿童口腔疾病综合干预项目为 1 亿儿童提供免费口腔检查，516.8 万儿童免费窝沟封闭，222.9 万儿童免费局部用氟；癌症早诊早治项目累计筛查

214万高危人群,发现患者5.5万人,整体早诊率高于80%。

1.3.69 全科医生培养与使用激励机制

国务院办公厅关于改革完善全科医生培养与使用激励机制的意见(节选)

国办发〔2018〕3号

一、总体要求

(一)指导思想。以习近平新时代中国特色社会主义思想为指导,按照党的十九大提出的有关战略部署和工作要求,认真落实卫生与健康工作方针,以问题和需求为导向,遵循医疗卫生服务和临床医学人才成长规律,坚持政府主导,发挥市场机制作用,立足基本国情,借鉴国际经验,完善适应行业特点的全科医生培养制度,创新全科医生使用激励机制,为卫生与健康事业发展提供可靠的全科医学人才支撑。

(二)工作目标。到2020年,适应行业特点的全科医生培养制度基本建立,适应全科医学人才发展的激励机制基本健全,全科医生职业吸引力显著提高,城乡分布趋于合理,服务能力显著增强,全科医生与城乡居民基本建立比较稳定的服务关系,城乡每万名居民拥有2~3名合格的全科医生。到2030年,适应行业特点的全科医生培养制度更加健全,使用激励机制更加完善,城乡每万名居民拥有5名合格的全科医生,全科医生队伍基本满足健康中国建设需求。

四、加强贫困地区全科医生队伍建设

(十一)加快壮大贫困地区全科医生队伍。对集中连片特困地区县和国家扶贫开发工作重点县(以下统称贫困县)加大农村订单定向医学生免费培养力度。有关省份可结合实际,以贫困县为重点,订单定向免费培养农村高职(专科)医学生,毕业生经助理全科医生培训合格后,重点补充到村卫生室和艰苦边远地区乡镇卫生院。充分利用远程教育等信息化手段,面向贫困县免费实施国家继续医学教育培训项目。各地要加强县级以上医疗卫生机构对口支援农村基层医疗卫生机构力度,县级以上医疗卫生机构要通过远程教育等方式加强对基层的技术指导和培训。

(十二)扩大全科医生特岗计划实施范围。继续推进全科医生特岗计划试点工作,到2020年,逐步将试点范围覆盖到所有贫困县的乡镇卫生院,所需资金由中央和地方财政共同承担并适当提高补助标准。鼓励有条件的地区结合实际实施本地全科医生特岗计划,引导和激励优秀人才到基层工作。

1.3.70 基本公共服务领域中央与地方共同财政事权和支出责任划分改革方案

国务院办公厅关于印发基本公共服务领域中央与地方共同财政事权和支出责任划分改革方案的通知(节选)

国办发〔2018〕6号

一、总体要求

(一)指导思想。

高举中国特色社会主义伟大旗帜,全面贯彻落实党的十九大精神,以习近平新时代中国

特色社会主义思想为指导,坚持稳中求进工作总基调,坚持新发展理念,紧扣我国社会主要矛盾变化,按照高质量发展的要求,统筹推进"五位一体"总体布局和协调推进"四个全面"战略布局,充分发挥中央统一领导、地方组织落实的制度优势,按照加快建立现代财政制度,建立权责清晰、财力协调、区域均衡的中央和地方财政关系的要求,遵循相关法律法规规定,科学界定中央与地方权责,确定基本公共服务领域共同财政事权范围,制定基本公共服务保障国家基础标准,规范中央与地方支出责任分担方式,加大基本公共服务投入,加快推进基本公共服务均等化,织密扎牢民生保障网,不断满足人民日益增长的美好生活需要。

(二)基本原则。

——坚持以人民为中心。从解决人民最关心最直接最现实的利益问题入手,首先将教育、医疗卫生、社会保障等领域中与人直接相关的主要基本公共服务事项明确为中央与地方共同财政事权,并合理划分支出责任,同时完善相关转移支付制度,确保更好地为人民群众提供基本公共服务。

——坚持财政事权划分由中央决定。完善中央决策、地方落实的机制。基本公共服务领域共同财政事权范围、支出责任分担方式、国家基础标准由中央确定;明确地方政府职责,充分发挥地方政府区域管理优势和积极性,保障政策落实。

——坚持保障标准合理适度。既要尽力而为,加快推进基本公共服务均等化,适时调整国家基础标准,逐步提高保障水平;又要量力而行,兼顾各级财政承受能力,不超越经济社会发展阶段,兜牢基本民生保障底线。

——坚持差别化分担。充分考虑我国各地经济社会发展不平衡、基本公共服务成本和财力差异较大的国情,中央承担的支出责任要有所区别,体现向困难地区倾斜,并逐步规范、适当简化基本公共服务领域共同财政事权支出责任的分担方式。

——坚持积极稳妥推进。基本公共服务领域中央与地方共同财政事权和支出责任划分是一个动态调整、不断完善的过程,既要加强顶层设计,明确改革路径和方式,又要加强与各领域管理体制改革的衔接,在管理体制和相关政策比较明确、支出责任分担机制相对稳定的民生领域首先实现突破。

二、主要内容

(一)明确基本公共服务领域中央与地方共同财政事权范围。

根据《国务院关于推进中央与地方财政事权和支出责任划分改革的指导意见》(国发〔2016〕49号),结合《国务院关于印发"十三五"推进基本公共服务均等化规划的通知》(国发〔2017〕9号),将涉及人民群众基本生活和发展需要、现有管理体制和政策比较清晰、由中央与地方共同承担支出责任、以人员或家庭为补助对象或分配依据、需要优先和重点保障的主要基本公共服务事项,首先纳入中央与地方共同财政事权范围,目前暂定为八大类18项:一是义务教育,包括公用经费保障、免费提供教科书、家庭经济困难学生生活补助、贫困地区学生营养膳食补助4项;二是学生资助,包括中等职业教育国家助学金、中等职业教育免学费补助、普通高中教育国家助学金、普通高中教育免学杂费补助4项;三是基本就业服务,包括基本公共就业服务1项;四是基本养老保险,包括城乡居民基本养老保险补助1项;五是基本医疗保障,包括城乡居民基本医疗保险补助、医疗救助2项;六是基本卫生计生,包括基本公共卫生服务、计划生育扶助保障2项;七是基本生活救助,包括困难群众救助、受灾人员救助、残疾人服务3项;八是基本住房保障,包括城乡保障性安居工程1项。

已在国发〔2016〕49 号和国发〔2017〕9 号文件中明确但暂未纳入上述范围的基本公共文化服务等事项,在分领域中央与地方财政事权和支出责任划分改革中,根据事权属性分别明确为中央财政事权、地方财政事权或中央与地方共同财政事权。基本公共服务领域共同财政事权范围,随着经济社会发展和相关领域管理体制改革相应进行调整。

(二)制定基本公共服务保障国家基础标准。

国家基础标准由中央制定和调整,要保障人民群众基本生活和发展需要,兼顾财力可能,并根据经济社会发展逐步提高,所需资金按中央确定的支出责任分担方式负担。参照现行财政保障或中央补助标准,制定义务教育公用经费保障、免费提供教科书、家庭经济困难学生生活补助、贫困地区学生营养膳食补助、中等职业教育国家助学金、城乡居民基本养老保险补助、城乡居民基本医疗保险补助、基本公共卫生服务、计划生育扶助保障 9 项基本公共服务保障的国家基础标准。地方在确保国家基础标准落实到位的前提下,因地制宜制定高于国家基础标准的地区标准,应事先按程序报上级备案后执行,高出部分所需资金自行负担。对困难群众救助等其余 9 项不易或暂不具备条件制定国家基础标准的事项,地方可结合实际制定地区标准,待具备条件后,由中央制定国家基础标准。法律法规或党中央、国务院另有规定的,从其规定。

1.3.71　2018 年政府工作报告

2018 年政府工作报告(节选)

(2018 年 3 月 5 日在第十三届全国人民代表大会第一次会议)

一、过去五年工作回顾

(七)坚持以人民为中心的发展思想,着力保障和改善民生,人民群众获得感不断增强。在财力紧张情况下,持续加大民生投入。全面推进精准扶贫、精准脱贫,健全中央统筹、省负总责、市县抓落实的工作机制,中央财政五年投入专项扶贫资金 2 800 多亿元。实施积极的就业政策,重点群体就业得到较好保障。坚持教育优先发展,财政性教育经费占国内生产总值比例持续超过 4%。改善农村义务教育薄弱学校办学条件,提高乡村教师待遇,营养改善计划惠及 3 600 多万农村学生。启动世界一流大学和一流学科建设。重点高校专项招收农村和贫困地区学生人数由 1 万人增加到 10 万人。加大对各类学校家庭困难学生资助力度,4.3 亿人次受益。劳动年龄人口平均受教育年限提高到 10.5 年。居民基本医保人均财政补助标准由 240 元提高到 450 元,大病保险制度基本建立、已有 1 700 多万人次受益,异地就医住院费用实现直接结算,分级诊疗和医联体建设加快推进。持续合理提高退休人员基本养老金。提高低保、优抚等标准,完善社会救助制度,近 6 000 万低保人员和特困群众基本生活得到保障。建立困难和重度残疾人"两项补贴"制度,惠及 2 100 多万人。实施全面两孩政策。强化基层公共文化服务,加快发展文化事业,文化产业年均增长13% 以上。全民健身广泛开展,体育健儿勇创佳绩。

三、对 2018 年政府工作的建议

(九)提高保障和改善民生水平。要在发展基础上多办利民实事、多解民生难事,兜牢民生底线,不断提升人民群众的获得感、幸福感、安全感。

实施健康中国战略。提高基本医保和大病保险保障水平,居民基本医保人均财政补助标准再增加40元,一半用于大病保险。扩大跨省异地就医直接结算范围,把基层医院和外出农民工、外来就业创业人员等全部纳入。加大医护人员培养力度,加强全科医生、儿科医生队伍建设,推进分级诊疗和家庭医生签约服务。继续提高基本公共卫生服务经费人均财政补助标准。坚持预防为主,加强重大疾病防控。改善妇幼保健服务。支持中医药事业传承创新发展。鼓励中西医结合。创新食品药品监管方式,注重用互联网、大数据等提升监管效能,加快实现全程留痕、信息可追溯,让问题产品无处藏身、不法制售者难逃法网,让消费者买得放心、吃得安全。做好北京冬奥会、冬残奥会筹办工作,多渠道增加全民健身场所和设施。人民群众身心健康、向善向上,国家必将生机勃勃、走向繁荣富强。

1.3.72 落实《政府工作报告》重点工作部门分工

国务院关于落实《政府工作报告》重点工作部门分工的意见(节选)

国发〔2018〕9号

十、提高保障和改善民生水平

(三十九)实施健康中国战略。提高基本医保和大病保险保障水平,居民基本医保人均财政补助标准再增加40元,一半用于大病保险,让更多的人能够享受大病保险救助,扩大大病保险病种。扩大跨省异地就医直接结算范围,把基层医院和外出农民工、外来就业创业人员等全部纳入。(财政部、国家医疗保障局、国家卫生健康委员会、中国银行保险监督管理委员会等按职责分工负责)加大医护人员培养力度,加强全科医生、儿科医生队伍建设,推进分级诊疗和家庭医生签约服务。通过发展"互联网+医疗"、医联体等,把优质医疗资源下沉。继续提高基本公共卫生服务经费人均财政补助标准。坚持预防为主,加强重大疾病防控。改善妇幼保健服务。支持中医药事业传承创新发展。鼓励中西医结合。对境外已上市销售的药品,研究简化进口使用的审批手续,更好地保障群众用药可及。(国家卫生健康委员会牵头,国家发展改革委、工业和信息化部、财政部、教育部、国家医疗保障局、国家药品监督管理局、国家中医药局等按职责分工负责)创新食品药品监管方式,注重用互联网、大数据等提升监管效能,加快实现全程留痕、信息可追溯,让问题产品无处藏身、不法制售者难逃法网,让消费者买得放心、吃得安全。(国家市场监督管理总局牵头,国家发展改革委、公安部、财政部、农业农村部、商务部、国家卫生健康委员会、国务院食品安全办、国家粮食和物资储备局、国家药品监督管理局等按职责分工负责)做好北京冬奥会、冬残奥会筹办工作,多渠道增加全民健身场所和设施。(体育总局、中国残联、国家发展改革委等按职责分工负责)

1.3.73 促进"互联网+医疗健康"发展

国务院办公厅关于促进"互联网+医疗健康"发展的意见(节选)

国办发〔2018〕26号

一、健全"互联网+医疗健康"服务体系

(一)发展"互联网+"医疗服务。

1. 鼓励医疗机构应用互联网等信息技术拓展医疗服务空间和内容,构建覆盖诊前、诊中、诊后的线上线下一体化医疗服务模式。

允许依托医疗机构发展互联网医院。医疗机构可以使用互联网医院作为第二名称,在实体医院基础上,运用互联网技术提供安全适宜的医疗服务,允许在线开展部分常见病、慢性病复诊。医师掌握患者病历资料后,允许在线开具部分常见病、慢性病处方。

支持医疗卫生机构、符合条件的第三方机构搭建互联网信息平台,开展远程医疗、健康咨询、健康管理服务,促进医院、医务人员、患者之间的有效沟通。(国家卫生健康委员会、国家发展改革委负责。排在第一位的部门为牵头部门,下同)

(二)创新"互联网+"公共卫生服务。

1. 推动居民电子健康档案在线查询和规范使用。以高血压、糖尿病等为重点,加强老年慢性病在线服务管理。以纳入国家免疫规划的儿童为重点服务对象,整合现有预防接种信息平台,优化预防接种服务。鼓励利用可穿戴设备获取生命体征数据,为孕产妇提供健康监测与管理。加强对严重精神障碍患者的信息管理、随访评估和分类干预。(国家卫生健康委员会负责)

(三)优化"互联网+"家庭医生签约服务。

2. 鼓励开展网上签约服务,为签约居民在线提供健康咨询、预约转诊、慢性病随访、健康管理、延伸处方等服务,推进家庭医生服务模式转变,改善群众签约服务感受。(国家卫生健康委员会负责)

(六)加强"互联网+"医学教育和科普服务。

3. 建立网络科普平台,利用互联网提供健康科普知识精准教育,普及健康生活方式,提高居民自我健康管理能力和健康素养。(国家卫生健康委员会、中国科协负责)

(七)推进"互联网+"人工智能应用服务。

1. 研发基于人工智能的临床诊疗决策支持系统,开展智能医学影像识别、病理分型和多学科会诊以及多种医疗健康场景下的智能语音技术应用,提高医疗服务效率。支持中医辨证论治智能辅助系统应用,提升基层中医诊疗服务能力。开展基于人工智能技术、医疗健康智能设备的移动医疗示范,实现个人健康实时监测与评估、疾病预警、慢病筛查、主动干预。(国家发展改革委、科技部、工业和信息化部、国家卫生健康委员会、国家中医药局按职责分工负责)

1.3.74 医疗卫生领域中央与地方财政事权和支出责任划分改革方案

国务院办公厅关于印发医疗卫生领域中央与地方财政事权和支出责任划分改革方案的通知(节选)

国办发〔2018〕67号

二、主要内容

根据《国务院关于推进中央与地方财政事权和支出责任划分改革的指导意见》(国发〔2016〕49号),按照实施《"健康中国2030"规划纲要》、深化医药卫生体制改革的总体要求,分别划分公共卫生、医疗保障、计划生育、能力建设四个方面的财政事权和支出责任。

(一)公共卫生方面。

主要包括基本公共卫生服务和重大公共卫生服务,划分为中央财政事权、中央与地方共同财政事权两类。

1. 基本公共卫生服务。基本公共卫生服务包括健康教育、预防接种、重点人群健康管理等原基本公共卫生服务内容,以及从原重大公共卫生服务和计划生育项目中划入的妇幼卫生、老年健康服务、医养结合、卫生应急、孕前检查等内容。其中,原基本公共卫生服务项目内容、资金、使用主体等保持相对独立和稳定,按照相应的服务规范组织实施;新划入基本公共卫生服务的项目由各省份结合地方实际自主安排,资金不限于基层医疗卫生机构使用。基本公共卫生服务内容根据经济社会发展、公共卫生服务需要和财政承受能力等因素适时调整。

基本公共卫生服务明确为中央与地方共同财政事权,由中央财政和地方财政共同承担支出责任。中央制定基本公共卫生服务人均经费国家基础标准,并根据经济社会发展情况逐步提高。基本公共卫生服务支出责任实行中央分档分担办法:第一档包括内蒙古、广西、重庆、四川、贵州、云南、西藏、陕西、甘肃、青海、宁夏、新疆12个省(自治区、直辖市),中央分担80%;第二档包括河北、山西、吉林、黑龙江、安徽、江西、河南、湖北、湖南、海南10个省,中央分担60%;第三档包括辽宁、福建、山东3个省,中央分担50%;第四档包括天津、江苏、浙江、广东4个省(直辖市)和大连、宁波、厦门、青岛、深圳5个计划单列市,中央分担30%;第五档包括北京、上海2个直辖市,中央分担10%。

2. 重大公共卫生服务。全国性或跨区域的重大传染病防控等重大公共卫生服务,主要包括纳入国家免疫规划的常规免疫及国家确定的群体性预防接种和重点人群应急接种所需疫苗和注射器购置,艾滋病、结核病、血吸虫病、包虫病防控,精神心理疾病综合管理,重大慢性病防控管理模式和适宜技术探索等内容,上划为中央财政事权,由中央财政承担支出责任。将原重大公共卫生服务中的中医药事业传承与发展划入能力建设方面。除上述项目之外的原重大公共卫生服务项目,纳入基本公共卫生服务统筹安排。

1.3.75　深化医药卫生体制改革 2018 年下半年重点工作任务

国务院办公厅关于印发深化医药卫生体制改革 2018 年下半年重点工作任务的通知(节选)

国办发〔2018〕83 号

六、建立优质高效的医疗卫生服务体系

35. 完善国民健康政策,普及健康知识,开展健康促进,完善健康保障,增强个人健康责任意识,努力让群众不得病、少得病、延长健康寿命。(国家卫生健康委、教育部、财政部、体育总局等部门负责)

36. 研究提出整合型服务体系框架和政策措施,促进预防、治疗、康复服务相结合。(国家卫生健康委、国家中医药局负责)

37. 人均基本公共卫生服务经费补助标准提高至 55 元,新增经费主要用于基本公共卫生服务项目的提质扩面。(财政部、国家卫生健康委、国家中医药局负责)优化国家基本公共卫生服务项目,提高服务质量。(国家卫生健康委、财政部负责)

38. 构建慢性病防治结合工作机制,加强慢性病防治机构和队伍能力建设,推动医疗机构提供健康处方。(国家卫生健康委负责)

39. 推进实施全民健康保障工程建设规划,加强县级医院以及妇幼健康、疾病预防控制等医疗卫生机构建设,提升疑难病症诊治能力。(国家发展改革委、国家卫生健康委、国家中医药局负责)

40. 制定加强疾病预防控制体系建设的指导性文件,改革完善疾病预防控制网络。(国家卫生健康委、国家发展改革委、财政部、人力资源社会保障部、海关总署负责）着手调整卫生防疫津贴。（人力资源社会保障部、财政部、国家卫生健康委、海关总署负责）

1.3.76　完善国家基本药物制度

国务院办公厅关于完善国家基本药物制度的意见（节选）

国办发〔2018〕88号

国家基本药物制度是药品供应保障体系的基础，是医疗卫生领域基本公共服务的重要内容。新一轮医改以来，国家基本药物制度的建立和实施，对健全药品供应保障体系、保障群众基本用药、减轻患者用药负担发挥了重要作用。同时，也还存在不完全适应临床基本用药需求、缺乏使用激励机制、仿制品种与原研品种质量疗效存在差距、保障供应机制不健全等问题。为贯彻落实全国卫生与健康大会、《"健康中国2030"规划纲要》和深化医药卫生体制改革的部署要求，进一步完善国家基本药物制度，经国务院同意，现提出以下意见。

一、总体要求

全面贯彻党的十九大和十九届二中、三中全会精神，以习近平新时代中国特色社会主义思想为指导，坚持以人民健康为中心，强化基本药物"突出基本、防治必需、保障供应、优先使用、保证质量、降低负担"的功能定位，从基本药物的遴选、生产、流通、使用、支付、监测等环节完善政策，全面带动药品供应保障体系建设，着力保障药品安全有效、价格合理、供应充分，缓解"看病贵"问题。促进上下级医疗机构用药衔接，助力分级诊疗制度建设，推动医药产业转型升级和供给侧结构性改革。

二、动态调整优化目录

（一）适应基本医疗卫生需求。以满足疾病防治基本用药需求为导向，根据我国疾病谱和用药特点，充分考虑现阶段基本国情和保障能力，坚持科学、公开、公平、公正的原则，以诊疗规范、临床诊疗指南和专家共识为依据，中西药并重，遴选适当数量的基本药物品种，满足常见病、慢性病、应急抢救等主要临床需求，兼顾儿童等特殊人群和公共卫生防治用药需求。强化循证决策，突出药品临床价值；规范剂型规格，能口服不肌注，能肌注不输液。支持中医药事业发展，鼓励医药行业研发创新。

五、降低群众药费负担

（九）逐步提高实际保障水平。完善医保支付政策，对于基本药物目录内的治疗性药品，医保部门在调整医保目录时，按程序将符合条件的优先纳入目录范围或调整甲乙分类。对于国家免疫规划疫苗和抗艾滋病、结核病、寄生虫病等重大公共卫生防治的基本药物，加大政府投入，降低群众用药负担。

（十）探索降低患者负担的有效方式。鼓励地方将基本药物制度与分级诊疗、家庭医生签约服务、慢性病健康管理等有机结合，在高血压、糖尿病、严重精神障碍等慢性病管理中，在保证药效前提下优先使用基本药物，最大程度减少患者药费支出，增强群众获得感。

六、提升质量安全水平

（十二）推进仿制药质量和疗效一致性评价。对通过一致性评价的药品品种，按程序优先纳入基本药物目录。对已纳入基本药物目录的仿制药，鼓励企业开展一致性评价，未通过一致性评价的基本药物品种，逐步调出目录。鼓励医疗机构优先采购和使用通过一致性评价、价格适宜的基本药物。

1.3.77 2019年政府工作报告

2019年政府工作报告(节选)

(2019年3月5日第十三届全国人民代表大会第二次会议)

一、2018年工作回顾

七是坚持在发展中保障和改善民生,改革发展成果更多更公平惠及人民群众。针对外部环境变化给就业带来的影响,及时出台稳就业举措。大力推动义务教育教师工资待遇政策落实,加强乡村小规模学校和乡镇寄宿制学校建设,促进高等教育内涵式发展。建立企业职工基本养老保险基金中央调剂制度,提高退休人员基本养老金,城乡居民基础养老金最低标准从每月70元提高到88元。继续提高优抚、低保等标准,残疾人"两项补贴"惠及所有符合条件人员。加强退役军人服务管理工作,维护退役军人合法权益。深化医疗、医保、医药联动改革。稳步推进分级诊疗。提高居民基本医保补助标准和大病保险报销比例。加快新药审评审批改革,17种抗癌药大幅降价并纳入国家医保目录。加快推进文化惠民工程,持续加强基层公共文化服务。全民健身蓬勃开展,体育健儿在国际大赛上再创佳绩。

三、2019年政府工作任务

(十)加快发展社会事业,更好保障和改善民生。今年财政收支平衡压力加大,但基本民生投入确保只增不减。支持社会力量增加非基本公共服务供给,满足群众多层次、多样化需求。

保障基本医疗卫生服务。继续提高城乡居民基本医保和大病保险保障水平,居民医保人均财政补助标准增加30元,一半用于大病保险。降低并统一大病保险起付线,报销比例由50%提高到60%,进一步减轻大病患者、困难群众医疗负担。加强重大疾病防治。我国受癌症困扰的家庭以千万计,要实施癌症防治行动,推进预防筛查、早诊早治和科研攻关,着力缓解民生的痛点。做好常见慢性病防治,把高血压、糖尿病等门诊用药纳入医保报销。加快儿童药物研发。加强罕见病用药保障。深化医保支付方式改革,优化医保支出结构。抓紧落实和完善跨省异地就医直接结算政策,尽快使异地就医患者在所有定点医院能持卡看病、即时结算,切实便利流动人口和随迁老人。完善药品集中采购和使用机制。深化公立医院综合改革。促进社会办医。发展"互联网+医疗健康",加快建立远程医疗服务体系,加强基层医疗卫生机构能力建设和医护人员培养,提升分级诊疗和家庭医生签约服务质量。坚持预防为主,将新增基本公共卫生服务财政补助经费全部用于村和社区,务必让基层群众受益。抓好传染病、地方病、青少年近视防治。完善生育配套政策,加强妇幼保健服务。支持中医药事业传承创新发展。加强健康教育和健康管理。药品疫苗攸关生命安全,必须强化全程监管,对违法者要严惩不贷,对失职渎职者要严肃查办,坚决守住人民群众生命健康的防线。

完善社会保障制度和政策。推进多层次养老保障体系建设。继续提高退休人员基本养老金。落实退役军人待遇保障,完善退役士兵基本养老、基本医疗保险接续政策。适当提高城乡低保、专项救助等标准,加强困境儿童保障。加大城镇困难职工脱困力度。提升残疾预防和康复服务水平。我们要尽力为群众救急解困、雪中送炭,基本民生的底线要坚决兜牢。

丰富人民群众精神文化生活。培育和践行社会主义核心价值观,广泛开展群众性精神文明创建活动,大力弘扬奋斗精神、科学精神、劳模精神、工匠精神,汇聚起向上向善的强大力量。加快构建中国特色哲学社会科学。加强互联网内容建设。繁荣文艺创作,发展新闻出版、广播影视和档案等事业。加强文物保护利用和非物质文化遗产传承。推动文化事业和文化产业改革发展,提升基层公共文化服务能力。倡导全民阅读,推进学习型社会建设。深化中外人文交流。广泛开展全民健身活动。扎实做好 2020 年奥运会、残奥会备战工作,精心筹办北京冬奥会、冬残奥,办好第七届世界军人运动会。人民群众身心健康,社会就充满活力,国家就繁荣兴旺。

1.3.78　落实《政府工作报告》重点工作部门分工

国务院关于落实《政府工作报告》重点工作部门分工的意见(节选)

国发〔2019〕8 号

十一、加快发展社会事业,更好保障和改善民生

(三十九)保障基本医疗卫生服务。

77. 继续提高城乡居民基本医保和大病保险保障水平,居民医保人均财政补助标准增加 30 元,一半用于大病保险。(财政部、国家医保局牵头)降低并统一大病保险起付线,报销比例由 50% 提高到 60%。深化医保支付方式改革,优化医保支出结构。抓紧落实和完善跨省异地就医直接结算政策,尽快使异地就医患者在所有定点医院能持卡看病、即时结算。(国家医保局牵头)完善药品集中采购和使用机制。(国家医保局、国家卫生健康委、国家药监局等按职责分工负责)

78. 加强重大疾病防治。要实施癌症防治行动,推进预防筛查、早诊早治和科研攻关。加快儿童药物研发。加强罕见病用药保障。(国家卫生健康委、科技部、国家医保局、国家药监局等按职责分工负责)抓好传染病、地方病防治。做好常见慢性病防治。(国家卫生健康委牵头)抓好青少年近视防治。(教育部、国家卫生健康委牵头)把高血压、糖尿病等门诊用药纳入医保报销。(国家医保局牵头)

79. 深化公立医院综合改革。促进社会办医。发展“互联网 + 医疗健康”,加快建立远程医疗服务体系,加强基层医疗卫生机构能力建设和医护人员培养,提升分级诊疗和家庭医生签约服务质量。加强健康教育和健康管理。坚持预防为主,将新增基本公共卫生服务财政补助经费全部用于村和社区。(国家卫生健康委、财政部、国家发展改革委、教育部等按职责分工负责)

1.3.79　推进养老服务发展

国务院办公厅关于推进养老服务发展的意见(节选)

国办发〔2019〕5 号

四、扩大养老服务消费

(十五)发展养老普惠金融。支持商业保险机构在地级以上城市开展老年人住房反向抵押养老保险业务,在房地产交易、抵押登记、公证等机构设立绿色通道,简化办事程序,提升服务效率。支持老年人投保意外伤害保险,鼓励保险公司合理设计产品,科学厘定费率。鼓励商业养老保险机构发展满足长期养老需求的养老保障管理业务。支持银行、信托等金融机构开发养老型理财产品、信托产品等养老金融产品,依法适当放宽对符合信贷条件的老年人申请贷款的年龄限制,提升老年人金融服务的可得性和满意度。扩大养老目标基金管理规模,稳妥推进养老目标证券投资基金注册,可以设置优惠的基金费率,通过差异化费率安排,鼓励投资人长期持有养老目标基金。养老目标基金应当采用成熟稳健的资产配置策略,控制基金下行风险,追求基金资产长期稳健增值。(银保监会、证监会、人民银行、住房城乡建设部、自然资源部按职责分工负责)

五、促进养老服务高质量发展

(十八)提升医养结合服务能力。促进现有医疗卫生机构和养老机构合作,发挥互补优势,简化医养结合机构设立流程,实行"一个窗口"办理。对养老机构内设诊所、卫生所(室)、医务室、护理站,取消行政审批,实行备案管理。开展区域卫生规划时要为养老机构举办或内设医疗机构留出空间。医疗保障部门要根据养老机构举办和内设医疗机构特点,将符合条件的按规定纳入医保协议管理范围,完善协议管理规定,依法严格监管。具备法人资格的医疗机构可通过变更登记事项或经营范围开展养老服务。促进农村、社区的医养结合,推进基层医疗卫生机构和医务人员与老年人家庭建立签约服务关系,建立村医参与健康养老服务激励机制。有条件的地区可支持家庭医生出诊为老年人服务。鼓励医护人员到医养结合机构执业,并在职称评定等方面享受同等待遇。(卫生健康委、民政部、中央编办、医保局按职责分工负责)

1.3.80　3岁以下婴幼儿照护服务

国务院办公厅关于促进3岁以下婴幼儿照护服务发展的指导意见(节选)

国办发〔2019〕15号

二、主要任务

(一)加强对家庭婴幼儿照护的支持和指导。

切实做好基本公共卫生服务、妇幼保健服务工作,为婴幼儿家庭开展新生儿访视、膳食营养、生长发育、预防接种、安全防护、疾病防控等服务。

1.3.81　深化医药卫生体制改革2019年重点工作任务

国务院办公厅关于印发深化医药卫生体制改革2019年重点工作任务的通知(节选)

国办发〔2019〕28号

2019年深化医药卫生体制改革工作要以习近平新时代中国特色社会主义思想为指导,全面贯彻党的十九大和十九届二中、三中全会精神,认真落实党中央、国务院关于实施健康中国战略和深化医药卫生体制改革的决策部署,坚持以人民健康为中心,坚持保基本、强基层、建机制,紧紧围绕把以治病为中心转变为以人民健康为中心,落实预防为主,加强疾病预防和健康促进,紧紧围绕解决看病难、看病贵问题,深化医疗、医保、医药联动改革,坚定不移推动医改落地见效、惠及人民群众。

一、研究制定的文件

1. 制定关于实施健康中国行动的意见、健康中国行动(2019—2030年)、健康中国行动组织实施和考核方案。(国家卫生健康委负责,2019年6月底前完成)

9. 制定建立完善老年健康服务体系的指导意见。(国家卫生健康委负责,2019年9月

底前完成）

二、推动落实的重点工作

16. 实施健康中国行动,动员个人、政府和全社会共同普及健康知识,开展健康促进,努力让群众不得病、少得病、延长健康寿命。(国家卫生健康委、各相关部门负责,排在第一位的为牵头部门,下同)

17. 加大对医疗机构开展公共卫生服务的支持力度,建立医疗机构公共卫生服务经费保障机制。(财政部、国家卫生健康委、国家中医药局负责)评估基本公共卫生服务项目实施情况,推动提高资金使用效益。(国家卫生健康委、财政部负责)

18. 加快推进疾病预防控制体系改革,完善各级疾病预防控制机构功能定位,持续推进妇幼保健机构和血站服务体系机制创新,深化基层运行机制改革,允许有条件的地方既实行财政全额保障政策,又落实"两个允许"要求,逐步建立保障与激励相结合的运行新机制。加强疫苗接种管理,严格落实"三查七对"等操作规程。(国家卫生健康委、财政部、人力资源社会保障部、海关总署、国家中医药局负责)

19. 加强癌症防治,推进预防筛查和早诊早治,加快境内外抗癌新药注册审批,畅通临床急需抗癌药临时进口渠道。做好地方病、职业病、艾滋病、结核病等防治工作。(国家卫生健康委、国家发展改革委、财政部、人力资源社会保障部、海关总署、国家中医药局、国家药监局等负责)

26. 巩固完善国家基本药物制度,以省为单位明确各级各类公立医疗机构基本药物使用比例,建立优先使用激励和约束机制。(国家卫生健康委、国家医保局等负责)完善医保药品目录动态调整机制,将基本药物目录内符合条件的治疗性药品按程序优先纳入医保目录范围。把高血压、糖尿病等门诊用药纳入医保报销。(国家医保局负责)

1.3.82　健康中国行动

国务院关于实施健康中国行动的意见

国发〔2019〕13号

人民健康是民族昌盛和国家富强的重要标志,预防是最经济最有效的健康策略。党中央、国务院发布《"健康中国2030"规划纲要》,提出了健康中国建设的目标和任务。党的十九大作出实施健康中国战略的重大决策部署,强调坚持预防为主,倡导健康文明生活方式,预防控制重大疾病。为加快推动从以治病为中心转变为以人民健康为中心,动员全社会落实预防为主方针,实施健康中国行动,提高全民健康水平,现提出以下意见。

一、行动背景

新中国成立后特别是改革开放以来,我国卫生健康事业获得了长足发展,居民主要健康指标总体优于中高收入国家平均水平。随着工业化、城镇化、人口老龄化进程加快,我国居民生产生活方式和疾病谱不断发生变化。心脑血管疾病、癌症、慢性呼吸系统疾病、糖尿病等慢性非传染性疾病导致的死亡人数占总死亡人数的88%,导致的疾病负担占疾病总负担的70%以上。居民健康知识知晓率偏低,吸烟、过量饮酒、缺乏锻炼、不合理膳食等不健康生活方式比较普遍,由此引起的疾病问题日益突出。肝炎、结核病、艾滋病等重大传染病防控形势仍然严峻,精神卫生、职业健康、地方病等方面问题不容忽视。

为坚持预防为主,把预防摆在更加突出的位置,积极有效应对当前突出健康问题,必须关口前移,采取有效干预措施,细化落实《"健康中国 2030"规划纲要》对普及健康生活、优化健康服务、建设健康环境等部署,聚焦当前和今后一段时期内影响人民健康的重大疾病和突出问题,实施疾病预防和健康促进的中长期行动,健全全社会落实预防为主的制度体系,持之以恒加以推进,努力使群众不生病、少生病,提高生活质量。

二、总体要求

（一）指导思想。

以习近平新时代中国特色社会主义思想为指导,全面贯彻党的十九大和十九届二中、三中全会精神,坚持以人民为中心的发展思想,坚持改革创新,贯彻新时代卫生与健康工作方针,强化政府、社会、个人责任,加快推动卫生健康工作理念、服务方式从以治病为中心转变为以人民健康为中心,建立健全健康教育体系,普及健康知识,引导群众建立正确健康观,加强早期干预,形成有利于健康的生活方式、生态环境和社会环境,延长健康寿命,为全方位全周期保障人民健康、建设健康中国奠定坚实基础。

（二）基本原则。

普及知识、提升素养。把提升健康素养作为增进全民健康的前提,根据不同人群特点有针对性地加强健康教育与促进,让健康知识、行为和技能成为全民普遍具备的素质和能力,实现健康素养人人有。

自主自律、健康生活。倡导每个人是自己健康第一责任人的理念,激发居民热爱健康、追求健康的热情,养成符合自身和家庭特点的健康生活方式,合理膳食、科学运动、戒烟限酒、心理平衡,实现健康生活少生病。

早期干预、完善服务。对主要健康问题及影响因素尽早采取有效干预措施,完善防治策略,推动健康服务供给侧结构性改革,提供系统连续的预防、治疗、康复、健康促进一体化服务,加强医疗保障政策与健康服务的衔接,实现早诊早治早康复。

全民参与、共建共享。强化跨部门协作,鼓励和引导单位、社区（村）、家庭和个人行动起来,形成政府积极主导、社会广泛动员、人人尽责尽力的良好局面,实现健康中国行动齐参与。

（三）总体目标。

到 2022 年,健康促进政策体系基本建立,全民健康素养水平稳步提高,健康生活方式加快推广,重大慢性病发病率上升趋势得到遏制,重点传染病、严重精神障碍、地方病、职业病得到有效防控,致残和死亡风险逐步降低,重点人群健康状况显著改善。

到 2030 年,全民健康素养水平大幅提升,健康生活方式基本普及,居民主要健康影响因素得到有效控制,因重大慢性病导致的过早死亡率明显降低,人均健康预期寿命得到较大提高,居民主要健康指标水平进入高收入国家行列,健康公平基本实现。

三、主要任务

（一）全方位干预健康影响因素。

1. 实施健康知识普及行动。维护健康需要掌握健康知识。面向家庭和个人普及预防疾病、早期发现、紧急救援、及时就医、合理用药等维护健康的知识与技能。建立并完善健康科普专家库和资源库,构建健康科普知识发布和传播机制。强化医疗卫生机构和医务人员开展健康促进与教育的激励约束。鼓励各级电台电视台和其他媒体开办优质健康科普节目。到 2022 年和 2030 年,全国居民健康素养水平分别不低于 22% 和 30%。

2. 实施合理膳食行动。合理膳食是健康的基础。针对一般人群、特定人群和家庭,聚焦食堂、餐厅等场所,加强营养和膳食指导。鼓励全社会参与减盐、减油、减糖,研究完善盐、油、糖包装标准。修订预包装食品营养标签通则,推进食品营养标准体系建设。实施贫困地区重点人群营养干预。到 2022 年和 2030 年,成人肥胖增长率持续减缓,5 岁以下儿童生长迟缓率分别低于 7% 和 5%。

3. 实施全民健身行动。生命在于运动,运动需要科学。为不同人群提供针对性的运动健身方案或运动指导服务。努力打造百姓身边健身组织和"15 分钟健身圈"。推进公共体育设施免费或低收费开放。推动形成体医结合的疾病管理和健康服务模式。把高校学生体质健康状况纳入对高校的考核评价。到 2022 年和 2030 年,城乡居民达到《国民体质测定标准》合格以上的人数比例分别不少于 90.86% 和 92.17%,经常参加体育锻炼人数比例达到 37% 及以上和 40% 及以上。

4. 实施控烟行动。吸烟严重危害人民健康。推动个人和家庭充分了解吸烟和二手烟暴露的严重危害。鼓励领导干部、医务人员和教师发挥控烟引领作用。把各级党政机关建设成无烟机关。研究利用税收、价格调节等综合手段,提高控烟成效。完善卷烟包装烟草危害警示内容和形式。到 2022 年和 2030 年,全面无烟法规保护的人口比例分别达到 30% 及以上和 80% 及以上。

5. 实施心理健康促进行动。心理健康是健康的重要组成部分。通过心理健康教育、咨询、治疗、危机干预等方式,引导公众科学缓解压力,正确认识和应对常见精神障碍及心理行为问题。健全社会心理服务网络,加强心理健康人才培养。建立精神卫生综合管理机制,完善精神障碍社区康复服务。到 2022 年和 2030 年,居民心理健康素养水平提升到 20% 和 30%,心理相关疾病发生的上升趋势减缓。

6. 实施健康环境促进行动。良好的环境是健康的保障。向公众、家庭、单位(企业)普及环境与健康相关的防护和应对知识。推进大气、水、土壤污染防治。推进健康城市、健康村镇建设。建立环境与健康的调查、监测和风险评估制度。采取有效措施预防控制环境污染相关疾病、道路交通伤害、消费品质量安全事故等。到 2022 年和 2030 年,居民饮用水水质达标情况明显改善,并持续改善。

(二)维护全生命周期健康。

7. 实施妇幼健康促进行动。孕产期和婴幼儿时期是生命的起点。针对婚前、孕前、孕期、儿童等阶段特点,积极引导家庭科学孕育和养育健康新生命,健全出生缺陷防治体系。加强儿童早期发展服务,完善婴幼儿照护服务和残疾儿童康复救助制度。促进生殖健康,推进农村妇女宫颈癌和乳腺癌检查。到 2022 年和 2030 年,婴儿死亡率分别控制在 7.5‰ 及以下和 5‰ 及以下,孕产妇死亡率分别下降到 18/10 万及以下和 12/10 万及以下。

8. 实施中小学健康促进行动。中小学生处于成长发育的关键阶段。动员家庭、学校和社会共同维护中小学生身心健康。引导学生从小养成健康生活习惯,锻炼健康体魄,预防近视、肥胖等疾病。中小学校按规定开齐开足体育与健康课程。把学生体质健康状况纳入对学校的绩效考核,结合学生年龄特点,以多种方式对学生健康知识进行考试考查,将体育纳入高中学业水平测试。到 2022 年和 2030 年,国家学生体质健康标准达标优良率分别达到 50% 及以上和 60% 及以上,全国儿童青少年总体近视率力争每年降低 0.5 个百分点以上,新发近视率明显下降。

9. 实施职业健康保护行动。劳动者依法享有职业健康保护的权利。针对不同职业人群,倡导健康工作方式,落实用人单位主体责任和政府监管责任,预防和控制职业病危害。完善职业病防治法规标准体系。鼓励用人单位开展职工健康管理。加强尘肺病等职业病救治保障。到 2022 年和 2030 年,接尘工龄不足 5 年的劳动者新发尘肺病报告例数占年度报告总例数的比例实现明显下降,并持续下降。

10. 实施老年健康促进行动。老年人健康快乐是社会文明进步的重要标志。面向老年人普及膳食营养、体育锻炼、定期体检、健康管理、心理健康以及合理用药等知识。健全老年健康服务体系,完善居家和社区养老政策,推进医养结合,探索长期护理保险制度,打造老年宜居环境,实现健康老龄化。到 2022 年和 2030 年,65 至 74 岁老年人失能发生率有所下降,65 岁及以上人群老年期痴呆患病率增速下降。

(三)防控重大疾病。

11. 实施心脑血管疾病防治行动。心脑血管疾病是我国居民第一位死亡原因。引导居民学习掌握心肺复苏等自救互救知识技能。对高危人群和患者开展生活方式指导。全面落实 35 岁以上人群首诊测血压制度,加强高血压、高血糖、血脂异常的规范管理。提高院前急救、静脉溶栓、动脉取栓等应急处置能力。到 2022 年和 2030 年,心脑血管疾病死亡率分别下降到 209.7/10 万及以下和 190.7/10 万及以下。

12. 实施癌症防治行动。癌症严重影响人民健康。倡导积极预防癌症,推进早筛查、早诊断、早治疗,降低癌症发病率和死亡率,提高患者生存质量。有序扩大癌症筛查范围。推广应用常见癌症诊疗规范。提升中西部地区及基层癌症诊疗能力。加强癌症防治科技攻关。加快临床急需药物审评审批。到 2022 年和 2030 年,总体癌症 5 年生存率分别不低于43.3% 和 46.6%。

13. 实施慢性呼吸系统疾病防治行动。慢性呼吸系统疾病严重影响患者生活质量。引导重点人群早期发现疾病,控制危险因素,预防疾病发生发展。探索高危人群首诊测量肺功能、40 岁及以上人群体检检测肺功能。加强慢阻肺患者健康管理,提高基层医疗卫生机构肺功能检查能力。到 2022 年和 2030 年,70 岁及以下人群慢性呼吸系统疾病死亡率下降到 9/10 万及以下和 8.1/10 万及以下。

14. 实施糖尿病防治行动。我国是糖尿病患病率增长最快的国家之一。提示居民关注血糖水平,引导糖尿病前期人群科学降低发病风险,指导糖尿病患者加强健康管理,延迟或预防糖尿病的发生发展。加强对糖尿病患者和高危人群的健康管理,促进基层糖尿病及并发症筛查标准化和诊疗规范化。到 2022 年和 2030 年,糖尿病患者规范管理率分别达到60% 及以上和 70% 及以上。

15. 实施传染病及地方病防控行动。传染病和地方病是重大公共卫生问题。引导居民提高自我防范意识,讲究个人卫生,预防疾病。充分认识疫苗对预防疾病的重要作用。倡导高危人群在流感流行季节前接种流感疫苗。加强艾滋病、病毒性肝炎、结核病等重大传染病防控,努力控制和降低传染病流行水平。强化寄生虫病、饮水型燃煤型氟砷中毒、大骨节病、氟骨症等地方病防治,控制和消除重点地方病。到 2022 年和 2030 年,以乡(镇、街道)为单位,适龄儿童免疫规划疫苗接种率保持在 90% 以上。

四、组织实施

(一)加强组织领导。国家层面成立健康中国行动推进委员会,制定印发《健康中国行动(2019—2030 年)》,细化上述 15 个专项行动的目标、指标、任务和职责分工,统筹指导各地区各相关部门加强协作,研究疾病的综合防治策略,做好监测考核。要根据医学进步和相关技术发展等情况,适时组织修订完善《健康中国行动(2019—2030 年)》内容。各地区要结合实际健全领导推进工作机制,研究制定实施方案,逐项抓好任务落实。各相关部门要按照职责分工,将预防为主、防病在先融入各项政策举措中,研究具体政策措施,推动落实重点任务。

(二)动员各方广泛参与。凝聚全社会力量,形成健康促进的强大合力。鼓励个人和家庭积极参与健康中国行动,落实个人健康责任,养成健康生活方式。各单位特别是各学校、各社区(村)要充分挖掘和利用自身资源,积极开展健康细胞工程建设,创造健康支持性环境。鼓励企业研发生产符合健康需求的产品,增加健康产品供给,国有企业特别是中央企业要作出表率。鼓励社会捐资,依托社会力量依法成立健康中国行动基金会,形成资金来源多元化的保障机制。鼓励金融机构创新健康类产品和服务。卫生健康相关行业学会、协会和群团组织以及其他社会组织要充分发挥作用,指导、组织健康促进和健康科普工作。

(三)健全支撑体系。加强公共卫生体系建设和人才培养,提高疾病防治和应急处置能力。加强财政支持,强化资金统筹,优化资源配置,提高基本公共卫生服务项目、重大公共卫生服务项目资金使用的针对性和有效性。加强科技支撑,开展一批影响健康因素和疑难重症诊疗攻关重大课题研究,国家科技重大专项、重点研发计划要给予支持。完善相关法律法规体系,开展健康政策审查,保障各项任务落实和目标实现。强化信息支撑,推动部门和区域间共享健康相关信息。

(四)注重宣传引导。采取多种形式,强化舆论宣传,及时发布政策解读,回应社会关切。设立健康中国行动专题网站,大力宣传实施健康中国行动、促进全民健康的重大意义、目标任务和重大举措。编制群众喜闻乐见的解读材料和文艺作品,以有效方式引导群众了解和掌握必备健康知识,践行健康生活方式。加强科学引导和典型报道,增强社会的普遍认知,营造良好的社会氛围。

1.3.83　健康中国行动组织实施和考核方案

国务院办公厅关于印发健康中国行动组织实施和考核方案的通知

国办发〔2019〕32号

各省、自治区、直辖市人民政府,国务院各部委、各直属机构:

《健康中国行动组织实施和考核方案》已经国务院同意,现印发给你们,请结合实际,认真组织实施。

国务院办公厅

2019年6月24日

健康中国行动组织实施和考核方案

为贯彻落实《"健康中国2030"规划纲要》和《国务院关于实施健康中国行动的意见》,完善健康中国建设推进协调机制,保障健康中国行动有效实施,制定本方案。

一、建立健全组织架构

(一)成立健康中国行动推进委员会。依托全国爱国卫生运动委员会,国家层面成立健康中国行动推进委员会(以下简称推进委员会),制定印发《健康中国行动(2019—2030年)》(以下简称《健康中国行动》),统筹推进组织实施、监测和考核相关工作。

推进委员会主任由国务院分管领导同志担任,副主任由国家卫生健康委主要负责同志、国务院分管副秘书长以及教育、体育等相关部门负责同志担任,秘书长由国务院分管副秘书长、国家卫生健康委负责同志担任,委员由相关部门负责同志、专家、全国人大代表、全国政协委员和社会知名人士等担任。推进委员会办公室设在国家卫生健康委。

推进委员会设立专家咨询委员会，由推进委员会聘请相关领域专家组成，负责为健康中国行动推进实施提供技术支持。

推进委员会下设各专项行动工作组，负责专项行动的具体实施和监测工作。

各省（区、市）可参照国家层面的组织架构，组建或明确推进《健康中国行动》实施的议事协调机构，根据《健康中国行动》要求和本地实际情况研究制定具体行动方案并组织实施。

（二）工作机制。推进委员会根据工作需要定期或不定期召开会议，包括全体会议、主任办公会议和办公室会议。

推进委员会负责研究确定年度工作重点，并协调推进各地区各部门工作落实，及时处理需要跨部门协调解决的问题；建立指标体系，并组织监测和考核；深入开展调查研究，对健康教育和重大疾病预防、治疗、康复、健康促进等提出指导性意见；根据疾病谱变化及医学进步等情况，研究适时调整指标、行动内容；推动成立基金会，形成健康中国建设资金来源多元化的保障机制；运用健康频道、网站、微信、微博、移动客户端以及短视频等媒体方式，加强健康科普和信息传播。

各有关部门要积极研究实施健康中国战略的重大问题，及时制定并落实《健康中国行动》的具体政策措施；提出年度任务建议并按照部署抓好工作落实；做好《健康中国行动》的宣传解读；认真落实全体会议、主任办公会议确定的工作任务和议定事项；互通信息，互相支持，密切配合，形成合力，共同推进健康中国建设各项工作。

二、加强监测评估

（一）监测主体。监测评估工作由推进委员会统筹领导，各专项行动工作组负责具体组织实施，专家咨询委员会提供技术支撑。各省（区、市）按要求制定本地区监测评估办法。

（二）监测内容。以现有统计数据为基础，完善统计监测体系，依托互联网和大数据，对主要指标、重点任务的实施进度进行年度监测。监测主要内容包括：各专项行动主要指标（包括结果性指标、个人和社会倡导性指标、政府工作性指标）的年度完成情况，专项行动目标实现情况，个人、社会和政府各项任务的落实情况。

（三）结果运用。各专项行动工作组根据监测情况每年形成各专项行动实施进展专题报告。推进委员会办公室组织形成总体监测评估报告，经推进委员会同意后上报国务院并通报各省（区、市）党委、政府和各有关部门，适时发布监测评估报告。

三、做好考核工作

（一）考核主体。考核工作由推进委员会统筹领导，推进委员会办公室负责具体组织实施，专家咨询委员会提供技术支撑。各省（区、市）党委和政府结合本地区实际，制定针对下一级党委和政府的考核办法，并细化落实到具体地方和单位。

（二）考核内容。围绕健康中国建设主要目标任务要求，同时兼顾数据的可获得性，建立相对稳定的考核指标框架（见附件）。各省（区、市）在对下一级进行考核时，可根据本地实际情况对考核指标进行调整完善。

2019年和2020年进行试考核，通过两年的探索实践，逐步固定考核指标。要坚持科学考核，注意方式方法，力戒形式主义、官僚主义，不增加基层负担。

（三）结果运用。将主要健康指标纳入各级党委、政府绩效考核指标，综合考核结果经推进委员会审定后通报，作为各省（区、市）、各相关部门党政领导班子和领导干部综合考核评价、干部奖惩使用的重要参考。

附件: 健康中国行动考核指标框架

附件

健康中国行动考核指标框架

考核依据	序号	指标	基期水平	2022 年全国目标值
《"健康中国 2030"规划纲要》	1	人均预期寿命(岁)	76.7	77.7
	2	婴儿死亡率(‰)	6.8	≤7.5
	3	5 岁以下儿童死亡率(‰)	9.1	≤9.5
	4	孕产妇死亡率(1/10 万)	19.6	≤18
	5	城乡居民达到《国民体质测定标准》合格以上的人数比例(%)	2014 年为 89.6	≥90.86
	6	居民健康素养水平(%)	14.18	≥22
	7	经常参加体育锻炼人数比例(%)	2014 年为 33.9	≥37
	8	重大慢性病过早死亡率(%)	2015 年为 18.5	≤15.9
	9	每千常住人口执业(助理)医师数(人)	2.44	2.6
	10	个人卫生支出占卫生总费用的比重(%)	28.8	27.5
《健康中国行动》和相关规划文件	11	建立并完善健康科普专家库和资源库,构建健康科普知识发布和传播机制	—	实现
	12	建立医疗机构和医务人员开展健康教育和健康促进的绩效考核机制	—	实现
	13	产前筛查率(%)	61.1	≥70
	14	新生儿遗传代谢性疾病筛查率(%)	97.5	≥98
	15	农村适龄妇女宫颈癌和乳腺癌筛查覆盖率(%)	52.6	≥80
	16	国家学生体质健康标准达标优良率(%)	31.8	≥50
	17	符合要求的中小学体育与健康课程开课率(%)	—	100
	18	中小学生每天校内体育活动时间(小时)	—	≥1
	19	寄宿制中小学校或 600 名学生以上的非寄宿制中小学校配备专职卫生专业技术人员、600 名学生以下的非寄宿制中小学校配备专兼职保健教师或卫生专业技术人员的比例(%)	—	≥70
	20	配备专兼职心理健康工作人员的中小学校比例(%)	—	≥80
	21	接尘工龄不足 5 年的劳动者新发尘肺病报告例数占年度报告总例数比例(%)	—	下降
	22	二级以上综合性医院设老年医学科比例(%)	—	≥50
	23	高血压患者规范管理率(%)	2015 年为 50	≥60
	24	糖尿病患者规范管理率(%)	2015 年为 50	≥60
	25	乡镇卫生院、社区卫生服务中心提供中医非药物疗法的比例(%),村卫生室提供中医非药物疗法的比例(%)	—	100, 70
	26	以乡(镇、街道)为单位适龄儿童免疫规划疫苗接种率(%)	90	>90

注: 未写明年份的基期水平值均为 2017 年数值。

1.3.84 体育强国建设纲要

国务院办公厅关于印发体育强国建设纲要的通知(节选)

国办发〔2019〕40号

一、总体要求

(一)指导思想。

以习近平新时代中国特色社会主义思想为指导,全面贯彻党的十九大和十九届二中、三中全会精神,认真学习贯彻习近平总书记关于体育工作的重要论述,按照党中央、国务院关于加快推进体育强国建设的决策部署,坚持以人为本、改革创新、依法治体、协同联动,持续提升体育发展的质量和效益,大力推动全民健身与全民健康深度融合,更好发挥举国体制与市场机制相结合的重要作用,不断满足人民对美好生活的需要,努力将体育建设成为中华民族伟大复兴的标志性事业。

(二)战略目标。

到2020年,建立与全面建成小康社会相适应的体育发展新机制,体育领域创新发展取得新成果,全民族身体素养和健康水平持续提高,公共体育服务体系初步建立,竞技体育综合实力进一步增强,体育产业在实现高质量发展上取得新进展。

到2035年,形成政府主导有力、社会规范有序、市场充满活力、人民积极参与、社会组织健康发展、公共服务完善、与基本实现现代化相适应的体育发展新格局,体育治理体系和治理能力实现现代化。全民健身更亲民、更便利、更普及,经常参加体育锻炼人数比例达到45%以上,人均体育场地面积达到2.5平方米,城乡居民达到《国民体质测定标准》合格以上的人数比例超过92%;青少年体育服务体系更加健全,身体素养显著提升,健康状况明显改善;竞技体育更好、更快、更高、更强,夏季项目与冬季项目、男子项目与女子项目、职业体育与专业体育、"三大球"与基础大项等实现均衡发展,综合实力和国际影响力大幅提升;体育产业更大、更活、更优,成为国民经济支柱性产业;体育文化感召力、影响力、凝聚力不断提高,中华体育精神传承发扬;体育对外和对港澳台交往更活跃、更全面、更协调,成为中国特色大国外交和"一国两制"事业的重要方面。

到2050年,全面建成社会主义现代化体育强国。人民身体素养和健康水平、体育综合实力和国际影响力居于世界前列,体育成为中华民族伟大复兴的标志性事业。

二、战略任务

(一)落实全民健身国家战略,助力健康中国建设。

完善全民健身公共服务体系。充分发挥国务院全民健身工作部际联席会议作用,地方各级政府建立全民健身工作联席会议机制。紧紧围绕便民惠民,抓好全民健身"六个身边"工程建设。积极开展体育强省、全民运动健身模范市、全民运动健身模范县三级联创活动,逐步推动基本公共体育服务在地区、城乡、行业和人群间的均等化。推动全民健身公共服务资源向农村倾斜,重点扶持革命老区、民族地区、边疆地区、贫困地区发展全民健身事业。

统筹建设全民健身场地设施。加强城市绿道、健身步道、自行车道、全民健身中心、体育健身公园、社区文体广场以及足球、冰雪运动等场地设施建设,与住宅、商业、文化、娱乐等建设项目综合开发和改造相结合,合理利用城市空置场所、地下空间、公园绿地、建筑屋顶、权属单位物业附属空间。鼓励社会力量建设小型体育场所,完善公共体育设施免费或低收费开放政策,有序促进各类体育场地设施向社会开放。紧密结合美丽宜居乡村、运动休闲特色小镇建设,鼓励创建休闲健身区、功能区和田园景区,探索发展乡村健身休闲产业和建设运动休闲特色乡村。

广泛开展全民健身活动。坚持以人民健康为中心,制定并实施全民健身计划,普及科学健身知识和健身方法,因时因地因需开展全民健身活动,坚持大健康理念,从注重"治已病"向注重"治未病"转变。推行《国家体育锻炼标准》和《国家学生体质健康标准》,建立面向全民的体育运动水平等级标准和评定体系。大力发展群众喜闻乐见的运动项目,扶持推广各类民族民间民俗传统运动项目。建立群众性竞赛活动体系和激励机制,探索多元主体办赛机制。推进冰雪运动"南展西扩东进"战略,带动"三亿人参与冰雪运动"。

优化全民健身组织网络。发挥全国性体育社会组织示范作用,推进各级体育总会建设,完善覆盖城乡、规范有序、富有活力的全民健身组织网络,带动各级各类单项、行业和人群体育组织开展全民健身活动。组织社会体育指导员广泛开展全民健身指导服务,建立全民健身志愿服务长效机制。

促进重点人群体育活动开展。制定实施青少年、妇女、老年人、农民、职业人群、残疾人等群体的体质健康干预计划。将促进青少年提高身体素养和养成健康生活方式作为学校体育教育的重要内容,把学生体质健康水平纳入政府、教育行政部门、学校的考核体系,全面实施青少年体育活动促进计划。实行工间健身制度,鼓励和支持新建工作场所建设适当的健身活动场地。积极推进冰雪运动进校园、进社区,普及冬奥知识和冰雪运动。推动残疾人康复体育和健身体育广泛开展。

推进全民健身智慧化发展。运用物联网、云计算等新信息技术,促进体育场馆活动预订、赛事信息发布、经营服务统计等整合应用,推进智慧健身路径、智慧健身步道、智慧体育公园建设。鼓励社会力量建设分布于城乡社区、商圈、工业园区的智慧健身中心、智慧健身馆。依托已有资源,提升智慧化全民健身公共服务能力,实现资源整合、数据共享、互联互通,加强分析应用。

1.3.85 促进全民健身和体育消费推动体育产业高质量发展

国务院办公厅关于促进全民健身和体育消费推动体育产业高质量发展的意见(节选)

国办发〔2019〕43号

八、实施"体育+"行动,促进融合发展

(二十八)推动体医融合发展。将体育产业发展核心指标纳入全国卫生城市评选体系。鼓励医院培养和引进运动康复师,开展运动促进健康指导,推动形成体医融合的疾病管理和健康服务模式。完善国民体质监测指标体系,将相关指标纳入居民健康体检推荐范围。为不同人群提供有针对性的运动健身方案或运动指导服务,推广科学健身,提升健身效果。加强针对老年群体的非医疗健康干预,普及健身知识,组织开展健身活动。(卫生健康委、民政部、体育总局负责)

1.3.86　减轻中小学教师负担进一步营造教育教学良好环境

中共中央办公厅　国务院办公厅印发《关于减轻中小学教师负担进一步营造教育教学良好环境的若干意见》

国务院公报 2020 年第 1 号

为深入贯彻全国教育大会和《中共中央、国务院关于全面深化新时代教师队伍建设改革的意见》精神，进一步营造全社会尊师重教的浓厚氛围，为教师安心、静心、舒心从教创造更加良好环境，按照《中共中央办公厅关于解决形式主义突出问题为基层减负的通知》要求，现就减轻中小学教师负担提出如下意见。

8. 合理安排专项任务。各级党委和政府统一部署的维护稳定、扫黑除恶、防灾减灾、消防安全、防艾等重要专项工作，确需中小学教师参与的，由教育部门严格按要求依程序统筹安排，一般不得影响正常教育教学，不得安排中小学教师到与教育教学无关的场所开展相关工作。如遇特殊时期、紧急情况，根据形势和实际需要，由教育部门根据上级要求布置。

11. 科学安排有关教育宣传活动。面向中小学生开展的教育宣传活动，要根据中小学生德智体美劳全面发展的需要，由教育部门整体规划、分类指导、统筹安排进入校园。如中小学课程已有类似内容，可根据实际需要合理融入教学安排，不得重复安排。

19. 加强督导。国务院教育督导委员会要把减轻中小学教师负担工作纳入对省级政府履行教育职责的督导中。省级教育督导部门要把减轻中小学教师负担工作作为教育督导和开学检查的重要内容。严格按照《中共中央办公厅关于统筹规范督查检查考核工作的通知》要求，注重运用信息技术手段，以督促减，以减增效，指导各地做好落实工作。坚持定期督导与长期监管相结合，将结果作为地方党政领导班子和有关领导干部综合考核评价、奖惩任免的重要参考，对于执行不力、落实不到位的要严肃问责。

1.3.87　新型冠状病毒肺炎疫情防控期间养老机构老年人就医指南

关于印发新型冠状病毒肺炎疫情防控期间养老机构老年人就医指南的通知

肺炎机制综发〔2020〕65 号

各省、自治区、直辖市及新疆生产建设兵团应对新型冠状病毒肺炎疫情联防联控机制（领导小组、指挥部）：

为做好疫情防控期间养老机构入住老年人就医工作，现将《新型冠状病毒肺炎疫情防控期间养老机构老年人就医指南》印发给你们，请参照执行。

国务院应对新型冠状病毒肺炎疫情联防联控机制综合组

2020 年 2 月 15 日

新型冠状病毒肺炎疫情防控期间养老机构老年人就医指南（节选）

鉴于养老机构在疫情防控期间实行封闭式管理，为做好疫情防控期间养老机构入住老年人就医服务工作，制定如下指南：

一、密切关注老年人健康状况。

2. 慢性疾病老年人管理。提醒慢性病长期服药老年人,要规律服药,不轻易自行换药或停药,有身体不适要及时告知护理人员。有条件的养老机构应当通过检测血压、血糖、呼吸状况、体重等方式,观察慢性病老年人身体状况,注意有无用药不足或过量的表现,以及药物不良反应(特别是体位性低血压、低血糖),预防跌倒。

二、老年人身体出现不适或疾病发作,养老机构应当及时与老年人和家属沟通商量,达成一致后,通过机构内医务人员处置、电话求助医疗机构、请医疗机构医生出诊、拨打120急救电话就医或由家属送医。有条件的或根据入住服务协议,由养老机构工作人员随同协助就医。

1. 慢性基础疾病(高血压、糖尿病等)、皮肤病、一般过敏、轻微扭伤擦伤、普通牙科治疗、常规康复等,可采取上门诊视等方式保守治疗,不建议外出就医。老年人常用药物由家属、机构通过委托取药、代购等方式解决。

1.3.88　深化医药卫生体制改革2020年下半年重点工作任务

国务院办公厅关于印发深化医药卫生体制改革2020年下半年重点工作任务的通知

国办发〔2020〕25号

各省、自治区、直辖市人民政府,国务院各部委、各直属机构:

《深化医药卫生体制改革2020年下半年重点工作任务》已经国务院同意,现印发给你们,请结合实际,认真组织实施。

国务院办公厅

2020年7月16日

深化医药卫生体制改革2020年下半年重点工作任务(节选)

近年来特别是党的十八届三中全会以来,我国医药卫生体制改革不断深化,人民健康状况和基本医疗卫生服务的公平性可及性持续改善。新冠肺炎疫情发生以来,医药卫生体系经受住了考验,为打赢新冠肺炎疫情防控阻击战发挥了重要作用。2020年下半年深化医药卫生体制改革,要以习近平新时代中国特色社会主义思想为指导,全面贯彻党的十九大和十九届二中、三中、四中全会精神,落实党中央、国务院决策部署,坚持以人民为中心的发展思想,坚持保基本、强基层、建机制,统筹推进深化医改与新冠肺炎疫情防治相关工作,把预防为主摆在更加突出位置,补短板、堵漏洞、强弱项,继续着力推动把以治病为中心转变为以人民健康为中心,深化医疗、医保、医药联动改革,继续着力解决看病难、看病贵问题,为打赢疫情防控的人民战争、总体战、阻击战,保障人民生命安全和身体健康提供有力支撑。

一、加强公共卫生体系建设

(一)改革完善疾病预防控制体系。优化完善疾病预防控制机构职能设置,改善疾病预防控制基础条件。完善医防协同机制,强化各级医疗机构疾病预防控制职责,增强公立医院传染病救治能力,推动医防机构人员通、信息通、资源通。加强乡镇卫生院和社区卫生服务中心疾病预防控制职责,健全疾病预防控制机构与城乡社区联动工作机制。加强口岸传染病防控能力建设。（国家卫生健康委、海关总署分别负责,国家发展改革委、财政部、人力资源社会保障部、国家中医药局等参与。分别负责为各部门按职责分别牵头,下同）

（三）健全公共卫生应急物资保障体系。增加防疫救治医疗设施和移动实验室。坚持中西医并重,加强突发公共卫生事件防控和突发事件紧急医学救援能力建设。加强药品和医疗防护物资储备,提升核酸检测能力,推进医疗机构发热门诊改造,推动落实"三区两通道"要求。加大疫苗、药物和快速检测技术研发投入。（国家发展改革委、科技部、工业和信息化部、财政部、国家卫生健康委、国务院国资委、海关总署、国家中医药局等分别负责,各相关部门参与）

（五）加强公共卫生队伍建设。加强公共卫生相关学科建设和后备人才培养。强化对包括全科医生在内的临床医生的流行病等公共卫生知识培训。综合医改试点省份等有条件的地方要在完善公共卫生人员准入使用、待遇保障、考核评价、激励机制等方面加大探索力度。（教育部、人力资源社会保障部、国家卫生健康委、国家中医药局、国务院医改领导小组秘书处分别负责,财政部等参与）

二、深入实施健康中国行动

（六）持续改善生产生活环境,倡导健康文明生活方式。完善健康科普工作机制。深入开展农村人居环境整治。完善农贸市场新冠肺炎疫情防控技术指南。推进农贸市场标准化建设,规范功能分区和布局,加大规范化管理和监督执法力度。推进修订预包装食品营养标签通则。制定深入开展新时代爱国卫生运动的指导性文件。（生态环境部、农业农村部、商务部、国家卫生健康委、市场监管总局分别负责）

（七）加强重点人群健康促进。开展全国综合防控儿童青少年近视评议考核。全面加强和改进学校体育、卫生与健康教育工作。推动妇幼保健机构机制创新试点扩面。制定医养结合机构管理指南。加强为老年人提供上门医疗卫生服务工作。实施社区医养结合能力提升工程。（教育部、国家卫生健康委分别负责,国家发展改革委、民政部、体育总局、国家中医药局参与）

（八）提升慢性病防治水平。完善公共卫生服务项目。以高血压、糖尿病等慢性病管理为突破口,强化基层防治结合。以心脑血管疾病、癌症、尘肺病早期筛查干预为切入点,推进疾病预防控制机构与医疗机构业务融合。制定癌症预防与筛查指南（科普版）。推进社会心理服务体系建设试点工作。（国家卫生健康委、财政部、国家中医药局等负责）

四、深化医疗保障制度改革

（十四）提高基本医疗保障水平。城乡居民医保人均财政补助标准增加30元,稳步提高个人缴费标准。完善重大疫情医疗救治费用保障机制。开展门诊费用跨省直接结算试点。（国家医保局、财政部负责）

（十七）加快发展商业健康保险。鼓励商业保险机构提供包括医疗、疾病、康复、照护、生育等多重保障的综合性健康保险产品和服务。积极引入社会力量参与医疗保障经办服务。（国家医保局、银保监会分别负责）

六、统筹推进相关重点改革

（二十二）继续推进区域医疗中心建设,推动优质医疗资源扩容下沉和均衡布局,建立与区域医疗中心相适应的管理体制和运行机制。（国家发展改革委、国家卫生健康委、国家中医药局、国务院医改领导小组秘书处分别负责）

（二十三）推进分级诊疗和医药卫生信息化建设。全面推进社区医院建设,做细做实家庭医生签约服务,提升城乡社区医疗服务能力,健全分级诊疗制度,强化基层卫生防疫。深化县域综合医改,推进紧密型县域医共体试点,促进"县乡一体、乡村一体"。推动落实对乡村医疗卫生人员的服务收入多渠道补助政策。加快"互联网＋医疗健康"发展,完善国家级全民健康信息平台,推进新一代信息技术在医药卫生领域的应用,促进医药卫生管理和服务模式的重塑。支持社会办医持续健康规范发展。对受疫情影响的医疗机构给予扶持。制定全面建立中国特色优质高效医疗卫生服务体系的意见。(国家发展改革委、财政部、人力资源社会保障部、国家卫生健康委、国家医保局、国家中医药局、国务院医改领导小组秘书处等分别负责)

(二十四)促进中医药振兴发展。在综合医院、传染病医院、专科医院等大力推广中西医结合医疗模式,并将实行情况纳入医院等级评审和绩效考核。加快建设中医药循证医学中心,启动国家中医医学中心和区域中医医疗中心建设,开展中医经典病房建设试点,提高中医医院应急和救治能力,发挥中医药在重大疫情救治中的独特作用。遴选发布一批中医优势病种和诊疗项目,鼓励引导医疗卫生机构提供中医药服务。加强县(市)中医医疗服务能力和队伍建设,推进县办中医医疗机构全覆盖。医疗服务价格调整时重点考虑体现技术劳务价值的医疗服务价格,支持中医药传承创新发展。制定加快中医药特色发展政策措施。(国家中医药局、国家发展改革委、国家卫生健康委、国家医保局分别负责)

(二十五)扎实做好健康扶贫。全面解决基本医疗有保障突出问题,强化贫困地区卫生健康人才培养、技术能力提升等方面的政策支持。按规定做好农村贫困人口医疗保障工作。加大对"三区三州"等深度贫困地区的指导支持力度,加强防控重大传染病、地方病攻坚工作。改善贫困地区营养不良等问题。(国家卫生健康委、国家发展改革委、教育部、财政部、国家医保局、国家中医药局、国务院扶贫办等负责)

(二十六)完善医疗卫生行业综合监管协调和督察机制。开展"信用＋综合监管"试点工作。制定医疗卫生行业综合监管责任追究及督察机制政策文件。制订加强卫生健康监督体系建设若干规定,推进监督机构规范化建设。进一步规范医疗行为,促进合理医疗检查。(国家卫生健康委、国家中医药局等负责)

1.3.89　加快医学教育创新发展

国务院办公厅关于加快医学教育创新发展的指导意见(节选)

国办发〔2020〕34号

各省、自治区、直辖市人民政府,国务院各部委、各直属机构:

医学教育是卫生健康事业发展的重要基石。党的十八大以来,我国医学教育蓬勃发展,为卫生健康事业输送了大批高素质医学人才。在新冠肺炎疫情防控中,我国医学教育培养的医务工作者发挥了重要作用。但同时,面对疫情提出的新挑战、实施健康中国战略的新任务、世界医学发展的新要求,我国医学教育还存在人才培养结构亟需优化、培养质量亟待提高、医药创新能力有待提升等问题。为加快医学教育创新发展,经国务院同意,现提出以下意见。

一、总体要求

(一)指导思想。以习近平新时代中国特色社会主义思想为指导,全面贯彻党的十九大和十九届二中、三中、四中全会精神,按照党中央、国务院决策部署,落实立德树人根本任务,把医学教育摆在关系教育和卫生健康事业优先发展的重要地位,立足基本国情,以服务需求为导向,以新医科建设为抓手,着力创新体制机制,分类培养研究型、复合型和应用型人才,全面提高人才培养质量,为推进健康中国建设、保障人民健康提供强有力的人才保障。

(二)基本原则。

——以新定位推进医学教育发展。以"大国计、大民生、大学科、大专业"的新定位推进医学教育改革创新发展,服务健康中国建设和教育强国建设。

二、全面优化医学人才培养结构

(六)加大全科医学人才培养力度。提升基层医疗卫生行业职业吸引力。逐步扩大订单定向免费医学生培养规模,中央财政继续支持为中西部乡镇卫生院培养本科定向医学生,各地要结合实际为村卫生室和边远贫困地区乡镇卫生院培养一批高职定向医学生,加快培养"小病善治、大病善识、重病善转、慢病善管"的防治结合全科医学人才。系统规划全科医学教学体系,3年内推动医学院校普遍成立全科医学教学组织机构,加强面向全体医学生的全科医学教育,建设100个左右国家全科医学实践教学示范基地,加强师资培训。2021年起开展临床医学(全科医学)博士专业学位研究生招生培养工作,扩大临床医学(全科医学)硕士专业学位研究生招生规模。加快推进全科医生薪酬制度改革,拓展全科医生职业发展前景。

(七)加快高水平公共卫生人才培养体系建设。提高公共卫生教育在高等教育体系中的定位,依托高水平大学布局建设一批高水平公共卫生学院。加强培养体系建设,强化预防医学本科专业学生实践能力培养,加强医学院校与疾病预防控制中心、传染病医院的医教研合作,3年内建设30个左右公共卫生实训示范基地。将公共卫生硕士专业学位培养计划作为公共卫生研究生教育的主体培养计划,创立发展公共卫生博士专业学位教育,开展多学科背景下的公共卫生高层次人才培养改革试点。加大高层次专业人才供给,将公共卫生与预防医学相关学科专业纳入"国家关键领域急需高层次人才培养专项招生计划"支持范围,增加专项研究生招生计划数量,在"十四五"期间持续扩大培养 规模。

(八)加快高层次复合型医学人才培养。健全以职业需求为导向的人才培养体系,设置交叉学科,促进医工、医理、医文学科交叉融合。推进"医学+X"多学科背景的复合型创新拔尖人才培养;深化基础医学人才培养模式改革;推进基础与临床融通的整合式八年制临床医学教育改革,加大政策保障力度,支持八年制医学专业毕业生进入博士后流动站;深化临床药学高层次人才培养改革;扩大学术型医学博士研究生培养规模,开展医师科学家培养改革试点。在"基础学科拔尖学生培养计划2.0"中,强化高端基础医学人才和药学人才培养。加强与国际高水平大学、科研机构的交流合作,培养具有国际视野的高层次拔尖创新医学人才。

1.3.90 加快推进政务服务"跨省通办"

国务院办公厅关于加快推进政务服务"跨省通办"的指导意见(节选)

国办发〔2020〕35号

二、重点任务

(一)聚焦保障改善民生,推动个人服务高频事项"跨省通办"。围绕教育、就业、社保、医疗、养老、居住、婚育、出行等与群众生活密切相关的异地办事需求,推动社会保障卡申领、异地就医登记备案和结算、养老保险关系转移接续、户口迁移、住房公积金转移接续、就业创业、婚姻登记、生育登记等事项加快实现"跨省通办",便利群众异地办事,提升人民群众获得感。

1.3.91 加强全民健身场地设施建设发展群众体育

国务院办公厅关于加强全民健身场地设施建设发展群众体育的意见(节选)

国办发〔2020〕36号

各省、自治区、直辖市人民政府,国务院各部委、各直属机构:

加强全民健身场地设施(以下简称健身设施)建设,发展群众体育,是各级人民政府的重要公共服务职能,是贯彻全民健身国家战略、实施健康中国行动的必然要求。为推进健身设施建设,推动群众体育蓬勃开展,提升全民健身公共服务水平,经国务院同意,现提出以下意见。

一、总体要求

以习近平新时代中国特色社会主义思想为指导,深入贯彻党的十九大和十九届二中、三中、四中全会精神,完善健身设施建设顶层设计,增加健身设施有效供给,补齐群众身边的健身设施短板,大力开展群众体育活动,统筹推进新冠肺炎疫情防控和全民健身促进工作。争取到2025年,有效解决制约健身设施规划建设的瓶颈问题,相关部门联动工作机制更加健全高效,健身设施配置更加合理,健身环境明显改善,形成群众普遍参加体育健身的良好氛围。

二、完善顶层设计

(一)摸清底数短板。各地区要抓紧启动本地区健身设施现状调查,评估健身设施布局和开放使用情况,对照相关标准规范和群众需求,摸清健身设施建设短板。与此同时,要系统梳理可用于建设健身设施的城市空闲地、边角地、公园绿地、城市路桥附属用地、厂房、建筑屋顶等空间资源,以及可复合利用的城市文化娱乐、养老、教育、商业等其他设施资源,制定并向社会公布可用于建设健身设施的非体育用地、非体育建筑目录或指引。

三、挖掘存量建设用地潜力

(七)倡导复合用地模式。支持对健身设施和其他公共服务设施进行功能整合。在不改变、不影响建设用地主要用途的前提下,鼓励复合利用土地建设健身设施,通过与具有相容性用途土地产权人达成使用协议的方式促进健身设施项目落地。在养老设施规划建设中,要安排充足的健身空间。

五、实施群众体育提升行动

(十五)丰富社区体育赛事活动。体育总局要加强统筹指导和顶层设计,结合开展"我要上全运"群众体育赛事活动,打造线上与线下比赛相结合、全社会参与、多项目覆盖、多层级联动的"全国社区运动会",充分发挥社区体育赛事在激发拼搏精神、促进邻里交往、增强社区认同感等方面的积极作用。强化项目推动和综合保障,激发社区组织协办赛事活动的积极性,支持有条件的学校体育俱乐部承办社区体育赛事。通过政府购买服务等方式,引导社会力量承接社区体育赛事活动和培训项目。赛事组织方要严格落实防疫等安全管理要求,制定相关预案。

(十六)推进"互联网 + 健身"。依托现有平台和资源,委托专业机构开发基于 PC 端、移动端和第三方平台的国家社区体育活动管理服务系统,集成全国公共健身设施布局、科学健身知识、社会体育指导员情况等内容,实现健身设施查询预订、社会体育指导员咨询、体育培训报名等功能,并作为"全国社区运动会"的总服务保障平台。依托该平台,运用市场化方式打造"全国社区运动会"品牌,鼓励各地区正在开展或拟开展的线上、线下社区赛事活动自愿加入平台,为相关活动提供组织管理、人才技术等方面支撑,提高全民健身公共服务智能化、信息化、数字化水平。

(十七)推动居家健身。按照常态化疫情防控要求,大力推广居家健身和全民健身网络赛事活动,充分发挥全民健身在提升全民健康和免疫水平方面的积极作用。在健康中国行动系列工作中大力推进居家健身促进计划,鼓励各地区与线上运动平台合作开办居家健身课程。鼓励体育明星等体育专业技术人才参加健身直播活动,普及运动健身知识、提供科学健身指导、激发群众健身热情。

(十八)夯实组织人才基础。各地区要加快制定完善社区体育相关标准和制度规范。培育发展社会体育指导员协会、社区体育俱乐部等基层体育组织。加强社会体育指导员队伍建设,优化社会体育指导员等级制度,在组织社区体育活动、指导科学健身方面充分发挥作用。

1.3.92 "十四五"规划

中共中央关于制定国民经济和社会发展第十四个五年规划和二〇三五年远景目标的建议(节选)

(2020年10月29日中国共产党第十九届中央委员会第五次全体会议通过)

十二、改善人民生活品质,提高社会建设水平

坚持把实现好、维护好、发展好最广大人民根本利益作为发展的出发点和落脚点,尽力而为、量力而行,健全基本公共服务体系,完善共建共治共享的社会治理制度,扎实推动共同富裕,不断增强人民群众获得感、幸福感、安全感,促进人的全面发展和社会全面进步。

45.健全多层次社会保障体系。健全覆盖全民、统筹城乡、公平统一、可持续的多层次社会保障体系。推进社保转移接续,健全基本养老、基本医疗保险筹资和待遇调整机制。实现基本养老保险全国统筹,实施渐进式延迟法定退休年龄。发展多层次、多支柱养老保险体系。推动基本医疗保险、失业保险、工伤保险省级统筹,健全重大疾病医疗保险和救助制度,落实异地就医结算,稳步建立长期护理保险制度,积极发展商业医疗保险。健全灵活就业人员社保制度。健全退役军人工作体系和保障制度。健全分层分类的社会救助体系。坚持男女平等基本国策,保障妇女儿童合法权益。健全老年人、残疾人关爱服务体系和设施,完善帮扶残疾人、孤儿等社会福利制度。完善全国统一的社会保险公共服务平台。

46.全面推进健康中国建设。把保障人民健康放在优先发展的战略位置,坚持预防为主的方针,深入实施健康中国行动,完善国民健康促进政策,织牢国家公共卫生防护网,为人民提供全方位全周期健康服务。改革疾病预防控制体系,强化监测预警、风险评估、流行病学调查、检验检测、应急处置等职能。建立稳定的公共卫生事业投入机制,加强人才队伍建设,改善疾控基础条件,完善公共卫生服务项目,强化基层公共卫生体系。落实医疗机构公共卫生责任,创新医防协同机制。完善突发公共卫生事件监测预警处置机制,健全医疗救治、科技支撑、物资保障体系,提高应对突发公共卫生事件能力。坚持基本医疗卫生事业公益属性,深化医药卫生体制改革,加快优质医疗资源扩容和区域均衡布局,加快建设分级诊疗体系,

加强公立医院建设和管理考核,推进国家组织药品和耗材集中采购使用改革,发展高端医疗设备。支持社会办医,推广远程医疗。坚持中西医并重,大力发展中医药事业。提升健康教育、慢病管理和残疾康复服务质量,重视精神卫生和心理健康。深入开展爱国卫生运动,促进全民养成文明健康生活方式。完善全民健身公共服务体系。加快发展健康产业。

47. 实施积极应对人口老龄化国家战略。制定人口长期发展战略,优化生育政策,增强生育政策包容性,提高优生优育服务水平,发展普惠托育服务体系,降低生育、养育、教育成本,促进人口长期均衡发展,提高人口素质。积极开发老龄人力资源,发展银发经济。推动养老事业和养老产业协同发展,健全基本养老服务体系,发展普惠型养老服务和互助性养老,支持家庭承担养老功能,培育养老新业态,构建居家社区机构相协调、医养康养相结合的养老服务体系,健全养老服务综合监管制度。

1.3.93　老年人运用智能技术问题

关于切实解决老年人运用智能技术困难的实施方案(节选)

随着我国互联网、大数据、人工智能等信息技术快速发展,智能化服务得到广泛应用,深刻改变了生产生活方式,提高了社会治理和服务效能。但同时,我国老龄人口数量快速增长,不少老年人不会上网、不会使用智能手机,在出行、就医、消费等日常生活中遇到不便,无法充分享受智能化服务带来的便利,老年人面临的"数字鸿沟"问题日益凸显。为进一步推动解决老年人在运用智能技术方面遇到的困难,让老年人更好共享信息化发展成果,制定本实施方案。

一、总体要求

(三)工作目标。

在政策引导和全社会的共同努力下,有效解决老年人在运用智能技术方面遇到的困难,让广大老年人更好地适应并融入智慧社会。到2020年底前,集中力量推动各项传统服务兜底保障到位,抓紧出台实施一批解决老年人运用智能技术最迫切问题的有效措施,切实满足老年人基本生活需要。到2021年底前,围绕老年人出行、就医、消费、文娱、办事等高频事项和服务场景,推动老年人享受智能化服务更加普遍,传统服务方式更加完善。到2022年底前,老年人享受智能化服务水平显著提升、便捷性不断提高,线上线下服务更加高效协同,解决老年人面临的"数字鸿沟"问题的长效机制基本建立。

二、重点任务

(一)做好突发事件应急响应状态下对老年人的服务保障。

2. 保障居家老年人基本服务需要。在常态化疫情防控下,为有效解决老年人无法使用智能技术获取线上服务的困难,组织、引导、便利城乡社区组织、机构和各类社会力量进社区、进家庭,建设改造一批社区便民消费服务中心、老年服务站等设施,为居家老年人特别是高龄、空巢、失能、留守等重点群体,提供生活用品代购、餐饮外卖、家政预约、代收代缴、挂号取药、上门巡诊、精神慰藉等服务,满足基本生活需求。(商务部、民政部、住房城乡建设部、国家卫生健康委等相关部门按职责分工负责)

(三)便利老年人日常就医。

9. 完善老年人日常健康管理服务。搭建社区、家庭健康服务平台,由家庭签约医生、家人和有关市场主体等共同帮助老年人获得健康监测、咨询指导、药品配送等服务,满足居

家老年人的健康需求。推进"互联网＋医疗健康"，提供老年人常见病、慢性病复诊以及随访管理等服务。（国家卫生健康委负责）

1.3.94　爱国卫生运动

国务院关于深入开展爱国卫生运动的意见（节选）

国发〔2020〕15号

一、总体要求

（一）指导思想。以习近平新时代中国特色社会主义思想为指导，全面贯彻党的十九大和十九届二中、三中、四中、五中全会精神，坚持以人民健康为中心，政府主导、跨部门协作、全社会动员，预防为主、群防群控，丰富工作内涵，创新方式方法，总结推广新冠肺炎疫情防控中的有效经验做法，突出问题和结果导向，强化大数据应用和法治化建设，着力改善人居环境，有效防控传染病和慢性病，提高群众健康素养和全民健康水平，为实现健康中国目标奠定坚实基础。

（二）总体目标。公共卫生设施不断完善，城乡环境面貌全面改善，文明健康、绿色环保的生活方式广泛普及，卫生城镇覆盖率持续提升，健康城市建设深入推进，健康细胞建设广泛开展，爱祖国、讲卫生、树文明、重健康的浓厚文化氛围普遍形成，爱国卫生运动传统深入全民，从部门到地方、从社会到个人、全方位多层次推进爱国卫生运动的整体联动新格局基本建立，社会健康综合治理能力全面提高。

三、开展健康知识科普，倡导文明健康、绿色环保的生活方式

（八）培养文明卫生习惯。广泛开展健康科普进村镇、进社区、进机关、进企业、进学校、进家庭活动，宣传公共卫生安全、重大疾病防控及不同季节重点流行疾病防控等卫生健康知识，引导群众践行健康强国理念，推广不随地吐痰、正确规范洗手、室内经常通风、科学佩戴口罩、保持社交距离、注重咳嗽礼仪、推广分餐公筷、看病网上预约等新冠肺炎疫时好习惯，筑牢传染病防控第一道防线。树立良好的饮食风尚，深入开展减油、减盐、减糖行动，革除滥食野生动物陋习，在机关、企事业单位和餐饮行业积极推广分餐制，倡导聚餐使用公勺公筷。将健康教育纳入国民教育体系，作为中小学素质教育的重要内容，以"小手拉大手"促进全社会形成文明卫生习惯。通过设立文明引导员、开展"随手拍"等方式，形成约束有力的社会监督机制，促进文明卫生习惯长效化。及时借鉴推广有关地方经验，通过出台法规规章强化落实个人公共卫生责任。

（九）倡导自主自律健康生活。充分利用爱国卫生月等各类活动，发挥权威专家作用，加大健康生活方式科普力度，引导群众主动学习掌握健康技能，养成戒烟限酒、适量运动、合理膳食、心理平衡的健康生活方式，有效预防高血压、糖尿病等慢性病。针对妇女、儿童青少年、职业人群、老年人等人群及其关注的健康问题，做好精准宣传和健康干预。以多种教育教学形式对学生进行健康干预，科学指导学生有效防控近视、肥胖等。利用人工智能、可穿戴设备等新技术手段，开展参与式健康活动，推广使用家庭健康工具包。加快无烟机关、无烟家庭、无烟医院、无烟学校等无烟环境建设。健全全民健身公共服务体系，完善体育健身设施，实施国家体育锻炼标准，广泛开展全民健身赛事活动，加强科学健身指导服务，营造良好的全民健身氛围。

（十一）促进群众心理健康。加强心理健康科普宣传，传播自尊自信、理性平和、乐观积极的理念和相关知识,引导形成和谐向上的家庭和社会氛围。健全传染病、地震、洪涝灾害等突发公共事件处置中的社会心理健康监测预警机制,强化心理健康促进和心理疏导、危机干预。建立健全政府、社会组织、专业机构、高等院校和科研院所共同参与的心理健康咨询服务机制,充分发挥"互联网+"作用,为群众提供方便可及的心理健康服务。加强心理健康服务志愿者队伍建设,支持拓展心理健康宣传疏导等志愿服务。

四、加强社会健康管理,协同推进健康中国建设

(十三)全面开展健康城市建设。适应经济社会发展和健康中国建设需要,因地制宜开展健康城市建设,打造卫生城市升级版,建成一批健康城市建设样板。修订完善健康城市建设评价指标体系,将健康中国行动相关要求纳入评价范围,探索开展基于大数据的第三方评价,推动健康中国行动落地见效。推动各地把全生命周期健康管理理念贯穿城市规划、建设、管理全过程各环节,健全完善相关法规规章,制订出台并不断完善城市卫生健康、法治、教育、社会保障、交通、食品、药品、体育健身、养老服务等各领域的综合策略和干预措施。加快建设适应城镇化快速发展、城市人口密集集中特点的公共卫生体系,强化健康风险防控,从源头上消除影响健康的各种隐患。建立健康影响评估制度,推动各地系统评估各项经济社会发展规划、政策法规及重大工程项目对健康的影响,全力推动将健康融入所有政策。

(十四)加快健康细胞建设。制订健康村镇、健康社区、健康单位(企业)、健康学校、健康家庭等健康细胞建设标准,引导和规范各地健康细胞建设。鼓励各地根据自身经济发展水平、文化特点等,以整洁宜居的环境、便民优质的服务、和谐文明的文化为主要内容,培育一批健康细胞建设特色样板,发挥辐射带动作用。有针对性采取措施,着力推动全社会健康环境改善、健康服务优化、健康教育普及和健康行为养成,推动公共卫生服务下沉,筑牢健康中国建设的微观基础。

第 2 章

国家卫生健康委慢性病相关政策

2.1 城市癌症早诊早治项目管理办法（试行）

卫生部办公厅关于印发《城市癌症早诊早治项目管理办法（试行）》的通知

卫办疾控函〔2012〕972 号

北京、河北、辽宁、黑龙江、山东、湖南、广东、重庆、甘肃省（市）卫生厅局：

根据《财政部 卫生部关于下达 2012 年重大公共卫生服务项目补助资金的通知》（财社〔2012〕64 号）的要求，为确保城市癌症早诊早治项目工作顺利开展，我部组织制定了《城市癌症早诊早治项目管理办法（试行）》。现印发给你们，请认真贯彻落实。

卫生部办公厅

2012 年 10 月 26 日

城市癌症早诊早治项目管理办法（试行）（节选）

一、项目目标

（一）在全国 9 个省份的城市人群中开展肺癌、乳腺癌、大肠癌、上消化道癌和肝癌高危人群的评估、筛查和早诊早治，每省份共完成危险因素调查和高危人群评估 5 万人，对 1 万高危人群进行癌症筛查，对每个癌种开展卫生经济学评估。

（二）研究和评估城市中五大高发癌症高危人群筛查和早诊早治适宜技术，建立并完善防治工作体系和长效机制，加强能力建设，努力降低城市中癌症发病率、复发率、致残率和死亡率；开展卫生经济学评估，找到适合城市实际情况的、投入产出比高的癌症筛查和早诊早治技术和方案，进一步在全国推广。

二、项目范围和时间

（一）项目范围。根据卫生部和财政部年度工作计划和资金预算确定。2012 年项目地区包括北京市、河北省、辽宁省、黑龙江省、山东省、湖南省、广东省、重庆市、甘肃省等 9 省份，各项目省份选择 1～2 个中型及以上城市（城市常住人口超过 50 万）具体实施项目。

（二）项目时间。项目启动当年 10 月底前上报工作完成情况，次年 3 月底前完成项目工作。

三、项目内容

（一）项目市（区）与筛查对象选取原则。

1. 确定项目市（区）。选择工作基础好、条件和设备齐全的城市（区）作为项目点。优先选取肿瘤登记点所在地、国家慢性病综合防控示范区所在地、承担过医改重大专项慢性病防控项目的市（区）或开展过相关项目或研究的市（区）。

2. 确定筛查数量。每省份每个癌种每年度开展危险因素调查和高危人群评估不少于1万人，筛查人数不少于2 000人。如本省有2个以上城市（区）参加该项目，应按任务量进行分配，而不按癌种进行分配。

3. 确定筛查对象。开展危险因素调查和高危人群评估的条件是：本市户籍常住人口（在本地居住3年以上），年龄40～69岁（以身份证上的出生日期为准）。对评估确定为高危人群的人群开展癌症筛查。要以社区为单位选取筛查对象，不能是单一职业人群。

（二）工作内容和具体要求。

1. 确定省、市级项目管理机构和技术机构，制定省、市级项目工作方案和实施方案，做到分工明确、责任到人。项目实施机构在遵守法律法规和伦理要求的原则下，由卫生行政部门统一协调，实施项目工作。

2. 地方卫生行政部门和技术执行机构协调组织街道或社区，开展宣传动员和健康教育，确定本辖区符合条件的调查对象名单和基本信息，项目实施前通知到人，力争人群参与率达到70%以上。

3. 开展危险因素调查和高危人群评估。采用流行病学问卷调查方式，由调查对象在专人指导下自行填写，质控后由工作人员录入数据库，应用已开发的高危人群评估模型及其后台软件（由国家癌症中心提供），初筛出需进行筛查的高危人群，编制调查评估报告。

4. 筛选出的高危人群接受癌症筛查。五类高发癌症（肺癌、乳腺癌、大肠癌、上消化道癌、肝癌）的筛查方案参照卫生部疾控局《癌症早诊早治项目技术方案》（2011年版），具体技术流程按照国家癌症中心《城市癌症早诊早治项目技术方案》执行。由具有专业化诊断和治疗能力的三级肿瘤专科医院或具有肿瘤科的三级综合医院承担癌症筛查任务。筛查信息整理后报国家癌症中心项目办公室。项目承担单位收集的所有生物学标本按要求妥善保存，在规定的时间内送至国家癌症中心项目办公室，按照肿瘤生物样本操作规程等有关规定进行管理。

5. 对筛查出的疑似癌症或癌前病变患者，建议其到具有癌症诊断和治疗水平的三级医院进行规范化诊治，指导做好与医保政策的衔接，并开展定期随访和规范化干预管理。

6. 由国内具有卫生经济学评估背景的科研专业机构指导和实施卫生经济学评估。按照国家癌症中心印发的《城市癌症早诊早治项目卫生经济学评价工作方案》开展五类高发癌症筛查诊治的成本核算、费用信息收集及患者和人群的生活质量评价，根据现场所获数据进行初步的成本效益分析和癌症经济负担分析。有条件的地方进行流行病学效果和成本效果评价及预算影响分析。

7. 加强数据管理和使用，项目信息资料实行档案管理制度。国家癌症中心组织专家对各地汇总上报的数据进行分析评估，并定期将有关结果报卫生部疾控局。

四、组织实施

（一）卫生行政部门。

1. 卫生部疾控局负责项目工作的组织协调和监督管理，会同医政司等相关司局检查评估各项工作的落实情况。

2. 省级卫生行政部门成立包括各相关处室和单位参与的项目领导组和专家组,确定项目市(区),制定项目工作方案及专项资金预算安排,在项目正式启动前报卫生部疾控局和国家癌症中心项目办公室。

3. 项目市(区)卫生行政部门成立由各相关处室和单位组成的项目领导组和专家组,制定项目实施方案,确定各项任务具体承担机构。组织协调现场工作,确保项目工作落到实处。

(二)技术执行机构。

1. 国家癌症中心是项目的国家级技术指导机构,具体负责项目的技术管理,组织专家制定全国技术方案和工作手册,提供技术指导,负责信息汇总和数据分析,指导开展卫生经济学评价,配合卫生行政部门开展项目督导评估,控制项目质量,督促执行进度。

2. 各省级肿瘤防办和肿瘤医院负责制定本省份项目技术方案和现场工作手册,开展质量控制,选定筛查目标人群,收集、汇总、分析和上报相关数据。

3. 各市(区)级项目承担单位负责具体实施项目,包括组织发动、问卷调查、高危人群评估、癌症筛查以及卫生经济学评估等。负责收集项目数据信息和生物学标本,经省级技术机构审核后报国家癌症中心。

五、经费管理

(一)项目经费由中央财政和地方财政共同承担。各地卫生行政部门商财政部门,按照医改重大专项要求,争取落实配套资金,保障项目顺利实施。

(二)中央财政拨付的项目经费,应按照实际高危人群评估人数、癌症筛查例数以及完成的卫生经济学评估任务,落实到每个筛查个体和承担单位。各级项目承担单位要合理安排和使用专项资金,不得超范围支出。

(三)各级项目承担单位要定期向当地卫生行政主管部门报告资金使用情况。对违反规定,虚报、冒领、截留、挤占、挪用工作资金的单位和个人,按照国家有关规定和法律处理。

(四)项目完成后,财政部门和卫生行政部门组织人员对项目财务等情况进行审计,也可委托第三方机构进行审计。审计时发现的不合理费用,由项目实施单位承担,已报账费用,要予以扣回。

2.2 全民健康生活方式行动实施方案(2013—2015年)

关于下发《全民健康生活方式行动实施方案(2013—2015年)》的通知

国卫疾控慢病便函〔2013〕4号

各省、自治区、直辖市卫生厅局(卫生计生委)疾病控制处、爱卫办,新疆生产建设兵团卫生局疾病控制处、爱卫办,中国疾病预防控制中心:

为贯彻落实《中国慢性病防治工作规划(2012—2015年)》(卫疾控发〔2012〕34号),深入推进全民健康生活方式行动,现制定《全民健康生活方式行动实施方案(2013—2015年)》,请你们按照实施方案和《疾病预防控制工作绩效考核标准(2012年版)》要求,巩固已有成果,深化行动内涵,提高工作质量,突出实际效果,落实各项主要任务,促进规划目标实现。

附件:1. 全民健康生活方式行动实施方案(2013—2015年)

2. 各省（区、市）和新疆生产建设兵团全民健康生活方式行动进展汇总表

国家卫生计生委疾控局　全国爱卫办

2013 年 7 月 8 日

附件 1

全民健康生活方式行动实施方案（2013—2015 年）

近年来，各地稳步推进全民健康生活方式行动，截至 2012 年底，全国已有 60% 以上的县（区）启动了全民健康生活方式行动（各地行动进展见附件 2）。为不断巩固行动成果，提高工作实效，根据《中国慢性病防治工作规划（2012—2015 年）》（卫疾控发〔2012〕34 号）和《全民健康生活方式行动总体方案（2007—2015 年）》（卫办疾控发〔2007〕189 号），特制定本方案。

一、行动目标

（一）到 2013 年底，东中西部各省启动开展行动的县（区）分别达到 80%、60% 和 40%，到 2015 年底，全国 50% 以上的县（区）按照《疾病预防控制工作绩效考核标准（2012 年版）》的要求开展行动。

（二）到 2015 年底，开展行动的县（区）居民对健康生活方式核心信息的知晓率不低于 45%，采用合理膳食和身体活动指导工具的人数比例不低于 30%，每天摄入蔬菜、水果达标的人数比例不低于 60%，身体活动达到推荐水平的人数比例不低于 40%，人均每日食盐摄入量下降至 9 克以下。

（三）各省每年至少完成对辖区内 50% 的行动县（区）的绩效考核，工作信息上报率与审核率达到 95% 以上，到 2015 年底按照国家统一制定的评价方案完成评价工作。

二、主要任务

（一）完善工作机制。

1. 各省级全民健康生活方式行动领导小组要充分发挥组织和协调作用，卫生计生部门要主动联系宣传、教育、体育、新闻广电等部门，科学指导合理膳食，积极营造运动健身环境。支持妇联、科协、老龄委等社会团体和学会、协会共同参与行动，深入推进全民健康生活方式。

2. 各省级全民健康生活方式行动办公室要在国家行动办公室和省级行动领导小组指导下，因地制宜制订实施省级行动方案，做好科学指导、组织实施、信息上报和绩效评估工作。

3. 各地市和行动县（区）要成立领导小组和行动办公室，结合当地实际，制定实施年度工作计划，加强政策宣传，组织有关部门，多形式多途径深入开展全民健康生活方式行动。各地市和县（区）疾控中心要发挥专业技术优势，指定专人负责，将全民健康生活方式行动作为一项常规工作落到实处。

（二）开展宣传教育。

1. 各地要以"和谐我生活，健康中国人"为主题，以"日行一万步，吃动两平衡，健康一辈子"为内涵，以"我行动，我健康，我快乐"为口号，积极传播健康生活方式核心信息。结合基本公共卫生服务均等化项目的实施和全民健康生活方式宣传日等各类健康主题日，开展经常性的宣传活动。各省和地市每年至少组织 1 次以上大型的宣传活动，行动开展县

(区)每年至少开展4次宣传活动。

2. 各级行动办公室要积极营造舆论环境,主动联系当地的主流媒体(如电视、广播、报纸等)对宣传活动进行报道,有条件的省、市、县可在当地电视台设立健康频道或栏目,利用手机和网络、微博客等新兴媒体,以互动方式开展公益宣传,扩大行动影响和受众覆盖面。

3. 鼓励行动县(区)组织开展健康长走比赛、健康生活方式知识传播竞赛、健康生活方式大使选拔赛、健康生活方式书画摄影展等活动,激发群众参与行动的主动性。

(三)加强健康支持性环境建设。

各地行动办公室、爱国卫生运动委员会办公室要按照《全民健康生活方式行动健康支持性环境建设指导方案》要求,紧密结合健康城市、健康城镇和慢性病综合防控示范区的建设,积极开展健康社区、健康单位、健康学校、健康食堂、健康步道、健康主题公园等健康支持性环境建设工作,加强对已建设的健康支持性环境的维护与动态管理。各行动县(区)每年新开展健康支持性环境建设不少于3个。

(四)研制推广适宜技术和工具。

1. 各省和地市行动办公室要组织研发适宜技术和工具,省级行动办每2年至少研制出1种适宜技术或工具,各县(区)行动办公室每年至少推广适宜技术或工具1种,以促进居民提高健康意识和养成健康行为。对经过评估的成熟技术和工具要及时上报国家行动办公室,国家行动办适时组织适宜技术和工具的科学评估、筛选与推广。

2. 各县(区)要大力培养健康生活方式指导员,认真组织技术培训,开展健康生活方式指导员"五进"活动(进家庭、进社区、进单位、进学校、进医院),每年培养健康生活方式指导员不少于200人,培训内容包括:健康生活方式指导员工作手册、健康生活方式核心信息、适宜技术和工具。

(五)组织实施专项行动。

各地行动办公室根据本地主要健康问题,围绕重点人群(如学龄儿童、妇女、临床医生、职业人群、流动人口等)和重点场所(如学校、医院、单位、酒店、小区、超市、药房、理发店等),积极协调有关部门,切实开展减盐防控高血压、维持健康体重、营养标签教育、理性饮酒、健康骨骼、健康口腔等专项行动。国家行动办将制定并下发专项行动指导方案。

(六)加强队伍能力建设。

各省和地市行动办公室认真组织开展管理和技术培训,各县(区)行动负责人和技术骨干接受培训的比例达到100%。培训内容包括:全民健康生活方式行动实施方案、健康生活方式核心信息、防治骨质疏松知识要点、全民健康生活方式行动健康支持性环境建设指导方案、适宜技术和工具、专项行动方案等。

三、交流与督导评价

(一)国家和省级行动办公室每年度开展全民健康生活方式行动经验交流活动,对各地工作成果和经验进行总结交流和推广。

(二)各省级行动办按照本省实施方案和年度计划,组织对本省工作情况进行抽查督导和绩效考核,及时评价工作成效,按时完成每年2次的工作信息上报工作。

(三)国家行动办公室制定下发第一阶段行动(2007—2015年)评价方案。各省级行动办按照评价方案的要求,开展行动周期效果评价,并于2015年底前完成现场调查工作,及时上报数据。

附件2

各省(区、市)和新疆生产建设兵团全民健康生活方式行动进展汇总表(略)

2.3　控烟健康教育核心信息

国家卫生计生委办公厅关于印发控烟健康教育核心信息的通知

国卫办宣传函〔2013〕142号

各省、自治区、直辖市卫生厅局(卫生计生委),新疆生产建设兵团卫生局:

为进一步传播吸烟危害健康的正确知识,提高居民健康素养水平,根据《中国吸烟危害健康报告》,我委组织专家编写了控烟健康教育核心信息。现印发给你们,供传播使用。

国家卫生计生委办公厅

2013年8月14日

控烟健康教育核心信息

一、中国吸烟人数超过3亿,约有7.4亿不吸烟者遭受二手烟暴露的危害。

二、中国每年因吸烟死亡的人数逾100万,超过结核病、艾滋病和疟疾导致的死亡人数之和。

三、现在吸烟者中将来会有一半因吸烟而提早死亡,吸烟者的平均寿命比不吸烟者缩短至少10年。

四、烟草烟雾至少含有69种致癌物。

五、烟草制品中的尼古丁可导致烟草依赖,烟草依赖是一种慢性成瘾性疾病。

六、吸烟及二手烟暴露均严重危害健康,即使吸入少量烟草烟雾也会对人体造成危害。

七、二手烟暴露没有安全水平,室内完全禁止吸烟是避免危害的唯一有效方法。

八、在室内设置吸烟区(室)、安装通风换气设施等均不能避免二手烟暴露的危害。

九、不存在无害的烟草制品,只要吸烟即有害健康。

十、"低焦油卷烟""中草药卷烟"不能降低吸烟带来的危害,反而容易诱导吸烟,影响吸烟者戒烟。

十一、吸烟可以导致多种恶性肿瘤,包括肺癌、口腔癌、鼻咽部恶性肿瘤、喉癌、食管癌、胃癌、肝癌、胰腺癌、肾癌、膀胱癌、宫颈癌、结肠直肠癌、乳腺癌和急性白血病等。

十二、吸烟可以导致慢性阻塞性肺疾病(慢阻肺)、青少年哮喘,增加呼吸道感染的发病风险。

十三、吸烟可以增加肺结核患病和死亡的风险。

十四、吸烟可以导致冠心病、脑卒中和外周动脉疾病。

十五、男性吸烟可以导致勃起功能障碍。

十六、女性吸烟可以导致受孕概率降低、流产、死胎、早产、婴儿低出生体重,增加婴儿猝死综合征的发生风险。

十七、吸烟可以导致2型糖尿病,增加其并发症的发生风险。

十八、吸烟可以导致牙周炎、白内障、手术后伤口愈合不良、皮肤老化、老年痴呆、绝经后女性骨密度降低和消化道溃疡。

十九、二手烟暴露可以导致肺癌、冠心病、脑卒中、乳腺癌、鼻窦癌。

二十、二手烟暴露可以导致成年人急慢性呼吸道症状、肺功能下降、支气管哮喘和慢性阻塞性肺疾病。

二十一、孕妇暴露于二手烟可以导致婴儿出生体重降低、婴儿猝死综合征、早产、新生儿神经管畸形和唇腭裂。

二十二、二手烟暴露可导致儿童支气管哮喘、肺功能下降和中耳炎。

二十三、戒烟是降低吸烟危害的唯一方法,戒烟越早越好,任何年龄戒烟均可获益。

二十四、戒烟可以显著降低吸烟者肺癌、冠心病、慢阻肺等多种疾病的发病和死亡风险,延缓上述疾病的进展,并改善预后。

二十五、吸烟的女性在妊娠前或妊娠早期戒烟,可以降低早产、胎儿生长受限、新生儿低出生体重等多种问题的发生风险。

二十六、吸烟者在戒烟过程中可能出现不适症状,必要时可依靠专业化的戒烟治疗。

二十七、吸烟者应当尊重他人的健康权益,不在室内工作场所、室内公共场所、公共交通工具内和其他禁止吸烟的场所吸烟。

二十八、吸烟者应当积极戒烟,吸烟者本人的戒烟意愿是成功戒烟的基础。

二十九、戒烟门诊可向吸烟者提供专业戒烟治疗。

三十、全国戒烟热线电话为400 888 5531,公共卫生服务热线电话为12320。

2.4 加强合理用药健康教育工作

关于加强合理用药健康教育工作的通知(节选)

国卫办宣传函〔2013〕288号

一、提高对合理用药健康教育工作重要性的认识

不合理用药是当前比较突出的卫生问题之一,严重威胁人民群众生命安全和身体健康。据有关调查显示,我国城乡居民用药知识普遍匮乏,用药行为不规范现象普遍存在。随着慢性病患病逐年增加,药品的可及性不断提高,居民自我用药比例逐步上升,导致用药安全问题日益凸显。

三、加大在医疗活动中开展宣传教育工作的力度

基层医疗卫生机构和计划生育技术服务机构要在健康教育专业机构的指导下,充分利用社会组织和社区志愿者的力量,在社区居民中开展多种形式的合理用药宣传活动,重点关注老年人、儿童等特殊人群,营造人人参与的社会氛围。疾病预防控制等公共卫生机构要结合重点疾病防控工作,加大合理用药的宣传力度。

2.5　国家卫生计生委办公厅关于做好困难群体医疗救治工作的通知

国家卫生计生委办公厅关于做好困难群体医疗救治工作的通知

国卫办医函〔2013〕467 号

各省、自治区、直辖市卫生厅局(卫生计生委),新疆生产建设兵团卫生局:

近年来,国家逐步建立健全了基本医疗保险制度、城乡居民大病医疗保障(保险)制度、城乡医疗救助制度、疾病应急救助制度等,针对困难群体的多层次医疗保障体系已初步形成。但由于相关体制机制还不完善、群众对相关政策知晓率低等原因,医疗保障体系还没有充分发挥其应有作用,导致群众因经济原因放弃治疗或自行治疗的极端案例时有发生。为进一步做好困难群体医疗救治工作,现将有关要求通知如下。

一、做好学习宣传,落实医疗保障相关政策

各省(自治区、直辖市)应于 2013 年年底前制订国办发〔2013〕15 号文件实施细则。各级各类医疗机构及相关工作人员要及时学习《关于开展城乡居民大病保险工作的指导意见》(发改社会〔2012〕2605 号)、《关于开展重特大疾病医疗救助试点工作的意见(民发〔2012〕21 号)》、《关于建立疾病应急救助制度的指导意见》(国办发〔2013〕15 号)、《疾病应急救助基金管理办法》(财社发〔2013〕94 号)及当地有关文件,掌握救助范围、保障待遇、申报程序等政策要求。医务人员在诊疗工作中发现经济困难的患者,应当向指定部门报告,由有关人员向其宣传解释相关政策,并指导或帮助其办理有关手续。医疗机构要充分发挥医务社会工作者和志愿者的作用,积极做好此项工作。

二、做好急危重症经济困难患者的救治工作

各级各类医疗机构要积极救治患急危重症的经济困难患者,不得因费用问题拒绝、推诿或拖延治疗。由于医疗条件限制等原因不能在院治疗的,要妥善安排患者转诊。各级卫生(卫生计生)行政部门要加强对医疗机构的监管,对于无故拒绝、推诿或拖延治疗的,要依法依规严肃处理。

三、加强经济困难患者诊疗工作管理

各级各类医疗机构要根据我委发布的相关诊疗规范、临床路径,结合实际细化相关规范和临床路径,逐步形成标准化诊疗方案,规范诊疗行为,合理用药,为患者提供合理、适当的医疗服务,保证医疗质量与安全,控制不合理的医疗费用。

2013 年 12 月 3 日

2.6　进一步加强控烟履约工作

国家卫生计生委办公厅关于进一步加强控烟履约工作的通知（节选）

国卫办宣传发〔2014〕8号

各省、自治区、直辖市卫生计生委（卫生厅局、人口计生委），新疆生产建设兵团卫生局、人口计生委：

世界卫生组织《烟草控制框架公约》（以下简称《公约》）是医药卫生领域第一部具有法律约束力的多边条约。2006年1月9日，《公约》在我国正式生效。加强控烟履约工作是保护公众身体健康的重要措施，也是履行国际承诺、维护我负责任大国形象的迫切需要。近日，中共中央办公厅、国务院办公厅联合印发《关于领导干部带头在公共场所禁烟有关事项的通知》（以下简称《通知》）。为贯彻落实《公约》和《通知》有关要求，我委决定进一步加强控烟履约工作。现将有关要求通知如下：

一、加强组织领导，全面创建无烟卫生计生系统

各地要充分发挥卫生计生系统在控烟履约工作中的带头作用，全面创建无烟卫生计生系统。各级卫生计生行政部门要成立控烟履约领导协调机制，主要负责同志担任负责人，切实加强组织领导。要进一步明确控烟履约工作主管部门及其工作职责，积极推进本地区控烟立法和执法，研究制定控烟履约工作规划，将其纳入常规工作。要按照《无烟卫生计生机构标准》（附件1）及其评分标准（附件2），将各级各类卫生计生机构全面纳入创建工作，不断加强无烟卫生计生机构内涵建设。

二、强化控烟措施，落实各项工作责任

各级各类卫生计生机构工作人员不得在禁止吸烟的室内外场所吸烟，并要有专兼职人员劝阻和制止他人违规吸烟行为；不得在机构内销售和提供烟草制品，全面禁止烟草广告、促销和赞助；按规定张贴禁烟标识。要将创建无烟卫生计生机构工作纳入各单位制度建设，加强相关人员培训和教育，要将控烟宣传教育纳入卫生计生人员岗位继续教育的必修课。给予必要的人员和经费支持，为员工提供戒烟帮助。卫生计生机构在提供医疗卫生服务过程中，应建立首诊询问吸烟史制度，将其纳入病历考核标准，为吸烟病人提供戒烟指导和服务。

各地要结合创建卫生城市（镇）、文明城市、中央补助地方健康素养促进行动项目、国家基本公共卫生服务项目、婚育新风进万家等工作，推进落实控烟履约工作。

各级各类卫生计生机构在公务活动中严禁吸烟，承办单位不得提供烟草制品，参加人员不吸烟、不敬烟、不劝烟，严禁使用或变相使用公款支付烟草消费开支。

各地要依据《公共场所卫生管理条例实施细则》加强对公共场所禁烟规定执行情况的监督检查。

三、加大宣传教育，推动无烟环境创建工作

各级要结合节假日、世界无烟日等重大活动，积极宣传吸烟危害健康科学知识，重点宣传《中国吸烟危害健康报告》和控烟健康教育核心信息。充分利用传统媒体和新媒体，持续深入开展大众传播活动，建立起稳定的宣传教育队伍，不断创新宣传教育形式和内容，配合宣传部门和主流媒体进行深度宣传报道。帮助和支持其他部门创建无烟机关、无烟学校、无烟单位等，在全社会营造主动参与控烟、自觉远离烟草的社会氛围。要充分发挥12320

卫生热线作用,广泛传播健康知识,提供戒烟咨询服务。加强与控烟社会组织合作,推行公共场所全面禁烟。

四、开展督导评估,确保取得实效

各级卫生计生行政部门要定期开展无烟环境监测,自觉接受群众监督和舆论监督,加强督导检查。将无烟卫生计生机构纳入各级卫生计生系统精神文明建设和评优指标,实行一票否决。对于个人和单位违反规定的,取消当年各种评优评先资格。将创建无烟卫生计生系统工作纳入卫生计生机构评审、质量控制、执法监督等工作。对尚未实现全面禁烟的单位,限期整改;对于违反规定在公共场所吸烟的工作人员,要给予批评教育;造成恶劣影响的,要依纪依法严肃处理。

我委将开展国家级督导、交叉督导、第三方暗访评估等,及时通报督导结果。

附件:1. 无烟卫生计生机构标准
　　　2. 无烟卫生计生机构评分标准

国家卫生计生委办公厅
2014 年 1 月 26 日

附件 1

无烟卫生计生机构标准

一、成立控烟领导组织,将无烟机构建设纳入本机构发展规划

(一)本机构有控烟领导小组,职责明确。

(二)各部门有专人负责控烟工作,职责明确。

(三)将控烟工作纳入本机构的工作计划(包括资金保障)。

(四)本机构领导班子成员带头不吸烟,吸烟成员带头戒烟。

二、建立健全控烟考评奖惩制度

(一)本机构有控烟考评奖惩制度。

(二)有控烟考评奖惩标准。

(三)有控烟考评奖惩记录。

三、所属区域有明显的禁烟标识,室内完全禁烟

(一)本机构所有建筑物的入口处有清晰明显的禁止吸烟提示。

(二)机构所属管辖区域的等候厅、会议室、厕所、走廊、电梯、楼梯等区域内有明显的禁烟标识。

(三)机构室内场所无人吸烟、无烟味、无烟蒂,达到完全禁烟。严禁工作人员穿工作服在任何场所吸烟。

(四)合理设置室外吸烟区(远离密集人群和必经通道)。

四、设有控烟监督员和巡查员

(一)机构内设有控烟监督员和巡查员。

(二)对控烟监督员和巡查员进行相关培训,并有培训记录有定期监督、巡查记录。

五、开展多种形式的控烟宣传和教育

(一)有一定数量和种类的控烟宣传材料。

(二)有大众控烟宣传活动。

六、明确规定全体职工负有劝阻吸烟的责任和义务

（一）有对职工进行控烟知识培训（包括劝阻技巧等），并有培训等记录。

（二）有劝阻工作相关制度。

（三）工作人员发现吸烟者及时劝阻。

七、鼓励和帮助吸烟职工戒烟

（一）掌握机构所有员工吸烟情况。

（二）对员工提供戒烟帮助。

八、所属区域内禁止销售烟草制品

机构内无烟草广告，商店、小卖部、食堂不出售烟草制品。

九、医务人员掌握控烟知识、方法和技巧，对吸烟者至少提供简短的劝阻和戒烟指导

（一）医护人员要了解吸烟的危害和戒烟的益处，相关科室的医生要掌握戒烟方法和技巧。

（二）医生对门诊、住院病人需询问吸烟史，对其中的吸烟者进行简短戒烟干预并有记录。

十、医疗机构在相应科室设戒烟医生和戒烟咨询电话

设有戒烟门诊或在相应科室设戒烟医生，并有工作记录。

附件2

《无烟卫生计生机构评分标准》（略）

2.7 做好常用低价药品供应保障工作

关于印发做好常用低价药品供应保障工作意见的通知

国卫药政发〔2014〕14号

各省、自治区、直辖市和新疆生产建设兵团卫生计生委（卫生厅局）、发展改革委（物价局）、工业和信息化主管部门、财政厅（局）、人力资源社会保障厅（局）、商务厅（局）、食品药品监管局、中医药局：

为保障人民群众常用低价药品供应，国家卫生计生委、国家发展改革委、工业和信息化部、财政部、人力资源社会保障部、商务部、食品药品监管总局、中医药局制定了《关于做好常用低价药品供应保障工作的意见》，已经国务院深化医药卫生体制改革领导小组同意。现印发给你们，请遵照执行。

国家卫生计生委 国家发展改革委

工业和信息化部 财政部

人力资源社会保障部 商务部

食品药品监管总局 国家中医药局

2014年4月1日

关于做好常用低价药品供应保障工作的意见

保障群众基本用药、安全用药，维护人民健康权益是深化医药卫生体制改革的重要目标和任务，是重大民生工程。

一、加强部门协作

国家建立由国家卫生计生委、工业和信息化部、发展改革委、财政部、人力资源社会保障部、商务部、食品药品监管总局、中医药局等部门共同参加的工作协调机制,明确任务分工,各司其职,及时研究解决常用低价药品供应保障工作中存在的问题,防止和避免药品供应不及时甚至断供情况的发生。各有关部门从原料生产、注册审批、价格管理、采购供应、临床使用、医保支付、质量监管、监督检查等多个环节,健全和完善常用低价药品供应保障政策,调动企业和医疗机构生产供应、配备使用常用低价药品的积极性。地方政府相关部门也要建立相应的工作协调机制,做好本地区常用低价药品供应保障工作。

二、改进价格管理

国家发展改革委从政府定价范围内遴选确定国家低价药品清单,并实行动态调整。改进低价药品价格管理方式。各地可根据日均费用标准,确定本省(区、市)定价范围内的低价药品清单。

三、完善采购办法

对纳入低价药品清单的药品实行以省(区、市)为单位的集中采购。省级药品集中采购机构将具备相应资质条件的生产企业直接挂网,由医疗机构网上采购交易。优先从通过《药品生产质量管理规范(2010年版)》(GMP)认证的企业采购药品。

四、建立常态短缺药品储备

进一步完善医药储备制度,建立中央和地方两级常态短缺药品储备。

五、加大政策扶持

工业和信息化部门积极引导常用低价药品生产企业进行技术改造,提高供应保障能力,加快通过新版GMP认证。食品药品监管总局对批准数量不足的临床急需的仿制药注册申请予以优先审评。卫生计生和中医药管理部门要采取措施,鼓励各级医疗机构提高常用低价药品使用量,并将使用情况纳入绩效考核内容。人力资源社会保障、卫生计生部门应当加快推进医保付费方式改革。

六、开展短缺药品动态监测

各级卫生计生部门会同工业和信息化、商务等部门,整合现有资源,加快推进药品供应保障信息化建设。各省卫生计生部门应当建立健全短缺药品信息报告制度,完善低价药品短缺预警机制,确保信息共享,互联互通。国家卫生计生委协调相关部门对不能保证临床需求的药品及时组织生产、保障供应。

七、加强综合监管

各级卫生计生部门要强化低价药品采购、配送、使用和支付监管,严格执行诚信记录和市场清退制度,确保配送及时,合理使用。各级价格主管部门要加强市场价格行为监管,做好低价药品生产成本及实际购销价格监测工作,对违法违规企业、医疗机构加大惩处力度。各级食品药品监管部门要对低价药品进行全品种电子监管,保证用药安全。其他相关部门应当根据职责分工,加强对低价药品生产流通、医保支付等环节的监督管理。

八、做好社会宣传

通过电视、广播、报刊、网络等多种形式,广泛宣传做好常用低价药品供应保障工作的重要意义和主要政策措施,积极回应社会关切,取得社会各方的理解和支持。

2.8　国家卫生城市标准(2014 版)

国家卫生城市标准(2014 版)(节选)

全爱卫发〔2014〕3 号

七、公共卫生与医疗服务

(三十二)开展慢性病综合防控示范区建设。实施全民健康生活方式行动,建设健康步道、健康食堂(餐厅)、健康主题公园,推广减盐、控油等慢性病防控措施。

2.9　全民健康素养促进行动规划(2014—2020 年)

全民健康素养促进行动规划(2014—2020 年)

健康素养是指个人获取和理解基本健康信息和服务,并运用这些信息和服务做出正确决策,以维护和促进自身健康的能力。健康素养不仅是衡量卫生计生工作和人民群众健康素质的重要指标,也是对经济社会发展水平的综合反映。世界卫生组织倡导各国大力开展健康素养促进工作,为实现千年发展目标提供保障。我国健康素养从基本健康知识和理念、健康生活方式与行为、基本技能三个维度提出居民应掌握的基本知识和技能。从 2008 年起,在全国开展健康素养监测,逐步建立起连续、稳定的健康素养监测系统。根据 2012 年监测结果,我国居民基本健康素养水平为 8.80%,还处于较低水平。实施全民健康素养促进行动,满足人民群众健康需求,倡导树立科学健康观,促进健康公平,营造健康文化,对于推进卫生计生事业和经济社会全面协调可持续发展具有重大意义。为科学、规范、有效地开展健康促进工作,建立政府主导、部门合作、全社会参与的全民健康素养促进长效机制和工作体系,全面提高我国城乡居民健康素养水平,制定本规划。

一、规划目标

(一)到 2015 年

1. 全国居民健康素养水平提高到 10%。

2. 东、中、西部地区居民健康素养水平分别提高到 12%、10% 和 8%。

3. 全国具备科学健康观的人口比例达到 40%,居民基本医疗素养、慢性病防治素养、传染病防治素养水平分别提高到 11%、15% 和 20%。

4. 在全国建设健康促进县(区)180 个,健康促进医院、健康促进学校、健康促进机关、健康促进企业、健康社区各 400 个,健康家庭 18 000 个。

(二)到 2020 年

1. 全国居民健康素养水平提高到 20%。

2. 东、中、西部地区居民健康素养水平分别提高到 24%、20% 和 16%。

3. 全国具备科学健康观的人口比例达到 50%,居民基本医疗素养、慢性病防治素养、传染病防治素养水平分别提高到 15%、20% 和 25%。

4. 在全国建设健康促进县(区)600 个,健康促进医院、健康促进学校、健康促进机关、健康促进企业、健康社区各 1 400 个,健康家庭 60 000 个。

二、工作内容

(一)树立科学健康观。正确认识健康的重要性,树立个人健康责任意识,倡导健康生活方式,了解医疗技术的局限性,形成尊重科学、尊重医学和医务人员的社会风尚,建立和谐医患关系。

(二)提高基本医疗素养。各级卫生计生行政部门要将基本医疗素养促进工作纳入医疗卫生机构综合考核和健康促进医院建设工作,采取多种形式切实提高辖区居民获取并利用医疗和基本公共卫生服务的能力。各级各类医疗卫生机构要加强医患沟通,开展患者健康教育,普及合理用药和科学就医知识,提高居民防病就医能力。

(三)提高慢性病防治素养。各级卫生计生行政部门要将提高居民慢性病防治素养作为健康教育工作的重点任务。各级各类医疗卫生机构要针对目标人群开展心脑血管病、糖尿病、慢性呼吸系统疾病、肿瘤等重点慢性病的健康教育工作,围绕合理膳食、适量运动、戒烟限酒、心理平衡等生活方式进行干预。

(四)提高传染病防治素养。各级卫生计生行政部门要依法加强传染病防治健康教育。各级各类医疗卫生机构要宣传传染病防治法律和政策,做好艾滋病、结核病、血吸虫病、病毒性肝炎等重大传染病和流感等重点传染病健康教育工作,提高城乡居民传染病防治素养。

(五)提高妇幼健康素养。各级妇幼保健机构、计划生育技术服务机构以及其他医疗卫生机构要将妇幼健康教育纳入日常工作,利用临床诊疗、妇幼保健和计划生育服务、社区活动等时机,通过专题讲座、户外宣传、发放健康传播材料、个体化健康教育等形式,普及妇幼保健、优生优育、生殖健康知识和技能,提高妇幼健康素养水平,促进妇女儿童和育龄人群合理利用妇幼保健服务。

(六)提高中医养生保健素养。各级卫生计生行政和中医药管理部门要将中医养生保健素养作为健康素养促进工作的重要内容,继续推进中医中药中国行——进乡村·进社区·进家庭活动,设立中医药文化科普知识宣传栏,培养中医文化科普宣传队,组织中医文化科普讲座,同时利用好广播、电视、网络、书刊等平台,传播中医养生保健知识与技能,弘扬中医传统文化。各级医疗卫生机构,特别是中医医疗机构和医务人员要利用提供诊疗服务时机,普及中医养生保健基本知识和技能。

各级卫生计生行政部门要做好突发事件应急处置、食品安全、精神卫生、地方病和职业病等领域健康教育工作。依法开展突发公共卫生事件风险评估和风险沟通,普及防范知识和技能,提高公众正确报告和自救互救能力。依法做好食品安全宣传教育,普及食品安全要点和食源性疾病防控相关知识。普及心理健康知识,采取多种形式提供心理健康服务,提高居民自我心理调节和及时寻求专科医疗服务的能力。普及地方病和职业病防治核心信息,提高居民对正确饮水的认识,提高职业防护能力。

三、主要活动

(一)大力开展健康素养宣传推广。国家卫生计生委组织修订《中国公民健康素养——基本知识与技能(试行)》及其释义,会同国家中医药管理局共同发布《中国公民中医养生保健素养》。针对影响群众健康的主要因素和问题,建立健康知识和技能核心信息发布制度,完善信息发布平台,加强监督管理,及时监测纠正虚假错误信息。建立居民健康素养基本知识和技能传播资源库,打造数字化的健康传播平台。

组织开展健康中国行系列活动。每年选择一个群众反映强烈的突出公共卫生问题作为活动主题。各地要与大众媒体建立长期协作机制，通过设立健康专栏和开办专题节目等方式，充分利用电视、网络、广播、报刊、手机等媒体的传播作用。建立一支权威的健康科普专家队伍，组织开展健康巡讲等活动。针对妇女、儿童、老年人、残疾人、流动人口、贫困人口等重点人群，开展符合其特点的健康素养传播活动。

推进12320、12356卫生计生服务热线建设，打造健康科普平台，传播健康知识，回应群众关切，服务百姓健康。

（二）启动健康促进县（区）、健康促进场所和健康家庭建设活动。各级卫生计生行政部门要充分发挥国家基本公共卫生服务项目和中央补助地方健康素养促进行动项目的带动作用，落实基本健康教育服务，在城乡基层大力普及健康素养基本知识和技能。国家卫生计生委制订健康促进县（区）、健康促进场所和健康家庭的标准和规范。每年建设约90个健康促进县（区），健康促进医院、健康促进学校、健康促进机关、健康促进企业、健康社区各200个，每个县（区）建设100个健康家庭。建设活动每年覆盖约4 000万人，预计到2020年覆盖人口数达到3.2亿。各地定期总结、推广健康促进县（区）、健康促进场所和健康家庭的建设经验，带动当地健康素养促进工作。

（三）全面推进控烟履约工作。积极履行世界卫生组织《烟草控制框架公约》，落实有效的控烟措施。全面推行公共场所禁烟，努力建设无烟环境，推进全国无烟环境立法和执法工作。深入开展全国建设无烟卫生计生系统工作，发挥卫生计生系统示范带头作用。加强控烟宣传教育，创新烟草控制大众传播的形式和内容，提高公众对烟草危害的正确认识，促进形成不吸烟、不敬烟、不送烟的社会风气。开展戒烟咨询热线和戒烟门诊等服务，提高戒烟干预能力。加强烟草流行监测与相关研究，为烟草控制工作提供科学依据。

（四）健全健康素养监测系统。巩固健康素养监测系统的稳定性和连续性，保证监测数据的科学性和准确性。推进信息化建设，逐步建立健康素养监测网络直报系统，完善试题库和数据库，推广健康素养网络学习测评系统。有条件的省（区、市）可在国家监测点的基础上，逐步建立省级监测系统，监测本省（区、市）健康素养水平。加强健康素养理论研究，分析不同人群和重点问题健康素养现状和影响因素，提高监测结果的应用。

四、保障措施

（一）加强组织领导。建立健全以卫生计生行政部门为主导，健康教育专业机构为龙头，以城乡基层卫生计生机构为基础，包括医院和其他卫生计生机构、机关、学校、社区和企事业单位在内的健康促进与健康教育工作体系。国家卫生计生委成立健康促进和控烟履约工作领导小组，统筹协调委内健康素养促进工作。各级卫生计生行政部门要加强与相关部门的协同配合，将健康素养促进提升到事业发展战略的高度，将健康素养水平作为评价深化医改和卫生计生工作成效的关键指标之一，纳入本地区卫生计生工作绩效考核。建立健康促进和控烟履约工作领导协调机制，制订本地区规划实施方案，设立健康素养促进行动办公室和专家组。

（二）加大经费保障。各级卫生计生行政部门要积极协调财政部门，加大对健康素养促进行动的投入力度，中央财政加大对中西部困难地区的支持力度。加强中央补助地方健康素养促进行动项目和国家基本公共卫生服务健康教育项目资金管理，提高资金使用效益。各地要积极动员更多社会资金用于健康素养促进行动，积极推进健康服务业发展，促进全民健康素养水平提高。

（三）注重资源整合。要以中央补助地方健康素养促进行动项目和国家基本公共卫生服务项目为抓手，充分整合卫生计生系统健康促进与健康教育资源，利用好健康中国行、建设卫生（健康）城市和文明城市、全民健康生活方式、亿万农民健康促进行动、相约健康社区行、婚育新风进万家等平台。在制订、修订疾病预防控制、健康教育、卫生应急、医政药政、基层卫生、妇幼卫生、计划生育、老年保健、食品安全、流动人口等相关政策时，要将提高目标人群健康素养作为重点任务。要不断加大健康素养促进行动项目的整合力度，优化实施方案，强化项目管理，确保项目实施效果。

（四）强化能力建设。健全覆盖国家、省、市、县级的健康教育专业机构体系。健康教育专业机构在健康素养促进行动中承担协助卫生计生行政部门开展规范制定、组织实施、监督评估等工作，为其他机构的健康教育工作提供技术指导。原则上独立设置。疾病预防控制、妇幼保健等专业公共卫生机构负责开展本业务领域内健康教育活动。医院和其他卫生计生机构要以健康素养促进为核心，面向患者、家属、机构内工作人员和社区居民开展健康教育活动。依托社区、学校、机关、企事业单位建立健康教育场所和基地，完善工作网络。鼓励有条件的地区建设健康教育场馆和基地。

加强健康教育专业人员能力建设，大力开展培训，每三年轮训一次。优化人员结构，到2020年，省级健康教育专业机构本科学历以上专业人员比例达到 65%，市级达到 50%，县级达到 35%。加强医院、专业公共卫生机构、基层卫生计生机构和重点场所健康教育工作人员能力培养，定期开展健康教育专业培训。

（五）开展督导评估。国家卫生计生委组织制订规划考核评估体系，对规划实施情况进行督导评估，及时公布评估结果。各级卫生计生行政部门组织开展年度及中期、末期督导评估。注重总结推广典型经验，对规划实施作出突出贡献的集体和个人给予适当奖励。

2.10 心血管疾病高危人群早期筛查和综合干预项目管理办法（试行）

国家卫生计生委办公厅关于印发心血管疾病高危人群早期筛查和综合干预项目管理办法（试行）的通知

国卫办疾控函〔2014〕780 号

辽宁省、吉林省、浙江省、广西壮族自治区卫生计生委：

根据《财政部国家卫生计生委关于下达 2014 年公共卫生服务补助资金的通知》（财社〔2014〕37 号）的要求，为确保心血管疾病高危人群早期筛查和综合干预项目工作顺利开展，我委组织制定了《心血管疾病高危人群早期筛查和综合干预项目管理办法（试行）》。现印发给你们，请认真贯彻落实。

国家卫生计生委办公厅
2014 年 8 月 27 日

心血管疾病高危人群早期筛查和综合干预项目管理办法(试行)

一、项目目标

(一)在辽宁、吉林、浙江、广西 4 个省份开展心血管疾病高危人群早期筛查和综合干预。每个省份各完成高危人群筛查 10 万人,对其中 2 万高危人群进行干预管理。

(二)研究和评估心血管疾病高危人群筛查和综合干预适宜技术,建立并完善防治工作体系和长效机制,加强能力建设,努力降低心血管疾病发病率、复发率、致残率和死亡率。

二、项目范围和时间

(一)项目范围。根据国家卫生计生委和财政部年度工作计划和资金预算确定。2014 年项目地区包括辽宁、吉林、浙江、广西 4 个省份。每个省份选择 5 个项目点开展项目实施。

(二)项目时间。项目启动当年 10 月底前上报工作完成情况,次年 3 月底前完成项目工作。

三、项目内容

(一)项目点与筛查对象选取原则。

1. 确定项目点。各省根据省内实际情况确定 5 个项目点,项目点要求区域分布合理,有代表性,具有较完善的居民健康档案,有一定的项目工作基础。

2. 确定筛查数量。每个项目点年度筛查人数不少于 2 万人,每省份年度筛查人数不少于 10 万人。按照当地城乡人口数量比例基数,确定城市与乡村的筛查任务量。

3. 确定筛查对象。每个项目点 40 至 75 岁(1939 年 1 月 1 日至 1974 年 12 月 31 日之间出生)的户籍居民作为筛查对象。

(二)工作内容和具体要求。

1. 确定省级项目管理机构和技术机构,制订项目工作方案和技术方案,做到分工明确、责任到人。项目承担机构在遵守法律法规和伦理要求的原则下,由项目管理机构统一协调,实施项目工作。

2. 开展宣传动员和健康教育,确定本辖区符合条件的筛查对象名单和基本信息。

3. 开展心血管疾病危险因素初筛和高危对象评估。初筛是通过问卷、体格检查、实验室检查等方式,了解筛查对象心血管病相关危险因素情况,用于评估心血管病风险,其主要内容包括:行为危险因素调查(如疾病史、吸烟)、血压测量、血总胆固醇测量。根据心血管病高危人群判定标准,对筛查对象进行心血管病风险评估,确定高危对象。

4. 对筛选出的高危对象开展进一步调查和综合干预。高危对象调查是通过问卷、体格检查、物理检查及实验室检查等方式,进一步了解高危个体的疾病和危险因素特征。依据相关疾病防治指南开展个性化的生活方式干预及药物干预,实施持续的健康风险改善和心血管风险监测与综合干预管理。疑似心血管病患者建议到医院进一步诊治。筛查完成后 1 个月对高危人群进行随访。

5. 当天现场工作完成后,将全部筛查及随访数据通过项目信息平台上报至国家心血管病中心。

四、组织实施

(一)管理机构。

1. 国家卫生计生委疾病预防控制局负责项目工作的组织协调和监督管理,检查评估各项工作的落实情况。国家项目管理办公室设在国家心血管病中心。

2. 各项目省(自治区)卫生计生行政部门在省(自治区)疾控中心或心脑防办设立省级项目管理办公室,负责本辖区心血管疾病高危人群筛查和干预工作的组织协调,推选符合条件的医院作为区域协调医院,确定项目点,制订项目工作方案及专项资金预算安排,监督项目进度及经费使用情况。

3. 项目点所在地卫生计生行政部门负责确定项目承担机构,会同当地疾控中心组织协调现场工作,确保项目工作落实。

(二)技术机构。

1. 国家心血管病中心是项目的国家级技术指导机构,具体负责项目的技术管理,组织专家制订全国技术方案及操作手册,培训项目工作人员,配合卫生计生行政部门开展项目检查评估,监督项目执行进度及项目质量,建立信息化管理平台,完成信息汇总、数据分析和项目总结报告。

2. 区域协调医院负责统筹协调所在区域所有项目承担机构,制订本省项目技术方案和现场工作手册,开展质量控制,协助完成对项目点的质量考核和评估,为项目承担机构提供技术指导,审核管理本辖区的项目数据,完成所在区域的项目汇总报告。

3. 项目承担机构是项目的具体执行机构,负责项目组织实施,包括组织动员、健康教育,开展高危对象调查,对高危对象进行个体化干预及随访管理,收集、上报项目数据。

五、经费管理

(一)项目经费由中央财政安排。各项目省(自治区)卫生计生行政部门协调财政部门,积极争取配套资金,以保障项目顺利实施。

(二)中央财政拨付的项目经费,应当按照实际高危人群筛查与干预人数,落实到项目承担机构,用于每个筛查个体。

(三)项目承担机构要合理安排和使用专项资金,专款专用,不得超范围支出。对违反规定,虚报、冒领、截留、挤占、挪用项目资金的单位和个人,按照国家有关规定处理。

(四)项目完成后,财政部门和卫生计生行政部门组织人员对项目财务收支等情况进行审计,也可委托第三方机构进行审计。审计发现的不合理费用,由项目承担机构自有资金承担;已报账费用,应当予以退回。

六、质量控制

(一)严格按照项目技术方案开展人员培训,培训考核合格后方可开展工作。各环节工作人员应当具备相应的工作资质和工作经验。

(二)各项目承担机构需设立质控员,保证项目完成的质量。筛查完成后需经质控员确认所有筛查信息完整无误后方可结束筛查。

(三)项目收集的信息需经各省(自治区)项目管理办公室和区域协调医院审核后方可报国家心血管病中心。

(四)国家心血管病中心在项目运行期间不定期派出专家工作组,加强对地方的指导。各省(自治区)项目管理办公室适时组织专家对各项目点现场工作进行指导,及时发现和解决工作中的问题。

七、监督与评估

(一)国家卫生计生委疾控局会同国家心血管病中心组织专家,通过抽查的方式,对各省(自治区)的项目进展情况及经费使用情况进行督导检查。核心考核指标包括筛查完成率、高危人群检出率、高危人群随访率等。

(二)各项目省(自治区)项目管理办公室要加强对项目的组织、进度、实施过程、效果和经费使用情况的督导和考核,协调解决项目过程中的问题。

(三)项目年度结束后,各项目省(自治区)项目管理办公室将本年度项目执行情况,包括项目成效、存在问题和资金使用等,形成总结报告报国家卫生计生委疾控局和国家心血管病中心。

附件:现场工作流程图(略)

2.11 《慢性病监测信息系统基本功能规范》等4项推荐性卫生行业标准

国家卫生计生委关于发布《慢性病监测信息系统基本功能规范》等4项推荐性卫生行业标准的通告

国卫通〔2014〕1号

现发布《慢性病监测信息系统基本功能规范》等4项推荐性卫生行业标准,其编号和名称如下:

WS/T 449—2014 慢性病监测信息系统基本功能规范

WS/T 450—2014 新型农村合作医疗管理信息系统基本功能规范

WS/T 451—2014 院前医疗急救指挥信息系统基本功能规范

WS/T 452—2014 卫生监督业务信息系统基本功能规范

上述标准自2014年10月1日起施行。

特此通告。

国家卫生计生委

2014年4月15日

2.12 做好2014年国家基本公共卫生服务项目工作

关于做好2014年国家基本公共卫生服务项目工作的通知(节选)

国卫基层函〔2014〕321号

一、提高经费标准调整优化服务项目

一是适当增加高血压、糖尿病患者规范管理目标人数,提高随访补助水平。二是适当增加重性精神疾病(严重精神障碍)患者管理目标人数,提高随访补助水平,增加患者随访次数。三是适当提高村卫生室承担高血压、糖尿病、重性精神疾病(严重精神障碍)患者和老年人健康管理任务(不包括实验室和辅助检查)比重。四是提高村卫生室和社区卫生服务站开展健康教育、传染病和突发公共卫生事件报告和处理、卫生监督协管服务补助水平。

五是适当降低健康档案服务项目补助水平,取消新建档案补助。暂不调整预防接种、0～6 岁儿童健康管理、孕产妇健康管理和中医药健康管理项目,对于由于服务对象数量自然增加引起的所需经费的增加,通过减少健康档案补助经费加以解决,不占用新增的人均 5 元经费。

二、明确 2014 年工作任务目标

——以县(区、市)为单位,高血压和糖尿病患者规范管理率分别达到 38% 和 25% 以上,全国规范管理高血压患者人数达到 8 000 万人以上,规范管理糖尿病患者人数达到 2 500 万人以上。

附件:《2014 年国家基本公共卫生服务项目一览表》(略)

2.13　中国居民慢性病与营养监测工作方案(试行)

国家卫生计生委办公厅关于印发中国居民慢性病与营养监测工作方案(试行)的通知

国卫办疾控函〔2014〕814 号

为建立慢性病与营养监测信息管理制度,完善慢性病与营养监测体系,明确工作职责,规范工作流程,提高公共卫生服务补助资金使用效率,做好中国居民慢性病与营养监测工作,我委组织制定了《中国居民慢性病与营养监测工作方案(试行)》。现印发给你们,请按照要求认真组织实施。

国家卫生计生委办公厅

2014 年 9 月 10 日

《中国居民慢性病与营养监测工作方案(试行)》(略)

全文请参见国家卫生计生委网站(http://www.nhc.gov.cn/jkj/s5878/201409/9b0f5f9e50a 9457fb54f140c6208997b.shtml)

2.14　老年健康核心信息

国家卫生计生委办公厅关于印发老年健康核心信息的通知(节选)

国卫办家庭函〔2014〕885 号

老年健康核心信息

6. 定期自我监测血压。测前应当休息 5 分钟,避免情绪激动、劳累、吸烟、憋尿。每次测量两遍,间隔 1 分钟,取两次的平均值。高血压患者每天至少自测血压 3 次(早、中、晚各 1 次)。警惕血压晨峰现象,防止心肌梗死和脑卒中;同时应当避免血压过低,特别是由于用药不当所致的低血压。

7. 定期监测血糖。老年人应该每 1～2 个月监测血糖一次,不仅要监测空腹血糖,还要监测餐后 2 小时血糖。糖尿病患者血糖稳定时,每周至少监测 1~2 次血糖。老年糖尿病患者血糖控制目标应当适当放宽,空腹血糖<7.8 毫摩 / 升,餐后 2 小时血糖<11.1 毫摩 / 升,或糖化血红蛋白水平控制在 7.0%~7.5% 即可。

18. 定期体检。老年人每年至少做 1 次体检,积极参与由政府和大型医院等组织的普查,高度重视异常肿块、肠腔出血、体重减轻等癌症早期危险信号,一旦发现异常应当去肿瘤专科医院就诊,发现癌症要去正规医院接受规范化治疗。早发现、早干预慢性疾病,采取有效干预措施,降低疾病风险。保存完整病历资料。

2.15　做好流动人口基本公共卫生计生服务

国家卫生计生委、中央综治办、国务院农民工办、民政部、财政部关于做好流动人口基本公共卫生计生服务的指导意见

国卫流管发〔2014〕82 号

各省、自治区、直辖市卫生计生委(卫生厅局、人口计生委)、综治委、农民工办、民政厅(局)、财政厅(局):

为贯彻党的十八大和十八届三中全会关于有序推进农业转移人口市民化的精神,落实好国务院《关于进一步推进户籍制度改革的意见》,推进流动人口基本公共卫生计生服务均等化,现提出以下指导意见。

一、充分认识推进流动人口基本公共卫生计生服务均等化的重要意义

2013 年,全国流动人口总量为 2.45 亿,占全国人口总量的 18%,其中 80% 从农村流入城镇。目前,流动人口所获得的基本公共服务,与城镇户籍人口相比还有比较明显的差距。推进基本公共服务均等化,是稳步实现城镇基本公共服务常住人口全覆盖的核心任务;是转变政府职能,创新社会治理体制的内在要求。流动人口基本公共卫生计生服务是流动人口基本公共服务的重要内容,做好这项工作是加强卫生计生服务管理、提高整体工作水平的应有之义。各地要充分认识推进流动人口基本公共卫生计生服务均等化工作的重要性,进一步增强责任感和紧迫感,积极探索,因地制宜,抓出实效。

二、总体目标

以党的十八大、十八届三中全会精神为指导,按照创新社会治理体制、深化医药卫生体制改革和落实计划生育基本国策的总体要求,以推动流动人口服务管理体制改革为动力,在推进户籍制度改革中不断创新工作机制,到 2020 年基本建立起"政策统筹、保障有力、信息共享、科学评估"的流动人口基本公共卫生计生服务均等化运行机制;完善覆盖流动人口、方便可及的卫生计生服务网络体系,基层服务能力和水平明显提升。

三、主要任务

(一)落实工作职责,加强部门协作。要深化人口服务管理体制机制改革,尊重和鼓励基层的首创精神。按照属地管理的原则,将流动人口基本公共卫生计生服务均等化工作纳入基层综治中心、农民工综合服务中心(平台)、流动人口服务中心、社区卫生计生服务中心等职责之中。

(二)将流动人口纳入社区卫生计生服务对象。按照《国家基本公共服务体系"十二五"

规划》和户籍制度改革的要求,将流动人口作为服务对象,纳入社区卫生计生服务体系,为流动人口提供基本公共卫生计生服务。

(三)建立与统一城乡户口登记制度相适应的卫生计生机制。落实好流动人口居住证制度,发挥卫生计生基层工作人员密切联系流动人口的优势,规范工作流程。社区计生专干负责向流动人口宣传、告知相关政策和服务项目,并把流动人口有关信息通报给社区卫生计生服务中心。在流动人口中全面落实 11 类基本公共卫生服务项目,优先落实好流动人口儿童预防接种、传染病防控、孕产妇和儿童保健、健康档案、计划生育、健康教育等 6 类基本公共服务,到 2020 年,流动儿童预防接种率达到 95%,流动人口传染病报告率和报告及时率达到 100%,流动人口规范化电子建档率达到 80%,流动人口计划生育技术指导咨询服务覆盖率达到 95%,流动人口育龄妇女避孕节育免费服务目标人群覆盖率达到 100%,不断提高流动人口具备健康素养的人所占的比例。同时,加强严重精神障碍患者管理服务,及时将流动人口中的严重精神障碍患者纳入属地管理,定期随访,进行危险性评估,提供服药依从性及康复指导;开展疾病应急救助应包括流动人口。

(四)建立健全流动人口信息共享机制。探索建立依托基层实时采集、动态录入、及时更新的流动人口信息工作机制。依托社区公共服务综合信息平台,进一步完善现有的基本公共卫生服务相关信息系统和流动人口计划生育信息系统,逐步实现流动人口信息跨地区、跨部门的互联互通、共建共享,全面掌握流动人口变动和基本公共卫生计生服务获得的情况。

(五)调动社会力量,创新服务模式。各地要充分发挥计划生育协会等群团组织和社会组织在流动人口服务管理中的社会协同作用。创新服务模式,有序推进政府购买卫生计生服务,基本形成高效配置卫生计生公共服务资源的服务体系和供给体系,为流动人口提供更加便捷、优质、高效的基本公共卫生和计生服务。

附件:流动人口基本公共卫生计生服务均等化重点联系城市名单

国家卫生和计划生育委员会　中央社会治安综合治理委员会办公室

国务院农民工工作领导小组办公室　民政部　财政部

2014 年 10 月 30 日

2.16　进一步改善医疗服务行动计划

进一步改善医疗服务行动计划(节选)

三、合理调配诊疗资源,畅通急诊绿色通道

(十)实施急慢分治。三级医院逐步转诊高血压、糖尿病、心脑血管疾病、呼吸系统疾病、肿瘤、慢性肾病等诊断明确、病情稳定的慢性病患者,由基层医疗机构实施治疗、康复、护理、复查、随访,缓解三级医院就诊压力。合理确定基层医疗卫生机构配备使用药品数量和种类,加强二级以上医院与基层医疗卫生机构用药目录的衔接,满足患者需求。

2.17 肿瘤登记管理办法

关于印发肿瘤登记管理办法的通知
国卫疾控发〔2015〕6号

各省、自治区、直辖市卫生计生委、中医药管理局，新疆生产建设兵团卫生局，中国疾控中心、国家癌症中心：

为建立完善全国肿瘤登记制度，动态掌握我国癌症流行状况和发展趋势，国家卫生计生委和国家中医药管理局制定了《肿瘤登记管理办法》（可从国家卫生计生委网站 www.nhfpc.gov.cn 下载）。现印发给你们，请遵照执行。

国家卫生计生委 国家中医药管理局
2015 年 1 月 27 日

肿瘤登记管理办法

第一章 总则

第一条 为建立肿瘤登记报告制度，加强肿瘤登记工作规范化管理，健全我国肿瘤登记信息系统，掌握我国恶性肿瘤的流行状况与疾病负担，制定本办法。

第二条 本办法适用于卫生计生行政部门、中医药管理部门、医疗卫生机构开展的肿瘤登记管理工作。

第三条 肿瘤登记是经常性地收集人群癌症数据的系统工作，收集的信息包括癌症患者个人信息、诊断信息、治疗和随访信息。

第四条 肿瘤登记的目的是监测人群癌症负担以及发展趋势，为病因学研究提供原始资料，有效评价癌症防治措施的效果，为制定癌症防控策略提供依据。

第五条 按照"统一领导、分工协作、分级负责、共同参与"的工作原则，各级卫生计生行政部门、中医药管理部门应当加强肿瘤登记工作的组织和监督管理；各级各类医疗卫生机构要认真组织落实，做好肿瘤登记工作。

第二章 组织机构和职责

第六条 国家卫生计生委、国家中医药管理局负责指导全国肿瘤登记体系建设，组织协调和监督管理全国肿瘤登记工作，指定国家癌症中心承担全国肿瘤登记具体工作。

各省、自治区、直辖市卫生计生行政部门、中医药管理部门负责建立健全本辖区肿瘤登记体系，组织协调和监督管理本辖区肿瘤登记工作，指定省级癌症中心（肿瘤防治研究办公室）或疾控中心，作为省级肿瘤登记中心，承担全省（区、市）肿瘤登记具体工作。

设区的市级、县级卫生计生行政部门、中医药管理部门组织协调和监督管理本辖区肿瘤登记工作，可根据当地肿瘤流行情况指定当地医疗保健机构或疾控中心设立肿瘤登记处。

第七条 国家癌症中心负责制定全国肿瘤登记工作计划、实施方案、质量控制和评价标准；建立全国肿瘤登记信息系统和跨区域肿瘤登记病例数据交换制度，组织开展技术培训，督导检查，考核评估；负责肿瘤登记信息的数据收集、质量控制和统计分析。

省级肿瘤登记中心负责实施全省（区、市）肿瘤登记工作，制定实施方案，建立肿瘤登记数据库，开展技术指导、人员培训、质量控制和考核评价工作。

肿瘤登记处负责开展病例收集、核实、反馈、随访和上报工作，建立肿瘤登记数据库。

第八条　各级各类医疗卫生机构履行肿瘤登记报告职责，疾病预防控制中心负责提供居民死亡原因监测数据。

第三章　肿瘤登记内容和工作流程

第九条　肿瘤登记病例的报告范围是全部恶性肿瘤和中枢神经系统良性肿瘤，所有发病和死亡个案均为登记报告对象。

第十条　肿瘤登记处所在辖区内所有医疗机构对诊治的肿瘤病例，通过医院信息系统提取肿瘤病例信息，未建医院信息系统的，由医务人员填写肿瘤登记报告卡，按季度统一报送至辖区肿瘤登记处。

第十一条　肿瘤登记处对所在辖区工作进行指导、检查及培训，及时收集辖区内肿瘤新发病例、死亡病例、生存状态和相关人口资料。对数据进行建档、编码、补漏、剔重、核对、分析，定期开展病例随访，按时将数据和工作总结逐级上报省级肿瘤登记中心。

第十二条　省级肿瘤登记中心开展全省（区、市）肿瘤登记报告资料的收集汇总、质量控制和统计分析，按时将数据和工作总结上报国家癌症中心。

第十三条　国家癌症中心定期汇总和分析登记资料、编制各种报表，形成年度肿瘤登记报告，当年年底上报国家卫生计生委审核后发布。

第四章　质量控制与考核评价

第十四条　国家癌症中心建立全国肿瘤登记评价机制，制订实施监测指标体系。建立实施进度、效果考核评价和监测通报制度，加强质量控制和监督检查。

第十五条　国家卫生计生委、国家中医药管理局组织开展督导检查和考核评价。

省级卫生计生行政部门、中医药管理部门每年对本省（区、市）的肿瘤登记工作进行全面考核。

设区的市级、县级卫生计生行政部门、中医药管理部门对辖区内的责任报告单位进行工作考核。

第五章　保障措施

第十六条　各级卫生计生行政部门、中医药管理部门加强组织领导，建立目标责任制，实行绩效管理，提供政策、人员和经费保障，全面推进肿瘤登记工作实施。

第十七条　各级卫生计生行政部门、中医药管理部门负责协调公安、民政、统计等相关部门，核实相关信息，并提供人口等相关资料。

第十八条　加强专业人才培训，提高工作能力，建设一支肿瘤登记人才队伍。

第十九条　各肿瘤报告单位及有关研究机构在利用肿瘤登记报告信息时，应当遵从国家法律法规和有关规定、伦理学准则、知识产权准则和保密原则，对个案肿瘤病例信息采取管理和技术上的安全措施，保护患者隐私和信息安全。

第六章　附则

第二十条　本办法自印发之日起施行。

2.18 中国癌症防治三年行动计划（2015—2017年）

关于印发中国癌症防治三年行动计划（2015—2017年）的通知

国卫疾控发〔2015〕78号

各省、自治区、直辖市及新疆生产建设兵团卫生计生委（卫生局）、发展改革委、教育厅（教委、局）、科技厅（委、局）、工业和信息化主管部门、民政厅（局）、财政厅（局）、人力资源社会保障厅（局）、环境保护厅（局）、农业（农牧、农村经济）厅（委、局）、新闻出版广电局、体育局、安全生产监督管理局、食品药品监督管理局、知识产权局、中医药管理局：

为积极做好癌症防治工作，尽快遏制我国癌症上升势头，保护和增进人民群众身体健康，促进经济社会可持续发展，国家卫生计生委等16部门联合制定了《中国癌症防治三年行动计划（2015—2017年）》（以下简称《计划》）。现印发给你们，请结合各地、各部门的工作实际认真组织实施，切实落实各项政策和保障措施，保证《计划》目标如期实现。

附件：中国癌症防治三年行动计划（2015—2017年）

国家卫生计生委　国家发展改革委

教育部　科技部

工业和信息化部　民政部

财政部　人力资源社会保障部

环境保护部　农业部

新闻出版广电总局　体育总局

安全监管总局　食品药品监管总局

知识产权局　国家中医药管理局

2015年9月9日

中国癌症防治三年行动计划（2015—2017年）

为切实加强癌症防治工作，提高癌症防治水平，维护人民群众健康，制订本行动计划。

一、防治现状

癌症是严重威胁人类健康的一大类疾病。党中央、国务院高度重视癌症防治工作，印发了《卫生事业发展"十二五"规划》和《中国食物与营养发展纲要（2014—2020年）》，签署了《烟草控制框架公约》，大力加强环境保护和职业病防治工作。各地区、各有关部门积极采取措施，推动落实《中国慢性病防治工作规划（2012—2015年）》和《国家环境与健康行动计划（2007—2015年）》，逐步建立癌症防治体系。在全国范围开展死因调查和肿瘤登记工作，基本掌握我国癌症的发病和死亡情况。在癌症高发区开展病因学研究和防治适宜技术探索，形成了食管癌、妇女"两癌"综合防治等具有我国特色的防控模式。在部分重点地区实施癌症综合干预、筛查和早诊早治工作，食管癌、胃癌发病率已呈现下降趋势。乙肝疫苗接种普及已大大降低年轻人群肝癌发病风险。

但是，我国癌症防治形势仍十分严峻，每年新发癌症病例约310万，死亡约200万。近

20 年来,我国癌症发病率呈逐年上升趋势,致癌因素主要包括慢性感染、不健康的生活方式、环境污染和职业暴露等。目前我国癌谱兼具发展中国家与发达国家癌谱特征,一段时期内以肝癌、胃癌、食管癌、宫颈癌为主的发展中国家癌谱和以肺癌、乳腺癌、结直肠癌为主的发达国家癌谱将在我国并存。随着老龄化进程的加快,我国癌症发病、死亡率还将不断上升,对国家、社会和个人造成沉重的经济负担。

二、目标

坚持预防为主、防治结合、中西医并重,加强癌症防治体系建设,提高癌症防治能力,实施癌症综合防治策略和措施,为遏制癌症增长、降低癌症疾病负担奠定基础。到 2017 年,达到以下具体目标:

(一)建立国家和省级癌症防治工作领导协调机制,落实部门职责,控制主要可防可控致癌因素增长水平。

(二)完善国家癌症中心机构能力建设并充分发挥其技术指导作用,基本建立以医院、疾控机构为主体和基层医疗机构上下联动的癌症综合防治网络。依托现有资源加快提升区域癌症综合防治服务管理水平。

(三)进一步规范肿瘤登记制度,肿瘤登记覆盖全国 30% 以上人口,掌握全国和各省(区、市)癌症发病和死亡情况,绘制全国癌症地图。

(四)癌症防治核心知识知晓率达到 60%,成人吸烟率下降 3%。

(五)以肺癌、肝癌、胃癌、食管癌、大肠癌、乳腺癌、宫颈癌、鼻咽癌为重点,扩大癌症筛查和早诊早治覆盖面,重点地区、重点癌症早诊率达到 50%。

(六)完善重点癌症的诊疗规范,推广癌症机会性筛查和规范化诊疗,逐步提高重点癌症 5 年生存率,降低病死率。

三、主要措施

(一)履行部门职责,落实综合措施。卫生计生部门负责制订癌症防治规划、规范、技术标准,做好癌症防治工作的组织协调、技术指导、健康教育、预防诊治和监测评估;发展改革部门将癌症等慢性病防治相关内容纳入国民经济和社会发展规划,加强癌症医疗救治服务能力建设,促进防治药物研发和产业化;教育部门将癌症等慢性病预防相关知识纳入中小学健康教育内容;科技部门牵头通过国家和地方相关科技计划(专项、基金等)对癌症防治研究进行支持;工业和信息化部门加强控烟履约协调工作,推进抗肿瘤药的仿制创新和相关成果的产业化;民政部门进一步完善贫困癌症患者及家庭的医疗救助政策,加大救助力度;财政部门安排有关经费,加强资金管理和监督;人力资源社会保障和卫生计生部门积极完善医疗保险政策,落实包括癌症患者在内参保人员的保障待遇;环境保护部门加强环境监测和污染治理,优先整治易于导致人群健康损害的环境污染;农业部门引导农业产业结构调整和农产品品质改善;新闻出版广电部门组织广播、电视等主要媒体科学传播癌症防治知识;体育部门推广全民健身运动,加强群众性体育活动的科学指导;安全监管部门监督用人单位对可能导致职业性肿瘤的危害因素进行辨识,加强对相关作业场所和个人防护情况的监督检查;食品药品监管部门加强抗肿瘤药品生产流通的监管,加快专利即将到期抗肿瘤药物仿制创新的审批;知识产权部门负责抗肿瘤药品专利审批和保护;中医药管理部门指导医疗机构开展癌症中医药防治工作,推广应用中医药防治癌症的技术和方法。

(二)加强体系建设,提高服务能力。加快推进国家癌症中心机构能力建设,充分发挥国家癌症中心在全国癌症防治工作中的技术支撑和技术指导作用。建立全国癌症防治协作网络，依托条件较好、能力较强的省级肿瘤医院，承担区域癌症防治技术指导职能，提高区域癌症防治服务能力。加强各级疾病预防控制机构在人群癌症危险因素监测干预、流行病学调查、信息管理等方面的能力建设。结合公立医院综合改革进程，提高各级医疗机构、妇幼保健机构、健康教育机构和基层医疗卫生机构在癌症筛查、综合干预、宣传教育和患者管理等方面的能力，进一步完善癌症综合防治网络。

（三）加强肿瘤信息收集工作。健全肿瘤登记报告制度，实施《肿瘤登记管理办法》。将肿瘤登记纳入全民健康保障信息化工程建设。逐年扩大肿瘤登记覆盖面，切实提高肿瘤登记工作质量，加强全国癌症信息资源整合收集，定期发布癌症相关信息，系统整理肿瘤登记、死因监测、地理信息等相关数据，建立数学预测模型，编绘全国癌症地图。建立医院肿瘤病例信息监测体系，收集癌症临床诊治及预后信息，科学指导癌症规范化诊疗。对个案肿瘤病例信息采取管理和技术上的安全措施，保护患者隐私和信息安全。

（四）推进癌症危险因素综合防控。积极推动各地控烟立法进程，促进国家控烟规划的实施；大力宣传吸烟及二手烟危害，严格实施室内工作场所、公共场所、公共交通工具全面禁烟。广泛禁止所有的烟草广告促销赞助，强化卷烟包装标识健康危害警示，向公众警示烟草危害。推动提高烟草制品价格，大力推广戒烟服务。加强乙肝疫苗接种工作，落实新生儿接种乙肝疫苗计划。积极推进人乳头瘤病毒疫苗研发与应用。加强环境保护力度，针对当前影响人体健康的突出环境污染问题，开展综合整治，减少污染物排放。加强职业性肿瘤相关标准的制定、修订工作，改善作业环境，强调个人防护和轮岗作业，降低职业致癌物、电离辐射等暴露风险。

（五）推广癌症筛查及早诊早治策略。对发病率高、筛查手段成熟的食管癌、宫颈癌等重点癌症，逐步扩大早诊早治项目覆盖面，对筛查手段尚不成熟的重点癌症，优化筛查适宜技术。建设省级技术培训中心，加大培训力度。继续发挥癌症早诊早治项目试点地区的示范带动作用，探索建立癌症筛查和早诊早治的长效机制。加强防癌体检的规范化管理。在条件成熟的地区探索建立政府指导、医疗机构实施、健康管理机构参与的防癌体检运行机制。增强医务人员癌症早诊早治的意识和能力，推广癌症机会性筛查，提高医院就诊患者早诊率。

（六）提高癌症诊疗水平。通过加强医疗卫生机构癌症诊疗能力建设，规范化治疗肿瘤，提高患者生存率和生活质量。将癌症诊疗规范纳入住院医师规范化培训内容，完善相关常见癌症诊疗规范，加强筛查、诊疗等新技术的推广以及个体化规范治疗方案的应用，开展质量控制与评价。开展癌症康复、姑息治疗和临终关怀机构建设，建立与肿瘤专科机构的双向转诊、急慢分治制度。加强癌症患者的康复指导、疼痛管理和心理支持，对晚期患者开展姑息治疗和临终关怀。

（七）推动抗肿瘤药研制生产。建立和完善新药创制体系，加强药品知识产权保护，支持研制开发一批具有我国自主知识产权的创新药。做好专利到期药物的生产和上市准备，促进药品价格下降，提高药品的可及性。探索通过利用专利实施强制许可制度提高药物可及性的可行性，国内尚不能仿制的，通过建立谈判机制，降低采购价格，加快国内相关药品上市速度。

（八）加大中医药防治癌症工作力度。充分发挥中医药在肿瘤防治中的优势和作用，强化肿瘤中医临床防治能力建设，加强国家中医临床研究基地、国家和区域中医专科专病诊疗中心、中医肿瘤重点专科建设,优化中医临床路径和诊疗方案,创新中医药与现代技术相结合的中医肿瘤诊疗模式,提高中医药肿瘤诊疗水平和服务能力。通过对口支援、人员培训等措施,推进县级中医医院肿瘤科建设,提升基层服务能力。大力推广中医适宜技术,将成熟的中医药技术、方法纳入基本公共卫生服务中,运用中医治未病的理念,开展肿瘤预防及防复发服务。鼓励支持中药抗肿瘤药物的研发与生产。

（九）加强科学研究和国际合作。加强癌症防治研究,加强国家恶性肿瘤临床医学研究中心和协同研究网络建设,加强环境致癌因素、癌前病变诊疗、早期筛查检测技术等研究,鼓励多中心、前瞻性临床研究,支持癌症早期诊断试剂、预防性疫苗等创新品种研发。加强中医防治常见肿瘤的系统化研究和关键领域的中医药精细化研究。在信息共享、能力建设和技术研发等方面加强国际交流与合作。

（十）加强科普宣传,提高全民防癌意识。充分发挥广播、电视等传统媒体和互联网、微博、微信等新媒体的作用,广泛宣传癌症防治知识核心信息,普及戒烟限酒、合理膳食、适量运动和心理平衡等健康生活方式,提高群众自我防控意识和能力。制作播放防癌公益广告、专题节目、影视文艺作品、科普图书等,充分利用卫生相关节日纪念日开展宣传教育活动。鼓励社会组织和癌症防治机构共同行动,建立抗癌健康教育专家库,编制抗癌知识手册,深入城乡开展义诊咨询活动,设立咨询热线,为公民提供针对性的科学防癌知识。

四、保障措施

（一）加强组织领导,完善工作机制。建立国家和省级癌症防治工作领导协调机制,加强对防治工作领导,协调解决防治工作中的重大问题,制定并发布癌症等慢性病防治中长期规划。完善政府领导、部门协作、动员社会、全民参与的防治工作机制,将防治工作纳入各级政府工作重要内容,明确工作目标,落实工作任务。

（二）加强保障力度,拓宽筹资渠道。根据经济社会发展水平和癌症流行程度,不断加大公共卫生投入,并将财政补助资金与癌症防治任务完成情况和绩效考核结果挂钩。逐步扩大癌症等重大疾病基本医保保障范围,增加基本医保相关目录中治疗癌症等重大疾病的药品种类,加快实施城乡居民大病保险制度,加强基本医保与医疗救助工作的衔接。建立多元资金筹措机制,鼓励社会资本投入,为癌症防治提供公益性支持。

（三）加强人才储备,强化队伍建设。根据区域卫生规划,在依托现有资源基础上,加强肿瘤外科、肿瘤内科、放射治疗、中医肿瘤等专科医师规范化培训和以肿瘤防控为重点的公共卫生医师培训,在全科医师、住院医师和公共卫生医师规范化培训及继续医学教育中,强化癌症防治内容,提高防治技能。通过重点专科建设、城乡医院对口支援等,提高中西部地区及基层能力。

（四）加强督导检查,开展效果评估。各地要根据本行动计划要求,将工作目标和任务层层分解到具体部门,落实工作责任。各地卫生计生部门会同有关部门对本地区防治工作年度情况进行检查,发现问题及时解决,督促各项目标和任务完成。国家卫生计生委会同有关部门针对癌症防治行动计划落实情况,组织开展考核评估,综合评价政策措施效果。

2.19 中国公民健康素养——基本知识与技能(2015年版)

国家卫生计生委办公厅关于印发《中国公民健康素养——基本知识与技能(2015年版)》的通知

国卫办宣传函〔2015〕1188号

各省、自治区、直辖市卫生计生委,新疆生产建设兵团卫生局、人口计生委,委机关各司局,委直属和联系单位:

健康素养是指个人获取和理解基本健康信息和服务,并运用这些信息和服务作出正确决策,以维护和促进自身健康的能力。2008年,原卫生部发布了《中国公民健康素养——基本知识与技能(试行)》。针对近年来我国居民主要健康问题和健康需求的变化,我委组织专家进行修订,编制了《中国公民健康素养——基本知识与技能(2015年版)》(可从国家卫生计生委网站下载)。现印发你们,请结合工作实际,做好宣传普及,推动提高全民健康素养水平。

国家卫生计生委办公厅

2015年12月30日

一、基本知识和理念

1. 健康不仅仅是没有疾病或虚弱,而是身体、心理和社会适应的完好状态。

2. 每个人都有维护自身和他人健康的责任,健康的生活方式能够维护和促进自身健康。

3. 环境与健康息息相关,保护环境,促进健康。

4. 无偿献血,助人利己。

5. 每个人都应当关爱、帮助、不歧视病残人员。

6. 定期进行健康体检。

7. 成年人的正常血压为收缩压≥90mmHg且<140mmHg,舒张压≥60mmHg且<90mmHg;腋下体温36℃～37℃;平静呼吸16～20次/分;心率60～100次/分。

8. 接种疫苗是预防一些传染病最有效、最经济的措施,儿童出生后应当按照免疫程序接种疫苗。

9. 在流感流行季节前接种流感疫苗可减少患流感的机会或减轻患流感后的症状。

10. 艾滋病、乙肝和丙肝通过血液、性接触和母婴三种途径传播,日常生活和工作接触不会传播。

11. 肺结核主要通过病人咳嗽、打喷嚏、大声说话等产生的飞沫传播;出现咳嗽、咳痰2周以上,或痰中带血,应当及时检查是否得了肺结核。

12. 坚持规范治疗,大部分肺结核病人能够治愈,并能有效预防耐药结核的产生。

13. 在血吸虫病流行区,应当尽量避免接触疫水;接触疫水后,应当及时进行检查或接受预防性治疗。

14. 家养犬、猫应当接种兽用狂犬病疫苗;人被犬、猫抓伤、咬伤后,应当立即冲洗伤口,并尽快注射抗狂犬病免疫球蛋白(或血清)和人用狂犬病疫苗。

15. 蚊子、苍蝇、老鼠、蟑螂等会传播疾病。

16. 发现病死禽畜要报告，不加工、不食用病死禽畜，不食用野生动物。

17. 关注血压变化，控制高血压危险因素，高血压患者要学会自我健康管理。

18. 关注血糖变化，控制糖尿病危险因素，糖尿病患者应当加强自我健康管理。

19. 积极参加癌症筛查，及早发现癌症和癌前病变。

20. 每个人都可能出现抑郁和焦虑情绪，正确认识抑郁症和焦虑症。

21. 关爱老年人，预防老年人跌倒，识别老年期痴呆。

22. 选择安全、高效的避孕措施，减少人工流产，关爱妇女生殖健康。

23. 保健食品不是药品，正确选用保健食品。

24. 劳动者要了解工作岗位和工作环境中存在的危害因素，遵守操作规程，注意个人防护，避免职业伤害。

25. 从事有毒有害工种的劳动者享有职业保护的权利。

二、健康生活方式与行为

26. 健康生活方式主要包括合理膳食、适量运动、戒烟限酒、心理平衡四个方面。

27. 保持正常体重，避免超重与肥胖。

28. 膳食应当以谷类为主，多吃蔬菜、水果和薯类，注意荤素、粗细搭配。

29. 提倡每天食用奶类、豆类及其制品。

30. 膳食要清淡，要少油、少盐、少糖，食用合格碘盐。

31. 讲究饮水卫生，每天适量饮水。

32. 生、熟食品要分开存放和加工，生吃蔬菜水果要洗净，不吃变质、超过保质期的食品。

33. 成年人每日应当进行6～10千步当量的身体活动，动则有益，贵在坚持。

34. 吸烟和二手烟暴露会导致癌症、心血管疾病、呼吸系统疾病等多种疾病。

35. "低焦油卷烟""中草药卷烟"不能降低吸烟带来的危害。

36. 任何年龄戒烟均可获益，戒烟越早越好，戒烟门诊可提供专业戒烟服务。

37. 少饮酒，不酗酒。

38. 遵医嘱使用镇静催眠药和镇痛药等成瘾性药物，预防药物依赖。

39. 拒绝毒品。

40. 劳逸结合，每天保证7～8小时睡眠。

41. 重视和维护心理健康，遇到心理问题时应当主动寻求帮助。

42. 勤洗手、常洗澡、早晚刷牙、饭后漱口，不共用毛巾和洗漱用品。

43. 根据天气变化和空气质量，适时开窗通风，保持室内空气流通。

44. 不在公共场所吸烟、吐痰，咳嗽、打喷嚏时遮掩口鼻。

45. 农村使用卫生厕所，管理好人畜粪便。

46. 科学就医，及时就诊，遵医嘱治疗，理性对待诊疗结果。

47. 合理用药，能口服不肌注，能肌注不输液，在医生指导下使用抗生素。

48. 戴头盔、系安全带，不超速、不酒驾、不疲劳驾驶，减少道路交通伤害。

49. 加强看护和教育，避免儿童接近危险水域，预防溺水。

50. 冬季取暖注意通风，谨防煤气中毒。

51. 主动接受婚前和孕前保健，孕期应当至少接受5次产前检查并住院分娩。

52. 孩子出生后应当尽早开始母乳喂养，满6个月时合理添加辅食。

53. 通过亲子交流、玩耍促进儿童早期发展，发现心理行为发育问题要尽早干预。

54. 青少年处于身心发展的关键时期,要培养健康的行为生活方式,预防近视、超重与肥胖,避免网络成瘾和过早性行为。

三、基本技能

55. 关注健康信息,能够获取、理解、甄别、应用健康信息。

56. 能看懂食品、药品、保健品的标签和说明书。

57. 会识别常见的危险标识,如高压、易燃、易爆、剧毒、放射性、生物安全等,远离危险物。

58. 会测量脉搏和腋下体温。

59. 会正确使用安全套,减少感染艾滋病、性病的危险,防止意外怀孕。

60. 妥善存放和正确使用农药等有毒物品,谨防儿童接触。

61. 寻求紧急医疗救助时拨打120,寻求健康咨询服务时拨打12320。

62. 发生创伤出血量较多时,应当立即止血、包扎;对怀疑骨折的伤员不要轻易搬动。

63. 遇到呼吸、心跳骤停的伤病员,会进行心肺复苏。

64. 抢救触电者时,要首先切断电源,不要直接接触触电者。

65. 发生火灾时,用湿毛巾捂住口鼻、低姿逃生;拨打火警电话119。

66. 发生地震时,选择正确避震方式,震后立即开展自救互救。

2.20　2016年卫生计生工作要点

国家卫生计生委关于印发2016年卫生计生工作要点的通知

国卫办发〔2016〕6号

各省、自治区、直辖市卫生计生委,计划单列市及新疆生产建设兵团卫生计生委(卫生局、人口计生委),委机关各司局,委直属和联系单位:

《2016年卫生计生工作要点》已由国家卫生计生委第76次委主任会议讨论通过,现印发给你们(可从国家卫生计生委网站下载)。请结合实际,研究制定本地区、本司局和本单位的工作要点,切实加强组织领导,建立任务清单和责任清单,严肃考核问责,确保完成各项任务。

国家卫生计生委
2016年1月19日

2016年卫生计生工作要点(节选)

2016年是"十三五"开局之年,也是全面贯彻落实十八届五中全会精神,加快推进健康中国建设,促进人口均衡发展的重要一年。卫生计生工作的总体要求是:高举中国特色社会主义伟大旗帜,以邓小平理论、"三个代表"重要思想、科学发展观为指导,全面贯彻落实党的十八大、十八届二中、三中、四中、五中全会精神和习近平总书记系列重要讲话精神,加快医药卫生体制改革,稳妥有序实施全面两孩政策,进一步健全全民医疗保障体系,进一步完善医疗卫生服务体系,进一步加强公共卫生和重大疾病预防控制,大力促进中医药事业发展,大力推动医药科技创新,大力发展健康服务业,实现卫生计生事业科学发展。重点

做好以下工作:

一、加快推进医药卫生体制改革

(一)全面深化公立医院综合改革。巩固扩大完善三级试点,巩固县级公立医院综合改革,加强分类指导,开展改革效果评估,树立若干个综合改革示范县。城市公立医院综合改革试点城市增加到200个,试点区域内所有公立医院纳入改革范围整体推进。增加综合医改试点省份,发挥连片带动效应。参与改革的公立医院取消药品加成(中药饮片除外),健全调整医疗技术服务价格和增加政府补助、医院加强核算、节约运行成本等多方共担的补偿机制。按照"总量控制、结构调整、有升有降、逐步到位"的原则和"腾空间、调结构、保衔接"的步骤,加强与药品采购、医保支付、薪酬制度、分级诊疗等政策的衔接。落实政府投入责任,研究制订公立医院债务化解的政策措施。制订现代医院管理制度框架文件,以加快建设公立医院运行新机制为核心,理顺医药价格体系,建立符合行业特点的人事薪酬制度,落实公立医院人事管理、内部分配、运营管理等自主权,建立健全公立医院综合性绩效考核制度,强化院长年度和任期目标管理。深化编制人事制度改革,会同中央编办开展公立医院编制管理创新研究,逐步实行编制备案制。制订委属委管医院绩效考核的指导性文件,推进委属委管医院参与属地公立医院综合改革。

(二)健全全民基本医保体系。继续提高城乡居民基本医保人均财政补助标准,建立健全稳定可持续筹资和待遇水平报销比例调整机制,政策范围内报销比例稳定在75%左右。城乡居民大病保险人均筹资进一步提高,支付比例提高至50%以上。鼓励各地结合实际、量力而行,适当扩大合规医疗费用范围,探索对贫困人口的倾斜政策。完善疾病应急救助制度,做好急危重伤病患者的紧急救治,对符合条件的身份不明或者无力支付医疗费用患者提供救助资金保障。整合城乡居民基本医疗保险制度,逐步统一覆盖范围、筹资政策、保障待遇、医保目录、定点管理和基金管理。鼓励商业保险机构参与经办服务。制订政策措施,加大医保支付方式改革力度,实行按病种、按人头、按服务单元、按疾病诊断相关组等复合型支付方式,控制医药费用不合理增长。持续拓展新农合跨省就医核查和异地即时结报试点。推动建立基本医保、城乡居民大病保险、疾病应急救助、医疗救助等制度的信息互通和操作衔接机制。

(三)加快推进分级诊疗制度建设。优化医疗卫生机构布局,合理配置医疗资源,健全上下联动、衔接互补的医疗服务体系。在70%左右的地市开展分级诊疗试点,综合医改试点省和公立医院改革试点城市要全面推开。制订规范城市及县域内医疗联合体建设的政策措施,明确分工,推动形成利益和责任共同体,贯通上下联动。提升县医院综合能力,完善基层医疗服务模式,扩大二级以上医院医师与基层医疗卫生机构的医务人员组成团队签约服务试点。制订指导急慢分治工作的指导性文件,继续扩大慢性病分级诊疗试点工作。

(四)巩固完善基层运行新机制。健全多渠道补偿机制,落实基层医疗卫生机构基本建设、设备购置经费。提高统筹力度,合理使用公共卫生服务资金、基本药物制度补助资金,完善医保支持政策和价格政策,探索完善基层财务收支管理制度。推进基层人事分配制度改革,强化绩效考核,调动基层医务人员积极性。落实乡村医生补偿、养老相关政策,稳定乡村医生队伍。继续开展基层卫生综合改革重点联系点工作,深入开展建设"群众满意的乡镇卫生院"活动和社区卫生服务提升工程,组织开展全国基层卫生技能竞赛。促进基本公共卫生服务均等化。继续提高基本公共卫生服务经费财政补助标准,新增部分全部用于全科医生(乡村医生)签约服务。健全基层医疗卫生机构与专业公共卫生机构分工协作机制,继续扩大服务受益面,提高服务成效。开展流动人口健康促进行动,提高流动人口基本公共卫生计生服务均等化水平。

(五)健全药品供应保障机制。全面实施公立医院药品集中采购和高值医用耗材网上阳光采购,鼓励和引导跨区域联合采购,切实降低虚高药价。增加国家药品价格谈判药品品种,降低专利药品和独家生产药品价格。扩大国家定点生产药品范围。配合推动小品种药品生产基地建设。建立生产、配送企业约谈制度,完善低价、短缺药品配送管理,重点提高乡村、边远地区药品配送能力。推动保障儿童和老年人基本用药工作。开展基本药物和儿童用药临床综合评价体系建设。进一步完善国家药品供应保障综合管理信息平台和省级药品集中采购平台规范化建设,建立预警机制。

(六)完善人才培养评价机制。推进医教协同,构建以"5+3+X"为主体的临床医学(含中医学)人才和以全科医生为重点的基层卫生人才培养体系,全面实施住院医师规范化培训制度,继续开展第三方评估。开展专科医师规范化培训制度试点和公共卫生医师规范化培训。启动"3+2"助理全科医生培训试点。进一步改革完善基层卫生专业技术人员职称评审工作,健全基层卫生人才考评机制。加强精神医学、产科、儿科、康复、病理、药学、老年医学、老年护理等紧缺专业人才培养,深入推进继续医学教育。实施卫生计生经济管理人才队伍建设工程、中医药传承与创新人才工程。

(七)促进健康服务业发展。进一步优化社会办医的发展环境,落实同等待遇,优先支持社会力量举办非营利性医疗机构,加快形成多元化办医格局。简化医师多点执业程序,促进优质医疗资源平稳有序流动。实施健康老龄化工程,启动医养结合项目试点,大力发展健康养老等生活性服务业,推动发展护理、康复、临终关怀等延伸服务,完善政策措施,推动国产医用设备发展应用,积极发展医疗旅游。

(八)加快卫生计生信息化建设。统筹推进国家、省、地市、县级人口健康信息平台建设,建立公共卫生、计划生育、医疗服务、医疗保障、药品管理、综合管理业务应用信息系统,尽快形成全国人口信息库,促进互联互通、业务协同。启动实施全民健康保障信息化工程一期项目,推进电子健康档案和电子病历在各级各类医疗机构之间授权使用。积极发展远程医疗、疾病管理等网络业务应用,整合健康管理及医疗信息资源,推动预约诊疗、线上支付、在线随访以及检查检验结果在线查询等服务。开展健康医疗大数据应用发展试点示范工作,积极实施"互联网＋健康医疗"服务,通过信息化手段,放大群众的获得感。

三、加强公共卫生和重大疾病防控工作

(十四)有效防控重大疾病。完善重大疾病防控策略。探索与世界卫生组织及相关国家建立重大疫情防控沟通协作机制,有效防范境外传染病输入。落实重点传染病防控年部署、季调度、月评估,有效控制暴发流行。完善社会组织参与艾滋病防治基金项目监督管理和评价机制,开展结核病综合防治模式、精神卫生综合管理试点,增加艾滋病、结核病、严重精神障碍治疗等特殊药物免费供给。强化预防接种,积极推进全国使用二价脊髓灰质炎减毒活疫苗替代工作,开展预防接种异常反应补偿保险试点。完成上海等省(市)消除血吸虫病复核工作。加强国家和省级慢性病综合防控示范区建设,提高对高血压、糖尿病患者的管理干预水平,对高危人群开展癌症等疾病早诊早治工作。加强地方病、职业病防治工作,开展包虫病综合防治试点,强化尘肺病防治工作。发布新版中国居民膳食指南,在全国1/3的县开展人群碘营养监测,引导做好科学补碘。制订进一步加强疾控体系建设的指导意见,推动落实疾控中心机构编制指导意见、疾控中心岗位设置指导意见和传染病防治人员安全防护意见。探索开展疾控机构规范化建设综合评价。

四、进一步提升医疗质量和服务水平

（十七）实施健康扶贫工程。建立农村贫困人口健康卡，开展签约服务，实行"两提高、两降低"倾斜政策，提高新农合门诊报销水平，提高政策范围内报销比例，增长幅度不低于5个百分点；降低病残儿童、重度残疾人以及大病保险报销起付线，降低贫困人口大病费用个人实际支出。落实对口帮扶机制，实施全国三级医院对贫困县县级医院稳定持续的"组团式"帮扶，提升贫困县县医院水平，基本满足县域内居民基本医疗服务需要。加大贫困地区重点疾病防控力度，适宜重大公共卫生服务项目覆盖所有贫困地区。采取有针对性的措施，加强革命老区、少数民族地区健康扶贫工作，进一步支持西藏及四省藏区、新疆等地区卫生计生事业发展。

七、为事业改革发展提供强大保障

（二十六）加强宣传引导和健康促进。加强正面宣传，发挥典型引领作用，大力弘扬卫生计生职业精神，做好节日纪念日宣传，推进健康文化和人口文化建设，启动婚育新风进万家活动第五阶段活动。大力倡导健康促进，加强健康科普规范化建设，深化健康中国行活动，扎实推进健康促进县（区）试点，办好第九届全球健康促进大会。积极控烟履约，推进无烟环境立法。加强舆情监测，完善全系统新闻发布制度，做好信息发布和政策解读，积极回应社会关切，提升突发事件舆论引导能力，营造有利于事业改革发展的社会舆论环境。

2.21　公共卫生服务补助资金管理暂行办法

公共卫生服务补助资金管理暂行办法（节选）

第一条　为规范和加强中央财政公共卫生服务补助资金（以下简称补助资金）管理，提高补助资金使用效益，根据有关法律法规和财政部专项资金管理规定，制定本办法。

第二条　本办法所称补助资金，是指中央财政通过专项转移支付方式安排，用于支持各地实施基本公共卫生服务项目和重大公共卫生服务项目的补助资金。

第三条　基本公共卫生服务项目是面向全体城乡居民免费提供的公共卫生服务项目。重大公共卫生服务项目是面向特定人群或针对特殊公共卫生问题提供的公共卫生服务项目。基本公共卫生服务项目和重大公共卫生服务项目的具体内容，由国家卫生计生委、国家食品药品监管总局和国家中医药局会同财政部，根据深化医药卫生体制改革的有关要求和年度工作任务、卫生事业发展规划以及财政预算情况研究确定。

第五条　各级财政部门要按照规定的公共卫生服务项目和经费标准足额安排补助资金预算，建立健全公共卫生服务经费保障机制。

第六条　补助资金主要用于开展基本公共卫生服务和重大公共卫生服务所需的需方补助、工作经费和能力建设等支出。

第七条　补助资金应按照《财政部关于印发〈中央对地方专项转移支付绩效目标管理暂行办法〉的通知》（财预〔2015〕163号）要求，做好绩效目标的设立、审核、下达工作。

第八条　补助资金标准应根据经济社会发展水平和物价水平适时调整，确保公共卫生服务项目任务完成。

第九条　基本公共卫生服务项目补助资金根据各地实施基本公共卫生服务常住人口数

量、国家规定的人均经费标准等,统筹考虑区域财力状况和绩效评价情况确定,对西部、中部地区分别按照80%、60%的比例,对东部地区按照50%～10%的不同比例予以补助;对中部地区"比照县",即根据《国务院办公厅关于中部六省比照实施振兴东北地区等老工业基地和西部大开发有关政策范围的通知》(国办函〔2007〕2号)规定的比照实施西部大开发有关政策的县(市、区)和《国务院办公厅转发国务院西部开发办关于西部大开发若干政策措施实施意见的通知》(国办发〔2001〕73号)规定的湖南湘西、湖北恩施、吉林延边等民族自治州,比照西部地区按照80%的比例补助。重大公共卫生服务项目补助资金根据任务量和补助标准确定对各地的补助金额,或根据项目分类特点,采取因素法进行分配。

2.22　2015—2016年度"建设群众满意的乡镇卫生院"活动

国家卫生计生委办公厅关于做好2015—2016年度"建设群众满意的乡镇卫生院"活动的通知(节选)

国卫办基层函〔2016〕179号

各省、自治区、直辖市卫生计生委:

根据《国家卫生计生委关于开展"建设群众满意的乡镇卫生院"活动的指导意见》(国卫基层发〔2014〕46号)和2016年全国卫生计生工作会议精神,我委将继续深入开展"建设群众满意的乡镇卫生院"活动(以下简称活动)。为确保活动取得实效,现就做好2015—2016年度活动有关工作通知如下:

一、丰富活动内涵

(一)提高基本医疗服务能力。规范开展常见病、多发病诊疗活动,强化基本医疗服务功能,着力提升急诊抢救、二级以下常规手术、正常分娩、高危孕产妇筛查、儿科、中医药等医疗服务能力。加强全科医学科室建设,引导通过全科医生规范化培训或参加过全科医生转岗培训合格的医务人员加注全科医学专业,提高由全科医生、护士、公共卫生人员等参加的全科医生团队的服务能力。鼓励乡镇卫生院结合实际加强特色科室建设。积极开展岗位练兵和技能竞赛活动,着力提高医务人员业务素质和水平。

(二)规范开展公共卫生服务。严格执行国家基本公共卫生服务规范和技术规范,细化量化项目分工,落实责任到人。以结果为导向创新服务方式,注重普通人群健康素养提升和重点人群个性化连续健康管理的衔接,提高规范管理的质量和效果。

(三)规范内部管理。严格按照《乡镇卫生院管理办法(试行)》(卫农卫发〔2011〕61号)规范乡镇卫生院的命名,乡镇卫生院的印章、票据、病历本册、处方等医疗文书使用的名称必须与批准的名称一致。加强对医疗文书和日常运行中的医疗卫生信息的管理,强化处方、病历书写规范,提高医疗卫生信息统计分析利用能力。优化就医环境和就诊流程,加强文化建设,规范医务人员着装、服务用语和行为,改善群众的就医体验。

(四)加强信息化建设。实施涵盖基本公共卫生、基本医疗、中医药、计划生育、基本药物、健康管理、城乡居民基本医疗保险、绩效考核等功能的人口健康信息系统建设,提高信息系统在居民健康管理、院内业务管理及绩效考核等方面的利用效率。在此基础上探索开展远程医疗和会诊,提高医疗资源利用效率,降低就医成本。

（五）创新群众参与方式。探索利用购买服务的方式开展第三方评价,通过邀请当地人大代表、政协委员、群众代表开展调研、座谈等形式广泛听取群众意见,深入开展门诊及住院患者、健康管理人群等满意度调查,力争客观反映群众心声。

附件1:国家卫生计生委2015—2016年度"群众满意的乡镇卫生院"申报表(略)

附件2:2015—2016年度"群众满意的乡镇卫生院"各省(区、市)名额分配表(略)

国家卫生计生委办公厅

2016年3月2日

2.23　全国碘缺乏病监测方案

国家卫生计生委办公厅关于印发全国碘缺乏病监测方案的通知

国卫办疾控函〔2016〕359号

各省、自治区、直辖市卫生计生委,新疆生产建设兵团卫生局,中国疾病预防控制中心:

为落实2016年卫生计生工作要点要求,掌握人群碘营养状况,引导做好科学补碘,我委组织专家,在全国碘盐监测方案基础上,增加以县级区划为单位监测重点人群尿碘以及甲状腺肿大率等内容,形成《全国碘缺乏病监测方案(2016版)》,现印发你们(可从国家卫生计生委网站下载)。

请各省份认真组织实施,确保2016年1/3的县按照本监测方案开展监测,其余县继续开展碘盐监测和高危地区地方性克汀病搜索工作,2018年全部县均需按照新方案开展监测。水源性高碘地区继续按照《水源性高碘地区监测方案(试行)》开展监测。我委将会同有关部门适时对监测结果进行通报。

附件:全国碘缺乏病监测方案(略)

国家卫生计生委办公厅

2016年4月8日

2.24　2016年新型农村合作医疗工作

关于做好2016年新型农村合作医疗工作的通知

国卫基层发〔2016〕16号

各省、自治区、直辖市卫生计生委、财政厅(局):

为贯彻落实《国务院关于整合城乡居民基本医疗保险制度的意见》(国发〔2016〕3号,以下简称《意见》)精神和深化医药卫生体制改革有关要求,进一步完善新型农村合作医疗(以下简称新农合,包括卫生计生部门负责的城乡居民基本医疗保险,下同)制度,加快推进城乡居民基本医疗保险制度整合工作,现就做好2016年新农合工作通知如下:

一、进一步提高筹资标准和保障水平

2016年,各级财政对新农合的人均补助标准在2015年的基础上提高40元,达到420元,其中：中央财政对新增 40 元部分按照西部地区 80%、中部地区 60% 的比例进行补助，对东部地区各省份分别按一定比例补助。农民个人缴费标准在 2015 年的基础上提高 30 元，全国平均达到 150 元左右。各地要采取多种形式加强宣传、引导，妥善做好个人参合（保）费用征缴工作。已开展城乡居民医保制度整合的地区要在科学测算的基础上，合理确定城乡统一的筹资标准。逐步建立与经济社会发展水平、各方承受能力相适应的稳定可持续筹资机制。按照《中共中央国务院关于打赢脱贫攻坚战的决定》《国务院关于支持沿边重点地区开发开放若干政策措施的意见》（国发〔2015〕72 号）等文件要求，做好贫困人口参合工作。

巩固提高新农合保障水平，将政策范围内门诊和住院费用报销比例分别稳定在 50% 和 75% 左右。严格控制目录外费用占比，缩小政策报销比和实际报销比之间的差距。逐步扩大纳入新农合支付的日间手术范围，适当提高日间手术等门诊诊疗报销比例。支持推进医养结合和社会办医，将符合条件的养老机构内设医疗机构和社会办医疗机构按规定纳入新农合定点范围。

二、完善大病保险机制，助力健康扶贫

全面推开利用新农合基金开展大病保险工作，健全完善大病保险筹资、承办、管理和运行机制。加大对大病保险的支持力度，合理确定筹资水平，实施更加精准的大病保险政策。各地要通过降低困难人员大病保险起付线等措施，实现精准健康扶贫。有条件的地区还可探索采取提高大病保险报销比例等措施，加大对贫困人员的倾斜力度。加强基本医保、大病保险、医疗救助、疾病应急救助等制度的衔接，积极引导社会力量参与，发挥保障合力，切实减轻贫困大病患者的医疗支出负担。

三、改革支付方式，控制医疗费用不合理增长

加快推进按病种付费、按人头付费、按床日付费等复合型支付方式改革，扩大支付方式改革对定点医疗机构的覆盖面。从药品通用名称入手，探索制订新农合药品支付标准，协同推进药品价格改革，改善定点医疗机构和参合（保）患者用药行为。选择疾病负担重、社会影响大、治疗效果确切、诊疗路径清晰的儿童急性淋巴细胞白血病、儿童急性早幼粒细胞白血病、儿童先天性心脏房间隔缺损、儿童先天性心脏室间隔缺损、食管癌、胃癌、结肠癌、直肠癌、终末期肾病等重大疾病，实行按病种付费，结合临床路径管理，逐步扩大按病种付费对大病病种的覆盖面，充分发挥支付方式改革对医疗服务供需双方的引导作用和对医疗费用的控制作用。完善针对不同级别医疗机构的差异化支付政策，支持参合（保）居民与基层医疗机构家庭医生团队开展签约服务，推进分级诊疗制度建设。

四、稳步推进城乡居民基本医疗保险制度整合工作

各地要深入学习贯彻《意见》精神，以保障人民群众健康权益为目标，以有利于实现医疗、医药、医保三医联动为原则，以"六统一"为重点，提高认识，加强规划，确保整合工作顺畅接续、平稳过渡。要在做好基线调查、比对分析、研究论证等工作的基础上，及时科学制订城乡居民基本医疗保险制度整合工作的总体规划和实施方案，明确时间表和路线图。要做好整合前后政策、经办管理等方面的有效衔接，推动整合后的城乡居民医保制度与深化医改相关工作协调有序发展，努力提高保障水平、管理效率和服务水平。要切实做好整合过程中基金运行的监测和分析，加强对基金使用的审计和监督，切实防范基金风险。继续坚持和推进管办分开，大力推进商业保险机构等社会力量参与经办服务，逐步建立公平公开、有序竞争的城乡居民医保经办服务格局。

五、加强监管,保障基金安全

完善经办机构与定点医疗机构的协议管理,加强对目录外药品使用率、药占比、次均费用、住院率、平均住院日等指标的监控,定期开展对定点医疗机构的考核评价,考核结果向社会公布。加强经办机构内部建设,规范岗位设置和职责分工,建立健全内部控制制度、稽查制度和违规责任追究制度。加大对经办机构在筹资征缴、费用控制等方面的绩效考核力度,提高管理效率和服务水平。坚持基金收支运行情况信息公开和参合(保)人员就医结算信息公示制度,加强社会监督。

以省(区、市)为单位统一本省参合(保)患者省外就医报销政策,规范跨省就医相关的经办流程和结报办法。加快推进新农合信息平台全国联网,在 2016 年基本解决省内异地就医直接结算的基础上,努力用两年时间推进新农合转诊住院患者跨省定点就医结报。依法加大对骗保套保行为的处罚力度。

国家卫生计生委　财政部

2016 年 4 月 29 日

2.25　农村留守儿童健康关爱工作

国家卫生计生委关于做好农村留守儿童健康关爱工作的通知(节选)

国卫流管发〔2016〕22 号

二、总体思路

以党的十八大、十八届三中、四中、五中全会精神为指导,以促进未成年人的身心健康为出发点,加强流出地儿童保健服务和疾病防治,开展留守儿童及其家庭健康促进活动,落实强制报告、医疗救治、评估帮扶等责任,完善健康关爱措施,强化留守儿童家庭抚育教育功能,增强留守儿童家长的监护意识和健康意识,促进留守儿童身心健康、全面发展。

三、主要任务

(一)加强农村留守儿童保健服务和疾病防治。各地要落实好国家基本公共卫生服务项目中的 0~6 岁儿童健康管理服务内容。对农村留守儿童监护人进行营养与喂养、疾病预防等方面的科学指导。继续实施贫困地区儿童营养改善项目,推进农村义务教育学生营养改善计划。加大儿童预防接种工作力度,提高免疫规划工作质量。对农村留守儿童较为集中的学校加强疫情监测,及时做好疫情处置。结合医疗服务下乡活动、卫生应急"进社区、进企业、进学校、进农村、进家庭"工作,帮助农村留守儿童及其家属掌握急救等基本卫生常识和技能,提高卫生应急意识和自救互救能力。

(三)强化农村留守儿童健康教育工作。按照健康扶贫工程要求,在部分贫困地区启动实施农村留守儿童健康教育项目,探索农村留守儿童健康教育的有效策略和方法,研究制定农村留守儿童健康核心信息,推进儿童友好型示范社区建设,配合中小学校和农村社区开展心理健康教育及心理辅导。各地要结合健康素养促进行动,根据农村留守儿童的特点和需求,有针对性地开展科学喂养、营养膳食指导、卫生习惯与健康行为、青春期性与生殖健康、心理健康、意外伤害预防与自我防护等方面的健康教育活动,提升农村留守儿童及其

179

家长的健康意识和水平。

（五）加强农村留守儿童信息采集和健康状况监测评估。不断完善全员人口数据库,积极配合民政、教育、公安等部门做好农村留守儿童的信息采集、登记和数据共享等工作。突出预防为主的指导方针,依托卫生计生服务网络,开展农村留守儿童健康状况监测评估工作,及时掌握农村留守儿童健康问题和需求。加强对农村留守儿童身心健康问题的研究,为完善相关政策和措施提供支撑。

四、有关工作要求

（三）加强宣传倡导。充分利用广播、电视、报刊、网络、手机信息终端等传播媒介,宣传普及儿童健康发展的核心信息和科学知识。加大对健康关爱工作先进做法和典型经验的宣传推广力度,营造全社会关怀关爱农村留守儿童的氛围。

2.26 推进家庭医生签约服务指导意见

关于印发推进家庭医生签约服务指导意见的通知（节选）

国医改办发〔2016〕1号

各省、自治区、直辖市、新疆生产建设兵团医改办,卫生计生委（卫生局）,发展改革委,民政厅（局）,财政（务）厅（局）,人力资源社会保障厅（局）,中医药管理局:

国务院医改办、国家卫生计生委、国家发展改革委、民政部、财政部、人力资源社会保障部和国家中医药管理局制定的《关于推进家庭医生签约服务的指导意见》已通过中央全面深化改革领导小组审议。经国务院同意,现印发你们,请各地认真贯彻落实。

国务院医改办　国家卫生计生委
国家发展改革委　民政部
财政部　人力资源社会保障部
国家中医药管理局
2016 年 5 月 25 日

关于推进家庭医生签约服务的指导意见（节选）

一、总体要求

（一）总体思路。根据深化医药卫生体制改革的总体部署和要求,围绕推进健康中国建设、实现人人享有基本医疗卫生服务的目标,以维护人民群众健康为中心,促进医疗卫生工作重心下移、资源下沉,结合基层医疗卫生机构综合改革和全科医生制度建设,加快推进家庭医生签约服务。不断完善签约服务内涵,突出中西医结合,增强群众主动签约的意愿;建立健全签约服务的内在激励与外部支撑机制,调动家庭医生开展签约服务的积极性;鼓励引导二级以上医院和非政府办医疗卫生机构参与,提高签约服务水平和覆盖面,促进基层首诊、分级诊疗,为群众提供综合、连续、协同的基本医疗卫生服务,增强人民群众获得感。

（二）主要目标。2016 年,在 200 个公立医院综合改革试点城市开展家庭医生签约服务,鼓励其他有条件的地区积极开展试点。重点在签约服务的方式、内容、收付费、考核、激励机制等方面实现突破,优先覆盖老年人、孕产妇、儿童、残疾人等人群,以及高血压、糖尿病、结核病等慢性疾病和严重精神障碍患者等。到2017年,家庭医生签约服务覆盖率达到30%以上,重点人群签约服务覆盖率达到60%以上。到2020年,力争将签约服务扩大到全人群,形成长期稳定的契约服务关系,基本实现家庭医生签约服务制度的全覆盖。

二、明确签约服务主体

(三)明确家庭医生为签约服务第一责任人。现阶段家庭医生主要包括基层医疗卫生机构注册全科医生(含助理全科医生和中医类别全科医生),以及具备能力的乡镇卫生院医师和乡村医生等。积极引导符合条件的公立医院医师和中级以上职称的退休临床医师,特别是内科、妇科、儿科、中医医师等,作为家庭医生在基层提供签约服务,基层医疗卫生机构可通过签订协议为其提供服务场所和辅助性服务。鼓励符合条件的非政府办医疗卫生机构(含个体诊所)提供签约服务,并享受同样的收付费政策。随着全科医生人才队伍的发展,逐步形成以全科医生为主体的签约服务队伍。

(四)实行团队签约服务。签约服务原则上应当采取团队服务形式。家庭医生团队主要由家庭医生、社区护士、公共卫生医师(含助理公共卫生医师)等组成,二级以上医院应选派医师(含中医类别医师)提供技术支持和业务指导。逐步实现每个家庭医生团队都有能够提供中医药服务的医师或乡村医生,有条件的地区可吸收药师、健康管理师、心理咨询师、社(义)工等加入团队。家庭医生负责团队成员的任务分配和管理。基层医疗卫生机构要明确家庭医生团队的工作任务、工作流程、制度规范及成员职责分工,并定期开展绩效考核。其他专科医师和卫生技术人员要与家庭医生团队紧密配合。

(五)签订服务协议。根据服务半径和服务人口,合理划分签约服务责任区域,居民或家庭自愿选择1个家庭医生团队签订服务协议,明确签约服务内容、方式、期限和双方的责任、权利、义务及其他有关事项。签约周期原则上为一年,期满后居民可续约或选择其他家庭医生团队签约。鼓励和引导居民就近签约,也可跨区域签约,建立有序竞争机制。

(六)鼓励组合式签约。加强医院与基层医疗卫生机构对接,可引导居民或家庭在与家庭医生团队签约的同时,自愿选择一所二级医院、一所三级医院,建立"1+1+1"的组合签约服务模式,在组合之内可根据需求自行选择就医机构,并逐步过渡到基层首诊;在组合之外就诊应当通过家庭医生转诊。研究探索流动人口签约服务模式,促进基本医疗卫生服务均等化。

三、优化签约服务内涵

(七)明确签约服务内容。家庭医生团队为居民提供基本医疗、公共卫生和约定的健康管理服务。基本医疗服务涵盖常见病和多发病的中西医诊治、合理用药、就医路径指导和转诊预约等。公共卫生服务涵盖国家基本公共卫生服务项目和规定的其他公共卫生服务。各地应当根据服务能力和需求,设定包含基本医疗和公共卫生服务在内的基础性签约服务内容,向所有签约居民提供。健康管理服务主要是针对居民健康状况和需求,制定不同类型的个性化签约服务内容,可包括健康评估、康复指导、家庭病床服务、家庭护理、中医药"治未病"服务、远程健康监测等。现阶段要首先从重点人群和重点疾病入手,确定服务内容,并逐步拓展服务范围。充分发挥中医药在基本医疗和预防保健方面的重要作用,满足居民多元化健康需求。各地卫生计生、中医药管理、人力资源社会保障、财政部门要结合实际,协商确定家庭医生团队服务的项目、内涵、流程、规范、标准。

（八）增强签约服务吸引力。各地要采取多种措施,在就医、转诊、用药、医保等方面对签约居民实行差异化政策,引导居民有效利用签约服务。家庭医生团队要主动完善服务模式,可按照协议为签约居民提供全程服务、上门服务、错时服务、预约服务等多种形式的服务。通过给予家庭医生团队一定比例的医院专家号、预约挂号、预留床位等方式,方便签约居民优先就诊和住院。二级以上医院的全科医学科或指定科室对接家庭医生转诊服务,为转诊患者建立绿色转诊通道。对于签约的慢性病患者,可酌情延长单次配药量。对于下转病人,可根据病情和上级医疗机构医嘱按规定开具处方。要充分发挥医保支付的引导作用,实行差异化的医保支付政策,采取对符合规定的转诊住院患者连续计算起付线等措施,引导居民到基层就诊。

四、健全签约服务收付费机制

（九）合理确定签约服务费。家庭医生团队为居民提供约定的签约服务,根据签约服务人数按年收取签约服务费,由医保基金、基本公共卫生服务经费和签约居民付费等分担。具体标准和分担比例由各地卫生计生、人力资源社会保障、财政、价格等部门根据签约服务内容、签约居民结构以及基本医保基金和公共卫生经费承受能力等因素协商确定。符合医疗救助政策的按规定实施救助。签约服务中的基本公共卫生服务项目费用从基本公共卫生服务专项经费中列支。

（十）发挥家庭医生控费作用。有条件的地区可探索将签约居民的门诊基金按人头支付给基层医疗卫生机构或家庭医生团队,对经基层向医院转诊的患者,由基层或家庭医生团队支付一定的转诊费用。探索对纵向合作的医疗联合体等分工协作模式实行医保总额付费,发挥家庭医生在医保付费控制中的作用,合理引导双向转诊,发挥守门人作用。

（十一）规范其他诊疗服务收费。家庭医生团队向签约居民提供约定的服务,除按规定收取签约服务费外,不得另行收取其他费用。提供非约定的医疗卫生服务或向非签约居民提供医疗卫生服务,按规定收取费用。

五、建立签约服务激励机制

（十二）完善家庭医生收入分配机制。综合考虑社会公益目标任务完成情况、包括签约服务在内的绩效考核情况、事业发展等因素,合理确定基层医疗卫生机构绩效工资总量,使家庭医生通过提供优质签约服务等合理提高收入水平,增强开展签约服务的积极性。基层医疗卫生机构内部绩效工资分配可采取设立全科医生津贴等方式,向承担签约服务等临床一线任务的人员倾斜。基层医疗卫生机构收支结余部分可按规定提取奖励基金。二级以上医院要在绩效工资分配上向参与签约服务的医师倾斜。有条件的地方可对通过相应评价考核的家庭医生团队和参与签约服务的二级以上医院医师予以资金支持引导。

（十三）完善综合激励政策。在编制、人员聘用、职称晋升、在职培训、评奖推优等方面重点向全科医生倾斜,将优秀人员纳入各级政府人才引进优惠政策范围,增强全科医生的职业吸引力,加快全科医生队伍建设,提升签约服务水平。继续开展全科医生特岗计划。落实《人力资源社会保障部 国家卫生计生委关于进一步改革完善基层卫生专业技术人员职称评审工作的指导意见》(人社部发〔2015〕94号),合理设置基层医疗卫生机构全科医生高、中级岗位的比例,扩大职称晋升空间,重点向签约服务考核优秀的人员倾斜。将签约服务评价考核结果作为相关人员职称晋升的重要因素。对成绩突出的家庭医生及其团队,按照国家规定给予表彰表扬,大力宣传先进典型。拓展国内外培训渠道,建立健全二级以上医院医生定期到基层开展业务指导与家庭医生定期到临床教学基地进修制度。加强家庭医生及其团队成员的继续医学教育,提高签约服务质量。

六、加强签约服务绩效考核

（十四）建立定期考核机制。各地卫生计生、中医药管理、人力资源社会保障、财政等部门要健全签约服务管理规范。建立以签约对象数量与构成、服务质量、健康管理效果、居民满意度、医药费用控制、签约居民基层就诊比例等为核心的签约服务评价考核指标体系,定期对家庭医生团队开展评价考核,鼓励家庭医生代表、签约居民代表以及社会代表参与。考核结果及时向社会公开,并与医保支付、基本公共卫生服务经费拨付以及团队和个人绩效分配挂钩。对于考核结果不合格、群众意见突出的家庭医生团队,建立相应惩处机制。

（十五）发挥社会监督作用。建立以签约居民为主体的反馈评价体系,畅通公众监督渠道,反馈评价情况及时向社会公开,作为家庭医生团队绩效考核的重要依据和居民选择家庭医生团队的重要参考。综合考虑家庭医生工作强度、服务质量等,合理控制家庭医生团队的签约服务人数。

2.27　流动人口健康教育和促进行动计划（2016—2020 年）

国家卫生计生委办公厅关于印发流动人口健康教育和促进行动计划（2016—2020 年）的通知

国卫办流管发〔2016〕25 号

北京市、天津市、河北省、山西省、辽宁省、吉林省、黑龙江省、上海市、江苏省、浙江省、安徽省、福建省、山东省、河南省、湖北省、湖南省、广东省、广西壮族自治区、重庆市、四川省、贵州省、云南省、西藏自治区、陕西省、宁夏回族自治区、青海省、新疆维吾尔自治区卫生厅局、人口计生委（卫生计生委）:

为加快推进流动人口基本公共卫生计生服务均等化,有效开展流动人口健康教育和促进工作,我委制定了《流动人口健康教育和促进行动计划（2016—2020 年）》（可从国家卫生计生委网站下载）。现印发给你们,请结合实际认真执行。

国家卫生计生委办公厅
2016 年 6 月 7 日

流动人口健康教育和促进行动计划（2016—2020 年）（节选）

一、工作思路

紧密结合深化医药卫生体制改革和实施全面两孩政策,以在流动人口中广泛开展健康教育与促进活动为抓手,以协调制定维护和促进流动人口健康的配套政策为支撑,不断完善基层健康教育服务模式,提高流动人口基本公共卫生计生服务利用水平,重点保障农民工和流动妇女儿童的健康权益,提升流动人口健康素养和健康水平,促进流动人口及其家庭全面发展。

二、行动范围与目标

（一）行动范围。在全国范围内实施，以流动人口基本公共卫生计生服务均等化重点联系城市为重点地区，以1980年后出生的新生代流动人口、15～49周岁流动育龄妇女和6～14周岁流动学龄儿童为重点人群。

（二）行动目标。到2020年，基本建立起卫生计生部门牵头、多部门合作，学校、职场和社区等场所教育并重，各方共同参与的流动人口健康教育工作机制；流动人口服务对象对基本公共卫生服务项目的知晓率达到90%；东、中、西部地区流动人口健康素养水平分别达到24%、20%和16%；全国共建设流动人口健康促进示范企业和健康促进示范学校各400个、流动人口健康家庭3 000个。

三、工作任务

（二）提高卫生计生服务可及性。基层社区卫生计生服务机构要针对本地流动人口工作、居住的主要特点，面临的主要健康问题和健康需求，优化卫生计生服务资源配置，创新服务模式，提高服务可及性和有效性，使流动人口能够方便获得基本公共卫生服务、计划生育服务等相关服务。

（三）开展基本公共卫生计生服务政策宣传。各级卫生计生行政部门要开发、制作、发放流动人口易于接受的宣传资料，宣传卫生计生政策法规和服务项目，合理运用各种适宜的媒体形式，并利用各级工会、共青团、妇联、计生协会等群众团体以及非政府组织平台，加大宣传力度，使流动人口熟悉相关服务项目的内容和流程。

（四）提高流动人口健康素养。各级卫生计生行政部门要利用多种途径向流动人口宣传普及《中国公民健康素养——基本知识与技能（2015版）》和《流动人口健康教育核心信息》（另行制定）。大力普及基本健康知识和理念，倡导健康生活方式和行为，传播基本健康技能，从基本医疗、传染病防治、妇幼健康、慢性病防治、心理健康等方面提高流动人口健康素养。

（五）精准开展流动人口健康教育。各级卫生计生行政部门要将流动人口纳入健康教育服务范围，并积极开展针对不同年龄、性别、职业特点的健康教育活动。

1.新生代流动人口（农民工）健康教育。以新生代流动人口（农民工）集中的工地、企业、市场为重点场所，通过多种方式以及新媒体手段，开展职业安全、职业伤害预防、传染病防治、心理健康、健康生活方式、控烟、安全性行为等内容的健康教育活动。依托企业流动人口计生协会等平台，招募并培训有一定文化程度、沟通能力强、热心为工友服务的流动人口作为健康指导志愿者，通过同伴教育开展健康知识传播。

（六）建设流动人口健康促进场所和健康家庭。在以流动人口（农民工）为主体的工矿企业、流动儿童占一定比例的学校以及流动人口家庭中，开展流动人口健康促进示范企业、示范学校和健康家庭建设活动。44个重点联系城市要充分发挥示范带动作用，到2020年，每个城市每年都要打造一定数量的富有流动人口特色的健康促进示范企业和健康促进示范学校，评选出一定数量的流动人口健康家庭。（具体数量见附件，流动人口健康促进示范企业、示范学校和健康家庭评价标准和申报流程另行通知）。

附件：1.流动人口健康促进示范企业、健康促进示范学校和健康家庭名额分配表（略）

2.流动人口基本公共卫生计生服务均等化重点联系城市名单（略）

2.28　流动人口健康教育核心信息及释义

国家卫生计生委办公厅关于印发流动人口健康教育核心信息及释义的通知

国卫办流管函〔2016〕631号

各省、自治区、直辖市及计划单列市卫生计生委，新疆生产建设兵团卫生局、人口计生委：

为推进流动人口基本公共卫生计生服务均等化，加强流动人口健康教育，提高流动人口健康素养水平，我委组织专家编写了《流动人口健康教育核心信息及释义》（可从国家卫生计生委网站下载）。现印发给你们，供参考。

国家卫生计生委办公厅

2016年6月12日

流动人口健康教育核心信息及释义（节选）

一、基本健康管理

（二）遇到健康问题及时到就近的社区卫生服务机构找医生咨询，可享受国家免费提供的基本公共卫生和计划生育服务。

释义：国家为全民提供基本公共卫生和计划生育服务，在流入地（以街道、乡镇为单位）居住半年以上的居民，不受户籍限制，都可以到所在城市街道的社区卫生服务中心、服务站，或所在乡镇的乡镇卫生院、村卫生室等基层医疗卫生机构免费获得国家规定的基本公共卫生服务和计划生育服务。

目前，国家基本公共卫生服务项目包括城乡居民健康档案管理、健康教育、预防接种、0～6岁儿童健康管理、孕产妇健康管理、老年人健康管理、慢性病患者健康管理、严重精神障碍患者管理、结核病患者健康管理、中医药健康管理、传染病及突发公共卫生事件报告和处理、卫生监督协管12类，计划生育基本服务包括避孕药具、计划生育手术服务等。

（三）"12320"卫生热线和"12356"阳光计生热线电话可为求助者免费提供健康知识、卫生计生政策法规的咨询服务。

释义：12320属于卫生行业政府公益热线，可受理公众对突发公共卫生事件和违反卫生法律法规案件的举报、投诉，受理公众对公共卫生工作的意见和建议，提供我国有关公共卫生法律法规和方针政策以及疾病预防控制和健康保健方面的咨询服务等。

二、就医和医保

（五）参加城乡居民或职工基本医疗保险，可向现居住地社保部门申请转移接续基本医疗保险关系。

释义：目前，我国居民在城镇就业后，可以参加职工基本医疗保险。参加城乡居民或职工基本医疗保险在定点医疗机构就医，可按规定比例报销医疗费用。按照《中华人民共和国社会保险法》等相关规定，个人跨统筹地区就业的，其基本医疗保险关系随本人转移，缴费年限累计计算。

2.29　健康扶贫工程

关于实施健康扶贫工程的指导意见（节选）

国卫财务发〔2016〕26 号

各省、自治区、直辖市人民政府,各军兵种、武警部队政治工作部、后勤部,各军区善后工作办公室政工组、保障组:

实施健康扶贫工程,对于保障农村贫困人口享有基本医疗卫生服务,推进健康中国建设,防止因病致贫、因病返贫,实现到 2020 年让农村贫困人口摆脱贫困目标具有重要意义。为贯彻落实党中央、国务院关于打赢脱贫攻坚战的重要战略部署,经国务院同意,现就实施健康扶贫工程提出以下意见。

一、总体要求

（一）指导思想。

深入贯彻落实党的十八大和十八届三中、四中、五中全会以及中央扶贫开发工作会议精神,围绕"四个全面"战略布局,牢固树立并切实贯彻创新、协调、绿色、开放、共享的发展理念,按照党中央、国务院决策部署,坚持精准扶贫、精准脱贫基本方略,与深化医药卫生体制改革紧密结合,针对农村贫困人口因病致贫、因病返贫问题,突出重点地区、重点人群、重点病种,进一步加强统筹协调和资源整合,采取有效措施提升农村贫困人口医疗保障水平和贫困地区医疗卫生服务能力,全面提高农村贫困人口健康水平,为农村贫困人口与全国人民一道迈入全面小康社会提供健康保障。

（二）基本原则。

——坚持精准扶贫、分类施策。在核准农村贫困人口因病致贫、因病返贫情况的基础上,采取一地一策、一户一档、一人一卡,精确到户、精准到人,实施分类救治,增强健康扶贫的针对性和有效性。

（三）主要目标。

到 2020 年,贫困地区人人享有基本医疗卫生服务,农村贫困人口大病得到及时有效救治保障,个人就医费用负担大幅减轻;贫困地区重大传染病和地方病得到有效控制,基本公共卫生指标接近全国平均水平,人均预期寿命进一步提高,孕产妇死亡率、婴儿死亡率、传染病发病率显著下降;连片特困地区县和国家扶贫开发工作重点县至少有一所医院（含中医院,下同）达到二级医疗机构服务水平,服务条件明显改善,服务能力和可及性显著提升;区域间医疗卫生资源配置和人民健康水平差距进一步缩小,因病致贫、因病返贫问题得到有效解决。

二、重点任务

（一）提高医疗保障水平,切实减轻农村贫困人口医疗费用负担。新型农村合作医疗覆盖所有农村贫困人口并实行政策倾斜,个人缴费部分按规定由财政给予补贴,在贫困地区全面推开门诊统筹,提高政策范围内住院费用报销比例。2016 年新型农村合作医疗新增筹资主要用于提高农村居民基本医疗保障水平,并加大对大病保险的支持力度,通过逐步降低大病保险起付线、提高大病保险报销比例等,实施更加精准的支付政策,提高贫困人口受益水平。加大医疗救助力度,将农村贫困人口全部纳入重特大疾病医疗救助范围,对突发重大疾病暂时无法获得家庭支持、基本生活陷入困境的患者,加大临时救助和慈善救助等帮扶力度。建立基本医疗保险、大病保险、疾病应急救助、医疗救助等制度的衔接机制,发挥协同互补作用,形成保障合力。将符合条件的残疾人医疗康复项目按规定纳入基本医疗保险支付范围,提高农村贫困残疾人医疗保障水平。扎实推进支付方式改革,强化基金预算管理,完善按病种、按人头、按床日付费等多种方式相结合的复合支付方式,有效控制费用。切实解决因病致贫、因病返贫问题。

(二)对患大病和慢性病的农村贫困人口进行分类救治。优先为每人建立 1 份动态管理的电子健康档案,建立贫困人口健康卡,推动基层医疗卫生机构为农村贫困人口家庭提供基本医疗、公共卫生和健康管理等签约服务。以县为单位,依靠基层卫生计生服务网络,进一步核准农村贫困人口中因病致贫、因病返贫家庭数及患病人员情况,对需要治疗的大病和慢性病患者进行分类救治。能一次性治愈的,组织专家集中力量实施治疗,2016 年起选择疾病负担较重、社会影响较大、疗效确切的大病进行集中救治,制订诊疗方案,明确临床路径,控制治疗费用,减轻贫困大病患者费用负担;需要住院维持治疗的,由就近具备能力的医疗机构实施治疗;需要长期治疗和康复的,由基层医疗卫生机构在上级医疗机构指导下实施治疗和康复管理。实施光明工程,为农村贫困白内障患者提供救治,救治费用通过现行医保制度等渠道解决,鼓励慈善组织参与。加强农村贫困残疾人健康扶贫工作,对贫困地区基层医疗卫生机构医务人员开展康复知识培训,加强县级残疾人康复服务中心建设,提升基层康复服务能力,建立医疗机构与残疾人专业康复机构有效衔接、协调配合的工作机制,为农村贫困残疾人提供精准康复服务。

(三)实行县域内农村贫困人口住院先诊疗后付费。贫困患者在县域内定点医疗机构住院实行先诊疗后付费,定点医疗机构设立综合服务窗口,实现基本医疗保险、大病保险、疾病应急救助、医疗救助"一站式"信息交换和即时结算,贫困患者只需在出院时支付自负医疗费用。有条件的地方要研究探索市域和省域内农村贫困人口先诊疗后付费的结算机制。推进贫困地区分级诊疗制度建设,加强贫困地区县域内常见病、多发病相关专业和有关临床专科建设,探索通过县乡村一体化医疗联合体等方式,提高基层服务能力,到 2020 年使县域内就诊率提高到 90% 左右,基本实现大病不出县。

(四)加强贫困地区医疗卫生服务体系建设。落实《国务院办公厅关于印发全国医疗卫生服务体系规划纲要(2015—2020 年)的通知》(国办发〔2015〕14 号),按照"填平补齐"原则,实施贫困地区县级医院、乡镇卫生院、村卫生室标准化建设,使每个连片特困地区县和国家扶贫开发工作重点县达到"三个一"目标,即每个县至少有 1 所县级公立医院,每个乡镇建设 1 所标准化的乡镇卫生院,每个行政村有 1 个卫生室。加快完善贫困地区公共卫生服务网络,以重大传染病、地方病和慢性病防治为重点,加大对贫困地区疾控、妇幼保健等专业公共卫生机构能力建设的支持力度。加强贫困地区远程医疗能力建设,实现县级医院与县域内各级各类医疗卫生服务机构互联互通。积极提升中医药(含民族医药,下同)服务水平,充分发挥中医疗预防保健特色优势。在贫困地区优先实施基层中医药服务能力提升工程"十三五"行动计划,在乡镇卫生院和社区卫生服务中心建立中医馆、国医堂等中医综合服务区,加强中医药设备配置和人员配备。

(七)加大贫困地区慢性病、传染病、地方病防控力度。加强肿瘤随访登记及死因监测,扩大癌症筛查和早诊早治覆盖面。加强贫困地区严重精神障碍患者筛查登记、救治救助和服务管理。完成已查明氟、砷超标地区降氟降砷改水工程建设,基本控制地方性氟、砷中毒危害。采取政府补贴运销费用或补贴消费者等方式,让农村贫困人口吃得上、吃得起合格碘盐,继续保持消除碘缺乏病状态。综合防治大骨节病和克山病等重点地方病。加大人畜共患病防治力度,基本控制西部农牧区包虫病流行,有效遏制布病流行。加强对结核病疫情严重的贫困地区防治工作的业务指导和技术支持,开展重点人群结核病主动筛查,规范诊疗服务和全程管理,进一步降低贫困地区结核病发病率。在艾滋病疫情严重的贫困地区建立防治联系点,加大防控工作力度。

附件:重点任务分工及进度安排表

国家卫生计生委　国务院扶贫办　国家发展改革委

教育部　科技部　民政部

财政部　人力资源社会保障部　环境保护部

住房城乡建设部　水利部　国家中医药管理局

中央军委政治工作部　中央军委后勤保障部

中国残联

2016 年 6 月 20 日

2.30　2016 年全国爱国卫生工作要点

全国爱卫会关于印发 2016 年全国爱国卫生工作要点的通知

全爱卫发〔2016〕3 号

全国爱卫会各成员单位:

为进一步贯彻落实国务院《关于进一步加强新时期爱国卫生工作的意见》,按照《全国爱国卫生运动委员会工作规则和成员单位职责分工》(全爱卫发〔2014〕1 号)要求,根据各成员单位提出的年度爱国卫生相关工作安排,全国爱卫办制定了《2016 年全国爱国卫生工作要点》,并经 2016 年 6 月 16 日全国爱卫会全体会议审议通过。现印发给你们,请结合本单位职责分工,认真贯彻执行。

全国爱国卫生运动委员会

2016 年 6 月 22 日

2016 年全国爱国卫生工作要点(节选)

2016 年爱国卫生工作的总体要求是:全面贯彻落实党的十八大和十八届三中、四中、五中全会精神,按照《国务院关于进一步加强新时期爱国卫生工作的意见》(国发〔2014〕66 号)要求,着力推进爱国卫生各项重点任务落实,促进新时期爱国卫生工作取得新发展。

一、深入推进全国城乡环境卫生整洁行动

(一)加快城镇基础设施建设。编制“十三五”城镇污水处理及再生利用设施建设规划和城镇生活垃圾无害化处理设施建设规划,统筹考虑污水处理设施建设及改造、配套管网建设、污泥处理处置、再生水利用、垃圾收运和无害化处理设施建设等相关工作。(发展改

革委、住房城乡建设部、环境保护部、财政部分别负责）

（二）提高生活垃圾无害化处理和资源化利用水平。继续推动城市垃圾分类，推广成熟稳定的餐厨垃圾资源化处理技术，提高生活垃圾无害化处理和资源利用水平。研究起草《餐厨废弃物资源化利用条例》，强化相关主体责任，统一技术工艺和标准，促进餐厨废弃物收集监管体系建设。（住房城乡建设部、发展改革委分别负责）

（三）继续开展美丽乡村建设，积极推进农业面源污染防治。总结美丽乡村创建试点经验，加强农村能源基础设施建设，继续推进改善农村人居环境和美丽宜居乡村建设。推广节水灌溉技术，建设高标准节水农业示范区；实施化肥农药使用量零增长行动和化肥减量增效、农药减量控害试点；推动以县（市、区）为单位开展农业废弃物资源化利用试点，完善秸秆综合利用激励政策，加大秸秆综合利用支持力度；深入推进农村沼气转型升级，促进沼气事业健康持续发展。（农业部、发展改革委、住房城乡建设部、水利部分别负责）

（五）按照《全国城乡环境卫生整洁行动督导检查工作方案（2015—2020年）》要求，组织对活动开展情况和目标任务完成情况进行自查和督导检查，推动各项工作任务落实。（全国爱卫办牵头，各成员单位各负其责）

二、开展健康城市和健康村镇建设工作

（六）制定健康城市和健康村镇建设相关政策。印发健康城市健康村镇建设的指导意见，研究制订健康社区、健康单位、健康家庭等健康"细胞"工程建设指导规范。推动各地编制健康城市建设规划，完善城市管理和服务。部署开展健康村镇建设工作。（全国爱卫办牵头，各成员单位参与）

（七）建立适合我国国情的健康城市和健康村镇建设指标和评价体系，组织第三方专业机构，开展建设评价工作，发布我国首部健康城市评价报告。（全国爱卫办牵头，各成员单位参与）

（九）探索开展健康社区建设。编制《城乡社区服务体系建设规划（2016—2020）》，研究起草关于推进城乡社区治理现代化的指导意见。结合国家信息惠民试点城市建设、国家智慧城市建设、国家慢性病综合防控示范区建设、养老与社区服务信息惠民专项行动计划，持续推进社区公共服务综合信息平台建设。开展社会福利机构规范化建设，建立完善卫生防病、健康教育和"除四害"等工作制度。（民政部、卫生计生委分别负责）

（十）完善全民健身公共服务体系。实施《全民健身计划（2016—2020年）》，丰富全民健身场地、组织、活动和科学健身供给，提高全民健身公共服务标准化、均等化、科学化水平。推进青少年体育工作，培育发展青少年体育组织，培养青少年运动技能，促进学生每天1小时体育活动落实。（体育总局、教育部分别负责）

（十一）开展健康教育和健康促进活动。结合全球洗手日、世界厕所日等各类健康主题日活动，宣传普及应急自救互救技能、卫生防病知识，推广健康生活方式。报道推进健康中国行、全民健康素养促进行动、全民健康生活方式行动、服务百姓健康行动和中医药健康文化推进行动等。倡导全民参与公共场所禁烟，宣传吸烟有害健康的科学知识，报道全面推行公共场所禁烟的典型经验。加强无偿献血宣传，提升无偿献血知晓率和参与度。（中宣部、新华社、新闻出版广电总局、卫生计生委分别负责）

2.31 2016年国家基本公共卫生服务项目工作

关于做好2016年国家基本公共卫生服务项目工作的通知（节选）

国卫基层发〔2016〕27号

各省、自治区、直辖市卫生计生委、财政厅局、中医药管理局，新疆生产建设兵团卫生局、财务局：

为做好2016年国家基本公共卫生服务项目工作，现就有关事宜通知如下：

一、提高经费补助标准

2016年人均基本公共卫生服务经费补助标准从40元提高至45元，新增经费主要用于提高服务质量效率和均等化水平及开展国家基本公共卫生服务项目签约服务，并适当增加高血压、糖尿病和严重精神障碍（原重性精神疾病，下同）患者的管理人数。中央将继续对各地给予补助，地方各级财政部门要足额安排补助资金。省级要统筹使用中央补助资金，加大对困难地区的支持力度。进一步加快资金拨付进度，采取"先预拨、后结算"的方式，确保资金及时足额到位，以县（区、市）为单位人均经费达到45元以上。人均经费达到45元作为《2016年政府工作报告》的量化指标，中央将建立月报制度，各地要按照有关要求报告资金到位情况。

二、明确工作任务目标

——以县（区、市）为单位，居民健康档案规范化电子建档率达到75%以上，进一步提高档案使用率。

——以县（区、市）为单位，65岁以上老年人健康管理率保持在65%以上。

——以县（区、市）为单位，35岁及以上高血压、糖尿病患者管理率分别达到40%和35%以上，全国管理高血压患者人数保持在8 500万人以上，管理糖尿病患者人数达到3 100万人以上。

三、开展基本公共卫生服务项目签约服务

加强对基本公共卫生服务项目的分类管理，对针对居民个体开展的服务项目，采取由家庭医生或以其为核心的团队与服务对象进行签约的方式开展。要将服务对象中的贫困人口作为重点签约对象。通过签约，为服务对象提供综合的、连续的健康管理服务。突出家庭医生核心作用，将基本公共卫生服务与日常医疗服务相结合，提高服务效果。各地要结合实际，尽快制订本地基本公共卫生服务项目签约服务实施方案，明确签约对象、签约服务的内容、签约及服务的流程、签约双方的责任和义务等。加强工作协调，注重将基本公共卫生服务签约内容与其他医疗服务内容、重大公共卫生服务内容及其他居民个性化服务内容衔接整合，调动居民签约的积极性。

2.32　健康城市健康村镇建设

全国爱卫会关于印发《关于开展健康城市健康村镇建设的指导意见》的通知

全爱卫发〔2016〕5号

各省、自治区、直辖市人民政府,国务院各有关部门:

《关于开展健康城市健康村镇建设的指导意见》已由全国爱卫会全体会议审议通过,并经国务院同意,现印发给你们,请认真贯彻落实。

建设健康城市和健康村镇是新时期爱国卫生运动的重要载体,也是建设健康中国的重要抓手,各地、各部门要高度重视,切实加强组织领导,结合工作实际,抓好组织实施,把健康中国的目标转化为健康城市健康村镇的指标,以爱国卫生工作的新成效加快健康中国的建设进程。

全国爱国卫生运动委员会

2016年7月18日

关于开展健康城市健康村镇建设的指导意见

健康城市是卫生城市的升级版,通过完善城市的规划、建设和管理,改进自然环境、社会环境和健康服务,全面普及健康生活方式,满足居民健康需求,实现城市建设与人的健康协调发展。健康村镇是在卫生村镇建设的基础上,通过完善村镇基础设施条件,改善人居环境卫生面貌,健全健康服务体系,提升群众文明卫生素质,实现村镇群众生产、生活环境与人的健康协调发展。建设健康城市和健康村镇,是新时期爱国卫生运动的重要载体,是推进以人为核心的新型城镇化的重要目标,是推进健康中国建设、全面建成小康社会的重要内容。根据《国务院关于进一步加强新时期爱国卫生工作的意见》(国发〔2014〕66号)部署,经国务院同意,全国爱国卫生运动委员会决定在全国开展健康城市和健康村镇建设,现提出如下意见:

一、总体要求

(一)指导思想。深入贯彻党的十八大和十八届三中、四中、五中全会精神,牢固树立并切实贯彻创新、协调、绿色、开放、共享的发展理念,以保障和促进人的健康为宗旨,将健康融入所有政策,通过建设健康城市、健康村镇,营造健康环境、构建健康社会、优化健康服务、发展健康文化,提高人群健康水平,促进经济社会可持续发展,推进健康中国建设,为全面建成小康社会作出贡献。

(二)基本原则。坚持以人为本,健康优先。坚持以人的健康为中心,针对当地居民的主要健康问题和健康需求,制定有利于健康的公共政策,将健康相关内容纳入城乡规划、建设和管理的各项政策之中,促进健康服务的公平、可及。

坚持政府主导,共建共享。发挥政府的组织优势,促进部门协作,鼓励、组织和引导机关、企事业单位、社区、家庭和居民参与健康城市、健康村镇建设活动,提高全社会的参与度,使健康福祉惠及广大群众。

坚持城乡统筹,典型示范。推进城乡公共资源均衡配置,促进基础设施和公共服务向农村地区、薄弱环节倾斜,缩小城乡差距,逐步实现城乡健康服务均等化。通过培育和推广典型经验,强化示范引领,扩大健康城市、健康村镇覆盖面,提升建设水平。

坚持问题导向,创新发展。找准城乡发展中影响健康的重点难点问题,科学施策,综合治理。因地制宜,积极探索,不断创新建设的策略、方法、模式,循序渐进推动健康城市、健康村镇持续发展。

(三)工作目标。通过建设环境宜居、社会和谐、人群健康、服务便捷、富有活力的健康城市、健康村镇,实现城乡建设与人的健康协调发展。到2017年,建立健全健康城市和健康村镇建设管理机制,形成一套科学、有效、可行的指标和评价体系,推动各省(区、市)开展建设试点,基本形成可推广的建设模式。到2020年,建成一批健康城市健康村镇建设的示范市和示范村镇,以典型示范带动全国健康城市和健康村镇建设广泛深入开展,为建设健康中国奠定坚实基础。

二、重点建设领域

(一)营造健康环境。以满足人民群众日益增长的健康需求为出发点,根据资源环境承载能力,构建科学合理的城市布局,统筹城乡污水处理厂、垃圾无害化处理场、公共厕所等环境卫生基础设施的规划、设计和建设,做到科学合理、兼顾长远。推进主要污染物减排,推行清洁生产和发展循环经济。加强饮用水水源地保护,深入推进水生态环境治理和土壤污染防治,创新环境治理理念和方式,形成政府、企业、公众共治的环境治理体系,实现大气、水、土壤等环境质量总体改善。大力发展绿色建筑和低碳、便捷、安全的交通体系,提高节能水平。加大环境卫生综合治理力度,开展生活垃圾源头减量和分类收集处理,清除病媒生物孳生地,着力解决城乡环境脏乱差问题,创造整洁有序、健康宜居的环境。

(二)构建健康社会。保障城乡居民在教育、住房、就业、安全等方面的基本需求,不断提高人民群众生活水平。建立更加公平更可持续的社会保障制度,扩大社会保障覆盖范围,基本养老、基本医疗保险保障人群实现基本覆盖,逐步缩小城乡、区域、群体之间的社会保障待遇差别。建立健全基本公共服务体系,促进基本公共服务均等化,努力实现基本公共服务城镇常住人口全覆盖。统筹城市和农村养老资源,促进基本养老服务均衡发展。建设以居家为基础、社区为依托、机构为补充的多层次养老服务体系。着力保障特殊困难老人的养老服务需求,确保人人享有基本养老服务。建立覆盖全过程的农产品和食品药品监管制度,保障饮食用药安全。健全社会救助体系,支持慈善事业发展,逐步拓展社会福利保障范围,保障老年人、残疾人、孤儿等特殊群体有尊严地生活和平等参与社会发展。

(三)优化健康服务。建立健全基本医疗卫生服务体系,实现人人享有基本医疗卫生服务。深化医药卫生体制改革,建立现代医院管理制度和分级诊疗制度,加强基层卫生人才特别是全科医师队伍建设,补足医疗卫生服务的短板。加强疾病预防控制体系建设,提高疾病监测和干预能力,积极防治传染病、寄生虫病、慢性病、职业病、地方病和精神疾病等重大疾病。完善突发事件卫生应急机制,提高卫生应急能力,加强传染病监测预警,及时处置传染病疫情。加强口岸卫生检疫能力建设,严防外来重大传染病传入。提升中医医疗服务能力,发展中医养生保健服务,探索中医药与养老、旅游、文化等产业协同发展新业态。

(四)培育健康人群。强化妇幼健康和计划生育服务工作,实施综合干预措施,提高出生人口素质和妇女儿童健康水平。倡导社会性别平等,完善各项配套措施,实施好全面两孩政策,促进人口长期均衡发展。开展全民健身活动,提高群众身体素质。完善全民健身公共服务体系,加强全民健身场地设施建设,建设健康步道、健康广场、健康主题公园等支持性环境。保障中小学体育课时,大力开展青少年课外体育活动,加强青少年体育技能培训。加强健康教育和健康促进,普及健康素养知识与技能,定期开展健康素养监测调查,评价干预效果。引导居民建立合理膳食、适量运动、戒烟限酒和心理平衡的健康生活方式,增强群众维护和促进自身健康的能力。

（五）发展健康文化。充分利用各种大众传播媒介,开展多角度、多层次、全方位的健康知识宣传,在全社会倡导正确的健康理念。着力提高全民健康意识,移风易俗,改变陈规陋习和不健康的生活方式,把健康科学知识转变为群众能够理解接受、易于养成践行的良好行为习惯。加强中医药科普宣传,传播中医药健康文化,提升群众中医养生保健素养。大力倡导健康文化,鼓励和支持健康文化产业发展,创作出更多群众喜闻乐见的健康文化作品,不断满足人民群众日益增长的多层次健康文化需求。健全市民公约、村规民约等社会规范,宣传社会主义核心价值观,倡导公序良俗,让健康理念深入人心。

三、健康城市建设的重点任务

（一）开展健康“细胞”工程建设。以健康社区、健康单位和健康家庭为重点,以整洁宜居的环境、便民优质的服务、和谐文明的文化为主要内容,推进健康“细胞”工程建设,向家庭和个人就近提供生理、心理和社会等服务,倡导团结和睦的人际关系,提高家庭健康水平。以学校、企业、机关和事业单位等为重点,完善控烟措施,落实健康体检、职业健康检查、职业防护、安全管理等制度,营造相互尊重、和谐包容的单位文化,创造有益于健康的环境。

（二）建立健康管理工作模式。加强防治结合,建立健全全人群、全生命周期的健康管理组织体系。加快推进健康服务信息化建设,实现医疗服务、公共卫生和医疗保障等信息互联共享,以大数据支撑群体疾病预测和个体化服务。发挥中医预防保健优势,推动医疗服务从注重疾病治疗转向注重健康维护,发展治未病、中医特色康复等服务,探索开展中医特色健康管理。推进全民预防保健服务,对居民的健康危害因素及健康状况进行全面的监测、分析、评估、预测,通过疾病预防和治疗,实现有病早治、未病先防。

（三）完善环境卫生基础设施。加强城市污水和垃圾处理设施建设,逐步实现城市污水“全收集、全处理”,城市医疗废物集中处置,城市生活垃圾处理减量化、资源化和无害化。加快城市公厕建设,形成布局合理、数量充足、设施完善、管理规范的城市公厕服务体系。推广降尘、低尘清扫作业方式,扩大机械化清扫保洁作业范围,提升城市市政公用设施建设和管理水平。

（四）加强饮用水安全管理。严格饮用水水源保护,依法清理饮用水水源保护区内违法建筑和排污口,开展饮用水水源地规范化建设,定期进行安全评估。从水源到水龙头全过程监管饮用水安全,定期监测、检测和评估当地饮用水源、供水单位出厂水和用户水龙头水质等饮水安全状况,并按时向社会公布。城市水环境质量和水功能区水质达标率达到国家要求,切实落实消毒卫生措施,加强饮用水卫生监测、检测,提升饮用水水质,确保水质卫生安全。

（五）改善环境质量。加强大气污染综合防治,坚持源头管控,减少污染物排放,狠抓细颗粒物、可吸入颗粒物和臭氧综合治理。整治工业废气,加快重点行业脱硫、脱硝、除尘改造工程建设。积极发展城市公共交通,加强机动车环保管理,提升燃油品质,强化移动源污染防治。加强大气环境监测,定期公开城市环境空气质量情况。以改善水环境质量为核心,分流域、分区域、分阶段科学治理,推进水污染防治、水生态保护和水资源管理。保护和改善土壤环境,加强土壤污染风险管控,探索实施建设用地准入管理,防范人居环境风险。大力实施绿化美化亮化工程,推进生态园林建设,强化湿地等自然资源保护,营造良好生态环境。

(六)完善公共安全保障体系。强化治安防控、交通和消防管理,健全公共安全管理机制,完善应急体系,推进紧急医学救援网络建设,提高突发公共事件处置能力。落实安全生产责任制,防控职业危害风险,提高劳动者职业健康和安全水平。完善农产品质量安全监管体系,强化食品药品安全管理,防范食品药品安全事件发生。提高全民安全意识和应急自救能力,减少伤害特别是对青少年的伤害发生。

四、健康村镇建设的重点任务

(一)改善农村基础设施条件。完善道路、环卫、电力、通信、消防等基础设施,全面实施"硬化、绿化、亮化、美化、净化",推进广播电视、通信等村村通和宽带普及。大力发展农村客运。全面推进农村垃圾治理,加大村镇垃圾清运设备和中转设施建设力度,乡镇应当建有垃圾转运站,普及密闭运输车辆,改造或停用露天垃圾池等敞开式垃圾收集场所、设施,因地制宜推进生活垃圾简单分类和资源化利用。采取城市管网延伸、集中处理和分散处理等多种方式,加快农村生活污水治理。

(二)加强农村改水改厕。加快实施农村饮水安全巩固提升工程,加强水源保护,突出工程管护机制建设,辅以新建改建措施,进一步提高农村饮水集中供水率、自来水普及率、供水保证率和水质达标率。推进城乡统筹区域供水,将城市供水管网和服务向农村延伸。加快农村无害化卫生厕所改造,农村新建住房要配套建设无害化卫生厕所。乡镇政府所在地、中小学、乡镇卫生院、集贸市场、公路沿线等区域要建设无害化卫生公厕。鼓励建设四格式生态厕所,提高粪便无害化处理和资源化利用水平。坚持集中连片、整村推进,统筹实施改水改厕、污水处理等项目,让农村居民喝上干净水、用上卫生厕所。

(三)深入开展环境卫生整洁行动。全面开展农村环境卫生综合整治,清理乱堆乱放,拆除违章建筑,疏浚坑塘河道。建立村庄保洁制度,通过购买服务等方式聘请保洁员。加强农业面源污染治理,强化畜禽养殖污染物的综合利用,防治畜禽养殖污染,加强病死畜禽无害化处理。推广生物有机肥、高效低毒低残留农药,禁止秸秆焚烧,引导开展秸秆综合利用工作,规范收集、处置农药包装物、农膜等废弃物。加强规范种植和绿色养殖,提升农产品质量安全水平,规范农产品流通市场。深入开展美丽宜居乡村建设,保护自然景观,加强绿化美化,建设有历史记忆、农村特点、地域特色、民族风格的美丽宜居村镇。深入推进卫生村镇创建活动,健全卫生管理长效机制,以乡带村,以村带户,有效破解农村卫生管理难题。

(四)加强农村医疗卫生服务。全面实施居民大病保险制度,完善医疗救助制度。强化农村疾病预防控制、妇幼保健等公共卫生工作,全面落实重大和基本公共卫生服务项目,重点控制严重危害农村居民的重大疾病。按照常住人口规模和服务半径科学布局基本医疗服务资源,每个行政村应当设置1个村卫生室,每个乡镇办好1所标准化建设的乡镇卫生院,方便农村居民就地就近看病就医。强化乡镇卫生院基本医疗卫生服务能力,提升急诊抢救、二级以下常规手术、正常分娩、高危孕产妇筛查、儿科等医疗服务能力,加强全科医学建设,在乡镇卫生院设立中医综合服务区(中医馆),在村卫生室全面推广中医药服务。加强乡村医生队伍建设,保证村卫生室正常运转,筑牢农村卫生服务体系网底。

（五）提高群众文明卫生素质。广泛开展健康教育活动,普及疾病防治和卫生保健知识,破除迷信,倡导科学文明健康的生活方式,引导和帮助农村居民养成良好的卫生习惯,依托农村社区综合服务设施拓展医疗卫生、健康教育和环境整治服务功能。健全完善乡村文化活动室、图书室、文化广场等场所,组织开展丰富多彩、健康向上的群众文化生活,积极发展乡村特色文化。建设农村体育健身场所和设施,培养农村文体骨干和体育健身志愿者,带动开展简便易行的群众性健身活动。

五、强化组织实施

（一）加强组织领导。各省（区、市）要将健康城市、健康村镇建设列入政府重要议事日程,加强统筹规划,明确部门职责和任务,扎实推进建设工作。各级爱国卫生运动委员会要充分发挥组织协调作用,建立健全政府主导、部门协作、社会参与的工作机制,确保各项任务措施落实到位。各有关部门在制定公共政策时,要充分考虑和评估对健康的影响,探索建立公共政策健康影响评价机制。

（二）制定发展规划。各地区要结合实际,研究制定健康城市和健康村镇发展规划。要通过开展健康影响因素评价、居民健康状况调查等方式,对本地城乡建设和居民健康状况进行分析评估,明确主要健康问题和影响健康的主要因素,确定有针对性的干预策略和可行的阶段性目标,制定相应实施方案,确定阶段性评价指标和部门职责分工,分阶段、分步骤完成工作目标。

（三）开展社会动员。各地区要大力开展群众性爱国卫生运动,加强健康城市、健康村镇理念宣传,提高群众知晓率和支持率,推动社会力量积极参与、支持健康城市、健康村镇建设。保障财政对医疗卫生事业的基本投入,引导和支持社会资本参与项目建设,充分发挥社会组织和志愿者作用,形成各方力量有序参与健康城市、健康村镇建设的良好格局。

（四）加强效果评价和督导检查。全国爱国卫生运动委员会办公室要会同有关部门借鉴国际经验,建立适合我国国情的健康城市、健康村镇建设指标和评价体系,组织第三方专业机构进行健康城市建设效果评价,指导地方进行健康村镇建设效果评价;要加强督导检查,开展典型经验交流,总结推广健康城市、健康村镇建设的有效模式。各省（区、市）爱国卫生运动委员会及其办公室要加强对本行政区域内健康城市、健康村镇建设工作的指导和检查,组织开展对健康村镇建设情况的评估。

2.33　医疗机构设置规划指导原则（2016—2020年）

国家卫生计生委关于印发医疗机构设置规划指导原则
（2016—2020年）的通知

国卫医发〔2016〕38号

各省、自治区、直辖市卫生计生委,新疆生产建设兵团卫生局:

为贯彻落实《国务院办公厅关于印发全国医疗卫生服务体系规划纲要（2015—2020年）的通知》（国办发〔2015〕14号）等文件精神,指导各地加强"十三五"期间医疗机构设置管理,依据《医疗机构管理条例》及其实施细则有关要求,我委对1994年公布的《医疗机构设置规划指导原则》进行了修订,形成了《医疗机构设置规划指导原则（2016—2020年）》（可从国家卫生计生委网站下载）。现印发给你们,请遵照执行。

　　附件:医疗机构设置规划指导原则(2016—2020 年)

国家卫生计生委

2016 年 7 月 21 日

医疗机构设置规划指导原则(2016—2020 年)(节选)

　　三、医疗机构设置的主要指标和总体要求

　　（二）总体要求。

　　2. 发展慢性病医疗机构。积极支持康复医院、护理院(以下统称慢性病医疗机构)发展,鼓励医疗资源丰富地区的部分二级医院转型为慢性病医疗机构。落实各级各类医疗机构急慢病诊疗服务功能,在医院、基层医疗卫生机构和慢性病医疗机构之间建立起科学合理的分工协作机制,完善治疗—康复—长期护理服务链,为患者提供连续性诊疗服务。

　　5. 推进医疗卫生和养老服务相结合。提高医院为老年患者服务的能力,有条件的二级以上综合医院开设老年病科,做好老年病诊疗相关工作。提高基层医疗卫生机构康复、护理床位占比,鼓励其根据服务需求增设老年养护、临终关怀病床。

2.34　推进分级诊疗试点工作

关于推进分级诊疗试点工作的通知(节选)

国卫医发〔2016〕45 号

各省、自治区、直辖市卫生计生委、中医药管理局,新疆生产建设兵团卫生局:

　　为贯彻落实《关于推进分级诊疗制度建设的指导意见》(国办发〔2015〕70 号,下称《意见》)、《国务院办公厅关于印发深化医药卫生体制改革 2016 年重点工作任务的通知》(国办发〔2016〕26 号)和《2016 年政府工作报告》有关工作要求,在各地申报的基础上,国家卫生计生委和国家中医药管理局确定了北京市等 4 个直辖市、河北省石家庄市等 266 个地级市作为试点城市开展分级诊疗试点工作(见附件)。现就推进分级诊疗试点工作提出以下要求:

　　二、试点先行,突出重点

　　（一）进一步提升基层服务能力。继续加强基层医疗卫生机构和县级医院能力建设,围绕县外转出率较高的病种,加强适宜技术推广工作,提升县级医院疾病诊疗能力。通过组建医疗联合体、对口支援、医师多点执业等方式,鼓励城市二级以上医院医师到基层医疗卫生机构多点执业,或者定期出诊、巡诊,促进医疗资源向基层和农村流动,提高基层服务能力。提升基层医疗卫生机构中医药服务能力和医疗康复服务能力,加强中医药特色诊疗区建设,推广中医药综合服务模式,充分发挥中医药在常见病、多发病和慢性病防治中的作用。

　　（四）科学实施急慢分治。以医联体为载体,日间手术为突破口,根据医联体内各医疗机构功能定位及其医疗服务能力,明确医联体内急慢分治服务流程。

　　1. 落实医疗机构功能定位。城市三级医院主要提供急危重症和疑难复杂疾病的诊疗服务；城市二级医院主要接收三级医院转诊的急性病恢复期患者、术后恢复期患者及危重症稳定期患者；三级中医医院主要是充分利用中医药技术方法和现代科学技术，提供急危重症、疑难复杂疾病的中医诊疗服务和中医优势病种的中医门诊诊疗服务；二级中医医院主要是充分利用中医药技术方法和现代科学技术，提供区域内常见病、多发病、慢性病的中医诊疗，危急重症患者的抢救，疑难复杂疾病向上转诊服务；慢性病医疗机构为诊断明确、病情稳定的慢性病患者、康复期患者、老年病患者、晚期肿瘤患者等提供治疗、康复、护理服务。

2. 建立医联体内医疗机构分工协作机制。超出医疗机构诊疗能力的患者，就近转至医联体内上级医院；对于诊断明确、病情稳定的慢性病患者、康复期患者转至下级医疗机构，为患者提供连续性诊疗服务。有条件的地区，在医联体内建立患者转诊中心，负责协调安排患者双向转诊服务。对基层中医药服务体系不健全、能力较弱的地区，要区别对待中医医院，将中医医院中医门诊诊疗服务纳入首诊范围，充分发挥中医医院的服务能力，满足人民群众首诊看中医的需求。

附件：分级诊疗试点城市名单（略）

国家卫生计生委　国家中医药管理局
2016 年 8 月 19 日

2.35　做好 2016 年城乡居民大病保险工作

关于做好 2016 年城乡居民大病保险工作的通知
国医改办发〔2016〕2 号

各省、自治区、直辖市、新疆生产建设兵团医改办，发展改革委，民政厅（局），财政（务）厅（局），人力资源社会保障厅（局），卫生计生委（卫生局），各保监局，各省、自治区、直辖市、新疆生产建设兵团扶贫办：

为深入贯彻落实国务院办公厅《关于全面实施城乡居民大病保险的意见》（国办发〔2015〕57 号），实现 2016 年政府工作报告提出的工作要求，现就做好 2016 年城乡居民大病保险工作有关事项通知如下。

一、进一步强化组织领导

各省（区、市）和新疆生产建设兵团相关部门要加强全面实施大病保险工作的统筹协调，形成工作合力。制定落实相关配套措施，细化工作任务和责任部门，明确时间节点和工作要求，确保大病保险实现全覆盖。

二、提高大病保险筹资水平

政府加大投入力度，今年城乡居民基本医保财政补助人均新增 40 元中的 10 元用于大病保险。各地要科学测算筹资标准，稳定大病保险资金来源，让更多大病患者减轻负担。

三、充分发挥大病保险托底保障作用

鼓励地方探索向困难群体适当倾斜的具体办法，对包括建档立卡贫困人口、特困人员和低保对象等在内的城乡贫困人口实行倾斜性支付政策，进一步扩大受益面，提高受益水平，努力提高大病保险制度托底保障的精准性。

四、进一步加强监督管理

加强大病保险运行监管,督促商业保险机构按照合同要求提高服务质量和水平。加强商业保险机构从业资格审查以及偿付能力、服务质量和市场行为监管。完善大病保险统计分析,加强大病保险运行监测,强化动态管理,大病保险承办机构要按要求向委托方相关机构报送大病保险运行情况,切实保障参保人员信息安全,按照规定做好信息公开,主动接受社会监督。加强对医疗机构医疗服务行为的监管,控制医疗费用不合理增长。

五、建立健全各项保障制度的联动机制

推动基本医保经办机构、大病保险承办机构、医疗救助经办机构、医疗机构间必要的信息共享,实现基本医保、大病保险、医疗救助等医疗保障制度的"无缝"对接,建立"一站式"结算机制,为群众提供更加方便快捷的服务。

六、强化督促落实

各地要健全以保障水平和参保人员满意度为核心的考核评价机制,加强对承办机构监督检查和考核评估。国家有关部门要加强行业指导和工作进展监测,推动大病保险各项政策落地生根。

七、加大宣传力度

通过电视、互联网、报刊等多种途径,提升群众对政策的知晓率,建立医疗机构对大病患者告知制度,确保大病患者享受政策保障,及时得到治疗与救助。加大对各地经验亮点和群众受益事例的典型宣传,及时回应社会关切,合理引导社会预期,努力营造全面实施大病保险的良好氛围。

国务院医改办　国家发展改革委

民政部　财政部

人力资源社会保障部　国家卫生计生委

保监会　国务院扶贫办

2016 年 7 月 26 日

2.36　健康促进学校规范

关于发布推荐性卫生行业标准《健康促进学校规范》的通告

国卫通〔2016〕13 号

现发布推荐性卫生行业标准《健康促进学校规范》,其编号和名称如下:

WS/T 495—2016 健康促进学校规范

该标准自 2017 年 2 月 1 日起施行。

特此通告。

国家卫生计生委

2016 年 8 月 23 日

2.37 启动实施贫困地区农村留守儿童健康教育项目

国家卫生计生委办公厅关于启动实施贫困地区农村留守儿童健康教育项目的通知(节选)

国卫办流管函〔2016〕999号

河北省、山西省、安徽省、江西省、河南省、湖北省、湖南省、广西壮族自治区、重庆市、四川省、贵州省、陕西省卫生计生委:

为落实好国务院《关于加强农村留守儿童关爱保护工作的意见》(国发〔2016〕13号)和我委《关于做好农村留守儿童健康关爱工作的通知》(国卫流管发〔2016〕22号),促进留守儿童健康成长,我委决定在你省启动实施贫困地区农村留守儿童健康教育项目。现就有关事项通知如下:

一、工作目标

了解农村留守儿童的健康问题和需求,探索总结符合基层实际、可推广的农村留守儿童健康教育模式,提升基层服务能力,增强农村留守儿童家长的监护意识和健康意识,提升留守儿童的健康素养和健康水平。

二、主要任务

(二)组织开展健康教育主题活动。项目县根据项目实施方案,针对本地留守儿童在体格生长、营养、行为习惯、意外伤害、自我防护、心理、情感及社会适应等主要健康问题和健康影响因素,结合社区卫生服务和学校卫生工作,对留守儿童及其父母、监护人等开展科学喂养、营养膳食、卫生习惯与健康行为、伤害预防与自我防护、青春期性与生殖健康、心理健康等健康教育主题活动。项目县可以每年选择一个方面作为重点,开展系列健康教育活动。

(三)宣传普及核心信息和科学知识。我委将制定留守儿童健康教育核心信息,开发健康传播工具包,并与联合国儿童基金会在部分地区对农村留守儿童推行健康教育外展服务(送服务上门)模式。项目县要充分利用广播、电视、报刊、网站以及手机信息终端等媒体,宣传普及核心信息和科学知识,倡导健康理念。要充分运用健康传播工具包,通过家庭访视、小组活动等渠道为留守儿童家长开展上门指导服务,加强与家长的联系和沟通。要支持和引导计划生育协会、人口福利基金会等社会组织开展相关服务,联合开展社会宣传活动,营造全社会关怀关爱留守儿童的社会氛围。

附件:贫困地区农村留守儿童健康教育项目县名单(略)

2.38 国家慢性病综合防控示范区建设管理办法

国家卫生计生委办公厅关于印发国家慢性病综合防控示范区建设管理办法的通知

国卫办疾控发〔2016〕44号

各省、自治区、直辖市卫生计生委,新疆生产建设兵团卫生局:

为进一步加强慢性病综合防控工作,我委对《慢性非传染性疾病综合防控示范区管理办法》(卫办疾控发〔2011〕35 号)进行了修订,制定《国家慢性病综合防控示范区建设管理办法》(可从国家卫生计生委网站下载)。现印发给你们,请认真贯彻落实。

国家卫生计生委办公厅

2016 年 10 月 20 日

国家慢性病综合防控示范区建设管理办法

第一章　总则

第一条　为加强慢性病综合防控,全面做好国家级慢性病综合防控示范区(以下简称示范区)建设工作,制定本办法。

第二条　示范区建设的目标是坚持以人民健康为中心,强化政府责任,创造和维护健康的社会环境,培育适合不同地区特点的慢性病综合防控模式,总结推广经验,引领带动全国慢性病综合防控工作,降低因慢性病造成的过早死亡,有效控制慢性病疾病负担增长,推进健康中国建设。

第三条　示范区建设的基本原则是坚持政府主导、部门协作、动员社会、全民参与的慢性病综合防控工作机制。坚持预防为主、防治结合、中西医并重,发挥医疗卫生服务体系的整体功能,提供全人群生命全周期的慢性病防治管理服务,推进疾病治疗向健康管理转变。坚持突出特色创新,促进均衡发展,整体带动区域慢性病防治管理水平提升。

第四条　本办法适用于县级和城市区级行政区划,包括行政独立、参照县级行政区划管理的区域。

第二章　具体目标

第五条　政策完善。健全完善政府主导的慢性病综合防控协调机制,多部门协同配合,统筹各方资源,加大政策保障,在政策制定、组织管理、队伍建设、经费支持等方面给予充分支持,在环境治理、烟草控制、健身场所设施建设等慢性病危险因素控制方面采取有效行动。

第六条　环境支持。示范区建设与卫生城市、健康城市、文明城市建设等紧密结合,建设健康生产生活环境,优化人居环境。加强公共服务设施建设,完善文化、科教、休闲、健身等功能,向家庭和个人就近提供生理、心理和社会等服务,构建全方位健康支持性环境。

第七条　体系整合。构建与居民健康需求相匹配、体系完整、分工协作、优势互补、上下联动的整合型慢性病综合防控体系,积极打造专业公共卫生机构、二级及以上医院和基层医疗卫生机构"三位一体"的慢性病防控机制,建立信息共享、互联互通机制,推进慢性病防、治、管整体融合发展。

第八条　管理先进。提供面向全人群、覆盖生命全周期的慢性病预防、筛查、诊断、治疗、康复全程管理服务,开展健康咨询、风险评估和干预指导等个性化健康干预。以癌症、高血压、糖尿病等为突破口,加强慢性病综合防控,强化早期筛查和早期发现,推进早诊早治工作。提高基本公共卫生服务均等化水平,推进家庭医生签约服务,强化分级诊疗制度建设。

第九条　全民参与。教育引导人民群众树立正确健康观,用群众通俗易懂的方法普及健康知识和技能,强化个人健康责任意识,提高群众健康素养。依托全民健身运动、全民健康生活方式行动等载体,促进群众形成健康的行为和生活方式。充分调动社会力量的积极性和创造性,不断满足群众多层次、多样化的健康需求。

第三章　主要任务

第十条　辖区政府成立示范区建设领导小组,主要领导同志担任组长,下设办公室,慢性病防控工作列入议事日程,建立协作联动、绩效管理和联络员会议制度,定期交流信息,掌握工作进展,研究解决问题。多部门对示范区建设工作开展联合督导,强化慢性病综合防控效果。

第十一条　深入开展全民健康生活方式行动,建设健康家庭、社区、单位、学校、食堂 / 酒店、主题公园、步道、小屋等支持性环境。乡镇卫生院、社区卫生服务中心设有自助式健康检测点。

第十二条　积极开展全民健身活动,推动公共体育设施建设,辖区公共体育场地设施和符合开放条件的企事业单位、学校体育场地设施向社会开放。机关、企事业单位组织开展工间健身、健步走、运动会等活动,在校学生确保每天锻炼一小时。

第十三条　开展烟草危害控制,辖区无烟草广告,公共场所、工作场所的室内区域全面禁止吸烟。依托专业公共卫生机构和医疗机构开设戒烟咨询热线,提供戒烟门诊等服务,提高戒烟干预能力。

第十四条　公共场所设有慢性病防控公益宣传广告,传播合理膳食、适量运动、戒烟限酒、心理平衡等健康信息,各社区设有健康教育活动室,向居民提供慢性病防控科普读物。学校、幼儿园普遍开展营养均衡、健康体重、口腔保健、视力保护等健康行为方式教育。

第十五条　建立自我为主、人际互助、社会支持、政府指导的健康管理模式。发挥群众组织在健康教育与健康促进、健康管理和健康服务等方面的积极作用,以增强群众自我保健意识为切入点,培育健康指导员和志愿者,开展社区慢性病自我健康管理。

第十六条　辖区建立规范的学生、老年人等重点人群健康体检制度。机关企事业单位定期组织职工体检,结合体检结果,依托基层医疗卫生机构对职工开展慢性病预防、风险评估、跟踪随访、干预指导为一体的健康管理服务。

第十七条　辖区各级各类医疗机构全面实施 35 岁以上人群首诊测血压,发现患者及时纳入基本公共卫生服务管理,对高危人群提供干预指导。社区卫生服务中心和乡镇卫生院提供血糖、血脂、简易肺功能测定和大便隐血检测等服务。

第十八条　辖区根据区域慢性病主要负担情况,应用推广成熟的适宜技术,开展心脑血管疾病、重点癌症、糖尿病、慢性阻塞性肺病等重大慢性病的筛查和早期诊断。针对儿童等口腔疾病高风险人群,推广窝沟封闭、局部用氟等口腔预防适宜技术。

第十九条　开展基层首诊、双向转诊、急慢分治、上下联动的慢性病分级诊疗服务。推进家庭医生签约服务,由二级以上医院医师与基层医疗卫生机构医务人员组成签约医生团队,负责提供约定的基本医疗、公共卫生和健康管理服务,辖区签约服务覆盖率明显高于全国平均水平。

第二十条　建立区域医疗卫生信息平台,实现专业公共卫生机构、二级及以上医院和基层医疗卫生机构之间公共卫生服务、诊疗信息互联互通,推动电子健康档案和电子病历的连续记录和信息共享。应用互联网＋、健康大数据为签约服务的慢性病患者提供便捷、高效的健康管理和诊疗服务。

第二十一条 中医药特色优势得到发挥。在社区卫生服务中心、乡镇卫生院建有中医综合服务区,传播中医药养生保健知识,加强中医适宜技术推广,发挥中医药在慢性病预防、保健、诊疗、康复中的作用。

第二十二条 做好基本医疗保险、城乡居民大病保险和医疗救助重大疾病保障的衔接,提高签约患者的医疗保障水平和残疾人、流动人口、低收入等人群医疗救助水平。基层医疗卫生机构优先配备使用基本药物,按省级卫生计生行政部门规定和要求,从医保药品报销目录中配备使用一定数量或比例的药品,满足患者用药需求。

第二十三条 推动医养结合,为老年人提供健康管理服务,促进慢性病全程防治管理服务同居家养老、社区养老、机构养老紧密结合。

第二十四条 利用省、地市、县三级人口健康信息和疾病预防控制信息管理系统,规范开展覆盖辖区全人群的死因监测和心脑血管疾病、肿瘤等慢性病及相关危险因素监测,掌握辖区重点慢性病状况、影响因素和疾病负担,实现慢性病管理信息化。

第二十五条 辖区疾病预防控制机构按职能设置独立的慢性病防控科室。二级以上医院配备公共卫生专业人员,履行相应的公共卫生职责。基层医疗卫生机构加强公共卫生服务能力建设,承担所在区域慢性病防控工作。

第二十六条 慢性病综合防控工作与当地社会、文化等建设和公共服务、公共产品供给相结合,鼓励政策、机制创新,开展具有地方特色的慢性病综合防控工作,总结推广慢性病防控工作模式和经验做法。各省积极开展省级慢性病综合防控示范区建设工作,建成省级示范区满1年及以上的县(区)可申报国家级示范区。

第四章　组织管理

第二十七条 国家卫生计生委负责示范区建设工作的组织实施,加强有关部门间协同配合,根据全国慢性病防治中长期规划要求和示范区建设进度,确定各省(区、市)示范区建设任务,组织相关部门及专家对申报材料进行审核,开展现场调研和技术评估,确定国家级慢性病综合防控示范区。中国疾病预防控制中心负责承担示范区建设日常管理及业务指导。

第二十八条 省级卫生计生行政部门会同有关部门负责所辖区域示范区的培育、遴选、推荐、管理和指导。县(市,区)级政府负责承担示范区建设各项任务。

第二十九条 示范区实行动态管理和复审制度,每年工作进展报告经省市级审核后报中国疾控中心,每满5年接受复审,由示范区进行自评,省级卫生计生行政部门组织复核,并将复核意见报国家卫生计生委。国家卫生计生委组织复审并公布结果。复审未达到要求的限期整改,整改不合格者不再确认为国家慢性病综合防控示范区。

附件:国家慢性病综合防控示范区建设指标权重表(略)

2.39 "十三五"全国眼健康规划(2016—2020年)

国家卫生计生委关于印发"十三五"全国眼健康规划
(2016—2020年)的通知

国卫医发〔2016〕57号

各省、自治区、直辖市卫生计生委,新疆生产建设兵团卫生局:

为切实做好"十三五"期间我国眼健康工作,保障人民群众的身体健康和生活质量,进一步提高人民群众眼健康水平,结合当前我国眼病防治工作现状,我委制定了《"十三五"全国眼健康规划(2016—2020年)》(可从国家卫生计生委网站下载)。现印发你们,请各地认真贯彻执行。

国家卫生计生委
2016年10月28日

"十三五"全国眼健康规划(2016—2020年)(节选)

二、总体要求

(三)工作目标。到2020年,力争实现以下目标:

1. 构建上下联动、紧密衔接的眼病防治工作网络,不断提升眼病防治服务能力。建立完善部门协作机制,充分动员社会力量,积极推动、参与眼病防治相关工作。

5. 重点在儿童青少年中开展屈光不正的筛查与科学矫正,减少因未矫正屈光不正导致的视觉损伤。每个县均有合格的验光师提供验光服务。

6. 进一步加强糖尿病视网膜病变等眼病的早期诊断与治疗,探索建立适宜工作模式。

三、主要措施

(一)深入开展眼健康宣传教育与工作。

1. 动员社会各界广泛开展眼病防治健康教育,根据不同人群和不同眼病特点,通过广播、电视、报纸、网络以及其他新媒体等方式开展宣传教育,普及眼健康知识,增强公众眼病防治意识。

2. 提高白内障、未矫正屈光不正、糖尿病视网膜病变、青光眼、黄斑变性、早产儿视网膜病变等眼病防治和低视力康复知识的知晓度。

3. 会同有关部门充分利用全国爱眼日、世界视觉日、世界青光眼周等健康宣传日开展宣传活动,大力弘扬"大医精诚、救死扶伤"的优良传统,深入报道广大眼科医务人员和基层医疗卫生工作者深入贫困地区为贫困群众解除眼病、重见光明的生动事迹,在全社会营造积极参与眼病防治工作的良好舆论氛围。

(二)防治导致盲和视觉损伤的主要眼病。

1. 继续做好白内障患者复明工作,尤其是贫困人口的白内障复明工作。增强白内障复明意识,大力提高白内障手术数量和覆盖率,完善白内障手术质量评价和术后随访制度。

2. 会同相关部门,大力倡导儿童和青少年的科学用眼,推动屈光不正的规范化筛查、诊断与科学矫正,提高验光矫正服务的整体水平。

3. 加大视网膜病变特别是糖尿病视网膜病的防治力度。以分级诊疗制度为基础,探索建立糖尿病视网膜病变早期筛查、诊断、转诊与治疗的有效模式。加强眼科与内分泌科的合作筛查与诊疗。进一步提高糖尿病视网膜病变激光光凝术的规范化水平。

6. 落实国家基本公共卫生服务中老年人、0～6 岁儿童视力检查工作。

2.40　加强健康促进与教育

关于加强健康促进与教育的指导意见

国卫宣传发〔2016〕62 号

各省、自治区、直辖市卫生计生委、党委宣传部、教育厅(委、局)、财政厅(局)、环境保护厅(局)、工商局、新闻出版广电局、体育局、中医药局、科协,新疆生产建设兵团卫生局、党委宣传部、教育局、财政局、环境保护局、工商局、新闻出版广电局、体育局、科协:

加强健康促进与教育,提高人民健康素养,是提高全民健康水平最根本、最经济、最有效的措施之一。当前,由于工业化、城镇化、人口老龄化以及疾病谱、生态环境、生活方式不断变化,我国仍然面临多重疾病威胁并存、多种健康影响因素交织的复杂局面。为贯彻落实全国卫生与健康大会精神,全面提升人民群众健康水平,依据《中共中央　国务院关于深化医药卫生体制改革的意见》(中发〔2009〕6 号)和《"健康中国 2030"规划纲要》《"十三五"卫生与健康规划》《"十三五"期间深化医药卫生体制改革规划》,现就加强健康促进与教育工作提出如下意见。

一、总体要求

(一)指导思想。全面贯彻党的十八大和十八届二中、三中、四中、五中全会精神,深入学习贯彻习近平总书记系列重要讲话精神,按照"五位一体"总体布局和"四个全面"战略布局要求,牢固树立新发展理念,认真落实党中央、国务院决策部署,坚持"以基层为重点,以改革创新为动力,预防为主,中西医并重,把健康融入所有政策,人民共建共享"的卫生与健康工作方针,以满足人民群众健康需求为导向,以提高人群健康素养水平为抓手,以健康促进与教育体系建设为支撑,着力创造健康支持性环境,倡导健康生活方式,努力实现以治病为中心向以健康为中心的转变,促进全民健康和健康公平,推进健康中国建设。

(二)基本原则。

坚持以人为本。以人的健康为中心,根据群众需求提供健康促进与教育服务,引导群众树立正确健康观,形成健康的行为和生活方式,提升全民健康素养。强化个人健康意识和责任,培育人人参与、人人建设、人人共享的健康新生态。

坚持政府主导。始终把人民健康放在优先发展的战略地位,强化各级政府在健康促进与教育工作中的主导作用,将居民健康水平作为政府目标管理的优先指标,加强组织领导和部门协作,共同维护群众健康权益。

坚持大健康理念。注重预防为主、关口前移,关注生命全周期、健康全过程,推进把健康融入所有政策,实施医疗卫生、体育健身、环境保护、食品药品安全、心理干预等综合治理,有效应对各类健康影响因素。

坚持全社会参与。充分发挥社会各方面力量的优势与作用,调动企事业单位、社会组织、群众参与健康促进与教育工作的积极性、主动性和创造性,建立健全多层次、多元化的工作格局,使健康促进成为全社会的共识和自觉行动。

(三)主要目标。到2020年,健康的生活方式和行为基本普及并实现对贫困地区的全覆盖,人民群众维护和促进自身健康的意识和能力有较大提升,全国居民健康素养水平达到20%,重大慢性病过早死亡率比2015年降低10%,减少残疾和失能的发生。健康促进与教育工作体系进一步完善,"把健康融入所有政策"策略有效实施,健康促进县(区)、学校、机关、企业、医院和健康家庭建设取得明显成效,影响健康的主要危险因素得到有效控制,有利于健康的生产生活环境初步形成,促进"十三五"卫生与健康规划目标的实现,不断增进人民群众健康福祉。

二、推进"把健康融入所有政策"

(四)宣传和倡导"把健康融入所有政策"。充分认识社会、经济、环境、生活方式和行为等因素对人群健康的深刻影响,广泛宣传公共政策对公众健康的重要影响作用,坚持"把健康融入所有政策"的策略。地方各级政府要建立"把健康融入所有政策"的长效机制,构建"政府主导、多部门协作、全社会参与"的工作格局。

(五)开展跨部门健康行动。各地区各部门要把保障人民健康作为经济社会政策的重要目标,全面建立健康影响评价评估制度,系统评估各项经济社会发展规划和政策、重大工程项目对健康的影响。各地要针对威胁当地居民健康的主要问题,研究制订综合防治策略和干预措施,开展跨部门健康行动。地方各级政府要加大对健康服务业的扶持力度,研究制订相关行业标准,建立健全监管机制,规范健康产业市场,提高健康管理服务质量。

三、创造健康支持性环境

(六)加强农村地区健康促进与教育工作。针对农村人口健康需求,广泛宣传居民健康素养基本知识和技能,提升农村人口健康意识,形成良好卫生习惯和健康生活方式。做好农村地区重点慢性病、传染病、地方病的预防与控制,加大妇幼健康工作力度,在贫困地区全面实施免费孕前优生健康检查、农村妇女增补叶酸预防神经管缺陷、农村妇女"两癌"(乳腺癌和宫颈癌)筛查、儿童营养改善、新生儿疾病筛查等项目。全面推进健康村镇建设,持续开展环境卫生整洁行动,实施贫困地区农村人居环境改善扶贫行动和人畜分离工程,加快农村卫生厕所建设进程,实施农村饮水安全巩固提升工程,推进农村垃圾污水治理,有效提升人居环境质量,建设健康、宜居、美丽家园。

(七)加强学校健康促进与教育工作。将健康教育纳入国民教育体系,把健康教育作为所有教育阶段素质教育的重要内容。以中小学为重点,建立学校健康教育推进机制。加强学校健康教育师资队伍建设。构建相关学科教学与教育活动相结合、课堂教育与课外实践相结合、经常性宣传教育与集中式宣传教育相结合的健康教育模式。改善学校卫生环境,加强控烟宣传和无烟环境创建,做好学生常见病的预防与控制工作。确保学生饮食安全和供餐营养,实施贫困地区农村义务教育学生营养改善计划。开展学生体质监测。重视学校体育教育,促进学校、家庭和社会多方配合,确保学生校内每天体育活动时间不少于1小时。实施好青少年体育活动促进计划,促进校园足球等多种运动项目健康发展,让主动锻炼、阳光生活在青少年中蔚然成风。

(八)加强机关和企事业单位健康促进与教育工作。在各类机关和企事业单位中开展工作场所健康促进,提高干部职工健康意识,倡导健康生活方式。加强无烟机关建设,改善机关和企事业单位卫生环境和体育锻炼设施,推行工间健身制度,倡导每天健身 1 小时。举办健康知识讲座,开展符合单位特点的健身和竞赛活动,定期组织职工体检。加强安全生产工作,推进职业病危害源头治理,建立健全安全生产、职业病预防相关政策,强化安全生产和职业健康体系,督促企业完善安全生产和职业病防治制度,为职工提供必要的劳动保护措施,预防和控制职业损害和职业病发生。要积极组织协调,发挥国有企业在健康促进工作中的示范作用。

(九)加强医疗卫生机构健康促进与教育工作。将各级各类医疗卫生机构作为健康促进与教育的重要阵地,坚持预防为主,推进防治结合,实现以治病为中心向以健康为中心转变,推动健康管理关口前移,发挥专业优势大力开展健康促进与教育服务。各级各类医疗卫生机构要加强医患沟通和科普宣传,围绕健康维护、慢性病和传染病防治、妇幼健康、心理健康、合理膳食、老年保健等重要内容,开展健康教育和行为干预,普及合理用药和科学就医知识,提高群众防病就医能力。要改善医院诊疗和卫生环境,创建医疗卫生机构无烟环境,在医院设置戒烟门诊,提供戒烟咨询和戒烟服务。

(十)加强社区和家庭健康促进与教育工作。依托社区,广泛开展"健康家庭行动""新家庭计划"和"营养进万家"活动。以家庭整体为对象,通过健全健康家庭服务体系、投放健康家庭工具包、创建示范健康家庭、重点家庭健康帮扶等措施,为家庭成员提供有针对性的健康指导服务。提高家庭成员健康意识,倡导家庭健康生活方式。

(十一)营造绿色安全的健康环境。按照绿色发展理念,实行最严格的生态环境保护制度,建立健全环境与健康监测、调查、风险评估制度,重点抓好空气、土壤、水污染的防治,加快推进国土绿化,治理和修复土壤特别是耕地污染,全面加强水源涵养和水质保护,综合整治大气污染特别是雾霾问题,全面整治工业污染,切实解决影响人民群众健康的突出环境问题。将健康列为社会治理的重要目标,统筹区域建设与人的健康协调发展,全面推进卫生城市和健康城市、健康促进县(区)建设,形成健康社区、健康村镇、健康单位、健康学校、健康家庭等建设广泛开展的良好局面。贯彻食品安全法,完善食品安全体系,加强食品安全监管,建立食用农产品全程追溯协作机制,加强检验检测能力建设,提升食品药品安全保障水平。牢固树立安全发展理念,健全公共安全体系,促进道路交通安全,推进突发事件卫生应急监测预警和紧急医学救援能力建设,提升防灾减灾能力,努力减少公共安全事件对人民生命健康的威胁。健全口岸公共卫生体系,主动预防、控制、应对境外突发公共事件。

四、培养自主自律的健康行为

(十二)倡导健康生活方式。深入开展全民健康素养促进行动、全民健康生活方式行动、国民营养行动计划等专项行动,实施全民科学素质行动计划,推进全民健康科技工作,大力普及健康知识与技能,引导群众建立合理膳食、适量运动、戒烟限酒和心理平衡的健康生活方式,倡导"每个人是自己健康第一责任人"的理念,不断提升人民群众健康素养。针对妇女、儿童、老年人、残疾人、流动人口、贫困人口等重点人群,开展符合其特点的健康促进及健康素养传播活动。面向社会宣传倡导积极老龄化、健康老龄化的理念,面向老年人及其家庭开展知识普及和健康促进,结合老年人健康特点,开发老年人积极参与社会,提高老年人群健康素养。全面推进控烟履约,加大控烟力度,运用价格、税收、法律等手段提高控烟成效。深入开展控烟宣传教育,全面推进公共场所禁烟工作,积极推进无烟环境建设,强化公共场所控烟监督执法。到 2020 年,15 岁及以上人群烟草使用流行率比 2015 年下降 3 个百分点。强化戒烟服务。加强限酒健康教育,控制酒精过度使用,减少酗酒。以青少年、育龄妇女、流动人群及性传播风险高危行为人群为重点,开展性道德、性健康、性安全的宣传教育和干预。大力普及有关毒品滥用的危害、应对措施和治疗途径等相关知识。

(十三)积极推进全民健身。加强全民健身宣传教育,普及科学健身知识和方法,让体育健身成为群众生活的重要内容。广泛开展全民健身运动,推动全民健身和全民健康深度融合,创新全民健身体制机制。完善全民健身公共服务体系,统筹建设全民健身公共设施,加强健身步道、全民健身中心、体育公园等场地设施建设。推行公共体育设施免费或低收费开放,确保公共体育场地设施和符合开放条件的企事业单位体育场地设施全部向社会开放。加强全民健身科学研究,推进运动处方库建设,发布《中国人体育健身活动指南》,积极开展国民体质监测和全民健身活动状况调查。建立"体医结合"健康服务模式,构建科学合理的运动指导体系,提供个性化的科学健身指导服务,提高全民健身科学化水平。到 2020 年,经常参加体育锻炼人数达到 4.35 亿。

(十四)高度重视心理健康问题。加强心理健康服务体系建设和规范化管理。加大心理健康问题基础性研究,做好心理健康知识和心理疾病科普工作,提升人民群众心理健康素养。规范发展心理治疗、心理咨询等心理健康服务,加强心理健康专业人才培养。强化对常见精神障碍和心理行为问题的干预,加大对重点人群和特殊职业人群心理问题早期发现和及时干预力度。重点加强严重精神障碍患者报告登记和救治救助管理。全面推进精神障碍社区康复服务,鼓励和引导社会力量提供心理健康服务和精神障碍社区康复服务。提高突发事件心理危机的干预能力和水平。

(十五)大力弘扬中医药健康文化。总结中华民族对生命、健康的认识和理解,深入挖掘中医药文化内涵,推动中医药健康养生文化创造性转化和创新性发展,使之与现代健康理念相融相通。充分利用现有资源,建设中医药文化宣传教育基地及中医药健康文化传播体验中心,打造宣传、展示、体验中医药知识及服务的平台。实施中医药健康文化素养提升工程,开展"中医中药中国行——中医药健康文化推进行动",实现"2020 年人民群众中医药健康文化素养提升 10%"的目标。推动中医药文化进校园,促进中小学生养成良好的健康意识和生活习惯。

五、营造健康社会氛围

(十六)广泛开展健康知识和技能传播。各地要鼓励和引导各类媒体办好健康类栏目和节目,制作、播放健康公益广告,加大公益宣传力度,不断增加健康科普报道数量,多用人民群众听得到、听得懂、听得进的途径和方法普及健康知识和技能,让健康知识植入人心。建立居民健康素养基本知识和技能传播资源库,构建数字化的健康传播平台。创新健康教育的方式和载体,充分利用互联网、移动客户端等新媒体以及云计算、大数据、物联网等信息技术传播健康知识,提高健康教育的针对性、精准性和实效性,打造权威健康科普平台。要对健康教育加以规范,报纸杂志、广播电视、图书网络等都要把好关,不能给虚假健康教育活动提供传播渠道和平台。

(十七)做好健康信息发布和舆情引导。国家和省级健康教育专业机构要针对影响群众健康的主要因素和问题,建立健全健康知识和技能核心信息发布制度,完善信息发布平台。加强对媒体健康传播活动的监管,开展舆情监测,正确引导社会舆论和公众科学理性应对健康风险因素。有关部门要加大对医疗保健类广告的监督和管理力度,坚决打击虚假医药广告,严厉惩处不实和牟利性误导宣传行为。

(十八)培育"弘扬健康文化、人人关注健康"的社会氛围。积极培育和践行社会主义核心价值观,推进以良好的身体素质、精神风貌、生活环境和社会氛围为主要特征的健康文化建设,在全社会形成积极向上的精神追求和健康文明的生活方式。充分发挥工会、共青团、妇联、科协等群众团体的桥梁纽带作用和宣传动员优势,传播健康文化,动员全社会广泛参与健康促进行动。调动各类社会组织和个人的积极性,发挥健康促进志愿者作用,注重培育和发展根植于民间的、自下而上的健康促进力量。

六、加强健康促进与教育体系建设

(十九)逐步建立全面覆盖、分工明确、功能完善、运转高效的健康促进与教育体系。建立健全以健康教育专业机构为龙头,以基层医疗卫生机构、医院、专业公共卫生机构为基础,以国家健康医疗开放大学为平台,以学校、机关、社区、企事业单位健康教育职能部门为延伸的健康促进与教育体系。加快推进各级健康教育专业机构建设,充实人员力量,改善工作条件,建立信息化平台,提升服务能力。推进 12320 卫生热线建设。进一步加强基层卫生计生机构、医院、专业公共卫生机构及学校、机关、社区、企事业单位健康教育场所建设。

(二十)加强健康促进与教育人才队伍建设。鼓励高等学校根据需求,培养健康促进与教育相关专业人才。加强对健康促进与教育工作人员的培训和继续教育,优化健康教育专业机构人员结构。进一步完善职称晋升制度,健全激励机制,保障健康促进与教育专业人员待遇,推进健康促进与教育人才的合理流动和有效配置。

七、落实保障措施

(二十一)加强组织领导。各级地方政府要将提高人民群众健康水平作为执政施政的重要目标,将卫生与健康事业发展作为贯彻落实"四个全面"战略布局、完善社会治理的重要内容,推进健康中国建设,实施"把健康融入所有政策"策略,切实将居民健康状况作为政府决策的必需条件和考核的重要指标。要明确各部门在促进人民群众健康中的责任和义务,建立多部门协作机制。

(二十二)加大投入力度。将健康促进与教育工作纳入经济和社会发展规划,加强健康促进与教育基础设施建设。将必要的健康促进与教育经费纳入政府财政预算,按规定保障健康教育专业机构和健康促进工作网络的人员经费、发展建设和业务经费。确保健康教育专业机构的工作力量满足工作需要。广泛吸引各类社会资金,鼓励企业、慈善机构、基金会、商业保险机构等参与健康促进与教育事业发展。加大对农村建档立卡贫困人口健康促进与教育工作的投入力度。

(二十三)强化监督考核。将健康促进与教育纳入政府目标考核内容,细化考核目标,明确工作责任,定期组织对健康促进与教育工作开展情况进行考核评估。注重总结推广典型经验,对在健康促进与教育工作中作出突出贡献的集体和个人给予适当奖励。对于工作落实不力的,要通报批评,责令整改。

国家卫生计生委　中宣部　教育部　财政部　环境保护部　工商总局

新闻出版广电总局　体育总局国家中医药局　中国科协

2016 年 11 月 16 日

2.41　全国护理事业发展规划（2016—2020年）

国家卫生计生委关于印发全国护理事业发展规划（2016—2020年）的通知

国卫医发〔2016〕64号

各省、自治区、直辖市卫生计生委，新疆生产建设兵团卫生局：

为进一步加快护理事业发展，满足人民群众健康需求，结合当前我国护理事业发展现状，我委制定了《全国护理事业发展规划（2016—2020年）》（可从国家卫生计生委网站下载）。现印发给你们，请各地认真贯彻执行。

国家卫生计生委

2016年11月18日

全国护理事业发展规划（2016—2020年）（节选）

一、规划背景

（一）"十二五"时期护理事业发展取得显著成效。

在持续深化医药卫生体制改革和全面贯彻落实《中国护理事业发展规划（2011—2015年）》进程中，护士队伍建设和护理事业发展在"十二五"时期取得显著成效。护士队伍不断壮大，专业素质和服务能力逐步提高。截至2015年底，我国注册护士总数达到324.1万，与2010年相比，每千人口注册护士数从1.52人提高到2.36人。全国医护比从1∶0.85提高到1∶1.07。医院医护比从1∶1.16提高到1∶1.42。长期以来医护比例倒置问题得到根本性扭转。护士队伍的学历结构不断改善，大专及以上护士占比从51.3%提高到62.5%，其中本科及以上护士占比为14.6%。各省（区、市）及各级各类医疗机构开展了不同程度护士岗位培训和专科护士培养，护理专业技术水平不断提高。护理服务不断改善，更加贴近社会和群众需求。通过实施护理专业的国家临床重点专科建设项目，加强护理学科建设，护理专业水平不断提高。通过实施"以病人为中心"的优质护理服务，改革护理服务模式，护理服务面貌持续改善。截至2015年底，全国所有三级医院均开展了优质护理服务，有1 022所三级甲等医院实现全院覆盖，占全国三级甲等医院总数的87.0%；有4 858所二级医院开展了优质护理服务，占全国二级医院总数的82.6%。患者对护理的满意度不断提高。护理管理水平提升，护士积极性得到有效调动。各省（区、市）按照深化医改和护理改革发展的工作要求，以实施护理岗位管理为切入点，不断改革创新护理管理体制机制，在护士人力资源科学管理、护理质量持续改进、科学绩效考核和薪酬分配等方面，积极探索实践，取得积极效果，有效调动了护士队伍的积极性。护理服务领域不断拓展，群众多层次健康需求得到响应。护理服务领域逐步从医疗机构向社区和家庭拓展，服务内容从疾病临床治疗向慢病管理、老年护理、长期照护、康复促进、安宁疗护等方面延伸，努力满足人民群众日益多样化、多层次的健康需求。

三、发展目标

到2020年，我国护理事业发展达到以下目标：

——老年护理服务体系逐步健全。老年护理服务队伍和机构建设得到大力加强,老年护理服务行为更加规范。社区和居家护理服务不断发展,进一步促进医养结合、安宁疗护以及护理服务业发展,不断满足老年人健康服务需求。

四、主要任务

(二)提高护理服务质量。

4. 提高基层护理服务水平。通过对口支援、远程培训、在岗培训等方式,加强基层护士的培养,提高其护理服务能力,特别是健康管理、老年护理、康复促进、安宁疗护等服务能力。二级以上医疗机构要建立帮扶机制,带动基层医疗机构提高护理服务能力。要逐步完善激励机制,在绩效分配、职称晋升、教育培训等方面,向基层护士倾斜,调动基层护士队伍积极性。

(四)拓展护理服务领域。

1. 大力推进老年护理。积极应对人口老龄化,逐步建立以机构为支撑、社区为依托、居家为基础的老年护理服务体系。公立医院资源丰富的地区可积极稳妥地将部分一级或二级公立医院转型为老年护理服务机构,鼓励社会力量举办老年护理服务机构,为老年患者等人群提供健康管理、康复促进、长期护理等服务。健全完善老年护理相关服务指南和规范。加强老年护理服务队伍建设,开展老年护理从业人员培训,不断提高服务能力。要发展医养结合,为老年人提供治疗期住院、康复期护理、稳定期生活照料、安宁疗护一体化的健康养老服务。

2. 加快社区护理发展。加强社区护士队伍建设,增加社区护士人力配备,通过"请进来、送出去"等方式加强社区护士培训,使其在加快建设分级诊疗制度和推进家庭医生签约服务制度中,充分发挥作用。鼓励大型医院通过建立护理联合团队等,发挥优质护理资源的辐射效应,帮扶和带动基层医疗卫生机构提高护理服务能力,特别是健康管理、康复促进、老年护理等方面的服务能力。鼓励基层医疗卫生机构发展家庭病床和居家护理,为长期卧床患者、晚期姑息治疗患者、老年患者等人群提供护理服务。

3. 开展延续性护理服务。鼓励医疗机构充分发挥专业技术和人才优势,为出院患者提供形式多样的延续性护理服务,将护理服务延伸至社区、家庭,逐步完善服务内容和方式,保障护理服务的连续性;与基层医疗机构和老年护理服务机构等建立合作联系,完善双向转诊机制,建立预约就诊、紧急救治的"绿色通道",提高医疗效率,满足群众健康需求。

五、重大工程项目

(二)老年护理服务发展工程。

"十三五"期间,大力发展老年护理服务事业,全面提升老年护理服务能力。加强老年护理服务、医养结合及安宁疗护机构能力建设,不断完善相关服务指南和规范,进一步规范护理服务行为。加大人才培养力度,切实提升老年护理服务水平。

2.42　医院卒中中心建设与管理指导原则(试行)

**国家卫生计生委办公厅关于印发医院卒中中心建设与管理指导原则
(试行)的通知**

国卫办医函〔2016〕1235 号

各省、自治区、直辖市卫生计生委,新疆生产建设兵团卫生局:

为推动建立多学科联合的卒中诊疗管理模式,提高卒中诊疗规范化水平,国家卫生计生委脑卒中防治工程委员会办公室组织制定了《医院卒中中心建设与管理指导原则(试行)》,现印发给你们(可从国家卫生计生委官方网站"医政医管"栏目下载),供卫生计生行政部门和医疗机构开展卒中中心建设与管理工作时参考使用。同时提出以下要求:

一、各地卫生计生行政部门要重视卒中救治管理工作,按照当地人口、医疗需求和医疗机构设置规划和医疗资源布局情况,优化卒中诊疗资源配置,鼓励相关医院开展卒中中心建设,满足当地卒中诊疗需求。

二、各地要采取措施推动卒中疾病分级诊疗制度建设。要加强医院卒中中心与基层医疗卫生机构、康复医疗机构、护理院等之间的联系,建立完善"基层首诊、双向转诊、上下联动、急慢分治"的分级诊疗体系,实现分级诊疗、分阶段康复;保障卒中患者及时救治、及时康复。

三、各地要加大对医院卒中中心建设管理工作的指导和监管力度;指导完善医院卒中中心管理的制度规范和工作流程,落实相关诊疗指南、技术操作规范和临床路径;加强对卒中诊疗工作的质量控制和评估,保障医疗质量与安全。

四、国家卫生计生委脑卒中防治工程委员会办公室要指导专家组对各地医院卒中中心的建设、评估和管理进行技术支持和指导。

国家卫生计生委办公厅
2016 年 11 月 17 日

医院卒中中心建设与管理指导原则(试行)(略)

(全文请参见国家卫生健康委员会网站 http://www.nhc.gov.cn/yzygj/s3593/201611/efb995886bfe423a84d4a4760ee4a67f.shtml)

2.43　脑卒中综合防治工作方案

**国家卫生计生委办公厅　国家中医药管理局办公室关于印发脑卒中
综合防治工作方案的通知**

国卫办疾控发〔2016〕49 号

各省、自治区、直辖市卫生计生委、中医药管理局,新疆生产建设兵团卫生局:

为贯彻落实《"健康中国 2030"规划纲要》,进一步加强脑卒中综合防治工作,降低脑卒中危害,保障人民群众健康权益。国家卫生计生委、国家中医药管理局制定了《脑卒中综合防治工作方案》（可从国家卫生计生委网站下载）。现印发给你们，请各地认真组织实施，切实落实各项工作内容和有关要求，加强督查考核，保证方案目标如期实现。

国家卫生计生委办公厅　国家中医药管理局办公室

2016 年 12 月 2 日

脑卒中综合防治工作方案

脑卒中是严重威胁我国居民健康的一种疾病，根据《中国居民营养与慢性病状况报告（2015 年）》，2012 年中国居民心脑血管疾病死亡率为 271.8/10 万，是第一位死因，其中脑卒中死亡率为 140.3/10 万。为贯彻落实全国卫生与健康大会精神，降低脑卒中危害，实现《中华人民共和国国民经济和社会发展第十三个五年规划纲要》中确定的重大慢性病过早死亡率降低 10% 的目标，依据《"健康中国 2030"规划纲要》，制定本方案。

一、工作目标

坚持以人民健康为中心，坚持预防为主、防治结合、中西医并重，加强脑卒中防治体系建设，实施脑卒中综合防控策略和措施，开展脑卒中高危人群筛查和干预，推动疾病治疗向健康管理转变。到 2020 年，脑卒中发病率增长速度降到 5% 以下，心脑血管疾病死亡率下降 10%。

二、工作内容

（一）深化部门协作，推进脑卒中综合防控策略。将脑卒中防治作为健康中国建设的重点内容，逐步完善防治政策。依托国务院防治重大疾病工作部际联席会议制度，建立脑卒中综合防控部门协作机制，在政策制定、组织管理、队伍建设等方面给予保障。强化脑卒中危险因素控制，倡导膳食结构多样化，开展控烟减盐控油等健康生活方式行动，加强幼儿园、中小学的健康教育工作，培养儿童青少年的健康生活方式与行为。推广全民健身运动，加强群众性体育活动的科学指导，发挥运动在预防脑卒中的重要作用。建设健康的生产生活环境，强化职业防护。鼓励机关企事业单位定期开展职工体检，逐步提供集慢性病预防、风险评估、跟踪随访、干预指导为一体的职工健康管理服务。积极发挥中医药在脑卒中防治中的作用。

（二）加强科普宣传，提高居民健康素养水平。积极开展脑卒中等慢性病防治全民教育，建立健全健康教育体系，普及健康科学知识。卫生计生部门组织权威专家编制脑卒中防控知识和信息，建立全国脑卒中健康教育媒体资源库，确保信息的科学性和实用性，依托主要媒体提高信息传播的权威性和广泛性，借力新媒体提高信息传播可及性和群众参与度，提升健康教育效果。各地在开展全民健康生活方式行动、慢性病综合防控示范区建设等工作中将脑卒中健康教育作为重点内容，鼓励社会组织和脑卒中防治机构共同行动，推动建立自我为主、人际互助、社会支持、政府指导的健康管理模式，教育引导人民群众树立正确健康观，促进群众形成健康的行为和生活方式。

（三）推动关口前移，做好高血压等慢性病管理。在有条件的地区，乡镇卫生院和社区卫生服务中心逐步开展超重肥胖、血压血糖增高、血脂异常等慢性病高危人群的患病风险评估和干预指导，提供平衡膳食、身体活动、养生保健等咨询服务。全面实施 35 岁以上人群首诊测血压制度，高血压患者及时纳入基本公共卫生服务。推进家庭医生签约服务，优先覆盖高血压等慢性病患者，将公共卫生、基本医疗、基本药物和约定的健康管理服务相结合,与专科医师、其他相关人员共同提供综合、连续、动态的服务。培育社区健康指导员和志愿者,指导高血压等慢性病患者开展自我健康管理。到 2020 年,我国 18 岁以上居民高血压知晓率达到 60%,治疗率达到 55%,治疗控制率达到 40%。

(四)坚持项目引领,加大高危人群筛查与干预力度。继续实施脑卒中高危人群筛查和干预项目,采取多种方式调动各地项目工作积极性,对高危人群和患者实施有效健康干预,提高脑卒中知晓率、治疗率和控制率。在国家卫生计生委的组织领导下,充分发挥脑卒中防治工程委员会在项目中的技术指导作用。各省级卫生计生行政部门制订项目工作方案,明确符合条件的医疗卫生机构作为脑卒中筛查和干预项目承担单位,脑卒中筛查与防治基地医院承担所在辖区技术指导工作,项目办公室设在各级疾控部门。

项目地区基层医疗卫生机构开展社区组织发动工作,对筛查点 40 岁以上居民进行脑卒中危险因素调查和初筛,对筛查出的高危人群由项目医院进行进一步检查,确诊为患者的及时进行规范化诊疗,高危人群由基层医疗卫生机构在项目医院的指导下制定干预方案,定期随访。完善项目信息交换工作平台,健全国家、省、地市、县数据共享机制,筛查干预数据由项目承担单位收集后,经项目医院和市级疾控中心共同审核后报出,省级疾控中心汇总整理及时上报脑卒中防治工程委员会和中国疾控中心,共同对数据进行整理分析,为评价项目效果、制订防控政策提供依据。有条件的地区全面推广项目成功经验和适宜技术,积极推进在医院就诊的高危人群和其他疾病患者中开展脑卒中机会性筛查。

(五)提升诊疗能力,推进多学科融合卒中中心建设。各地卫生计生行政部门根据医疗机构设置规划和医疗资源布局,优化卒中诊疗资源配置,组织二级以上医院开展多学科融合的卒中中心建设。国家卫生计生委脑卒中防治工程委员会对卒中中心的建设、评估、验收、管理等工作,进行技术支持和指导。到 2020 年,60% 以上县(市)、80% 以上市(地、州)、100% 省(区、市)建设至少 1 家符合要求的卒中中心。省级卫生计生行政部门指定一家技术实力强的卒中中心,作为区域内脑卒中诊疗、康复技术指导和质量控制中心,加强区域内卒中防治和康复管理。到 2020 年,卒中中心相关医务人员均应当接受脑卒中防治等技术培训。

(六)强化康复服务,提升脑卒中患者生活质量。推动卒中康复工作,实施早期介入、分阶段康复的全程管理,最大限度恢复患者自理能力,促进回归社会。在脑卒中患者急性期早期介入康复治疗,待患者进入慢性康复期,及时转入基层医疗卫生机构接受规范化康复治疗,对出院患者进行康复指导。加强基层医疗卫生机构康复能力建设,制定符合基层医疗卫生机构康复要求的规范、路径和指南,加强基层康复医务人员培训,使其具备卒中康复基本知识,掌握基本技术,提高康复能力。

(七)发挥中医药作用,开展中医特色健康管理。发挥中医治未病优势,开展脑卒中中医药防治研究,总结形成脑卒中中医健康干预方案并在医疗机构推广实施。加强中西医结合,开展脑卒中中医药健康管理服务。以基层医疗卫生机构中医综合服务区(国医堂、中医馆)为重点,深化中医药基本公共卫生服务提供,向脑卒中患者、高危人群提供中医医疗保健服务和中医特色康复服务。有条件的中医医院开展脑卒中等专业联合诊疗,综合多专业资源和中药、中医技术等方法,提高中医药防治脑卒中临床疗效。

(八)加强体系建设,构建脑卒中全程管理服务模式。各级卫生计生行政部门(含中医药管理部门)组织协调医院、基层医疗卫生机构和疾控机构建立脑卒中地方防控工作网络,着力构建双向转诊、上下联动、防治结合、中西医并重的脑卒中分级诊疗模式,推动预防、筛查、干预、治疗、康复全程管理服务。各级卫生计生行政部门(含中医药管理部门)制订辖区脑卒中防治工作方案,组织实施脑卒中防治工作,开展督导评估。二级及以上医疗机构联合院前急救机构,提供规范高效的诊疗服务,对辖区内基层医疗卫生机构开展脑卒中防治技术指导、支持和对口支援。基层医疗卫生机构建立脑卒中高危人群和患者动态管理档案,开展辖区内健康教育、高危人群筛查、健康干预管理、患者转诊和康复指导等服务。各级疾病预防控制机构开展脑卒中及其危险因素监测、综合防控干预策略与措施的实施指导及防控效果考核评价。

(九)加大科研力度,推动成果转化和适宜技术应用。强化脑卒中防治研究,推进脑卒中相关科研项目。推动成立中华医学会脑血管病分会。联合高新技术研究院所等机构,加强脑卒中防治基础研究、应用研究和转化医学研究,推动学科专业水平的提高和融合。结合脑卒中防控实际需求,遴选成熟有效的脑卒中预防、诊疗、康复保健、中医药等适宜技术,加快科技成果转化和应用推广。在信息共享、能力建设和技术研发等方面加强国际交流与合作。

(十)健全监测网络,提高信息化管理水平。建立心脑血管事件报告机制,加强死因监测工作,逐步实现脑卒中发病、患病、死亡和危险因素信息的动态管理。制定全国统一的数据采集和质量控制标准,建立全国脑卒中防治数据库,运用大数据等技术,加强脑卒中防治信息分析与利用,推动脑卒中防治数据的开发与共享,为卫生决策、临床支持、人才培养、科技创新、产业发展和百姓健康提供开放、便捷的数据共享和信息服务。

三、工作步骤

(一)2016 年到 2018 年。各地制订脑卒中综合防治工作方案,初步建成省、市两级脑卒中防治体系,提高脑卒中高危人群筛查和干预项目工作质量,有条件地区可根据服务需求扩大脑卒中高危人群筛查和干预项目受益人群。

(二)2019 年到 2020 年。完成覆盖全国的脑卒中防治体系建设,基本形成科学、合理、规范的脑卒中防治分工协作机制。国家卫生计生委对脑卒中防治工作进行评估,总结工作经验,形成可复制、可推广的有效模式。

四、有关要求

(一)各地要高度重视脑卒中防治工作,完善协调机制,确定工作目标,统筹各方资源,加大政策保障,根据本地区脑卒中流行现状和防控需求,制定并实施针对性的防治策略和措施。

(二)以全面深化医药卫生体制改革为契机,落实分级诊疗制度,通过提高公共卫生服务均等化水平,提升脑卒中高危人群筛查干预服务质量。

(三)在全国范围内进一步建立脑卒中防治技术培训体系,开展专业技能培训,着力提高基层医疗卫生机构脑卒中防治服务能力,培养一批高水平、专业化的脑卒中防治人员队伍。

(四)国家卫生计生委、国家中医药管理局和各省级卫生计生行政部门(含中医药管理部门)对脑卒中防治工作开展督查考评,掌握工作进展,定期交流信息,及时发现工作中存在的问题,研究解决对策,及时督促整改,对防治效果进行综合评价。

2.44 "十三五"全国卫生计生人才发展规划

"十三五"全国卫生计生人才发展规划

人事司 2017 年 1 月 4 日发布

一、规划背景

"十二五"期间,我国卫生计生人才工作取得显著成效,人才队伍规模不断扩大,2015 年底,我国卫生计生人员总量达到 1 069.5 万人,其中卫生技术人员 800.7 万人。人才结构得到优化,卫生技术人员中本科及以上学历人员比例由 2010 年 24.9% 提高到 2015 年 30.6%,医护比由 1∶0.85 提高到 1∶1.07。人才效能稳步提高,医师日均负担诊疗人次由 2010 年 7.5 提高到 2015 年 8.4,日均负担住院床日数由 1.6 提高到 1.9。

同时,卫生计生人才发展的一些结构性、制度性矛盾仍然突出,人才结构和分布尚不合理,基层人才、公共卫生人才以及健康服务人才短缺,人才发展的政策环境还有待完善,需要加强体制机制创新,进一步增强人才活力。

党的十八大提出了 2020 年全面建成小康社会的宏伟目标,卫生计生事业发展面临新的历史任务。一是随着经济发展、居民生活方式以及环境的变化,对公共卫生与健康服务的需求越来越多。二是随着老龄化和人口政策的调整,康复、老年护理、妇幼保健等相关服务需求更为迫切。三是随着社会保障制度的逐步完善,医疗服务需求进一步释放。四是随着分级诊疗制度的建立,互联网与信息技术的快速发展,对医疗卫生服务模式和服务水平必将产生深刻影响。五是随着全面两孩政策实施,妇幼健康、儿科等专业人才的需求将大幅增加。这些变化对卫生计生人才的服务内容和服务质量均提出了新的要求,加强卫生计生人才队伍建设十分迫切。

二、总体要求

(一)指导思想。

全面贯彻党的十八大和十八届三中、四中、五中、六中全会精神,深入贯彻习近平总书记系列重要讲话精神,紧紧围绕统筹推进"五位一体"总体布局和协调推进"四个全面"战略布局,坚持以人民为中心的发展思想,牢固树立和贯彻落实新发展理念,坚持新形势下的卫生与健康工作方针,牢固树立科学人才观,深入实施人才优先发展战略,适应深化医药卫生体制改革、调整完善生育政策和振兴发展中医药战略要求,遵循卫生计生人才发展规律,激发人才活力,构建科学规范、开放包容、运行高效的卫生计生人才发展治理体系,为健康中国建设提供有力的人才保证。

(二)基本原则。

——服务需求。聚焦突出问题和明显短板,更加注重基层、公共卫生、急需紧缺和健康服务人才队伍建设,更加注重一流创新人才培养,提高医学科技创新能力,适应新的健康服务需求。

——创新机制。更加注重人才政策和体制机制创新,做好部门间协调和服务,营造卫生计生人才发展的良好环境,利用"互联网 + 健康医疗"探索人才服务新模式,不断提高人才工作科学化水平。

——优化结构。统筹各级各类以及不同所有制机构人才资源,优化人才专业结构、城乡结构和区域分布,促进人才与卫生计生事业发展相适应,构建整合型医疗卫生服务体系。

——提升质量。深化医学教育综合改革,提高人才培养质量,强化各类卫生计生人才在岗培训,提高技术水平和服务能力,满足快速增长的医疗卫生服务需求。

(三)发展目标。

"十三五"期间,我国卫生计生人才发展的总体目标是:提高人才素质、优化人才结构、创新人才政策,健全体制机制,卫生计生人才数量、素质、结构、分布适应经济社会发展和人民群众健康需求。

——人才资源总量稳步增长。到2020年,卫生计生人才总量达到1 255万人,其中全科医生达到30万人以上。每千人口执业(助理)医师达到2.50人以上、注册护士达到3.14人以上、专业公共卫生机构人员达到0.83人以上。

——服务能力大幅度提高。建立健全医师毕业后教育制度,加强职业道德建设,人才综合素质、专业技术水平和服务能力全面提高。

——人才结构进一步优化。重点加强基层人才队伍建设,城乡每万名居民有2名以上合格的全科医生,农村每千服务人口至少有1名乡村医生。基层、公共卫生、急需紧缺专业人才队伍建设取得明显成效,城乡区域分布更趋合理。

——人才管理制度创新性突破。逐步破除束缚人才发展的观念和体制机制障碍,人才评价、流动、激励机制更加完善,调动积极性,激发创造活力。

卫生计生人才发展主要指标

指　　标	单　　位	2015 年	2020 年
人员总量	万人	1 069.5	≥1 255
执业(助理)医师	人/千人口	2.22	≥2.50
注册护士	人/千人口	2.37	≥3.14
专业公共卫生机构人员	人/千人口	0.64	≥0.83
全科医生	人/万人口	1.38	≥2

三、主要任务

(一)补齐短板,加强基层卫生计生人才队伍建设。

重大人才项目适当向基层、艰苦贫困地区倾斜,不断增强基层卫生计生服务能力。依据服务需求,合理配备基层人员,充分考虑基层计划生育网络的坚实基础和工作优势,统筹推动基层卫生计生人才队伍深度融合。进一步加强在岗人员培训,建立健全基层技术人员定期进修学习机制。加强基层中医药人才队伍建设,统筹农村、社区中医药人才培养。鼓励大医院医师下基层、退休医生开诊所,通过加强对口支援、实施远程医疗、建立医疗联合体等,提升基层医疗服务水平,增强基层首诊吸引力。加强乡镇卫生院院长培训,提高管理能力。

加快全科医生队伍建设步伐。加强全科医学学科建设,加大全科医生培养力度,大力加强全科专业住院医师规范化培训,推进助理全科医生培训,继续实施全科医生转岗培训和农村订单定向医学生免费培养。逐步扩大全科医生特设岗位计划实施范围,提高补助标准,增强吸引力,优先为集中连片特困地区、贫困地区、革命老区的乡镇卫生院招聘特岗全科医生。

建立完善签约服务模式和制度。在家庭医生签约服务团队中,可增加医联体或协作医院中的专科医生,带动基层服务能力的提高。完善签约服务管理运行机制。探索提供差异性服务、分类签约、有偿签约等多种签约服务形式,收取适当的服务费用,通过增加服务数量、提高服务质量,使家庭医生签约服务团队获得更高报酬。

加强村级卫生计生队伍建设,完善劳动报酬和社会保障政策,建立退出机制,健全乡村医生管理制度。加强村级计生专干队伍建设,协助落实计划生育政策、做好人口信息统计以及公共卫生、宣传教育、健康扶贫等工作。妥善解决好村级计生专干报酬待遇、养老保障等问题。

(二)需求导向,加强急需紧缺专业人才队伍建设。

加强全科、儿科、精神科、临床心理、产科、生物安全、病理、麻醉、康复、急救、重症医学、传染病、老年医学、遗传咨询等各类急需紧缺专业人才队伍建设,有针对性地提高服务能力。适应食品安全技术服务需求,加强食品安全高层次和紧缺人才培养,推进食品安全标准、风险监测、风险评估和食源性疾病管理等专业人才队伍建设。适应卫生计生信息化建设和统计工作需求,加强信息化机构和人才队伍建设,实施国家健康医疗信息化人才发展计划,着力培育高层次、复合型的研发人才和科研团队,培养一批有国际影响力的专门人才、学科带头人和行业领军人才,不断加强信息安全教育,提升相关人员安全态势感知意识和能力,引导大数据、云计算、物联网等技术在医疗卫生领域的创新应用;加强统计机构和人才队伍建设。适应新的人口生育政策,实施妇幼健康和计划生育服务保障工程,加强妇幼保健人才培养和能力建设,力争在"十三五"时期,增加产科医生和助产士14万名。

(三)提升素质,加强卫生计生专业技术人才队伍建设。

提高医师队伍的数量和素质,优化医师的结构和分布。加强社会宣传教育,改善医师执业环境,保障医师权益,强化医师的行业自律和自我管理。健全临床医学人才培养体系,完善培养培训制度,加强医师定期考核,鼓励高层次专家到基层开展技术培训和推广。

医疗机构要严格按照国家有关规定配备护士。规范护理院校教育、继续教育,扩大高职起点护理人才培养规模,逐步压缩中职护理人才培养规模,并引导其向基础护理、养老护理转型。发展临床专科护士,逐步开展专科护士培训。加大社区护士培养力度,建立和完善以岗位需求为导向的护理人才培养模式。切实保障护士待遇,维护护士合法权益,发挥护士在预防保健、自救互救、慢性病管理、精神卫生管理服务、老年护理、康复、生殖健康咨询等工作中的作用。加强助产专业技术人员队伍建设,逐步构建完善的助产人才培养体系。

促进药学人才培养,到2020年,药师达到85万人。明确药师准入条件、执业规范、服务内容及责任权利,提升药师服务能力。健全药师继续教育制度,丰富培训内容和方法,加强考核管理。建立以患者为中心的药学管理模式,充分发挥药师在处方审核、药学监护、合理用药管理中的作用,保障安全合理用药。

加强卫生相关技术人员管理,提高医学检验、临床医学工程、输血医学等相关技术人员服务能力。

(四)突出预防,加强公共卫生人才队伍建设。

按照服务人口数、工作量、服务范围和经济社会环境等因素,确定公共卫生人员配备。

根据承担的职责和任务,合理确定各类公共卫生机构的经费标准,提高人员薪资水平和待遇。加强公共卫生人才培养,定期对疾病预防控制、出生缺陷防控、妇幼保健、精神卫生、健康教育、卫生应急、采供血等在岗人员进行业务培训,提高服务能力。探索建立公共卫生与临床医学复合型人才培养机制,着力提高实验室检验检测和现场处置能力。贯彻落实《关于疾病预防控制中心机构编制标准的指导意见》,加强疾病防控和突发事件卫生应急队伍建设。在二级以上医疗机构、社区卫生服务机构和乡镇卫生院配备公共卫生执业(助理)医师。

(五)创新驱动,加强高层次和管理人才队伍建设。

以提升创新能力和医疗卫生技术水平为核心,加强高层次人才的引进与培养,建设创新团队,大力培育科技创新领军人才。充分发挥高水平临床医疗机构作用,建立国家临床研究中心及协同研究网络。注重不同学科、不同专业之间的融合,加强复合型人才队伍的建设和培养。完善医、产、学、研协同创新研究模式,加强研究成果转化应用。落实国家海外高层次人才引进计划,搭建"送出去"和"引进来"的国际人才服务平台,引进和培养一批具有国际领先水平的科学家、学科带头人及创新团队。主动融入国家"一带一路"发展战略,建设好海外高层次人才创新创业基地,加大对高层次留学回国人才的支持力度。做好突出贡献中青年专家选拔工作,培养造就一批高素质的中青年学术带头人。加强新型医学智库建设,注重综合性医学智库和专业化医学智库的结合,充分发挥相关高校和科研院所医学智库的作用,鼓励支持医药卫生行业民间智库的发展。

加强卫生计生管理队伍建设,提高行业管理水平。建立卫生计生管理人员培训制度,推动和规范管理岗位培训。加强医疗质量管理人才队伍建设,强化医疗质量安全管理。加强卫生应急管理人才队伍建设,提升应急管理水平。加大卫生计生监督执法人员培训力度,提高监督执法人员的工作能力和水平。加强妇幼保健计划生育服务机构管理人员培训,提高妇幼健康管理水平。规范卫生计生财务、审计队伍的职责任务,加强内审人才队伍建设,完善公立医院总会计师制度,培育一支职业化的卫生计生经济管理人才队伍。加强卫生计生宣传队伍建设,强化行业宣传队伍的配备和管理。加强卫生计生外事队伍和国际职员后备队伍建设,推动中国全球卫生外交工作。

加强医院领导人员职业化建设,明确公立医院院长的任职资格和条件,制定完善公立医院院长任用、考核、激励、流动、退出等制度,建设一支岗位职责明晰、考核规范、责权一致的职业化、专业化医院院长队伍。对医院领导班子和领导人员的考核,应当以任期目标为依据,注重业绩导向和社会效益,突出党建工作实效。实行医院院长职业化培训制度,定期参加任职培训、岗位培训,提高综合素质和履职能力,提升职业化管理水平。

(六)服务社会,加强健康服务业人才队伍建设。

围绕健康产业发展和健康服务新业态,加强健康服务人才培养和建设力度。建立完善医学辅助技术人员的培训、考核制度和评价标准。调整优化适应健康服务产业发展的医学教育专业结构,加强卫生计生职业院校和实践基地建设,支持医学类高等学校和中等职业学校增设相关专业课程,加大养老护理员、康复治疗师、心理咨询师以及健康管理、营养和社会工作等健康人才培养培训力度。适应养老服务需要,进一步完善老年医学人才培养体系建设,强化老年护理、生殖健康等各类人才培养培训。推进医疗护理员等职业技能鉴定工作,建设一支社会急需、面向基层、业务拔尖、一岗多能的健康服务技能人才队伍。加强医养结合人才队伍建设,建立医疗卫生机构与医养结合机构人员进修轮训制度,鼓励执业医师到养老机构设置的医疗机构多点执业,养老机构的医护人员在职称评定、技术培训和继续医学教育等方面,与医疗机构医护人员一视同仁。围绕健康服务业发展需求,逐步健全中医药健康服务人才岗位设置,建立适应中医药健康服务发展的职业技能鉴定体系,加快培养中医养生保健、康复、养老、健康管理等技能人才。

（七）统筹发展,加强计生和中医药人才队伍建设

优化整合卫生计生资源,巩固和加强乡村两级计划生育行政管理、技术服务、群众工作相结合的网络。健全乡级计生办或设立卫生计生办,按照常驻人口比例配备专职工作人员。加强计划生育技术人才培养培训,结合实际需求,培养创新型、应用型人才。在计划生育技术服务、生殖健康咨询、儿童早期发展、人口健康管理、流动人口服务、家庭发展、家庭健康指导、婴幼儿托育服务和老年健康服务等重点领域,培养高级技能人才。

积极推动中医药院校教育改革,加强中医临床教学基地建设,重点支持建设一批中医药重点学科、专业和课程。全面推进中医住院医师规范化培训,试点开展中医医师专科规范化培训,加强中医类别全科医师培养,加强中医药继续教育,加强高层次、实用型、复合型人才培养。启动中医药传承与创新"百千万"人才工程,选拔造就百名中医药领军人才,遴选培养千名中医药优秀人才和万名骨干人才,建设一批中医药传承与创新人才培养基地。完善中医药师承教育制度,探索不同层次、不同类型的师承教育模式。继续做好全国名老中医传承工作室、学术流派传承工作室建设,以及全国老中医药专家学术经验继承工作、优秀中医临床人才研修项目等。加强基层中医药人才培养,发展中医药继续教育。

逐步建立符合中医药不同岗位要求的人才标准,完善体现中医药特点的专业技术人才评价体系。建立健全国医大师、全国名中医、省级名中医等评选表彰制度,构建不同层级相互衔接、政府表彰和社会褒奖相结合的激励机制。建立名老中医药专家学术传承保障机制,加大中医药青年人才培养支持力度,促进中医药优秀人才脱颖而出。

四、体制机制创新

（一）实施医师规范化培训,创新教育培养机制。

加强医教协同,以临床医学为重点,探索建立行业需求为导向的人才供需平衡机制。健全医务人员培训培养制度,使每个医务人员都有接受继续教育和职业再培训的机会。创新人才培养机制,基本建成院校教育、毕业后教育、继续教育三阶段有机衔接的标准化、规范化临床医学人才培养体系。

健全住院医师规范化培训制度,加强培训基地和信息化建设,强化过程管理,不断提高培训质量。以全科和儿科、精神科、妇产科等急需紧缺专业为重点,统筹推进住院医师规范化培训。到2020年,规范化培训住院医师50万名。初步建立专科医师规范化培训制度,为各级各类医疗机构特别是县级医疗机构和边远地市医院培养一批专科医师。开展公共卫生医师培训,制定培训规划和计划,提高公共卫生队伍服务能力和水平。

以岗位职责为依据,以个人素质能力为基础,有针对性地开展和完善面向全员的继续医学教育。优化继续教育实施方式,探索新型互联网教学模式和方法,开展多形式的继续医学教育活动。支持国家健康医疗开放大学建设。依托医疗卫生行业专业资源和人才优势,以在线学习平台建设为技术支撑,以大规模在线开放课程建设为依托,利用"互联网＋健康医疗"整合各种医学教育资源。建立和发展中国健康医疗教育慕课联盟等远程医学教育培训平台,开发线上数字化课程、课件、教材,建立共享型公益性数字化资源库。推进网络医学教育资源开放共享,开展在线互动、远程培训、远程手术示教、学习成效评估,便捷

医务人员终身教育,持续提高专业技术人员岗位胜任能力。遴选建设一批继续医学教育基地,强化继续医学教育监督管理。

(二)改革行业薪酬制度,创新激励保障机制。

充分考虑医疗行业培养周期长、职业风险高、技术难度大、责任担当重等情况,从提升薪酬待遇、发展空间、执业环境、社会地位等方面入手,调动广大医务人员积极性、主动性、创造性。建立符合行业特点的医务人员薪酬制度,体现医务人员技术劳务价值。允许医疗卫生机构突破现行事业单位工资调控水平,允许医疗服务收入扣除成本并按规定提取各项基金后主要用于人员奖励,同时实现同岗同薪同待遇,激发广大医务人员活力。

地方可结合实际,按有关规定合理确定公立医院薪酬水平,逐步提高人员经费支出占业务支出的比例,并建立动态调整机制。对知识技术密集、高层次人才集聚、工作任务繁重的公立医疗机构在核定绩效工资总量时予以倾斜。充分考虑儿科专业工作特点,合理确定儿科医务人员工资水平,其收入不低于本单位同级别医务人员收入平均水平。在核定绩效工资时,对高层次人才、急需紧缺人才给予倾斜。进一步完善基层医疗卫生机构绩效工资制度,向一线人员尤其是全科医生倾斜,在基层医疗卫生机构核定的收支结余中提取一定比例,在绩效工资总量外作为职工福利和奖励基金,鼓励各地积极探索超量劳动补偿机制。建立健全专业公共卫生人员的激励机制,人员和运行经费根据人员编制、经费标准、任务完成及考核情况由政府预算全额安排,鼓励防治结合类专业公共卫生机构通过提供预防保健和基本医疗服务获得合理收入。落实对传染病防治人员的卫生防护和医疗保健措施以及适当的津贴,落实艰苦边远地区津贴正常增长机制和乡镇工作补贴,对条件艰苦的偏远乡镇和长期在乡镇工作的人员进一步倾斜。完善和提高援外医疗队员的待遇和保障。在国家法律法规和政策允许范围内,医务人员可通过兼职兼薪获取报酬。鼓励和支持医学科技人员在创新实践中成就事业并享有相应的社会地位和经济待遇。加大对科研人员的激励力度,取消科研项目绩效、劳务费支出比例限制,探索高层次人才协议工资制等分配办法。

关心爱护医务人员身心健康,通过多种方式改变或者缓解医务人员工作负荷大的状况。对长期扎根基层的优秀医务人员给予表彰奖励。做好"人民好医生"评选宣传工作。严厉依法打击涉医违法犯罪行为特别是伤害医务人员的暴力犯罪行为,坚决从严查处涉医突发案件,维护正常医疗秩序,保护医务人员安全。

(三)深化职称制度改革,创新评价使用机制。

建立健全符合卫生计生行业特点的人才评价机制,坚持德才兼备,注重凭能力、实绩和贡献评价人才,克服唯学历、唯职称、唯论文等倾向。改进卫生计生人才评价方式,发挥政府、市场、专业组织、用人单位等多元评价主体作用,加快建立科学化、社会化、市场化的人才评价制度。

完善职称晋升办法,增加医疗卫生机构特别是基层医疗卫生机构中高级岗位比例,拓宽医务人员职业发展空间。提高评审科学化水平,突出用人主体在职称评审中的主导作用,合理界定和下放职称评审权限。探索高层次人才、急需紧缺人才职称直聘办法。畅通非公医疗卫生机构人才参加职称评审渠道。根据医疗卫生机构功能定位和工作特点,分层分类制定评价标准。对基层和艰苦边远地区卫生专业人才,论文、科研不作硬性规定,职称外语不作为能力要求。进一步完善全科医生评审标准,不断提高评审的专业性、针对性和科学性。

创新人才使用机制,完善岗位设置,实行全员聘用。按照卫生计生事业单位发挥公益作用及履行机构职责的要求,动态核定人员编制。创新公立医院编制管理方式,完善编制管理办法,积极探索开展公立医院编制管理改革试点。落实公立医院法人自主权,减少对医院人事编制、科室设定、岗位聘任、收入分配等的直接管理,对急需引进的高层次人才、紧缺专业人才以及具有高级专业技术职务或博士学位人员,可由医院采取考察的方式予以公开招聘。改进完善基层卫生计生事业单位公开招聘办法,放宽条件,降低进入门槛,强化对艰苦边远地区政策倾斜。基层卫生计生事业单位招聘高层次和急需紧缺专业技术人才,可采取直接考察等方式。

（四）顺畅人才流动渠道,创新流动配置机制。

打破户籍、地域、身份、学历、人事关系等制约,促进卫生计生人才合理流动。通过推动城乡联动、县管乡用、乡村一体化、柔性引进等多种模式,创新人才配置机制。进一步完善医师多点执业,改革医师执业注册制度,推进区域注册,促进人才合理流动,鼓励医师到基层、边远地区、医疗资源稀缺地区多点执业。顺畅城乡之间、地区之间、不同所有制医疗卫生机构之间的人才流动,积极探索医师自由执业、医师个体与医疗机构签约服务或组建医生集团。支持社会办医,进一步优化政策环境,在重点专科建设、职称评定、学术地位等方面对所有医疗机构同等对待。

加强医院、基层医疗卫生机构、专业公共卫生机构之间的分工协作,推进全科医生与专科医生的资源共享和业务协同。按照政府主导、自愿组合、区域协同、方便群众的原则,以资源共享和人才下沉为导向,建立医疗资源纵向联合体,提升基层服务能力。建立人才柔性流动机制,轮流到基层服务。提高对口支援、万名医师支援农村卫生工程、城市人员晋升职称前到基层工作等政策和项目的精准性,根据基层医疗卫生机构的人员缺口和专业需求统筹安排。增强基层岗位吸引力,提高艰苦边远地区和基层一线人才保障水平,促进医疗卫生人才向基层、农村流动。

充分发挥社会组织和中介机构的作用,完善卫生计生人才市场体系建设和社会化服务,逐步建立政府主导的卫生计生人才公共服务体系。

五、组织实施

（一）加强组织领导。

建立卫生计生人才工作协调机制,加强宏观指导和统筹规划。各级卫生计生机构要把人才队伍建设作为卫生计生事业发展的重点,建立人才工作责任制,明确目标任务,认真研究解决制约人才发展的具体问题,积极做好卫生计生人才工作。

（二）保障人才投入。

坚持人才投入优先保障,加大卫生计生人才开发投入力度,发挥人才项目的引导作用,完善政府、企业、社会多元投入机制和多部门协同机制。优化财政支出结构,提高资金使用效益。健全医疗卫生机构经费补偿机制,完善公共卫生服务项目经费分配方式和激励约束机制。

（三）营造良好氛围。

遴选和树立一批在卫生计生事业科学发展中涌现的优秀人才,强化宣传。采取多种形式,融洽医患关系。完善法律法规,形成有利于卫生计生人才发展和工作的法治环境、政策环境、社会环境、舆论环境以及"尊医重卫"的良好氛围。

（四）注重监测评估。

坚持人才工作监测评估等督促落实机制,及时总结工作中的好做法,宣传推广人才创新发展的典型经验,定期对人才队伍建设发展进行研判分析,针对新情况、新问题,提出新对策、新措施,确保卫生计生人才队伍持续发展壮大。

2.45 "十三五"全国健康促进与教育工作规划

国家卫生计生委关于印发"十三五"全国健康促进与教育工作规划的通知

国卫宣传发〔2017〕2号

各省、自治区、直辖市卫生计生委,新疆生产建设兵团卫生局:

为贯彻落实全国卫生与健康大会和第九届全球健康促进大会精神,进一步加强全国健康促进与教育工作,推进健康中国建设,我委制定了《"十三五"全国健康促进与教育工作规划》(可从国家卫生计生委网站下载)。现印发给你们,请各地认真贯彻落实。

国家卫生计生委

2017年1月11日

"十三五"全国健康促进与教育工作规划

"十三五"时期是我国全面建成小康社会的决胜阶段,是推进健康中国建设的关键阶段。健康促进与教育工作作为卫生与健康事业的重要组成部分,对于提升全民健康素养和健康水平、促进经济社会可持续发展具有重要意义。为贯彻落实全国卫生与健康大会精神,根据《"健康中国2030"规划纲要》《"十三五"卫生与健康规划》和《关于加强健康促进与教育的指导意见》,编制本规划。

一、规划背景

"十二五"时期,我国健康促进与教育事业取得明显成效,健康促进与教育工作体系初步建立,有利于健康的生产生活环境不断改善,健康素养促进行动、健康中国行等品牌活动影响广泛,2015年全国居民健康素养水平达到10.25%,为维护和保障人民健康奠定了重要基础。同时,健康促进与教育工作仍面临诸多挑战,主要表现在:居民健康素养整体上仍处于较低水平,多部门协作合力应对健康危险因素的局面尚未完全形成,动员全社会参与的深度和广度不够,全国健康促进与教育体系服务能力与群众的健康需求相比仍有差距。

"十三五"时期,健康促进与教育工作面临着新形势、新任务。全国卫生与健康大会确立了新时期卫生与健康工作方针,强调要倡导健康文明的生活方式,建立健全健康教育体系,提升全民健康素养。《"健康中国2030"规划纲要》提出到2030年,全民健康素养大幅提高,健康生活方式得到全面普及,有利于健康的生产生活环境基本形成。《关于加强健康促进与教育的指导意见》要求推进"把健康融入所有政策"、创造健康支持性环境、培养自主自律的健康行为、营造健康社会氛围、加强健康促进与教育体系建设,提出到2020年全国居民健康素养水平要达到20%。

二、指导思想

全面贯彻党的十八大和十八届三中、四中、五中、六中全会精神,深入学习贯彻习近平总书记系列重要讲话精神,紧紧围绕统筹推进"五位一体"总体布局和协调推进"四个全面"战略布局,牢固树立和贯彻落实新发展理念,认真落实全国卫生与健康大会精神,坚持"以基层为重点,以改革创新为动力,预防为主,中西医并重,把健康融入所有政策,人民共建共享"的卫生与健康工作方针,以满足人民群众健康需求为导向,以提高人群健康素养水平为抓手,以健康促进与教育体系建设为支撑,着力创造健康支持性环境,全方位、全生命周期维护和保障人民健康,推进健康中国建设。

三、主要目标

到 2020 年,健康的生活方式和行为基本普及,人民群众维护和促进自身健康的意识和能力有较大提升,"把健康融入所有政策"方针有效实施,健康促进县(区)、学校、机关、企业、医院和健康社区、健康家庭建设取得明显成效,健康促进与教育工作体系建设得到加强。全国居民健康素养水平达到 20%,影响健康的社会、环境等因素得到进一步改善,人民群众健康福祉不断增进。

表　主要发展指标

领域	主要指标	单位	2020 年目标	2015 年水平	指标性质
健康生活	居民健康素养水平	%	20	10.25	预期性
	15 岁及以上人群烟草使用流行率	%	<25	27.7	预期性
健康文化	建立省级健康科普平台	—	以省为单位全覆盖	—	预期性
健康环境	健康促进县区比例	%	20	—	预期性
	每县(区)健康促进医院比例	%	40	—	预期性
	每县(区)健康社区比例	%	20	—	预期性
	每县(区)健康家庭比例	%	20	—	预期性
组织保障	区域健康教育专业机构人员配置率	人 /10 万人口	1.75	0.67	预期性

四、重点任务

(一)推动落实"把健康融入所有政策"。进一步加大宣传力度,推动"把健康融入所有政策"落到实处。开展高层倡导,在当地党委政府领导下,建立覆盖各个部门的健康促进工作决策机制和协调机制,统筹领导当地健康促进与教育工作。推动将促进健康的理念融入公共政策制定实施的全过程,积极支持各部门建立和实施健康影响评价评估制度,系统评估各项经济社会发展规划和政策对健康的影响。联合相关部门开展跨部门健康行动,应对和解决威胁当地居民健康的主要问题。

(二)大力创建健康支持性环境。全面推进卫生城市、健康城市、健康促进县(区)、健康社区(村镇)建设,统筹做好各类城乡区域性健康促进的规划、实施及评估等工作,实现区域建设与人的健康协调发展。积极支持并会同相关部门开展健康促进学校、机关、企事业单位、医院和健康社区、健康家庭创建活动。针对不同场所、不同人群的主要健康问题及主要影响因素,研究制定综合防治策略和干预措施,指导相关部门和单位开展健康管理制度建设、健康支持性环境创建、健康服务提供、健康素养提升等工作,创造有利于健康的生活、工作和学习环境。协助制订完善创建标准和工作规范,配合做好效果评价和经验总结推广,推动健康促进场所建设科学规范开展。

（三）不断提高居民健康素养水平。以国家基本公共卫生服务健康教育项目、全民健康素养促进行动、国民营养计划等为重要抓手，充分整合卫生计生系统健康促进与教育资源，利用好健康中国行、全民健康生活方式、婚育新风进万家、卫生应急"五进"活动等平台，普及健康素养基本知识和技能，促进健康生活方式形成。充分发挥医疗卫生机构和医务人员主力军作用，特别要发挥社区卫生服务机构、乡镇卫生院、计划生育服务机构等基层卫生计生机构主阵地作用，提供覆盖城乡所有居民的健康教育服务，推进基本公共卫生服务健康教育均等化，提升全国居民健康素养水平。

（四）深入推进健康文化建设。广泛宣传党和国家关于维护促进人民健康的重大战略和方针政策，宣传健康中国建设的重大意义、总体战略、目标任务和重大举措。加强正面宣传、舆论引导和典型报道，增强社会公众对健康中国建设的深刻认识。推进以良好的身体素质、精神风貌、生活环境和社会氛围为主要特征的健康文化建设，在全社会倡导形成积极向上的精神追求和健康文明的生活方式。充分发挥社会各方面力量的优势与作用，调动企事业单位、社会组织、群众参与健康促进与教育工作的积极性、主动性和创造性，建立健全多层次、多元化的工作格局，使促进健康成为全社会的共识和自觉行动。

五、专项行动

（一）健康影响评价评估专项行动。积极协助各部门建立并实施健康影响评价评估制度，开发健康影响评价评估工具，组织开展相关人员培训，配合各部门系统评估各项经济社会发展规划和政策对健康的影响。到"十三五"末期实现健康影响评价评估制度以省为单位全覆盖。加强健康危险因素监测与评价，重点围绕健康环境、健康社会、健康服务、健康人群、健康文化等领域，推动做好完善环境卫生基础设施、开展环境卫生整洁行动、保障饮用水安全、加强农村改水改厕、改善环境质量、构建公共安全保障体系等工作。

（二）健康素养促进行动。打造全民健康素养促进行动品牌，推进健康促进县区、健康社区、健康家庭建设。继续开展健康中国行活动，以《中国公民健康素养——基本知识和技能》为核心，重点围绕合理膳食、适量运动、控烟限酒、心理健康、减少不安全性行为和毒品危害等主题，全面提升城乡居民在科学健康观、传染病防治、慢性病防治、安全与急救、基本医疗、健康信息获取等方面的素养。针对妇女、儿童、老年人、残疾人、流动人口、贫困人口等重点人群，开展符合其特点的健康素养促进活动。注重发挥医生、教师、公务员等重点人群在全民健康素养促进中的示范和引领作用。建立覆盖县区的健康素养和烟草流行监测系统，不断完善监测手段和方法，定期开展监测，为健康相关政策制定和策略调整提供依据。加强健康促进与教育对人群健康影响的实证性研究。结合大数据、移动互联网等信息技术发展和公众获取信息途径多元化特点，加大对健康素养促进适宜技术和用品的研究开发力度，提高健康教育服务的可及性和有效性。

（三）健康科普专项行动。建立卫生计生主管部门与新闻媒体主管部门协作机制，指导各地加强健康科普平台建设，重点办好省级健康类节目和栏目，规范健康科普工作，打造权威健康科普平台。积极推进健康科普示范和特色基地建设开发，评选和推广优秀科普作品，培养健康科普人才。建立健康知识和技能核心信息发布制度，建设健康科普专家库和资源库，为相关机构提供权威的专家和信息资源。配合制定媒体健康科普工作规范和指南，加强媒体从业人员培训和交流，鼓励和引导各类媒体制作、播放健康公益广告，办好养生保健类节目和栏目，促进媒体健康科普工作规范有序开展。加强健康科普舆情监测，正确引导社会舆论和公众科学理性应对健康风险因素。充分利用互联网、移动客户端等新媒体以及云计算、大数据、物联网等信息技术传播健康知识，提高健康教育的针对性、精准性和实效性。

（四）控烟专项行动。深入开展控烟宣传教育，创新烟草控制大众传播的形式和内容，提高公众对烟草危害的正确认识，促进形成不吸烟、不敬烟、不送烟的良好社会风尚。推进公共场所控烟工作，努力建设无烟环境，推动无烟环境立法，强化公共场所控烟主体责任和监督执法，逐步实现室内公共场所全面禁烟。深入开展建设无烟卫生计生系统工作，发挥卫生计生系统示范带头作用。强化戒烟咨询热线和戒烟门诊等服务，提高戒烟干预能力。推动相关部门加大控烟力度，运用价格、税收、法律等手段提高控烟成效。

（五）健康促进与教育体系建设工程。在党委政府的领导下，积极协调编制、发展改革、财政、人力资源社会保障等部门，制定健康促进与教育体系建设和发展规划。建立健全以健康教育专业机构为龙头，以基层医疗卫生机构、医院、专业公共卫生机构为基础，以国家健康医疗开放大学为平台，以学校、机关、社区、企事业单位健康教育职能部门为延伸的健康促进与教育体系。进一步理顺管理机制，形成统一归口、上下联动的工作格局。加快推进各级健康教育专业机构建设，强化基础设施建设，充实人员力量，改善工作条件，基于省、地市、县三级人口健康信息平台，建设专业化信息系统，强化健康信息规范共享，提升服务能力。建设国家、省、地市、县级健康教育基地。推进12320卫生热线建设。在县、乡、村级卫生计生服务机构明确承担健康教育任务，因地制宜推行基层计划生育专干转岗培训承担健康教育职能，大力培养城乡健康指导员，加强基层健康促进与教育服务力量。

六、保障措施

（一）加强组织领导。把健康促进与教育作为卫生与健康工作的重要任务来抓，列入目标责任制考核内容。强化与相关部门的协同配合，充分整合系统内资源，加强顶层设计，制定本地区健康促进与教育工作规划，完善考核机制和问责制度，做好各项任务的实施落实工作。

（二）加大经费保障。推动政府将健康促进与教育工作纳入经济社会发展规划，将必要的健康促进与教育经费纳入政府财政预算，按规定保障健康教育专业机构和健康促进工作网络的人员经费、发展建设和业务经费。确保中央补助地方的健康促进与教育经费落实到位，提高资金使用效益。

（三）做好实施监测。建立常态化、经常化的督导考核和监测评价机制，制定规划任务分工方案和监测评估方案，并对实施进度和效果进行年度监测与评估，适时对目标任务进行必要调整。对实施规划中好的做法和典型经验，要及时总结，积极推广。

2.46　2017年卫生计生工作要点

国家卫生计生委关于印发2017年卫生计生工作要点的通知

国卫办函〔2017〕11号

各省、自治区、直辖市卫生计生委，计划单列市及新疆生产建设兵团卫生计生委（卫生局、人口计生委），委机关各司局，委直属和联系单位：

《2017年卫生计生工作要点》已由国家卫生计生委党组第35次会议审议通过，现印发给你们（可从国家卫生计生委网站下载）。请结合实际，研究制定本地区、本司局和本单位的工作要点，切实加强组织领导，建立任务清单和责任清单，严肃考核问责，确保完成各项任务。

国家卫生计生委

2017 年 1 月 13 日

2017 年卫生计生工作要点（节选）

2017 年卫生计生工作的总体要求是：高举中国特色社会主义伟大旗帜，紧紧围绕"五位一体"总体布局和"四个全面"战略布局，全面贯彻党的十八大和十八届三中、四中、五中、六中全会精神，全面贯彻习近平总书记系列重要讲话精神，贯彻落实全国卫生与健康大会精神，坚持稳中求进工作总基调，以新形势下党的卫生与健康工作方针为指引，以促进人口均衡发展、推进健康中国建设为主线，以抓落实为主旋律，持续深化医改，加快建立基本医疗卫生制度框架，推进计划生育服务管理改革，优化生育全程服务管理，进一步提高基本公共卫生和基本医疗服务质量和水平，大力发展中医药，促进健康产业发展，全面加强党的建设，采取针对性更强、覆盖面更大、作用更直接、效果更明显的举措，努力全方位、全周期维护人民健康，以优异成绩迎接党的十九大胜利召开。

一、坚持预防为主，提升人民群众健康素质

（一）大力推进健康促进。倡导健康生活方式，继续开展全民健康素养促进行动、健康中国行等品牌活动。试点开展规划、公共政策、重大工程健康影响评价评估，广泛开展健康促进县（区）建设。加快推进健康教育专业机构和基地建设，因地制宜推动基层计划生育专干承担健康教育职责培训。建设健康科普专家库和资源库，规范养生保健类节目栏目，打造权威健康科普平台。提升 12320 卫生热线服务水平。推动公共场所控烟，推广戒烟服务，加强烟草流行监测，增强控烟履约成效。

（二）加强重大疾病防治。发挥国务院防治重大疾病工作部际联席会议作用，密切部门协作，统筹实施重大疾病防治专项规划。加强传染病监测预警和疫情处置，开展致病菌识别网建设。强化疫苗采购供应和接种安全管理，扩大预防接种异常反应保险补偿试点。推动艾滋病自我检测，加强重点人群宣传教育和综合干预，推进经性途径传播综合防控试点，调整国家免费抗病毒治疗药品目录，举办艾滋病防治国际研讨会。修订《结核病预防控制工作规范》，推进结核病分级诊疗和综合防治服务模式试点，加强耐药结核病患者诊断、报告和管理。在西藏及四川藏区先行推广石渠县包虫病防治经验。推进以"三减三健"为主题的第二阶段全民健康生活方式行动，开展国家慢性病综合防控示范区建设和复审，推进癌症、高血压、糖尿病等规范治疗和管理。宣传贯彻加强心理健康服务的指导意见，总结推广精神卫生综合管理试点经验，做好严重精神障碍患者登记报告和随访管理。

二、持续深化医改，加快形成基本医疗卫生制度框架

（七）推进分级诊疗制度建设。在 85% 的地市开展分级诊疗试点，以慢性病和重点人群为切入点，做实做细签约服务包，家庭医生（团队）签约服务覆盖率达到 30% 以上，重点人群覆盖率达到 60%。因地制宜推广城市紧密型医联体、县域医共体、专科联盟、远程医疗协作网等，加强与医保政策衔接，健全管理、运行和考核机制，促进优质医疗资源有效下沉，引导二级以上医院向下转诊诊断明确、病情稳定的慢性病患者。

（九）健全全民医保制度。推动落实城乡居民基本医保"六统一"政策,指导开展设立医保基金管理中心试点。加快推进新农合跨省就医直接结算工作,加强费用核查,实现符合转诊规定的异地就医住院费用直接结算。城乡居民基本医保财政补助水平在2016年基础上进一步提高,个人缴费水平相应提高。进一步提高大病保险筹资和保障水平,并与医疗救助制度等有效衔接。加快推进按病种付费、按床日付费、总额预付等复合型支付方式改革,在有条件的地方开展按疾病诊断相关分组(DRGs)付费改革试点。开展医保药品支付标准试点,对同一通用名下的药品,通过质量和疗效一致性评价后,按同一标准报销,超支共付,结余共享。

四、优化健康服务,增强人民群众健康获得感

（十六）提升医疗质量和服务水平。继续实施进一步改善医疗服务行动计划,开展实名制预约诊疗试点,三级医院全面实施预约诊疗服务,扩大日间手术实施范围,深入推进优质护理,优化服务流程,改善患者就医体验。贯彻落实《医疗质量管理办法》,上半年新制订200个临床路径,完善管理制度,建立基于临床路径管理的质量控制、效果评价体系。做好医疗安全事件监测,完善血液安全预警和应急保障机制。加强重大疾病规范化诊疗管理。加强脑卒中综合防治,组织实施二级以上医院卒中中心建设,开展卒中诊疗、康复技术培训。加强临床药事管理,推进药师立法,开展药事管理综合评价,有效控制主要耐药菌增长率。在病案首页书写规范、疾病分类编码、手术操作编码、医学名词术语等"四统一"基础上,加强临床数据标准化规范化管理。以电子病历为核心,促进医疗机构间信息共享。加快电子证照制度建设,建立国家医疗机构、医师、护士电子化注册系统,扩大电子证照试点范围,推动执业全过程、动态化管理。启动国家医学中心、区域医疗中心设置,加强临床重点专科建设,推进区域医疗资源共享,辐射带动基层。加强康复、长期护理、安宁疗护等接续性医疗机构建设,提高护理特别是老年护理服务能力。做好2017年医师资格考试工作。

（十七）提升基层卫生服务能力。研究制订基层医疗卫生机构基本服务能力指南和评价标准,启动实施基层医疗卫生服务能力提升年活动,继续推进建设群众满意的乡镇卫生院和社区卫生服务提升工程。提升区域内医疗服务网络整体效能,以"县乡联动、乡村一体"为抓手,推进乡村一体化管理。提高国家基本公共卫生服务项目绩效,着力加强老年人、妇幼和慢性病、严重精神障碍患者健康管理,力争实现全部在管高血压患者家庭医生签约服务全覆盖,提高居民感受度。以政府购买服务方式为引导,加强基本公共卫生服务考核,落实一般诊疗费、基本药物补助和公共卫生服务补助。全面推开乡村全科执业助理医师资格考试。进一步深化基层综合改革,完善财政补偿、服务价格、人事分配、绩效考核等政策措施,提高医疗服务价格和奖励性绩效工资比例,落实乡村医生待遇政策,妥善解决养老问题。

（十八）深入实施健康扶贫工程。贫困地区门诊统筹和农村贫困人口重特大疾病医疗救助实现全覆盖。取消农村贫困人口县域内普通门诊起付线,降低定点医疗机构住院补偿以及大病保险报销起付线,有条件的地区可探索提高住院和大病保险报销比例。对高血压、糖尿病、严重精神障碍等慢性疾病实施门诊补偿政策。建立新农合、大病保险、医疗救助、疾病应急救助、商业补充保险等制度联动报销机制,有条件的地区建立兜底保障机制。全面落实农村贫困人口县域内住院先诊疗后付费、"一站式"结算服务。实施"大病集中救治一批、特殊困难家庭兜底保障一批、慢病签约服务管理一批"行动计划,对农村贫困人口实施分类救治。做好农村贫困人口大病专项救治工作,将 9 种大病集中救治范围覆盖至所有贫困地区。实施光明工程,免费救治农村贫困白内障患者。开展健康扶贫工程示范县建设。深入推进三级医院对口帮扶贫困县县医院和医疗人才"组团式"支援工作。

六、培育和发展健康产业,满足群众多样化差异化健康需求

(二十二)加快推进健康产业发展。会同国家统计局研究建立健康产业行业统计核算体系,推动预期寿命等重要指标的年度统计和发布。推进卫生领域政府和社会资本合作,优先支持举办非营利性医疗机构,鼓励发展儿科、精神科、老年护理等薄弱的专科医疗机构,支持社会力量举办医学检验、病理诊断、医学影像检查、消毒供应和血液净化机构,保障同等待遇。落实促进健康医疗旅游发展的政策,开展健康医疗旅游试点。做好医养结合工作中期评估,制订服务标准规范,推进医养结合国家级试点和智慧健康养老示范基地建设,促进健康老龄化。提高科技创新能力,加快重大药物、诊断试剂、高端诊疗设备等研发,实施国产医疗设备发展应用试点示范项目,促进生物医药战略性新兴产业快速发展。积极推进全民健康信息化工程,健全统一的人口健康信息化标准体系,强化安全防护体系。推进人口健康信息化行业治理大数据、健康医疗临床和科研大数据以及人口健康信息风险预警决策应用。积极做好计划生育业务系统和人口决策支持系统建设工作。完善远程医疗制度,推动构建"互联网 + 健康医疗"服务新模式。推进健康医疗大数据中心及产业园建设和区域人口健康信息化建设试点示范。

七、为卫生计生事业改革发展提供有力保障

(二十三)完善法律和标准体系。加强政策研究工作,加快推动基本医疗卫生法律立法进程。推动审议《公共场所控制吸烟条例》《医疗纠纷预防与处理条例》《医疗器械监督管理条例》等行政法规,加快制修订事业改革发展亟需的部门规章,加大规范性文件合法性审查力度。启动卫生标准改革,开展卫生标准实施试点工作。

2.47　加强心理健康服务

关于加强心理健康服务的指导意见(节选)

国卫疾控发〔2016〕77 号

各省、自治区、直辖市卫生计生委、党委宣传部、综治办、发展改革委、教育厅(委、局)、科技厅(委)、公安厅(局)、民政厅(局)、司法厅(局)、财政厅(局)、人力资源社会保障厅(局)、文化厅(局)、工商局、新闻出版广电局、科学院、中医药局、工会、共青团省委、妇联、科协、残联、老龄办,新疆生产建设兵团卫生局、党委宣传部、综治办、发展改革委、教育局、科技局、公安局、民政局、司法局、财政局、人力资源社会保障局、文化局、工商局、新闻出版广电局、工会、共青团团委、妇联、科协、残联、老龄办;教育部各直属高校:

二、总体要求

1. 指导思想

全面贯彻党的十八大和十八届三中、四中、五中、六中全会精神,深入学习贯彻习近平总书记系列重要讲话精神和治国理政新理念、新思想、新战略,按照《精神卫生法》《国民经济和社会发展第十三个五年规划纲要》等法律政策要求,落实健康中国建设战略部署,强化政府领导,明确部门职责,完善心理健康服务网络,加强心理健康人才队伍建设。加强重点

人群心理健康服务,培育心理健康意识,最大限度满足人民群众心理健康服务需求,形成自尊自信、理性平和、积极向上的社会心态。

2. 基本原则

——预防为主,以人为本。全面普及和传播心理健康知识,强化心理健康自我管理意识,加强人文关怀和生命教育,消除对心理问题的偏见与歧视,预防和减少个人极端案(事)件发生。

——党政领导,共同参与。进一步强化党委政府加强心理健康服务、健全社会心理服务体系的领导责任,加强部门协调配合,促进全社会广泛参与,单位、家庭、个人尽力尽责。

——立足国情,循序渐进。从我国基本国情和各地实际出发,将满足群众需求与长远制度建设相结合,逐步建立健全心理健康和社会心理服务体系。

——分类指导,规范发展。坚持全民心理健康素养提高和个体心理疏导相结合,满足不同群体心理健康服务需求,促进心理健康服务科学、规范、有序发展。

3. 基本目标

到 2020 年,全民心理健康意识明显提高。各领域各行业普遍开展心理健康教育及心理健康促进工作,加快建设心理健康服务网络,服务能力得到有效提升,心理健康服务纳入城乡基本公共服务体系,重点人群心理健康问题得到关注和及时疏导,社会心理服务体系初步建成。

到 2030 年,全民心理健康素养普遍提升。符合国情的心理健康服务体系基本健全,心理健康服务网络覆盖城乡,心理健康服务能力和规范化水平进一步提高,常见精神障碍防治和心理行为问题识别、干预水平显著提高,心理相关疾病发生的上升势头得到缓解。

三、大力发展各类心理健康服务

4. 全面开展心理健康促进与教育。各地要结合培育和践行社会主义核心价值观,将提高公民心理健康素养作为精神文明建设的重要内容,充分发挥我国优秀传统文化对促进心理健康的积极作用。结合"世界精神卫生日"及心理健康相关主题活动等,广泛开展心理健康科普宣传。各级宣传和新闻出版广播电视部门要充分利用广播、电视、书刊、影视、动漫等传播形式,组织创作、播出心理健康宣传教育精品和公益广告,利用影视、综艺和娱乐节目的优势传播自尊自信、乐观向上的现代文明理念和心理健康意识。各地基层文化组织要采用群众喜闻乐见的形式,将心理健康知识融入群众文化生活。创新宣传方式,广泛运用门户网站、微信、微博、手机客户端等平台,传播心理健康知识,倡导健康生活方式,提升全民心理健康素养,培育良好社会心态。各类媒体要树立正确的舆论导向,在传播心理健康知识与相关事件报道中要注重科学性、适度性和稳定性,营造健康向上的社会心理氛围。倡导"每个人是自己心理健康第一责任人"的理念,引导公民在日常生活中有意识地营造积极心态,预防不良心态,学会调适情绪困扰与心理压力,积极自助。(国家卫生计生委、中宣部、文化部、新闻出版广电总局按职责分工负责)

5. 积极推动心理咨询和心理治疗服务。充分发挥心理健康专业人员的引导和支持作用,帮助公民促进个性发展和人格完善,更好地进行人生选择,发展自身潜能,解决生活、学习、职业发展、婚姻、亲子、人际交往等方面的心理困扰,预防心理问题演变为心理疾病,促进和谐生活,提升幸福感。

倡导大众科学认识心理行为问题和心理疾病对健康的影响,将提高心理健康意识贯穿终生,逐步消除公众对心理疾病的病耻感,引导心理异常人群积极寻求专业心理咨询和治疗。各级各类医疗机构和专业心理健康服务机构要主动发现心理疾病患者,提供规范的心理疾病诊疗服务,减轻患者心理痛苦,促进患者康复。(国家卫生计生委、国家中医药局按职责分工负责)

6. 重视心理危机干预和心理援助工作。建立和完善心理健康教育、心理热线服务、心理评估、心理咨询、心理治疗、精神科治疗等衔接递进、密切合作的心理危机干预和心理援助服务模式,重视和发挥社会组织和社会工作者的作用。将心理危机干预和心理援助纳入各类突发事件应急预案和技术方案,加强心理危机干预和援助队伍的专业化、系统化建设,定期开展培训和演练。在突发事件发生时,立即开展有序、高效的个体危机干预和群体危机管理,重视自杀预防。在事件善后和恢复重建过程中,依托各地心理援助专业机构、社会工作服务机构、志愿服务组织和心理援助热线,对高危人群持续开展心理援助服务。(国家卫生计生委牵头,中央综治办、民政部等相关部门按职责分工负责)

四、加强重点人群心理健康服务

7. 普遍开展职业人群心理健康服务。各机关、企事业和其他用人单位要把心理健康教育融入员工思想政治工作,制定实施员工心理援助计划,为员工提供健康宣传、心理评估、教育培训、咨询辅导等服务,传授情绪管理、压力管理等自我心理调适方法和抑郁、焦虑等常见心理行为问题的识别方法,为员工主动寻求心理健康服务创造条件。对处于特定时期、特定岗位、经历特殊突发事件的员工,及时进行心理疏导和援助。(各部门分别负责)

8. 全面加强儿童青少年心理健康教育。学前教育机构应当关注和满足儿童心理发展需要,保持儿童积极的情绪状态,让儿童感受到尊重和接纳。特殊教育机构要针对学生身心特点开展心理健康教育,注重培养学生自尊、自信、自强、自立的心理品质。中小学校要重视学生的心理健康教育,培养积极乐观、健康向上的心理品质,促进学生身心可持续发展。高等院校要积极开设心理健康教育课程,开展心理健康教育活动;重视提升大学生的心理调适能力,保持良好的适应能力,重视自杀预防,开展心理危机干预。共青团等组织要与学校、家庭、社会携手,开展"培育积极的心理品质,培养良好的行为习惯"的心理健康促进活动,提高学生自我情绪调适能力,尤其要关心留守儿童、流动儿童心理健康,为遭受学生欺凌和校园暴力、家庭暴力、性侵犯等儿童青少年提供及时的心理创伤干预。(教育部牵头,民政部、共青团中央、中国残联按职责分工负责)

9. 关注老年人、妇女、儿童和残疾人心理健康。各级政府及有关部门尤其是老龄办、妇联、残联和基层组织要将老年人、妇女、儿童和残疾人心理健康服务作为工作重点。充分利用老年大学、老年活动中心、基层老年协会、妇女之家、残疾人康复机构、有资质的社会组织等宣传心理健康知识。通过培训专兼职社会工作者和心理工作者、引入社会力量等多种途径,为空巢、丧偶、失能、失智、留守老年人、妇女、儿童、残疾人和计划生育特殊家庭提供心理辅导、情绪疏解、悲伤抚慰、家庭关系调适等心理健康服务。鼓励有条件的地区适当扩展老年活动场所,组织开展健康有益的老年文体活动,丰富广大老年人精神文化生活,在老年人生病住院、家庭出现重大变故时及时关心看望。加强对孕产期、更年期等特定时期妇女的心理关怀,对遭受性侵犯、家庭暴力等妇女及时提供心理援助。加强对流动、留守妇女和儿童的心理健康服务。鼓励婚姻登记机构、婚姻家庭纠纷调解组织等积极开展婚姻家庭辅导服务。发挥残疾人社区康复协调员、助残社会组织作用,依托城乡社区综合服务设施,广泛宣传心理健康知识,为残疾儿童家长、残疾人及其亲友提供心理疏导、康复经验交流等服务。通过开展"志愿助残阳光行动""邻里守望"等群众性助残活动,为残疾人提供心理帮助。护理院、养老机构、残疾人福利机构、康复机构要积极引入社会工作者、心理咨询师等力量开展心理健康服务。(民政部、全国妇联、中国残联、全国老龄办按职责分工负责)

10. 重视特殊人群心理健康服务。健全政府、社会、家庭"三位一体"的帮扶体系,加强人文关怀和心理疏导,消除对特殊人群的歧视,帮助特殊人群融入社会。各地综治、公安、司法行政、民政、卫生计生等部门要高度关注流浪乞讨人员、服刑人员、刑满释放人员、强制隔离戒毒人员、社区矫正人员、社会吸毒人员、易肇事肇祸严重精神障碍患者等特殊人群的心理健康。加强心理疏导和危机干预,提高其承受挫折、适应环境能力,预防和减少极端案(事)件的发生。(中央综治办牵头,公安部、民政部、司法部、国家卫生计生委、中国残联按职责分工负责)

11. 加强严重精神障碍患者服务。各级综治、公安、民政、司法行政、卫生计生、残联等单位建立精神卫生综合管理小组,多渠道开展患者日常发现、登记、随访、危险性评估、服药指导等服务。动员社区组织、患者家属参与居家患者管理服务。做好基本医疗保险、城乡居民大病保险、医疗救助、疾病应急救助等制度的衔接,逐步提高患者医疗保障水平。做好贫困患者的社会救助工作。建立健全精神障碍社区康复服务体系,大力推广"社会化、综合性、开放式"的精神障碍康复模式,做好医疗康复和社区康复的有效衔接。(中央综治办、公安部、民政部、司法部、人力资源社会保障部、国家卫生计生委、中国残联按职责分工负责)

五、建立健全心理健康服务体系

12. 建立健全各部门各行业心理健康服务网络。各级机关和企事业单位依托本单位工会、共青团、妇联、人力资源部门、卫生室(或计生办),普遍设立心理健康辅导室,培养心理健康服务骨干队伍,配备专(兼)职心理健康辅导人员。教育系统要进一步完善学生心理健康服务体系,提高心理健康教育与咨询服务的专业化水平。每所高等院校均设立心理健康教育与咨询中心(室),按照师生比不少于 1∶4 000 配备从事心理辅导与咨询服务的专业教师。中小学校设立心理辅导室,并配备专职或兼职教师。学前教育和特殊教育机构要配备专(兼)职心理健康工作人员。公安、司法行政等部门要根据行业特点普遍设立心理服务机构,配备专业人员,成立危机干预专家组,对系统内人员和工作对象开展心理健康教育、心理健康评估和心理训练等服务。(各部门分别负责)

13. 搭建基层心理健康服务平台。将心理健康服务作为城乡社区服务的重要内容,依托城乡社区综合服务设施或基层综治中心建立心理咨询(辅导)室或社会工作室(站),配备心理辅导人员或社会工作者,协调组织志愿者,对社区居民开展心理健康宣传教育和心理疏导。各级政府及有关部门要发挥社会组织和社会工作者在婚姻家庭、邻里关系、矫治帮扶、心理疏导等服务方面的优势,进一步完善社区、社会组织、社会工作者三社联动机制,通过购买服务等形式引导社会组织、社会工作者、志愿者积极参与心理健康服务,为贫困弱势群体和经历重大生活变故群体提供心理健康服务,确保社区心理健康服务工作有场地、有设施、有保障。(中央综治办、民政部、国家卫生计生委按职责分工负责)

14. 鼓励培育社会化的心理健康服务机构。鼓励心理咨询专业人员创办社会心理健康服务机构。各级政府有关部门要积极支持培育专业化、规范化的心理咨询、辅导机构,通过购买社会心理机构的服务等形式,向各类机关、企事业单位和其他用人单位、基层组织及社区群众提供心理咨询服务,逐步扩大服务覆盖面,并为弱势群体提供公益性服务。社会心理咨询服务机构要加大服务技能和伦理道德的培训,提升服务能力和常见心理疾病的识别能力。(国家卫生计生委、民政部、工商总局按职责分工负责)

15. 加强医疗机构心理健康服务能力。卫生计生等部门要整合现有资源，进一步加强心理健康服务体系建设，支持省、市、县三级精神卫生专业机构提升心理健康服务能力，鼓励和引导综合医院开设精神（心理）科。基层医疗卫生机构普遍配备专职或兼职精神卫生防治人员。各级各类医疗机构在诊疗服务中加强人文关怀，普及心理咨询、治疗技术在临床诊疗中的应用。精神卫生专业机构要充分发挥引领示范作用，对各类临床科室医务人员开展心理健康知识和技能培训，注重提高抑郁、焦虑、老年痴呆、孤独症等心理行为问题和常见精神障碍的筛查识别、处置能力。要建立多学科心理和躯体疾病联络会诊制度，与高等院校和社会心理服务机构建立协作机制，实现双向转诊。妇幼保健机构要为妇女儿童开展心理健康教育，提供心理健康咨询与指导、心理疾病的筛查与转诊服务。各地要充分发挥中医药在心理健康服务中的作用，加强中医院相关科室建设和人才培养，促进中医心理学发展。基层医疗卫生机构和全科医师要大力开展心理健康宣传和服务工作，在专业机构指导下，探索为社区居民提供心理评估服务和心理咨询服务，逐步将儿童常见心理行为问题干预纳入儿童保健服务。监管场所和强制隔离戒毒场所的医疗机构应当根据需要积极创造条件，为被监管人员和强制隔离戒毒人员提供心理治疗、心理咨询和心理健康指导。（国家卫生计生委牵头，教育部、公安部、司法部、国家中医药局按职责分工负责）

六、加强心理健康人才队伍建设

16. 加强心理健康专业人才培养。教育部门要加大应用型心理健康专业人才培养力度，完善临床与咨询心理学、应用心理学等相关专业的学科建设，逐步形成学历教育、毕业后教育、继续教育相结合的心理健康专业人才培养制度。鼓励有条件的高等院校开设临床与咨询心理学相关专业，建设一批实践教学基地，探索符合我国特色的人才培养模式和教学方法。医学、教育、康复、社会工作等相关专业要加强心理学理论教学和实践技能培养，促进学生理论素养和实践技能的全面提升。依托具有资质和良好声誉的医疗机构、高等院校、科研院所及社会心理健康服务机构建立实践督导体系。（教育部牵头，民政部、国家卫生计生委、中科院配合）

17. 促进心理健康服务人才有序发展。人力资源社会保障部门要加强心理咨询师资格鉴定的规范管理，进一步完善全国统一的心理咨询师国家职业标准。加强对心理咨询师培训的管理，改进鉴定考核方式，加强实践操作技能考核。对理论知识考试和实践操作技能考核都合格的考生核发职业资格证书，并将其信息登记上网，向社会提供查询服务，加强监督管理。（人力资源社会保障部牵头）

卫生计生部门要进一步加强心理健康专业人员培养和使用的制度建设。各级各类医疗机构要重视心理健康专业人才培养，鼓励医疗机构引进临床与咨询心理、社会工作专业的人才，加强精神科医师、护士、心理治疗师、心理咨询师、康复师、医务社会工作者等综合服务团队建设。积极培育医务社会工作者队伍，充分发挥其在医患沟通、心理疏导、社会支持等方面优势，强化医疗服务中的人文关怀。（国家卫生计生委牵头）

各部门、各行业对所属心理健康服务机构和人员加强培训、继续教育及规范管理，制定本部门本行业心理健康服务标准和工作规范，明确岗位工作要求，定期进行考评。（各部门分别负责）

18. 完善心理健康服务人才激励机制。各有关部门要积极设立心理健康服务岗位，完善人才激励机制，逐步将心理健康服务人才纳入专业技术岗位设置与管理体系，畅通职业发展渠道，根据行业特点分类制定人才激励和保障政策。在医疗服务价格改革中，要注重体现心理治疗服务的技术劳务价值。要加大专业人才的培训和继续教育工作力度,帮助专业人才实现自我成长和能力提升。鼓励具有相关专业背景并热心大众心理健康服务的组织和个人,积极参加心理健康知识宣传普及等志愿服务。(国家发展改革委、民政部、财政部、人力资源社会保障部、国家卫生计生委按职责分工负责)

19. 发挥心理健康服务行业组织作用。在卫生计生行政部门指导下,建立跨专业、跨部门的国家心理健康服务专家组,充分发挥心理健康服务行业组织作用,对各部门各领域开展心理健康服务提供技术支持和指导。依托专家组和行业组织,制订心理健康服务机构和人员登记、评价、信息公开等工作制度,建立国家和区域心理健康服务机构和人员信息管理体系,将相关信息纳入国家企业信用信息公示系统和国家统一的信用信息共享交换平台。对各类心理健康机构服务情况适时向社会公布,逐步形成"优胜劣汰"的良性运行机制。要建设一批心理健康服务示范单位。心理健康服务行业组织要充分发挥桥梁纽带作用,协助政府部门制定行业技术标准和规范,建立行规行约和行业自律制度,向行业主管部门提出违规者惩戒和退出建议。要开展心理健康服务机构管理者和从业人员的继续教育,不断提升心理健康服务行业整体服务水平。发挥心理健康相关协会、学会等社团组织作用,加强心理健康学术交流、培训、科学研究等工作,促进心理健康服务规范发展。(国家卫生计生委牵头,民政部、科协、中科院等相关部门配合)

七、加强组织领导和工作保障

20. 加强组织领导。各级党委、政府要将加强心理健康服务、健全社会心理服务体系作为健康中国建设重要内容,纳入当地经济和社会发展规划,并作为政府目标管理和绩效考核的重要内容。要建立健全党政领导、卫生计生牵头、综治协调、部门各负其责、各方积极配合的心理健康服务和社会心理服务体系建设工作机制和目标责任制,推动形成部门齐抓共管、社会力量积极参与、单位家庭个人尽力尽责的工作格局。要把心理健康教育作为各级各类领导干部教育培训的重要内容,把良好的心理素质作为衡量干部综合能力的重要方面,全面提升党员领导干部的心理素质。(各相关部门按职责分工负责)

21. 明确部门职责。各部门各行业要做好本部门本行业内人员的心理健康教育和心理疏导等工作。卫生计生部门牵头心理健康服务相关工作,制订行业发展相关政策和服务规范,指导行业组织开展工作,并会同有关部门研究心理健康服务相关法律及制度建设问题。综治机构做好社会心理服务疏导和危机干预,并将其纳入综治(平安建设)考评内容。宣传、文化、新闻出版广播电视部门负责协调新闻媒体、各类文化组织开展心理健康宣传教育。发展改革部门负责将心理健康服务、社会心理服务体系建设纳入国民经济和社会发展规划,完善心理健康服务项目价格政策。教育部门负责完善心理健康相关学科建设,加强专业人才培养,健全各级教育机构心理健康服务体系,组织各级各类学校开展学生心理健康服务工作。科技部门加大对心理健康服务相关科学技术研究的支持力度,并加强科技成果转化。公安、司法行政部门负责完善系统内心理健康服务体系建设,建立重大警务任务前后心理危机干预机制,组织开展被监管人员和强制隔离戒毒人员的心理健康相关工作。民政部门负责引导与管理城乡社区组织、社会组织、社会工作者参与心理健康服务,推动心理健康领域社会工作专业人才队伍建设。财政部门加大心理健康服务投入并监督使用。人力资源社会保障部门负责心理咨询师职业资格鉴定工作的规范管理。工商部门对未经许可擅自从事心理咨询和心理治疗的机构,依有关主管部门提请,依法予以吊销营业执照。中医药管理部门负责指导中医医疗机构做好心理健康服务相关工作。工会、共青团、妇联、残联、老龄办等组织负责职业人群和儿童青少年、妇女、残疾人、老年人等特定工作对象的心理健康服务工作。各相关部门要根据本指导意见制定实施方案。（各相关部门按职责分工负责）

22. 完善法规政策。不断完善心理健康服务的规范管理，研究心理健康服务相关法律问题，探索将心理健康专业人员和机构纳入法制化管理轨道，加快心理健康服务法制化建设。各地各部门要认真贯彻执行《精神卫生法》，并根据工作需要，及时制定加强心理健康服务、健全社会心理服务体系的相关制度和管理办法。鼓励各地结合本地实际情况，建立心理健康服务综合试点，充分发挥先行先试优势，不断改革创新，将实践探索得来的好经验好方法通过地方性法规、规章制度、政策等形式固化下来，为其他地区加强心理健康服务、健全社会心理服务体系提供示范引导。（国家卫生计生委牵头，相关部门配合）

23. 强化基础保障。要积极落实基层组织开展心理健康服务和健全社会心理服务体系的相关政策，加大政府购买社会工作服务力度，完善政府购买社会工作服务成本核算制度与标准规范。要建立多元化资金筹措机制，积极开拓心理健康服务公益性事业投融资渠道。鼓励社会资本投入心理健康服务领域。（民政部、财政部、国家卫生计生委按职责分工负责）

24. 加强行业监管。以规范心理健康服务行为、提高服务质量和提升服务水平为核心，完善心理健康服务监督机制，创新监管方式，推行属地化管理，规范心理健康服务机构从业行为，强化服务质量监管和日常监管。心理健康服务行业组织要定期对心理健康服务机构进行评估，将评估结果作为示范单位、实践基地建设和承接政府购买服务项目的重要依据。加强对心理健康数据安全的保护意识，建立健全数据安全保护机制，防范因违反伦理、安全意识不足等造成的信息泄露，保护个人隐私。（国家卫生计生委牵头，相关部门配合）

25. 加强心理健康相关科学研究。大力开展心理健康相关的基础和应用研究，开展本土化心理健康基础理论的研究和成果转化及应用。针对重点人群的心理行为问题和危害人民群众健康的重点心理疾病，开展生物、心理、社会因素综合研究和心理健康问题的早期识别与干预研究，推广应用效果明确的心理干预技术和方法；鼓励开展以中国传统文化、中医药为基础的心理健康相关理论和技术的实证研究，逐步形成有中国文化特色的心理学理论和临床服务规范。加强心理健康服务相关法律与政策等软科学研究，为政策法规制订实施提供科学依据。鼓励开展基于互联网技术的心理健康服务相关设备和产品研发，完善基础数据采集和平台建设。加强国际交流与合作，吸收借鉴国际先进科学技术及成功经验。（科技部牵头，教育部、国家卫生计生委、中科院、国家中医药局等相关部门配合）

国家卫生计生委　中宣部

中央综治办　国家发展改革委

教育部　科技部

公安部　民政部

司法部　财政部

人力资源社会保障部　文化部

工商总局　新闻出版广电总局

中科院　国家中医药局

全国总工会　共青团中央

全国妇联　中国科协

中国残联　全国老龄办

2016 年 12 月 30 日

2.48　医疗联合体建设试点工作

国家卫生计生委关于开展医疗联合体建设试点工作的指导意见(节选)

国卫医发〔2016〕75 号

各省、自治区、直辖市卫生计生委,新疆生产建设兵团卫生局:

开展医疗联合体(以下简称医联体)建设,是整合区域内医疗资源,促进优质医疗资源下沉,提升基层医疗服务能力,完善医疗服务体系的重要举措,是推动建立合理有序分级诊疗模式的重要内容。为贯彻落实《"十三五"期间卫生与健康规划》、《"十三五"期间深化医药卫生体制改革规划》、《"健康中国" 2030 规划纲要》和《国务院办公厅关于推进分级诊疗制度建设的指导意见》有关文件要求,指导各地加强医联体建设和发展工作,现提出如下意见。

一、总体要求

(二)工作目标。

到 2017 年,分级诊疗试点地区建立起有效运行的医联体,有关制度框架基本形成,上下联动、分工协作机制进一步完善,优质医疗资源有序有效下沉,医疗资源利用效率和整体效益进一步提高,基层医疗卫生机构诊疗量占总诊疗量比例明显提升,就医秩序更加合理规范。

到 2020 年,形成较为完善的医联体政策体系。通过组建医联体,区域内医疗资源进一步整合共享,基层医疗服务能力有效提升,不同级别、不同类别医疗机构间建立目标明确、权责清晰的分工协作机制,形成利益共同体、责任共同体,为患者提供连续服务,逐步建立基层首诊、双向转诊、急慢分治、上下联动的分级诊疗模式。

二、基本原则

(五)方便群众,循序渐进。坚持以患者为中心,推进慢性病防、治、管整体融合发展,使基层具备居民健康守门人的能力,逐步实现医疗质量同质化管理,增强群众获得感。选择分级诊疗试点地区开展医联体试点,跟踪监测多种模式医联体的运行情况。通过试点总结经验,完善政策,探索建立长效管理机制,形成科学、有效的医联体模式,循序渐进、平稳推开。

四、以医联体为载体推进分级诊疗

(一)科学实施双向转诊。在医联体内推行双向转诊、急慢分治。根据医联体内各级各类医疗机构功能定位,明确双向转诊服务流程。医联体内确需转诊的患者,可以优先转至医联体内上级医院,上级医院对转诊患者提供优先接诊、优先检查、优先住院等服务。急性病恢复期患者、术后恢复期患者及危重症稳定期患者可转往医联体内下级医疗机构继续治疗与康复。

(二)形成诊疗—康复—长期护理连续服务模式。鼓励护理院、康复医院、社会力量举办医疗机构等加入医联体。建立医联体内转诊机制,重点畅通诊断明确、病情稳定患者和术后康复期患者的向下转诊通道,为患者提供疾病诊疗—康复—长期护理连续性服务。

(三)落实医疗机构功能定位。医联体内建立利益共享和责任分担机制,调动医联体内各成员单位的积极性,落实各自功能定位。三级医院逐步减少常见病、多发病、病情稳定的慢性病患者比例。基层医疗卫生机构和康复医院、护理院等为诊断明确、病情稳定的慢性病患者、康复期患者、老年病患者、晚期肿瘤患者等提供治疗、康复、护理服务。

2.49 "十三五"全国人口健康信息化发展规划

国家卫生计生委关于印发"十三五"全国人口健康信息化发展规划的通知

国卫规划发〔2017〕6号

各省、自治区、直辖市卫生计生委,新疆生产建设兵团卫生局、人口计生委,委机关各司局,委直属和联系单位:

为指导和规范"十三五"期间我国人口健康信息化工作,我委制定了《"十三五"全国人口健康信息化发展规划》(可从国家卫生计生委网站下载)。现印发给你们,请认真贯彻执行。

国家卫生计生委
2017年1月24日

"十三五"全国人口健康信息化发展规划(节选)

人口健康信息化和健康医疗大数据是国家信息化建设及战略资源的重要内容,是深化医药卫生体制改革、建设健康中国的重要支撑。为指导人口健康信息化建设和推动健康医疗大数据应用发展,提高人民群众获得感,增强经济发展新动能,根据《"健康中国2030"规划纲要》、《国家信息化发展战略纲要》、《国务院促进大数据发展行动纲要》、《国务院办公厅关于促进和规范健康医疗大数据应用发展的指导意见》、《"十三五"国家信息化规划》、《"十三五"卫生与健康规划》等文件精神,编制本规划。

二、总体要求

(一)指导思想。

深入贯彻党的十八大和十八届三中、四中、五中、六中全会精神,贯彻落实习近平总书记系列重要讲话精神,紧紧围绕统筹推进"五位一体"总体布局和协调推进"四个全面"战略布局,以保障全体人民健康为出发点,以提高人民群众获得感、增强经济发展新动能为目标,大力加强人口健康信息化和健康医疗大数据服务体系建设,推动政府健康医疗信息系统和公众健康医疗数据互联融合、开放共享,消除信息壁垒和孤岛,着力提升人口健康信息化治理能力和水平,大力促进健康医疗大数据应用发展,探索创新"互联网+健康医疗"服务新模式、新业态,为打造健康中国、全面建成小康社会和实现中华民族伟大复兴的中国梦提供有力支撑。

三、主要任务

(一)夯实人口健康信息化和健康医疗大数据基础。

1. 构建统一权威、互联互通的人口健康信息平台。依托国家电子政务外网,统筹公共基础设施和统一数据共享交换,合理构建标准统一、融合开放、有机对接、授权分管、安全可靠的国家、省、市、县四级人口健康信息平台,实现对全国人口健康信息的深度挖掘和统计分析,支撑人口健康管理和决策以及跨区域、跨业务领域信息共享和业务协同。推进互联互通信息标准落地应用,消除信息壁垒,畅通部门、区域、行业之间的数据共享通道,探索社会化健康医疗大数据信息互通机制,实现健康医疗大数据在平台集聚、业务事项在平台办理、政府决策依托平台支撑。

2. 有序推动人口健康信息基础资源大数据开放共享。全面推进全员人口信息数据库建设,实现全员人口信息的预警监测和动态管理,为促进人口与经济社会、资源环境全面协调可持续发展提供决策依据;全面推进电子健康档案数据库建设,不断提升公共卫生和基层医疗卫生应用服务水平,满足居民个人健康档案信息查询、增强自我健康管理能力,提高全民健康水平;全面推进电子病历数据库建设,实现以中西医电子病历为核心,依托医院信息平台实现医院内部信息资源整合,通过区域信息平台,实现居民基本健康信息和检查检验结果等医疗机构之间信息实时更新、互认共享。在已有三大数据库基础上,加强基础资源信息数据库和健康医疗大数据中心建设,逐步实现医疗机构、医护人员、应急救治、医疗设备、药品耗材、健康管理、产业发展和信息服务等健康医疗基础数据和公共信息资源的集聚整合。同时,建立统一规范的国家人口健康医疗大数据资源目录体系,按照一数一源、多元校核的原则,实现数据集中权威监督、授权分级分类分域管理,在依法加强安全保障和隐私保护的前提下,稳步推动人口健康医疗大数据资源共享开放。

3. 完善人口健康信息各类基础业务应用系统。统筹完善公共卫生、计划生育、医疗服务、医疗保障、药品供应、综合管理等信息系统,建立健全行业管理、健康服务、大数据挖掘、科技创新、文化发展、疾病防控、健康教育、妇幼健康、食品安全、血液管理、综合监督、卫生应急、药物政策、信息宣传、中医药管理等覆盖全行业、涉及健康医疗大数据全产业链的所有信息系统,基于人口健康信息平台建立数据集成、互联互通、业务协同、开放共享的业务系统,促进医疗、医保、医药信息联动,实现人口健康信息化和健康医疗大数据各类基础业务应用系统的协同共享。

4. 健全统一的人口健康信息化和健康医疗大数据标准体系。适应建设健康中国的发展需求,建立完善统一的疾病诊断编码、临床医学术语、检查检验规范、药品耗材应用编码、数据交互接口等相关标准,进一步健全涵盖数据、技术、管理、安全等方面的人口健康信息化和健康医疗大数据标准规范体系,修订完善基础资源信息、全员人口信息、电子健康档案、电子病历数据标准和技术规范,完善标准应用管理机制,推动信息标准应用发展。加强大数据质量体系建设,规范数据采集,保障数据质量,优化数据治理。推进网络可信体系建设,强化健康医疗大数据应用发展所需的数字身份管理,建设全国统一标识的医疗卫生人员、医疗卫生机构电子证照和数字认证体系,实现可信医学数字身份、电子实名认证、电子证照数据访问控制,积极推进电子签名应用,推动建立服务管理留痕可溯、诊疗数据安全运行、多方协作参与的健康医疗管理新模式。

(二)深化人口健康信息化和健康医疗大数据应用。

8. 推进健康医疗大数据临床和科研应用。依托现有资源建设一批心脑血管、肿瘤、老年病和儿科等临床医学数据示范中心,集成基因组学、蛋白质组学等国家医学大数据资源,构建临床决策支持系统。加强疑难疾病和慢病管理等重点方面的研究,强化人口基因信息安全管理,推动精准医疗技术发展。围绕重大疾病临床用药研制、药物产业化共性关键技术等需求,建立药物副作用预测、创新药物研发数据融合共享机制,建立以基本药物为重点的药品临床综合评价体系。充分利用优势资源,优化生物医学大数据布局,依托国家临床医学研究中心和协同研究网络,系统加强临床和科研数据资源整合共享,提升医学科研及应用效能。

（三）创新人口健康信息化和健康医疗大数据发展。

10. 培育健康医疗大数据发展新业态。加强数据存储清洗、挖掘应用、安全隐私保护等关键技术攻关。鼓励社会力量创新发展健康医疗大数据,促进健康医疗业务与大数据技术深度融合,加快构建健康医疗大数据产业链,大力推进健康与养老、旅游、互联网、健身休闲、食品、环保、中药等产业融合发展。发展居家健康信息服务,规范网上药店和医药物流第三方配送等服务,推动中医药养生、健康管理、健康文化等产业发展。探索推进智能健康电子产品、健康医疗移动应用等产生的数据资源规范接入人口健康信息平台。充分发挥人工智能、虚拟现实、增强现实、生物三维打印、医用机器人、可穿戴设备等先进技术和装备产品在人口健康信息化和健康医疗大数据应用发展中的引领作用,推动新产品、新技术在以全息数字人为愿景,集计算机深度学习技术、疾病预防、卫生应急、健康保健、日常护理中的应用,促进由医疗救治向健康服务转变,实现以治疗为中心向以健康为中心的转变。

11. 构建"互联网＋健康医疗"服务新模式。引导优质医疗资源下沉到基层、到农村、到家庭,鼓励社会力量参与,整合线上线下资源,依托健康医疗大数据,规范和促进健康医疗新模式形成发展和应用,大力推进互联网健康咨询、网上预约分诊、移动支付和检查检验结果查询、随访跟踪、健康管理等服务应用。利用新兴信息技术支持就医流程优化、人工智能辅助诊断等医疗服务模式创新,建立医院、社区、公众三者共同参与的健康管理模式,建设适应居民多层次健康需求、上下联动、衔接互补的健康医疗大数据应用服务体系,健全慢病患者、专病患者、健康亚健康人群的授权分级分类分域管理体系和规范,为建成面向全体居民、覆盖全生命周期的健康医疗大数据监控管理和疾病预防体系提供支撑。实施以远程医疗服务为核心的健康中国云服务计划,构建健康医疗大数据服务集成平台,开启远程医疗服务新模式,提供远程会诊、远程影像、病理结果、心电诊断服务,健全检查结果互认共享机制,为全体居民提供优质、便捷、高效、公平的基本医疗和健康服务提供支撑。

四、重点工程

以夯实基础、深化应用、创新发展为主线,以实施一批具有重大影响力、全局性的重点工程为抓手,进一步落实"十三五"重点任务,优化资源配置,提高服务效率,改善就医体验,提升管理水平。

（一）全民健康保障信息化工程。以基础资源信息、全员人口信息、居民电子健康档案和电子病历四大数据库为基础,建设公共卫生管理、医疗健康公共服务、基本药物制度运行监测评价、卫生服务质量与绩效评价、人口统筹管理和综合管理等业务应用系统,实现互联互通、业务协同。加快推进省统筹区域人口健康信息平台建设,按照平台功能指引要求,加强信息共享,提高重大疾病防控和突发公共卫生事件应急能力以及妇幼健康服务管理、综合监督和公众健康保障水平,实现全国上下联动、"三医"业务协同。建立覆盖全国医疗卫生机构的健康传播和远程教育视频系统。推动完善全球公共卫生风险监测预警决策系统,建立国际旅行健康网络,为出入境人员提供旅行健康安全保障服务。

（三）基层信息化能力提升工程。按照保基本、强基层、建机制的医改基本原则,"十三五"时期,围绕支持公共卫生、基本医疗、基本药物配备使用等基本医疗卫生服务业务,规范基层医疗卫生机构内部管理、医疗卫生监督考核及远程医疗服务保障互联互通等重要功能,不断加强基层人口健康信息化建设,继续加大投入,提高人员素质,夯实发展基础,努力提升基层服务质量和效率。完善基层信息管理系统,加强基层标准化应用和安全管理,延伸放大医疗卫生机构服务能力,促进"重心下移、资源下沉"。坚持以家庭医生签约服务为基础,推进居民电子健康档案和居民健康卡的广泛使用,基本实现城乡居民拥有规范化的电子健康档案和功能完备的健康卡,推动实现人人享有基本医疗卫生服务的医改目标。

(五)健康扶贫信息支撑工程。贯彻落实中央脱贫攻坚部署和精准扶贫精准脱贫方略要求,推动建立农村贫困人口因病致贫、因病返贫个案信息库和动态管理信息系统。通过人口健康信息化建设,加强贫困人口数据采集和筛查,实现因病致贫、因病返贫的家庭、患者和病种精准识别全覆盖。加大健康扶贫脱贫信息支撑力度,优先为贫困人口建立动态管理的电子健康档案和居民健康卡,实现身份识别、授权确认、信息归集、安全认证和金融应用等功能,支撑贫困人口家庭医生签约服务开展,逐步实现基本医保、大病医保、医疗救助和社会慈善救助资金"一站式"结算,为实施"大病集中救治一批、重病兜底保障一批、慢病签约服务一批"提供信息支撑,将健康扶贫落实到人、精准到病,提升贫困地区和贫困人口共享优质医疗资源健康服务的水平。

2.50　农村贫困人口大病专项救治工作方案

关于印发农村贫困人口大病专项救治工作方案的通知

国卫办医函〔2017〕154 号

各省、自治区、直辖市卫生计生委、民政厅(局)、扶贫办,新疆生产建设兵团卫生局、人口计生委、民政局、扶贫办:

为深入贯彻中央扶贫工作会议精神,落实《中共中央　国务院关于打赢脱贫攻坚战的决定》以及《关于实施健康扶贫工程的指导意见》要求,国家卫生计生委、民政部、国务院扶贫办决定开展农村贫困人口大病专项救治工作。现将工作方案印发给你们(可以在国家卫生计生委网站"医政医管"栏目下载),请认真组织落实。

国家卫生计生委办公厅

民政部办公厅

国务院扶贫开发领导小组办公室综合司

2017 年 2 月 11 日

农村贫困人口大病专项救治工作方案

一、指导思想

深入贯彻党的十八大、十八届三中、四中、五中及六中全会及中央扶贫工作会议精神,落实《中共中央　国务院关于打赢脱贫攻坚战的决定》,以及国家卫生计生委、国务院扶贫办、民政部等部门《关于实施健康扶贫工程的指导意见》要求,通过开展农村贫困人口大病专项救治工作,减轻农村贫困大病患者费用负担。

二、工作目标

到 2018 年底前,组织对"健康扶贫管理数据库"里的建档立卡农村贫困人口和经民政部门核实核准的农村特困人员和低保对象中,罹患食管癌、胃癌、结肠癌、直肠癌、终末期肾病、儿童白血病和儿童先天性心脏病等大病患者进行集中救治。对上述疾病实行单病种付费,控制费用总额,同时充分发挥基本医保、大病保险、医疗救助等制度的衔接保障作用,降低患者实际自付费用。

有条件的地方,可以结合实际需求和医疗服务及保障水平,扩大专项救治的人群及病种范围。

三、工作内容

(一)建立救治台账。各地卫生计生行政部门要会同扶贫部门,为"健康扶贫管理数据库"里符合救治条件的农村贫困人口建立台账。各地卫生计生、民政部门要对符合救治条件的农村特困人员和低保对象建立救治台账。各地要按照台账对相关病种的救治对象进行动态追踪管理。

(二)开展医疗救治。

1. 确定定点医院。各省级卫生计生行政部门要会同民政部门按照保证质量、方便患者、管理规范的原则,确定各个病种的医疗救治定点医院。为方便患者就诊,定点医院原则上设置在县级医院。对于县级医院不具备诊疗条件的,可以设置在上级医院。要建立疑难/重症病例的会诊、转诊机制,通过对口支援、巡回医疗、派驻治疗小组、远程会诊等方式开展救治。

2. 制订诊疗方案。各省级卫生计生行政部门要根据国家卫生计生委已发布的相关疾病诊疗指南规范和临床路径,结合本地区实际,按照"保基本,兜底线"的原则,制订符合当地诊疗服务能力、具体细化的诊疗方案和临床路径。要优先选择基本医保目录内的安全有效、经济适宜的诊疗技术和药品、耗材等,严格控制医疗费用。

3. 组织医疗救治。各地要充分发动村医、计生专干等基层卫生计生队伍,做好救治对象的组织工作。要根据台账登记的救治对象情况,有计划地组织其到定点医院进行救治。各定点医院要合理设置医疗服务流程,为农村贫困大病患者开通就医绿色通道。要配备临床经验丰富的医务人员,对大病患者实施医疗救治。

4. 加强质量控制。定点医院要强化医疗质量安全意识,完善管理制度和工作规范,开展单病种质量控制,按照相关病种临床路径要求,规范临床诊疗行为。各地要制订完善医疗质量管理与控制相关指标,组建重大疾病临床诊疗专家组,对定点医院提供技术支持与指导,开展质量管理、业务培训和考核评价等工作,保障医疗质量与安全。

(三)完善支付方式。

1. 实行单病种付费。为有效控制医疗费用,纳入大病专项救治范围的病种,实行单病种付费管理。各省级卫生计生等有关部门,要根据《关于推进按病种收费工作的通知》(发改价格〔2017〕68号)按照本省制订的诊疗方案和临床路径,科学确定各病种的单病种费用。

2. 发挥政策保障合力。对实行单病种付费的病种,各地要结合地方实际,充分发挥基本医保、大病保险、医疗救助、健康扶贫商业保险等制度的衔接保障作用。新农合要提高政策范围内住院费用报销比例,逐步降低大病保险起付线,提高报销比例,提高贫困大病患者受益水平。对报销后自付费用仍有困难的患者,要及时落实相关救助政策,并积极引导社会慈善资金予以帮助。

3. 推行"一站式"结算。贫困大病患者在县域内定点医院住院实行先诊疗后付费,定点医院设立综合服务窗口,积极推进基本医疗保险、大病保险、医疗救助等"一站式"信息交换和即时结算,由各保险、救助经办管理机构直接向医疗机构支付相应费用,贫困患者只需在出院时支付自付医疗费用,确保救治对象方便、快捷享受到各项医疗保障政策待遇。有条件的地方要积极建立市域和省域内农村贫困人口先诊疗后付费的结算机制。

(四)加强信息管理。各级卫生计生、民政、扶贫等部门要加强救治对象数据信息的动态管理,卫生计生部门要组织并确定专门人员登录全国健康扶贫动态管理系统(访问地址:www.jkfpsj.cn,用户名为各地行政区划代码,密码与前期调查核准工作使用的密码相同),下载本地客户端上报救治数据。做好数据定期统计、分析工作,为开展医疗质量、安全及效率评价,持续改进相关工作提供数据支撑。各省级卫生计生行政部门要每月底前向国家卫生计生委上报数据信息,中国人口与发展研究中心要加强信息系统的建设与管理,做好全国贫困人口大病救治信息数据的统计和分析等工作。

四、保障措施

(一)统一思想,提高认识。农村贫困人口大病专项救治工作是推进并落实健康扶贫工程的重要内容,是实施精准扶贫、确保到2020年农村贫困人口脱贫的重要举措。各级卫生计生、民政和扶贫等部门要高度重视,从坚决打赢脱贫攻坚战,全面建成小康社会的高度,按照党中央、国务院关于扶贫开发和健康扶贫的工作要求,切实做好农村贫困人口大病专项救治工作。

(二)加强领导,落实责任。各地要按照中央统筹、省(自治区、直辖市)负总责、市(地)县抓落实的工作体制,加强组织领导,将贫困人口大病专项救治工作纳入脱贫攻坚、落实健康扶贫工作的领导责任制,明确并落实部门责任。各地卫生计生、民政、扶贫等部门,要主动向党委、政府报告工作进展;要细化职责分工,加强沟通协作,形成工作合力。卫生计生部门要组织医疗机构做好救治工作,保障医疗质量与安全;民政部门要制订完善医疗救助政策,加大对贫困大病患者的救助力度;扶贫部门要争取有关项目资金,加强对贫困大病患者的帮扶力度。卫生计生、民政、扶贫等部门负责督促各地落实贫困大病患者专项救治工作,协调建立基本医疗保险、大病保险、医疗救助、健康扶贫商业保险等制度的紧密衔接和联动机制,共同做好救治工作台账和数据信息的动态管理工作。

(三)细化方案,加强督导。各地要按照本方案的要求,结合地区实际,制订具体实施方案,细化工作任务,明确时间节点和工作要求。要精心组织实施贫困人口大病专项救治工作,统筹做好政策衔接、资金安排、人力调配、推进实施等,确保专项救治工作落实到位。国家卫生计生委、民政部、国务院扶贫办等部门,将对各地实施情况进行定期检查督导,适时全国通报各地工作进展情况。

(四)广泛宣传,总结提高。各地要开展系列宣传活动,通过新闻媒体、互联网、电视报刊等形式,向社会广泛宣传农村贫困人口大病专项救治工作的有关政策,提高群众知晓率。要及时总结地方经验,不断推广典型做法,充分发挥示范和引导作用。要注重宣传贫困人口大病专项救治工作进展和成效,以及涌现出的生动事迹和群众受益事例,在全社会努力营造良好舆论氛围。

2.51 2017 年深入落实进一步改善医疗服务行动计划重点工作方案

关于印发 2017 年深入落实进一步改善医疗服务行动计划重点工作方案的通知

国卫办医函〔2017〕139 号

各省、自治区、直辖市卫生计生委、中医药管理局,新疆生产建设兵团卫生局:

按照《关于印发进一步改善医疗服务行动计划的通知》(国卫医发〔2015〕2 号)和《关于印发进一步改善医疗服务行动计划实施方案(2015—2017 年)的通知》(国卫办医发〔2015〕33 号)有关要求,在巩固近两年改善医疗服务成果的基础上,国家卫生计生委和国家中医药局组织制定了《2017 年深入落实进一步改善医疗服务行动计划重点工作方案》(可从卫生计生委医政医管栏目下载)。现印发给你们,请做好组织实施工作,重点在预约诊疗、日间手术、急诊急救、诊区安全与患者隐私保护相关工作方面取得成效。

国家卫生计生委办公厅　国家中医药管理局办公室
2017 年 2 月 16 日

2017 年深入落实进一步改善医疗服务行动计划重点工作方案(节选)

按照《关于印发进一步改善医疗服务行动计划的通知》(国卫医发〔2015〕2 号)和《关于印发进一步改善医疗服务行动计划实施方案(2015—2017 年)的通知》(国卫办医发〔2015〕33 号,以下简称《实施方案》)有关要求,在巩固 2015 年和 2016 年改善医疗服务成果的基础上,继续深入落实改善医疗服务行动计划(以下简称行动计划),制定本方案。

二、2017 年改善医疗服务行动重点工作

(一)科学实施预约诊疗。三级医院在全面实施预约诊疗服务的基础上,不断提高预约诊疗科学性,持续改善患者就医体验。一是实现分时段精准预约。根据患者个体情况,合理安排预约患者就诊时间,预约时间精确到小时,有条件的精确到分钟,坚持"预约优先"的原则,进一步缩短预约患者候诊时间。二是建立预约号源统一管理信息平台。将电话、窗口、诊间等传统预约渠道与网络、移动客户端、医联体内基层医疗机构等新兴预约渠道相融合,在信息平台上统一管理预约号源,合理安排初诊患者、复诊患者就诊时间,提高预约诊疗效率。优先安排慢性病连续跟踪管理患者的预约,推动分级诊疗。三是推行实名制预约诊疗。逐步扩大试点范围,加强预约患者身份识别,有效加强网络号源管理,遏制网络倒卖号源现象,使患者挂号体验有效改善。四是探索开展检查检验集中预约。医生开具检查检验申请单后,患者可通过自助信息终端选择时间段,减少等候时间和往返次数。

2.52 "十三五"健康老龄化规划

关于印发"十三五"健康老龄化规划的通知

国卫家庭发〔2017〕12 号

各省、自治区、直辖市、新疆生产建设兵团卫生计生委(卫生局、人口计生委)、发展改革委、教育厅(教委)、工业和信息化主管部门、民政厅(局)、财政(务)厅(局)、人力资源社会保障厅(局)、国土资源主管部门、住房城乡建设厅(建委、规划国土委、建设局)、体育局、中医药管理局、残联、老龄办:

为贯彻落实《中华人民共和国国民经济和社会发展第十三个五年规划纲要》精神,积极应对人口老龄化,维护老年人的健康功能,提高老年人的健康水平,特制定《"十三五"健康老龄化规划》。现印发给你们,请结合各地、各部门的工作实际,认真贯彻执行。

国家卫生计生委　国家发展改革委
教育部　工业和信息化部
民政部　财政部
人力资源社会保障部　国土资源部
住房城乡建设部　国家体育总局
国家中医药局　中国残联　全国老龄办
2017 年 3 月 9 日

"十三五"健康老龄化规划

健康老龄化,即从生命全过程的角度,从生命早期开始,对所有影响健康的因素进行综合、系统的干预,营造有利于老年健康的社会支持和生活环境,以延长健康预期寿命,维护老年人的健康功能,提高老年人的健康水平。

"十三五"时期是全面建成小康社会的决胜阶段,也是我国老年人口快速增长、老龄化压力日益凸显的时期。为积极应对人口老龄化,实现健康老龄化,根据《中华人民共和国国民经济和社会发展第十三个五年规划纲要》《"健康中国 2030"规划纲要》《"十三五"国家老龄事业发展和养老体系建设规划》《"十三五"深化医药卫生体制改革规划》《"十三五"卫生与健康规划》《老年教育发展规划(2016-2020 年)》等规划要求,制定本规划。

一、规划背景

(一)"十二五"期间取得的成就。

1. 基本医疗保障制度框架基本形成,医疗保障水平不断提高。基本医疗保险制度进一步完善,基本实现了医疗保险全覆盖。"十二五"期末,我国城乡居民(包括老年人[1])医保覆盖率达到 95% 以上,待遇保障水平持续提高,城乡居民住院医疗费用政策范围内报销比例达到 75%。

2. 老年医疗卫生服务体系逐步健全,服务能力不断加强。专业康复护理机构不断增加。截至 2015 年,全国共建有康复医院 453 所,护理院 168 所,护理站 65 所,比"十一五"期末分别增加了 69.0%、242.9%、16.1%。康复护理人才队伍进一步壮大。2015 年,康复医院、护理院、护理站从业卫生人员分别为 36 441 人、11 180 人、316 人，比"十一五"期末分别增加了 96.5%、286.7%、69.9%。基层医疗卫生机构为老服务不断深化，为辖区内 65 周岁及以上老年人开展健康管理，每年 1 次免费健康体检，2015 年接受体检老年人数达 1.18 亿。养老机构医疗卫生服务能力不断增强，全国有 23% 的养老机构设有医务室、护理站等医疗机构。

3. 老龄健康政策不断完善，老年健康权益得到更好保障。2014 年，国家卫生计生委成立老龄工作领导小组，统筹推进老年健康相关工作。组织开展《中国健康老龄化战略研究》，明确"健康老龄化"的核心要义，作出关注生命全程、提高老年人健康水平和生命质量的战略部署。启动"新家庭计划——家庭发展能力建设"和"计划生育家庭养老照护试点"项目，着重培养并提高家庭养老照护能力。2015 年 11 月，国务院办公厅转发了卫生计生委等部门《关于推进医疗卫生与养老服务相结合的指导意见》（国办发〔2015〕84 号），明确了医养结合工作目标、重点任务和保障措施。文件印发后各部门明确分工，各自结合职责抓紧落实。卫生计生委和民政部联合出台《关于做好医养结合服务机构许可工作的通知》，明确首接责任制，提高办事效率。启动国家级医养结合试点工作，在全国遴选确定 90 个试点城市（区），探索建立符合国情的医养结合服务模式。各地医养结合工作扎实起步，以多种形式围绕老年人的健康养老需求提供综合连续的医养结合服务。

（二）"十三五"时期面临的挑战。

"十三五"时期，人口老龄化程度持续加深，高龄和失能老年人数量增加，对老年健康服务的刚性需求不断释放，伴随家庭结构的变化，给老年健康服务带来严峻挑战。

1. 老龄化程度不断加深，老年健康服务需求日益增加。截至 2015 年，中国 60 岁及以上人口已达 2.22 亿，占总人口的 16.1%，65 岁及以上人口达 1.44 亿，占总人口的 10.5%。"十三五"期间，我国 60 岁及以上老年人口平均每年约增加 640 万，到 2020 年将达到 2.55 亿左右，占总人口的 17.8% 左右。与此同时，失能和部分失能老年人越来越多，残疾老年人逐年增加，2015 年失能和部分失能老年人约 4 063 万人，持残疾证老人达到 1 135.8 万。伴随老龄化的不断加深，老年人对于医疗保健、康复护理等服务的刚性需求日益增加。而且，老龄化进程与城镇化、家庭小型化、空巢化相伴随，与经济社会转型期各类矛盾相交织，流动老人和留守老人规模不断增加，越来越多的家庭面临照料者缺失的问题。老年人的健康服务需求已成为"十三五"期间迫切需要解决的重要问题。

2. 老年健康服务体系亟待完善，老年健康服务提供能力有待加强。我国目前尚未建立起适应老年人健康需求的包括保健 - 预防 - 治疗 - 康复 - 护理 - 安宁疗护的综合性、连续性的服务体系。老年医疗卫生服务机构、康复医院、残疾人专业康复机构、护理院等机构数量有限且地区分布不均，失智照护、安宁疗护等机构严重缺乏，为社区和居家老人提供健康服务的能力亟待加强。从事老年健康服务的人员数量不足，尤其是基层人才严重缺乏。医养结合服务工作刚刚起步，政策体系尚不健全，老年健康的评价体系等有待完善。

3. 老年健康保障政策效率有待提高，老年健康制度体系有待进一步完善。老年人是医疗服务利用的高频次人群，老年人门诊和住院需求及医疗费用均高于社会平均水平。目前我国老年健康保障制度总体上仍滞后于人口老龄化和社会发展的要求，政策效率不高，尤其是失能老人、残疾老人迫切需要的长期护理保险制度尚未建立，老年人的长期护理费用没有制度性保障来源。

二、指导思想、基本原则和发展目标

（一）指导思想。全面贯彻党的十八大和十八届三中、四中、五中、六中全会精神，深入落实习近平总书记系列重要讲话和全国卫生与健康大会精神，以维护老年健康权益和满足老年健康服务需求作为出发点和落脚点，大力推进老年健康服务供给侧结构性改革，实现发展方式由以治病为中心转变为以人民健康为中心，服务体系由以提高老年疾病诊疗能力为主向以生命全周期、健康服务全覆盖为主转变，保障老年人能够获得适宜的、综合的、连续的整合型健康服务，提高老年人健康水平，实现健康老龄化，建设健康中国。

（二）基本原则。

1. 以人为本，改善民生。以提高老年人健康水平为目标，本着为老年人办实事、做好事、解难事的原则，充分考虑老年人的健康特征和诉求，努力满足老年人不断增长的健康需求，提高老年人健康生活质量。

2. 政府引导，社会参与。积极发挥政府在制定规划、出台政策、引导投入、规范服务、监督管理等方面的职责，加快老年健康服务体系建设。发挥市场在资源配置中的决定性作用，广泛动员专业化社会组织的力量，激发社会活力，鼓励社会投资，满足多层次、多样化的健康养老服务需求。

3. 因地制宜，突出重点。根据各地发展水平，结合老年人的物质和精神文化需求，分类别、多层次、有针对性地开展为老健康服务。重点做好对有需求的经济困难的失能、失智、计划生育特殊家庭老年人的健康保障和服务关爱工作。

4. 整合资源，统筹兼顾。统筹城市和农村资源，发挥城乡社区基础性作用，促进医疗卫生与养老服务相结合。统筹健康服务和养老服务资源，实现合作共赢。

（三）发展目标。

"十三五"期间，围绕国民经济和社会发展目标，优化老年医疗卫生资源配置，加强宣传教育、预防保健、医疗救治、康复护理、医养结合和安宁疗护工作，建立覆盖城乡老年人的基本医疗卫生制度，构建与国民经济和社会发展相适应的老年健康服务体系，持续提升老年人健康水平。

——公平可及、兼顾质量的老年公共卫生服务体系不断完善，老年人健康服务水平不断提升。

——有序衔接、综合连续的老年健康服务体系基本形成，为老年人提供综合连续的整合型服务，基本满足老年人健康服务需求。

——更加公平、更可持续的基本医疗保障制度体系不断完善，探索建立长期护理保险制度。

——老年健康相关政策制度体系更加完善，健康老龄化各项工作全面推动、持续发展。

三、主要任务

围绕老年健康工作的重点难点与薄弱环节，将老年健康服务作为中心任务，优化老年健康与养老资源配置与布局，补齐短板，加快推进整合型老年健康服务体系建设。

（一）推进老年健康促进与教育工作，提升老年人健康素养。

1. 加强老年健康教育。开展老年健身、老年保健、老年疾病防治与康复、科学文化、心理健康、职业技能、家庭理财等内容的教育活动。健全老年人身边的体育健身组织，丰富老年人身边的体育健身活动，支持老年人身边的体育健身赛事，建设老年人身边的体育健身设施，加强老年人身边的体育健身指导，弘扬老年人身边的健康文化。倡导积极健康的生活方式,提高老年人的健康水平和生活质量。积极发展社区老年教育,引导开展读书、讲座、学习共同体、游学、志愿服务等多种形式的老年教育活动,面向全社会宣传倡导健康老龄化的理念,营造老年友好的社会氛围。开展老年健康保健知识进社区、进家庭活动,针对老年人特点,开发老年健康教育教材,积极宣传适宜老年人的中医养生保健方法,加强老年人自救互救卫生应急技能训练。

(二)加强老年健康公共卫生服务工作,提高老年健康管理水平。

2. 做好老年疾病预防工作。做好国家基本公共卫生服务项目中的老年人健康管理服务工作,适当调整老年人健康体检的项目和内容。推广老年痴呆、跌倒、便秘、尿失禁等防治适宜技术,开展老年常见病、慢性病、口腔疾病的筛查干预和健康指导,做到老年疾病早发现、早诊断、早治疗,促进老年人功能健康。

3. 推动开展老年人心理健康与关怀服务。启动老年人心理健康预防和干预计划,为贫困、空巢、失能、失智、计划生育特殊家庭和高龄独居老年人提供日常关怀和心理支持服务。加强对老年严重精神障碍患者的社区管理和康复治疗,鼓励老年人积极参与社会活动,促进老年人心理健康。

(三)健全老年医疗卫生服务体系,提高服务质量和可及性。

4. 加强医疗卫生服务体系中服务老年人的功能建设。加强康复医院、护理院和综合性医院老年病科建设。推动基层医疗卫生机构积极开展老年人医疗、康复、护理、家庭病床等服务,提高老年人医疗卫生服务的可及性。推动安宁疗护服务的发展。倡导为老年人义诊,为行动不便的老年人提供上门服务。到 2020 年,医疗机构普遍建立为老年人提供挂号、就医等便利服务的绿色通道。

(四)积极推动医养结合服务,提高社会资源的配置和利用效率。

5. 大力发展医养结合服务。建立健全医疗卫生机构与养老机构合作机制,鼓励多种形式的签约服务、协议合作。支持有条件的养老机构按相关规定申请开办康复医院、护理院、中医医院、安宁疗护机构或医务室、护理站等,重点为失能、失智老人提供所需的医疗护理和生活照护服务。公立医院资源丰富的地区可积极稳妥地将部分公立医院转为老年康复、老年护理等机构。推进医疗卫生服务延伸至社区、家庭。推进基层医疗卫生机构和医务人员与居家老人建立签约服务关系,为老年人提供连续性的健康管理和医疗服务。提高基层医疗卫生机构为居家老人提供上门服务的能力。鼓励社会力量以多种形式开展医养结合服务。研究出台老年人健康分级标准,健全相关服务规范、管理标准及监督评价机制,研发相应的质量管理办法。

6. 推动居家老年人长期照护服务的发展。强化基层医疗卫生服务网络功能,积极推广家庭医生签约服务,为老年人提供综合、连续、协同、规范的基本医疗和公共卫生服务。充分利用社区卫生服务体系,培育社会护理人员队伍,为居家老年人提供长期照护服务,为家庭成员提供照护培训,探索建立从居家、社区到专业机构的比较健全的长期照护服务供给体系。

7. 加强老年健康相关科研工作。开展大型队列研究,研究判定与预测老年健康的指标、标准与方法,研发可穿戴老年人健康支持技术和设备。探索老年综合征和共病的发病过程与规律,研究综合防治适宜技术、指南和规范,构建老年健康管理网络。

(五)加强医疗保障体系建设,为维护老年人健康奠定坚实基础。

8. 健全基本医疗保障制度,巩固提高保障水平。全面实施城乡居民大病保险制度。在地方试点基础上,探索建立长期护理保险制度。实现符合条件的跨省异地住院老年人医疗费用直接结算。鼓励发展与基本医保相衔接的老年商业健康保险,满足老年人多样化、多层次的健康保障需求。

9. 进一步加大对贫困老年人的医疗救助力度。在做好低保对象、特困人员中老年人医疗救助工作基础上,将低收入家庭老年人纳入重特大疾病医疗救助范围。对符合条件的计划生育特殊困难家庭老年人给予相应医疗救助。

（六）发挥中医药(民族医药)特色,提供老年健康多元化服务。

10. 开展老年人中医药(民族医药)健康管理服务项目。扩大中医药健康管理服务项目的覆盖广度和服务深度,不断丰富老年人中医健康指导的内容,推广老年中医体质辨识服务,根据老年人不同体质和健康状态提供更多中医养生保健、疾病防治等健康指导。

11. 推动发展中医药(民族医药)特色医养结合服务。鼓励新建以中医药健康养老为主的护理院、疗养院,有条件的养老机构设置以老年病、慢性病防治为主的中医诊室。推动中医医院与老年护理、康复疗养机构等开展合作。推动二级以上中医医院开设老年病科,增加老年病床数量,开展老年病、慢性病防治和康复护理,为老年人就医提供优先优惠服务。促进中医医疗资源进入养老机构、社区和居民家庭。支持养老机构开展融合中医特色的老年人养生保健、医疗、康复、护理服务。支持养老机构与中医医疗机构合作。鼓励社会资本进入(新建)以中医药健康养老为主的护理院、疗养院,探索建立一批中医药特色医养结合服务示范基地。

（七）以老年人多样化需求为导向,推动老年健康产业发展。

12. 积极发展老年健康产业。结合老年人身心特点,大力推动健康养生、健康体检、咨询管理、体质测定、体育健身、运动康复、医疗旅游等多样化健康服务。大力提升药品、医疗器械、康复辅助器具、保健用品、保健食品、老年健身产品等研发制造技术水平,扩大健康服务相关产业规模。

13. 推进信息技术支撑健康养老发展,发展智慧健康养老新业态。充分运用互联网、物联网、大数据等信息技术手段,创新健康养老服务模式,开展面向家庭、社区的智慧健康养老应用示范,提升健康养老服务覆盖率和质量效率。搭建智慧健康养老服务平台,对接各级医疗卫生及养老服务资源,建立老年健康动态监测机制,整合信息资源,实现信息共享,为老年人提供健康指导、慢病管理、安全监护等服务。推进医疗机构远程医疗建设,为机构养老人群提供便利服务。

（八）推进适老健康支持环境建设,营造老年友好社会氛围。

14. 推进老年宜居环境建设。建设老年人社会参与支持环境,从与老年健康息息相关的各方面入手,优化“住、行、医、养”等环境,营造安全、便利、舒适、无障碍的老年宜居环境体系。推进老年人住宅适老化改造,支持适老住宅建设。弘扬敬老、养老、助老的社会风尚,强化家庭养老功能,完善家庭养老政策支持体系。

（九）加强专业人员队伍建设,提高队伍专业化、职业化水平。

15. 切实加强老年健康服务人员队伍建设,尽快培养一批有爱心、懂技术、会管理的老年人健康服务工作者。将老年医学、康复、护理人才作为急需紧缺人才纳入卫生计生人员培训规划,加强专业技能培训,大力推进养老护理从业人员职业技能鉴定工作。采取积极措施保障护理人员的合法权益,合理确定并逐步提高其工资待遇。支持高等院校和职业院校开设相关专业或课程,加快培养老年医学、康复、护理、营养、心理和社会工作等方面的专业人才。鼓励医养结合服务机构参与人才培养全过程，为学生实习和教师实践提供岗位。重点建设一批职业院校健康服务类与养老服务类示范专业点。

四、保障措施

（一）加强组织领导。各地要高度重视人口老龄化问题，加强老年健康工作部署。切实把"十三五"健康老龄化规划纳入重要议事日程，列入经济社会发展总体规划，及时解决老年人健康服务体系建设中的重大问题，把老年健康产业发展作为推动产业结构调整、拉动经济、扩大就业的主要内容。健全政府主导、部门协作、社会参与的工作机制。各地要结合实际制定"十三五"健康老龄化规划与具体实施办法。

（二）加大政策支持力度。各地要积极出台扶持政策，促进"十三五"健康老龄化规划目标的实现。进一步加大政府财政投入，支持老年健康服务体系基础设施建设。在投融资、土地供应、落实税费优惠、人才培养、政策保障等方面对老年健康服务工作予以支持和倾斜，出台政府购买服务的具体政策。

（三）强化部门分工协作。各级卫生计生、发展改革、教育、工业和信息化、民政、财政、人力资源社会保障、国土资源、住房城乡建设、体育、中医药管理、残联、老龄等部门要加强协调，分工合作，落实老年健康相关政策，共同为实现健康老龄化规划目标提供支持。

（四）发挥社会力量作用。支持社会资本进入老年健康产业市场，鼓励社会力量积极兴办老年健康服务机构，提供老年健康服务。积极引导和支持社会服务机构、公益慈善组织和志愿服务组织等各类社会组织开展老年人健康关爱服务活动。充分发挥基层老年协会作用，组织老年人开展互帮互助活动。支持专业社会工作者组织各类爱心人士关爱老年人，开展"一助一""多助一"等多种形式的结对关爱服务活动。

（五）建立检查评估机制。建立健全监测检查评估机制，定期监督重大项目、重大工程的实施情况。建立中期和末期评价制度，组织开展规划实施进度和实施效果的全面检查评估。

［1］本文除特殊标注外，老年人指60周岁及以上人口。

2.53 国家基本公共卫生服务规范（第三版）

国家卫生计生委关于印发《国家基本公共卫生服务规范（第三版）》的通知

国卫基层发〔2017〕13号

各省、自治区、直辖市卫生计生委，新疆生产建设兵团卫生局：

为进一步规范国家基本公共卫生服务项目实施，我委对《国家基本公共卫生服务规范（2011年版）》进行了修订，修改完善了有关内容，精简了部分工作指标，经商财政部和国家中医药管理局，形成《国家基本公共卫生服务规范（第三版）》（以下简称《规范》）。现印发给你们（可从国家卫生计生委网站下载），请参照执行。

各地要及时对《规范》进行培训，组建培训师资队伍，加强培训管理，改进培训方式，注重培训效果考核，做到基层人员应培尽培，服务内容应会尽会，为城乡居民提供安全、有效、合格的基本公共卫生服务。

附件：国家基本公共卫生服务规范（第三版）（略）

国家卫生计生委

2017 年 2 月 28 日

2.54　基层医疗卫生服务能力提升年活动实施方案

国家卫生计生委国家中医药局关于印发《基层医疗卫生服务能力提升年活动实施方案》的通知

国卫办基层函〔2017〕238 号

各省、自治区、直辖市卫生计生委、中医药局，新疆生产建设兵团卫生局：

为落实以基层为重点的新时期卫生与健康工作方针，加强基层医疗卫生机构服务能力建设，推动分级诊疗制度建设，2017 年国家卫生计生委与国家中医药局联合开展基层医疗卫生服务能力提升年活动。现将《基层医疗卫生服务能力提升年活动实施方案》印发给你们（可从国家卫生计生委官网基层卫生栏目下载），请认真组织实施。

国家卫生计生委办公厅　国家中医药局办公室

2017 年 3 月 8 日

基层医疗卫生服务能力提升年活动实施方案（节选）

为贯彻落实以基层为重点的新时期卫生与健康工作方针，推进分级诊疗制度建设和家庭医生签约服务，在深入开展建设群众满意的乡镇卫生院活动和社区卫生服务提升工程基础上，2017 年国家卫生计生委与国家中医药局联合启动实施基层医疗卫生服务能力提升年活动（以下简称"提升年活动"）。现制定实施方案如下。

一、工作目标

以居民健康为中心，以问题为导向，围绕基层医疗卫生服务能力的薄弱环节，通过开展"提升年活动"，推动基层医疗卫生机构完善服务功能，提高服务能力，突出服务特色，改进服务质量，保障医疗安全，提升群众对基层医疗卫生机构的利用率和获得感，为建设分级诊疗制度进一步打好基础。2017 年，以省（区、市）为单位，基层医疗卫生服务机构门急诊服务量较上一年度有较大提升，家庭医生签约服务覆盖率达到 30% 以上，重点人群签约服务覆盖率达到 60% 以上。

二、实施主体

在各级地方政府、卫生计生、中医药行政部门的组织领导下，由社区卫生服务中心和乡镇卫生院组织实施，社区卫生服务站和村卫生室参照有关要求执行。

三、重点工作内容

（一）大力推进家庭医生签约服务。将签约服务的责任主体落实到医生个人，加强以医护组合为基础的团队建设，完善签约团队工作机制和绩效考核激励机制。根据服务能力和需求，不断完善签约服务内容，在基础性签约服务内容基础上，鼓励拓展不同类型的个性化签约服务内容，可包括健康评估、康复指导、家庭病床、家庭护理、中医药"治未病"、远程健康监测等,通过个性化的健康管理,提高居民对签约服务的感受度。以儿童、孕产妇、老年人、慢性病患者、残疾人等人群为重点,以疾病管理和预防保健服务为切入点,提高签约服务利用率,逐步扩大签约服务范围。按照慢性病分级诊疗技术方案做好签约服务。推广签约人群预约诊疗,实施预约优先制度,提高诊疗效率。建立基层与上级医疗机构的联动工作机制,搭建全科医生与公立医院专科医生联系沟通平台,协作医院专家号源为基层医疗卫生机构优先开放,开通转诊绿色通道,畅通转诊服务路径,优先安排转诊患者就诊和住院。完善出院患者信息交流机制,为下转患者提供连续性服务。

（二）提升门诊医疗服务能力。明确本地区一般常见病、多发病主要病种,有针对性地提升门诊疾病咨询、诊断与治疗能力。以高血压、糖尿病、慢性阻塞性肺病、冠心病、脑卒中康复期、晚期肿瘤、慢性肾功能衰竭等诊断明确的慢性病患者为重点,提高综合管理服务能力。重点加强全科医学建设,社区卫生服务中心门诊科室以全科医学科为主,乡镇卫生院应当设全科医学科。结合本地区服务需求,可发展康复、口腔、妇科(妇女保健)、儿科(儿童保健)、精神(心理)卫生等专业科室,鼓励开设慢性病联合门诊,提高基层慢病诊疗能力。加强外科常见病的门诊医疗服务能力,能熟练掌握止血、缝合、包扎、骨折固定等处理。有条件的基层医疗卫生机构,鼓励开展特色科室建设,促进形成与上级医院功能互补、差别化发展的格局,合理分流医院病人。

（三）提升急诊急救能力。加强急诊、院前急救、基层卫生应急能力建设。独立设置抢救室,合理配置给氧设施、吸引器、洗胃机、心电监护仪、简易呼吸机(呼吸囊)、除颤仪、喉镜等急救设备和药品,改善基层急救硬件条件。完善基层医务人员基本急救技能培训制度,以区域为单位,加强二级以上医院对基层医疗卫生机构急救技能的指导与培训,按计划开展人员轮训。加强对心肺复苏、气管插管、除颤、洗胃、止血包扎、骨折固定等基本急救技能的标准化培训,提升基层医务人员急救技能水平,提高对循环、呼吸、肾功能衰竭、急性中毒、休克等急危重症患者初步诊断和急救处理能力。

（四）加强住院能力建设。结合区域医疗卫生需求和机构基础条件,合理设置基层医疗卫生机构床位数,加强住院服务能力建设,开展与机构人员资质、技术准入、设施设备相适应的住院、手术、分娩等服务。鼓励基层医疗卫生机构与上级协作医院开设联合病房,提升基层住院诊疗服务能力,提高床位使用效率,方便居民群众就医。根据分级诊疗的需要,基层住院服务重点向社区护理、康复方向发展,有条件的可设置安宁疗护、老年养护病床,为二级以上医院下转患者提供必要的诊疗条件。

（五）提高检验检查和药品服务能力。加强基层医疗卫生机构检验检查能力建设,合理配置和更新必要的设施设备,开展常规检验、心电、超声、X线摄片检查服务。充分利用现有医疗资源,发挥第三方机构作用,建立影像、心电、检验、消毒供应等区域中心,开展"基层检查、上级诊断"的有效模式,提高优质医疗资源可及性和医疗服务整体效率。推进医联体内医疗机构间检验结果互认,减少资源浪费,减轻患者负担。根据分级诊疗工作需要,按照有关规定和要求配备所需药品品种,满足患者用药需求。鼓励开展药事服务,为患者提供合理用药指导。

（六）提升中医药服务能力。加强基层医疗卫生机构中医科和中药房建设,鼓励独立设置中医馆、国医堂等形式的中医综合服务区,突出中医文化特色。加强中西医人员中医药知识与技能培训,大力推广针刺类、灸类、刮痧类、拔罐类、中医微创类、推拿类、敷熨熏浴类、骨伤类、肛肠类等中医药技术方法,提高常见病、多发病和慢性病中医规范化诊疗服务能力。在老年人、儿童、孕产妇、高血压和糖尿病患者等人群的健康管理中，发挥中医药的优势和作用，增加中医药健康管理内容，提升中医药公共卫生服务能力。积极开展中医"治未病"服务，为社区居民提供中医药咨询、体质辨识及健康干预服务，大力推广普及中医药健康理念和知识。

（七）保障医疗质量安全。强化依法执业，加强医疗机构及其医务人员法律法规培训，提高依法执业意识。严格落实医疗质量安全核心制度，遵循临床诊疗指南、临床技术操作规范和相关病种临床路径，规范临床诊疗行为。依托区域内二级以上医疗机构，完善基层医疗质量管理与控制组织体系建设，建立健全相关工作机制，持续改进医疗质量，加强医疗安全管理，培育医务人员质量安全文化意识。加强抗菌药物、激素、静脉输液等临床用药管理，运用处方负面清单管理、处方点评等形式控制抗菌药物不合理应用，降低抗菌药物、静脉输液使用率。开展常见病、多发病单病种质量管理与控制工作。严格执行中医药行业标准和技术规范，加强中药使用和质量管理。落实基层医疗卫生机构医院感染管理基本要求，严肃一次性医疗用品、消毒剂、消毒器械等索证和验证工作；对手术室、口腔科、消毒供应室、治疗室、换药室和清创室等重点部门严格执行清理、消毒等环节管理。规范医疗废物处置，实行登记管理制度，严防流向社会。完善投诉管理制度，加强医疗纠纷防范，引导患者依法处理化解医疗纠纷，维护医疗秩序。

（八）提高公共卫生服务成效。加大国家基本公共卫生服务项目宣传力度，集中开展一次宣传月活动，提高全社会对服务项目的认识。大力开展项目规范培训，提高医务人员对服务内容、标准、要求的执行能力。加强对高血压、糖尿病患者筛查力度，及时发现病人并纳入健康管理，强化防治结合，在日常医疗服务工作过程中开展随访服务。加强儿童、孕产妇、老年人健康管理服务，提高对主要健康问题的识别能力，对于筛查发现的主要问题，应当及时采取干预措施。提高社区卫生诊断能力，以健康档案、健康体检、临床诊疗数据为依据，分析辖区居民主要健康问题，有针对性地开展健康干预。加强与村（居）委会、驻区单位的协作，不断丰富社区健康教育手段和形式，普及健康和公众自救互助知识与技能，提高辖区居民健康素养水平。规范疫苗管理，统一采购、全程冷链，确保预防接种安全。

（九）改善服务环境和居民体验。优化门诊功能布局，设置醒目引导标识，完善服务流程。保持机构内外环境卫生整洁、温馨舒适，提供便民服务措施。大力推广一人一诊室，保护患者隐私。医疗机构工作人员着装整洁、规范，佩戴胸卡，易于患者识别。提倡文明礼貌用语，医务人员语言通俗易懂，态度和蔼热情，尊重患者，体现良好医德医风。推进居家医疗卫生服务，开展家庭出诊、家庭病床、巡回医疗等居家医疗卫生服务，为行动不便的老年人、残疾人提供上门服务。鼓励开展压疮、人工造口、人工造瘘、膀胱冲洗、外周中心静脉置管、糖尿病足等社区护理服务，提升基层居家医疗服务能力。

（十）提升信息化水平。优化完善基层卫生信息系统功能，实现对基本医疗、基本公共卫生、健康管理和签约服务的有效支撑。加强条块整合，实现系统互联互通，避免基础数据重复采集录入。推动业务协同，有效发挥电子健康档案在临床诊疗和预防保健服务中的载体作用。运用信息化手段加强对机构运行和服务情况的监测与评价。推广远程会诊、远程影像、远程心电等中心的建设和应用，促进优质资源纵向流动。利用临床指南知识库、循证医学临床路径应用指南等辅助诊断技术，规范基层医疗卫生机构诊疗行为。探索人工智能、移动健康监测、健康医疗大数据等信息技术在基层的应用，依托互联网提供网上预约、咨询查询、就医导诊和居民健康动态监测等服务，引导居民参与自我健康管理。

2.55 全国爱卫会关于印发2017年全国爱国卫生工作要点的通知

全国爱卫会关于印发2017年全国爱国卫生工作要点的通知

全爱卫发〔2017〕1号

各省、自治区、直辖市和新疆生产建设兵团爱卫会,全国爱卫会各成员单位:

为贯彻落实全国卫生与健康大会精神和《"健康中国2030"规划纲要》,进一步强化全国爱卫会各成员单位的分工协作,切实做好2017年爱国卫生工作,按照全国爱国卫生运动委员会工作规则和成员单位职责分工要求,根据各成员单位提出的年度爱国卫生工作计划,全国爱卫办制定了《2017年全国爱国卫生工作要点》。现印发给你们,请结合各单位职责分工,认真贯彻执行。

全国爱国卫生运动委员会

2017年4月10日

2017年全国爱国卫生工作要点(节选)

一、全面推进健康城市健康村镇建设

(一)推进健康城市建设试点工作。加强对38个全国健康城市试点市的技术指导与支持,深入开展试点工作,组织召开健康城市建设经验交流会,总结健康城市建设工作经验。在健康城市建设试点工作中,依托青少年事务社工的专业优势和资源链接能力,通过构建"社工+志愿者"的工作机制,引导青年志愿者在健康城市建设中发挥积极作用。(全国爱卫办、共青团中央按职责分工负责)

(二)开展"健康细胞"工程建设。研究制订"健康细胞"建设标准和工作规范,大力开展健康社区、健康学校、健康单位和健康家庭等"健康细胞"建设。持续推进城乡社区综合服务设施和信息平台建设。深入推进社区减负增效,提升社区服务管理效能。深化农村社区示范创建和实验创新。将爱国卫生工作融入全国"五好文明家庭"创建、寻找"最美家庭""好家风好家训"主题宣传实践等各项精神文明创建活动中。(全国爱卫办、民政部、卫生计生委、全国妇联按职责分工负责)

(三)完善健康城市评价指标体系。组织第三方专业机构,进一步完善评价指标,开展健康城市年度评价工作,初步建立适合我国国情的健康城市建设指标和评价体系。(全国爱卫办牵头,各成员单位参与)

(四)推进健康村镇建设。督促各地开展健康村镇建设试点工作,指导地方探索开展健康村镇建设效果评价。加强农村环境卫生治理,印发《全国改善农村人居环境"十三五"规划》,全面推广金华等地垃圾分类和资源化利用经验。开展非正规垃圾堆放点排查工作,启动集中整治。深入实施"以奖促治"政策,督促指导地方开展28 000多个建制村环境综合整治,持续改善农村环境质量。加快推动休闲农业和乡村旅游发展,开展美丽乡村建设。继续开展中国最美休闲乡村推介活动、休闲农业和乡村旅游精品景点线路主题推介活动。研究出台秸秆综合利用政策,实施好秸秆综合利用试点。加快推进家禽产业转型升级,推进

"畜牧业绿色发展示范县创建活动",整县推进畜禽粪污综合利用和病死畜禽无害化处理。开展铁路沿线环境整洁和绿化、美化工程。(全国爱卫办、财政部、环保部、住房城乡建设部、农业部、铁路局按职责分工负责)

(五)提升基层健康服务能力。启动实施基层医疗卫生服务能力提升年活动,继续推进建设群众满意的乡镇卫生院和社区卫生服务提升工程。提高国家基本公共服务项目绩效,着力加强老年人、妇幼和慢性病、严重精神障碍患者健康管理,力争实现全部在管高血压患者家庭医生签约服务全覆盖,提高居民感受度。依托基层医疗卫生机构中医综合服务区对慢病人群开展中医医疗保健服务,提高慢性病防治效果。全面实施基层中医药服务能力提升工程"十三五"行动计划,继续扩大基层中医药服务覆盖面,丰富中医药服务内涵。实施"大病集中救治一批,特殊困难家庭兜底保障一批、慢病签约服务一批"行动计划,对农村贫困人口实施救治。(卫生计生委、中医药局按职责分工负责)

(六)推动地方政策规划出台。督促指导地方政府编制出台健康城市健康村镇建设实施意见、政策和规划,把健康城市健康村镇建设纳入经济社会发展全局,制定有利于健康的公共政策,将健康相关内容纳入到城乡规划、建设和管理的各项政策中,促进健康服务公平、可及。(全国爱卫办牵头,各成员单位参与)

五、营造良好社会氛围

(二十一)开展健康教育和健康促进活动。结合全球洗手日、世界厕所日、世界无烟日、世界家庭日等各类健康主题日活动,开展健康教育宣传活动,加大群众健康理念、健康知识等方面报道,进一步提升全民健康素养。以图表漫画、多媒体移动终端等方式宣传《"健康中国 2030"规划纲要》实施落实情况。大力宣传健康中国行、全民健康素养促进行动、全民健康生活方式行动、健康家庭行动、服务百姓健康行动、中医中药中国行——中医药健康文化推进行动和"健康强军"实践活动等。(中宣部、住房城乡建设部、卫生计生委、新闻出版广电总局、新华社、中医药局、中央军委后勤保障部按职责分工负责)

(二十二)推进全民健身与全民健康深度融合。统筹落实《全民健身计划(2016—2020年)》,进一步加强顶层设计,切实发挥国务院全民健身工作部际联席会议制度的作用。完善全民健身公共服务体系,缩小贫困地区基本公共体育服务水平与发达地区的差距。促进全民健身与医疗卫生政策融合、机制融合、人才融合,推进科学健身人才队伍建设,将卫生计生人才培养与全民健身人才培养相结合,研究制定、推广普及健身指导方案、运动处方库和健身活动指南,并运用在疾病预防、治疗和康复全过程,将全民健身工作作为全国卫生城市创建、健康城市建设的重要内容。推动《群众冬季运动推广普及计划(2016—2020年)》的贯彻落实,在全国开展群众冬季运动推广普及系列活动。不断优化青少年体育社会组织政策环境,积极引导俱乐部有序发展。大力推动青少年体育活动赛事广泛开展。继续推动全国各级各类学校全面实施《国家学生体质健康标准》。实施《全国体育传统项目学校体育师资培训五年计划(2016—2020年)》,全年培训传统校体育教师 1 000 人。(教育部、卫生计生委、体育总局按职责分工负责)

(二十三)组织开展爱国卫生运动 65 周年系列活动。召开爱国卫生工作有关会议,全面系统总结爱国卫生运动 65 年来,特别是党的十八大以来取得的伟大成就和历史经验,部署新时期爱国卫生工作。制作播出专题纪录片和公益广告。组织编写史册,突出不同时期的重点工作内容。以"为了人民的健康——65 年的历史与展望"为主题,在全国开展第 29个爱国卫生月活动。发布全国爱国卫生运动标识。组织召开爱国卫生运动论坛暨学术交流会。贯彻大卫生、大健康理念,充分发挥主流媒体作用,采用报纸、书刊、广播、电视、网络等各种宣传形式,以文字、图片、漫画、音频视频及新媒体制作等多种方式,持续开展系列宣传报道,大力弘扬爱国卫生运动典型人物和先进事迹,掀起引导人民群众关心、支持、参与健康中国建设的宣传热潮,为党的十九大召开营造良好社会氛围。(全国爱卫办牵头,各成员单位参与)

2.56　健康扶贫工程"三个一批"行动计划

关于印发健康扶贫工程"三个一批"行动计划的通知

国卫财务发〔2017〕19号

河北省、山西省、内蒙古自治区、辽宁省、吉林省、黑龙江省、安徽省、福建省、江西省、山东省、河南省、湖北省、湖南省、广西壮族自治区、海南省、重庆市、四川省、贵州省、云南省、西藏自治区、陕西省、甘肃省、青海省、宁夏回族自治区、新疆维吾尔自治区卫生计生委、民政厅(局)、财政厅(局)、人力资源社会保障厅(局)、保监局、扶贫办:

为贯彻落实党中央、国务院脱贫攻坚部署和健康扶贫工作总体要求,在因病致贫因病返贫核准工作的基础上,按照"大病集中救治一批、慢病签约服务管理一批、重病兜底保障一批"的要求,组织对患有大病和长期慢性病的贫困人口实行分类分批救治,将健康扶贫落实到人、精准到病,推动健康扶贫工程深入实施,国家卫生计生委、民政部、财政部、人力资源社会保障部、保监会和国务院扶贫办联合制定了《健康扶贫工程"三个一批"行动计划》。现印发你们(可在国家卫生计生委网站下载),请认真组织实施。

国家卫生计生委　民政部
财政部　人力资源社会保障部
保监会　国务院扶贫办
2017 年 4 月 12 日

健康扶贫工程"三个一批"行动计划

为贯彻落实党中央、国务院脱贫攻坚部署和全国健康扶贫工作会议精神,坚决打赢健康扶贫攻坚战,根据国家卫生计生委等部门《关于实施健康扶贫工程的指导意见》要求,组织对患有大病和长期慢性病的贫困人口开展分类分批救治,精准推进实施健康扶贫工程,保障农村贫困人口享有基本医疗卫生服务,防止因病致贫、因病返贫,为农村贫困人口脱贫提供健康保障,制定本行动计划。

一、工作目标

2017—2020 年,对核实核准的患有大病和长期慢性病的农村贫困人口(指建档立卡贫困人口和农村低保对象、特困人员、贫困残疾人,下同),根据患病情况,实施分类分批救治,确保健康扶贫落实到人、精准到病,有效解决因病致贫、因病返贫问题。

二、行动措施

(一)大病集中救治一批。开展农村贫困家庭大病专项救治,按照"三定两加强"原则,对患有大病的农村贫困人口实行集中救治。

1. 确定定点医院。各省级卫生计生行政部门要会同民政、人力资源社会保障等部门按照保证质量、方便患者、管理规范的原则，确定大病集中救治定点医院。定点医院原则上设置在县级医院，县级医院不具备医疗条件的，可设置在上级医院。要建立疑难/重症病例的会诊、转诊机制，充分利用对口支援、巡回医疗、派驻治疗小组、远程会诊等方式做好救治工作。

2. 确定诊疗方案。省级卫生计生行政部门要根据国家卫生计生委已发布的相关诊疗指南规范和临床路径，结合本地区实际，按照"保基本，兜底线"的原则，制订符合当地诊疗服务能力、具体细化的诊疗方案和临床路径。要优先选择基本医保目录内的安全有效、经济适宜的诊疗技术、药品和耗材，严格控制费用。定点医院要进一步优化诊疗流程、缩短等候时间，为农村贫困家庭大病患者开通就医绿色通道。

3. 确定单病种收费标准。各地要贯彻落实国家发展改革委、国家卫生计生委、人力资源社会保障部《关于推进按病种收费工作的通知》（发改价格〔2017〕68号）要求，按照"有激励、有约束"的原则，以医疗服务合理成本为基础，体现医疗技术和医务人员劳务价值，参考既往实际发生费用等进行测算，制订病种收费标准。

4. 加强医疗质量管理。省级卫生计生行政部门要切实加强医疗质量管理，制订完善医疗质量管理与控制相关指标，组建重大疾病临床诊疗专家组，开展质量管理、业务培训和考核评价等工作，对定点医院提供技术支持与指导。定点医院要强化质量安全意识，完善各项制度和工作规范，开展单病种质量控制，按照相关病种临床路径要求，规范临床诊疗行为，保障医疗质量与安全。

5. 加强责任落实。国家卫生计生委负责制订救治工作方案，指导组织实施食管癌、胃癌、结肠癌、直肠癌、终末期肾病、儿童白血病和儿童先天性心脏病等大病集中救治工作，2018年实现农村贫困人口全覆盖。省级卫生计生行政部门具体组织落实，结合实际，逐步扩大集中救治病种。地市、县两级卫生计生行政部门实行挂图作战，对患有大病的农村贫困人口实行分类分批集中救治。

（二）慢病签约服务管理一批。开展慢病患者健康管理，对患有慢性疾病的农村贫困人口实行签约健康管理。

1. 建立农村贫困人口健康卡。为每位农村贫困人口发放一张健康卡，置入健康状况和患病信息，与健康管理数据库保持同步更新。落实基本公共卫生服务项目，以县为单位，为符合条件的农村贫困人口每年开展1次健康体检。

2. 实行签约服务。组织乡镇卫生院医生或村医与农村贫困家庭进行签约，鼓励县医院医生与乡村两级医务人员组成医生团队与贫困家庭签约，按照高危人群和普通慢病患者分类管理，为贫困人口提供公共卫生、慢病管理、健康咨询和中医干预等综合服务。对已经核准的慢性疾病患者，签约医生或医生团队负责制订个性化健康管理方案，提供签约服务。需住院治疗的，联系定点医院确定诊疗方案，实施有效治疗。

3. 开展健康管理。国家卫生计生委负责制订统一规范的健康管理指导方案。各地结合实际，制订健康管理实施方案，确定定点医疗机构、细化诊疗流程、明确质量要求，并加强基本药物配备使用。乡镇卫生院等基层医疗卫生机构在县级医院指导下，根据农村贫困家庭慢性病患者病情安排个性化健康管理，每年按管理规范安排面对面随访，询问病情，检查并评估心率、血糖和血压等基础性健康指标，在饮食、运动、心理等方面提供健康指导。签约医生和团队做好随访记录，填写居民健康档案各类表单，并将有关信息录入健康卡。

（三）重病兜底保障一批。提高医疗保障水平，切实减轻农村贫困人口医疗费用负担，有效防止因病致贫、因病返贫。

1. 实行倾斜性精准支付政策。完善大病保险政策，对符合条件的农村贫困人口在起付线、报销比例等方面给予重点倾斜。积极探索与按人头付费相结合的门诊慢性病管理。加大医疗救助力度，将符合条件的农村贫困人口全部纳入救助范围，进一步提高救助水平。

2. 建立健康扶贫保障机制。各地要统筹基本医保、大病保险、医疗救助、商业健康保险等保障措施，实行联动报销，加强综合保障，切实提高农村贫困人口受益水平。

3. 落实"一站式"结算。贫困人口县域内住院先诊疗后付费，贫困患者只需在出院时支付自负医疗费用。推动城乡居民基本医疗保险经办机构、大病保险承办机构、医疗救助经办机构、医疗机构之间基本信息共享、互联互通，相关医保、救助政策在定点医院通过同一窗口、统一信息平台完成"一站式"结算，为群众提供方便快捷服务。未建立统一信息平台的，实行定点医院垫付、定期联审、统一结算的方式，确保减轻贫困患者看病经济负担。

4. 动员社会力量救助。充分发挥慈善医疗救助作用，鼓励支持相关公益慈善组织通过设立专项基金等形式，开展重特大疾病专项救助。依托慈善组织互联网公开募捐信息平台向社会公众进行募捐，精准对接特殊困难家庭，减轻或免除个人费用负担。

三、组织实施

（一）强化组织领导，落实各级责任。国家卫生计生委、国务院扶贫办会同民政部、财政部、人力资源社会保障部、保监会等有关部门，加强统筹协调，每年组织开展督导评估，将"三个一批"行动计划落实情况作为重点纳入各地健康扶贫工作年度考核内容。各级党委、政府要将"三个一批"行动计划作为本地脱贫攻坚和深化医改主要任务，进行重点研究部署。省级卫生计生部门、扶贫办会同民政、财政、人力资源社会保障、保监等部门制订本省（区、市）"三个一批"行动计划，细化方案和政策，明确责任和要求，加强指导考核，推动落实。地市、县两级要结合实际，以县为单位，制订具体方案和工作计划，组织全面实施。

（二）广泛动员部署，夯实工作基础。要将实施"三个一批"行动计划明确为各级医疗卫生机构今后四年的重要工作任务，充分调动广大基层医务人员参与，充分发挥村级计生专干在推动健康扶贫工作中的重要作用。积极动员组织乡镇、村两委、驻村帮扶工作队等基层工作力量，做好人员组织、政策宣讲、工作对接，确保"三个一批"行动计划有序推进。

（三）建立工作台账，实行动态管理。要组织安排乡村两级医务人员或计生专干为农村贫困人口建立健康扶贫工作台账。在进一步核实核准建档立卡贫困人口患病情况基础上，组织农村低保对象、特困人员、贫困残疾人患病情况核实核准，及时将其纳入健康扶贫救治范围。完善健康扶贫动态管理信息系统，动态监测"三个一批"行动计划和因病致贫返贫情况，实时更新数据。

（四）加强宣传引导，推动深入开展。通过设置宣传栏、广告牌、发放宣传单等各种方式，加大政策宣传力度，提高基层干部群众和农村贫困人口对健康扶贫政策和"三个一批"行动计划的知晓度。加强总结交流，推广好的做法和经验。广泛宣传先进典型特别是先进人物的感人事迹，为深入实施健康扶贫工程营造良好舆论氛围。

2.57　2017年新型农村合作医疗工作

关于做好 2017 年新型农村合作医疗工作的通知

国卫基层发〔2017〕20 号

各省、自治区、直辖市卫生计生委、财政厅（局），福建省医保办：

根据深化医药卫生体制改革有关要求，现就做好 2017 年新型农村合作医疗（含卫生计生部门管理的城乡居民基本医疗保险，以下简称新农合）工作通知如下：

一、提高筹资标准

2017 年，各级财政对新农合的人均补助标准在 2016 年的基础上提高 30 元，达到 450元，其中：中央财政对新增部分按照西部地区 80%、中部地区 60% 的比例进行补助，对东部地区各省份分别按一定比例补助。农民个人缴费标准在 2016 年的基础上提高 30 元，原则上全国平均达到 180 元左右。探索建立与经济社会发展水平、各方承受能力相适应的稳定可持续筹资机制。

二、提升保障绩效

政策范围内门诊和住院费用报销比例分别稳定在 50% 和 75% 左右，逐步缩小政策报销比和实际报销比之间的差距。扩大纳入支付的日间手术范围，将符合条件的住院分娩费用纳入报销范围，将符合条件的养老机构内设医疗机构和社会办医疗机构按规定纳入定点范围。积极推进对高血压、糖尿病、严重精神障碍等慢性疾病实施按病种定额付费等有别于普通门诊的慢性病补偿政策。

三、完善大病保险政策

继续加大投入力度，新农合新增筹资中的一定比例要用于大病保险，进一步调整完善大病保险统筹补偿方案。将贫困人口大病保险起付线降低 50%，促进更多贫困人口从大病保险受益。健全新农合、大病保险、医疗救助、疾病应急救助、商业补充保险等制度联动报销机制，推进"一站式"结算服务。做好农村贫困人口大病专项救治工作，将儿童白血病、儿童先天性心脏病、食管癌、胃癌、结肠癌、直肠癌、终末期肾病等大病集中救治范围覆盖至所有农村参合贫困患者，并将罹患儿童先心病、儿童白血病的城市参合贫困患者同时纳入专项救治范围。支持各地对贫困人口采取"先诊疗、后付费"的政策，对县域内医疗机构垫付的贫困人口报销资金要及时足额予以支付。

四、深化支付方式改革

全面推进按病种付费、按人头付费、按床日付费等复合型支付方式改革，开展按疾病诊断相关分组（DRGs）收付费试点，进一步扩大支付方式改革对定点医疗机构和参合患者的覆盖面。将对医疗机构个体的总额控制转变为区域内总额控制，探索开展点数法付费。建立健全支付方式改革联系点工作机制，加强对支付方式改革的指导、评估和总结。助力分级诊疗制度建设，将符合规定的家庭医生签约服务费纳入医保支付范围。支持区域医疗服务一体化改革，探索通过总额预付等支付政策的引导与调控，促进城市紧密型医联体、县域医共体内各级医疗机构规范服务、上下联动、分工协作、主动控费。启动实施按照药品通用名称制订新农合药品支付标准，配合做好医疗服务价格改革，探索制订新农合医疗服务支付标准，协同推进药品和医疗服务价格改革。

五、加快异地就医联网结报

加快推进新农合信息平台全国联网,完善异地就医信息系统建设、补偿政策和管理运行机制。全面推进省内异地就医结报,切实提高参合患者异地就医结报的便捷性、及时性。加快推进跨省异地就医结报工作,确保2017年年底前实现新农合转诊住院患者跨省定点就医直接结报。鼓励社会力量参与异地结报工作,充分发挥市场机制作用,提高经办效率和水平。各级各类定点医疗机构要及时联通信息系统,加强内部管理,完善相关工作机制,协同做好异地就医结报服务工作。积极推进医保智能监控系统应用,将医保对医疗机构的监管延伸到医务人员。

六、推进制度整合

贯彻落实国务院《关于整合城乡居民基本医疗保险制度的意见》(国发〔2016〕3号)和中共中央办公厅、国务院办公厅转发的《国务院深化医药卫生体制改革领导小组关于进一步推广深化医药卫生体制改革经验的若干意见》(厅字〔2016〕36号)要求,完成城乡居民基本医疗保险制度整合,实行"六统一"政策,合理确定筹资标准和待遇水平,确保待遇公平和基金安全。在制度整合过程中实行分档筹资、参保人自愿选择缴费档次办法的统筹地区,个人缴费最低档不得低于国家规定标准。加强对整合前后政策连续性和基金运行的监测分析,确保基金平稳运行和制度可持续发展。加快理顺基本医保管理体制,开展设立医保基金管理中心试点工作,承担基金支付和管理、药品采购和费用结算、医保支付标准谈判、定点机构的协议管理和结算等职能,充分发挥医保对药品生产流通企业、医院和医生的监督制约作用。继续推进管办分开,深入推进商业保险机构等社会力量参与经办服务,推动建立公平公开、有序竞争的城乡居民基本医疗保险经办服务格局。

七、保障基金安全

做好城乡居民医保制度整合过程中基金运行的监测和分析,切实防范基金风险。加强组织领导,落实监管职责,形成部门联动、齐抓共管的工作格局。各级卫生、财政部门要主动会同审计、公安、监察等部门,严密防范、严厉打击骗取套取新农合基金的行为,及时排查和消除基金安全隐患。健全责任追究制度,依法加大对贪污、挤占、挪用、骗取新农合基金等违法违规行为的处罚力度。

国家卫生计生委 财政部

2017年4月13日

2.58 全面推开公立医院综合改革工作

关于全面推开公立医院综合改革工作的通知

国卫体改发〔2017〕22号

各省、自治区、直辖市卫生计生委、财政厅(局)、编办、发展改革委、人力资源社会保障厅(局)、中医药局、医改办,新疆生产建设兵团卫生局、财务局、编办、发展改革委、人力资源社会保障局、医改办:

为贯彻落实《2017年政府工作报告》和《"十三五"深化医药卫生体制改革规划》(国发〔2016〕78号)有关要求,全面推开公立医院综合改革,全部取消药品加成,现将有关工作通知如下：

一、高度重视，充分认识全面推开公立医院综合改革的重要意义

2017年全面推开公立医院综合改革，全部取消药品加成，是党中央、国务院作出的决策部署，是全面深化改革的重要内容，是深化医药卫生体制改革的重中之重，是改善民生的要事、社会发展的实事。当前，党中央、国务院关于公立医院综合改革的原则、目标、路径和重点任务已经十分明确，全面推开公立医院综合改革的关键在于抓好落实。各地、各有关部门要牢固树立政治意识、大局意识、核心意识、看齐意识，自觉把思想认识统一到党中央、国务院的决策部署上来，把全面推开公立医院综合改革放在更加突出位置来抓，确保公立医院综合改革取得新进展、再上新台阶。

二、全面推开公立医院综合改革的重点任务

（一）贯彻落实《国务院办公厅关于全面推开县级公立医院综合改革的实施意见》（国办发〔2015〕33号）和《国务院办公厅关于城市公立医院综合改革试点的指导意见》（国办发〔2015〕38号），逐条逐项落实改革任务，深化医疗、医保、医药联动改革，增强改革的系统性、整体性和协同性。

（二）贯彻落实《中共中央办公厅　国务院办公厅转发〈国务院深化医药卫生体制改革领导小组关于进一步推广深化医药卫生体制改革经验的若干意见〉的通知》（厅字〔2016〕36号），学习先进经验，结合地方实际大胆探索创新，推动公立医院综合改革向纵深发展。

（三）贯彻落实《关于控制公立医院医疗费用不合理增长的若干意见》（国卫体改发〔2015〕89号），2017年全国公立医院医疗费用平均增长幅度控制在10%以下。各省（区、市）及兵团要设定2017年度医疗费用增长控制目标，结合实际分解到各地市、县（市、师）和公立医院，并于5月15日前报国家卫生计生委、国家中医药局备案。国家将对各省（区、市）及兵团公立医院医疗费用增长情况进行排名和通报。

（四）全面推开城市公立医院综合改革。7月31日前，所有地市出台城市公立医院综合改革实施方案；9月30日前，全面推开公立医院综合改革，所有公立医院全部取消药品加成（中药饮片除外）。国家卫生计生委、国家中医药局属（管）医院全部参加属地公立医院综合改革。2017年启动改革的城市，地市级医改领导小组要全面贯彻落实国家和省级党委、政府关于公立医院综合改革的政策要求，在深入调研、精心测算、充分协商、科学论证的基础上，以目标和问题双导向，制订任务明确、路线清晰、措施有力、分工具体的实施方案，确保公立医院综合改革平稳有序推进。省级医改领导小组要严格审核把关，确保改革举措指向明确、实用管用、解决问题。实施方案印发后，于7月31日前报国家卫生计生委备案。

（五）巩固完善前4批试点城市公立医院综合改革。巩固取消药品加成成果，进一步健全公立医院维护公益性、调动积极性、保障可持续的运行新机制和科学合理的补偿机制。到2017年底，前4批试点城市公立医院药占比（不含中药饮片）总体下降到30%左右；百元医疗收入（不含药品收入）中消耗的卫生材料降到20元以下；实行按病种收付费的病种不少于100个；预约转诊占公立医院门诊就诊量的比例要提高到20%以上；区域内所有二级及以上公立医院和80%以上的基层医疗卫生机构与区域人口健康信息平台对接；60%的基层医疗卫生机构与上级医院建立远程医疗信息系统。

（六）拓展深化县级公立医院综合改革。进一步总结提炼推广公立医院综合改革示范县(市)经验,积极推进县域医疗服务共同体建设。到2017年底,全面实行以按病种付费为主、按人头付费、按床日付费等复合型付费方式,探索符合中医药特点的支付方式,鼓励中医药服务提供和使用;县级公立医院门诊、住院患者人均费用和总收入增幅下降,医疗服务收入(不含药品、耗材、检查、化验收入)占业务收入比重提升,自付医疗费用占总医疗费用比例下降。

(七)扩大公立医院综合改革示范。各省(区)分别确定1个城市作为省级公立医院综合改革示范城市;各直辖市分别确定1个区(县)开展省级示范工作。除安徽、福建、江苏、青海4省外,各省(区)及兵团分别推荐1个县(市、师)作为第二批国家级示范候选县(市、师)。省级示范城市、国家级示范候选县(市、师)和直辖市示范县(区)名单经省级医改领导小组同意后,于5月15日前报国务院医改办。国务院医改办将会同有关部门遴选确定若干国家级示范城市和第二批国家级示范县(市、师),发挥典型引路作用,树立改革样板,扩大公立医院综合改革成效。各地要创造条件支持示范地区加大改革力度,在重点领域和关键环节突破创新、先行先试,以点带面把公立医院综合改革引向深入。

三、真抓实干,确保各项改革任务落到实处

(一)各级卫生计生、财政部门要发挥牵头作用,各级医改办要发挥统筹协调作用,建立任务台账,明确时间表、路线图,把责任压实、要求提实、考核抓实。国务院医改办对有时间节点和指标要求的改革任务建立《全面推开公立医院综合改革部分重点任务台账》(见附件),各省(区、市)及兵团医改办于每月15日前报送上月进展。国务院医改办将开展专项督导检查,按月通报各地进展,对工作滞后、延迟改革的城市进行约谈。

(二)各地要建立考核问责机制,把全面推开公立医院综合改革作为全面深化改革的重点任务,纳入政府绩效考核内容。各级卫生计生、财政部门要会同有关部门加强督促检查和跟踪评估,重大情况和问题及时向上级报告。国务院医改办将会同有关部门继续开展公立医院综合改革效果评价考核工作,考核结果与中央财政补助资金挂钩,对真抓实干、成效明显的地方加大激励支持力度,对改革不力、落实不到位的地方问责追责。

(三)国务院医改办、国家卫生计生委、财政部将对各省(区、市)及兵团开展公立医院综合改革培训,提高政策执行力。省、地市、县三级医改办、卫生计生、财政部门以及公立医院要逐级对有关部门管理人员和全体医务人员开展培训,实现公立医院综合改革培训全员覆盖,引导广大医务人员支持和参与改革,充分发挥改革主力军作用。

(四)各级医改办要会同有关部门加强对公立医院综合改革典型经验的挖掘和宣传,反映公立医院综合改革实践和进展成效,坚定改革信心,凝聚改革共识。坚持正确的舆论导向,及时回应社会关切,合理引导社会预期,为公立医院综合改革营造良好舆论环境。

附件:全面推开公立医院综合改革部分重点任务台账(略)

国家卫生计生委　财政部　中央编办　国家发展改革委

人力资源社会保障部　国家中医药局　国务院医改办

2017年4月19日

2.59　全民健康生活方式行动方案（2017—2025 年）

关于印发全民健康生活方式行动方案（2017—2025 年）的通知

国卫办疾控发〔2017〕16 号

各省、自治区、直辖市和新疆生产建设兵团卫生计生委（卫生局）、体育局、工会、共青团、妇联：

为提高全民健康意识，普及健康生活方式技能，促进健康生活方式的养成，进一步深入推进全民健康生活方式行动，国家卫生计生委、体育总局、全国总工会、共青团中央和全国妇联共同制定了《全民健康生活方式行动方案（2017—2025 年）》。现印发给你们，请各地认真组织实施，通过开展形式多样的活动，深入倡导全民健康文明的生活方式，不断提升个人健康意识和行为能力，为推进健康中国建设提供有力支撑。

国家卫生计生委办公厅

体育总局办公厅

全国总工会办公厅

共青团中央办公厅

全国妇联办公厅

2017 年 4 月 25 日

全民健康生活方式行动方案（2017—2025 年）

为贯彻落实全国卫生与健康大会精神，根据国民经济和社会发展第十三个五年规划中"倡导健康生活方式"精神要求，依据《"健康中国 2030"规划纲要》和《"十三五"卫生与健康规划》，在全民健康生活方式行动第一阶段工作基础上，制定本方案。

一、指导思想和原则

全面贯彻党的十八大及十八届三中、四中、五中、六中全会精神和习近平总书记系列重要讲话精神，落实党中央、国务院决策部署，落实全国卫生与健康大会精神，坚持以人民为中心的发展思想，以满足人民群众健康需求和解决主要健康问题为导向，坚持政府主导、部门协作、动员社会、全民参与，以"和谐我生活，健康中国人"为主题，开展涵盖合理膳食、适量运动、控烟限酒、心理健康等内容的专项行动，积极营造健康支持性环境，科学传播健康知识，广泛传授健康技能，深入倡导全民健康文明的生活方式，提升个人健康意识和行为能力，推动疾病治疗向健康管理转变，为全面推进健康中国建设提供有力支撑。

二、行动目标

全国开展行动的县（区）覆盖率到 2020 年达到 90%，2025 年达到 95%，积极推广健康支持性环境建设，大力培训健康生活方式指导员，要求开展行动的县（区）结合当地情况，深入开展"三减三健"（减盐、减油、减糖、健康口腔、健康体重、健康骨骼）、适量运动、控烟限酒和心理健康等 4 个专项行动。实现到 2020 年，全国居民健康素养水平达到 20%，2025 年达到 25%，形成全社会共同行动，推广践行健康生活方式的良好氛围。

三、行动策略

（一）政府主导，部门协作，创造健康支持性环境。

各地区将推进全民健康生活方式行动作为健康中国建设重要内容，坚持政府主导、部门协作，将健康融入所有政策，紧密结合国家卫生城市、健康城市、慢性病综合防控示范区和健康促进县（区）等建设工作，依托国家基本公共卫生服务均等化项目、全民健身活动、全民健康素养促进行动、健康中国行活动等平台，开展健康支持性环境建设。卫生计生部门要大力宣传健康生活方式核心信息，推广健康支持性工具，建设无烟环境，培育健康生活方式指导员队伍，开展健康生活方式指导员"五进"活动（进家庭、进社区、进单位、进学校、进医院）。体育部门要健全群众身边的体育健身组织，建设群众身边的体育健身设施，丰富群众身边的体育健身活动，支持群众身边的体育赛事，提供群众身边的健身指导，弘扬群众身边的健康文化，携手卫生计生等相关部门培养运动康复医生、健康指导师等相关人才，推进国民体质监测与医疗体检有机结合，推进体育健身设施与医疗康复设施有机结合，推进全民健身和全民健康深度融合。各级工会、共青团、妇联组织要充分发挥宣传阵地作用，通过组织群众乐于参与的活动推广健康生活方式，积极创造有益于健康的环境。

（二）动员社会，激活市场，倡导践行健康生活方式。

广泛动员社会各界，激发市场活力，在规范合作的基础上，鼓励、引导、支持各类公益慈善组织、行业学（协）会、社会团体、商业保险机构、企业等择优竞争，积极参与全民健康生活方式行动。针对人民群众健康生活需求，建设健康生活方式体验及践行相关设施，开发和推广健康促进适宜技术和健康支持工具，利用大数据、云计算、智能硬件、手机APP等信息技术，创新健康管理模式，提高健康生活方式相关服务可及性。在全社会营造良好的健康服务消费环境，帮助群众体验健康生活方式带来的益处和乐趣，提升健康产品和服务供给的百姓获得感，增强群众维护自身健康的能力。

（三）多措并举，全民参与，塑造自主自律的健康行为。

倡导"每个人是自己健康第一责任人"的理念。鼓励个人、家庭使用控油壶、限盐勺、体质指数速算尺等健康支持工具，促使群众主动减盐减油减糖，合理膳食。引导群众积极参加健身操（舞）、健步走、太极拳（剑）、骑行、跳绳、踢毽等简便易行的健身活动，发挥中医治未病优势，大力推广传统养生健身法。深入开展控烟限酒教育，促使群众主动寻求戒烟咨询和服务，减少酒精滥用行为。强调培养自尊、自信、自强、自立的心理品质，提升自我情绪调适能力，保持良好心态。扶持建立居民健康自我管理组织，构建自我为主、人际互助、社会支持、政府指导的健康管理模式。

（四）科学宣传，广泛教育，营造健康社会氛围。

每年围绕一个健康宣传主题，结合9月1日全民健康生活方式日等各类健康主题日，广泛宣传健康科普知识。充分发挥工会、共青团、妇联等群众团体的桥梁纽带作用和宣传动员优势，以百姓关注、专业准确、通俗易懂的核心信息为主体，采取日常宣传和集中宣传相结合、主题宣传与科普宣教相互辅佐、传统媒体与新媒体共推进的形式，策划打造全民健康生活方式行动品牌，积极传播健康生活方式核心信息，努力营造促进健康生活方式的舆论环境。

四、专项行动

各地结合工作实际，针对重点人群和重点场所，组织实施"三减三健"、适量运动、控烟限酒和心理健康等专项行动。

（一）"三减三健"专项行动。

确定重点人群，减盐、减油、减糖行动以餐饮从业人员、儿童青少年、家庭主厨为主，健康口腔行动以儿童青少年和老年人为主，健康体重行动以职业人群和儿童青少年为主，健康骨骼行动以中青年和老年人为主。传播核心信息，提高群众对少盐少油低糖饮食与健康关系认知，帮助群众掌握口腔健康知识与保健技能，倡导天天运动、维持能量平衡、保持健康体重的生活理念，增强群众对骨质疏松的警惕意识和自我管理能力。

通过开展培训、竞赛、评选等活动，引导餐饮企业、集体食堂积极采取控制食盐、油脂和添加糖使用量的措施，减少含糖饮料供应。配合学校及托幼机构健康教育课程设计，完善充实健康饮食、口腔卫生保健、健康体重等相关知识与技能培训内容，开展健康教育主题活动，鼓励减少含糖饮料和高糖食品的摄入。通过开展"减盐控油在厨房，美味家庭促健康""聪明识别添加糖""健康牙齿、一生相伴""健康骨骼、健康人生"等社区活动，组织群众知识竞赛、健骨运动操比赛等，传授选择健康食品和健康烹饪技巧、口腔保健方法和预防骨质疏松的健康习惯。在职业场所开展健步走、减重比赛等体重控制及骨质疏松预防活动，协助提供个性化健康指导与服务。对基层医务人员和健康生活方式指导员开展相关核心信息培训，提高社区健康指导能力，有条件的县（区）建立骨质疏松健康管理基地（门诊）。

（二）"适量运动"专项行动。

促进体医融合，积极推进在公共卫生机构设立科学健身指导部门，积极倡导通过科学健身运动预防和促进疾病康复的知识和方法，在街道、乡镇开展健康促进服务试点，建立"体医融合"的健康服务模式。积极推进社会"运动处方"专业体系建设，开展家庭医生开具运动处方工作试点，提倡开展个性化的科学健身指导服务体系，提倡社会各单位将健康指标与工作效率相结合的评价机制。鼓励媒体和社会机构宣传体医融合、科学健身的文化观念，在大众中广泛普及科学健身知识，提高全民健身科学化水平。

（三）"控烟限酒"专项行动。

创建无烟环境，禁止公共场所吸烟，开展无烟卫生计生机构、无烟机关、无烟学校、无烟企业等创建活动，发挥领导干部、卫生计生系统带头作用。以青少年、女性等为重点，发挥医生、教师、公务员、媒体人员的示范力量，围绕减少烟草烟雾危害、推广科学戒烟方法等主题，开展中国烟草控制大众传播、"送烟＝送危害"、"戒烟大赛"等宣传教育活动，倡导公众养成健康、文明的"无烟"生活方式。推广 12320 和 4008085531 戒烟热线咨询，开展戒烟门诊服务，营造"不吸烟、不敬烟、不送烟"的社会氛围。倡导成年人理性饮酒，广泛宣传过量饮酒的健康危害，以及对家庭、社会可能造成的酒驾、暴力犯罪等负面影响。以儿童青少年为重点人群，在学校广泛开展专项教育活动，宣传饮酒对未成年人体格和智力发育等方面的影响，引导未成年人远离酒精，并向家庭辐射传播酒精危害相关知识。

（四）"心理健康"专项行动。

广泛开展心理健康科普宣传，传播心理健康知识，提升全民心理健康素养。引导公民有意识地营造积极心态，调适情绪困扰与心理压力。开展心理健康"四进"活动。"一进单位"，用人单位为员工提供健康宣传、心理评估、教育培训、咨询辅导等服务。"二进学校"，广泛开展"培育积极的心理品质，培养良好的行为习惯"的学生心理健康促进活动。"三进医院"，在诊疗服务中加强人文关怀，普及心理咨询和心理治疗技术，积极发展多学科心理和躯体疾病联络会诊制度，与高等院校、社会心理服务机构建立双向转诊机制。"四进基层"，在专业机构指导下，基层医疗卫生机构为社区居民逐步提供心理评估和心理咨询服务,依托城乡社区综合服务设施或基层综治中心建立心理咨询(辅导)室或社会工作站,对社区居民开展心理健康知识宣传和服务。

五、保障措施

(一)加强组织领导。

各地要坚持政府主导、部门协作、动员社会、全民参与的工作机制,统筹协调,综合各方力量,依托各个工作平台,共同制定因地制宜的行动实施方案,做好科学指导、组织实施、信息上报和评估工作。

(二)整合工作资源。

将全民健康生活方式行动具体内容与健康城市、慢性病综合防控示范区、全民健康素养行动等工作统筹规划,有效整合资源,确保行动实效。加强对活动实施的组织保障和经费支持,积极推动社会参与,吸引社会资本共同开展活动。

(三)加强队伍能力建设。

定期开展项目培训,提高行动工作队伍的组织、管理、实施和评估等能力。加强国内外交流与合作,学习和借鉴国内外健康促进的成功经验,引进健康生活方式相关先进理念和技术,不断完善和丰富行动内涵,促进行动可持续发展。

(四)强化督导与评估。

省级行动办组织辖区各级行动办每年开展2次工作信息逐级审核上报。国家行动办定期汇总通报全国进展情况,同时结合其他调查及监测数据,掌握目标进展,制订评估方案,定期组织评估。定期开展督导检查和技术指导,总结推广好的措施和方法,年度推选30~50个行动开展典型示范区县和20~30个行动参与先进单位,在全国范围宣传推广。全民健康生活方式行动网站提供工作信息上报和技术资料下载。

2.60　2017年家庭医生签约服务工作

关于做实做好2017年家庭医生签约服务工作的通知(节选)

国卫基层函〔2017〕164号

各省、自治区、直辖市卫生计生委、医改办,新疆生产建设兵团卫生局、医改办:

为贯彻落实国务院医改办等7部门《关于推进家庭医生签约服务的指导意见》(国医改办发〔2016〕1号)有关精神,现就做实做好2017年家庭医生签约服务工作通知如下。

一、合理确定工作目标任务

2017年,以省(区、市)为单位要在85%以上的地市开展家庭医生签约服务工作,签约服务人群覆盖率达到30%以上,老年人、孕产妇、儿童、残疾人以及高血压、糖尿病、结核病等慢性疾病和严重精神障碍患者等重点人群签约服务覆盖率达到60%以上。力争实现全部建档立卡的农村贫困人口和计划生育特殊家庭的家庭医生签约服务全覆盖。各地要实事求是、科学合理地确定本地区签约服务年度任务目标,不得盲目追求签约率,不得采取搞运动的方法,不得搞强迫命令。要确保签约服务的质量和效果,注重居民的获得感。

二、明确家庭医生签约服务内容

家庭医生团队为签约居民提供基本医疗、公共卫生和约定的健康管理服务。基本医疗服务应当涵盖常见病和多发病的中西医诊治、合理用药、就医路径指导和转诊预约等。公共卫生服务要涵盖国家基本公共卫生服务项目和规定的其他公共卫生服务。各地要根据服务能力和需求,合理设定包含基本医疗和公共卫生服务在内的基础性签约服务包,内容应当包括:建立电子健康档案、优先预约就诊、转诊绿色通道、慢性病长处方、健康教育和健康促进、预防接种、重点疾病健康管理以及儿童、老年人、孕产妇重点人群健康管理等服务,满足居民基本健康服务需求。各地要结合本地实际情况,设计针对不同人群多层次、多类型的个性化签约服务包,包括健康评估、康复指导、家庭病床服务、家庭护理、远程健康监测以及特定人群和特殊疾病健康管理等服务,满足居民多样化的健康服务需求。在家庭医生签约服务内容设计中要充分发挥中医药在基本医疗和预防保健方面的重要作用。

2.61 "十三五"全国卫生计生专业技术人员培训规划

关于印发"十三五"全国卫生计生专业技术人员培训规划的通知

国卫科教发〔2017〕8号

各省、自治区、直辖市卫生计生委、财政厅(局)、中医药管理局,新疆生产建设兵团卫生局、财务局:

为贯彻全国卫生与健康大会精神,落实《"健康中国2030"规划纲要》《全国医疗卫生服务体系规划纲要(2015—2020年)》《关于建立住院医师规范化培训制度的指导意见》《关于医教协同深化临床医学人才培养改革的意见》和《关于开展专科医师规范化培训制度试点的指导意见》等文件精神,进一步整合培训资源,优化培训内容和方式,以全科及儿科、精神科等急需紧缺人才为重点,建立健全毕业后医学教育制度,加强各级各类卫生计生专业技术人员继续医学教育,提升医疗卫生队伍的整体素质和专业水平,国家卫生计生委、财政部、国家中医药管理局组织制定了《"十三五"全国卫生计生专业技术人员培训规划》。现印发给你们(可从国家卫生计生委网站下载),请结合实际认真贯彻执行。

国家卫生计生委 财政部 国家中医药管理局
2017年1月20日

附件:

"十三五"全国卫生计生专业技术人员培训规划(节选)

一、规划背景

国家高度重视卫生计生专业技术人员培训工作。"十二五"期间,制定实施了一系列政策措施,建立适应行业特点的人才培养制度,加大全科医生等各类人员培养培训力度,有力促进了人才队伍建设。截至2015年底,我国卫生计生人员总量已达1 069.4万人,其中,执业(助理)医师303.9万人,注册护士数324.1万人,千人口执业(助理)医师数达到2.22人,与发达国家的差距正在逐步缩小。长期存在的医护比例总体倒置现象得到根本性扭转。毕业后医学教育取得重大突破,住院医师规范化培训制度建设在全国各省(区、市)全面推开,在培医师达到12万人。全科医生增加明显,达到18.9万人,初步实现每万城乡居民平均有1名全科医生的阶段性目标。多种形式的继续医学教育基本实现全覆盖,有力提升了各级各类卫生计生专业技术人员的能力素质,为深化医改、提高人民健康水平发挥了重要的支撑保障作用。

同时,受经济社会发展水平等因素制约,与广大人民群众的新期盼和医疗卫生事业改革发展的紧迫需求相比,卫生计生人才培养工作还存在不相适应的地方。一是人才总体数量不足、质量不高、结构不优的问题依然不同程度地存在。临床执业医师中本科以上学历者仅占58.8%,且大多未接受过严格、规范的住院医师培训。基层人员学历、职称层次低,能力提升受到很大限制。全科医生奇缺,仅占医师数的6.2%,儿科、精神科、妇产科、护理、助产等人才十分短缺,防治结合的复合型高级公共卫生人才稀缺,与健康服务、养老服务需求不相适应。二是教育培训制度不健全,体系不完善,学科、城乡、区域之间发展不平衡,与实际需求结合不够紧密。制定实施全面建成小康社会阶段的卫生计生专业技术人员培训规划,加快建立和完善适应行业特点的人才培养制度,提高医疗卫生人才队伍的综合素质和专业水平,已经成为当前和今后一段时期深化医改、保障和改善民生、推进健康中国建设的一项十分重要而紧迫的重大战略任务。

二、指导思想

贯彻落实党的十八大、十八届三中、四中、五中、六中全会和全国卫生与健康大会精神,坚持新时期卫生与健康工作方针,按照深化医药卫生体制改革和调整完善人口生育政策的总体要求,加快推进健康中国建设,建立适应行业特点的人才培养制度。医教协同,严格标准,整合资源,创新模式,持续提高卫生计生专业技术人员岗位胜任力,促进学科专业之间、城乡之间、区域之间协调均衡发展,提高医疗卫生服务质量和水平,满足人民群众医疗卫生服务需求。

三、基本原则

——需求导向,服务大局。以社会和行业需求为导向,服务医药卫生体制改革和卫生计生事业发展大局,遵循医学人才成长规律和医学教育规律,建立健全毕业后医学教育制度,发展完善覆盖全体卫生计生专业技术人员的继续医学教育,加强法律法规和医学人文培训,满足各级各类卫生计生专业技术人员理论知识和实践技能提高的需求。

——突出重点,以点带面。紧紧围绕"强基层"要求,以全科医生为重点,以中西部地区、农村、基层为重要着力方向,大力培养基层卫生计生专业技术人才、县级医疗卫生机构骨干人才、中西部欠发达地区重点薄弱学科领军人才和其他各类急需紧缺人才,整体推进其他各类卫生计生专业技术人才培养培训工作,实行教育培训全员覆盖。鼓励发达地区和有关单位发挥引领示范与对口帮扶作用,促进协调发展。

——统筹规划,分类指导。根据学科、岗位特点和医疗卫生服务需求,以岗位职责和胜任能力为核心,完善毕业后医学教育内容与标准,分层分类制定继续医学教育培训指南,整合培训基地、师资、资金、课程、教材等教育培训资源,优化各级各类人员教育培训计划与项目,因地制宜,因材施教,重在成效。

——规范管理,重在质量。加强对毕业后医学教育和各类继续医学教育的规范管理,坚持教育培训的科学性、公益性、规范性,坚持政府主导,发挥医疗卫生机构、医学院校、科研院所和行业组织、教育培训机构等方面的优势与积极性,完善设计、执行、指导、监测、考核、评估,严格监督管理,确保培训质量。

四、发展目标

以问题和需求为导向,以岗位胜任力为核心,以急需紧缺专业为重点,建立健全适应行业特点的卫生计生专业技术人员培训制度,到 2020 年,基本建立住院医师规范化培训制度,初步建立专科医师规范化培训制度,形成完整的毕业后医学教育体系,完善继续医学教育,全面提升各级各类卫生计生专业技术人员的专业技术水平和职业综合素质。

五、主要任务

(二)以全科医生为重点加强基层卫生计生专业技术人员培训。在全科专业住院医师规范化培训基础上,进一步加大全科医生培养力度。通过全科专业住院医师规范化培训、助理全科医生培训、转岗培训、农村订单定向医学生免费培养等途径,到 2020 年,培养全科医生 15 万名以上。支持综合性医院部分专科医生和符合条件的乡村医生经培训合格后转岗为全科医生。随着全科岗位职业吸引力的增强,适时扩大全科专业住院医师规范化培训和助理全科医生培训的招收规模,增加合格全科医生供给。建立由综合医院牵头、基层实践基地和高等医学院校、有关专业公共卫生机构共同参与的全科培训体系,加强师资队伍和基层实践基地建设,提高培训水平。

以提高岗位胜任能力为核心,实施基层卫生计生人员能力提升工程,加强城乡基层医疗卫生机构中的医、药、护、技等各类卫生计生专业技术人员多种形式的针对性继续医学教育,强化岗位培训,推进骨干进修,全面提高在职在岗卫生计生专业技术人员能力素质和工作水平。围绕卫生计生工作形势、人口形势、卫生计生政策以及依法行政要求,加强乡村两级计划生育工作人员培训。

(三)加强其他急需紧缺专业人员培训。以紧缺专业为重点,通过“导师制”专科进修等方式,开展县级医院骨干医师培训,鼓励地方以欠发达地区为重点,加强薄弱学科领军人才、骨干人才培训。加强市县级产科、儿科危急重症救治能力培训和儿科、精神科医师及助产士转岗培训。大力加强其他各类紧缺专业人员岗位培训,适应人民群众多样化医疗卫生服务需求。加强药学人员培训,提升药事服务能力,促进合理用药。适应“互联网 + 医疗健康”需求,进一步加大卫生信息化复合人才的培养力度。加强老年医学、老年护理、康复、临床营养、心理健康等适应健康服务业发展需要的各类人才培训。加大医用物理师、检验师、视觉师、听力师等医学技术人员培训力度。

(四)加强公共卫生专业人员培训。试点起步,逐步探索,在住院医师规范化培训框架下,到 2020 年培训公共卫生医师 5 000 名。加强专业公共卫生机构高层次人才培养和引进,探索建立公共卫生与临床医学复合型人才使用激励和培养培训机制,着力提高新形势下公共卫生医师的岗位胜任能力。强化卫生计生监督人员培训,注重卫生监督理论知识与实践技能的提高,着力提高卫生监督员的业务水平和执法能力。加强疾病控制、健康教育、妇幼保健、卫生应急、食品安全、计划生育、出生缺陷防控、采供血、实验室检测等各类公共卫生专业人员岗位培训、临床知识培训以及临床医师的公共卫生知识培训,满足新形势下公共卫生服务需求。

六、组织实施

(一)加强组织领导。各级卫生计生(含中医药管理部门,下同)、财政部门要高度重视卫生计生专业技术人员培训工作,加强领导,强化协同。各地要成立培训工作领导小组,强化培训管理职能,完善政策措施,分解目标任务,明确时间进度,指定专人负责,加大指导监督力度,严格考核,确保规划各项工作扎实推进、规划目标切实落实。

(二)明确职责分工。国家卫生计生委会同有关部门统筹制定全国性的培训规划,出台相关政策,制定培训指南和培训基地认定标准,对全国卫生计生专业技术人员培训工作进行宏观指导和管理,并组织实施全国性的培训时间1年以上(含1年)的重大培训项目。省级卫生计生行政部门会同有关部门结合本地实际,制定本地卫生计生专业技术人员培训规划,统筹安排并组织实施相关培训项目,整合培训项目和培训内容,避免重复培训,严格培训过程管理,保证培训效果。地市级及县级卫生计生行政部门会同有关部门根据本规划和上级有关规定,制定具体办法,并切实抓好贯彻落实,确保取得预期成效。

(三)保障经费投入。通过政府、社会、医疗卫生机构和个人多渠道筹资,加大对卫生计生人才培训的支持力度。各级政府按照规定落实投入责任,中央财政予以适当补助,地方各级财政要加大投入力度。医疗卫生机构要合理安排职工培训经费,保障本单位开展卫生计生专业技术人员培训的合理支出。鼓励和引导社会力量以多种方式支持、参与卫生计生专业技术人员培训工作。

(四)加强基地建设。对现有各类培训基地进行系统梳理,针对各级各类卫生计生专业技术人员培训需求,集成各类优势学科、医疗卫生机构以及行业组织、医学院校资源,按照填平补齐的原则,加强住院医师规范化培训、助理全科医生培训等基地建设,逐步构建"国家-省-市-县"不同层次、不同专业、布局合理、满足需求的培训基地网络。充分发挥各级卫生计生委所属培训机构、人才机构、能力建设机构、疾控机构、医院以及医学院校科研院所等在培训中的作用。

(五)强化管理和考核。各级卫生计生部门应当加强对培训项目的管理,规范项目执行,要将培训项目纳入继续医学教育项目管理,建立卫生计生专业技术人员培训档案,参培过程及培训结果作为培训学员考核、聘用、执业再注册及政府补助的重要依据。国家和省级卫生计生行政部门会同财政部门对各地卫生计生专业技术人员培训组织管理、基地建设、经费保障、培训实施等情况进行督导和考核,考核结果与资金拨付挂钩。

2.62　流动人口基本公共卫生计生服务均等化工作评估方案

国家卫生计生委办公厅关于印发流动人口基本公共卫生计生服务均等化工作评估方案的通知

国卫办流管发〔2017〕21号

各省、自治区、直辖市及计划单列市卫生计生委,新疆生产建设兵团卫生局、人口计生委:

按照《"十三五"全国流动人口卫生计生服务管理规划》要求,强化评估对推进流动人口基本公共卫生计生服务均等化工作的导向和促进作用,我委制定了《流动人口基本公共卫生计生服务均等化工作评估方案》。现印发给你们,请认真落实。

国家卫生计生委办公厅

2017年6月23日

流动人口基本公共卫生计生服务均等化工作评估方案

为贯彻全国卫生与健康大会精神,落实《"健康中国2030"规划纲要》《"十三五"卫生与健康规划》《"十三五"全国流动人口卫生计生服务管理规划》,深化医药卫生体制改革和实施全面两孩政策、改革完善计划生育服务管理要求,进一步推进流动人口基本公共卫生计生服务均等化,强化流入地在提供和落实基本公共服务方面的责任,客观真实地反映流动人口基本公共卫生计生服务水平,发挥评估对工作导向和促进作用,推动流动人口公平可及、系统连续地获得基本公共卫生计生服务,制定本方案。

一、评估对象和内容

(一)评估对象。国家卫生计生委对各省(区、市)和流动人口基本公共卫生计生服务均等化重点联系城市卫生计生行政部门进行评估。省级及以下可参照国家评估方案对下一级流入人口较多的辖区卫生计生部门进行评估。

(二)评估内容和权重。重点是流动人口基本公共卫生计生服务落实情况,包括投入、过程和结果三部分。

1. 投入。评估各地卫生计生行政部门的制度建设、经费投入保障、人力资源建设、信息化建设等情况,反映流动人口获得基本公共卫生计生服务的公平性。

2. 过程。评估各地落实流动人口基本公共卫生服务和计划生育服务情况,反映流动人口获得基本公共卫生计生服务的可及性。其中,各项基本公共卫生服务的流动人口服务对象界定与《国家基本公共卫生服务规范(第三版)》规定一致。

3. 结果。评估流动人口健康管理的效果、健康素养、满意度等情况,反映流动人口利用基本公共卫生计生服务的效果。

(三)权重设置和指标分类。投入、过程和结果三部分权重分别为40%、35%和25%(评估指标体系具体见附件)。

根据当前流动人口基本公共卫生计生服务的开展情况,将指标分为约束性或预期性、近期或长期指标。约束性指标有相应的评估要求;预期性指标为倡导性指标,可作为加分项目。近期指标为"十三五"期末需要完成和评估的指标;长期指标是指相应任务"十三五"期间不做硬性要求,随工作的推进,到2030年应落实的任务。

二、评估方式

(一)自评与评估。各地按照评估指标组织自评工作。国家卫生计生委组织对各省和流动人口基本公共卫生服务均等化重点联系城市的评估,并根据各地上报数据对地方自评结果进行抽查现场评估(复核)。

省、市、县级卫生计生部门可根据国家评估方案,分级组织对下一级流入人口较多的辖区单位的评估工作,评估结果应当及时报送上级卫生计生部门。积极推进第三方评估机制的建立。

(二)抽查现场评估范围。国家对省级的年度抽查复核覆盖不少于5%的省(区、市)(2~3个)及5%的重点联系城市(5~6个)。

(三)实施步骤。

1. 确定年度评估重点。原则上,每年的评估内容都有侧重,国家卫生计生委根据工作需要选定年度重点评估内容。

2. 各地自评。各省和重点联系城市每年按要求提交自评估报告。

3. 抽查现场评估准备。每年抽取现场评估点,组建评估队伍,组织评估前培训。

4. 实施现场评估。现场评估一般采取听取汇报、查阅资料、现场核查、问卷调查、访谈等形式进行。

现场评估前通知被评估地区和机构准备相关文件、报告等材料。现场听取被评估地区卫生计生行政部门的工作进展汇报,查阅和收集有关文件、数据和其他相关资料,并依据评估标准对各评估指标进行评分。

（四）分析和总结。现场评估结束后，汇总、分析评估数据，形成评估报告，反馈评估结果。

三、工作要求

（一）加强组织领导。各地卫生计生部门要重视流动人口基本公共卫生计生服务评估工作，将其纳入推进流动人口基本公共卫生计生服务均等化年度工作计划，加强部门内部和有关专业公共卫生机构的协调与合作，逐步建立健全多部门（单位、机构）参与的评估机制。

（二）做好评估结果应用。各地要实行评估结果通报制度，及时向上级卫生计生部门报送评估结果，并向被评估地区或机构通报评估结果。国家卫生计生委向各省（区、市）卫生计生委通报国家级评估结果。对评估中发现的问题，要深入分析原因，采取有效解决措施，切实发挥评估对工作的导向和推动作用。

附件：流动人口基本公共卫生计生服务均等化工作评估指标体系（略）

2.63　通报食品安全国家标准目录和食品相关标准清理整合结论

国家卫生计生委办公厅关于通报食品安全国家标准目录和食品相关标准清理整合结论的函（节选）

国卫办食品函〔2017〕697号

工业和信息化部、农业部、质检总局、食品药品监管总局（国务院食品安全办）办公厅，粮食局、标准委、认监委办公室，各有关单位：

根据《2017年食品安全重点工作安排》，为进一步强化标准制定、执行和监管的衔接，经征求你部门意见，现将食品安全国家标准目录和食品相关标准清理整合结论通报如下：

一、食品安全国家标准目录

截至目前，我委会同农业部、食品药品监管总局制定发布食品安全国家标准1 224项，包括：通用标准11项、食品产品标准64项、特殊膳食食品标准9项、食品添加剂质量规格及相关标准586项、食品营养强化剂质量规格标准29项、食品相关产品标准15项、生产经营规范标准25项、理化检验方法标准227项、微生物检验方法标准30项、毒理学检验方法与规程标准26项、兽药残留检测方法标准29项、农药残留检测方法标准106项、被替代和已废止（待废止）标准67项（详见附件1）。具体标准文本可在食品安全国家标准数据检索平台（http://bz.cfsa.net.cn/db）查询。

二、食品相关标准清理整合结论

按照食品相关标准清理和整合工作安排，我委组织专家和各相关单位对我国食用农产品质量安全标准、食品卫生标准、食品质量以及行业标准进行清理，重点解决标准重复、交叉和矛盾的问题。经清理，1 082项农药兽药残留相关标准转交农业部进行进一步清理整合。对另外3 310项食品标准作出了以下清理整合结论：一是通过继续有效、转化、修订、整合等方式形成现行食品安全国家标准（详见附件2），二是建议适时废止的标准（详见附件3），三是不纳入食品安全国家标准体系的标准（详见附件4）。以上结论由专家组研究提出，并征求了各相关部门意见，请各相关部门根据清理整合结论，对相关标准作出调整。

附件：

1. 食品安全国家标准目录（截至 2017 年 4 月）（略）
2. 食品安全国家标准整合名单　（略）
3. 建议适时废止的标准名单　（略）
4. 不纳入食品安全国家标准体系的标准名单　（略）

国家卫生计生委办公厅

2017 年 7 月 11 日

2.64　《居民健康卡数据集》等 18 项卫生行业标准

关于发布《居民健康卡数据集》等 18 项卫生行业标准的通告

国卫通〔2017〕8 号

现发布《居民健康卡数据集》等 18 项卫生行业标准，其编号和名称如下：

一、强制性卫生行业标准

WS 537—2017　居民健康卡数据集

WS 538—2017　医学数字影像通信基本数据集

WS 539—2017　远程医疗信息基本数据集

WS 540—2017　继续医学教育管理基本数据集

WS 541—2017　新型农村合作医疗基本数据集

WS 542—2017　院前医疗急救基本数据集

WS 375.13—2017 疾病控制基本数据集　第 13 部分：职业病危害因素监测

二、推荐性卫生行业标准

WS/T 543.1—2017　居民健康卡技术规范　第 1 部分：总则

WS/T 543.2—2017　居民健康卡技术规范　第 2 部分：用户卡技术规范

WS/T 543.3—2017　居民健康卡技术规范　第 3 部分：用户卡应用规范

WS/T 543.4—2017　居民健康卡技术规范　第 4 部分：用户卡命令集

WS/T 543.5—2017　居民健康卡技术规范　第 5 部分：终端技术规范

WS/T 543.6—2017　居民健康卡技术规范　第 6 部分：用户卡及终端产品检测规范

WS/T 544—2017　医学数字影像中文封装与通信规范

WS/T 545—2017　远程医疗信息系统技术规范

WS/T 546—2017　远程医疗信息系统与统一通信平台交互规范

WS/T 547—2017　医院感染管理信息系统基本功能规范

WS/T 548—2017　医学数字影像通信（DICOM）中文标准符合性测试规范

上述标准自 2017 年 12 月 1 日起施行，原卫生部《关于印发〈居民健康卡技术规范〉的通知》（卫办发〔2011〕60 号）、原卫生部办公厅《关于印发居民健康卡配套管理办法和技术规范的通知》（卫办综发〔2012〕26 号）中的附件 7-11 同时废止。

特此通告。

国家卫生计生委

2017 年 7 月 25 日

2.65 《老年人不良风险评估》等9项推荐性卫生行业标准

关于发布《老年人不良风险评估》等9项推荐性卫生行业标准的通告
国卫通〔2017〕10号

现发布《老年人不良风险评估》等9项推荐性卫生行业标准,其编号和名称如下:

WS/T 552—2017　老年人营养不良风险评估;

WS/T 553—2017　人群维生素A缺乏筛查方法;

WS/T 554—2017　学生餐营养指南;

WS/T 555—2017　肿瘤患者主观整体营养评估;

WS/T 556—2017　老年人膳食指导;

WS/T 557—2017　慢性肾脏病患者膳食指导;

WS/T 558—2017　脑卒中患者膳食指导;

WS/T 559—2017　恶性肿瘤患者膳食指导;

WS/T 560—2017　高尿酸血症与痛风患者膳食指导。

上述标准自2018年2月1日起施行。

特此通告。

国家卫生计生委

2017年8月1日

2.66　2017年国家基本公共卫生服务项目工作

关于做好2017年国家基本公共卫生服务项目工作的通知(节选)
国卫基层发〔2017〕46号

各省、自治区、直辖市卫生计生委、财政厅局、中医药管理局,新疆生产建设兵团卫生局、财务局:

现就做好2017年国家基本公共卫生服务项目有关工作通知如下:

一、提高经费补助标准

2017年人均基本公共卫生服务经费补助标准从45元提高至50元,新增经费主要用于以下方面:一是巩固现有项目,扩大服务覆盖面,适当提高服务补助水平,细化和完善服务内容,提高服务质量;二是统筹安排免费提供避孕药具和健康素养促进两个项目经费。中央将继续对各地给予补助,地方各级财政部门要足额安排补助资金。省级要统筹使用中央补助资金,加大对困难地区的支持力度。进一步加快资金拨付进度,采取"先预拨、后结算"的方式,确保资金及时足额到位。

二、做好项目统筹衔接

2017年,由基本公共卫生服务经费安排免费提供避孕药具项目和健康素养促进项目经费后,剩余资金全部用于开展原有基本公共卫生服务项目,项目实施主体和资金使用主体主要为基层医疗卫生机构。免费提供避孕药具项目和健康素养促进项目原有管理责任主体、项目内容、实施主体、服务模式保持不变，各省（区、市）可参照 2015 年两个项目工作任务开展有关工作，项目资金用途、拨付对象和渠道不变。免费提供避孕药具项目经费用于药具的采购、存储和调拨等，省级卫生计生部门是本地区避孕药具采购主体，省、市、县级计划生育药具管理机构负责药具的存储、调拨及相关工作。健康素养促进项目经费用于提高居民健康素养水平，降低 15 岁及以上人群烟草使用流行率，建设健康促进县（区）、医院和戒烟门诊，开展健康科普尤其是针对重点疾病、领域和人群的健康教育，监测健康素养和烟草流行水平，提供 12320 热线咨询服务等。

三、明确工作任务目标

2017 年，国家基本公共卫生服务各项任务目标见附件 2。各地要合理确定乡村两级任务分工，根据村卫生室服务能力，原则上将 40% 左右的工作任务（不含免费提供避孕药具项目和健康素养促进项目）交由村卫生室承担。

四、抓好几项重点工作

（一）加大项目宣传力度。2017 年，国家卫生计生委将组织在全国范围开展一次主题为"基本公共卫生你健康我服务"的宣传月活动。各地要认真开展好本地宣传月活动，营造良好氛围。一是在全省范围内确定 2～3 条统一的标语并广泛进行宣传。二是县区和基层机构要在显著位置张贴由省级及以上统一制作的宣传壁报。三是凡是使用基本公共卫生服务经费开展的工作，一律要在宣传材料显著位置以醒目字体明示"国家基本公共卫生服务项目"。四是广泛播放国家卫生计生委制作的基本公共卫生服务项目公益广告。五是开展现场宣传，实现辖区内社区和农村全覆盖。

（二）以高血压为突破口进一步提高服务水平。2017 年，国家卫生计生委将以高血压为突破口，选择部分省份开展试点，完善管理措施，提高管理水平，提高居民感受度。组织制订《基层高血压防治管理指南》，制定基层高血压防治管理质量评价及考核指标体系，逐步建立高血压管理与控制监测体系。

（三）充分发挥健康档案载体作用提高使用率。各地要结合区域人口健康信息平台建设，尽快实现计划免疫、妇幼卫生、精神卫生等现有公共卫生信息系统与居民电子健康档案的联通整合。发挥健康档案居民全生命周期健康状况载体作用，通过多种渠道完善和丰富健康档案内容，将每一次针对居民个体的服务及时录入档案；推动电子健康档案与医院、专业卫生机构、体检中心等机构的疾病诊疗信息、健康体检信息的联通对接。注重档案的使用，将电子健康档案与健康卡深度融合，通过网络平台、手机 APP 等，逐步将健康档案向居民个人开放，发挥健康档案在居民健康管理中的作用。

（四）严格执行新版服务规范。各地要尽快按照《国家基本公共卫生服务规范（第三版）》的要求开展工作，迅速将《规范》下达至县区，确保从事基本公共卫生服务的医务人员人手一册。对《规范》及时开展培训，组建师资队伍，改进培训方式，注重培训效果，实现基层医疗卫生机构和县区级相关专业公共卫生（含中医）机构培训全覆盖。按照《规范》要求，做好有关服务在基层医疗卫生机构与其他相关机构之间的衔接，做好工作部署。

附件：1. 2017 年国家基本公共卫生服务项目一览表

　　　2. 2017 年国家基本公共卫生服务项目主要目标任务

3. 2017年各省份高血压和糖尿病患者管理任务

国家卫生计生委　财政部
国家中医药管理局
2017年8月23日

2.67　关于做好贫困人口慢病家庭医生签约服务工作的通知

关于做好贫困人口慢病家庭医生签约服务工作的通知

国卫办基层函〔2017〕928号

河北省、山西省、内蒙古自治区、辽宁省、吉林省、黑龙江省、安徽省、福建省、江西省、山东省、河南省、湖北省、湖南省、广西壮族自治区、海南省、重庆市、四川省、贵州省、云南省、西藏自治区、陕西省、甘肃省、青海省、宁夏回族自治区、新疆维吾尔自治区卫生计生委、扶贫办：

为贯彻落实党中央、国务院脱贫攻坚部署和健康扶贫工作总体要求，根据《健康扶贫工程"三个一批"行动计划》（国卫财务发〔2017〕19号），现就做好贫困人口慢病家庭医生签约服务工作通知如下：

一、摸清底数，精准定位

各地扶贫部门要与卫生计生部门对接建档立卡农村贫困人口信息，进一步核实核准农村贫困人口中的慢病患者，并纳入家庭医生签约服务管理，优先覆盖高血压、糖尿病、结核病等慢病患者，逐步扩大到全部慢病人群，力争2017年底实现建档立卡农村贫困人口签约服务全覆盖。有条件的地区可逐步覆盖农村低保对象、特困人员、贫困残疾人等人群。

二、签约起步，有序就医

各地要遴选符合条件的乡村医生和乡镇卫生院医师等组建签约团队，向贫困人口慢病患者宣传家庭医生签约服务政策。贫困人口慢病患者自愿选择1个家庭医生团队签订服务协议。签约医生和团队要在县级医院指导下，制订个性化签约管理方案，实施普通慢病患者和高危人群分类管理，开展基本医疗、公共卫生、慢病管理、健康咨询、中医干预等服务，动态掌握签约对象健康情况，并根据病情及时转诊，引导其合理就医。

三、政策叠加，提高受益

各地要将贫困人口慢病签约一批纳入健康扶贫总体方案，统筹安排，制订有针对性的优惠政策。各地扶贫办统筹协调有关部门，设立贫困人口慢病签约专项经费，用于补助签约费中个人支付部分、签约管理费用、上级专家咨询和指导费用等，发挥民政救助、财政补助、医保基金等资金的最大保障效益。有条件的地区可探索建立面向贫困人口的健康扶贫补充保险、长期护理保险等，扩大签约服务筹资渠道。力争最大限度地减轻贫困人口慢病患者的就医负担，提升签约服务获得感，形成政策叠加效应。

四、定期报送，加强监测

各级卫生计生、扶贫等部门要加强签约服务管理对象的信息统计报送和监测工作，指定专人登录全国健康扶贫动态管理系统（www.jkfpsj.cn，用户名为各地行政区划代码，密码由省级卫生计生委统一分配），按季度上报。上报数据要与国家基本公共卫生服务项目管理信息系统数据相衔接,提高报送质量。中国人口发展与研究中心负责全国贫困人口慢病签约服务管理信息数据的统计分析工作。

五、强化建设,提升能力

各地要优化卫生资源配置,促进优质医疗资源下沉,夯实基层卫生服务网底。加强基层医疗卫生机构标准化建设,加大数字化、信息化设备投入,改善签约服务的基础设施条件。要在促进乡村一体化、县乡一体化的基础上,加强对村医慢病管理的培训,乡镇卫生院要切实发挥业务指导作用,通过多种形式提升村医慢病管理水平和管理能力。

国家卫生计生委办公厅　国务院扶贫办综合司

2017 年 9 月 13 日

2.68　胸痛中心建设与管理指导原则(试行)

国家卫生计生委办公厅关于印发胸痛中心建设与管理指导原则(试行)的通知

国卫办医函〔2017〕1026 号

各省、自治区、直辖市卫生计生委,新疆生产建设兵团卫生局:

为落实《国家卫生计生委办公厅关于提升急性心脑血管疾病医疗救治能力的通知》(国卫办医函〔2015〕189 号)和《关于印发 2017 年深入落实进一步改善医疗服务行动计划重点工作方案的通知》(国卫办医函〔2017〕139 号)有关要求,推动建立多学科诊疗模式,进一步提升胸痛相关疾病医疗救治能力,我委组织制定了《胸痛中心建设与管理指导原则(试行)》(以下简称《指导原则》),现印发给你们(可从国家卫生计生委官方网站下载),供卫生计生行政部门和医疗机构开展胸痛中心建设与管理时参照使用。

地方各级卫生计生行政部门要高度重视胸痛相关疾病医疗救治工作,按照改善医疗服务相关工作要求,创新急诊急救服务,鼓励指导本辖区医疗机构做好胸痛中心建设和管理工作。具备条件的医疗机构,要按照《指导原则》积极开展胸痛中心建设,建立以胸痛中心为基础的多学科联合诊疗模式,提升医疗服务能力。尚不具备条件的医疗机构,要进一步加强相关临床专科能力建设,做好胸痛患者的接诊和转诊工作,保障胸痛患者生命安全,不断增强人民群众获得感。

附件:胸痛中心建设与管理指导原则(试行)

国家卫生计生委办公厅

2017 年 10 月 22 日

胸痛中心建设与管理指导原则(试行)(略)

(全文请参见国家卫生健康委员会网站 http://www.nhc.gov.cn/yzygj/s3594q/201711/236dd7bf62434d109049dced2a2ed8ec.shtml)

2.69 "十三五"健康老龄化规划重点任务分工

国家卫生计生委办公厅关于印发"十三五"健康老龄化规划重点任务分工的通知

国卫办家庭函〔2017〕1082号

发展改革委、教育部、科技部、工业和信息化部、民政部、财政部、人力资源社会保障部、国土资源部、住房城乡建设部、体育总局办公厅,国家中医药管理局办公室,中国残联办公厅,全国老龄办综合部:

为贯彻国家卫生计生委等13部门《关于印发"十三五"健康老龄化规划的通知》(国卫家庭发〔2017〕12号)精神,确保各项重点任务落到实处,我委研究制定了《"十三五"健康老龄化规划重点任务分工》。经征求你部门意见并达成一致,现印发给你们,请按照职责分工推进各项任务的落实。

国家卫生计生委办公厅
2017年11月2日

"十三五"健康老龄化规划重点任务分工

一、重点任务及分工

1. 加强老年健康教育。开展老年健身、老年保健、老年疾病防治与康复、科学文化、心理健康、职业技能、家庭理财等内容的教育活动。(全国老龄办牵头,教育部、民政部、财政部、体育总局、国家卫生计生委配合)健全老年人身边的体育健身组织,丰富老年人身边的体育健身活动,支持老年人身边的体育健身赛事,建设老年人身边的体育健身设施,加强老年人身边的体育健身指导,弘扬老年人身边的健康文化。(体育总局牵头,全国老龄办配合)倡导积极健康的生活方式,提高老年人的健康水平和生活质量。积极发展社区老年教育,引导开展读书、讲座、学习共同体、游学、志愿服务等多种形式的老年教育活动,面向全社会宣传倡导健康老龄化的理念,营造老年友好的社会氛围。开展老年健康保健知识进社区、进家庭活动,针对老年人特点,开发老年健康教育教材,积极宣传适宜老年人的中医养生保健方法,加强老年人自救互救卫生应急训练。到2020年,老年人健康素养达到10%或以上。(全国老龄办、教育部、国家卫生计生委、国家中医药局等部门按职责分别负责)

2. 做好老年疾病预防工作。做好国家基本公共卫生服务项目中的老年人健康管理服务工作,适当调整老年人健康体检的项目和内容。推广老年痴呆、跌倒、便秘、尿失禁等防治适宜技术,开展老年常见病、慢性病、口腔疾病的筛查干预和健康指导,做到老年疾病早发现、早诊断、早治疗,促进老年人功能健康。2020年,65周岁及以上老年人健康管理率达到70%及以上。(国家卫生计生委)

3. 推动开展老年人心理健康与关怀服务。启动老年人心理健康预防和干预计划,为贫困、空巢、失能、失智、计划生育特殊家庭和高龄独居老年人提供日常关怀和心理支持服务。加强对老年严重精神障碍患者的社区管理和康复治疗,鼓励老年人积极参与社会活动,促进老年人心理健康。(国家卫生计生委)

4. 加强医疗卫生服务体系中服务老年人的功能建设。加强康复医院、护理院和综合性医院老年病科建设。推动基层医疗卫生机构积极开展老年人医疗、康复、护理、家庭病床等服务，提高老年人医疗卫生服务的可及性。推动安宁疗护服务的发展。倡导为老年人义诊，为行动不便的老年人提供上门服务。到2020年，医疗机构普遍建立为老年人提供挂号、就医等便利服务的绿色通道，二级以上综合性医院设老年病科比例达到35%及以上。（国家卫生计生委）

5. 大力发展医养结合服务。建立健全医疗卫生机构与养老机构合作机制，鼓励多种形式的签约服务、协议合作。支持有条件的养老机构按相关规定申请开办康复医院、护理院、中医医院、安宁疗护机构或医务室、护理站等，重点为失能、失智老人提供所需的医疗护理和生活照护服务。公立医院资源丰富的地区可积极稳妥地将部分公立医院转为老年康复、老年护理等机构。推进医疗卫生服务延伸至社区、家庭。推进基层医疗卫生机构和医务人员与居家老人建立签约服务关系，为老年人提供连续性的健康管理和医疗服务。提高基层医疗卫生机构为居家老人提供上门服务的能力。鼓励社会力量以多种形式开展医养结合服务。研究出台老年人健康分级标准，健全相关服务规范、管理标准及监督评价机制，研发相应的质量管理办法。（国家卫生计生委、民政部、国家中医药局按职责分工负责）

6. 推动居家老年人长期照护服务的发展。强化基层医疗卫生服务网络功能，积极推广家庭医生签约服务，为老年人提供综合、连续、协同、规范的基本医疗和公共卫生服务。充分利用社区卫生服务体系，培育社会护理人员队伍，为居家老年人提供长期照护服务，为家庭成员提供照护培训，探索建立从居家、社区到专业机构的比较健全的长期照护服务供给体系。（国家卫生计生委、民政部、人力资源社会保障部按职责分工负责）

7. 加强老年健康相关科研工作。开展大型队列研究，研究判定与预测老年健康的指标、标准与方法，研发可穿戴老年人健康支持技术和设备。探索老年综合征和共病的发病过程与规律，研发综合防治适宜技术、指南和规范，构建老年健康管理网络。（科技部、工业和信息化部、国家卫生计生委按职责分工负责）

8. 健全基本医疗保障制度，巩固提高保障水平。全面实施城乡居民大病保险制度。在地方试点基础上，探索建立长期护理保险制度。实现符合条件的跨省异地住院老年人医疗费用直接结算。鼓励发展与基本医保相衔接的老年商业健康保险，满足老年人多样化、多层次的健康保障需求。（人力资源社会保障部、国家卫生计生委按职责分工负责，财政部、民政部、全国老龄办等配合）

9. 进一步加大对贫困老年人的医疗救助力度。在做好低保对象、特困人员中老年人医疗救助工作基础上，将低收入家庭老年人纳入重特大疾病医疗救助范围。对符合条件的计划生育特殊困难家庭老年人给予相应医疗救助。（民政部牵头，财政部、国家卫生计生委配合）

10. 开展老年人中医药（民族医药）健康管理服务项目。扩大中医药健康管理服务项目的覆盖广度和服务深度，不断丰富老年人中医健康指导的内容，推广老年中医体质辨识服务，根据老年人不同体质和健康状态提供更多中医养生保健、疾病防治等健康指导。65周岁及以上老年人中医健康管理率2020年达到65%及以上。（国家中医药局负责）

11. 推动发展中医药（民族医药）特色医养结合服务。鼓励新建以中医药健康养老为主的护理院、疗养院，有条件的养老机构设置以老年病、慢性病防治为主的中医诊室。推动中医医院与老年护理院、康复疗养机构等开展合作。推动二级以上中医医院开设老年病科，增加老年病床数量,开展老年病、慢性病防治和康复护理,为老年人就医提供优先优惠服务。促进中医医疗资源进入养老机构、社区和居民家庭。支持养老机构开展融合中医特色的老年人养生保健、医疗、康复、护理服务。支持养老机构与中医医疗机构合作。鼓励社会资本进入(新建)以中医药健康养老为主的护理院、疗养院,探索建立一批中医药特色医养结合服务示范基地。(国家中医药局、民政部分别负责)

12. 积极发展老年健康产业。结合老年人身心特点,大力推动健康养生、健康体检、咨询管理、体质测定、体育健身、运动康复、医疗旅游等多样化健康服务。大力提升药品、医疗器械、康复辅助器具、保健用品、保健食品、老年健身产品等研发制造技术水平,扩大健康服务相关产业规模。(国家发展改革委牵头,国家卫生计生委、科技部、工业和信息化部、民政部、财政部、国家体育总局、国家中医药局、中国残联、全国老龄办分别负责)

13. 推进信息技术支撑健康养老发展,发展智慧健康养老新业态。充分运用互联网、物联网、大数据等信息技术手段,创新健康养老服务模式,开展面向家庭、社区的智慧健康养老应用示范,提升健康养老服务覆盖率和质量效率。搭建智慧健康养老服务平台,对接各级医疗卫生及养老服务资源,建立老年健康动态监测机制,整合信息资源,实现信息共享,为老年人提供健康指导、慢病管理、安全监护等服务。推进医疗机构远程医疗建设,为机构养老人群提供便利服务。(工业和信息化部、国家卫生计生委牵头,国家发展改革委、财政部、民政部、国家中医药局、全国老龄办配合)

14. 推进老年宜居环境建设。建设老年人社会参与支持环境,从与老年健康息息相关的各方面入手,优化"住、行、医、养"等环境,营造安全、便利、舒适、无障碍的老年宜居环境体系。推进老年人住宅适老化改造,支持适老住宅建设。弘扬敬老、养老、助老的社会风尚,强化家庭养老功能,完善家庭养老政策支持体系。(全国老龄办牵头,国家发展改革委、财政部、民政部、国土资源部、住房城乡建设部、国家卫生计生委配合)

15. 切实加强老年健康服务人员队伍建设,尽快培养一批有爱心、懂技术、会管理的老年人健康服务工作者。将老年医学、康复、护理人才作为急需紧缺人才纳入卫生计生人员培训规划,加强专业技能培训,大力推进养老护理从业人员职业技能鉴定工作。采取积极措施保障护理人员的合法权益,合理确定并逐步提高其工资待遇。支持高等院校和职业院校开设相关专业或课程,加快培养老年医学、康复、护理、营养、心理和社会工作等方面的专业人才。鼓励医养结合服务机构参与人才培养全过程,为学生实习和教师实践提供岗位。重点建设一批职业院校健康服务类与养老服务类示范专业点。(教育部、人力资源社会保障部牵头,国家发展改革委、民政部、财政部、国家卫生计生委、国家中医药局、全国老龄办配合)

16. 建立健全监测检查评估机制,定期监督重大项目、重大工程的实施情况。建立中期和末期评价制度,组织开展规划实施进度和实施效果的全面检查评估。(国家卫生计生委牵头,国家发展改革委、教育部、工业和信息化部、民政部、财政部、人力资源社会保障部、国土资源部、住房城乡建设部、国家体育总局、国家中医药局、中国残联、全国老龄办配合)

二、重点工程及分工

17. 老年心理健康与心理关怀服务项目:对老年人进行心理健康评估和必要的随访管理。开展老年痴呆筛查。推广老年精神疾病的医院 - 社区系统诊疗管理技术。"十三五"期间,计划选择合适省份或地区开展老年心理健康管理项目试点。到2020年,老年心理健康管理试点覆盖全国1 600个城市社区(每省50个)、320个农村社区(每省10个)。(国家卫

生计生委牵头,国家发展改革委配合)

18. 医养结合示范工程。医养结合能力建设。建立医疗机构与养老机构合作机制,推动医疗卫生服务延伸至社区、家庭,鼓励医疗卫生机构与养老服务融合发展。医疗机构与养老机构开展对口支援、合作共建。老年照护能力及信息化建设。开展家庭老年人照护能力培训。促进信息共享,建立医养结合信息系统和老年人健康数据库。"十三五"期间,重点支持有一定医养结合服务基础以及需求较大的地区及医养结合试点城市(区)建设。建设一批综合性医养结合服务机构示范基地和社区示范基地。建设医养结合监测平台,开展医养结合试点监测及评估工作。(国家卫生计生委牵头,民政部、国家发展改革委配合)

19. 老年中医药(民族医药)健康服务项目。面向老年人群进行中医药知识规范化传播及健康教育。开发并推广老年常见病中医适宜技术服务包。开展中医治未病工程进社区、进家庭活动,为居民提供中医药康复护理服务。开展中医药与养老相结合服务试点,探索形成中医药与养老服务相结合的主要模式与内容。鼓励社会资本新建以中医药健康养老为主的护理院、疗养院,探索设立中医药特色医养结合机构,建设一批医养结合示范基地。(国家中医药局牵头,国家发展改革委、民政部配合)

20. 开展智慧健康养老示范项目。基于互联网、物联网、大数据及多媒体影像术等网络信息技术平台,运用可穿戴设备等移动信息采集终端,实现老年健康状态信息的动态监测,将老年慢性病健康管理和社区居家养老服务相结合,依托社区养老服务机构和基层医疗卫生服务机构,建设"健康管理 + 养老服务"信息化智慧健康养老服务体系。"十三五"期间,在 6 个城市开展智慧健康养老服务的试点工作。(工业和信息化部牵头,民政部、国家卫生计生委、国家发展改革委配合)

2.70　基层高血压防治管理

国家卫生计生委办公厅关于做实做好基层高血压防治管理工作的通知

国卫办基层函〔2017〕1130 号

各省、自治区、直辖市卫生计生委,新疆生产建设兵团卫生局,国家心血管病中心:

为贯彻落实全国卫生与健康大会精神,落实国家基本公共卫生服务项目,推进家庭医生签约服务,提高基层高血压防治管理水平,自 2017 年起,国家卫生计生委以"五统一"为抓手,进一步做实做好基层高血压防治管理工作。现就有关工作通知如下:

一、充分认识基层高血压防治管理工作的重要意义

高血压是威胁我国居民健康的主要慢性病之一。随着人口老龄化程度的加剧和经济社会的发展,我国高血压患病人数持续快速增加,同时,人群高血压知晓率、治疗率、控制率还处于较低水平,对健康危害大,造成巨大的疾病痛苦和沉重的经济负担。实践证明,积极预防和控制高血压是遏制心脑血管疾病发生发展的核心策略。开展基层高血压防治管理是贯彻"以基层为重点"和"预防为主"卫生和健康工作方针的体现,是落实国家基本公共卫生服务项目的深入实践,有利于发挥基层医疗卫生机构防治结合的优势,对促进"以疾病治疗为中心"向"以健康管理为中心"转变,提高居民健康水平,减轻疾病负担,重塑医疗卫生服务新模式具有重要意义。

二、总体思路坚持以问题为导向

在实施国家基本公共卫生服务项目的基础上，结合家庭医生签约服务，以基层高血压防治管理为突破口，以信息化为支撑，通过"五统一"，即统一管理指南、统一人员考核、统一质量评价、统一监测评估、统一宣教内容，提高基层医疗卫生机构高血压防治能力，促进预防与治疗有机结合，规范合理使用药物，最大限度地将患者血压维持在正常水平，控制高血压病情发展，减少并发症，改善生活质量，减轻家庭与社会负担，让群众在基层切实享受到同质化、标准化的服务，增强群众获得感。

三、主要任务

（一）统一基层高血压防治管理指南，推进同质化防治和管理。国家卫生计生委委托国家心血管病中心，基于国家基本公共卫生服务项目，结合基层医疗卫生工作实际，制订《国家基层高血压防治管理指南（2017）》（以下简称《指南》），作为基层医疗卫生机构开展高血压防治管理工作的技术依据。各地要按照《指南》要求，规范开展相关工作。

（二）规范培训和考核，提升基层高血压防治管理能力。各地要加强师资队伍建设，针对《指南》开展培训。国家卫生计生委将委托国家心血管病中心制定统一的培训内容和考核标准。要注重发挥行业组织和社团作用，通过集中、自学、视频、网络远程、移动终端等多种形式开展培训。国家心血管病中心将提供免费在线培训考核，颁发培训合格证书，并在基层高血压管理办公室网站（http：//hbp-office.nccd.org.cn）公示。

（三）开展质量评价和监测，定期评估高血压防治管理成效。国家卫生计生委将委托国家心血管病中心制订基层高血压防治管理质量考评方案，建立全国统一的基层高血压防治管理质量控制评价监测信息系统。各地要按照有关工作要求，及时将高血压防治管理数据录入信息系统，逐步建立起覆盖全国的高血压规范化管理的质量控制和监测评价体系。今后对国家基本公共卫生服务项目中高血压患者健康管理项目的考核，将逐步由现场考核为主转为日常上报数据监测为主。

（四）加强健康教育，为高血压患者防治管理营造良好氛围。国家卫生计生委将委托国家心血管病中心制作科学、权威的基层高血压防治管理有关宣教内容。各级卫生计生行政部门和基层医疗卫生机构要按照统一的高血压防控健康教育内容，通过网络、微信、视频、手册、折页、板报等多种形式，针对广大群众，尤其是高血压患者，广泛开展健康教育和宣传活动，提高居民健康素养水平，提高高血压患者自我健康管理意识。

（五）先行先试，探索建立激励机制。2017年，国家卫生计生委将选择部分省份开展试点，探索建立开展基层高血压防治管理的有效激励机制。试点地区可将基本公共卫生服务经费向高血压健康管理工作倾斜，将数据监测、量化考核与经费拨付挂钩，结合当地实际，建立基层高血压防治的质控网络。结合家庭医生签约服务工作，可通过签约服务费等形式，向经统一考核合格实施基层高血压防控的医务人员倾斜，提高其收入水平。鼓励有条件的省份，选择部分地区开展相关试点工作。

四、工作要求

（一）加强组织管理。各地要高度重视基层高血压防治管理工作，成立主管领导任组长，相关处（科）室为成员的领导小组，明确责任，加强分工协作。各地要督促指导基层医疗卫生机构完善内部管理，按照《指南》要求，规范机构和人员医疗服务行为，持续深化高血压防治管理工作。加强基层信息化建设，利用"互联网+基本公共卫生"技术，创新服务模式，优化服务流程，提升服务质量。

（二）注重典型引领。省级卫生计生行政部门要加大对市、县两级开展基层高血压防治管理工作的指导，发挥省级综合协调优势，及时总结地方好的做法和经验，通过培育典型、树立典型、宣传典型、学习典型，表彰典型，营造开展基层高血压防治管理工作比、学、赶、帮、超的氛围，提高基层高血压防控整体水平。

（三）强化统筹推进。开展基层高血压防治管理，是落实国家基本公共卫生服务项目的深化和提高，也包含着相应的临床诊疗服务。规范基层高血压防治管理工作，要与开展家庭医生签约服务、建立全科医生制度、完善分级诊疗制度等当前基层卫生重点工作相结合，发挥政策叠加效应，统筹推进基层卫生各项工作。

（四）加强工作督导。各地要建立和完善工作考核和责任追究机制，强化激励问责，对工作不力、措施不实、成效不明显的，要追究有关人员责任。省、市两级卫生计生行政部门要加大对县区级的督导考核力度，认真完成基层高血压防治管理质量考评中相关考核内容。

国家卫生计生委办公厅

2017 年 11 月 20 日

2.71　留守儿童健康教育核心信息和留守儿童监护人健康教育核心信息

国家卫生计生委办公厅关于印发留守儿童健康教育核心信息和留守儿童监护人健康教育核心信息的通知

国卫办流管函〔2017〕1244 号

各省、自治区、直辖市卫生计生委，新疆生产建设兵团卫生局、人口计生委：

为推进农村留守儿童健康关爱工作，加强农村留守儿童及其监护人健康教育，提高他们的健康意识和健康技能，我委组织专家编写了《留守儿童健康教育核心信息》和《留守儿童监护人健康教育核心信息》（可从国家卫生计生委网站下载）。现印发给你们，供参考使用。

国家卫生计生委办公厅

2017 年 12 月 16 日

留守儿童健康教育核心信息（节选）

二、预防伤害

5. 安全环境——在熟悉、安全的地方玩耍；不要远离家人或老师，不要独自外出；一旦受伤或遇到危险，及时寻求救助。

6. 识别危险——学会识别高压、易燃、易爆、剧毒、放射性等常见危险警告标志，远离危险物。

7. 预防溺水——不到江河湖泊、池塘等开放性水域游泳、玩耍。别人溺水时，要先确保自身安全，不要贸然下水救人。积极寻求成人帮助。

8. 道路安全——识别交通标识，遵守交通规则，不随意横穿马路，不在马路上追逐玩耍。

9. 小心火、电——不玩火；不用湿手触摸电器，避免触电或烧烫伤。

10. 预防抓咬——不要随意逗犬、猫，远离无主犬、流浪犬；被犬、猫抓伤、咬伤后，要及时告诉看护人或老师、父母，立即冲洗伤口，并尽快注射抗狂犬病免疫球蛋白（或血清）和狂犬病疫苗。

11. 保护自己——坚决拒绝他人触摸你的隐私部位；一旦发生，及时告诉家人或老师等值得信赖的人，必要时拨打 110 报警，主动寻求帮助。

12. 积极求助——遭到他人殴打、恐吓、辱骂或索要钱财，要及时告诉看护人、老师、父母，或向公安机关等机构寻求帮助和保护。

三、膳食营养

13. 合理膳食——坚持食物多样、荤素搭配，多吃蔬菜、水果、奶类和豆制品。

14. 饮食习惯——坚持吃早餐，不挑食、不偏食、不暴饮暴食。

15. 零食选择——合理选择零食，学会查看食品包装标签和营养标签，不吃、不买过期、变质或没有标签的食品。

16. 合理饮水——多喝白开水，尽量不喝饮料。

四、行为习惯

17. 身体活动——加强体育锻炼，每天坚持户外运动 1 小时以上。

18. 睡眠休息——早睡早起，每天保证 8～10 小时睡眠。

19. 卫生习惯——饭前便后要洗手，勤洗澡、勤换衣、勤理发、勤剪指甲，不乱扔垃圾。

20. 口腔卫生——早晚刷牙，饭后漱口。

21. 预防近视——看书、写字时注意姿势和光线，看电视、用电脑、玩手机不要连续超过 1 小时。

22. 不共用物品——不与他人共用毛巾、牙刷、水杯、脸盆、脚盆、拖鞋等私人用品。

23. 不随地吐痰——不近距离对人大声说话，咳嗽、打喷嚏时遮掩口鼻，不随地吐痰。

24. 远离烟酒——不吸烟，不饮酒。

25. 拒绝毒品——吸毒毁灭自己、祸害家庭、危害社会，一定不能沾染毒品。

26. 避免网瘾——上网时多学知识，少玩游戏，避免网络成瘾。

留守儿童监护人健康教育核心信息（节选）

三、预防伤害

7. 特别关注——伤害是我国儿童的第一位死亡原因，掌握正确的防护知识，采取积极防护措施，伤害是可以预防的。

8. 安全环境——识别和清除家庭环境中可能伤害孩子的危险因素，管好犬、猫，为孩子营造安全的生活环境。

9. 专心看护——近距离、专心看护是预防 6 岁以下儿童伤害发生的关键。

10. 预防溺水——溺水在儿童中高发，教育并看护好孩子是预防溺水的有效方法。

11. 道路安全——要给孩子作出正确的交通行为示范，教育、监督孩子遵守交通规则。

12. 加强防范——教育孩子提高自我保护意识和能力，防止遭受他人侵害、拐卖等。

四、膳食营养

13. 母乳喂养——准备外出务工的母亲有责任纯母乳喂养婴儿至少 6 个月，并尽可能继续母乳喂养至 2 岁及以上。

14. 辅食添加——婴儿从 6 个月起开始添加辅食,先添加含铁的泥糊状谷类食物,从少到多,从一种到多种,逐步达到食物多样化。

15. 合理补充维生素 D——婴儿出生数日后应当开始补充维生素 D 至 2 岁左右,晒太阳是婴幼儿获得维生素 D 的重要途径。

16. 规律进餐——培养孩子有规律地吃饭、自主进食,养成不挑食、不偏食、不暴饮暴食的良好饮食习惯,预防营养不良。

17. 合理饮食——保证孩子正餐吃饱、吃好,教孩子合理选择有营养的零食,不吃"垃圾食品",多喝白开水,尽量不喝饮料。

五、行为习惯

18. 卫生习惯——从小培养孩子养成良好的刷牙漱口、洗手洗澡、爱眼护眼、充足睡眠、爱护环境等个人卫生习惯。

19. 运动游戏——鼓励孩子多在户外参与打球、跳绳、跑步等运动和游戏,少看电视,少玩手机。

20. 拒绝烟酒毒品——教育孩子不吸烟、不饮酒,拒绝毒品。

21. 饮食安全——教育孩子不喝生水、不吃不洁食物,注意食品安全和饮食卫生。

22. 青春期健康——关注青春期孩子生理、心理发育变化,引导孩子养成青春期健康行为习惯。

23. 健康上网——引导并监督孩子在网络上多学知识,少玩游戏,杜绝网瘾。

六、卫生服务

24. 享受服务——保证孩子享受国家免费提供的建立健康档案、健康教育、预防接种、0～6 岁儿童健康管理等基本公共卫生服务。

2.72　进一步改善医疗服务行动计划(2018—2020 年)

关于印发进一步改善医疗服务行动计划(2018—2020 年)的通知

国卫医发〔2017〕73 号

各省、自治区、直辖市卫生计生委、中医药管理局,新疆生产建设兵团卫生局:

为全面贯彻落实党的十九大精神,落实全国卫生与健康大会部署,按照党中央、国务院提出的"稳步推进进一步改善医疗服务行动计划"的要求,总结推广 2015—2017 年改善医疗服务有效做法,推动医疗服务高质量发展,不断增强群众获得感、幸福感,国家卫生计生委和国家中医药局制定了《进一步改善医疗服务行动计划(2018—2020 年)》(可从国家卫生计生委网站下载)。现印发给你们,请认真组织实施,确保工作取得实效。

2018—2020 年,国家卫生计生委和国家中医药局将继续委托第三方开展工作效果评估,并联合媒体开展宣传报道和主题活动,对改善医疗服务示范医院、示范岗位、示范个人等先进典型进行挖掘、宣传和表扬。各地在实施过程中的工作动态、先进典型和意见建议,请及时报国家卫生计生委医政医管局和国家中医药局医政司。

国家卫生计生委　国家中医药管理局

2017 年 12 月 29 日

进一步改善医疗服务行动计划(2018—2020年)(节选)

一、总体要求

（一）指导思想。全面贯彻落实党的十九大精神和习近平新时代中国特色社会主义思想，认真落实党中央、国务院决策部署和全国卫生与健康大会精神，坚持以人民为中心的发展思想，以实施健康中国战略为主线，以健全现代医院管理制度、全面建立优质高效的医疗卫生服务体系为目标，提高保障和改善民生水平。突出问题导向，针对人民群众关心的问题精准施策，一手抓改革，以医联体建设为抓手提升基层医疗质量，加强基层医疗服务体系建设。一手抓改善，通过巩固成果、创新服务、科技支撑、宣传引导，努力为人民群众提供更高水平、更加满意的卫生和健康服务，增强人民群众获得感。

（二）工作目标。2018—2020年，进一步巩固改善医疗服务的有效举措，将其固化为医院工作制度，不断落实深化。进一步应用新理念、新技术，创新医疗服务模式，不断满足人民群众医疗服务新需求。利用3年时间，努力使诊疗更加安全、就诊更加便利、沟通更加有效、体验更加舒适，逐步形成区域协同、信息共享、服务一体、多学科联合的新时代医疗服务格局，推动医疗服务高质量发展，基层医疗服务质量明显提升，社会满意度不断提高，人民群众看病就医获得感进一步增强。

三、创新医疗服务模式，满足医疗服务新需求

各地要深入分析新时代社会主要矛盾变化，充分运用新理念、新技术，促进医疗服务高质量发展，保障医疗安全。2018—2020年改善医疗服务行动计划重点在以下10个方面创新医疗服务，进一步提升人民群众获得感。

（一）以病人为中心，推广多学科诊疗模式。针对肿瘤、疑难复杂疾病、多系统多器官疾病等，医疗机构可以开设多学科诊疗门诊，为患者提供"一站式"诊疗服务。针对住院患者，可以探索以循证医学为依据，制定单病种多学科诊疗规范，建立单病种多学科病例讨论和联合查房制度，为住院患者提供多学科诊疗服务。鼓励有条件的医疗机构，将麻醉、医学检验、医学影像、病理、药学等专业技术人员纳入多学科诊疗团队，促进各专业协同协调发展，提升疾病综合诊疗水平和患者医疗服务舒适性。中医医疗机构要持续探索建立符合中医学术特点，有利于发挥中医药特色优势和提高中医临床疗效，方便群众看病就医的中医综合治疗、多专业联合诊疗等模式。

（二）以危急重症为重点，创新急诊急救服务。在地级市和县的区域内，符合条件的医疗机构建立胸痛中心、卒中中心、创伤中心、危重孕产妇救治中心、危重儿童和新生儿救治中心。医疗机构内部实现各中心相关专业统筹协调，为患者提供医疗救治绿色通道和一体化综合救治服务，提升重大急性病医疗救治质量和效率。院前医疗急救机构与各中心形成网络，实现患者信息院前院内共享，构建快速、高效、全覆盖的急危重症医疗救治体系。有条件的地方可以探索建立陆地、空中立体救援模式。

（三）以医联体为载体，提供连续医疗服务。医联体内实现电子健康档案和电子病历信息共享，医疗机构间以单病种一体化临床路径为基础，明确分工协作任务，以病人为中心，为患者提供健康教育、疾病预防、诊断、治疗、康复、护理等连续医疗服务，完整记录健康信息。加强医疗质量控制体系建设，重点加强医联体连续医疗服务各环节的医疗质量控制，推动基层医疗质量有效提升，保障医疗安全。医联体内以信息化为手段，形成患者有序流动、医疗资源按需调配、医疗服务一体化的分级诊疗格局。

（四）以日间服务为切入点，推进实现急慢分治。符合条件的三级医院稳步开展日间手术，完善工作制度和工作流程，逐步扩大日间手术病种范围，逐年增加日间手术占择期手术的比例，缩短患者等待住院和等待手术时间，提高医疗服务效率。鼓励有条件的医院设置日间病房、日间治疗中心等，为患者提供日间化疗、新生儿日间蓝光照射治疗等日间服务，提高床单元使用效率，惠及更多患者。医联体内基层医疗卫生机构为日间手术和日间治疗的患者提供随访等后续服务。

（五）以"互联网＋"为手段，建设智慧医院。医疗机构围绕患者医疗服务需求，利用互联网信息技术扩展医疗服务空间和内容，提供与其诊疗科目相一致的、适宜的医疗服务。利用互联网技术不断优化医疗服务流程，为患者提供预约诊疗、移动支付、床旁结算、就诊提醒、结果查询、信息推送等便捷服务；应用可穿戴设备为签约服务患者和重点随访患者提供远程监测和远程指导，实现线上线下医疗服务有效衔接。医疗机构加强以门诊和住院电子病历为核心的综合信息系统建设，利用大数据信息技术为医疗质量控制、规范诊疗行为、评估合理用药、优化服务流程、调配医疗资源等提供支撑；应用智能导医分诊、智能医学影像识别、患者生命体征集中监测等新手段，提高诊疗效率；应用互联网、物联网等新技术，实现配药发药、内部物流、患者安全管理等信息化、智能化。

（七）以社会新需求为导向，延伸提供优质护理服务。进一步扩大优质护理服务覆盖面，逐步实现二级以上医院优质护理服务全覆盖，基层医疗卫生机构逐步开展优质护理服务。在医联体内实现优质护理服务下沉，通过培训、指导、帮带、远程等方式，将老年护理、康复护理、安宁疗护等延伸至基层医疗卫生机构。有条件的医疗机构可以为合作的养老机构内设医疗机构提供护理服务指导，提高医养结合护理服务水平。有条件的基层医疗卫生机构，可以探索为患者提供上门护理、居家护理指导等服务。

（八）以签约服务为依托，拓展药学服务新领域。二级以上医院实现药学服务全覆盖，临床药师利用信息化手段，为门诊和住院患者提供个性化的合理用药指导。加强医联体内各级医疗机构用药衔接，对向基层医疗卫生机构延伸的处方进行审核，实现药学服务下沉。临床药师通过现场指导或者远程方式，指导基层医疗卫生机构医务人员提高合理用药水平，重点为签约服务的慢性病患者提供用药指导，满足患者新需求。鼓励中医医院为患者提供中药个体化用药加工等个性化服务，充分运用信息化手段开展中药饮片配送等服务，缩短患者取药等环节等候时间。

（九）以人文服务为媒介，构建和谐医患关系。弘扬卫生计生崇高职业精神，医疗机构建立医务人员和窗口服务人员的服务用语和服务行为规范。加强患者隐私保护，在关键区域和关键部门完善私密性保护设施。有条件的医疗机构可以探索开展心血管疾病、肿瘤疾病、糖尿病等慢性病相关临床科室与精神科、心理科的协作，为患者同时提供诊疗服务和心理指导。

（十）以后勤服务为突破，全面提升患者满意度。医疗机构不断改善设施环境，标识清晰，布局合理。加强后勤服务管理，重点提升膳食质量和卫生间洁净状况。有条件的医疗机构可以在公共区域为候诊患者提供网络、阅读、餐饮等舒缓情绪服务，为有需要的住院患者提供健康指导和治疗饮食。

2.73　开展 2017 年度国家基本公共卫生服务项目绩效评价（考核）

国家卫生计生委　财政部关于开展 2017 年度国家基本公共卫生服务项目绩效评价（考核）的通知

国卫基层函〔2018〕16 号

各省、自治区、直辖市卫生计生委、财政厅（局），新疆生产建设兵团卫生局、人口计生委、财务局：

为贯彻落实党的十九大会议精神，持续推进国家基本公共卫生服务项目工作开展及各项任务落实，根据《关于做好 2017 年国家基本公共卫生服务项目工作的通知》（国卫基层发〔2017〕46 号）、《关于印发国家基本公共卫生服务项目绩效考核指导方案的通知》（国卫办基层发〔2015〕35 号）、《关于印发〈公共卫生服务补助资金管理暂行办法〉的通知》（财社〔2015〕255 号）、《关于修订〈公共卫生服务补助资金管理暂行办法〉的通知》（财社〔2016〕229 号）等有关要求，国家卫生计生委、财政部将继续对各地开展 2017 年度国家基本公共卫生服务项目绩效评价（考核，下同），现将有关事宜通知如下：

一、绩效评价范围

2017 年度国家基本公共卫生服务项目绩效评价范围将覆盖所有省、自治区、直辖市和新疆生产建设兵团。

二、绩效评价内容

（一）项目资金管理情况。重点评价省、市、县落实配套资金、及时拨付资金等情况；县级制定各项服务补助或购买服务支付标准，并按照服务数量和质量拨付资金情况；保障村卫生室补助资金落实情况。

（二）项目组织管理情况。包括各级卫生计生行政部门开展基本公共卫生服务项目政策、《国家基本公共卫生服务规范》（第三版）等培训情况；开展基本公共卫生服务项目宣传，包括在基层医疗卫生机构醒目位置张贴国家统一制定的基本公共卫生宣传壁报、播放公益广告等；开展绩效评价，实行评价结果与经费拨付挂钩。

（三）重点绩效评价项目和内容。主要有慢性病患者健康管理、预防接种，包括服务数量完成情况，服务规范性、服务效果等；基本公共卫生服务入户服务项目内容落实情况，包括新生儿家庭访视、孕产妇产后访视、结核病入户随访；基本公共卫生服务项目数据上报情况等。

（四）问题整改情况。包括既往历次中央对本地区开展基本公共卫生服务项目绩效评价发现的问题整改情况。

（五）加分项。将电子健康档案向居民开放，激活电子健康档案的日常使用；长期向社会公布提供基本公共卫生服务的机构名称、地址、联系方式等情况。

（六）一票否决项。对绩效评价中发现有弄虚作假的，实行一票否决。关于免费提供避孕药具项目和健康素养促进项目，一并纳入国家基本公共卫生服务项目整体绩效评价中。

三、绩效评价形式

2017 年度国家基本公共卫生服务项目绩效评价将继续委托国家卫生计生委项目资金监管服务中心承担。

（一）现场复核。主要采取听取汇报、查阅资料、实地核查、人员访谈、问卷调查、查看信息化平台数据情况等形式开展。

（二）电话调查。包括居民知晓率、满意度调查。

（三）日常监测。将项目工作进展数据上报的及时性、逻辑合理性等计入年度项目绩效评价。

四、时间安排

各省（区、市）务必于 2018 年 4 月 10 日前完成本地绩效评价工作。4 月中旬，国家卫生计生委和财政部将联合启动 2017 年度国家基本公共卫生服务项目绩效评价现场复核工作，4 月底前完成全部绩效评价工作。具体时间另行通知。

五、相关要求

（一）认真组织绩效评价。各省（区、市）要按照要求，加强本地区基本公共卫生服务项目绩效评价工作的组织管理，更加突出项目成效、居民感受度和县区级绩效评价主体作用。县区级卫生计生行政部门和财政部门要对辖区所有承担任务的医疗卫生机构开展一次综合绩效评价。省要对地市、地市要对县区进行逐级绩效评价并排名。国家将根据排名情况选择部分地区进行绩效评价，评价结果与中央财政补助资金挂钩。

（二）按时提交报告。各省（区、市）要于 2018 年 4 月 10 日前将本省（区、市）国家基本公共卫生服务项目绩效评价报告（包括排名情况）纸质版和电子版分别报送国家卫生计生委基层卫生司和项目资金监管中心。

（三）严肃绩效评价纪律。各地要严格制订和执行绩效评价纪律，严格按照绩效评价方案开展评价，确保评价结果客观、公正。严格遵守中央八项规定精神，现场绩效评价要轻车简从，严禁超标准接待、赠送礼品，严禁提供虚假材料、妨碍绩效评价人员正常工作等影响绩效评价秩序的情况发生。

国家卫生计生委　财政部

2018 年 1 月 16 日

2.74　破除以药补医成果持续深化公立医院综合改革

关于巩固破除以药补医成果持续深化公立医院综合改革的通知（节选）

国卫体改发〔2018〕4 号

各省、自治区、直辖市及新疆生产建设兵团卫生计生委、财政厅（局）、发展改革委、人力资源社会保障厅（局）、中医药管理局、医改办：

公立医院综合改革是保障和改善民生的重要举措，是深化医药卫生体制改革的重中之重。目前，公立医院已全面推开综合改革，全部取消药品加成，逐步建立维护公益性、调动积极性、保障可持续的运行新机制，取得了重大阶段性成效。但公立医院综合改革是一项复杂的系统工程，涉及深刻的利益调整，仍面临一些困难和挑战，特别是公立医院运行新机制需要巩固完善，"三医"联动改革有待加强，重点领域和关键环节改革亟需深化，医务人员积极性有待进一步调动。为全面贯彻落实党的十九大精神，坚持以人民健康为中心、以问题为导向，全面取消以药补医，健全现代医院管理制度，现就巩固改革成果、持续深化改革有关工作通知如下：

一、巩固完善公立医院补偿新机制

各地要对全部取消药品加成进行阶段性总结评估，对公立医院运行情况进行全面深入分析，检验改革成效是否符合预期，将改革效果"验明白"。对公立医院取消药品加成减少的合理收入，要严格按照当地公立医院综合改革实施方案确定的补偿途径和比例执行，实现新旧机制平稳转换，确保公立医院良性运行。对照方案确定的各项改革政策，落实不到位的地区要查找原因、精准施策、限期整改。2018年4月底前，各地要将总结评估报告和整改措施报国务院医改办。2018年8月底前，整改措施要落实到位。

为巩固破除以药补医成果，中央财政在2018—2020年继续安排资金支持县级和城市公立医院综合改革。持续开展公立医院综合改革效果评价考核工作，根据考核结果分配公立医院综合改革专项补助资金，向人口大县和国家级贫困县倾斜，对真抓实干、改革成效明显的地方予以奖励补助，对改革进展滞后的地方扣减补助资金。各地在分配补助资金时，要将公立医院相关评价考核指标完成情况作为重要依据。地方各级财政要继续加大对公立医院综合改革的支持力度。

二、全面落实医疗服务体系规划

各地要严格按照医疗服务体系规划和资源配置标准，合理布局公立医院的数量和规模，增强规划的刚性约束，建立优质高效、上下贯通的整合型医疗服务体系，推动分级诊疗制度建设。各级各类公立医院要严格按照功能定位提供服务，将落实功能定位、体现公益性改革发展指标与财政补助、医保支付、薪酬水平和绩效工资总量以及院长薪酬、任免、奖惩等挂钩。公立医院的设置和改扩建、病床规模的扩大、大型医疗设备的购置等，无论何种资金渠道，必须按照区域卫生规划的要求和程序，严格审批，规范管理，强化问责。

四、全面落实政府投入责任

各级政府要全面落实对符合区域卫生规划的公立医院基本建设和设备购置、重点学科发展、人才培养、符合国家规定的离退休人员费用和政策性亏损补贴等投入，对公立医院承担的公共卫生任务给予专项补助，保障政府指定的紧急救治、救灾、援外、支农、支边和城乡医院对口支援等公共服务经费。落实对中医院（民族医院）、传染病院、精神病院、职业病防治院、妇产医院、儿童医院以及康复医院等专科医院的投入倾斜政策。

六、持续深化重点领域和关键环节改革

继续落实《国务院办公厅关于全面推开县级公立医院综合改革的实施意见》（国办发〔2015〕33号）和《国务院办公厅关于城市公立医院综合改革试点的指导意见》（国办发〔2015〕38号），进一步增强改革的系统性、整体性、协同性。2018年，全国公立医院药占比（不含中药饮片）、百元医疗收入（不含药品收入）中消耗的卫生材料费用总体较上年持续下降，医疗服务收入（不含药品、耗材、检查、化验收入）占医疗收入的比例总体较上年持续上升。

（一）深化医疗服务价格改革。认真落实医疗服务价格改革政策，在前期取消药品加成并同步调整医疗服务价格基础上，通过规范诊疗行为，降低药品、耗材等费用腾出空间，进一步优化调整医疗服务价格，并做好与医保支付、医疗控费、分级诊疗等政策的相互衔接，保证医疗机构良性运行、医保基金可承受、群众负担总体不增加。到2020年，逐步建立以成本和收入结构变化为基础的价格动态调整机制，基本理顺医疗服务比价关系。深化医疗服务定价方式改革，进一步扩大按病种收费、按服务单元收费范围和数量。优化规范现有医疗服务价格项目，加快审核新增医疗服务价格项目，促进医疗新技术研发应用。对质量差异小、价格相近的同种高值医用耗材,探索实行纳入医疗服务打包收费,制定统一的医疗服务价格。

(二)扎实推进医保支付方式改革。贯彻落实《国务院办公厅关于进一步深化基本医疗保险支付方式改革的指导意见》(国办发〔2017〕55号),建立并不断完善符合国情和医疗服务特点的医保支付体系。全面推行以按病种付费为重点的多元复合式医保支付方式,2018年国家统一确定100个以上的病种,指导各地推进实施。推进按疾病诊断相关分组(DRG)付费试点,完善按人头、按床日等多种付费方式。探索符合中医药服务特点的支付方式,鼓励提供和使用适宜的中医药服务。建立“结余留用、合理超支分担”的激励和风险分担机制,提高公立医院自我管理、控制成本的积极性。

(三)持续深化药品耗材领域改革。贯彻落实改革完善药品生产流通使用政策,实行药品分类采购,鼓励跨区域和专科医院联合采购。2018年,各省份要将药品购销“两票制”方案落实落地,推进数据共享、违法线索互联、监管标准互通、处理结果互认。实行高值医用耗材分类集中采购,逐步推行高值医用耗材购销“两票制”。建立健全短缺药品供应保障体系和机制,更好满足临床合理用药需求。

(四)扩大公立医院薪酬制度改革试点。按照人力资源社会保障部、财政部、国家卫生计生委、国家中医药管理局《关于开展公立医院薪酬制度改革试点工作的指导意见》(人社部发〔2017〕10号)和《关于扩大公立医院薪酬制度改革试点的通知》(人社部发〔2017〕92号)要求,积极做好试点工作,为探索建立适应我国医疗行业特点、体现以知识价值为导向的公立医院薪酬制度,调动医务人员的积极性、主动性、创造性,推动公立医院事业发展奠定基础。

七、全面开展便民惠民服务

2018—2020年实施新一轮改善医疗服务行动计划,持续增强群众就医获得感。加快推广预约诊疗、远程医疗、日间手术、日间化疗等医疗服务模式,提高医疗服务效率。推进胸痛中心、卒中中心、创伤中心等多学科联合诊疗模式建设,畅通院前院内急诊绿色通道。继续开展中医诊疗模式创新工作,优化中医药服务。充分利用信息化手段,推进检查检验结果查询、推送与互认,开展移动支付、出院患者床旁结算、门诊患者诊间结算等服务,使患者就医更加方便、快捷。依托区域全民健康信息平台,发挥互联网、大数据、人工智能等信息技术作用,打通医疗机构之间的信息通道,实现就诊卡和诊疗信息共享,在医联体内形成一体化的医疗服务,让信息多跑路、病人少跑腿。

八、加强示范引领

公立医院综合改革国家级示范城市、示范县(市、区、旗)要加大改革力度,在重点领域和关键环节先行先试、率先突破。确定若干现代医院管理制度示范医院,以点带面推动现代医院管理制度建设。各地要积极开展省级示范工作,加大对国家级、省级示范地区和医院的支持力度。根据公立医院综合改革效果评价考核结果,建立示范退出机制,对改革进展缓慢或工作停滞不前的示范地区和医院限期整改,整改不到位的撤销其示范资格。

国家卫生计生委 财政部
国家发展改革委 人力资源社会保障部
国家中医药管理局 国务院医改办
2018年3月5日

2.75 《学龄儿童青少年超重与肥胖筛查》等两项推荐性卫生行业标准

关于发布《学龄儿童青少年超重与肥胖筛查》等两项推荐性卫生行业标准的通告

国卫通〔2018〕2号

现发布《学龄儿童青少年超重与肥胖筛查》等两项推荐性卫生行业标准,编号和名称如下:

WS/T 586—2018　学龄儿童青少年超重与肥胖筛查

WS/T 587—2018　学校卫生标准编写和研制总则

上述标准自2018年8月1日起施行。

特此通告。

国家卫生计生委
2018年2月23日

2.76 做好2018年家庭医生签约服务工作

关于做好2018年家庭医生签约服务工作的通知(节选)

国卫办基层函〔2018〕209号

各省、自治区、直辖市及新疆生产建设兵团卫生计生委:

为贯彻落实党的十九大精神,加强基层医疗卫生服务体系和全科医生队伍建设,进一步做实做细家庭医生签约服务工作,为群众提供全方位、全周期的健康服务,现就做好2018年家庭医生签约服务工作通知如下。

一、合理确定签约服务的目标和任务

(一)合理确定签约服务工作目标。各地要结合服务能力及资源配置情况,实事求是、科学合理确定签约服务的工作目标。在稳定签约数量、巩固覆盖面的基础上,把工作重点向提质增效转变,做到签约一人、履约一人、做实一人,不断提高居民对签约服务的获得感和满意度。不要盲目追求签约率,不要层层加码,同时要采取措施避免签约服务数量下滑。

(二)优先做好重点人群签约服务。要按照服务规范要求,做好老年人、孕产妇、儿童以及高血压、糖尿病、结核病等慢性病和严重精神障碍患者的健康管理服务,加强防治结合,分类施策,保障基本医疗卫生服务需要。落实健康扶贫"三个一批"要求,优先推进贫困人口签约,核实核准农村贫困慢病患者,有条件地区设计个性化签约服务包。结合实际为残疾人提供基本医疗卫生服务,鼓励有条件地区将基本康复服务纳入个性化签约范围。继续做好计划生育特殊家庭成员签约服务工作。

(三)规范提供家庭医生签约服务。居民可以自愿选择家庭医生团队签订服务协议,家庭医生团队按约定协议提供签约服务。签约服务采取团队服务形式提供,鼓励药师、健康管理师、心理咨询师、社(义)工等加入团队,发挥乡镇(街道)卫生计生专干、残疾人专职委员等在签约服务中的作用。要逐步通过固定签约医生开展预约就诊、定向分诊,利用健康小屋或候诊区开展健康自测及健康教育,优化服务流程,综合提供连续的基本医疗和公共卫生服务。鼓励配备助手提供支持性服务,减轻家庭医生非医疗事务工作负荷。

(四)鼓励社会力量参与签约服务。要扩大签约服务供给,国家、集体、个人共同推进。鼓励社会办医疗机构在签约服务中发挥积极作用,满足居民多层次、多样化的健康服务需求。支持发展与基本医疗保险相衔接的商业健康保险为健康管理需求项目提供保障。

(五)做实做细签约服务各项任务。

1. 统筹做好基本医疗和基本公共卫生服务。各地要积极创新丰富签约服务方式,统筹做好基本医疗和基本公共卫生服务。家庭医生团队要对接签约居民的服务需求,提供医防融合、综合连续的医疗卫生服务。

2. 提高常见病多发病诊疗服务能力。要以优质服务基层行活动为抓手,开展常见病、多发病门诊、急诊和住院服务,有针对性提升门诊疾病咨询、诊断与治疗能力。要重点加强高血压、糖尿病、儿童常见病等专科服务能力建设。发展康复、口腔、中医药、心理卫生等专业能力建设,提高基层综合诊疗能力。

3. 推广预约诊疗服务。积极推进通过手机客户端、电话、互联网等手段,开展分时段预约,方便签约居民接受儿童保健、预防接种、健康体检、慢性病管理等健康管理服务。建立预约就诊机制,引导签约居民优先利用签约家庭医生的诊疗服务。

4. 加强签约服务技术支持。发挥二级以上医院作用,为基层医疗卫生机构提供影像、心电诊断和远程会诊、培训等服务。通过设置独立的区域医学检验、病理诊断、消毒供应等机构,实现区域资源共享。优先在贫困地区探索临床决策辅助诊断系统在基层的应用。

5. 做好转诊服务。加强家庭医生与二级以上医院专科医生的紧密联系,对确需转诊的患者及时予以转诊或提供就医路径指导。二级以上医院要指定专人负责对接,为转诊患者建立绿色通道。要通过信息化手段丰富家庭医生上转患者可选择渠道,赋予家庭医生一定比例的医院专家号、预留床位等资源。

6. 保障签约居民基本用药。合理配备基层医疗卫生机构药品,加快完善与二级以上医院用药衔接。有条件地区可开展药物第三方配送,为签约居民提供便捷服务。

7. 推广实施慢病长处方用药政策。在"合理、安全、有效"前提下,对病情稳定、依从较好的慢性病签约患者,可酌情延长单次配药量。协调相关部门探索制定慢病长处方标准和规范。经家庭医生上转患者回到基层医疗卫生机构就诊时,可根据病情和上级医院医嘱延用上级医院处方药品。

8. 开展个性化签约服务。提供包括健康咨询、评估、行为干预、用药指导等个性化服务。结合实际鼓励开展"菜单式"服务,提高签约服务精准性。积极支持家庭医生团队为企事业单位、养老院、学校等功能社区提供签约服务。在政策、技术、医疗安全保障到位的前提下,明确上门服务项目清单,完善服务标准和规范。

9. 依托信息手段密切与签约居民联系。加快签约服务智能化信息平台建设与应用,依托网站、手机客户端等手段,搭建家庭医生与签约居民交流互动平台,提供在线签约、预约、咨询、健康管理、慢病随访、报告查询等服务。针对不同服务需求、季节特点、疾病流行等情况,定期精准推送健康教育资讯。

10. 加强机构内部分工协作。家庭医生团队在提供全科诊疗服务的基础上,加强与所在机构内部预防接种、妇保儿保、中医、康复等相关部门之间的分工协作,推进专科服务与签约服务的有效衔接。

三、加强签约服务的考核与评价

(一)严格落实行政部门对签约服务的考核评价。各地要建立家庭医生签约服务的考核评价机制,纳入基层医疗卫生机构综合绩效考核范围,定期组织考核,考核结果要与基层医疗卫生机构绩效工资总量和主要负责人的薪酬挂钩。要以目标为导向,完善以签约对象数量与构成、服务质量、健康管理效果、居民满意度、医药费用控制、签约居民基层就诊比例等内容为核心的评价考核指标体系,力戒官僚主义、形式主义。对编造签约服务协议、弄虚作假等行为要严肃予以纠正查处。各地应当于2018年5月底前,在基层自查自评的基础上,组织开展一次质量督查,我委将适时组织开展督导。

(二)认真实施基层机构对签约服务的管理考核。基层医疗卫生机构要建立完善机构内部管理考核工作机制,借助信息化手段,提高数据采集、分析、利用的真实性和准确性。考核结果要与家庭医生团队和个人绩效分配挂钩,坚持多劳多得、优绩优酬。

(三)加大对签约服务的宣传推广。各地要充分利用各种信息传播媒介,提高居民知晓率和利用率。要把握宣传口径,让居民理解现阶段签约服务的内涵与标准,合理引导居民预期。2018年5月19日是第8个"世界家庭医生日",各地要集中举办主题宣传活动,挖掘优秀家庭医生、家庭医生团队的经验典型,传播以签约服务促进健康管理的理念,营造全社会参与支持签约服务的良好氛围。

国家卫生健康委员会办公厅

2018年3月29日

2.77 全国健康城市评价指标体系(2018版)

全国爱卫会关于印发全国健康城市评价指标体系(2018版)的通知

全爱卫发〔2018〕3号

各省、自治区、直辖市和新疆生产建设兵团爱卫会,全国爱卫会各成员单位:

为深入贯彻党的十九大精神,落实全国卫生与健康大会部署及《"健康中国2030"规划纲要》,深入推进健康城市健康乡村建设取得实效,按照国务院《关于进一步加强新时期爱国卫生工作的意见》中关于"建立适合我国国情的健康城市建设指标和评价体系"的要求,全国爱卫会组织制定了《全国健康城市评价指标体系(2018版)》(可从国家卫生健康委员会网站下载)。现印发给你们,并就有关事项通知如下:

一、充分认识健康城市评价工作的重要意义

科学评价健康城市发展水平,对于指导各地总结健康城市建设经验,及时发现薄弱环节,有针对性地改进工作具有十分重要的指导意义。各地要进一步加强组织领导,提高对健康城市评价工作重要性的认识,深入、透彻地理解健康城市建设评价指标体系,以提高城市治理水平、满足人民群众对美好生活的向往为工作导向,通过健康城市指标推动落实健康中国目标,进一步明确健康城市建设目标任务,加大工作力度,切实推动健康城市建设取得新的更大成效。

二、认真做好全国健康城市评价工作

各地要详细掌握各指标的定义、计算方法和数据来源,对照指标体系逐项梳理本地区指标完成情况,对于目前还不能获得城市层面数据的,要按照要求尽快建立起监测系统。2018 年,全国爱卫办将组织对各地开展培训工作,并委托第三方专业机构对全国首批 38 个健康城市试点市进行测试评价,在此基础上,进一步完善指标权重和计算方法后,将对全国所有国家卫生城市开展评价工作。各省级爱卫会要积极组织参加好全国培训,并按照有关要求认真组织和指导各城市如实填报评价指标数据,把好数据质量关。

三、组织开展好本地区健康乡村评价工作

各地要按照实施乡村振兴战略的总体要求,坚持城乡统筹的原则,抓紧推进健康乡村建设和评价工作。要结合健康乡村试点进展情况,根据本地区经济社会发展实际、重点工作领域和特色,建立和完善本地区健康乡村建设规范和评价体系,定期组织对本地健康乡村建设情况进行第三方评价,以科学的评价推动健康乡村建设不断深入开展。全国爱卫办正在组织研究制定全国健康乡村建设指导规范,将适时印发。

各地要将《全国健康城市评价指标体系(2018 版)》施行过程中遇到的问题和基层的意见建议,及时反馈全国爱卫办。全国爱卫会将在总结各地评价工作情况的基础上,根据经济社会发展实际,适时组织对指标体系进行修订调整。

附件:全国健康城市评价指标体系(2018 版)(略)

全国爱国卫生运动委员会
2018 年 3 月 28 日

2.78　全国学生常见病和健康影响因素监测方案

关于印发全国学生常见病和健康影响因素监测方案(2018 年版)的通知
国卫办疾控函〔2018〕229 号

各省、自治区、直辖市及新疆生产建设兵团卫生计生委,中国疾病预防控制中心:

为有效预防控制学生常见病的发生,保障学生身心健康,2018 年将继续组织开展学生常见病和健康影响因素监测工作。我委组织制定《全国学生常见病和健康影响因素监测方案(2018 年版)》,现印发给你们,请按照要求组织实施。

办公厅
2018 年 4 月 8 日

全国学生常见病和健康影响因素监测方案
(2018 年版)

一、监测目的

为有效预防控制学生常见病的发生,保障学生身心健康,通过开展学生常见病和健康影响因素监测,掌握不同年龄段学生视力不良、肥胖等主要常见病情况和影响健康的主要因素,为进一步采取针对性健康干预措施提供科学依据。

二、监测范围和监测学校选择

原则上每省份按照社会经济发展不同水平选择 3 个地级市，每个地级市选择 1 个城区和 1 个县。要求每个地级市监测 13 所学校，其中城区 8 所学校（2 所小学、2 所初中、2 所高中、1 所职高、1 所综合性大学），县 5 所学校（2 所小学、2 所初中、1 所高中）。有条件的地方可适当增加监测城市、区县和学校数量。

三、监测内容和方法

（一）学校卫生工作基本情况调查。学校卫生工作基本情况，包括卫生、教育部门人员配备、经费保障和合作机制、辖区学校基本情况、学生主要健康问题和疾病防控情况等。中小学校开展学校卫生工作情况，包括年度工作计划和经费投入，医务室、保健室和校医配备，学生体检及健康管理工作、常见病及传染病防控、体育运动和食品营养管理以及健康教育等。

（二）学生健康监测。每所学校分别在 3 个年级（小学四至六年级，初中、高中和大学一至三年级）共抽取 240 名学生开展健康监测和问卷调查，每个年级至少 80 名学生，以整班为单位调查。

1. 学生常见病监测：科学监测学生常见病和生长发育情况，掌握学生龋齿、肥胖、营养不良等常见病及青春期发育情况，评估学生群体健康及生长发育水平。

2. 学生视力不良专项调查：针对儿童青少年近视高发的状况，调查中小学生校内用眼情况，包括教室灯光使用、课桌椅调试、眼保健操频次、课间休息习惯等；校外用眼情况，包括完成作业和课外补习的时长等；学生的读写姿势，近距离用眼习惯，看电视、玩电脑等视屏时间，户外活动时间以及学生视力不良的检出及矫正情况等。通过全面调查学生用眼环境和用眼习惯，为进一步提出有效干预措施提供依据。

3. 健康影响因素监测：针对不同年龄段学生常见病发病情况和健康影响因素特点，监测学生饮食和运动相关行为，学生因病缺课和休学情况，打架、溺水等伤害相关行为，吸烟、饮酒等物质滥用行为，网络成瘾和心理健康等，综合评估学生身心健康状况。

（三）学校环境健康影响因素监测。各区县在监测学校中选择小学、初中、高中各 1 所，对学校的饮水、食堂、厕所、宿舍等环境卫生状况进行实地调查，了解环境卫生设施的配备情况和各项规章制度的落实情况。每所学校选择 6 间监测班级教室开展环境健康影响因素调查，对教室人均面积、课桌椅、黑板、采光、照明及噪声等方面开展现场测量，评估学校教室环境，对未达到国家标准要求的内容提出整改建议。

四、数据报送和结果报告

（一）监测数据报送。省级疾病预防控制中心负责地级市监测数据的审核及汇总，于 2018 年 11 月 30 日前报送中国疾病预防控制中心学校卫生中心。

（二）结果分析和报告。各省级卫生计生行政部门组织完成结果分析，于 2019 年 1 月 15 日前将监测工作总结报告报我委疾控局，本省份监测技术报告报送至中国疾病预防控制中心学校卫生中心。各地要加强与教育部门的沟通协调，将相关结果通报教育部门，为开展学生健康干预提供依据。

五、组织保障

（一）职责分工。我委疾控局负责学生常见病及健康影响因素监测工作的组织。省级卫生计生行政部门负责制定本省份实施方案并实施，组织相关培训、分析、总结和报告工作。中国疾病预防控制中心学校卫生中心负责总体技术支撑，对各省份开展技术指导。省级疾病预防控制中心专人负责监测工作。地市级和区县疾病预防控制中心要组建监测工作组,做好现场调查和监测、数据录入、结果分析与上报等工作。

（二）质量控制。各地按照要求科学选择监测地区,设置监测学校,确定监测对象。省级疾病预防控制中心在接受国家级统一培训后,对地市、区县级全体监测人员进行培训并考核,加强督导指导。地方疾病预防控制中心组织或依托有资质的机构开展学生常见病监测,加强现场质量控制,并选取 5% 的学生进行现场复核。有条件地区可采用电子问卷进行现场问卷填写。

（三）经费保障。各地要将学生常见病和健康影响因素监测作为重大公共卫生服务工作内容,统筹安排 2018 年中央财政公共卫生服务补助资金予以支持,协调落实工作经费,切实保证监测工作所需经费投入,确保监测任务保质保量完成。

附表：1. 学校卫生工作基本情况调查表

　　　2. 学生重点常见病监测表

　　　3. 学生健康状况及影响因素调查表

　　　4. 学生视力不良及影响因素专项调查表

　　　5. 学校环境健康影响因素调查表

2.79　加强脑卒中诊疗管理相关工作

关于进一步加强脑卒中诊疗管理相关工作的通知

国卫办医函〔2018〕269 号

各省、自治区、直辖市及新疆生产建设兵团卫生计生委：

为深入贯彻落实党的十九大精神和习近平总书记系列重要讲话精神,贯彻《"健康中国2030"规划纲要》和《脑卒中综合防治工作方案》,完善脑卒中诊疗服务体系,提高治疗效果,降低脑卒中危害,现就进一步加强脑卒中诊疗管理相关工作提出以下要求：

一、高度重视脑卒中诊疗管理相关工作

党的十九大确立了"两个一百年"的奋斗目标,提出实施健康中国战略,明确在中国共产党成立一百年时全面建成小康社会。习近平总书记指出,没有全民健康,就没有全面小康。脑卒中具有发病率高、致死率高、致残率高和复发率高的特点,是危害人民群众健康的主要疾病之一。规范脑卒中诊疗,降低致死率、致残率,对于提高全民健康水平,降低疾病造成的家庭经济负担,防止或减轻"因病致贫、因病返贫"具有重要意义。地方各级卫生计生行政部门和有关医疗机构要从落实党中央、国务院决策部署,推进健康中国建设进程,助力全面建成小康社会的高度出发,重视脑卒中诊疗管理,进一步做好相关工作。

二、强化脑卒中高危疾病诊疗和早诊早治

地方各级卫生计生行政部门要充分发挥脑卒中筛查与防治基地医院（以下简称基地医院）和卒中中心作用,做好脑卒中高危疾病筛查和治疗管理工作。做好高血压病、糖尿病、高脂血症等慢性非传染性疾病治疗控制,强化房颤等心脑血管疾病规范化管理,降低心源性脑卒中发生风险。要大力推进急诊急救体系建设,强化脑卒中诊疗相关院前急救设备设施配备,完善技术规范和操作流程。鼓励开展"卒中急救地图"建设,打造"区域黄金时间救治圈"。推进医院急诊脑卒中绿色通道建设,加强院前急救与医疗机构急诊的衔接,提高脑卒中紧急救治效率。鼓励医疗机构对急性脑卒中病人实施"先诊疗、后结算"政策,对于不具备支付能力或身份不明的脑卒中患者,可以按照有关规定申请疾病应急救助基金,发挥其"救急难"作用,避免因费用问题延误治疗。

三、完善脑卒中综合诊疗管理模式

地方各级卫生计生行政部门要积极推进基地医院建设和卒中中心建设,推动组建基地医院、三级医院卒中中心牵头,急救中心、康复医疗机构、社区卫生服务机构共同参与的医疗联合体。促进"院前急救、院内治疗、院外康复、基层健康管理"服务体系的有效衔接。有关医疗机构要大力推进组织管理、工作制度、绩效分配、质量考核等各项制度改革,整合急诊科、神经内科、神经外科、影像科、检验科、康复科等相关学科,优化服务流程,实施"以病人为中心"的"单病种、多学科"综合诊疗服务。鼓励有条件的医疗机构设置专岗,配备专人负责脑卒中急救协调和随访管理等。

四、大力推进医院卒中中心建设管理

各省级卫生计生行政部门要加大医院卒中中心建设管理工作的指导、监管力度,推进医院卒中中心建设,强化对脑卒中诊疗工作的培训、质量控制和督导考核。各省份要指定技术实力强的卒中中心,作为区域内脑卒中技术指导、培训教学和质量控制中心。组织辖区内卒中中心相关医务人员接受培训,推广普及脑卒中诊疗关键适宜技术,并按照《医院卒中中心建设与管理指导原则(试行)》及其他有关规定组织开展医疗质量控制和评价工作。各省份要在2018年6月30日前将本地区医院卒中中心建设、管理有关情况,包括卒中中心建设数量、业务开展情况等报我委。

各地要进一步完善工作机制,加强组织领导,针对重点和短板环节完善工作方案,加大工作力度,提升区域脑卒中诊疗管理水平,推进脑卒中综合防治工作。国家卫生计生委脑卒中防治工程委员会办公室将组织开展定期检查和指导工作。

国家卫生健康委员会办公厅
2018年4月20日

2.80　母婴安全行动计划(2018—2020年)和健康儿童行动计划(2018—2020年)

关于印发母婴安全行动计划(2018—2020年)和健康儿童行动计划(2018—2020年)的通知

国卫妇幼发〔2018〕9号

各省、自治区、直辖市及新疆生产建设兵团卫生计生委:

为学习贯彻党的十九大精神,落实"健康中国2030"规划纲要,切实保障母婴安全,促进儿童健康成长,我委制定了《母婴安全行动计划(2018—2020年)》和《健康儿童行动计划(2018—2020年)》(可从国家卫生健康委员会网站下载)。现印发给你们,请认真组织实施,确保工作取得实效。

附件: 1. 母婴安全行动计划(2018—2020 年)
　　　2. 健康儿童行动计划(2018—2020 年)

国家卫生健康委员会
2018 年 4 月 27 日

健康儿童行动计划(2018—2020 年)(节选)

儿童健康是全民健康的基础,是经济社会可持续发展的重要保障。为进一步提高儿童健康水平,依据《中华人民共和国母婴保健法》《"健康中国 2030" 规划纲要》《中国儿童发展纲要(2011—2020 年)》,制定本行动计划。

一、基本原则

坚持儿童优先,全面发展。在公共政策制定实施过程中,实行儿童优先发展战略,关注儿童健康事业,促进儿童体格、生理、心理、社会适应能力全面发展,为经济社会可持续发展提供健康人力资源。

坚持预防为主,防治结合。普及儿童健康知识,推行儿童健康生活方式,加强儿童健康管理,落实早发现、早诊断、早治疗的疾病防控策略,降低儿童疾病负担,促进儿童健康成长。

坚持问题导向,共建共享。围绕儿童健康突出问题和薄弱环节,动员全社会力量,采取针对性措施,保障儿童健康,促进家庭幸福、社会和谐。

坚持统筹协调,均衡发展。以基层为重点,加大对农村和贫困地区儿童健康事业发展的投入,补齐短板,夯实基础,缩小城乡、地区之间差距。

坚持道路自信,创新驱动。坚持保健与临床相结合、个体与群体相结合、中西医相结合,借鉴国内外先进经验,因地制宜,勇于创新,走出具有中国特色的儿童健康事业发展道路。

二、主要目标

到 2020 年,覆盖城乡的儿童健康服务体系进一步完善,儿童医疗保健服务能力不断提升,儿童健康水平得到提高。实现以下具体目标:

——婴儿死亡率和 5 岁以下儿童死亡率分别控制在 7.5‰ 和 9.5‰ 以下。

——0～6 个月婴儿纯母乳喂养率达到 50% 以上;5 岁以下儿童贫血患病率、生长迟缓率和低体重率分别控制在 12% 以下、7% 以下和 5% 以下。

——新生儿访视率、7 岁以下儿童健康管理率分别达到 85% 以上;国家免疫规划疫苗接种率以乡(镇)为单位达到 90% 以上。

——新生儿疾病筛查病种逐步扩大,新生儿先天性甲状腺功能减低症、苯丙酮尿症筛查率均达到 90% 以上,新生儿听力筛查率达到 70% 以上,免费孕前优生健康检查目标人群覆盖率达到 80% 以上,地中海贫血筛查率逐步提高,神经管缺陷发生率逐步下降。

——儿童艾滋病、梅毒、乙肝、结核病等重大传染病进一步得到控制;艾滋病感染孕产妇抗艾滋病毒用药率、所生婴儿抗艾滋病毒用药率均达到 90% 以上;梅毒感染孕产妇梅毒治疗率、所生儿童预防性治疗率均达到 90% 以上;乙肝感染孕产妇所生新生儿乙肝免疫球蛋白注射率达到 95% 以上。

——儿童肺炎、腹泻、贫血、哮喘、龋齿等常见病得到有效控制;肥胖、视力不良、儿童心理行为问题得到有效干预。

三、重点行动

（一）儿童健康促进行动

1. 培养儿童健康生活方式。强化儿童养护人为儿童健康第一责任人理念，提高儿童养护人健康素养。以家庭、社区、托幼机构为重点，加大健康知识宣传力度，普及健康生活方式。

2. 强化儿童健康管理。结合母子健康手册使用，扎实开展基本公共卫生服务项目中0～6岁儿童健康管理工作，为儿童提供全程医疗保健服务。促进儿童健康信息互联互通，逐步建立完善的儿童健康服务信息平台，推进儿童健康动态管理。

3. 加强托幼机构卫生保健。加强托幼机构卫生保健业务指导和监督工作，促进儿童平衡膳食和适量运动，做好托幼机构突发公共卫生事件、传染病、常见病与多发病防控及食品安全、饮用水卫生、环境卫生等工作。

（四）儿童早期发展行动

8. 加强儿童早期发展内涵建设。建立符合儿童早期发展服务特点的产科、儿科（含新生儿科）、妇女保健科和儿童保健科等多学科协作机制，开展儿童早期发展专科建设。通过孕期营养、孕期心理、高危儿管理、儿童生长发育、儿童营养、儿童心理等方面的综合干预，充分开发儿童潜能，促进儿童体格、心理、认知、情感和社会适应能力的全面发展。

9. 规范儿童早期发展服务。加强儿童早期发展示范基地建设，创新服务模式，规范机构管理，充分发挥基地引领带动作用，推进和规范儿童早期发展服务。开展儿童早期发展适宜技术培训，提高基层人员服务能力和技术水平。

10. 促进儿童早期发展均等化。结合基本公共卫生服务，推动儿童早期发展均等化，在专业机构的指导下，促进儿童早期发展服务进农村、进社区、进家庭。实施母子健康发展综合项目，深入探索以农村为重点的儿童早期发展服务内容和服务模式。

（五）儿童营养改善行动

11. 加强婴幼儿科学喂养。实施婴幼儿喂养策略，建立生命早期1 000天营养咨询平台，强化医疗保健人员和儿童养护人婴幼儿科学喂养知识和技能。创新爱婴医院管理，营造爱婴爱母的良好社会氛围，保护、促进和支持母乳喂养。

12. 改善贫困地区儿童营养。将贫困地区儿童营养改善项目作为提高国民素质的重要任务纳入健康扶贫工程整体推进，扩大项目覆盖范围，强化贫困地区儿童营养健康教育和辅食添加工作，提高营养包服用依从性，切实改善贫困地区儿童营养状况。

13. 加强儿童肥胖监测和预防。开展儿童生长发育监测和评价，强化儿童个性化营养指导，引导儿童科学均衡饮食，加强体育锻炼，预防和减少儿童肥胖发生。实施儿童营养综合干预项目，研究开发儿童肥胖预防和干预适宜技术。

（六）儿童重点疾病防治行动

14. 加强儿童传染病和常见病防治。实施国家免疫规划，开展儿童预防接种，加强艾滋病、梅毒、乙肝母婴阻断工作。以肺炎、腹泻、贫血、哮喘、龋齿、视力不良、心理行为问题等为重点，推广儿童疾病综合管理适宜技术，预防和减少儿童疾病发生。

15. 开展儿童残疾防治。以视力、听力、肢体、智力残疾及孤独症为重点，加强0～6岁儿童残疾筛查。加强部门协作，推动0～6岁儿童残疾筛查、诊断、治疗、康复相衔接，使残疾儿童及时获得相关服务。

（七）儿童医疗卫生服务改善行动

16. 推动儿童医疗卫生改革。完善儿童医疗卫生服务体系,扩大儿童医疗卫生服务资源,推进儿科医联体建设,鼓励社会力量举办儿童医疗保健机构。合理调整儿科医疗保健服务价格,推进分级诊疗制度,优先开展儿童家庭签约服务,增强基本公共卫生服务能力,逐步形成基层首诊、双向转诊的就医格局。加强儿童医疗保健人才队伍建设,加大培养和培训力度,提高薪酬待遇,促进职业发展。

17. 改善儿童医疗保健服务。推进"互联网 + 妇幼健康",促进儿童健康服务信息化,开展儿童健康远程医疗服务。开展预约诊疗服务,实现分时预约,引导患者就近、错峰、有序就医。提供服务咨询、远程会诊、诊间结算、移动支付等服务,改善患儿及家长的就医体验。加强妇幼健康文化建设,为儿童提供温馨、舒适的就医环境。

18. 发挥中医药在儿童医疗保健服务中的作用。加强医疗机构中医儿科建设,积极推广应用儿科中医适宜技术,推进儿童健康领域中医药公共卫生服务项目的实施。开展儿科中成药合理使用培训,提高医疗机构中医药防治儿童疾病能力。加强儿童重大疑难疾病中西医临床协作,提高儿科疑难病、急危重症诊疗水平。发挥中医治未病优势,开展中医药科普宣传及健康教育活动,推动中医药文化进家庭、进社区。

（八）儿童健康科技创新行动

19. 加强儿童健康服务科技创新。在国家有关科技计划中,积极推进儿童健康领域项目的立项研究。聚焦儿科科技发展前沿和临床重大需求,重点围绕儿童重大疾病的预防、诊断、治疗、康复和健康管理,针对技术、方案和产品开展基础和应用研究。加强儿科科技创新基地平台建设,提升儿科临床研究能力。鼓励和支持研发生产儿童短缺药品、剂型和医疗器械。加强儿童健康政策研究,促进各级儿童健康工作决策水平和管理能力的提高。

20. 推动成果转化和推广应用。发挥儿童健康相关机构和技术人员的医学创新主体作用,扩大机构和团队的创新成果使用和处置自主权,提高科研人员成果转化收益比例,促进儿童健康领域科技创新成果和适宜技术的推广和应用。

四、组织实施

（一）加强组织领导。各地要高度重视儿童健康工作,将其纳入健康中国建设和决胜全面建成小康社会的总体部署,结合实际制定本地区健康儿童行动计划和实施方案。加强督导评估,确保各项工作落到实处。

（二）保障经费投入。充分发挥各级政府的主体责任,加强对儿童健康服务网络、人才队伍建设、儿童健康服务的投入,加大对贫困地区的转移支付,提高服务的供给效率和公平性。

（三）广泛社会宣传。广泛宣传儿童健康方针政策,加强正面宣传、科学引导和典型报道,营造人人关心关注儿童健康、事事优先考虑儿童健康、爱婴爱母的良好社会氛围。

（四）开展国际交流与合作。实施中国全球卫生战略,充分展示我国儿童健康服务的成果和经验,积极参与儿童健康相关领域国际标准、规范的研究和制订,加强同"一带一路"建设沿线国家儿童健康领域的合作,推动联合国 2030 可持续发展目标的实现。

2.81 《中国居民膳食营养素参考摄入量　第2部分：常量元素》等5项推荐性卫生行业标准

关于发布《中国居民膳食营养素参考摄入量　第2部分：常量元素》等5项推荐性卫生行业标准的通告

国卫通〔2018〕6号

现发布《中国居民膳食营养素参考摄入量　第2部分：常量元素》等5项推荐性卫生行业标准，编号和名称如下：

WS/T 578.2—2018　中国居民膳食营养素参考摄入量　第2部分：常量元素

WS/T 578.4—2018　中国居民膳食营养素参考摄入量　第4部分：脂溶性维生素

WS/T 578.5—2018　中国居民膳食营养素参考摄入量　第5部分：水溶性维生素

WS/T 600—2018　　人群叶酸缺乏筛查方法

WS/T 601—2018　　妊娠期糖尿病患者膳食指导

上述标准自2018年11月1日起施行。

特此通告。

国家卫生健康委员会

2018年4月27日

2.82 2018年国家基本公共卫生服务项目工作

关于做好2018年国家基本公共卫生服务项目工作的通知

国卫基层发〔2018〕18号

各省、自治区、直辖市及新疆生产建设兵团卫生计生委、财政厅局、中医药管理局：

现就做好2018年国家基本公共卫生服务项目有关工作通知如下：

一、抓好工作落实

（一）明确工作任务目标。2018年，各地要继续实施建立居民健康档案、健康教育、预防接种、儿童健康管理、孕产妇健康管理、老年人健康管理、高血压和2型糖尿病等慢性病患者健康管理、严重精神障碍患者管理、肺结核患者健康管理、中医药健康管理、传染病和突发公共卫生事件报告和处理、卫生计生监督协管12类项目（以下简称12类项目），在完成2017年工作任务的基础上，坚持实事求是的原则，着力提高工作质量，不搞层层加码，杜绝弄虚作假，合理确定农村地区乡村两级任务分工，把各项任务抓实抓好。免费提供避孕药具和健康素养促进两个项目具体工作部署另行通知。

（二）做好年度重点工作。

1. 稳妥推进基层高血压医防融合试点。国家卫生健康委员会已经在贵州、云南2省开展基层高血压医防融合试点，并在全国范围内组织开展培训。今年将选取积极性高、工作基础好的省份进一步扩大试点范围。各地要按照国家卫生健康委员会的统一部署，积极组织符合条件的人员参加培训，遴选工作基础好、信息化水平高的1～2个县（市、区）开展基层高血压医防融合试点工作，重点在医防融合服务模式、激励机制、健康教育方式、信息化应用等方面积极探索，大胆创新。请各地于6月30日前将本省（区、市）确定的试点县（市、区）名单报国家卫生健康委员会备案。国家卫生健康委员会将组织人员加强对试点地区的指导，并在年末遴选一批创新举措在全国范围内推广。

2. 积极开展基层糖尿病医防融合管理工作。国家卫生健康委员会已经组织人员研究制订《国家基层糖尿病防治管理指南》（以下简称《指南》），将于近期印发，请各地统一思想，充分认识实施《指南》的重要意义，加强基本公共卫生和基本医疗"两手抓"，按照"统一管理指南、统一人员考核、统一质量评价、统一监测评估、统一宣教内容"的原则，精心组织，指导基层医疗卫生机构遴选符合条件的家庭医生团队积极参加国家卫生健康委员会组织的培训和考核，配合国家卫生健康委员会开展基层糖尿病医防融合管理试点，探索促进基层糖尿病医防融合的服务模式和激励机制，为在全国范围内推开奠定基础。

3. 推动电子健康档案向个人开放。贯彻落实《国务院办公厅关于促进"互联网＋医疗健康"发展的意见》（国办发〔2018〕26号），切实发挥电子健康档案在基本公共卫生服务和健康管理中的基础支撑和便民服务作用，根据各地基层信息化和电子健康档案建设水平以及居民健康服务实际需求，以高血压、糖尿病等慢性病患者、孕产妇、0～6岁儿童、65岁以上老年人等重点人群为突破口，通过智能客户端、电视、APP、网站等形式，在保障个人信息安全的情况下，推进电子健康档案向个人开放，方便群众查询自身健康信息，调动群众参与自我健康管理的积极性，提高群众获得感。

二、提高经费补助标准

2018年人均基本公共卫生服务经费补助标准从50元提高至55元，新增经费主要用于以下方面：一是巩固12类项目，扩大服务覆盖面，适当提高服务补助水平，细化和完善服务内容，提高服务质量。二是统筹安排免费提供避孕药具和健康素养促进两个项目经费。中央财政将继续对各地给予补助，地方各级财政部门要足额安排补助资金。省级要统筹使用中央补助资金，加大对困难地区的支持力度。进一步加快资金拨付进度，采取"先预拨、后结算"的方式，确保资金及时足额到位。对于乡村医生提供的基本公共卫生服务，通过政府购买服务的方式，根据核定的任务量和考核结果，将相应的基本公共卫生服务经费拨付给乡村医生，新增经费重点向乡村医生倾斜，用于加强村级基本公共卫生服务工作。

三、工作要求

（一）加大宣传力度。以提高项目知晓度和群众感受度为目标，进一步加大项目宣传力度。原则上，请各省（区、市）通过国家基本公共卫生服务项目管理信息系统（http://glpt.nbphsp.org.cn）向社会公开提供服务机构的基本信息（包括机构信息、地址、联系电话、承担项目的内容等），方便群众查询。县（市、区）和基层医疗卫生机构要在显著位置张贴由省级卫生计生行政部门或国家卫生健康委员会统一制作的宣传壁报；使用国家基本公共卫生服务经费开展工作的，应当在宣传材料显著位置以醒目字体明示"国家基本公共卫生服务项目"；广泛播放国家卫生健康委员会制作的基本公共卫生服务项目公益广告。鼓励基层医疗卫生机构分类细化服务内容,将出生缺陷防治知识纳入健康教育内容,开展个性化宣传,有条件的可定期向辖区居民推送健康教育信息。

(二)规范开展国家基本公共卫生服务。《国家基本公共卫生服务规范(第三版)》(以下简称《规范》)已经印发,各地要充分发挥《规范》的指导作用,及时更新和调整居民健康档案表单、重点人群健康管理流程、绩效评价指导方案等,明确工作任务和工作指标,加强对基层医疗卫生机构和县(市、区)级相关医疗卫生机构从事基本公共卫生服务的医务人员的培训和考核,实现培训和考核全覆盖,着力提高《规范》使用的质量和效果。

(三)做好项目进展数据上报工作。2018年,各地要继续依据国家卫生健康委员会有关国家基本公共卫生服务项目统计调查的要求,通过国家基本公共卫生服务项目管理信息系统(http://glpt.nbphsp.org.cn)定期上报项目进展数据,要对上报数据严格审核,确保数据真实有效;加强用户权限管理,保障数据安全。逐步推进各地的省级信息平台与国家基本公共卫生服务项目管理信息系统的联通,不断提高上报数据的质量和稳定性。

(四)加强项目绩效评价。进一步突出县(市、区)主体作用,依托区域信息平台建设,积极推进"互联网+监管",提高绩效评价的质量和效率。县(市、区)要加强对项目年度重点工作的监管,科学合理制订绩效指标,每年至少要对辖区所有承担任务的医疗卫生机构开展一次综合绩效评价。加强项目的效果评价和成本效益分析,突出居民感受度和获得感。利用好绩效评价结果,将评价结果与资金拨付挂钩。2018年度项目绩效评价工作务必于2019年4月底前完成。各地要贯彻落实原国家卫生计生委与人力资源社会保障部、财政部联合印发的《关于完善基层医疗卫生机构绩效工资政策保障家庭医生签约服务工作的通知》(人社部发〔2018〕17号),指导基层医疗卫生机构完善内部考核机制,在国家基本公共卫生服务经费拨付和分配方面体现多劳多得、优劳优酬,落实情况将纳入年度考核。

国家卫生健康委员会

财政部

国家中医药管理局

2018年6月13日

2.83 《7岁～18岁儿童青少年血压偏高筛查界值》等3项推荐性卫生行业标准

关于发布《7岁～18岁儿童青少年血压偏高筛查界值》等3项推荐性
卫生行业标准的通告

国卫通〔2018〕11号

现发布《7～18岁儿童青少年血压偏高筛查界值》等3项推荐性卫生行业标准,编号和名称如下:

WS/T 610—2018　7 岁～18 岁儿童青少年血压偏高筛查界值

WS/T 611—2018　7 岁～18 岁儿童青少年高腰围筛查界值

WS/T 612—2018　7 岁～18 岁儿童青少年身高发育等级评价

上述标准自 2018 年 12 月 1 日起施行。

特此通告。

国家卫生健康委员会

2018 年 6 月 13 日

2.84　"互联网 + 医疗健康"便民惠民活动

关于深入开展"互联网 + 医疗健康"便民惠民活动的通知(节选)

国卫规划发〔2018〕22 号

各省、自治区、直辖市及新疆生产建设兵团卫生计生委、中医药局,委局机关各司局,委局直属和联系单位,委局属(管)医院:

为深入贯彻落实习近平总书记关于推进互联网 + 医疗等,让百姓少跑腿,数据多跑路,不断提升公共服务均等化、普惠化、便捷化水平的指示要求,着力解决好群众操心事、烦心事,推动《国务院办公厅关于促进"互联网 + 医疗健康"发展的意见》(国办发〔2018〕26 号)落地见效,让人民群众切实享受到"互联网 + 医疗健康"创新成果带来的实惠,国家卫生健康委员会、国家中医药管理局决定在全行业开展"互联网 + 医疗健康"便民惠民活动。现就全面推行便民惠民活动的具体措施通知如下:

四、公共卫生服务更精准

10. 结合区域全民健康信息平台,实现现有公共卫生信息系统与居民电子健康档案的联通整合,健全高血压、糖尿病等老年慢性病以及食源性疾病管理网络,重点做好在线健康状况评估、监测预警、用药指导、跟踪随访、健康管理等服务。

五、家庭医生服务更贴心

13. 加快建设应用家庭医生签约服务智能化信息平台,推进网上便捷有效签约服务,形成长期稳定的契约服务关系。要搭建家庭医生与签约居民的服务互动平台,在线提供健康咨询、慢性病随访、健康管理、延伸处方等服务,转变服务模式,增进医患互动,改善签约服务感受。

国家卫生健康委员会　国家中医药管理局

2018 年 7 月 10 日

2.85　建档立卡贫困人口慢病家庭医生签约服务工作方案

关于印发建档立卡贫困人口慢病家庭医生签约服务工作方案的通知

国卫办基层函〔2018〕562 号

河北省、山西省、内蒙古自治区、辽宁省、吉林省、黑龙江省、安徽省、福建省、江西省、山东省、河南省、湖北省、湖南省、广西壮族自治区、海南省、重庆市、四川省、贵州省、云南省、西藏自治区、陕西省、甘肃省、青海省、宁夏回族自治区、新疆维吾尔自治区卫生计生委,医管中心、人发中心:

　　为进一步贯彻原国家卫生计生委、国务院扶贫办等部门《关于实施健康扶贫工程的指导意见》(国卫财务发〔2016〕26 号),做好贫困人口慢病家庭医生签约服务工作,我委制定了《建档立卡贫困人口慢病家庭医生签约服务工作方案》。现印发给你们,请结合实际,认真贯彻落实。

国家卫生健康委员会

2018 年 7 月 12 日

建档立卡贫困人口慢病家庭医生签约服务工作方案

　　为深入贯彻党的十九大精神及中共中央、国务院关于脱贫攻坚有关决策部署,落实原国家卫生计生委、国务院扶贫办等部门《关于实施健康扶贫工程的指导意见》(国卫财务发〔2016〕26 号)要求,制定本方案。

　　一、工作目标

　　2018 年至 2020 年,对建档立卡贫困人口实现家庭医生签约服务应签尽签,重点加强对已签约贫困人口中高血压、糖尿病、结核病、严重精神障碍等慢病患者的规范管理与健康服务。有条件的地区,可结合实际探索扩大贫困人口家庭医生签约服务慢病管理范围。

　　二、工作机制

　　(一)明确签约服务对象与范围。各地卫生计生行政部门要依据扶贫部门提供的核实核准的建档立卡贫困人口信息,为贫困人口优先提供家庭医生签约服务,重点对高血压、糖尿病、结核病、严重精神障碍等慢病患者开展规范管理与健康服务。

　　(二)明确签约服务提供主体。贫困人口家庭医生签约服务工作主要由乡镇卫生院、村卫生室等基层医疗卫生机构承担,采取家庭医生团队形式提供。要充分发挥乡镇(街道)残疾人专员、驻村扶贫工作队等在贫困人口签约服务中的作用,协同推进贫困人口家庭医生签约服务工作。积极引导县级及以上医疗机构医务人员加入家庭医生团队,为贫困人口提供有针对性的医疗卫生服务。

　　(三)优化服务分工与流程。明确家庭医生签约团队内部职责分工,加强合作,形成合力。乡村医生是贫困人口家庭医生签约服务的第一联络人,要加强与签约服务对象的沟通和联系,利用信息化等手段督促、指导签约服务对象按照协议约定,主动接受健康教育、健康管理等服务。乡镇卫生院要明确专人与乡村医生分组对接,提供支持和保障。鼓励县级医院医生加入签约医生团队,为家庭医生提供技术支持。加强县级医院与家庭医生团队的协作,对确需转诊的患者及时予以转诊或提供就医路径指导。县级及以上医院要指定专人负责对接,为贫困人口转诊患者建立绿色通道。要赋予家庭医生一定比例的医院专家号、预留床位等资源,拓宽患者上转渠道。

三、工作重点

(一)规范履约,做实做细签约服务各项任务。家庭医生团队要依据协议约定,签约一人,履约一人,做实一人,为签约贫困人口规范提供基本医疗、公共卫生等服务。按照"保基本,兜底线"的原则,积极做好贫困人口慢病筛查,并对高危人群和慢病患者实行分类管理。鼓励有条件的地区结合实际针对贫困人口慢病患者制订个性化服务方案。

(二)分类指导,做好慢病患者健康管理。

1. 高血压。对签约贫困人口开展高血压筛查,视情况及时转诊或随访评估。对确诊的原发性高血压患者,开展分类干预、健康体检和治疗;对起病急、症状重、疑似继发性高血压患者,以及多种药物无法控制的高血压患者,及时予以转诊,并在转诊后 2 周内主动随访。

2. 糖尿病。对签约贫困人口 2 型糖尿病高危人群,开展针对性的健康教育和健康指导,每年至少测量 1 次空腹血糖。对确诊的 2 型糖尿病患者,每年提供 4 次免费空腹血糖检测和面对面随访。对连续 2 次空腹血糖控制不满意或者药物不良反应难以控制,以及出现新的并发症或者原有并发症加重的患者,协助其转诊到上级医院,并在 2 周内主动随访转诊情况。

3. 结核病。对签约贫困人口疑似结核病患者开展鉴别诊断,填写"双向转诊单",并推荐其到定点医疗机构进行结核病检查,督促其及时就医。对确诊的结核病患者,开展推介转诊、入户随访、督导服药和结案评估。对停止服药患者转诊至定点医疗机构进行治疗转归评估,2 周内进行电话随访确认。签约服务期间如发现患者从本辖区居住地迁出,要及时向上级专业机构报告。

4. 严重精神障碍。对确诊的贫困严重精神障碍患者,应当按要求及时建立或补充居民个人健康档案,并录入信息系统。对纳入管理的严重精神障碍患者,每年至少 4 次随访,每次随访应对患者进行危险性评估并开展分类干预。对病情不稳定患者,协助转诊到上级医院,必要时报告当地公安部门。

5. 其他慢病。针对患有其他慢病的签约贫困人口,结合服务能力和条件,参照国家和地方文件规范提供相应的医疗卫生服务。根据慢病患者病情,通过就诊、入户等方式,每年至少安排一次面对面随访,询问病情,检查并评估心率、血糖和血压等基础性健康指标,在饮食、运动、心理等方面提供健康指导,做好随访记录,并同步更新居民健康档案。

(三)密切联系,加强健康教育和政策宣传。家庭医生团队要加强对签约贫困人口的健康教育,通过健康教育资料、健康教育宣传栏、互联网等媒介,开展健康知识传播和健康生活方式引导,宣传和普及健康素养基本知识,提升贫困人口健康素养。要及时、准确告知签约贫困人口健康扶贫相关政策,确保相关患者知晓政策、求助有门、受助及时。

四、保障措施

(一)加强组织领导。国家卫生健康委负责组织推进,委医疗管理服务指导中心负责技术支持和指导。各地要按照中央统筹、省(区、市)负总责、市(地)县抓落实的工作体制,加强组织领导,将贫困人口慢病家庭医生签约服务工作纳入脱贫攻坚、落实健康扶贫工作的领导责任制,明确并落实部门责任。各地相关部门要细化职责分工,加强沟通协作,形成工作合力。

(二)制定实施方案。各地要按照本方案要求,结合实际制订实施方案,细化工作任务,明确时间节点和工作要求。要精心组织实施贫困人口慢病家庭医生签约服务工作,统筹做好政策衔接、资金安排、人力调配等,确保家庭医生签约服务工作落实到位。

(三)落实保障政策。各地要明确签约服务费标准,签约服务费中需签约居民个人承担的部分,要明确补偿渠道,适当减轻贫困人口经济负担,提高其签约积极性。要积极协调相关部门,充分发挥医保资金的杠杆作用,实行差异化的医保支付政策,通过降低起付线、连续计算起付线、提高转诊住院报销比例等措施,引导签约贫困人口到基层就诊,降低贫困人口慢病患者负担。对报销后自付费用仍有困难的患者,要及时落实相关救助政策。合理调配资源,保证贫困人口慢病签约患者的用药需求,加快完善基层医疗卫生机构与二级以上医院用药衔接,在"合理、安全、有效"的前提下,对病情稳定、依从性较好的贫困人口慢病签约患者,可酌情延长单次配药量。对下转的患者,可根据病情和上级医院医嘱延用上级医院处方。

(四)加强信息管理。中国人口与发展研究中心负责贫困人口慢病家庭医生签约服务信息数据的监测和管理工作。各地要加强贫困人口签约对象数据信息的动态管理,指定专人负责上报辖区内贫困人口家庭医生签约服务相关信息(全国健康扶贫动态管理系统网址:https://www.jkfpsj.cn)。鼓励各地利用信息技术加快签约服务智能化应用,搭建家庭医生与签约贫困人口在线交流互动平台,提供在线签约、预约、咨询、健康管理、慢病随访、报告查询等服务。针对不同服务需求、季节特点、疾病流行等情况,定期向签约贫困人口精准推送健康教育资讯。

(五)完善绩效考核。各地要将贫困人口家庭医生签约服务工作纳入绩效考核评价范围,定期组织考核,考核结果与家庭医生团队和个人绩效分配挂钩,体现多劳多得、优绩优酬。

(六)做好宣传引导。各地要通过多种形式广泛宣传贫困人口家庭医生签约服务有关政策,提高群众知晓率。要及时总结地方经验,推广典型做法,充分发挥示范和引导作用。要注重宣传贫困人口家庭医生签约服务工作中涌现出的生动事迹和典型案例,努力营造全社会关注、支持贫困人口家庭医生签约服务的良好舆论氛围。

2.86 医疗联合体综合绩效考核工作方案(试行)

关于印发医疗联合体综合绩效考核工作方案(试行)的通知
国卫医发〔2018〕26号

各省、自治区、直辖市及新疆生产建设兵团卫生计生委、中医药管理局:

为进一步加强医疗联合体(以下简称医联体)绩效考核,规范医联体建设发展,调动医疗机构积极性,国家卫生健康委会同国家中医药局制定了《医疗联合体综合绩效考核工作方案(试行)》(可从国家卫生健康委官网下载)。现印发你们,请遵照执行。各级卫生健康行政部门(含中医药主管部门)要加强对医联体建设工作的统筹规划与指导,规范医联体建设与管理,全面掌握工作进展情况,及时向国家卫生健康委和国家中医药局报送有关情况。

附件:医疗联合体综合绩效考核工作方案(试行)

国家卫生健康委员会 国家中医药管理局

2018 年 7 月 26 日

2.87 分级诊疗制度建设有关重点工作

关于进一步做好分级诊疗制度建设有关重点工作的通知(节选)
国卫医发〔2018〕28 号

各省、自治区、直辖市及新疆生产建设兵团卫生计生委、中医药管理局:

2015 年和 2017 年,国务院办公厅分别印发了《关于推进分级诊疗制度建设的指导意见》(国办发〔2015〕70 号)和《关于推进医疗联合体建设和发展的指导意见》(国办发〔2017〕32 号)。按照党中央、国务院决策部署,各地将分级诊疗制度建设作为解决人民日益增长的美好生活需要和不平衡不充分的发展之间的矛盾的重要抓手,会同有关部门加快推进,取得良好效果。为进一步推进分级诊疗制度建设,现就做好当前几项重点工作通知如下:

一、加强统筹规划,加快推进医联体建设

(二)重点推进重大疾病和短缺医疗资源专科联盟建设。各级卫生健康行政部门要根据患者跨省级行政区域就诊病种及技术需求情况,有针对性地主动指导专科联盟建设。要充分发挥国家级、省级医院临床重点专科优势,调动积极性,重点推进肿瘤、心血管、脑血管、呼吸、感染性疾病、重大传染病等重大疾病,以及儿科、麻醉科、病理科、精神科等短缺医疗资源的专科联盟建设,以专科协作为纽带,强弱项、补短板,促进专科整体能力提升。要将专科联盟建设与省级医疗中心设置工作有机结合,逐步减少患者就诊跨省级行政区域流动。

(三)加快远程医疗协作网建设促进优质医疗资源下沉。各级卫生健康行政部门要按照国务院办公厅《关于促进"互联网 + 医疗健康"发展的意见》(国办发〔2018〕26 号)有关要求,大力推进远程医疗服务发展,完善省 - 地市 - 县 - 乡 - 村五级远程医疗服务网络,推动远程医疗服务覆盖所有医联体。要积极协调相关部门制定出台收费等相关政策,促进远程医疗服务可持续发展。国家级和省级医院要按照健康扶贫工作要求,重点发展面向边远、贫困地区的远程医疗协作网,确保实现对口帮扶贫困县县级医院远程医疗全覆盖。要充分利用远程医疗、远程教学等信息化手段下沉优质医疗资源,提升基层医疗服务能力,提高优质医疗资源可及性。

二、以区域医疗中心建设为重点推进分级诊疗区域分开

各级卫生健康行政部门要按照《关于印发"十三五"国家医学中心及国家区域医疗中心设置规划的通知》(国卫医发〔2017〕3 号)有关要求,通过加大投入、专科建设、人才培养、科技支撑、政策配套等措施,支持符合条件的国家级、省级医院开展国家医学中心、国家区域医疗中心建设工作。要统筹辖区内医疗资源,根据跨省就医需求和临床专科情况,规划建设省级医疗中心和省域内区域医疗中心,针对发病率高、转出率高的疾病和地方病,加

强相应临床专科能力建设,力争在省域或者国家区域医疗中心解决疑难危重患者看病就医问题。

三、以县医院能力建设为重点推进分级诊疗城乡分开

各级卫生健康行政部门要进一步加强县医院人才、技术、临床专科等核心能力建设,提高县医院规范化、精细化、信息化管理水平。进一步完善县医院诊疗科目设置,在健全一级诊疗科目的基础上,逐步完善二级诊疗科目。进一步加强临床及其支撑专科建设,提升对县域内常见病、多发病以及传染病、地方病的诊疗能力。通过改善设备设施、引进专业人才、加入专科联盟等措施,提升急诊、儿科、麻醉科、重症医学科等薄弱专科能力。加强与上级医院的技术合作,引进并推广适宜技术项目,提高内镜、介入治疗等微创技术临床使用比例,提升肿瘤、心脑血管疾病、感染性疾病等重大疾病诊疗能力。力争到2020年,全国有500家县医院和500家县中医院分别达到县医院和县中医院医疗服务能力推荐标准,绝大多数县医院达到县医院医疗服务能力基本标准,努力实现大病不出县,解决县域居民看病就医问题。

四、以重大疾病单病种管理为重点推进分级诊疗上下分开

各级卫生健康行政部门要指导城市医疗集团和县域医共体重点做好高血压、糖尿病、慢性阻塞性肺疾病、冠状动脉粥样硬化性心脏病、脑血管疾病、肿瘤等重大慢性非传染性疾病分级诊疗,按照我委印发的有关分级诊疗技术方案和双向转诊基本原则,细化慢性疾病单病种分级管理要求,明确不同级别和类别医疗机构职责,建立分工协作机制。要完善双向转诊制度,重点畅通向下转诊通道,明确转诊标准和转诊流程,将急性病恢复期患者、术后恢复期患者及危重症稳定期患者及时转诊至下级医疗机构,探索基层医疗卫生机构与老年医疗照护、家庭病床、居家护理等相结合的服务模式。逐步增加城市医疗集团和县域医共体内上级医院为基层医疗卫生机构预留号源的数量,经预约转诊的患者优先安排就诊,对需要住院治疗的预约转诊病人设立绿色通道,逐步建立基层首诊、转诊的就医模式。要采取多种措施提高基层医疗卫生机构慢性疾病必需药品可及性,提高患者用药便利性,提升基层药学服务能力,确保基层用药合理安全。

五、以三级医院日间服务为重点推进分级诊疗急慢分开

符合条件的三级医院要稳步开展日间手术,完善工作制度和流程,逐步扩大日间手术病种范围,提高日间手术占择期手术的比例,缩短患者等待住院和等候手术时间,提升医疗服务效率。鼓励有条件的医院设置日间病房、日间治疗中心等,为患者提供适宜的日间诊疗服务,提高床单元使用效率。三级医院要主动调整门诊病种结构,引导诊断明确、病情稳定的患者向下转诊,逐步减少常见病、多发病、慢性病患者占比,增加手术、急危重症的诊疗量占比。基层医疗卫生机构要稳步推进家庭医生签约服务工作,优先做好老年人、孕产妇、0~6岁儿童、慢性疾病(高血压、糖尿病、结核病等)患者和严重精神障碍患者等重点人群的签约服务,按照相关服务规范提供健康管理服务,加强贫困人口、残疾人和计划生育特殊家庭成员的签约服务工作。通过优质服务基层行、基层服务能力评审评价、社区专科能力建设、社区医院建设试点等,提升基层医疗卫生机构基本医疗服务能力,规范慢性病患者健康管理。

六、完善保障政策

(一)建立医联体绩效考核制度。各级卫生健康行政部门要加强行业监管,以推动分级诊疗制度建设和强基层为重点,建立城市医疗集团和县域医共体综合绩效考核制度和动态

调整机制,充分发挥绩效考核的指挥棒作用,重点考核医疗资源下沉情况,要将三级医院医疗资源下沉、对基层医疗卫生机构帮扶以及基层诊疗量占比、双向转诊比例、居民健康改善等纳入考核指标,引导各级各类医疗机构落实功能定位。要将医联体年度绩效考核结果向行业内公布,促进城市医疗集团和县域医共体形成良性竞争。逐步将部分考核结果向居民公布,方便居民选择医联体和家庭医生签约团队。

(二)加快推进信息化建设。贯彻落实国务院办公厅《关于促进"互联网+医疗健康"发展的意见》,鼓励医联体、医共体使用电子健康卡实现基层首诊、远程会诊、双向转诊"一卡通",为居民提供连续医疗服务。制订完善医联体信息功能规范,加强信息化顶层设计。在医联体内积极运用互联网技术,加快实现医疗资源上下贯通、信息互通共享、业务高效协同,便捷开展预约诊疗、双向转诊、远程医疗等服务,推进"基层检查、上级诊断",推动构建有序的分级诊疗格局。医联体内充分借助人工智能等技术手段,提高基层医疗卫生机构基本医疗服务能力,医联体内医疗机构间实现检查检验结果实时查阅、互认共享。2018年底前,远程医疗要覆盖所有城市医疗集团和县域医共体;2020年底前,远程医疗要覆盖医联体内基层医疗卫生机构。

(三)加强医疗卫生人才队伍建设。加强医联体内专业人才培养。加快推进住院医师规范化培训制度建设,非培训基地的医疗机构要积极选派符合条件的临床医生接受培训。采取规范化培训、助理全科医生培训、定向免费培养、转岗培训等方式,加大全科医生培养力度。鼓励在医联体内,通过专科进修、送教上门、远程教育、现场培训等多种形式的继续医学教育,不断提高基层专业技术人员服务能力。

七、加强组织实施

(一)加强组织领导。各级卫生健康行政部门和医疗机构要充分认识分级诊疗制度和医联体建设工作的重要性,以满足群众看病就医需求为出发点,服务于深化医药卫生体制改革全局。省级卫生健康行政部门要在2018年8月底前完成城市医疗集团和县域医共体建设规划;10月底前完成医联体网格化全覆盖,有效防止城市三级医院"跑马圈地"。要改革创新人才使用激励机制,提高全科等紧缺专业岗位吸引力,吸引更多优秀医学人才到基层就业。

(二)加强监督考核。省级卫生健康行政部门要按照《分级诊疗试点评估考核实施方案》(国卫体改发〔2017〕54号)有关要求,加强对分级诊疗工作监督指导。强化医联体绩效考核,推动优质医疗资源下沉,防止三级医院"虹吸效应"。要建立重点工作跟踪和督导制度,对重点任务设置量化的年度指标,强化政策指导和督促检查,及时掌握分级诊疗和医联体建设工作推进和落实情况。

(三)加强舆论引导。各级卫生健康行政部门要及时总结有关工作经验和成果,推广有益经验。充分利用报纸、广播、电视、网络等媒体,大力宣传分级诊疗制度和医联体建设相关政策,加强典型宣传,展示工作成效,营造良好舆论氛围,引导形成有序就医的分级诊疗格局。

国家卫生健康委员会　国家中医药管理局
2018年8月7日

2.88 坚持以人民健康为中心推动医疗服务高质量发展

关于坚持以人民健康为中心推动医疗服务高质量发展的意见（节选）
国卫医发〔2018〕29 号

各省、自治区、直辖市及新疆生产建设兵团卫生计生委、中医药局：

为全面贯彻党的十九大、十九届二中、三中全会和全国卫生与健康大会精神，在习近平新时代中国特色社会主义思想指导下，坚持以人民为中心的发展理念，充分调动并发挥医务人员积极性、主动性，推动医疗服务高质量发展，保障医疗安全，现提出以下意见。

三、大力推动医疗服务高质量发展

（一）持续优化医疗服务，改善患者就医体验。落实进一步改善医疗服务行动计划，充分运用新技术、新理念，使医疗服务更加高效便捷。推广多学科联合诊疗、胸痛中心、卒中中心、创伤中心等医疗服务新模式，持续提高医疗服务质量。推进日间手术和日间医疗服务，不断提升医疗资源利用效率。大力推进"互联网＋医疗健康"，创新运用信息网络技术开展预约诊疗、缴费等，运用互联网、人工智能、可穿戴设备等新技术，建设智慧医院。推进区域内医疗机构就诊"一卡通"，实现医联体内电子健康档案和电子病历共享、检查检验结果互认，提升医疗服务连续性。拓展医疗服务新领域，将优质护理、药学服务等延伸至基层医疗卫生机构。进一步发挥医务人员作用，开展科技创新，推广适宜技术。强化人文理念，大力开展医院健康教育，加强医患沟通，推行医务社工和志愿者服务，全面提升患者满意度。

（二）落实分级诊疗制度，引导患者科学就医。以医联体建设和家庭医生签约服务为抓手，大力推进分级诊疗制度建设。统筹区域内医疗资源，网格化布局组建城市医疗集团和县域医共体，推进重大疾病和短缺医疗资源的专科联盟建设，加快建立远程医疗协作网，促进优质医疗资源下沉。推动医联体细化完善内部管理措施，形成责权利明晰、优质医疗资源上下贯通、医疗服务接续高效的机制和服务模式。完善医联体绩效考核机制和指标体系，将基层医疗卫生机构能力提升列为重点指标，逐步探索将健康结果作为考核指标，促进医联体形成管理、责任、利益、服务共同体。加强全科医生队伍建设，推进家庭医生签约服务。加强护士等其他基层卫生人员培训，提高基层医疗卫生机构医疗服务能力和质量。加强国家医学中心、区域医疗中心和省级医疗中心建设，落实各级各类医疗机构功能定位，形成分工协作机制，为患者提供疾病预防、诊断、治疗、康复、护理等连续服务，形成双向转诊、有序就医格局，提升城乡医疗服务整体效能。

（三）提升县域服务能力，方便患者就近就医。全面加强县级医院（含县级妇幼保健院）人才、技术、临床专科等能力建设，提升县级医院规范化、精细化、信息化管理水平，有效承担县域居民常见病、多发病诊疗，危急重症抢救与疑难病转诊任务，使县级医院真正成为县域医疗中心，提高农村地区医疗服务可及性，提升县域内就诊率。全面提升基层医疗卫生机构服务能力，开展乡镇卫生院和社区卫生服务中心服务能力评价，加强乡镇卫生院特色科室建设，推动基层医疗卫生机构不断提升服务水平，改进服务质量，更好地发挥居民健康"守门人"作用。切实以基层为重点，加大对基层医疗卫生机构的投入力度，改善居民就医条件,不断夯实我国医疗卫生服务体系的基础。进一步深化基层卫生综合改革,落实"两个允许",完善绩效工资制度,激发运行活力,提高基层卫生人员的积极性。

（四）持续提升医疗质量,保障患者医疗安全。进一步完善医疗相关法律法规和医疗质量管理体系,严格依法执业,落实医疗质量管理规章制度,形成医疗质量管理的长效机制。提高不同地区、级别、类别医疗机构间医疗服务同质化程度,缩小医疗质量差异,确保各级各类医疗机构开展与其功能定位相一致的适宜技术。实施分级诊疗过程中医疗质量连续化管理,重点提升基层医疗卫生机构医疗服务质量,落实患者安全管理的各项措施。深化"放管服"改革,为社会办医发展创造良好政策环境,将社会办医统一纳入医疗质量管理体系加强监管,不断满足人民群众多样化健康服务需要,提供更高质量、更加安全的医疗服务。

2.89　公共场所卫生管理条例实施细则

公共场所卫生管理条例实施细则（节选）

（2011 年 3 月 10 日卫生部令第 80 号公布　根据 2016 年 1 月 19 日国家卫生和计划生育委员会令第 8 号《国家卫生计生委关于修改〈外国医师来华短期行医暂行管理办法〉等 8 件部门规章的决定》第一次修正　根据 2017 年 12 月 26 日国家卫生和计划生育委员会令第 18 号《国家卫生计生委关于修改〈新食品原料安全性审查管理办法〉等 7 件部门规章的决定》第二次修正）

第二章　卫生管理

第十八条　室内公共场所禁止吸烟。公共场所经营者应当设置醒目的禁止吸烟警语和标志。

室外公共场所设置的吸烟区不得位于行人必经的通道上。

公共场所不得设置自动售烟机。

公共场所经营者应当开展吸烟危害健康的宣传,并配备专（兼）职人员对吸烟者进行劝阻。

2.90　加强农村贫困人口大病专项救治工作

关于进一步加强农村贫困人口大病专项救治工作的通知

国卫办医函〔2018〕830 号

各省、自治区、直辖市及新疆生产建设兵团卫生计生委、民政厅（局）、扶贫办、医保局（办）,中国人口与发展研究中心:

为落实党中央、国务院关于打赢脱贫攻坚战的决策部署,国家卫生健康委、民政部、国务院扶贫办联合开展了农村贫困人口大病专项救治工作（以下简称专项救治工作）。专项救治工作有效解决了相关病种医疗救治需求,降低了贫困患者费用负担,建立完善了农村贫困大病患者医疗救治及保障的工作机制,为推进脱贫攻坚工作奠定了良好基础。近期,健康扶贫三年攻坚工作全面启动,将实施贫困人口托底医疗保障、大病和慢性病精准救治等攻坚行动。为贯彻党的十九大精神和党中央、国务院关于脱贫攻坚工作有关决策部署,落实健康扶贫三年攻坚工作要求,现将进一步加强农村贫困人口大病专项救治工作有关要求通知如下。

一、增加专项救治覆盖病种

2018年,各地要在已开展儿童先心病、儿童白血病、胃癌、食管癌、结肠癌、直肠癌、终末期肾病等大病专项救治基础上,增加肺癌、肝癌、乳腺癌、宫颈癌、急性心肌梗死、白内障、尘肺、神经母细胞瘤、儿童淋巴瘤、骨肉瘤、血友病、地中海贫血、唇腭裂、尿道下裂等作为专项救治病种。鼓励各地(包括"三区三州"等深度贫困地区)结合实际,将本地区多发、群众反映强烈的重大疾病纳入专项救治病种范围。

二、继续落实有关要求,做好专项救治各项工作

(一)加强专项救治医疗质量安全管理。各地要在前期工作基础上总结经验,进一步加强专项救治的医疗质量安全管理。要结合新增病种特点、增加定点医院,满足诊疗需求。积极推进临床路径管理,根据国家卫生健康委印发的有关病种诊疗规范、临床路径等,制订具体的临床路径和诊疗管理方案。调整完善诊疗专家组和质控体系,积极开展技术指导、培训和质控工作。定点医院的选择要坚持"保证质量、方便患者、管理规范"的原则,确保救治效果。

(二)加快落实"一站式"结算。积极推进"一站式"结算,为农村贫困人口提供方便快捷服务。对农村建档立卡贫困患者县域内住院实行"先诊疗、后付费",在出院时只需支付自付医疗费用;对于符合转诊转院条件的贫困住院患者,有条件的地方要实行省域范围内"先诊疗、后付费"。医疗保障经办机构要按照协议约定及时向定点医疗机构拨付费用。

三、明确部门职责,强化责任落实

地方各级卫生健康、民政、扶贫、医保等部门要明确部门责任,加强沟通协调,形成合力,共同推进专项救治工作取得实效。卫生健康行政部门牵头负责专项救治工作,要会同有关部门明确定点医院、制订完善临床路径;组建诊疗专家组,组织开展相关培训和质控工作。民政部门要将核实核准的农村特困人员和低保对象名单提供给卫生健康行政部门,组织做好此类人员的专项救治工作。扶贫部门要加大对贫困大病患者及其家庭帮扶力度,加强专项救治工作监督和指导。医保部门要完善相关医保政策,深化医保支付方式改革。

四、有关工作要求

(一)加快工作进度。各省份要继续做好农村贫困人口大病专项救治工作,并结合此次新增病种要求,在2018年10月底前调整完善相关工作方案,于2018年11月底前向国家卫生健康委、民政部、国务院扶贫办、国家医保局报告有关工作落实情况。

(二)做好数据统计报告。各地要及时通过"全国健康扶贫动态管理系统"报送专项救治病例信息。中国人口与发展研究中心要按月汇总专项救治工作信息,及时报国家卫生健康委医政医管局。

国家卫生健康委、民政部、国务院扶贫办、国家医保局将适时组织开展督导检查工作。

国家卫生健康委员会办公厅　民政部办公厅
国务院扶贫办综合　国家医疗保障局办公室
2018年9月20日

2.91 规范家庭医生签约服务管理

关于规范家庭医生签约服务管理的指导意见(节选)

国卫基层发〔2018〕35号

各省、自治区、直辖市及新疆生产建设兵团卫生计生委、中医药管理局:

为贯彻落实《国务院办公厅关于推进分级诊疗制度建设的指导意见》(国办发〔2015〕70号)和《关于推进家庭医生签约服务的指导意见》(国医改办发〔2016〕1号)要求,提升家庭医生签约服务规范化管理水平,促进家庭医生签约服务提质增效,现提出如下意见。

二、明确签约服务对象及协议

(一)服务对象范围。家庭医生签约服务对象主要为家庭医生团队所在基层医疗卫生机构服务区域内的常住人口,也可跨区域签约,建立有序竞争机制。现阶段,家庭医生签约服务重点人群包括:老年人、孕产妇、儿童、残疾人、贫困人口、计划生育特殊家庭成员以及高血压、糖尿病、结核病和严重精神障碍患者等。

三、丰富签约服务内容

家庭医生团队应当结合自身服务能力及医疗卫生资源配置情况,为签约居民提供以下服务:

(一)基本医疗服务。涵盖常见病和多发病的中西医诊治、合理用药、就医指导等。

(二)公共卫生服务。涵盖国家基本公共卫生服务项目和规定的其他公共卫生服务。

(三)健康管理服务。对签约居民开展健康状况评估,在评估的基础上制定健康管理计划,包括健康管理周期、健康指导内容、健康管理计划成效评估等,并在管理周期内依照计划开展健康指导服务等。

(四)健康教育与咨询服务。根据签约居民的健康需求、季节特点、疾病流行情况等,通过门诊服务、出诊服务、网络互动平台等途径,采取面对面、社交软件、电话等方式提供个性化健康教育和健康咨询等。

(五)优先预约服务。通过互联网信息平台预约、现场预约、社交软件预约等方式,家庭医生团队优先为签约居民提供本机构的专科科室预约、定期家庭医生门诊预约、预防接种以及其他健康服务的预约服务等。

(六)优先转诊服务。家庭医生团队要对接二级及以上医疗机构相关转诊负责人员,为签约居民开通绿色转诊通道,提供预留号源、床位等资源,优先为签约居民提供转诊服务。

(七)出诊服务。在有条件的地区,针对行动不便、符合条件且有需求的签约居民,家庭医生团队可在服务对象居住场所按规范提供可及的治疗、康复、护理、安宁疗护、健康指导及家庭病床等服务。

(八)药品配送与用药指导服务。有条件的地区,可为有实际需求的签约居民配送医嘱内药品,并给予用药指导服务。

(九)长期处方服务。家庭医生在保证用药安全的前提下,可为病情稳定、依从性较好的签约慢性病患者酌情增加单次配药量,延长配药周期,原则上可开具4~8周长期处方,但应当注明理由,并告知患者关于药品储存、用药指导、病情监测、不适随诊等用药安全信息。

（十）中医药"治未病"服务。根据签约居民的健康需求，在中医医师的指导下，提供中医健康教育、健康评估、健康干预等服务。

（十一）各地因地制宜开展的其他服务。

六、完善双向转诊机制

（一）畅通上转渠道。二级及以上医疗机构要为基层医疗卫生机构开设绿色通道，指定专人负责与家庭医生对接，对需转诊的患者及时予以转诊。要赋予家庭医生一定比例的医院专家号、住院床位等资源，对经家庭医生团队转诊的患者提供优先接诊、优先检查、优先住院等服务。

（二）精准对接下转患者。经上级医院治疗后的急性病恢复期患者、术后恢复期患者及危重症稳定期患者，应当及时下转至基层医疗卫生机构，由家庭医生团队指导或协调继续治疗与康复。

（三）提高转诊保障能力。根据下转签约患者的实际用药需求，适当放宽基层医疗卫生机构用药目录，与上级医院有效衔接，依据病情可延用上级医院医嘱处方药品。利用信息化手段完善医联体内沟通交流机制，保障转诊签约患者在上下级医疗机构诊疗信息的连续性。

七、推进"互联网+"家庭医生签约服务

（一）加快区域智能化信息平台建设与应用。加强二级及以上医疗机构对基层医疗卫生机构的信息技术支撑，促进医联体内不同层级、不同类别医疗机构间的信息整合，逐步实现医联体内签约居民健康数据共建共享。探索利用智能化信息平台对签约服务数量、履约情况、居民满意率等进行管理、考核与评价，提高签约服务工作的管理效率。

（二）搭建家庭医生与签约居民交流互动平台。鼓励家庭医生利用网站、手机应用程序等媒介，为签约居民在线提供健康咨询、预约转诊、慢性病随访、健康管理、延伸处方等服务，借助微博、微信等建立签约居民"病友俱乐部""健康粉丝群"等互动交流平台，改善签约居民服务感受。

八、强化签约服务的管理与考核

（一）加强行政部门对签约服务的考核。省级、市级卫生健康行政部门和中医药主管部门加强与相关部门的沟通，健全签约服务考核评价机制，组织开展考核评价工作。县区级卫生健康行政部门对辖区内基层医疗卫生机构签约服务工作实施考核，可根据实际情况与其他考核统筹安排。以签约对象数量与构成、服务质量、健康管理效果、签约居民基层就诊比例、居民满意度等为核心考核指标。考核结果与基层医疗卫生机构绩效工资总量和主要负责人薪酬挂钩。

（二）健全机构内部管理机制。基层医疗卫生机构应当完善家庭医生签约服务管理考核工作机制。以家庭医生团队组成、服务对象的数量、履约率、续约率、服务数量、服务质量、签约居民满意度和团队成员满意度等为核心考核指标，考核结果同家庭医生团队和个人绩效分配挂钩。

（三）建立居民反馈机制。基层医疗卫生机构建立畅通、便捷的服务反馈渠道，及时处理签约居民的投诉与建议，并将其作为家庭医生团队绩效考核的重要依据。

（四）严格依法执业。家庭医生团队在开展诊疗活动过程中应当遵守国家法律法规及政策的相关要求。超出执业范围、使用非卫生技术人员从事诊疗工作、使用未经批准使用的药品、消毒药剂和医疗器械的，由有关部门依法依规处理。

九、加强签约服务的宣传与培训

（一）广泛开展宣传。各地要充分发挥公共媒体作用，加强对现阶段我国家庭医生签约服务内涵和特点的宣传，合理引导居民预期。要积极挖掘树立服务质量好、百姓认可度高的优秀家庭医生典型，发挥正面示范作用，增强家庭医生职业荣誉感，提高社会认可度，为家庭医生签约服务营造良好的社会氛围。

（二）做好相关培训。各地要开展对基层医疗卫生机构管理人员的政策培训，进一步统一思想、形成共识。加强对家庭医生团队常见病、多发病诊疗服务能力的技能培训，提升高血压、糖尿病、结核病、严重精神障碍等管理能力和儿科、口腔、康复、中医药、心理卫生、避孕节育咨询指导等服务能力。

2.92　贫困地区健康促进三年攻坚行动方案

关于印发贫困地区健康促进三年攻坚行动方案的通知

国卫办宣传函〔2018〕907 号

各省、自治区、直辖市及新疆生产建设兵团卫生计生委（卫生健康委）、扶贫办，委机关各司局，委直属和联系单位：

为贯彻落实党中央、国务院脱贫攻坚战略决策部署、《中共中央　国务院关于打赢脱贫攻坚战三年行动的指导意见》和国家卫生健康委等部门《关于实施健康扶贫工程的指导意见》（国卫财务发〔2016〕26 号）要求，国家卫生健康委、国务院扶贫办决定开展贫困地区健康促进三年攻坚行动。现将行动方案印发你们，请各地认真组织实施。

国家卫生健康委办公厅　国务院扶贫办综合司

2018 年 10 月 19 日

贫困地区健康促进三年攻坚行动方案

加强健康促进与教育，提高人民健康素养，是提高全民健康水平最根本、最经济、最有效的措施之一。为贯彻落实党中央、国务院脱贫攻坚战略决策部署、《中共中央　国务院关于打赢脱贫攻坚战三年行动的指导意见》和《关于实施健康扶贫工程的指导意见》（国卫财务发〔2016〕26 号）要求，定于 2018—2020 年在贫困地区全面开展健康促进三年攻坚行动，提高贫困地区居民健康素养，制定本方案。

一、总体要求

（一）工作原则。

分类指导。针对不同地区的疾病流行特点、生态环境状况、社会文化习俗等实际情况，分类指导，开展健康教育。

分众施策。针对患有大病、慢性病、重病、地方病及其他疾病的贫困患者、普通农村居民，根据其面临的主要健康问题制定健康教育处方，精准提供健康教育服务。

分级负责。按照中央统筹、省负总责、市县抓落实的管理体制，各级卫生健康部门在党委和政府领导下，扎实完成贫困地区健康促进三年攻坚行动任务。

（二）工作目标。

到 2020 年，实现贫困地区居民健康教育全覆盖。省、地市、县各级建成健康教育骨干队伍并实现培训全覆盖。以县区为单位，50% 的中小学校达到健康促进学校标准。各贫困县区（贫困人口所在县区）居民健康素养水平达到本省份 2020 年目标水平或较 2018 年提高60%。细化指标见附件。

二、重点行动

（一）健康教育进乡村行动。覆盖全部贫困村，依托农村广播、文化大院、标语口号、文艺演出等平台和形式，针对村民主要健康问题开展健康教育，传播健康素养基本知识。

1. 举办健康教育讲座。每村每 2 个月不少于 1 次。

2. 省级组织开发有针对性的健康知识标语口号。标语口号应当通俗易懂、内容科学，适宜在乡村地区传播。

（二）健康教育进家庭行动。覆盖全部贫困患者家庭，根据村民的疾病特点提供健康教育服务。

1. 一家一张"明白纸"。每年度向每个贫困患者家庭发放至少 1 份有针对性的健康教育材料，如书籍、宣传册、折页、张贴画等。

2. 一家一个"明白人"。在每个贫困患者家庭中至少培训 1 名家庭成员，如家庭主妇、学龄儿童或文化水平较高者，使其掌握健康素养基本知识与技能，树立自身是健康第一责任人理念，带动家庭成员养成健康生活方式。

3. 一家一份实用工具。向每个贫困患者家庭发放盐勺、生熟砧板、毛巾、牙刷、体育健身用品等健康实用工具，每户不少于 1 份。

4. 一人一份"健康教育处方"。在开展高血压、糖尿病、结核病、重症精神障碍规范管理的基础上，依托家庭医生签约服务，为患有脑血管病、冠心病、慢阻肺、类风湿、关节炎、重型老年慢性支气管炎等慢性病及患有地方性氟砷中毒、大骨节病、氟骨症、血吸虫病、碘缺乏病等地方病的贫困人口制定个性化健康教育处方。

（三）健康教育进学校行动。覆盖全部贫困地区，面向全体中小学生开展健康教育，全面启动健康促进学校建设。

1. 在贫困地区中小学校全面开展健康促进学校建设。

2. 各学校开设健康教育课程，向学生讲授合理膳食、食品安全、适量运动、科学洗手、用眼卫生、口腔健康、传染病防治、自救互救、青少年性与生殖健康等基本知识与技能。

3. 各学校通过举办健康知识大赛、演讲比赛、手抄报等多种形式，鼓励吸引师生参与，提升健康教育活动的趣味性和实效性。

（四）健康教育阵地建设行动。覆盖全部贫困地区，打造群众身边的健康教育宣传阵地，宣传健康扶贫政策，普及健康素养 66 条、健康教育技能、慢性病规范管理、地方病及其他重点疾病防治等健康知识。

1. 每个贫困村设置健康教育宣传栏或宣传墙不少于 1 块，面积不低于 2 平方米，定期更新内容。

2. 省、地市、县各级电视台的健康类栏目及各级各类政府网站、商业网站的健康类栏目发布健康教育内容累计每月不少于 1 次，播出健康主题公益广告累计每月不少于 1 次。

3. 各省份建立网络健康科普平台，为贫困居民提供有针对性的健康知识推送、健康信息查询等服务。

（五）基层健康教育骨干培养行动。省、地市、县各级根据本地实际建立健康教育骨干队伍并实现骨干培训全覆盖。

1. 各省份结合实际制定培训计划，设置培训课程，开发培训材料。建设本省份健康促进与教育专家库。

2. 打造村级健康教育骨干队伍。健康教育骨干可来源于"第一书记"、驻村干部、基层医疗卫生工作者、卫生计生专干等。

3. 开展村级健康教育骨干培训。培训内容包括健康素养66条、健康教育技能、慢性病规范管理、地方病及其他重点疾病防治、避孕节育非意愿妊娠知识等。可依托农民夜校等系统内外各类培训平台开展。2018年实现骨干培训率不低于30%，2019年实现全覆盖，2020年针对健康问题和需求，实现强化培训全覆盖。

4. 加强健康教育专业机构建设，充实人员力量，改善工作条件，提高工作能力，切实发挥技术指导作用。

5. 充分发挥定点扶贫、城乡医院对口支援和"组团式"支援西藏、新疆等地区的医疗人才开展健康教育和健康科普工作的优势和积极性，为其开展健康教育和健康科普工作提供必要保障。鼓励有条件的地区组建健康教育志愿者团队。

三、保障措施

（一）加强组织领导。贫困地区健康促进三年攻坚行动由国家卫生健康委和国务院扶贫办统筹，各省级卫生健康和扶贫部门负总责，各市（地）县具体落实。国家卫生健康委扶贫办、宣传司和国务院扶贫办政策法规司具体负责协调、督促、提供技术支持；国家卫生健康委各司局切实履行本领域健康促进与教育职责，科学配置现有项目资源，支持、指导各地开展相关工作。地方各级将贫困地区健康促进三年攻坚行动纳入当地经济社会发展和卫生健康事业发展大局，作为健康扶贫三年攻坚的重要任务，加强部门协同配合，整合系统资源，动员社会力量参与，科学制定计划，完善监督问责，抓好各项任务落实。

（二）科学制定方案。深入分析贫困地区主要健康问题、当地居民健康素养水平和居民健康教育需求，在问题分析基础上，明确各类服务对象健康教育干预重点，制定合理、可及、有效的健康促进三年攻坚行动实施方案，有明确的部门职责分工和清晰的时间表、路线图。请各省份将本省份实施方案于2018年10月31日前报送国家卫生健康委。

（三）加大经费保障。加大基本公共卫生服务健康素养促进项目经费保障力度。省级加大健康素养促进项目经费统筹，重点保障贫困地区健康促进三年攻坚行动。推动贫困地区县级政府将健康促进工作纳入财政预算。

（四）强化督促指导。鼓励各地积极探索创新健康促进新方式，提高工作实效。定期填报和更新"全国健康扶贫动态管理系统"中健康促进三年攻坚行动相关数据，加强与全国扶贫开发信息系统数据对接，发挥好线上统计、分析指导功能，强化数据使用。将贫困地区健康促进三年攻坚行动计划落实情况纳入地方卫生健康部门工作绩效考核，国家卫生健康委、国务院扶贫办适时组织督促检查。加强基本公共卫生服务健康教育项目和健康素养促进项目考核，考核结果作为贫困地区健康促进三年攻坚行动计划落实情况重要参考。

（五）加强宣传引导。做好信息发布和政策解读，及时总结提炼适合贫困地区的健康促进做法和经验，依托各级各类媒体，积极宣传报道各地工作亮点和先进典型。

附件：贫困地区健康促进三年攻坚行动具体工作目标（略）

2.93　2018 年儿童青少年近视调查工作

国家卫生健康委办公厅　教育部办公厅　财政部办公厅关于开展 2018 年儿童青少年近视调查工作的通知

国卫办疾控函〔2018〕932 号

各省、自治区、直辖市及新疆生产建设兵团卫生计生委（卫生健康委）、教育厅（教委、教育局）、财政厅（局）：

为贯彻落实习近平总书记关于学生近视问题的重要指示精神，切实加强儿童青少年近视防控工作，近日教育部、国家卫生健康委、财政部等 8 部门印发了《综合防控儿童青少年近视实施方案》。方案要求，在核实各地 2018 年儿童青少年近视率的基础上，从 2019 年起每年开展各省（区、市）人民政府儿童青少年近视防控工作评议考核。为掌握各地儿童青少年近视率基数，做好评议考核，经研究，决定组织开展 2018 年儿童青少年近视调查工作。

一、调查方法

（一）各省（区、市）和新疆生产建设兵团原则上依托中央财政转移支付项目"全国学生常见病和健康影响因素监测"，开展本地 2018 年儿童青少年近视调查工作。如本地已有儿童青少年近视相关调查专项，也可依托开展。6 岁儿童近视情况的调查，可结合基本公共卫生服务项目开展。

（二）调查方案由省级卫生健康行政部门会同教育、财政部门研究提出，报省级人民政府和新疆生产建设兵团同意后实施。调查方案应当注意科学性、可行性和抽样代表性，确保调查结果真实、有效。

二、调查范围

（一）市县数量：每省份在 2018 年"全国学生常见病和健康影响因素监测" 3 个监测城市基础上，应扩大调查范围，要求至少覆盖 40% 地级市，每个地级市至少覆盖 1 个城区和 1 个县。鼓励有条件的省份增加调查城市数量，力争逐步实现全覆盖。

（二）学校数量：每个地级市在"全国学生常见病和健康影响因素监测"调查 12 所学校基础上，至少增加 4 所幼儿园，其中城区至少 7 所学校（2 所小学、2 所初中、2 所高中、1 所职高）和 2 所幼儿园，县至少 5 所学校（2 所小学、2 所初中、1 所高中）和 2 所幼儿园。选择开展调查工作的学校和幼儿园应当能够代表当地整体情况。

（三）学生数量：要求小学、初中、高中全年级覆盖，幼儿园在大班抽取 6 周岁儿童开展调查，要求以整班为单位开展，每个学校每个年级抽取至少 80 名学生开展视力调查。

三、视力筛查技术要求

各地儿童青少年近视率调查工作须按照《儿童青少年近视筛查规范》（见附件）进行。前期已开展了相关工作，如不符合《儿童青少年近视筛查规范》要求的，须重新开展。

四、工作要求

（一）高度重视，认真组织。2018 年儿童青少年近视率将作为各省级人民政府儿童青少年近视防控工作评议考核基线数据，各地要在省（区、市）人民政府统一领导下，高度重视，精心组织，确保如期高质量完成调查工作。卫生健康部门负责协调组织、制定调查方案、专业指导和质量控制等工作；教育部门负责协调入校现场调查、学生组织等工作；财政部门负责协调落实经费保障等工作。

（二）加大政策和资金保障力度。各地在"全国学生常见病和健康影响因素监测"工作基础上，要加大人员和设备保障，确保本次调查工作顺利开展。要结合中央财政公共卫生服务补助资金，加大地方财政资金投入，本次新增地市调查所需工作经费由地方统筹安排。

（三）加强质量控制和考核评估。卫生健康、教育部门要组织或依托有资质的机构开展调查工作，对入校专业机构进行审核，加强对近视筛查人员的专业培训、指导和技术考核，开展全过程质量控制，保证结果的真实性、准确性。加强监督检查，每省份要选取至少 5% 的学生进行现场复核。国家卫生健康委、教育部将对各省份调查工作进行抽查，一旦发现弄虚作假情况，将予以全国通报。

（四）调查结果审核与报送。各省份儿童青少年近视调查结果经本省（区、市）人民政府和新疆生产建设兵团确认同意后，于 2018 年 12 月 31 日前分别报送国家卫生健康委、教育部。同时，调查具体数据通过"全国学生常见病和健康影响因素监测信息系统"报送中国疾病预防控制中心学校卫生中心。

附件：儿童青少年近视筛查规范

国家卫生健康委办公厅

教育部办公厅

财政部办公厅

2018 年 10 月 25 日

2.94　进一步改善医疗服务行动计划（2018—2020 年）考核指标

关于印发进一步改善医疗服务行动计划（2018—2020 年）考核指标的通知

国卫办医函〔2018〕894 号

各省、自治区、直辖市及新疆生产建设兵团卫生计生委：

为落实《关于印发进一步改善医疗服务行动计划（2018—2020 年）的通知》（国卫医发〔2017〕73 号），指导各地做好改善医疗服务效果评估考核工作，我委组织制定了《进一步改善医疗服务行动计划（2018—2020 年）考核指标》。现印发给你们，请各地对照考核指标（附件 1、2），加强对改善医疗服务工作的指导和考核，确保各项工作有序推进。

附件：1. 进一步改善医疗服务行动计划（2018—2020 年）考核指标（医疗机构）

　　　2. 进一步改善医疗服务行动计划（2018—2020 年）考核指标（卫生健康行政部门）

国家卫生健康委办公厅

2018 年 10 月 16 日

2.95 全面提升县级医院综合能力工作方案（2018—2020年）

关于印发全面提升县级医院综合能力工作方案（2018—2020年）的通知

国卫医发〔2018〕37号

各省、自治区、直辖市及新疆生产建设兵团卫生计生委、中医药管理局：

为贯彻落实《国务院办公厅关于全面推开县级公立医院综合改革的实施意见》（国办发〔2015〕33号）、《国务院办公厅关于建立现代医院管理制度的指导意见》（国办发〔2017〕67号）有关要求，进一步提升县级医院综合能力，国家卫生健康委、国家中医药局决定在完成第一阶段全面提升县级医院综合能力工作的基础上，在全国的县（县级市）开展新一阶段全面提升县级医院综合能力工作。现将《全面提升县级医院综合能力工作方案（2018—2020年）》印发给你们，请结合实际认真贯彻落实，并及时报送有关工作信息。

国家卫生健康委员会　国家中医药管理局
2018年10月16日

全面提升县级医院综合能力工作方案（2018—2020年）（节选）

为贯彻落实《国务院办公厅关于全面推开县级公立医院综合改革的实施意见》（国办发〔2015〕33号）、《国务院办公厅关于建立现代医院管理制度的指导意见》（国办发〔2017〕67号）有关要求，在完成第一阶段500家县级医院综合能力提升工作的基础上，进一步提升县级医院综合能力，满足县域居民医疗服务需求，制定本方案。

二、工作目标

按照《国家卫生计生委办公厅关于印发县医院医疗服务能力基本标准和推荐标准的通知》（国卫办医发〔2016〕12号，以下简称《通知》）和国家中医药局关于县中医医院医疗服务能力基本标准和推荐标准有关要求，进一步加强县级医院人才、技术、重点专科等核心竞争力建设，提升县级医院法制化、科学化、规范化、精细化、信息化管理水平。落实县级医院功能定位，提升综合服务能力，有效承担县域居民常见病、多发病诊疗，危急重症抢救与疑难病转诊任务，力争实现县域内就诊率达到90%左右，推动构建分级诊疗制度。

到2020年，500家县医院（包括部分贫困县县医院）和县中医医院分别达到"三级医院"和"三级中医医院"服务能力要求。力争使我国90%的县医院、县中医院分别达到县医院、县中医院医疗服务能力基本标准要求。

三、工作内容

（二）提升医疗服务能力。

1. 县医院。

（1）完善诊疗科目设置。进一步健全一级诊疗科目，逐步完善二级诊疗科目。独立设置内科、外科、妇产科、儿科、眼科、耳鼻咽喉科、口腔科、精神科、传染性疾病科、急诊医学科、康复医学科、重症医学科、麻醉科、医学检验科、医学影像科、中医科等一级诊疗科目。逐步开设独立的心血管内科、呼吸内科、消化内科、肾病学、神经内科、内分泌科、普通外科、骨科、神经外科、泌尿外科、胸外科、妇科、产科等二级诊疗科目。

（2）提升专科服务能力。

①补齐薄弱专科。根据县域居民诊疗需求、近年县域外转诊率排名等因素，综合确定县级医院薄弱专科，并重点加强儿科、精神科、老年病专业、康复医学科、传染性疾病科等学科建设，通过改善硬件条件、引进专业人才、开展适宜技术、加强与上级医院合作等措施，补齐薄弱专科能力短板。加强急诊科建设，并与院前急救体系有效衔接，提升对急危患者抢救与转运能力。

（3）加强人才队伍建设。加强住院医生规范化培训、订单定向医学生培养等，形成稳定、合理的专业人才梯队。根据县级医院临床专科能力建设需求，鼓励有条件的县医院选派符合条件的业务骨干参加专科医师规范化培训，储备高层次临床专科人才。加强在岗全员针对性继续教育，不断提高服务能力和水平。强化县级临床骨干医师培训，积极开展儿科、精神科医师转岗培训和产科医师、助产士培训，着力解决儿科、产科医师短缺问题。加强老年医学、康复、护理专业人才培养培训，解决老年医护人才短缺问题。加强教学能力和师资队伍建设，积极创建助理全科医生培训基地和继续医学教育基地，充分发挥县级医院在县域内农村基层医务人员教学和培训中的优势作用，不断提升农村基层医疗卫生服务水平。加大对重点领域、紧缺专业、关键岗位的专业技术人才的引进力度。

（4）推广适宜技术项目。结合当地群众医疗服务需求，围绕常见病、多发病因地制宜地开展医疗服务，加强与上级医院的技术合作，引进并推广适宜技术项目。重点提升微创技术临床应用能力，逐步推广内镜、介入治疗等微创技术，不断提高微创技术临床使用比例。

2. 县中医医院。

（1）进一步健全临床和医技科室。设置内科、外科、妇产科、儿科、针灸科、推拿科、骨伤科、肛肠科、皮肤科、康复科、急诊科、麻醉科、医学检验科、医学影像科等临床和医技科室，在内科基础上逐步开设独立的肺病科、脾胃病科、脑病科、心血管科、肾病科、内分泌科、肿瘤科等临床科室。

（三）构建有序的就医格局。

1. 落实县级医院功能定位。充分发挥县级医院的城乡纽带作用和县域龙头作用。县级医院主要承担县域居民的常见病、多发病诊疗，急危重症抢救与疑难病转诊，负责基层医疗卫生机构人员培训指导，开展传染病和突发公共卫生事件防控等公共卫生服务，做好自然灾害、事故灾难等突发事件紧急医疗救援等工作。依托诊疗服务普及健康知识，提供健康指导，倡导健康生活方式，结合实际开展卫生防病知识宣教活动。加强对辖区内慢性病防治的技术指导，做好慢性病信息报送工作，统筹协调做好死亡病例死因医学诊断和报告，建立健全医院死亡登记报告管理制度。

2. 落实分级诊疗制度建设。构建基层首诊、双向转诊、急慢分治、上下联动的分级诊疗模式。建立县级公立医院与基层医疗卫生机构之间的便捷转诊通道，县级公立医院要为基层转诊患者提供优先就诊、优先检查、优先住院等便利。依托县级公立医院建立医学影像诊断、检查检验、病理诊断等中心，推进县域内检查检验结果互认。

3. 加强医联体建设。在县域内加强医疗共同体建设，重点探索以县级医院为龙头、乡镇卫生院为枢纽、村卫生室为基础的县乡一体化管理，与乡村一体化管理有效衔接，构建县乡村三级联动的县域医疗服务体系。以多种方式建立长期稳定的县级医院与基层医疗卫生机构、城市三级公立医院分工协作机制。针对区域内疾病谱和重点疾病诊疗需求,城市三级公立医院派出医务人员通过专科共建、临床带教、业务指导、教学查房、科研和项目协作等多种方式,促进优质医疗资源共享和下沉基层,重点帮扶提升县级医院和基层医疗卫生机构医疗服务能力与管理水平。

(四)提升信息化管理水平。

1. 加快信息平台建设。推进各级各类医院接入区域全民健康信息平台,强化县级医药卫生信息资源整合,逐步实现医疗服务、公共卫生业务、医疗保障和综合管理系统的互联互通、信息共享。加快县级医院信息化建设,继续推进以患者为中心的医院信息化流程再造,加强以电子病历为核心的医院信息平台建设,逐步实现电子病历与电子健康档案相衔接。逐步运用信息化手段规范临床诊疗行为、开展医务人员绩效考核。强化信息系统运行安全,保护群众隐私。

2. 积极推进远程医疗服务。开展远程医疗系统建设,以县医院为纽带,向下辐射有条件的乡镇卫生院和村卫生室,开展远程医疗、健康咨询、健康管理服务,提升基层医疗服务能力。向上与城市三级医院远程医疗系统对接,促进优质医疗资源下沉,通过远程会诊、远程查房、远程示教等多种形式,提升县级医院综合服务能力。

3. 稳步推进"互联网+"医疗服务。认真落实国务院办公厅《关于促进"互联网+医疗健康"发展的意见》(国办发〔2018〕26号)有关要求,大力推进远程医疗服务发展,应用互联网等信息技术拓展医疗服务空间和内容,构建覆盖诊前、诊中、诊后的一体化医疗服务模式。运用互联网技术提供安全适宜的医疗服务,促进医院、医务人员、患者之间的有效沟通,提升基层医疗服务能力与效率。

(五)认真落实健康扶贫要求。

1. 强化贫困县县级医院能力建设,要充分借鉴援疆援藏经验,深入推进城市三级医院对口帮扶贫困县县级医院工作,建立稳定的对口支援关系,明确对口支援目标,签订对口支援协议,落实目标责任,强化目标管理。上级支援医院要在县级医院院长、医务部主任、护理部主任、重点学科带头人等重要岗位人员的选派和培养方面给予支持,重点提升贫困县县级医院管理水平和专科能力,推动一批有基础的贫困县县级医院达到"三级医院"能力要求,重点帮扶、加速达标。

2. 深入推进农村贫困人口大病专项救治工作,提升儿童先天性心脏病、儿童白血病、食管癌、胃癌、结肠癌、直肠癌、终末期肾病等大病救治能力,按照"定临床路径,定定点医院,定单病种费用,定报销比例;加强责任落实,加强质量管理"的"四定两加强"工作模式,推进"一站式"结算和"先诊疗、后付费",切实降低贫困患者负担。

(六)落实县级公立医院综合改革各项任务。全面落实政府对符合区域卫生规划的县级公立医院投入政策,逐步化解县级公立医院长期债务。巩固破除以药补医成果,对县级公立医院取消药品加成减少的合理收入,要严格按照当地改革方案确定的补偿途径和比例执行,确保公立医院良性运行。在前期取消药品加成并同步调整医疗服务价格基础上,通过规范诊疗行为,降低药品、耗材等费用腾出空间,进一步优化调整医疗服务价格,并做好与医保支付、医疗控费、分级诊疗等政策的相互衔接,逐步建立以成本和收入结构变化为基础的价格动态调整机制,基本理顺医疗服务比价关系。全面推行以按病种付费为重点的多元复合式医保支付方式,探索对纵向合作的医疗联合体等分工协作模式实行医保总额付费,建立"结余留用、合理超支分担"的激励和风险分担机制。建立符合行业特点的公立医院薪酬制度,按照"允许医疗卫生机构突破现行事业单位工资调控水平,允许医疗服务收入扣除成本并按规定提取各项基金后主要用于人员奖励"的要求,合理确定公立医院薪酬水平,优化公立医院薪酬结构,落实公立医院分配自主权。

四、工作安排

(一)启动阶段(2018年10月)。

1. 遴选确定项目单位。省级卫生健康和中医药主管部门,结合医疗实际情况和申报意愿,遴选推荐具备一定数量有较高服务能力和管理水平的县级医院,以及部分具有一定能力基础的贫困县县级医院。国家卫生健康委、国家中医药局在地方推荐的基础上,各确定500家县医院和县中医医院作为项目单位。

2. 国家卫生健康委和国家中医药局召开工作启动会。

3. 各省级卫生健康行政部门根据本方案要求,结合本地区实际,制定实施方案,召开专题会议部署工作。

4. 各项目单位根据本方案要求,结合自身发展需求,制定能力提升实施方案和工作计划,与支援医院达成协作意向。

(二)实施阶段(2018年11月—2020年12月)。

1. 签订责任书和对口支援协议。省级卫生健康行政部门(含省级中医药主管部门)、县政府、支援医院、县级医院签订四方责任书,确定各年度和3年总体目标,明确各方的责任与权力,细化任务措施。建立对口支援关系的双方医院、职能部门、临床科室间签订对口支援协议。

2. 县级医院和有关单位落实工作任务。县级医院按照本方案要求,加快提升综合能力。支援医院有计划、分步骤落实对口支援工作。

3. 省级卫生健康行政部门和中医药主管部门对辖区内有关工作落实情况进行指导与评估,研究解决工作推进过程中遇到的问题,召开工作会议,交流有益经验。每年10月向国家卫生健康委医政医管局、国家中医药局医政司分别报送年度工作报告。

4. 国家卫生健康委、国家中医药局对各地工作进行抽查、评估,适时修订县医院医疗服务能力基本标准和推荐标准,指导县级医院标准化建设。

(三)评估考核。

1. 基线调查(2018年10—12月):国家卫生健康委、国家中医药局分别对500家县医院和县中医医院综合能力基础情况进行基线调查,摸清区域医疗服务需求,为开展对口支援工作提供依据。

2. 年度考核(每年度10—11月):省级卫生健康行政部门和中医药主管部门按年度对县级医院综合能力提升工作进行评估与指导,掌握工作进展情况和效果,及时发现并解决工作中的问题。

3. 中期评估(2019年10—12月):国家卫生健康委、国家中医药局对县级医院综合能力提升工作进行中期评估,掌握工作中期进展情况,适时组织抽查,完善配套政策,协调解决工作中的困难与问题。

4. 总结评估(2020年10—12月):按照工作要求和目标,国家卫生健康委、国家中医药管理局对县级医院综合能力提升工作进行总结评估。召开工作总结会议,推广有益经验。

　　五、组织保障

　　（一）加强组织领导。要进一步提高思想认识，把县级医院综合能力建设作为深化医改的重要内容和完善我国医疗服务体系的有力举措，切实加强组织领导，推动落实政府办医主体责任，建立部门协调推进机制，完善配套措施，发挥政策叠加作用，按时、保质完成工作任务。有条件省份的卫生健康行政部门可协调财政、发展改革等部门，启动县级医院临床重点专科建设项目，针对区域实际情况，提升县级医院专科服务能力。

　　（二）明确目标责任。要制订切实可行的实施方案，将此项工作与县级医院综合改革、对口支援等重点工作相结合，明确目标任务和时间进度，建立长效机制。要加强对辖区内县级医院综合能力建设工作的指导，及时研究解决工作中遇到的困难和问题，完善配套政策，务求实效。

　　（三）加强督查评估。要通过调研、专项督查、定期评估等方式，及时掌握工作进展，指导各地有序推进工作。要建立县级医院综合能力建设效果评估机制和绩效考核方法，严格落实责任制和问责制。要及时总结推广有益经验，发挥典型带动作用，调动地方积极性。

　　（四）强化宣传培训。要开展医疗机构管理人员和医务人员的政策培训，进一步统一思想、形成共识。要充分发挥公共媒体作用，加强政策宣贯和典型宣传，提高社会认可度和支持度，营造良好社会氛围。

2.96　全国社会心理服务体系建设试点工作方案

关于印发全国社会心理服务体系建设试点工作方案的通知

国卫疾控发〔2018〕44号

各省、自治区、直辖市及新疆生产建设兵团卫生健康委（卫生计生委）、政法委、宣传部、教育厅（委、局）、公安厅（局）、民政厅（局）、司法厅（局）、财政厅（局）、信访局（办）、残联：

　　为贯彻落实党的十九大提出的"加强社会心理服务体系建设，培育自尊自信、理性平和、积极向上的社会心态"的要求，通过试点工作探索社会心理服务模式和工作机制，我们制定了《全国社会心理服务体系建设试点工作方案》，现印发给你们。请各省（区、市）卫生健康行政部门、政法委牵头，会同有关部门严格按照试点工作方案要求，高度重视试点工作，将社会心理服务体系建设试点作为推进平安中国、健康中国建设的重要抓手，做好试点地区遴选论证，加强对试点工作的组织领导，认真指导试点地区做好试点实施方案编制、启动培训、试点任务组织实施等工作，定期对试点地区进行督导，确保按期完成试点任务。试点过程中的进展或问题，要及时向国家卫生健康委、中央政法委报告。

国家卫生健康委　中央政法委

中宣部　教育部

公安部　民政部

司法部　财政部

国家信访局　中国残联

2018 年 11 月 16 日

全国社会心理服务体系建设试点工作方案

为贯彻落实党的十九大提出的"加强社会心理服务体系建设,培育自尊自信、理性平和、积极向上的社会心态"的要求,努力建设更高水平的平安中国,推进国家治理体系和治理能力现代化,加快实施健康中国战略,促进公民身心健康,维护社会和谐稳定,通过试点工作探索社会心理服务模式和工作机制,制定本方案。

一、指导思想

全面贯彻党的十九大精神和党中央、国务院决策部署,深入学习贯彻习近平新时代中国特色社会主义思想,深刻认识领会我国社会主要矛盾的新变化,打造共建共治共享的社会治理格局,推动社会治理重心向基层下移,实现政府治理和社会调节、居民自治良性互动。按照《精神卫生法》《"健康中国 2030"规划纲要》《关于加强心理健康服务的指导意见》等法律规划政策要求,坚持预防为主、突出重点、问题导向、注重实效的原则,强化党委政府领导和部门协作,建立健全服务网络,加强重点人群心理健康服务,探索社会心理服务疏导和危机干预规范管理措施,为全国社会心理服务体系建设积累经验。

二、工作目标

到 2021 年底,试点地区逐步建立健全社会心理服务体系,将心理健康服务融入社会治理体系、精神文明建设,融入平安中国、健康中国建设。建立健全党政领导、部门协同、社会参与的工作机制,搭建社会心理服务平台,将心理健康服务纳入健康城市评价指标体系,作为健康细胞工程(健康社区、健康学校、健康企业、健康家庭)和基层平安建设的重要内容,基本形成自尊自信、理性平和、积极向上的社会心态,因矛盾突出、生活失意、心态失衡、行为失常等导致的极端案(事)件明显下降。具体工作指标包括:

1. 依托村(社区)综治中心等场所,普遍设立心理咨询室或社会工作室,为村(社区)群众提供心理健康服务。以村(社区)为单位,心理咨询室或社会工作室建成率达 80% 以上。

2. 高等院校普遍设立心理健康教育与咨询中心(室),健全心理健康教育教师队伍。中小学设立心理辅导室,并配备专职或兼职教师,有条件的学校创建心理健康教育特色学校。

3. 各党政机关和厂矿、企事业单位、新经济组织等通过设立心理健康辅导室或购买服务等形式,为员工提供方便、可及的心理健康服务。

4. 100% 精神专科医院设立心理门诊,40% 二级以上综合医院开设心理门诊。培育发展一批社会心理服务专业机构,为大众提供专业化、规范化的心理健康服务。利用各种资源,建立 24 小时公益心理援助平台,组建心理危机干预队伍。

三、建立健全社会心理服务网络

(一)搭建基层心理服务平台。试点地区要按照《社会治安综合治理　综治中心建设与管理规范》等要求,在县、乡、村三级综治中心或城乡社区综合服务设施规范设置心理咨询室或社会工作室。各乡镇卫生院(社区卫生服务中心)要安排符合心理健康服务要求的场所,为有需求的居民提供健康教育、答疑释惑、心理咨询等服务。基层综治中心等要畅通群众诉求反映渠道,及时了解和掌握社会心理需求。充分发挥综治信息系统平台优势,建立社会心理服务电子档案,开展社会心态预测预警,定期开展分析研判和风险评估。及时发现和掌握有心理问题的高危人群及突发事件的苗头。在村(社区)党组织和有关部门的指导下,组织心理服务工作者、社会工作者、网格管理员、人民调解员、志愿者等,对居民摸排各类矛盾问题,及时疏导化解。利用老年活动中心、妇女之家、儿童之家、残疾人康复机构等公共服务设施,为空巢、丧偶、失独、留守老年人,孕产期、更年期和遭受意外伤害妇女,流动、留守和困境儿童,孤儿,残疾人及其家属等提供心理辅导、情绪疏解、家庭关系调适等心理健康服务。试点地区政法委、卫生健康、民政、公安等部门要建立健全基层综合管理小组,结合矛盾纠纷多元化解,完善流浪乞讨人员、公安监所被监管人员、服刑人员、社区矫正人员、刑满释放人员、强制隔离戒毒人员、社区戒毒社区康复人员、参加戒毒药物维持治疗人员和自愿戒毒人员等特殊人群心理沟通机制,做好矛盾突出、生活失意、心态失衡、行为失常人群及性格偏执人员的心理疏导和干预。制订个性化疏导方案,特殊人群个性化心理疏导的覆盖率达到 60% 以上。健全政府、社会、家庭“三位一体”的帮扶体系,加强人文关怀,促进社会融入,对有劳动能力者积极提供就业引导,提升其适应环境、重返社会的能力。

（二）完善教育系统心理服务网络。试点地区要进一步加强各级各类学校心理健康服务机构的建设力度。高等院校要完善心理健康教育与咨询中心(室)建设,按照师生比不少于 1∶4 000 配备心理专业教师,开设心理健康教育课程,开展心理辅导与咨询、危机干预等。中小学校设立心理辅导室,配备专(兼)职心理健康教育教师,培养学生积极乐观、健康向上的心理品质,促进学生身心可持续发展,积极创建心理健康教育特色学校。学前教育配备专(兼)职心理健康教育工作人员,开展以学前儿童家长为主的育儿心理健康教育,及时发现学前儿童心理健康问题。特殊教育机构要结合听力障碍、智力障碍等特殊学生身心特点开展心理健康教育,注重培养学生自尊、自信、自强、自立的心理品质。教育主管部门要将心理健康教育纳入当地教育事业发展规划和年度工作计划,统筹现有经费渠道,为教师和学生提供发展性心理辅导和心理支持。各级各类学校要建立以专职心理健康教育教师为核心,以班主任和兼职教师为骨干,全体教职员工共同参与的心理健康教育工作机制。在日常教育教学活动中融入适合学生特点的心理健康教育内容。要密切与村(社区)联动,及时了解遭受欺凌、校园暴力、家庭暴力、性侵犯以及沾染毒品等学生情况,并提供心理创伤干预。要创新和完善心理健康服务提供方式,通过“校社合作”引入社会工作服务机构或心理服务机构,为师生提供专业化、个性化的心理健康服务。要定期对教师开展心理评估,根据评估结果有针对性地开展教师心理疏导工作。

文明办协调各相关部门,在地市、县两级设立未成年人心理健康成长辅导中心,依托条件较好的心理咨询站点,整合区域内心理健康服务资源,面向未成年人开展心理健康知识普及与专业的心理咨询服务,对村(社区)、学校等基层心理咨询站点提供技术指导和培训。将未成年人心理健康成长辅导中心的建设纳入文明城市和未成年人思想道德建设测评考核范围。

（三）健全机关和企事业单位心理服务网络。鼓励规模较大、职工较多的党政机关和厂矿、企事业单位、新经济组织等依托本单位党团、工会、人力资源部门、卫生室,设立心理辅导室,建立心理健康服务团队;规模较小企业和单位可通过购买专业机构服务的形式,对员工提供心理健康服务。要广泛开展心理健康科普宣传,举办职场人际关系、情绪调节等方面公益讲座,提升员工心理健康意识,掌握情绪管理、压力管理等自我心理调适方法和抑郁、焦虑等常见心理行为问题的识别方法。通过员工心理测评、访谈等方式,及时对有心理问题的员工进行有针对性的干预,必要时联系专业医疗机构治疗。公安、司法行政、信访等部门要根据行业特点,在公安监管场所、监狱、刑满释放人员过渡性安置基地、社区戒毒社区康复工作办公室、司法所、社区矫正场所、救助管理站、信访接待场所等设立心理服务场所,配备一定数量的专业人员,成立危机干预专家组,对系统内人员和工作对象开展心理健康教育,普及心理健康知识,提供心理健康评估、心理咨询、危机干预等服务。

(四)规范发展社会心理服务机构。试点地区政法委、民政、卫生健康等有关部门要探索支持、引导、培育社会心理服务机构参与心理健康服务的政策措施,并研究制订管理、规范、监督、评估社会心理服务机构的相关措施,促进社会心理服务机构专业化、规范化发展。通过购买服务等形式,向各类机关、企事业单位和其他用人单位、基层组织及村(社区)群众提供心理咨询服务,逐步扩大服务覆盖面,并为弱势群体提供公益性服务。社会心理服务机构要加大服务技能和伦理道德的培训,提升对心理行为问题的服务能力和常见精神障碍的识别能力。

(五)提升医疗机构心理健康服务能力。试点地区卫生健康等部门要整合现有资源,支持省、地市、县三级精神卫生医疗机构提升心理健康服务能力。通过平安医院创建、等级医院评审等,推动综合医院普遍开设精神(心理)科,对躯体疾病就诊患者提供心理健康评估,为有心理行为问题者提供人文关怀、心理疏导等服务。精神卫生医疗机构要开设心理门诊,为患者提供药物治疗和心理治疗相结合的服务。妇幼保健机构要将心理健康服务融入孕前检查、孕产期保健、儿童保健、青春期保健、更年期保健等工作中。鼓励中医医疗机构开设中医心理等科室,支持中医医师在医疗机构提供中医心理健康诊疗、咨询和干预等服务。基层医疗卫生机构要加强与精神卫生医疗机构合作,结合家庭医生签约服务,开展抑郁、焦虑等常见精神障碍和心理行为问题科普宣传,对辖区居民开展心理健康评估,推广老年痴呆适宜防治技术。鼓励医疗卫生机构运用互联网等信息技术,拓展精神卫生和心理健康服务的空间和内容。鼓励医疗联合体通过互联网技术,实现医疗资源上下贯通、信息互通共享,便捷提供预约诊疗、双向转诊、远程医疗服务,提高服务质量。鼓励各级各类医疗机构培育医务社会工作者队伍,充分发挥其在医患沟通、心理疏导、社会支持等方面优势,强化医疗服务中的人文关怀。

(六)建立健全心理援助服务平台。依托精神卫生医疗机构或具备条件的社会服务机构、12320公共卫生公益热线或其他途径,通过热线、网络、APP、公众号等建立提供公益服务的心理援助平台。通过报纸、广播、电视、网络等多种形式宣传、扩大心理援助平台的社会影响力和利用率。将心理危机干预和心理援助纳入各类突发事件应急预案和技术方案,加强心理危机干预和援助队伍的专业化、系统化建设。在自然灾害等突发事件发生时,立即组织开展个体危机干预和群体危机管理,提供心理援助服务,及时处理急性应激反应,预防和减少极端行为发生。在事件善后和恢复重建过程中,对高危人群持续开展心理援助服务。

(七)健全心理健康科普宣传网络。试点地区卫生健康、宣传等部门要加强协作,健全包括传统媒体、新媒体在内的科普宣传网络,运用报纸、杂志、电台、电视台、互联网(门户网站、微信、微博、手机客户端等)等,广泛宣传"每个人是自己心理健康第一责任人""心身同健康"等健康意识和科普知识。积极组织开展心理健康进学校、进企业、进村(社区)、进机关等活动,开展心理健康公益讲座。在公共场所设立心理健康公益广告,各村(社区)健康教育活动室或社区卫生服务中心(站)向群众提供心理健康科普宣传资料。组织志愿者定期参加科普宣传、热线咨询等志愿服务。城市、农村普通人群心理健康核心知识知晓率达到50%以上。

(八)完善严重精神障碍患者服务工作机制。乡镇(街道)综治、卫生健康、公安、民政、残联等单位要建立健全精神卫生综合管理小组,多渠道开展严重精神障碍患者日常发现、登记报告、随访管理、危险性评估、服药指导、心理支持和疏导等服务,依法开展案(事)件处置,使在册患者规范管理率、在册患者治疗率、精神分裂症治疗率均达到80%以上。对病情不稳定的患者,要建立由村(社区)"两委"成员、网格员、精防医生、民警、民政专干、助残员、志愿者等基层人员组成的个案管理团队,对患者实施个案管理。做好医疗救助、疾病应急救助与基本医疗保险、城乡居民大病保险等制度的衔接,减轻贫困患者医疗费用负担。试点地区要率先落实民政部等4部门《关于加快精神障碍社区康复服务的意见》,开办多种形式的社区康复机构,使居家患者在社区参与康复率达到60%以上。试点地区基层医疗卫生机构要对50%以上居家患者及家属提供心理疏导服务。辖区所有精神卫生医疗机构建立家属学校(课堂),对患者家属开展护理教育等知识培训,对住院患者家属进行心理安慰、心理辅导;建立绿色通道,患者在社区康复期间病情复发的,可通过社区康复机构向医院快速转介。

四、加强心理服务人才队伍建设

(九)发展心理健康领域社会工作专业队伍。试点地区要探索鼓励和支持社会工作专业人员参与心理健康服务的政策措施,开发心理健康服务相关的社会工作岗位。对社会工作专业人员开展心理学和精神卫生知识的普及教育和培训,提高心理健康领域社会工作专业人员的职业素质和专业水平。按照《中共中央 国务院关于加强和完善城乡社区治理的意见》,建立社区、社会组织、社会工作者"三社联动"机制,充分发挥社会工作专业人员优势,通过政府购买服务等方式,支持其为社区居民有针对性地提供救助帮扶、心理疏导、精神慰藉、关系调适等服务,对严重精神障碍患者等特殊人群提供心理支持、社会融入等服务。

(十)培育心理咨询人员队伍。研究制订吸引心理学专业背景人员和经过培训的心理咨询人员从事心理健康服务的相关政策,设置相关工作岗位,提高心理健康服务的可及性。通过购买服务等形式,引导和支持心理咨询人员为公众提供心理健康教育与科普知识宣传,为有心理问题人群提供心理帮助、心理支持、心理教育等服务。同时,开展实践操作等方面的继续教育、专业培训,定期开展督导,提高心理咨询人员的专业化水平。

(十一)发展医疗机构心理健康服务队伍。试点地区卫生健康部门要引进心理学、社会工作专业人才,增加心理健康服务专业人员。通过精神科专业住院医师规范化培训、精神科医师转岗培训等,提升精神科医师数量和服务水平。综合医院(含中医院)要通过培训、继续教育等形式,对全体医务人员进行临床心理知识培训,对常见心理行为问题和精神障碍进行识别和转诊。加强基层医疗卫生机构临床医师心理健康服务知识和技能培训,提高临床医师常见心理行为问题和精神障碍早期识别能力。精神科医师、心理治疗师对心理咨询师、社会工作者等给予技术指导,对常见精神障碍和心理行为问题进行治疗和心理干预等。

(十二)组建心理健康服务志愿者队伍。试点地区政法委、民政、卫生健康等部门向社会广泛招募心理健康服务志愿者,探索支持引导志愿者参与心理健康服务的政策,鼓励和规范心理健康志愿服务的发展。要对志愿者开展心理健康相关培训,健全奖励表彰机制,支持其开展科普宣传、心理支持、心理疏导等志愿服务。特别是鼓励和引导医务人员、高校心理教师、心理专业学生等加入心理服务志愿者队伍。

(十三)健全行业组织并加强管理。试点地区卫生健康、政法委、教育、民政等有关部门,要整合辖区社会心理服务资源,完善社会心理服务行业组织。指导心理服务行业组织加强能力建设,有序开展心理服务机构和人员摸底调查、行业服务规范制订和实施、专业培训和继续教育、督导等工作,要求心理服务专业人员严格遵守保密原则和伦理规范。有关部门在试点过程中要注意将有关资料立卷归档,妥善保管。加强心理健康数据安全的保护意识,建立健全数据安全保护机制,防范因违反伦理、安全意识不足等造成的信息泄露,保护个人隐私。发挥社会心理服务行业组织的枢纽作用,建立心理健康机构、社会心理服务机构、学校心理咨询中心、精神卫生医疗机构、社会工作服务机构、心理健康志愿组织的合作机制,形成连续性的服务链条,实现共同发展。研究制订心理服务机构和人员登记、评价等工作制度,对承接政府购买服务和享受财政资金资助的社会心理服务机构进行考核评价,逐步将机构服务数量、质量等评价结果向社会公开。

五、保障措施

(十四)加强组织领导。各试点地区要将社会心理服务体系建设作为平安中国、健康中国、文明城市建设的重要内容,纳入当地经济和社会发展规划,并作为政府目标管理和绩效考核内容,制订试点实施方案和年度工作计划。结合本地实际,在完成国家要求的基础上,有针对性制订自选工作目标和任务,并做好组织实施。各试点地区要建立健全由党政负责同志任组长的社会心理服务体系建设工作领导小组,下设办公室,政法委、卫生健康、宣传、教育、公安、民政、司法行政、财政、信访、残联等部门参与,明确成员单位职责。定期召开领导小组会议,协调解决试点工作重点难点问题。卫生健康行政部门、政法委要协调相关部门做好试点工作,牵头成立跨部门、跨行业的专家委员会,为试点工作提供技术支持和指导。政法委要将社会心理服务疏导和危机干预纳入平安建设考评内容。卫生健康部门要对试点工作提供技术支持。政法委、卫生健康、宣传、教育、公安、民政、司法行政、财政、信访、残联等部门加强部门间交流合作与信息共享。各行业各部门要加强对本行业心理健康服务的领导,开展相关人员的培训和继续教育。各地要将心理健康教育作为各级各类领导干部教育培训的重要内容,纳入当地党校、行政学院培训。

各省级卫生健康行政部门、政法委要协调宣传、教育、公安、民政、司法行政、财政、信访、残联等部门,负责本省份试点地区遴选、论证、技术指导、督导检查等工作,及时汇总、上报工作信息。

国家卫生健康委和中央政法委负责试点工作的总体协调,会同有关部门制订试点方案,组织开展培训、技术指导、督导检查、经验交流、考核评估等。

(十五)加强政策扶持。研究制订体现心理健康服务技术劳务价值的相关政策措施,增加岗位吸引力,调动心理健康服务工作人员的积极性。通过政策引导和项目支持,培育发展医疗机构、社会心理服务机构和心理健康志愿组织,为公众提供专业化、规范化服务。创新心理健康服务模式,建立心理健康服务网站、心理自助平台、移动心理服务应用程序等,通过网络平台向不同人群提供针对性服务。试点地区民政、卫生健康、政法委等部门根据居民需求,确定适宜社会组织参与的项目,引导社会组织有序参与科普宣传、心理疏导等服务。将心理健康相关机构纳入社会组织孵化基地建设,培育发展一批以心理健康服务为工作重点的社会组织。

(十六)加强经费保障。统筹利用现有资金渠道支持开展试点工作。试点地区对社会心理服务体系建设给予必要的经费保障。鼓励试点地区建立多元化资金筹措机制,积极开拓公益性服务的筹资渠道,探索社会资本投入心理健康服务领域的政策措施,探索加强社会心理服务体系建设的保障政策和激励措施,推动各项任务有效落实。

(十七)强化督导评估。各省级卫生健康行政部门、政法委要会同有关部门,定期对本省份试点情况进行督导。国家卫生健康委、中央政法委将会同有关部门每年抽查试点工作,对于工作完成差、地方政府重视不足、未按照国家财政有关规定使用经费的,要求限期整改。

国家卫生健康委、中央政法委将会同有关部门制订试点工作评估方案。2021 年底前,各省级卫生健康行政部门、政法委要对本省份试点工作进行评估,并将评估结果报国家卫生健康委。国家卫生健康委、中央政法委将适时会同有关部门对全国试点工作进行评估。

附件: 1. 全国社会心理服务体系建设试点申报要求
　　　 2. 全国社会心理服务体系建设试点实施方案编制提纲

2.97　健康扶贫三年攻坚行动实施方案

关于印发健康扶贫三年攻坚行动实施方案的通知

国卫财务发〔2018〕38 号

河北省、山西省、内蒙古自治区、辽宁省、吉林省、黑龙江省、安徽省、福建省、江西省、山东省、河南省、湖北省、湖南省、广西壮族自治区、海南省、重庆市、四川省、贵州省、云南省、西藏自治区、陕西省、甘肃省、青海省、宁夏回族自治区、新疆维吾尔自治区卫生计生委、发展改革委、财政厅(局)、医疗保障局、扶贫办:

为贯彻落实党的十九大精神和党中央、国务院关于打赢脱贫攻坚战三年行动的决策部署,坚决打赢健康扶贫攻坚战,国家卫生健康委、国家发展改革委、财政部、国家医保局和国务院扶贫办联合制定了《健康扶贫三年攻坚行动实施方案》。现印发你们(可在国家卫生健康委网站下载),请认真组织实施。

国家卫生健康委　国家发展改革委
财政部　国家医疗保障局
国务院扶贫办
2018 年 10 月 17 日

健康扶贫三年攻坚行动实施方案(节选)

为贯彻落实党的十九大精神和习近平总书记重要指示精神、李克强总理重要批示要求,坚决打赢脱贫攻坚战,根据党中央、国务院《关于打赢脱贫攻坚战三年行动的指导意见》,结合健康扶贫工作实际,制定本方案。

一、总体要求

(一)总体思路。深入贯彻党的十九大精神和党中央、国务院脱贫攻坚决策部署,以习近平新时代中国特色社会主义思想为指导,坚持目标标准,坚持问题导向,聚焦深度贫困地区和卫生健康服务薄弱环节,加大政策供给和投入支持力度,创新体制、转换机制,防治结合、关口前移,坚决打赢健康扶贫攻坚战,保障贫困人口享有基本医疗卫生服务,防止因病致贫因病返贫。

(二)任务目标。到 2020 年,基本医疗保险、大病保险、签约服务管理、公共卫生服务对农村贫困人口实现全覆盖;贫困地区医疗卫生服务能力和可及性明显提升,贫困人口大病和长期慢性病得到及时有效治疗,贫困地区艾滋病、结核病、包虫病、大骨节病等重大传染病和地方病得到有效控制,健康教育和健康促进工作明显加强,贫困地区群众健康素养明显提升。

二、实施贫困人口大病和慢性病精准救治三年攻坚行动

(三)全面推进大病专项救治工作。全面落实《关于印发健康扶贫工程“三个一批”行动计划的通知》,对大病患者进行集中救治。在深入做好儿童先天性心脏病、儿童白血病、食管癌、胃癌、结肠癌、直肠癌、终末期肾病等病种专项救治基础上,逐步扩大救治病种。2018 年,将妇女两癌(宫颈癌、乳腺癌)、肺癌、肝癌、尘肺病等纳入专项救治范围,年底前扩大到 21 个病种。到 2020 年,扩大到 30 个病种,实现贫困人口大病救治工作规范化。(委内医政医管局牵头)

(四)做实做细慢病签约服务管理。对农村建档立卡贫困人口实现家庭医生签约服务应签尽签,做到签约一人、履约一人、做实一人,重点加强高血压、糖尿病、结核病、严重精神障碍等慢病患者的规范化管理与服务。有条件的地区,可结合实际探索扩大慢性病管理服务范围。鼓励县级及以上医疗机构医务人员加入到家庭医生团队,为贫困人口提供有针对性的医疗卫生服务。加强健康教育,开展健康知识传播和健康生活方式引导,宣传和普及健康素养基本知识与技能,提升贫困人口健康素养。(委内基层司、宣传司牵头)

三、实施贫困地区重点传染病、地方病综合防控三年攻坚行动

(八)强化大骨节病综合防治。开展 7～12 周岁儿童患病及防控措施落实情况监测。实施贫困地区儿童营养改善项目,为 6～24 月龄儿童提供每天一个营养包,提高病区婴幼儿营养水平。(委内疾控局、妇幼司牵头)

(九)开展现症地方病病人分类救治。将符合建档立卡条件的地方病病人全部纳入大病集中救治范围。地方病病区建立大骨节病、克山病、氟骨症、地方性砷中毒、克汀病、二度及以上甲状腺肿大、慢性和晚期血吸虫病确诊病人健康档案,实行个案管理。(委内疾控局牵头)

五、实施医疗保障扶贫三年攻坚行动

(十四)实现应保尽保。将农村建档立卡贫困人口作为医疗救助对象,落实农村贫困人口参保缴费补贴政策,实现农村贫困人口基本医保、大病保险、医疗救助全覆盖。(委内财务司、体改司牵头)

(十五)实施综合保障。基本医保要全面推进城乡制度整合,公平普惠提升待遇水平。大病保险要加大倾斜支付力度,对农村贫困人口降低起付线 50%、提高支付比例 5 个百分点、逐步提高并取消封顶线。医疗救助要加大帮扶力度,确保年度救助限额内农村贫困人口政策范围内个人自付住院医疗费用救助比例不低于 70%,对特殊困难的进一步实施倾斜救助。各地政府已经实施的托底医疗保障政策,到 2020 年前应逐步过渡到城乡医疗救助制度提供托底保障。(委内财务司、体改司牵头)

(十六)优化管理服务。落实基本医疗保障范围规定,促进定点医药机构控制服务成

本,提高贫困地区基层经办机构服务能力,推进农村贫困人口医疗费用"一站式"直接结算。(委内医政医管局、基层司牵头)

六、实施贫困地区基层医疗卫生机构能力提升三年攻坚行动

(十八)加强人才综合培养。全面实施全科医生特岗计划,争取到2020年贫困地区每个乡镇卫生院有1名全科医生。通过规范化培训、助理全科医生培训、转岗培训、定向免费培养等多种途径,加大贫困地区全科医生培养力度。鼓励地方结合实际,为贫困地区免费培养农村高职(专科)医学生,经助理全科医生培训合格后,补充到贫困地区村卫生室和乡镇卫生院。贫困地区可在现有编制总量内直接面向人才市场选拔录用医技人员,选拔录用时优先考虑当地医疗卫生事业紧缺人才。鼓励引导贫困地区对基层医务人员实行县招县管镇用,从实际出发,研究采取保持公益性、调动积极性的好政策,激发基层创新活力。(委内人事司、科教司牵头)

七、实施深度贫困地区健康扶贫三年攻坚行动

(二十二)加大支持力度。卫生健康领域政策优先供给、项目优先安排、资金优先支持、资源优先提供、社会力量优先对接深度贫困地区。符合条件的新增卫生健康领域资金、项目、政策主要安排到深度贫困地区。(委内财务司、规划司、人事司、体改司、疾控局、医政医管局、基层司、科教司牵头)

2.98 加快推进电子健康卡普及应用工作

关于加快推进电子健康卡普及应用工作的意见(节选)

国卫办规划发〔2018〕34号

各省、自治区、直辖市及新疆生产建设兵团卫生健康委(卫生计生委),委直属和联系单位,委属(管)医院:

为不断优化诊疗服务流程,深化信息便民惠民应用,夯实全民健康信息化和健康医疗大数据发展基础,根据《国务院办公厅关于促进"互联网 + 医疗健康"发展的意见》(国办发〔2018〕26号)及国家卫生健康委、国家中医药局《关于深入开展"互联网 + 医疗健康"便民惠民活动的通知》(国卫规划发〔2018〕22号)等文件精神,现就加快推进电子健康卡普及应用工作提出如下意见:

一、提高对普及应用电子健康卡重要性的认识

居民健康卡作为卫生健康部门面向城乡居民设计发放的全国统一标准的就诊服务卡,自2012年推广实施以来,已在全国28个省份发行应用,在推动跨机构跨区域诊疗服务一卡通用、新农合跨省异地就医结报、促进区域医疗业务协同等便民惠民服务方面,取得了积极成效。为顺应"互联网 + 医疗健康"服务新业态、新趋势,推动医疗健康服务线上线下融合发展,需要创新拓展居民健康卡建设应用,以电子健康卡为新载体,采用国密算法和国产自主可控安全技术,构建卫生健康领域覆盖全体居民、全生命周期的健康身份统一标识和认证服务体系。电子健康卡是"互联网 +"新形势下居民健康卡的线上应用延伸与服务形态创新,是各类医疗卫生机构信息互认共享的重要基础平台,是保障城乡居民实施自我健康管理的重要基础工具,是我国全民健康保障工程的重要基础设施。普及应用电子健康卡,

在不增加患者负担的前提下，实现医疗健康服务"一卡（码）通"，有利于全面落实实名制就医，解决医疗卫生机构"多卡并存、互不通用"堵点问题，支撑全民健康信息平台互通共享，更好发挥"互联网＋医疗健康"便民惠民作用，对于推进健康中国建设、深化医改政策落地落实，助力健康精准扶贫，促进"三医联动"和综合监管，提升行业治理能力和水平，具有十分重要的意义。

二、加快推进电子健康卡普及应用工作的重点任务

（三）积极开展电子健康卡便民惠民服务。按照"以服务带应用、以应用促发展"的原则，开展电子健康卡便民惠民服务，支持使用电子健康卡提供预约诊疗、先诊疗后付费、在线医保结算、移动支付等便捷就医服务，优化服务流程，突出便捷性，以健康实惠引导居民主动持电子健康卡接受各类医疗健康服务。推动医联体、医共体通过电子健康卡实现基层首诊、远程会诊、双向转诊"一卡（码）通"，有效促进区域诊疗信息共享，为居民提供连续医疗服务。坚持以家庭医生签约服务为基础，推进电子健康档案和电子健康卡的广泛使用，鼓励将电子健康卡作为居民获取家庭医生签约服务、基本公共卫生服务以及调阅个人健康档案的统一授权凭证，支撑电子健康档案向居民个人开放利用。至 2020 年，为全体贫困人口优先预制、覆盖发放电子健康卡，支撑贫困人口精准识别、优先服务与健康监测，助力健康扶贫精准开展。

国家卫生健康委办公厅
2018 年 12 月 13 日

2.99　健康口腔行动方案（2019—2025 年）

国家卫生健康委办公厅关于印发健康口腔行动方案（2019—2025 年）的通知

国卫办疾控函〔2019〕118 号

各省、自治区、直辖市及新疆生产建设兵团卫生健康委（卫生计生委）：

为贯彻落实《"健康中国 2030"规划纲要》和《中国防治慢性病中长期规划（2017—2025 年）》，进一步加强健康口腔工作，提升群众口腔健康意识和行为能力，我委组织制定了《健康口腔行动方案（2019—2025 年）》（可从国家卫生健康委网站下载）。现印发给你们，请认真组织实施。

国家卫生健康委办公厅
2019 年 1 月 31 日

健康口腔行动方案（2019 年—2025 年）

口腔健康是全身健康的重要组成部分。为贯彻落实《"健康中国 2030"规划纲要》和《中国防治慢性病中长期规划（2017—2025 年）》，深入推进"三减三健"健康口腔行动，结合当前中国居民口腔健康状况和口腔卫生工作现况，制定本方案。

一、总体要求

（一）指导思想。全面贯彻习近平新时代中国特色社会主义思想和党的十九大及十九

届二中、三中全会精神,落实全国卫生与健康大会和《"健康中国 2030"规划纲要》部署,坚持以人民健康为中心,坚持预防为主、防治结合、突出重点、统筹资源,以提高群众口腔健康水平为根本,以健康知识普及和健康技能培养为基础,以口腔疾病防治适宜技术推广为手段,以完善口腔卫生服务体系为支撑,全面提升我国口腔健康水平,助力健康中国建设。

（二）行动目标。到 2020 年,口腔卫生服务体系基本健全,口腔卫生服务能力整体提升,儿童、老年人等重点人群口腔保健水平稳步提高。到 2025 年,健康口腔社会支持性环境基本形成,人群口腔健康素养水平和健康行为形成率大幅提升,口腔健康服务覆盖全人群、全生命周期,更好满足人民群众健康需求。

二、具体行动

（一）口腔健康行为普及行动。

1. 加强口腔健康教育。中华口腔医学会、中国牙病防治基金会、国内大专院校等专业机构负责组织编制与推广规范化口腔健康教育教材,在口腔医务工作者、口腔专业学生、中小学教师等群体中开展口腔健康教育师资培养,开展覆盖全人群、全生命周期的口腔健康教育。以"全国爱牙日""全民健康生活方式行动日"等健康主题宣传日为契机,将口腔健康教育集中宣传与日常宣传相结合,创新宣传形式和载体,提高口腔健康教育的可及性,引导群众形成自主自律的健康生活方式。

2. 开展"减糖"专项行动。结合健康校园建设,中小学校及托幼机构限制销售高糖饮料和零食,食堂减少含糖饮料和高糖食品供应。向居民传授健康食品选择和健康烹饪技巧,鼓励企业进行"低糖"或者"无糖"的声称,提高消费者正确认读食品营养标签添加糖的能力。

3. 实施口腔疾病高危行为干预。加强无烟环境建设,全面推进公共场所禁烟工作,严格公共场所控烟监督执法。在有咀嚼槟榔习惯的地区,以长期咀嚼槟榔对口腔健康的危害为重点,针对性地开展宣传教育和口腔健康检查,促进牙周、口腔黏膜病变等疾病早诊早治。

（二）口腔健康管理优化行动。

1. 生命早期 1 000 天口腔健康服务。将口腔健康知识作为婚前体检、孕产妇健康管理和孕妇学校课程重点内容,强化家长是孩子口腔健康第一责任人的理念。强化医疗保健人员和儿童养护人婴幼儿科学喂养知识和技能。发挥妇幼保健机构和口腔专业机构的协同作用,预防和减少乳牙龋病的发生。

2. 儿童口腔健康管理服务。动态调整全国儿童口腔疾病综合干预项目覆盖范围,中央财政新增资金优先用于贫困地区开展工作。充分发挥项目示范带动作用,推广卫生健康部门会同教育部门实施儿童口腔健康检查、窝沟封闭、局部用氟等口腔疾病干预模式。积极探索以防治效果为考核指标的政府购买服务,鼓励地方政府将儿童口腔疾病综合干预作为民生工程,在有条件地区实现适龄儿童全覆盖。

3. 中青年（职业）人群口腔健康管理。以维护牙周健康为重点,推广使用保健牙刷、含氟牙膏、牙线等口腔保健用品,推动将口腔健康检查纳入常规体检项目,倡导定期接受口腔健康检查、预防性口腔洁治、早期治疗等口腔疾病防治服务。

4. 老年人口腔健康管理。倡导老年人关注口腔健康与全身健康的关系,对高血压、糖尿病等老年慢性病患者,加强口腔健康管理,积极开展龋病、牙周疾病和口腔黏膜疾病防治、义齿修复等服务。

（三）口腔健康能力提升行动。

1. 完善服务体系建设。专科医院、综合医院口腔科、基层医疗卫生机构和公共卫生机构要建立健全各司其职、优势互补的合作机制。落实分级诊疗制度，依托口腔专科医联体建设，规范口腔疾病诊疗行为。充分发挥国家口腔医学中心和国家口腔区域医疗中心在口腔疾病防治中的技术指导作用，逐步建立省、市、县（区）三级口腔疾病防治指导中心。积极发展口腔疾病防治所等防治结合型专业机构，引导社会办口腔医疗机构参与口腔疾病防治工作。

2. 加强人力资源建设。充分发挥中华口腔医学会、中国牙病防治基金会的专业资源和人才优势，加强口腔健康教育、口腔疾病防治和口腔护理等实用型、复合型人才培养培训。以需求为导向，充分利用信息技术优化继续教育实施方式，加大对基层和偏远地区扶植力度，全面提高基层在职在岗人员能力素质和工作水平。推动和规范口腔医师多点执业，促进城乡之间、地区之间、不同所有制医疗卫生机构之间口腔健康人才合理流动，创新人才配置机制。

3. 建立监测评价机制。将口腔健康内容纳入现有慢性病与营养监测体系，逐步建立覆盖全国、互联互通的口腔健康监测网络。定期开展口腔疾病防治信息的收集和调查，加强数据分析利用，有效评价防治措施效果和成本效益。建立口腔健康信息网络报告机制，逐步实现居民口腔健康基本状况和防治信息的定期更新与发布。

（四）口腔健康产业发展行动。

1. 引领口腔健康服务业优质发展。充分发挥市场在口腔非基本健康领域配置资源的作用，鼓励、引导、支持社会办口腔医疗、健康服务机构参与口腔疾病防治和健康管理服务。探索将商业健康保险纳入口腔健康服务筹资方，提升保障水平。依托"互联网+"，扩展口腔健康服务空间和内容，优化服务流程，推进居民口腔健康档案连续记录和信息交换，满足群众多样化、个性化的口腔健康需求。

2. 推动口腔健康制造业创新升级。聚焦口腔科技发展和临床重大需求，加强口腔疾病防治应用研究和转化医学研究，加快种植体、生物 3D 打印等口腔高端器械材料国产化进程，压缩口腔高值耗材价格空间。推动前沿口腔防治技术发展，突破关键技术，加快适宜技术和创新产品遴选、转化和应用。支持地方打造医教研产融合产业基地，鼓励健康产业集群发展。

三、保障措施

（一）加强组织领导。各地要高度重视健康口腔工作，完善协调机制，确定工作目标，制订本地区健康口腔行动方案，强化组织实施，统筹各方资源，逐步建立政府、社会和个人多元化资金筹措机制，对农村和贫困地区加大支持力度，提高健康口腔行动保障力度。

（二）加强宣传引导。大力宣传国家关于口腔健康各项惠民政策，加强口腔健康科普知识的宣传倡导，提高群众的知晓率和参与度，为健康口腔行动顺利推进营造良好舆论氛围。

（三）加强合作交流。加强口腔卫生国际合作研究。积极与世界牙科联盟等国际口腔健康组织及科研院所开展技术交流与合作，展现中国口腔卫生工作成效，合理利用国际资源，提升我国口腔卫生服务水平。

（四）加强效果评估。各省份要制订健康口腔行动考核评估方案，定期开展过程与效果评价，对口腔公共卫生项目实施进度和实施效果开展全面评估，及时发现问题，研究解决对策，确保口腔卫生工作的有效落实。

2.100 2019年深入落实进一步改善医疗服务行动计划重点工作方案

**关于印发2019年深入落实进一步改善医疗服务
行动计划重点工作方案的通知**

国卫办医函〔2019〕265号

各省、自治区、直辖市及新疆生产建设兵团卫生健康委(卫生计生委)、中医药管理局:

为深入落实《关于印发进一步改善医疗服务行动计划(2018—2020年)的通知》等文件要求,不断增强人民群众就医获得感,国家卫生健康委和国家中医药局组织制定了《2019年深入落实进一步改善医疗服务行动计划重点工作方案》。现印发给你们,请做好组织实施工作。

国家卫生健康委办公厅 国家中医药局办公室

2019年3月8日

2019年深入落实进一步改善医疗服务行动计划重点工作方案(节选)

一、加强重点制度的建设与巩固

(一)科学建立预约诊疗制度。进一步扩大分时段预约诊疗和集中预约检查检验比例,力争预约时段精准到30分钟,缩短患者按预约时间到达医院后等待就诊的时间。优化预约诊疗流程,避免门诊二次预约导致重复排队的情况。科学合理安排预约放号时间,避免深夜放号、凌晨放号等情况。在做好预约挂号、检查检验集中预约的基础上,进一步加强医疗资源调配,鼓励开展门诊取药、门诊治疗、住院床位、日间手术、停车等医疗相关流程的预约服务,提高就诊便利性。针对老年人、残疾人等特殊群体,提供预约诊疗志愿者服务。

(二)不断完善远程医疗制度。扩大远程医疗覆盖范围,三级医院重点发展面向基层医疗机构和边远地区的远程医疗协作网。承担贫困县县级医院对口帮扶、对口支援等任务的医院,要与受援医院搭建远程医疗协作网,建立远程医疗工作制度,推动远程医疗服务常态化。有条件的三级医院要积极建立远程医疗中心,推广"基层检查、上级诊断"的服务模式,提高基层疾病诊断能力。有条件的医疗机构,可以探索利用移动终端开展远程会诊。丰富远程医疗服务内涵,针对糖尿病、高血压等慢性病,搭建医疗机构与患者居家的连续远程医疗服务平台,提高疾病管理连续性和患者依从性。

二、加强重点服务的完善与优化

(六)着力推广多学科诊疗服务。推进国家多学科诊疗试点和中医诊疗模式创新试点。以消化系统肿瘤多学科诊疗试点为突破,推动医疗机构针对疑难复杂疾病、多系统多器官疾病,开设多学科诊疗门诊,建立多学科联合诊疗和查房制度。探索建立疑难复杂专病临床诊疗中心。推进中医多专业联合诊疗和中医综合治疗,开展经典病房试点工作。

(九)提高老年护理服务质量。建立老年护理服务体系,制定完善老年护理服务指南规范,加强老年护理从业人员培训,提升老年护理服务能力。鼓励有条件的地区增加护理院(站)、护理中心数量,开展"互联网+护理服务"试点工作。加快发展社区和居家护理服务,积极开设家庭病床,扩大老年护理服务供给,不断满足老年人群健康服务需求。开展中医特色护理,提高中医护理水平。

2.101　贫困地区主要慢性病健康教育处方

国家卫生健康委办公厅关于印发贫困地区主要慢性病健康教育处方的通知

国卫办基层函〔2019〕276 号

各省、自治区、直辖市及新疆生产建设兵团卫生健康委(卫生计生委):

加强健康促进与健康教育,提高人民健康素养,是提升全民健康水平最根本、最经济、最有效的措施之一。在贫困地区大力开展健康教育,提高居民健康素养,是深入实施健康扶贫工程的重要内容,是贯彻落实党中央、国务院脱贫攻坚战略决策部署、打赢脱贫攻坚战的重要举措。

国家卫生健康委办公厅、国务院扶贫办综合司《关于印发贫困地区健康促进三年攻坚行动方案的通知》(国卫办宣传函〔2018〕907 号)明确要求在贫困地区开展"健康教育进家庭行动",覆盖全部贫困患者家庭,根据村民的疾病特点提供健康教育服务,其中针对贫困地区高发的脑血管病、冠心病、慢阻肺、类风湿关节炎、骨关节炎、重型老年慢性支气管炎等 6 种主要慢性病患者发放健康教育处方。目前,6 种健康教育处方已完成开发(电子版可从国家卫生健康委网站"健康扶贫网络展览"专题栏目下载),现印发给你们,请结合实际组织印制,由基层医务人员根据患者具体情况出具健康教育处方(勾选适宜项目)后,免费发放给患者,并作好相关解读。

各级卫生健康部门要将此项工作作为贫困地区健康促进三年攻坚行动的一项具体措施,加强宣传引导,密切配合,完成好贫困地区主要慢性病健康教育处方发放工作,提升贫困慢性病患者的获得感,推动健康促进三年攻坚行动计划落实落地。

附件:贫困地区主要慢性病健康教育处方

国家卫生健康委办公厅
2019 年 3 月 14 日

2.102　儿童青少年近视防控健康教育核心信息

儿童青少年近视防控健康教育核心信息

(公众版—2019)

1. 近视是外部平行光线经眼球屈光系统后聚焦在视网膜之前的一种屈光不正。

在调节放松状态时,平行光线经眼球屈光系统后聚焦在视网膜之前,这种屈光状态称为近视。近视以视远不清、视近清为主要特征。发生在儿童青少年中的屈光不正主要为近视。

2. 近视影响儿童青少年身心健康。

近视会导致眼睛视物模糊、干涩、疲劳,注意力不集中、头晕等,影响孩子的正常学习、生活和身心健康。有些专业和工作对视力有严格要求，近视有可能影响升学和择业。近视还会增加视网膜病变等并发症的风险，严重的可导致失明。

3. 坚持充足的白天户外活动。

坚持充足的白天户外活动对于预防近视和防止近视加重有重要意义。教师和家长应引导孩子积极参加体育锻炼，每天使孩子开展 2 小时以上的白天户外活动，寄宿制幼儿园不应少于 3 小时。

4. 保持正确的读写姿势。

不正确的读写姿势会增加发生近视的风险。教师和家长应为孩子提供适合其坐高的桌椅和良好的照明，并经常提醒、督促孩子读书写字坚持"三个一"，即眼睛离书本一尺，胸口离桌沿一拳，握笔的手指离笔尖一寸，读写连续用眼时间不宜超过 40 分钟。教师应指导学生每天认真做眼保健操。

5. 避免不良的读写习惯。

预防近视要避免不良的读写习惯，应做到不在走路时、吃饭时、卧床时、晃动的车厢内、光线暗弱或阳光直射等情况下看书、写字、使用电子产品。

6. 控制使用电子产品的时间。

长时间、近距离、持续盯着手机、电脑和电视等电子产品的屏幕，是近视的诱因之一。学校使用电子产品的教学时长原则上不超过教学总时长的 30%。课余时间使用电子产品学习 30~40 分钟后，应休息远眺放松 10 分钟。非学习目的使用电子产品单次不宜超过 15 分钟，每天累计不宜超过 1 小时。6 岁以下儿童要尽量避免使用手机和电脑。家长在孩子面前应尽量少使用电子产品。

7. 近视要早发现，早矫正。

看不清黑板上的文字或远处的物体时可能是发生了近视。定期进行视力检查，有利于早发现、早矫正，防止近视加重。0~6 岁是孩子视觉发育的关键期，应当尤其重视孩子早期视力保护与健康。

8. 保证充足的睡眠和合理的营养。

充足的睡眠和合理的营养是保证视力健康的基础。小学生每天睡眠时间要达到 10 小时，初中生 9 小时，高中生 8 小时。儿童青少年应做到营养均衡，不挑食，不偏食，不暴饮暴食，少吃糖，多吃新鲜蔬菜水果。

9. 一旦确诊为近视，应尽早在医生指导下配戴眼镜，并定期复查。

一旦被医生确诊为近视，就应该进行矫正，不然视力有可能进一步下降。配戴眼镜是当前矫正视力的常用方法，但具体采用哪种眼镜，应听从医生的指导。通过配戴眼镜对视力进行矫正后，应坚持戴镜，且应继续保持良好用眼习惯，每半年到医院复查一次。

10. 警惕近视能治愈的虚假宣传。

截至目前，医学上还没有治愈近视的方法，只能通过科学的矫正、改善用眼习惯等避免近视加重。不要相信能治愈近视的宣传和商业营销。不科学的处置可能会导致视力进一步下降，甚至造成眼部感染或外伤等严重后果。

儿童青少年近视防控健康教育核心信息

（儿童青少年版—2019）

1. 近视会导致学习、生活不便，甚至会影响升学和择业。

近视会导致眼睛视物模糊、干涩、疲劳,注意力不集中、头晕等,影响正常学习和生活,还会对升学和择业造成一定限制。近视严重时甚至会导致失明。

2. 坚持充足的白天户外活动。

坚持充足的白天户外活动对于预防近视和防止近视加重有重要意义。儿童青少年应听从家长和老师的安排,保证每天进行 2 小时以上白天户外活动。

3. 要保持正确的读写姿势。

不正确的读写姿势会增加发生近视的风险。读书写字要使用适合自己坐高的桌椅,应有良好的照明,并保持"三个一"的正确姿势,即眼睛离书本一尺,胸口离桌沿一拳,握笔的手指离笔尖一寸,读写连续用眼时间不宜超过 40 分钟。认真做眼保健操。

4. 避免不良的读写习惯。

预防近视要避免不良的读写习惯,应做到不在走路时、吃饭时、卧床时、晃动的车厢内、光线暗弱或阳光直射等情况下看书、写字、使用电子产品。

5. 保证充足的睡眠和合理的营养。

充足的睡眠和合理的营养是保证视力健康的基础。儿童青少年应听从家长和老师的作息安排,小学生每天睡眠时间要达到 10 小时,初中生 9 小时,高中生 8 小时。平时应做到营养均衡,不挑食,不偏食,不暴饮暴食,少吃糖,多吃新鲜蔬菜水果。

6. 控制使用电子产品的时间。

长时间、近距离、持续盯着手机、电脑和电视等电子产品的屏幕,会给眼睛带来伤害。使用电子产品时,应使眼睛与屏幕保持一定距离,屏幕亮度适中。课余时间使用电子产品学习 30~40 分钟后,应休息远眺放松 10 分钟。非学习目的使用电子产品单次不宜超过 15 分钟,每天累计不宜超过 1 小时。

7. 看不清黑板上的文字或远处的物体时可能是发生了近视,应及时告诉老师和家长。

当发现自己看不清黑板上的文字或远处的物体时,可能是发生了近视,应及时告诉老师和家长,并尽快到医院进行视力检测,做到早发现、早诊断、早矫正,防止近视进一步加重。需注意,即使能看清远处的物体,也存在发生单眼近视的可能性。平时可交替闭上一只眼睛进行自测,以便发现单眼近视,及时矫正,避免双眼视力差对眼睛造成更大伤害。

8. 一旦确诊为近视,应尽早在医生指导下配戴眼镜,并定期复查。

一旦被医生确诊为近视,就应该进行矫正,不然视力有可能进一步下降。配戴眼镜是当前矫正视力的常用方法,但具体采用哪种眼镜,应听从医生的指导。通过配戴眼镜对视力进行矫正后,应坚持戴镜,且应继续保持良好的用眼习惯,每半年到医院复查一次。

儿童青少年近视防控健康教育核心信息

（教师和家长版—2019）

1. 近视影响儿童青少年身心健康。

近视会导致眼睛视物模糊、干涩、疲劳,注意力不集中、头晕等,影响孩子的正常学习、生活和身心健康。有些专业和工作对视力有严格要求,近视影响升学和择业。近视还会增加视网膜病变的风险,严重的可导致失明。

2. 保证孩子白天有足够的户外活动时间。

足够的白天户外活动是预防儿童青少年近视的重要措施。教师和家长应密切合作,保证孩子每天进行 2 小时以上白天户外活动,寄宿制幼儿园不应少于 3 小时。帮助孩子养成平衡膳食、科学锻炼、充足睡眠等健康的生活方式,有利于孩子的视力健康。

3. 指导孩子养成良好的用眼习惯。

教师和家长可通过课堂讲授、参观示教、面对面辅导和小组活动等方式向孩子传授近视防治知识和技能,提高孩子的爱眼护眼意识,指导孩子养成良好的用眼习惯,避免长时间持续近距离用眼。0～6 岁是孩子视觉发育的关键期,应当尤其重视孩子早期视力保护与健康。教师和家长应以身作则,坚持良好的用眼习惯和健康的生活方式,给孩子们做表率。

4. 督促孩子在读写时保持正确的姿势。

教师和家长应为孩子提供适合其坐高的桌椅和良好的照明,并经常提醒、督促孩子读书写字坚持"三个一",即眼睛离书本一尺,胸口离桌沿一拳,握笔的手指离笔尖一寸,读写连续用眼时间不宜超过 40 分钟。教师应指导学生每天认真做眼保健操。

5. 控制孩子使用电子产品的时间。

长时间、近距离、持续盯着手机、电脑和电视等电子产品的屏幕,是近视的诱因之一。学校使用电子产品的教学时长原则上不超过教学总时长的 30%。课余时间使用电子产品学习 30～40 分钟,应休息远眺放松 10 分钟。非学习目的使用电子产品单次不宜超过 15 分钟,每天累计不宜超过 1 小时。6 岁以下儿童要尽量避免使用手机和电脑。家长在孩子面前应尽量少使用电子产品。

6. 发现孩子视物眯眼、频繁揉眼、上课看黑板上的文字或远处物体不清楚时,要考虑发生近视的可能。

近视的常见表现有看远处物体时眯眼、频繁揉眼、看不清楚黑板上的文字或远处的物体等。一旦孩子出现这种情况,教师和家长应意识到可能是发生了近视,家长应及时带孩子去医院就诊。在卫生健康部门指导下,学校每学期对学生做两次视力监测。

7. 被确诊为近视的孩子应在医生的指导下及时采取配镜等矫正措施。

一旦确诊为近视,就应该积极进行矫正,避免视力进一步下降。配戴眼镜是当前矫正视力的常用方法,但具体配戴何种眼镜,应听从医生的指导。视力矫正后,应继续督促孩子坚持良好用眼习惯,定期进行视力检查,做好视力保护,防止近视加重。

8. 警惕近视能治愈的虚假宣传。

截至目前,医学上还没有治愈近视的方法,只能通过科学的矫正、改善用眼习惯等避免近视加重。不要相信能治愈近视的宣传和商业营销。不科学的处置可能会导致孩子视力进一步下降,甚至造成眼部感染或外伤等严重后果。

儿童青少年近视防控健康教育核心信息

(医疗卫生人员版—2019)

1. 近视是最常见的屈光不正。

在调节放松状态时,平行光线经眼球屈光系统后聚焦在视网膜之前,这种屈光状态称为近视。近视以视远不清、视近清为主要特征。发生在儿童青少年中的屈光不正主要为近视。

2. 近视影响儿童青少年身心健康,是当前我国重大公共卫生问题之一。

近视容易造成视力下降、眼睛干涩疲劳、注意力不集中、头晕等,影响儿童青少年正常学习和生活。近视会引起眼部结构变化,导致近视相关视网膜变性、视网膜裂孔、视网膜脱离、黄斑病变等并发症,造成不可逆的视力损伤,严重的可导致失明。近年来,我国儿童青少年近视率不断升高,近视低龄化、重度化日益严重,已成为影响儿童青少年生长发育和国民健康的重大公共卫生问题之一。

3. 近视的主要危险因素有长时间持续近距离用眼、缺乏日间户外活动、不正确的读写姿势、过度使用电子产品等。

长时间持续近距离用眼、缺乏日间户外活动、不正确的读写姿势、过度使用电子产品等是近视的主要危险因素,养成良好的用眼习惯,坚持充足的日间户外活动,避免长时间持续近距离用眼,控制电子产品使用,是预防近视的有效手段。定期进行视力检查,有利于早发现、早矫正,防止近视加重。0～6 岁是孩子视觉发育的关键期,应当尤其重视孩子早期视力保护与健康。

4. 近视主要通过视力检查和验光进行诊断。

在实际工作中发现儿童青少年视力异常,要进行全面的眼科检查,做出正确诊断。用标准对数视力表和电脑验光仪进行视力和屈光度检查是筛查近视的主要方法。常规筛查可以在非散瞳状态下进行验光。近视确诊应在医疗机构进行散瞳验光(睫状肌麻痹)。按屈光程度,近视可分为轻度近视(-3.00D 以内)、中度近视(-3.25D～-6.00D)、高度近视(-6.25D～-10.00D)和重度近视(-10.00D 以上)。

5. 儿童青少年近视的视力矫正方法主要是配戴眼镜。

配戴框架眼镜和角膜接触镜(隐形眼镜),不仅可以矫正视力,而且还有利于缓解眼睛疲劳。在专科医生的指导下选择正确的方法,可以减缓近视发展。应严格按照国家卫生健康委发布的《近视防治指南》和相关诊疗规范,开展近视的视力矫正。

6. 医疗卫生机构应建立儿童青少年视力档案。

医疗卫生机构,特别是基本公共卫生服务机构,应严格落实国家关于 0～6 岁儿童眼保健和视力检查工作的要求,开展眼保健和视力检查,建立并及时更新儿童青少年视力健康电子档案。医疗卫生机构应在学校配合下开展学生视力筛查,为视力异常或可疑眼病者提供个性化、针对性的防控服务。

7. 开展健康教育,普及近视防控知识。

开展近视防控健康教育有利于引导儿童青少年科学用眼,减少近视发生。医务人员应利用门诊、随访等各种机会开展患者健康教育和儿童青少年近视健康教育,主动进学校、进社区、进家庭,宣传近视防控知识,帮助儿童青少年养成良好的用眼习惯,预防近视的发生,并经常提醒儿童青少年及家长做到近视的早发现、早诊断、早矫正。

8. 为学校开展儿童青少年近视防控工作提供技术指导。

医务人员除了按要求完成近视防控诊疗、视力档案和健康教育服务工作外,还应为学校进行视力监测、开展近视防治和视力健康管理、加强健康教育等方面提供技术指导。

2.103 2019年全国学生常见病和健康影响因素监测与干预工作方案

国家卫生健康委办公厅关于印发2019年全国学生常见病和健康影响因素监测与干预工作方案的通知

国卫办疾控函〔2019〕301号

各省、自治区、直辖市及新疆生产建设兵团卫生健康委,中国疾控中心:

为认真贯彻落实习近平总书记关于儿童青少年近视防控等工作的重要指示精神,2019年继续实施全国学生常见病和健康影响因素监测与干预项目。请各地落实政府责任,加强部门协作,在国家卫生健康委办公厅、教育部办公厅、财政部办公厅《关于开展2018年儿童青少年近视调查工作的通知》(国卫办疾控函〔2018〕932号)基础上,扩面提质,进一步重点落实儿童青少年近视调查任务,调查数据将作为2019年各省(区、市)近视防控工作评议考核依据;同时,要全面加强学生常见病和健康影响因素监测,组织开展有效的干预措施,切实保障儿童青少年健康。

为落实好相关工作,我委组织制定了《2019年全国学生常见病和健康影响因素监测与干预工作方案》,现印发给你们,请统筹安排国家基本公共卫生服务项目资金,认真组织实施。

国家卫生健康委办公厅

2019年3月22日

2019年全国学生常见病和健康影响因素监测与干预工作方案(略)

(全文请参见国家卫生健康委员会网站 http://www.nhc.gov.cn/jkj/s5898bm/201903/1bcbac21e1864377ad24984fac014c7d.shtml)

2.104 进一步加强贫困地区卫生健康人才队伍建设

国家卫生健康委办公厅关于进一步加强贫困地区卫生健康人才队伍建设的通知

国卫办人函〔2019〕329号

河北省、山西省、内蒙古自治区、吉林省、黑龙江省、安徽省、江西省、河南省、湖北省、湖南省、广西壮族自治区、海南省、重庆市、四川省、贵州省、云南省、西藏自治区、陕西省、甘肃省、青海省、宁夏回族自治区、新疆维吾尔自治区卫生健康委:

2019年是健康扶贫攻坚拔寨的冲刺之年,也是我委"工作落实年"。为全面加强贫困地区卫生健康人才队伍建设,坚决打赢健康扶贫攻坚战,保障贫困人口享有基本医疗卫生服务,防止因病致贫因病返贫,现就有关要求通知如下:

一、总体要求

（一）总体思路。以习近平新时代中国特色社会主义思想为指导，深入贯彻党的十九大和十九届二中、三中全会精神，落实党中央、国务院脱贫攻坚决策部署，践行新时代党的组织路线，坚持问题导向，聚焦贫困地区脱贫攻坚和卫生健康服务薄弱环节，深化人才发展体制机制改革，着力聚集爱国奉献的卫生健康优秀人才，为打赢脱贫攻坚战提供坚强有力的人才支撑。

（二）任务目标。全面落实现有人才培养开发、流动配置、使用评价、激励保障政策措施，鼓励引导人才向贫困地区流动，对长期在贫困地区工作的卫生健康人才，通过完善职称晋升、教育培训、薪酬待遇政策，鼓励人才"留得下""干得好"；对没有执业医师的乡镇卫生院，要多措并举，力争实现到 2020 年贫困地区每个乡镇卫生院有 1 名全科医生的目标，让基层始终有人民健康的守护人。

二、主要措施

（一）创新上下联动的用才机制。围绕"县要强、乡要活、村要稳、上下联、信息通"，加强县域医疗共同体（以下简称医共体）、乡村一体化建设，建设 500 个县域医共体。以资源共享、人才下沉、技术协作为重点，鼓励县域内以县级医院为龙头，与乡镇卫生院建立医共体，强化县医院与乡镇卫生院一体化管理，建立医共体内人员柔性流动、双向交流机制。积极推行基层卫生健康人才"县管乡用""乡管村用"管理机制。

（二）精准实施全科医生特岗计划。做好中央财政支持的全科医生特岗计划招聘工作，各地要进一步完善聘用、待遇保障等配套政策，加大补助力度，增加岗位吸引力，确保人员招聘到岗。在设岗时，要重点考虑无执业医师的乡镇卫生院，可结合县乡人才一体化改革和医共体建设，由县级医疗卫生机构选派特岗医生到乡镇卫生院工作，实行岗位常设，人员定期轮换。同时，招聘对象可放宽至经过助理全科医生培训合格的全科执业助理医师。

（三）健全人才智力帮扶协作机制。持续推进万名医师支援农村卫生工程，深入推进三级医院对口帮扶贫困县县级医院工作，每年为帮扶县医院"解决一项医疗急需，突破一个薄弱环节，带出一支技术团队，新增一个服务项目"，帮扶效果列入帮扶机构年终考核、等级评审内容，作为评先树优必要条件。落实城市二级及以上医院医师晋升高级职称前须到基层医疗卫生机构服务 1 年的政策，下派人员优先派驻到临床医师短缺、医疗需求较大的基层医疗卫生机构，并与基层医疗卫生机构外出培训工作相结合，实行"顶岗派驻"，明确下派人员岗位职责，强化管理考核，确保实效。

（四）因地制宜加强本土人才培养力度。鼓励地方立足本地，以需求为导向，采用多种方式优化医学人才培养结构。继续做好农村订单定向医学生培养工作，完善毕业生就业安置和履约管理，落实定向医学生编制、岗位和待遇。加强以全科医生为重点的基层人才培养，积极支持引导在岗执业（助理）医师参加转岗培训，注册从事全科医疗工作。

（五）完善基层卫生健康人才招聘政策。按照中央组织部、人力资源社会保障部《关于进一步做好艰苦边远地区县乡事业单位公开招聘工作的通知》要求，乡镇卫生院公开招聘大学本科以上毕业生、县级医疗卫生机构招聘中级职称或者硕士以上人员，全科医学、妇科、儿科等急需紧缺专业人才，可采取面试（技术操作）、组织考察等方式公开招聘。对公开招聘报名后形不成竞争的，可适当降低开考比例，或不设开考比例划定合格分数线。对放宽条件招聘的人员，用人单位可以视情况在聘用合同中约定 3～5 年最低服务期限，并明确违约责任和相关要求。在最低服务期限内，其他单位不得以借调、帮助工作等方式将其借出或调走。

三、政策保障

（一）大规模开展基层人才培训提能。落实《健康扶贫卫生健康人才能力提升方案》，建立健全基层技术人员定期进修学习机制，以补短板为目标，以提高基层医疗卫生服务能力和家庭医生团队实用技能为重点，加强基层紧缺人才培训和县级骨干医师进修培训。完善全科医生继续教育制度，大力发展远程继续教育，实现全科医生继续医学教育全覆盖。

（二）全面强化落实基层卫生职称改革。全面贯彻落实《关于进一步改革完善基层卫生专业技术人员职称评审工作的指导意见》，对论文、科研不作硬性要求，可作为评审参考条件，单独设立评审组、完善评价标准。对长期在艰苦边远地区和基层一线工作的卫生专业技术人员，业绩突出、表现优秀的，可放宽学历等要求，同等条件下优先评聘。探索实行取得中级职称后在贫困县农村基层连续工作满 10 年的卫生专业技术人员，经职称评审委员会考核认定，直接取得副高级职称，原则上限定在基层医疗卫生机构聘任。

（三）深入推进薪酬制度改革。落实"两个允许"要求，综合考虑基层医疗卫生机构公益目标任务完成情况、绩效考核情况、人员结构、事业发展、经费来源等因素，统筹平衡与当地县区级公立医院绩效工资水平的关系，合理核定基层医疗卫生机构绩效工资总量和水平。在基层医疗卫生机构绩效工资内部分配时设立全科医生津贴项目，在绩效工资中单列。提升全科医生工资水平，使其与当地县区级公立医院同等条件临床医师工资水平相衔接。

四、组织实施

（一）高度重视，狠抓落实。2020 年脱贫攻坚行动将进入考核收尾阶段，各地各部门要高度重视，增强使命感和紧迫感，抓紧 2019 年一年时间，按照中央统筹、省（自治区、直辖市）负总责、市（地）县抓落实的工作体制，结合贫困地区实际制订具体的实施方案，明确时间表、路线图，层层压实责任。

（二）加大投入，加强保障。地方各级卫生健康行政部门要积极争取地方党委、政府支持，加强沟通协调，在健康扶贫专项资金中，加强卫生健康人才队伍建设经费支持保障力度，特别是全科医生特岗计划中央财政补助资金由每人每年 3 万元提高到 5 万元后，各省份要及时增加配套资金，确保经费保障力度。

（三）摸清底数，加强考核。我委将利用全国健康扶贫动态管理系统，每半年统计并通报 832 个贫困县 13 235 个乡镇卫生院的执业（助理）医师、全科医生（含加注全科的执业医师）具体情况。各省级卫生健康行政部门要根据系统反馈的医师队伍情况，将"到 2020 年贫困地区每个乡镇卫生院有 1 名全科医生"作为健康扶贫重要考核内容，建立工作台账，细化职责分工，明确任务要求，加强结果考核，想方设法推动工作落实，努力创造可复制可借鉴的成功经验。

国家卫生健康委办公厅

2019 年 3 月 29 日

2.105　做好2019年家庭医生签约服务工作

国家卫生健康委办公厅关于做好2019年家庭医生签约服务工作的通知
国卫办基层函〔2019〕388号

各省、自治区、直辖市及新疆生产建设兵团卫生健康委：

为落实2019年国务院政府工作报告关于提升家庭医生签约服务质量的要求，促进签约服务提质增效，现就做好2019年家庭医生签约服务有关工作通知如下。

一、继续巩固工作成果

各地要继续巩固家庭医生签约服务的成果，在保证服务质量基础上，稳步扩大签约服务覆盖面。要根据基层服务能力和签约服务保障政策落实情况，确定年度工作目标，避免"一刀切"，力戒形式主义和超越实际的指标要求。各地要不断完善签约服务保障政策，推动落实签约服务费、绩效工资、医保支持等政策措施。要按照《关于规范家庭医生签约服务管理的指导意见》(国卫基层发〔2018〕35号)要求，细化、实化签约服务相关技术规范、服务流程和服务标准等制度。要完善签约服务考核评价机制，将签约服务纳入基层医疗卫生机构综合考核，充分发挥信息化在考核中的作用，减轻基层填报数据、层层报材料的负担。

二、重点提升基层医疗服务能力

各地要结合优质服务基层行活动、社区医院建设试点和紧密型县域医共体试点工作，提高基层医疗服务能力，改善服务质量，着力解决群众痛点和难点问题，努力满足签约居民的健康服务需求。要实施好中央补助地方基层卫生人才能力提升培训项目，优先选派家庭医生团队全科医生骨干、护士、乡村医生参加线下培训，重点加强常见病、多发病规范诊断、治疗能力，鼓励基层医务人员通过国家基层卫生能力建设平台参加线上培训。要结合《关于开展"互联网＋护理服务"试点工作的通知》(国卫办医函〔2019〕80号)要求，提升基层护理人员上门服务能力，围绕慢病管理、康复护理、专项护理、安宁疗护等上门服务项目开展相关培训。贫困地区要根据《建档立卡贫困人口慢病家庭医生签约服务工作方案》(国卫办基层函〔2018〕562号)要求，着力提升乡村医生对主要慢性病的健康管理能力。

各地要继续以家庭医生团队为载体，以高血压、糖尿病等慢性病管理为突破口，强化基层医防融合。家庭医生在为签约居民提供诊疗服务时，要将健康档案管理、慢病随访、健康教育等公共卫生服务与临床治疗服务整合开展。对于患有多种慢性病的患者，家庭医生要统筹考虑患者的健康情况，力争在一次门诊服务中满足患者诊疗需求，提升服务效率。

三、着力提高签约居民感受度

各地要不断丰富家庭医生签约服务的内容和形式，优先发展居民需求量人、获得感强的服务项目，提高签约服务对居民的吸引力。家庭医生团队要密切与签约居民的联系，通过门诊治疗、随访、健康咨询、信息推送等多种方式，针对不同人群、不同服务需求提供精准健康服务，当好签约居民的健康参谋。要大力推广长期处方服务，在安全、合理、有效的前提下，为患有慢性病的签约居民开具4～8周的长期处方，减少其往返医疗机构的次数。畅通转诊渠道，二级以上医疗机构要为签约居民开通转诊绿色通道，在专家号源、住院床位、检查检验等方面提供便利。积极推进上门服务，有条件的地区要完善相关政策，在科学评估、合理分级的前提下，为失能半失能高龄老人、残疾人、终末期患者等确有需求的人群提供上门医疗卫生服务，将签约服务从机构延伸至社区和家庭。

四、持续做好建档立卡贫困人口签约服务

2019 年是打赢脱贫攻坚战的关键一年，各地要按照健康扶贫工程总体要求，深入开展建档立卡贫困人口签约服务工作。要准确理解和把握"应签尽签"的内涵，根据辖区经济社会发展状况、基层服务能力、自然环境、贫困人口数量及慢性病患病情况等多种因素合理确定"应签"的范围，做到重履约、重质量、重服务感受度。建档立卡贫困人口签约服务具体任务目标由省、地市级卫生健康行政部门结合本地实际确定。

继续做好建档立卡贫困人口慢性病签约服务。对患有原发性高血压、2 型糖尿病、肺结核、严重精神障碍等 4 类疾病的贫困人口，按照《国家基本公共卫生服务规范（第三版）》（国卫基层发〔2017〕13 号）要求进行重点管理，做好随访评估、健康管理、适时转诊等工作。对患有脑血管病、冠心病、慢阻肺、重型老年慢性支气管炎、类风湿关节炎、骨关节炎等 6 类慢性病的贫困人口，由基层医务人员根据《贫困地区主要慢性病健康教育处方》（国卫办基层函〔2019〕276 号）核心信息，结合贫困人口文化水平、接受能力，为其做好讲解，提供健康指导，并每年安排一次随访。对患有其他慢性病的贫困人口由各地结合实际提供相应的健康管理服务。

五、广泛开展"世界家庭医生日"主题宣传活动

2019 年 5 月 19 日是第 9 个"世界家庭医生日"。各地要在 5 月 19 日前后以"携手家庭医生，共筑健康生活"为主题开展系列宣传活动，营造支持签约服务、关注家庭医生的良好社会氛围。要提前谋划、统筹部署，充分发挥医疗卫生机构、行业组织作用，围绕宣传主题，结合实际采取主题活动、现场签约、义诊咨询、健康科普等形式，集中开展宣传活动，并通过多种渠道加强宣传报道。基层医疗卫生机构要组织医务人员深入社区、家庭开展宣传活动。活动过程中，要客观准确宣传现阶段签约服务的政策内涵，合理引导居民预期。要注意收集活动资料，发现亮点，及时梳理总结形成典型做法和成功经验。请各省（区、市）于2019 年 6 月底前将有关宣传活动情况、典型事例等报送我委基层司。

六、大力推进"互联网 +"签约服务

各地要结合区域卫生健康信息平台建设，加快签约服务信息系统建设和应用，运用互联网、手机 APP 等，为签约居民提供在线签约、健康咨询、预约就诊、健康管理、慢病随访、报告查询等服务。通过短信、微信等渠道，每季度至少为签约居民推送 1 条个性化健康教育信息，增加签约居民的感受度。推动二级以上医疗机构与基层医疗卫生机构之间的信息整合，推进医联（共）体内签约居民健康数据共建共享。推进利用信息化手段采集家庭医生团队的签约数量、服务质量、签约居民满意度等信息，作为对家庭医生团队进行考核评价的主要依据，逐步实现签约服务管理信息化，提高工作效率。

国家卫生健康委办公厅

2019 年 4 月 23 日

2.106 2019年农村贫困人口大病专项救治工作

关于做好2019年农村贫困人口大病专项救治工作的通知

国卫办医函〔2019〕427号

河北省、山西省、内蒙古自治区、辽宁省、吉林省、黑龙江省、安徽省、福建省、江西省、山东省、河南省、湖北省、湖南省、广西壮族自治区、海南省、重庆市、四川省、贵州省、云南省、西藏自治区、陕西省、甘肃省、青海省、宁夏回族自治区、新疆维吾尔自治区及新疆生产建设兵团卫生健康委、民政厅(局)、扶贫办、医保局,中国人口与发展研究中心:

为深入贯彻落实党的十九大精神和中共中央、国务院《关于打赢脱贫攻坚战的决定》《关于打赢脱贫攻坚战三年行动的指导意见》,持续深入推进农村贫困人口大病专项救治工作,助力打赢脱贫攻坚战,现就2019年农村贫困人口大病专项救治工作通知如下。

一、进一步扩大救治病种范围

2019年,农村贫困人口大病专项救治病种数量增加到25种,包括:儿童先心病、儿童白血病、胃癌、食管癌、结肠癌、直肠癌、终末期肾病、肺癌、肝癌、乳腺癌、宫颈癌、急性心肌梗死、白内障、尘肺、神经母细胞瘤、儿童淋巴瘤、骨肉瘤、血友病、地中海贫血、唇腭裂、尿道下裂、耐多药结核病(新增)、脑卒中(新增)、慢性阻塞性肺气肿(新增)、艾滋病机会感染(新增)。

二、提升专项救治医疗服务能力和质量水平

(一)完善定点医疗服务体系。各地要在前期工作基础上,结合病种调整情况,按照"分级分类、保证质量、方便患者、管理规范"的原则,合理确定定点医院。

(二)加强医疗质量管理。各地要积极推进临床路径管理,根据国家卫生健康委印发的有关病种诊疗规范、临床路径、技术操作规程等,制订具体的临床路径和诊疗管理方案。

三、减轻医疗费用负担

(一)科学控制医疗费用不合理增长。各地要在保障医疗质量安全的前提下,按照"保基本、兜底线"的原则,优先选择基本医保目录内安全有效、经济适宜的诊疗技术和药品、耗材等,科学测算相关病种费用。

(二)实施综合保障。各地要积极落实全面推进城乡基本医保制度整合要求,公平普惠提升城乡居民医保待遇。大病保险要加大倾斜支持力度,对特殊困难的救治对象进一步实施倾斜救助。

(三)推进完善"一站式"结算制度。整合基本医保、大病保险、医疗救助、疾病应急救助、扶贫基金、财政基金及慈善救助等保障制度,逐步实现信息互联、互通。进一步推进县域内住院"先诊疗、后付费",有条件的地方要实行省域内"先诊疗、后付费"。

四、工作要求

(一)完善协调机制。地方各级卫生健康、民政、扶贫、医保等部门要主动向党委、政府报告,争取领导重视和政策支持。各地要建立健全领导协调机制,细化职责分工,加强沟通协作,形成工作合力,推动完善农村贫困人口大病专项救治政策,共同做好相关工作。

（二）加快工作落实。各省份要尽快完善工作方案,对 2019 年新增病种和新发病患者,要尽快摸清底数,实行建档管理,发现一例,建档一例,治愈一例,销号一例。

（三）做好数据统计分析。各地要及时通过"全国健康扶贫动态管理系统"报送专项救治病例信息,并加强分析研判。中国人口与发展研究中心要按月汇总分析,及时报国家卫生健康委医政医管局。

（四）加大宣传力度。各地要加大政策宣传培训力度,因地制宜开发制作通俗易懂的宣传材料,提高有关工作人员和群众对相关政策的知晓率。要及时总结工作经验,宣传工作成效和典型做法,表扬先进,在全社会营造支持理解健康扶贫工作的良好氛围。

国家卫生健康委办公厅　民政部办公厅

国务院扶贫办综合司　国家医保局办公室

2019 年 5 月 5 日

2.107　全国社会心理服务体系 2019 年重点工作任务

关于印发全国社会心理服务体系建设试点地区名单及
2019 年重点工作任务的通知

国卫办疾控函〔2019〕539 号

各省、自治区、直辖市及新疆生产建设兵团卫生健康委、政法委、教育厅（委、局）、公安厅（局）、民政厅（局）、司法厅（局）、财政厅（局）、信访局（办）、残联:

2018 年 11 月,国家卫生健康委、中央政法委、中宣部等 10 部门联合印发了《全国社会心理服务体系建设试点工作方案》。根据各地申报试点情况,我们整理形成了全国社会心理服务体系建设试点地区名单（见附件 1）,并研究制定了全国社会心理服务体系建设试点 2019 年重点工作任务（见附件 2）,现印发给你们。请各省（区、市）将社会心理服务体系建设试点作为推进平安中国、健康中国建设的重要抓手,加强对试点工作的组织领导和沟通协调,指导试点地区严格按照国家试点方案及年度重点工作任务要求开展相关工作,确保各地按时完成试点任务,为庆祝新中国成立 70 周年创造和谐稳定的社会环境。

附件: 1. 全国社会心理服务体系建设试点地区名单
　　　 2. 全国社会心理服务体系建设试点 2019 年重点工作任务

国家卫生健康委办公厅　中央政法委办公厅

教育部办公厅　公安部办公厅

民政部办公厅　司法部办公厅

财政部办公厅　国家信访局办公室

中国残联办公厅

2019 年 6 月 5 日

附件2

全国社会心理服务体系建设试点2019年重点工作任务

一、加强试点工作组织管理和保障措施

（一）成立试点工作领导小组。试点地区成立由党政负责同志任组长的试点工作领导小组，下设办公室，政法委、卫生健康、宣传、教育、公安、民政、司法行政、财政、信访、残联等部门参与，明确成员单位职责。领导小组每年至少召开1次会议，研究试点相关政策措施，协调解决重点难点问题。领导小组办公室负责试点工作日常管理，制订年度计划、实施方案，组织落实各项试点工作。

（二）印发试点实施方案。试点地区以人民政府或10部门文件形式印发社会心理服务体系建设试点工作实施方案，明确试点主要任务、责任部门或单位、工作措施、经费等相关保障和完成时限等。

（三）保障试点工作经费。试点地区财政部门安排试点工作专项经费并列入财政预算。

（四）成立跨部门专家组。试点地区成立由心理健康、精神卫生、教育、社会工作、公共管理等领域专家组成的试点专家组，为试点工作提供技术支持与指导，开展技术培训和质量控制等。

（五）召开试点启动会议。试点地区召开党政负责同志出席，相关部门负责同志及所辖区县、乡镇（街道）相关部门负责同志参加的试点工作启动会议，对试点工作进行部署。

二、建立社会心理服务网络

（六）搭建基层社会心理服务平台。试点地区依托基层综治中心或城乡社区综合服务设施等，在村（社区）建立心理咨询室或社会工作室；2019年底前，以村（社区）为单位，建成率达20%以上。

（七）完善学生心理健康服务网络。试点地区所有高等院校按照师生比不少于1∶4 000的比例，配备心理健康教育专职教师。建立心理辅导室的中小学校比例达50%以上。

（八）建立员工心理健康服务网络。30%的党政机关、企事业单位为员工提供心理健康服务。

（九）强化医疗机构心理健康服务。辖区全部精神专科医院均开设心理门诊。

三、开展社会心理服务

（十）开展多种形式科普宣传。试点地区将心理健康宣传工作纳入议事日程，通过广播、电视、网站等形式开展科普宣传。各区县每年至少开展6次关于心理健康基本知识、常见心理行为问题预防干预等内容的科普宣传，并告知公众心理服务获取途径（包括服务地点、服务时间等信息）。

（十一）建立心理援助热线和危机干预队伍。试点地区开通为公众提供公益服务的心理援助热线。建立心理危机干预队伍，并组织培训和应急演练。

（十二）举办多部门人员培训。试点地区每年至少举办1次多部门负责同志参与的培训，讲解试点工作任务和具体要求，指导其开展试点工作。开展针对基层多部门工作人员的社会心理服务知识和技能培训，提高基层社会心理服务能力。

（十三）加强各部门各行业心理服务。试点地区公安、司法行政、信访、残联等部门结合行业特点，每年至少为系统内人员及工作对象举办1次心理健康知识讲座，并根据需求提供心理健康服务。

（十四）完善严重精神障碍患者服务工作机制。试点地区在各乡镇（街道）建立健全由综治、卫生健康、公安、民政、残联等单位组成的精神卫生综合管理小组,多渠道开展严重精神障碍患者日常发现、登记报告、随访管理、危险性评估、服药指导、心理支持和疏导、康复指导等服务,依法对肇事肇祸者予以处置。原精神卫生综合管理试点地区在乡镇(街道)建立综合管理小组的比例达 95% 以上;非精神卫生综合管理试点地区在乡镇(街道)建立综合管理小组的比例达 70% 以上。

(十五)开展 1~2 项重点任务。试点地区针对当地亟待解决问题,或针对社会救助对象、农村留守人员、老年人、儿童、残疾人等特殊困难群众和心理行为问题较为突出的人群,组织实施 1~2 项重点任务。

2.108　上消化道癌人群筛查及早诊早治等技术方案

国家卫生健康委办公厅关于印发上消化道癌人群筛查及早诊早治等技术方案的通知

国卫办疾控函〔2019〕577 号

各省、自治区、直辖市及新疆生产建设兵团卫生健康委:

为做好上消化道癌、脑卒中、儿童龋病的预防筛查、早诊早治和综合干预工作,我委组织制定了《上消化道癌人群筛查及早诊早治技术方案》《脑卒中人群筛查及综合干预技术方案》《儿童龋病预防干预技术方案》(可在国家卫生健康委网站"疾病预防控制局"栏目下载)。现印发给你们,供各地推广使用。

附件:1. 上消化道癌人群筛查及早诊早治技术方案
　　　 2. 脑卒中人群筛查及综合干预技术方案
　　　 3. 儿童龋病预防干预技术方案

国家卫生健康委办公厅
2019 年 6 月 18 日

2.109　健康中国行动(2019—2030 年)

健康中国行动(2019—2030 年)(节选)

健康中国行动推进委员会印发 2019 年 7 月 9 日

一、总体要求

(一)指导思想。

以习近平新时代中国特色社会主义思想为指导,全面贯彻党的十九大和十九届二中、三中全会精神,认真落实党中央、国务院决策部署,坚持以人民为中心的发展思想,牢固树立"大卫生、大健康"理念,坚持预防为主、防治结合的原则,以基层为重点,以改革创新为动力,中西医并重,把健康融入所有政策,针对重大疾病和一些突出问题,聚焦重点人群,实施一批重大行动,政府、社会、个人协同推进,建立健全健康教育体系,引导群众建立正确健康观,形成有利于健康的生活方式、生态环境和社会环境,促进以治病为中心向以健康为中心转变,提高人民健康水平。

（二）基本路径。

——普及健康知识。把提升健康素养作为增进全民健康的前提,根据不同人群特点有针对性地加强健康教育与促进,让健康知识、行为和技能成为全民普遍具备的素质和能力,实现健康素养人人有。

——参与健康行动。倡导每个人是自己健康第一责任人的理念,激发居民热爱健康、追求健康的热情,养成符合自身和家庭特点的健康生活方式,合理膳食、科学运动、戒烟限酒、心理平衡,实现健康生活少生病。

——提供健康服务。推动健康服务供给侧结构性改革,完善防治策略、制度安排和保障政策,加强医疗保障政策与公共卫生政策衔接,提供系统连续的预防、治疗、康复、健康促进一体化服务,提升健康服务的公平性、可及性、有效性,实现早诊早治早康复。

——延长健康寿命。强化跨部门协作,鼓励和引导单位、社区、家庭、居民个人行动起来,对主要健康问题及影响因素采取有效干预,形成政府积极主导、社会广泛参与、个人自主自律的良好局面,持续提高健康预期寿命。

（三）总体目标。

到2022年,覆盖经济社会各相关领域的健康促进政策体系基本建立,全民健康素养水平稳步提高,健康生活方式加快推广,心脑血管疾病、癌症、慢性呼吸系统疾病、糖尿病等重大慢性病发病率上升趋势得到遏制,重点传染病、严重精神障碍、地方病、职业病得到有效防控,致残和死亡风险逐步降低,重点人群健康状况显著改善。

到2030年,全民健康素养水平大幅提升,健康生活方式基本普及,居民主要健康影响因素得到有效控制,因重大慢性病导致的过早死亡率明显降低,人均健康预期寿命得到较大提高,居民主要健康指标水平进入高收入国家行列,健康公平基本实现,实现《"健康中国2030"规划纲要》有关目标。

二、主要指标

健康中国行动主要指标（略）。

三、重大行动

（一）健康知识普及行动。

每个人是自己健康的第一责任人,对家庭和社会都负有健康责任。普及健康知识,提高全民健康素养水平,是提高全民健康水平最根本最经济最有效的措施之一。当前,我国居民健康素养水平总体仍比较低。2017年居民健康素养水平只有14.18%。城乡居民关于预防疾病、早期发现、紧急救援、及时就医、合理用药、应急避险等维护健康的知识和技能比较缺乏,不健康生活行为方式比较普遍。科学普及健康知识,提升健康素养,有助于提高居民自我健康管理能力和健康水平。《中国公民健康素养——基本知识与技能》界定了现阶段健康素养的具体内容,是公民最应掌握的健康知识和技能。

行动目标：

到2022年和2030年,全国居民健康素养水平分别不低于22%和30%,其中:基本知识和理念素养水平、健康生活方式与行为素养水平、基本技能素养水平分别提高到30%、18%、20%及以上和45%、25%、30%及以上,居民基本医疗素养、慢性病防治素养、传染病防治素养水平分别提高到20%、20%、20%及以上和28%、30%、25%及以上;人口献血率分别达到15‰和25‰；建立并完善健康科普专家库和资源库，构建健康科普知识发布和传播机制；中央广电总台对公益性健康节目和栏目，在时段、时长上给予倾斜保障；建立医疗机构和医务人员开展健康教育和健康促进的绩效考核机制；医务人员掌握与岗位相适应的健康科普知识，并在诊疗过程中主动提供健康指导；中医医院设置治未病科室比例分别达到90%和100%。鼓励各主要媒体网站和商业网站开设健康科普栏目。提倡个人定期记录身心健康状况；了解掌握基本中医药健康知识；掌握基本的急救知识和技能。

——个人和家庭：

1. 正确认识健康。健康包括身体健康、心理健康和良好的社会适应能力。遗传因素、环境因素、个人生活方式和医疗卫生服务是影响健康的主要因素。每个人是自己健康的第一责任人，提倡主动学习健康知识，养成健康生活方式，自觉维护和促进自身健康，理解生老病死的自然规律，了解医疗技术的局限性，尊重医学和医务人员，共同应对健康问题。

2. 养成健康文明的生活方式。注重饮食有节、起居有常、动静结合、心态平和。讲究个人卫生、环境卫生、饮食卫生，勤洗手、常洗澡、早晚刷牙、饭后漱口，不共用毛巾和洗漱用品，不随地吐痰，咳嗽、打喷嚏时用胳膊或纸巾遮掩口鼻。没有不良嗜好，不吸烟，吸烟者尽早戒烟，少喝酒，不酗酒，拒绝毒品。积极参加健康有益的文体活动和社会活动。关注并记录自身健康状况，定期健康体检。积极参与无偿献血，健康成人每次献血400ml不影响健康，还能帮助他人，两次献血间隔不少于6个月。

3. 关注健康信息。学习、了解、掌握、应用《中国公民健康素养——基本知识与技能》和中医养生保健知识。遇到健康问题时，积极主动获取健康相关信息。提高理解、甄别、应用健康信息的能力，优先选择从卫生健康行政部门等政府部门及医疗卫生专业机构等正规途径获取健康知识。

4. 掌握必备的健康技能。会测量体温、脉搏；能够看懂食品、药品、化妆品、保健品的标签和说明书；学会识别常见的危险标识，如高压、易燃、易爆、剧毒、放射性、生物安全等，远离危险物。积极参加逃生与急救培训，学会基本逃生技能与急救技能；需要紧急医疗救助时拨打120急救电话；发生创伤出血量较多时，立即止血、包扎；对怀疑骨折的伤员不要轻易搬动；遇到呼吸、心脏骤停的伤病员，会进行心肺复苏；抢救触电者时，首先切断电源，不能直接接触触电者；发生火灾时，会拨打火警电话119，会隔离烟雾、用湿毛巾捂住口鼻、低姿逃生。应用适宜的中医养生保健技术方法，开展自助式中医健康干预。

5. 科学就医。平时主动与全科医生、家庭医生联系，遇到健康问题时，及时到医疗机构就诊，早诊断、早治疗，避免延误最佳治疗时机。根据病情和医生的建议，选择合适的医疗机构就医，小病诊疗首选基层医疗卫生机构，大病到医院。遵医嘱治疗，不轻信偏方，不相信"神医神药"。

6. 合理用药。遵医嘱按时、按量使用药物，用药过程中如有不适及时咨询医生或药师。每次就诊时向医生或药师主动出示正在使用的药物记录和药物过敏史，避免重复用药或者有害的相互作用等不良事件的发生。服药前检查药品有效期，不使用过期药品，及时清理家庭中的过期药品。妥善存放药品，谨防儿童接触和误食。保健食品不是药品，正确选用保健食品。

7. 营造健康家庭环境。家庭成员主动学习健康知识，树立健康理念，养成良好生活方式，互相提醒定期体检，优生优育，爱老敬老，家庭和谐，崇尚公德，邻里互助，支持公益。

有婴幼儿、老人和残疾人的家庭主动参加照护培训,掌握有关护理知识和技能。提倡有经消化道传播疾病的患者家庭实行分餐制。有家族病史的家庭,有针对性地做好预防保健。配备家用急救包(含急救药品、急救设备和急救耗材等)。

——社会和政府:

1. 建立并完善健康科普"两库、一机制"。建立并完善国家和省级健康科普专家库,开展健康科普活动。中央级媒体健康科普活动的专家应从国家科普专家库产生,省级媒体应从省级以上科普专家库产生。建立并完善国家级健康科普资源库,出版、遴选、推介一批健康科普读物和科普材料。针对重点人群、重点健康问题组织编制相关知识和信息指南,由专业机构向社会发布。构建全媒体健康科普知识发布和传播的机制,加强对健康教育内容的指导和监管,依托专业力量,加强电视、报刊健康栏目和健康医疗广告的审核和监管,以及对互联网新媒体平台健康科普信息的监测、评估和通报。对于出现问题较多的健康信息平台要依法依规勒令整改,直至关停。对于科学性强、传播效果好的健康信息,予以推广。对于传播范围广、对公众健康危害大的虚假信息,组织专家予以澄清和纠正。(卫生健康委牵头,中央宣传部、中央网信办、科技部、市场监管总局、广电总局、中医药局、药监局、中国科协按职责分工负责)

2. 医务人员掌握与岗位相适应的健康科普知识,并在诊疗过程中主动提供健康指导。各医疗机构网站要根据本机构特色设置健康科普专栏,为社区居民提供健康讲座和咨询服务,三级医院要组建健康科普队伍,制定健康科普工作计划,建设微博微信新媒体健康科普平台。开发健康教育处方等健康科普材料,定期面向患者举办针对性强的健康知识讲座。完善全科医生、专科医生培养培训课程和教材内容,显著提高家庭医生健康促进与教育必备知识与技能。深入实施中医治未病健康工程,推广普及中医养生保健知识和易于掌握的中医养生保健技术和方法。鼓励健康适龄的公民定期参加无偿献血。(卫生健康委牵头,教育部、中医药局按职责分工负责)

3. 建立鼓励医疗卫生机构和医务人员开展健康促进与教育的激励约束机制,调动医务人员参与健康促进与教育工作的积极性。将健康促进与教育工作纳入各级各类医疗机构绩效考核,纳入医务人员职称评定和绩效考核。完善医保支付政策,鼓励基层医疗机构和家庭签约医生团队开展健康管理服务。鼓励和引导个人践行健康生活方式,加强个人健康管理。(人力资源社会保障部、卫生健康委牵头,医保局按职责负责)

4. 鼓励、扶持中央广电总台和各省级电台、电视台在条件成熟的情况下开办优质健康科普节目。中央广电总台对公益性健康节目和栏目,在时段、时长上给予倾斜保障,继续办好现有数字付费电视健康频道。报刊推出一批健康专栏。运用"两微一端"(指微信、微博、移动客户端)以及短视频等新媒体,推动"互联网+精准健康科普"。(中央宣传部、中央网信办、卫生健康委、广电总局、中央广电总台、中医药局按职责分工负责)

5. 动员更多的社会力量参与健康知识普及工作。鼓励卫生健康行业学会、协会组织专家开展多种形式的、面向公众的健康科普活动和面向机构的培训工作。各社区和单位要将针对居民和职工的健康知识普及作为一项重要工作,结合居民和职工的主要健康问题,组织健康讲座等健康传播活动。加强贫困地区人口的健康素养促进工作。(卫生健康委牵头,中医药局、全国总工会、全国妇联、中国科协按职责分工负责)

6. 开发推广健康适宜技术和支持工具。发挥市场机制作用,鼓励研发推广健康管理类人工智能和可穿戴设备,充分利用互联网技术,在保护个人隐私的前提下,对健康状态进行实时、连续监测,实现在线实时管理、预警和行为干预,运用健康大数据提高大众自我健康管理能力。(卫生健康委、科技部、工业和信息化部按职责分工负责)

7. 开展健康促进县(区)建设,着力提升居民健康素养。国家每年选择一个与群众密切相关的健康主题开展"健康中国行"宣传教育活动。开展"中医中药中国行"活动,推动中医药健康文化普及,传播中医养生保健知识。推进全民健康生活方式行动,强化家庭和高危个体健康生活方式指导和干预。(卫生健康委、中医药局牵头,中国科协按职责负责)

(二)合理膳食行动。

合理膳食是保证健康的基础。近年来,我国居民营养健康状况明显改善,但仍面临营养不足与过剩并存、营养相关疾病多发等问题。2012年调查显示,我国居民人均每日食盐摄入量为10.5g(世界卫生组织推荐值为5g);居民家庭人均每日食用油摄入量42.1g[《中国居民膳食指南》(以下简称《膳食指南》)推荐标准为每天25~30g];居民膳食脂肪提供能量比例达到32.9%(《膳食指南》推荐值上限为30.0%)。目前我国人均每日添加糖(主要为蔗糖即"白糖""红糖"等)摄入量约30g,其中儿童、青少年摄入量问题值得高度关注。2014年调查显示,3~17岁常喝饮料的儿童、青少年,仅从饮料中摄入的添加糖提供的能量就超过总能量的5%,城市儿童远远高于农村儿童,且呈上升趋势(世界卫生组织推荐人均每日添加糖摄入低于总能量的10%,并鼓励控制到5%以下或不超过25g)。与此同时,2010—2012年,我国成人营养不良率为6%;2013年,5岁以下儿童生长迟缓率为8.1%,孕妇、儿童、老年人群贫血率仍较高,钙、铁、维生素A、维生素D等微量营养素缺乏依然存在,膳食纤维摄入明显不足。

高盐、高糖、高脂等不健康饮食是引起肥胖、心脑血管疾病、糖尿病及其他代谢性疾病和肿瘤的危险因素。2016年全球疾病负担研究结果显示,饮食因素导致的疾病负担占到15.9%,已成为影响人群健康的重要危险因素。2012年全国18岁及以上成人超重率为30.1%,肥胖率为11.9%,与2002年相比分别增29长了32.0%和67.6%;6~17岁儿童青少年超重率为9.6%,肥胖率为6.4%,与2002年相比分别增加了1倍和2倍。合理膳食以及减少每日食用油、盐、糖摄入量,有助于降低肥胖、糖尿病、高血压、脑卒中、冠心病等疾病的患病风险。

行动目标:

到2022年和2030年,成人肥胖增长率持续减缓;居民营养健康知识知晓率分别在2019年基础上提高10%和在2022年基础上提高10%;5岁以下儿童生长迟缓率分别低于7%和5%、贫血率分别低于12%和10%,孕妇贫血率分别低于14%和10%;合格碘盐覆盖率均达到90%及以上;成人脂肪供能比下降到32%和30%;每1万人配备1名营养指导员;实施农村义务教育学生营养改善计划和贫困地区儿童营养改善项目;实施以食品安全为基础的营养健康标准,推进营养标准体系建设。

提倡人均每日食盐摄入量不高于5g,成人人均每日食用油摄入量不高于25~30g,人均每日添加糖摄入量不高于25g,蔬菜和水果每日摄入量不低于500g,每日摄入食物种类不少于12种,每周不少于25种;成年人维持健康体重,将体重指数(BMI)控制在18.5~24kg/m²;成人男性腰围小于85cm,女性小于80cm。

——个人和家庭:

1. 对于一般人群。学习中国居民膳食科学知识,使用中国居民平衡膳食宝塔、平衡膳食餐盘等支持性工具,根据个人特点合理搭配食物。每天的膳食包括谷薯类、蔬菜水果类、畜禽鱼蛋奶类、大豆坚果类等食物,平均每天摄入 12 种以上食物,每周 25 种以上。不能生吃的食材要做熟后食用;生吃蔬菜水果等食品要洗净。生、熟食品要分开存放和加工。日常用餐时宜细嚼慢咽,保持心情平和,食不过量,但也要注意避免因过度节食影响必要营养素摄入。少吃肥肉、烟熏和腌制肉制品,少吃高盐和油炸食品,控制添加糖的摄入量。足量饮水,成年人一般每天 7~8 杯(1 500~1 700ml),提倡饮用白开水或茶水,少喝含糖饮料;儿童少年、孕妇、乳母不应饮酒。

2. 对于超重($24kg/m^2 \leq BMI < 28kg/m^2$)、肥胖($BMI \geq 28kg/m^2$)的成年人群。减少能量摄入,增加新鲜蔬菜和水果在膳食中的比重,适当选择一些富含优质蛋白质(如瘦肉、鱼、蛋白和豆类)的食物。避免吃油腻食物和油炸食品,少吃零食和甜食,不喝或少喝含糖饮料。进食有规律,不要漏餐,不暴饮暴食,七八分饱即可。

3. 对于贫血、消瘦等营养不良人群。建议要在合理膳食的基础上,适当增加瘦肉类、奶蛋类、大豆和豆制品的摄入,保持膳食的多样性,满足身体对蛋白质、钙、铁、维生素 A、维生素 D、维生素 B_{12}、叶酸等营养素的需求;增加含铁食物的摄入或者在医生指导下补充铁剂来纠正贫血。

4. 对于孕产妇和家有婴幼儿的人群。建议学习了解孕期妇女膳食、哺乳期妇女膳食和婴幼儿喂养等相关知识,特别关注生命早期 1 000 天(从怀孕开始到婴儿出生后的 2 周岁)的营养。孕妇常吃含铁丰富的食物,增加富含优质蛋白质及维生素 A 的动物性食物和海产品,选用碘盐,确保怀孕期间铁、碘、叶酸等的足量摄入。尽量纯母乳喂养 6 个月,为 6~24 个月的婴幼儿合理添加辅食。

5. 对于家庭。提倡按需购买食物,合理储存;选择新鲜、卫生、当季的食物,采取适宜的烹调方式;按需备餐,小份量食物;学会选购食品看标签;在外点餐根据人数确定数量,集体用餐时采取分餐、简餐、份饭;倡导在家吃饭,与家人一起分享食物和享受亲情,传承和发扬我国优良饮食文化。

——社会:

1. 推动营养健康科普宣教活动常态化,鼓励全社会共同参与全民营养周、"三减三健"(减盐、减油、减糖,健康口腔、健康体重、健康骨骼)等宣教活动。推广使用健康"小三件"(限量盐勺、限量油壶和健康腰围尺),提高家庭普及率,鼓励专业行业组织指导家庭正确使用。尽快研究制定我国儿童添加蔗糖摄入的限量指导,倡导天然甜味物质和甜味剂饮料替代饮用。

2. 加强对食品企业的营养标签知识指导,指导消费者正确认读营养标签,提高居民营养标签知晓率。鼓励消费者减少蔗糖摄入量。倡导食品生产经营者使用食品安全标准允许使用的天然甜味物质和甜味剂取代蔗糖。科学减少加工食品中的蔗糖含量。提倡城市高糖摄入人群减少食用含蔗糖饮料和甜食,选择天然甜味物质和甜味剂替代蔗糖生产的饮料和食品。

3. 鼓励生产、销售低钠盐,并在专家指导下推广使用。做好低钠盐慎用人群(高温作业者、重体力劳动强度工作者、肾功能障碍者及服用降压药物的高血压患者等不适宜高钾摄入人群)提示预警。引导企业在食盐、食用油生产销售中配套用量控制措施(如在盐袋中赠送 2g 量勺、生产限量油壶和带刻度油壶等),鼓励有条件的地方先行试点。鼓励商店(超市)开设低脂、低盐、低糖食品专柜。

4. 鼓励食堂和餐厅配备专兼职营养师,定期对管理和从业人员开展营养、平衡膳食和食品安全相关的技能培训、考核;提前在显著位置公布食谱,标注份量和营养素含量并简要描述营养成分;鼓励为不同营养状况的人群推荐相应食谱。

5. 制定实施集体供餐单位营养操作规范,开展示范健康食堂和健康餐厅创建活动。鼓励餐饮业、集体食堂向消费者提供营养标识。鼓励发布适合不同年龄、不同地域人群的平衡膳食指导和食谱。鼓励发展传统食养服务,推进传统食养产品的研发以及产业升级换代。

——政府:

1. 全面推动实施《国民营养计划(2017—2030年)》,因地制宜开展营养和膳食指导。实施贫困地区重点人群营养干预,将营养干预纳入健康扶贫工作。继续推进实施农村义务教育学生营养改善计划和贫困地区儿童营养改善项目。(卫生健康委牵头,教育部、国务院扶贫办按职责分工负责)

2. 推动营养立法和政策研究。研究制定实施营养师制度,在幼儿园、学校、养老机构、医院等集体供餐单位配备营养师,在社区配备营养指导员。强化临床营养工作,不断规范营养筛查、评估和治疗。(卫生健康委、民政部、司法部、财政部按职责分工负责)

3. 完善食品安全标准体系,制定以食品安全为基础的营养健康标准,推进食品营养标准体系建设。发展营养导向型农业和食品加工业。政府要加快研究制定标准限制高糖食品的生产销售。加大宣传力度,推动低糖或无糖食品的生产与消费。实施食品安全检验检测能力达标工程,加强食品安全抽检和风险监测工作。(卫生健康委、农业农村部、市场监管总局按职责分工负责)

4. 加快修订预包装食品营养标签通则,增加蔗糖等糖的强制标识,鼓励企业进行"低糖"或者"无糖"的声称,积极推动在食品包装上使用"包装正面标识(FOP)"信息,帮助消费者快速选择健康食品,加强对预包装食品营养标签的监督管理。研究推进制定特殊人群集体用餐营养操作规范,探索试点在餐饮食品中增加"糖"的标识。研究完善油、盐、糖包装标准,在外包装上标示建议每人每日食用合理量的油盐糖等有关信息。(卫生健康委牵头,市场监管总局、工业和信息化部按职责负责)

(三)全民健身行动

生命在于运动,运动需要科学。科学的身体活动可以预防疾病,愉悦身心,促进健康。根据国家体育总局2014年全民健身活动状况调查,我国城乡居民经常参加体育锻炼的比例为33.9%,其中20~69岁居民经常锻炼率仅为14.7%,成人经常锻炼率处于较低水平,缺乏身体活动成为多种慢性病发生的重34要原因。同时,心肺耐力、柔韧性、肌肉力量、肌肉耐力、身体成分等指标的变化不容乐观,多数居民在参加体育活动时还有很大的盲目性。定期适量进行身体活动有助于预防和改善超重和肥胖及高血压、心脏病、卒中、糖尿病等慢性病,并能促进精神健康、提高生活质量和幸福感,促进社会和谐。

行动目标:

到2022年和2030年,城乡居民达到《国民体质测定标准》合格以上的人数比例分别不少于90.86%和92.17%;经常参加体育锻炼(每周参加体育锻炼频度3次及以上,每次体育锻炼持续时间30分钟及以上,每次体育锻炼的运动强度达到中等及以上)人数比例达到37%及以上和40%及以上;学校体育场地设施开放率超过70%和90%;人均体育场地面积分别达到1.9m² 及以上和2.3m² 及以上;城市慢跑步行道绿道的人均长度持续提升;每千人拥有社会体育指导员不少于 1.9 名和 2.3 名；农村行政村体育设施覆盖率基本实现全覆盖和覆盖率 100%。

提倡机关、企事业单位开展工间操；鼓励个人至少有 1 项运动爱好或掌握 1 项传统运动项目，参加至少 1 个健身组织，每天进行中等强度运动至少半小时；鼓励医疗机构提供运动促进健康的指导服务，鼓励引导社会体育指导人员在健身场所等地方为群众提供科学健身指导服务，提高健身效果，预防运动损伤；鼓励公共体育场地设施更多更好地提供免费或低收费开放服务，确保符合条件的企事业单位体育场地设施全部向社会开放。

——个人：

1. 了解运动对健康的益处。建议个人提高身体活动意识，培养运动习惯。了解和掌握全民健身、身体活动相关知识，将身体活动融入到日常生活中，掌握运动技能，少静多动，减少久坐，保持健康体重；科学运动避免运动风险。

2. 动则有益，贵在坚持。运动前需了解患病史及家族病史，评估身体状态，鼓励在家庭医生或专业人士指导下制定运动方案，选择适合自己的运动方式、强度和运动量，减少运动风险。鼓励每周进行 3 次以上、每次 30 分钟以上中等强度运动，或者累计 150 分钟中等强度或 75 分钟高强度身体活动。日常生活中要尽量多动，达到每天 6 000～10 000 步的身体活动量。吃动平衡，让摄入的多余能量通过运动的方式消耗，达到身体各机能的平衡。一次完整的运动包括准备活动、正式运动、整理活动。一周运动健身包括有氧运动、力量练习、柔韧性练习等内容。提倡家庭配备适合家庭成员使用的小型、便携、易操作的健身器材。

3. 老年人运动有助于保持身体功能，减缓认知功能的退化。提倡老年人量力而行，选择与自身体质和健康相适应的运动方式。在重视有氧运动的同时，重视肌肉力量练习和柔韧性锻炼，适当进行平衡能力锻炼，强健骨骼肌肉系统，预防跌倒。提倡老年人参加运动期间定期测量血压和血糖，调整运动量。

4. 特殊人群，如孕妇、慢性病患者、残疾人等，建议在医生和运动专业人士的指导下进行运动。单纯性肥胖患者至少要达到一般成年人的运动推荐量。控制体重每天要进行 45 分钟以上的中低强度的运动。在减低体重过程中，建议强调肌肉力量锻炼，以避免肌肉和骨骼重量的下降。提倡运动与饮食控制相结合来减低体重。

5. 以体力劳动为主的人群，要注意劳逸结合，避免"过劳"，通过运动促进身体的全面发展。可在工作一段时间后换一种放松的运动方式，减轻肌肉的酸痛和僵硬，消除局部的疲劳，但运动量和强度都不宜过大。

——社会：

1. 建立健全群众身边的健身组织，体育总会在地市、县、乡实现全覆盖，单项体育协会延伸到群众身边，让想健身的群众加入到体育组织中。

2. 举办各类全民健身赛事，实施群众冬季运动推广普及计划。发展中国特色健身项目，开展民族、民俗、民间体育活动。推广普及太极拳、健身气功等传统体育项目。推进全民健身进家庭。推广普及广播体操等工间操。推行国家体育锻炼标准和运动水平等级标准。

3. 弘扬群众身边的健身文化，制作体育题材的影视、动漫作品，鼓励开展全民健身志愿服务，普及体育健身文化知识，增强健身意识。

4. 鼓励将国民体质测定纳入健康体检项目。各级医疗卫生机构开展运动风险评估，提供健身方案或运动促进健康的指导服务。

——政府：

1. 推进基本公共体育服务体系建设，统筹建设全民健身场地设施，建设一批体育公园、社区健身中心等全民健身场地设施，推进建设城市慢跑步行道绿道，努力打造百姓身边"15分钟健身圈"，让想健身的群众有适当的场所。完善财政补助、服务收费、社会参与管理运营、安全保障等措施，推行公共体育设施免费或低收费开放，确保公共体育场地设施和符合开放条件的企事业单位体育场地设施全部向社会开放。鼓励社会力量举办或参与管理运营体育场地设施。（体育总局牵头，发展改革委、教育部、财政部、住房城乡建设部按职责分工负责）

2. 构建科学健身体系。建立针对不同人群、不同环境、不同身体状况的运动促进健康指导方法，推动形成"体医结合"的疾病管理与健康服务模式。构建运动伤病预防、治疗与急救体系，提高运动伤病防治能力。鼓励引导社会体育指导人员在健身场所等地方为群众提供科学健身指导服务，提高健身效果，预防运动损伤。（体育总局牵头，卫生健康委按职责负责）

3. 制定实施特殊人群的体质健康干预计划。鼓励和支持新建工作场所建设适当的健身活动场地。强化对高校学生体质健康水平的监测和评估干预，把高校学生体质健康水平纳入对高校的考核评价。确保高校学生体育课时，丰富高校学生体育锻炼的形式和内容。（体育总局牵头，教育部、全国总工会等按职责分工负责）

（四）控烟行动。

烟草烟雾中含有多种已知的致癌物，有充分证据表明吸烟可以导致多种恶性肿瘤，还会导致呼吸系统和心脑血管系统等多个系统疾病。根据世界卫生组织报告，每3个吸烟者中就有1个死于吸烟相关疾病，吸烟者的平均寿命比非吸烟者缩短10年。烟草对健康的危害已经成为当今世界最严重的公共卫生问题之一。为此，世界卫生组织制定了第一部国际公共卫生条约——《烟草控制框架公约》（以下简称《公约》）。我国2003年签署《公约》，2005年经全国人民代表大会批准，2006年1月在我国正式生效。我国现有吸烟者逾3亿，迫切需要对烟草危害加以预防。每年因吸烟相关疾病所致的死亡人数超过100万，因二手烟暴露导致的死亡人数超过10万。

行动目标：

到2022年和2030年，15岁以上人群吸烟率分别低于24.5%和20%；全面无烟法规保护的人口比例分别达到30%及以上和80%及以上；把各级党政机关建设成无烟机关，逐步在全国范围内实现室内公共场所、室内工作场所和公共交通工具全面禁烟；将违反有关法律法规向未成年人出售烟草的商家、发布烟草广告的企业和商家，纳入社会诚信体系"黑名单"，依法依规实施联合惩戒。

提倡个人戒烟越早越好，什么时候都不晚；创建无烟家庭，保护家人免受二手烟危害；领导干部、医生和教师发挥引领作用；鼓励企业、单位出台室内全面无烟政策，为员工营造无烟工作环境，为吸烟员工戒烟提供必要的帮助。

——个人和家庭：

1. 充分了解吸烟和二手烟暴露的严重危害。不吸烟者不去尝试吸烟。吸烟者尽可能戒烟，戒烟越早越好，什么时候都不晚，药物治疗和尼古丁替代疗法可以提高长期戒烟率。不在禁止吸烟场所吸烟。

2. 领导干部、医务人员和教师发挥引领作用。领导干部要按照中共中央办公厅、国务院办公厅《关于领导干部带头在公共场所禁烟有关事项的通知》要求起模范带头作用，公务活动参加人员不得吸烟、敬烟、劝烟；医务人员不允许在工作时间吸烟，并劝导、帮助患者戒烟；教师不得当着学生的面吸烟。

3. 创建无烟家庭，劝导家庭成员不吸烟或主动戒烟，教育未成年人不吸烟，让家人免受二手烟危害。

4. 在禁止吸烟场所劝阻他人吸烟。依法投诉举报在禁止吸烟场所吸烟行为，支持维护无烟环境。

——社会：

1. 提倡无烟文化，提高社会文明程度。积极利用世界无烟日、世界心脏日、国际肺癌日等卫生健康主题日开展控烟宣传；倡导无烟婚礼、无烟家庭。

2. 关注青少年吸烟问题，为青少年营造远离烟草的环境。将烟草危害和二手烟危害等控烟相关知识纳入中小学生健康教育课程。不向未成年人售烟。加强无烟学校建设。

3. 鼓励企业、单位出台室内全面无烟规定，为员工营造无烟工作环境，为员工戒烟提供必要的支持。

4. 充分发挥居（村）委会的作用，协助控烟政策在辖区内得到落实。

5. 鼓励志愿服务组织、其他社会组织和个人通过各种形式参与控烟工作或者为控烟工作提供支持。

——政府：

1. 逐步提高全面无烟法规覆盖人口比例，在全国范围内实现室内公共场所、室内工作场所和公共交通工具全面禁烟。积极推进无烟环境建设，强化公共场所控烟监督执法。把各级党政机关建设成无烟机关。（卫生健康委牵头，中央文明办、烟草局按职责分工负责）

2. 研究推进采取税收、价格调节等综合手段，提高控烟成效。（发展改革委、财政部、税务总局、烟草局按职责分工负责）

3. 加大控烟宣传教育力度，进一步加强卷烟包装标识管理，完善烟草危害警示内容和形式，提高健康危害警示效果，提高公众对烟草危害健康的认知程度。制定完善相关技术标准并监督执行。限制影视作品中的吸烟镜头。（卫生健康委牵头，中央宣传部、工业和信息化部、市场监管总局、广电总局、烟草局按职责分工负责）

4. 逐步建立和完善戒烟服务体系，将询问患者吸烟史纳入到日常的门诊问诊中，推广简短戒烟干预服务和烟草依赖疾病诊治。加强对戒烟服务的宣传和推广，使更多吸烟者了解到其在戒烟过程中能获得的帮助。创建无烟医院，推进医院全面禁烟。（卫生健康委负责）

5. 全面落实《中华人民共和国广告法》，加大烟草广告监督执法力度，严厉查处在大众传播媒介、公共场所、公共交通工具、户外发布烟草广告的违法行为。依法规范烟草促销、赞助等行为。（市场监管总局、交通运输部、国家铁路局、民航局按职责分工负责）

6. 按照烟草控制框架公约履约进度要求，加快研究建立完善的烟草制品成分管制和信息披露制度。强化国家级烟草制品监督监测的独立性和权威性，完善烟草制品安全性检测评估体系，确保公正透明，保障公众知情和监督的权利。（卫生健康委、市场监管总局、烟草局按职责分工负责）

7. 禁止向未成年人销售烟草制品。将违反有关法律法规向未成年人出售烟草的商家、

■ 第2章 国家卫生健康委慢性病相关政策

发布烟草广告的企业和商家,纳入社会诚信体系"黑名单",依法依规实施联合惩戒。(卫生健康委、市场监管总局、烟草局、教育部按职责分工负责)

8. 加强各级专业机构控烟工作,确定专人负责相关工作组织实施,保障经费投入。建立监测评估系统,定期开展烟草流行调查,了解掌握烟草使用情况。(财政部、卫生健康委按职责分工负责)

(五)心理健康促进行动。

心理健康是人在成长和发展过程中,认知合理、情绪稳定、行为适当、人际和谐、适应变化的一种完好状态,是健康的重要组成部分。当前,我国常见精神障碍和心理行为问题人数逐年增多,个人极端情绪引发的恶性案(事)件时有发生。我国抑郁症患病率达到2.1%,焦虑障碍患病率达4.98%。截至2017年底,全国已登记在册的严重精神障碍患者581万人。同时,公众对常见精神障碍和心理行为问题的认知率仍比较低,更缺乏防治知识和主动就医意识,部分患者及家属仍然有病耻感。加强心理健康促进,有助于促进社会稳定和人际关系和谐、提升公众幸福感。

行动目标:

到2022年和2030年,居民心理健康素养水平提升到20%和30%;失眠现患率、焦虑障碍患病率、抑郁症患病率上升趋势减缓;每10万人口精神科执业(助理)医师达到3.3名和4.5名;抑郁症治疗率在现有基础上提高30%和80%;登记在册的精神分裂症治疗率达到80%和85%;登记在册的严重精神障碍患者规范管理率达到80%和85%;建立精神卫生医疗机构、社区康复机构及社会组织、家庭相互衔接的精神障碍社区康复服务体系,建立和完善心理健康教育、心理热线服务、心理评估、心理咨询、心理治疗、精神科治疗等衔接合作的心理危机干预和心理援助服务模式。

提倡成人每日平均睡眠时间为7~8小时;鼓励个人正确认识抑郁和焦虑症状,掌握基本的情绪管理、压力管理等自我心理调适方法;各类临床医务人员主动掌握心理健康知识和技能,应用于临床诊疗活动中。

——个人和家庭:

1. 提高心理健康意识,追求心身共同健康。每个人一生中可能会遇到多种心理健康问题,主动学习和了解心理健康知识,科学认识心理健康与身体健康之间的相互影响,保持积极健康的情绪,避免持续消极情绪对身体健康造成伤害。倡导养德养生理念,保持中和之道,提高心理复原力。在身体疾病的治疗中,要重视心理因素的作用。自我调适不能缓解时,可选择寻求心理咨询与心理治疗,及时疏导情绪,预防心理行为问题和精神障碍发生。

2. 使用科学的方法缓解压力。保持乐观、开朗、豁达的生活态度,合理设定自己的目标。正确认识重大生活、工作变故等事件对人的心理造成的影响,学习基本的减压知识,学会科学有益的心理调适方法。学习并运用健康的减压方式,避免使用吸烟、饮酒、沉迷网络或游戏等不健康的减压方式。学会调整自己的状态,找出不良情绪背后的消极想法,根据客观现实进行调整,减少非理性的认识。建立良好的人际关系,积极寻求人际支持,适当倾诉与求助。保持健康的生活方式,积极参加社会活动,培养健康的兴趣爱好。

3. 重视睡眠健康。每天保证充足的睡眠时间,工作、学习、娱乐、休息都要按作息规律进行,注意起居有常。了解睡眠不足和睡眠问题带来的不良心理影响,出现睡眠不足及时设法弥补,出现睡眠问题及时就医。要在专业指导下用科学的方法改善睡眠,服用药物需

360

遵医嘱。

4. 培养科学运动的习惯。选择并培养适合自己的运动爱好，积极发挥运动对情绪的调节作用，在出现轻度情绪困扰时，可结合运动促进情绪缓解。

5. 正确认识抑郁、焦虑等常见情绪问题。出现心情压抑、愉悦感缺乏、兴趣丧失，伴有精力下降、食欲下降、睡眠障碍、自我评价下降、对未来感到悲观失望等表现，甚至有自伤、自杀的念头或行为，持续存在 2 周以上，可能患有抑郁障碍；突然或经常莫名其妙地感到紧张、害怕、恐惧，常伴有明显的心慌、出汗、头晕、口干、呼吸急促等躯体症状，严重时有濒死感、失控感，如频繁发生，可能患有焦虑障碍。一过性的或短期的抑郁、焦虑情绪，可通过自我调适或心理咨询予以缓解和消除，不用过分担心。抑郁障碍、焦虑障碍可以通过药物、心理干预或两者相结合的方式治疗。

6. 出现心理行为问题要及时求助。可以向医院的相关科室、专业的心理咨询机构和社会工作服务机构等寻求专业帮助。要认识到求助于专业人员既不等于自己有病，更不等于病情严重，而是负责任、有能力的表现。

7. 精神疾病治疗要遵医嘱。诊断精神疾病，要去精神专科医院或综合医院专科门诊。确诊后应及时接受正规治疗，听从医生的建议选择住院治疗或门诊治疗，主动执行治疗方案，遵照医嘱全程、不间断、按时按量服药，在病情得到有效控制后，不急于减药、停药。门诊按时复诊，及时、如实地向医生反馈治疗情况，听从医生指导。精神类药物必须在医生的指导下使用，不得自行任意服用。

8. 关怀和理解精神疾病患者，减少歧视。学习了解精神疾病的基本知识，知道精神疾病是可以预防和治疗的，尊重精神病人，不歧视患者。要认识到精神疾病在得到有效治疗后，可以缓解和康复，可以承担家庭功能与工作职能。要为精神疾病患者及其家属、照护者提供支持性的环境，提高患者心理行为技能，使其获得自我价值感。

9. 关注家庭成员心理状况。家庭成员之间要平等沟通交流，尊重家庭成员的不同心理需求。当与家庭成员发生矛盾时，不采用过激的言语或伤害行为，不冷漠回避，而是要积极沟通加以解决。及时疏导不良情绪，营造相互理解、相互信任、相互支持、相互关爱的家庭氛围和融洽的家庭关系。

——社会：

1. 各级各类医疗机构和专业心理健康服务机构对发现存在心理行为问题的个体，提供规范的诊疗服务，减轻患者心理痛苦，促进患者康复。医务人员应对身体疾病，特别是癌症、心脑血管疾病、糖尿病、消化系统疾病等患者及其家属适当辅以心理调整。鼓励医疗机构开展睡眠相关诊疗服务，提供科学睡眠指导，减少成年人睡眠问题的发生。专业人员可指导使用运动方案辅助治疗抑郁、焦虑等常见心理行为问题。鼓励相关社会组织、高等院校、科研院所、医疗机构对心理健康从业人员开展服务技能和伦理道德的培训，提升服务能力。

2. 发挥精神卫生医疗机构作用，对各类临床科室医务人员开展心理健康知识和技能培训，普及心理咨询和治疗技术在临床诊疗中的应用，提高抑郁、焦虑、认知障碍、孤独症等心理行为问题和常见精神障碍的筛查、识别、处置能力。推广中医心理调摄特色技术方法在临床诊疗中的应用。

3. 各机关、企事业单位、高校和其他用人单位把心理健康教育融入员工（学生）思想政治工作，鼓励依托本单位党团、工会、人力资源部门、卫生室等设立心理健康辅导室并建立心理健康服务团队，或通过购买服务形式，为员工（学生）提供健康宣传、心理评估、教育培训、咨询辅导等服务，传授情绪管理、压力管理等自我心理调适方法和抑郁、焦虑等常见心理行为问题的识别方法，为员工（学生）主动寻求心理健康服务创造条件。对处于特定时期、特定岗位，或经历特殊突发事件的员工（学生），及时进行心理疏导和援助。

4. 鼓励老年大学、老年活动中心、基层老年协会、妇女之家、残疾人康复机构及有资质的社会组织等宣传心理健康知识。培训专兼职社会工作者和心理工作者，引入社会力量，为空巢、丧偶、失能、失智老年人，留守妇女儿童，残疾人和计划生育特殊家庭成员提供心理辅导、情绪疏解、悲伤抚慰、家庭关系调适等心理健康服务。

——政府：

1. 充分利用广播、电视、书刊、动漫等形式，广泛运用门户网站、微信、微博、移动客户端等平台，组织创作、播出心理健康宣传教育精品和公益广告，传播自尊自信、乐观向上的现代文明理念和心理健康知识。（中央宣传部、中央网信办、卫生健康委、广电总局按职责分工负责）

2. 依托城乡社区综治中心等综合服务管理机构及设施建立心理咨询（辅导）室或社会工作室（站），配备专兼职心理健康辅导人员或社会工作者，搭建基层心理健康服务平台。整合社会资源，设立市县级未成年人心理健康辅导中心，完善未成年人心理健康辅导网络。培育社会化的心理健康服务机构，鼓励心理咨询专业人员创办社会心理服务机构。通过向社会心理服务机构购买服务等方式，逐步扩大服务覆盖面。（中央政法委、中央文明办、教育部、民政部、卫生健康委按职责分工负责）

3. 加大应用型心理健康工作人员培养力度，推进高等院校开设相关专业。进一步加强心理健康工作人员培养和使用的制度建设，积极设立心理健康服务岗位。支持精神卫生医疗机构能力建设，完善人事薪酬分配制度，体现心理治疗服务的劳务价值。逐步将心理健康工作人员纳入专业技术岗位设置与管理体系，畅通职业发展渠道。（教育部、财政部、人力资源社会保障部、卫生健康委、医保局按职责分工负责）

4. 各级政法、卫生健康部门会同公安、民政、司法行政、残联等单位建立精神卫生综合管理机制，多渠道开展严重精神障碍患者日常发现、登记、随访、危险性评估、服药指导等服务，动员社区组织、患者家属参与居家患者管理服务。建立精神卫生医疗机构、社区康复机构及社会组织、家庭相互衔接的精神障碍社区康复服务体系，加强精神卫生医疗机构对社区康复机构的技术指导。到2030年底，80%以上的县（市、区）开展社区康复服务，在开展精神障碍社区康复的县（市、区），60%以上的居家患者接受社区康复服务。鼓励和引导通过举办精神障碍社区康复机构或通过政府购买服务等方式委托社会组织提供精神卫生社区康复服务。（中央政法委、公安部、民政部、司法部、卫生健康委、中国残联按职责分工负责）

5. 重视并开展心理危机干预和心理援助工作。卫生健康、政法、民政等单位建立和完善心理健康教育、心理热线服务、心理评估、心理咨询、心理治疗、精神科治疗等衔接合作的心理危机干预和心理援助服务模式。将心理危机干预和心理援助纳入各类突发事件应急预案和技术方案，加强心理危机干预和心理援助队伍的专业化、系统化建设。相关部门推动建立为公众提供公益服务的心理援助热线，由专业人员接听，对来电者开展心理健康教育、心理咨询和心理危机干预，降低来电者自杀或自伤的风险。（卫生健康委牵头，中央政法委、公安部、民政部按职责分工负责）

（八）中小学健康促进行动。

中小学生处于成长发育的关键阶段。加强中小学健康促进,增强青少年体质,是促进中小学生健康成长和全面发展的需要。根据 2014 年中国学生体质与健康调研结果,我国 7～18 岁城市男生和女生的肥胖检出率分别为 11.1% 和 5.8%,农村男生和女生的肥胖检出率分别为 7.7% 和 4.5%。2018 年全国儿童青少年总体近视率为 53.6%。其中,6 岁儿童为 14.5%,小学生为 36.0%,初中生为 71.6%,高中生为 81.0%。中小学生肥胖、近视等健康问题突出。

此外,随着成长发育,中小学生自我意识逐渐增强,认知、情感、意志、个性发展逐渐成熟,人生观、世界观、价值观逐渐形成。因此,在此期间有效保护、积极促进其身心健康成长意义重大。

行动目标:

到 2022 年和 2030 年,国家学生体质健康标准达标优良率分别达到 50% 及以上和 60% 及以上;全国儿童青少年总体近视率力争每年降低 0.5 个百分点以上和新发近视率明显下降;小学生近视率下降到 38% 以下;符合要求的中小学体育与健康课程开课率达到 100%;中小学生每天校内体育活动时间不少于 1 小时;学校眼保健操普及率达到 100%;寄宿制中小学校或 600 名学生以上的非寄宿制中小学校配备专职卫生专业技术人员、600 名学生以下的非寄宿制中小学校配备专兼职保健教师或卫生专业技术人员的比例分别达到 70% 及以上和 90% 及以上;未配齐卫生专业技术人员的学校应由当地政府统一建立基层医疗卫生机构包片制度,实现中小学校全覆盖;配备专兼职心理健康工作人员的中小学校比例分别达到 80% 以上和 90% 以上;将学生体质健康情况纳入对学校绩效考核,与学校负责人奖惩挂钩,将高中体育科目纳入高中学业水平测试或高考综合评价体系;鼓励高校探索在特殊类型招生中增设体育科目测试。

提倡中小学生每天在校外接触自然光时间 1 小时以上;小学生、初中生、高中生每天睡眠时间分别不少于 10、9、8 个小时;中小学生非学习目的使用电子屏幕产品单次不宜超过 15 分钟,每天累计不宜超过 1 小时;学校鼓励引导学生达到《国家学生体质健康标准》良好及以上水平。

——个人:

1. 科学运动。保证充足的体育活动,减少久坐和视屏(观看电视,使用电脑、手机等)时间。课间休息,要离开座位适量活动。每天累计至少 1 小时中等强度及以上的运动,培养终身运动的习惯。

2. 注意用眼卫生。主动学习掌握科学用眼护眼等健康知识,养成健康用眼习惯。保持正确读写姿势。握笔的指尖离笔尖一寸、胸部离桌子一拳,书本离眼一尺,保持读写坐姿端正。读写要在采光良好、照明充足的环境中进行。白天学习时,充分利用自然光线照明,避免光线直射在桌面上。晚上学习时,同时打开台灯和房间大灯。读写连续用眼时间不宜超过 40 分钟。自觉减少电子屏幕产品使用。避免不良用眼行为,不在走路、吃饭、躺卧时,晃动的车厢内,光线暗弱或阳光直射下看书或使用电子屏幕产品。自我感觉视力发生明显变化时,及时告知家长和教师,尽早到眼科医疗机构检查和治疗。

3. 保持健康体重。学会选择食物和合理搭配食物的生活技能。每天吃早餐,合理选择零食,在两餐之间可选择适量水果、坚果或酸奶等食物作为零食。足量饮水,首选白开水,少喝或不喝含糖饮料。自我监测身高、体重等生长发育指标,及早发现、科学判断是否出现超重、肥胖等健康问题。

4. 了解传染病防控知识，增强体质，预防传染病，特别是预防常见呼吸道传染病。

5. 掌握科学的应对方法，促进心理健康。保持积极向上的健康心理状态，积极参加文体活动和社会实践。了解不良情绪对健康的影响，掌握调控情绪的基本方法。正确认识心理问题，学会积极暗示，适当宣泄，可以通过深呼吸或找朋友倾诉、写日记、画画、踢球等方式，将心中郁积的不良情绪如痛苦、委屈、愤怒等发泄出去，可向父母、老师、朋友等寻求帮助，还可主动接受心理辅导（心理咨询与治疗等）。

6. 合理、安全使用网络，增强对互联网信息的辨别力，主动控制上网时间，抵制网络成瘾。

7. 保证充足的睡眠，不熬夜。科学用耳、注意保护听力。早晚刷牙、饭后漱口，采用正确的刷牙方法，每次刷牙不少于2分钟。发生龋齿及时提醒家长陪同就医。不吸烟，拒吸二手烟，帮助家长戒烟。增强自身安全防范意识，掌握伤害防范的知识与技能，预防交通伤害、校园暴力伤害、溺水、性骚扰性侵害等。远离不安全性行为。不以任何理由尝试毒品。

——家庭：

1. 通过亲子读书、参与讲座等多种方式给予孩子健康知识，以身作则，带动和帮助孩子形成良好健康行为，合理饮食，规律作息，每天锻炼。

2. 注重教养方式方法，既不溺爱孩子，也不粗暴对待孩子。做孩子的倾听者，帮助孩子正确面对问题、处理问题，关注孩子的心理健康。

3. 保障孩子睡眠时间，确保小学生每天睡眠10个小时、初中生9个小时、高中生8个小时，减少孩子近距离用眼和看电子屏幕时间。

4. 营造良好的家庭体育运动氛围，积极引导孩子进行户外活动或体育锻炼，确保孩子每天在校外接触自然光的时间达到1小时以上。鼓励支持孩子参加校外多种形式的体育活动，督促孩子认真完成寒暑假体育作业，使其掌握1～2项体育运动技能，引导孩子养成终身锻炼习惯。

5. 建议家长陪伴孩子时尽量减少使用电子屏幕产品。有意识地控制孩子特别是学龄前儿童使用电子屏幕产品，非学习目的的电子屏幕产品使用单次不宜超过15分钟，每天累计不宜超过1小时，使用电子屏幕产品学习30～40分钟后，建议休息远眺放松10分钟，年龄越小，连续使用电子屏幕产品的时间应越短。

6. 切实减轻孩子家庭和校外学业负担，不要盲目参加课外培训、跟风报班，建议根据孩子兴趣爱好合理选择。

7. 保障营养质量。鼓励孩子不挑食、不偏食，根据孩子身体发育情况均衡膳食，避免高糖、高盐、高油等食品的摄入。

8. 随时关注孩子健康状况，发现孩子出现疾病早期征象时，及时咨询专业人员或带其到医疗机构检查。

——学校：

1. 严格依据国家课程方案和课程标准组织安排教学活动，小学一二年级不布置书面家庭作业，三至六年级书面家庭作业完成时间不得超过60分钟，初中不得超过90分钟，高中阶段也要合理安排作业时间。

2. 全面推进义务教育学校免试就近入学全覆盖。坚决控制义务教育阶段校内统一考试次数，小学一二年级每学期不得超过1次，其他年级每学期不得超过2次。

3. 改善教学设施和条件,为学生提供符合健康要求的学习环境。加快消除"大班额"现象。每月调整学生座位,每学期对学生课桌椅高度进行个性化调整,使其适应学生生长发育变化。

4. 中小学校要严格组织全体学生每天上下午各做 1 次眼保健操。教师要教会学生掌握正确的执笔姿势,督促学生读写时坐姿端正,监督并随时纠正学生不良读写姿势。教师发现学生出现看不清黑板、经常揉眼睛等迹象时,要了解其视力情况。

5. 强化体育课和课外锻炼,确保中小学生在校时每天 1 小时以上体育活动时间。严格落实国家体育与健康课程标准,确保小学一二年级每周 4 课时,三至六年级和初中每周 3 课时,高中阶段每周 2 课时。中小学校每天安排 30 分钟大课间体育活动。有序组织和督促学生在课间时到室外活动或远眺,防止学生持续疲劳用眼。

6. 根据学校教育的不同阶段,设置相应的体育与健康教育课程,向学生教授健康行为与生活方式、疾病防控、心理健康、生长发育与青春期保健、安全应急与避险等知识,提高学生健康素养,积极利用多种形式对学生和家长开展健康教育。培训培养健康教育教师,开发和拓展健康教育课程资源。

7. 指导学生科学规范使用电子屏幕产品,养成信息化环境下良好的学习和用眼卫生习惯。严禁学生将个人手机、平板电脑等电子屏幕产品带入课堂,带入学校的要进行统一保管。使用电子屏幕产品开展教学时长原则上不超过教学总时长的 30%,原则上采用纸质作业。

8. 加强医务室(卫生室、校医院、保健室等)力量,按标准配备校医和必要的设备。加强中小学校重点传染病防治知识宣传和防控工作,严格落实学校入学体检和因病缺勤病因追查及登记制度,减少学校流行性感冒、结核病等传染病聚集性疫情发生。严格落实学生健康体检制度,提醒身体健康状况有问题的学生到医疗机构检查。加强对学生营养管理和营养指导,开展针对学生的营养健康教育,中小学校食堂禁止提供高糖食品,校园内限制销售含糖饮料并避免售卖高盐、高糖及高脂食品,培养健康的饮食行为习惯。

9. 中小学校配备专兼职心理健康工作人员。关心留守儿童、流动儿童心理健康,为学生提供及时的心理干预。

——政府:

1. 研究修订《学校卫生工作条例》和《中小学健康教育指导纲要》等,制定《学校食品安全和营养健康管理规定》等,进一步健全学校体育卫生发展制度和体系。制定健康学校标准,开展健康学校建设。深化学校体育、健康教育教学改革,全国中小学普遍开设体育与健康教育课程。根据学生的成长规律和特点,分阶段确定健康教育内容并纳入评价范围,做到教学计划、教学材料、课时、师资"四到位",逐步覆盖所有学生。(教育部牵头,卫生健康委等按职责分工负责)

2. 加强现有中小学卫生保健机构建设,按照标准和要求强化人员和设备配备。保障师生在校用餐食品安全和营养健康,加强义务教育学校食堂建设。坚决治理规范校外培训机构,每年对校外培训机构教室采光照明、课桌椅配备、电子屏幕产品等达标情况开展全覆盖专项检查。(教育部牵头,卫生健康委按职责负责)

3. 全面加强全国儿童青少年视力健康及其相关危险因素监测网络、数据收集与信息化建设。组建全国儿童青少年近视防治和视力健康专家队伍,科学指导儿童青少年近视防治和视力健康管理工作。按照采光和照明国家有关标准要求,对学校、托幼机构和校外培训机构教室(教学场所)以"双随机"方式进行抽检、记录并公布。建立基层医疗卫生机构包片联系中小学校制度。(卫生健康委牵头,教育部按职责负责)

4. 积极引导支持社会力量开展各类儿童青少年体育活动,有针对性地开展各类冬(夏)令营、训练营和体育赛事等,吸引儿童青少年广泛参加体育运动。(发展改革委、教育部、体育总局、共青团中央按职责分工负责)

5. 实施网络游戏总量调控,控制新增网络游戏上网运营数量,鼓励研发传播集知识性、教育性、原创性、技能性、趣味性于一体的优秀网络游戏作品,探索符合国情的适龄提示制度,采取措施限制未成年人使用时间。(中央网信办、工业和信息化部、国家新闻出版署按职责分工负责)

6. 完善学生健康体检制度和学生体质健康监测制度。把学校体育工作和学生体质健康状况纳入对地方政府、教育行政部门和学校的考核评价体系,与学校负责人奖惩挂钩。把学生健康知识、急救知识,特别是心肺复苏纳入考试内容,把健康知识、急救知识的掌握程度和体质健康测试情况作为学校学生评优评先、毕业考核和升学的重要指标,将高中体育科目纳入高中学业水平测试或高考综合评价体系,鼓励高校探索在特殊类型招生中增设体育科目测试。(教育部牵头,卫生健康委按职责负责)

(十)老年健康促进行动。

我国是世界上老年人口最多的国家。截至 2018 年底,我国 60 岁及以上老年人口约 2.49 亿,占总人口的 17.9%;65 岁及以上人口约 1.67 亿,占总人口的 11.9%。我国老年人整体健康状况不容乐观,近 1.8 亿老年人患有慢性病,患有一种及以上慢性病的比例高达 75%。失能、部分失能老年人约 4 000 万。开展老年健康促进行动,对于提高老年人的健康水平、改善老年人生活质量、实现健康老龄化具有重要意义。

行动目标:

到 2022 年和 2030 年,65~74 岁老年人失能发生率有所下降;65 岁及以上人群老年期痴呆患病率增速下降;二级以上综合性医院设老年医学科比例分别达到 50% 及以上和 90% 及以上;三级中医医院设置康复科比例分别达到 75% 和 90%;养老机构以不同形式为入住老年人提供医疗卫生服务比例、医疗机构为老年人提供挂号就医等便利服务绿色通道比例分别达到 100%;加强社区日间照料中心等社区养老机构建设,为居家养老提供依托;逐步建立支持家庭养老的政策体系,支持成年子女和老年父母共同生活,推动夯实居家社区养老服务基础。

提倡老年人知晓健康核心信息;老年人参加定期体检,经常监测呼吸、脉搏、血压、大小便情况,接受家庭医生团队的健康指导;鼓励和支持老年大学、老年活动中心、基层老年协会、有资质的社会组织等为老年人组织开展健康活动;鼓励和支持社会力量参与、兴办居家养老服务机构。

——个人和家庭:

1. 改善营养状况。主动学习老年人膳食知识,精心设计膳食,选择营养食品,保证食物摄入量充足,吃足量的鱼、虾、瘦肉、鸡蛋、牛奶、大豆及豆制品,多晒太阳,适量运动,有意识地预防营养缺乏,延缓肌肉衰减和骨质疏松。老年人的体重指数(BMI)在全人群正常值偏高的一侧为宜,消瘦的老年人可采用多种方法增加食欲和进食量,吃好三餐,合理加餐。消化能力明显降低的老年人宜制作细软食物,少量多餐。

2. 加强体育锻炼。选择与自身体质和健康状况相适应的运动方式,量力而行地进行体育锻炼。在重视有氧运动的同时，重视肌肉力量练习和柔韧性锻炼，适当进行平衡能力锻炼，强健骨骼肌肉系统，预防跌倒。参加运动期间，建议根据身体健康状况及时调整运动量。

3. 参加定期体检。经常监测呼吸、脉搏、血压、大小便情况，发现异常情况及时做好记录，必要时就诊。积极配合家庭医生团队完成健康状况评估、体格检查、辅助检查，了解自身脑、心、肺、胃、肝、肾等主要器官的功能情况，接受家庭医生团队的健康指导。

4. 做好慢病管理。患有慢性病的老年人应树立战胜疾病的信心，配合医生积极治疗，主动向医生咨询慢性病自我管理的知识、技能，并在医生指导下，做好自我管理，延缓病情进展，减少并发症，学习并运用老年人中医饮食调养，改善生活质量。

5. 促进精神健康。了解老年是生命的一个过程，坦然面对老年生活身体和环境的变化。多运动、多用脑、多参与社会交往，通过健康的生活方式延缓衰老、预防精神障碍和心理行为问题。老年人及其家属要了解老年期痴呆等疾病的有关知识，发现可疑症状及时到专业机构检查，做到早发现、早诊断、早治疗。一旦确诊老年人患有精神疾病，家属应注重对患者的关爱和照护，帮助患者积极遵循治疗训练方案。对认知退化严重的老年人，要照顾好其饮食起居，防止走失。

6. 注意安全用药。老年人共病发病率高，且药物代谢、转化、排泄能力下降，容易发生药物不良反应。生病及时就医，在医生指导下用药。主动监测用药情况，记录用药后主观感受和不良反应，复诊时及时向医生反馈。

7. 注重家庭支持。提倡家庭成员学习了解老年人健康维护的相关知识和技能，照顾好其饮食起居，关心关爱老年人心理、身体和行为变化情况，及早发现异常情况，及时安排就诊，并使家居环境保证足够的照明亮度，地面采取防滑措施并保持干燥，在水池旁、马桶旁、浴室安装扶手，预防老年人跌倒。

——社会：

1. 全社会进一步关注和关爱老年人，构建尊老、孝老的社区环境，鼓励老年大学、老年活动中心、基层老年协会、有资质的社会组织等宣传心理健康知识，组织开展有益身心的活动；培训专兼职社会工作者和心理工作者。引入社会力量，为有需要的老年人提供心理辅导、情绪疏解、悲伤抚慰等心理健康服务。

2. 支持社会组织为居家、社区、机构的失能、部分失能老人提供照护和精神慰藉服务。鼓励和支持社会力量参与、兴办居家养老服务。

3. 鼓励和支持科研机构与高新技术企业深度合作，充分运用互联网、物联网、大数据等信息技术手段，开展大型队列研究，研究判定与预测老年健康的指标、标准与方法，研发可穿戴老年人健康支持技术和设备。

4. 鼓励健康服务相关企业结合老年人身心特点，大力开展健康养生、健康体检、咨询管理、体质测定、体育健身、运动康复、健康旅游等多样化服务。

——政府：

1. 开展老年健身、老年保健、老年疾病防治与康复等内容的教育活动。积极宣传适宜老年人的中医养生保健方法。加强老年人自救互救卫生应急技能训练。推广老年期常见疾病的防治适宜技术，开展预防老年人跌倒等干预和健康指导。（卫生健康委牵头，民政部、文化和旅游部、体育总局、中医药局等按职责分工负责）

2. 实施老年人心理健康预防和干预计划，为贫困、空巢、失能、失智、计划生育特殊家庭和高龄独居老年人提供日常关怀和心理支持服务。加强对老年严重精神障碍患者的社区管理和康复治疗,鼓励老年人积极参与社会活动,促进老年人心理健康。(卫生健康委牵头,中医药局按职责负责)

3. 建立和完善老年健康服务体系。优化老年医疗卫生资源配置,鼓励以城市二级医院转型、新建等多种方式,合理布局,积极发展老年医院、康复医院、护理院等医疗机构。推动二级以上综合医院开设老年医学科,增加老年病床位数量,提高老年人医疗卫生服务的可及性。(发展改革委、卫生健康委按职责分工负责)

4. 强化基层医疗卫生服务网络功能,发挥家庭医生(团队)作用,为老年人提供综合、连续、协同、规范的基本医疗和公共卫生服务。为 65 岁及以上老年人免费建立健康档案,每年免费提供健康体检。为老年人提供家庭医生签约服务。研究制定上门巡诊、家庭病床的服务标准和操作规范。(民政部、卫生健康委、医保局、中医药局按职责分工负责)

5. 扩大中医药健康管理服务项目的覆盖广度和服务深度,根据老年人不同体质和健康状态提供更多中医养生保健、疾病防治等健康指导。推动中医医院与老年护理院、康复疗养机构等开展合作,推动二级以上中医医院开设老年医学科,增加老年服务资源,提供老年健康服务。(中医药局牵头,卫生健康委按职责负责)

6. 完善医养结合政策,推进医疗卫生与养老服务融合发展,推动发展中医药特色医养结合服务。鼓励养老机构与周边的医疗卫生机构开展多种形式的合作,推动医疗卫生服务延伸至社区、家庭。支持社会力量开办非营利性医养结合服务机构。(卫生健康委牵头,民政部、中医药局按职责分工负责)

7. 全面推进老年医学学科基础研究,提高我国老年医学的科研水平。推行多学科协作诊疗,重视老年综合征和老年综合评估。大力推进老年医学研究中心及创新基地建设,促进医研企共同开展创新性和集成性研究,打造高水平的技术创新与成果转化基地。(科技部、卫生健康委按职责分工负责)

8. 支持高等院校和职业院校开设老年医学相关专业或课程,以老年医学、康复、护理、营养、心理和社会工作等为重点,加快培养适应现代老年医学理念的复合型多层次人才。将老年医学、康复、护理人才作为急需紧缺人才纳入卫生人员培训规划,加强专业技能培训。(教育部、卫生健康委按职责分工负责)

9. 加快提出推开长期护理保险制度试点的指导意见。抓紧研究完善照护服务标准体系,建立健全长期照护等级认定标准、项目内涵、服务标准以及质量评价等行业规范和体制机制。(医保局牵头,卫生健康委按职责负责)

10. 逐步建立完善支持家庭养老的政策体系,支持成年子女与老年父母共同生活。从老年人实际需求出发,强化家庭养老功能,从社区层面整合资源,加强社区日间照料中心等居家养老服务机构、场所和相关服务队伍建设,鼓励为老年人提供上门服务,为居家养老提供依托。弘扬敬老、养老、助老的社会风尚。(民政部牵头,文化和旅游部、卫生健康委按职责分工负责)

11. 优化老年人住、行、医、养等环境,营造安全、便利、舒适、无障碍的老年宜居环境。推进老年人社区和居家适老化改造,支持适老住宅建设。(民政部、住房城乡建设部、交通运输部、卫生健康委按职责分工负责)

12. 鼓励专业技术领域人才延长工作年限,各地制定老年人力资源开发利用专项规划,鼓励引导老年人为社会做更多贡献。发挥老年人优良品行传帮带作用,支持老党员、老专家、老军人、老劳模、老干部开展关心教育下一代活动。鼓励老年人参加志愿服务,繁荣老年文化,做到"老有所为"。(中央组织部、民政部、人力资源社会保障部、退役军人部按职责分工负责)

(十一)心脑血管疾病防治行动。

心脑血管疾病具有高患病率、高致残率、高复发率和高死亡率的特点,带来了沉重的社会及经济负担。目前全国现有高血压患者 2.7 亿、脑卒中患者 1 300 万、冠心病患者 1 100 万。高血压、血脂异常、糖尿病,以及肥胖、吸烟、缺乏体力活动、不健康饮食习惯等是心脑血管疾病主要的且可以改变的危险因素。中国 18 岁及以上居民高血压患病率为 25.2%,血脂异常达到 40.4%,均呈现上升趋势。对这些危险因素采取干预措施不仅能够预防或推迟心脑血管疾病的发生,而且能够和药物治疗协同作用预防心脑血管疾病的复发。

行动目标:

到 2022 年和 2030 年,心脑血管疾病死亡率分别下降到 209.7/10 万及以下和 190.7/10 万及以下;30 岁及以上居民高血压知晓率分别不低于 55% 和 65%;高血压患者规范管理率分别不低于 60% 和 70%;高血压治疗率、控制率持续提高;所有二级及以上医院卒中中心均开展静脉溶栓技术;35 岁及以上居民年度血脂检测率不低于 27% 和 35%;乡镇卫生院、社区卫生服务中心提供 6 类以上中医非药物疗法的比例达到 100%,村卫生室提供 4 类以上中医非药物疗法的比例分别达到 70% 和 80%;鼓励开展群众性应急救护培训,取得培训证书的人员比例分别提高到 1% 及以上和 3% 及以上。

提倡居民定期进行健康体检;18 岁及以上成人定期自我监测血压,血压正常高值人群和其他高危人群经常测量血压;40 岁以下血脂正常人群每 2～5 年检测 1 次血脂,40 岁及以上人群至少每年检测 1 次血脂,心脑血管疾病高危人群每 6 个月检测 1 次血脂。

——个人:

1. 知晓个人血压。18 岁及以上成人定期自我监测血压,关注血压变化,控制高血压危险因素。超重或肥胖、高盐饮食、吸烟、长期饮酒、长期精神紧张、体力活动不足者等是高血压的高危人群。建议血压为正常高值者(120～139mmHg/80～89mmHg)及早注意控制以上危险因素。建议血压正常者至少每年测量 1 次血压,高危人群经常测量血压,并接受医务人员的健康指导。

2. 自我血压管理。在未使用降压药物的情况下,非同日 3 次测量收缩压≥140mmHg 和 /或舒张压≥90mmHg,可诊断为高血压。高血压患者要学会自我健康管理,认真遵医嘱服药,经常测量血压和复诊。

3. 注重合理膳食。建议高血压高危人群及患者注意膳食盐的摄入,每日食盐摄入量不超过 5g,并戒酒,减少摄入富含油脂和高糖的食物,限量食用烹调油。

4. 酌情量力运动。建议心脑血管疾病高危人群(具有心脑血管既往病史或血压异常、血脂异常,或根据世界卫生组织发布的《心血管风险评估和管理指南》判断 10 年心脑血管疾病患病风险≥20%)及患者的运动形式根据个人健康和体质确定,考虑进行心脑血管风险评估,全方位考虑运动限度,以大肌肉群参与的有氧耐力运动为主,如健走、慢跑、游泳、太极拳等运动,活动量一般应达到中等强度。

5. 关注并定期进行血脂检测。40 岁以下血脂正常人群,每 2～5 年检测 1 次血脂;40 岁及以上人群至少每年检测 1 次血脂。心脑血管疾病高危人群每 6 个月检测 1 次血脂。

6. 防范脑卒中发生。脑卒中发病率、死亡率的上升与血压升高关系密切,血压越高,脑卒中风险越高。血脂异常与缺血性脑卒中发病率之间存在明显相关性。房颤是引发缺血性脑卒中的重要病因。降低血压,控制血脂,保持健康体重,可降低脑卒中风险。建议房颤患者遵医嘱采用抗凝治疗。

7. 学习掌握心脑血管疾病发病初期正确的自救措施及紧急就医指导。急性心肌梗死疼痛的部位(心前区、胸骨后、剑突下、左肩等)与心绞痛相同,但持续时间较长,程度重,并可伴有恶心、呕吐、出汗等症状,应让病人绝对卧床休息,松解领口,保持室内安静和空气流通。有条件者可立即吸氧,舌下含服硝酸甘油1片,同时立即呼叫急救中心,切忌乘公共汽车或扶病人步行去医院。早期脑卒中发病的特点是突然一侧肢体无力或者麻木,突然说话不清或听不懂别人讲话,突然视物旋转、站立不能,一过性视力障碍、眼前发黑,视物模糊,出现难以忍受的头痛,症状逐渐加重或呈持续性,伴有恶心、呕吐。出现这种情况时,应将患者放平,仰卧位,不要枕枕头,头偏向一侧,注意给病人保暖。同时,立即拨打急救电话,尽量快速到达医院。抓住4小时的黄金抢救时间窗,接受静脉溶栓治疗,可大幅降低致死率和致残率。

——社会和政府:

1. 鼓励、支持红十字会等社会组织和急救中心等医疗机构开展群众性应急救护培训,普及全民应急救护知识,使公众掌握基本必备的心肺复苏等应急自救互救知识与技能。到2022年和2030年取得急救培训证书的人员分别达到1%和3%,按照师生1∶50的比例对中小学教职人员进行急救员公益培训。完善公共场所急救设施设备配备标准,在学校、机关、企事业单位和机场、车站、港口客运站、大型商场、电影院等人员密集场所配备急救药品、器材和设施,配备自动体外除颤器(AED)。每5万人配置1辆救护车,缩短急救反应时间,院前医疗急救机构电话10秒接听率100%,提高救护车接报后5分钟内的发车率。(卫生健康委牵头,教育部、财政部、中国红十字会总会等按职责分工负责)

2. 全面实施35岁以上人群首诊测血压制度。基层医疗卫生机构为辖区35岁及以上常住居民中原发性高血压患者提供规范的健康管理服务。乡镇卫生院和社区卫生服务中心应配备血脂检测仪器,扩大心脑血管疾病高危人群筛查干预覆盖面,在医院就诊人群中开展心脑血管疾病机会性筛查。增加高血压检出的设备与场所。(卫生健康委牵头,财政部等按职责分工负责)

3. 推进"三高"(高血压、高血糖、高血脂)共管,开展超重肥胖、血压血糖增高、血脂异常等高危人群的患病风险评估和干预指导,做好高血压、糖尿病、血脂异常的规范化管理。(卫生健康委、中医药局按职责分工负责)

4. 所有市(地)、县依托现有资源建设胸痛中心,形成急性胸痛协同救治网络。继续推进医院卒中中心建设。强化培训、质量控制和督导考核,推广普及适宜技术。(卫生健康委牵头,发展改革委等按职责分工负责)

5. 强化脑卒中、胸痛诊疗相关院前急救设备设施配备,推进完善并发布脑卒中、胸痛"急救地图"。建设医院急诊脑卒中、胸痛绿色通道,实现院前急救与院内急诊的互联互通和有效衔接,提高救治效率。二级及以上医院卒中中心具备开展静脉溶栓的能力,脑卒中筛查与防治基地医院和三级医院卒中中心具备开展动脉取栓的能力。加强卒中中心与基层医疗卫生机构的协作联动,提高基层医疗卫生机构溶栓知识知晓率和应对能力。(卫生健康委牵头,发展改革委、财政部按职责分工负责)

（十二）癌症防治行动。

癌症严重危害群众健康。《2017 年中国肿瘤登记年报》显示，我国每年新发癌症病例约 380 万，死亡人数约 229 万，发病率及死亡率呈现逐年上升趋势。随着我国人口老龄化和工业化、城镇化进程不断加快，加之慢性感染、不健康生活方式的广泛流行和环境污染、职业暴露等因素的逐渐累积，我国癌症防控形势仍将十分严峻。国际经验表明，采取积极预防、早期筛查、规范治疗等措施，对于降低癌症的发病率和死亡率具有显著效果。

行动目标：

到 2022 年和 2030 年，总体癌症 5 年生存率分别不低于 43.3% 和 46.6%；癌症防治核心知识知晓率分别不低于 70% 和 80%；高发地区重点癌种早诊率达到 55% 及以上并持续提高；基本实现癌症高危人群定期参加防癌体检。

——个人：

1. 尽早关注癌症预防。癌症的发生是一个多因素、多阶段、复杂渐进的过程，建议每个人尽早学习掌握《癌症防治核心信息及知识要点》，积极预防癌症发生。

2. 践行健康生活方式，戒烟限酒、平衡膳食、科学运动、心情舒畅可以有效降低癌症发生。如：戒烟可降低患肺癌的风险，合理饮食可减少结肠癌、乳腺癌、食管癌、肝癌和胃癌的发生。

3. 减少致癌相关感染。癌症是不传染的，但一些与癌症发生密切相关的细菌（如幽门螺杆菌）、病毒（如人乳头瘤病毒、肝炎病毒、EB 病毒等）则是会传染的。通过保持个人卫生和健康生活方式、接种疫苗（如肝炎病毒疫苗、人乳头瘤病毒疫苗）可以避免感染相关的细菌和病毒，从而预防癌症的发生。

4. 定期防癌体检。规范的防癌体检是发现癌症和癌前病变的重要途径。目前的技术手段可以早期发现大部分的常见癌症，如使用胃肠镜可以发现消化道癌，采用醋酸染色肉眼观察 / 碘染色肉眼观察（VIA/VILI）、宫颈脱落细胞学检查或高危型人乳头瘤病毒（HPV）DNA 检测，可以发现宫颈癌，胸部低剂量螺旋 CT 可以发现肺癌，超声结合钼靶可以发现乳腺癌。建议高危人群选择专业的体检机构进行定期防癌体检，根据个体年龄、既往检查结果等选择合适的体检间隔时间。

5. 密切关注癌症危险信号。如：身体浅表部位出现的异常肿块；体表黑痣和疣等在短期内色泽加深或迅速增大；身体出现哽咽感、疼痛等异常感觉；皮肤或黏膜出现经久不愈的溃疡；持续性消化不良和食欲减退；大便习惯及性状改变或带血；持久性声音嘶哑、干咳、痰中带血；听力异常，流鼻血，头痛；阴道异常出血，特别是接触性出血；无痛性血尿，排尿不畅；不明原因的发热、乏力、进行性体重减轻等。出现上述症状时建议及时就医。

6. 接受规范治疗。癌症患者要到正规医院进行规范化治疗，不要轻信偏方或虚假广告，以免贻误治疗时机。

7. 重视康复治疗。要正视癌症，积极调整身体免疫力，保持良好心理状态，达到病情长期稳定。疼痛是癌症患者最常见、最主要的症状，可以在医生帮助下通过科学的止痛方法积极处理疼痛。

8. 合理膳食营养。癌症患者的食物摄入可参考《恶性肿瘤患者膳食指导》。保持每天适量的谷类食物、豆制品、蔬菜和水果摄入。在胃肠道功能正常的情况下，注意粗细搭配，适当多吃鱼、禽肉、蛋类，减少红肉摄入，对于胃肠道损伤患者，推荐制作软烂细碎的动物性食品。在抗肿瘤治疗期和康复期膳食摄入不足,且在经膳食指导仍不能满足目标需要量时,可积极接受肠内、肠外营养支持治疗。不吃霉变食物,限制烧烤(火烧、炭烧)、腌制和煎炸的动物性食物的摄入。

——社会和政府:

1. 对发病率高、筛查手段和技术方案比较成熟的胃癌、食管癌、结直肠癌、肺癌、宫颈癌、乳腺癌等重点癌症,制定筛查与早诊早治指南。各地根据本地区癌症流行状况,创造条件普遍开展癌症机会性筛查。(卫生健康委牵头,财政部按职责负责)

2. 制定工作场所防癌抗癌指南,开展工作场所致癌职业病危害因素的定期检测、评价和个体防护管理工作。(卫生健康委牵头,全国总工会按职责负责)

3. 制定并推广应用常见癌症诊疗规范和临床路径,创新中医药与现代技术相结合的中医癌症诊疗模式,提高临床疗效。做好患者康复指导、疼痛管理、长期护理、营养和心理支持,提高癌症患者生存质量。重视对癌症晚期患者的管理,推进安宁疗护试点工作。(卫生健康委、中医药局牵头,科技部、民政部按职责分工负责)

4. 开展癌症筛查、诊断、手术、化疗、放疗、介入等诊疗技术人员培训。推进诊疗新技术应用及管理。通过疑难病症诊治能力提升工程,加强中西部地区及基层能力,提高癌症防治同质化水平。(卫生健康委牵头,发展改革委、财政部按职责分工负责)

5. 促进基本医疗保险、大病保险、医疗救助、应急救助、商业健康保险及慈善救助等制度间的互补联动和有效衔接,形成保障合力,切实降低癌症患者就医负担。(民政部、卫生健康委、医保局、银保监会按职责分工负责)

6. 建立完善抗癌药物临床综合评价体系,针对临床急需的抗癌药物,加快审评审批流程。完善医保目录动态调整机制,按规定将符合条件的抗癌药物纳入医保目录。(财政部、卫生健康委、医保局、药监局按职责分工负责)

7. 加强农村贫困人口癌症筛查,继续开展农村贫困人口大病专项救治,针对农村特困人员和低保对象开展食管癌、胃癌、结肠癌、直肠癌、宫颈癌、乳腺癌和肺癌等重点癌症的集中救治。(卫生健康委牵头,民政部、医保局、国务院扶贫办按职责分工负责)

8. 健全死因监测和肿瘤登记报告制度,所有县区开展死因监测和肿瘤登记工作,定期发布国家和省级肿瘤登记报告。搭建国家癌症大数据平台,建成覆盖全国的癌症病例登记系统,开展癌症临床数据分析研究,为癌症诊治提供决策支持。(卫生健康委牵头,发展改革委按职责负责)

9. 在国家科技计划中进一步针对目前癌症防治攻关中亟需解决的薄弱环节加强科技创新部署。在科技创新2030重大项目中,强化癌症防治的基础前沿研究、诊治技术和应用示范的全链条部署。充分发挥国家临床医学研究中心及其协同网络在临床研究、成果转化、推广应用方面的引领示范带动作用,持续提升我国癌症防治的整体科技水平。(科技部、卫生健康委等按职责分工负责)

(十三)慢性呼吸系统疾病防治行动。

慢性呼吸系统疾病是以慢性阻塞性肺疾病(以下简称慢阻肺)、哮喘等为代表的一系列疾病。我国40岁及以上人群慢阻肺患病率为13.6%,总患病人数近1亿。慢阻肺具有高患病率、高致残率、高病死率和高疾病负担的特点,患病周期长、反复急性加重、有多种合并症,严重影响中老年患者的预后和生活质量。我国哮喘患者超过3 000万人,因病程长、反复发作,导致误工误学,影响儿童生长发育和患者生活质量。慢阻肺最重要的危险因素是吸烟、室内外空气污染物以及职业性粉尘和化学物质的吸入。哮喘的主要危险因素包括遗传性易感因素、环境过敏原的暴露、空气污染、病毒感染等。通过积极控制相关危险因素，可以有效预防慢性呼吸系统疾病的发生发展，显著提高患者预后和生活质量。

行动目标：

到 2022 年和 2030 年，70 岁及以下人群慢性呼吸系统疾病死亡率下降到 9/10 万及以下和 8.1/10 万及以下；40 岁及以上居民慢阻肺知晓率分别达到 15% 及以上和 30% 及以上。40 岁及以上人群或慢性呼吸系统疾病高危人群每年检查肺功能 1 次。

——个人：

1. 关注疾病早期发现。呼吸困难、慢性咳嗽和 / 或咳痰是慢阻肺最常见的症状，40 岁及以上人群，长期吸烟、职业粉尘或化学物质暴露等危险因素接触者，有活动后气短或呼吸困难、慢性咳嗽咳痰、反复下呼吸道感染等症状者，建议每年进行 1 次肺功能检测，确认是否已患慢阻肺。哮喘主要表现为反复发作的喘息、气急、胸闷或咳嗽，常在夜间及凌晨发作或加重，建议尽快到医院确诊。

2. 注意危险因素防护。减少烟草暴露，吸烟者尽可能戒烟。加强职业防护，避免与有毒、有害气体及化学物质接触，减少生物燃料（木材、动物粪便、农作物残梗、煤炭等）燃烧所致的室内空气污染，避免大量油烟刺激，室外空气污染严重天气减少外出或做好戴口罩等防护措施。提倡家庭中进行湿式清扫。

3. 注意预防感冒。感冒是慢阻肺、哮喘等慢性呼吸系统疾病急性发作的主要诱因。建议慢性呼吸系统疾病患者和老年人等高危人群主动接种流感疫苗和肺炎球菌疫苗。

4. 加强生活方式干预。建议哮喘和慢阻肺患者注重膳食营养，多吃蔬菜、水果，进行中等量的体力活动，如太极拳、八段锦、走步等，也可以进行腹式呼吸，呼吸操等锻炼，在专业人员指导下积极参与康复治疗。建议积极了解医疗机构提供的"三伏贴"等中医药特色服务。

5. 哮喘患者避免接触过敏原和各种诱发因素。宠物毛发、皮屑是哮喘发病和病情加重的危险因素，建议有哮喘患者的家庭尽量避免饲养宠物。母乳喂养可降低婴幼儿哮喘发病风险。

——社会和政府：

1. 将肺功能检查纳入 40 岁及以上人群常规体检内容。推行高危人群首诊测量肺功能，发现疑似慢阻肺患者及时提供转诊服务。推动各地为社区卫生服务中心和乡镇卫生院配备肺功能检查仪等设备，做好基层专业人员培训。（卫生健康委牵头，发展改革委、财政部按职责分工负责）

2. 研究将慢阻肺患者健康管理纳入国家基本公共卫生服务项目，落实分级诊疗制度，为慢阻肺高危人群和患者提供筛查干预、诊断、治疗、随访管理、功能康复等全程防治管理服务，提高基层慢阻肺的早诊早治率和规范化管理率。（卫生健康委牵头，财政部按职责负责）

3. 着力提升基层慢性呼吸系统疾病防治能力和水平，加强基层医疗机构相关诊治设备（雾化吸入设施、氧疗设备、无创呼吸机等）和长期治疗管理用药的配备。（卫生健康委牵头，发展改革委、财政部按职责分工负责）

4. 加强科技攻关和成果转化，运用临床综合评价、鼓励相关企业部门研发等措施，提高新型疫苗、诊断技术、治疗药物的可及性，降低患者经济负担。（科技部、卫生健康委、医

保局按职责分工负责）

（十四）糖尿病防治行动。

糖尿病是一种常见的内分泌代谢疾病。我国 18 岁以上人群糖尿病患病率从 2002 年的 4.2% 迅速上升至 2012 年的 9.7%，据估算，目前我国糖尿病患者超过 9 700 万，糖尿病前期人群约 1.5 亿。糖尿病并发症累及血管、眼、肾、足等多个器官，致残、95 致死率高，严重影响患者健康，给个人、家庭和社会带来沉重的负担。2 型糖尿病是我国最常见的糖尿病类型。肥胖是 2 型糖尿病的重要危险因素，糖尿病前期人群接受适当的生活方式干预可延迟或预防糖尿病的发生。

行动目标：

糖尿病患者规范管理率分别达到 60% 及以上和 70% 及以上；糖尿病治疗率、糖尿病控制率、糖尿病并发症筛查率持续提高。

提倡 40 岁及以上人群每年至少检测 1 次空腹血糖，糖尿病前期人群每 6 个月检测 1 次空腹或餐后 2 小时血糖。

——个人：

1. 全面了解糖尿病知识，关注个人血糖水平。健康人 40 岁开始每年检测 1 次空腹血糖。具备以下因素之一，即为糖尿病高危人群：超重与肥胖、高血压、血脂异常、糖尿病家族史、妊娠糖尿病史、巨大儿（出生体重≥4kg）生育史。6.1mmol/L≤空腹血糖（FBG）<7.0mmol/L，或 7.8mmol/L≤糖负荷 2 小时血糖（2hPG）<11.1mmol/L，则为糖调节受损，也称糖尿病前期，属于糖尿病的极高危人群。

2. 糖尿病前期人群可通过饮食控制和科学运动降低发病风险，建议每半年检测 1 次空腹血糖或餐后 2 小时血糖。同时密切关注其他心脑血管危险因素，并给予适当的干预措施。建议超重或肥胖者使体重指数（BMI）达到或接近 24kg/m²，或体重至少下降 7%，每日饮食总热量至少减少 400~500kcal，饱和脂肪酸摄入占总脂肪酸摄入的 30% 以下，中等强度体力活动至少保持在 150 分钟 / 周。

3. 糖尿病患者加强健康管理。如出现糖尿病典型症状（"三多一少"即多饮、多食、多尿、体重减轻）且随机血糖≥11.1mmol/L，或空腹血糖≥7.0mmol/L，或糖负荷 2 小时血糖≥11.1mmol/L，可诊断为糖尿病。建议糖尿病患者定期监测血糖和血脂，控制饮食，科学运动，戒烟限酒，遵医嘱用药，定期进行并发症检查。

4. 注重膳食营养。糖尿病患者的饮食可参照《中国糖尿病膳食指南》，做到：合理饮食，主食定量（摄入量因人而异），建议选择低血糖生成指数（GI）食物，全谷物、杂豆类占主食摄入量的三分之一；建议餐餐有蔬菜，两餐之间适量选择低 GI 水果；每周不超过 4 个鸡蛋或每两天 1 个鸡蛋，不弃蛋黄；奶类豆类天天有，零食加餐可选择少许坚果；烹调注意少油少盐；推荐饮用白开水，不饮酒；进餐定时定量，控制进餐速度，细嚼慢咽。进餐顺序宜为先吃蔬菜、再吃肉类、最后吃主食。

5. 科学运动。糖尿病患者要遵守合适的运动促进健康指导方法并及时作出必要的调整。每周至少有 5 天，每天半小时以上的中等量运动，适合糖尿病患者的运动有走步、游泳、太极拳、广场舞等。运动时需防止低血糖和跌倒摔伤。不建议老年患者参加剧烈运动。血糖控制极差且伴有急性并发症或严重慢性并发症时，不宜采取运动疗法。

——社会和政府：

1. 承担国家公共卫生服务项目的基层医疗卫生机构应为辖区内 35 岁及以上常住居民

中2型糖尿病患者提供规范的健康管理服务,对2型糖尿病高危人群进行针对性的健康教育。(卫生健康委牵头,财政部按职责负责)

2. 落实糖尿病分级诊疗服务技术规范,鼓励医疗机构为糖尿病患者开展饮食控制指导和运动促进健康指导,对患者开展自我血糖监测和健康管理进行指导。(卫生健康委牵头,体育总局、中医药局按职责分工负责)

3. 促进基层糖尿病及并发症筛查标准化,提高医务人员对糖尿病及其并发症的早期发现、规范化诊疗和治疗能力。及早干预治疗糖尿病视网膜病变、糖尿病伴肾脏损害、糖尿病足等并发症,延缓并发症进展,降低致残率和致死率。(卫生健康委牵头,财政部按职责负责)

4. 依托区域全民健康信息平台,推进"互联网＋公共卫生"服务,充分利用信息技术丰富糖尿病健康管理手段,创新健康服务模式,提高管理效果。(卫生健康委牵头,发展改革委、财政部按职责分工负责)

四、保障措施

(一)加强组织领导。健康中国行动推进委员会(以下简称推进委员会)负责《健康中国行动》的组织实施,统筹政府、社会、个人参与健康中国行动,协调全局性工作,指导各地根据本地实际情况研究制定具体行动方案,研究确定年度工作重点并协调落实,组织开展行动监测评估和考核评价,下设专项行动工作组负责推动落实有关任务。各相关部门通力合作、各负其责。各省(区、市)要将落实本行动纳入重要议事日程,健全领导体制和工作机制,针对本地区威胁居民健康的主要健康问题,研究制定具体行动方案,分阶段、分步骤组织实施,确保各项工作目标如期实现。推动将健康融入所有政策,巩固提升卫生城镇创建,推进健康城市、健康村镇建设,并建成一批示范市(乡村),开展全民运动健身模范市(县)评选,有效整合资源,形成工作合力,确保行动实效。(卫生健康委牵头,教育部、体育总局等按职责分工负责,各省级人民政府分别负责)

(二)开展监测评估。监测评估工作由推进委员会统筹领导,各专项行动工作组负责具体组织实施。在推进委员会的领导下,各专项行动工作组围绕行动提出的目标指标和行动举措,健全指标体系,制定监测评估工作方案。以现有统计数据为基础,完善监测评估体系,依托互联网和大数据,发挥第三方组织作用,对主要倡导性指标和预期性指标、重点任务的实施进度和效果进行年度监测评估。各专项行动工作组根据监测情况每年形成各专项行动实施进展专题报告,推进委员会办公室发挥第三方组织作用,形成总体监测评估报告,经推进委员会同意后上报国务院并通报各有关部门和各省(区、市)党委、政府。在监测评估基础上,适时发布监测评估报告。各省(区、市)按要求开展本地区监测评估。(卫生健康委牵头,财政部、统计局等按职责分工负责,各省级人民政府分别负责)

(三)建立绩效考核评价机制。把《健康中国行动》实施情况作为健康中国建设国家总体考核评价的重要内容,强化各地党委、政府和各有关部门的落实责任。建立督导制度,每年开展一次专项督导。针对主要指标和重要仟务,制定考核评价办法,强化对约束性指标的年度考核。建立考核问责机制,对各地区、各部门、各单位等的落实情况进行考核评价,把考评结果作为对各地区、各相关部门绩效考核的重要依据。对考评结果好的地区和部门,予以通报表扬并按照有关规定给予适当奖励;对进度滞后、工作不力的地区和部门,及时约谈并督促整改。各相关责任部门每半年向推进委员会报告工作进展。充分调动社会组织、企业的积极性,发挥行业协(学)会作用,做好专项调查,探索建立第三方考核评价机制。(中央组织部、财政部、卫生健康委等按职责分工负责,各省级人民政府分别负责)

（四）健全支撑体系。在推进委员会的领导下,从相关领域遴选专家,成立国家专家咨询委员会,各省(区、市)成立省级专家咨询委员会,为行动实施提供技术支撑,及时提出行动调整建议,并完善相关指南和技术规范。医疗保障制度要坚持保基本原则,合理确定基本医保待遇标准,使保障水平与经济社会发展水平相适应。从治疗方案标准、评估指标明确的慢性病入手,开展特殊慢性病按人头付费,鼓励医疗机构做好健康管理。促进"互联网+医疗健康"发展,创新服务模式。加大政府投入力度,强化支持引导,确保行动落实到位。依托社会力量依法成立健康中国行动基金会,为行动重点工作实施提供支持。鼓励金融机构创新产品和服务,推动形成资金来源多元化的保障机制。针对行动实施中的关键技术,结合国家科技重大专项、重点研发计划,加强科技攻关,对各项行动给予支持;同步开展卫生技术评估,不断增强行动的科学性、有效性和经济性。完善相关法律法规体系,以法治保障健康中国建设任务落实和目标实现。(卫生健康委牵头,发展改革委、科技部、民政部、财政部、人民银行、医保局、银保监会、证监会等按职责分工负责,各省级人民政府分别负责)

（五）加强宣传引导。设立健康中国行动专题网站,大力宣传实施行动、促进全民健康的重大意义、目标任务和重大举措。各有关责任部门要根据本行动要求,编制群众喜闻乐见的解读材料和文艺作品,并以有效方式引导群众了解和掌握,推动个人践行健康生活方式。设立健康形象大使,评选一批"健康达人",发挥形象大使和"健康达人"的示范引领作用。加强正面宣传、科学引导和典型报道,增强社会的普遍认知,营造良好的社会氛围。高度重视医疗卫生机构和医务人员在行动实施中的重要作用,完善培养培训、服务标准、绩效考核等制度,鼓励引导广大医务人员践行"大卫生、大健康"理念,做好健康促进与教育工作。(卫生健康委牵头,中央宣传部、中央网信办、广电总局、全国总工会、共青团中央、全国妇联等按职责分工负责)

2.110　解决贫困人口基本医疗有保障突出问题

关于印发解决贫困人口基本医疗有保障突出问题工作方案的通知

国卫扶贫发〔2019〕45号

河北省、山西省、内蒙古自治区、辽宁省、吉林省、黑龙江省、安徽省、福建省、江西省、山东省、河南省、湖北省、湖南省、广西壮族自治区、海南省、重庆市、四川省、贵州省、云南省、西藏自治区、陕西省、甘肃省、青海省、宁夏回族自治区、新疆维吾尔自治区卫生健康委、发展改革委、财政厅(局)、医保局、中医药局、扶贫办:

为贯彻落实党中央、国务院解决"两不愁三保障"突出问题决策部署,根据《国务院扶贫开发领导小组印发〈关于解决"两不愁三保障"突出问题的指导意见〉的通知》(国开发〔2019〕15号),推动全面解决基本医疗有保障突出问题,深入推进实施健康扶贫工程,国家卫生健康委、国家发展改革委、财政部、国家医保局、国家中医药局和国务院扶贫办联合制定了《解决贫困人口基本医疗有保障突出问题工作方案》。现印发给你们（可在国家卫生健康委网站下载），请认真落实。

国家卫生健康委　国家发展改革委

财政部　国家医保局

国家中医药局　国务院扶贫办

2019 年 7 月 10 日

解决贫困人口基本医疗有保障突出问题工作方案（节选）

一、准确把握基本医疗有保障的标准和要求

贫困人口基本医疗有保障，主要是指贫困人口全部纳入基本医疗保险、大病保险和医疗救助等制度保障范围，常见病、慢性病能够在县乡村三级医疗机构获得及时诊治，得了大病、重病后基本生活仍然有保障。建立健全基本医疗保障制度，加强县乡村医疗卫生机构建设，配备合格医务人员，消除乡村两级机构人员"空白点"，做到贫困人口看病有地方、有医生、有制度保障。

指导工作标准包括：医疗卫生机构"三个一"、医疗卫生人员"三合格"、医疗服务能力"三条线"、医疗保障制度全覆盖（详见附件）。

五、加强贫困地区疾病综合防控

（八）全面落实重点传染病、地方病综合防控三年攻坚行动。按照《健康扶贫三年攻坚行动计划》（国卫财务发〔2018〕38 号）要求，做好艾滋病、结核病、血吸虫病、包虫病和大骨节病等地方病综合防治工作，开展现症病人分类救治。

附件：基本医疗有保障工作标准

附件

基本医疗有保障工作标准

一、保障基本医疗的可及性

（一）医疗卫生机构"三个一"。

1. 每个贫困县建好 1 所县级公立医院（含中医院），具有相应功能用房和设施设备。靠近或隶属于市级行政区的贫困县，市级公立医院能够满足需求的，可结合当地实际不单独设立县级医院。

2. 每个乡镇建成 1 所政府办卫生院，具有相应功能用房和设施设备，能够承担常见病多发病诊治、急危重症病人初步现场急救和转诊等职责。

3. 每个行政村建成 1 个卫生室，具有相应功能用房和设施设备，能够开展基本的医疗卫生服务。人口较少或面积较小的行政村可与相邻行政村联合设置村卫生室，乡镇卫生院所在地的行政村可不设村卫生室。

（二）医疗技术人员"三合格"。

1. 每个县医院的每个专业科室至少有 1 名合格的执业医师。

2. 每个乡镇卫生院至少有 1 名合格的执业（助理）医师或全科医师。

3. 每个村卫生室至少有 1 名合格的乡村医生或执业（助理）医师。

（三）医疗服务能力"三条线"。

1. 常住人口超过 10 万人的贫困县有一所县医院（中医院）达到二级医院医疗服务能力。

2. 常住人口超过 1 万人的乡镇卫生院达到《乡镇卫生院管理办法（试行）》（卫农卫发〔2011〕61 号）要求。

3. 常住人口超过 800 人的行政村卫生室达到《村卫生室管理办法（试行）》（国卫基层发〔2014〕33 号）要求。

二、确保医疗保障制度全覆盖

农村建档立卡贫困人口全部纳入基本医疗保险、大病保险、医疗救助覆盖范围。

2.111　儿童血液病、恶性肿瘤医疗救治及保障管理工作

关于开展儿童血液病、恶性肿瘤医疗救治及保障管理工作的通知

国卫医发〔2019〕50 号

各省、自治区、直辖市及新疆生产建设兵团卫生健康委、民政厅（局）、医保局、中医药管理局、药监局：

儿童的健康受到全社会关注，家庭对于患病儿童救治期望值很高。儿童血液病、恶性肿瘤病种多、治疗难度大，部分病种诊疗过程涉及多个学科或医疗机构，造成治疗周期长、医疗费用高、报销比例低、家庭负担重的情况。为维护儿童健康权益，国家卫生健康委、民政部、国家医保局、国家中医药管理局、国家药监局决定开展儿童血液病、恶性肿瘤医疗救治及保障管理工作，按患者自愿原则，为血液病、恶性肿瘤患儿提供相应保障。现将有关要求通知如下：

一、完善诊疗体系，提高救治管理水平

（一）明确救治管理病种。按照发病率相对较高、诊疗效果明确、经济负担重等原则，确定将再生障碍性贫血、免疫性血小板减少症、血友病、噬血细胞综合征等非肿瘤性儿童血液病，以及淋巴瘤、神经母细胞瘤、骨及软组织肉瘤、肝母细胞瘤、肾母细胞瘤、视网膜母细胞瘤等儿童实体肿瘤作为首批救治管理病种。在此基础上，结合医疗技术进步和保障水平提高，逐步扩大病种范围。

（二）建立健全定点医院及诊疗协作网络。一是针对非肿瘤性儿童血液病，结合开展儿童白血病救治管理工作的经验，各省份要建立健全诊疗服务网络，实施以省、市为单位的集中治疗管理。要结合诊疗能力水平实际，确定定点医院，建立由省级定点医院牵头，各级定点医院共同参与的诊疗服务网络，提高诊疗能力。明确职责分工，完善分级诊疗和双向转诊标准。二是针对儿童实体肿瘤涉及诊疗环节多，分散在不同医疗机构的特点，各省份要组织相关医疗机构建立诊疗协作网络，结合诊疗能力水平实际，以省（有条件的地区以市）为单位组建跨医疗机构的诊疗协作组。由儿童专科医院（含中医）作为牵头单位，协调本级协作组成员单位共同实施实体肿瘤患儿化疗、手术、放疗等多学科协作诊疗。

（三）提高诊疗规范化水平。对相关诊疗技术规范、临床路径进行梳理，查漏补缺，开展制修订工作，并加大培训宣贯力度。组建国家级、省级专家组，通过定期巡诊、按需

会诊、远程指导等方式,提升各地儿童血液病、恶性肿瘤识别诊断和诊疗管理能力。组织专家通过信息系统加强定点医院医疗质量控制和诊疗效果评价,确保有关制度规范落实到位。

(四)加强全程管理。在已建立运行的中国儿童白血病诊疗登记管理系统基础上,完善增加儿童血液病、恶性肿瘤病例信息登记项目。加强个案跟踪管理,促进诊疗信息在各类相关医疗机构之间互联互通,提供全程服务。实施家庭医生签约管理,指导做好救治组织、定期复查,提供居家、社区感染防控、健康指导等服务,宣传引导有序分级诊疗。

(五)提高早诊早治率。针对儿童实体肿瘤早期发现较困难的特点,制订相关病种早期筛查方案,明确适宜的筛查指标和项目,并开展适宜技术推广,论证在新生儿及婴幼儿体检过程中实施。加大科普宣传力度,引导家长注意观察儿童生长发育情况及身体变化,提高对相关症状、体征的敏感性,引导及时就医。

二、完善药品供应和综合保障制度

(六)加强药品供应保障。开展相关病种药品供应保障情况监测,加大相关药品供应保障力度。鼓励新药研发生产,加快境外已上市新药在境内审批上市,鼓励临床急需药品的研发,对符合条件的抗癌药品、儿童用药品实施优先审评审批。探索利用血站富余血浆生产血液制品,用于血液病、恶性肿瘤患儿救治。

(七)落实医疗综合保障政策。资助符合条件的困难群众参加基本医疗保险,加快建立统一的城乡居民基本医保制度,加大大病保险保障能力,增强医疗救助托底保障能力,实现三项制度有效衔接,发挥综合保障效益,合力降低患者费用负担。

(八)推进医保支付改革。完善医保药品目录动态调整机制,逐步将更多符合条件的儿童血液病、恶性肿瘤等重大疾病治疗药物纳入医保支付范围。深入推进医保支付方式改革,指导各地对治疗方案明确的病种优先实行按病种付费,合理测算病种付费标准。

(九)简化转诊报销手续。针对实体肿瘤患儿在多医疗机构就诊的需要,医保部门简化异地就医直接结算转诊备案手续,加快推广电话、传真、网络、APP 等多种备案及查询方式,优化手工报销流程,及时支付医保基金。

(十)加强社会救助和慈善帮扶。对符合社会救助条件的特殊困难患儿和家庭按规定及时给予保障救助。提高全社会对儿童血液病、恶性肿瘤的关注度,进一步鼓励和引导慈善力量参与相关病种的医疗救治及生活救助。

三、组织实施

(十一)加强组织领导。党中央、国务院高度重视儿童医疗卫生服务发展及保障工作,中央领导同志多次作出重要批示。各级卫生健康、民政、医保、中医药、药监等部门要高度重视,坚决贯彻落实儿童血液病、恶性肿瘤医疗救治及保障管理有关工作部署。

(十二)明确部门职责分工。卫生健康和中医药部门要对定点救治医院和诊疗协作网络基本信息进行公示及动态调整,加强医疗质量管理,提高医疗服务及管理水平。民政部门要发挥社会救助托底线、救急难作用。医保部门要不断完善相关保障政策,优化简化工作流程,促进各项保障制度联动衔接。各部门要加强组织领导和沟通协调,建立协调推进机制,确保各项政策衔接互补,有效落实好儿童血液病、恶性肿瘤医疗救治及保障管理工作各项要求。

(十三)加强宣传引导。各省份要及时总结、推广适宜经验做法,调整完善相关政策,做好儿童血液病、恶性肿瘤医疗救治及保障管理工作。加大相关政策宣传引导力度,提高群众知晓率及满意度。

国家卫生健康委　民政部

国家医保局　国家中医药局

国家药监局

2019 年 7 月 31 日

2.112　老年失能预防核心信息

国家卫生健康委办公厅关于印发老年失能预防核心信息的通知

国卫办老龄函〔2019〕689 号

各省、自治区、直辖市及新疆生产建设兵团卫生健康委：

为增强全社会的失能预防意识，推动失能预防关口前移，提高失能预防知识水平，降低老年人失能发生率，提高老年人的健康水平，我委组织编写了《老年失能预防核心信息》。现印发给你们，供参考。

国家卫生健康委办公厅

2019 年 8 月 23 日

老年失能预防核心信息

失能是老年人体力与脑力的下降和外在环境综合作用的结果。引起老年人失能的危险因素包括衰弱、肌少症、营养不良、视力下降、听力下降、失智等老年综合征和急慢性疾病。不适合老年人的环境和照护等也会引起和加重老年人失能。积极预防失能，对提升老年人的生活质量，减轻家庭和社会的照护负担具有重要意义。

一、提高老年人健康素养。正确认识衰老，树立积极的老龄观，通过科学、权威的渠道获取健康知识和技能，慎重选用保健品和家用医疗器械。

二、改善营养状况。合理膳食、均衡营养，定期参加营养状况筛查与评估，接受专业营养指导，营养不良的老年人应当遵医嘱使用营养补充剂。

三、改善骨骼肌肉功能。鼓励户外活动，进行适当的体育锻炼，增强平衡力、耐力、灵活性和肌肉强度。

四、进行预防接种。建议老年人定期注射肺炎球菌疫苗和带状疱疹疫苗，流感流行季前在医生的指导下接种流感疫苗。

五、预防跌倒。增强防跌意识，学习防跌常识，参加跌倒风险评估，积极干预风险因素。

六、关注心理健康。保持良好心态，学会自我调适，识别焦虑、抑郁等不良情绪和痴呆早期表现，积极寻求帮助。

七、维护社会功能。多参加社交活动，丰富老年生活，避免社会隔离。

八、管理老年常见疾病及老年综合征。定期体检，管理血压、血糖和血脂等，早期发现和干预心脑血管病、骨关节病、慢阻肺等老年常见疾病和老年综合征。

九、科学合理用药。遵医嘱用药，了解适应证、禁忌证，关注多重用药，用药期间出现不良反应及时就诊。

十、避免绝对静养。提倡老年人坚持进行力所能及的体力活动,避免长期卧床、受伤和术后的绝对静养造成的"废用综合征"。

十一、重视功能康复。重视康复治疗与训练,合理配置和使用辅具,使之起到改善和代偿功能的作用。

十二、早期识别失能高危人群。高龄、新近出院或功能下降的老年人应当接受老年综合评估服务,有明显认知功能和运动功能减退的老年人要尽早就诊。

十三、尊重老年人的养老意愿。尽量居住在熟悉的环境里,根据自己的意愿选择居住场所和照护人员。

十四、重视生活环境安全。对社区、家庭进行适老化改造。注意水、电、气等设施的安全,安装和维护报警装置。

十五、提高照护能力。向照护人员提供专业照护培训和支持服务,对照护人员进行心理关怀和干预。

十六、营造老年友好氛围。关注老年人健康,传承尊老爱老敬老的传统美德,建设老年友好的社会环境。

2.113　2019年基本公共卫生服务项目工作

关于做好2019年基本公共卫生服务项目工作的通知(节选)

国卫基层发〔2019〕52号

各省、自治区、直辖市及新疆生产建设兵团卫生健康委、财政厅(局)、中医药管理局:

为贯彻落实《国务院办公厅关于印发医疗卫生领域中央与地方财政事权和支出责任划分改革方案的通知》(国办发〔2018〕67号,以下简称《方案》),做好2019年基本公共卫生服务工作,现将有关事项通知如下:

一、明确工作任务目标

(一)原基本公共卫生服务内容。各地要按照2019年度中央转移地方专项转移支付基本公共卫生服务项目整体绩效目标和区域绩效目标,依据《国家基本公共卫生服务规范(第三版)》,继续实施建立居民健康档案、健康教育、预防接种、儿童健康管理、孕产妇健康管理、老年人健康管理、高血压和2型糖尿病等慢性病患者健康管理、严重精神障碍患者管理、肺结核患者健康管理、中医药健康管理、传染病和突发公共卫生事件报告和处理、卫生监督协管等12类项目。在开展儿童健康管理过程中,落实国家卫生健康委办公厅关于《做好0~6岁儿童眼保健和视力检查有关工作的通知》(国卫办妇幼发〔2019〕9号),规范开展0~6岁儿童眼保健和视力检查有关工作;加强儿童肥胖筛查和健康指导,积极开展儿童肥胖防控。面向贫困人口做好基本公共卫生服务项目,促进基本公共卫生服务均等化。

(二)新划入基本公共卫生服务内容。按照《方案》要求,2019年起将原重大公共卫生服务和计划生育项目中的妇幼卫生、老年健康服务、医养结合、卫生应急、孕前检查等内容纳入基本公共卫生服务。对于新划入基本公共卫生服务的内容,将地方病防治、职业病防治、重大疾病及危害因素监测等3项重点工作按项目单列,明确资金和任务;其他疾病预防控制、妇幼健康服务、老年健康与医养结合服务、食品安全保障、卫生监督管理、卫生应急队伍建设、人口监测与计划生育服务、健康素养促进等工作(详见附件),由国家卫生健康委提供工作规范和绩效评价指标,由各省份结合本地实际实施,在实施中要做好项目衔接,确保相关工作的连续性。

二、提高经费补助标准

2019年人均基本公共卫生服务经费补助标准为69元,新增5元经费全部用于村和社区,务必让基层群众受益。各地要按照《方案》要求,积极主动落实地方财政事权和支出责任,严格按照《财政部 国家卫生健康委 国家医疗保障局 国家中医药管理局关于印发基本公共卫生服务等5项补助资金管理办法的通知》(财社〔2019〕113号)要求,确保项目经费按时足额到位,不得挤占、挪用项目经费。在确保国家基础标准落实到位的前提下,可合理增加保障内容或提高保障标准,增支部分由地方承担,不得挤占国家项目经费。

四、积极稳妥推进电子健康档案向个人开放

优化电子健康档案面向个人开放服务的渠道和交互形式,坚持安全、便捷的原则,为群众利用电子健康档案创造条件。进一步明确电子健康档案向个人开放的内容,档案中的个人基本信息、健康体检信息、重点人群健康管理记录和其他医疗卫生服务记录应当在本人或者其监护人知情同意的基础上依法依规向个人开放。发挥"互联网+"的优势,结合本地实际情况整合预约挂号、在线健康状况评估、检验结果在线查询、用药指导等功能,提高群众对电子健康档案的利用率。合理量化基层医疗卫生机构和医务人员依托电子健康档案提供线上服务的工作量,发挥绩效评价的激励作用。各地在推进工作中,要贯彻落实《全国基层医疗卫生机构信息化建设标准与规范》(国卫规划函〔2019〕87号)和国家网络安全法律法规和等级保护制度要求,落实安全管理责任,妥善处理电子健康档案向个人开放和保障公民个人信息安全的关系。

五、以高血压、糖尿病等慢性病为突破口促进医防融合

2019年,继续以高血压、糖尿病等慢性病管理为突破口探索基层医防融合服务模式,推动"上下分开"。山西、辽宁、广东、重庆、贵州、云南、陕西等7省份要发挥基层高血压医防融合试点的作用,转变服务提供模式,发挥家庭医生团队优势,明确团队中医生在开展医防融合管理中的主导作用;推动建立基层机构与上级医疗机构的双向协作和转诊机制,积极发挥疾控机构的技术指导作用。其他省份要参照这7个省份的试点要求继续开展基层高血压医防融合探索。

2019年,启动基层糖尿病医防融合管理工作,各地要将中华医学会发布的《国家基层糖尿病防治管理指南(2018)》作为开展基层糖尿病医防融合的技术指南,组织开展师资和基层医务人员培训。国家卫生健康委将遴选部分信息化基础较好、基层医疗服务能力较强的地市开展试点,请有意愿的省份于2019年9月底前提交申报材料。国家卫生健康委委托国家心血管病中心和中华医学会将分别建立高血压、糖尿病质控监测系统,各地要做好区域卫生健康信息系统与高血压、糖尿病质控监测系统的衔接,推动高血压、糖尿病医防融合管理数据共享。

八、充分发挥疾控等专业公共卫生机构的作用

加强县级专业公共卫生机构对基本公共卫生服务技术指导,提升基层医疗卫生机构相关工作的服务规范化水平。各地可结合实际,依托疾控机构等成立本辖区基本公共卫生服务项目技术专家团队,制订本辖区年度基本公共卫生服务项目指导方案,包括技能培训、技术指导等,以保障和增强服务的质量和效率,增加居民获得感,让基层群众切实受益。

附件:新划入基本公共卫生服务工作规范(2019年版)(略)

国家卫生健康委　财政部
国家中医药局
2019年8月30日

2.114　阿尔茨海默病预防与干预核心信息

国家卫生健康委办公厅关于印发阿尔茨海默病预防
与干预核心信息的通知
国卫办老龄函〔2019〕738号

各省、自治区、直辖市及新疆生产建设兵团卫生健康委:

为增强全社会的老年期痴呆预防意识,推动预防关口前移,提高预防知识水平,降低老年期痴呆患病率增速,提高老年人的健康水平,我委组织编写了《阿尔茨海默病预防与干预核心信息》。现印发给你们,供参考使用。

国家卫生健康委办公厅
2019年9月17日

阿尔茨海默病预防与干预核心信息

阿尔茨海默病,是老年期痴呆最主要的类型,表现为记忆减退、词不达意、思维混乱、判断力下降等脑功能异常和性格行为改变等,严重影响日常生活。年龄越大,患病风险越大。积极的预防和干预能够有效延缓疾病的发生和发展,提升老年人生活质量,减轻家庭和社会的负担。

一、形成健康生活方式。培养运动习惯和兴趣爱好,健康饮食,戒烟限酒,多学习,多用脑,多参加社交活动,保持乐观的心态,避免与社会隔离。

二、降低患病风险。中年肥胖、高血压、糖尿病、卒中、抑郁症、听力损失、有痴呆症家族史者,更应当控制体重,矫正听力,保持健康血压、胆固醇和血糖水平。

三、知晓阿尔茨海默病早期迹象。包括:很快忘掉刚刚发生的事情;完成原本熟悉的事务变得困难;对所处的时间、地点判断混乱;说话、书写困难;变得不爱社交,对原来的爱好失去兴趣;性格或行为出现变化,等等。

四、及时就医。老年人若出现阿尔茨海默病早期迹象,家人应当及时陪同到综合医院的老年病科、神经内科、精神/心理科、记忆门诊或精神卫生专科医院就诊。

五、积极治疗。药物治疗和非药物治疗可以帮助患者改善认知功能,减少并发症,提高生活质量,减轻照护人员负担。可在专业人员指导下,开展感官刺激、身体和智能锻炼、音乐疗法、环境疗法等非药物治疗。

六、做好家庭照护。家人掌握沟通技巧、照护技能以及不良情绪的调适方法,在日常生活中协助而不包办,有助于维持患者现有功能。应当为患者提供安全的生活环境,佩戴防走失设备,预防伤害,防止走失。

七、维护患者的尊严与基本权利。注重情感支持,不伤其自尊心,沟通时态度和蔼,不轻易否定其要求。尊重患者,在保障安全的前提下,尽可能给予患者自主自由。

八、关爱照护人员。患者的照护人员身心压力大,要向照护人员提供专业照护培训和支持服务,维护照护人员身心健康。

九、营造友善的社会氛围。加强社会宣传,减少对患者的歧视,关爱患者及其家庭,建设友好的社会环境。

2.115　乡村振兴促进家庭健康行动

关于服务乡村振兴促进家庭健康行动的实施意见(节选)

国卫人口发〔2019〕53号

各省、自治区、直辖市及新疆生产建设兵团卫生健康委、农业农村厅(局)、计生协:

根据《中国共产党农村工作条例》《中共中央 国务院关于实施乡村振兴战略的意见》《"健康中国2030"规划纲要》和《中共中央办公厅 国务院办公厅关于加强和改进乡村治理的指导意见》的有关要求,为树立大卫生大健康理念,进一步发挥计生协作用,深入开展家庭健康促进行动,全面服务乡村振兴,特制定本实施意见。

二、主要任务

(一)加强农村家庭健康教育服务,普及群众健康生活。适应新时代卫生健康工作由"以治病为中心"向"以人民健康为中心"转变的要求,发挥计生协的组织网络优势、群众工作优势,参与提供全方位全周期的群众性健康服务,助推健康治理的重心落到基层。鼓励各地加强对计生协骨干的卫生健康知识和技能培训,培训合格后择优纳入家庭医生签约服务团队,从事基本公共卫生服务等工作。通过开播家庭健康大讲堂、设立健康宣传栏、评选健康家庭等,引导群众把预防放在优先位置,树立"群众是健康第一责任人"的理念,倡导健康生活方式,普及合理膳食、心理健康、意外伤害预防、"三减三健"等知识。实施农村妇女生殖健康项目,宣传普及育龄群众生殖健康知识,提供生殖健康咨询和生育调节指导、随访和转介等服务,提高群众生殖健康水平。开展青少年性与生殖健康教育,帮助农村地区青少年树立阳光健康的生活态度,降低青少年怀孕率和人工流产率,减少意外妊娠和性病艾滋病传播。

(三)拓展深化生育关怀,真情服务"一老一小"。针对计划生育特殊家庭面临的困难和问题,完善精神慰藉、走访慰问、志愿服务、保险保障四项制度,规范提供心理疏导、精神抚慰、生活帮扶、保险保障等多元化服务,实现联系人制度、就医"绿色通道"和家庭医生签约服务"三个全覆盖",让计划生育特殊家庭感到在社会上有地位、精神上受抚慰、经济上得实惠。农村低保、脱贫攻坚及其他优惠政策向计划生育特殊家庭倾斜,体现优先优待。开展"优生优育进万家"主题宣传活动,普及孕产期和育儿期健康等知识,提高家庭科学育儿能力。积极参与疾病预防和出生缺陷干预活动,开展"幸福微笑——救助唇腭裂儿童"等公益项目。巩固和优化"会员之家"功能,有条件的建立优生优育指导中心等活动阵地,帮助解决农村婴幼儿照护、儿童早期发展难题,为群众按政策生育创造更好条件。积极参与农村留守儿童、留守妇女、留守老年人关爱服务体系,加强疾病防治、医疗救助、健康教育和咨询、生产生活帮扶、信息采集和强制报告等工作。

2.116　健康中国行动——癌症防治实施方案（2019—2022 年）

关于印发健康中国行动——癌症防治实施方案（2019—2022 年）的通知

国卫疾控发〔2019〕57 号

各省、自治区、直辖市人民政府,国务院各部委、各直属机构:

为贯彻落实党中央、国务院决策部署,按照《国务院关于实施健康中国行动的意见》要求,实施癌症防治行动,切实维护广大人民群众健康,国家卫生健康委等 10 部门联合制定了《健康中国行动——癌症防治实施方案（2019—2022 年）》。经国务院同意,现印发给你们,请认真贯彻执行。

国家卫生健康委　国家发展改革委

教育部　科技部

财政部　生态环境部

国家医保局　国家中医药局

国家药监局　国务院扶贫办

2019 年 9 月 20 日

健康中国行动——癌症防治实施方案

（2019—2022 年）

癌症防治工作是健康中国行动的重要组成部分。为贯彻党中央、国务院决策部署,落实《国务院关于实施健康中国行动的意见》（国发〔2019〕13 号）要求,深入开展癌症防治工作,特制定本方案。

一、总体要求

（一）指导思想。以习近平新时代中国特色社会主义思想为指导,全面贯彻党的十九大和十九届二中、三中全会精神,坚持以人民为中心的发展思想,牢固树立大卫生、大健康的观念,坚持预防为主、防治结合、综合施策,创新体制机制和工作模式,普及健康知识,动员群众参与癌症防治,部署加强癌症预防筛查、早诊早治和科研攻关,聚焦癌症防治难点,集中优势力量在发病机制、防治技术、资源配置、政策保障等关键环节取得重点突破,有效减少癌症带来的危害,为增进群众健康福祉、共建共享健康中国奠定重要基础。

（二）主要目标。到 2022 年,癌症防治体系进一步完善,危险因素综合防控取得阶段性进展,癌症筛查、早诊早治和规范诊疗水平显著提升,癌症发病率、死亡率上升趋势得到遏制,总体癌症 5 年生存率比 2015 年提高 3 个百分点,患者疾病负担得到有效控制。

二、实施危险因素控制行动,降低癌症患病风险

（三）开展全民健康促进。建设权威的科普信息传播平台,组织专业机构编制发布癌症防治核心信息和知识要点。深入组织开展全国肿瘤防治宣传周等宣传活动,将癌症防治知识作为学校、医疗卫生机构、社区、养老机构等重要健康教育内容,加强对农村居民癌症防治宣传教育。到 2022 年,癌症防治核心知识知晓率达到 70% 以上。推进以"三减三健"为重点的全民健康生活方式行动,科学指导大众开展自我健康管理。加强青少年健康知识和行为方式教育。积极推进无烟环境建设,努力通过强化卷烟包装标识的健康危害警示效果、价格调节、限制烟草广告等手段减少烟草消费。(国家卫生健康委牵头,各有关部门配合)

(四)促进相关疫苗接种。鼓励有条件地区逐步开展成年乙型肝炎病毒感染高风险人群的乙肝疫苗接种工作。加强人乳头瘤病毒疫苗(HPV 疫苗)接种的科学宣传,促进适龄人群接种。加快国产 HPV 疫苗审评审批流程,提高 HPV 疫苗可及性。通过价格谈判、集中采购等方式,推动 HPV 疫苗供应企业合理制定价格,探索多种渠道保障贫困地区适龄人群接种。(国家卫生健康委、国家药监局分别负责)

(五)加强环境与健康工作。加强水生态保护,保障饮用水安全。保障农用地和建设用地土壤环境安全。促进清洁燃料使用,严禁室内环境质量验收不合格的工程投入使用。加强与群众健康密切相关的饮用水、大气、土壤等环境健康影响监测与评价,研究建立环境与健康调查和风险评估制度,推进环境健康风险管理。深入开展爱国卫生运动,推进城乡环境卫生综合整治。(生态环境部、国家卫生健康委牵头,各有关部门配合)

(六)推进职业场所防癌抗癌工作。开展健康企业建设,创造健康、安全的工作场所环境。制订工作场所防癌抗癌指南。用人单位负责开展工作场所致癌职业危害因素的定期检测、评价和个体防护管理工作,依法依规安排接触职业病危害因素的劳动者进行职业健康检查,全面保障职业人群健康。(国家卫生健康委牵头,各有关部门配合)

三、实施癌症防治能力提升行动,完善防治服务体系

(七)推动高水平癌症防治机构均衡布局。加强国家癌症中心能力建设,充分发挥技术支撑作用。以国家癌症中心为龙头,构建全国癌症防治网络,依托区域医疗中心,在东北、华北、华中、华东、华南、西北、西南 7 个片区分别遴选 1~2 家在癌症预防、治疗、教学、科研等领域处于领先水平的机构,推进癌症区域医疗中心建设。各地依托现有资源,建设好省级癌症防治中心,推动地市级层面成立癌症专病防治机构。通过疑难病症诊治能力提升工程、重点专科建设、城乡医院对口支援等,提高中西部地区及基层能力,加强县级医院肿瘤专科建设。鼓励专业技术强的肿瘤专科医院,在癌症患者流出省份较多的地区开展分支机构或分中心建设,通过输出人才、技术、品牌、管理等,在较短时间内提高资源不足地区整体癌症防治能力。(国家卫生健康委牵头,国家发展改革委配合)

(八)强化癌症防治机构职责。区域癌症防治中心负责区域癌症防治能力建设和技术工作的统筹协调,通过技术支持、人才帮扶等形式,整体带动区域内癌症防治水平的提升。省级癌症防治中心负责建立本省份癌症防治协作网络,探索推广适宜防治技术和服务模式,开展疑难复杂和高技术要求的癌症防治工作。具备条件的二级及以上医院设置肿瘤科,具备开展癌症筛查和常见多发癌种的一般性诊疗能力。各级疾病预防控制机构负责癌症危险因素监测、流行病学调查、人群干预、信息管理等。鼓励建立医联体等多种形式的癌症专科联合体。提高各级各类医疗卫生机构在宣传教育、健康咨询及指导、高危人群筛查、健康管理等方面的能力。(国家卫生健康委负责)

四、实施癌症信息化行动,健全肿瘤登记制度

(九)健全肿瘤登记报告制度。各级肿瘤登记中心负责辖区肿瘤登记工作的组织实

施,各级各类医疗卫生机构履行肿瘤登记报告职责。到2022年,实现肿瘤登记工作在所有县区全覆盖,发布国家和省级肿瘤登记年报。(国家卫生健康委、国家中医药局分别负责)

(十)提升肿瘤登记数据质量。建成肿瘤登记报告信息系统、质量控制标准和评价体系,提高报告效率及质量。到2022年,纳入国家肿瘤登记年报的登记处数量不少于850个。(国家卫生健康委牵头,国家发展改革委配合)

(十一)促进信息资源共享利用。加强肿瘤登记信息系统与死因监测、电子病历等数据库的对接交换,逐步实现资源信息部门间共享,推进大数据应用研究,提升生存分析与发病死亡趋势预测能力。规范信息管理,保护患者隐私和信息安全。(国家卫生健康委、国家发展改革委、国家医保局、科技部分别负责)

五、实施早诊早治推广行动,强化筛查长效机制

(十二)制订重点癌症早诊早治指南。对发病率高、筛查手段和技术方案比较成熟的胃癌、食管癌、结直肠癌、宫颈癌、乳腺癌、肺癌等重点癌症,组织制订统一规范的筛查和早诊早治技术指南,在全国推广应用。(国家卫生健康委负责)

(十三)加快推进癌症早期筛查和早诊早治。各地针对本地区高发、早期治疗成本效益好、筛查手段简便易行的癌症,逐步扩大筛查和早诊早治覆盖范围。试点开展癌症早期筛查和早诊早治能力提升建设工程。支持县级医院建设"癌症筛查和早诊早治中心",在试点地区开展食管癌、胃癌的机会性筛查。加强筛查后续诊疗的连续性,将筛查出的癌症患者及时转介到相关医疗机构,提高筛查和早诊早治效果。到2022年,高发地区重点癌种早诊率达到55%以上,农村适龄妇女"两癌"筛查县区覆盖率达到80%以上。(国家卫生健康委牵头,国家发展改革委、财政部配合)

(十四)健全癌症筛查长效机制。依托分级诊疗制度建设,优化癌症筛查管理模式。基层医疗卫生机构逐步提供癌症风险评估服务,使居民知晓自身患癌风险。引导高危人群定期接受防癌体检,加强疑似病例的随访管理,针对早期癌症或癌前病变进行早期干预。加强防癌体检的规范化管理,建设一批以癌症防治为特色的慢性病健康管理示范机构。(国家卫生健康委负责)

六、实施癌症诊疗规范化行动,提升管理服务水平

(十五)加强诊疗规范化管理。修订肿瘤疾病诊疗规范、指南、临床路径。加强抗肿瘤药物临床应用管理,指导医疗机构做好谈判抗癌药品配备及使用工作,完善用药指南,建立处方点评和结果公示制度。做好患者康复指导、疼痛管理、长期护理和营养、心理支持。推进癌痛规范化治疗示范病房建设和安宁疗护试点工作。努力降低癌症导致过早死亡率,到2022年,总体癌症5年生存率比2015年提高3个百分点。(国家卫生健康委负责)

(十六)完善诊疗质控体系。依托肿瘤专业省级医疗质量控制中心,通过肿瘤诊疗相关质量信息的系统收集、分析及反馈,对肿瘤诊疗质量相关指标进行持续性监测,促进肿瘤诊疗质量持续改进。构建全国抗肿瘤药物临床应用监测网络,开展肿瘤用药监测与评价。(国家卫生健康委负责)

(十七)优化诊疗模式。持续推进"单病种、多学科"诊疗模式,整合相关专业技术力量,积极推动新技术新方法的临床转化应用。积极运用互联网、人工智能等技术,便捷开展远程会诊等服务,提高基层诊疗能力。探索建立规范化诊治辅助系统,利用信息化手段对医生诊治方式进行实时规范。(国家卫生健康委牵头,国家发展改革委配合)

七、实施中西医结合行动，发挥中医药独特作用

（十八）加快构建癌症中医药防治网络。依托现有资源建设国家中医肿瘤中心和区域中医诊疗中心（肿瘤），加强中医医院肿瘤科建设，支持综合医院、肿瘤专科医院提供癌症中医药诊疗服务，将癌症中医药防治纳入基层医疗机构服务范围。（国家中医药局牵头，国家卫生健康委配合）

（十九）提升癌症中医药防治能力。制订完善癌症中医药防治指南、诊疗方案和临床路径，挖掘整理并推广应用癌症中医药防治技术方法，探索创新符合中医理论的癌症诊疗模式，培养癌症中医药防治专业人才。开展癌症中西医临床协作试点，探索中西医结合防治癌症的新思路、新方法和新模式，形成并推广中西医结合诊疗方案。在肿瘤多学科诊疗工作中，规范开展中医药治疗，发挥中医药的独特作用和优势。（国家中医药局牵头，国家卫生健康委配合）

（二十）强化癌症中医药预防及早期干预。发挥中医"治未病"作用，研究梳理中医药防癌知识并纳入国家基本公共卫生健康教育服务项目内容。综合运用现代诊疗技术和中医体质辨识等中医检测方法，早期发现高危人群，积极开展癌前病变人群的中西医综合干预，逐步提高癌症患者中医药干预率。（国家中医药局牵头，国家卫生健康委配合）

八、实施保障救助救治行动，减轻群众就医负担

（二十一）采取综合医疗保障措施。落实医疗保障制度政策，保障癌症患者医疗保障待遇。鼓励有资质的商业保险机构开发癌症防治相关商业健康保险产品，引导基金会等公益慈善组织积极开展癌症患者医疗扶助。（国家医保局及有关部门负责）

（二十二）提高抗癌药物可及性。建立完善抗癌药物临床综合评价体系。加快境内外抗癌新药注册审批，促进境外新药在境内同步上市，畅通临床急需抗癌药临时进口渠道，推动将临床急需、必需且金额占比大、用药负担重的抗癌药实现仿制药替代。完善医保药品目录动态调整机制，将符合条件的抗癌药物按程序纳入医保药品目录，适时开展药品集中采购，保障临床用药需求，降低患者用药负担。（国家药监局、国家医保局、国家卫生健康委分别负责）

（二十三）加大贫困地区癌症防控和救治力度。推进实施健康扶贫工程，做好建档立卡、特困等农村贫困人口癌症防控和救治工作，加强癌症筛查、大病专项救治和重点癌症集中救治。（国家卫生健康委、国务院扶贫办牵头，各有关部门配合）

九、实施重大科技攻关行动，加快创新成果转化

（二十四）加强癌症相关学科建设。完善人才教育结构，健全多层次的癌症防治人才培养体系。调整优化癌症相关学科设置，重点培养多学科复合型人才和领军型人才，促进物理、化学、材料、信息科学等间接关联领域学科相互交叉融合。完善癌症相关学科专业学位授权点布局，要求高校存量计划倾斜安排癌症攻关等重点领域博士培养，新增计划安排予以优先考虑。依托"双一流"高校布局建设国家癌症攻关产教融合创新平台，适当增加癌症放化疗、影像、病理、护理、康复、安宁疗护以及儿童肿瘤等薄弱领域的专业招生计划和专业人才培养。探索癌症专科医师规范化培训，加强妇女和儿童肿瘤、影像、病理、肿瘤心理等薄弱领域的专业人员培养，强化公共卫生人员癌症防控知识技能的掌握。（教育部、国家发展改革委、国家卫生健康委牵头，各有关部门配合）

（二十五）集中力量加快科研攻关。聚焦高发癌症发病机制、防治技术等关键领域，在国家科技计划中针对薄弱环节加强科技创新。在科技创新 2030—重大项目中强化基础前

沿研究、诊治技术和应用示范的全链条部署。加强中医药防治癌症理论、临床与基础研究，组织开展中医药及中西医结合治疗癌症循证评价研究。支持癌症防治医疗机构中药制剂、中药新药及中医诊疗设备的研发及转化应用。充分发挥国家临床医学研究中心及其协同网络在临床研究、成果转化方面的引领示范带动作用，持续提升我国癌症防治的整体科技水平。（科技部、国家卫生健康委、国家中医药局分别负责）

（二十六）加强癌症防治科研成果的推广应用。打破基础研究、临床医学和公共卫生之间屏障，加快基础前沿研究成果在临床和健康产业发展中的具体应用，力争在癌症疫苗开发、免疫治疗技术、生物治疗技术等具有产业化前景的方面取得突破。着力推动一批研究成果转化和推广平台建设，探索癌症科研成果推广和产业化有效途径，支持以知识产权、技术要素入股等方式与企业合作。（科技部、国家发展改革委、国家卫生健康委分别负责）

（二十七）打造以癌症防治为核心的健康产业集群。以产学研用融合发展为支撑，以区域癌症防治中心建设为载体，推动医疗服务、健康管理、健康保险、药品器械、保健食品、康复护理等癌症预防、诊疗涉及的多个领域的对接与融合，利用癌症防控产业链条长、关联程度高的特点，打造若干具有国际影响力的癌症医疗健康产业集群。（国家发展改革委、国家卫生健康委分别负责）

十、组织实施

（二十八）加强组织领导。各地要建立完善癌症防治工作领导协调机制，形成工作合力，精心组织实施，营造良好氛围，加强综合指导，确保各项措施落到实处。各级政府按规定落实财政投入，积极鼓励社会资本投入癌症防治，推动建立多元化的资金筹措机制，集中各方力量推进癌症防治。（国家发展改革委、财政部、地方人民政府分别负责）

（二十九）加强督促落实。建立癌症防治工作进展情况跟踪、督导机制。各地卫生健康行政部门会同有关部门组织做好本地区防治工作目标任务的督促落实。国家卫生健康委会同有关部门针对防治工作措施落实情况进行评估，综合评价政策措施实施效果。（国家卫生健康委牵头，各有关部门配合）

2.117 推进实施健康中国行动 2019 年工作计划

健康中国行动推进委员会办公室关于印发推进实施健康中国行动 2019 年工作计划的通知

国健推委办发〔2019〕1 号

健康中国行动推进委员会各成员单位：

为贯彻落实《国务院关于实施健康中国行动的意见》《国务院办公厅关于印发健康中国行动组织实施和考核方案的通知》《健康中国行动（2019—2030 年）》，确保实施健康中国行动取得良好开局，研究制定了《推进实施健康中国行动 2019 年工作计划》。经健康中国行动推进委员会主任同意，现印发给你们，请结合实际，并按照《健康中国行动（2019—2030 年）》各项任务职责分工，认真组织实施。

健康中国行动推进委员会办公室
2019 年 9 月 24 日

推进实施健康中国行动 2019 年工作计划（节选）

第一部分：整体工作安排

（一）拟研究制定的文件

研究制定健康中国行动推进委员会工作规则；印发成立专家咨询委员会、专项行动工作组、办公室等的通知，明确工作职责；研究制定 2019 年工作计划、健康中国行动监测和考核细则；编发工作简报。

（二）重点举措

1. 研究建立健全工作机制和组织架构。

2. 协调各专项行动工作组举行主题推进活动。

3. 组织培训和座谈，督促指导各地部署实施健康中国行动。

4. 启动开展全国巡讲，年内抽选东、中、西部分省市进行宣讲。

5. 组织开发编印健康中国行动系列读本图书，制作宣传片等宣传材料。

6. 组织开展典型案例挖掘和推广。

7. 不定期与媒体进行沟通，建立完善宣传的组织机制。

8. 开展健康中国行动标识（logo）征集与评选。

9. 建立运行健康中国行动官方网站、公众号。

10. 组织开展健康中国行动基金会筹建调研。

11. 做好公众舆情监测与研判工作。

第二部分：各专项行动重点任务

一、健康知识普及行动

（一）工作目标

1. 建立国家级健康科普专家库，遴选第一批专家库成员 1 000 名，并逐批向社会公布。（2019 年 10 月底前完成）

2. 建立国家级健康科普资源库，整理出 2 000 件进入国家级健康科普资源库材料。（2019 年 12 月底前完成）

（二）拟研究制定的文件

3. 研究制定《国家健康科普专家库管理办法（试行）》。（2019 年 10 月底前完成）

（三）重点举措

4. 举办健康知识普及行动推进暨 2019 年新时代健康科普作品征集大赛，优秀作品和入围作品将入选国家健康科普资源库。（2019 年 10 月底前完成）

5. 举办健康科普培训班 1 期。（2019 年 10 月底前完成）

6. 与"学习强国"合作，联合将优秀健康科普材料向公众推广。（2019 年 12 月底前完成）

7. 组织开展主题为"健康促进助力脱贫攻坚"的健康中国行活动。（2019 年 12 月底完成）

8. 协商相关部门，研究策划对健康科普先进单位和个人表彰奖励的方案，并在年底前表彰奖励一批。（2019 年 12 月底完成）

二、合理膳食行动

（一）工作目标

1. 起草全国营养指导员培养体系构建实施方案，先期培养营养指导员师资 500 名。

（2019 年 12 月底前完成）

（二）拟研究制定的文件

2. 组织研究制定修订营养健康食堂评价指南、营养健康餐厅评价指南、餐饮食品营养标识指南、预包装食品营养标签通则等营养健康标准。（2019 年 12 月底前完成）

（三）重点举措

3. 举办合理膳食专项行动主题推进会。（2019 年 9 月底前完成）

4. 研究建立居民营养健康素养监测体系，协调纳入中国居民健康素养监测。（2019 年 12 月底前完成）

5. 组建合理膳食专家工作组，动员各行业协会、学会、企业，营养健康相关人员包括营养专家学者、医生、营养师、厨师等提出多方面倡议，组织开展营养指导员培训。（2019 年 12 月底前完成）

6. 开展减少食盐摄入量技术支持工作。（2019 年 12 月底前完成）

7. 开展营养健康科普宣教活动。（2019 年 12 月底前完成）

三、全民健身行动

（一）工作目标

1. 利用中央补助地方公共文化服务体系建设专项资金支持中西部地区建设 4 000 个"农民体育健身工程"。（2019 年 12 月底前完成）

2. 利用大型体育场馆免费、低收费开放补助资金支持全国 1 300 个以上大型公共体育场馆免费、低收费向群众开放。（2019 年 12 月底前完成）

（二）拟研究制定的文件

3. 研究制定加强全民健身场地设施建设的相关文件。（2019 年 10 月底前完成）

（三）重点举措

4. 开展第五次国民体质监测。（2019 年 12 月底前完成）

5. 启动全民健身活动状况调查。（2019 年 12 月底前完成）

6. 加大国家体育锻炼标准推行力度，在全国举办示范性国家体育锻炼标准达标测试活动，扩大国家体育锻炼标准影响力。（2019 年 12 月底前完成）

四、控烟行动

（一）工作目标

1. 开展无烟党政机关建设，要求每个省份完成至少 100 家无烟政府机关建设。（2019 年 12 月底前完成）

2. 全面开展无烟医疗卫生机构建设，要求每个省份明察和暗访的医疗卫生机构数量不少于 200 家。（2019 年 12 月底前完成）

3. 举办 2 期全国戒烟服务技能培训，要求各省开展以简短戒烟和戒烟门诊为主的戒烟服务，其中每个省份戒烟门诊数量不少于 3 家，每家戒烟门诊首诊人数不少于 100 例。（2019 年 12 月底前完成）

（二）拟研究制定的文件

4. 制定《中国烟草控制规划》。（2019 年 12 月底前完成审议稿）

5. 联合多部门印发《关于向未成年人售烟等违法违规问题集中整治的通知》，并组织实施。（2019 年 11 月前印发）

6. 以健康中国行动推进委员会名义发文，开展无烟党政机关建设，明确无烟党政机关

标准及评分考核机制。（2019 年 12 月前印发）

（三）重点举措

7. 举办控烟行动主题推进活动。（2019 年 10 月完成）

8. 举办 2019 年中国烟草控制大众传播活动。（2019 年 12 月底前完成）

9. 确定全面无烟法规保护的人口比例计算方法，形成全国及分省基期水平数据。（2019 年 12 月底前完成）

10. 完成 2019 年全国青少年烟草流行监测现场调查工作。（2019 年 12 月底前完成）

五、心理健康促进行动

（一）工作目标

1. 组织专家编制居民心理健康素养水平、失眠现患率、焦虑障碍患病率、抑郁症患病率等主要指标释义及防治知识的科普宣传材料。（2019 年 12 月底前完成）

（二）拟研究制定的文件

2. 会同教育部等部门研究制定《儿童青少年心理健康三年行动方案》。（2019 年 12 月底前完成）

（三）重点举措

3. 举办健康中国行动心理健康促进行动主题推进活动暨世界精神卫生日活动。（2019 年 10 月完成）

4. 从 10 月 10 日世界精神卫生日开始，每周发布 1 个精神卫生和心理健康科普宣传视频，形成科普宣传季度活动。（2019 年 12 月底前完成）

5. 在北京电视台《我是大医生》栏目制作播出一期以游戏障碍防治为主题的节目。（2019 年 11 月前完成）

6. 央视社会与法频道《心理访谈》栏目改版，播出反映社会心理服务体系建设的系列节目，加大社会心理服务工作的宣传力度。（2019 年 10 月开始持续播出）

7. 推进社会心理服务体系建设试点，多部门召开试点工作推进或经验交流会，组织专家赴试点地区进行培训和技术指导。（2019 年 12 月底前完成）

8. 举办至少 1 期社会心理服务基本知识和基本技能的培训。（2019 年底前完成）

9. 举办全国精神卫生防治知识竞赛。（2019 年 10 月底前完成）

六、健康环境促进行动

（一）工作目标

1. 进一步扩大城乡饮用水水质监测范围，2019 年监测覆盖全国所有地市、县区和 95% 以上的乡镇。（2019 年 12 月底前完成）

（二）拟研究制定的文件

2. 印发《进一步加强城乡饮用水水质监测和信息公开工作的通知》，强化地方政府主体责任，加强区域性水质监测网络，依法依规推进水质信息公开。（2019 年 12 月底前完成）

3. 修订发布《居民环境与健康素养》。（2019 年底前完成）

4. 发布《大气污染人群健康风险评估规范》《空气污染人群健康防护指南》《自然灾害环境卫生应急技术指南》，指导公众科学防护。（2019 年 12 月底前完成）

（三）重点举措

5. 指导督促各地加快推进"十三五"农村饮水安全巩固提升工程建设，新建工程严格按照标准要求推进规范化建设，已建工程尽快对标改造，全面解决贫困人口饮水安全问题，

提高农村人口供水保障水平。加强农村饮用水卫生保障工作。（2019年12月底前完成）

6. 推进《生活饮用水卫生标准》修订工作。（2019年12月底前完成）

7. 加强居民饮水卫生宣传教育和培训，开展饮水健康宣传动员活动，倡导节约用水、健康饮水，提高饮水风险防范意识。（2019年12月底前完成）

8. 开展环境与健康素养追踪监测，针对环境与健康素养培育中的薄弱环节，开展居民环境与健康科普宣教和环境健康风险社会交流。（2019年12月底前完成）

9. 针对不同人群，编制环境与健康手册，宣传和普及环境与健康基本理念、基本知识和基本技能，分类制定发布公众环境健康防护指南、公共场所和室内健康环境指南。（2019年12月底前完成）

10. 针对公众开展自然灾害、空气污染等环境健康防护技能培训以及自然灾害、突发事件应对的健康指导等。（2019年12月底前完成）

11. 强化公共场所卫生评价和室内环境健康风险评估工作，修订《公共场所卫生管理条例》，开展健康场所建设。（2019年12月底前完成）

八、中小学健康促进行动

（一）工作目标

1. 全国儿童青少年总体近视率力争降低0.5个百分点以上。（2019年12月底前完成，2020年2月底前公布结果）

2. 国家学生体质健康标准优良率提升0.5个百分点以上。（2019年12月底前完成，2020年2月底前公布结果）

（二）拟研究制定出台的文件

3. 印发关于开展2019年全国学生体质与健康调研及国家学生体质健康标准抽查复核工作的通知。（2019年7月已完成）

4. 研究制定关于加强和改进新时代学校卫生与健康教育工作的意见。（2019年12月底前完成）

5. 研究制定综合防控儿童青少年近视评议考核制度。（2019年10月底前完成）

（三）重点举措

6. 召开全国综合防控儿童青少年近视工作联席会议机制第一次会议。（2019年10月底前完成）

7. 开展2019年全国学生体质与健康调研及国家学生体质健康标准抽查复核工作，覆盖全国各省（区、市）和新疆生产建设兵团。（2019年12月底前完成，2020年3月底公布结果）

8. 举办全国学校卫生与健康教育工作集中调研，全国各省（区、市）教育厅（教委）和新疆生产建设兵团教育局分管负责同志和业务处室负责同志参加。（2019年9月底前完成）

9. 举办中小学健康促进行动主题推进活动。（2019年10月底前完成）

十、老年健康促进行动

（一）工作目标

1. 老年医疗卫生资源配置进一步优化。二级以上综合性医院设老年医学科比例达到30%。（2019年12月底前完成）

2. 为65岁及以上老年人提供中医体质辨识，并提出养生保健、疾病防治等健康指导和干预措施，目标人群覆盖率由45%提高至55%。（2019年12月底前完成）

3. 扩大长期护理保险制度试点，总结评估现有试点情况，提炼可复制、可推广的试点

经验,提出扩大长期护理保险制度试点的意见。(2019 年 12 月底前完成)

（二）拟研究制定的文件

4. 印发《关于做好 2019 年国家基本公共卫生服务项目的通知》。(2019 年 9 月底前完成)

5. 制定出台《关于建立完善老年健康服务体系的指导意见》《关于深入推进医养结合发展的若干意见》,指导各地优化老年医疗卫生资源配置,提高老年人医疗卫生服务的可及性。(2019 年 12 月底前完成)

6. 研究制定《关于进一步提升移交政府安置的军队离退休干部服务管理水平的指导意见》《关于做好军人军属、退役军人和其他优抚对象优待工作的意见》,完善优抚对象养老优待政策。出台军休人员住房物业服务补贴政策。(2019 年 12 月底前完成)

7. 研究制定推进老年大学建设和发展的文件。(2019 年 12 月底前完成)

（三）重点举措

8. 大力宣传适宜老年人的中医养生保健相关知识。组织实施中医药特色康复能力提升工程,推动二级以上中医医院建设老年医学科。(2019 年 12 月底前完成)

9. 开展老年健康宣传周活动,实施老年健康西部行项目,宣传普及老年健康科学知识和老年健康相关政策,推进老年健康服务。(2019 年 12 月底前完成)

10. 继续使用中央集中彩票公益金转移支付地方支持建设适合老年人就近就便开展体育健身的场地设施,鼓励健身器材生产厂家研发适合老年人体育锻炼的健身器材。开展针对老年群体的防治慢性病相关科普及义诊活动,组织开展老年人健身赛事活动。开展社会体育指导员和志愿者服务工作。(2019 年 12 月底前完成)

11. 开展面向老年群体的示范性群众文化活动,举办 2019 年“永远的辉煌——第二十届中国老年合唱节”。深入推进旅游厕所革命,加快实施《全国旅游厕所建设管理新三年行动计划(2018—2020)》,改善老年人的如厕体验。(2019 年 12 月底前完成)

12. 加强老年健康公共卫生服务工作,提高老年健康管理水平。做好国家基本公共卫生服务项目中的老年人健康管理和老年健康与医养结合服务项目。(2019 年 12 月底前完成)

13. 实施老年心理关爱项目。(2019 年 12 月底前完成)

14. 研究将老年医院、康复医院、护理院等医疗机构建设纳入“十四五”相关规划。(2019 年 12 月底前完成)

15. 开展老年友善医疗机构创建工作。(2019 年 12 月底前完成)

16. 开展失能老年人健康评估及健康服务试点工作。(2019 年 12 月底前完成)

17. 引导有条件的高校开设老年医学、老年护理学、老年心理学、老年社会学、营养等与老年健康相关的课程,加强老年健康相关知识能力培养。在老年照护等领域启动 1+X 证书制度试点工作。(2019 年 12 月底前完成)

18. 持续推进国家老年疾病临床医学研究中心建设,面向我国老年疾病防治需求,重点开展骨骼系统退行性疾病防控、老年传染性疾病防控、多重用药风险防控等研究。加强老年健康影响因素和干预研究、功能障碍康复系统研发的任务布局。协同推进科技成果转化应用,促进老年健康服务领域先进技术成果产业化。(2019 年 12 月底前完成)

19. 组织开展《老旧小区居家养老设施适老化改造研究》。鼓励推动扶持残疾、失能、高龄等老年人家庭开展适老化建设、配备、改造工作,对其中经济困难老年人家庭给予适当补助。组织开展迎接老龄时代出行服务研究,指导各地认真落实便利老年人城市公交出行有

关举措。（2019 年 12 月底前完成）

20. 探索研究对管理年老体弱党员、发挥老党员作用提出具体办法措施，将"支持老党员开展关心教育下一代活动"纳入其中。组织引导老同志开展"我看新中国 70 周年新成就"、深化"增添正能量·共筑中国梦"等活动。用好"银发人才"队伍，为科技、教育、文化、医疗卫生、农牧渔业等方面的老专家发挥专长搭建平台载体。（2019 年 12 月底前完成）

21. 提高军休人员离退休费标准。举办全国军休干部庆祝新中国成立 70 周年文艺汇演。打造"互联网＋军休服务"平台。（2019 年 12 月底前完成）

十一、心脑血管疾病防治行动

（一）工作目标

1. 在 195 万人群中筛查心脑血管疾病，对高危人群开展随访干预。（国家卫生健康委负责，2019 年 12 月底前完成）

2. 制定"高血压健康管理规范"。（2019 年 12 月底前完成）

（二）拟研究制定的文件

3. 起草关于减少脑卒中致残的工作文件。（持续推进）

（三）重点举措

4. 建立基于互联网的家庭医生、患者健康教育系统。（2019 年 12 月底前完成）

5. 持续推进脑卒中高危人群筛查和干预项目、心血管疾病高危人群早期筛查和综合干预项目。（2019 年 12 月底前完成）

6. 选择试点区县开展高血压健康管理服务。（2019 年 12 月底前完成）

十二、癌症防治行动

（一）工作目标

1. 制定印发癌症防治行动实施方案。（2019 年 9 月底前完成）

2. 癌症早诊早治项目覆盖范围进一步扩大，推广癌症筛查适宜技术。（2019 年 12 月底前完成）

3. 加强肿瘤登记信息化建设，肿瘤登记覆盖县区增加到 1 000 个，全国肿瘤登记信息平台上线使用。（2019 年 12 月底前完成）

4. 落实儿童等重点人群癌症医疗救治及保障政策。（持续推进）

（二）拟研究制定的文件

5. 多部门印发《健康中国行动——癌症防治实施方案（2019—2022 年）》。（2019 年 9 月底前完成）

6. 会同医保局等部门制定印发《关于开展儿童血液病、恶性肿瘤医疗救治及保障管理工作的通知》。（2019 年 12 月底前完成）

（三）重点举措

7. 印发上消化道癌（胃癌、食管癌）人群筛查与早诊早治技术指南。（2019 年 12 月底前完成）

8. 编制完成癌症预防与筛查指南（科普版）、结直肠癌筛查与早诊早治技术方案初稿。（2019 年 12 月底前完成）

9. 协调财政部加大投入力度，推进重大公共卫生项目癌症早诊早治项目扩面提标。（2019 年 12 月底前完成）

10. 会同发展改革、财政部门研究制订《癌症筛查与早诊早治能力提升试点方案》，启

动实施试点工作。（2019 年 12 月底前完成）

十三、慢性呼吸系统疾病防治行动

（一）工作目标

1. 完成中国居民慢性阻塞性肺疾病监测现场调查工作。（2019 年 12 月底前完成）

2. 推进慢性呼吸系统疾病高危筛查干预。（持续推进）

3. 提升各级慢性呼吸系统疾病防治能力及水平。（持续推进）

4. 制定"糖尿病健康管理规范"。（2019 年 12 月底前完成）

（二）重点举措

5. 开展慢阻肺高危人群筛查与干预项目和肺功能检测纳入公共卫生服务项目可行性研究。（2019 年 12 月底前完成）

6. 以呼吸专科医联体为依托,开展慢阻肺预防筛查和干预培训。（持续推进）

7. 加强呼吸内科能力建设。制定呼吸内科能力指南,建设并发挥国家呼吸疾病医学中心、临床研究中心示范引领作用。（持续推进）

十四、糖尿病防治行动

（一）工作目标

1. 制定"糖尿病健康管理规范"。（2019 年 12 月底前完成）

（二）重点举措

2. 开展"糖尿病及其并发症筛查与干预项目"可行性研究,制定筛查标准,试点开展糖尿病及其并发症人群筛查干预。（2019 年 12 月底前完成）

3. 加强内分泌科能力建设,积极推进糖尿病相关专科联盟建设,开展糖尿病防治适宜技术培训工作,提高糖尿病规范化诊治能力和管理水平。（2019 年 12 月底前完成）

4. 选择试点区县开展糖尿病健康管理服务。（2019 年 12 月底前完成）

5. 开展糖尿病医防融合工作。（2019 年 12 月底前完成）

2.118 深入推进医养结合发展

关于深入推进医养结合发展的若干意见

国卫老龄发〔2019〕60 号

各省、自治区、直辖市人民政府,国务院各部委、各直属机构:

党中央、国务院高度重视医养结合工作,党的十八大以来作出一系列重大决策部署,医养结合的政策体系不断完善、服务能力不断提升,人民群众获得感不断增强。但是,当前仍存在医疗卫生与养老服务需进一步衔接、医养结合服务质量有待提高、相关支持政策措施需进一步完善等问题。为贯彻落实党中央、国务院决策部署,深入推进医养结合发展,鼓励社会力量积极参与,进一步完善居家为基础、社区为依托、机构为补充、医养相结合的养老服务体系,更好满足老年人健康养老服务需求,经国务院同意,现提出如下意见:

一、强化医疗卫生与养老服务衔接

（一）深化医养签约合作。制定医养签约服务规范,进一步规范医疗卫生机构和养老机构合作。按照方便就近、互惠互利的原则,鼓励养老机构与周边的医疗卫生机构开展多种形式的签约合作,双方签订合作协议,明确合作内容、方式、费用及双方责任,签约医疗卫生机构要在服务资源、合作机制等方面积极予以支持。各地要为医养签约合作创造良好政策环境，加大支持力度。养老机构也可通过服务外包、委托经营等方式，由医疗卫生机构为入住老年人提供医疗卫生服务。鼓励养老机构与周边的康复医院（康复医疗中心）、护理院（护理中心）、安宁疗护中心等接续性医疗机构紧密对接，建立协作机制。养老机构中具备条件的医疗机构可与签约医疗卫生机构建立双向转诊机制，严格按照医疗卫生机构出入院标准和双向转诊指征，为老年人提供连续、全流程的医疗卫生服务。（国家卫生健康委、民政部、国家中医药局按职责分工负责，地方各级人民政府负责）

（二）合理规划设置有关机构。实施社区医养结合能力提升工程，社区卫生服务机构、乡镇卫生院或社区养老机构、敬老院利用现有资源，内部改扩建一批社区（乡镇）医养结合服务设施，重点为社区（乡镇）失能（含失智，下同）老年人提供集中或居家医养结合服务。城区新建社区卫生服务机构可内部建设社区医养结合服务设施。有条件的基层医疗卫生机构可设置康复、护理、安宁疗护病床和养老床位，因地制宜开展家庭病床服务。发挥中医药在治未病、慢性病管理、疾病治疗和康复中的独特作用，推广中医药适宜技术产品和服务，增强社区中医药医养结合服务能力。

有条件的地方可探索医疗卫生和养老服务资源整合、服务衔接，完善硬件设施，充实人员队伍，重点为失能的特困老年人提供医养结合服务。农村地区可探索乡镇卫生院与敬老院、村卫生室与农村幸福院统筹规划，毗邻建设。（国家卫生健康委、民政部、国家发展改革委、财政部、自然资源部、住房城乡建设部、农业农村部、国家中医药局按职责分工负责，地方各级人民政府负责）

（三）加强医养结合信息化支撑。充分利用现有健康、养老等信息平台，打造覆盖家庭、社区和机构的智慧健康养老服务网络，推动老年人的健康和养老信息共享、深度开发和合理利用。实施智慧健康养老产业发展行动计划，支持研发医疗辅助、家庭照护、安防监控、残障辅助、情感陪护等智能服务机器人，大力发展健康管理、健康检测监测、健康服务、智能康复辅具等智慧健康养老产品和服务。推进面向医养结合机构（指同时具备医疗卫生资质和养老服务能力的医疗卫生机构或养老机构）的远程医疗建设。

完善居民电子健康档案并加强管理，在老年人免费健康体检结束后1个月内告知其体检结果及健康指导建议，以历年体检结果为基础，为老年人建立连续性电子健康档案并提供针对性的健康管理服务（含中医药健康管理服务）。（国家卫生健康委、工业和信息化部、民政部、国家中医药局按职责分工负责，地方各级人民政府负责）

二、推进医养结合机构"放管服"改革

（四）简化医养结合机构审批登记。各地要认真贯彻落实国家卫生健康委等部门《关于做好医养结合机构审批登记工作的通知》（国卫办老龄发〔2019〕17号）要求，优化医养结合机构审批流程和环境。养老机构举办二级及以下医疗机构的（不含急救中心、急救站、临床检验中心、中外合资合作医疗机构、港澳台独资医疗机构），设置审批与执业登记"两证合一"。医疗卫生机构利用现有资源提供养老服务的，涉及建设、消防、食品安全、卫生防疫等有关条件，可依据医疗卫生机构已具备的上述相应资质直接进行登记备案，简化手续。（国家卫生健康委、民政部、国家发展改革委、住房城乡建设部、市场监管总局、国家中医药局按职责分工负责，地方各级人民政府负责）

（五）鼓励社会力量举办医养结合机构。政府对社会办医养结合机构区域总量不作规划限制。按照"非禁即入"原则，不得设置并全面清理取消没有法律法规依据和不合理的前置审批事项,没有法律法规依据不得限制社会办医养结合机构的经营性质。涉及同层级相关行政部门的,当地政务服务机构应当实行"一个窗口"办理,并一次性告知审批事项及流程、受理条件、材料清单、办理时限等内容。支持社会力量通过市场化运作方式举办医养结合机构,并按规定享受税费、投融资、用地等有关优惠政策。各地可采取公建民营、民办公助等方式支持社会力量为老年人提供多层次、多样化医养结合服务,鼓励地方结合实际制定多种优惠支持政策。支持社会办大型医养结合机构走集团化、连锁化发展道路。鼓励保险公司、信托投资公司等金融机构作为投资主体举办医养结合机构。(国家卫生健康委、国家发展改革委、民政部、财政部、自然资源部、住房城乡建设部、人民银行、税务总局、市场监管总局、银保监会、证监会、国家中医药局按职责分工负责,地方各级人民政府负责)

(六)加强医养结合服务监管。医养结合服务的监管由卫生健康行政部门(含中医药主管部门,下同)牵头负责、民政部门配合。医养结合机构中的医疗卫生机构和养老机构分别由卫生健康行政部门和民政部门负责进行行业监管。国家卫生健康委会同民政部等部门制定监管和考核办法,加大对医养结合服务质量考核检查力度,把医疗床位和家庭病床增加等情况纳入考核。研究制定医养结合机构服务指南和管理指南。各医养结合机构要严格执行医疗卫生及养老服务相关法律、法规、规章和标准、规范,建立健全相关规章制度和人员岗位责任制度,严格落实消防安全责任和各项安全制度。(国家卫生健康委、民政部、应急部、国家中医药局按职责分工负责,地方各级人民政府负责)

三、加大政府支持力度

(七)减轻税费负担。落实各项税费优惠政策,经认定为非营利组织的社会办医养结合机构,对其符合条件的非营利性收入免征企业所得税,对其自用的房产、土地,按规定享受房产税、城镇土地使用税优惠政策。符合条件的医养结合机构享受小微企业等财税优惠政策。对在社区提供日间照料、康复护理等服务的机构,符合条件的按规定给予税费减免、资金支持、水电气热价格优惠等扶持。对医养结合机构按规定实行行政事业性收费优惠政策。(财政部、税务总局、国家发展改革委、市场监管总局按职责分工负责,地方各级人民政府负责)

(八)强化投入支持。各地要加大政府购买服务力度,支持符合条件的社会办医养结合机构承接当地公共卫生、基本医疗和基本养老等服务。用于社会福利事业的彩票公益金要适当支持开展医养结合服务。(财政部、国家发展改革委、国家卫生健康委、民政部按职责分工负责,地方各级人民政府负责)

(九)加强土地供应保障。各地在编制国土空间规划时,要统筹考虑医养结合发展,做好用地规划布局,切实保障医养结合机构建设发展用地。非营利性医养结合机构可依法使用国有划拨土地,营利性医养结合机构应当以有偿方式用地。鼓励地方完善社区综合服务设施运维长效机制,对使用综合服务设施开展医养结合服务的,予以无偿或低偿使用。鼓励符合规划用途的农村集体建设用地依法用于医养结合机构建设。

在不改变规划条件的前提下,允许盘活利用城镇现有空闲商业用房、厂房、校舍、办公用房、培训设施及其他设施提供医养结合服务,并适用过渡期政策,五年内继续按原用途和权利类型使用土地;五年期满及涉及转让需办理相关用地手续的,可按新用途、新权利类型、市场价,以协议方式办理用地手续。由非营利性机构使用的,原划拨土地可继续划拨使用。(自然资源部、住房城乡建设部、财政部、农业农村部、国家卫生健康委、民政部按职责分工负责,地方各级人民政府负责)

(十)拓宽投融资渠道。鼓励社会办医养结合机构中的养老机构以股权融资、项目融资等方式筹集开办资金和发展资金。鼓励金融机构根据医养结合特点,创新金融产品和金融服务,拓展多元化投融资渠道,发挥"投、贷、债、租、证"协同作用,加大金融对医养结合领域的支持力度。鼓励地方探索完善抵押贷款政策,拓宽信贷担保物范围。(人民银行、银保监会、证监会、国家发展改革委、自然资源部、国家卫生健康委、民政部按职责分工负责,地方各级人民政府负责)

四、优化保障政策

(十一)完善公立医疗机构开展养老服务的价格政策。收费标准原则上应当以实际服务成本为基础,综合市场供求状况、群众承受能力等因素核定。充分发挥价格的杠杆调节作用,提高公立医疗机构开展养老服务的积极性,具备招标条件的,鼓励通过招标方式确定收费标准。(国家发展改革委、市场监管总局按职责分工负责,地方各级人民政府负责)

(十二)支持开展上门服务。研究出台上门医疗卫生服务的内容、标准、规范,完善上门医疗服务收费政策。建立健全保障机制,适当提高上门服务人员的待遇水平。提供上门服务的机构要投保责任险、医疗意外险、人身意外险等,防范应对执业风险和人身安全风险。建立老年慢性病用药长期处方制度。家庭医生签约服务团队要为签约老年人提供基本医疗、公共卫生等基础性签约服务及个性化服务。(国家卫生健康委、财政部、国家医保局、人力资源社会保障部、国家中医药局按职责分工负责,地方各级人民政府负责)

(十三)加大保险支持和监管力度。将符合条件的医养结合机构中的医疗机构按规定纳入城乡居民基本医疗保险定点范围,正式运营3个月后即可提出定点申请,定点评估完成时限不得超过3个月时间。对符合规定的转诊住院患者可以连续计算医保起付线,积极推进按病种、按疾病诊断相关分组(DRG)、按床日等多元复合的医保支付方式。鼓励有条件的地方按规定逐步增加纳入基本医疗保险支付范围的医疗康复项目。

厘清医疗卫生服务和养老服务的支付边界,基本医疗保险基金只能用于支付符合基本医疗保障范围的疾病诊治、医疗护理、医疗康复等医疗卫生服务费用,不得用于支付生活照护等养老服务费用。实行长期护理保险制度的地区,失能老年人长期护理费用由长期护理保险按规定支付。加快推进长期护理保险试点。

支持商业保险机构大力发展医养保险,针对老年人风险特征和需求特点,开发专属产品,增加老年人可选择的商业保险品种并按规定报批报备,重点发展老年人疾病保险、医疗保险和意外伤害保险。鼓励深入社区为老年人购买商业保险提供全流程服务。研究引入寿险赔付责任与护理支付责任的转换机制,支持被保险人在生前失能时提前获得保险金给付,用于护理费用支出。加快发展包括商业长期护理保险在内的多种老年护理保险产品,满足老年人护理保障需求。(国家医保局、发展改革委、银保监会按职责分工负责,地方各级人民政府负责)

五、加强队伍建设

(十四)扩大医养结合服务队伍。将医养结合人才队伍建设分别纳入卫生健康和养老服务发展规划。鼓励引导普通高校、职业院校(含技工院校)增设相关专业和课程,加强老年医学、康复、护理、健康管理、社工、老年服务与管理等专业人才培养,扩大相关专业招生规模。统筹现有资源,设立一批医养结合培训基地,探索普通高校、职业院校、科研机构、行业学会协会与医养结合机构协同培养培训模式。各地要制定培训计划,分级分类对相关专业技术人员及服务人员进行专业技能培训和安全常识培训,医养结合机构要优先招聘培训合格的医疗护理员和养老护理员。

充分发挥社会公益组织作用,加大对助老志愿服务项目和组织的培育和支持力度,鼓励志愿服务组织与医养结合机构结对开展服务,通过开展志愿服务给予老年人更多关爱照顾。鼓励医疗机构、养老机构及其他专业机构为老年人家庭成员及家政服务等从业人员提供照护和应急救护培训。(教育部、人力资源社会保障部、国家发展改革委、国家卫生健康委、民政部、共青团中央、全国妇联、中国红十字会按职责分工负责,地方各级人民政府负责)

(十五)支持医务人员从事医养结合服务。实施医师执业地点区域注册制度,支持医务人员到医养结合机构执业。建立医养结合机构医务人员进修轮训机制,提高其服务能力和水平。鼓励退休医务人员到医养结合机构执业。各地要出台支持政策,引导职业院校护理及相关专业毕业生到医养结合机构执业。医养结合机构中的医务人员享有与其他医疗卫生机构同等的职称评定、专业技术人员继续教育等待遇,医养结合机构没有条件为医务人员提供继续教育培训的,各地卫生健康行政部门可统筹安排有条件的单位集中组织培训。(国家卫生健康委、人力资源社会保障部、教育部按职责分工负责,地方各级人民政府负责)

各地、各有关部门要高度重视,加强沟通协调,形成工作合力。各级卫生健康行政部门要会同民政等部门加强监督检查和考核评估。在创建医养结合示范省的基础上,继续开展医养结合试点示范县(市、区)和机构创建,对落实政策积极主动、成绩突出的地区和机构,在安排财政补助方面给予倾斜支持,发挥其示范带动作用,推动全国医养结合工作深入健康发展。

国家卫生健康委　民政部
国家发展改革委　教育部
财政部　人力资源社会保障部
自然资源部　住房城乡建设部
市场监管总局　国家医保局
国家中医药局　全国老龄办
2019年10月23日

2.119 综合医院风湿免疫科建设与管理指南(试行)

国家卫生健康委办公厅关于印发综合医院风湿免疫科建设与管理指南(试行)的通知

国卫办医函〔2019〕792号

各省、自治区、直辖市及新疆生产建设兵团卫生健康委:

为促进综合医院风湿免疫科建设发展,提高风湿免疫疾病诊疗能力和规范化水平,我委组织制定了《综合医院风湿免疫科建设与管理指南(试行)》(可在国家卫生健康委网站医政医管栏目下载),现印发给你们。具备条件的综合医院要按照要求,加强对风湿免疫科的建设和管理,不断提高风湿免疫疾病诊疗水平。目前条件尚不能达到要求的综合医院,要加强对风湿免疫科的建设,增加人员,配置设备,改善条件,健全制度,严格管理,逐步建立规范化的风湿免疫科。

国家卫生健康委办公厅
2019年10月21日

综合医院风湿免疫科建设与管理指南(试行)(节选)

第四条　三级综合医院风湿免疫科主要提供风湿免疫疾病急危重症和疑难复杂疾病的诊疗服务,重点发挥在医学科学研究、技术创新、规范诊疗和学科人才培养等方面的引领和带动作用。二级综合医院风湿免疫科主要为区域内风湿免疫常见病、多发病提供日常规范诊疗和疾病管理服务,接收三级综合医院转诊的急性病恢复期患者、术后恢复期患者及危重症稳定期患者,以及承担急危重症患者抢救和疑难复杂疾病向上转诊服务。

2.120　建立完善老年健康服务体系

关于建立完善老年健康服务体系的指导意见

国卫老龄发〔2019〕61 号

各省、自治区、直辖市人民政府,国务院各部委、各直属机构:

当前,我国老年人口规模持续扩大,对健康服务的需求愈发迫切,为解决老年健康服务体系不健全,有效供给不足,发展不平衡不充分的问题,建立完善符合我国国情的老年健康服务体系,满足老年人日益增长的健康服务需求,根据《"健康中国 2030"规划纲要》,经国务院同意,现提出如下意见。

一、总体要求

(一)指导思想。以习近平新时代中国特色社会主义思想为指导,全面贯彻党的十九大和十九届二中、三中全会精神,深入贯彻落实全国卫生与健康大会精神,以维护老年人健康权益为中心,以满足老年人健康服务需求为导向,大力发展老年健康事业,着力构建包括健康教育、预防保健、疾病诊治、康复护理、长期照护、安宁疗护的综合连续、覆盖城乡的老年健康服务体系,努力提高老年人健康水平,实现健康老龄化,建设健康中国。

(二)基本原则。

健康引领,全程服务。以大卫生、大健康的理念引领老年健康服务体系建设,将健康融入所有政策,着眼生命全过程,对影响健康的因素进行干预,提供综合连续的全程服务。

兜底保障,公平可及。以基层为重点,提高服务效能,保障经济困难的失能(含失智)、计划生育特殊家庭老年人的基本健康服务。促进资源优化配置,逐步缩小城乡、区域差距,促进老年健康服务公平可及。

政策支持,激发活力。履行政府在制定规划和政策、引导投入等方面的职责,发挥市场在资源配置中的决定性作用,激发市场活力,鼓励社会参与,满足多层次、多样化的老年健康服务需求。

统筹资源,共建共享。统筹政府各部门、社会各方面资源,动员引导全社会广泛参与,共同促进老年健康服务发展,实现共建共享。

(三)主要目标。到 2022 年,老年健康相关制度、标准、规范基本建立,老年健康服务机构数量显著增加,服务内容更加丰富,服务质量明显提升,服务队伍更加壮大,服务资源配置更趋合理,综合连续、覆盖城乡的老年健康服务体系基本建立,老年人的健康服务需求得到基本满足。

二、主要任务

（一）加强健康教育。利用多种方式和媒体媒介，面向老年人及其照护者开展健康教育活动，内容包括营养膳食、运动健身、心理健康、伤害预防、疾病预防、合理用药、康复护理、生命教育和中医养生保健等，促进老年人形成健康生活方式，提高老年人健康素养。积极开展中医药膳食疗科普等活动，推广中医传统运动项目，加强中医药健康养生养老文化宣传。开展老年健康宣传周等活动，宣传老年健康科学知识和相关政策，营造关心支持老年健康的社会氛围。老年大学和老年教育机构要将健康教育纳入课程体系和教学内容。依托社区服务中心、基层老龄协会、老年大学等，鼓励老年人积极参与社会活动，自觉主动维护身心健康。（国家卫生健康委、教育部、工业和信息化部、民政部、农业农村部、广电总局、体育总局、国家中医药局、中国老龄协会按职责分工负责）

（二）加强预防保健。建立健全老年健康危险因素干预、疾病早发现早诊断早治疗、失能预防三级预防体系。落实国家基本公共卫生服务项目，加强老年人健康管理，提供生活方式和健康状况评估、体格检查、辅助检查和健康指导服务，将老年人健康管理作为基本公共卫生服务项目绩效评价的重要内容，把老年人满意度作为重要评价指标，县（市、区）卫生健康行政部门要落实对绩效评价的主体责任，每年组织开展一次绩效评价。以老年人为重点，做实家庭医生签约服务。开展老年人营养改善行动，监测、评价和改善老年人营养状况。加强老年人群重点慢性病的早期筛查、早期干预及分类管理，积极开展阿尔茨海默病、帕金森病等神经退行性疾病的早期筛查和健康指导。实施失能预防项目，宣传失能预防核心信息，降低老年人失能发生率。加强适老环境建设和改造，减少老年人意外伤害。重视老年人心理健康，完善精神障碍类疾病的早期预防及干预机制，针对抑郁、焦虑等常见精神障碍和心理行为问题，开展心理健康状况评估和随访管理，为老年人特别是有特殊困难的老年人提供心理辅导、情绪纾解、悲伤抚慰等心理关怀服务。（国家卫生健康委、工业和信息化部、民政部、财政部、住房城乡建设部、国家中医药局按职责分工负责）

（三）加强疾病诊治。完善老年医疗资源布局，建立健全以基层医疗卫生机构为基础，老年医院和综合性医院老年医学科为核心，相关教学科研机构为支撑的老年医疗服务网络。有条件的二级及以上综合性医院要开设老年医学科，到 2022 年，二级及以上综合性医院设立老年医学科的比例达到 50%。各地可根据实际，加大老年医院建设力度。重视老年人综合评估和老年综合征诊治，推动老年医疗服务从以疾病为中心的单病种模式向以患者为中心的多病共治模式转变。强化老年人用药保障，开展老年人用药使用监测，加强老年人用药指导，建立老年慢性疾病长期处方制度。开展社区和居家中医药健康服务，促进优质中医药资源向社区、家庭延伸。

全面落实老年人医疗服务优待政策，医疗机构普遍建立老年人挂号、就医绿色通道，优化老年人就医流程，为老年人看病就医提供便利服务。开展老年友善医疗卫生机构创建活动，推动医疗卫生机构开展适老化改造，开展老年友善服务，到 2022 年，80% 以上的综合性医院、康复医院、护理院和基层医疗卫生机构成为老年友善医疗卫生机构。鼓励医疗卫生机构为居家失能老年人提供家庭病床、巡诊等上门医疗服务。（国家卫生健康委、国家发展改革委、财政部、国家中医药局按职责分工负责）

（四）加强康复和护理服务。充分发挥康复医疗在老年医疗服务中的作用，为老年患者提供早期、系统、专业、连续的康复医疗服务。大力发展老年护理服务，建立完善以机构为支撑、社区为依托、居家为基础的老年护理服务网络。开展中医特色老年人康复、护理服务。加强护理、康复医疗机构建设,鼓励医疗资源丰富的地区将部分公立医疗机构转型为护理、康复医疗机构,鼓励二级及以上综合性医院设立康复医学科,提高基层医疗卫生机构的康复、护理床位占比。支持农村医疗卫生机构利用现有富余编制床位开设康复、护理床位。到 2022 年,基层医疗卫生机构护理床位占比达到 30%。(国家卫生健康委、国家发展改革委、民政部、财政部、国家中医药局按职责分工负责)

(五)加强长期照护服务。探索建立从居家、社区到专业机构的失能老年人长期照护服务模式。实施基本公共卫生服务项目,为失能老年人上门开展健康评估和健康服务。通过政府购买服务等方式,支持社区嵌入式为老服务机构发展。依托护理院(站)、护理中心、社区卫生服务中心、乡镇卫生院等医疗卫生机构以及具备提供长期照护服务能力的社区日间照料中心、乡镇敬老院等养老机构,为失能老年人提供长期照护服务。鼓励各地通过公建民营、政府购买服务、发放运营补贴等方式,支持各类医养结合机构接收经济困难的高龄失能老年人。

增加从事失能老年人护理工作的护士数量,鼓励退休护士从事失能老年人护理指导、培训和服务等工作。进一步开展职业技能培训和就业指导服务,充实长期照护服务队伍。面向居家失能老年人照护者开展应急救护和照护技能培训,提高家庭照护者的照护能力和水平。(国家卫生健康委、教育部、民政部、财政部、人力资源社会保障部按职责分工负责)

(六)加强安宁疗护服务。根据医疗机构的功能和定位,推动相应医疗卫生机构,按照患者"充分知情、自愿选择"的原则开展安宁疗护服务,开设安宁疗护病区或床位,有条件的地方可建设安宁疗护中心,加快安宁疗护机构标准化、规范化建设。积极开展社区和居家安宁疗护服务。探索建立机构、社区和居家安宁疗护相结合的工作机制,形成畅通合理的转诊制度。制定安宁疗护进入和用药指南。营利性医疗机构可自行确定安宁疗护服务内容和收费标准。非营利性医疗机构提供的安宁疗护服务,属于治疗、护理、检查检验等医疗服务的,按现有项目收费;属于关怀慰藉、生活照料等非医疗服务的,不作为医疗服务价格项目管理,收费标准由医疗机构自主确定。

建立完善安宁疗护多学科服务模式,为疾病终末期患者提供疼痛及其他症状控制、舒适照护等服务,对患者及家属提供心理支持和人文关怀。加强对公众的宣传教育,将生命教育纳入中小学校健康课程,推动安宁疗护理念得到社会广泛认可和接受。认真总结安宁疗护试点经验,稳步扩大试点。(国家卫生健康委、国家发展改革委、教育部、国家医保局按职责分工负责)

三、保障措施

(一)强化标准建设。制定老年人健康干预及评价标准。建立健全长期照护服务标准和管理规范,制定长期照护专业人员职业技能标准。制定老年医疗、康复、护理、安宁疗护等老年健康服务机构基本标准和服务规范,制定综合医院老年医学科建设和管理指南,制定老年友善医疗卫生机构标准。研究完善上门医疗护理和家庭病床服务的内容、标准、规范及收费和支付政策,建立健全保障机制,鼓励相关机构投保责任险、医疗意外险、人身意外险等,防范应对执业风险和人身安全风险,适当提高上门服务人员的待遇水平。(国家卫生健康委、民政部、人力资源社会保障部、市场监管总局、国家医保局、银保监会、中国残联按职责分工负责)

(二)强化政策支持。各地要积极出台实施扶持政策,在土地供应、政府购买服务等方面对老年健康服务发展予以支持和倾斜。鼓励社会力量举办老年医院、康复医院、护理院、安宁疗护中心等。加大对贫困地区老年健康服务机构建设的支持力度,推动实现城乡、区域老年健康服务均等化。全面建立经济困难的高龄、失能老年人补贴制度,并做好与长期护理保险制度的衔接。研究建立稳定可持续的筹资机制,推动形成符合国情的长期护理保险制度框架。(国家发展改革委、民政部、财政部、国家医保局、银保监会按职责分工负责)

(三)强化学科发展。推进老年医学研究中心、国家老年疾病临床医学研究中心等创新基地建设,打造高水平的技术创新与成果转化基地。加强老年健康相关科学研究,通过各级财政科技计划支持老年健康相关预防、诊断、治疗技术和产品研发。加强老年健康相关适宜技术研发与推广。引导普通高校和职业院校开设老年医学、药学、护理、康复、心理、安宁疗护等相关专业和课程,开展学历教育。(教育部、科技部、国家卫生健康委、国家中医药局按职责分工负责)

(四)强化队伍建设。加强老年健康人才培养,支持开展老年健康服务相关从业人员的继续教育,壮大老年健康人才队伍。加强老年健康促进、老年医学及其相关专业人员培训,建立培训机制,建设培训基地,提高相关人员的服务能力和水平。扩大老年护理服务队伍,补齐服务短板,到2022年基本满足老年人护理服务需求。完善老年健康相关职业资格认证制度和以技术技能价值激励为导向的薪酬分配体系,拓宽职业发展前景。(国家卫生健康委、教育部、民政部、人力资源社会保障部、国家中医药局按职责分工负责)

(五)强化信息支撑。充分利用人工智能等技术,研发可穿戴的老年人健康支持技术和设备,探索开展远程实时查看、实时定位、健康监测、紧急救助呼叫等服务。加强老年健康服务相关信息系统建设,促进各类健康数据的汇集和融合,整合信息资源,实现信息共享。积极探索"互联网+老年健康"服务模式,推动线上线下结合,开展一批智慧健康服务示范项目。(国家卫生健康委、工业和信息化部、民政部按职责分工负责)

(六)强化组织保障。建立政府主导、部门协作、社会参与的工作机制,各地各有关部门要高度重视老年健康服务体系建设,将其纳入经济社会发展相关规划,纳入深化医药卫生体制改革和促进养老、健康服务业发展的总体部署,结合实际制定老年健康服务体系建设的具体规划和实施办法。

国家卫生健康委　国家发展改革委　教育部　民政部
财政部　人力资源社会保障部　国家医保局　国家中医药局
2019年10月28日

2.121　推进健康企业建设

关于推进健康企业建设的通知

全爱卫办发〔2019〕3号

各省、自治区、直辖市及新疆生产建设兵团爱卫办、卫生健康委、工信委(经信委、厅)、生态环境厅(局)、工会、团委、妇联,中国疾病预防控制中心:

为贯彻党的十九大和十九届二中、三中全会及全国卫生与健康大会精神,落实《中华人民共和国职业病防治法》《"健康中国2030"规划纲要》《关于实施健康中国行动的意见》《关于开展健康城市健康村镇建设的指导意见》等要求,深入开展健康城市健康村镇建设,促进健康"细胞"建设广泛开展,我们组织制定了《健康企业建设规范(试行)》,现印发给你们,请结合实际参照执行。同时,就做好有关工作提出如下要求:

附件:健康企业建设规范(试行)

全国爱卫办　国家卫生健康委　工业和信息化部

生态环境部　全国总工会　共青团中央

全国妇联

2019 年 10 月 21 日

健康企业建设规范(试行)(节选)

第二章　建设健康环境

第九条　全面开展控烟工作,打造无烟环境。积极推动室内工作场所及公共场所等全面禁烟,设置显著标识,企业内无烟草广告和促销。

第三章　提供健康管理与服务

第十四条　鼓励依据有关标准设立医务室、紧急救援站等,配备急救箱等设备。企业要为员工提供免费测量血压、体重、腰围等健康指标的场所和设施。

第十五条　建立企业全员健康管理服务体系,建立健康检查制度,制定员工年度健康检查计划,建立员工健康档案。设立健康指导人员或委托属地医疗卫生机构开展员工健康评估。

第十六条　根据健康评估结果,实施人群分类健康管理和指导,降低职业病及肥胖、高血压、糖尿病、高脂血症等慢性病患病风险。

第十八条　鼓励设立心理健康辅导室。制订并实施员工心理援助计划,提供心理评估、心理咨询、教育培训等服务。

第十九条　组织开展适合不同工作场所或工作方式特点的健身活动。完善员工健身场地及设施,开展工间操、眼保健操等工作期间劳逸结合的健康运动。

第四章　营造健康文化

第二十六条　通过多种传播方式,广泛开展健康知识普及,倡导企业员工主动践行合理膳食、适量运动、戒烟限酒等健康生活方式。积极传播健康先进理念和文化,鼓励员工率先树立健康形象,鼓励评选"健康达人",并给予奖励。

第二十七条　定期组织开展传染病、慢性病和职业病防治及心理健康等内容的健康教育活动,提高员工健康素养。

第二十八条　定期对食堂管理和从业人员开展营养、平衡膳食和食品安全相关培训。

第二十九条　关爱员工身心健康,构建和谐、平等、信任、宽容的人文环境。采取积极有效措施预防和制止工作场所暴力、歧视和性骚扰等。

2.122 加强青少年控烟工作

关于进一步加强青少年控烟工作的通知

国卫规划函〔2019〕230号

各省、自治区、直辖市及新疆生产建设兵团卫生健康委、党委宣传部、教育厅(教委、局)、市场监管局(厅、委)、广播电视局(文化体育广电和旅游局)、烟草专卖局、团委、妇联：

为贯彻落实《国务院关于实施健康中国行动的意见》，推进《健康中国行动(2019—2030年)》控烟行动实施，进一步加强青少年控烟工作，营造青少年远离烟草烟雾的良好环境，现就有关工作通知如下：

一、高度重视青少年控烟重大意义

烟草烟雾对青少年健康危害很大。青少年吸烟会对多个系统特别是呼吸系统和心血管系统产生严重危害。烟草中含有的尼古丁对脑神经有毒害，会造成记忆力减退、精神不振等。尼古丁具有极强的成瘾性，一旦吸烟成瘾，很难戒断。开始吸烟的年龄越早，成年后的吸烟量越大，烟草对其身体造成的危害就越大。

各地要充分认识加强青少年控烟对于整体控烟工作的重大意义，要把青少年控烟工作提升到事关国家未来、民族未来的高度，要以对人民群众特别是下一代高度负责的态度，切实把做好青少年控烟作为当前控烟工作重点，作为实现"2030年15岁以上人群吸烟率降低到20%"控烟目标的重要举措，筑牢青少年健康成长的安全屏障。

二、抓牢抓实青少年控烟工作

（一）强化青少年控烟宣传引导。要科学引导青少年树立良好的健康观，牢固树立"自己是健康第一责任人"的观念，倡导青少年"拒绝第一支烟"，成为"不吸烟、我健康、我时尚"的一代新人。要加大青少年控烟工作宣传力度，充分利用爱国卫生月、世界无烟日等主题活动，用青少年听得懂、易于接受的形式，开展形式多样的控烟宣传，广泛宣传烟草烟雾危害，促进形成青少年无烟环境。要充分发挥学校教育主渠道作用，将烟草危害和二手烟危害等控烟相关知识纳入中小学生健康教育课程，加快培育青少年无烟文化。要积极动员青少年加入到控烟队伍中来，为保护自身健康主动发挥青少年志愿者作用。（国家卫生健康委牵头，中央宣传部、教育部、共青团中央、全国妇联配合）

（二）严厉查处违法向未成年人销售烟草制品。烟草专卖零售商须在显著位置设置不向未成年人出售烟草制品的标识，不得向未成年人出售烟草制品，对难以判明是否已成年的应当要求其出示身份证件。无烟草专卖零售许可证的实体商家不得销售烟草专卖品，甚至是"茶烟"等花哨个性包装的非法烟草专卖品。任何公民、法人或者其他组织不得通过信息网络零售烟草专卖品，如网络购物平台、外卖平台、社交平台等。各地要切实加强烟草销售市场监管，对违法违规烟草销售行为进行监管及查处，确保商家不向未成年人售烟，未成年人买不到烟。（国家烟草局、市场监管总局分别负责）

（三）加大对违法烟草广告的打击力度。青少年容易受烟草广告引诱而尝试吸烟。任何组织和个人不得在大众传播媒介或者公共场所、公共交通工具、户外发布烟草广告，不得利用互联网发布烟草广告，不得向未成年人发送任何形式的烟草广告。各地要进一步加大对违法烟草广告的打击力度。（市场监管总局、国家烟草局分别负责）

（四）加强影视作品中吸烟镜头的审查。青少年容易产生盲目追星心理，影视作品中明星吸烟镜头极易误导青少年效仿。要加强电影和电视剧播前审查,严格控制影视剧中与剧情无关、与人物形象塑造无关的吸烟镜头,尽量删减在公共场所吸烟的镜头,不得出现未成年人吸烟的镜头。对于有过度展示吸烟镜头的电影、电视剧,不得纳入各种电影、电视剧评优活动。要把烟草镜头作为向中小学生推荐优秀影片的重要评审指标,对于过度展示吸烟镜头的,不得纳入影视剧推荐目录。(中央宣传部、广电总局分别负责)

(五)全面开展电子烟危害宣传和规范管理。近年来,我国电子烟使用率在青少年人群中呈明显上升趋势。电子烟烟液成分及其产生的二手烟(包括气溶胶)均不安全,目前尚无确凿证据表明电子烟可以帮助有效戒烟。各地要主动加强对电子烟危害的宣传教育,不将电子烟作为戒烟方法进行宣传推广,倡导青少年远离电子烟。在地方控烟立法、修法及执法中要积极推动公共场所禁止吸电子烟。要结合中小学校周边综合治理等专项行动,警示各类市场主体不得向未成年人销售电子烟,尤其是通过互联网向未成年人销售电子烟,有效防止青少年误入电子烟迷途。(国家烟草局、市场监管总局、国家卫生健康委牵头,中央宣传部、教育部、共青团中央、全国妇联配合)

(六)全力推进无烟中小学校建设。建设无烟学校,还孩子们一个清新的无烟校园环境,对于青少年身心健康成长至关重要。要加强无烟学校建设,任何人不得在校园禁烟区域及其他未成年人集中活动场所吸烟,严肃查处中小学校园内和校园周边违规销售烟草制品行为。学校要加强管理,在校园醒目位置设置禁烟标识和举报电话,加强日常巡查管理。加强吸烟危害健康宣传教育,促进学生养成良好的无烟行为习惯。(教育部牵头,国家卫生健康委、市场监管总局、国家烟草局配合)

三、建立完善青少年控烟长效机制

(一)卫生健康、宣传、团委、妇联等部门要加强烟草危害特别是电子烟危害宣传教育,引导青少年做自己健康的第一责任人,主动远离烟草危害。

(二)教育部门要加强无烟中小学校建设,强化校园无烟环境,对中小学校园内超市或小卖部售烟、发布烟草广告或变相烟草广告、以烟草品牌或烟草公司命名学校、组织学生参加烟草促销等商业活动进行排查清理,不得把有过度展示吸烟镜头的影视剧推荐给学生观看。

(三)市场监管部门要全面清理烟草广告和变相烟草广告,严肃查处无烟草专卖零售许可证的实体商家违法销售烟草制品,严厉打击网络销售烟草制品。

(四)烟草专卖行政主管部门应当加强烟草行业监管,认真清理查处违法违规销售烟草专卖品、发放烟草专卖零售许可证、发布烟草广告、向未成年售烟等问题。

(五)电影电视剧主管部门要加大对影视剧吸烟镜头的审查,严格控制电影电视剧吸烟镜头,最大程度地降低影视明星吸烟镜头对青少年的影响。对于有过度展示吸烟镜头的影视剧,不得纳入各种评优活动。

各地各部门要履行好部门职责,发挥部门优势,加强沟通协作,切实做到预防为主,关卡前移,合力推进青少年控烟工作。国家卫生健康委将联合各部门开展一次青少年控烟专项行动,加快形成多部门齐抓共管、媒体及公众广泛参与监督的常态化机制,为青少年远离烟草烟雾营造良好的社会环境。

国家卫生健康委　中央宣传部

教育部　市场监管总局

广电总局　国家烟草局

共青团中央　全国妇联

2019 年 10 月 29 日

2.123　基层基本公共卫生服务

国家卫生健康委办公厅关于县级疾病预防控制等专业公共卫生机构指导基层开展基本公共卫生服务的通知(节选)

国卫办疾控函〔2019〕817 号

各省、自治区、直辖市及新疆生产建设兵团卫生健康委,中国疾控中心:

为认真贯彻《"健康中国 2030" 规划纲要》,落实 2019 年政府工作报告关于基本公共卫生服务务必要让基层群众受益的有关要求,充分发挥县级疾病预防控制等专业公共卫生机构的技术优势,提高基本公共卫生服务水平,进一步提升基本公共卫生服务的质量和效果,现就县级疾病预防控制等专业公共卫生机构指导基层开展基本公共卫生服务工作提出如下要求。

二、工作内容

(一)指导对象。辖区内承担基本公共服务项目的基层医疗卫生机构,包括乡镇卫生院、村卫生室和社区卫生服务中心(站)以及其他承担基本公共卫生服务项目的机构。

(二)分类指导。

1. 针对健康教育、预防接种、0~6 岁儿童健康管理、孕产妇健康管理、老年人健康管理、严重精神障碍患者健康管理、中医药健康管理、肺结核患者健康管理、传染病和突发公共卫生事件报告和处理、卫生监督协管等工作,县级疾病预防控制等专业公共卫生机构要发挥自身优势,按照《国家基本公共卫生服务规范(第三版)》(以下简称《规范》)要求开展技术指导。

2. 针对高血压、2 型糖尿病等慢性病患者健康管理,县级疾病预防控制等专业公共卫生机构要与医疗机构组成专家团队协同开展技术指导。按照《规范》《国家基层高血压防治管理指南(2017)》和《国家基层糖尿病防治管理指南(2018)》等要求,在开展基层高血压、糖尿病医防融合试点的地区,积极发挥作用。

国家卫生健康委办公厅

2019 年 11 月 8 日

2.124　以药品集中采购和使用为突破口进一步深化医药卫生体制改革若干政策措施

国务院深化医药卫生体制改革领导小组印发关于以药品集中采购和使用为突破口进一步深化医药卫生体制改革若干政策措施的通知

国医改发〔2019〕3 号

各省、自治区、直辖市及新疆生产建设兵团深化医药卫生体制改革领导小组,国务院深化医药卫生体制改革领导小组各成员单位,人民银行、审计署、税务总局、银保监会:

为贯彻落实党中央、国务院关于深化医药卫生体制改革的决策部署,推动各地加大力度持续深化医疗、医保、医药联动改革,经国务院同意,现将《关于以药品集中采购和使用为突破口　进一步深化医药卫生体制改革的若干政策措施》印发给你们,请结合实际认真贯彻落实。

国务院深化医药卫生体制改革领导小组
2019 年 11 月 29 日

关于以药品集中采购和使用为突破口进一步深化医药卫生体制改革的若干政策措施(节选)

四、确保药品稳定供应

建立完善对药品生产企业供应能力的调查、评估、考核和监测体系。从国家组织集中采购和使用药品做起,逐步建立中标生产企业应急储备、库存和产能报告制度。生产企业自主选定流通企业进行配送,禁止地方行政部门和医疗机构指定配送企业。严格依法惩戒药品采购失信行为,完善市场清退制度,出现不按合同供货、不能保障质量和供应等情况时,要及时采取相应的赔偿、惩戒、退出、备选和应急保障措施。对于出现围标、串标等价格同盟或操控价格以及恶意断供等违法违规行为的企业,依法依规采取取消其相关集中采购入围和挂网资格等措施。(国家发展改革委、工业和信息化部、国家卫生健康委、人民银行、市场监管总局、国家医保局分别负责,国家药监局参与,分别负责为各单位按职责分别牵头,下同)

七、推进医疗服务价格动态调整等联动改革

各地要借鉴推广"腾空间、调结构、保衔接""三医"联动改革经验,通过降低药品耗材费用等多种方式腾出空间,在确保群众受益的基础上,统筹用于推进"三医"联动改革。在总体上不增加群众负担的前提下,稳妥有序试点探索医疗服务价格的优化。2020—2022年,各地要抓住药品耗材集中采购、取消医用耗材加成等降低药品耗材费用的窗口期,每年进行调价评估,达到启动条件的要稳妥有序调整价格,加大医疗服务价格动态调整力度,因医疗服务价格调整增加的费用原则上纳入医保支付范围,与"三医"联动改革紧密衔接。制定医疗服务价格动态调整指导文件,推动各地形成符合医疗行业特点的定调价规则和程序方法,按照"总量控制、结构调整、有升有降、逐步到位"的原则,持续优化医疗服务比价关系。各地要依法依规改革完善医疗服务定调价程序。加快审核新增医疗服务价格项目,完善审核制度,规范审核流程,促进医学技术创新发展和临床应用。各地要严格落实区域卫生规划,按规定落实对符合区域卫生规划的公立医疗卫生机构的投入责任,并对中医医院给予适当倾斜。(国务院医改领导小组秘书处、国家医保局、国家卫生健康委、财政部、国家中医药局分别负责)

九、加强医疗机构用药规范管理

坚持基本药物主导地位,推动优化用药结构。各地要按照国家要求,加强医疗机构用药目录管理和规范,在总结评估的基础上,推动医疗机构优先配备使用国家基本药物、医保目录药品,及时调整优化医疗机构用药目录。强化药事管理与药物治疗学委员会在医疗机构药品采购、使用等方面的作用。加强药师合理配备和培养培训,总结推广地方体现药学服务价值的做法,发挥药师在促进合理用药中的重要作用。(国家卫生健康委、国家医保局、国家中医药局分别负责)

十、推动实施药品医保支付标准

在考虑药品质量和疗效的基础上,从国家组织集中采购和使用药品以及谈判药品开始,对医保目录内药品按通用名制定医保支付标准,并建立动态调整机制。原则上对同一通用名相同剂型和规格的原研药、参比制剂、通过质量和疗效一致性评价的仿制药实行相同的支付标准。将通过一致性评价的仿制药纳入与原研药可相互替代药品目录,加大对通过一致性评价的仿制药质优价廉等方面的宣传,激励引导医生和患者使用。医师开具处方时,如通用名下同时有原研药和通过一致性评价的仿制药,需如实告知患者药品费用等有关情况,确保患者享有知情权和选择权。参加国家组织药品集中采购和使用改革的医疗机构应优先使用集中采购中选药品。药师应按照有关规定和要求进行处方审核。(国家卫生健康委、国家医保局分别负责)

2.125　老年医学科建设与管理指南(试行)

国家卫生健康委办公厅关于印发老年医学科建设与管理指南(试行)的通知

国卫办医函〔2019〕855 号

各省、自治区、直辖市及新疆生产建设兵团卫生健康委:

按照《"健康中国 2030"规划纲要》《国务院关于实施健康中国行动的意见》有关精神和部署,为指导规范老年医学科建设与管理,推进老年医疗卫生服务体系建设,促进老年医学发展,保证医疗质量和医疗安全,我委组织制定了《老年医学科建设与管理指南(试行)》(可在国家卫生健康委网站医政医管栏目下载)。现印发给你们,请遵照执行。

国家卫生健康委办公厅

2019 年 11 月 26 日

老年医学科建设与管理指南(试行)(节选)

第一章　总则

第一条　为指导规范老年医学科的建设与管理,推进老年医疗卫生服务体系建设,促进老年医学发展,保证医疗质量和医疗安全,根据《中华人民共和国执业医师法》《医疗机构管理条例》和《护士条例》等法律法规,制定本指南。

第二条　综合医院老年医学科按照本指南进行建设与管理,专科医院及其他医疗机构设置老年医学科的参照本指南执行。

第三条　设置老年医学科的综合医院应当取得相应的诊疗科目资质,科室名称为老年医学科。有条件的二级及以上综合性医院要开设老年医学科。

第四条　老年医学科主要收治患老年综合征、共病以及其他急、慢性疾病的老年患者。

第五条　各级卫生健康行政部门应当加强对老年医学科的指导和监督,综合医院应当加强老年医学科的建设与管理,提高医疗服务质量,保障患者医疗安全。

第三章　人员配备

第十三条　老年医学科医师是经卫生健康行政部门注册,取得临床专业执业资格,并经过相关培训，从事老年医学专业医疗服务的医师。老年医学科护士是经过卫生健康行政管理部门注册的护士。

第十四条　老年医学科每张病床应当配备医师≥0.3 名，配备护士≥0.6 名。老年医学科医师配置应当确保三级查房制度。鼓励有条件的医院配备康复治疗师、营养师、心理治疗师、临床药师等人员。

第十五条　三级综合医院老年医学科主任应当由具有副高级以上专业技术资格，且在老年医学科连续工作 5 年以上的医师担任。二级综合医院的老年医学科主任应当由具备中级以上专业技术资格的医师担任。

第十六条　综合医院应当确保老年医学科可持续发展，从业人员梯队完整结构合理，岗位责任分工明确，团队协作特征鲜明，服务流程科学，医疗质量规范，信息资料保存完整。

第十七条　综合医院应当科学制订老年医学科人才培养目标以及岗位培训计划，定期实践考核，不断提高老年医学专业人员的素质和水平。

第四章　科室管理

第十八条　老年医学科应当建立健全并严格遵守执行相应的规章制度、岗位职责和诊疗规范、操作规程。

第十九条　老年医学科应当制定老年综合评估技术规范，老年多学科服务模式，老年患者跌倒、坠床、压疮及误吸、安宁疗护等技术方案和处置措施。要按照医疗机构患者活动场所及坐卧设施安全要求等行业标准，制定符合老年特点的患者安全保障措施，并做好组织实施。要建立老年患者在院内及与康复、护理机构及社区卫生服务中心的双向转诊机制。

第二十条　老年医学科应当遵循《医院感染管理办法》及相关法律法规的要求，加强医院感染管理，建立临床用血安全管理相关制度，保证医疗质量和安全。

2.126　加强老年护理服务工作

关于加强老年护理服务工作的通知
国卫办医发〔2019〕22 号

各省、自治区、直辖市及新疆生产建设兵团卫生健康委、中医药管理局：

为贯彻落实党中央、国务院关于积极应对人口老龄化、提高老年人健康水平的重大决策部署，增加老年护理服务供给，逐步满足老年患者多样化、差异化的护理服务需求。现就进一步加强老年护理服务有关工作通知如下：

一、增加提供老年护理服务的医疗机构和床位数量

（一）各地卫生健康行政部门（含中医药主管部门，下同）要做好老年护理医疗资源的规划、布局。根据辖区内老年人群的数量、疾病谱特点、医疗护理需求等情况，结合实际，科学制订老年护理服务体系规划，统筹整合老年护理资源，建立覆盖老年人群疾病急性期、慢性期、康复期、长期照护期、生命终末期的护理服务体系。

（二）推动医疗资源丰富地区的部分一级、二级医院转型为护理院、康复医院等。支持和引导社会力量举办规模化、连锁化的护理站、护理中心、康复医疗中心、安宁疗护中心等，

增加辖区内提供老年护理服务的医疗机构数量。鼓励有条件的基层医疗卫生机构根据需要设置和增加提供老年护理服务的床位。

二、医疗机构增加老年护理服务供给

（三）医疗机构要按照分级诊疗的要求，结合功能定位，根据老年患者疾病特点、自理能力情况以及多元化护理新需求等，增加老年护理服务供给。积极开展老年护理服务需求评估工作，根据评估情况，按需分类地为老年患者提供专业、适宜、便捷的老年护理服务。

（四）三级医院主要为急危重症和疑难复杂疾病的老年患者提供专科护理服务。公立三级医院要承担辖区内老年护理技术支持、人才培训等任务，发挥帮扶和带动作用，鼓励社会力量举办的三级医院积极参与。鼓励二级医院设置老年医学科，为老年患者提供住院医疗护理服务。护理院、康复医院、护理中心、康复医疗中心等医疗机构要为诊断明确、病情稳定的老年患者提供护理服务。

（五）社区卫生服务中心、乡镇卫生院等基层医疗卫生机构要积极为有需求的老年患者特别是失能老年患者提供护理服务。有条件的可以设立家庭病床、日间护理中心或"呼叫中心"等，为老年患者提供居家护理、日间护理服务。通过家庭医生签约服务等多种方式，为老年患者提供疾病预防、医疗护理、慢性病管理、康复护理、安宁疗护等一体化服务。

三、提高老年护理从业人员服务能力

（六）要根据医疗机构的功能定位，有计划、分层次地对医疗机构内护士开展针对性的培训，提升老年护理服务能力。重点加强对二级医院、护理院（站）、护理中心、康复医院、康复医疗中心以及社区卫生服务中心、乡镇卫生院等基层医疗卫生机构护士的培训，提升其老年人常见病、多发病护理，老年心理护理等老年护理专业技术水平，特别是为失能老年人提供护理服务的能力。

（七）各地要按照《关于加强医疗护理员培训和规范管理工作的通知》（国卫医发〔2019〕49 号）有关要求，充分发挥市场机制作用，加快培训医疗护理员，提高其从业素养和专业技能。医疗机构应当加强对本机构内医疗护理员的培训，有条件的公立医疗机构、相关学协会、职业培训机构等可以为社会力量举办的医疗机构、基层医疗卫生机构以及医养结合机构等提供医疗护理员培训技术支持。

四、丰富老年护理服务模式

（八）鼓励医疗机构结合实际，积极丰富创新多层次、差异化的老年护理服务模式。医疗机构要结合优质护理服务的推进和要求，为老年住院患者提供全面、全程的责任制整体护理服务。鼓励有条件的医疗机构积极为老年患者开展延续性护理服务，将机构护理延伸至社区和居家。支持基层医疗卫生机构丰富和创新护理服务模式，为失能或高龄老年人提供日间护理、居家护理、家庭病床等服务。

（九）鼓励有条件的地区和医疗机构按照要求积极探索开展"互联网＋护理服务"新型业态，结合实际合理确定"互联网＋护理服务"项目，优先为失能、高龄或行动不便的老年患者提供居家护理等服务。

（十）各地要将提供老年护理服务的相关医疗机构纳入到医联体建设中，充分发挥大型医院优质护理资源的帮扶带动作用，借助城市医疗集团、县域医共体、专科联盟以及远程医疗等形式，帮助和指导基层医疗卫生机构开展老年护理服务，惠及更多老年患者。

五、组织实施

（十一）加强组织领导。地方各级卫生健康行政部门要从实施健康中国战略、积极应对人口老龄化的高度,充分认识做好老年护理服务工作的重要意义,将其列入议事日程和民心工程。加强组织领导和统筹协调,健全工作机制,结合实际制订实施方案并推动落实,确保各项任务取得实效。

（十二）强化政策保障。要主动协调有关部门按照国家关于积极应对人口老龄化,推进健康服务业、护理服务业以及促进社会办医持续健康规范发展等的有关要求,探索建立完善有利于老年护理服务发展的收费、支付等相关保障机制,妥善解决反映的问题和困难,强化政策支撑,推动政策落地。

（十三）鼓励先行先试。有条件的地区要探索创新有益做法,及时总结评估。相关医疗机构要按照《关于开展老年护理需求评估和规范服务工作的通知》(国卫医发〔2019〕48 号)逐步开展老年护理需求评估并规范提供服务。根据开展老年护理专业护士和医疗护理员培训的有关要求,加快培训老年护理从业人员,提高老年护理服务能力。按照公平竞争择优的原则,鼓励采用政府购买服务方式,把部分适宜的老年护理服务项目交由具备条件的社会办老年护理服务机构承担。

（十四）加强安全监管。各级卫生健康行政部门要将提供老年护理服务的相关医疗机构纳入医疗护理质量监测体系,加强老年护理服务质量控制和行为监管。要加大对老年护理服务工作的指导力度,健全专项检查和第三方评估等工作机制,充分发挥社会监督的作用。对于出现重大老年医疗护理安全事件、社会反映强烈的医疗机构和人员依法依规严肃问责。要按照法律法规有关规定公开区域内提供老年护理服务相关医疗机构、人员处罚等信息,并纳入全国信用信息共享平台。

（十五）营造浓厚氛围。各地要加大宣传力度,充分利用广播、电视、报刊、互联网等媒体,广泛宣传积极应对人口老龄化、加强老年护理服务的政策。要积极宣传在老年护理服务工作中涌现的先进典型,努力营造全社会关心、支持、参与老年护理服务工作的良好氛围。

各省级卫生健康行政部门要根据本通知要求,结合实际制订本辖区加快发展老年护理服务的工作方案,于 2020 年 2 月 17 日前报送国家卫生健康委医政医管局,有关工作进展及时沟通。

国家卫生健康委办公厅　国家中医药管理局办公室

2019 年 12 月 5 日

2.127　健康中国行动——儿童青少年　心理健康行动方案（2019—2022 年）

关于印发健康中国行动——儿童青少年　心理健康行动方案（2019—2022 年）的通知

国卫疾控发〔2019〕63 号

各省、自治区、直辖市及新疆生产建设兵团卫生健康委、宣传部、文明办、网信办、教育厅（委、局）、民政厅（局）、财政厅（局）、广播电视局、妇儿工委办公室、共青团、妇联、关工委:

为贯彻落实《国务院关于实施健康中国行动的意见》,推进《健康中国行动（2019—2030

年)》心理健康促进行动、中小学健康促进行动实施,进一步加强儿童青少年心理健康工作,促进儿童青少年心理健康和全面素质发展,我们联合制定了《健康中国行动——儿童青少年心理健康行动方案(2019—2022年)》(可从国家卫生健康委网站下载)。现印发给你们,请认真贯彻落实。

国家卫生健康委　中宣部

中央文明办　中央网信办

教育部　民政部

财政部　国家广电总局

国务院妇儿工委办公室　共青团中央

全国妇联　中国关工委

2019年12月18日

健康中国行动——儿童青少年心理健康行动方案(2019—2022年)

一、行动目标

到2022年底,实现《健康中国行动(2019—2030年)》提出的儿童青少年心理健康相关指标的阶段目标,基本建成有利于儿童青少年心理健康的社会环境,形成学校、社区、家庭、媒体、医疗卫生机构等联动的心理健康服务模式,落实儿童青少年心理行为问题和精神障碍的预防干预措施,加强重点人群心理疏导,为增进儿童青少年健康福祉、共建共享健康中国奠定重要基础。

各级各类学校建立心理服务平台或依托校医等人员开展学生心理健康服务,学前教育、特殊教育机构要配备专兼职心理健康教育教师。50%的家长学校或家庭教育指导服务站点开展心理健康教育。60%的二级以上精神专科医院设立儿童青少年心理门诊,30%的儿童专科医院、妇幼保健院、二级以上综合医院开设精神(心理)门诊。各地市设立或接入心理援助热线。儿童青少年心理健康核心知识知晓率达到80%。

二、具体行动

(一)心理健康宣教行动。各类媒体要对儿童青少年及家长、学校教师等加强心理健康宣传,传播心理健康知识,帮助全社会进一步树立"身心同健康"意识,掌握应对心理行为问题的方法和途径。教育引导儿童青少年安全合理使用电脑和智能终端设备,预防网络沉迷和游戏障碍。各级教育、卫生健康部门指导学校和医疗卫生机构推广实施《学生心理健康教育指南》。各级各类学校要积极开展生命教育、亲情教育、爱国教育,培养学生珍视生命、热爱亲人、爱国爱民的意识,培育积极心理品质。有条件的家长学校或家庭教育指导服务站点每年至少开展一次面向家长和子女的心理健康教育。医疗卫生机构要积极开展儿童青少年健康教育和科普宣传,倡导儿童青少年保持健康心理状态、科学运动、充足睡眠、合理膳食等,减少心理行为问题和精神障碍诱因。

(二)心理健康环境营造行动。各级卫生健康部门要会同教育等部门,倡导实施"心理滋养1 000天"行动,共同营造心理健康从娃娃抓起的社会环境,重点关注孕产妇、2岁以内婴幼儿及家长心理健康状况,开展0～6岁儿童心理行为发育问题预警征象筛查。学校、村(居)委会、妇联、关工委、共青团等机构和组织要密切关注儿童青少年成长环境,建立完善教师或家长暴力行为、学生欺凌行为、儿童青少年受虐待问题的举报渠道,发现相关问题或可疑情况时,及时采取措施,向有关部门报告,并注重保护儿童青少年隐私。村(居)委会、妇联依托"寻找最美家庭"等活动,引导家长传承良好家风,关注自身和子女心理健康,依法履行监护责任,营造良好的家庭环境,培养子女健康人格和良好行为习惯。新闻出版、网信、广播电视等管理部门要加大对网络内容的监管力度,及时发现清理网上与儿童青少年有关的非法有害出版物及信息,重点清查问题较多的网络游戏、网络直播、短视频、教育类APP等,打击网络赌博、血腥暴力、色情低俗等网站和APP,为儿童青少年营造良好的网络环境。

(三)心理健康促进行动。各级各类学校要实施倾听一刻钟、运动一小时"两个一"行动,即促进学生每天与同学、家人有效沟通交流15分钟;引导学生每天至少参加1小时体育运动。对学生开展职业生涯规划教育,积极安排学生到有关单位观摩体验。组织开展"绿书签"系列宣传教育活动,引导学生绿色阅读、文明上网,自觉远离和抵制有害出版物和信息。教育部门要定期开展学生心理健康状况和学校心理健康教育状况调查,督促学校完善心理健康教育机制,以积极导向将结果反馈学生家长。

(四)心理健康关爱行动。学校要对面临升学压力的初三、高三学生及家长开展心理辅导。对贫困、留守、流动、单亲、残疾、遭遇校园欺凌、丧亲等处境不利学生给予重点关爱,必要时开展心理干预。对精神障碍患者的子女,开展家庭关爱教育、辅助成长。对一般不良行为青少年进行心理辅导和批评教育。对疑似有心理行为问题或精神障碍的学生,教育部门要指导家长陪同学生到医疗机构寻求专业帮助。对患有精神障碍的学生,教育部门应当协助家庭和相关部门做好心理服务,建立健全病情稳定患者复学机制。普通学校要按照国家有关法律法规招收能够接受普通教育的精神障碍儿童入学。

(五)心理健康服务能力提升行动。各地教育部门要将心理健康教育内容纳入"国培计划"和地方各级教师培训计划,加强各级各类学校教师心理健康相关知识培训。学前教育机构、中小学结合家长会等活动,每年对学生家长开展至少一次心理健康知识培训,提高家长预防、识别子女心理行为问题的能力。卫生健康部门要加大精神科医师培养培训力度,探索开展儿童青少年精神病学专科医师培训。已建有热线的精神卫生医疗机构及12320公共卫生热线、共青团12355青少年服务热线等,要对工作人员开展儿童青少年心理健康知识培训,保障提供专业化服务,并向儿童青少年广泛宣传热线号码,鼓励其有需要时拨打求助。宣传部门要加强对各类媒体精神卫生相关新闻事件报道的指导和规范。各地各相关部门要重视各类突发事件中受影响儿童青少年人群的应急心理援助,针对儿童青少年特点制定完善相关方案,有效开展心理抚慰、疏导和心理危机干预工作。

(六)心理健康服务体系完善行动。各级各类学校要设立心理服务平台(如心理辅导室等),或通过培训校医、引入心理学专业教师、购买专业社工服务等形式开展学生心理健康服务,并加大中小学校(含中等职业学校)专兼职心理健康工作人员配置力度。高等学校按照师生比不低于1:4 000配备心理健康教育专职教师,并切实发挥辅导员、班主任在学生心理健康教育中的重要作用。托育机构要配备经过心理健康相关知识培训的保育人员,学前教育、特殊教育机构要配备专兼职心理健康教师。有条件的学校要发挥共青团、少先队、学生会组织作用,积极开展同伴教育,增强同伴支持。民政、妇联、共青团等部门依托城乡社区综合服务设施、社区教育机构、儿童之家、青年之家、家长学校或家庭教育指导服务站点等活动阵地,整合社会资源,开展心理健康教育。民政、文明办、卫生健康、共青团等部门发挥协调职能,依托社区综合服务设施、社区卫生服务中心、心理咨询室、社会工作站等搭建社区心理服务平台,支持引导专业社工、志愿者面向社区开展儿童青少年心理健康服务。文明办加强未成年人心理健康成长辅导中心规范建设,拓展服务内容,增强服务能力。卫生健康、民政、残联等培育引导社会化心理健康服务机构、康复训练机构为儿童青少年提供规范化、专业化服务。卫生健康行政部门通过平安医院创建等,推动儿童专科医院、妇幼保健院、二级以上综合医院等开设精神(心理)科。鼓励有条件的精神卫生医疗机构提供儿童青少年门诊和住院诊疗服务。建立学校、社区、社会心理服务机构等向医疗卫生机构的转介通道。

三、保障措施

(一)加强组织领导与部门协调。各地要建立健全部门协作、社会动员、全民参与的工作机制,明确部门职责。卫生健康、教育部门要在心理健康促进与精神障碍发现、转介、诊断治疗等工作中建立协作机制;与民政、宣传、文明办、广电、网信、共青团、妇联、关工委等部门和组织加强协作,落实各项工作任务。

(二)保障经费投入。各地根据儿童青少年心理健康工作需要和财力可能,做好资金保障工作,并加强对资金使用效益的考核。鼓励各种社会资源支持开展青少年心理健康服务。

(三)加大科学研究。各级卫生健康、教育等部门要依托精神卫生医疗机构、学校、科研院所等开展儿童青少年心理健康相关基础研究和应用研究。针对儿童青少年常见的心理行为问题与精神障碍,开展早期识别与干预研究,推广应用效果明确的心理干预技术和方法。

(四)完善监测评估干预机制。卫生健康等部门要依托现有资源建设儿童青少年心理健康状况数据采集平台,追踪心理健康状况变化趋势,为相关政策的制定完善提供依据。通过委托第三方等方式对工作措施落实情况及效果进行评价,对工作效果良好的经验及时进行推广。

2.128　原发性肝癌诊疗规范(2019 年版)

国家卫生健康委办公厅关于印发原发性肝癌诊疗规范
(2019 年版)的通知

国卫办医函〔2019〕934 号

各省、自治区、直辖市及新疆生产建设兵团卫生健康委:

为落实《健康中国行动(2019—2030 年)》和《中国防治慢性病中长期规划(2017—2025年)》要求,进一步提高原发性肝癌诊疗规范化水平,持续保障医疗质量与安全,对《原发性肝癌诊疗规范(2017 年版)》进行了修订,形成了《原发性肝癌诊疗规范(2019 年版)》(可在国家卫生健康委网站医政医管栏目下载)。现印发给你们,请遵照执行。

附件:原发性肝癌诊疗规范(2019 版)(略)

国家卫生健康委办公厅

2019 年 12 月 29 日

2.129　新冠肺炎疫情防控期间为老年人慢性病患者提供医疗卫生服务指南(试行)

关于印发基层医疗卫生机构在新冠肺炎疫情防控期间为老年人慢性病患者提供医疗卫生服务指南(试行)的通知

国卫基层家医便函〔2020〕2号

各省、自治区、直辖市及新疆生产建设兵团卫生健康委基层处:

为指导基层医疗卫生机构在新冠肺炎疫情防控期间为老年人、慢性病患者更好地提供医疗卫生服务,结合《国家基本公共卫生服务规范(第三版)》和国家卫生健康委有关疫情防控的政策措施,根据疫情防控工作需要,制定了《基层医疗卫生机构在新冠肺炎疫情防控期间为老年人　慢性病患者提供医疗卫生服务指南(试行)》。现印发给你们,请根据实际情况,参考使用。

国家卫生健康委基层司
2020 年 2 月 24 日

基层医疗卫生机构在新冠肺炎疫情防控期间为老年人慢性病患者提供医疗卫生服务指南(试行)

一、规范诊疗服务

(一)合理布局候诊区域,增加候诊椅配置,控制候诊患者间隔 1 米以上距离,做好患者预检分诊,加强通风换气和内部清洁消毒,防止院内感染。

(二)合理安排门诊时间,保证正常诊疗秩序,积极推行网上预约、电话预约等方式,实行错峰诊疗,减少就诊患者排队聚集。

(三)优化挂号、诊疗、检查、取药等服务流程,减少患者待诊时间及患者间接触风险。

(四)开展长期处方服务,对诊断明确、病情稳定的慢性病患者,经家庭医生评估后,根据需要制定长期药物治疗方案,给予长期处方服务。

(五)有条件的基层医疗卫生机构可对确有实际困难的高龄、失能老年人及行动不便的慢性病患者提供上门巡诊、家属代取药等服务。

二、优化健康管理服务

(六)在"网格化"健康管理基础上,充分运用微信、手机 APP 等信息化手段与老年人、慢性病患者或其家属(照护人员)建立有效的互动沟通渠道,开展随访服务,及时掌握老年人、慢性病患者健康状况,督促其加强血压、血糖自我监测,并进行针对性指导。

(七)指导老年人、慢性病患者保证充足睡眠,均衡营养,居家适度活动,根据自身条件及环境选择广播体操、八段锦等运动。

(八)加强老年人、慢性病患者心理疏导,引导其树立既要高度重视,又不过分恐慌的防控观念,提高自我防范意识。

(九)暂缓安排老年人、慢性病患者的年度体检工作,待疫情防控结束后,视情况逐步恢复相关工作。

三、加强疫情防控宣传教育

（十）鼓励老年人、慢性病患者及其家属利用多种媒介，了解新冠肺炎防控知识技能、疫情动态与相关政策，全面、正确看待疫情发展。

（十一）教育老年人、慢性病患者尽量居家减少外出，做好室内消毒通风，避免走亲访友等参加聚集性活动。确需外出时，要规范佩戴口罩，加强手卫生，做好个人防护，并避免乘用人员密集交通工具。

（十二）告知老年人、慢性病患者出现发热、咳嗽、鼻塞、头痛、乏力、气促、结膜充血或消化道症状时，立即按规定报告并做好隔离控制，及时转送发热门诊就诊。

2.130　疫情期间医疗服务管理工作

国家卫生健康委办公厅关于进一步落实科学防治精准施策分区分级要求做好疫情期间医疗服务管理工作的通知（节选）

国卫办医函〔2020〕162号

各省、自治区、直辖市及新疆生产建设兵团卫生健康委：

为进一步落实国务院联防联控机制《关于科学防治精准施策分区分级做好新冠肺炎疫情防控工作的指导意见》，指导各地在分区分级精准防控的基础上，有序做好医疗服务管理工作，满足患者就医需求。现将有关要求通知如下：

四、高风险地区做好重点患者医疗服务保障

高风险地区要严格落实"内防扩散、外防输出、严格管控"策略，根据疫情态势逐步恢复生产生活秩序的要求，在重点抓好疫情防控工作的同时，加强重点患者的医疗服务保障。要指导医疗机构根据不同患者的医疗需求进行分类救治，满足患者基本的、必须的就医需求。要一并做好普通肺炎、重症流感以及其他感染性疾病患者的医疗救治；要发挥基层医疗机构作用，对需长期用药治疗的冠心病、高血压、糖尿病、精神病等慢性非传染性疾病以及艾滋病、结核、肝炎等慢性传染性疾病患者加强管理，保障其用药需求；要采取有效措施，切实满足肿瘤放化疗、血液透析等需长期治疗的重大疾病患者的医疗需求；要落实有关要求，满足孕产妇、儿童、老年人等弱势群体的医疗服务需求；要持续开放院前急救和院内急诊，保障急危重伤病患者能够得到及时救治。高风险地区也要随风险等级调整，逐步恢复全面提供正常医疗服务。

2.131　基层医疗卫生机构在新冠肺炎疫情防控中分类精准做好工作

国家卫生健康委办公厅关于基层医疗卫生机构在新冠肺炎疫情防控中分类精准做好工作的通知（节选）

国卫办基层函〔2020〕177号

各省、自治区、直辖市及新疆生产建设兵团卫生健康委：

为贯彻落实国务院联防联控机制《关于科学防治精准施策分区分级做好新冠肺炎疫情防

控工作的指导意见》，指导各地基层医疗卫生机构根据当前疫情防控形势发展的趋势变化，突出重点、统筹兼顾、分类施策，在基层新冠肺炎疫情防控中差异化、精准化推进工作，有效落实落细相关工作措施，进一步把基层卫生健康服务的"网底"兜实、兜牢，现就有关事项通知如下：

二、分区分类科学精准开展工作

（一）疫情防控低风险县（市、区）的基层医疗卫生机构，一方面要贯彻落实区域"外防输入"策略，加强门诊预检分诊筛查，做好对发热患者的监测、发现、报告和转诊。协助落实对重点地区和高风险地区返回人员管理措施。加强公众健康宣教，引导做好个人防护。另一方面要全面恢复正常医疗卫生服务秩序，为居民提供基本诊疗、基本公共卫生服务、健康管理等服务。要合理安排门诊时间，积极推行预约服务，减少就诊居民排队聚集。要注意加强内部消毒、环境卫生工作，严防机构内感染事件发生。

（三）疫情防控高风险县（市、区）的基层医疗卫生机构，要协助落实好辖区"内防扩散、外防输出、严格管控"策略，在采取中风险地区各项防控措施基础上，全力参与做好城乡社区综合防控工作，及时协助落实社区管控和限制人员聚集等措施。要合理调配人力，重点关注辖区老年人、孕产妇、慢性病患者等人群基本卫生健康和用药需求。

三、有序开展家庭医生签约和基本公共卫生服务

疫情防控期间，鼓励基层医疗卫生机构在实施家庭医生签约服务和基本公共卫生服务项目中创新服务模式，优化服务流程，积极利用互联网手段，提高服务效率。

根据区域疫情防控分级情况，低风险县（市、区）持续开展家庭医生签约和基本公共卫生服务。中、高风险县（市、区）要加强分层分类管理，基层医疗卫生机构暂缓安排老年人健康体检等服务，合理调整儿童保健门诊和预防接种门诊，暂缓面对面新生儿访视与儿童健康体检，针对孕产妇、儿童、老年人和高血压、糖尿病等慢性病患者的健康管理，可通过电话、微信、短信、视频、智能语音、区域健康云 APP 等多种途径开展随访服务，相关随访记录应及时录入居民健康档案。鼓励依托区域卫生健康云平台实现随访数据的联通与共享。家庭医生服务团队要主动关心签约居民，推送针对性、个性化的健康教育和疫情防控信息，提供健康宣教服务，指导签约居民开展自我健康管理与个人防护，进一步提升签约居民对家庭医生签约服务的满意度与获得感。对于诊断明确、病情稳定的慢性病患者，基层医疗卫生机构应当按照规定落实慢性病患者长期处方、延伸处方等政策，减少患者不必要的就诊频次。各地要确保 2020 年基本公共卫生服务经费及时足额到位，人均经费补助标准中新增部分全部落实到乡村和城市社区，统筹用于基层医疗卫生机构开展疫情防控的人员经费、公用经费等支出，创新方式完善项目实施情况绩效评价。

四、充分发挥县域医共体支持作用

各地要充分发挥县域医共体推进资源下沉的协同作用。疫情防控低风险县（市、区）要抓紧推进紧密型县域医共体建设，进一步增强疫情防控和基本医疗卫生服务能力。疫情防控中、高风险县（市、区）要强化牵头医院对基层医疗卫生机构的培训和指导工作，对防控力量薄弱的基层医疗卫生机构及时安排支持、支援人员，充实基层防控力量，切实提高区域综合疫情防控能力。依托区域远程医疗促进优质资源向基层辐射下沉。可通过县域医共体加强对基层机构慢性病、特殊疾病用药的配备，满足居民就近用药需求。鼓励在基层疫情防控中推广行之有效的中医药防治方案，充分发挥中医药的独特优势和作用。

国家卫生健康委办公厅

2020年3月1日

2.132　推进分区分级恢复正常医疗服务工作

关于进一步推进分区分级恢复正常医疗服务工作的通知（节选）

联防联控机制发〔2020〕35 号

各省、自治区、直辖市及新疆生产建设兵团应对新型冠状病毒肺炎疫情联防联控机制（领导小组、指挥部）：

为贯彻落实党中央关于统筹推进疫情防控和经济社会发展工作的决策部署，在分区分级差异化防控的基础上，加快恢复正常医疗服务，满足人民群众看病就医需求，维护群众健康权益，现将有关要求通知如下：

三、加强医疗机构内部科学管理

（二）充分发挥互联网医疗优势。利用"互联网＋医疗健康"，大力推行预约挂号、预约检查、分时段就诊。探索开展先线上后现场的两次预检分诊模式，合理分流患者，引导有序就医、分时段就诊。加强远程医疗服务，开展远程会诊、远程辅助诊断，为异地患者在当地看病就医提供技术支持。鼓励已注册审批的互联网医院开展线上慢性病复诊、诊疗咨询等服务，加强慢性病药品配送保障。

（三）保障急重症患者和特殊群体就医需求。各地区医疗机构要确保急诊急救全天候开放。研究采取切实有效措施，满足需长期用药（包括麻醉药品、精神药品等特殊药品）、血液透析等特殊治疗的慢性病患者，需定期放疗、化疗的血液、肿瘤等重大疾病患者，以及孕产妇、儿童、老年人、精神类疾病等特殊群体的医疗服务需求。对病情稳定的慢性病患者，可以按照规定开具 12 周以内的长期处方，由签约的基层医疗机构进行管理。

（五）持续加强医联体建设发展。加强城市医疗集团和县域医共体内各医疗机构的协调配合，纵向调动医疗资源，发挥基层医疗机构作用，进一步落实基层首诊、双向转诊、急慢分治、上下联动的要求，使常见病、多发病患者就近看病就医，减少跨区域异地流动就医。结合疫情防控工作，推动分级诊疗制度的有效落实。

2.133　全国社会心理服务体系建设试点 2020 年重点工作任务

关于印发全国社会心理服务体系建设试点 2020 年重点工作任务及增设试点的通知（节选）

国卫办疾控函〔2020〕336 号

各省、自治区、直辖市及新疆生产建设兵团卫生健康委、政法委、教育厅（委、局）、公安厅（局）、民政厅（局）、司法厅（局）、财政厅（局）、信访局（办）、残联：

2018 年 11 月，国家卫生健康委、中央政法委、中宣部等 10 部门联合印发了《全国社会心理服务体系建设试点工作方案》。2019 年 1 月，多部门联合启动社会心理服务体系建设试点（以下简称试点）工作。根据试点工作目标和 2019 年试点任务执行情况，结合应对新冠肺炎疫情防控需要，研究制定了全国社会心理服务体系建设试点 2020 年重点工作任务

（见附件 1），同时增设湖北省武汉市为全国社会心理服务体系建设试点地区（见附件 2）。现将文件印发给你们，请各省份将社会心理服务体系建设试点作为推进平安中国、健康中国建设的重要抓手，纳入应对新冠肺炎疫情整体防控部署，加强组织领导和沟通协调，进一步指导试点地区严格按照国家试点方案及年度重点工作任务要求开展相关工作，确保各地按时完成试点任务。

　　附件：1. 全国社会心理服务体系建设试点 2020 年重点工作任务
　　　　　2. 全国社会心理服务体系建设试点地区名单（新增）（略）

国家卫生健康委办公厅　中央政法委办公厅

教育部办公厅　公安部办公厅

民政部办公厅　司法部办公厅

财政部办公厅　国家信访局办公室

中国残联办公厅

2020 年 4 月 24 日

附件 1

全国社会心理服务体系建设试点 2020 年重点工作任务（节选）

　　二、继续完善社会心理服务网络

　　（五）继续搭建基层社会心理服务平台。试点地区依托基层综治中心或城乡社区综合服务设施等，在村（社区）建立心理咨询室或社会工作室；2020 年底前，以村（社区）为单位，建成率达 50% 以上。

　　（六）完善学生心理健康服务网络。试点地区所有高等院校按照师生比不少于1 : 4 000 的比例，配备心理健康教育专职教师。建立心理辅导室的中小学校比例达 70%以上。

　　（七）完善员工心理健康服务网络。50% 的党政机关、企事业单位为员工提供心理健康服务。

　　（八）完善综合医院心理健康服务。20% 的二级以上综合医院开设精神（心理）门诊。

　　三、继续开展社会心理服务

　　（九）开展多种形式科普宣传。试点地区必须通过多种媒体包括电视、网络、报纸、宣传折页、科普宣传栏等形式开展心理健康科普宣传。各区县每月至少开展 1 次科普宣传。

　　（十）加强心理危机干预队伍建设，规范心理援助热线服务。试点地区要加强心理危机干预队伍建设，明确队伍成员与职责任务，每年至少开展 2 次系统培训和演练。加强心理援助热线的规范建设和管理，提供 7 × 24 小时服务，每年至少对接线员开展 4 次系统培训，加大指导和考核力度。

2.134 新冠肺炎疫情期间重点人群营养健康指导建议

国家卫生健康委办公厅关于印发新冠肺炎疫情期间重点人群营养健康指导建议的通知

国卫办疾控函〔2020〕372号

各省、自治区、直辖市及新疆生产建设兵团卫生健康委:

当前,我国新冠肺炎疫情防控向好态势进一步巩固,防控工作已从应急状态转为常态化。为加强对老年人、儿童青少年等重点人群的营养健康指导,减少疫情期间长时间居家生活对其身心健康的影响,我委组织编制了新冠肺炎疫情期间老年人、儿童青少年营养健康指导建议。现印发给你们,请参照执行。

附件:1. 新冠肺炎疫情期间老年人群营养健康指导建议
   2. 新冠肺炎疫情期间儿童青少年营养健康指导建议

国家卫生健康委办公厅
2020年5月10日

附件1

新冠肺炎疫情期间老年人群营养健康指导建议

老年人免疫功能弱,容易受到传染病的侵害。较长时间的居家生活极大影响本就脆弱的老年群体身心健康。合理膳食是维护老年人免疫功能的有效手段,然而老年人身体功能衰退、咀嚼和消化功能下降,同时多患有慢性疾病,对膳食营养有更多且特殊的需求。因此,针对老年人群提出以下营养健康指导建议。

一、拓展食物供应,丰富食物来源

在严格遵守防疫要求的前提下,积极疏通、拓展食物供应渠道,丰富食物来源。在目前米/面、蛋类和肉类食物供给得到较好保障的基础上,努力增加鲜活水产品、奶类、大豆类、新鲜蔬菜水果、粗杂粮和薯类的供应。

二、坚持食物多样,保持均衡膳食

力争每天食用的食物种类在12种以上,每周在25种以上。多吃新鲜蔬果,每天至少300克蔬菜,200克水果,且深色蔬菜占到一半以上。增加水产品的摄入,做到每周至少食用3次水产品,每周摄入5～7个鸡蛋,平均每天摄入的鱼、禽、蛋、瘦肉总量120～200克。增加食用奶和大豆类食物,每天摄入300克液体奶或相当量的奶制品,乳糖不耐受者可选酸奶或低乳糖奶产品,避免空腹喝奶,少量多饮,或与其他谷物搭配同食;大豆制品每天达到25克;适量吃坚果。

三、保持清淡饮食,主动足量饮水

多采用蒸、煮、炖的方式烹调。少吃、不吃烟熏、腌制、油炸类食品。少盐控油,每人每天烹调用油不超过30克,食盐不超过5克。保证每天7～8杯水(1 500～1 700毫升),不推荐饮酒。

四、保持健康体重，重视慢病管理

争取做到每周称一次体重，避免长时间久坐，每小时起身活动一次。尽可能利用家中条件进行太极拳、八段锦等适宜的身体活动；鼓励在做好防护的前提下进行阳光下的户外活动，每周中等强度身体活动 150 分钟以上。每三个月监测一次血糖、血脂、血压等慢病危险因素，提高慢病自我管理能力。

五、提倡分餐饮食，鼓励智慧选择

提倡分餐制，多使用公筷、公勺。学会阅读食品标签，选择安全、营养的食品。

附件 2

新冠肺炎疫情期间儿童青少年营养指导建议

儿童青少年正处在生长发育和行为形成的关键期，长时间居家生活会对他们的身心健康产生一定影响。为保证新冠肺炎疫情期间儿童青少年营养均衡和身体健康，现提出以下营养健康指导建议。

一、保证食物多样

疫情期间应保证食物品种多样，建议平均每天摄入食物 12 种以上，每周 25 种以上。做到餐餐有米饭、馒头、面条等主食，经常搭配全谷物、杂粮杂豆和薯类。保证鱼、禽、瘦肉和蛋摄入充足且不过量。优选水产品和禽肉，其次是瘦畜肉。餐餐要有蔬菜，保证每天摄入 300～500 克蔬菜，其中深色蔬菜应占一半。每天吃半斤左右的新鲜水果，喝 300 克牛奶或吃相当量的奶制品。经常吃大豆及豆制品和菌藻类食物。

二、合理安排三餐

要保证三餐规律，定时定量，不节食，不暴饮暴食。要每天吃早餐，早餐应包括谷薯类、肉蛋类、奶豆类、果蔬类中的三类及以上。午餐要吃饱吃好，晚餐要清淡一些。早餐、午餐、晚餐提供能量应占全天总能量的 25%～30%、30%～40%、30%～35%。

三、选择健康零食

可以选择健康零食作为正餐的补充，如奶和奶制品、水果、坚果和能生吃的新鲜蔬菜，少吃辣条、甜点、含糖饮料、薯片、油炸食品等高盐、高糖、高油的零食。吃零食的次数要少，食用量要小，不能在正餐之前吃零食，不要边看电视边吃零食。

四、每天足量饮水

应每天足量饮水，首选白开水。建议 7～10 岁儿童每天饮用 1 000 毫升，11～13 岁儿童每天饮用 1 100～1 300 毫升，14～17 岁青少年每天饮用 1 200～1 400 毫升。饮水应少量多次，不要等到口渴再喝，更不能用饮料代替水。

五、积极身体活动

居家期间应利用有限条件，积极开展身体活动，如进行家务劳动、广播操、拉伸运动、仰卧起坐、俯卧撑、高抬腿等项目，保证每天中高强度活动时间达到 60 分钟。如允许在室外活动，可进行快步走、慢跑、球类运动、跳绳等中高强度的身体活动。避免长时间久坐，每坐 1 小时站起来动一动，减少上网课以外的看电视、使用电脑、手机或平板的屏幕时间。保证每天睡眠充足，达到 8～10 小时。

六、保持健康体重

儿童青少年应关注自己的体重，定期测量自己的身高、体重，学会计算体质指数［BMI，BMI= 体重（单位为 kg）/ 身高的平方（单位为 m^2）］、使用《学龄儿童青少年营养不良筛查》

（WS/T456—2014）和《学生健康检查技术规范》（GB/T26343—2010）自评体重情况。如一段时间内体重情况出现变化，如由正常变为超重，应随时调整"吃""动"，通过合理饮食和积极运动，保持健康的体重增长，预防营养不良和超重肥胖。

2.135　2020年基本公共卫生服务项目工作

关于做好2020年基本公共卫生服务项目工作的通知（节选）

国卫基层发〔2020〕9号

各省、自治区、直辖市及新疆生产建设兵团卫生健康委、财政厅（局）、中医药管理局：

为进一步贯彻落实党的十九大和十九届二中、三中、四中全会精神，坚持以基层为重点、预防为主、中西医并重、推动高质量发展的工作理念，继续统筹做好财政事权和支出责任改革后的基本公共卫生服务项目实施工作，强化基层常态化疫情防控，持续扩大基本公共卫生服务覆盖面、优化服务内涵、提高服务质量，有效提升基本公共卫生服务均等化水平，助力实施健康中国行动和推进建设中国特色基本医疗卫生制度，现就做好2020年基本公共卫生服务项目工作通知如下：

一、关于资金和主要工作任务

2020年人均基本公共卫生服务经费补助标准为74元，新增5元经费全部落实到乡村和城市社区，统筹用于社区卫生服务中心（站）、乡镇卫生院和村卫生室等基层医疗卫生机构（以下简称基层医疗卫生机构）开展新冠肺炎疫情防控的人员经费、公用经费等支出，加强基层疫情防控经费保障和提高疫情防控能力，强化基层卫生防疫。

主要由基层医疗卫生机构提供服务的基本公共卫生服务项目由各地依据《国家基本公共卫生服务规范（第三版）》推进工作，做好建立居民健康档案、健康教育、预防接种、0～6岁儿童健康管理、孕产妇健康管理、老年人健康管理、高血压和2型糖尿病等慢性病患者健康管理、严重精神障碍患者管理、肺结核患者健康管理、中医药健康管理、传染病和突发公共卫生事件报告和处理、卫生监督协管等工作。在项目实施中要统筹做好相关工作，指导基层医疗卫生机构规范开展0～6岁儿童眼保健和视力检查，加强预防接种管理，对照《中华人民共和国疫苗管理法》要求，严格疫苗的管理和使用。各地要继续关注贫困地区基本公共卫生服务项目实施工作，提高贫困人口基本公共卫生服务均等化水平，为助力打赢脱贫攻坚战作出应有贡献。

其他基本公共卫生服务项目由各地参照《新划入基本公共卫生服务相关工作规范（2019年版）》结合实际实施，做好地方病防治、职业病防治、重大疾病及危害因素监测、疾病预防控制、妇幼健康服务、老年健康与医养结合服务、食品安全保障、卫生监督管理、卫生应急队伍建设、人口监测与计划生育服务、健康素养促进等工作。

各地要按照《中共中央　国务院关于全面实施预算绩效管理的意见》要求，对各类服务项目完善和落实相应绩效目标。各省（区、市）补充确定的本行政区域的基本公共卫生服务项目，应当及时报国家卫生健康委备案。

二、切实做好常态化疫情防控

各地基层医疗卫生机构要在疾控和其他专业公共卫生机构指导下，积极会同乡镇（街道）、村（居）委会做好辖区新冠肺炎疫情风险管理、发热患者筛查和相关信息登记、报告以及处置工作。要充分利用基层卫生人才能力提升培训项目等,通过线上线下多种方式加强基层机构疫情防控知识培训。要坚持中西医结合,统筹中西医资源,建立健全中西医协作机制,指导基层制订和完善新冠肺炎疫情防控应急预案并定期开展应急演练,有效提升基层对新冠肺炎等重大疫情的防控应对能力。要针对新冠肺炎疫情特点和形势,统筹做好疫情防控和基本公共卫生服务工作,及时完善新冠肺炎康复患者健康档案信息,做好孕产妇、儿童、老年人、慢性病患者等重点人群健康管理,确保居家失能、入住养老机构等老年人及时获得相应服务。加强对辖区人群开展疫情防控的健康教育,调动全员参与疫情防控的主动性和积极性。

三、推进居民电子健康档案务实应用

以居民电子健康档案普及推广和务实应用为导向,充分发挥电子健康档案的基础信息支撑和便民服务作用。经省级卫生健康行政部门评估,具备条件的地区可主要依托规范化电子健康档案开展服务并逐步取消相应纸质档案。按照规范、安全、方便、实用等原则,在依法保护个人隐私的前提下,进一步优化居民电子健康档案经居民本人授权在线调阅和面向居民本人开放使用的服务渠道及交互形式。以提高感受度为目标,通过多种渠道完善和丰富电子健康档案内容,将针对居民的卫生健康服务信息及时导(录)入电子健康档案。在集中开展65岁以上老年人健康管理服务时,要及时导入健康体检和健康状况评估等信息,方便居民本人查询。积极鼓励通过区域全民健康信息平台居民端、家庭医生签约服务APP等应用整合基本公共卫生、预约挂号、门诊和住院信息查询、检查检验结果查询、健康状况评估、用药信息查询和指导等服务,完善信息归集和共享,有效提高电子健康档案利用率。鼓励合理量化基层医疗卫生机构和医务人员依托电子健康档案提供线上服务的工作量,发挥绩效评价激励作用,有效引导和推进电子健康档案的应用。

四、深化基层慢病管理医防融合

以高血压、2型糖尿病等慢性病管理为重点,推进基层机构基本医疗和基本公共卫生融合服务,优化常见多发慢性疾病的基层诊疗和健康管理流程。依托家庭医生团队,组建包括医生、护士、公共卫生人员等在内的基层高血压、糖尿病医防融合管理基本单元,以团队中的家庭医生为主导明确各成员在诊前、诊间、诊后的工作职责。鼓励上级医疗机构专科医生加强与基层的紧密协作,有效提供技术支持。积极发挥疾控等专业公共卫生机构作用,做好指导、培训等工作。建立基层医疗卫生机构与上级医院联动机制,建立畅通的双向转诊和会诊通道,衔接基层高血压、糖尿病等慢病药物的配备使用,落实国家医保局等部门联合印发《关于完善城乡居民高血压糖尿病门诊用药保障机制的指导意见》(医保发〔2019〕54号),减轻患者门诊用药费用负担。通过国家基层高血压防治管理办公室和基层糖尿病防治管理办公室,继续加强对《国家基层高血压防治管理指南(2017)》《国家基层糖尿病防治管理指南(2018)》的培训和应用,提高基层开展医防融合管理的能力。依托区域全民健康信息平台,积极推动基层医疗卫生机构、上级医疗卫生机构和疾控等专业公共卫生机构间的信息系统互联互通,为基层慢病医防融合管理信息共享、远程服务等提供支撑条件。2020年,国家卫生健康委将启动基层高血压、糖尿病等慢性病医防融合管理重点联系点工作。

2.136　全面推进社区医院建设工作

国家卫生健康委关于全面推进社区医院建设工作的通知（节选）

国卫基层发〔2020〕12 号

一、总体要求

社区医院建设是新时期满足群众基本医疗卫生服务需求的重要举措，是推动构建优质高效医疗卫生服务体系的关键环节，是提升基层医疗卫生服务能力的有力抓手。当前，我国医疗卫生服务有效供给总体不足，基层医疗服务能力相对薄弱，有必要通过社区医院建设进一步优化医疗卫生资源配置，完善基层医疗卫生服务功能，不断提升基层医疗卫生服务能力，进一步推动分级诊疗制度建设。

三、主要建设任务

（二）突出重点，狠抓医疗服务能力提升。一是提高门诊常见病、多发病的诊疗、护理、康复等服务，鼓励结合群众需求建设特色科室，有条件的可设立心理咨询门诊。二是加强住院病房建设，合理设置床位，主要以老年、康复、护理、安宁疗护床位为主，鼓励有条件的设置内科、外科、妇科、儿科等床位，并结合实际开设家庭病床。三是提高中医药服务和医疗康复能力，推广中医药综合服务模式，广泛推广和运用中医药适宜技术，为群众提供中医特色服务。四是加强医疗质量建设，严格落实《社区医院医疗质量安全核心制度要点》（国卫办医函〔2019〕518 号），进一步健全完善规章制度，严格机构内部管理，切实保障医疗质量和患者安全。

2.137　医疗联合体管理办法（试行）

关于印发医疗联合体管理办法（试行）的通知

国卫医发〔2020〕13 号

各省、自治区、直辖市及新疆生产建设兵团卫生健康委、中医药管理局：

为进一步推进分级诊疗制度建设，构建优质高效的医疗卫生服务体系，按照《国务院办公厅关于推进医疗联合体建设和发展的指导意见》（国办发〔2017〕32 号）等有关要求，在充分总结各地医疗联合体（以下简称医联体）建设试点工作经验基础上，国家卫生健康委、国家中医药管理局制定了《医疗联合体管理办法（试行）》，加快推进医联体建设，逐步实现医联体网格化布局管理。现将该办法印发给你们，请结合实际认真贯彻落实，并及时报送工作推进情况。

国家卫生健康委
国家中医药管理局
2020 年 7 月 9 日

医疗联合体管理办法（试行）（节选）

第二章　城市医疗集团和县域医共体

第九条　设区的地市和县级卫生健康行政部门制定本区域医联体建设规划，根据地缘关系、人口分布、群众就医需求、医疗卫生资源分布等因素，将服务区域划分为若干个网格，整合网格内医疗卫生资源，组建由三级公立医院或者代表辖区医疗水平的医院牵头，其他若干家医院、基层医疗卫生机构、公共卫生机构等为成员的医联体。鼓励传染病、精神疾病专科医院纳入医联体网格管理，发挥医疗资源统筹优势，带动提升区域内传染病、精神疾病救治能力。

鼓励社会力量办医疗卫生机构按照自愿原则参加医联体。

第十条　原则上，每个网格由一个医疗集团或者医共体负责，为网格内居民提供疾病预防、诊断、治疗、营养、康复、护理、健康管理等一体化、连续性医疗卫生服务。

三级医院、妇幼保健机构、公共卫生机构和康复、护理等慢性病医疗卫生机构可以跨网格提供服务。鼓励在同一城市或者县域内，不同医疗集团或者医共体间建立相互配合、有序竞争、科学发展的机制，保障患者就医自主选择权利。

第十八条　医联体内各医疗卫生机构应当严格落实自身功能定位，落实急慢分治要求。牵头医院应当逐步减少常见病、多发病、病情稳定的慢性病患者比例，主动将急性病恢复期患者、术后恢复期患者及危重症稳定期患者及时转诊至下级医疗卫生机构继续治疗和康复，为患者提供疾病诊疗—康复—长期护理连续性服务。

第三章　专科联盟

第二十七条　专科联盟建设应当针对群众健康危害大、看病就医需求多的重大疾病、重点学科加强建设，重点推进肿瘤、心血管、脑血管等学科，以及儿科、妇产科、麻醉科、病理科、精神科等短缺医疗资源的专科联盟建设。

2.138　婴幼儿喂养健康教育核心信息

国家卫生健康委办公厅关于印发婴幼儿喂养健康教育核心信息的通知

国卫办妇幼函〔2020〕649 号

各省、自治区、直辖市及新疆生产建设兵团卫生健康委：

为贯彻落实《健康中国行动（2019—2030 年）》，指导儿童家长和社会公众树立科学育儿理念，普及婴幼儿喂养健康知识和技能，提升群众健康素养水平，促进儿童健康成长，我委组织编写了《婴幼儿喂养健康教育核心信息》。现印发给你们，供参考使用。

国家卫生健康委办公厅

2020 年 7 月 29 日

婴幼儿喂养健康教育核心信息

婴幼儿喂养主要包括儿童从出生到 3 岁期间的母乳喂养、辅食添加、合理膳食和饮食行为培养。这一时期是生命最初 1 000 天中的重要阶段,科学良好的喂养有利于促进儿童健康,为其一生发展奠定良好基础。通过强化健康教育,向父母、养育人和社会公众传播婴幼儿科学喂养的重要意义,普及喂养知识和技能,是改善儿童营养状况、减少和控制儿童营养不良和疾病发生的重要措施。

一、母乳是婴儿最理想的天然食物,0～6个月婴儿提倡纯母乳喂养

母乳含有丰富的营养素、免疫活性物质和水分,能够满足 0～6 个月婴儿生长发育所需全部营养,任何配方奶、牛羊奶等无法替代。6 个月内的健康婴儿提倡纯母乳喂养,不需要添加水和其他食物。母乳喂养经济、方便、省时、卫生,有助于婴儿达到最佳的生长发育及健康状态。早产儿、低体重儿更加提倡母乳喂养。母亲应当按需哺乳,每日 8～10 次以上,确保婴儿摄入足够乳汁。要了解和识别婴儿咂嘴、吐舌、寻觅等进食信号,及时哺喂,不应等到婴儿饥饿哭闹时再哺喂。婴儿从出生开始,应当在医生指导下每天补充维生素 D 400～800 国际单位,促进生长发育。正常足月婴儿出生后 6 个月内一般不用补充钙剂。

二、母乳喂养能够有效促进母婴健康,降低患病风险

母乳喂养可以降低婴儿患感冒、腹泻、肺炎等疾病的风险,减少成年后肥胖、糖尿病和心脑血管疾病等慢性病的发生,促进大脑发育,增进亲子关系。母乳喂养还可减少母亲产后出血、乳腺癌、卵巢癌的发生风险。绝大多数母亲都能成功母乳喂养,母亲和家庭应当树立母乳喂养信心。婴儿配方奶是无法纯母乳喂养时的无奈选择。

三、特殊情形下母乳喂养,应当听从医务人员指导

哺乳母亲患病时,应当及时咨询医务人员,了解疾病和用药对母乳喂养的影响,遵循医务人员意见,确定是否继续母乳喂养。母亲患一般感冒、腹泻时,乳汁中的特异抗体可以保护婴儿免于感染,母亲可坚持母乳喂养。婴儿发生腹泻,不需要禁食,可以继续母乳喂养,应当在医生指导下及时补充体液,避免发生脱水。对于早产儿、低出生体重儿和其他患病婴儿,应当听从医务人员指导,做到科学合理喂养。

四、婴儿6个月起应当添加辅食,在添加辅食基础上可继续母乳喂养至2岁及以上

6 个月后单一母乳喂养已不能完全满足婴儿生长发育需求,应当在继续母乳喂养基础上引入其他营养丰富的食物。这一时期,婴儿进食能力日渐完善,是添加辅食的最佳时机。此外,6 个月前后也是婴儿行为发育的关键时期,添加辅食能够帮助婴儿逐步适应不同食物,促进味觉发育,锻炼咀嚼、吞咽和消化功能,培养良好饮食习惯,避免日后挑食和偏食。过早、过迟添加辅食均会影响婴儿生长发育。在添加辅食的基础上,母乳喂养可持续至 2 岁及以上,保障婴幼儿获取足够的营养素和能量。混合喂养及人工喂养的婴儿,满 6 个月也要及时添加辅食。

五、添加辅食坚持由少量到多量、由一种到多种,引导婴儿逐步适应

添加辅食应从每日一次开始,尝试在一餐中以辅食替代部分母乳,逐步过渡到以单独一餐辅食替代一次母乳。添加辅食还应当从单一食物开始,每次只添加一种新食物,逐次引入。开始可选择含铁丰富的泥糊状食物,每次喂食 1 小勺,逐渐加量。父母和养育人要耐心鼓励婴儿尝试新的食物,留意观察婴儿反应。有的婴儿很快接受新的食物,有的则需要多次尝试。待婴儿 2～3 日习惯一种新食物口味后,再添加另外一种,逐步刺激味觉发育。引入新食物 1～2 日内,婴儿若出现皮疹、腹泻、呕吐等轻微不适,应当暂停添加,待症状好转后再次尝试小量喂食。若仍出现不适或症状严重,应当及时就医。

六、6 个月至 2 岁期间逐步增加辅食添加的频次、种类,确保婴幼儿良好生长发育

婴幼儿辅食添加频次、种类不足,将明显影响生长发育,导致贫血、低体重、生长迟缓、智力发育落后等健康问题。6～9 个月婴儿,每日需要添加辅食 1～2 次,哺乳 4～5 次,辅食与哺乳交替进行。9～12 个月婴儿,每日添加辅食增为 2 至 3 次,哺乳降为 2 至 3 次。1～2 岁幼儿鼓励尝试家庭膳食,每日与家庭成员共同进食 3 餐,期间加餐 2 次,并继续母乳喂养。制作辅食的食物包括谷薯类、豆类和坚果类、动物性食物(鱼、禽、肉及内脏)、蛋、含维生素 A 丰富的蔬果、其他蔬果、奶类及奶制品等 7 类。添加辅食种类每日应当不少于 4 种,并且至少要包括一种动物性食物、一种蔬菜和一种谷薯类食物。6～12 个月辅食添加对婴儿生长发育尤为重要,要特别注意添加的频次和种类。

七、逐渐调整辅食质地,满足 6 个月至 2 岁婴幼儿所需营养素和能量供给

6 个月至 2 岁婴幼儿生长发育迅速,营养和能量需求高。这个阶段婴幼儿胃容量有限,因此辅食质地需要保持足够稠度。与婴幼儿的咀嚼、吞咽能力相适应,婴幼儿的辅食应当从泥糊状逐步过渡到团块状固体食物。婴儿 6 个月之后添加泥糊状食物,9 个月过渡到带小颗粒的稠粥、烂面、肉末、碎菜等,10～12 个月食物应当更稠,并可尝试块状食物。1 岁以后吃软烂饭,2 岁左右接近家庭日常饮食。贫困地区或食物供应不够丰富的地区,婴幼儿不能从食物中获得充足营养和微量元素时,应当在医生指导下给予辅食营养补充剂(如营养包)。

八、耐心鼓励婴幼儿进食,培养良好饮食习惯

婴幼儿 6 个月至 2 岁添加辅食,2～3 岁基本独立进食,喂养方式发生变化。从哺乳逐渐过渡到喂食、自主进食、与家人同桌吃饭,这个过程可促进婴幼儿大动作、精细动作的发育,有利于家庭亲子关系建立,促进儿童情感、认知、语言和交流能力发展。父母和养育人要营造快乐、轻松的进食环境,鼓励但不强迫婴幼儿进食。引导婴幼儿与家人一起就餐,自主进食。关注婴幼儿发出的饥饿和饱足信号,与婴儿面对面充分交流,不以食物作为奖励和惩罚手段。婴幼儿进餐时不观看电视、电脑、手机等电子产品,每次进餐时间控制在 20 分钟左右,最长不超过 30 分钟。

九、提倡家庭自制食物,控制婴幼儿糖和盐的摄入

鼓励家庭选择新鲜、营养丰富的食材,自制多样化食物,为婴幼儿提供丰富的味觉体验,促进味觉发育。清淡口味有利于婴幼儿感受、接受不同食物的天然味道,降低偏食挑食风险,也有利于控制糖、盐摄入,降低儿童期及成人期发生肥胖、糖尿病、高血压、心脑血管疾病的风险。1 岁以内婴儿辅食应当保持原味,不加盐、糖和调味品。1 岁以后辅食要少盐少糖。2 岁后幼儿食用家庭膳食,仍要少盐少糖,避免食用腌制品、熏肉、含糖饮料等高盐高糖和辛辣刺激性食物。2 岁以内婴幼儿辅食宜单独制作,保持食物清洁卫生,预防腹泻和其他疾病。婴幼儿进食要有成人看护,不逗笑打闹,防止进食意外。整粒花生、坚果、果冻等食物易吸入气管,引起窒息,婴幼儿应当避免食用。

十、定期评价婴幼儿生长发育和营养状况,及时获取科学喂养指导

营养评价和健康指导,是儿童健康检查服务的重要内容。1 岁以内婴儿应当在 3、6、8 和 12 个月时,1～3 岁幼儿在 18、24、30 和 36 个月时,到乡镇卫生院、社区卫生服务中心(站)或妇幼保健院接受儿童健康检查,评价生长发育和营养状况,在医生指导下及时调整喂养行为。

2.139　加强无烟医疗卫生机构建设工作

关于进一步加强无烟医疗卫生机构建设工作的通知
国卫规划函〔2020〕306 号

各省、自治区、直辖市及新疆生产建设兵团卫生健康委、中医药局：

为贯彻落实《国务院关于实施健康中国行动的意见》，推进《健康中国行动（2019—2030年）》控烟行动实施，继续发挥医疗卫生机构及医务人员的示范引领作用，进一步巩固无烟医疗卫生机构建设成果，现将有关事项通知如下：

一、加强组织领导，全面建设无烟医疗卫生机构

建设无烟医疗卫生机构对于树立和维护医疗卫生机构良好健康形象，引领公众养成健康文明的生活方式，维护人民群众健康具有重要意义。各地要充分认识建设无烟医疗卫生机构的重要性和必要性，切实加强组织领导，本着统一组织、属地管理的原则，动员尚未开展的医疗卫生机构尽快启动建设，鼓励已开展的医疗卫生机构保持建设成效，推动无烟医疗卫生机构建设工作全面开展。力争到 2022 年，全国医疗卫生机构实现全面建成的目标。

二、强化控烟措施，确保各项工作落到实处

各地医疗卫生机构要按照无烟医疗卫生机构建设指南（见附件）要求，完善工作机制，明确职责分工，保障经费投入，将无烟医疗卫生机构建设纳入年度工作计划和日常工作，推动控烟工作经常化、制度化。鼓励把无烟环境建设纳入本单位相关绩效考核，充分调动广大干部职工建设无烟环境的积极性和主动性。要有针对性地开展劝阻技巧、戒烟服务等业务培训。各级医疗卫生机构要建立健全首诊询问吸烟史制度，基层医疗卫生机构要提供戒烟咨询服务，二级及以上医院应当提供简短戒烟干预服务，鼓励将戒烟服务融入慢病管理。要充分发挥中医药特色优势，运用中医药技术方法，推广戒烟干预服务和烟草依赖疾病诊治。同时，要充分结合卫生城镇、文明城市创建以及健康城镇建设，持续推进无烟医疗卫生机构建设。

三、加大宣传力度，营造良好的无烟环境建设氛围

各地可结合世界无烟日以及各种卫生健康日等节点，通过会议培训、讲座、巡展、宣传栏、电子屏等形式，充分利用电视、广播、报纸等传统媒体和微博、微信、短视频平台等新媒体，对无烟医疗卫生机构建设政策要求、烟草危害科普知识、戒烟服务信息等进行广泛宣传，营造全民参与控烟、人人享有健康的良好氛围。要对各医疗卫生机构的好经验、好做法进行总结和报道，挖掘示范典型，进行经验推广和交流。

四、定期开展评估，巩固无烟医疗卫生机构建设成效

各地要加强指导管理，建立健全评估机制，定期对本区域内医疗卫生机构开展无烟环境情况明察暗访，适时委托第三方进行评估，并及时通报相关结果。要用好评估分析结果，及时发现工作中存在的问题，有针对性地指导改正，不断补齐工作短板，持续强化无烟医疗卫生机构建设。国家卫生健康委、国家中医药局将适时组织开展国家级调研指导、第三方暗访评估等，并及时通报结果。

自本通知印发之日起，《卫生部 全国爱卫办关于印发〈无烟医疗卫生机构标准（试行）〉

的通知》(卫妇社发〔2008〕15 号)、《国家卫生计生委办公厅关于进一步加强控烟履约工作的通知》(国卫办宣传发〔2014〕8 号)同时废止。

附件:无烟医疗卫生机构建设指南

国家卫生健康委　国家中医药局

2020 年 7 月 23 日

2.140　关于加强基层医疗卫生机构绩效考核的指导意见(试行)

关于加强基层医疗卫生机构绩效考核的指导意见(试行)(节选)

国卫办基层发〔2020〕9 号

各省、自治区、直辖市及新疆生产建设兵团卫生健康委、中医药管理局:

为落实深化医改重点工作任务,进一步提高基层医疗卫生机构服务质量和效率,确保基本医疗卫生服务规范提供,现就加强基层医疗卫生机构绩效考核工作提出以下意见。

一、目标和原则

(一)工作目标。通过建立健全基层医疗卫生机构绩效考核机制,推动基层医疗卫生机构持续提升服务能力和改进服务质量,努力为人民群众提供安全、有效、方便、经济的医疗卫生服务。同时,进一步发挥绩效考核导向作用,引导医疗卫生资源下沉基层,推进分级诊疗制度建设。

三、绩效考核指标体系

基层医疗卫生机构绩效考核指标体系由服务提供、综合管理、可持续发展和满意度评价等 4 个方面 42 项指标构成,其中部分指标作为国家卫生健康委监测指标。各地可结合实际,适当增补相关绩效考核指标。

(一)服务提供。重点评价基层医疗卫生机构功能定位、服务效率、医疗质量与安全。通过基本医疗服务、基本公共卫生服务、签约服务等指标考核功能定位情况;通过人员负荷指标考核医疗资源利用效率;通过合理用药、院内感染等指标考核基层医疗质量与安全。

(二)综合管理。重点评价经济管理、信息管理和协同服务。通过经济管理指标考核基层医疗卫生机构收支结构的合理性;通过信息管理指标考核基层医疗卫生机构各项服务信息化功能实现情况;通过双向转诊、一体化管理考核协同服务情况。

(三)可持续发展。重点评价人力配置和人员结构情况。通过人力配置指标考核基层医疗卫生机构可持续发展潜力;通过人员结构指标考核基层医疗卫生机构人力资源配置合理性。

(四)满意度评价。重点评价患者满意度和医务人员满意度。患者满意度是基层医疗卫生机构社会效益的重要体现;医务人员满意度是基层医疗卫生机构提供高质量基本医疗和基本公共卫生服务的重要保障。

2.141　探索开展抑郁症、老年痴呆防治特色服务工作

国家卫生健康委办公厅关于探索开展抑郁症、老年痴呆防治特色服务工作的通知

国卫办疾控函〔2020〕726 号

各省、自治区、直辖市及新疆生产建设兵团卫生健康委：

为贯彻落实《健康中国行动（2019—2030 年）》有关要求，指导各地探索开展抑郁症、老年痴呆等综合防治工作，我委组织专家编制了《探索抑郁症防治特色服务工作方案》《探索老年痴呆防治特色服务工作方案》。请你单位组织辖区社会心理服务体系建设试点地区，将防治抑郁症、老年痴呆作为试点特色项目，按照方案要求做好组织实施。

联系人：疾控局　符君

联系电话：010-68792333

附件：1. 探索抑郁症防治特色服务工作方案

　　　　2. 探索老年痴呆防治特色服务工作方案

国家卫生健康委办公厅

2020 年 8 月 31 日

附件 1

探索抑郁症防治特色服务工作方案

为贯彻落实《健康中国行动（2019— 2030 年）》心理健康促进行动有关要求，加大抑郁症防治工作力度，遏制患病率上升趋势，鼓励社会心理服务试点地区探索开展抑郁症防治特色服务，特制定本方案。

一、工作目标

到 2022 年，在试点地区初步形成全民关注精神健康，支持和参与抑郁症防治工作的社会氛围。公众对抑郁症防治知识的知晓率达 80%，学生对防治知识知晓率达 85%。抑郁症就诊率在现有基础上提升 50%，治疗率提高 30%，年复发率降低 30%。非精神专科医院的医师对抑郁症的识别率在现有基础上提升 50%，规范治疗率在现有基础上提升 20%。

二、重点任务

（一）加强防治知识宣教。在试点地区各级党委政府领导下，卫生健康、宣传等部门加强协作，采用多种宣传手段，利用影视、媒体等多种渠道，广泛开展抑郁症科普知识宣传。医疗卫生机构加大抑郁症防治科普宣教力度，拍摄制作专业权威且通俗易懂的抑郁防治科普宣传片，普遍提升公众对抑郁症的认识，减少偏见与歧视。充分发挥专家队伍作用，深入学校、企业、社区、机关等，开展抑郁症相关公益讲座。在公共场所设立或播放抑郁症公益宣传广告，各社区健康教育活动室（卫生服务中心）向居民提供科普宣传资料。

（二）开展筛查评估。医疗卫生机构使用 PHQ-9 量表，开展抑郁症筛查，通过建立微信公众号、APP 客户端等形式，为公众提供线上线下抑郁症状况测评及评分说明和诊疗建议等。各类体检中心在体检项目中纳入情绪状态评估，供体检人员选用。基层医疗卫

生机构结合实际工作开展重点人群心理健康评估。对发现疑似抑郁症患者，建议其到精神卫生医疗机构就诊。精神专科医院结合各类主题日、传统节日宣传活动等，组织开展抑郁症筛查。综合医院提供自助式抑郁症测评设备或公布测评微信公众号，供就诊患者开展自助式心理健康状况测评。各个高中及高等院校将抑郁症筛查纳入学生健康体检内容，建立学生心理健康档案，评估学生心理健康状况，对测评结果异常的学生给予重点关注。

（三）提高早期诊断和规范治疗能力。各级医疗卫生机构要规范、持续开展抑郁症防治等相关知识培训。加大对非精神专科医院医师的培训，提高其识别抑郁症的能力，并及时转诊。推动综合医院与精神卫生医疗机构开展联合门诊或远程会诊。妇幼保健院、中医院要开设精神（心理）科。基层医疗卫生机构借助医联体等服务形式，与精神卫生医疗机构建立紧密的协作机制。基层医疗卫生机构要将抑郁症防治知识纳入社区医生继续教育必修课程，使社区卫生服务站（乡镇卫生院）全科医生有筛查识别抑郁症的能力。精神卫生医疗机构依托医联体，将专家服务下沉至基层，为社区（村）抑郁症患者提供科学诊断，制定治疗方案。精神卫生医疗机构开辟疑难抑郁症患者诊疗绿色通道，及时收治疑难患者。对社工和护理人员开展抑郁症照护与家属辅导技能培训。

（四）加大重点人群干预力度。

1. 青少年。中学、高等院校均设置心理辅导（咨询）室和心理健康教育课程，配备心理健康教育教师。将心理健康教育作为中学、高等院校所有学生的必修课，每学期聘请专业人员进行授课，指导学生科学认识抑郁症，及时寻求专业帮助等。

2. 孕产妇。将抑郁症防治知识作为孕妇学校必备的科普宣教内容，提高孕产妇及家属防治意识。将孕产期抑郁症筛查纳入常规孕检和产后访视流程中，由经过培训的医务人员或社工进行孕期和产后抑郁的筛查追踪。鼓励精神专科医院、综合医院精神科与妇产科及妇幼保健院等医疗机构以联合门诊或远程会诊的形式，为孕产期妇女提供专业支持。

3. 老年人群。精神卫生医疗机构指导基层医疗卫生机构结合家庭医生签约服务、老年人健康体检，每年为辖区老年人开展精神健康筛查，对于经心理测评有抑郁情绪的老人提供心理咨询和及时转诊。

4. 高压职业人群。机关、企事业和其他用人单位将干部和职工心理健康作为本单位文化建设的重要内容，创造有益于干部和职工身心健康的工作环境，聘用专兼职的精神心理专业人员。制定并实施员工心理援助计划，开展心理健康教育、心理评估、心理疏导与咨询、转诊转介等服务，提高职业人群抑郁症防治水平。对处于职业发展特定时期或在易引发抑郁问题的特殊岗位工作的干部和职工，有针对性地开展心理健康教育、心理疏导及心理援助。

（五）强化心理热线服务。依托精神卫生医疗机构或12320公共卫生公益热线、社会心理健康服务机构等专业力量，以市为单位至少建立1条24小时提供公益服务的心理援助热线。通过报纸、电视、广播、网络等多种形式，加大心理援助热线服务的宣传，扩大热线服务的社会影响力。将心理援助热线建设成为公众进行心理健康咨询、求助、疏导、危机干预、转介的便捷平台。定期组织对热线接线员的培训和检查，每名接线员每年至少接受2次培训，每月至少接受1次检查。

（六）及时开展心理干预。建立健全包括精神科医师、心理治疗师、心理咨询师、社工等在内的专业化心理危机干预队伍，每年开展不少于2天的专项培训和演练。在重大传染病、自然灾害等突发事件发生时,组织开展心理疏导和心理干预,及时处理急性应激反应,识别高危人群,预防和减少极端行为的发生。

试点地区卫生健康部门要牵头成立专家工作组,对特色服务工作提供技术支持和指导。开展多层次的抑郁症防治技术培训,提高抑郁症防治水平。

附件2

探索老年痴呆防治特色服务工作方案

为贯彻落实《健康中国行动(2019—2030年)》有关要求,采取有效措施,预防和减缓老年痴呆的发生,降低家庭与社会负担,提高家庭幸福感,促进社会和谐稳定,鼓励社会心理服务体系建设试点地区探索开展老年痴呆防治特色服务,特制定本方案。

一、工作目标

到2022年,在试点地区初步形成全民关注老年痴呆、支持和参与防治工作的社会氛围,公众对老年痴呆防治知识的知晓率提高到80%。建立健全老年痴呆防治服务网络,防治服务能力显著提升,建立健全患者自我管理、家庭管理、社区管理、医院管理相结合的预防干预模式,社区(村)老年人认知功能筛查率达80%。

二、重点任务

(一)加强科普宣教。各试点地区要加大社区(村)层面宣教力度,提升公众精神卫生和心理健康意识,增强居民对老年痴呆防治知识的认识,减少偏见与歧视。各级医疗机构、老龄办、养老机构、医养结合机构工作人员要结合患者及高危人群特点,制作防治宣教材料,使公众免费获得相关科普知识及服务资源信息。鼓励以政府购买服务形式,委托有资质的社会团体开展科普宣传。创新宣教形式,如评选"形象大使",播放专业权威且通俗易懂的公益广告、科普宣教片、系列节目,组织专家编写科普书籍等。利用我国重阳节、世界精神卫生日、世界阿尔茨海默病月等重大纪念日或节日,采用地方戏、民谣、快板等喜闻乐见的传播方式,及微信、微博、移动媒体等进行科普宣教。到2022年,公众对老年痴呆防治知识知晓率提高至80%。

(二)开展患者评估筛查。基层医疗卫生机构在实施国家基本公共卫生服务老年人健康管理服务项目时,结合老年人健康体检等工作,使用AD8和简明社区痴呆筛查量表开展辖区老年人认知功能评估。养老机构、医养结合机构要定期对机构内老年人认知功能进行评估。对发现疑似痴呆的老年人,建议其到上级医疗机构就诊。社区(村)65岁以上老年人认知功能筛查率达80%。

(三)开展预防干预服务。精神专科医院或综合医院精神科、神经科、老年科依托医联体,将专家服务下沉至基层,为社区(村)可疑痴呆患者提供科学诊断,制定分类管理与治疗方案,并指导基层医疗卫生机构定期随访。基层医疗卫生机构借助医联体等服务模式,开展老年痴呆预防干预服务。对诊断为轻度认知障碍的老人,由社区(村)全科医生组织开展常态化认知训练,预防和减少老年痴呆的发生。对确诊老年痴呆的患者,社区医生对其家属和照料者开展培训,提高干预率,改善生活品质。在县级医疗机构精神科、神经科或老年科专业医生指导下,由社区(村)全科医生结合家庭医生签约服务等,对轻度认知障碍患者每年开展随访,监测认知功能变化。鼓励基层医疗卫生机构采购老年痴呆治疗药物,增加基层药品的可及性。鼓励养老机构、医养结合机构通过购买服务等形式,由精神(心理)科、神经科或老年科专业医生团队提供老年人认知功能筛查、老年痴呆诊断、治疗及预防干预等服务。

（四）建立协作服务团队。在县级及以上综合医院由精神（心理）科、神经科或老年科开设记忆门诊，鼓励在精神专科医院开设老年精神科，提供专业诊断治疗服务。建立全科医生、志愿者、社工、心理治疗师等多学科协作的轻度认知障碍及老年痴呆诊疗与照护服务团队。基层全科医生监测治疗依从性，指导社区志愿者、社工提供患者认知训练和家属辅导；心理治疗师、社工提供老年心理辅导；各类社会组织工作人员提供科普宣传、患者关爱服务等。

（五）提升专业服务能力。对试点地区各级医疗卫生机构工作人员开展定期培训。将老年痴呆早期识别与筛查技能纳入社区医生继续教育基础课程。对县级及以上综合医院精神科、神经科、老年科医生开展老年痴呆基本诊断与治疗技能培训。对社工、护理人员和养老机构、医养结合机构的照护人员开展轻度认知障碍与老年痴呆照护与家属辅导技能培训。将老年精神科亚专业培训纳入住院医师规范化培训，培养老年精神科医生。

（六）搭建信息共享服务平台。各试点地区要探索搭建信息服务平台，设置科普知识宣传、服务资源获取、患者管理治疗等模块，通过信息交流与推送的形式，引导患者和医务人员主动加入该平台接受服务；探索试点地区间信息共享与交流机制。

试点地区卫生健康部门要牵头成立专家工作组，对试点工作提供技术支持和指导。开展多层次的轻度认知障碍与老年痴呆防治技术培训，提高试点地区老年痴呆防治水平。

2.142　儿童青少年近视防控适宜技术试点工作

国家卫生健康委办公厅关于开展儿童青少年近视防控适宜技术试点工作的通知

国卫办疾控函〔2020〕784 号

各省、自治区、直辖市及新疆生产建设兵团卫生健康委：

为深入贯彻落实习近平总书记关于学生近视问题的重要指示精神，推动落实《综合防控儿童青少年近视实施方案》，根据《2020 年儿童青少年近视防控工作要点》（国卫办疾控函〔2020〕431 号），决定在全国组织开展儿童青少年近视防控适宜技术试点工作。我们组织制定了《儿童青少年近视防控适宜技术试点工作方案》，现印发给你们，请在做好疫情防控工作的前提下，认真组织实施。

联系人：疾控局环境健康处　宋士勋、冀永才
电话：010-68791765、68791798
传真：010-68791767

国家卫生健康委办公厅
2020 年 9 月 18 日

儿童青少年近视防控适宜技术试点工作方案

为贯彻落实习近平总书记关于我国学生近视问题的重要指示精神，通过试点工作推广儿童青少年近视防控关键适宜技术，持续推进综合防控儿童青少年近视，制定本方案。

一、申报条件

（一）各省、自治区、直辖市和新疆生产建设兵团以区县为单位进行推荐，原则上推荐不超过10个区县。

（二）试点地区应当具备多部门综合管理工作机制和开展全国学生常见病及影响因素监测和干预项目的工作基础，近视率低于全省平均水平。

（三）试点地区党委政府高度重视，在经费支持、政策优惠、机制创新等方面给予保障。

二、工作目标

到2020年底，试点地区建立健全政府主导、部门配合、专家指导、学校教育和家庭关注的儿童青少年近视综合防控工作机制和社会氛围，具体工作指标如下：

1. 近三年来，试点地区儿童青少年近视率呈下降趋势，近视率在全省平均水平以下。

2. 建立政府主导、部门分工合作、家庭学校社会齐参与的近视综合防控机制，形成个体、家庭、学校和社会关注科学用眼和护眼氛围，培养和督促儿童青少年养成良好用眼卫生习惯。

3. 建立和完善儿童青少年视力筛查和转诊制度，定期开展儿童和中小学生视力筛查工作，建立儿童青少年视力健康电子档案。

4. 加强近视等学生常见病及健康影响因素监测工作，掌握当地学生近视流行状况及其动态变化趋势。

5. 规范儿童青少年屈光不正的诊断和矫治，建立和完善转诊制度，加强分级管理。

6. 改善视觉环境，为学生提供良好教学和家庭视觉环境。

7. 因地制宜开展近视等学生常见病综合干预措施，评估干预措施效果，推广有效近视防控干预措施和方法。

三、主要任务

（一）建立近视综合防控长效机制。

1. 加强政府主导作用。将儿童青少年近视防控工作、总体近视率和体质健康状况纳入政府绩效考核，签订全面加强儿童青少年近视防控工作责任书。

2. 建立和加强部门间分工合作工作机制。定期开展部门联席会议，建立符合当地儿童青少年近视综合防控工作计划，推广儿童青少年近视防控关键技术，摸索出符合当地特点的近视防控措施和方法。

3. 建立儿童青少年近视定期筛查制度。在卫生健康部门指导下，严格落实学生健康体检制度和每学期2次视力监测制度；在此基础上，建立儿童青少年视力健康电子档案；加强学校视力健康管理，建立学校视力健康管理工作网络。根据不同年龄眼视光发育特点及严重程度进行分级管理，提供个性化、针对性强的防控方案。

4. 加强儿童青少年近视监测工作。按照全国近视等学生常见病及影响因素监测方案，科学确定监测点校和样本人群，加强现场检测和质量控制，及时评估当地儿童青少年视力流行状况及其动态变化。

5. 科学规范儿童青少年视力诊断和矫治工作。根据儿童青少年视力状况，进行科学验光及相关检查，明确诊断，按照诊疗规范进行矫治，建立分级转诊制度，降低新发近视发生，延缓近视进展。

6. 加强健康教育。充分动员社会各方面力量，开展符合儿童青少年年龄特点、具有地方特色的健康教育活动，开发生动活泼的近视防控知识技能宣传片、动漫等，将近视防控工作纳入到学校健康教育体系中,利用广播电视、专家宣讲、报纸、APP、微信等方式,在学校、家庭和社区开展视力健康宣传教育活动,推广儿童青少年近视防控知识和关键适宜技术、形成个体、家庭、学校和社会关注科学用眼和护眼氛围。

7. 改善学生视觉环境。加强学校教学生活环境监督检测,改善学校教学设施和条件,为学生提供符合用眼卫生要求的采光照明环境和课桌椅,每学期对学生课桌椅高度进行个性化调整;会同有关部门,对课外培训机构教室采光照明、课桌椅配备、电子产品等达标情况开展全覆盖专项检查。

(二)加强人才队伍建设。

1. 组建当地儿童青少年近视防治和视力健康专家队伍,充分发挥教育、卫生健康、体育等部门和社会组织作用,开展卫生标准宣贯、专家进校园等活动,科学指导儿童青少年近视防治和视力健康管理工作。

2. 学校要按照《学校卫生工作条例》等要求配备足够数量的卫生技术人员,加强验光师的培养,确保有合格的视光专业人员提供规范服务。

3. 有专门学校卫生工作人员,负责当地近视等学生常见病及影响因素监测和干预工作的组织实施,数据上报和分析等工作。

四、组织实施

(一)各地根据区县综合防控儿童青少年近视工作实际情况,于2020年10月15日前向我委进行书面推荐,推荐材料包括试点区县名单、区县近视防控基本情况、工作计划和安排等。

(二)国家卫生健康委疾控局组织专家对各地推荐的区县进行遴选,确定试点区县名单。

(三)各地按照最终确定的试点名单组织开展试点工作,中国疾控中心及全国近视防控专家将提供技术指导和专业支持。

(四)2020年底前,国家卫生健康委疾控局组织开展试点工作效果评估,评估结果作为当地政府近视防控工作评议考核的重要依据和省级疾病预防控制工作综合评价的加分内容。

2.143 医养结合机构管理指南(试行)

关于印发医养结合机构管理指南(试行)的通知

国卫办老龄发〔2020〕15号

各省、自治区、直辖市及新疆生产建设兵团卫生健康委、民政厅(局)、中医药管理局:

为提高我国医养结合机构管理水平,国家卫生健康委、民政部、国家中医药管理局组织制定了《医养结合机构管理指南(试行)》(可从国家卫生健康委网站下载)。现印发给你们,请参照执行。

国家卫生健康委办公厅 民政部办公厅
国家中医药管理局办公室
2020年9月27日

医养结合机构管理指南(试行)(节选)

一、总则

为适应我国医养结合机构发展需要,加强机构内部管理,提升管理质量和管理水平,遵循全面性、科学性、规范性、时效性和实用性的原则,特制定本指南。

本指南适用于各种类型的医养结合机构。医养结合机构是指兼具医疗卫生资质和养老服务能力的医疗机构或养老机构。医养结合机构主要为入住机构的老年人提供生活照护、医疗、护理、康复、安宁疗护、心理精神支持等服务。

本指南对医养结合机构管理内容和管理要求作出了规范。医养结合机构管理应当以老年人健康为中心,根据机构资质和服务能力,充分发挥信息技术的支撑和引领作用,为机构内老年人提供医疗、养老等服务并进行科学、规范管理,满足老年人健康养老服务需求,保障老年人合法权益。

三、养老服务管理

(一)养老服务管理制度。养老服务包括生活照护、基础照护、康复服务、心理支持、照护评估等服务。养老机构一线照护人员应当按照《养老护理员国家职业技能标准(2019年版)》有关工作内容和技能要求,为老年人提供养老服务。

1. 生活照护服务包括但不限于:鼓励老年人自行完成或协助老年人完成清洁、穿脱衣物、饮食、排泄、睡眠等行为;维护老年人生活环境清洁,对环境及常用物品进行清洁消毒、进行垃圾分类和处理;为失智老年人提供生活照护,协助观察失智老年人的异常行为。

2. 基础照护服务包括但不限于:为老年人进行体征观测、护理协助、风险应对;协助老年人口服或外用药物并观察记录用药反应;对环境及物品进行消毒或清洁、预防老年人常见传染病;为失智老年人提供安全的生活环境并制定应对措施;对临终老年人家属提供心理慰藉及哀伤应对、协助老年人家属处理后事。

3. 康复服务包括但不限于:协助老年人进行体位转换、功能促进、认知训练;对老年人进行康复评估;示范、指导老年人开展康乐活动;应用音乐、园艺、益智类游戏等活动照护失智老年人。

4. 心理支持包括但不限于:为老年人提供精神慰藉、心理辅导;与老年人及家属及时沟通。

5. 照护评估包括但不限于:对老年人进行能力评估、对适老环境进行评估、对老年人康复辅具使用需求进行评估。

五、医养服务衔接管理

(一)服务有效衔接。

1. 医养结合机构应当建立医务人员、医疗护理员、养老护理员、管理人员、志愿服务等人员联动的工作机制。

2. 应当开展健康教育、保健咨询、疾病预防和慢性病管理,为老年人开展健康体检并建立健康档案。

6. 对于纳入城乡基本医疗保险定点范围的医养结合机构中的医疗机构,其入住参保老年人的符合条件的疾病诊治、医疗护理、医疗康复等医疗卫生服务费用纳入基本医疗保险支付范围。生活照护等养老服务费用不得使用基本医疗保险基金支付。实行长期护理保险制度的地区,失能老年人长期护理费用由长期护理保险按规定支付。

7. 鼓励有条件的医养结合机构开展延伸服务,为周边社区或小型养老机构的老年人提供上门医疗卫生和养老服务,服务内容和要求需符合相关部门管理规定。

2.144　精神专科医疗服务

关于加强和完善精神专科医疗服务的意见(节选)

二、加强精神专科医疗服务体系建设

(五)补齐精神专科医疗服务能力短板。加强县(区)级精神专科医疗服务能力建设,补齐部分县(区)精神专科医疗服务空白。结合推进县级医院综合服务能力提升工程,进一步加强县级医院精神科等薄弱学科建设,提升县域精神专科医疗服务能力。持续提升基层医疗机构精神卫生服务能力,借力社区医院建设工作,在有条件的基层医疗机构开设精神心理门诊。鼓励社会力量开设精神心理门诊,面向基层开展心理咨询、心理康复等服务,补齐基层精神专科医疗资源短板。鼓励符合条件的精神科医师,全职或者兼职开办精神专科诊所,成立适宜规模的合伙制医生集团,举办精神科医师联合诊所,增加基层优质医疗资源。

(六)构建精神专科医疗服务网络。统筹规划、合理布局区域内精神专科医疗资源,探索将精神专科医院纳入城市医疗集团、县域医共体网格统一管理,形成精神专科医院、综合性医院、基层医疗卫生机构等不同级别类别医疗机构间分工协作机制,为精神疾病患者提供连续型诊疗服务。落实医疗机构功能定位,精神专科医院和三级综合性医院精神科重点收治重大、疑难复杂疾病患者,在上级医院指导下基层医疗卫生机构开展精神疾病稳定期患者的基本医疗服务等。鼓励精神专科医院组建或参与建设专科联盟,通过合作共建、对口支援、远程医疗等形式,发挥优质医疗资源技术辐射带动作用,推动优质医疗资源向基层延伸。

精神专科医院、有精神专科特长的综合性医院进一步加强严重精神障碍管理服务,按《严重精神障碍管理治疗工作规范(2018年版)》等要求报送信息,参与或指导基层医疗卫生机构开展患者应急处置、随访管理、精神康复等工作。

四、加强精神专科医疗服务能力建设

(十)提升精神专科医疗服务能力。以提升精神专科医疗服务能力为核心,持续推进精神病专业国家临床重点专科和疑难病症诊治中心建设,改善精神专科软硬件条件,重点增强疑难危重患者的诊疗能力。加强精神亚专科建设,根据患者看病就医需求,重点加强老年、孕产妇、儿童等重点人群,以及严重精神障碍、康复、进食障碍、睡眠、物质依赖、儿童心理行为发育异常等特殊领域的亚专科建设与发展,提升精神专科整体医疗服务能力。

(十一)逐步推进多学科联合治疗模式(MDT)。鼓励精神专科医院针对疑难复杂疾病开设多学科诊疗门诊,吸纳康复、中医、药学等团队参与,建立多学科联合诊疗和查房制度。鼓励综合医院创新多学科诊疗模式,将精神专科纳入统筹管理,以冠心病、糖尿病、高血压等疾病为突破口,探索开展冠心病"双心治疗"、糖尿病控制血糖与心理联合诊疗等服务模式,为患者提供躯体疾病治疗的同时提供心理康复治疗。加强综合医院非精神科医务人员精神、心理专业知识技能培训,为躯体疾病患者提供心理健康服务。

2.145　儿童青少年肥胖防控实施方案

关于印发儿童青少年肥胖防控实施方案的通知

国卫办疾控发〔2020〕16号

各省、自治区、直辖市卫生健康委、教育厅（委）、市场监管局（厅、委）、体育局、团委、妇联，新疆生产建设兵团卫生健康委、教育局、市场监管局、文化体育广电和旅游局、团委、妇联：

超重肥胖已成为影响我国儿童青少年身心健康的重要公共卫生问题。为切实加强儿童青少年肥胖防控工作，有效遏制超重肥胖流行，促进儿童青少年健康成长，国家卫生健康委会同教育部等6部门制定了《儿童青少年肥胖防控实施方案》（可从国家卫生健康委网站下载）。现印发给你们，请遵照执行。

国家卫生健康委办公厅　教育部办公厅
市场监管总局办公厅　体育总局办公厅
共青团中央办公厅　全国妇联办公厅
2020年10月16日

儿童青少年肥胖防控实施方案

随着我国经济社会快速发展和人民生活水平显著提高，儿童青少年膳食结构及生活方式发生了深刻变化，加之课业负担重、电子产品普及等因素，儿童青少年营养不均衡、身体活动不足现象广泛存在，超重肥胖率呈现快速上升趋势，已成为威胁我国儿童青少年身心健康的重要公共卫生问题。儿童青少年期肥胖会增加成年期肥胖、心脑血管疾病和糖尿病等慢性病过早发生的风险，对健康造成威胁，给个人、家庭和社会带来沉重负担。为积极防控儿童青少年超重肥胖，特制定本方案。

一、总体要求

贯彻落实全国卫生与健康大会和《"健康中国2030"规划纲要》《国务院关于实施健康中国行动的意见》部署，按照《中国防治慢性病中长期规划（2017—2025年）》《国民营养计划（2017—2030年）》《学校食品安全与营养健康管理规定》有关要求，以提高儿童青少年健康水平和素养为核心，以促进儿童青少年吃动平衡为重点，强化政府、社会、个人责任，推进家庭、学校、社区、医疗卫生机构密切协作，大力普及营养健康和身体活动知识，优化儿童青少年体重管理服务，建设肥胖防控支持性环境，有效遏制超重肥胖流行，促进儿童青少年健康成长，助力健康中国建设。

二、防控目标

（一）全国目标。以2002—2017年超重率和肥胖率年均增幅为基线，2020—2030年0～18岁儿童青少年超重率和肥胖率年均增幅在基线基础上下降70%，为实现儿童青少年超重肥胖零增长奠定基础。

（二）分地区目标。根据各地儿童青少年超重肥胖率现状，将全国各省（区、市）划分为高、中、低三个流行水平地区（见附表）。2020—2030年，高流行地区儿童青少年超重率和肥胖率年均增幅在基线基础上下降80%，中流行地区儿童青少年超重率和肥胖率年均增幅在基线基础上下降 70%,低流行地区儿童青少年超重率和肥胖率年均增幅在基线基础上下降 60%。

三、重点任务

（一）强化家庭责任,充分发挥父母及看护人作用。

1. 帮助儿童养成科学饮食行为。强化父母及看护人是儿童健康第一责任人的理念,提高父母及看护人营养健康素养,使其能够为孩子合理选择、搭配和烹调食物,保证食物多样化,减少煎、炸等烹调方式,控制油、盐、糖的使用量,避免提供不健康食物,减少在外就餐。培养和引导儿童规律就餐、幼儿自主进食行为,教育儿童不挑食、不偏食,学会合理搭配食物和选择零食,不喝或少喝含糖饮料。（共青团中央、全国妇联、国家卫生健康委、教育部分别负责）

2. 培养儿童积极身体活动习惯。营造良好的家庭体育运动氛围,积极引导孩子进行户外活动和体育锻炼。提倡家长与孩子共同运动,创造必要的条件促进运动日常化、生活化。培养儿童青少年运动兴趣,使其掌握 1～2 项体育运动技能,引导孩子养成经常锻炼习惯,减少儿童使用电子屏幕产品时间,保证睡眠时间。（共青团中央、全国妇联、国家卫生健康委、教育部、体育总局分别负责）

3. 做好儿童青少年体重及生长发育监测。父母和看护人要充分认识超重肥胖的危害,定期为孩子测量身高和体重,做好记录,并能根据相关标准对儿童青少年生长发育进行评价,必要时及时咨询专业机构并在专业人员指导下采取措施进行干预。（国家卫生健康委、教育部、全国妇联分别负责）

4. 加强社区支持。依托村（居）委会组织健康生活方式指导员、社会体育指导员对家庭、社区食堂和餐饮单位开展膳食营养和身体活动的咨询和指导,发放宣传资料,组织科普讲座,提高父母和看护人的实践操作能力,践行健康生活方式。促进母乳喂养支持性环境建设,推动全面落实产假制度,鼓励具备条件的公共场所和工作单位建立母婴室。（国家卫生健康委、体育总局、全国妇联分别负责）

（二）强化学校责任,维持儿童青少年健康体重。

1. 办好营养与健康课堂。将膳食营养和身体活动知识融入幼儿园中小学常规教育。丰富适合不同年龄段儿童学习的资源,在国家和地方各级教师培训中增加青少年膳食营养和身体活动等相关知识内容,提高教师专业素养和指导能力。各地各校要结合农村义务教育学生营养改善计划、学生在校就餐等工作,有计划地做好膳食营养知识宣传教育工作。促进正确认识儿童超重肥胖,避免对肥胖儿童的歧视。（教育部牵头,国家卫生健康委配合）

2. 改善学校食物供给。制修订幼儿园和中小学供餐指南,培训学校和供餐单位餐饮从业人员。学校应当配备专（兼）职营养健康管理人员,有条件的可聘请营养专业人员。优化学生餐膳食结构,改善烹调方式,因地制宜提供符合儿童青少年营养需求的食物,保证新鲜蔬菜水果、粗杂粮及适量鱼禽肉蛋奶等供应,避免提供高糖、高脂、高盐等食物,按规定提供充足的符合国家标准的饮用水。落实中小学、幼儿园集中用餐陪餐制度,对学生餐的营养与安全进行监督。（教育部、国家卫生健康委、市场监管总局分别负责）

3. 保证在校身体活动时间。强化体育课和课外锻炼,各地各校要严格落实国家体育与健康课程标准,按照有关规定将体育成绩纳入中考等考核。教师不得"拖堂"或提前上课,保证学生每节课间休息并进行适当身体活动,减少静态行为。保证幼儿园幼儿每天的户外活动时间在正常的天气情况下不少于2小时,其中体育活动时间不少于1小时。中小学生每天在校内中等及以上强度身体活动时间达到1小时以上,保证每周至少3小时高强度身体活动,进行肌肉力量练习和强健骨骼练习。(教育部牵头,体育总局配合)

(三)强化医疗卫生机构责任,优化体重管理服务。

1. 加强孕期体重管理。将营养评价、膳食和身体活动指导纳入孕前和孕期检查,开展孕妇营养筛查和干预,促进孕前维持适宜体重、孕期定期监测体重,预防孕期体重过度增加或增重不足。(国家卫生健康委牵头,全国妇联配合)

2. 加强儿童青少年体重管理。落实基本公共卫生服务0~6岁儿童健康管理服务,加强母乳喂养、辅食添加等科学喂养(合理膳食)知识普及、技能指导和个体化咨询,定期评价婴幼儿生长发育状况。加强幼儿园和学校医务室(卫生室、校医院、保健室等)校医或保健教师配备和能力建设,做好儿童青少年超重肥胖监测,及时进行健康教育和指导。(国家卫生健康委、教育部分别负责)

3. 加强肥胖儿童干预。指导支持学校和家庭通过合理膳食、积极身体活动和心理支持对超重肥胖儿童进行体重管理。鼓励医疗卫生机构根据需求为超重肥胖儿童提供个体化的营养处方和运动处方。肥胖合并疾病的儿童应当在医生指导下进行专业治疗。(国家卫生健康委牵头,教育部配合)

(四)强化政府责任,加强支持性环境建设。

1. 加强肥胖防控知识技能普及。利用社区、家长学校、健康课堂等平台,加强科普宣传制度化、常态化,创新科普宣传方式,积极开发使用多种形式的宣传载体,广泛传播中国居民膳食指南、身体活动指南、儿童肥胖预防与控制指南相关健康知识,因地制宜,向全社会普及科学的、可操作的肥胖防控技能。加强科普宣传监管,避免误导性信息传播。(国家卫生健康委、教育部、体育总局、共青团中央、全国妇联分别负责)

2. 强化食物营销管理。推进完善相关法律法规。进一步强化母乳代用品销售管理,规范母乳代用品广告宣传。强化婴幼儿辅食生产营销管理。制定完善部门规章,对高糖、高脂、高盐食品,加强食品标签管理,不鼓励针对儿童的营销及食品包装中使用吸引儿童的图片、描述和外形设计。(市场监管总局、国家卫生健康委分别负责)

3. 完善儿童青少年体育设施。加强社区儿童青少年活动场所、健身步道、骑行道、体育公园和多功能运动场地的建设。推动公共体育设施免费或低收费向儿童青少年开放,支持中小学体育场地设施在课余时间和节假日向儿童青少年开放。鼓励运动场所为儿童青少年免费提供充足的符合国家标准的饮用水。(体育总局、教育部分别负责)

四、组织实施

(一)强化组织领导。各地要提高对儿童青少年肥胖防控重要意义的认识,将儿童青少年肥胖防控纳入政府重要议事日程,完善协调机制,强化组织实施,建立长效工作机制,确保实施方案目标任务落实落细。

(二)营造良好氛围。各地要大力宣传儿童青少年肥胖防控的重要意义、目标任务和主要措施,促进全社会充分认识和掌握膳食营养、身体活动及支持性环境对超重肥胖的作用和影响,营造有利于儿童青少年肥胖防控的社会氛围。

(三)统筹各方资源。将儿童青少年肥胖防控与全民健康生活方式行动、全民健身行动、基本公共卫生服务项目等工作有机结合、整体推进,有效整合资源,鼓励专业技术机构、学协会等社会组织、企业等积极参与,提高行动保障力度。

（四）加强监测评估。国家卫生健康委会同有关部门制定监测评估办法，适时组织开展监测评估，促进工作落实。各级卫生健康部门、教育部门定期组织开展儿童青少年营养与健康监测和学生体质监测，科学评价防控进展与效果。

2.146　以健康家庭建设为重点　深化创建幸福家庭

国家卫生健康委办公厅、中国计划生育协会办公室、中国人口福利基金会关于开展以健康家庭建设为重点　深化创建幸福家庭活动的通知

国卫办人口函〔2020〕889号

各省、自治区、直辖市及新疆生产建设兵团卫生健康委、计划生育协会，军队计划生育领导小组办公室，中直机关卫生计生委，国管局办公室：

以"文明、健康、优生、致富、奉献"为主题的创建幸福家庭活动开展 10 年来，得到了社会各界的积极响应，广大家庭和群众踊跃参与，各地涌现出许多好经验好做法。为贯彻落实习近平总书记关于实施健康中国战略、重视家庭建设等重要论述精神，贯彻《"健康中国2030"规划纲要》，国家卫生健康委、中国计划生育协会、中国人口福利基金会决定开展以健康家庭建设为重点，深化创建幸福家庭活动（以下简称健康家庭建设活动）。现将有关要求通知如下：

一、总体要求

（一）基本原则。

突出健康，统筹推进。健康是文明的体现、优生的基础、致富的前提、奉献的保障和家庭幸福的基本条件。要顺应人民群众的新期待，突出健康的基础性、关键性作用，加强统筹，全面推进。

聚焦家庭，深化内涵。根据不同家庭的健康状况和不同成员的健康需求，开展针对性强的健康促进活动，一家一策、各具特色，在参与建设活动的实践中，引导家庭强化健康理念、增长健康知识、养成健康习惯。

重视个体，人人参与。每个人都是自己健康的第一责任人，倡导从我做起，从日常做起，自我管理、自我服务，相互关爱、相互监督，使每位家庭成员都成为健康家庭建设的参与者、奉献者、获益者。

城乡共进，鼓励创新。结合城乡家庭实际，因地制宜，分类指导，不搞一刀切。注意宣传推广基层的鲜活经验和先进典型，用身边事教育身边人，大胆创新，不断丰富和深化健康家庭建设的内涵和外延。

（二）主要目标。

2020 年底前，各地研究制定"健康家庭建设活动"规划，明确目标任务，纳入健康中国建设总体部署，全面启动健康家庭建设工作，倡导社会各有关方面和广大家庭积极参与。"十四五"期末，促进家庭健康发展的政策环境进一步完善，社会各方面参与的积极性明显增强，重视家庭健康的社会氛围基本形成，家庭健康生活方式基本普及，家庭健康素养水平大幅提升，"健康家庭建设活动"成为健康中国建设的重要组成部分。

二、主要任务

（一）提高家庭成员的健康素养。充分利用大众媒体和新媒体等，广泛宣传中国公民健

康素养——基本知识与技能（2015年版）。充分利用村居社区人口学校、计生协会员之家、健康小屋、家庭健康服务中心等，组织健康家庭讲座，提供健康家庭宣传折页、宣传册及健康家庭服务包。倡导家庭制定健康管理规划，帮助家庭成员了解基本公共卫生服务的相关项目，积极参与配合家庭医生签约，提升家庭成员科学就医、合理用药的水平。面对突发重大传染病疫情，教育指导家庭成员严格遵守法律法规和社区防控规定，加强自我防护，积极参与支持群防群控，严防疾病侵害。

（二）培养健康文明的生活习惯。提倡厉行节约、反对浪费的生活方式。落实"三减三健"（减盐、减油、减糖，健康口腔、健康体重、健康骨骼）。讲究个人卫生，勤洗手、常洗澡、早晚刷牙、饭后漱口。推广公筷公勺，倡导分餐制，做好餐具清洗消毒。创建"无烟家庭"。倡导未成年人不饮酒、成年人少饮酒不酗酒。保护未成年人视力。规律起居作息，避免熬夜透支。积极参与全民健身行动，鼓励家庭成员积极参与广场舞、社区歌会、健步走、家庭运动会等文体活动。

（三）营造清洁卫生的家庭环境。改善居家环境，提倡简约环保装饰，做到家庭卫生整洁、光线充足、通风良好。注重厨房、厕所保洁，做好油烟排放，消除异味。定期杀虫灭鼠，清理卫生死角。引导家庭养成垃圾主动分类的习惯，革除乱扔垃圾、随地吐痰等陋习。指导婴幼儿、老年人家庭进行适幼、适老化改造。引导家庭自觉维护村居社区环境卫生，保持社区整洁有序、安全和谐。

（四）构建温馨和睦的家庭关系。加强家庭家教家风建设，弘扬男女平等、夫妻和睦、尊老爱幼、亲戚和睦、邻里互助等优良传统，倡导科学、文明、进步的婚育观念，破除高额彩礼、大操大办等陈规陋习。注重子女的家庭教育，关注孕产妇、老年人、青少年身体、行为和心理变化情况，积极给予关心关爱。逐步普及心理健康促进服务，遇到灾害或疫情时及时开展心理疏导和危机干预，做好家庭成员重大疾病和事故后的心理创伤康复。关爱留守儿童，指导监护人依法履行责任。

（五）加大困难家庭的扶助力度。开展落实计划生育特殊家庭联系人、家庭医生签约、优先便利医疗服务"三个全覆盖"专项行动。普遍建立"暖心家园"，开展"暖心行动"，做好特殊家庭成员的生活照料、养老关怀和精神慰藉等工作。加大对独居、空巢、高龄以及失能等困难老年家庭的扶助。充分发挥中国大病社会救助平台作用，深入开展"幸福工程""幸福微笑"系列公益活动和健康援助行动，向因病致贫、因病返贫等家庭提供精准帮扶，巩固脱贫攻坚和健康扶贫成果。

（六）营造家庭友好的社会环境。大力发展婴幼儿照护服务，充分发挥家庭的主体作用，鼓励社区提供多方面支持，鼓励社会力量兴办普惠托育机构。全面落实产假、延长产假、护理假等政策，鼓励用人单位提供福利性婴幼儿照护服务，采取有效措施帮助职工平衡家庭和工作的关系。开展"优生优育进万家"活动，做好新生儿访视，通过入户指导、亲子活动、家长课堂等方式，提供出生缺陷预防、母婴健康、母乳喂养、辅食添加、幼儿保健等指导，增强家庭科学育儿能力。以大中学生和流动人口中的青年人为重点，开展"青春健康"教育活动。提供科学备孕指导，积极推广避孕方法知情选择，预防和减少非意愿妊娠。

三、保障措施

（一）加强组织领导。开展"健康家庭建设活动"，有利于增强家庭对健康影响因素的重视，积极预防各种传染病、慢性病等对家庭的威胁；有利于充分动员和激发广大家庭的力量,积极投身健康中国建设;有利于巩固打赢脱贫攻坚战、决胜全面建成小康社会的成果。各级卫生健康行政部门要提高思想认识,将"健康家庭建设活动"纳入健康中国建设总体部署,精心组织,统筹推进。各级计划生育协会要充分利用网络队伍和群众工作优势,将"健康家庭建设活动"与计划生育特殊家庭扶助关怀、优生优育指导、青春健康等工作紧密结合,引导广大群众积极参与创建活动。人口福利基金会等社会公益组织要广泛动员利用社会多方资源,共同推动活动深入开展,并做好"健康家庭建设活动"的组织协调工作。

（二）强化基层活力。把"健康家庭建设活动"与爱国卫生运动、创建卫生城市（乡镇）等紧密结合,发挥好基层卫生健康服务网络作用,广泛吸引社会组织积极参与,加强教育培训,提高基层工作人员健康宣传、健康指导、健康管理能力。

（三）加强监测调研。在人口与家庭发展动态监测中,将有关健康家庭指标作为重点监测内容,动态掌握,精准施策。加强对各地活动情况的调研指导,及时研究解决难点问题,推动活动常做常新。

（四）加强宣传倡导。充分利用主流媒体和新媒体,采取多种形式,强化舆论宣传,营造人人参与、家家受益的良好氛围。培育和推广创建活动典型经验和特色做法,做好案例征集,宣传先进典型,强化示范引领。

国家卫生健康委办公厅　中国计划生育协会办公室　中国人口福利基金会

2020 年 10 月 30 日

2.147　无烟家庭建设

关于倡导无烟家庭建设的通知

国卫规划函〔2020〕438 号

各省、自治区、直辖市及新疆生产建设兵团卫生健康委、妇联、计生协:

家庭是每个人的日常生活场所,也是守护家人身心健康的第一道坚固防线。《健康中国行动（2019—2030 年）》控烟行动提出创建无烟家庭,劝导家庭成员不吸烟或主动戒烟,教育未成年人不吸烟,让家人免受二手烟危害。为贯彻落实《国务院关于实施健康中国行动的意见》,推进实施控烟行动,现就倡导开展无烟家庭建设有关事项通知如下:

一、深入推进无烟家庭建设

无烟家庭是全社会无烟环境的基础,建设无烟家庭对于营造良好的社会无烟环境和守护家人健康具有重要意义。各级卫生健康委、妇联、计生协要充分认识无烟家庭建设工作的重要性,把无烟家庭建设作为推动公众养成健康生活习惯、践行健康生活方式的有效抓手,作为家庭文明建设的重要内容。切实加强组织领导,按照统一组织、属地管理的原则,结合健康中国行动控烟行动、寻找"最美家庭"活动、"健康中国　母亲行动"等工作,创新开展无烟家庭建设,持续打造健康文明的无烟家庭环境。

二、广泛发动群众积极参与

要广泛动员家庭成员加强自律,做到不吸烟或不在家里吸烟,拒绝烟草给家人带来危害。积极开展"寻找家庭健康守门人""健康教育进家庭"等无烟家庭宣传教育活动,激发全体家庭成员参与无烟家庭建设的热情和创造性。各级卫生健康行政部门要充分利用爱国卫生运动等平台,积极协调相关部门推动属地无烟家庭建设,大力开展健康科普宣传,主动帮助有需要的家庭获取专业戒烟服务。各级妇联要充分发挥妇女在家庭中的监督引导作用,组织动员妇女群众带动创设无烟家庭环境,推动无烟理念融入家庭教育。各级计生协要主动发挥协会基层组织和工作者、会员及志愿者作用,从促进生殖健康和优生优育出发,以保护孕妇和儿童健康为突破口,带动育龄人群家庭踊跃参加,倡导家庭成员相互关爱,养成健康行为习惯,建设健康家庭。

三、全面营造无烟家庭氛围

要依托社区、面向家庭,结合世界无烟日、"三八"妇女节、"六一"儿童节等,充分利用电视、报纸、网络等传统媒体和短视频、直播等新媒体,科学普及烟草危害知识,大力传播二手烟暴露的严重危害,深入宣传无烟家庭理念,倡导家庭成员不吸烟,勇于拒绝二手烟,营造家庭无烟氛围。充分认识风俗习惯对社会成员集体行为的影响,结合春节、当地传统节庆活动等,广泛宣传"送烟等于送危害""婚丧嫁娶不摆烟""无烟婚礼"等无烟理念,弘扬传承无烟文化,营造无烟家庭氛围。

四、巩固无烟家庭建设成效

要探索建立推进无烟家庭建设的长效机制。以提高公众健康水平为目标,持续宣介无烟生活方式、营造无烟家庭环境。及时总结无烟家庭建设的典型经验和优秀案例,大力宣传推广,并将相关材料报送至国家卫生健康委、全国妇联和中国计生协。国家卫生健康委、全国妇联和中国计生协将在有关媒体进行专题报道,全面倡导、深入推动无烟家庭建设。

国家卫生健康委 全国妇联 中国计生协

2020 年 11 月 17 日

附件

无烟家庭建设基本要求

一、无烟家庭概念

本通知所称无烟家庭是指任何人在家中任何时间、任何室内场所都做到不吸烟,包括卧室、客厅、书房、餐厅、厨房、卫生间、私家车等场所的室内环境。

二、无烟家庭基本要求

1. 家中任何室内场所无吸烟现象。

2. 家中无烟具(烟缸、卷烟和电子烟等)。

3. 家庭成员劝导家人或来访客人中的吸烟者不吸烟,支持其戒烟。

4. 家庭成员不敬烟、不劝烟,礼尚往来不送烟。

5. 家庭成员学习、了解烟草危害知识,积极参加控烟宣传活动。

三、营造无烟家庭氛围

可在家门口或家中张贴无烟家庭标识或无烟绘画、提示语等。

2.148　建设老年友善医疗机构

关于开展建设老年友善医疗机构工作的通知（节选）

国卫老龄函〔2020〕457 号

各省、自治区、直辖市及新疆生产建设兵团卫生健康委、中医药管理局：

为贯彻落实党的十九届五中全会关于"全面推进健康中国建设，实施积极应对人口老龄化国家战略"要求，推动解决老年人在运用智能技术方面遇到的困难，优化老年人就医环境，为老年人就医提供方便，对老年人就医予以优先，决定在全国开展建设老年友善医疗机构工作。现将有关事项通知如下：

一、工作目标

通过开展建设老年友善医疗机构工作，推进医疗机构全面落实老年人医疗服务优待政策，保障老年人合法权益，完善医疗机构各项制度措施，优化老年人就医流程，提供老年友善服务，解决老年人就医在智能技术方面遇到的困难，弘扬中华民族敬老、助老美德，推动建设老年友好社会。

三、建设内容

（二）老年友善管理。

1. 建立老年友善医疗机构的运行机制。

2. 建立具有老年医学服务特点的技术规范和持续改进机制。

3. 建立老年学和老年医学知识、技能等教育、培训的长效机制。

4. 建立老年患者的双向转诊机制，形成医联体的协作管理模式。

（三）老年友善服务。

1. 提供多渠道挂号服务。完善电话、网络、现场预约等多种挂号方式，畅通老年人预约挂号渠道。根据老年人患病特点和就医实际情况，为老年人提供一定比例的现场号源；医联体的核心医院向医联体内基层医疗机构预留一定比例的预约号源，方便老年人通过社区预约转诊就医。

2. 优化服务流程，建立老年人就医绿色通道。有专 / 兼职社会工作者承担老年人服务相关职责。挂号、收费等设有人工服务窗口及现金收费窗口，智能设备配有人工值守。常态化疫情防控期间，机构入口可通过增设老年患者"无健康码"通道、配备人员帮助老年人进行健康码查询等方式，协助没有手机或无法提供健康码的老年人通过手工填写流调表等方式完成流行病学史调查，为老年患者就医提供方便。

3. 二级以上综合性医院要在老年医学科或内科门诊开展老年综合评估服务，对老年患者高风险因素给予早期识别与干预，保障医疗安全。

4. 基层医疗机构要结合实际，可通过签约、巡诊等多种方式为确有需要的老年人开展上门诊疗、康复、照护等个性服务，社区卫生服务中心、乡镇卫生院能够与上级医疗机构远程会诊，为老年人提供远程医疗服务。

5. 注重对老年综合征、衰弱、失能、失智的评估与干预，开展多学科合作诊疗，鼓励患者及其照护者参与照护计划的制定与实施。

6. 对住院老年患者进行高风险筛查，重点开展跌倒、肺栓塞、误吸和坠床等项目，建立风险防范措施与应急预案、高风险筛查后知情告知制度。

（四）老年友善环境。

1. 门急诊、住院病区配备有辅助移乘设备（如轮椅、平车等），并方便取用；主出入口处有方便老年人上下车的临时停车区和安全标识；所有出入口、门、台阶、坡道、转弯处、轮椅坡道及信息标识系统等的设置均应当符合国家标准《无障碍设计规范》（GB50763）。

2. 机构内标识醒目、简明、易懂，具有良好的导向性。

3. 机构内地面防滑、无反光。设置有无障碍卫生间，门宽应当适宜轮椅进出。

4. 适老性病房温馨整洁。病房中应当配有时钟和提示板，温、湿度适中，家具稳固。

四、工作要求

（一）提高认识，加强领导。各级卫生健康行政部门和中医药主管部门要充分认识建设老年友善医疗机构对于深化医药卫生体制改革、建立完善老年健康服务体系、保障老年人健康权益的重要意义；加强组织领导，将建设老年友善医疗机构工作纳入卫生健康系统重点工作；积极协调相关部门，根据当地老年人对疾病诊治、康复护理、安宁疗护、医养结合等服务的需求，在医疗机构人员和设备配备等方面争取支持。

（二）保证质量，狠抓落实。各级卫生健康行政部门和中医药主管部门要制订工作方案和年度工作计划，明确任务分工和具体措施，建立工作考核机制，确保建设老年友善医疗机构工作质量，全面完成《关于建立完善老年健康服务体系的指导意见》提出的"到2022年，80%以上的综合性医院、康复医院、护理院和基层医疗机构成为老年友善医疗机构"的目标。

（三）建立机制，务求实效。全国二级以上综合医院、中医医院要加强老年医学科建设及老年医学专业人才培养，增强为老年患者服务的能力。各级各类医疗机构要以建设老年友善医疗机构为契机，进一步加强自身管理，优化老年患者就医流程，改善老年患者就医环境，提高自身服务能力和水平，提升老年患者看病就医满意度。

国家卫生健康委　国家中医药管理局

2020年12月1日

2.149　以医保支付方式改革为抓手推进分级诊疗制度建设

国务院深化医药卫生体制改革领导小组简报（第129期）以医保支付方式改革为抓手推进分级诊疗制度建设

国务院深化医药卫生体制改革领导小组简报（第129期）

按：医保支付制度对医疗卫生服务供需双方的行为具有重要的激励约束作用，是分级诊疗制度建设的重要抓手。各地在改革实践中积累了一些有益经验和方法。下一步，应进一步加大医保支付方式改革力度和协同性，推动形成"基层首诊、双向转诊、急慢分治、上下联动"的分级诊疗格局。

建立分级诊疗制度，是深化医药卫生体制改革、全面推进健康中国建设的重要任务，对于促进医药卫生事业长远健康发展、保障和改善民生具有重要意义。医保支付制度能够显著影响医疗机构、医生的首诊、转诊和诊疗策略，对于供需双方的行为都具有重要的激励约束作用，是推动分级诊疗体系的关键政策工具。

一、各地探索医保支付方式改革促进分级诊疗制度建设的有关经验

（一）探索门诊服务按人头付费，促进基层首诊。上海市在医保门诊统筹基础上向家庭医生打包支付签约服务费。自 2018 年起家庭医生签约服务费按照每位签约居民 10 元 / 月的标准，由医保按签约服务量的 30% 按月预先支付给家庭医生团队，剩余 70% 根据签约居民健康管理效果、初诊转诊效率、合理费用管理等考核后支付。截至 2020 年 11 月 21 日，全市家庭医生共签约居民 801.2 万人，常住居民签约率达 35.7%，"1+1+1" 签约（1 家市级医院、1 家区级医院和 1 名家庭医生）医疗机构组合内就诊率达到 70.9%。宁夏盐池县在基层医疗机构实行按人头包干制，根据上年度乡村两级医疗机构人均服务量和次均门诊费用标准，医保部门年初预付 70% 基金给乡镇卫生院，由乡镇卫生院负责对村卫生室门诊经费预拨和监管，剩余 30% 在年底根据绩效考核结果兑现，实行结余经费乡村两级共享。全县乡村两级门诊人次由 2010 年的 17.7 万增加至 2018 年的 30 万，提高 69%。

（二）推进以紧密型医疗联合体为支付单元的医保总额付费制，促进双向转诊。山西省每年根据前一年度实际发生的合理医疗费用和医保基金实际支付情况，将不少于人口缴费总额 60% 的医保基金（含职工医保和城乡居民医保）打包支付给县级医疗集团，实行总额预算（预算金额的 90% 按月预付，年终根据考核情况清算）、结余留用（年终考核分值 95 分及以上，结余资金由医疗集团全额留用；95 分以下视情况给医疗机构留用 50% 或不予支付）以及合理超支分担，并进一步明确合理超支的情形，增强医疗集团成员单位的分工协作动力，促进双向转诊。安徽省将城乡居民医保当年筹资总额扣除大病保险基金、增量基金风险金后的不少于 95% 的部分交由县域医共体包干使用，负责辖区居民当年门诊和住院、按规定支出的家庭医生签约服务费、县外住院等报销费用，有力促进了县域内医疗资源协同共享，全省县域就诊率达 83%。

（三）落实差别化报销政策，引导居民合理就医。浙江省 23 个统筹区全部落实 "3 个 10%" 差别化报销政策，即统筹区内外报销比例不低于 10%，不同等级医疗机构报销比例差距不低于 10%，未按规定办理转诊手续提高个人自付比例不低于 10%。同时，对不同等级医疗机构起付标准实行阶梯式提高，医共体内视为一次住院，不再重复计算起付线，引导群众有序就诊，促进分级诊疗。山东省普遍实施差异化医保支付政策，不同级别医疗机构报销比例相差 10 个百分点左右，全省城乡居民医保在乡镇卫生院住院报销比例达 80% 左右，职工医保达 90% 左右，相对于二级以上医疗机构报销比例明显提高。广东省医保支付政策向基层倾斜，城乡居民在基层医疗卫生机构就医的医保报销比例超过 90%。

（四）住院服务探索按疾病诊断相关分组（DRG）、病种分值付费（DIP），促进各类医疗机构回归诊疗功能定位。福建省三明市全面实行 DRG 收付费改革，病种收费方面，对技术成熟、路径明确、成本稳定的常见病多发病，按照 "同病同治、同质同价" 原则，缩小二、三级医院之间的收费差距或实行统一收费标准，既引导三级医院更专注于收治疑难重症患者，又激励二级医院有动力收治患者；病种付费方面，适当拉开二、三级医院的个人分担比例差距，引导患者选择适宜医疗机构就诊。上海市探索大数据病种分值付费，通过对病种组合权重系数的调节机制，引导公立医院落实功能定位，促使三级医院提高危急重症、疑难病症诊疗等临床技术水平，二级医院提升区域内常见病、多发病诊疗水平。广东省将点数法和区域总额预算结合，与疾病诊治难易程度挂钩，全面开展按病种分值付费改革，目前付费病种数量达 8 512 种，适用基层诊治的病种为 831 种。

二、存在的问题

虽然医保支付制度改革在部分地方形成了较为有利于促进分级诊疗的点上探索,但总体来看,支付制度改革对于分级诊疗的导向性有待进一步更好体现。主要表现在:

一是支付方式改革的覆盖面还比较有限。目前按项目付费在一些地区仍然是重要的支付方式,其他支付方式所覆盖的病种、服务、人口和费用有限,一些区域内的住院与门诊支付方式改革政策不协同。

二是有效引导基层首诊的支付制度尚未建立。医保基金支出额度的"大头"在医院,"小头"在基层,与基层首诊要求存在较大差距。基层与上级医疗机构之间报销比例差距对需方的引导作用有限。

三是引导医疗资源整合和分工协作的支付方式尚待落实。以医联体尤其是紧密型县域医共体为单位的医保总额付费是引导医疗机构间建立分工协作、资源共享的紧密合作关系的重要措施,但目前实质性推进的地区较为有限。

四是引导医院落实功能定位、急慢分治的支付方式改革有待完善。部分地方DRG付费改革面临专家和技术支撑薄弱、信息系统不健全、配套政策不完善等问题。分流慢性恢复期患者的支付和报销政策还未实质形成。

三、相关政策建议

（一）加强统筹协调和整体推进。进一步加强各级党委、政府的领导,充分发挥医改领导小组的统筹协调作用,卫生健康、医保等部门密切配合,发挥医保基金战略性购买作用,在医保支付制度改革的各个环节中落实构建分级诊疗秩序的目标和导向,从按项目付费的后付制转向预付制,从单一支付方式转向引导形成分级诊疗格局的多元复合型支付方式。具体操作上,要注重区域内整体推进医保支付方式改革,使门诊与住院支付制度改革协同发力,要处理好支付方式改革与医疗服务发展的关系,避免单纯将控费作为支付方式改革的目标,影响医疗技术的进步和医疗质量的提高。同时,进一步做好医疗服务价格政策的改革完善工作,着力增强深化医药卫生体制改革的整体性、系统性、协同性。

（二）以建立门诊统筹机制和医联体总额付费为重点,推进上下分开。改革个人账户,提高统筹层次,建立健全门诊统筹机制。逐步将门诊统筹基金以按人头打包付费的方式支付家庭医生签约服务,并制定相应的门诊待遇清单等,调动家庭医生作为居民健康守门人和费用守门人的积极性,提高居民对于基层首诊的依从性。发挥报销政策对于群众在基层就诊的引导作用,明显向基层就诊患者倾斜,对基层首诊的上转患者实行累计起付线政策,促进患者基层就诊。在总结各地实践经验的基础上,推广以紧密型医疗联合体,特别是紧密型县（区）域医共体为支付单元的医保总额付费制,构建上下转诊的利益协同机制。

（三）以发展DRG、DIP付费和创新慢性疾病康复、护理服务支付方式为重点,推进急慢分开。建立以DRG或DIP付费为主的住院服务支付方式,在科学测算的基础上,合理设置各疾病诊断相关组的付费权重和费用标准,疾病严重程度越高,权重值越大,医院收入越高,改变医院过往以服务数量为主要收入来源的方式,促进医院改变管理理念和运行机制,推动三级医院回归功能定位。建立健全分级分类支付体系,采取在三级医院进行急性期诊疗时DRG或DIP支付,进入恢复期、康复期后转至下级医疗卫生机构或康复、护理机构治疗时按床日、按人次等支付方式,分流恢复期和康复期医疗服务需求患者。逐步建立长期护理保险制度,应对老龄化挑战。完善互联网医疗相关支付政策,方便群众特别是慢性病患者线上就医。

（四）以完善医联体支付方式和差异化报销政策为重点，推进城乡和区域分开。在支付方式改革方面，落实紧密型医联体医保总额付费时，可考虑明确医联体外就诊发生的医保费用，从支付给医联体的医保基金中扣除，激发医联体减少外流患者的内在动力，促进医联体特别是牵头医院积极提升专科服务能力、改善服务，将群众尽量留在医联体内就诊。在报销政策上，进一步拉开县域内外和统筹区域内外的报销比例差距，同时对于不经过转诊到其他地区就诊的患者大幅降低或不予报销费用，引导群众在县域和统筹区域内就诊。

2.150　关于进一步加强无烟学校建设工作的通知

关于进一步加强无烟学校建设工作的通知
国卫规划函〔2020〕455号

各省、自治区、直辖市及新疆生产建设兵团卫生健康委、教育厅（教委、教育局）：

为加快推进《健康中国行动（2019—2030年）》控烟行动实施，科学引导青少年树牢公民是自己健康第一责任人的意识，全面营造校园无烟环境，筑牢青少年"拒绝第一支烟"的社会环境，现就进一步加强无烟学校建设工作通知如下：

一、切实提高认识，加强组织领导

建设无烟学校，对于营造健康文明育人环境、保护青少年身心健康、促进青少年从小养成良好行为习惯具有重要意义。各级卫生健康、教育部门要进一步提高对建设无烟学校重要性和必要性的认识，把无烟学校建设作为校园精神文明建设的有力抓手。要切实加强组织领导，本着统一组织、属地管理的原则，建立完善本区域内无烟学校建设工作机制，制定实施方案和年度工作计划，推动无烟学校建设工作全面开展。力争到2022年底，实现各级各类学校全面建成无烟学校的目标。

二、细化责任分工，确保建设成效

各级卫生健康、教育部门要对本区域内无烟学校建设工作进行部署和安排。各地卫生健康部门要为无烟学校建设提供健康科普知识和技能宣传教育等专业技术支持，帮助引导教职工和学生吸烟者主动戒烟，并提供相应的戒烟服务，推动形成健康向上的无烟校园氛围。各地教育部门要将无烟学校建设作为考评学校卫生健康工作的重要指标。学校要按照无烟学校建设指南（见附件），强化控烟措施，加强各项保障，将履行控烟职责纳入教职工考核和评价体系，将学生吸烟行为作为学生日常行为规范管理的重要内容，确保无烟学校建设工作做实做细。

三、强化宣传教育，维护无烟环境

各级卫生健康部门会同教育部门督促学校利用世界无烟日、儿童节、教师节、新生入学等重要时间节点，通过各种活动、讲座、宣传栏、电子屏等方式，对无烟学校建设进行广泛宣传，形成广大教职工、学生以及家长积极支持无烟学校建设的良好舆论氛围。学校将吸烟、二手烟及电子烟危害等控烟相关知识纳入学生健康教育课程，通过课堂教学、班会、党团活动、知识竞赛、板报等多种形式，创新开展青少年乐于接受的控烟知识宣传和普及，促进师生养成健康无烟生活方式，共同维护无烟校园环境。

四、加强监督评估，巩固建设成果

各级卫生健康部门会同教育部门建立评估考核机制，定期对本区域内学校开展无烟环境建设的情况进行明察暗访,适时委托第三方进行评估,并及时通报相关结果。要用好评估分析结果,对开展无烟学校建设存在的问题,有针对性地指导整改,对做得好的要总结经验并推广。学校要注重日常巡查和自我管理,加强对吸烟现象的管控,持续强化无烟学校建设成果。国家卫生健康委、教育部将适时组织开展国家级指导检查、第三方暗访评估等,并及时通报结果。

《教育部办公厅 卫生部办公厅关于进一步加强学校控烟工作的意见》(教体艺厅〔2010〕5 号)自本通知印发之日起废止。

附件:无烟学校建设指南

国家卫生健康委 教育部

2020 年 11 月 26 日

附件:无烟学校建设指南
1. 无烟学校领导小组及办公室工作制度模板
2. 无烟学校管理规定模板
3. 禁烟标识张贴有关要求

2.151 "互联网 + 医疗健康""五个一"服务行动

关于深入推进"互联网 + 医疗健康""五个一"服务行动的通知(节选)

国卫规划发〔2020〕22 号

一、推进"一体化"共享服务,提升便捷化智能化人性化服务水平

1. 坚持线上线下一体融合。医疗机构要在持续改善线下医疗服务行动的同时,充分运用互联网、大数据等信息技术拓展服务空间和内容,积极为患者提供在线便捷高效服务,以及随访管理和远程指导,逐步实现患者居家康复。互联网医院要与线下依托的实体医疗机构之间实现数据共享和业务协同,提供线上线下无缝衔接的连续服务。鼓励各地运用智能物联终端设备,开展慢性病患者和高危人群的特征指标数据的监测跟踪和管理,结合家庭医生签约服务,将健康管理下沉到社区服务站点。推进互联网诊疗服务,充分发挥互联网医院在基层医疗服务中的作用,引导重心下移、资源下沉,有序促进分级诊疗。针对老年人、儿童、残障人士等群体存在的"数字鸿沟"障碍,各地要切合实际坚持两条腿走路,合理保留传统服务方式,既要实现线上服务便捷化,又要注重线下服务人性化。在推行非急诊预约诊疗的基础上,医疗机构要简化网上服务流程,完善电话、网络、现场等多种预约挂号方式,畅通家人、亲友、家庭医生等代为预约挂号的渠道,同时提供一定比例的现场号源,保留挂号、缴费、打印检查检验结果等人工服务窗口,配备导医、志愿者、社会工作者等人员提供就医指导服务,切实解决老年人等群体运用智能技术的实际困难。

二、推进"一码通"融合服务,破除多码并存互不通用信息壁垒

4. 强化行业内"一码通用"。各地要按照国家制定发布的统一技术标准规范,加快推进居民电子健康码规范应用,重点解决医疗健康服务"一院一卡、互不通用"问题。鼓励各地以普及应用居民电子健康码为抓手,推进实名制就医,探索以身份证号码为主索引,其他证

件号码为补充,加强居民卫生健康身份标识与使用管理。推动居民电子健康码替代医疗卫生机构就诊卡,拓展在诊疗服务、公共卫生服务、慢病管理、在线信息查询、健康教育、血液管理等领域的使用,逐步实现卫生健康行业内一码通用。对老年人、儿童等群体,要合理保留线下人工服务,切实解决智能技术障碍。

三、推进"一站式"结算服务,完善"互联网 +"医疗在线支付工作

8. 落实"互联网 +"支付政策。落实国家医保局《关于积极推进"互联网 +"医疗服务医保支付工作的指导意见》(医保发〔2020〕45 号)要求,坚持线上线下一致,对线上线下医疗服务实行公平的医保政策,保持待遇水平均衡。参保人在本统筹地区"互联网 +"医疗服务定点医疗机构复诊并开具处方发生的诊察费和药品费,可以按照统筹地区医保规定支付。各地可从门诊慢特病开始,逐步扩大医保对常见病、慢性病"互联网 +"医疗服务支付的范围。支持"互联网 +"医疗复诊处方流转,探索定点医疗机构外购处方信息与定点零售药店互联互通。结合门诊费用直接结算试点,探索"互联网 +"医疗服务异地就医直接结算。落实"长期处方"的医保报销政策,对符合规定的"互联网 +"医疗服务在线处方药费等实现在线医保结算。

2.152　公共卫生信息化建设标准与规范(试行)

关于印发全国公共卫生信息化建设标准与规范(试行)的通知

国卫办规划发〔2020〕21 号

各省、自治区、直辖市及新疆生产建设兵团卫生健康委、中医药局,委(局)机关各司局,委(局)相关直属和联系单位:

为促进和规范全国公共卫生信息化建设与应用,国家卫生健康委、国家中医药管理局联合制定了《全国公共卫生信息化建设标准与规范(试行)》(可从国家卫生健康委网站下载),现印发给你们,请遵照执行。

联系人:孙波、沈剑峰

联系电话:010—68791492、68791911

附件:《全国公共卫生信息化建设标准与规范》(试行)(略)

国家卫生健康委办公厅　国家中医药局办公室

2020 年 12 月 1 日

2.153　老年友好型社区

关于开展示范性全国老年友好型社区创建工作的通知(节选)

国卫老龄发〔2020〕23 号

一、工作目标

提升社区服务能力和水平,更好地满足老年人在居住环境、日常出行、健康服务、养老服务、社会参与、精神文化生活等方面的需要,探索建立老年友好型社区创建工作模式和长

效机制,切实增强老年人的获得感、幸福感、安全感。到 2025 年,在全国建成 5 000 个示范性城乡老年友好型社区,到 2035 年,全国城乡实现老年友好型社区全覆盖。

二、工作任务

(三)提升为老年人服务的质量。利用社区卫生服务中心(站)、乡镇卫生院等定期为老年人提供生活方式和健康状况评估、体格检查、辅助检查和健康指导等健康管理服务,为患病老年人提供基本医疗、康复护理、长期照护、安宁疗护等服务。开展老年人群营养状况监测和评价,制定满足不同老年人群营养需求的改善措施。深入推进医养结合,支持社区卫生服务机构、乡镇卫生院内部建设医养结合中心,为老年人提供多种形式的健康养老服务。利用社区日间照料中心及社会化资源为老年人提供生活照料、助餐助浴助洁、紧急救援、康复辅具租赁、精神慰藉、康复指导等多样化养老服务。广泛开展以老年人识骗、防骗为主要内容的宣传教育活动。建立定期巡访独居、空巢、留守、失能(含失智)、重残、计划生育特殊家庭老年人等的工作机制。

三、工作安排

第一阶段:示范创建阶段(2020—2022 年)。2020 年,启动老年友好型社区创建工作。2021—2022 年,在全国创建 2 000 个示范性城乡老年友好型社区,为全国发挥示范引领作用。

第二阶段:示范推进阶段(2023—2025 年)。进一步推进示范性城乡老年友好型社区创建,2023—2025 年,在全国再创建 3 000 个示范性城乡老年友好型社区。

第三阶段:总结深化阶段(2026—2030 年)。认真总结示范性城乡老年友好型社区创建的工作经验和工作模式,加强工作宣传,扩大创建范围,开展中期评估,到 2030 年底,老年友好型社区在全国城乡社区的覆盖率达到 50% 以上。

第四阶段:全面评估阶段(2031—2035 年)。大力推广老年友好型社区创建经验和工作机制,评估创建效果,加强分类指导,进一步扩大城乡老年友好型社区创建的覆盖面,到 2035 年底,全国城乡社区普遍达到老年友好型社区标准。

2.154　医养结合机构服务质量

关于开展医养结合机构服务质量提升行动的通知(节选)

国卫办老龄函〔2020〕974 号

一、总体要求

深入贯彻落实党中央、国务院关于医养结合工作的决策部署,坚持以老年人需求为导向,以提升医养结合服务质量为工作出发点和落脚点,按照职责分工,着力解决影响医养结合机构医疗卫生服务质量的突出问题,为老年人提供安全、规范、优质的医疗卫生服务,切实提升老年人的获得感和满意度。

二、主要目标

到 2021 年底,医养结合服务相关制度、标准、规范初步建立,医养结合机构医疗卫生服务能力持续提高,医疗卫生服务质量得到提升。

到 2022 年底,医养结合服务质量标准和评价体系基本建立,医养结合机构医疗卫生服务能力和服务质量显著提升。

三、重点内容

（四）加强医养结合人才队伍建设。加强医养结合机构管理人员、医疗卫生专业技术人员、护理员等人员队伍能力建设,加大培养培训力度。鼓励医护人员到医养结合机构执业,促进人才有序流动。实施全国医养结合人才能力提升培训项目,为医养结合机构管理和服务人员提供继续教育。

（五）加强医养结合机构信息化建设。加强信息技术支撑,完善全国医养结合管理信息系统,继续开展医养结合监测工作。扩大国家老龄健康医养结合远程协同服务试点,使老年人在医养结合机构即可获得远程诊疗指导、在线复诊等服务。

2.155　"互联网＋护理服务"

国家卫生健康委办公厅关于进一步推进"互联网＋护理服务"试点工作的通知（节选）

国卫办医函〔2020〕985号

一、进一步扩大试点范围

各省（区、市）结合实际均可开展"互联网＋护理服务"试点工作。原明确的试点省份（北京、天津、上海、江苏、浙江、广东）按本通知要求继续开展试点,其他省份原则上至少确定1个城市开展"互联网＋护理服务"试点工作。试点期限1年,2021年1月—12月。

二、规范开展试点工作

卫生健康行政部门和医疗机构要按照《"互联网＋护理服务"试点工作方案》有关要求,规范有序开展"互联网＋护理服务"试点工作。卫生健康行政部门要制定完善"互联网＋护理服务"管理制度、服务规范和技术标准,确定辖区内"互联网＋护理服务"试点项目。向社会公开符合条件的试点医院,接受社会监督。加强对互联网信息平台的管理,采取有效措施防控和应对风险。积极协调有关部门建立完善"互联网＋护理服务"的价格和医保支付政策。试点医疗机构要依法合规开展"互联网＋护理服务",对服务对象进行全面评估,选派符合资质和能力条件的护士提供相关服务,切实保障医疗质量和安全。

三、增加护理服务供给

各地卫生健康行政部门要根据区域内群众重点是高龄、失能等行动不便老年人等迫切护理服务需求,统筹区域医疗资源,合理引导医疗机构增加护理服务供给。将"互联网＋护理服务"与家庭医生签约、家庭病床、延续性护理等服务有机结合,为群众提供个性化、差异化的护理服务。鼓励有条件的医疗机构按照分级诊疗要求,结合功能定位和实际情况,积极开展"互联网＋护理服务"试点工作。充分发挥大型医院优质护理资源的帮扶带动作用,借助城市医疗集团、县域医共体、专科联盟以及远程医疗等形式,提升基层护理服务能力,让二级及以下医疗机构和基层医疗机构在"互联网＋护理服务"中发挥更大的作用。

五、积极防范执业风险

各地卫生健康行政部门和开展"互联网＋护理服务"的医疗机构要采取有效措施积极

防控和有效应对风险。如对服务对象进行全面评估,核验其身份信息、病历资料、家庭签约协议、健康档案等资料;对提供"互联网＋护理服务"的护士要加强培训,并对其资质、服务范围和项目内容提出要求;对"互联网＋护理服务"项目的适宜性进行评估,严格项目范围并予以公开;为护士提供手机 APP 定位追踪系统,配置工作记录仪,配备一键报警、延时预警等装置;购买医疗责任险、人身意外伤害险等。要制定完善"互联网＋护理服务"试点工作应急处置预案,有效应对处置突发情况,保障医疗安全。

2.156　老年人居家医疗服务

关于加强老年人居家医疗服务工作的通知

国卫办医发〔2020〕24 号

各省、自治区、直辖市及新疆生产建设兵团卫生健康委、中医药管理局:

为贯彻落实党中央、国务院关于全面推进健康中国建设,实施积极应对人口老龄化国家战略的重大决策部署,进一步增加老年人居家医疗服务供给,精准对接老年人群多样化、差异化的迫切医疗服务需求,现就加强老年人居家医疗服务工作通知如下:

居家医疗服务是指医疗机构医务人员按照有关要求为特定人群,重点是老年患者提供诊疗服务、医疗护理、康复治疗、药学服务、安宁疗护、中医服务等上门医疗服务。

一、开展居家医疗服务要素

(一)服务主体。

1. 医疗机构。已执业登记取得《医疗机构执业许可证》,具有与所开展居家医疗服务相应的诊疗科目并已具备家庭病床、巡诊等服务方式的医疗机构,重点是二级及以下医院、基层医疗卫生机构等。

2. 医务人员。符合条件的医疗机构按照有关规定派出注册或执业在本机构的医师、护士、康复治疗专业技术人员及药学专业技术人员等医务人员上门提供居家医疗服务。上述人员应当经所在医疗机构同意方可提供居家医疗服务。其中,医师应当具备与所提供居家医疗服务相符合的执业类别和执业范围,同时至少具备 3 年以上独立临床工作经验的执业医师;护士应当至少具备 5 年以上临床护理工作经验和护师及以上技术职称;康复治疗专业技术人员应当至少具备 3 年以上临床康复治疗工作经验和技师及以上技术职称;药学专业技术人员应当取得药师及以上技术职称。

(二)服务对象。鼓励重点对有居家医疗服务需求且行动不便的高龄或失能老年人,慢性病、疾病康复期或终末期、出院后仍需医疗服务的老年患者等提供相关医疗服务。各地卫生健康行政部门可结合实际和老年人群健康特点,按照突出重点人群、保障医疗安全、防控执业风险的原则,确定本地区居家医疗服务的优先和重点服务对象。

(三)服务内容。居家医疗服务主要包括适宜居家提供的诊疗服务、医疗护理、康复治疗、药学服务、安宁疗护、中医服务等医疗服务(居家医疗服务参考项目见附件)。诊疗服务包括健康评估、体格检查、药物治疗、诊疗操作等。医疗护理服务包括基础护理、专项护理、康复护理、心理护理等。康复治疗服务包括康复评定、康复治疗、康复指导等。药学服务包括用药评估、用药指导等。安宁疗护服务包括症状控制、舒适照护、心理支持和人文关怀等。中医服务包括中医辨证论治、中医技术、健康指导等。各地卫生健康行政部门（含中医药主管部门，下同）应当结合实际，组织制定本地区居家医疗服务项目。原则上，以需求量大、医疗风险低、适宜居家操作实施的技术和服务项目为宜。

（四）服务方式。医疗机构可以通过家庭病床、上门巡诊、家庭医生签约等方式提供居家医疗服务。通过医联体、"互联网＋医疗健康"、远程医疗等将医疗机构内医疗服务延伸至居家，创新居家医疗服务方式。

二、规范居家医疗服务行为

（五）开展首诊和评估。原则上，医疗机构在提供居家医疗服务前应当对申请者进行首诊，结合本单位医疗服务能力，对其疾病情况、身心状况、健康需求等进行全面评估。经评估认为可以提供居家医疗服务的，可派出本机构具备相应资质和技术能力的医务人员提供相关医疗服务。提供家庭病床、家庭医生签约服务的，按照有关规定开展。

（六）完善服务规范流程。各地卫生健康行政部门和开展居家医疗服务的医疗机构要按照有关要求和国家印发的有关疾病诊疗、医疗护理、康复治疗、药学服务、安宁疗护等实践指南和技术规范，结合实际建立完善居家医疗服务规范、技术指南和工作流程等。

（七）加强医务人员培训。要加强对提供居家医疗服务医务人员的培训，注重管理制度、服务规范流程、专业知识和技能等培训。结合工作实际需要，定期组织开展培训，不断提高医务人员居家医疗服务能力。

（八）规范医疗服务行为。医务人员在提供居家医疗服务的过程中，应当严格遵守有关法律法规、部门规章、职业道德、服务规范指南和技术操作标准，规范服务行为，切实保障医疗质量和安全。服务过程中产生的数据资料应当留痕，可查询、可追溯，满足行业监管需求。

三、加强居家医疗服务管理

（九）健全管理制度。各地卫生健康行政部门和开展居家医疗服务的医疗机构要按照要求制定并落实居家医疗服务的各项管理制度。如诊疗服务管理制度、护理管理制度、医疗质量安全管理制度、医疗风险防范制度、医学文书书写管理制度、医疗废物处置制度、医疗纠纷和风险防范制度，突发应急处置预案等。

（十）明确相关责任。开展居家医疗服务的医疗机构应当与服务对象签订协议，并在协议中告知患者服务内容、形式、流程、双方责任和权利以及可能出现的风险等，签订知情同意书。发生医疗纠纷时，按照有关法律法规处理。医患双方按照有关规定可通过自愿协商、人民调解、行政调解或向人民法院提起诉讼等途径解决。

（十一）积极防控风险。各地卫生健康行政部门和开展居家医疗服务的医疗机构要采取有效措施积极防控和有效应对风险。如对服务对象进行认真评估，对其身份信息、病历资料、家庭签约协议、健康档案等资料进行核验；提供居家医疗服务时，要求应有具备完全民事行为能力的患者家属或看护人员在场。对提供居家医疗服务的医务人员加强培训，并对其资质、服务范围和项目内容提出要求；对居家医疗服务项目的适宜性进行评估，严格项目范围；为医务人员提供手机 APP 定位追踪系统，配置工作记录仪，配备一键报警、延时预警等装置；购买医疗责任险、人身意外伤害险等，切实保障医患双方安全。

四、加大支持保障力度

（十二）增加居家医疗服务供给。各地卫生健康行政部门要结合实际采取有效措施加快发展居家医疗服务。根据区域内老年人迫切居家医疗服务需求，统筹区域医疗资源，合理引导医疗机构增加居家医疗服务供给。医疗机构要按照分级诊疗的要求,结合功能定位和实际情况,依法合规、有序规范地为群众提供居家医疗服务,保障医疗质量和患者安全。鼓励有条件的医疗机构通过上门巡诊和家庭病床等方式,积极开展居家医疗服务。支持护理院、护理中心、康复医院、康复医疗中心、安宁疗护中心等将医疗服务由医疗机构内延伸至居家。充分发挥基层医疗机构在提供居家医疗服务方面的优势,结合家庭病床、家庭医生签约服务等多种方式,为老年人提供个性化、多层次的居家医疗服务。

(十三)提供居家医疗服务便利。卫生健康行政部门要积极协调有关部门为发展居家医疗服务创造有利条件。要依法依规及时为开展居家医疗服务的医疗机构进行服务方式的变更登记。要及时向社会公布辖区内符合条件开展居家医疗服务的医疗机构名单,便于群众正确选择医疗机构提供相关服务。鼓励有条件的医疗机构,研究探索为慢性病老年患者开具的出院医嘱和康复指导建议中,明确其出院后常用的居家医疗服务项目和频次等,方便居家老年患者,切实增强群众获得感、幸福感。

(十四)加强信息化技术支撑。各地要充分借助云计算、大数据、物联网、智慧医疗、移动互联网等信息化技术,创新居家医疗服务模式,优化服务流程,实现服务行为全程追踪,为发展居家医疗服务提供技术支撑,实现"信息多跑路、患者少跑腿"。可依托全民健康信息平台加强区域医疗服务监管信息平台建设,逐步将居家医疗服务信息纳入统一监管,对辖区内开展居家医疗服务的人员、行为、评价等情况进行监管。

五、组织实施

(十五)加强组织领导。各级卫生健康行政部门要从全面推进健康中国建设、实施积极应对人口老龄化国家战略,增进包括老年人在内的全体人民福祉的高度,充分认识做好老年人居家医疗服务工作的重要意义。加强组织领导,统筹协调推进,完善配套政策,结合实际制订具体实施方案并推动落实落细。

(十六)加强质量监管。各级卫生健康行政部门要按照属地化管理原则加强居家医疗服务质量和医务人员行为监管。将居家医疗服务纳入医疗服务质量监管体系中,加大对居家医疗服务的检查指导力度,健全专项检查和第三方评估等工作机制。畅通投诉、评议渠道,接受社会监督,维护群众健康权益。要按照法律法规有关规定公开区域内提供居家医疗服务相关医疗机构、人员处罚等信息,并纳入全国信用信息共享平台。

(十七)鼓励先行先试。有条件的地区要按照本通知要求先行开展试点,积极探索创新,积累有益经验,完善机制政策。及时发现问题,不断总结改进。积极推广可复制的典型经验和模式,以点带面,发挥示范引领作用。

(十八)加强宣传引导。各地要重视和加强开展老年人居家医疗服务工作的宣传,加大医疗机构医务人员的政策和业务培训,凝聚共识,提升服务能力。要加强老年人居家医疗服务政策解读,合理引导群众预期。注重宣传典型经验,为推动老年人居家医疗服务快速发展营造良好社会氛围。

附件:居家医疗服务参考项目(试行)

国家卫生健康委办公厅　国家中医药管理局办公室
2020 年 12 月 17 日

第 3 章

其他部门慢性病相关政策

3.1 财政部

3.1.1 城乡医疗救助基金管理办法

关于印发《城乡医疗救助基金管理办法》的通知

财社〔2013〕217 号

各省、自治区、直辖市、计划单列市财政厅（局）、民政厅（局）：

为规范城乡医疗救助基金的管理和使用，提高使用效益，根据有关政策法规，财政部会同民政部制定了《城乡医疗救助基金管理办法》。现印发给你们，请结合本地区实际，认真贯彻执行。

财政部　民政部

2013 年 12 月 23 日

附件：

城乡医疗救助基金管理办法

第一章　总则

第一条　为规范城乡医疗救助基金的管理和使用，提高使用效益，根据有关政策法规，制定本办法。

第二条　本办法所称城乡医疗救助基金，是指通过公共财政预算、彩票公益金和社会各界捐助等渠道筹集，按规定用于城乡贫困家庭医疗救助的专项基金。

第三条　城乡医疗救助基金应按照公开、公平、公正、专款专用、收支平衡的原则进行管理和使用。

第四条　城乡医疗救助基金纳入社会保障基金财政专户（以下简称社保基金专户），实行分账核算，专项管理，专款专用。县级财政部门将原来在社保基金专户中分设的"城市医疗救助基金专账"和"农村医疗救助基金专账"进行合并，建立"城乡医疗救助基金专账"，用于办理基金的筹集、核拨、支付等业务。

第二章　基金筹集

第五条　县级以上人民政府建立城乡医疗救助基金，城乡医疗救助基金来源主要包括：

（一）地方各级财政部门每年根据本地区开展城乡医疗救助工作的实际需要，按照预算管理的相关规定，在年初公共财政预算和彩票公益金中安排的城乡医疗救助资金。

（二）社会各界自愿捐赠的资金。

（三）城乡医疗救助基金形成的利息收入。

（四）按规定可用于城乡医疗救助的其他资金。

第六条　县级以上财政部门会同民政部门根据城乡医疗救助对象需求、工作开展情况等因素，按照财政管理体制，科学合理地安排城乡医疗救助补助资金。上级财政对经济困难的地区给予适当补助。

第三章　基金使用

第七条　城乡医疗救助基金的救助对象是城乡低保对象、农村五保供养对象，以及其他符合医疗救助条件的经济困难群众。

第八条　城乡医疗救助基金应分别结合城镇居民基本医疗保险和新型农村合作医疗制度（以下简称基本医疗保险）的相关政策规定，统筹考虑城乡困难群众的救助需求，首先确保资助救助对象全部参加基本医疗保险，其次对经基本医疗保险、大病保险和商业保险等补偿后，救助对象仍难以负担的符合规定的医疗费用给予补助，帮助困难群众获得基本医疗服务。对因各种原因未能参加基本医疗保险的救助对象个人自负医疗费用，可直接给予救助。

第九条　救助方式以住院救助为主，同时兼顾门诊救助。各地要科学制定救助方案，合理设置封顶线，稳步提高救助水平。要结合基本医疗保险的待遇规定，统筹城乡医疗救助制度，弥合城乡困难群众在获得医疗救助方面的差异，满足其正常的医疗服务需求。

第十条　各地区应结合本地实际明确城乡医疗救助对象的具体范围，细化城乡医疗救助基金具体使用方案。

第四章　基金支出

第十一条　城乡医疗救助基金原则上实行财政直接支付。民政部门向同级财政部门提交拨款申请，财政部门审核后将城乡医疗救助基金由社保基金专户直接支付到定点医疗机构、定点零售药店或医疗救助对象。

资助医疗救助对象参保参合的，由民政部门将与基本医疗保险经办机构确认后的符合救助标准的医疗救助人数、参保参合资助标准及资金总量提供给同级财政部门，经同级财政部门审核后，从社保基金专户中的"城乡医疗救助基金专账"中将个人缴费核拨至"城镇居民基本医疗保险专账"或"新型农村合作医疗专账"中。

开展"一站式"即时结算的地区，由定点医疗机构和定点零售药店在结算时先扣除基本医疗保险报销费用和医疗救助补助的费用，参保参合救助对象只需结清个人应承担部分。基本医疗保险经办机构、定点医疗机构和定点零售药店所垫付的医疗救助资金情况，在规定时间内报民政部门审核后，由民政部门向同级财政部门提出支付申请，同级财政部门通过"城乡医疗救助基金专账"直接支付给以上机构。

未开展"一站式"即时结算的地区以及需要事后救助的，由医疗救助对象个人按规定出具基本医疗保险报销的补偿审核表或结算单、定点医疗机构复式处方或定点零售药店购药发票等能够证明合规医疗费用的有效凭证，在规定时间内报同级民政部门核批，由民政部门向同级财政部门提出申请,同级财政部门通过"城乡医疗救助基金专账"直接支付给医疗救助对象。对救助对象个人的补助资金原则上通过转账方式,减少现金支出。

统筹地区民政部门可采取通过财政直接支付向定点医疗机构提供一定预付资金额度的方式,减免救助对象住院押金,方便其看病就医。

第十二条　暂不具备直接支付条件的统筹地区民政部门可根据需要开设一个城乡医疗救助基金支出户(以下简称支出户)。一个统筹地区最多开设一个支出户。全部医疗救助补助支出实行直接支付的地区,不设支出户。

支出户的主要用途是:接收财政专户拨入的基金,支付基金支出款项,包括对救助对象符合规定的不能通过"一站式"即时结算的医疗费补助支出,对偏远地区和金融服务不发达等不具备直接支付条件的地区的基金支出,及政策规定的其他可以直接发放给救助对象的基金支出。支出户的利息收入应定期缴入社保基金专户,并入城乡医疗救助基金管理。

支出户除向定点医疗机构和定点零售药店结算垫付医疗费用、向医疗救助对象支付救助资金外,不得发生其他支出业务。支出户发生的业务原则上通过转账方式,逐步减少并取消现金支出。

第十三条　建立定期对账制度,地方各级财政、民政部门应按照规定认真做好城乡医疗救助基金的清理和对账工作,每年不少于两次。年度末,民政部门应按要求向同级财政部门报送城乡医疗救助基金年度执行情况及相关说明。

第五章　基金管理

第十四条　城乡医疗救助基金年终结余资金可以结转下年度继续使用。基金累计结余一般应不超过当年筹集基金总额的15%。各地应进一步完善救助方案,确保基金均衡合理使用,确保救助对象最大程度受益。

第十五条　城乡医疗救助基金必须全部用于救助对象的医疗救助,对不按规定用药、诊疗以及不按规定提供医疗服务所发生的医疗费,城乡医疗救助基金不予结算。任何单位和个人不得截留、挤占、挪用,不得向救助对象收取任何管理费用。

第十六条　城乡医疗救助基金的筹集和使用情况,应通过网站、公告等形式按季度向社会公布,城乡医疗救助对象和救助金额等情况应每季度在村(居)委会张榜公布,接受社会监督。

第十七条　民政部门应会同人力资源社会保障、卫生计生等部门定期检查定点医疗机构和定点零售药店提供的医疗服务和收费情况,对医疗服务质量差、医疗行为违规的,暂缓或停止拨付其垫付的资金。

第十八条　地方各级民政和财政等部门要定期对城乡医疗救助基金使用情况进行监督检查,并自觉接受审计、监察等部门的监督。民政部、财政部对各地医疗救助工作开展情况和基金使用情况进行抽查。

第十九条　发现虚报冒领、挤占挪用、贪污浪费等违纪违法行为的单位和个人,按照有关法律法规严肃处理。对故意编造虚假信息,骗取上级补助的,除责令立即纠正、扣回、停拨上级补助资金外,还应按规定追究有关单位和人员的责任。

第六章　附则

第二十条　各地财政、民政部门可根据本地实际情况,制定城乡医疗救助基金管理的具体办法。

第二十一条　本办法自印发之日起执行,《财政部 民政部关于印发〈农村医疗救助基金管理试行办法〉》(财社〔2004〕1号)、《财政部民政部关于加强城市医疗救助基金管理的意见》(财社〔2005〕39号)同时废止。

第二十二条　本办法由财政部、民政部负责解释。

3.1.2　做好政府购买养老服务工作

财政部　国家发展改革委　民政部　全国老龄工作委员会办公室 关于做好政府购买养老服务工作的通知(节选)

财社〔2014〕105号

二、明确政府购买养老服务的工作目标

"十二五"时期,政府购买养老服务工作有序推开,相关制度建设取得有效进展。到2020年,基本建立比较完善的政府购买养老服务制度,促进形成与经济社会发展相适应、高效合理的养老服务资源配置机制和供给机制。

三、积极有序地开展政府购买养老服务工作

(三)确定购买内容。重点选取生活照料、康复护理和养老服务人员培养等方面开展政府购买服务工作。在购买居家养老服务方面,主要包括为符合政府资助条件的老年人购买助餐、助浴、助洁、助急、助医、护理等上门服务,以及养老服务网络信息建设;在购买社区养老服务方面,主要包括为老年人购买社区日间照料、老年康复文体活动等服务;机构养老服务主要为"三无"(无劳动能力,无生活来源,无赡养人和扶养人或者其赡养人和扶养人确无赡养和扶养能力)老人、低收入老人、经济困难的失能半失能老人购买机构供养、护理服务。

3.1.3　基本公共卫生服务等5项补助资金管理办法

财政部　国家卫生健康委　国家医疗保障局国家中医药管理局关于印发 基本公共卫生服务等5项补助资金管理办法的通知(节选)

财社〔2019〕113号

各省、自治区、直辖市、计划单列市财政厅(局)、卫生健康委、医保局、中医药局,新疆生产建设兵团财政局、卫生健康委、医保局:

为规范和加强中央财政对地方转移支付资金管理,提高资金使用效益,根据《中华人民共和国预算法》《国务院办公厅关于印发医疗卫生领域中央与地方财政事权和支出责任划分改革方案的通知》等有关法律法规和政策要求,以及财政部转移支付资金等预算管理规定,我们修订了基本公共卫生服务等5项补助资金管理办法,现印发给你们,请遵照执行。

附件1. 基本公共卫生服务补助资金管理办法(略)

2. 医疗服务与保障能力提升补助资金管理办法(略)

3. 基本药物制度补助资金管理办法(略)

4. 计划生育转移支付资金管理办法(略)

5. 重大传染病防控补助资金管理办法（略）

3.2　国家发展和改革委员会

3.2.1　非公立医疗机构医疗服务实行市场调节价有关问题

关于非公立医疗机构医疗服务实行市场调节价有关问题的通知（节选）

发改价格〔2014〕503 号

三、鼓励非公立医疗机构提供形式多样的医疗服务。鼓励非公立医疗机构依据自身特点，提供特色服务，满足群众多元化、个性化的医疗服务需求。属于营利性质的非公立医疗机构，可自行设立医疗服务价格项目；属于非营利性质的非公立医疗机构，应按照《全国医疗服务价格项目规范》设立服务项目。鼓励非公立医疗机构积极探索实行有利于控制费用、公开透明、方便操作的医疗服务收费方式。

3.2.2　组织开展面向养老机构的远程医疗政策试点工作

关于组织开展面向养老机构的远程医疗政策试点工作的通知（节选）

发改高技〔2014〕1358 号

北京市、湖北省、云南省发展改革委、民政厅（局）、卫生计生委：

为贯彻落实《国务院关于加快发展养老服务业的若干意见》（国发〔2013〕35 号）关于"积极推进医疗卫生与养老服务相结合，加快推进面向养老机构的远程医疗服务试点"的要求，决定组织开展面向养老机构的远程医疗政策试点工作。

一、试点工作的主要目标。

研究制定适用于面向养老机构远程医疗服务的相关政策、机制、法规和标准，探索市场化的服务模式和运营机制，在局部地区构建有利于面向养老机构开展远程医疗应用的整体环境，验证完善各类政策，建立面向养老机构远程医疗发展的长效机制，提高养老机构健康管理服务水平，探索养老机构与医疗机构的合作机制，推动医养融合发展。

二、试点工作内容

（二）上述试点省市要研究建立面向养老机构的远程医疗政策体系和服务体系，重点包括：

1. 研究制定远程医疗相关操作规范、责任认定办法。

2. 研究建立养老机构内设医疗机构与合作医院间双向转诊和远程会诊后的转诊绿色通道。

3. 按照《全国医疗服务价格项目规范〔2012 年版〕》及有关要求，研究制定远程医疗服务价格。

4. 研究将远程医疗费用纳入基本医疗保险统筹基金和新农合报销范围。

5. 研究建立患者隐私保护机制，以及推进远程医疗应用的人才保障、资金保障等相关配套政策。

6. 可以选择具有丰富远程医疗实施和运营经验的第三方专业服务机构，研究建立基于第三方的市场化远程医疗服务模式、运营机制和管理体制。

（三）首都医科大学宣武医院、湖北省武汉市第十一医院、云南省红十字会医院等3家试点医院要面向合作养老机构，开放优质医疗资源，重点开展以下工作：

1. 开展以视频会诊、病理诊断、影像诊断、远程监护、远程门诊和远程查房等为主要内容的远程医疗服务和双向转诊服务。研究建立面向养老机构的医疗救治绿色通道。

2. 提供临床教学和继续教育培训服务，帮助养老机构提高医疗护理人员的救治能力和服务水平。

3. 指导养老机构开展健康教育、常见病和慢性病治疗，提高养老机构老年人的健康意识和自我健康管理能力。

（四）北京市第一社会福利院、大兴区新秋老年公寓，湖北省武汉市江汉区社会福利院、东湖高新区佛祖岭福利院，云南省昆明市社会福利院要按照本省市的统一部署，重点开展以下工作：

1. 配合试点省市研究制定远程医疗的相关政策、机制和标准。

2. 建设完善满足远程医疗服务需求的远程医疗信息系统，配合基层医疗卫生机构共同建立完善老年人电子健康档案。

3. 在合作医院的指导下，开展老年人健康查体、慢性病管理、急诊救治咨询、心理慰藉、远程看护和基于健康档案的健康管理等服务。

4. 发挥辐射作用，配合社区卫生服务机构为周边社区老年人开展健康管理服务。

附件：试点工作方案（代资金申请报告）编制要点（略）

国家发展改革委、民政部、国家卫生计生委

2014年6月16日

3.2.3 促进智慧城市健康发展

关于印发促进智慧城市健康发展的指导意见的通知（节选）

发改高技〔2014〕1770号

二、科学制定智慧城市建设顶层设计

（五）推动构建普惠化公共服务体系。加快实施信息惠民工程。推进智慧医院、远程医疗建设，普及应用电子病历和健康档案，促进优质医疗资源纵向流动。建设具有随时看护、远程关爱等功能的养老信息化服务体系。建立公共就业信息服务平台，加快推进就业信息全国联网。加快社会保障经办信息化体系建设，推进医保费用跨市即时结算。推进社会保障卡、金融IC卡、市民服务卡、居民健康卡、交通卡等公共服务卡的应用集成和跨市一卡通用。

3.2.4 加快推进健康与养老服务工程建设

关于加快推进健康与养老服务工程建设的通知（节选）

发改投资〔2014〕2091号

各省、自治区、直辖市人民政府，新疆生产建设兵团：

为加快推进健康服务体系、养老服务体系和体育健身设施建设，经报国务院同意，现就加快推进健康与养老服务工程建设有关工作通知如下。

一、充分认识加快推进健康与养老服务工程建设的重要意义

各地方要高度重视加快推进健康与养老服务工程，根据国务院及有关部门已经出台的健康、养老、体育健身领域的指导意见，按照本通知提出的目标任务和政策措施，结合本地实际抓紧制定完善加快推进健康与养老服务工程的相关政策措施，积极做好项目组织实施、服务引导工作，促进社会资本愿意进、进得来、留得住、可流动。

二、加快推进健康与养老服务工程建设的目标和原则

（一）工程目标

健康与养老服务工程重点加强健康服务体系、养老服务体系和体育健身设施建设，大幅提升医疗服务能力，形成规模适度的养老服务体系和体育健身设施服务体系。

健康服务体系建设。到 2015 年，医疗卫生机构每千人口病床数（含住院护理）达到 4.97 张。到 2020 年，健康管理与促进服务的比重快速提高，护理、康复、临终关怀等接续性医疗服务能力大幅增强，医疗卫生机构每千人口病床数（含住院护理）达到 6 张，非公立医疗机构床位数占比达到 25%，建立覆盖全生命周期、内涵更加丰富、结构更为合理的健康服务体系，形成以非营利性医疗机构为主体、营利性医疗机构为补充，公立医疗机构为主导、非公立医疗机构共同发展的多元办医格局（床位数指标与修改后的《全国医疗卫生服务体系规划纲要（2015—2020 年）》保持衔接）。

养老服务体系建设。到 2015 年，基本形成规模适度、运营良好、可持续发展的养老服务体系，每千名老年人拥有养老床位数达到 30 张，社区服务网络基本健全。到 2020 年，全面建成以居家为基础、社区为依托、机构为支撑的，功能完善、规模适度、覆盖城乡的养老服务体系，每千名老年人拥有养老床位数达到 35～40 张。

体育健身设施建设。到 2015 年，人均体育场地面积达到 1.5 平方米以上，有条件的市、县（区）、街道（乡镇）、社区（行政村）普遍建有体育场地，初步形成布局合理、广覆盖的体育健身设施体系。到 2020 年，人均体育场地面积达到 1.8 平方米以上，城市公共体育场、群众户外健身场地和公众健身活动中心普及，每个社区都有便捷的体育健身设施，每个行政村都有适合老年人的农民体育健身设施。

三、加快推进健康与养老服务工程建设的实施安排

（一）主要任务

健康服务体系主要任务包括公共卫生和疾病诊断与治疗综合性或专科性医疗卫生服务设施，慢性疾病管理、术后康复、失能失智人员长期护理、临终关怀等接续性医疗服务设施，以及健康管理与咨询、健康体检、中医药等特色养生保健等健康管理与促进服务设施建设。

养老服务体系主要任务包括为老年人提供膳食供应、个人照顾、保健康复、娱乐和交通接送等日间服务的社区老年人日间照料中心，主要为失能、半失能老人提供生活照料、健康护理、康复娱乐等服务的老年养护院等专业养老服务设施，具备餐饮、清洁卫生、文化娱乐等服务的养老院和医养结合服务设施，以及为农村老年人提供养老服务的农村养老服务设施建设。

体育健身设施主要任务包括开展田径、游泳、滑冰、球类等体育运动和培训服务的体育场地和设施，向公众提供健身服务、能够开展多项体育运动的公众健身活动中心，健身步道、健身器械场地、球类场地及社区小型体育设施等户外健身场地，以及提供健身设施场地及培训服务的健身房（馆）建设。

（二）有关项目

根据上述总体任务,各级地方政府要抓紧推出3个领域15类项目(详见附件),鼓励和吸引社会资本特别是民间投资参与建设和运营。

1、健康服务体系建设。包括综合医院、中医医院、专科医院、康复医院和护理院、临终关怀机构、健康服务新兴业态以及基层医疗卫生服务设施等6类项目。

2、养老服务体系建设。包括社区老年人日间照料中心、老年养护院、养老院和医养结合服务设施、农村养老服务设施等4类项目。

3、体育健身设施建设。包括体育场地和设施、公众健身活动中心、户外健身场地、学校体育设施以及健身房(馆)等5类项目。

四、加快推进健康与养老服务工程建设的政策措施

（一）放宽市场准入,积极鼓励社会资本投资健康与养老服务工程

（二）充分发挥规划引领作用,切实推进健康与养老服务项目布局落地

（三）加大政府投入和土地、金融等政策支持力度,加快建设健康与养老服务工程

（四）发挥价格、税收、政府购买服务等支持作用,促进健康与养老服务项目市场化运营

（五）加强人才培养交流,规范执业行为,创造健康与养老服务业良好的发展环境

3.2.5　推进医疗服务价格改革

关于印发推进医疗服务价格改革意见的通知（节选）

发改价格〔2016〕1431号

一、各地价格、卫生计生、人力资源社会保障、财政等部门要按照《推进医疗服务价格改革的意见》的要求,积极稳妥推进改革。要抓紧制定改革具体实施方案,明确部门分工,加强政策衔接,做好政策解读和舆论引导工作,形成改革合力,确保改革平稳实施。

二、各地要按照"总量控制、结构调整、有升有降、逐步到位"的原则,统筹考虑各方面承受能力,合理制定和调整医疗服务价格,逐步理顺医疗服务比价关系,并与医保支付、医疗控费政策同步实施,确保群众费用负担总体不增加。

附件:推进医疗服务价格改革的意见(略)

国家发展改革委办公厅关于贯彻落实推进医疗服务价格改革意见的通知（节选）

发改办价格〔2016〕1864号

一、高度重视医疗服务价格改革

推进医疗服务价格改革,是深化价格机制改革和医药卫生体制改革的重要内容。中共中央、国务院印发的《关于推进价格机制改革的若干意见》(中发〔2015〕28号)将医疗服务价格改革列为价格改革重点任务,并明确了改革目标和实现路径。近期出台的《改革意见》是贯彻落实党中央、国务院决策部署的重要举措,也是推进药品价格改革的姊妹篇,有利于逐步理顺医疗服务比价关系,进一步完善医药价格形成机制;有利于建立符合我国医疗卫生特点的医药价格管理体系,促进医药行业健康发展;有利于推动建立公立医院科学补偿

机制,破除以药补医。《改革意见》明确提出了推进分类管理、理顺比价关系、改革价格项目管理、推进定价方式改革和加强监管等具体要求,是各地推进改革的重要依据。各地价格主管部门要统一思想、加强领导、高度重视,全面领会改革精神,充分认识改革的重要性、紧迫性和艰巨性,切实增强推进改革的责任感和使命感,准确把握改革任务的核心内容和内在关系,统筹协调、综合施策,积极稳妥推进医疗服务价格改革。

三、大胆创新做好改革工作

各地价格主管部门要结合本地区实际,积极主动推动改革。前期已先行开展改革的地区,要进一步拓展改革思路,加大改革力度,创新改革方式,在取消药品加成的基础上,逐步降低大型医用设备检查治疗和检验价格,规范诊疗行为,降低药品、耗材等费用,为进一步调整医疗服务价格腾出空间,加快理顺医疗服务比价关系。尚未实施改革的地区,要加快落实取消药品加成政策,调整医疗服务价格,逐步理顺医疗服务比价关系。各地要按照《改革意见》要求因地施策,大胆创新,特别是在推进医疗服务定价方式改革、医保支付方式改革、控制医药费用、强化社会监督及发挥商业保险作用等方面要积极探索,为改革积累经验。

四、借鉴县级公立医院医药价格改革经验

按照公立医院综合改革的部署,巩固和深化县级公立医院医药价格改革成果。认真总结县级公立医院医药价格改革中积累的可复制可推广经验,及时发现新情况、新问题,妥善加以解决,不断把县级公立医院医药价格改革向纵深推进。在推进城市公立医院医药价格改革的过程中,要做好与县级公立医院医药价格改革的衔接,充分借鉴县级公立医院改革经验,确保改革平稳有序推进。

五、建立改革工作联系示范点制度

推进医疗服务价格改革要建立上下联动、协同推进的工作机制。国家发展改革委将密切关注各地改革进展,调研指导地方工作,综合考虑东中西部地区特点,选择部分城市作为改革联系示范点,跟踪指导示范点城市加快推进改革,及时评估总结改革经验,发挥示范带动作用。省级价格主管部门要会同有关部门加大对市县改革工作的支持和指导,大胆探索创新,不断积累经验,促进改革由点及面,平稳推进。各地价格主管部门要将本地的改革措施、成效、问题和下一步工作安排每月上报国家发展改革委。

六、充分发挥信息化特别是大数据作用

省级价格主管部门要与医保和卫生行政部门加强协作,充分利用信息化手段特别是大数据技术,加强对医疗机构控费情况的监测评估。充分利用医疗机构信息化平台,实时跟踪了解改革进展,掌握真实数据,随时随机抽查,动态监控医疗机构落实医疗服务价格改革政策情况,运用大数据分析,掌握医疗机构改革运行以及医药价格、费用变化情况,及时发现苗头性、倾向性问题,完善相关政策。

七、协同推进改革

各地要加强部门联动,做到各司其职、各负其责、密切配合,建立部门定期会商制度,形成政策合力,协同推进改革。价格主管部门要会同有关部门统筹研究制定医疗服务价格改革政策,建立多种形式并存的定价方式,合理确定和调整医疗服务政府定价范围及价格,强化价格行为监管;协调有关部门加强医疗机构内部管理和行业监管,规范医疗服务行为,控制医疗费用不合理增长,推进医疗服务收费信息公开;协调有关部门做好医保政策与价格政策的衔接配合,加强医保对医疗服务行为的监管,积极推进医保支付方式改革。各地价格主管部门要上下联动,在职责范围内明确省、市、县三级的工作职责和重点,改革与监管

同步,协同推进改革。

八、强化督促检查

各地价格主管部门要会同有关部门加强对本地区医疗服务价格改革的督促指导。对贯彻落实《改革意见》的具体方案实施情况,取消公立医院药品加成和调整医疗服务价格情况,实行市场调节价的具体医疗服务项目公开情况,受理审核新增医疗服务项目政策执行情况及改革医疗服务定价方式情况等重点工作,要及时跟踪指导,适时通报,推动改革尽快全面实施。要利用好现有的 12358 四级联网价格监管平台,充分发挥社会监督作用,严肃查处医药价格举报投诉。

九、加强宣传培训

各地要加强政策宣传和舆论引导,准确解读价格改革政策,将方便群众就医和减轻患者负担作为主要切入点,大力宣传改革经验和成效,争取社会各界支持。要主动挖掘基层一线鲜活案例和典型做法,灵活开展多种形式的宣传,为改革营造良好氛围。要注重加强对有关部门、医疗机构、医务人员等的政策培训,促进有关人员更好理解和把握医疗服务价格改革政策。同时,定期组织相关部门和地区纵向横向交流经验。经济发展水平和医疗卫生条件相近的地区,要探索实施相互配套的政策措施,促进区域改革协同推进。

3.2.6　养老服务体系建设中央补助激励支持实施办法

关于印发《养老服务体系建设中央补助激励支持实施办法》的通知

发改社会〔2016〕2776 号

各省、自治区、直辖市、新疆生产建设兵团、黑龙江农垦总局发展改革委、财政厅(局)、民政厅(局):

根据《国务院办公厅关于对真抓实干成效明显地方加大激励支持力度的通知》(国办发〔2016〕82 号)要求,现将第二十二条任务"对落实养老服务业支持政策积极主动、养老服务体系建设成效明显的省(区、市),在安排中央补助及有关基础设施建设资金、遴选相关试点项目方面给予倾斜支持"的实施办法(见附件)印发给你们,请遵照执行。

下一步,国家发展改革委、财政部、民政部将遴选出拟表彰省市名单统一报送至国务院办公厅,同时在中央有关补助中对表彰省市予以资金倾斜支持。

附件:养老服务体系建设中央补助激励支持实施办法

国家发展改革委

财政部

民政部

2016 年 12 月 28 日

养老服务体系建设中央补助激励支持实施办法(节选)

一、考核内容

(一)中央预算内投资支持领域

1. 重点建设任务

按照"十三五"养老服务体系(设施)建设要求(国家发展改革委、民政部即将印发相关文件),拟到2020年进一步健全完善以居家为基础、社区为依托、机构为补充、医养结合的养老服务体系,建设任务投资由中央和地方共同筹措解决,中央预算内投资重点建设任务是:

(1)支持老年养护院、荣誉军人休养院、符合要求的医养结合养老设施(综合性养老设施,具备医疗功能,但不包括单独医疗或以医疗为主的卫生设施)建设。床均面积42.5～50平方米之间,每个设施建设床位控制在500张以内,建设规模控制在21 250平方米以内。

(2)支持光荣院、特困人员供养服务设施(敬老院)建设。床均面积26.5～32.5平方米之间,每个设施建设床位控制在300张以内,建设规模控制在8 000平方米以内。

(3)支持配置设备包。建设老年养护院、荣誉军人休养院、光荣院、特困人员供养服务设施(敬老院)项目(含改扩建项目),可同时申请设备补助,设备包配置标准参照《老年养护院建设标准(建标144—2010)》。

"十三五"项目中央预算内投资补助标准见"十三五"养老服务体系(设施)建设要求(国家发展改革委、民政部即将印发相关文件)。"十二五"项目建设要求参照《社会养老服务体系建设规划(2011—2015年)》执行。

2. 激励支持办法

(1)评价指标

指标1(单位:%):每千名老年人拥有的养老床位数与全国平均值(30)的比例。重点考核养老服务体系健全完善情况。

指标2(单位:%):养老床位中护理型床位比例。重点考核养老服务资源结构合理情况。

指标3(单位:%):本地区民办养老机构数在养老机构总量中的占比情况(含公建民营项目)。重点考核社会力量参与程度情况。

指标4(单位:%):前两年建设项目完工率。重点考核项目实施进展和完成质量情况。

指标5(单位:%):当年建设项目开工率。重点考核项目前期工作成熟情况,以及配套资金落实情况。

(2)评价办法

设置5个指标,权重均为0.2,在此基础上测算得出各地评价系数,以评价系数最高值为满分50分,各地分值$=\frac{各地评价系数}{评价系数最高值}\times 50$,计算得出各地分值。

(二)福利彩票公益金支持领域

1. 重点建设任务

建立健全促进养老服务业发展的制度体系,不断完善居家为基础、社区为依托、机构为补充、医养结合的养老服务格局,创新养老服务运营管理模式,提升养老服务质量。

加快养老服务设施建设,扩大护理型养老床位、民办养老机构床位比例,完善社区养老服务设施网络,大力培育居家服务组织和机构,提高城乡居家和社区养老服务覆盖率,建立健全经济困难的高龄、失能老年人等补贴制度,加强基本养老服务保障。

2. 激励支持办法

(1)评价指标

1. 指标1(10分):失能老年人入住率,具体是指失能老年人入住总数占总养老床位总数的比例。

2. 指标2(10分):城市社区日间照料覆盖率,具体是指辖区内至少有1个社区老年人日间照料中心(或居家养老服务机构)的居委会占居委会总数的比例。社区老年人日间照料中心是指符合国家标准《社区老年人日间照料中心服务基本要求》的养老服务设施。

3. 指标3(10分):农村社区日间照料覆盖率,具体是指在辖区内,至少有1个社区老年人日间照料中心(互助养老幸福院或居家养老服务机构)的村委会占村委会总数的比例。社区老年人日间照料中心是指符合国家标准《社区老年人日间照料中心服务基本要求》的养老服务设施。

4. 指标4(10分):民办养老机构床位比重,具体是指民办养老机构(含公建民营机构)床位数占养老机构床位总数的比例。

5. 指标5(5分):医养结合的养老机构比例,具体是指内设医务室成为医保定点的养老机构占有内设医务室的养老机构的比例。

6. 指标6(5分):老年福利补贴覆盖率,具体是指发放经济困难的高龄、失能等老年人补贴的县级行政区数量占本省份所有县级行政区数量的比例。

(2)评价办法

1. 指标1(10分):失能老年人入住率达到40%及以上的为满分10分,每减少1个百分点,扣0.5分。

2. 指标2(10分):城市社区日间照料覆盖率达到80%及以上的为满分10分,每减少1个百分点,扣0.5分。

3. 指标3(10分):农村社区日间照料覆盖率达到40%及以上的为满分10分,每减少1个百分点,扣0.5分。

4. 指标4(10分):民办养老机构床位比重达到50%及以上的为满分10分,每减少1个百分点,扣0.5分。

5. 指标5(5分):医养结合的养老机构比例达到40%及以上的为满分5分,每减少2个百分点,扣0.5分。

6. 指标6(5分):老年福利补贴覆盖率中,将各类福利补贴综合为一项制度发放的,覆盖率达到100%为满分5分,每减少10%,扣0.5分;各类福利补贴分别出台发放的,高龄津贴覆盖率达到100%为满分1.5分,每减少30%扣0.5分;护理补贴覆盖率达到100%为满分2分,每减少30%扣0.5分;服务补贴覆盖率达到100%为满分1.5分,每减少30%扣0.5分。

以上共计6个指标,总分50分。

3.2.7 推进按病种收费工作

关于推进按病种收费工作的通知(节选)

发改价格〔2017〕68号

一、逐步扩大按病种收费范围

各地要在前期改革试点基础上,进一步扩大按病种收费的病种数量,重点在临床路径规范、治疗效果明确的常见病和多发病领域开展按病种收费工作,鼓励将日间手术纳入按病种收费范围。各地二级及以上公立医院都要选取一定数量的病种实施按病种收费,城市公立医院综合改革试点地区2017年底前实行按病种收费的病种不少于100个。各地要抓紧制定推进按病种收费的实施细则,于2017年6月底前向社会公布并组织实施。

三、扎实做好按病种收付费衔接

各地价格、卫生计生、人力资源社会保障部门要加强沟通协调,做好按病种收费和付费改革的衔接,充分发挥按病种收付费的协同作用,形成政策合力,控制不合理费用增长,降低群众个人费用负担。医保经办机构要结合本地实施按病种收费的病种,综合考虑医保基金承受能力和参保人员负担水平等因素,通过与医疗机构进行谈判协商,合理确定相应病种的医保付费标准,并根据实际情况及时调整。

四、认真落实各项改革政策

各地在改革中要加强组织领导,建立部门分工协作、密切配合的工作机制,狠抓政策落实。各地价格、卫生计生部门要制定出台考核医疗机构按病种收费工作的政策措施,强化激励约束,建立奖惩机制,调动医疗机构按病种收费的积极性和主动性。要将按病种收费纳入公立医疗机构绩效考核体系,建立按病种收费监督评价机制,确定科学合理的评价指标,充分利用信息化技术,加强对病种费用变化、服务效率、服务质量的评估和监督。医疗机构不得推诿重病患者,不得无故缩短患者住院时间、分解患者住院次数。人力资源社会保障、卫生计生部门要进一步改革医保支付方式,强化基金预算管理,完善谈判协商机制,科学制定按病种付费标准。

3.2.8 疑难病症诊治能力提升工程项目遴选工作方案

关于印发《疑难病症诊治能力提升工程项目遴选工作方案》的通知

发改办社会〔2017〕1513 号

各省、自治区、直辖市发展改革委、卫生计生委:

根据国家发改委、卫生计生委、中医药局联合印发的《全民健康保障工程建设规划》,为做好"疑难病症诊治能力提升工程"组织实施,特制定《疑难病症诊治能力提升工程项目遴选工作方案》(以下简称《工作方案》)。

请按照《工作方案》明确的工作要求和分地区项目控制数,抓紧做好项目的遴选、公示和申报工作,并于 2017 年 10 月 31 日前,将申报材料和所附表格以联合行文的形式,正式报送国家发展改革委和国家卫生计生委。

附件:《疑难病症诊治能力提升工程项目遴选工作方案》

国家发展改革委办公厅
国家卫生计生委办公厅
2017 年 9 月 12 日

附件

疑难病症诊治能力提升工程项目遴选工作方案(节选)

一、指导思想、建设目标和原则

(二)建设目标

"十三五"时期,以严重危害人民群众健康的肿瘤、心脑血管、呼吸系统疾病等重点病种和重症医学为主,从现有省部级医院中遴选 100 所左右专科特色优势突出、医疗技术水平高、教学科研实力强、有杰出的学科带头人及合理的人才梯队、辐射带动能力较强的综合医院（专科）和专科医院，加大投入支持建设，完善区域内学科建制，优化优质资源配置。

通过建设，省域内疑难病症综合诊治能力显著增强，在肿瘤、心脑血管疾病和急危重症救治等领域达到国内或国际先进水平，带动区域乃至全国临床诊疗技术水平提升，基本满足群众就近公平享有高水平医疗服务的需求。

二、建设内容与要求

（一）建设内容

一是购置必要的医学装备，满足专科发展建设需要，重点提升疑难病症和急危重症救治能力。二是加强医院信息化建设，提升智能化水平和远程医疗能力。三是建设临床科研资源与平台，增强临床科研能力，促进成果转化与应用推广，提升临床诊疗质量和服务能力。四是改善基础设施条件，支持必要的业务用房改扩建，使其与承担的医疗、教学、科研等任务相匹配。

要结合医院实际情况和功能定位，从以上方面选择重点，合理设计建设内容。在全国具有较强影响力和辐射能力的高水平医院要突出发挥技术优势和核心带动作用，主要推动临床新技术、新成果转化应用，打造高水平人才培养基地；其他医院主要发挥省域内龙头作用，为省域内居民提供疑难病症和急危重症诊疗服务，带动区域内医疗服务水平整体提高。

（二）建设要求

2. 提高信息化水平。推进医院信息化互联互通，完善信息安全防护体系，保障远程医疗需要，发挥优质资源辐射带动作用。建立完善健康医疗大数据和样本库，推进创新应用。建设一批心脑血管、肿瘤等临床大数据应用中心，构建临床决策支持系统，推动精准医疗技术发展。

三、项目遴选标准与程序

（三）项目区域布局

在省域内遴选具有较强影响力和辐射作用、专科优势突出的龙头医疗机构，范围包括省域内的国家卫生计生委属（管）医院和省级医院。按照当地疾病谱、死亡谱以及向省外转诊主要病种和专科实际情况，确定需要发展的重点领域，主要提升肿瘤、心脑血管、呼吸系统疾病等重点病种和重症医学。国家综合考虑各省（区、市）人口数、经济发展状况、资源布局现状以及服务国家重大战略等因素，确定各地区项目控制数，每省至少安排1个项目，除北京外每省项目最多不超过6个。

五、预期成效

在中央和地方的共同努力下，随着项目的建设投入使用，以及医药卫生体制改革不断深入和配套政策措施不断完善，预期取得如下成效：

建成一批高水平的临床诊疗中心、高水准的临床科研创新平台和高层次人才培养基地，在全国范围内发挥较强的医疗服务辐射力和影响力。省域内疑难病症诊治能力大幅提高，主要病种省外转诊量显著降低，基本实现群众就近享有高水平医疗服务，获得感明显增强。形成一批以项目医院为核心的医联体、以建设专科为纽带的专科联盟，基本实现优质资源纵向流动，缩小东中西部医疗技术和服务能力差距，进一步完善医疗资源合理布局。基本建立完善医疗卫生机构分工协作机制，基层首诊、双向转诊、急慢分治、上下联动的分级诊疗模式逐步形成，布局合理、规模适当、层级优化、职责明晰、功能完善、富有效率的医疗服务体系基本构建。

3.2.9 规范未加碘食盐管理保证合格碘盐供应

关于规范未加碘食盐管理保证合格碘盐供应的通知（节选）

发改办经体〔2018〕802号

一、规范未加碘食盐供应范围。在碘缺乏地区，食盐定点批发企业应当主要销售加碘食盐，确保合格碘盐覆盖率在90%以上；在水源性高碘地区，食盐定点批发企业应当主要销售未加碘食盐，确保未加碘食盐覆盖率在90%以上。各省级盐业主管部门要会同卫生健康部门在本机构门户网站上公布本辖区内各县（市、区）盐碘浓度和高水碘地区名单，加强对食盐定点批发企业的指导，加大碘盐政策督促检查力度，确保把相关政策落实到位。

二、规范执行碘盐浓度标准。食盐定点批发企业销售的食盐，应当符合销售地的盐碘浓度规定。对不符合销售地盐碘浓度规定的食盐产品，盐业主管部门要书面通知食盐定点批发企业进行整改，整改时限不得超过7个工作日；整改不到位的，要依法依规进行处罚。

三、规范未加碘食盐供应渠道。在保证合格碘盐供应和区域人群碘营养水平适宜的前提下，各省级盐业主管部门要会同卫生健康部门，做好水源性高碘地区和其他地区特定人群的未加碘食盐供应保障工作。同时，严格规范未加碘食盐供应渠道，指导食盐定点生产企业在一定比例内生产未加碘食盐（未加碘食盐生产比例表见附件），并向社会公布辖区内未加碘食盐销售网点信息，以满足特定人群未加碘食盐消费需要。

四、加强边远贫困地区碘盐供应。各省级卫生健康部门要按照盐业体制改革有关要求，负责划定边远贫困碘缺乏地区，加强碘缺乏病动态监控。各地要根据实际情况，灵活选择政府补贴运销费用或直接补贴贫困人口等方式，保证边远贫困地区和经济欠发达的边疆民族地区人口能够吃得上、吃得起合格碘盐。

五、加强科学补碘宣传教育。各省级卫生健康部门要完善碘缺乏病防范工作机制，做好对重点地区、重点人群碘营养水平的监测工作，加强科学补碘宣传教育，引导消费者树立科学补碘理念。

各级政府要从保证人民群众身体健康和盐业市场长远发展的高度，认真落实党中央、国务院关于深化盐业体制改革的决策部署，把规范未加碘食盐管理、确保合格碘盐供应作为盐业体制改革的重要内容，持续巩固碘缺乏病防治成果，保障科学补碘工作顺利进行。

附件：未加碘食盐生产比例表（略）

3.3 工业和信息化部

3.3.1 中国烟草控制规划（2012—2015年）

关于印发《中国烟草控制规划（2012—2015年）》的通知

工信部联消费〔2012〕572号

各省、自治区、直辖市工业和信息化主管部门、卫生厅（局）、外事部门、财政厅（局）、工商行政管理局、质量技术监督局、烟草专卖局，海关广东分署、各直属海关，各直属检验检疫局：

世界卫生组织《烟草控制框架公约》（以下简称《公约》）于2006年1月9日对我国正式

生效。为推进国家控烟履约工作,2007年4月,国务院批准成立了"烟草控制框架公约履约工作部际协调领导小组"(以下简称领导小组),由工业和信息化部、卫生部、外交部、财政部、海关总署、工商总局、质检总局、烟草局8部门组成。为进一步推动我国烟草控制工作,根据《公约》有关要求,结合我国履约工作实际,领导小组研究制定了《中国烟草控制规划(2012—2015年)》。现印发你们,请结合本地区实际,认真贯彻执行。

工业和信息化部 卫生部 外交部

财政部 海关总署 国家工商行政管理总局

国家质量监督检验检疫总局 国家烟草专卖局

2012年12月4日

附件:中国烟草控制规划(2012—2015年)(略)

(全文请参见国家卫生计生委网站:

http://www.nhc.gov.cn/zwgk/wtwj/201304/4f012dc811994a80ba121936b2640085.shtml)

3.3.2　智慧健康养老应用试点示范

工业和信息化部办公厅　民政部办公厅　国家卫生计生委办公厅
关于开展智慧健康养老应用试点示范的通知(节选)

工信厅联电子〔2017〕75号

各省、自治区、直辖市及计划单列市、新疆生产建设兵团工业和信息化主管部门、民政厅(局)、卫生计生委:

为贯彻落实《智慧健康养老产业发展行动计划(2017—2020年)》(工信部联电子〔2017〕25号),推动智慧健康养老产业发展和应用推广,工业和信息化部、民政部、国家卫生计生委将组织开展智慧健康养老应用试点示范工作。有关事项通知如下:

一、智慧健康养老应用试点示范内容

一是支持建设一批示范企业,包括能够提供成熟的智慧健康养老产品、服务、系统平台或整体解决方案的企业。

二是支持建设一批示范街道(乡镇),包括应用多类智慧健康养老产品,为辖区内居民提供智慧健康养老服务的街道或乡镇。

三是支持建设一批示范基地,包括推广智慧健康养老产品和服务、形成产业集聚效应和示范带动作用的地级或县级行政区。

二、申报条件

(一)示范企业

示范企业申报主体为智慧健康养老领域的产品制造企业、软件企业、服务企业、系统集成企业等,应具备以下基本条件:

1. 应为中国大陆境内注册的独立法人,注册时间不少于2年;

2. 产品生产企业2016年度智慧健康养老相关业务收入不低于1 000万元,服务提供企业2016年度智慧健康养老相关业务收入不低于800万元;

3. 具有较强的技术研发能力或创新服务能力;

4. 具有成熟的市场化应用的产品、服务或系统,制定了产品企业标准;

5. 具有清晰的商业推广模式和盈利模式。

（二）示范街道（乡镇）

示范街道（乡镇）以街道或乡镇为申报主体,可联合提供产品和服务的企业或机构共同申报,应具备以下基本条件:

1. 已投入不少于 1 000 万元的资金,建设形成具有特色服务内容、贴近地区发展实际的智慧健康养老服务体系;

2. 采用不少于 5 类智慧健康养老产品和 5 类智慧健康养老服务,为不少于 10 000 人提供智慧健康养老服务;

3. 具备灵活的服务扩展能力,可为辖区内所有居民提供服务接入;

4. 具备长期运营能力,有持续运营和盈利的创新模式,具有不断完善服务能力和丰富服务内容的发展规划,研制了服务标准。

（三）示范基地

示范基地的申报主体为地级或县级行政区,应具备以下基本条件:

1. 具备较好的智慧健康养老应用示范条件和产业基础;

2. 具备相关政策配套和资金支持;

3. 集聚了一批从事智慧健康养老产品制造和应用服务的骨干企业,并在本区域内开展了应用示范;

4. 智慧健康养老产品和服务已经在整个区域内得到规模化应用,已建设或同时申报了至少 3 个智慧健康养老示范街道（乡镇）,研制了智慧健康养老服务的基地标准或地方标准。

三、组织实施

（一）申请企业、街道（乡镇）和基地分别填写智慧健康养老应用试点示范申报书,向所在省级工业和信息化主管部门提交申报材料。

（二）省级工业和信息化主管部门会同民政、卫计主管部门进行实地考察和专家评审,根据评审结果推荐满足评选条件的企业、街道（乡镇）和基地,出具三部门盖章的推荐意见函,连同申报材料于 9 月 30 日前以 EMS 邮寄或机要交换方式报送工业和信息化部（电子信息司）。报送材料包括纸质版一式两份和电子版光盘。

（三）原则上各省、自治区、直辖市推荐的示范企业不超过 3 家,示范街道（乡镇）不超过 10 个,示范基地不超过 3 个;计划单列市、新疆生产建设兵团推荐的示范企业不超过 2 家,示范街道（乡镇）不超过 5 个,示范基地不超过 1 个。

（四）工业和信息化部会同民政部、国家卫生计生委召开试点示范申报评审会,对申报的企业、街道（乡镇）和基地进行评选。

（五）评选结果在工业和信息化部、民政部、国家卫生计生委官方网站以及相关媒体上对社会公示,公示时间不少于 10 个工作日。对公示无异议的企业、街道（乡镇）和基地,工业和信息化部、民政部、国家卫生计生委正式发布智慧健康养老应用试点示范名单并授牌。

3.3.3　智慧健康养老产品及服务推广目录（2018 年版）

工业和信息化部　民政部　国家卫生健康委员会关于公布《智慧健康养老产品及服务推广目录（2018 年版）》的通告

工信部联电子函〔2018〕269 号

为贯彻落实《智慧健康养老产业发展行动计划（2017—2020 年）》,促进智慧健康养老优秀产品和服务推广应用,为相关部门、机构和企业采购选型提供参考,经各地主管部门推荐、专家评审和网上公示,确定了《智慧健康养老产品及服务推广目录(2018年版)》(以下简称《目录》),现予以公布。

各地工业和信息化、民政、卫生健康主管部门要加强对《目录》相关企业指导、服务、支持和监管。相关企业要认真履行主体责任,保证入围《目录》的产品和服务质量水平。

附件:智慧健康养老产品及服务推广目录(2018年版)(略)

工业和信息化部

民政部

国家卫生健康委员会

2018年7月31日

3.3.4　进一步加强远程医疗网络能力建设

工业和信息化部办公厅　国家卫生健康委办公厅关于进一步
加强远程医疗网络能力建设的通知(节选)

工信厅联通信函〔2020〕251号

各省、自治区、直辖市通信管理局、卫生健康委,新疆生产建设兵团卫生健康委,各相关企业:

为深入贯彻落实《国务院办公厅关于促进"互联网+医疗健康"发展的意见》(国办发〔2018〕26号),推进"互联网+"在医疗健康领域的应用发展,增强基层卫生防疫能力,现就进一步加强远程医疗网络能力建设有关事项通知如下:

一、扩大网络覆盖

(一)提升基层医疗卫生机构网络覆盖水平。基础电信企业持续推进偏远和贫困地区光纤宽带和4G网络建设,进一步扩大网络覆盖范围,不断增强网络能力,加快推动宽带网络普遍覆盖基层医疗卫生机构。

(二)推进5G网络覆盖医疗卫生机构。面向有条件的地区和应用需求明确的医疗卫生机构,加快推进5G网络建设,充分发挥5G网络低时延、大连接、高带宽的特点,应用5G切片、边缘计算等先进技术,为远程医疗提供更优网络能力。

(三)推动专线网络资源覆盖二级及以上医院。加快高质量互联网专线、数据专线及虚拟专线(VPN)网络建设,实现专线网络资源覆盖所有二级及以上医院(含妇幼保健院),具备提供优质专线服务能力。

(四)建立各级医疗卫生机构宽带接入台账。地方卫生健康主管部门会同通信主管部门建立未通宽带医疗卫生机构清单,摸清底数并定期动态跟踪,提升各级医疗卫生机构网络接入率,2022年实现98%以上基层医疗卫生机构接入互联网。

三、推广网络应用

(九)建设医疗云计算和大数据应用服务体系。充分利用大数据、云计算、人工智能等新一代信息技术,构建医疗专属云服务,结合区域全民健康信息平台建设,推动各级医疗卫生机构间数据共享互认和业务协同。完善医疗云计算和医疗大数据服务能力评估体系,保障医疗云计算资源、医疗大数据资产全生命周期内合规、可信。持续提升医疗信息化基础能力,实现信息资源共享,为远程会诊、远程影像、远程心电、远程急救、远程病理、远程教学、远程监护等网络应用场景提供技术支撑。

3.4　科学技术部

"十三五"健康产业科技创新专项规划

科技部　发展改革委　工业和信息化部　国家卫生计生委 体育总局　食品药品监管总局关于印发《"十三五"健康 产业科技创新专项规划》的通知(节选)

国科发社〔2017〕149号

二、指导思想与基本原则

(一)指导思想

全面贯彻党的十八大和十八届三中、四中、五中、六中全会精神,深入贯彻习近平总书记系列重要讲话精神,按照全国科技创新大会和全国卫生与健康大会战略部署,以科技创新为动力,以健康需求为导向,以新技术、新产品、新模式、新业态的创新引领,加快推进新药、医疗器械、健康产品、新型健康服务的创新突破,促进健康医学模式转变和支撑健康产业发展,助力健康中国建设。

(二)基本原则

一是坚持创新驱动。将自主创新作为我国健康产业科技发展的战略基点,强化基础前沿研究,加强核心技术突破,推动创新链和产业链深度融合,提升科技核心竞争力。

二是坚持高端引领。按照"高点起步,高位切入"的原则,准确把握全球科技发展方向,坚持以攻占健康产业发展制高点为目标定位,着力主攻引领性技术、高端产品和高技术服务,推动我国健康产业由中低端向中高端迈进。

三是坚持民生导向。以提升健康保障水平和改善民生为根本目的,按照"产业与服务并重、创新与示范同步"的原则,确保健康领域先进技术和成果加快落地,满足公众个性化、多样化的医疗健康服务需求。

四是坚持规范发展。促进创新激励和应用监管的协调发展,协同构建科学规范的评估标准和准入体系,推进技术应用和规范服务,引领我国健康产业的良性发展和快速发展。

三、发展目标

(一)总体目标

以保障全人群、全生命周期的健康需求为核心,重点发展创新药物、医疗器械、健康产品等三类产品,引领发展以"精准化、数字化、智能化、一体化"为方向的新型医疗健康服务模式,着力打造科技创新平台、公共服务云平台等支撑平台,构建全链条、竞争力强的产业科技支撑体系,建设一批健康产业专业化园区和综合示范区,培育一批具有国际竞争力的健康产业优势品牌企业,助推健康产业创新发展。

(二)具体目标

1. 技术突破。重点突破新药发现、高端医疗器械、个性化健康干预等关键科技问题,攻克10～15项重大关键共性技术，发展20～30项前沿性技术。

2. 产品开发。重点开发8～10个原创性新药产品、10～20项前沿创新医疗器械、50种高端健康产品。

3. 产业培育。积极推进新型健康产业培育，引领发展新型医疗健康服务，培育5～10个有国际影响力的健康品牌企业集群，建立10～15个健康产业专业化园区。

四、重点任务

（一）重点发展三类产品

1. 重大创新药物

以严重危害我国人民健康的重大疾病为重点，突破10～15项重大核心关键技术，自主研制30个左右创新性强、科技含量高、市场前景好、拥有自主知识产权的新药，提升制药装备技术水平，提高创新药物的国际竞争力，满足公众用药需求。

2. 高端医疗器械

突出解决我国高端医疗器械严重依赖进口、核心部件国产化程度低的问题，重点加强数字诊疗装备、体外诊断产品、高值耗材等重大产品攻关，协同推进检测与计量技术提升、标准体系建设、示范应用推广等工作，打破进口垄断，降低医疗费用，提高产业竞争力，促进我国高端医疗器械行业的跨越发展，推动产业整体向创新驱动发展转型。

3. 新型健康产品

围绕健康促进、慢病管理、养老服务等需求，重点发展健康管理、智能康复辅具、健康营养食品、环境健康、科学健身、中医药养生保健等新型健康产品。

（二）引领发展四类服务

以精准化、数字化、智能化、一体化为方向，重点发展新型诊疗、协同医疗、智慧医疗、主动健康服务，建立覆盖医院、社区、家庭、个体的集成式健康服务模式，推动医学诊疗和健康服务模式变革，引领医养康护一体化、连续性的健康保障体系建设，实现优化资源配置、改善就医模式和强化健康促进的目标。

1. 以精准化为重点方向的新型诊疗服务

抢抓生物技术和信息技术融合发展的战略机遇，以恶性肿瘤、心脑血管、代谢性疾病、罕见病等为重点，重点攻克新一代基因测序技术、肿瘤免疫治疗、干细胞与再生医学、生物医学大数据分析等关键技术，建立重大疾病的早期筛查、分子分型、个体化治疗等精准化的应用解决方案和决策支持系统，推动医学诊疗模式变革。

2. 以数字化为方向的协同医疗服务

以新一代信息技术为支撑，重点突破网络协同、分布式系统、临床决策支持等关键技术，建立基于数据、信息、知识的集成、融合、共享、多学科协同的集成式服务模式，支持分级诊疗、区域协同和整合服务，提高医疗服务供给质量和改善就医模式，破解医疗资源不足和利用不够的难题，提高医疗卫生服务的可及性，推动医疗服务模式变革。

3. 以智能化为方向的智慧医疗服务

围绕健康风险监测、疾病预测预警、疾病诊疗与康复等环节，重点加强医疗卫生健康大数据应用的人工智能前沿技术研究，推动智能辅助诊断、智能临床决策等新模式发展，提高我国医疗大数据资源开发应用水平，缓解医疗资源供给难题，改善供给质量。

4. 以主动健康为方向的医疗健康一体化服务

以主动健康为方向，积极开展个人健康状况的监测、评价、预警和干预的研究，提供连续性疾病和健康管理服务,将医疗健康服务延伸到个人、家庭和社区。

（三）着力打造支撑平台

加强自主创新能力建设,优化科技资源配置,推进科技资源开放共享和高效利用,基本建成有效支撑健康产业发展科技资源和条件支撑体系,形成比较完善的共享机制和服务体系。

（四）推动产业集聚发展

技术创新、模式创新、政策创新相结合,加强技术引领、资源集成、辐射带动、开放创新,建立"政产学研金"结合、产业化导向明晰的创新体系,研发一批具有核心自主知识产权、高附加值的品牌产品,培育一批基础扎实、创新性强的品牌企业,打造健康产业集聚发展的新载体,引领健康产业集聚发展。

五、保障措施

（一）强化组织协同

提升战略高度,加强组织领导,深化部门协同,统筹推进科技引领、产业发展、应用政策全链条的顶层设计,引导新型健康产业快速、规范发展。加强与地方的沟通协调,协同推进健康产业的统筹布局。

（二）加强科技部署

把握健康产业发展新方向,结合国家科技计划改革总体部署,通过"科技创新2030-重大项目"和国家科技重大专项、国家重点研发计划、基地与人才专项等国家科技计划（专项、基金）的实施,着力开展健康产业关键共性技术攻关与重大产品研发,加快推进健康产业领域的科技创新。

（三）推动创新创业

完善投融资环境,充分调动社会资本的积极性,推动健康产业大数据平台建设,构建健康产业创新创业平台;推进健康产业技术创新战略联盟建设,推动"政产学研用"深度融合,促进健康产业的创新创业。

（四）引领品牌发展

出台创新药物和创新医疗器械产品目录,打造一批国产创新品牌;加快推动医疗器械可靠性与工程化技术应用推广,提升国产设备质量;积极探索财政引导支持方式,合理运用服务收费、医保政策,引导使用国产设备;开展创新药物质控标准体系建设、国际多中心临床试验实施规范和临床疗效评价等研究,加速推进创新药物国际化进程;落实国家"一带一路"规划愿景,促进我国健康产品在沿线国家的推广,助力我国健康产业的国际化发展。

（五）创新政策环境

充分调动各方积极性,支持健康产业技术研发与产业化。完善政策制度,制定数据安全、数据共享技术标准和隐私保护政策,促进医疗服务、公共卫生与健康、养生养老、体育健身等领域的数据融合应用,促进新型健康产业集群和融合发展。完善药品、医疗器械、保健食品注册管理与监管制度,探索新型保险付费机制,优化创新坏境,加速产业发展。

3.5 人力资源和社会保障部

3.5.1 基本医疗保险付费总额控制

人力资源社会保障部财政部卫生部关于开展基本医疗保险
付费总额控制的意见（节选）

人社部发〔2012〕70 号

一、任务目标。按照"结合基金收支预算管理加强总额控制，并以此为基础，结合门诊统筹的开展探索按人头付费，结合住院、门诊大病的保障探索按病种付费"的改革方向，用两年左右的时间，在所有统筹地区范围内开展总额控制工作。根据分级医疗服务体系功能划分及基层医疗卫生机构与医院双向转诊要求，将总额控制目标细化分解到各级各类定点医疗机构。

二、基本原则。一是保障基本。二是科学合理。三是公开透明。四是激励约束。

三、主要内容

（一）加强和完善基金预算管理。

（二）合理确定统筹地区总额控制目标。

（三）细化分解总额控制指标。

（四）注重沟通与协商。

（五）建立激励约束机制。

（六）纳入定点服务协议。

（七）完善费用结算管理。

（八）强化医疗服务监管。

（九）推进付费方式改革。

四、组织实施

3.5.2 进一步加强基本医疗保险医疗服务监管

人力资源社会保障部关于进一步加强基本医疗
保险医疗服务监管的意见（节选）

人社部发〔2014〕54 号

一、强化医疗保险医疗服务监管，将监管对象延伸到医务人员

二、优化信息化监控手段，建立医疗保险费用监控预警和数据分析平台

三、明确医疗保险基金监管职责，充分发挥各方面的监督作用

四、分类处理监管发现的问题，妥善解决争议

五、加强配合，协同做好工作

人力资源社会保障部
2014 年 8 月 18 日

3.5.3　进一步做好基本医疗保险异地就医医疗费用结算工作

关于进一步做好基本医疗保险异地就医医疗费用
结算工作的指导意见（节选）

人社部发〔2014〕93 号

一、进一步明确推进异地就医结算工作的目标任务

（一）总体思路。完善市（地）级（以下简称市级）统筹，规范省（自治区、直辖市，以下简称省）内异地就医结算，推进跨省异地就医结算，着眼城乡统筹，以异地安置退休人员和异地住院费用为重点，依托社会保险信息系统，分层次推进异地就医结算服务。要根据分级诊疗的要求，做好异地转诊病人的医疗费用结算管理。

（二）近期目标。2014 年，在现有工作基础上，完善基本医疗保险市级统筹，基本实现市级统筹区内就医直接结算，规范和建立省级异地就医结算平台；2015 年，基本实现省内异地住院费用直接结算，建立国家级异地就医结算平台；2016 年，全面实现跨省异地安置退休人员住院医疗费用直接结算。有条件的地区可以加快工作节奏，积极推进。

二、完善市级统筹，实现市域范围内就医直接结算

三、规范省内异地就医直接结算

四、完善跨省异地就医人员政策

五、做好异地就医人员管理服务

六、大力提升异地就医信息化管理水平

七、加强组织落实

人力资源和社会保障部
财政部
国家卫生和计划生育委员会
2014 年 11 月 18 日

3.5.4　基本医疗保险跨省异地就医住院医疗费用直接结算

人力资源社会保障部财政部关于做好基本医疗保险跨省异地
就医住院医疗费用直接结算工作的通知（节选）

人社部发〔2016〕120 号

各省、自治区、直辖市及新疆生产建设兵团人力资源社会保障厅（局），财政（务）厅（局）：

为切实增强公平性、适应流动性、保证可持续性，加快推进基本医疗保险全国联网和异地就医住院医疗费用直接结算工作，更好保障人民群众基本医疗保险权益，按照党中央、国务院要求，根据《关于进一步做好基本医疗保险异地就医医疗费用结算工作的指导意见》（人社部发〔2014〕93 号），现将有关事项通知如下：

一、目标任务

2016 年底，基本实现全国联网，启动跨省异地安置退休人员住院医疗费用直接结算工作；2017 年开始逐步解决跨省异地安置退休人员住院医疗费用直接结算，年底扩大到符合转诊规定人员的异地就医住院医疗费用直接结算。结合本地户籍和居住证制度改革,逐步将异地长期居住人员和常驻异地工作人员纳入异地就医住院医疗费用直接结算覆盖范围。

二、基本原则

(一)规范便捷。坚持为参保人员提供方便快捷的结算服务,参保人员只需支付按规定由个人承担的住院医疗费用,其他费用由就医地经办机构与定点医疗机构按协议约定审核后支付。

(二)循序渐进。坚持先省内后跨省、先住院后门诊、先异地安置后转诊转院、先基本医保后补充保险,结合各地信息系统建设实际情况,优先联通异地就医集中的地区,稳步全面推进直接结算工作。

(三)有序就医。坚持与整合城乡医疗保险制度相结合,与分级诊疗制度的推进相结合,建立合理的转诊就医机制,引导参保人员有序就医。

(四)统一管理。坚持基本医疗保险异地就医政策、流程、结算方式基本稳定,统一将异地就医纳入就医地经办机构与定点医疗机构的谈判协商、总额控制、智能监控、医保医生管理、医疗服务质量监督等各项管理服务范围。

七、工作要求

(二十)加强组织领导。各级人力资源社会保障部门要将跨省异地就医直接结算工作作为深化医药卫生体制改革的重要任务,加强领导、统筹谋划、精心组织、协调推进、攻坚克难,纳入目标任务考核管理,确保按时完成任务。财政部门要按规定及时划拨跨省异地就医资金,合理安排经办机构工作经费,加强与经办机构对账管理,确保账账相符、账款相符。

(二十一)加快推进国家与省级系统联网对接。各地要按照年底前完成全国联网的要求,倒排时间,在完成省级异地就医结算系统改造后,主动开展与国家异地就医结算系统联调测试。已经开展省与省点对点直接结算的省份,可继续对接运行,并逐步向国家异地就医结算系统对接过渡。

(二十二)加强队伍建设。要加强国家和省级平台的队伍建设,特别是异地安置退休人员和转诊人员集中的统筹地区,应根据管理服务的需要,积极协调相关部门,加强机构、人员和办公条件保障,合理配置专业工作人员,保证服务质量,提高工作效率。

(二十三)做好宣传引导。各地要充分利用现有12333咨询服务电话和各地人力资源社会保障门户网站,拓展多种信息化服务渠道,引导合理有序就医,提供就医地定点医疗机构分布信息、参保地报销政策信息、跨统筹地区基本医疗保险业务经办指南、查询投诉等服务。

附件:基本医疗保险跨省异地就医住院医疗费用直接结算经办规程(试行)

人力资源社会保障部

财政部

2016年12月8日

基本医疗保险跨省异地就医住院医疗费用
直接结算经办规程(试行)(节选)

第一章 总则

第四条 跨省异地就医直接结算工作实行统一管理、分级负责。人力资源社会保障部社会保险经办机构(以下简称部级经办机构)负责统一组织、指导协调省际间异地就医管理服务工作,依托国家异地就医结算系统,为跨省异地就医管理服务和费用直接结算提供支撑;省级经办机构负责完善省级异地就医结算管理功能,统一组织协调并实施跨省异地就医管理服务工作;各统筹地区经办机构按国家和省级要求做好跨省异地就医经办工作。

第五条　跨省异地就医费用医保基金支付部分实行先预付后清算。预付金原则上来源于各统筹地区医疗保险基金。

第六条　各地要优化经办流程,实现跨省异地就医参保人员持卡就医结算。具备条件的,可将公务员医疗补助、补充医疗保险、城乡居民大病保险及城乡医疗救助等纳入"一单制"结算。

第四章　就医管理

第十一条　省级经办机构应按照合理分布、分步纳入的原则,在省内异地定点医疗机构范围内,选择确定跨省异地就医定点医疗机构,并报部级经办机构统一备案、统一公布。

跨省异地定点医疗机构发生中止医保服务、取消或新增定点等情形的,省级经办机构应及时上报部级经办机构,由部级经办机构统一公布。

第十二条　异地安置退休人员、异地长期居住人员、常驻异地工作人员,在办理异地就医备案手续时,应当在跨省异地定点医疗机构范围内自行选定就医地定点医疗机构。

第十三条　异地转诊人员办理异地就医备案手续时,应当按参保地规定在跨省异地定点医疗机构范围内确定转诊的定点医疗机构。

第十四条　异地就医人员应持社会保障卡就医,执行就医地医疗机构就医流程和服务规范。

第十五条　就医地经办机构应要求定点医疗机构对异地就医患者进行身份识别,确认相关信息,为异地就医人员提供优良的医疗服务。就医地经办机构负责医疗费用具体审核。

第六章　医疗费用结算

第二十六条　异地就医人员直接结算的住院医疗费,原则上执行就医地规定的支付范围及有关规定(基本医疗保险药品目录、医疗服务设施和诊疗项目范围)。医保基金起付标准、支付比例、最高支付限额等执行参保地政策。

第二十七条　参保人员出院结算时,就医地经办机构将其住院费用明细信息转换为全国统一的大类费用信息,经国家、省异地就医结算系统传输至参保地,参保地按照当地政策规定计算参保人员个人以及各项医保基金应支付的金额,并将结果回传至就医地定点医疗机构。

3.5.5 基本医疗保险跨省异地安置退休人员备案

人力资源社会保障部办公厅关于做好基本医疗保险跨省异地安置退休人员备案工作的通知

人社厅函〔2016〕478号

各省、自治区、直辖市及新疆生产建设兵团人力资源社会保障厅（局）：

为积极推进跨省异地就医联网结算工作，按照人力资源社会保障部和财政部《关于做好基本医疗保险跨省异地就医住院医疗费用直接结算工作的通知》（人社部发〔2016〕120号）要求，决定启动跨省异地安置退休人员备案，建立备案人员信息库，保证全国联网后备案人员能及时享受到方便、快捷的经办服务。现将有关要求通知如下：

一、明确备案人员范围

以跨省异地安置退休人员为重点开展人员备案工作。有条件的地区可以结合本地户籍和居住证制度改革，逐步将其他长期异地居住人员纳入备案管理范围。

二、多种渠道开展备案工作

各统筹地区经办机构要广泛告知符合条件的异地安置退休人员主动参加备案工作，按统一格式要求采集备案信息（附件1）。异地安置人员应按参保地经办机构相关规定自愿提出跨省异地就医费用直接结算备案申请。先期已办理跨省异地就医备案人员，经办机构要通过多种渠道，按附件1要求重新整理登记，必填信息缺失的，要及时告知备案人员进行补充。

同时，地市级、省级经办机构应将备案人员名单提供给同级信息化综合管理机构（社会保障卡服务机构），进一步核实备案人员持卡情况，对尚未办理社会保障卡的要及时办理。要充分利用网络信息技术，利用公共信息服务平台，支持群众自助查询、办理备案、信息变更、打印表单等相关业务。

三、建立部、省两级备案人员信息库

各统筹地区经办机构要在采集异地安置退休人员备案信息的基础上，建立备案人员信息库，并及时报送至省级经办机构（部分信息不全可空项，待全国联网后补登）。

省级经办机构及时接受参保地上传的备案信息，建立省级异地安置退休人员信息库，生成"基本医疗保险跨省异地安置退休人员备案信息汇总表"（附件2）。信息库录入标准依照《人力资源社会保障部办公厅关于印发跨省异地就医结算系统接口规范和地方系统改造要点的通知》（人社厅发〔2016〕161号）中《跨省异地就医结算系统接口规范（住院类）V1.0》中8.6上传业务类〔1602〕备案信息上传中输入参数表单标准执行。

省级经办机构及时上传跨省异地安置退休人员基础信息至部社保中心，建立全国跨省异地就医人员备案信息库。

四、开展预付金测算工作

省级经办机构要根据前三年跨省异地安置人员和转诊转院人员的人数和费用情况，测算2017年跨省异地就医基金支出情况，并填写2017年度跨省异地就医费用支出测算表（附件3）。

五、报送渠道

省级经办机构通过人社系统信息专网（或报盘）报送。省级经办机构要在2016年12月

30 日前,将附件 2 和附件 3 报送人力资源社会保障部社保中心。

六、工作要求

（一）高度重视。异地安置退休人员备案工作是基础性、先导性工作。各地人力资源社会保障部门要高度重视,制定具体工作计划和时间表,结合全民参保登记计划工作,把工作做细、做实,把好事办好。

（二）严格标准。跨省异地就医直接结算工作点多线长,规范化、标准化要求高,各地要严格按照联网标准采集信息并严格执行,为省、部平台顺利对接打好基础。前期已点对点开展跨省异地就医直接结算的地区,要根据新的要求整理或补充异地安置人员备案信息。备案信息涉及参保人员隐私,各地要做好备案信息保管工作,防止外泄和非授权访问。

（三）加强宣传。各地要加强宣传,通过政府和人社系统网站、社区服务中心、12333 等媒体和服务平台,制定周密的宣传计划,动员群众积极主动办理备案登记,并为备案人员提供便捷、周到的服务。

附件:1._____省（区、市）跨省异地就医登记备案表（略）

2. 基本医疗保险跨省异地安置退休等人员备案信息汇总表（略）

3._____省（区、市）2017 年度跨省异地就医费用支出测算表（略）

3.5.6　规范跨省异地就医住院费用直接结算

人力资源社会保障部办公厅财政部办公厅关于规范跨省异地就医住院费用直接结算有关事项的通知

人社厅发〔2017〕162 号

各省、自治区、直辖市及新疆生产建设兵团人力资源社会保障厅（局）,财政（务）厅（局）:

在全国范围内推进基本医保跨省异地就医住院费用直接结算,是 2017 年《政府工作报告》明确的重点任务和民生承诺。经过各地艰苦努力,目前全国所有省份和统筹地区已全部接入国家异地就医结算系统并联网运行,覆盖全部参加基本医保和新农合的人员;符合规定的省内和跨省异地就医住院费用实现直接结算,这项工作取得了阶段性重大进展。同时,一些新的矛盾和问题也逐步显现,亟需在工作中加以解决。现就规范跨省异地就医住院费用直接结算有关事项通知如下:

一、加快扩大基层定点医疗机构覆盖范围

在前期承担异地就医任务重的定点医疗机构基本纳入的基础上,加快将更多符合条件的基层医疗机构纳入跨省异地就医定点医疗机构范围。2018 年 2 月底前,确保每个县区至少有 1 家跨省异地就医定点医疗机构。鼓励有条件的省份,采取有效措施,推进异地就医需求人员多的乡镇的医疗机构接入。

二、切实简化备案手续,优化备案流程

（一）各地要做好跨省异地就医直接结算备案管理等有关工作,切实精简备案手续,优化备案流程,扩充备案渠道,积极创造条件,为参保人提供窗口、网站、电话传真、手机 APP 等多种服务渠道,方便群众备案。

（二）修订《关于做好基本医疗保险跨省异地就医住院医疗费用直接结算工作的通知》

（人社部发〔2016〕120号，以下简称120号文件）附件1"省（区、市）跨省异地就医登记备案表"（见附件）。新备案表取消定点医疗机构栏，增加"温馨提示"内容。

（三）规范备案有效期限。备案有效期内办理入院手续的，无论本次出院日期是否超出备案有效期，均属于有效备案。鼓励各地积极探索针对不同人群制定不同的备案有效期。

（四）参保地需在2018年2月底前落实直接备案到就医地市或省份的要求，可参考《参保人员异地就医备案就医地行政区划代码关联对照表》（从部级协同管理平台下载），做好就医地行政区划代码的关联工作。备案时选择的就医地，其所有辖区均为有效备案地区。原则上，备案到省本级或省会城市的，省本级和省会城市的所有跨省异地就医定点医疗机构都可以支持直接结算。

三、严格跨省异地就医退费管理

（一）参保人在进行跨省异地就医直接结算备案登记时，经办机构应提醒参保人认真阅读并充分理解"温馨提示"内容。在跨省定点医疗机构出院时完成直接结算的，不允许因待遇差等原因给参保人办理退费。

（二）就医地应严格按照120号文件要求，在参保人出院结算后5日内将医疗费用明细上传国家异地就医结算系统，确保上传明细及时、精确、完整。

四、充分发挥预付金的作用，用好用活预付金

（一）就医地可调剂使用预付金。为及时与定点医疗机构结算跨省异地就医费用，实现跨省异地就医费用与本统筹地区医疗费用同时与定点医疗机构结算，就医地可调剂使用各参保地的预付金，但仍需依据权责发生制原则按参保地进行明细核算。

（二）及时调整预付金额度。参保省份预付金出现红色预警时，就医省可根据120号文件规定，及时发起基金紧急调增申请，人力资源社会保障部社会保险事业管理中心（医疗保险异地就医结算管理中心，以下简称人社部中心）确认并通知参保省按时限完成预付金调增。参保省应按时限要求将调增的预付金额度拨付到就医省。参保省可以根据跨省异地就医费用发生情况和本省基金支撑情况，主动联系就医省，要求提高预付金额度。

（三）按时足额拨付资金。各省份预付金和清算资金应从人社部中心签章之日起，按照120号文件规定的时限拨付到位。自2018年起，人力资源社会保障部、财政部将按季度通报各省份预付金和清算资金按时拨付情况。对长期拖欠预付金和清算资金的参保省，就医省可视情况向人社部中心提出申请终止该参保省的直接结算业务。

五、明确异地就医跨年度费用结算办法

（一）就医地对于参保人住院治疗过程跨自然年度的，应以出院结算日期为结算时点，按一笔费用整体结算，并将医疗费用信息传回参保地。

（二）参保地需尽快明确跨年度费用结算办法。可以按一笔费用整体结算；也可以计算日均费用后，根据跨年度前后的住院天数，将住院医疗费用分割到两个年度，确定基金和个人费用分担额度。

附件：省（区、市）跨省异地就医登记备案表（略）

人力资源社会保障部办公厅　财政部办公厅
2017年12月29日

3.5.7　建立全国统一的社会保险公共服务平台

人力资源社会保障部关于建立全国统一的社会保险
公共服务平台的指导意见（节选）

人社部发〔2019〕103号

各省、自治区、直辖市及新疆生产建设兵团人力资源社会保障厅（局），部属各单位：

社会保险公共服务平台是提供社会保险公共服务的载体（文中"社会保险"指养老保险、失业保险、工伤保险，下同），是党和政府联系群众的重要纽带，是人民群众体会获得感、幸福感、安全感的直接窗口。党的十八大以来，各地区认真贯彻党中央、国务院决策部署，深入推进"互联网＋政务服务"，社会保险公共服务平台的规范化、信息化、专业化建设不断加强，人民群众享受到了更加便捷的服务。但同时，社会保险公共服务平台管理分散、信息系统繁杂、服务标准不统一、业务协同困难、风险防控体系不健全等问题仍然存在。为加快落实党的十九大关于建立全国统一的社会保险公共服务平台的决策部署，提升社会保险公共服务均等化和便捷化水平，现提出以下意见。

一、总体要求

（一）指导思想。全面贯彻落实党的十九大和十九届二中、三中全会精神，以习近平新时代中国特色社会主义思想为指导，坚持以人民为中心的发展思想，深入贯彻落实"放管服"改革在社会保险领域的部署要求，坚持问题导向，突出精准发力，推进审批服务便民化和"互联网＋政务服务"要求，加快建立全国统一的社会保险公共服务平台，整合经办资源，创新服务模式，优化业务流程，线上线下服务深度融合，不断增强群众满意度和获得感。

（二）基本原则。

坚持统一规范。加强顶层设计，健全标准体系，逐步统一各级平台的服务形象、服务事项、服务流程和服务标准，构建全国社会保险经办服务一盘棋新格局。

坚持资源整合。聚焦经办机构分设、服务资源分散和信息共享不畅的难点和痛点，加快推进经办机构、服务场所和信息系统整合，提升经办服务能力和综合管理水平。

坚持创新引领。强化互联网、大数据、人工智能等信息技术在平台建设中的创新应用，推进业务互联互通、协同共享，优化经办服务模式。

坚持统筹联动。注重统分结合，全国整体推进、分级同步建设，形成分工负责、部门协作、上下联动、地区协同的统筹协调工作机制。

坚持风险可控。逐步完善风险防控分类与管理，加强权责分明、相互监督的岗位配备，建立健全社会保险信用管理体系，确保平台运行平稳。

（三）工作目标。

以全国一体的社会保险经办服务体系和信息系统为依托，以社会保障卡为载体，以标准规范为保障，采用窗口服务、网上服务、移动服务、电话服务、自助服务等多种方式，实现全国社会保险信息系统和数据互联互通，推动跨地区、跨部门、跨层级社会保险公共服务事项的统一经办、业务协同和信息共享，及时与国家政务服务平台对接，实现"一号申请""一窗受理""一网通办"和"一卡通用"，为参保单位和人员提供全网式、全流程、无差别的方便快捷服务。

二、基本架构

全国统一的社会保险公共服务平台由国家社会保险公共服务平台和地方社会保险公共服务平台组成,地方平台包括实体窗口和信息平台。

(一)国家社会保险公共服务平台。建立国家社会保险公共服务平台,作为全国统一的社会保险公共服务平台的总枢纽。国家社会保险公共服务平台统筹建设公共服务门户,与国家政务服务平台对接,实现公共服务入口、运行调度监控、数据交换共享和业务推送支撑等功能,负责跨地区、跨部门、跨层级社会保险服务数据的汇聚共享和业务协同,为各地区信息交互提供通道和支撑。逐步实现数据向国家社会保险公共服务平台集中,创新引领数据应用,支撑宏观政策决策、经办数字化转型和业务创新发展。

(二)地方社会保险公共服务平台。地方社会保险公共服务平台是全国统一的社会保险公共服务平台的具体办事平台,主要依托省、市、县以及乡镇(街道)、村(社区)基层服务平台的实体窗口和信息平台办理业务、提供服务。线下实现"一门式""一窗式"服务;线上逐步通过省级集中统一的信息平台,提供"一网式"服务。纵向推进数据向上集中,服务向下延伸,实现"同城通办""异地可办";横向拓宽服务渠道,做好地方信息平台与政府政务服务平台、城乡社区综合服务平台的有效对接。

三、主要任务

(一)建立健全组织架构体系,推进"一门式"服务。适应规范社会保险各险种提升统筹层次的要求,按照优化协同高效的原则,整合社会保险服务资源,创新管理体制,建立与统筹层次相适应的组织体系、与服务人群和业务量挂钩的人员配置动态调整机制。优化内设机构职能,科学合理设置岗位,进行流程再造,全面推广"前台一窗受理、后台分级审核、限时办结、统一反馈"的综合柜员制经办模式,实现统筹区内一个窗口即可受理各项社会保险业务,提供"一门式"服务。推进社会保险服务事项下沉,将具备下放条件的社会保险服务事项下放到乡镇(街道)、村(社区),并逐步健全基层公共服务平台服务设施设备,实现"就近办"。主动对接社会服务资源,在确保基金安全和有效监管的前提下,充分发挥社会服务机构、银行、商业保险机构等市场资源优势,拓展社会保险服务渠道。

(二)建立健全技术支撑体系,推进"一网通办"。优化整合已有的社会保险公共服务国家信息系统,建立统一的网上公共服务门户,结合全国统一的社会保险公共服务事项目录清单和办事指南,逐步健全在线社会保险缴费、关系转移接续、权益记录查询、待遇资格认证等服务功能。完善地方社会保险信息系统,推进省级集中,并接入国家社会保险公共服务平台,纵向实现上下级信息系统对接和互联互通,横向实现与本级政府政务服务平台对接。丰富服务手段,打通窗口服务与互联网、手机 APP、12333 电话、自助终端等服务渠道,依托全国统一的社会保险公共服务平台,推进线上线下业务一体化办理,实现社会保险公共服务事项目录清单、办事指南、办理状态等相关信息在各类渠道同源发布。

(三)建立健全标准规范体系,提供"无差别"服务。做好有关社会保险法规、部门规章和规范性文件的"立改废释"工作,推动电子证照、电子文书、电子印章等在社会保险领域的应用,消除电子化归档的法规制度障碍。编制统一的社会保险公共服务事项目录清单,规范事项名称、事项类型、设定依据、条件、材料、流程、时限等,逐步做到"同一事项、同一标准、同一编码"。在实施服务事项目录清单标准化的基础上,科学编制办事指南,实现同一层级和同一内容的办事指南标准化。以全国统一的社会保险公共服务平台需求为重点,健全相关业务、流程、信息、技术等标准,形成完善的社会保险标准体系。简化社会保险服务事项申请、受理、审查、决定、送达等流程,建立网上预审机制,推进办事材料目录化、标准化、电子化,开展在线填报、在线提交和在线审核,缩短办理时限,降低参保单位和人员办事成本。

(四)建立健全协同管理体系,提供有力保障。建立社会保险事务指挥调度监控机制,跟踪掌握全国社会保险服务联动情况,协调解决重大疑难问题,不断优化平台服务功能。完善异地业务协查机制,明确协查的内容、程序、时限要求和协查结果效力,确保地区间业务协同高效顺畅。建立部门间协调机制,加强部门协作配合,实现国家人口基础信息库、法人单位基础信息库等基础数据、部门关联业务信息和社会保险相关数据的交换共享。

(五)建立健全风险防控体系,确保平台安全运行。建立健全权责分明、相互制约的岗位责任制度,加强数据采集、录入、修改、访问、使用、保密、维护的权限管理制度,严格控制数据修改的安全风险,防止非授权访问和业务经办。建立业务数据和财务数据实时对接机制,推进业务财务一体化。建立用人单位、参保人员、社会保险服务机构及其工作人员在统一平台办理社会保险业务的信用记录,将严重失信人名单纳入全国信用信息共享平台,由相关部门实施联合惩戒。加强并规范社会保险大数据分析应用,加大对风险点的预防、发现和核查力度。完善平台运行的舆情监测,加强舆情应对处置。

(六)全面推进社会保障卡的发行应用,实现高效便捷服务。进一步扩大社会保障卡覆盖人群,基本实现"一人一卡"。加快扩展社会保障卡应用项目,普遍实现跨地区持卡应用,并与政府其他公共服务实现"一卡通用"。依托社会保障卡及持卡人员基础信息库,构建全国社会保障卡线上身份认证与支付结算服务平台,大力发展电子社会保障卡,实现对服务对象的"实名""实人""实卡"认证,做到"单点登录、全网通办",与国家统一建设的用户身份认证体系相衔接,广泛借助合作商业银行、第三方支付平台等支付渠道,拓展社会保障卡线上支付结算模式,形成精准可信、线上线下融合的服务新形态。

四、运行机制

各级经办机构要依托全国统一的社会保险公共服务平台,向参保单位和人员提供统一便捷的服务。

(一)统一受理。全国统一的社会保险公共服务平台以实体窗口、网上服务平台、手机APP、12333电话和自助终端等方式对外受理业务申请。同一事项同一受理标准,线上线下"一次登录、一窗受理"。

(二)按责办理。按照"属地管理优先"和"谁主管谁负责"的原则,省、市、县各级社会保险服务平台受理的事项,由本级经办机构处置。纳入全国统一的社会保险公共服务事项目录且确需跨统筹区在实体窗口办理的事项,加强业务协同,实现异地受理、后台推送、属地办理。

(三)跟踪督办。建立督办机制,加强对全国统一的社会保险公共服务平台办理业务的跟踪、催办和督办。按照"统一规划、分级建设、分级办理"原则,开辟服务平台网上投诉专区,对接12333服务热线,及时回应平台服务中存在的问题。国家社会保险公共服务平台提供在线受理、转办、督办、反馈等全流程咨询投诉服务,地方服务平台按责办结并及时反馈,实现服务对象诉求件件有落实、事事有回应。

(四)评估评价。建立社会保险公共服务平台评估指标体系,实时监测事项、办件、业务、用户等信息数据,接受服务对象对社会保险服务事项办理情况的评价,开展评估评价数据可视化展示与多维度对比分析,实现全流程动态精准监督。将各级信息平台网络安全工作情况纳入评估指标体系,督促做好网络安全防护工作。

（五）运行管理。建立健全相关规章制度,优化运行工作流程,建立分级管理、责任明确、保障有力的全国统一的社会保险公共服务平台运行管理体系。加强各级社会保险公共服务平台的运行管理力量,统一负责平台运行管理的组织协调、督促检查、评估考核等工作,推进"一套制度管理、一支队伍保障"。

五、工作要求

（一）加强组织协调。各级人力资源社会保障部门应将全国统一的社会保险公共服务平台建设摆上重要议事日程,有计划有步骤推动落实。要根据工作需要召开工作会议,协调推进平台建设工作。

（二）加大支持力度。各地要统筹考虑辖区服务人口、服务现状和实际需求等因素,统筹利用现有资金渠道,对平台建设予以支持。采取有效措施妥善解决基层服务平台能力不足问题,确保平台的平稳运行。

（三）加强宣传引导。要加强社会保险政策服务的普及宣传,组织交流服务经验,让群众会用、用好全国统一的社会保险公共服务平台,正确引导社会预期,妥善回应公众关切,努力营造社会保险服务民生、保障民生的良好氛围。

人力资源社会保障部

2019年9月24日

3.6 商务部

3.6.1 推动养老服务产业发展

商务部关于推动养老服务产业发展的指导意见（节选）

商服贸函〔2014〕899号

积极应对人口老龄化,加快发展养老服务业,不断满足老年人持续增长的养老服务需求,是全面建成小康社会的一项紧迫任务。为全面贯彻落实党的十八届三中全会精神和《国务院关于发展养老服务业的若干意见》（国发〔2013〕35号文）,充分发挥社会力量的主体作用,扩大养老服务产业规模,推动养老服务产业化发展,现提出以下意见:

一、工作目标

通过推动养老服务产业发展,建成功能完善、规模适度、覆盖城乡的养老服务产业化发展模式,形成各具特色的典型经验、先进做法和可持续、可复制的政策措施及体制机制创新成果。探索多元化发展的居家养老服务体系;建设运作规范的社区日间照料中心、老年人活动中心以及农村养老服务综合设施和站点;培育一批带动力强的龙头企业、富有创新活力的中小企业。

二、工作任务

（一）加快推动居家养老服务的多元化发展。依托非政府组织、社区组织、企业和社区医院等多种供给主体,建立健全省、市、县、乡镇（街道）、村（社区）等不同层次的居家养老服务网络,满足多层次的居家养老服务需求。鼓励社会中介组织、家政服务企业等社会力量参与居家养老服务,提供日常生活、医疗保健、精神生活、法律咨询等养老服务需求。

（二）加快推动社区养老服务的便利化发展。依托社区综合服务设施，整合社区服务资源，努力使符合标准的老年人日间照料中心、老年人活动中心等服务设施覆盖所有城市社区，90%的乡镇和60%以上的农村社区建设包括居家养老服务在内的社区综合服务设施和站点。鼓励家政服务企业参与社区养老服务体系建设。

（三）加快推动集中养老服务的特色化发展。

鼓励各类市场主体针对养老服务需求，通过市场化运作方式。鼓励扶持民办养老服务机构发展，全面推进养老机构向社会延伸服务，形成理疗、美食、休闲、娱乐、健身等各具特色的集中养老服务模式，探索景区养老、生态养老、田园养老等集聚式养老发展模式。

（四）加快推动养老服务的信息化发展。

依托已建的家政服务网络中心等现有信息服务资源，建立统一的养老服务信息平台。按照"分类建档、分层服务"的原则，为每位老年人建立个人服务需求档案；提供养老服务信息咨询服务，对接老年人服务需求和各类社会主体服务供给；有条件的地方，要为高龄老人、低收入失能老人免费配置电子呼叫设备；支持养老机构建立以采集老年人信息、服务缴费、日常管理的信息系统。

（五）加快推动养老服务的融合发展。

一是推动居家养老与社区养老的融合。二是推动居家养老服务、社区养老服务与集中养老服务的融合。三是推动养老服务与医疗卫生的融合。推进医养结合，构建居家养老与医疗相互融合的服务模式；引导养老服务机构和医疗服务机构合作，开展养老服务人员培训，提高老年人健康管理服务水平；建立养老服务机构与医疗、保健机构长期稳定的契约合作关系，通过调整卫生资源配置，利用技术设备，为老年人提供日常医疗保健和咨询服务。四是推动养老服务与关联行业的融合。鼓励住宿、餐饮、居民生活服务、批发、零售等行业针对老年人的特殊需求，及时提供有效的服务。

三、工作重点

（六）培育龙头企业。

（七）丰富服务内容。

一是保障日常生活服务。二是提供医疗保健服务。三是丰富精神生活服务。四是开展法律咨询服务。五是开发养老服务产品和拓展服务形式。切实为老年人提供更多更好的服务。

（八）创新服务模式。

一是开展订单服务。二是发展网络服务。三是开发日托服务。提供生活照料、餐饮服务、心理咨询、心理健康、医疗保健、文化娱乐、代订代购、网络购物等服务项目。

（九）强化服务质量。

从硬件设施、服务标准、服务功能、软件系统、互联互通等方面制订网点建设标准和从业人员服务标准，切实提高从业人员技术水平。建立养老服务对象和企业、从业人员的评估指标体系，形成科学合理的评价标准。

四、工作要求

（十）加强组织领导。

（十一）制订规划和方案。

（十二）配套相关政策。

一是完善税费政策。二是保障项目用地。三是加强金融支持。四是加大保险补贴。五是加强收费管理。

（十三）开展绩效评估。

（十四）加大宣传力度。

商务部

二〇一四年十一月十四日

3.6.2 推进老年宜居环境建设

关于推进老年宜居环境建设的指导意见

全国老龄办发〔2016〕73号

各省、自治区、直辖市及计划单列市、新疆生产建设兵团老龄办、发展改革委、教育厅（委、局）、科技厅（局）、工业和信息化主管部门、公安厅（局）、民政厅（局）、司法厅（局）、财政厅（局）、人力资源社会保障厅（局）、国土资源厅（局）、住房城乡建设厅（局）、交通运输厅（局、委）、商务主管部门、文化厅（局）、卫生计生委（局）、国家税务局、地方税务局、新闻出版广电局、体育局、旅游委（局）、保监局、总工会、团委、妇联、残联：

为改善老年人生活环境，提升老年人生活生命质量，增强老年人幸福感、获得感，根据《中华人民共和国老年人权益保障法》，现就加强老年宜居环境建设，提出如下指导意见。

一、重要意义

近年来，各地区、各有关部门在推进老年宜居环境建设，改善老年人居住、生活和社会文化环境等方面进行了积极探索，取得了明显成效，但在老年人居住、出行、就医、养老以及社会参与等方面依然存在着不适老、不宜居的问题。随着我国人口老龄化的快速发展和新型城镇化进程的不断加快，公共基础设施与老龄社会要求之间不适应的矛盾将日益凸显。推进老年宜居环境建设有利于增进老年民生福祉，有利于促进经济发展、增进社会和谐，有利于有效应对人口老龄化挑战，是开展积极应对人口老龄化行动的重要举措，也是扩大内需、拉动消费、促进经济增长的重要措施，对推动老龄事业全面协调可持续发展具有重要意义。

二、基本原则和发展目标

（一）基本原则

——理念引领，规划先行。在经济社会发展中，要综合考虑人口老龄化的影响，树立适老宜居新理念。将老年宜居环境建设纳入国民经济和社会发展规划、城乡规划及相关专项规划，加强前瞻性规划和安排，以规划带动老年宜居环境建设工作的全面开展。

——城乡统筹，突出重点。统筹兼顾，全面推进，促进城乡老年宜居环境建设协调发展。树立问题导向，聚焦城乡社区老年宜居环境建设的重点领域和薄弱环节，集合运用保障民生的各方面资源，创新供给方式，提升资源使用效率，优先解决老年人生活环境中存在的突出问题。

——多元参与，共建共享。引导市场、社会、家庭、个人多元参与，形成合力，发挥财政资金撬动功能，创新公共基础设施投融资体制，推广政府和社会资本合作模式。弘扬孝亲美德，塑造敬老风尚，促进代际和谐，使人人既是老年宜居环境建设工作的参与者，又是建设成果的受益者。

——改革创新,注重实效。既要加强顶层设计,又要尊重群众首创精神,积极推进老年宜居环境建设的理论创新、实践创新和制度创新。鼓励各地立足实际,创新实现方式,建立长效机制,形成地方特色。

（二）发展目标

到 2025 年,安全、便利、舒适的老年宜居环境体系基本建立,"住、行、医、养"等环境更加优化,敬老养老助老社会风尚更加浓厚。

——老年宜居环境理念普遍树立,老年群体的特性和需求得到充分考虑,形成人人关注、全民参与老年宜居环境建设的良好社会氛围。

——老年人保持健康、活力、独立的软硬件环境不断优化,适宜老年人的居住环境、安全保障、社区支持、家庭氛围、人文环境持续改善。

——老年人融入社会、参与社会的障碍不断消除,老年人信息交流、尊重与包容、自我价值实现的有利环境逐渐形成。

——各地普遍开展老年宜居环境建设工作,形成一批各具特色的老年友好城市、老年宜居社区。

三、重点任务

根据现阶段老年人在日常生活和社会参与等方面存在的不适老、不宜居的问题,今后一个时期老年宜居环境建设的重点任务是建设适老居住、出行、就医、养老等的物质环境和包容、支持老年人融入社会的文化环境。

（一）适老居住环境

1. 推进老年人住宅适老化改造。建立社区防火和紧急救援网络,完善老年人住宅防火和紧急救援救助功能,鼓励发展老年人紧急呼叫产品与服务,鼓励安装独立式感烟火灾探测报警器等设施设备。对老年人住宅室内设施中存在的安全隐患进行排查和改造,有条件的地方可对于特困老年人家庭的改造给予适当补助。引导老年人家庭对日常生活设施进行适老化改造。

2. 支持适老住宅建设。在城镇住房供应政策中,对开发老年公寓、老少同居的新社区和有适老功能的新型住宅提供相应政策扶持。鼓励发展通用住宅,注重住宅的通用性,满足各年龄段家庭成员,尤其是老年人对居住环境的必要需求。在推进老（旧）居住（小）区、棚户区、农村危房改造中,将符合条件的老年人优先纳入住房保障范围。加大对住宅小区消防安全保障设施建设力度,完善公共消防基础设施建设。

（二）适老出行环境

3. 强化住区无障碍通行。加强老年人住宅公共设施无障碍改造,重点对坡道、楼梯、电梯、扶手等公共建筑节点进行改造,满足老年人基本的安全通行需求。加强对《无障碍环境建设条例》的执法监督检查,新建住宅应严格执行无障碍设施建设相关标准,规范建设无障碍设施。

4. 构建社区步行路网。遵循安全便利原则,加强社区路网设施规划与建设,加强对社区道路系统、休憩设施、标识系统的综合性无障碍改造。清除步行道路障碍物,保持小区步行道路平整安全,严禁非法占用小区步行道。

5. 发展适老公共交通。加强城市道路、公共交通建筑、公共交通工具的无障碍建设与改造。继续落实老年人乘车优惠政策,不断扩大优惠覆盖范围和优惠力度,改善老年人乘车环境,按规定设置"老幼病残孕"专座,鼓励老年人错峰出行。完善公共交通标志标线,强化对老年人的安全提醒,重点对大型交叉路口的安全岛、隔离带及信号灯进行适老化改造。

6. 完善老年友好交通服务。有条件的地区,要在机场、火车站、汽车站、港口码头、旅游景区等人流密集场所为老年人设立等候区域和绿色通道,加大对老年人的服务力度,提供志愿服务,方便老年人出行。乘务和服务人员应为老年人提供礼貌友好服务。

（三）适老健康支持环境

7. 优化老年人就医环境。加强老年病医院、护理院、老年康复医院和综合医院老年科建设,推进基层老年医疗卫生服务网点建设,积极推进乡镇卫生院和村卫生室一体化管理,为老年人提供便利的就医环境。推进基层医疗卫生机构和医务人员与社区、居家养老结合,与老年人家庭建立签约服务关系,为老年人提供连续性的社区健康支持环境。鼓励医疗卫生机构与养老机构开展对口支援、合作共建,支持养老机构开展医疗服务,为入住老年人提供无缝对接的医疗服务环境。

8. 提升老年健康服务科技水平。开展智慧家庭健康养老示范应用,鼓励发挥地方积极性开展试点,调动各级医疗资源、基层组织以及相关养老服务机构、产业企业等方面力量,开展健康养老服务。研究制定鼓励性政策引导产业发展,鼓励运用云计算、大数据等技术搭建社区、家庭健康服务平台,提供实时监测、长期跟踪、健康指导、评估咨询等老年人健康管理服务。发展血糖、心率、脉搏监测等生物医学传感类可穿戴设备,开发适用于基层医疗卫生机构和社区家庭的各类诊疗终端和康复治疗设备。

（四）适老生活服务环境

9. 加快配套设施规划建设。在市政建设中,统筹考虑,统一规划,同步建设涉老公共服务设施,增强老年人生活的便利性。鼓励综合利用城乡社区中存量房产、设施、土地服务老年人,优化老年人居家养老的社区支持环境,养老机构、日间照料中心、老年人就餐点、老年人活动中心等各类生活服务设施与社区相关配套设施集约建设、资源共享。

10. 加强公共设施无障碍改造。按照无障碍设施工程建设相关标准和规范,加强对银行、商场、超市、便民网点、图书馆、影剧院、博物馆、公园、景区等与老年人日常生活密切相关的公共设施的无障碍设计与改造。鼓励公共场所提供老花镜、放大镜等方便老年人阅读的物品,有条件的可配备大字触屏读报系统,使公共设施更适合老年人使用。

11. 健全社区生活服务网络。扶持专业化居家养老服务组织,不断开发服务产品、提高服务质量。广泛发展睦邻互助养老服务。依托社区自治组织,发挥物业管理企业及驻区单位的积极作用,向有需求的老年人提供基本生活照料等多种服务。发挥各类志愿服务组织的积极作用,引导社会各界开展多种形式的助老惠老志愿服务活动。

12. 构建适老信息交流环境。进行信息无障碍改造,提升互联网网站等通信设施服务老年群体的能力和水平,全面促进和改善信息无障碍服务环境,消除老年人获取信息的障碍,缩小"数字鸿沟"。

13. 加强老年用品供给。着力开发老年用品市场,重点设计和研发老年人迫切需求的食品、医药用品、日用品、康复护理、服饰、辅助生活器具、老年科技文化产品。推进适宜老年人特点的通用产品及实用技术的研发和推广。严格老年用品规范标准,加强监督管理。

14. 大力发展老年教育。结合多层次养老服务体系建设,改善基层社区老年人的学习环境,完善老年人社区学习网络。建设一批在本区域发挥示范作用的乡镇(街道)老年人学习场所和老年大学,努力提高老年教育的参与率和满意度。

（五）敬老社会文化环境

15. 营造老年社会参与支持环境。树立积极老龄观,倡导老年人自尊自立自强,鼓励老年人自愿量力、依法依规参与经济社会发展,改善自身生活,实现自我价值。以积极的态度看待老年人,破解制约老年人参与经济社会发展的法规政策束缚和思想观念障碍,积极拓展老年人力资源开发的渠道,为广大老年人在更大程度、更宽领域参与经济社会发展搭建平台、提供便利。

16. 弘扬敬老、养老、助老社会风尚。全社会积极开展应对人口老龄化行动,弘扬敬老、养老、助老社会风尚。开展"敬老养老助老"主题教育活动,弘扬中华民族孝亲敬老传统美德。开展老龄法律法规普法宣传教育,增强全社会依法保护老年人合法权益的意识,反对和打击对老年人采取任何形式的歧视、侮辱、虐待、遗弃和家庭暴力,引导律师、公证、基层法律服务所和法律援助机构深入开展老年人法律服务和法律援助工作。

17. 倡导代际和谐社会文化。巩固经济供养、生活照料和精神慰藉的家庭养老功能,完善家庭支持政策。加强家庭美德教育,开展寻找"最美家庭"活动和"好家风好家训"宣传展示活动。引导全社会增强接纳、尊重、帮助老年人的关爱意识,增强不同代际间的文化融合和社会认同,统筹解决各年龄群体的责任分担、利益调处、资源共享等问题,实现家庭和睦、代际和顺、社会和谐,为老年人创造良好的生活氛围。

四、保障措施

（一）加强组织领导。老年宜居环境建设是一项跨领域、跨部门的战略性系统工程。加强老年宜居环境建设,既关乎当前,又关乎长远。各地区、各有关部门要充分认识推进老年宜居环境建设的重要意义,加强组织领导,健全工作机制,强化部门协同,制定具体的实施方案,确立基本目标和主要任务,明确责任,切实抓好落实。

（二）加强规划统筹。充分考虑人口老龄化发展因素,根据人口老龄化发展趋势、老年人口分布和老年人的特点,在制定城乡规划中综合考虑适合老年人的公共基础、公共安全、生活服务、养老服务、医疗卫生、教育服务、文化体育等设施建设,提高规划编制的科学性、前瞻性、适老性。

（三）加强政策支持。各地区、各有关部门要运用更加灵活务实的财政政策,依法落实税收政策,统筹政府资金、社会资本、集体收入及产业基金等,鼓励社会资本参与老年宜居环境建设。鼓励金融机构面向老年宜居环境重点工程开发相关金融产品和服务。对免费或优惠向老年人开放的公共服务设施,按照有关规定给予财政补贴。加大养老用地政策落实力度,支持老年宜居环境建设。

（四）加强示范引导。组织开展老年友好城市、老年宜居社区示范活动。鼓励有条件的地方结合本地实际,选择不同类型的城市（社区）,积极稳妥地开展老年宜居环境建设示范工作。示范地区要制定具体的实施方案,明确工作分工,落实工作责任,合理配置资源,加大财力保障,营造良好政策环境,积极推进建设工作的落实。中央和国家机关有关部门要加强对地方老年宜居环境建设示范工作的指导,及时制定完善相关配套政策。条件成熟的示范城市,可纳入全球老年友好型城市网络平台。

（五）加强宣传推广。要组织新闻媒体,加大宣传工作力度,宣传老年宜居环境建设的重要意义,宣传老年宜居环境建设的新理念,宣传老年宜居环境建设的优秀典型和先进经验,使老年宜居环境建设理念深入人心。积极利用全球老年友好型城市网络等平台,拓展与其他国家和相关国际组织的交流,开展老年友好型城市、老年宜居社区建设等多领域、多形式的交流合作。

　　全国老龄办　国家发展改革委　教育部　科技部　工业和信息化部　公安部　民政部司法部财政部　人力资源社会保障部　国土资源部　住房城乡建设部　交通运输部　商务部文化部卫生计生委　国家税务总局　新闻出版广电总局　国家体育总局　国家旅游局
中国保监会全国总工会　共青团中央　全国妇联　中国残联
2016 年 10 月 9 日

3.7　国家医疗保障局

3.7.1　2018 年城乡居民基本医疗保险工作

国家医保局　财政部　人力资源社会保障部　国家卫生健康委关于做好 2018 年城乡居民基本医疗保险工作的通知

医保发〔2018〕2 号

各省、自治区、直辖市及新疆生产建设兵团医保局(办)、财政厅(局)、人力资源社会保障厅(局)、卫生计生委:

　　城乡居民基本医疗保险(以下简称城乡居民医保)是全民医保制度的重要内容,对保障城乡居民公平享有基本医保权益、助力打赢脱贫攻坚战和为全面建成小康社会奠定健康基础具有重要意义。党的十九大提出,要完善统一的城乡居民医疗保险制度。为深入贯彻落实党的十九大精神,进一步加强制度整合,理顺管理体制,提升服务效能,现就做好 2018 年城乡居民医保工作通知如下:

　　一、提高城乡居民医保筹资标准

　　2018 年城乡居民医保财政补助和个人缴费标准同步提高。各级财政人均补助标准在 2017 年基础上新增 40 元,达到每人每年不低于 490 元。其中,中央财政对基数部分的补助标准不变,对新增部分按照西部地区 80% 和中部地区 60% 的比例安排补助,对东部地区各省份分别按一定比例补助。省级财政要加大对深度贫困地区倾斜力度,进一步完善省级及以下财政分担办法,地方各级财政要按照规定足额安排本级财政补助资金并及时拨付到位。2018 年城乡居民医保人均个人缴费标准同步新增 40 元,达到每人每年 220 元。各统筹地区要科学合理确定具体筹资标准并划分政府和个人分担比例。年人均财政补助和个人缴费水平已达到国家规定的最低标准的地区,在确保各项待遇落实的前提下,可根据实际合理确定 2018 年筹资标准。

　　二、推进统一的城乡居民医保制度建立

　　各地要按照党中央、国务院的要求,抓紧推进整合工作,2019 年全国范围内统一的城乡居民医保制度全面启动实施。未出台整合方案和尚未启动运行的地区要抓紧出台方案并尽快启动实施;已启动运行的要实现制度深度融合,提高运行质量,增强保障功能。

　　整合过程中,要结合全民参保计划,巩固城乡居民医保覆盖面,确保稳定连续参保,实现应保尽保,避免重复参保。完善新生儿、大学生以及已取得居住证的常住人口等特殊人群参保登记及缴费办法,确保及时参保,杜绝发生参保空档期。要注意对特殊问题、特殊政策进行妥善处理,稳定待遇预期,防止福利化倾向。

三、完善门诊统筹保障机制

全面推进和完善城乡居民医保门诊统筹,通过互助共济增强门诊保障能力。尚未实行门诊保障的地区,要加快推进建立门诊统筹。实行个人(家庭)账户的,要逐步向门诊统筹平稳过渡。

完善协议管理,将医保定点协议管理和家庭医生签约服务有机结合,依托基层医疗机构,发挥"守门人"作用。探索门诊统筹按人头付费,明确按人头付费的基本医疗服务包范围,通过与医疗机构平等协商谈判确定按人头付费标准。针对门诊统筹特点逐步完善考核评价指标体系,将考核结果与费用结算挂钩,确保服务质量。

四、做好贫困人口医疗保障工作

立足现有制度,采取综合措施,提高贫困人口医疗保障水平。全面落实资助困难人员参保政策,确保将特困人员、低保对象、重度残疾人、建档立卡贫困人口等困难人员纳入城乡居民医保和城乡居民大病保险(以下简称大病保险),实现应保尽保。2018年城乡居民医保人均新增财政补助中的一半(人均20元)用于大病保险,重点聚焦深度贫困地区和因病因残致贫返贫等特殊贫困人口,完善大病保险对贫困人口降低起付线、提高支付比例和封顶线等倾斜支付政策。加强医疗救助托底保障能力,在基本医保、大病保险基础上,进一步提高贫困人口受益水平。优化贫困人口就医结算服务,推广基本医保、大病保险、医疗救助和其他保障措施"一站式"结算,减轻贫困人口跑腿垫资负担。

五、改进管理服务

巩固完善市级统筹,有条件的地区可探索省级统筹,实现一市或一省范围内就医报销无异地,提高城乡居民医疗服务利用公平性。整合优化城乡经办资源配置,加强基层服务平台建设,尽快实行一体化管理运行,为参保群众提供便捷服务。巩固完善异地就医住院费用直接结算工作,妥善解决农民工和"双创"人员异地就医问题,为城乡居民规范转外就医提供方便快捷服务,减少跑腿垫资。

深化支付方式改革,统筹基本医保和大病保险,逐步扩大按病种付费的病种数量,全面推行以按病种付费为主的多元复合式医保支付方式。完善医保服务协议管理,将监管重点从医疗费用控制转向医疗费用和医疗质量双控制。不断完善医保信息系统,全面推开医保智能监控工作。统筹考虑参保人员个人费用负担与基金支出,加强对总体医疗费用控制。

增强风险防范意识,加强基金运行分析。要进一步完善基金收支预算管理,建立健全风险预警、评估、化解机制及预案,确保基金安全,不出现系统性风险。进一步规范大病保险委托承办管理,健全大病保险收支结余和政策性亏损的动态调整机制,落实基金监管责任。完善大病保险统计分析,加强运行监督管理,督促承办机构加强费用管控,确保基金合理高效使用。

六、加强组织保障和宣传引导

城乡居民医保和大病保险工作涉及群众切身利益,关乎社会稳定。各地要高度重视,按照党的十九大要求,坚持以人民为中心的发展思想,强化"四个意识",对照党中央、国务院明确的改革任务,分解工作任务,明确职责,确保落实。各级医疗保障部门、财政部门、人力资源社会保障部门、卫生计生部门要加强宣传引导和舆情监测,合理引导预期,做好风险应对。与有关部门做好城乡居民医保个人缴费宣传动员和征收工作的配合衔接,确保按时足额征收,巩固参保覆盖面。在机构改革期间,要保证工作的延续性,确保群众待遇不断档。遇到重大问题要及时报告。

国家医保局

财政部

人力资源社会保障部

国家卫生健康委

2018 年 7 月 6 日

3.7.2 医疗保障扶贫三年行动实施方案(2018—2020 年)

国家医保局、财政部、国务院扶贫办关于印发《医疗保障扶贫
三年行动实施方案(2018—2020 年)》的通知

医保发〔2018〕18 号

各省、自治区、直辖市及新疆生产建设兵团医保局(办)、民政厅(局)、财政厅(局)、人力资源社会保障厅(局)、卫生计生委、扶贫办:

为认真贯彻落实习近平总书记关于脱贫攻坚的重要指示精神和《中共中央 国务院关于打赢脱贫攻坚战三年行动的指导意见》,扎实做好 2018—2020 年医疗保障扶贫工作,国家医保局、财政部、国务院扶贫办联合制定了《医疗保障扶贫三年行动实施方案(2018—2020年)》。现印发你们,请认真组织实施。

国家医保局

财政部

国务院扶贫办

2018 年 9 月 30 日

医疗保障扶贫三年行动实施方案(2018—2020 年)

党的十八大以来,医疗保障立足现有制度,采取综合措施,着力提高农村贫困人口医疗保障水平,在缓解贫困人口因病致贫因病返贫方面发挥了重要作用。党的十九大明确把精准脱贫作为决胜全面建成小康社会的三大攻坚战之一,作出新的部署。为进一步做好建档立卡贫困人口、特困人员等农村贫困人口医疗保障工作,完善医疗保障扶贫顶层设计,进一步明确细化扶贫政策,推动工作有效落实,特制定本实施方案。

一、总体要求

(一)指导思想

全面贯彻党的十九大和十九届二中、三中全会精神,以习近平新时代中国特色社会主义思想为指导,认真贯彻落实习近平总书记关于脱贫攻坚的重要指示精神,坚持精准扶贫精准脱贫基本方略,坚持脱贫攻坚目标和现行扶贫标准,将打赢脱贫攻坚战作为当前和今后三年的首要任务,重点聚焦"三区三州"等深度贫困地区和因病致贫返贫等特殊贫困人口,立足当前、着眼长远,精准施策、综合保障,实现参保缴费有资助、待遇支付有倾斜、基本保障有边界、管理服务更高效、就医结算更便捷,充分发挥基本医保、大病保险、医疗救助各项制度作用,切实提高农村贫困人口医疗保障受益水平,为实现 2020 年我国现行标准下农村贫困人口脱贫提供坚强保障。

（二）任务目标

到 2020 年,农村贫困人口全部纳入基本医保、大病保险、医疗救助范围,医疗保障受益水平明显提高,基本医疗保障更加有力。

——实现农村贫困人口制度全覆盖,基本医保、大病保险、医疗救助覆盖率分别达到100%。

——基本医保待遇政策全面落实,保障水平整体提升,城乡差距逐步均衡。

——大病保险加大倾斜力度,农村贫困人口大病保险起付线降低 50%、支付比例提高 5个百分点、逐步提高并取消封顶线。

——医疗救助托底保障能力进一步增强,确保年度救助限额内农村贫困人口政策范围内个人自付住院医疗费用救助比例不低于 70%,对特殊困难的进一步加大倾斜救助力度。

——促进定点医疗机构严格控制医疗服务成本,减轻农村贫困人口目录外个人费用负担。

——医疗保障经办管理服务不断优化,医疗费用结算更加便捷。

（三）基本原则

坚持现有制度,加强综合保障。立足基本医保、大病保险、医疗救助现有制度功能,坚持普惠政策与特惠措施相结合,统筹医疗保障扶贫整体设计,合理统筹使用资金和服务资源,充分发挥综合保障合力。

坚持基本保障,明确责任边界。严格执行基本医疗保障支付范围和标准,加强医疗费用管控、提高资金使用效率,尽力而为、量力而行,千方百计保基本、始终做到可持续,防止不切实际过高承诺、过度保障,避免造成基金不可持续和出现待遇"悬崖效应"。

坚持精准扶贫,确保扶贫实效。精准识别扶贫对象,精准使用扶贫资金,精准实施扶贫政策,加强贫困人口精细化管理,掌握贫困底数,细化扶贫措施,明确扶贫目标,落实各级责任,夯实扶贫效果。

坚持协同配合,形成保障合力。发挥机构改革优势,加强制度政策协同;加强医疗保障扶贫与医疗扶贫衔接,协同解决深度贫困地区医疗资源不足问题,提高贫困人口医疗服务利用可及性;坚持社会保障与家庭尽责相结合,既加大外部帮扶,又引导增强自我健康意识,落实家庭照护责任。

二、重点措施

（一）完善可持续筹资政策,实现贫困人口应保尽保

1. 稳步提高城乡居民医保筹资水平和医疗救助政府补助水平。合理提高城乡居民医保政府补助标准和个人缴费标准。省级财政要加大对深度贫困地区倾斜力度,按照规定足额安排补助资金并及时拨付到位。加大对城乡医疗救助的投入,2018 年起中央财政连续三年通过医疗救助资金渠道安排补助资金,用于提高深度贫困地区农村贫困人口医疗保障水平,加强医疗救助托底保障。

2. 将农村建档立卡贫困人口作为医疗救助对象,实现农村贫困人口基本医保、大病保险和医疗救助全覆盖,其中对特困人员参保缴费给予全额补贴、对农村建档立卡贫困人口给予定额补贴,逐步将资助参保资金统一通过医疗救助渠道解决。

3. 结合全民参保计划的推进,探索建立适合农村贫困人口特点的参保办法,提升经办服务能力,做好身份标识、组织参保和信息采集等工作,加强信息共享和数据比对,配合有关部门做好农村贫困人口参保缴费工作,确保已核准有效身份信息的农村贫困人口全部参

保,实现应保尽保。

（二）实施综合保障措施,提高贫困人口待遇水平

4. 公平普惠提高城乡居民基本医保待遇。全面推进城乡居民基本医保制度整合,均衡城乡保障待遇,稳定住院保障水平。进一步完善城乡居民医保门诊统筹,逐步提高门诊保障水平,扩大门诊保障范围,减轻患者门诊医疗费用负担。

5. 加大大病保险倾斜支付力度。2018 年城乡居民医保人均新增财政补助 40 元的一半（20 元）用于大病保险。大病保险支付比例达到 50% 以上。在此基础上,重点聚焦深度贫困地区和特殊贫困人口,巩固完善大病保险倾斜支付政策。对包括农村贫困人口在内的困难群众降低起付线 50%、提高报销比例 5 个百分点,逐步提高并取消封顶线。

6. 加大医疗救助托底保障力度。完善重特大疾病医疗救助政策,分类分档细化农村贫困人口救助方案,确保年度救助限额内农村贫困人口政策范围内个人自付住院医疗费用救助比例不低于 70%;有条件的地区,可在确保医疗救助资金运行平稳情况下,合理提高年度救助限额。在此基础上,对个人及家庭自付医疗费用负担仍然较重的,进一步加大救助力度,并适当拓展救助范围。

（三）使用适宜技术,促进就医公平可及

7. 落实基本医疗保障范围规定。全面执行国家基本医保药品目录,将国家医保目录谈判准入药品纳入医保支付范围。落实国家对诊疗项目目录和医疗康复项目的管理要求。

8. 引导落实分级诊疗制度。结合分级诊疗制度建设,将符合规定的家庭医生签约服务费纳入医保支付范围,引导参保人员优先到基层首诊。对于按规定转诊的贫困患者,住院费用可连续计算起付线,省域内就医结算执行所在统筹地区同等支付政策。鼓励有条件的地区将互联网诊疗服务纳入医保支付范围。

（四）优化基层公共服务,全面推进费用直接结算

9. 提高深度贫困地区基层医保经办管理服务能力,指定专门窗口和专人负责政策宣传并帮助贫困人口兑现政策,解决群众政策不知情、就医报销难等问题。

10. 全面推进贫困人口医疗费用直接结算。结合城乡居民医保制度整合,推进城乡居民医保、大病保险、医疗救助信息共享和服务衔接,实现农村贫困人口市（地）域范围内“一站式服务、一窗口办理、一单制结算”,减少农村贫困人口跑腿垫资。

11. 做好跨地区就医结算服务。对异地安置和异地转诊的农村贫困人口,医保经办机构要优先做好异地就医登记备案和就医结算等服务,切实做好贫困地区外出就业创业人员异地就医备案工作。2018 年率先实现深度贫困地区每个县有一家医院纳入全国跨省异地就医直接结算系统,加快实现深度贫困地区乡镇医院纳入全国跨省异地就医直接结算系统。

（五）加强医疗服务管理,控制医疗费用不合理增长

12. 完善支付方式改革,探索建立区域内医疗卫生资源总量、医疗费用总量与经济发展水平、医保基金支付能力相适应的调控机制。深度贫困地区要更加注重医疗费用成本控制,提供使用适宜的基本医疗服务,切实降低农村贫困人口医疗费用总体负担。

13. 完善定点医药机构服务协议管理,健全定点服务考核评价体系,将考核结果与医保基金支出挂钩。全面开展医保智能监控,不断完善医保信息系统,提高医保基金使用效率。

三、保障措施

（一）加强组织领导

各级医疗保障部门要把打赢脱贫攻坚战作为重大政治任务,坚持中央统筹、省负总责、

市县抓落实的工作机制,强化一把手负总责的领导责任制,明确责任、尽锐出战、狠抓实效。要将医疗保障扶贫工作纳入年度重点任务推进,积极会同扶贫、民政等部门明确农村贫困人口的具体范围,结合实际制订扶贫三年行动具体实施方案,建立医疗保障扶贫工作沟通联系机制,确保各项扶贫政策落实落地。

（二）坚持现行制度基本标准,狠抓贯彻落实

各地要充分认识医疗保障扶贫任务的重要性、艰巨性和长期性,将思想和认识统一到中央的决策部署上来,既要狠抓落实确保扶贫任务全面完成,也要高度重视防范出现不切实际过高承诺、过度保障、不可持续的问题。坚持基本医疗保障标准,充分发挥现有医疗保障制度功能;贯彻落实精准方略,创新医疗保障扶贫机制;坚持严格管理,确保基金长期平稳可持续。对出现的苗头性、倾向性问题,要采取有效措施,及时规范整改,并做好衔接和平稳过渡。各地在现有医保制度之外自行开展的新的医疗保障扶贫措施探索,要在 2020 年底前转为在基本医保、大病保险和医疗救助三重保障框架下进行。

（三）建立专项工作调度机制

做好农村贫困人口身份标识,建立贫困人口专项管理台账。统筹基本医保、大病保险、医疗救助三项制度,加强农村贫困人口参保缴费、患病就医、待遇保障、费用结算等情况监测。建立医疗保障扶贫专项工作调度机制,按市、省、国家 3 级定期汇总报送数据,加强医疗保障扶贫工作督导检查。

（四）深入开展医疗保障扶贫作风专项治理

将作风建设贯穿医疗保障扶贫全过程,重点解决贯彻中央脱贫攻坚决策部署不坚决、扶贫责任落实不到位、政策措施不精准、资金管理使用不规范、工作作风不扎实、考核评估不严格等问题。防止形式主义、官僚主义,加强工作实效,切实减轻基层工作负担。

（五）加强典型宣传和风险防范

深入宣传习近平总书记关于扶贫工作的重要论述和党中央关于精准扶贫精准脱贫的重大决策部署,宣传医疗保障扶贫成就和典型事迹,营造良好的舆论氛围。加强医疗保障扶贫政策风险评估,建立重大事件应急处置机制,加强对脱贫攻坚的舆情监测,合理引导社会舆论。

3.7.3　完善城乡居民高血压糖尿病门诊用药保障机制

国家医保局　财政部　国家卫生健康委　国家药监局关于完善城乡居民高血压糖尿病门诊用药保障机制的指导意见

医保发〔2019〕54 号

各省、自治区、直辖市及新疆生产建设兵团医保局、财政厅（局）、卫生健康委、药监局：

为进一步减轻城乡居民高血压、糖尿病（以下简称"两病"）患者医疗费用负担,现就完善"两病"患者门诊用药保障提出指导意见如下：

一、指导思想

以习近平新时代中国特色社会主义思想为指导,全面贯彻落实党的十九大和十九届二中、三中全会精神,按照"保基本、可持续、惠民生、推改革"的总体要求,以城乡居民基本医疗保险"两病"患者门诊用药保障为切入点,坚持"既尽力而为、又量力而行"原则,探索完善门诊慢性病用药保障机制,增强基本医保门诊保障能力,减轻患者门诊用药费用负担,不

断提升人民群众获得感、幸福感、安全感。

二、锁定范围，明确保障内容

（一）明确保障对象。参加城乡居民基本医疗保险（以下简称"居民医保"）并采取药物治疗的"两病"患者。

（二）明确用药范围。对"两病"患者门诊降血压或降血糖的药物，要按最新版国家基本医疗保险药品目录所列品种，优先选用目录甲类药品，优先选用国家基本药物，优先选用通过一致性评价的品种，优先选用集中招标采购中选药品。

（三）明确保障水平。以二级及以下定点基层医疗机构为依托，对"两病"参保患者门诊发生的降血压、降血糖药品费用由统筹基金支付，政策范围内支付比例要达到50%以上。各省（区、市）要在摸清"两病"门诊用药人数、用药数量和金额等实际情况的基础上合理设定支付政策。

（四）做好政策衔接。要做好与现有门诊保障政策的衔接，确保群众待遇水平不降低，对降血压和降血糖以外的其他药品费用等，或已纳入门诊慢性病或特殊疾病保障范围"两病"患者的待遇，继续按现行政策执行。要避免重复报销、重复享受待遇。要做好与住院保障的衔接，进一步规范入院标准，推动合理诊疗和科学施治。

三、配套改革，确保患者受益

（一）完善支付标准，合理确定支付政策。对"两病"用药按通用名合理确定医保支付标准并动态调整。积极推进药品集中带量采购工作，以量换价、招采合一，对列入带量采购范围内的药品，根据集中采购中标价格确定同通用名药品的支付标准。根据"两病"参保患者就医和用药分布，鼓励开展按人头、按病种付费。

（二）保障药品供应和使用。各有关部门要确保药品质量和供应，医疗机构要优先使用集中采购中选药品，不得以费用控制、药占比、医疗机构用药品种规格数量要求、药事委员会审定等为由影响中选药品的供应保障与合理使用。有条件的地方可探索第三方配送机制。完善"两病"门诊用药长期处方制度，保障患者用药需求，但要避免重复开药。

（三）规范管理服务。完善医保定点服务协议，将"两病"门诊用药保障服务纳入协议管理。坚持预防为主、防治结合，落实基层医疗机构和全科医师责任，加强"两病"患者健康教育和健康管理，提高群众防治疾病健康意识。

四、加强领导，做好组织实施

（一）压实责任，确保待遇落实。各省（区、市）要高度重视"两病"门诊用药保障工作，加强统筹协调，本文件印发后一个月内出台本省实施方案，指导督促统筹地区于2019年11月起开始实施，确保群众年内享受待遇。

（二）细化分工，加强协同配合。医疗保障行政部门要积极会同相关部门做好"两病"患者门诊用药保障工作，加强指导，密切跟踪工作进展。财政部门要积极参与"两病"用药保障有关工作，按规定保障所需工作经费。卫生健康部门要做好"两病"患者的健康管理，加强医疗服务行为监管，进一步健全完善"两病"用药指南和规范，规范诊疗行为，确保集中带量采购药品合理使用。药品监督管理等部门负责做好"两病"用药一致性评价审评和生产、流通、配送等环节的监督管理。

（三）加强监管，用好管好基金。要健全监督举报、智能监控、信用管理等机制，严厉打击欺诈骗保行为，加强对虚假住院、挂床住院等违规行为的监管，引导住院率回归合理水平。各部门要各尽其责,密切配合,通力协作,及时研究解决新情况新问题,总结推广经验做法,不断完善"两病"门诊用药保障机制建设。

国家医疗保障局

财政部

国家卫生健康委

国家药监局

2019 年 9 月 16 日

3.7.4 坚决完成医疗保障脱贫攻坚硬任务

国家医疗保障局、财政部、国家卫生健康委、国务院扶贫办关于坚决完成医疗保障脱贫攻坚硬任务的指导意见

医保发〔2019〕57 号

各省、自治区、直辖市及新疆生产建设兵团医保局、财政厅(局)、卫生健康委、扶贫办:

为深入贯彻落实习近平总书记在解决"两不愁三保障"突出问题座谈会上的重要指示精神,根据国务院扶贫开发领导小组《关于解决"两不愁三保障"突出问题的指导意见》(国开发〔2019〕15 号),现就确保完成医疗保障脱贫攻坚硬任务提出如下意见:

一、强化医疗保障扶贫政治责任

2019 年是打赢脱贫攻坚战、攻坚克难的关键之年,距离完成脱贫攻坚目标任务只剩下不到两年时间。习近平总书记在重庆召开解决"两不愁三保障"突出问题座谈会上指出,"两不愁"基本解决、"三保障"还存在不少薄弱环节,要求务必一鼓作气,顽强作战,着力解决"两不愁三保障"突出问题,扎实做好今明两年脱贫攻坚工作。为落实习近平总书记重要指示精神,国务院扶贫开发领导小组对解决"两不愁三保障"突出问题提出指导意见。各地要充分认识医疗保障扶贫对打赢三大攻坚战、决胜全面建成小康社会、实现第一个百年奋斗目标的重要意义,深入学习领会习近平总书记重要指示精神,按照国开发〔2019〕15 号文要求,切实履行主体责任、增强政治担当,尽锐出战、狠抓实效,扎实完成医疗保障脱贫攻坚硬任务。

二、明确医保脱贫攻坚硬任务

到 2020 年稳定实现农村建档立卡贫困人口(以下简称"贫困人口")"两不愁三保障"是贫困人口脱贫的基本要求和核心指标。其中,"基本医疗有保障"指贫困人口全部纳入基本医疗保险、大病保险和医疗救助等制度保障范围,常见病、慢性病能够在县乡村三级医疗机构获得及时诊治,得了大病、重病基本生活有保障。各地要坚持基本标准,将建立健全基本医疗保障制度,确保贫困人口全部纳入三项制度保障范围作为医疗保障脱贫攻坚硬任务。既不拔高标准、出现不切实际的过高承诺、过度保障问题,也不降低标准、出现部分贫困人口看病没有制度保障的情况;既要实现贫困人口应保尽保、保证待遇落实到位,又要妥善治理过度保障、确保基金安全,同时还要做好医保扶贫动态监测,确保目标任务如期完成。

三、确保贫困人口应保尽保

将贫困人口全部纳入基本医疗保险、大病保险、医疗救助制度覆盖范围是硬任务底

线指标。统筹地区医保部门要会同扶贫部门摸实贫困人口底数,做好身份标识,建立专项台账,抓实抓好参保工作。要落实资助参保政策,坚持按规定标准分类资助。要落实参保状态核查责任,逐户、逐人摸准参保状态,未参保的要逐一动员、及时纳入医保,不符合条件的要逐一列明情况。要实时将扶贫系统内核准身份信息的新增贫困人口纳入保障范围,切实解决因人口流动等原因导致的断保、漏保问题。要逐级上传参保信息,并做好与同级扶贫部门信息比对、数据交换工作,确保人员身份、参保状态等信息同步更新。

四、确保各项政策落实到位

在全面落实《医疗保障扶贫三年行动实施方案(2018—2020年)》(医保发〔2018〕18号)的基础上,按照《关于做好2019年城乡居民基本医疗保障工作的通知》(医保发〔2019〕30号)要求,进一步加强三重制度综合保障功能。全面建立统一的城乡居民医保制度,稳定住院待遇预期,完善门诊统筹;普惠性提高大病保险保障水平,对贫困人口继续执行起付线降低50%、支付比例提高5个百分点的倾斜政策,并全面取消建档立卡贫困人口封顶线;医疗救助资金继续向深度贫困地区倾斜,进一步提高医疗救助托底保障能力。持续优化服务,做好新版国家基本医保药品目录落地工作,加快推进国家组织药品集中采购和使用试点扩面,确保相关政策惠及贫困患者。在脱贫攻坚成效考核中,严格按照相关政策规定和标准核查政策落实情况,切实防范过度保障和保障不到位问题。

五、妥善治理过度保障

各地要坚持医疗保障现行基本制度、基本政策和基本标准,理清存在的医保扶贫过度保障问题,分类做好整改工作。实行个人零缴费或零自付、突破基本医保目录范围、脱离实际不可持续的,要及时纠正,立行立改;基本医保向贫困人口实施特惠保障等混淆制度功能、三重保障制度外叠床架屋、随意扩大受益范围等靶点不聚焦的,要恢复三重保障制度各自功能定位,并于2020年底前平稳过渡到现有三重制度框架内,同步做好资金并转、政策对接、管理衔接,保持政策连续性和稳定性。各级医保部门要结合实际,研究脱贫不脱政策具体措施及脱贫攻坚期结束后与乡村振兴战略有效衔接的医保扶贫长效机制。

六、确保基金安全平稳运行

各地要保持基金监管高压态势,加强对贫困地区高住院率、小病大养、小病大治等问题的治理,严厉打击挂床、诱导住院、盗刷、虚记、诱导院外购药、过度医疗等欺诈骗保行为,提高医保基金使用效益。结合定点医疗机构协议管理创新,落实异地就医的就医地监管责任,规范并约束医疗机构诊疗行为。通过细化不同等级医疗机构自费费用占比控制指标等方式,引导定点医疗机构主动规范医疗行为、控制医疗成本。同时,结合门诊统筹、家庭医生签约服务等,激励基层医疗机构和家庭医生主动落实慢病管理和控费责任。通过完善分级诊疗出入院指征,指导医疗机构严格执行有关病种诊疗规范、临床路径和出院标准等技术标准,引导定点医疗机构在保障医疗质量和安全的前提下,优先选择基本医疗保险支付范围内安全有效、经济适宜的药品和诊疗项目,合理控制费用。

七、做好医疗保障扶贫动态监测

各级医保部门要加强与民政、人力资源社会保障、卫生健康、扶贫等部门沟通协作,确保医保信息系统平稳运行、有序衔接,统筹推进医保扶贫数据统一归口管理。要做好数据归集、统计分析、信息报送工作,做实常态调度分析,全面监测医保扶贫政策落实情况。通过做实地市级统筹,进一步规范服务流程,加快推进市内统一联网、直接结算。要加强对脱贫攻坚任务较重地区药品和医疗服务价格监测,防范区域内医药产品(服务)价格过高或过低。

八、狠抓攻坚责任分解落实

各级医保部门要切实履行医疗保障扶贫主体责任,坚持一把手负总责,咬定目标、真抓实干,确保按时保质完成医疗保障脱贫攻坚硬任务。要进一步改进工作作风,切实防止形式主义和官僚主义。要结合漠视侵害群众利益问题专项整治工作及脱贫攻坚专项巡视、成效考核,扎实做好整改。要加强贫困地区医保服务能力建设,国家和省级医保政策、技术和能力培训项目重点向深度贫困地区和基层经办服务机构倾斜。要加大医保扶贫宣传力度,解读好政策、宣传好典型、总结好经验。各级财政部门要确保居民医保、医疗救助等补助资金按时足额拨付到位,省级财政要加大对贫困地区的倾斜支持力度。各级卫生健康部门要落实好医疗机构和医务人员诊疗行为的监督管理责任。各级扶贫部门要加强贫困人口基础信息动态更新和数据共享,及时准确地向医保部门提供贫困人口信息、开放查询权限、更新贫困人口参保状态。

各省级医保部门要统筹做好本地区贫困人口医疗保障脱贫攻坚工作,2019 年、2020 年要在每年的 12 月 10 日前向国家医疗保障局书面报告本省(区、市)医保扶贫重点工作完成情况。

国家医保局 财政部
国家卫生健康委 国务院扶贫办
2019 年 9 月 29 日

3.7.5 推进新冠肺炎疫情防控期间开展"互联网 +"医保服务

国家医保局 国家卫生健康委关于推进新冠肺炎疫情防控期间 开展"互联网 +"医保服务的指导意见(节选)

(2020 年 3 月 2 日)

各省、自治区、直辖市、新疆生产建设兵团医保局、卫生健康委:

为坚决贯彻落实党中央、国务院关于加强新型冠状病毒肺炎疫情防控工作的决策部署,方便广大参保人员就医购药,减少人群聚集和交叉感染风险,按照《国务院办公厅关于促进"互联网 + 医疗健康"发展的意见》(国办发〔2018〕26 号)等文件精神,现就疫情期间开展"互联网 +"医保服务提出如下指导意见:

一、将符合条件的"互联网 +"医疗服务费用纳入医保支付范围

经卫生健康行政部门批准设置互联网医院或批准开展互联网诊疗活动的医疗保障定点医疗机构,按照自愿原则,与统筹地区医保经办机构签订补充协议后,其为参保人员提供的常见病、慢性病"互联网 +"复诊服务可纳入医保基金支付范围。

3.7.6 高质量打赢医疗保障脱贫攻坚战

国家医保局办公室 财政部办公厅 国家卫生健康委办公厅
国家税务总局办公厅 国务院扶贫办综合司关于高质量
打赢医疗保障脱贫攻坚战的通知（节选）

医保办发〔2020〕19号

各省、自治区、直辖市医保局、财政厅（局）、卫生健康委、扶贫办，国家税务总局各省、自治区、直辖市和计划单列市税务局：

为坚决贯彻习近平总书记关于决战决胜脱贫攻坚重要讲话精神，努力克服新冠肺炎疫情影响，一鼓作气坚决打赢医疗保障脱贫攻坚战，确保现行标准下农村贫困人口实现基本医疗有保障目标，确保高质量完成医疗保障脱贫攻坚硬任务，现就做好有关工作通知如下：

二、全力确保农村贫困人口应保尽保

要巩固维护好贫困人口动态应保尽保局面。各级医保、税务部门要分工协作，狠抓参保缴费工作，确保贫困人口应保尽保、应缴尽缴，做好新增贫困人口动态缴费工作。统筹地区医保部门要会同同级扶贫和税务部门，摸实贫困人口和纳入返贫监测范围的边缘人口（以下简称"边缘人口"）应参保人员名单，做实做细保费征缴，健全参保缴费台账，确保参保和缴费管理精准到人。聚焦现行标准农村建档立卡贫困人口，落实分类资助参保。重点抓好因疫情及其他原因新增贫困人口动态参保工作，做好职工医保和居民医保参保接续衔接，确保贫困人口动态纳入基本医疗保险、大病保险、医疗救助覆盖范围。户籍地医保和扶贫部门要持续关注贫困人口、边缘人口参保变化情况，通过部门协作逐一核实处于特殊保障状态、异地参保相关人员参保情况，引导和动员其积极参保。省级医保部门要统筹做好本地区异地参保上述人员参保状态核实比对工作，探索开展省际间参保信息核查。建立健全省、市、县三级医保部门与同级扶贫部门信息比对机制，确保贫困人口口径统一、数据一致、参保状态同步。

三、稳定巩固三重制度综合保障

坚持按标施策，保持医疗保障脱贫攻坚政策总体稳定。落实落细各项医疗保障政策，巩固基本医保、大病保险、医疗救助综合保障待遇水平。统筹用好居民医保和医疗救助补助资金，发挥好三重制度梯次减负功能。协同做好脱贫不稳定户、收入略高于建档立卡贫困户的边缘户以及因疫情或其他原因致贫返贫户监测，密切跟踪受疫情影响贫困人口和边缘人口医疗保障情况，医保部门会同财政部门、卫生健康部门落实新冠肺炎确诊和疑似贫困患者医保报销和财政补助政策。做好新版医保药品目录落实和高血压、糖尿病门诊用药保障机制落地工作，切实减轻贫困患者药品费用负担。在严格把控标准、准入精准前提下，简化规范门诊慢性病待遇准入流程、缩短办理时限。持续治理过度保障，做好资金整合和宣传解释，确保待遇平稳过渡。

3.7.7　做好 2020 年城乡居民基本医疗保障工作

**国家医保局　财政部　国家税务总局关于做好 2020 年城乡
居民基本医疗保障工作的通知（节选）**

医保发〔2020〕24 号

各省、自治区、直辖市及新疆生产建设兵团医保局、财政厅（局），国家税务总局各省、自治区、直辖市和计划单列市税务局：

为进一步贯彻落实党的十九大关于"完善统一的城乡居民基本医疗保险制度和大病保险制度"的决策部署，落实 2020 年《政府工作报告》任务要求，做好城乡居民基本医疗保障工作，现就有关工作通知如下：

一、提高城乡居民基本医疗保险筹资标准

（一）继续提高财政补助标准。2020 年城乡居民基本医疗保险（以下简称居民医保）人均财政补助标准新增 30 元，达到每人每年不低于 550 元。中央财政按规定对地方实行分档补助，地方各级财政要按规定足额安排财政补助资金并及时拨付到位。落实《国务院关于实施支持农业转移人口市民化若干财政政策的通知》（国发〔2016〕44 号）、《香港澳门台湾居民在内地（大陆）参加社会保险暂行办法》（人力资源社会保障部国家医疗保障局令第 41 号）有关规定，对持居住证参保的参保人，各级财政按当地居民相同标准给予补助。

（二）稳步提高个人缴费标准。原则上个人缴费标准同步提高 30 元，达到每人每年 280 元。各统筹地区要统筹考虑基金收支平衡、待遇保障需要和各方承受能力等因素，合理确定具体筹资标准，适当提高个人缴费比重。财政补助和个人缴费水平已达到国家规定标准的统筹地区，可根据实际合理确定筹资水平。立足基本医保筹资、大病保险运行情况，统筹提高大病保险筹资标准。

（三）完善居民医保个人缴费与政府补助相结合的筹资机制。各统筹地区要适应经济社会发展，合理提高居民医保财政补助和个人缴费标准，稳步提升筹资水平，逐步优化筹资结构，推动实现稳定可持续筹资。根据 2020 年财政补助标准和跨年征缴的个人缴费，科学评估 2020 年筹资结构，着眼于责任均衡、结构优化和制度可持续，研究未来 2 至 3 年个人缴费增长规划。

二、健全待遇保障机制

（四）落实居民医保待遇保障政策。发挥居民医保全面实现城乡统筹的制度红利，坚持公平普惠，加强基本医保主体保障功能。巩固住院待遇水平，政策范围内住院费用支付比例达到 70%。强化门诊共济保障，全面落实高血压、糖尿病门诊用药保障机制，规范简化门诊慢特病保障认定流程。落实新版国家医保药品目录，推进谈判药品落地。

（五）巩固大病保险保障水平。全面落实起付线降低并统一至居民人均可支配收入的一半，政策范围内支付比例提高到 60%，鼓励有条件的地区探索取消封顶线。继续加大对贫困人口倾斜支付，脱贫攻坚期内农村建档立卡贫困人口起付线较普通参保居民降低一半，支付比例提高 5 个百分点，全面取消农村建档立卡贫困人口封顶线。

（六）发挥医疗救助托底保障作用。落实落细困难群众救助政策，分类资助特困人员、低保对象、农村建档立卡贫困人口参加居民医保，按标资助、人费对应，及时划转资助资金，确保困难群众应保尽保。巩固提高住院和门诊救助水平，加大重特大疾病救助力度，探索从按病种施救逐步过渡到以高额费用为重特大疾病救助识别标准。结合救助资金筹集情况和救助对象需求,统筹提高年度救助限额。

3.7.8　扩大长期护理保险制度试点

国家医保局　财政部关于扩大长期护理保险制度试点的指导意见(节选)

医保发〔2020〕37号

各省、自治区、直辖市人民政府,国务院有关部委、直属机构:

探索建立长期护理保险制度,是党中央、国务院为应对人口老龄化、健全社会保障体系作出的一项重要部署。近年来,部分地方积极开展长期护理保险制度试点,在制度框架、政策标准、运行机制、管理办法等方面进行了有益探索,取得初步成效。为贯彻落实党中央、国务院关于扩大长期护理保险制度试点的决策部署,进一步深入推进试点工作,经国务院同意,现提出以下意见。

一、总体要求

(三)工作目标。探索建立以互助共济方式筹集资金、为长期失能人员的基本生活照料和与之密切相关的医疗护理提供服务或资金保障的社会保险制度。力争在"十四五"期间,基本形成适应我国经济发展水平和老龄化发展趋势的长期护理保险制度政策框架,推动建立健全满足群众多元需求的多层次长期护理保障制度。

二、基本政策

(四)参保对象和保障范围。试点阶段从职工基本医疗保险参保人群起步,重点解决重度失能人员基本护理保障需求,优先保障符合条件的失能老年人、重度残疾人。有条件的地方可随试点探索深入,综合考虑经济发展水平、资金筹集能力和保障需要等因素,逐步扩大参保对象范围,调整保障范围。

3.7.9　门诊费用跨省直接结算试点工作

国家医疗保障局　财政部关于推进门诊费用跨省直接结算试点工作的通知(节选)

医保发〔2020〕40号

各省、自治区、直辖市及新疆生产建设兵团医疗保障局、财政厅(局):

为贯彻落实党的十九届四中全会精神,按照《中共中央国务院关于深化医疗保障制度改革的意见》和2020年《政府工作报告》要求,加快落实异地就医结算制度,稳妥有序推进门诊费用跨省直接结算试点工作,决定在京津冀、长三角、西南5省(重庆、四川、贵州、云南、西藏)12个试点省(区、市)的基础上,稳步扩大试点地区、定点医药机构覆盖范围和门诊结算范围。现将有关事项通知如下:

四、试点内容

(三)门诊慢特病资格认定和医保管理服务。门诊慢特病费用跨省直接结算从高血压、糖尿病等涉及人群较多、地方普遍开展的门诊慢特病起步,逐步扩大到其他门诊慢特病病种。国家医保局负责制定全国统一的病种名称和病种编码。参保地经办机构负责门诊慢特病资格认证、人员备案信息管理。就医地经办机构负责医保管理和服务,完善定点医药机构医保协议,指导就医地定点医疗机构做好门诊慢特病跨省异地就医患者的结算服务,提供与本地参保患者一样的管理服务。

(六)打造便民高效的异地就医结算服务。有条件的试点地区可以结合门诊费用跨省直接结算试点工作,同步推进自助开通异地就医结算服务和凭医保电子凭证实现就医、购药等便捷服务,积极促进医保疾病诊断和手术操作分类与代码、医疗服务项目、医保药品分类与代码和医保门诊慢特病病种等信息业务编码标准落地应用。

3.7.10 积极推进"互联网+"医疗服务医保支付工作

国家医疗保障局关于积极推进"互联网+"医疗服务医保支付工作的指导意见(节选)

医保发〔2020〕45号

一、充分认识"互联网+"医疗服务医保支付工作的重要意义

做好"互联网+"医疗服务医保支付工作要遵循以下基本原则:一是优化服务,便民惠民。支持符合规定的"互联网+"医疗服务发展,做好医保支付政策衔接,发挥互联网在提高医疗资源利用效率,引导合理就医秩序方面的作用。二是突出重点,稳步拓展。优先保障门诊慢特病等复诊续方需求,显著提升长期用药患者就医购药便利性。在"互联网+"医疗服务规范发展以及医保管理和支付能力提升的基础上,稳步拓展医保支付范围。三是线上线下一致。对线上、线下医疗服务实行公平的医保支付政策,保持待遇水平均衡,鼓励线上线下医疗机构公平竞争。要适应"互联网+"医疗服务就医模式改变,不断改进和完善医保管理工作。

三、完善"互联网+"医疗服务医保支付政策

(四)根据地方医保政策和提供"互联网+"医疗服务的定点医疗机构的服务内容确定支付范围。参保人在本统筹地区"互联网+"医疗服务定点医疗机构复诊并开具处方发生的诊察费和药品费,可以按照统筹地区医保规定支付。其中个人负担的费用,可按规定由职工医保个人账户支付。提供药品配送服务的费用不纳入医保支付范围。各地可从门诊慢特病开始,逐步扩大医保对常见病、慢性病"互联网+"医疗服务支付的范围。

3.7.11 国家医疗保障按病种分值付费(DIP)技术规范和DIP病种目录库(1.0版)

国家医疗保障局办公室关于印发国家医疗保障按病种分值付费(DIP)技术规范和DIP病种目录库(1.0版)的通知

医保办发〔2020〕50号

有关省、自治区、直辖市及新疆生产建设兵团医疗保障局:

为持续推进医保支付方式改革,提升医保治理现代化水平,加强对区域点数法总额预算管理和按病种分值付费试点工作的技术指导,现将我局制定的《国家医疗保障按病种分值付费(DIP)技术规范》(以下简称《技术规范》)和DIP病种目录库(1.0版)(以下简称《病种库》)印发给你们。有关事项通知如下：

一、高度重视，统筹部署安排。各试点城市和所在省级医保部门，要按照《区域点数法总额预算和按病种分值付费试点工作方案》(医保办发〔2020〕45号，以下简称《试点方案》)的要求，成立试点领导机构，指定专人负责，组织技术专家队伍，全面落实试点任务。要加强《技术规范》和《病种库》相关业务培训，确保试点城市医保经办机构、医疗机构以及相关专家充分理解掌握，并实际运用到试点工作中。完善以保证质量、控制成本、规范诊疗、提高医务人员积极性为核心的按病种分值付费和绩效管理体系。

二、加强监管，完善配套政策。各试点城市要围绕《技术规范》，制定本地的总额预算管理办法，确定核心病种的点数以及其他有关住院病例的点数换算办法。根据按病种分值付费的特点，完善相应的医保经办规程和协议管理流程。加强适应病种分值付费特点的监管体系研究，针对病种分值付费医疗服务的特点，充分发挥大数据的作用，制定有关监管指标，实行基于大数据的监管，对可能出现的高套分组、冲点数等行为制定针对性措施。

三、结合实际，制定本地病种目录库。《病种库》将主目录区分为核心病种近11 553组，综合病种2 499组，各试点城市的病种目录库的分组规则与《病种库》保持一致。国家医保局统一组织使用试点城市报送的历史数据形成各试点城市的病种目录库。各试点城市在试点过程中按照统一的分组规则不断完善本地的病种目录库。

四、统一标准，做好历史数据报送工作。各试点医疗机构医保管理部门要协调病案、信息、财务等部门，做好有关数据来源的质量控制，确保医疗保障基金结算清单各指标项真实、准确、可追溯。要建立医疗保障基金结算清单和医疗服务明细信息表(KC22表)的唯一标识变量，并做好关联工作，确保同一患者信息的完整性(具体报送办法另行通知)。请各试点城市明确1名联络员，协助完成有关数据报送工作。

附件：1. 国家医疗保障按病种分值付费(DIP)技术规范

　　　2. DIP病种目录库(1.0版)

国家医疗保障局办公室

2020年11月9日

3.7.12　国家基本医疗保险、工伤保险和生育保险药品目录(2020年)

国家医保局　人力资源社会保障部关于印发《国家基本医疗保险、工伤保险和生育保险药品目录(2020年)》的通知

医保发〔2020〕53号

各省、自治区、直辖市及新疆生产建设兵团医疗保障局、人力资源社会保障厅(局)：

为贯彻落实中共中央、国务院印发的《关于深化医疗保障制度改革的意见》，按照《基本医疗保险用药管理暂行办法》及《2020年国家医保药品目录调整工作方案》，国家医保局、人力资源社会保障部组织专家调整制定了《国家基本医疗保险、工伤保险和生育保险药品目录(2020年)》(以下简称《2020年药品目录》)，现予印发，请遵照执行。有关事项通知如下：

一、《2020年药品目录》构成

《2020年药品目录》收载西药和中成药共2 800种，其中西药部分1 264种，中成药部分

1 315 种,协议期内谈判药品 221 种。另外,还有基金可以支付的中药饮片 892 种。

二、加强药品支付管理

各地要严格执行《2020 年药品目录》,不得自行制定目录或用变通的方法增加目录内药品,也不得自行调整目录内药品的限定支付范围。要及时调整信息系统,更新完善数据库,将本次调整中被调入的药品,按规定纳入基金支付范围,被调出的药品要同步调出基金支付范围。

协议期内谈判药品(以下简称谈判药品)执行全国统一的医保支付标准,各统筹地区根据基金承受能力确定其自付比例和报销比例,协议期内不得进行二次议价。《2020 年药品目录》中医保支付标准有"*"标识的,各地医保和人力资源社会保障部门不得在公开发文、新闻宣传等公开途径中公布其医保支付标准。

三、做好目录落地工作

《2020 年药品目录》自 2021 年 3 月 1 日起正式执行。各省(区、市)药品集中采购机构要尽早将谈判药品在省级药品集中采购平台上直接挂网采购。协议期内有同通用名药品上市的,同通用名药品的直接挂网价格不得高于谈判确定的同规格医保支付标准。规格与谈判药品不同的,直接挂网价格不高于按照差比价原则计算的医保支付标准。各省级医保部门可在同通用名药品挂网后,按规定对该通用名下所有药品制定统一的医保支付标准。

各地医保部门要会同有关部门,指导定点医疗机构合理配备、使用目录内药品,可结合医疗机构实际用药情况对其年度总额做出合理调整。加强定点医疗机构协议管理,将医疗机构合理配备使用《2020 年药品目录》内药品的情况纳入协议内容。

创新工作方式方法,通过完善门诊保障政策、开通医保定点药店通道、合理调整总额控制等方式,推动《2020 年药品目录》落地。各地要建立完善谈判药品落地监测制度,按要求定期向国家医保局反馈《2020 年药品目录》中谈判药品使用和支付等方面情况。

各省级医保部门要加快原自行增补品种的消化工作,按要求清理不符合《基本医疗保险用药管理暂行办法》要求的品种,推进用药范围的基本统一。

《国家医保局、人力资源社会保障部关于印发〈国家基本医疗保险、工伤保险和生育保险药品目录〉的通知》(医保发〔2019〕46 号)和《国家医保局、人力资源社会保障部关于将 2019 年谈判药品纳入〈国家基本医疗保险、工伤保险和生育保险药品目录〉乙类范围的通知》(医保发〔2019〕65 号),自 2021 年 3 月 1 日起同时废止。在此之前,2018 年谈判准入的 17 个药品仍按原政策由基金支付。

《2020 年药品目录》落实过程中,遇有重大问题及时向国家医保局、人力资源社会保障部报告。

附件:国家基本医疗保险、工伤保险和生育保险药品目录(2020 年)

一、凡例

二、西药部分

三、中成药部分

四、协议期内谈判药品部分

五、中药饮片部分

国家医疗保障局

人力资源和社会保障部

2020 年 12 月 25 日

3.7.13 传统服务方式与智能化服务创新并行 优化医疗保障服务

国家医疗保障局关于坚持传统服务方式与智能化服务创新并行 优化医疗保障服务工作的实施意见(节选)

医保发〔2020〕54号

一、总体要求

以习近平新时代中国特色社会主义思想为指导,全面贯彻党的十九大和十九届二中、三中、四中、五中全会精神,认真落实党中央、国务院决策部署,坚持以人民为中心的发展思想,坚持传统服务与智能创新相结合,改进传统服务方式,同步促进智能技术在老年人等群众中的普及使用,提高医疗保障服务适老化程度,着力解决参保登记不便捷、老年人等群体线上服务不适用、手工报销不方便、异地就医备案不便利、服务意识和能力有待进一步提升等问题,形成改进提升医疗保障服务的长效机制,切实做好医疗保障服务,不断增强人民群众的获得感、幸福感、安全感。

二、强化服务意识,树立为民服务良好形象

各级医疗保障部门要进一步加强行风建设,及时妥善回应群众关切,在医疗保障系统内形成尊重和关爱老年人等群体的风尚,更好为人民群众提供公平可及、便捷高效、温暖舒心的医疗保障服务。要用心用脑为群众办好事、办实事,带着感情做好每一项医疗保障业务,使服务更加人性化,做到主动服务、微笑服务、满意服务,不断提升服务质量。加强服务礼仪、服务用语、服务态度培训,杜绝出现态度冷漠、敷衍塞责或为难群众的情况。

三、推动服务下沉,加快实现业务就近办理

建立健全全国统一的医疗保障经办管理体系,加快推进医疗保障服务事项下沉到乡镇(街道)、村(社区),打通医疗保障服务"最后一公里"。鼓励各地基层医疗保障服务进驻政务服务综合大厅,加强与税务、人力资源社会保障部门,以及银行系统等在参保登记缴费等工作中的业务衔接,推进信息实时共享,方便群众参保登记缴费"一站式"办理。加强与医保定点医药机构的协作,鼓励将享受门诊慢特病病种待遇认定、异地就医转诊备案等事项下沉到相应的定点医疗机构,方便群众就医办事。

四、着眼便民利民,落实政务服务事项清单制度

省级医疗保障部门要全面落实《全国医疗保障政务服务事项清单》,加大督导和核查力度,指导本地各级医疗保障部门,严格按照省级医疗保障政务服务事项清单和办事指南提供服务,确保线下、线上逐项落实。加大宣传告知力度,主动接受群众监督。各级医保部门要围绕实施政务服务事项清单制度,聚焦医疗保障民生领域"难点、堵点、痛点"问题,针对参保登记、异地就医备案、门诊慢特病病种待遇认定、医疗费用手工(零星)报销等老年人等群体办理的高频事项,尽快出台一批便民、利民举措。

五、优化服务方式,发挥传统服务方式兜底作用

坚持"两条腿"走路,充分运用老年人等群体熟悉的传统服务方式,保障老年人等群体的基本需求,不得以线上可办理为由拒绝窗口受理,切实发挥传统服务方式兜底作用。加强医保经办服务大厅和窗口管理,合理布局服务网点,配备引导人员,提供咨询、指引等服务,畅通家人、亲友等为老年人代办的线下渠道,满足不会上网、不会使用智能手机老年人等群体的特殊需要。对年龄较大、行动不便等需要照顾的特殊群体,优化完善无障碍设施,开辟绿色通道,优先办理,并提供预约服务、应急服务,积极推广"一站式"服务。对于老年人等群体自行运用智能化方式不熟练的,现场工作人员应主动协助其操作智能化终端设备。进一步提高医疗费用联网直接结算率,尽量减少手工报销,避免群众跑腿、垫资。

六、避免"数字鸿沟",提高线上服务适用性

优化网上办事流程,不断提升智能化服务水平,提供更多智能化适老服务。省级医疗保障部门要指导本地各级医疗保障部门加快医保电子凭证和身份证在就医购药中的应用,通过多种形式加大宣传、培训及推广力度,便于老年人等群体方便应用。推动定点医药机构对使用医保电子凭证及身份证等介质的接入改造,鼓励在就医场景中应用人脸识别等技术。推广使用国家医保服务平台 APP 亲情账户由亲属代为办理的功能。

国家医疗保障局

2020 年 12 月 26 日

3.8　国家中医药管理局

3.8.1　推进中医药健康扶贫国家中医医疗队巡回医疗工作

2020 年推进中医药健康扶贫国家中医医疗队巡回医疗工作方案(节选)

为深入贯彻落实习近平总书记在决战决胜脱贫攻坚座谈会上的重要讲话精神和党中央、国务院脱贫攻坚决策部署,进一步推进中医药健康扶贫工作,促进优质中医药资源下沉,有效提升贫困地区中医药服务能力,我局决定以"三区三州"等深度贫困地区为重点,根据东西部扶贫协作和对口支援关系,并有效发挥中国中医科学院和北京中医药大学优势,组建八支国家中医医疗队,开展巡回医疗工作。现结合健康扶贫工作实际,制定本方案。

三、主要任务

(一)巡回医疗。针对巡回地区常见病、多发病、慢性病需求,以农村留守儿童、优抚对象、残疾人、低保对象、特困供养人员、农村贫困人口等人群为重点,深入贫困地区开展送医下乡活动,为群众提供疾病诊疗、疑难重症会诊、中医药健康讲座等服务。

(二)技术支援和管理指导。根据巡回地区医疗机构实际需求,结合健康扶贫重点工作,指导帮助市、县两级中医医院优化诊疗方案、规范诊疗行为、加强远程医疗建设、完善各项管理规章制度、开展院长和科室主任管理轮训,提升医院整体医疗服务能力,提高医院管理法制化、科学化、规范化水平。对县级中医医院的指导可参照《关于印发全面提升县级医院综合能力工作方案(2018—2020 年)的通知》(国卫医发〔2018〕37 号)和《关于印发县级中医医院医疗服务能力基本标准和推荐标准(试行)的通知》(国中医药办医政函〔2018〕163 号)要求。

(三)人员培训。通过学术讲座、教学查房、病例讨论、中医适宜技术推广等形式,对巡回地区医务人员开展培训,提高巡回地区医务人员中医诊疗服务能力和临床技术水平。

3.8.2 中医医院中医经典病房建设与管理

国家中医药管理局办公室关于推进中医药传承创新工程重点中医医院中医经典病房建设与管理的通知(节选)

国中医药办医政函[2020]265号

为指导中医药传承创新工程重点中医医院更好地推进中医经典病房建设与管理,提升中医药防治重大疑难疾病能力,我局组织制定了《中医药传承创新工程重点中医医院中医经典病房建设与管理指南》(附后),供各级中医药主管部门、中医药传承创新工程重点中医医院在中医经典病房建设组织实施和运行管理中参考使用。

中医药传承创新工程重点中医医院要充分认识中医经典病房建设的定位和重要意义,把建设中医经典病房作为发挥中医药特色优势、提升中医药核心竞争力的重要举措,将中医经典病房积累的成功诊疗经验推广应用,全面提升医院以中医为主治疗疾病的能力与水平。省级中医药主管部门要加大对重点中医医院中医经典病房建设的指导和推进力度,积极帮助协调解决建设过程中存在的困难和问题,注重挖掘和发现典型经验并积极推广。

国家中医药管理局办公室

2020年9月22日

中医药传承创新工程重点中医医院中医经典病房建设与管理指南(节选)

为进一步提升中医药防治重大疑难疾病能力、创新中医药临床诊疗模式、提升中医临床科研能力,开展中医经典病房建设工作,根据《中医药传承创新工程重点中医医院建设指导意见》,制定本指南。本指南所指的中医经典病房是在中医经典理论与名老中医经验指导下,运用中医主导的方法和技术开展各种急危重症和复杂疑难病诊疗的临床科室。中医专科医院、民族医医院的经典病房建设参照本指南执行。

一、建设目标

中医经典病房应通过运用中医经典理论与名老中医经验指导临床,充分发挥中医特色与优势,积极探索运用中医主导的方法和技术,开展各种急危重症和复杂疑难病的诊治工作,形成中医诊疗方案并向其他临床科室推广,达到全面提升中医临床诊疗水平以及中医服务能力的目标。具体指标方面,主攻病种中医参与治疗率应达100%,主攻病种中医为主的治疗率应达90%。中医特色治疗技术应达到5个以上。

3.8.3 中医药康复服务能力提升工程实施方案(2021—2025年)

中医药康复服务能力提升工程实施方案(2021—2025年)(节选)

一、指导思想

以习近平新时代中国特色社会主义思想为指导,全面贯彻党的十九大和十九届二中、三中、四中、五中全会精神,认真学习贯彻习近平总书记关于中医药工作的重要论述和全国中医药大会精神,深入贯彻落实党中央、国务院关于中医药工作的决策部署,坚持新时期卫生与健康工作方针,立足传承创新发展中医药事业,充分发挥中医药在疾病康复中的重要作用,促进中医药、中华传统体育与现代康复技术融合,发展中国特色康复医学,让广大人民群众享有公平可及、系统连续的康复服务,减轻家庭和社会疾病负担。

二、工作目标

到2025年,依托现有资源布局建设一批中医康复中心,三级中医医院和二级中医医院设置康复(医学)科的比例分别达到85%、70%,康复医院全部设置传统康复治疗室,鼓励其他提供康复服务的医疗机构普遍能够提供中医药康复服务。中医药康复服务条件显著改善,服务能力明显提升,服务范围得到拓展,中医药康复人才队伍建设得到加强,人员数量明显增长,中医药康复科研创新能力进一步提升,产出并转化一批科研成果,基本满足城乡居民日益增长的中医药康复服务需求。

三、主要任务

(一)加强中医药康复服务提供机构建设和管理。

1. 加强中医康复中心和中医特色的康复医院建设,充分发挥示范引领作用。依托区域中医诊疗中心(康复)建设单位和培育单位以及中医康复服务能力强的中医医院和康复医院,布局建设一批中医康复中心,提供高水平中医康复服务,开展高水平中医康复人才培养和临床科研。鼓励各省(区、市)通过改建、扩建等形式,依托中医和康复基础良好、技术力量雄厚的医院建设中医特色的康复医院,达到三级康复医院水平,到2025年,力争每省(区、市)1所。

2. 加强医疗机构康复(医学)科建设,强化中医药康复服务。加强三级中医医院康复(医学)科建设,鼓励有条件的二级中医医院设置康复(医学)科,并按照《中医医院康复科建设与管理指南(试行)》进行建设。综合医院康复医学科传统康复治疗室、中医类别执业医师、传统康复治疗设备等应达到《综合医院康复医学科建设与管理指南》《综合医院康复医学科基本标准(试行)》要求。康复医院应按照《康复医院基本标准(2012年版)》要求设置传统康复治疗室,提供中医药服务,有条件的康复医院应设置中医科。康复医疗中心应按照《康复医疗中心基本标准(试行)》要求提供中医康复治疗服务。

3. 加强基层医疗卫生机构康复服务供给,夯实中医药康复服务基础。在提供基本康复服务中,大力推广中医药技术,发展适用于基层、社区的小型化、专业化的中医康复设备和康复适宜技术,扩大康复教育、辅具指导、居家康复训练指导的覆盖面。鼓励社区卫生服务中心和乡镇卫生院在中医综合治疗区(中医馆)提供中医药康复服务。

(二)提升中医药康复服务能力。

1. 中医特色康复医院提供全面、专业化的康复服务,发挥中医康复特色优势,开展亚专科细化的康复教育、康复评定、康复治疗、康复随访等服务。中医医院康复科应注重继承发扬中医康复技术,并和现代康复医学相结合,具备常见疾病的康复诊疗能力,三级中医医院康复科重点开展中医药特色突出、临床疗效确切的疑难病症的康复诊疗工作,积极探索康复特色诊疗新技术。综合医院康复科、康复医院以及康复医疗中心应积极运用中医药技术和方法开展康复服务,加强中医科、传统康复治疗室与其他科室的协作。扩大基层医疗机构中医药康复服务范围,推广应用中医药技术方法,推动中医康复进社区、进农村、进家庭。在养老、护理机构中提供中医药特色康复服务。

2. 探索有利于发挥中医药优势的康复服务模式。积极开展康复领域的中西医协作,促进中医药、中华传统体育与现代康复技术融合。在中医药理论指导下,积极开展中医药技术方法、现代康复技术和康复设备的应用。鼓励开展中医康复单元的建设,整合多学科资源,提供便利的综合性、一体化中医康复服务。

3. 总结中医康复经验,梳理并研究制定心脑血管、呼吸、肿瘤、骨伤等重大疾病的中医康复方案并应用推广,提升中医药康复服务能力和水平。研究并将中医康复医疗纳入临床疾病诊疗常规,纳入康复医学疾病诊疗规范和常规。

4. 在康复患者双向转诊制度建设中发挥中医药作用。中医康复中心发挥区域辐射带动作用,建立完善中医特色康复医院、康复科和基层医疗机构的康复服务分工协作机制。鼓励开展中医康复医联体建设。鼓励医疗机构充分利用互联网等信息化技术提高资源利用效率,拓展中医康复服务空间,创新服务运营理念和流程,构建覆盖诊前、诊中、诊后的线上线下一体化服务模式。

5. 加强中医康复服务的医疗质量管理。提供中医药康复服务的各级各类医疗机构,应持续改进医疗质量,规范提供中医药康复服务。探索建立中医药康复服务质量控制体系,建立完善质量管理制度,将中医药康复服务纳入质量控制范围。在医院信息化建设中完善中医药康复服务信息,探索开展中医康复结局评价与管理。

(三)加强中医药康复专业人才培养和队伍建设。

1. 鼓励中医药院校设置中医康复学等专业,改革完善中医康复专业人才培养体系,突出中医药理论指导下的中医药康复技术培养培训。加强中医康复重点学科建设,以学科建设为龙头,引领带动具有多学科背景的中医康复专业学科团队、学科带头人、学科骨干队伍、基层实用型人才建设等。鼓励在职称评审中设立中医康复专业。强化中医康复技术技能人才培养,推进校企深度合作,产教、医教融合育人,培养中医医疗机构、康复机构急需的高素质中医药康复技能人才。

2. 加强中医康复技术人才继续教育与培训,推动社区医疗卫生人员的中医药康复能力培训,提升日常康复训练、康复、健康教育和咨询、中医保健等服务的能力。加强中医医疗机构康复医疗服务人员准入标准建设。

(四)加强中医药康复科研创新能力建设。

1. 加强中医康复基础理论研究。系统、完整地整理中医康复历代文献,采用文献整理、数据挖掘等方法收集整理古今中医康复学术研究,就中医康复理论体系的框架结构开展深入而系统的研究,初步构建起中医康复理论体系框架。

2. 开展中医康复方案和技术规范研究。针对心脑血管病、糖尿病等慢病和伤残等,梳理优化相关中医康复技术和方案,开展临床规范化研究并推广应用。研究制定中医康复单元相关疾病或功能障碍的技术规范、临床指南、康复服务技术包等,满足中医康复临床实践的指导需求。

3. 研发、熟化康复设备。对康复新设备、新产品进行临床验证和应用研究,在确保患者得到安全有效的康复治疗的同时,通过临床应用研究,优化康复新设备、新产品,加快科研成果转化。

4. 建设中医康复数据库。基于统一的数据管理规范与共性技术平台,逐步建立国家、省分级管理、交互共享的中医康复数据库。在中医康复结局评价的基础上,优化中医康复诊疗技术方案,为政府进行康复医疗决策和医保规划提供数据支持。

四、重点项目

(一)中医药康复服务能力建设项目。

依托现有资源,建设一批中医康复中心,使其成为中医药康复医疗中心、人才培养中心、技术推广中心、科学研究中心,发挥示范引领作用。遴选一定数量的中医医院康复科和中医特色突出的康复医院中医科、综合医院康复科,开展中医医院康复能力和康复医院中医科室服务能力建设,完善基础设施设备,推广应用中医康复方案和技术,提升中医药康复服务能力和水平。

（二）中医药康复人才培养项目。

在中医药重点学科建设中,设置若干中医康复学重点学科建设点,加强学科内涵建设,培养一批学科带头人。在中医药特色人才培养工程中设置中医药康复人才培养专项,培养一批中医康复人才。开展面向基层医疗服务人员的中医适宜技术培训,突出中医康复技术培训,提升基层医疗服务人员中医康复技能和水平。

（三）省级中医康复示范中心建设项目。

深化省级中医康复示范中心建设,针对康复服务重点人群,开展中医康复临床服务技术和方法研究,加强中医康复服务流程优化和质量管理,大力推进中医康复医疗服务信息化及规范化建设,形成有利于中医药传承、知识和技术创新的中医康复创新体系。

3.9　民政部

3.9.1　推进养老服务评估工作的指导意见

民政部关于推进养老服务评估工作的指导意见（节选）

民发〔2013〕127号

一、充分认识养老服务评估工作的重要意义

养老服务评估,是为科学确定老年人服务需求类型、照料护理等级以及明确护理、养老服务等补贴领取资格等,由专业人员依据相关标准,对老年人生理、心理、精神、经济条件和生活状况等进行的综合分析评价工作。从评估时间上可以分为首次评估（准入评估）和持续评估（跟踪式评估）。建立健全养老服务评估制度,是积极应对人口老龄化、深入贯彻落实《老年人权益保障法》,保障老年人合法权益的重要举措;是推进社会养老服务体系建设,提升养老服务水平,充分保障经济困难的孤寡、失能、高龄、失独等老年人服务需求的迫切需要;是合理配置养老服务资源,充分调动和发挥社会力量参与,全面提升养老机构服务质量和运行效率的客观要求。各地要站在坚持以人为本、加强社会建设的高度,从大力发展养老服务事业的全局出发,提高思想认识,加强组织领导,完善配套措施,稳步推进养老服务评估工作深入开展。

二、推进养老服务评估工作的总体要求

（一）指导思想。以科学发展观为指导,以保障老年人养老服务需求为核心,科学确定评估标准,认真制定评估方案,合理设计评估流程,积极培育评估队伍,广泛吸收社会力量参与,高效利用评估结果,为建立和完善以居家为基础、社区为依托、机构为支撑的社会养老服务体系,实现老有所养目标发挥积极作用,逐步实现基本养老服务均等化。

（二）基本原则。

1. 权益优先,平等自愿。坚持老年人权益优先,把推进养老服务评估工作与保障老年人合法权益、更好地享受社会服务和社会优待结合起来。坚持平等自愿,尊重受评估老年人意愿,切实加强隐私保护。

2. 政府指导,社会参与。充分发挥政府在推动养老服务评估工作中的主导作用,进一步明确部门职责、理顺关系,建立完善资金人才保障机制。充分发挥和依托专业机构、养老机构、第三方社会组织的技术优势,强化社会监督,提升评估工作的社会参与度和公信力。

3. 客观公正,科学规范。以评估标准为工具,逐步统一工作规程和操作要求,保证结果真实准确。逐步扩大持续评估项目范围,努力提升评估质量。坚持中立公正立场,客观真实地反映老年人能力水平和服务需求。

4. 试点推进,统筹兼顾。试点先行,不断完善工作步骤和推进方案,建立符合本地区养老服务发展特点和水平的评估制度,并逐步扩大试点范围。要把推进养老服务评估工作与做好居家社区养老服务、机构养老等工作紧密结合,建立衔接紧密、信息互联共享的合作机制。

（三）主要目标。2013年底前,各地要根据本意见制定实施方案,确定开展评估地区范围,做好组织准备工作,落实评估机构和人员队伍。2014年初要启动评估工作试点,根据进展情况逐步扩大覆盖范围。到"十二五"末,力争建立起科学合理、运转高效的长效评估机制,基本实现养老服务评估科学化、常态化和专业化。

三、推进养老服务评估工作的主要任务

（一）探索建立评估组织模式。

（二）探索完善评估指标体系。

（三）探索完善评估流程。

（四）探索评估结果综合利用机制。评估结果是制定国家宏观养老政策,推进养老社会化服务的重要基础资料,是争取财政经费保障,保证各项针对老年人的服务和优待措施落实的主要依据。各地要充分运用好评估结果,使评估工作综合效益最大化。

四、推进养老服务评估工作的保障措施

（一）加强组织领导。

（二）加强人才队伍建设。

（三）营造良好社会环境。

3.9.2　加强医疗救助与慈善事业衔接

民政部关于加强医疗救助与慈善事业衔接的指导意见

民发〔2013〕132号

各省、自治区、直辖市民政厅(局),各计划单列市民政局,新疆生产建设兵团民政局:

为切实解决困难群众医疗难题,充分发挥医疗救助和慈善事业的综合效益,保障困难群众基本医疗权益,根据《中共中央　国务院关于深化医药卫生体制改革的意见》(中发〔2009〕6号)、《国务院关于印发"十二五"期间深化医药卫生体制改革规划暨实施方案的通知》(国发〔2012〕11号)等相关文件要求,现就加强医疗救助与慈善事业衔接提出以下意见。

一、充分认识加强医疗救助与慈善事业衔接的重要意义

当前,随着我国医疗保障制度不断完善,多层次的医疗保障体系日益健全,人民群众看病就医有了基本保障。但由于基本医疗保障水平相对偏低,当困难群众罹患重特大疾病时,现有的保障水平仍难以从根本上解决其医疗难题,由此导致因病致贫、因病返贫以及无力看病、放弃治疗等民生问题非常突出。此类情况不仅受到党中央、国务院的高度重视,也是慈善力量广泛关注的重点。各类慈善力量通过动员社会资源,为困难群众提供形式多样的

医疗援助,帮助其解决看病就医负担,成为多层次医疗保障体系的重要组成部分。加强医疗救助与慈善事业的有序衔接,形成协同合作、资源统筹、相互补充、各有侧重的机制,是促进医疗救助和慈善事业发展的重要方面,也是保障和改善基本民生的迫切需要。各地要充分认识加强医疗救助和慈善事业衔接的重要意义,坚持政府重点引导、社会广泛参与,从解决实际问题入手,探索加强体制机制建设,实现优势互补,促进社会公平正义。

二、积极探索建立医疗救助与慈善事业的衔接机制

(一)建立需求导向机制。各地要根据城镇居民基本医疗保险(新型农村合作医疗)、大病保险以及医疗救助和慈善事业的发展状况,认真研究设计慈善事业在医疗保障体系中的功能定位;要从困难群众医疗保障需求出发,探索建立医疗救助与慈善事业的衔接机制,使慈善资源作为医疗救助的重要补充,帮助困难群众解决个人自付医疗费用。各地要加强与慈善组织的沟通协调,以困难群众医疗保障需求为导向,引导他们在继续开展各项医疗救助的基础上,优先向医疗费用高、社会影响大、诊疗路径明确的重特大疾病领域拓展延伸,最大限度发挥综合救助的社会效益;要鼓励引导慈善组织开展补缺型和补充型医疗援助活动,一方面填补政府医疗救助政策的空白,另一方面弥补政府救助的不足,为困难群众提供更全面、更充分的医疗保障服务。

(二)建立信息共享机制。医疗救助对象需求信息和慈善资源供给信息的有效对接是医疗救助与慈善事业衔接的核心。各地民政部门要着力搜集、整理、分析医疗救助日常工作中产生的救助对象需求信息,并与相关部门和机构的医疗信息相整合,从而准确掌握困难群众的医疗需求以及看病就医后的保险补偿、医疗救助以及个人承担的医疗费用等情况;要在征得医疗救助对象同意的前提下,主动向慈善组织提供救助对象的慈善需求信息,帮助慈善组织减少查找环节,降低运行成本,提高工作效率;要规范完善转介流程,做到政府部门与慈善组织之间信息互通、资源共享,使医疗救助对象能够迅速获得慈善组织的补充援助,使慈善组织能够尽快找到援助对象。各地要进一步加强医疗救助信息化建设,充分利用现有社会救助信息系统和慈善信息平台,通过委托、合作等方式建立医疗救助慈善资源数据库,实现医疗救助与慈善资源信息共享,确保供需各方的对接及时到位、高效便捷。

(三)建立统筹协调机制。建立健全民政与相关政府部门、慈善组织、医疗机构等共同参与的协调机制,共同研究医疗救助和慈善事业衔接工作中存在的问题,统筹开展慈善援助活动。通过分类梳理慈善组织的业务范围、擅长领域以及救助对象的需求信息等情况,引导慈善组织有序开展援助活动。要根据慈善组织的项目设置、目标人群、救助意愿、援助能力等因素,统筹规划不同组织的援助区域、援助范围和援助病种,形成分类、有序、全面的慈善医疗援助新格局,最大程度地提升援助效益,避免慈善组织扎堆无序开展援助活动,造成资源使用不均衡。要注重发挥中国慈善联合会等联合性、枢纽型社会组织在培育慈善项目、协调慈善资源、引导慈善行为等方面的功能,最大限度提高医疗援助效率。

(四)建立激励扶持机制。各地要通过政府委托、协商、奖励、补贴等方式,引导慈善组织开展灵活多样的慈善医疗援助项目。要完善政府购买服务的政策措施,通过招、投标等方式选择优质慈善组织承担医疗援助服务项目。各地开展的支持社会组织参与社会服务项目,要重点支持医疗援助领域。有条件的地区,要争取政府出资设立专项医疗救助基金,同时接收社会捐赠资金,形成多元筹资机制。要定期评估慈善组织开展的医疗援助项目,推广宣传管理规范、服务优良、团队专业、绩效突出的慈善组织,充分发挥其示范、引领作用。对于工作中表现突出的单位和个人,要给予适当激励和表彰。对在医疗援助领域做出突出

贡献的慈善组织,列为"中华慈善奖"评选表彰候选对象。

三、切实做好医疗救助与慈善事业衔接的基础保障工作

(一)加强组织领导。各地要把加强医疗救助与慈善事业衔接作为完善社会救助体系的重要工作来抓,健全机制,完善模式,提升综合救助能力。要加强与慈善组织在日常工作中的联系、沟通和协调,形成多元参与、相互协作、共同发展的工作格局。要科学制定慈善组织参与医疗援助的项目规划和实施方案;指导慈善组织规范参与相关医疗援助项目;落实促进慈善组织发展的政策措施,并加强其开展慈善援助活动的监督管理。

(二)强化经费保障。各级民政部门要积极争取政府加大经费投入,或专项安排彩票公益金,在建立专项基金、建设信息共享平台以及工作经费保障等方面给予必要的经费支持。鼓励公民、法人及其他组织为慈善组织提供捐赠、赞助等,支持其参与医疗援助活动。

(三)开展衔接试点。各地要根据自身实际,精心谋划、周密部署,在有一定工作基础的地方先行试点。可选择实力雄厚、社会公信力高的慈善组织,探索慈善资源援助重特大疾病贫困患者的路径、方法和程序,积累经验,逐步完善。有条件的地方,还可以针对困难群众的个性化服务需求,支持、引导慈善组织开展多样化的医疗援助服务项目,从多个方面为困难群众提供帮助。要以试点为抓手,健全完善衔接机制,逐步培育典型。要加强经验交流和分享,学习借鉴先进地区的成功经验,结合本地实际,不断推动医疗救助与慈善事业共同发展,提高综合救助服务水平。

(四)加大舆论宣传。各地要大力宣传中华民族乐善好施、扶危济困的传统美德,宣传诚信友爱、互帮互助的公益理念,形成社会各界广泛参与慈善医疗援助的良好氛围,引导社会各界关心关注、积极参与慈善医疗援助事业。

民政部

2013 年 8 月 12 日

3.9.3 加强养老服务标准化工作

民政部　国家标准化管理委员会　商务部　国家质量监督检验检疫总局
全国老龄工作委员会办公室关于加强养老服务
标准化工作的指导意见(节选)

民发〔2014〕17 号

二、总体要求

(一)指导思想。以党的十八大、十八届三中全会精神为统领,从国情出发,发挥政府引导作用,增强全行业标准化、规范化意识,调动各方面的积极性和主动性,共同参与标准化工作。以市场为导向,全面实施技术标准战略。

(二)基本原则。

1. 坚持政府引导。

2. 坚持突出重点。

3. 坚持市场导向。

4. 坚持注重实效。

(三)总体目标。到 2020 年,基本建成涵盖养老服务基础通用标准,机构、居家、社区养老服务标准、管理标准和支撑保障标准,以及老年人产品用品标准,国家、行业、地方和企

业标准相衔接,覆盖全面、重点突出、结构合理的养老服务标准体系;基本形成规范运转的养老服务标准化建设工作格局。

三、主要任务

(一)加快健全养老服务标准体系。加紧完善包括养老服务基础通用标准、服务技能标准、服务机构管理标准、居家养老服务标准、社区养老服务标准、老年产品用品标准等在内的养老服务标准体系。在基础通用标准方面,要加紧制定养老机构分类与命名、养老服务基本术语、养老服务图形符号等标准。

(二)加强养老服务标准化研究。

(三)抓好养老服务标准的贯彻实施。

(四)推进养老服务领域管理标准化。

(五)健全规范养老服务市场秩序。

四、保障措施

(一)完善工作运行机制。

(二)推进标准化试点工作。

(三)加强人才和信息化建设。

2014年1月26日

3.9.4 做好养老服务业综合改革试点工作

民政部办公厅 发展改革委办公厅关于做好养老服务业综合改革试点工作的通知(节选)

民办发〔2014〕24号

养老服务业综合改革试点是一项全新的工作,改革创新的任务十分艰巨。各地要充分认识开展试点工作的重大意义,解放思想,真抓实干,调动各个方面参与的积极性和主动性,确保试点工作取得实效。

一要加强领导。

二要加强创新。

三要加强指导。

四要加强交流。

附件:全国养老服务业综合改革试点地区名单

民政部办公厅 发展改革委办公厅
2014年7月30日

3.9.5 加快推进养老服务业放管服改革

关于加快推进养老服务业放管服改革的通知

民发〔2017〕25号

各省、自治区、直辖市民政厅(局)、发展改革委、公安厅(局)、财政厅(局)、国土资源主管部门、环境保护厅(局)、住房城乡建设厅(建委、建交委、规划委、市政管委)、卫生计生委、工商局、食品药品监督管理局、银监局、老龄办;中国人民银行上海总部,各分行、营业管理部,各省会(首府)城市中心支行,各副省级城市中心支行;新疆生产建设兵团民政局、发展改革委、公安局、财务局、国土资源局、建设局(环保局)、卫生局、人口计生委、工商局、食品药品监督管理局、老龄办:

为尽快破除养老服务业发展瓶颈,激发市场活力和民间资本潜力,促进社会力量逐步成为发展养老服务业的主体,现就在社会领域推进养老服务业简政放权、放管结合、优化服务改革有关事项通知如下:

一、总体要求

全面贯彻落实党的十八大和十八届三中、四中、五中、六中全会精神,按照国务院关于深化简政放权、放管结合、优化服务改革的部署要求,坚持问题导向,创新工作思路,进一步调动社会力量参与养老服务业发展的积极性,降低创业准入的制度性成本,营造公平规范的发展环境,培育和打造一批品牌化、连锁化、规模化的养老服务企业和社会组织。

推进养老服务业放管服改革的指导原则是:

——流程简化优化。整合养老投资项目报建手续,优化养老机构相关审批条件,精简办事环节,加快业务流程再造,明确标准和时限。没有法律法规或规章依据以及能够通过与其他部门信息共享获取相关申请信息的,原则上不再要求提交申请材料。

——管理依法合规。严格遵循法律法规,坚持运用法治思维和法治方式,规范养老服务行业管理,确保养老服务和产品质量,营造安全、便利、诚信的服务环境。

——服务便捷高效。拓展服务渠道,创新服务方式,建立健全首问负责、一次性告知、并联办理、限时办结等制度。促进办事部门审批和服务相互衔接,让群众办事更方便、创业更顺畅。

——政策衔接有效。强化服务意识,推动各项扶持政策相互衔接、落地管用,增强政策针对性操作性,切实解决重点难点问题,提高服务创新能力。

二、加大简政放权力度

(一)规范养老服务投资项目审批报建手续。

1. 整合审批流程。将投资建设养老服务设施工程项目审批流程整合为项目审批(或项目核准、备案)、用地审批、规划报建、施工许可4个阶段。

2. 明确牵头部门。发展改革部门负责牵头项目审批(或项目核准、备案)阶段工作。国土资源部门负责牵头用地审批阶段工作。城乡规划部门负责牵头规划报建阶段工作。住房城乡建设部门负责牵头施工许可阶段工作。

3. 实行并联审批。打破部门界限,压减和理顺审批事项的前置条件,每个审批阶段由牵头部门统一受理申请材料、统一组织其他审批部门开展并联审批、督促协调审批进度、在流程限定的时间内完成审批并统一告知项目建设单位审批结果。

4. 探索实行养老服务建设工程项目区域评估。凡是符合已经批复的控制性详细规划的区域,不再对区域内具体养老投资项目进行交通影响、水影响、地震安全性等方面的评估审查。

(二)简化优化养老机构相关审批手续。

5. 简化设立养老机构的申请材料。申请人设立养老机构许可时,能够提供服务设施产权证明的,不再要求提供建设单位的竣工验收合格证明。

6. 食品经营实行"先照后证"。养老机构从事餐饮服务活动,应当依法先行取得营业执照等合法主体资格后,申请食品经营许可证。

7. 简化环境影响评价。对养老机构环境影响评价实施分类管理,对环境影响很小需填报环境影响登记表的养老机构实施备案管理。

8. 取消部分机构的消防审验手续。1998 年 9 月以前建设使用,且未发生改、扩建(含室内外装修、建筑保温、用途变更)的,不需要办理消防设计审核、消防验收或备案手续;建筑面积在 300 平方米以下或者投资 30 万元以下的养老机构、设施,不需要办理消防设计、竣工验收备案手续。其他养老机构依法办理消防审验或备案手续。

9. 支持加快完善服务场所的产权登记手续。对于新建养老机构或者利用已有建筑申请设立养老机构涉及办理不动产登记的,不动产登记机构要通过"首问负责""一站式服务"等举措,依法加快办理不动产登记手续,提供高效便捷的不动产登记服务,支持申请设立和建设养老机构。对于相关手续不完善,暂时无法办理不动产登记的,支持其依法加快完善相关手续后办理。

三、强化监督管理能力

10. 提升行政监管能力。各级民政部门加强对养老服务的指导、监督和管理,其他有关部门依照职责分工对养老服务实施监管。加强监管能力建设,整合充实工作力量,加强业务培训,确保事有人管、责有人负。

11. 规范行政执法行为。推行"双随机、一公开"监管模式,制定养老机构管理行政执法工作指南,对养老机构行政违法案件严格按照法定权限和程序办理,主动公开违法案件办理流程、明确告知当事人做出行政处罚决定的事实、理由、依据和依法享有的权利。对养老服务企业做出的行政处罚信息,通过国家企业信用信息公示系统和"信用中国"网站依法予以公示。

12. 建立社会评估机制。发挥行业自律、群众举报、媒体监督等方面的作用。鼓励通过政府购买服务方式,委托第三方机构定期对养老服务机构的人员、设施、服务、管理、信誉等情况进行综合评价,评估结果应当向社会公布。

13. 畅通投诉渠道。各有关部门应当建立养老服务举报和投诉制度,接到举报、投诉后应当及时核实、处理。

四、提升政府服务水平

（一）加强政府信息公开力度。

14. 及时发布供需信息。各地应当及时、主动公布当地养老服务相关的供需信息,便于社会力量和公众了解、查询和利用。

15. 加强许可信息公开。创新政务公开方式方法,各地应普遍将法律法规、规章规定的设立养老机构有关行政许可的事项、依据、条件、数量、程序、期限以及需要提交的材料目录和申请书示范文本等,在办事服务窗口及政务网站公开。对养老服务企业做出的行政许可信息,通过国家企业信用信息公示系统和"信用中国"网站依法予以公示。

16. 强化政策宣传引导。对有意设立养老机构和发展社区居家养老服务的自然人、法人或其他社会组织,各地要做好相关法律法规和政策措施的宣传解释。各地可制定统一的筹建指导书,方便申请人到相关部门办理相关行政许可手续。

17. 实现登记信息共享。按照统一归集、及时准确、共享共用的原则,积极做好经营性养老机构信息统一归集公示工作,明确归集的具体内容,建立数据比对工作机制,促进协同监管和信用约束。

（二）提高政府精准推动养老服务发展能力。

18. 转变运营补贴发放方式。各地养老服务机构运营补贴发放方式应逐步由"补砖头""补床头"向"补人头"转变,依据实际服务老年人数量发放补贴。对服务失能老年人的补贴标准应予以适当倾斜,对提供相同服务的经营性养老机构应享受与公益性养老机构同等补贴政策。

19. 创新服务设施供给方式。多渠道筹集资金,加强社区综合为老服务设施建设。现有居住(小)区未配套建有养老服务设施的,各地应通过置换、租赁、购置等方式提供。鼓励各地采取公建民营等方式,将产权归政府所有的养老服务设施委托企业或社会组织运营。

20. 加大优惠扶持力度。梳理政府购买社区居家养老服务内容,并列入政府购买服务指导性目录,培育和扶持合格供应商进入。

21. 推进连锁化经营。进一步完善制度、规范流程,鼓励养老机构和服务企业依法设立分支机构,实现连锁化、规模化、品牌化发展。

22. 鼓励发起设立采取股权投资等市场化方式独立运作的养老投资基金,吸引社会力量进入养老服务基础设施和服务领域。

五、工作措施

(一)加强组织领导。各地区、各有关部门要高度重视养老服务业放管服改革,主要领导要亲自抓,及时协调解决改革中遇到的重大问题。发展改革、民政、公安、住房城乡建设、工商行政管理等部门要各负其责、协同配合,确保改革顺利推进。发挥好老龄工作机构的组织、协调、指导、督促职能。对于与改革精神不相适应的部门规章和政策措施,要及时修订和完善。

(二)加强督促检查。各地区、各有关部门要适时对养老服务业放管服改革进展情况进行督促检查,畅通社会监督渠道。对工作积极主动、成效明显的地区,要予以表扬和激励;对落实不力、延误改革进程的,要严肃问责。

(三)加强宣传引导。各地区、各有关部门要充分认识推进养老服务业放管服改革的重要意义,积极推广行之有效的经验做法,及时解答和回应公众关切,在全社会营造理解和支持改革的良好氛围。

> 民政部　发展改革委　公安部
> 财政部　国土资源部　环境保护部
> 住房城乡建设部　卫生计生委　中国人民银行
> 工商总局　食品药品监管总局　银监会　全国老龄办
> 2017年1月23日

3.9.6　儿童福利机构管理办法

儿童福利机构管理办法(节选)
民政部令第63号

第十八条　儿童福利机构应当根据《儿童福利机构基本规范》等国家标准、行业标准,提供日常生活照料、基本医疗、基本康复等服务,依法保障儿童受教育的权利。

第二十一条　儿童福利机构应当提供吃饭、穿衣、如厕、洗澡等生活照料服务。

除重度残疾儿童外,对于6周岁以上儿童,儿童福利机构应当按照性别区分生活区域。女童应当由女性工作人员提供前款规定的生活照料服务。

儿童福利机构提供的饮食应当符合卫生要求,有利于儿童营养平衡。

3.9.7　进一步加强事实无人抚养儿童保障工作

关于进一步加强事实无人抚养儿童保障工作的意见(节选)

民发〔2019〕62 号

三、突出保障重点

(二)加强医疗康复保障。对符合条件的事实无人抚养儿童按规定实施医疗救助,分类落实资助参保政策。重点加大对生活困难家庭的重病、重残儿童救助力度。加强城乡居民基本医疗保险、大病保险、医疗救助有效衔接,实施综合保障,梯次减轻费用负担。符合条件的事实无人抚养儿童可同时享受重度残疾人护理补贴及康复救助等相关政策。

(五)优化关爱服务机制。完善法律援助机制,加强对权益受到侵害的事实无人抚养儿童的法律援助工作。维护残疾儿童权益,大力推进残疾事实无人抚养儿童康复、教育服务,提高保障水平和服务能力。充分发挥儿童福利机构、未成年人救助保护机构、康复和特教服务机构等服务平台作用,提供政策咨询、康复、特教、养护和临时照料等关爱服务支持。加强家庭探访,协助提供监护指导、返校复学、落实户籍等关爱服务。加强精神关爱,通过政府购买服务等方式,发挥共青团、妇联等群团组织的社会动员优势,引入专业社会组织和青少年事务社工,提供心理咨询、心理疏导、情感抚慰等专业服务,培养健康心理和健全人格。

3.9.8　养老机构管理办法

养老机构管理办法(节选)

中华人民共和国民政部令第 66 号

第一章　总则

第四条　养老机构应当按照建筑、消防、食品安全、医疗卫生、特种设备等法律、法规和强制性标准开展服务活动。

养老机构及其工作人员应当依法保障收住老年人的人身权、财产权等合法权益。

第三章　服务规范

第十七条　养老机构按照服务协议为老年人提供生活照料、康复护理、精神慰藉、文化娱乐等服务。

第十八条　养老机构应当为老年人提供饮食、起居、清洁、卫生等生活照料服务。

养老机构应当提供符合老年人住宿条件的居住用房,并配备适合老年人安全保护要求的设施、设备及用具,定期对老年人的活动场所和物品进行消毒和清洗。

养老机构提供的饮食应当符合食品安全要求、适宜老年人食用、有利于老年人营养平衡、符合民族风俗习惯。

第十九条　养老机构应当为老年人建立健康档案,开展日常保健知识宣传,做好疾病预防工作。养老机构在老年人突发危重疾病时,应当及时转送医疗机构救治并通知其紧急联系人。

养老机构可以通过设立医疗机构或者采取与周边医疗机构合作的方式,为老年人提供医疗服务。养老机构设立医疗机构的,应当按照医疗机构管理相关法律法规进行管理。

第二十一条　养老机构应当根据需要为老年人提供情绪疏导、心理咨询、危机干预等精神慰藉服务。

第二十二条　养老机构应当开展适合老年人的文化、教育、体育、娱乐活动,丰富老年人的精神文化生活。

3.10　教育部

3.10.1　国家学生体质健康标准

教育部关于印发《国家学生体质健康标准(2014年修订)》的通知

教体艺〔2014〕5号

各省、自治区、直辖市教育厅(教委),新疆生产建设兵团教育局,部属各高等学校:

为建立健全国家学生体质健康监测评价机制,激励学生积极参加身体锻炼,引导学校深化体育教学改革,推动各地加强学校体育工作,促进青少年身心健康、体魄强健、全面发展,在认真总结各地实施现行《国家学生体质健康标准》的基础上,结合新时期青少年体质健康状况和学校体育工作实际,我部组织对现行《国家学生体质健康标准》进行了修订。现将《国家学生体质健康标准(2014年修订)》印发给你们,请认真贯彻执行。

教育部

2014年7月7日

附件:国家学生体质健康标准(2014年修订)(略)

3.10.2　防治中小学生欺凌和暴力

教育部等九部门关于防治中小学生欺凌和暴力的指导意见(节选)

教基一〔2016〕6号

各省、自治区、直辖市教育厅(教委)、综治办、高级人民法院、人民检察院、公安厅(局)、民政厅(局)、司法厅(局)、团委、妇联,新疆生产建设兵团教育局、综治办、人民法院、人民检察院、公安局、民政局、司法局、团委、妇联:

在党中央、国务院的正确领导下,在各级党委政府及教育、综治、公安、司法等有关部门和共青团、妇联等群团组织的共同努力下,发生在中小学生之间的欺凌和暴力事件得到遏制,预防青少年违法犯罪工作取得明显成效。但是,由于在落实主体责任、健全制度措施、实施教育惩戒、形成工作合力等方面还存在薄弱环节,少数地方学生之间欺凌和暴力问题仍时有发生,损害了学生身心健康,造成了不良社会影响。为全面贯彻党的教育方针,落实立德树人根本任务,切实防治学生欺凌和暴力事件的发生,现提出如下指导意见。

一、积极有效预防学生欺凌和暴力

1. 切实加强中小学生思想道德教育、法治教育和心理健康教育。各地要紧密联系中小学生的思想实际,积极培育和践行社会主义核心价值观。落实《中小学生守则(2015年修订)》，引导全体中小学生从小知礼仪、明是非、守规矩，做到珍爱生命、尊重他人、团结友善、不恃强凌弱，弘扬公序良俗、传承中华美德。落实《中小学法制教育指导纲要》《青少年法治教育大纲》，开展"法治进校园"全国巡讲活动，让学生知晓基本的法律边界和行为底线，消除未成年人违法犯罪不需要承担任何责任的错误认识，养成遵规守法的良好行为习惯。落实《中小学心理健康教育指导纲要(2012 年修订)》，培养学生健全人格和积极心理品质，对有心理困扰或心理问题的学生开展科学有效的心理辅导，提高其心理健康水平。切实加强家庭教育，家长要注重家风建设，加强对孩子的管教，注重孩子思想品德教育和良好行为习惯培养，从源头上预防学生欺凌和暴力行为发生。

2. 认真开展预防欺凌和暴力专题教育。各地要在专项整治的基础上，结合典型案例，集中开展预防学生欺凌和暴力专题教育。要强化学生校规校纪教育，通过课堂教学、专题讲座、班团队会、主题活动、编发手册、参观实践等多种形式，提高学生对欺凌和暴力行为严重危害性的认识，增强自我保护意识和能力，自觉遵守校规校纪，做到不实施欺凌和暴力行为。研制学校防治学生欺凌和暴力的指导手册，全面加强教职工特别是班主任专题培训，提高教职工有效防治学生欺凌和暴力的责任意识和能力水平。要通过家访、家长会、家长学校等途径，帮助家长了解防治学生欺凌和暴力知识，增强监护责任意识，提高防治能力。要加强中小学生违法犯罪预防综合基地和人才建设，为开展防治学生欺凌和暴力专题教育提供支持和帮助。

3. 严格学校日常安全管理。中小学校要制定防治学生欺凌和暴力工作制度，将其纳入学校安全工作统筹考虑，健全应急处置预案，建立早期预警、事中处理及事后干预等机制。要加强师生联系，密切家校沟通，及时掌握学生思想情绪和同学关系状况，特别要关注学生有无学习成绩突然下滑、精神恍惚、情绪反常、无故旷课等异常表现及产生的原因，对可能的欺凌和暴力行为做到早发现、早预防、早控制。严格落实值班、巡查制度，禁止学生携带管制刀具等危险物品进入学校，针对重点学生、重点区域、重点时段开展防治工作。对发现的欺凌和暴力事件线索和苗头要认真核实、准确研判，对早期发现的轻微欺凌事件，实施必要的教育、惩戒。

4. 强化学校周边综合治理。各级综治组织要加大新形势下群防群治工作力度，实现人防物防技防在基层综治中心的深度融合，动员社会各方面力量做好校园周边地区安全防范工作。要依托全国社会治安综合治理信息系统，整合各有关部门信息资源，发挥青少年犯罪信息数据库作用，加强对重点青少年群体的动态研判。进一步加强校园及周边地区社会治安防控体系建设，作为公共安全视频监控建设联网应用示范工作的重要内容，推进校园及周边地区公共安全视频监控系统全覆盖，加大视频图像集成应用力度，实现对青少年违法犯罪活动的预测预警、实时监控、轨迹追踪及动态管控。把学校周边作为社会治安重点地区排查整治工作的重点，加强组织部署和检查考核。要对中小学生欺凌和暴力问题突出的地区和单位，根据《中共中央办公厅 国务院办公厅关于印发〈健全落实社会治安综合治理领导责任制规定〉的通知》要求，通过通报、约谈、挂牌督办、实施一票否决权制等方式进行综治领导责任督导和追究。公安机关要在治安情况复杂、问题较多的学校周边设置警务室或治安岗亭，密切与学校的沟通协作，积极配合学校排查发现学生欺凌和暴力隐患苗头，并及时预防处置。要加强学生上下学重要时段、学生途经重点路段的巡逻防控和治安盘查，对发现的苗头性、倾向性欺凌和暴力问题，要采取相应防范措施并通知学校和家长，及时干预，震慑犯罪。

二、依法依规处置学生欺凌和暴力事件

5. 保护遭受欺凌和暴力学生身心安全。各地要建立中小学生欺凌和暴力事件及时报告制度,一旦发现学生遭受欺凌和暴力,学校和家长要及时相互通知,对严重的欺凌和暴力事件,要向上级教育主管部门报告,并迅速联络公安机关介入处置。报告时相关人员有义务保护未成年人合法权益,学校、家长、公安机关及媒体应保护遭受欺凌和暴力学生以及知情学生的身心安全,严格保护学生隐私,防止泄露有关学生个人及其家庭的信息。特别要防止网络传播等因素导致事态蔓延,造成恶劣社会影响,使受害学生再次受到伤害。

6. 强化教育惩戒威慑作用。对实施欺凌和暴力的中小学生必须依法依规采取适当的矫治措施予以教育惩戒,既做到真情关爱、真诚帮助,力促学生内心感化、行为转化,又充分发挥教育惩戒措施的威慑作用。对实施欺凌和暴力的学生,学校和家长要进行严肃的批评教育和警示谈话,情节较重的,公安机关应参与警示教育。对屡教不改、多次实施欺凌和暴力的学生,应登记在案并将其表现记入学生综合素质评价,必要时转入专门学校就读。对构成违法犯罪的学生,根据《刑法》《治安管理处罚法》《预防未成年人犯罪法》等法律法规予以处置,区别不同情况,责令家长或者监护人严加管教,必要时可由政府收容教养,或者给予相应的行政、刑事处罚,特别是对犯罪性质和情节恶劣、手段残忍、后果严重的,必须坚决依法惩处。对校外成年人教唆、胁迫、诱骗、利用在校中小学生违法犯罪行为,必须依法从重惩处,有效遏制学生欺凌和暴力等案事件发生。各级公安、检察、审判机关要依法办理学生欺凌和暴力犯罪案件,做好相关侦查、审查逮捕、审查起诉、诉讼监督、审判和犯罪预防工作。

7. 实施科学有效的追踪辅导。欺凌和暴力事件妥善处置后,学校要持续对当事学生追踪观察和辅导教育。对实施欺凌和暴力的学生,要充分了解其行为动机和深层原因,有针对性地进行教育引导和帮扶,给予其改过机会,避免歧视性对待。对遭受欺凌和暴力的学生及其家人提供帮助,及时开展相应的心理辅导和家庭支持,帮助他们尽快走出心理阴影,树立自信,恢复正常学习生活。对确实难以回归本校本班学习的当事学生,教育部门和学校要妥善做好班级调整和转学工作。要认真做好学生欺凌和暴力典型事件通报工作,既要充分发挥警示教育作用,又要注意不过分渲染事件细节。

3.10.3 学校食品安全与传染病防控

教育部办公厅关于做好学校食品安全与传染病防控工作的通知

教体艺厅〔2017〕3号

各省、自治区、直辖市教育厅(教委),新疆生产建设兵团教育局:

随着天气逐渐转暖,学校食物中毒和传染病进入多发时段,近期已发生数起食品安全和传染病流行事件,国务院领导高度重视,要求各地学校重视食品安全工作。为加强学校和幼儿园食品安全管理和传染病防控工作,保障学生身体健康,现重申有关要求如下:

一、严格学校食品安全管理。学校要按照《食品安全法》要求,切实落实校园食品安全管理的主体责任,将食品安全作为日常管理的重要内容,实行食品安全校长负责制,建立健全校园食品安全管理制度,明确食品安全管理人员和每个岗位的安全职责,层层签订食品安全责任书。加强食堂管理,严格管控原料采购、加工制作、清洗消毒、留样管理和用水卫生等关键环节。禁止采购和使用无食品标签、无生产日期、无生产厂家及超过保质期的米、面、油等食品原料和食品,仔细查验供货者的食品经营许可证等合格证明文件,对采购的原料按照保证食品安全的条件要求贮存。定期开展食品安全自查。采用集体用餐配送单位供餐的,要把食品安全作为遴选供餐单位的重要标准,与供餐单位签订食品安全责任书。鼓励中小学校和幼儿园在厨房、配餐间等安装监控摄像装置,实现食品制作实时监控,公开食品加工制作过程,自觉接受学生及家长监督。

二、严格学校传染病防控工作。学校特别是中小学校和幼儿园要切实落实晨检、因病缺勤病因追查与登记制度,做到传染病疫情早发现、早报告、早处置。要注意保持教室、阅览室(图书馆)、实验室、宿舍、食堂等人群密集场所的通风换气工作,保持室内空气清新。加强饮用水卫生安全管理,确保为学生提供合格的安全饮用水,要主动争取卫生计生部门的指导和帮助,做好自备水源、二次供水、食堂蓄水池、直饮水、桶装水等供水设施的清洁、消毒等工作,防止水源污染,确保饮用水安全卫生。通过自备水源、二次供水设施、直饮水提供的学生生活饮用水应经当地卫生部门水质检测合格后方可使用。

三、强化卫生防病宣传教育。学校要通过健康教育课、主题班会、宣传栏等多种形式广泛开展食品安全、传染病防控知识宣传教育。要注意结合不同季节传染病流行和食物中毒发生的特点,对学生进行针对性较强的宣传教育,重点教育学生养成良好的个人卫生习惯,不买街头无照或无证商贩出售的各类食品、不吃生冷不洁食品,不喝生水,不采摘或不食用野果(菜)和来历不明的可疑食物,加强体育锻炼和营养、保证充足的睡眠、有病及时就医并居家休息等,增强学生的防范意识和自我保护能力,提高抵御疾病的能力。中小学校和幼儿园还应利用家长会等形式,向家长宣传食品安全、传染病防控知识和学校传染病防控工作要求,以取得家长的配合与支持。要充分利用互联网、移动客户端等新媒体传播健康知识,提高健康教育的针对性和时效性。

四、强化食品安全和传染病防控监督与指导。各地教育行政部门要会同食品药品监管部门和卫生计生部门建立食品安全和传染病防控协作机制,共同会商解决行政区域内学校食品、饮水安全和传染病防控存在的突出问题,加强监督与指导。督促学校切实落实食品安全主体责任,要与行政区域内学校签订食品安全责任书,定期开展学校食品安全检查和交叉互查,通报检查结果,对检查中发现的食品安全问题及时督促整改,防控食品安全风险。要督促学校认真履行传染病防控工作职责,健全并落实传染病防控制度。学校发生食物中毒、传染病流行等突发公共卫生事件,要及时向当地食品药品监管部门和卫生计生部门报告,并在其指导下做好应急处置,最大限度地降低突发事件对师生的危害。

教育部办公厅

2017 年 3 月 15 日

3.10.4　进一步做好学校传染病防控与食品安全工作

教育部办公厅关于进一步做好学校传染病防控与食品安全工作的通知

教体艺厅〔2017〕6 号

各省、自治区、直辖市教育厅(教委),新疆生产建设兵团教育局,部属各高等学校:

近期,我国部分地区发生学校结核病聚集性疫情,呼吸道、肠道传染病也进入多发季节。为进一步加强学校传染病防控和食品安全工作,维护广大师生健康,现就有关要求通知如下:

一、强化责任意识,加强组织领导。地方各级教育行政部门和各级各类学校要深入学习贯彻党的十九大精神和习近平新时代中国特色社会主义思想,高度重视学校传染病防控和食品安全工作,严格按照《传染病防治法》《食品安全法》《学校卫生工作条例》《学校结核病防控工作规范(2017版)》等有关文件要求,切实增强做好学校传染病防控和食品安全工作的责任感和使命感,加强组织领导,明确工作职责,狠抓重点环节,确保各项防控措施落到实处。

二、切实加强结核病等传染病防控工作。2017年6月,教育部联合国家卫生计生委印发了《学校结核病防控工作规范(2017版)》,各地教育行政部门和各级各类学校要高度重视、认真学习贯彻,坚持属地管理、联防联控的工作原则,进一步加强学校结核病等传染病防控工作。将结核病检查项目作为新生入学体检和教职员工常规体检的必查项目。中小学校要认真落实每日晨检、因病缺课登记与病因追踪制度,对学校结核病等传染病疫情要做到早发现、早报告、早处置。

各级各类学校要按照《国家学校体育卫生条件试行基本标准》《中小学生健康体检管理办法》《农村寄宿制学校生活卫生设施建设与管理规范》等学校卫生相关规范和标准要求,完善学校传染病防控工作长效机制。保障学生学习和生活的人均使用面积,加强教室、宿舍等场所的通风和环境卫生,做到制度健全、落到实处、持续改进。通过多种形式开展经常性健康教育活动,广泛宣传普及传染病、常见病防控知识和健康生活方式。

三、切实加强学校食品安全管理。各级各类学校要切实履行校园食品安全管理主体责任,严格落实食品安全校长负责制、食品安全管理制度和关键岗位责任制度,认真执行食品安全事故责任倒查和责任追究制度,严格管控食品、原材料和餐具的采供渠道,加工制作、消毒清洗、留样管理等重点环节和重点岗位。加强厨房管理,规范食品加工制作流程和分区管理,严防食品交叉污染。积极推进学校食堂"明厨亮灶"工程,把食品加工制作的关键环节向师生展示,实行阳光操作和透明化管理。建立和完善食品安全隐患排查制度,定期开展食品安全自查和隐患排查,对不符合要求和存在食品安全风险的行为和场所要及时整改或依法依规停业整顿。建立安全饮水管理制度,定期开展水质监测,及时公布检测结果,接受监督,保障师生的饮水安全。

各级各类学校要建立食品安全教育制度,面向师生多途径、多形式开展食品安全宣传教育,强化食品安全科学知识和法律知识普及。地方各级教育行政部门要主动协调食品药品监管部门,加强学校周边食品安全管理,防止师生校外就餐和学生购买零食引发食品安全事故。

四、提高预防意识,坚持学校传染病疫情和食品安全风险监控与报告制度。各级各类学校要做好学校传染病疫情和食品安全风险管理工作,做好学校传染病疫情和食品安全风险监控与报告工作。学校一旦发现传染病病人、疑似传染病病人,要立即排查,并根据《学校和托幼机构传染病疫情报告工作规范(试行)》要求,由学校传染病疫情报告人及时向属地卫生计生和教育行政部门报告,不得瞒报、漏报、迟报。学校发现校园及周边存在食品安全风险时要及时向当地食品药品监管部门报告,并在其指导下做好应急处置,最大限度降低突发事件的影响。

五、加强信息沟通,认真开展学校传染病防控和食品安全督查工作。各地教育行政部门要会同卫生计生和食品药品监管部门建立传染病防控和食品安全防控协同机制,督促学校切实落实食品安全主体责任,定期开展食品安全和传染病防控风险排查,及时整改排查出来的隐患和风险,最大限度降低食品安全风险和传染病传播风险,保障师生健康。

教育部办公厅

2017年12月18日

3.10.5　减轻中小学生课外负担开展校外培训机构专项治理

教育部办公厅等四部门关于切实减轻中小学生课外负担
开展校外培训机构专项治理行动的通知
教基厅〔2018〕3号

各省、自治区、直辖市教育厅（教委）、民政厅（局）、人力资源社会保障厅（局）、工商（市场监管）部门，新疆生产建设兵团教育局、民政局、人力资源社会保障局：

近年来，一些面向中小学生举办的非学历文化教育类培训机构（以下简称校外培训机构）开展以"应试"为导向的培训，违背教育规律和青少年成长发展规律，影响了学校正常的教育教学秩序，造成学生课外负担过重，增加了家庭经济负担，社会反响强烈。为迅速遏制当前存在的突出问题，保障中小学生健康成长，根据《教育法》《义务教育法》《民办教育促进法》等法律规定和国家课程方案、课程标准，教育部、民政部、人力资源社会保障部、国家工商行政管理总局决定联合开展专项治理行动，现就有关工作通知如下。

一、指导思想

以习近平新时代中国特色社会主义思想为指导，深入贯彻落实党的十九大精神，全面贯彻党的教育方针，落实立德树人根本任务，发展素质教育，通过开展排查摸底、全面整改、督促检查，依法维护学生权益，坚决治理违背教育规律和青少年成长规律的行为，加快解决人民群众反映强烈的中小学生过重课外负担问题，确保中小学生健康成长全面发展。

二、治理任务和整改要求

1. 对存在重大安全隐患的校外培训机构要立即停办整改。

2. 对未取得办学许可证、也未取得营业执照（事业单位法人证书、民办非企业单位登记证书），但具备办理证照条件的校外培训机构，要指导其依法依规办理相关证照；对不符合办理证照条件的，要依法依规责令其停止办学并妥善处置。

3. 对虽领取了营业执照（事业单位法人证书、民办非企业单位登记证书），但尚未取得办学许可证的校外培训机构，具备办证条件的，要指导其办证；对不具备办证条件的，要责令其在经营（业务）范围内开展业务，不得再举办面向中小学生的培训。

4. 坚决纠正校外培训机构开展学科类培训（主要指语文、数学等）出现的"超纲教学""提前教学""强化应试"等不良行为。校外培训机构开展学科类培训的班次、内容、招生对象、上课时间等要向所在地教育行政部门进行审核备案并向社会公布。

5. 严禁校外培训机构组织中小学生等级考试及竞赛，坚决查处将校外培训机构培训结果与中小学校招生入学挂钩的行为，并依法追究有关学校、培训机构和相关人员责任。

6. 坚持依法从严治教，坚决查处一些中小学校不遵守教学计划、"非零起点教学"等行为，严厉追究校长和有关教师的责任；坚决查处中小学教师课上不讲课后到校外培训机构讲，并诱导或逼迫学生参加校外培训机构培训等行为，一经查实，依法依规严肃处理，直至取消教师资格。

三、治理分工

1. 各地要在党委、政府的领导下，建立由教育行政部门牵头，民政、人社、工商（市场监管）等部门共同负责的省、市、县三级工作机制，全面做好组织实施。

2. 县级教育、民政、人社、工商（市场监管）等部门要联合公安、消防、城管和乡镇（街道)等相关部门,密切协作,摸清情况,集中整治。

3. 对于与中小学校和教师有关的增加学生课外负担的不良行为,由县级教育行政部门负责治理。

4. 对于落实义务教育学校开展学生课后服务政策情况,由上级教育行政部门进行督查。

5. 县级教育行政部门负责牵头建立《白名单》,公布无不良行为校外培训机构名单;建立《黑名单》,公布有安全隐患、无资质和有不良行为的校外培训机构名单。

6. 中小学校负责全面普查登记每一名学生报班参加学科类校外培训的情况,为专项治理工作提供重要参考。

四、治理步骤

专项治理分三个阶段进行。

第一阶段,全面部署和排查摸底,要于 2018 年 6 月底前完成;第二阶段,集中整改,要于 2018 年底前完成;第三阶段,专项督促和检查,要于 2019 年 6 月底前完成。

五、组织实施

规范管理校外培训机构工作关系人民群众切身利益和社会和谐稳定,各地要高度重视,切实加强组织领导,认真制订专项治理工作方案,进一步完善审批、备案、登记等标准,明确治理步骤、细化工作分工、压实部门责任,确保各项任务如期完成。要畅通群众反映情况的渠道,健全部门工作联动、形势研判和应急反应机制,妥善处置突发事件,维护社会稳定。各级教育行政部门要公布专项治理行动举报电话和信箱,并报上级教育行政部门备案。要加强舆论宣传,引导家长树立正确教育观念,理性看待参加校外培训的作用,不盲目攀比,切实减轻子女校外培训负担。各地要积极借鉴一些地方的有益经验,及时总结本地改革情况,不断完善治理措施。教育部将适时牵头开展专项督导检查,并推广各地有效经验和做法;在此基础上,有关部门将共同研究制订进一步加强校外培训规范管理工作的长效机制。各地专项治理方案、举报渠道等信息要于 2018 年 6 月底前报送教育部,有关工作进展请及时报送。

教育部办公厅　民政部办公厅
人力资源社会保障部办公厅　工商总局办公厅
2018 年 2 月 13 日

3.10.6　预防中小学生沉迷网络教育

**教育部办公厅关于做好预防中小学生沉迷网络教育
引导工作的紧急通知**

教基厅函〔2018〕21 号

各省、自治区、直辖市教育厅(教委),新疆生产建设兵团教育局:

随着互联网和手机终端发展,成瘾性网络游戏、邪恶动漫、不良小说、互联网赌博等不断出现,造成一些中小学生沉迷游戏、行为失范、价值观混乱等问题,严重影响了中小学生的学习进步和身心健康,甚至出现人身伤亡、违法犯罪等恶性事件。为切实做好预防中小学生沉迷网络教育引导工作,有效维护中小学生身心健康和生命安全,现就有关要求紧急通知如下:

一是切实增强责任感紧迫感。当前,网络环境日益复杂多变,各类信息充斥网络,中小学生容易受到不良信息的影响。教育引导中小学生绿色上网、文明上网,是贯彻落实党的十九大精神,落实立德树人根本任务的重要举措,是办好人民满意教育、促进学生身心健康的必然要求。各地要充分认识预防中小学生沉迷网络的极端重要性和现实紧迫性,将教育引导工作摆在更加突出的位置,进一步增强责任意识,健全制度机制,强化日常监管,以更大力度、更实举措抓紧抓实抓好这项工作,保障广大中小学生在良好的网络环境下健康快乐成长。

二是迅速开展一次全面排查。各地教育行政部门要组织中小学校迅速开展一次全面排查,了解掌握中小学生使用网络基本情况,重点排查学生沉迷游戏等问题。对排查中发现的涉及中小学生的网络违法违规行为,以及宣扬赌博、暴力、色情等内容的网络文化产品,要及时向当地文旅、公安、网信等部门报告,会同相关部门采取针对性措施予以整治。对发现的学生沉迷网络等问题,要结合学生实际,及时给予教育和引导,恢复正常的学习生活。

三是集中组织开展专题教育。各地教育行政部门要积极会同当地宣传部门以及新闻媒体,集中在开学后、放假前等重点时段播放预防中小学生沉迷网络提醒,及时向家长推送防范知识。各校要通过课堂教学、主题班会、板报广播、校园网站、案例教学、专家讲座、演讲比赛等多种形式开展专题教育,引导学生正确认识、科学对待、合理使用网络,了解预防沉迷网络知识和方式,提高对网络黄赌毒信息、不良网络游戏等危害性的认识,自觉抵制网络不良信息和不法行为。教育部将研制预防中小学生沉迷网络的教师、家长和学生手册,制作专题警示片,上传教育部门户网站供各地下载使用。

四是严格规范学校日常管理。各地教育行政部门要研究制定预防学生沉迷网络工作制度,重点加强农村学校、寄宿制学校等管理工作,并指导学校加强对校园网内容管理,建设校园绿色网络。各校要明确学校各岗位教职工的育人责任,将预防沉迷网络工作责任落实到每个管理环节,加强午间、课后等时段管理,规范学生使用手机。教师要及时掌握学生思想情绪和同学关系状况,积极营造良好的班级氛围,组织学生开展丰富多彩的班级活动。各地中小学责任督学要将预防中小学生网络沉迷工作作为教育督导的重要内容,将督导结果作为评价地方教育工作和学校管理工作成效的重要内容。

五是推动家长履行监护职责。各地各校要通过开展家访、召开家长会、家长学校等多种方式,一个不漏地提醒每位家长承担起对孩子的监管职责,帮助家长提高自身网络素养,掌握沉迷网络早期识别和干预的知识。要提醒家长加强与孩子的沟通交流,特别要安排好孩子放学后和节假日生活,引导孩子绿色上网,及时发现、制止和矫正孩子网络游戏沉迷和不当消费行为。要认真做好预防沉迷网络的《致全国中小学生家长的一封信》复印发放工作,确保传达到每一所学校、每一位家长,并做好回执回收保管。

教育部办公厅
2018 年 4 月 20 日

3.10.7　高等学校学生心理健康教育指导纲要

高等学校学生心理健康教育指导纲要(节选)

心理健康教育是提高大学生心理素质、促进其身心健康和谐发展的教育,是高校人才培养体系的重要组成部分,也是高校思想政治工作的重要内容。为深入学习贯彻习近平新时代中国特色社会主义思想和党的十九大精神,推动全国高校思想政治工作会议精神落地生根,切实加强高校思想政治工作体系建设,进一步提升心理育人质量,根据原国家卫生计生委、教育部等 22 部门联合印发的《关于加强心理健康服务的指导意见》和中共教育部党组《高校思想政治工作质量提升工程实施纲要》的工作要求,特制定本指导纲要。

一、指导思想

深入学习贯彻习近平新时代中国特色社会主义思想，全面贯彻党的教育方针，把立德树人的成效作为检验学校一切工作的根本标准，着力培养德智体美全面发展的社会主义建设者和接班人。坚持育心与育德相统一，加强人文关怀和心理疏导，规范发展心理健康教育与咨询服务，更好地适应和满足学生心理健康教育服务需求，引导学生正确认识义和利、群和己、成和败、得和失，培育学生自尊自信、理性平和、积极向上的健康心态，促进学生心理健康素质与思想道德素质、科学文化素质协调发展。

二、总体目标

教育教学、实践活动、咨询服务、预防干预"四位一体"的心理健康教育工作格局基本形成。心理健康教育的覆盖面、受益面不断扩大，学生心理健康意识明显增强，心理健康素质普遍提升。常见精神障碍和心理行为问题预防、识别、干预能力和水平不断提高。学生心理健康问题关注及时、措施得当、效果明显，心理疾病发生率明显下降。

三、基本原则

——科学性与实效性相结合。根据学生身心发展规律和心理健康教育规律，科学开展心理健康教育工作，逐步完善心理健康教育和咨询服务体系，切实提高学生心理健康水平，有效解决学生思想、心理和行为问题。

——普遍性与特殊性相结合。坚持心理健康教育工作面向全体学生开展，对每个学生心理健康发展负责，关注学生个体差异，注重方式方法创新，分层分类开展心理健康教育，满足不同学生群体心理健康服务需求。

——主导性与主体性相结合。充分发挥心理健康教育教师、心理咨询师、辅导员、班主任等育人主体的主导作用，强化家校育人合力。尊重学生主体地位，充分调动学生主动性、积极性，培养自主自助维护心理健康的意识和能力。

——发展性与预防性相结合。加强心理健康知识的普及和传播，充分挖掘学生心理潜能，培养积极心理品质，促进学生身心和谐发展。重视心理问题的及时疏导，加强心理危机预防干预，最大限度预防和减少严重心理危机个案的发生。

四、主要任务

1. 推进知识教育。健全心理健康教育课程体系，结合实际，把心理健康教育课程纳入学校整体教学计划，规范课程设置，对新生开设心理健康教育公共必修课，大力倡导面向全体学生开设心理健康教育选修和辅修课程，实现大学生心理健康教育全覆盖。公共必修课程原则上应设置2个学分、32～36个学时。完善心理健康教育教材体系，组织编写大学生心理健康教育示范教材，科学规范教学内容。开发建设《大学生心理健康》等在线课程，丰富教育教学形式。创新心理健康教育教学手段，有效改进教学方法，通过线下线上、案例教学、体验活动、行为训练、心理情景剧等多种形式，激发大学生学习兴趣，提高课堂教学效果，不断提升教学质量。

2. 开展宣传活动。加强宣传普及，通过举办心理健康教育月、"5·25"大学生心理健康节等形式多样的主题教育活动，组织开展各种有益于大学生身心健康的文体娱乐活动和心理素质拓展活动，不断增强心理健康教育吸引力和感染力。拓展传播渠道，充分利用广播、电视、书刊、影视、动漫等传播形式，组织创作、展示心理健康宣传教育精品和公益广告，传播自尊自信、乐观向上的现代文明理念和心理健康意识。创新宣传方式，主动占领网络心理健康教育新阵地，建设好融思想性、知识性、趣味性、服务性于一体的心理健康教育网站、网页和新媒体平台,广泛运用门户网站、微信、微博、手机客户端等媒介,宣传心理健康知识,倡导健康生活方式,提高心理保健能力。发挥学生主体作用,支持学生成立心理健康教育社团,组织开展心理健康教育活动,增长心理健康知识,提升心理调适能力,积极进行心理健康自助互助。强化家校育人合力,引导家长树立正确教育观念,以健康和谐的家庭环境影响学生,有效提升心理健康教育实效。

3. 强化咨询服务。优化心理咨询服务平台,加强硬件设施建设,设立心理发展辅导室、心理测评室、积极心理体验中心、团体活动室、综合素质训练室等,积极构建教育与指导、咨询与自助、自助与他助紧密结合的心理健康教育与咨询服务体系。完善体制机制,健全心理健康教育与咨询的值班、预约、转介、重点反馈等制度,通过个体咨询、团体辅导、电话咨询、网络咨询等多种形式,向学生提供经常、及时、有效的心理健康指导与咨询服务。实施分类引导,针对不同学段、不同专业学生,精准施策,因材施教,把解决思想问题、心理问题与解决实际问题结合起来,在关心呵护和暖心帮扶中开展教育引导。遵循保密原则,建立心理健康数据安全保护机制,保护学生隐私,杜绝信息泄露。

4. 加强预防干预。完善心理测评方式,优化量表选用,禁止使用可能损害学生心理健康的方法和仪器。科学分析经济社会快速发展、互联网新媒体应用快速推进、个人成长历程、家庭环境等因素对学生心理健康的深刻影响,准确把握学生心理健康状况及变化规律,不断提高心理健康素质测评覆盖面和科学性。健全心理危机预防和快速反应机制,建立学校、院系、班级、宿舍"四级"预警防控体系,完善心理危机干预工作预案,做好对心理危机学生的跟踪服务,注重做好特殊时期、不同季节的心理危机预防与干预工作,定期开展案例督导和个案研讨,不断提高心理危机预防干预专业水平。建立心理危机转介诊疗机制,畅通从学校心理健康教育与咨询机构到校医院、精神卫生专业机构的心理危机转介绿色通道,及时转介疑似患有严重心理或精神疾病的学生到专业机构接受诊断和治疗。

3.10.8 开展校园不良网贷风险警示教育及相关工作

教育部办公厅关于开展校园不良网贷风险警示教育及相关工作的通知

教思政厅函〔2018〕24号

各省、自治区、直辖市党委教育工作部门、教育厅(教委),新疆生产建设兵团教育局,部属各高等学校党委、部省合建各高等学校党委:

随着治理力度加大,不良"校园贷"问题得到一定程度遏制。但近期发现,部分网络借贷平台为逃避监管,改头换面通过"回租贷"等形式继续面向在校学生开展贷款业务,严重威胁学生权益,危害校园安全。为教育引导广大学生增强警惕风险意识,提高防范能力,各地各高校要利用秋季开学前后一段时间,集中开展校园不良网贷风险警示教育工作。现就有关事宜通知如下:

一、大力加强金融安全教育。编写金融知识教育读物,针对不同地区、不同专业、不同年级对金融知识的需求差异,组织专家编写科学适用的金融基础知识教材、读本,提高金融知识教育的科学化、系统化水平。开设金融安全相关课程,各地各高校结合实际情况,通过开设金融学必修、选修课程,或以跨学科方式将金融安全知识教育纳入现有课程等方式,引导学生树立金融理财观念和金融安全观念。举办金融知识教育活动,加强与银监、公安等政府部门和银行、证券等金融机构的合作,联合开展金融知识讲座、举办模拟投资大赛、组织实习实践活动、指导金融社团运行,继续举办金融安全知识进校园活动,切实帮助学生提高金融安全防范意识和金融理财实践能力。

二、切实提高风险防范能力。增强防范意识,将防范校园不良网贷作为学生日常教育的重要内容,帮助学生了解不良网贷的典型案例,掌握不良网贷的分类、不良网贷的危害和如何处理不良网贷等知识,增强学生对网贷风险的理解和认识,提高对不良网贷的甄别抵制能力。培养理性消费观,加强社会主义核心价值观教育,深入开展"三爱""三节"主题教育活动,组织开展丰富多彩的理性消费观教育活动,及时纠正超前消费、过度消费和从众消费等错误观念,引导学生培养勤俭节约意识。提升法律素养,开展法制安全教育,传播法律法规知识,教育引导学生谨慎使用个人信息、注意留存相关凭据,学会运用法律武器保护自身合法权益。

三、不断完善预警防控机制。完善预警机制,利用校园网站、校园广播、"两微一端"等多种形式、多种渠道全方位向学生发布有关校园不良网贷的最新预警提示信息。完善监测机制,高校学工、宣传、财务、网络、保卫等部门要密切关注校园传单、熟人推荐、APP推送等校园网贷业务传播途径,禁止在学校宣传、推荐、代理不良网贷业务。高校辅导员、班主任、学生骨干队伍要密切关注学生异常消费行为,并定期开展校园不良网贷的摸底排查。完善处理机制,对于不良网贷侵犯学生合法权益情况,配合公安机关依法严厉打击,切实维护学生合法权益,消除安全风险隐患,保障校园安全。

四、持续深化资助体系建设。完善资助体系,建立健全既有共性需求、又能体现个体差异的资助体系,充分挖掘校内外资源,筹集专项基金,满足学生拓展学习、创新创业等发展性需求。推进精准资助,提高学生资助的精准度,保障国家各项资助政策落到实处,帮助家庭经济困难学生解决学费、住宿费、生活费等保障性需求。开展资助宣传,通过多形式、多层次、多方位的资助政策宣传,使学生知道找谁办、怎么办,切实提高资助政策宣传的广泛性和有效性。

各地各高校要按照通知要求,加强组织领导,结合实际制定本地本校工作方案,及时将工作中的相关经验做法报送我部。

教育部办公厅

2018 年 7 月 18 日

3.10.9　防控儿童青少年近视

综合防控儿童青少年近视实施方案(节选)

儿童青少年是祖国的未来和民族的希望。近年来,由于中小学生课内外负担加重,手机、电脑等带电子屏幕产品(以下简称电子产品)的普及,用眼过度、用眼不卫生、缺乏体育锻炼和户外活动等因素,我国儿童青少年近视率居高不下、不断攀升,近视低龄化、重度化日益严重,已成为一个关系国家和民族未来的大问题。防控儿童青少年近视需要政府、学校、医疗卫生机构、家庭、学生等各方面共同努力,需要全社会行动起来,共同呵护好孩子的眼睛。为综合防控儿童青少年近视,经国务院同意,现提出以下实施方案。

一、目标

到2023年,力争实现全国儿童青少年总体近视率在2018年的基础上每年降低0.5个百分点以上,近视高发省份每年降低1个百分点以上。

到 2030 年，实现全国儿童青少年新发近视率明显下降，儿童青少年视力健康整体水平显著提升，6 岁儿童近视率控制在 3% 左右，小学生近视率下降到 38% 以下，初中生近视率下降到 60% 以下，高中阶段学生近视率下降到 70% 以下，国家学生体质健康标准达标优秀率达 25% 以上。

二、各相关方面的行动

（一）家庭

家庭对孩子的成长至关重要。家长应当了解科学用眼护眼知识，以身作则，带动和帮助孩子养成良好用眼习惯，尽可能提供良好的居家视觉环境。0～6 岁是孩子视觉发育的关键期，家长应当尤其重视孩子早期视力保护与健康，及时预防和控制近视的发生与发展。

增加户外活动和锻炼。让孩子到户外阳光下度过更多时间，能够有效预防和控制近视。要营造良好的家庭体育运动氛围，积极引导孩子进行户外活动或体育锻炼，使其在家时每天接触户外自然光的时间达 60 分钟以上。已患近视的孩子应进一步增加户外活动时间，延缓近视发展。鼓励支持孩子参加各种形式的体育活动，督促孩子认真完成寒暑假体育作业，使其掌握 1～2 项体育运动技能，引导孩子养成终身锻炼习惯。

控制电子产品使用。家长陪伴孩子时应尽量减少使用电子产品。有意识地控制孩子特别是学龄前儿童使用电子产品，非学习目的的电子产品使用单次不宜超过 15 分钟，每天累计不宜超过 1 小时，使用电子产品学习 30～40 分钟后，应休息远眺放松 10 分钟，年龄越小，连续使用电子产品的时间应越短。

减轻课外学习负担。配合学校切实减轻孩子负担，不要盲目参加课外培训、跟风报班，应根据孩子兴趣爱好合理选择，避免学校减负、家庭增负。

避免不良用眼行为。引导孩子不在走路时、吃饭时、卧床时、晃动的车厢内、光线暗弱或阳光直射等情况下看书或使用电子产品。监督并随时纠正孩子不良读写姿势，应保持"一尺、一拳、一寸"，即眼睛与书本距离应约为一尺、胸前与课桌距离应约为一拳、握笔的手指与笔尖距离应约为一寸，读写连续用眼时间不宜超过 40 分钟。

保障睡眠和营养。保障孩子睡眠时间，确保小学生每天睡眠 10 个小时、初中生 9 个小时、高中阶段学生 8 个小时。让孩子多吃鱼类、水果、绿色蔬菜等有益于视力健康的营养膳食。

做到早发现早干预。改变"重治轻防"观念，经常关注家庭室内照明状况，注重培养孩子的良好用眼卫生习惯。掌握孩子的眼睛发育和视力健康状况，随时关注孩子视力异常迹象，了解到孩子出现需要坐到教室前排才能看清黑板、看电视时凑近屏幕、抱怨头痛或眼睛疲劳、经常揉眼睛等迹象时，及时带其到眼科医疗机构检查。遵从医嘱进行科学的干预和近视矫治，尽量在眼科医疗机构验光，避免不正确的矫治方法导致近视程度加重。

（二）学校

减轻学生学业负担。严格依据国家课程方案和课程标准组织安排教学活动，严格按照"零起点"正常教学，注重提高课堂教学效益，不得随意增减课时、改变难度、调整进度。强化年级组和学科组对作业数量、时间和内容的统筹管理。小学一二年级不布置书面家庭作业，三至六年级书面家庭作业完成时间不得超过 60 分钟，初中不得超过 90 分钟，高中阶段也要合理安排作业时间。寄宿制学校要缩短学生晚上学习时间。科学布置作业，提高作业设计质量，促进学生完成好基础性作业，强化实践性作业，减少机械、重复训练，不得使学生作业演变为家长作业。

加强考试管理。全面推进义务教育学校免试就近入学全覆盖。坚决控制义务教育阶段校内统一考试次数，小学一二年级每学期不得超过 1 次，其他年级每学期不得超过 2 次。严禁以任何形式、方式公布学生考试成绩和排名；严禁以各类竞赛获奖证书、学科竞赛成绩或考级证明等作为招生入学依据；严禁以各种名义组织考试选拔学生。

改善视觉环境。改善教学设施和条件，鼓励采购符合标准的可调节课桌椅和坐姿矫正器，为学生提供符合用眼卫生要求的学习环境，严格按照普通中小学校、中等职业学校建设标准，落实教室、宿舍、图书馆（阅览室）等采光和照明要求，使用利于视力健康的照明设备。加快消除"大班额"现象。学校教室照明卫生标准达标率 100%。根据学生座位视角、教室采光照明状况和学生视力变化情况，每月调整学生座位，每学期对学生课桌椅高度进行个性化调整，使其适应学生生长发育变化。

坚持眼保健操等护眼措施。中小学校要严格组织全体学生每天上下午各做 1 次眼保健操，认真执行眼保健操流程，做眼保健操之前提醒学生注意保持手部清洁卫生。教师要教会学生正确掌握执笔姿势，督促学生读写时坐姿端正，监督并随时纠正学生不良读写姿势，提醒学生遵守"一尺、一拳、一寸"要求。教师发现学生出现看不清黑板、经常揉眼睛等迹象时，要了解其视力情况。

强化户外体育锻炼。强化体育课和课外锻炼，确保中小学生在校时每天 1 小时以上体育活动时间。严格落实国家体育与健康课程标准，确保小学一二年级每周 4 课时，三至六年级和初中每周 3 课时，高中阶段每周 2 课时。中小学校每天安排 30 分钟大课间体育活动。按照动静结合、视近与视远交替的原则，有序组织和督促学生在课间时到室外活动或远眺，防止学生持续疲劳用眼。全面实施寒暑假学生体育家庭作业制度，督促检查学生完成情况。

加强学校卫生与健康教育。依托健康教育相关课程，向学生讲授保护视力的意义和方法，提高其主动保护视力的意识和能力，积极利用学校闭路电视、广播、宣传栏、家长会、家长学校等形式对学生和家长开展科学用眼护眼健康教育，通过学校和学生辐射教育家长。培训培养健康教育教师，开发和拓展健康教育课程资源。支持鼓励学生成立健康教育社团，开展视力健康同伴教育。

科学合理使用电子产品。指导学生科学规范使用电子产品，养成信息化环境下良好的学习和用眼卫生习惯。严禁学生将个人手机、平板电脑等电子产品带入课堂，带入学校的要进行统一保管。学校教育本着按需的原则合理使用电子产品，教学和布置作业不依赖电子产品，使用电子产品开展教学时长原则上不超过教学总时长的 30%，原则上采用纸质作业。

定期开展视力监测。小学要接收医疗卫生机构转来的儿童青少年视力健康电子档案，确保一人一档，并随学籍变化实时转移。在卫生健康部门指导下，严格落实学生健康体检制度和每学期 2 次视力监测制度，对视力异常的学生进行提醒教育，为其开具个人运动处方和保健处方，及时告知家长带学生到眼科医疗机构检查。做好学生视力不良检出率、新发率等的报告和统计分析，配合医疗卫生机构开展视力筛查。学校和医疗卫生机构要及时把视力监测和筛查结果记入儿童青少年视力健康电子档案。

加强视力健康管理。建立校领导、班主任、校医（保健教师）、家长代表、学生视力保护委员和志愿者等学生代表为一体的视力健康管理队伍，明确和细化职责。将近视防控知识融入课堂教学、校园文化和学生日常行为规范。加强医务室（卫生室、校医院、保健室等）力量,按标准配备校医和必要的药械设备及相关监测检查设备。

倡导科学保育保教。严格落实 3～6 岁儿童学习与发展指南,重视生活和游戏对 3～6 岁儿童成长的价值,严禁"小学化"教学。要保证儿童每天 2 小时以上户外活动,寄宿制幼儿园不得少于 3 小时,其中体育活动时间不少于 1 小时,结合地区、季节、学龄阶段特点合理调整。为儿童提供营养均衡、有益于视力健康的膳食,促进视力保护。幼儿园教师开展保教工作时要主动控制使用电视、投影等设备的时间。

（三）医疗卫生机构

建立视力档案。严格落实国家基本公共卫生服务中关于 0～6 岁儿童眼保健和视力检查工作要求,做到早监测、早发现、早预警、早干预,2019 年起,0～6 岁儿童每年眼保健和视力检查覆盖率达 90% 以上。在检查的基础上,依托现有资源建立、及时更新儿童青少年视力健康电子档案,并随儿童青少年入学实时转移。在学校配合下,认真开展中小学生视力筛查,将眼部健康数据（包括屈光度、眼轴长度、屈光介质参数等）及时更新到视力健康电子档案中,筛查出视力异常或可疑眼病的,要提供个性化、针对性强的防控方案。

规范诊断治疗。县级及以上综合医院普遍开展眼科医疗服务,认真落实《近视防治指南》等诊疗规范,不断提高眼健康服务能力。根据儿童青少年视觉症状,进行科学验光及相关检查,明确诊断,按照诊疗规范进行矫治。叮嘱儿童青少年近视患者应遵从医嘱进行随诊,以便及时调整采用适宜的干预和治疗措施。对于儿童青少年高度近视或病理性近视患者,应充分告知疾病的危害,提醒其采取预防措施避免并发症的发生或降低危害。制定跟踪干预措施,检查和矫治情况及时记入儿童青少年视力健康电子档案。积极开展近视防治相关研究,加强防治近视科研成果与技术的应用。充分发挥中医药在儿童青少年近视防治中的作用,制定实施中西医一体化综合治疗方案,推广应用中医药特色技术和方法。

加强健康教育。儿童青少年近视是公共卫生问题,必须从健康教育入手,以公共卫生服务为抓手,发动儿童青少年和家长自主健康行动。针对人们缺乏近视防治知识、对近视危害健康严重性认识不足的问题,发挥健康管理、公共卫生、眼科、视光学、疾病防控、中医药相关领域专家的指导作用,主动进学校、进社区、进家庭,积极宣传推广预防儿童青少年近视的视力健康科普知识。加强营养健康宣传教育,因地制宜开展营养健康指导和服务。

（五）有关部门

教育部:加快修订《学校卫生工作条例》和《中小学健康教育指导纲要》等。成立全国中小学和高校健康教育指导委员会,指导地方教育行政部门和学校科学开展儿童青少年近视防控和视力健康管理等学校卫生与健康教育工作,开展儿童青少年近视综合防控试点工作,强化示范引领。进一步健全学校体育卫生发展制度和体系,不断完善学校体育场地设施,加快体育与健康师资队伍建设,聚焦"教"（教会健康知识和运动技能）"练"（经常性课余训练和常规性体育作业）"赛"（广泛开展班级、年级和跨校体育竞赛活动）"养"（养成健康行为和健康生活方式）,深化学校体育、健康教育教学改革,积极推进校园体育项目建设。推动地方教育行政部门加强现有中小学卫生保健机构建设,按照标准和要求强化人员和设备配备。鼓励高校特别是医学院校、高等师范院校开设眼视光、健康管理、健康教育相关专业,培养近视防治、视力健康管理专门人才和健康教育教师,积极开展儿童青少年视力健康管理相关研究。会同有关部门开展全国学校校医等专职卫生技术人员配备情况专项督导检查,着力解决专职卫生技术人员数量及相关设备配备不足问题。会同有关部门坚决治理规范校外培训机构,每年对校外培训机构教室采光照明、课桌椅配备、电子产品等达标情况开展全覆盖专项检查。

国家卫生健康委：培养优秀视力健康专业人才，在有条件的社区设立防控站点。加强基层眼科医师、眼保健医生、儿童保健医生培训，提高视力筛查、常见眼病诊治和急诊处置能力。加强视光师培养，确保每个县(市、区)均有合格的视光专业人员提供规范服务，并根据儿童青少年近视情况，选择科学合理的矫正方法。全面加强全国儿童青少年视力健康及其相关危险因素监测网络、数据收集与信息化建设。会同教育部组建全国儿童青少年近视防治和视力健康专家队伍，充分发挥卫生健康、教育、体育等部门和群团组织、社会组织作用，科学指导儿童青少年近视防治和视力健康管理工作。加快修订《中小学生健康体检管理办法》等文件。2019年年底前，会同有关部门出台相关强制性标准，严格规范儿童青少年的教材、教辅、考试试卷、作业本、报刊及其他印刷品、出版物等的字体、纸张，以及学习用灯具等，使之有利于保护视力。会同相关部门按照采光和照明国家有关标准要求，对学校、托幼机构和校外培训机构教室(教学场所)以"双随机"(随机抽取卫生监督人员，随机抽取学校、托幼机构和校外培训机构)方式进行抽检、记录并公布。

体育总局：增加适合儿童青少年户外活动和体育锻炼的场地设施，持续推动各类公共体育设施向儿童青少年开放。积极引导支持社会力量开展各类儿童青少年体育活动，有针对性地开展各类冬夏令营、训练营和体育赛事等，吸引儿童青少年广泛参加体育运动，动员各级社会体育指导员为广大儿童青少年参与体育锻炼提供指导。

财政部：合理安排投入，积极支持相关部门开展儿童青少年近视综合防控工作。

人力资源社会保障部：会同教育部、国家卫生健康委完善中小学和高校校医、保健教师和健康教育教师职称评审政策。

市场监督管理总局：严格监管验光配镜行业，不断加强眼视光产品监管和计量监管，整顿配镜行业秩序，加大对眼镜和眼镜片的生产、流通和销售等执法检查力度，规范眼镜片市场，杜绝不合格眼镜片流入市场。加强广告监管，依法查处虚假违法近视防控产品广告。

国家新闻出版署：实施网络游戏总量调控，控制新增网络游戏上网运营数量，探索符合国情的适龄提示制度，采取措施限制未成年人使用时间。

广播电视总局等部门：充分发挥广播电视、报刊、网络、新媒体等作用，利用公益广告等形式，多层次、多角度宣传推广近视防治知识。

防控儿童青少年近视是一项系统工程，各相关部门都要关心、支持、参与儿童青少年视力保护，在全社会营造政府主导、部门配合、专家指导、学校教育、家庭关注的良好氛围，让每个孩子都有一双明亮的眼睛和光明的未来。

三、加强考核

各省(区、市)人民政府负责本地区儿童青少年近视防控措施的落实，主要负责同志要亲自抓，国务院授权教育部、国家卫生健康委与各省级人民政府签订全面加强儿童青少年近视防控工作责任书，地方各级人民政府逐级签订责任书。将儿童青少年近视防控工作、总体近视率和体质健康状况纳入政府绩效考核，严禁地方各级人民政府片面以学生考试成绩和学校升学率考核教育行政部门和学校。将视力健康纳入素质教育，将儿童青少年身心健康、课业负担等纳入国家义务教育质量监测评估体系，对儿童青少年体质健康水平连续三年下降的地方政府和学校依法依规予以问责。

建立全国儿童青少年近视防控工作评议考核制度，评议考核办法由教育部、国家卫生健康委、体育总局制订,在国家卫生健康委、教育部核实各地 2018 年儿童青少年近视率的基础上,从 2019 年起,每年开展各省(区、市)人民政府儿童青少年近视防控工作评议考核,结果向社会公布。

3.10.10　严禁有害 APP 进入中小学校园

教育部办公厅关于严禁有害 APP 进入中小学校园的通知

教基厅函〔2018〕102 号

各省、自治区、直辖市教育厅(教委),新疆生产建设兵团教育局:

近期,一些含有色情暴力、网络游戏、商业广告及违背教育教学规律等内容的 APP 进入部分中小学校园,影响学生身心健康和正常学习,引发社会各界高度关注。为营造良好的"互联网 + 教育"育人环境,保障中小学生健康成长,各地要立即采取有效措施,坚决防止有害 APP 进入校园。现就有关要求通知如下:

一、立即开展全面排查。地方各级教育行政部门和中小学校要结合国务院教育督导委员会办公室重大事项督办通知要求认真排查,凡发现包含色情暴力、网络游戏、商业广告等内容及链接,或利用抄作业、搞题海、公布成绩排名等应试教育手段增加学生课业负担的 APP,要立即停止使用,退订相关业务,卸载 APP,取消关注有关微信公众号,坚决杜绝有害 APP 侵蚀校园。要将涉嫌违法违规的 APP、微信公众号报告当地网络信息管理和公安部门查处。要采用多种方式提醒家长慎重安装使用面向中小学生的 APP。

二、严格审查进入校园的学习类 APP。各地要建立学习类 APP 进校园备案审查制度,按照"凡进必审""谁选用谁负责""谁主管谁负责"的原则建立"双审查"责任制,学校首先要把好选用关,严格审查 APP 的内容及链接、应用功能等,并报上级教育主管部门备案审查同意。要把教育行政部门和学校组织使用的学习类 APP 纳入统一管理,未经学校和教育行政部门审查同意,教师不得随意向学生推荐使用任何 APP。要确保进入校园的学习类 APP 内容在思想性、科学性和适宜性等方面符合党的教育方针和立德树人要求,体现素质教育导向。要以"有效服务教育教学、不增加教师工作和学生课业负担"为原则,合理选用 APP,严格控制数量,防止影响正常教育教学。进入校园的学习类 APP 不得向学生收费或由学生支付相关费用。要保障学生信息和数据安全,防止泄露学生隐私。

三、加强学习类 APP 日常监管。各地教育行政部门和中小学校要建立健全日常监管制度,明确监管责任和办法,切实保障进入校园的 APP 安全健康、科学适宜。今后凡未经备案审查的学习类 APP 一律禁止在校园内使用,不得在课外统一组织或要求、推荐学生使用未经备案审查的学习类 APP。要定期检查、掌握 APP 内容变动和更新情况,发现有害信息要及时处置。学校和教师不得利用 APP 发布学生成绩、排名等信息。对违规使用、疏于管理并造成不良影响的教育行政部门、学校和教师要严肃问责。

四、探索学习类 APP 管理使用的长效机制。各级教育行政部门要会同有关部门加强研究,进一步完善学习类 APP 内容要求、审查标准和监管办法等,及时总结推广成功经验,逐步建立学习类 APP 使用管理的长效机制,推进"互联网 + 教育",发挥好现代信息技术促进基础教育教学改革的有益作用。

教育部办公厅

2018 年 12 月 25 日

3.10.11　中小学生减负措施

教育部等九部门关于印发中小学生减负措施的通知（节选）

教基〔2018〕26号

一、规范学校办学行为

4. 严控书面作业总量。小学一二年级不布置书面家庭作业，三至六年级家庭作业不超过60分钟，初中家庭作业不超过90分钟，高中也要合理安排作业时间。

5. 科学合理布置作业。作业难度水平不得超过课标要求，教师不得布置重复性和惩罚性作业，不得给家长布置作业或让家长代为评改作业。

6. 坚决控制考试次数。小学一二年级每学期学校可组织1次统一考试，其他年级每学期不超过2次统一考试。不得在小学组织选拔性或与升学挂钩的统一考试。

7. 采取等级评价方式。严格依据课程标准和教学基本要求确定考试内容，命题要符合素质教育导向，不出偏怪考题。考试成绩实行等级评价，严禁以任何形式、方式公布学生考试成绩及排名。

9. 合理使用电子产品。规范学生使用电子产品，养成信息化环境下良好的学习和用眼卫生习惯，全面提升信息素养。严禁学生将手机带入课堂。

11. 培养良好学习习惯。引导学生端正学习态度，课前主动预习，上课专心听讲，积极发言、不懂就问，课后主动复习巩固，学习时精力集中、提高效率，不做"刷题机器"。鼓励同学间互帮互助、共同成长。

12. 指导学生实践锻炼。组织学生参加文体活动，培养运动兴趣，确保每天锻炼1小时，条件允许的情况下尽量安排在户外。教育学生坐立行读写姿势正确，认真做好广播操和眼保健操。加强劳动生活技能教育，指导学生参与社会实践，乐于科学探索，热心志愿公益服务。

三、家庭履行教育监护责任

18. 树立科学育儿观念。家长要正确认识孩子成长规律，尊重孩子个体差异和天性，保护孩子的想象力、创造力，把培养孩子的好思想、好品行、好习惯作为家庭教育的首要目标。切实履行家庭教育职责，严格对孩子的教育管理，支持学校和教师正确行使对学生的教育管理权利。要理性设置对孩子的期望值，鼓励孩子尽展其才。根据孩子的兴趣爱好选择适合的培训，避免盲目攀比、跟风报班或请家教给孩子增加过重课外负担，有损孩子身心健康。

19. 加强家庭交流互动。家长要注重言传身教，培育好家风，传承好家训。多与孩子沟通交流，引导其勤奋学习，开朗自信，乐观向上；教育孩子遇到挫折不灰心、不气馁，遇到困难勇于面对、努力克服；帮助孩子树立学习信心，增强学习动力；提醒孩子有事要及时告诉家长，主动寻求帮助。

20. 增强孩子身心健康。安排孩子每天进行户外锻炼，鼓励支持孩子参加各种形式体育活动，培育1~2项体育运动爱好，引导孩子从小养成良好锻炼习惯。经常关注孩子情绪变化和心理健康，采取措施进行有效疏导。有意识安排力所能及的家务劳动，教育孩子自己的事情自己做，家里的事情帮着做。

21. 引导孩子健康生活。引导孩子合理使用电子产品，上健康网站，不沉迷网络游戏，不用手机刷屏。不让孩子长时间看电视，保证小学生每天睡眠不少于10个小时，初中生不少于 9 个小时,高中阶段学生不少于 8 个小时。按时作息、不熬夜、少吃零食、不挑食、不攀比吃喝穿戴。

四、强化政府管理监督

22. 克服片面评价倾向。地方各级人民政府严禁给教育行政部门和学校下达升学指标,或片面以升学率评价教育行政部门和学校;不得将升学情况与考核、绩效和奖励挂钩。

23. 加强舆论宣传引导。严禁各类新闻媒体炒作考试成绩排名和升学率,不得以任何形式宣传中高考状元;多层次多角度宣传科学教育理念,引导家长和社会转变观念,努力破除 "抢跑文化" "超前教育" "剧场效应" 等功利现象,营造良好育人氛围。妇联组织要做好家庭教育指导,促进家长做好学生减负有关工作。

3.10.12　学校食品安全与营养健康管理规定

学校食品安全与营养健康管理规定(节选)

中华人民共和国教育部、中华人民共和国国家市场监督管理总局、

中华人民共和国国家卫生健康委员会令第 45 号

第一章　总则

第三条　学校集中用餐实行预防为主、全程监控、属地管理、学校落实的原则,建立教育、食品安全监督管理、卫生健康等部门分工负责的工作机制。

第五条　学校应当按照食品安全法律法规规定和健康中国战略要求,建立健全相关制度,落实校园食品安全责任,开展食品安全与营养健康的宣传教育。

第二章　管理体制

第七条　教育部门应当指导和督促学校建立健全食品安全与营养健康相关管理制度,将学校食品安全与营养健康管理工作作为学校落实安全风险防控职责、推进健康教育的重要内容,加强评价考核;指导、监督学校加强食品安全教育和日常管理,降低食品安全风险,及时消除食品安全隐患,提升营养健康水平,积极协助相关部门开展工作。

第八条　食品安全监督管理部门应当加强学校集中用餐食品安全监督管理,依法查处涉及学校的食品安全违法行为;建立学校食堂食品安全信用档案,及时向教育部门通报学校食品安全相关信息;对学校食堂食品安全管理人员进行抽查考核,指导学校做好食品安全管理和宣传教育;依法会同有关部门开展学校食品安全事故调查处理。

第九条　卫生健康主管部门应当组织开展校园食品安全风险和营养健康监测,对学校提供营养指导,倡导健康饮食理念,开展适应学校需求的营养健康专业人员培训;指导学校开展食源性疾病预防和营养健康的知识教育,依法开展相关疫情防控处置工作;组织医疗机构救治因学校食品安全事故导致人身伤害的人员。

第十条　区域性的中小学卫生保健机构、妇幼保健机构、疾病预防控制机构,根据职责或者相关主管部门要求,组织开展区域内学校食品安全与营养健康的监测、技术培训和业务指导等工作。

鼓励有条件的地区成立学生营养健康专业指导机构,根据不同年龄阶段学生的膳食营养指南和健康教育的相关规定,指导学校开展学生营养健康相关活动,引导合理搭配饮食。

第十一条 食品安全监督管理部门应当将学校校园及周边地区作为监督检查的重点，定期对学校食堂、供餐单位和校园内以及周边食品经营者开展检查；每学期应当会同教育部门对本行政区域内学校开展食品安全专项检查，督促指导学校落实食品安全责任。

第三章 学校职责

第十二条 学校食品安全实行校长（园长）负责制。

学校应当将食品安全作为学校安全工作的重要内容，建立健全并落实有关食品安全管理制度和工作要求，定期组织开展食品安全隐患排查。

第十三条 中小学、幼儿园应当建立集中用餐陪餐制度，每餐均应当有学校相关负责人与学生共同用餐，做好陪餐记录，及时发现和解决集中用餐过程中存在的问题。

有条件的中小学、幼儿园应当建立家长陪餐制度，健全相应工作机制，对陪餐家长在学校食品安全与营养健康等方面提出的意见建议及时进行研究反馈。

第十四条 学校应当配备专（兼）职食品安全管理人员和营养健康管理人员，建立并落实集中用餐岗位责任制度，明确食品安全与营养健康管理相关责任。

有条件的地方应当为中小学、幼儿园配备营养专业人员或者支持学校聘请营养专业人员，对膳食营养均衡等进行咨询指导，推广科学配餐、膳食营养等理念。

第十五条 学校食品安全与营养健康管理相关工作人员应当按照有关要求，定期接受培训与考核，学习食品安全与营养健康相关法律、法规、规章、标准和其他相关专业知识。

第十六条 学校应当建立集中用餐信息公开制度，利用公共信息平台等方式及时向师生家长公开食品进货来源、供餐单位等信息，组织师生家长代表参与食品安全与营养健康的管理和监督。

第十七条 学校应当根据卫生健康主管部门发布的学生餐营养指南等标准，针对不同年龄段在校学生营养健康需求，因地制宜引导学生科学营养用餐。

有条件的中小学、幼儿园应当每周公布学生餐带量食谱和营养素供给量。

第十八条 学校应当加强食品安全与营养健康的宣传教育，在全国食品安全宣传周、全民营养周、中国学生营养日、全国碘缺乏病防治日等重要时间节点，开展相关科学知识普及和宣传教育活动。

学校应当将食品安全与营养健康相关知识纳入健康教育教学内容，通过主题班会、课外实践等形式开展经常性宣传教育活动。

第十九条 中小学、幼儿园应当培养学生健康的饮食习惯，加强对学生营养不良与超重、肥胖的监测、评价和干预，利用家长学校等方式对学生家长进行食品安全与营养健康相关知识的宣传教育。

第二十条 中小学、幼儿园一般不得在校内设置小卖部、超市等食品经营场所，确有需要设置的，应当依法取得许可，并避免售卖高盐、高糖及高脂食品。

第二十一条 学校在食品采购、食堂管理、供餐单位选择等涉及学校集中用餐的重大事项上，应当以适当方式听取家长委员会或者学生代表大会、教职工代表大会意见，保障师生家长的知情权、参与权、选择权、监督权。

学校应当畅通食品安全投诉渠道，听取师生家长对食堂、外购食品以及其他有关食品安全的意见、建议。

第二十二条 鼓励学校参加食品安全责任保险。

3.10.13　儿童青少年近视防控试点县（市、区）和改革试验区遴选

教育部办公厅关于做好2020年全国儿童青少年近视防控试点县（市、区）和改革试验区遴选工作的通知（节选）

教体艺厅函〔2020〕37号

各省、自治区、直辖市教育厅（教委），新疆生产建设兵团教育局：

为认真贯彻落实习近平总书记等中央领导同志关于儿童青少年近视问题的重要指示批示精神，深入落实《综合防控儿童青少年近视实施方案》，加强和改进新时代儿童青少年近视防控工作，推动地方教育行政部门、学校和广大师生牢固树立健康第一的教育理念，在2019年认定一批全国儿童青少年近视防控试点县（市、区）、全国儿童青少年近视防控改革试验区基础上，继续遴选和建设一批全国儿童青少年近视防控试点县（市、区）、全国儿童青少年近视防控改革试验区［以下简称试点县（市、区）和改革试验区］现将有关事项通知如下：

一、宗旨与目标

遴选和建设试点县（市、区）和改革试验区，总结儿童青少年近视防控的好经验、好做法，在全国树立一批儿童青少年近视防控工作先进典型，推动地方党委和政府积极做好新时代儿童青少年近视防控工作，发挥试点县（市、区）和改革试验区示范引领作用，全面提升新时代学校卫生与健康教育工作水平。

二、遴选原则

（一）突出重点，以点带面。试点县（市、区）和改革试验区的遴选和建设工作要突出带动效应，以点带面，重点解决儿童青少年近视防控工作中存在的主要问题，着眼当前影响学生视力健康的主要因素，有针对性地开展工作，整体提升儿童青少年近视防控工作水平，全面促进学生身心健康。

（二）实事求是，分类指导。各省级教育行政部门从实际出发、量力而行、注重引导、深入调研，鼓励区域内儿童青少年近视防控工作有成效、有经验、有亮点的地区进行申报，实事求是做好遴选工作。

（三）注重衔接，形成合力。试点县（市、区）和改革试验区的遴选和建设要与加强和改进学校卫生与健康教育、增强学生体质健康等工作相衔接，融入各地文明城市、健康城市（县城）、文明校园等创建工作。

五、政策支持

（一）对遴选认定的试点县（市、区）和改革试验区，命名为"全国儿童青少年近视防控试点县（市、区）""全国儿童青少年近视防控改革试验区"。

（二）对命名的"全国儿童青少年近视防控试点县（市、区）""全国儿童青少年近视防控改革试验区"在师资培训、经验交流、宣传推广等方面给予支持。

3.10.14　成立首届全国中小学和高校健康教育教学指导委员会

教育部办公厅关于成立首届全国中小学和高校
健康教育教学指导委员会的通知（节选）

教体艺厅函〔2020〕35 号

各省、自治区、直辖市教育厅（教委），新疆生产建设兵团教育局，部属各高等学校、部省合建各高等学校：

为贯彻落实《健康中国 2030 规划纲要》《国务院关于实施健康中国行动的意见》，根据经国务院同意、教育部等八部门联合印发的《综合防控儿童青少年近视实施方案》，为进一步加强对中小学和高校健康教育教学工作的指导，教育部决定成立首届全国中小学和高校健康教育教学指导委员会。

全国中小学和高校健康教育教学指导委员会是教育部聘请并领导的指导中小学和高校健康教育教学工作的专家组织，具有非常设机构的性质。主要职责是：发挥咨询、研究、评估、指导等作用，组织开展全国中小学和高校健康教育教学重大理论与实践研究，就教材建设、教育教学方法改革、师资队伍和学科建设等向教育部提出精准、专业、科学、严谨的咨询意见和建议，开展中小学校医、健康教育教师培训、成果鉴定和教学督导检查等工作。

地方教育部门和学校特别是两个教指委委员所在单位，要积极支持教指委委员的工作，为其开展工作创造条件、提供便利，促其切实履行职责、发挥作用。

3.11　国家市场监督管理总局

3.11.1　食品药品监督管理统计管理办法

食品药品监督管理统计管理办法（节选）

第一章　总则

第一条　为科学、有效地组织实施食品药品监督管理统计工作，规范统计活动，保障统计资料的真实性、准确性、完整性和及时性，充分发挥统计在食品药品监督管理工作中的重要作用，根据《中华人民共和国统计法》《中华人民共和国食品安全法》《中华人民共和国药品管理法》等有关法律法规，制定本办法。

第二条　本办法适用于各级食品药品监督管理部门及其相关直属单位组织实施的统计活动。

第三条　食品药品监督管理统计的基本任务是对食品（含食品添加剂）、保健食品、药品、化妆品、医疗器械等监督管理工作的基本情况进行统计调查、统计分析，提供统计信息和咨询，实行统计监督。

第四条　食品药品监督管理统计工作实行统一管理、分级负责。

国家食品药品监督管理总局负责全国食品药品监督管理统计工作的监督管理和组织协调。

地方各级食品药品监督管理部门负责本行政区域的食品药品监督管理统计工作。

第五条　各级食品药品监督管理部门应当加强对统计工作的组织领导,健全机构,充实人员,保障工作经费,完善技术装备,确保统计机构和人员有效履行统计职责。

第六条　各级食品药品监督管理部门应当将统计信息化建设纳入信息化建设总体规划,充分应用信息化技术开展统计工作,推进统计信息搜集、处理、传输、共享、存储技术和统计数据库体系的现代化,提高统计工作质量和效率。

国家食品药品监督管理总局加强对统计信息化建设的指导和规范。

第七条　食品药品监督管理统计报表填报单位应当依照有关法律、法规、规章和本办法的规定如实填报,不得拒报、迟报、虚报、瞒报,不得伪造、篡改统计资料。

第八条　各级食品药品监督管理部门的统计机构和统计人员对在食品药品监督管理统计工作中知悉的国家秘密、商业秘密和个人信息应当予以保密。

3.11.2　网络餐饮服务食品安全监督管理办法

网络餐饮服务食品安全监督管理办法(节选)
国家食品药品监督管理总局令第 36 号

第一条　为加强网络餐饮服务食品安全监督管理,规范网络餐饮服务经营行为,保证餐饮食品安全,保障公众身体健康,根据《中华人民共和国食品安全法》等法律法规,制定本办法。

第六条　网络餐饮服务第三方平台提供者应当建立并执行入网餐饮服务提供者审查登记、食品安全违法行为制止及报告、严重违法行为平台服务停止、食品安全事故处置等制度,并在网络平台上公开相关制度。

第七条　网络餐饮服务第三方平台提供者应当设置专门的食品安全管理机构,配备专职食品安全管理人员,每年对食品安全管理人员进行培训和考核。培训和考核记录保存期限不得少于 2 年。经考核不具备食品安全管理能力的,不得上岗。

第八条　网络餐饮服务第三方平台提供者应当对入网餐饮服务提供者的食品经营许可证进行审查,登记入网餐饮服务提供者的名称、地址、法定代表人或者负责人及联系方式等信息,保证入网餐饮服务提供者食品经营许可证载明的经营场所等许可信息真实。

网络餐饮服务第三方平台提供者应当与入网餐饮服务提供者签订食品安全协议,明确食品安全责任。

第九条　网络餐饮服务第三方平台提供者和入网餐饮服务提供者应当在餐饮服务经营活动主页面公示餐饮服务提供者的食品经营许可证。食品经营许可等信息发生变更的,应当及时更新。

第十条　网络餐饮服务第三方平台提供者和入网餐饮服务提供者应当在网上公示餐饮服务提供者的名称、地址、量化分级信息,公示的信息应当真实。

第十一条　入网餐饮服务提供者应当在网上公示菜品名称和主要原料名称,公示的信息应当真实。

第十二条　网络餐饮服务第三方平台提供者提供食品容器、餐具和包装材料的,所提供的食品容器、餐具和包装材料应当无毒、清洁。

鼓励网络餐饮服务第三方平台提供者提供可降解的食品容器、餐具和包装材料。

第十三条　网络餐饮服务第三方平台提供者和入网餐饮服务提供者应当加强对送餐人

员的食品安全培训和管理。委托送餐单位送餐的,送餐单位应当加强对送餐人员的食品安全培训和管理。培训记录保存期限不得少于2年。

第十四条　送餐人员应当保持个人卫生,使用安全、无害的配送容器,保持容器清洁,并定期进行清洗消毒。送餐人员应当核对配送食品,保证配送过程食品不受污染。

第十五条　网络餐饮服务第三方平台提供者和自建网站餐饮服务提供者应当履行记录义务,如实记录网络订餐的订单信息,包括食品的名称、下单时间、送餐人员、送达时间以及收货地址,信息保存时间不得少于6个月。

第十六条　网络餐饮服务第三方平台提供者应当对入网餐饮服务提供者的经营行为进行抽查和监测。

网络餐饮服务第三方平台提供者发现入网餐饮服务提供者存在违法行为的,应当及时制止并立即报告入网餐饮服务提供者所在地县级市场监督管理部门;发现严重违法行为的,应当立即停止提供网络交易平台服务。

第十七条　网络餐饮服务第三方平台提供者应当建立投诉举报处理制度,公开投诉举报方式,对涉及消费者食品安全的投诉举报及时进行处理。

第十八条　入网餐饮服务提供者加工制作餐饮食品应当符合下列要求:

(一)制定并实施原料控制要求,选择资质合法、保证原料质量安全的供货商,或者从原料生产基地、超市采购原料,做好食品原料索证索票和进货查验记录,不得采购不符合食品安全标准的食品及原料;

(二)在加工过程中应当检查待加工的食品及原料,发现有腐败变质、油脂酸败、霉变生虫、污秽不洁、混有异物、掺假掺杂或者感官性状异常的,不得加工使用;

(三)定期维护食品贮存、加工、清洗消毒等设施、设备,定期清洗和校验保温、冷藏和冷冻等设施、设备,保证设施、设备运转正常;

(四)在自己的加工操作区内加工食品,不得将订单委托其他食品经营者加工制作;

(五)网络销售的餐饮食品应当与实体店销售的餐饮食品质量安全保持一致。

第十九条　入网餐饮服务提供者应当使用无毒、清洁的食品容器、餐具和包装材料,并对餐饮食品进行包装,避免送餐人员直接接触食品,确保送餐过程中食品不受污染。

3.11.3　综合防控儿童青少年近视

贯彻落实《综合防控儿童青少年近视实施方案》行动方案

近年来,我国儿童青少年近视率居高不下、不断攀升,近视低龄化、重度化日益严重,影响国家和民族未来。习近平总书记近期作出重要批示,要求必须高度重视,不能任其发展。国务院有关领导同志也作出批示。为此,教育部、市场监管总局等部门联合印发了《综合防控儿童青少年近视实施方案》(教体艺〔2018〕3号)。结合市场监管总局职能和相关任务分工,现提出以下行动方案。

一、指导思想

以习近平新时代中国特色社会主义思想为指导,全面贯彻党的十九大和十九届二中、三中全会精神,严格按照《综合防控儿童青少年近视实施方案》要求,立足市场监管职能,积极履职尽责,切实抓好验光配镜行业的监管和整顿工作,防止给儿童青少年近视造成二次伤害,给党中央、国务院和广大人民群众交上一份满意的答卷。

二、目标任务

（一）严格监管验光配镜行业，不断加强眼视光产品监管和计量监管，整顿配镜行业秩序。加大对镜片、镜架等眼视光产品的监督抽查力度，2018年开展420批次眼视光产品的国家监督抽查。对国家监督抽查开展飞行检查，提高抽查过程的公平、公正性。部署有关质检机构开展眼镜产品的质量安全评估分析。

通过规范验光、配镜、使用等全链条计量活动，合理配备、正确使用、科学维护和管理计量检测仪器，为保护儿童青少年眼健康奠定计量技术基础。加快相关专业计量溯源方法研究和检测装置研制，对儿童青少年验光配镜行业的从业人员进行深层次的计量技术培训。以"双随机、一公开"方式部署全国开展眼镜制配场所计量专项检查。

（二）加大对眼镜和眼镜片的生产、流通和销售等执法检查力度。部署各地市场监管部门聚焦眼镜产品的产业聚集区、市场主要集散地，开展眼镜产品专项整治。做好涉及眼镜和眼镜片的标准化、认证、计量、质量违法行为的执法，以及相关领域网络监督执法指导、协调工作。对眼镜和眼镜片在生产、流通和销售等环节发现的案件，根据实际需要指导地方市场监管部门认真查办，加强组织协调和督查督办。

（三）规范眼镜片市场，杜绝不合格眼镜片流入市场。加强眼镜镜片、灯具等领域标准制修订工作。开展GB/T9473—2017《读写作业台灯性能要求》宣贯工作，加大标准实施力度。强化网络经营主体规范管理工作，督促其守法、诚信经营，切实履行相关法律法规明确的法定义务。加快新一代全国网监平台的建设、应用进程，为执法办案提供支持。

（四）加强广告监管，依法查处虚假违法近视防控产品广告。加强广告监测监管，强化部门间信息共享和协调联动，加大对含有虚假或引人误解内容的虚假违法近视防控产品广告的整治查处力度，进一步规范近视防控产品广告市场秩序。

（五）将违法违规的验光配镜等相关行业企业纳入国家企业信用信息公示系统，向社会予以公示。优化国家企业信用信息公示系统服务功能，全面深入推进涉企信息归集共享。充分发挥国家企业信用信息公示系统功能作用，按照有关要求，将相关政府部门履职过程中对验光配镜等相关行业企业作出的行政许可、行政处罚及"黑名单"等信息归集至国家企业信用信息公示系统，记于企业名下并依法向社会公示。同时，坚持把数据共享作为重点，在打通"信息孤岛"和推进系统整合上下功夫，推动企业信用信息流转更加通畅。

（六）研究建立与眼镜相关的认证制度，严格眼视光产品检测机构资质认定。针对眼镜行业特点，研究建立与眼镜相关的认证制度，协调相关部门研究出台认证采信推广的政策措施。通过第三方认证，保障镜片质量，规范和统一配镜活动，完善眼镜售后服务体系，保障眼镜最终使用效果，有效减少配镜不当给儿童青少年带来的二次伤害。

推进国家质检中心规划建设和动态管理，为眼镜产品质量监管和产业发展提供公共技术服务支撑。通过严格眼视光产品检测机构资质认定，加强资质认定事中、事后监管，开展能力验证、实验室比对多种手段，保障眼视光产品检测机构能力要求，满足眼视光产品监管所需。

（七）严格相关领域知识产权保护。持续加强执法办案，针对包括影响儿童青少年眼视力相关产品在内的重点领域，指导推进知识产权执法维权专项行动，精准、快速打击各类侵权假冒行为。加快推进知识产权维权援助和快速协同保护。充分发挥知识产权维权援助平台作用，加强维权援助服务，进一步深化维权援助机制。发挥中国镇江丹阳（眼镜）知识产权快速维权中心作用，开展集快速审查、快速确权、快速维权于一体的产业知识产权快速协同保护工作，提升眼镜产业知识产权保护效率与水平。

（八）加强相关领域消费者权益保护工作。就电子产品包括手机、IPAD、电脑等产品的蓝光和其他电磁辐射对青少年视力的影响，开展比较试验，包括对宣称防蓝光的手机贴膜产品进行测试，对贴膜前后蓝光数据进行对比，为消费选择提供参考。就儿童眼镜、护眼灯、节能灯等可能影响儿童青少年视力健康的产品，结合全国消协组织比较试验结果发布警示提示，引导消费者正确使用儿童青少年视力产品。开展防控儿童青少年近视专项消费教育工作，引导家长及儿童青少年形成正确的消费观念。加强对消费者商品知识的普及，提醒消费者在购物中警惕低价劣质产品，选择正规的平台及信誉度较高的经营者消费，增强消费者识真辨假和自我保护能力。以各地消费者协会为工作主体，联合各地教育、卫生、体育、新闻等部门，推进消费教育工作落地实施。适时开展网游防沉迷调查监督工作。

三、有关要求

一是高度重视，切实提高思想认识。各级市场监管部门要坚决贯彻落实习近平总书记和国务院领导同志关于儿童青少年近视问题的重要指示批示精神，把思想和行动统一到有关决策部署上来。要严格按照《综合防控儿童青少年近视实施方案》相关要求，抓好贯彻落实，扎实有序推进各项工作。

二是积极行动，确保工作抓出成效。各级市场监管部门要按照职责分工，根据行动方案要求，明确目标任务、具体责任人、时间节点和贯彻落实措施，制定具体的工作方案，尽快部署当地防控儿童青少年近视工作，有条件的地区可以开展眼镜等眼视光产品专项整治行动。要畅通相关投诉举报渠道，对社会各方举报的眼镜等相关眼视光产品存在的质量、计量和假冒伪劣产品等问题要及时受理，并依法进行查处。

三是加强宣传，营造社会共治氛围。各级市场监管部门要做好宣传工作，鼓励开展"进校园""入社区"等宣传活动，提高社会各界对眼视光产品的质量意识。积极引导社会各方参与，引导企业落实主体责任，提高眼镜等眼视光产品的生产质量；引导销售者严格按照眼镜制配流程和要求规范配镜；引导广大群众和新闻媒体对眼镜等眼视光产品的生产、销售、制配等各个环节进行监督。

3.11.4　保护未成年人免受电子烟侵害

关于进一步保护未成年人免受电子烟侵害的通告

2018 年 8 月 28 日，国家市场监督管理总局、国家烟草专卖局发布了《关于禁止向未成年人出售电子烟的通告》（国家市场监督管理总局　国家烟草专卖局通告 2018 年第 26 号，以下简称《通告》）。自《通告》发布以来，社会各界共同保护未成年人免受电子烟侵害的意识普遍增强，向未成年人直接推广和销售电子烟的现象有所好转。但同时也发现，仍然有未成年人通过互联网知晓、购买并吸食电子烟。甚至有电子烟企业为盲目追求经济利益，通过互联网大肆宣传、推广和售卖电子烟，对未成年人身心健康造成巨大威胁。为进一步保护未成年人免受电子烟侵害，现将有关事项通告如下：

电子烟作为卷烟等传统烟草制品的补充，其自身存在较大的安全和健康风险，在原材料选择、添加剂使用、工艺设计、质量控制等方面随意性较强，部分产品存在烟油泄漏、劣质电池、不安全成分添加等质量安全隐患。按照《中华人民共和国未成年人保护法》的有关规定要求，为加强对未成年人身心健康的保护，各类市场主体不得向未成年人销售电子烟。任何组织和个人对向未成年人销售电子烟的行为应予以劝阻、制止。

同时,为进一步加大对未成年人身心健康的保护力度,防止未成年人通过互联网购买并吸食电子烟,自本通告印发之日起,敦促电子烟生产、销售企业或个人及时关闭电子烟互联网销售网站或客户端;敦促电商平台及时关闭电子烟店铺,并将电子烟产品及时下架;敦促电子烟生产、销售企业或个人撤回通过互联网发布的电子烟广告。

各级烟草专卖行政主管部门、市场监督管理部门应切实加强对本通告的宣传贯彻和执行,保护未成年人免受电子烟的侵害。烟草专卖行政主管部门要加大对电子烟产品的市场监管力度,加强对通过互联网推广和销售电子烟行为的监测、劝阻和制止,对发现的各类违法行为依法查处或通报相关部门。

特此通告。

国家烟草专卖局　国家市场监督管理总局
2019 年 10 月 30 日

3.11.5　调味面制品质量安全监管

市场监管总局关于加强调味面制品质量安全监管的公告(节选)

为进一步加强调味面制品(包括俗称的"辣条"类食品)质量安全监管,维护和促进公众健康,现就有关事项公告如下:

五、倡导减盐减油减糖。

生产企业要参照《中国居民膳食指南》相关要求,改进生产工艺,改善产品配方,制定食品企业标准,降低调味面制品中盐、脂肪、糖含量,提升产品营养健康水平。各地教育、卫生、市场监管部门要指导学校加强食品安全和营养健康教育,培养中小学生的健康饮食习惯。

本公告自发布之日起实施。

市场监管总局
2019 年 12 月 10 日

3.11.6　校园食品安全守护行动方案

校园食品安全守护行动方案(2020—2022 年)(节选)

为贯彻落实《中共中央　国务院关于深化改革加强食品安全工作的意见》,推动学校及幼儿园食品安全治理体系和治理能力现代化,保障广大师生"舌尖上的安全",现决定开展校园食品安全守护行动。具体方案如下:

一、工作目标

通过开展校园食品安全守护行动,全面落实学校食品安全校长负责制、学生集体用餐配送单位(以下称供餐单位)食品安全主体责任和属地部门管理监督责任,聚焦校园食品安全突出问题、薄弱环节,采取有力措施,筑牢基础、补齐短板、提升水平,严防严管严控校园食品安全风险,遏制发生群体性重大食品安全事故,不断提高师生和家长对校园食品安全的获得感、幸福感、安全感。

二、重点任务

1. 全面落实校园食品安全校长(园长)负责制,严厉查处校内食品经营者无证经营和超范围经营行为。

2. 严格落实供餐单位、校园周边餐饮门店和食品销售单位食品安全主体责任,严厉查处无证经营和超范围经营行为。

3. 严厉查处采购、销售或加工制作腐败变质、霉变生虫等感官性状异常和超过保质期等食品和食品添加剂行为。

4. 严厉查处超范围、超限量使用食品添加剂行为。

5. 严厉查处餐具、饮具和盛放直接入口食品的容器使用前未经洗净、消毒或者清洗消毒不合格行为。

6. 严厉查处未按规定制定和实施经营过程控制要求的行为。

7. 落实好农村义务教育学生营养改善计划,保证学生营养餐质量安全。

8. 全面推行"互联网＋明厨亮灶"等智慧管理模式。

9. 广泛开展校园食品安全宣传教育。

三、主要措施及分工

(一)全面落实校外供餐单位食品安全主体责任

1. 科学防控安全风险。全面分析企业经营全过程的食品安全风险,制定科学有效的食品安全管理制度和风险防控要求,督促员工严格落实。定期开展食品安全自查。建立HACCP或ISO22000体系,逐步通过认证。(市场监管部门负责)

2. 严格查验进货原料。制定严格的食品原料供货要求。严格筛选食品原料供应商,倡导建立原料供应基地、与大型食品生产或销售企业签订长期供货协议。明确专人负责食品原料进货查验,严格执行查验要求。(市场监管部门负责)

3. 规范加工制作行为。按照《餐饮服务食品安全操作规范》要求,规范食品加工制作行为,做到烧熟煮透食品、分开存放生熟食品、彻底清洗消毒餐具用具、按规定的温度和时间配送食品等。(市场监管部门负责)

4. 全面推行供餐单位"明厨亮灶"。积极推进"互联网＋明厨亮灶",强化供餐单位自身食品安全管理,及时发现并纠正存在的问题。向学校、市场监管部门、教育部门公开食品加工制作信息,主动接受监督。(市场监管部门负责)

5. 提升食品安全管理水平。定期对大宗食品原料、餐用具清洗消毒效果等进行检验检测。充分运用物联网、人工智能等技术,提升原料溯源把关、设施设备管控、人员行为纠偏等的智能化水平。(市场监管部门负责)

(三)切实强化校园食品安全监督管理

12. 实行全覆盖监督检查。对供餐单位、学校食堂、校园周边餐饮门店和食品销售单位实行全覆盖监督检查,持续加大监督检查力度和频次,深入排查使用腐败变质和超过保质期的食品原料等食品安全风险隐患。(市场监管部门负责)

13. 严惩重处违法行为。严惩重处校园食品安全违法违规行为,主动公开查处结果,及时将相关信息归集至国家企业信用信息公示系统,加强信用监管。及时受理、依法立案侦查涉嫌犯罪的食品安全案件,依法严厉打击校园食品安全犯罪行为。(市场监管、公安部门按职责分工负责)

14. 落实好农村义务教育学生营养改善计划。进一步提高农村义务教育学校食堂(伙房)供餐比例。健全并落实大宗食品采购、进货查验、加工制作等制度,确保学生营养餐质量安全。加强农村义务教育学校食堂监督管理。(教育、市场监管部门按职责分工负责)

15. 加强食源性疾病防控。指导学校开展食源性疾病预防知识教育。规范食源性疾病

流行病学调查、报告行为,加强食源性疾病信息通报。(卫生健康部门负责)

3.11.7 餐饮质量安全提升行动方案

餐饮质量安全提升行动方案(节选)

三、主要措施

(一)全面落实餐饮服务提供者主体责任

2. 规范连锁餐饮企业食品安全管理。鼓励餐饮服务企业发展连锁经营。连锁餐饮企业总部应当设立食品安全管理机构,配备专职食品安全管理人员,加强对其经营门店(包括加盟店)的食品安全指导、监督、检查和管理。鼓励连锁餐饮企业总部对各门店原料采购配送、人员培训考核、食品安全自查等进行统一管理,提升门店食品安全管理的标准化、规范化水平。

3. 鼓励餐饮服务提供者推动食品安全管理和服务升级。鼓励餐饮服务提供者推动"互联网 + 明厨亮灶",主动向消费者公开加工制作过程,接受社会监督;积极运用信息化技术,实施智慧管理;引导消费者使用公筷公勺、聚餐分餐制、减少使用一次性餐具;引导消费者适量点餐,开展"光盘行动";主动向消费者作出有关餐饮食品安全和餐饮服务质量的承诺,并在经营场所、菜单、外卖餐食的包装上提供有关"减油、减盐、减糖"等健康饮食宣传内容。鼓励中央厨房和集体用餐配送单位购买食品安全责任保险,发挥保险的他律作用,完善风险分担机制。

(二)全面落实网络餐饮服务第三方平台主体责任

4. 加强审查登记管理。网络餐饮服务第三方平台要对新入网的餐饮服务提供者进行实地核查,确保有实体经营门店并依法取得食品经营许可证。对平台上存量的餐饮服务提供者开展自查,及时下线无证店铺。加强手机 APP 等移动端入网餐饮服务提供者的审查。利用平台技术优势,建立入网餐饮服务提供者食品经营许可证数据库,推行许可证到期前提醒、许可证超期下线。

5. 加强线上信息公示管理。网络餐饮服务第三方平台要严格审核入网餐饮服务提供者上传的食品经营许可及相关经营信息,确保公示信息完整、真实、及时更新。

6. 加强配送过程管理。网络餐饮服务第三方平台要对配送人员进行食品安全培训和考核,督促配送人员保持配送容器清洁。加快实行外卖餐食封签,确保食品配送过程不受污染。鼓励使用环保可降解的食品容器、餐饮具和包装材料。大力推行无接触配送。

(三)加大规范指导和监督检查力度

8. 从严执法检查。各地市场监管部门要按照《食品生产经营日常监督检查管理办法》相关要求,重点检查餐饮服务提供者落实食品安全主体责任的情况,特别是食品安全自查情况、食品安全管理员法规知识的掌握情况。

9. 实施分级分类监管。各地市场监管部门要根据《食品生产经营风险分级管理办法(试行)》相关要求,全面实施风险分级管理。同时,参考《餐饮服务食品安全监督检查操作指南》,结合本地区实际,根据餐饮服务提供者经营业态、经营方式、规模大小及出现问题类型等因素,对餐饮服务提供者科学分类,制定分类检查要点表,按照分类检查要点表对餐饮服务提供者实施检查。

13. 强化入网餐饮服务提供者线下检查。各地市场监管部门要将入网餐饮服务提供者线下检查与无证餐饮综合治理有机结合,以学校和居民小区周边、城乡接合部等为重点区域,以小餐饮店、无牌匾标识餐饮店为重点对象开展无证经营行为监督检查,及时规范、查处无证餐饮服务提供者,消除线上无证经营源头。

五、有关要求

(一)高度重视。各地市场监管部门要深入贯彻习近平总书记重要指示批示精神,认真落实党中央、国务院决策部署,在疫情防控常态化前提下,将提升餐饮质量安全水平作为改善民生、促进食品行业健康有序发展的重要举措,积极争取地方扶持政策,确保各项工作取得积极进展。在充分发挥监管部门作用、督促餐饮服务提供者落实食品安全主体责任的同时,积极建立与商务、旅游、住建、交通等行业主管部门的沟通协调机制,发挥各部门的政策、资源等优势,促进形成全社会共同制止餐饮浪费的良好风气。

(二)加强组织实施。各地市场监管部门要结合实际制定切实可行的具体方案,找准工作切入点和重点,明确时间表、路线图、责任人,做好整体工作部署。主要负责同志要定期听取工作汇报,及时组织研究解决实际问题,给予政策、资金、人员等各方面的支持,确保各项任务和工作要求落实到位。

3.12 国家新闻出版署

防止未成年人沉迷网络游戏

国家新闻出版署关于防止未成年人沉迷网络游戏的通知

国新出发〔2019〕34号

各省、自治区、直辖市新闻出版局,各网络游戏企业,有关行业组织:

近年来,网络游戏行业在满足群众休闲娱乐需要、丰富人民精神文化生活的同时,也出现一些值得高度关注的问题,特别是未成年人沉迷网络游戏、过度消费等现象,对未成年人身心健康和正常学习生活造成不良影响,社会反映强烈。规范网络游戏服务,引导网络游戏企业切实把社会效益放在首位,有效遏制未成年人沉迷网络游戏、过度消费等行为,保护未成年人身心健康成长,是贯彻落实习近平总书记关于青少年工作重要指示精神、促进网络游戏繁荣健康有序发展的有效举措。现就有关工作事项通知如下。

一、实行网络游戏用户账号实名注册制度。所有网络游戏用户均须使用有效身份信息方可进行游戏账号注册。自本通知施行之日起,网络游戏企业应建立并实施用户实名注册系统,不得以任何形式为未实名注册的新增用户提供游戏服务。自本通知施行之日起2个月内,网络游戏企业须要求已有用户全部完成实名注册,对未完成实名注册的用户停止提供游戏服务。对用户提供的实名注册信息,网络游戏企业必须严格按照有关法律法规妥善保存、保护,不得用作其他用途。

网络游戏企业可以对其游戏服务设置不超过1小时的游客体验模式。在游客体验模式下,用户无须实名注册,不能充值和付费消费。对使用同一硬件设备的用户,网络游戏企业在15天内不得重复提供游客体验模式。

二、严格控制未成年人使用网络游戏时段、时长。每日22时至次日8时,网络游戏企业不得以任何形式为未成年人提供游戏服务。网络游戏企业向未成年人提供游戏服务的时长,法定节假日每日累计不得超过 3 小时,其他时间每日累计不得超过 1.5 小时。

三、规范向未成年人提供付费服务。网络游戏企业须采取有效措施,限制未成年人使用与其民事行为能力不符的付费服务。网络游戏企业不得为未满 8 周岁的用户提供游戏付费服务。同一网络游戏企业所提供的游戏付费服务,8 周岁以上未满 16 周岁的用户,单次充值金额不得超过 50 元人民币,每月充值金额累计不得超过 200 元人民币;16 周岁以上未满 18 周岁的用户,单次充值金额不得超过 100 元人民币,每月充值金额累计不得超过 400 元人民币。

四、切实加强行业监管。本通知前述各项要求,均为网络游戏上网出版运营的必要条件。各地出版管理部门要切实履行属地监管职责,严格按照本通知要求做好属地网络游戏企业及其网络游戏服务的监督管理工作。对未落实本通知要求的网络游戏企业,各地出版管理部门应责令限期改正;情节严重的,依法依规予以处理,直至吊销相关许可。各地出版管理部门协调有关执法机构做好监管执法工作。

五、探索实施适龄提示制度。网络游戏企业应从游戏内容和功能的心理接受程度、对抗激烈程度、可能引起认知混淆程度、可能导致危险模仿程度、付费消费程度等多维度综合衡量,探索对上网出版运营的网络游戏作出适合不同年龄段用户的提示,并在用户下载、注册、登录页面等位置显著标明。有关行业组织要探索实施适龄提示具体标准规范,督促网络游戏企业落实适龄提示制度。网络游戏企业应注意分析未成年人沉迷的成因,并及时对造成沉迷的游戏内容、功能或者规则进行修改。

六、积极引导家长、学校等社会各界力量履行未成年人监护守护责任,加强对未成年人健康合理使用网络游戏的教导,帮助未成年人树立正确的网络游戏消费观念和行为习惯。

七、本通知所称未成年人是指未满 18 周岁的公民,所称网络游戏企业含提供网络游戏服务的平台。

本通知自 2019 年 11 月 1 日起施行。

国家新闻出版署
2019 年 10 月 25 日

3.13　国家体育总局

3.13.1　体育总局关于加强和改进群众体育工作的意见

体育总局关于加强和改进群众体育工作的意见

体群字〔2014〕135 号

各厅、司、局,各直属单位:

为深入学习贯彻习近平总书记系列重要讲话批示精神和党的十八届三中、四中全会精神,推动群众体育、竞技体育、体育产业全面发展,结合落实国务院近期出台的若干重要文件要求,现就加强和改进群众体育工作提出以下意见:

一、充分认识加强和改进群众体育工作的重要意义

(一)加强和改进群众体育工作是落实"将全民健身上升为国家战略"的必然要求。全民健身上升为国家战略,充分发挥体育的综合功能和多元社会价值,保障和改善民生,满足人民群众多样化的体育需求,使人民群众享受体育健身带来的健康和快乐,提升幸福指数,

对推动经济社会转型升级、全面实现小康社会、构建社会主义和谐社会、实现中华民族伟大复兴的中国梦有积极的推动作用。

（二）加强和改进群众体育工作是建设体育强国的必然选择。发展体育运动，增强人民体质，是我国体育工作的根本方针和任务。群众体育工作是政府提供基本公共体育服务的重要体现，是夯实竞技体育项目人口和后备人才力量的基础，也是培育体育消费、推动体育产业快速发展的有效手段。要正确认识和处理好群众体育、竞技体育、体育产业之间的关系，推动体育事业全面、协调、可持续发展。

（三）加强和改进群众体育工作是推动群众体育工作提档升级的迫切需要。党中央、国务院历来高度重视群众体育工作，北京奥运会后，国务院颁布实施《全民健身条例》和《全民健身计划（2011—2015年）》，全民健身场地设施不断增加，全民健身组织体系日益完善，全民健身活动遍布城乡，"政府主导、部门协同、全社会共同参与"的全民健身工作格局和全民健身公共服务体系逐步健全。面对新形势和新要求，群众体育工作还存在一些薄弱环节，主要表现在：全民健身城乡和地区发展不平衡、政府提供全民健身服务水平还不高、部门协调发展全民健身的机制还不健全、全社会共同参与全民健身的格局还未真正形成，供需矛盾仍然十分突出。因此，推动群众体育改革创新有着重要的现实意义。

二、加强和改进群众体育工作的总体要求

（四）转职能，转方式，认真贯彻落实《全民健身条例》《全民健身计划》和《国务院关于加快发展体育产业促进体育消费的若干意见》，切实建立起总局系统协调开展群众体育工作的有效机制；尊重市场规律，充分发挥体育社会组织的作用，不断提高公共体育服务能力，推动群众体育、竞技体育、体育产业全面发展。

三、建立总局系统群众体育工作协同发展机制

（五）总局党组每年对群众体育工作进行专题研究，定期召开总局系统全民健身工作会议，总结交流各部门、各单位贯彻落实《全民健身计划》执行情况，将群众体育工作作为总局对各部门、各单位工作考核的重要评价内容。

（六）群体司作为主责部门，承担总局系统群众体育工作综合、协调、指导等职责。要按照转变政府职能、依法治体、提高治理能力的要求，强化群众体育宏观管理、政策法规、标准制定、事中和事后监管等，夯实和完善"政府主导，部门协同，全社会共同参与"的全民健身工作格局。

（七）更好地发挥中华全国体育总会开展群众体育工作的作用。要加强对各级各类体育社会组织的扶持培育，充分激发和释放各级各类体育社会组织在推进全民健身事业发展中的活力，努力推动各级体育总会建设成为枢纽型体育社会组织；要加强与体育总会各单位会员、个人委员等方面的联系和沟通，进一步广泛联系、动员、吸纳热爱体育事业，具有良好社会形象和感召力的社会各界人士，汇聚形成共同推进全民健身事业发展的合力。

（八）各厅司局、直属单位和单项体育协会要根据《关于印发落实全民健身计划（2011—2015年）国家体育总局相关单位职责分工的通知》（体群字〔2012〕156号）的要求，加强对本部门、本单位群众体育工作的组织领导，明确专门机构和人员负责落实本部门、本单位承担的群众体育工作职责，落实好相关工作。

（九）按照总局深化体育管理体制改革的总体要求，充分发挥运动项目管理中心和全国性单项体育协会在推动全民健身中的作用和优势，初步建立起与社会主义市场经济体制相

适应,符合体育事业发展要求,政府监管有力,市场配置资源合理,社会体育组织蓬勃发展的体育管理体制和高效科学的体育运行机制。

四、拓宽全民健身工作的广度和深度

(十)有关司局和直属单位要积极组织力量对《全民健身计划(2011—2015年)》实施效果进行评估,同时按照《全民健身条例》和《国务院关于加快发展体育产业促进体育消费的若干意见》的要求,结合自身确定承担的群众体育工作职能,研究制定"十三五"时期群众体育工作领域的专项规划,并完善相关配套政策。

(十一)各运动项目管理中心和单项体育协会要推动基层建立、健全单项体育协会和项目俱乐部等组织网络体系,研究制定运动项目业余等级锻炼标准、段位制和业余裁判员、教练员、社会体育指导员认证体系,提高项目人口数量,夯实项目发展基础;进一步创新赛事活动的内容和方式,建立有效的业余竞赛活动体系和激励机制,找准专业和业余赛事结合点,探索多元主体办赛的机制,不断丰富群众身边的体育竞赛活动。

(十二)各运动项目管理中心和单项体育协会要按照《建立全民健身志愿服务长效化机制工作方案》(体群字〔2010〕201号)的要求,定期组织奥运冠军、世界冠军、全国冠军等优秀运动员深入到社区、学校、农村和企事业单位,参加全民健身志愿服务活动;具备条件的单项体育协会要根据《社会体育指导员管理办法》(国家体育总局令第16号)的有关规定,探索建立本项目社会体育指导员培训、管理办法和项目社会体育指导员认证体系。

(十三)有关司局要继续加强与全国总工会、全国妇联、共青团中央、中残联、中直工委、中央国家机关工委、解放军武警部队和各行业、人群体育协会等单位和团体的协调配合,制定有针对性地扶持政策,加强指导与服务,切实采取措施推动不同人群全民健身活动的广泛、深入、可持续开展,逐步建立和完善国家层面的部门协同发展机制。

(十四)按照《国务院关于加快发展体育产业促进体育消费的若干意见》要求,进一步优化市场环境,完善政策措施,培育多元市场主体,遵循产业发展规律,抓紧研究制定调动社会力量、鼓励社会组织及个人投入和支持全民健身工作的政策和办法,充分调动全社会积极性与创造力,不断提高提供适应群众需求、丰富多样的全民健身产品和服务的能力,形成全社会共同参与全民健身工作的有效格局。

五、完善群众体育的服务保障体系

(十五)要继续争取相关部委加大中央资金对群众体育工作的投入力度,将群众体育工作经费纳入中央财政预算,不断加大彩票公益金用于全民健身事业的比例,并督促检查各级地方政府落实中央有关政策。

(十六)加大群众体育工作宣传力度,创新方式方法,深入挖掘和拓展全民健身宣传内容,增强全民健身宣传的时效性、针对性和感染力;加大宣传投入,积极运用新媒体、移动互联等信息化技术和手段,整合媒体资源,拓宽宣传平台,多渠道进行报道;推动在全国文明城市、卫生城市等综合性评选中加大群众体育工作的考核评价权重。

(十七)充分发挥体育科研机构和高等院校体育院系的作用。组建群众体育工作智库,进一步加强全民健身科学指导工作,组织对重大理论和实践问题的科研攻关,注重促进科学健身成果的转化和应用性研究,研制推广体育健身新项目、新方法,不断提高全民健身科学化水平。

(十八)提高群众体育工作信息化服务水平。研究移动互联网背景下群众体育工作信息化的路径和方法,利用信息化手段解决群众体育工作管理过程中存在的基础数据统计滞

后、信息沟通不畅、公共体育服务内容不足、双向交流机制缺乏等问题,推动群众体育公共信息服务网络建设,提高全民健身公共信息服务能力。

体育总局

2014 年 12 月 25 日

3.13.2 进一步加强新形势下老年人体育工作

关于进一步加强新形势下老年人体育工作的意见(节选)

为深入贯彻落实国务院关于加快发展体育产业促进体育消费、加快发展养老服务业、加快构建现代公共文化服务体系、促进健康服务业发展的精神,充分发挥体育在应对人口老龄化过程中的积极作用,推进全民健身事业全面发展,根据《中华人民共和国体育法》《中华人民共和国老年人权益保障法》《全民健身条例》等有关法律法规,现就进一步加强新时期老年人体育工作提出如下意见。

一、充分认识加强老年人体育工作的重要性。

(一)当前,我国已进入老龄化社会,对国家经济发展和社会和谐稳定提出了十分严峻的挑战,应对人口老龄化已经成为国家一项长期发展战略。尊老敬老是中华民族的传统美德,爱老助老是全社会的共同责任,党和政府始终高度重视和关心老龄工作,把老龄工作作为构建社会主义和谐社会、全面建成小康社会,实现中华民族伟大复兴的中国梦的重要组成部分。

(二)提高老年人健康水平是提高老年人生活质量的基础和前提。推进健康关口前移,延长健康寿命,增强自主活动能力,对于老年人自立自强、积极向上具有重要意义。体育健身活动是积极应对人口老龄化的便捷、经济、有效方式,也是老年人保持健康、延缓衰老的理想途径。老年人有迫切的健康长寿愿望,有强烈的体育健身热情,有大量的闲暇时间,因此,加强老年人体育工作对丰富老年人精神文化生活,提高老年人健康水平和生活质量具有不可替代的作用。

(三)老年人体育工作是我国老龄事业和体育事业的重要组成部分,要站在落实全民健身国家战略的高度,将老年人体育工作作为协调推进四个全面战略布局的重要举措,与经济发展、社会稳定、服务民生等工作紧密结合,充分认识新形势下进一步加强老年人体育工作的重要意义,认真贯彻落实党和政府有关老年人体育工作的各项方针政策,掌握新情况、适应新趋势,切实加强对老年人体育工作的指导与协调,大力发展老年人体育事业,维护和保障老年人体育健身权益。

(四)在发展全民健身事业和建设体育强国的过程中,抓好老年人体育工作是带动其他年龄人群参与全民健身的有效方法。改革开放以来,老年人体育工作蓬勃发展,并且随着经济发展、社会进步和人民生活水平的不断提高,老年人体育健身的需求越来越旺盛,参与体育健身的热情越来越高涨,但目前还普遍存在对老年人体育工作的重要性认识不充分,老年人体育组织网络不健全,老年人体育健身场地设施缺乏,老年人体育健身方式较少、科学性较差和经费投入不足等亟待解决的问题,新变化、新要求和新任务使老年人体育工作面临新的发展机遇和挑战。

二、明确老年人体育工作的目标任务。

(五)要努力探索并遵循老年人体育工作规律,拓展老年人体育工作的新领域、新空间和新路子。要注重社会化,加快政府职能转变,创造条件吸引社会力量参与老年人公共体育服务;要注重制度化,整合利用各种资源,促进老年人体育健身与养老服务、健康服务、公共文化服务、文化创意和设计、教育培训、医疗卫生、家政、保险、旅游等相关领域交互融通;要注重科学化,创新老年人体育公共服务方式,提高能力和质量,使基础更加坚实,产品更加丰富,供给更加充足,努力满足老年人日益增长的多元化体育健身需求;要注重生活化,重点推进基层老年人体育工作,切实解决老年人体育健身的实际问题,引导老年人养成健康、文明、科学的生活方式。

(六)要把增强老年人体质、提高健康水平、丰富精神文化生活作为新形势下老年人体育工作的根本任务,建立健全有中国特色的老年人体育工作理论体系和政策法规体系,定期制定并实施老年人体育发展规划,并纳入全民健身计划;要切实建立"党政主导、部门尽责、协会组织、社会支持、重在基层、面向全体"的老年人体育工作格局,以加强体育场地设施建设为基础,以完善体育组织网络为依托,以开展体育健身活动为手段,实现老年人体育工作有组织、有人员、有阵地、有经费,并确保持续健康发展;要逐步建成惠及全体老年人的公共体育服务体系,提供适应老年人需求的公共体育产品和服务,使经常参加体育健身活动的老年人数逐年递增,老年人体育健身和消费意识显著增强,人均体育消费支出明显提高。

三、建立健全老年人体育组织网络。

(七)建立健全老年人体育组织网络是加强老年人体育工作的重要前提和关键环节。要以"重在基层,面向全体"为工作方针,鼓励发展多种类型的老年人体育组织,满足老年人的不同健身需要。要鼓励、支持老年人体育组织自上而下延伸,县以上地区都要在民政部门依法登记成立老年人体育协会,在街道和乡镇普遍建立老年人基层文化体育组织,在城乡社区广泛建立老年人健身活动站点和体育健身团队,逐步形成并完善老年人体育组织网络。要加强对老年人体育组织的服务和引导,按照政社分开、管办分离的原则,切实帮助解决人、财、物和科学健身指导等方面的问题,提供办公和开展体育健身活动保障,保持人员队伍的稳定和活力,使老年人体育组织有人想事、管事、做事。

(八)老年人体育协会是为老年人体育健身提供服务的社会团体,是党和政府联系老年人的桥梁和纽带,是实现老年人公共体育服务职能的得力助手。要引导、支持各级老年人体协加强自身建设,健全工作机构,规范退(离)休领导干部在老年人体协兼职行为,聘用熟悉体育工作、组织协调能力较强的人员从事日常事务,不断提高老年人体协"自我发展、自我管理、自我服务、自律规范"的能力,增强吸引力、凝聚力,始终保持生机与活力。

(九)老年人体育工作始终与社区体育工作、农村体育工作紧密联系、相辅相成,体育部门要结合城乡社区老年人体育组织建设,充分发挥老年人和其他年龄人群体育健身的良性互动作用,街道办事处和乡镇政府要依托社区体育活动中心(站)、体育俱乐部、乡镇(街道)综合文化站等建立为老年人体育健身服务的基层文化体育组织。街道办事处和乡镇政府要通过对老年人体育健身活动站点和体育健身团队进行备案和以奖代补等形式予以扶持,使其成为老年人身边体育健身、文化娱乐的重要组织。

(十)要加强老年人体育工作骨干队伍建设。有计划、有针对性地培训建立服务老年人的社会体育指导员等志愿者队伍,不断提高其思想道德素质和服务能力,并充实到各级各类老年人体育组织;要加强老年人体育健身项目教练员、裁判员队伍建设,并对符合条件的颁发资格证书;要规范并加快培养服务老年人的职业社会体育指导员等从业人员,鼓励街道、乡镇聘用体育专业人才从事老年人体育健身服务工作,并与其他涉老组织在人员上统筹安排。

四、加强适合老年人体育健身的场地设施建设和使用。

（十一）体育健身场地设施是老年人开展体育健身活动的必要条件和重要保障。要根据《公共文化体育设施条例》，将适合老年人体育健身的场地设施纳入体育健身圈建设内容，不断健全适合老年人体育健身的场地设施设计和施工规范以及技术要求等标准；要按照均衡配置、规模适当、功能优先、经济适用、节能环保的原则，根据当地经济发展状况、老年人数量和分布、地域特点以及体育健身习惯等因素，将适合老年人体育健身的场地设施建设纳入规划，因地制宜地与其他服务老年人的场地设施建设项目统筹安排。

（十二）要拓宽适合老年人体育健身的场地设施建设和运行管理的投融资渠道，将适合老年人体育健身的基本公共体育场地设施建设列入各级政府财政预算和投资计划。集中使用的彩票公益金支持体育事业专项资金要充分考虑老年人体育健身的需求，并加大对经济欠发达地区的支持力度；使用彩票公益金建设的"全民健身工程"要统筹考虑老年人体育健身功能，配置老年人喜爱、适用面广、便捷实用、健身效果显著的体育器材；要充分利用现有公共设施，在公园、广场、绿地及城市空置场所等建设适合老年人体育健身的场地设施，为老年人提供广场舞活动场地，做好电源、夜间照明等基础配套设施，有条件的配置移动音箱等器材设备；要盘活存量资源，改造旧厂房、仓库、老旧商业设施等用于老年人体育健身，对现有公共体育健身场地设施进行无障碍或者适老性改造，有条件的乡镇（街道）综合文化站要建设室外体育健身场地，配备适合老年人开展文体活动的器材和设备；要鼓励、支持企事业单位、社会组织、个人捐赠和赞助，要鼓励政府和社会资本通过 PPP 模式，积极兴办适合老年人体育健身的场地设施。

（十三）要通过财政补助、政府购买服务等方式，支持公共和民办体育场地设施免费低收费向老年人开放，并不断健全运营管理和服务标准体系，规范服务项目和服务流程，提高服务水平，并按照国家有关规定，争取对适合老年人体育健身的非营利性场地设施减免费用；要整合资源，加强社区公共体育场地设施与社区综合服务设施及社区卫生、文化、养老等社区专项服务设施的功能衔接，提高使用率，发挥综合效益。机关、企事业单位和社会团体内部的体育场地设施要为老年人参加体育健身活动提供便利和服务。公园、广场、绿地等公共场所要为老年人体育健身活动站点和体育健身团队开展活动创造条件。已有的老年人体育健身活动场地设施不得擅自改变用途，并加强管理和维护，确保其功能完好、使用安全，不被侵占、破坏。

五、广泛开展老年人体育健身活动。

（十四）体育部门要支持、指导老年人体育组织利用全民健身日、节假日、纪念日、庆典日，按照"经常自愿、重在参与、就地就近、小型多样、文体结合、科学文明、有益健康"的原则，因时、因人、因地制宜地动员、组织老年人举办社区运动会、家庭运动会、楼群运动会等活动，开展体育表演展示交流，突出参与性、健身性、娱乐性、趣味性和多样性，不断创新活动方式，打造具有地方特色的老年人品牌活动，引导老年人选择一项活动、加入一个团队、享受一种快乐、收获一份健康，推动老年人经常性体育健身活动广泛深入地开展，使老年人体育健身活动常态化。

（十五）要积极为老年人开展体育赛事活动提供服务保障，并通过市场机制引入社会力量承办赛事；要定期举办全国性和区域性老年人体育健身活动，并逐步形成传统和制度，使之成为具有示范性的全民健身活动；要积极引导老年人健康、文明、有序地开展广场舞活动，将广场舞纳入文化、体育部门的重要工作内容，采取划片指导、结对帮扶、公益培训、展演展示等多种方式,探索规范老年人广场舞活动的模式;举办老年人体育活动要坚持"安全第一"和"重在参与、重在健康、重在交流、重在快乐"的原则,有条件的要购买运动伤害类保险,做好人身安全防范工作;体育部门要建立老年人体育健身志愿服务长效化工作机制,结合开展"三关爱"志愿服务活动,广泛组织社会体育指导员、体育科技工作者、体育院校师生、体育运动队等到基层为老年人送服务、送温暖、送健康,并加强对空巢老人、残障老人的体育健身服务。

(十六)要加强老年人体育健身方法的研究和体育健身活动的指导,举办体育健身培训讲座和健身指导咨询等,普及体育健身知识、传授体育健身技能;要不断挖掘整理、普及推广适合老年人特点,简便易行、科学、文明、有效的体育健身方法,根据老年人需求特点创编具有文化艺术内涵、体现科学健身理念、符合群众审美特点的广场舞作品,开展原创作品征集评选,特别是保健娱乐类项目,满足不同年龄、性别、爱好和健康程度老年人体育健身的多样化需要;要引导、支持老年人体育组织培育形成具有民族、民间传统特色的体育健身项目和示范队伍,推动老年人体育健身项目的传承和普及发展。

3.13.3　体育发展"十三五"规划

体育发展"十三五"规划(节选)

体政字〔2016〕75 号

"十三五"时期是全面建成小康社会决胜阶段,是协调推进"四个全面"战略布局,实现中华民族伟大复兴中国梦的重要时期,也是体育发展重要战略机遇期和筹办 2022 年北京冬奥会、冬残奥会的重要时期。为促进我国体育全面协调可持续发展,努力实现建设体育强国的目标,充分发挥体育在建设健康中国、推动经济转型升级、增强国家凝聚力和文化竞争力等方面的独特作用,根据党中央、国务院的总体部署和"十三五"时期我国体育发展面临的新形势、新任务、新要求,制定本规划。

一、"十二五"时期我国体育发展情况和"十三五"时期面临的形势

(一)"十二五"时期我国体育发展取得显著成就

党中央、国务院高度重视体育工作,特别是党的十八大以来,习近平总书记对体育工作多次发表重要讲话、作出重要批示和指示,对体育工作进行了一系列精辟论述,成为推动"十二五"时期体育发展的强大动力。各级政府对体育事业的投入不断加大,全社会参与体育的热情日益高涨,体育在实现中华民族伟大复兴中国梦和全面建成小康社会中的作用进一步显现。党中央、国务院的重大决策部署极大地激发了体育事业发展活力,北京成功获得 2022 年冬奥会举办权,中央全面深化改革领导小组审议通过了《中国足球改革发展总体方案》,足球改革发展的体制机制和政策措施实现了重大突破,国务院颁布实施了《全民健身计划(2011—2015 年)》,印发了《关于加快发展体育产业促进体育消费的若干意见》,体育发展获得重大机遇。体育各领域改革力度持续加大,实施行政审批制度改革,取消群众性和商业性体育竞赛活动审批,出台了《中国足球协会调整改革方案》,中国足球协会与体育总局脱钩,全国性单项体育协会改革试点稳步推进,启动了第一批 14 个全国性体育协会与体育总局的脱钩改革试点工作,全国综合性和单项体育赛事管理制度改革不断深化,改革了全运会计分政策和比赛成绩的公布方式。全民健身上升为国家战略,公共体育服务体系建设速度加快,全民健身意识极大增强,组织网络日趋完善,活动形式呈多样化,包括青

少年在内的群众体育蓬勃发展。截至 2014 年底,全国经常参加体育锻炼的人数比例达到 33.9%,城乡居民达到《国民体质测定标准》合格以上的人数比例是 89.6%,人均体育场地面积达到 1.5 平方米。竞技体育综合实力和国际竞争力进一步增强,优势项目继续保持和巩固,潜优势项目有所提升,田径、游泳等基础大项进步明显,冬季项目稳步发展。"十二五"期间我国运动员共获得世界冠军 596 个,创、超世界纪录 57 次。中国体育代表团在伦敦奥运会取得境外参赛最好成绩,在索契冬奥会实现冬奥会基础大项金牌零的突破。全面贯彻落实《国务院关于加快发展体育产业促进体育消费的若干意见》,体育产业规模逐步扩大,体育消费明显增加,2014 年体育产业总规模达到 13 574 亿元,产业结构持续优化,产业体系日趋健全,产业政策不断完善,与文化、旅游、医疗、养老、互联网等领域的互动融合日益加深。体育文化在体育发展中的地位进一步提高,体育对外交往进一步深化拓展,体育行业作风建设和反腐倡廉工作明显推进,体育法治、科技、人才、教育和宣传等工作不断开创新局面。

(二)"十三五"时期我国体育发展存在的矛盾与问题

"十三五"时期,我国体育发展将进入更加严峻的改革攻坚期。体育领域改革创新与体育强国建设的总体目标仍不相适应,体育与经济社会协调发展的机制有待进一步健全,人民群众日益增长的多元化、多层次体育需求与体育有效供给不足的矛盾依然突出。一些长期制约体育事业发展的薄弱环节和突出问题依然严峻:体育管理体制的改革尚需深化,体育发展方式亟需转变,管办不分、政社不分、事社不分的体制弊端遏制了体育发展活力,调动社会力量参与体育的政策措施尚不完善。体育社会化水平不高,基层体育社会组织发展滞后,支持培育体育社会组织发展的机制仍需完善,全民健身公共服务体系有待进一步完善。竞技体育结构布局还不够科学合理,一些影响广泛的基础大项和集体球类项目水平较低,职业体育的快速发展迫切需要建立完善与之相适应的体制机制。体育产业总体规模不大与结构不完善并存,体育服务业比例偏低、种类偏少。体育文化在社会主义核心价值体系建设中的作用未能有效发挥,体育的多元价值有待深入挖掘。体育人才队伍建设还不能适应快速发展的形势,高素质复合型的体育管理人才依然缺乏。

(三)"十三五"时期我国体育发展面临的机遇

以习近平同志为总书记的党中央把体育作为中华民族伟大复兴的一个标志性事业,"十三五"时期党和国家对体育的重视和支持将更加有力,为体育繁荣发展提供了重要机遇。全面建成小康社会将为体育发展开辟新空间,体育在增强人民体质、服务社会民生、助力经济转型升级中的作用更加突出,经济发展新常态和体育供给侧结构性改革对体育与经济社会的协调发展提出了要求,体育产业作为新兴产业、绿色产业、朝阳产业,完全有条件和潜力成为未来我国经济发展新的增长点,体育消费对经济发展的贡献将不断增强。建设健康中国、全民健身上升为国家战略,将为体育发展提供新机遇,将不断满足广大人民群众对健康更高层次的需求,进一步营造崇尚运动、全民健身的良好氛围,推动体育融入生活,培育健康绿色生活方式,增强人民群众的幸福感和获得感,有效提高全民族健康水平。全面深化改革和依法治国的战略部署将为体育改革增添新动力,事业单位分类改革和体育社会组织改革的整体推进将进一步消除制约各类体育社会组织发展的体制和机制障碍,体育组织化水平和社会化程度将快速提升。信息化、全球化、网络化交织并进,为体育各领域的改革和发展提供了技术新引擎,"中国制造 2025"、"互联网 +"行动计划、"大众创业、万众创新"为体育发展激发新活力,体育与政治、经济、社会和文化将产生更加积极全面的互动。新型外交战略将为展现体育文化软实力提供广阔舞台,筹办 2022 年北京冬奥会等国际大赛将不断提升中国体育的国际影响力,我国冰雪体育运动和冰雪产业将迎来快速发展新时期。把握"十三五"时期体育发展机遇,必须更新理念,拓宽视野,坚定不移地深化改革,扎实推进各项工作,在新的更高起点上推动我国体育全面协调可持续发展。

二、"十三五"时期体育发展的指导思想、基本原则、发展目标和发展理念

（四）"十三五"时期体育发展的指导思想

高举中国特色社会主义伟大旗帜,全面贯彻党的十八大和十八届三中、四中、五中全会精神,以马克思列宁主义、毛泽东思想、邓小平理论、"三个代表"重要思想、科学发展观为指导,深入贯彻习近平总书记系列重要讲话精神,解放思想、深化改革、开拓创新、激发活力,把增进人民福祉、促进人的全面发展作为体育发展的出发点和落脚点,坚持建设体育强国的战略定位,实施全民健身国家战略,推进健康中国建设,坚定不移走中国特色社会主义体育发展道路,创新体育发展方式,全面提升体育治理体系与治理能力现代化水平,努力将体育建设成为中华民族伟大复兴的标志性事业。

（五）"十三五"时期体育发展的基本原则

——坚持以人为本。必须牢固树立以人民为中心的发展思想,以保障人民群众的体育权益为着眼点,充分调动人民参与体育的积极性、主动性、创造性,进一步激发和调动各方活力,不断满足人民群众日益增长的多元化体育需求。

——坚持科学发展。必须从中国体育发展实际出发,遵循现代体育发展内在规律,顺应社会发展新趋势,加快转变体育发展方式,实现体育更高质量、更有效率、更加公平、更可持续的发展。

——坚持深化改革。必须始终坚持以改革促发展,破除体制机制障碍,充分发挥市场在体育资源配置中的决定性作用和更好地发挥政府作用,积极培育社会力量参与体育发展,不断完善中国特色体育发展道路。

——坚持依法治体。必须进一步强化法治理念,坚持依法决策、依法行政、严格执法,把体育发展纳入法治轨道,加快建设中国特色体育法治体系,切实保障公民体育权利。

——坚持党的领导。必须认真落实党中央、国务院发展体育工作的一系列指示精神,进一步把思想和行动统一到党和国家对体育发展的战略部署上,全面贯彻从严治党要求,坚定不移推进反腐倡廉,加强体育队伍思想政治与行风建设,积极应对各种风险挑战,为体育改革与发展提供更为坚实的政治保障。

（六）"十三五"时期体育发展的主要目标

根据全面建成小康社会的总体部署、实现体育强国的战略目标和建设健康中国的任务要求,深化体育重点领域改革,促进群众体育、竞技体育、体育产业、体育文化等各领域全面协调可持续发展,推进体育发展迈上新台阶。

——体育重点领域改革取得新突破,体制机制创新取得新成果。加快政府职能转变,推进足球项目改革试点,加速职业体育发展,创新体育社会组织管理和体育场馆运营,逐步完善与经济社会协调发展的体育管理体制和运行机制,基本形成现代体育治理体系。

——全民健身国家战略深入推进,群众体育发展达到新水平。《全民健身计划（2016—2020 年）》有效实施,全民健身公共服务体系日趋完善,人民群众健身意识普遍增强,身体素质逐步提高。到 2020 年,经常参加锻炼的人数达到 4.35 亿,人均体育场地面积达到 1.8 平方米。

——竞技体育发展方式有效转变,综合实力和国际竞争力进一步增强。项目结构不断优化,发展质量和效益显著提高。2016年里约奥运会努力保持和巩固既有运动项目优势和成绩地位。2018年平昌冬奥会在保持水平的基础上,扩大参赛规模,成绩稳中有升,追求超越。2020年东京奥运会,努力争取运动成绩领先地位。

——体育产业规模和质量不断提升,体育消费水平明显提高。到2020年,全国体育产业总规模超过3万亿元,体育产业增加值的年均增长速度明显快于同期经济增长速度,在国内生产总值中的比重达到1%,体育服务业增加值占比超过30%。体育消费额占人均居民可支配收入比例超过2.5%。

——体育文化在体育发展中的影响进一步扩大,在培育社会主义核心价值观中的作用更加突出。培育运动项目文化,力争打造一批高质量的体育文化精品工程,办好一批社会效益显著的体育文化品牌活动,把丰富多彩的体育文化理念融入到体育事业发展的各个环节,为精神文明建设增添力量。

（七）"十三五"时期体育发展的基本理念

——创新发展。把创新作为推进体育发展的强大驱动力,充分激发各类主体的创新活力,积极推进理论创新、制度创新、科技创新、文化创新,推动体育领域"大众创业、万众创新",探索体育发展新模式。

——协调发展。积极推动体育与经济社会的协调发展,不断增强各项体育工作的系统性和协同性,促进体育事业与体育产业协调发展、群众体育与竞技体育全面发展,推动城乡体育均衡发展、区域体育联动发展。

——绿色发展。充分发挥体育行业绿色低碳优势,服务于健康中国建设,倡导健康生活方式,推进健康关口前移,延长健康寿命,提高生活品质。倡导体育设施建设和大型活动节能节俭,挖掘体育在建设资源节约型、环境友好型社会中的潜力。

——开放发展。加强体育与社会相关领域的融合与协作,积极吸引社会力量共同参与体育发展。加强体育对外交往,积极借鉴国际体育发展先进理念与方式,增强在国际体育事务中的话语权。

——共享发展。加快完善体育共建共享机制,着力推进基本公共体育服务均等化,使全体人民在体育参与中增强体育意识,享受体育乐趣,提升幸福感,做到体育发展为了人民,体育发展依靠人民,体育发展成果由人民共享。

三、深化重点领域改革创新,增强体育发展活力

（八）加快政府职能转变

进一步厘清体育行政部门权力边界,减少审批事项,放宽市场准入,实施负面清单管理模式,加强事中事后监管。研究制定体育工作综合评价体系,从群众体育、竞技体育、体育产业、体育文化等方面综合评价政府体育工作。进一步健全政府购买体育服务体制机制,完善资金保障、监督管理、绩效评价等配套政策,制定政府购买体育服务指导性目录,把适合由市场和社会承担的体育服务事项,按照法定方式和程序,交由具备条件的社会组织和企事业单位承担,逐步构建多层次、多方式的体育服务供给与保障体系。

（九）创新体育社会组织管理

研究制定体育社会组织改革相关政策,大力引导、培育、扶持体育社团、体育民办非企业单位、体育基金会等体育社会组织发展,创新体育社会组织管理方式。落实《行业协会商会与行政机关脱钩总体方案》,稳步推进全国性体育社会组织改革试点工作,统筹解决试点工作中的重点难点问题,及时总结和推广改革试点经验,推动各级各类体育社会组织改革。

（十）推进职业体育改革

积极探索社会主义市场经济条件下职业体育的发展方式,鼓励具备条件的运动项目走职业化道路,稳步推进职业体育发展。完善职业体育的政策制度体系,扩大职业体育社会参与,鼓励发展职业联盟,逐步提高职业体育的成熟度和规范化水平。健全职业体育法律、法规,推进体育信用体系建设,优化和规范职业体育发展环境。依法明确职业体育发展的主体,理顺各利益主体间的关系,切实维护各方合法权益。改进职业联赛决策机制,不断完善和建设中国特色职业体育联赛制度。

（十一）实施足球改革

落实《中国足球改革发展总体方案》和《中国足球协会调整改革方案》,充分发挥体育行政部门在宏观管理、基本建设、政策规范、市场秩序等方面的基础保障、服务、引导和监管作用,中国足球协会切实履行领导和治理中国足球的任务。与有关部门配合,加强足球场地设施建设,继续推进校园足球发展。以青少年为重点,普及发展社会足球,不断扩大足球人口规模,夯实足球发展基础。改进足球竞赛体系和职业联赛体制。完善职业足球俱乐部的法人治理结构,加快现代企业制度建设,充分发挥俱乐部的市场主体作用。探索职业足球背景下国家队建设规律,处理好国家队、联赛、青少年足球发展的关系,统筹资源,协调利益,凝聚为国争光的共识。

（十二）创新体育场馆运营

积极推进体育场馆管理体制改革和运营机制创新,引入和运用现代企业制度,激发场馆活力,探索大型体育场馆所有权与经营权分离。完善政府购买体育场馆公益性服务的机制和标准,健全体育场馆公益性开放评估体系。推行场馆设计、建设、运营管理一体化模式,将办赛需求与赛后综合利用有机结合。鼓励场馆运营管理实体通过品牌输出、管理输出、资本输出等形式实现规模化、专业化运营。增强大型体育场馆复合经营能力,拓展服务领域,延伸配套服务,打造城市体育服务综合体。

四、落实全民健身国家战略,加快推动群众体育发展

（十三）不断完善基本公共体育服务

加快建设水平较高、内容完备、惠及全民的基本公共体育服务体系,逐步推动基本公共体育服务在地域、城乡和人群间的均等化。推进基本公共体育服务示范区建设,制定结构合理、内容明确、符合实际的基本公共体育服务标准体系。加强基本公共体育服务信息化建设,建立数据采集和监测体系。以实施《全民健身计划（2016—2020 年）》为主要抓手,落实目标任务和重大政策措施,创新全民健身组织方式、活动开展方式、服务模式,开展实施效果评估和满意度调查。

（十四）加强健身场地设施建设与管理

统筹规划,合理布局,规范标准,节约集约,重点建设一批便民利民的健身场地设施,逐步建成县（市、区）、街道（乡镇）、社区（村）三级群众健身场地设施网络,推进建设城市社区 15 分钟健身圈。推动休闲健身场地设施建设,构建休闲健身运动场地设施网络。结合基层综合性文化服务中心、农村社区综合服务设施建设及区域特点,加强乡镇体育场地设施建设。优化健身场地设施投资结构,鼓励社会资本投入健身设施建设,落实国家财税优惠政策。加强健身场地设施管理与维护,坚持建管并举,提高健身场地设施使用率。

专栏1：健身场地设施建设工程

> 全国市（地）、县（区）全民健身活动中心覆盖率超过70%，城市街道、乡镇健身设施覆盖率超过80%，行政村（社区）健身设施全覆盖。
>
> 到2020年，新建县级全民健身活动中心500个、乡镇健身设施15 000个、城市社区多功能运动场10 000个，对损坏和超过使用期限的室外健身器材进行维护更新，努力实现到2020年人均体育场地面积达到1.8平方米的目标。

（十五）广泛开展丰富多样的全民健身活动

完善全民健身活动体系，拓展全民健身活动的广度和深度。大力发展健身走（跑）、骑行、登山、徒步、游泳、球类、广场舞等群众喜闻乐见的运动项目，积极培育冰雪、帆船、击剑、赛车、马术、极限、航空等具有消费引领特征的时尚运动项目，扶持推广武术、太极拳、健身气功等民族民俗民间传统运动项目，鼓励开发适合不同人群、不同地域特点的特色运动项目。建立有效的业余竞赛活动体系和激励机制，探索多元主体办赛机制，促进全民健身活动广泛开展。

（十六）基本建成覆盖全社会的全民健身组织网络

大力培育基层全民健身组织，逐步建立遍布城乡、规范有序、充满活力的社会化全民健身组织网络。推动全民健身组织自身建设，提高综合服务能力。拓宽社会体育指导员的发展渠道，提升社会体育指导员的技能和综合素质，探索社会体育指导员与人群和项目结合的新模式。构建全民健身志愿服务组织网络，建立全民健身志愿服务长效机制。加强全民健身组织政策法规的制定，形成全民健身组织发展的管理和保障机制。

（十七）加大科学健身指导和宣传力度

进一步完善国民体质测试常态化机制，探索体质测定与运动健身指导站、社区医院等社会资源相结合的运行模式。建立广泛覆盖城镇乡村的体质测试平台，开展不同人群的国民体质测试工作，依托体质监测数据库，建立科学健身指导服务体系。组织开展科学健身主题宣传活动，引导各级各类媒体运用群众喜闻乐见的方式，普及健身知识，推广健康生活方式，提高公众对科学健身的知晓率、参与率，提升运动健身效果。

（十八）加快青少年体育发展

实施青少年体育活动促进计划，进一步加强青少年体育俱乐部、体育传统校和青少年户外体育活动营地建设。广泛开展丰富多样的青少年公益体育活动和运动项目技能培训，促进青少年养成体育锻炼习惯，掌握一项以上体育运动技能。大力推动青少年校外体育活动场地设施建设，开发适应青少年特点的运动器械、锻炼项目和健身方法。探索青少年校外体育辅导员队伍的培育工作，推进青少年体育志愿服务体系建设，完善青少年体育评价机制。

专栏2：青少年体育活动促进计划

> 整合各方资源，以开展全国青少年阳光体育大会为龙头，积极构建学校、家庭、社区相结合的青少年体育活动网络，打造青少年体育活动和赛事活动品牌。创建国家示范性青少年体育俱乐部300个，国家级青少年体育俱乐部6 000个。建成各级体育传统项目学校15 000所以上，国家级传统校达到500所。鼓励各类体育场地设施向青少年免费或优惠开放。施行青少年体育健身活动状况调查制度。

（十九）保障特殊群体基本体育权利

构建政府主导、多元主体参与的特殊群体体育活动保障体系，加大供给力度，提高精准化服务水平。加强对老年人、残疾人等特殊群体开展体育活动的组织与领导，研制与推广适合特殊群体的日常健身活动项目、体育器材、科学健身方法。广泛调动社会力量，为贫困人口和农民工等弱势群体参加体育活动提供场地设施、科学指导等保障服务。

3.13.4　加快推进全民健身进家庭

体育总局　民政部　文化部　全国妇联　中国残联关于印发《关于加快推进全民健身进家庭的指导意见》的通知

（2017 年 12 月 6 日国家体育总局、民政部、文化部、全国妇联、中国残联发布）

体群字〔2017〕234 号

各省、自治区、直辖市体育局、民政厅（局）、文化厅（局）、妇联、残联，新疆生产建设兵团体育局、民政局、文化局、妇联、残联：

现将《关于加快推进全民健身进家庭的指导意见》印发给你们，请结合实际认真贯彻执行。

体育总局　民政部　文化部　全国妇联　中国残联

2017 年 12 月 6 日

关于加快推进全民健身进家庭的指导意见

体育健身文化是家庭文明建设的重要内容，是促进家庭和谐幸福的重要基础。大力推进全民健身进家庭，是贯彻《"健康中国 2030"规划纲要》和《全民健身计划（2016—2020年）》、落实全民健身国家战略的重要举措，是发展以人民为中心的体育、强化基本公共体育服务保障、提升群众的获得感幸福感的重要手段。为全面贯彻落实党的十九大精神，通过全民健身实现全民健康，把全民健身计划做成全民幸福计划，制定如下指导意见。

一、总体要求

（一）指导思想。全面学习贯彻落实党的十九大精神，以习近平新时代中国特色社会主义思想为引领，认真落实党中央、国务院决策部署，牢固树立创新、协调、绿色、开放、共享的发展理念，以增强人民体质、提高健康水平为根本目标，以满足人民日益增长的美好生活需要为出发点和落脚点，通过完善家庭体育健身组织、建设家庭体育健身设施、丰富家庭体育健身活动、支持家庭体育健身赛事、加强家庭体育健身指导、弘扬家庭体育健身文化等手段，推进活力社区（活力村镇）和全民健身家庭联动建设，提升家庭体育健身的参与和保障水平，不断改善全体国民的体质健康水平，创建具有时代特征、国际水准的全民健身发展新格局。

（二）基本原则。坚持统筹协调，要充分利用各项协调机制，加强体育、民政、文化、妇联、残联等有关部门的统筹协同，把全民健身进家庭和创建五好家庭、培育文明风尚有机结合起来，推动政府、社会、家庭联动发力。坚持广泛参与，既要发挥政府的主导作用，又要激发社会活力、发挥市场的主体作用，更要激发家庭成员的个体主动性，探索多元主体共同推进全民健身进家庭发展的新模式。坚持试点先行，根据家庭结构和类型、家庭经济能力、家庭所处环境的实际，在部分地区先行先试，及时总结推广经验，充分发挥试点的引导、带动和示范作用。

（三）总体目标。"十三五"时期，要推动以家庭为单位的体育健身社会组织蓬勃发展，家庭体育健身场地设施不断增多，家庭体育健身活动赛事不断丰富，家庭体育健身指导全面普及，家庭体育健身意识普遍增强，充分发挥全民健身对维护家庭成员生理和心理健康、提升人民群众的获得感和幸福感、促进社会和谐的积极作用。全社会参加体育健身的家庭明显增加，体育健身成为家庭休闲生活的重要组成部分。

二、主要任务

（一）培育家庭体育健身组织。鼓励培育基层家庭体育健身社会组织，鼓励发展社区体育健身俱乐部；充分发掘现有社区文艺、养老、妇女、儿童、残疾人组织在家庭体育健身中的作用，发挥其多元功能，为各类人群就近、就便健身提供组织载体；鼓励体育社会组织与妇联、残联和其他社会组织融合发展；鼓励以家庭为单位加入各类体育组织。

（二）建设家庭体育健身设施。开放、盘活各级各类公共体育设施，实行家庭参与优先的办法，对以家庭为单位参与的体育健身活动予以优惠。吸引社会资金建设适合家庭使用的体育场馆设施，并满足老年人、残疾人等特殊群体的无障碍使用要求。鼓励社会力量开发符合安全标准、适合全体家庭成员的小型、便携、易操作的健身器材、电子设备应用程序及健身周边产品，鼓励城乡社区综合服务设施、物业公司等配置占地面积小、集成化程度度高、费用成本低的健身器材。依托互联网、物联网等信息技术，开发家庭体育健身共享网络平台，逐步做到家庭体育健身设施可低收费共享，健身数据可统计、分析和评比。

（三）丰富家庭体育健身活动。以提升家庭成员健康认知、掌握科学方法、培养运动兴趣、发展基础体能、掌握运动技能、促进健康和家庭文明和谐为主要目的，丰富家庭体育健身的活动项目和模式。推广广场舞、健步走、慢跑、自行车、游泳、健身操、健身气功、瑜伽、武术、户外定向运动等易于开展、适宜家庭参加的健身项目。鼓励社会组织和企业向居民推广新兴运动项目、地域性运动项目及适宜各类人群共同参加的综合体育活动，充实和丰富家庭体育健身的内容。在城乡社区老年人日间照料中心、妇女之家、儿童之家、残疾人抚养服务日间照料机构等场地增加体育健身活动内容；鼓励学校设立家庭体育节，邀请家长和社区居民参加学校组织的体育活动，在体育节中开展丰富多样的亲子体育活动，鼓励开展学前体育教育；针对重度居家残疾人，提供器材、方法和指导入户服务。

（四）支持家庭体育健身赛事。鼓励开展以家庭为单位的单项或综合性体育健身赛事，鼓励各类场馆对家庭运动会、亲子运动会等体育健身赛事免费或低收费开放。鼓励以家庭为单位参加群众比赛活动。支持、鼓励社会力量开展适合家庭、亲子的各类网络健身赛事，实现线上线下赛事相结合。

（五）加强家庭体育健身指导。推广《国家体育锻炼标准施行办法》和《全民健身指南》，开展以家庭为单位的科学健身知识普及活动。通过培训和认证，使更多全科医生、家庭医生、专科医生等掌握开具运动处方技能，以服务家庭体育健身指导。

（六）弘扬家庭体育健身文化。将推动家庭参加体育健身的情况纳入"运动健康城市""五好家庭"等评选标准，并作为"文明城市"创建内容。通过开展"寻找'最美家庭'"等活动，带动家庭成员积极参加体育健身活动，形成热爱运动的健康家风，使体育健身成为家庭休闲生活的重要组成部分。

三、保障措施

（一）加强组织领导。各有关单位要提高对全民健身进家庭重要性的认识，加强组织领导，先行先试。要将开展家庭体育健身纳入体育发展整体规划，把家庭体育健身开展情况作为评价政府社会建设和治理的指标，利用现有全民健身工作协调机制，做好家庭体育健身发展规划、相关政策制定和完善工作，建立目标责任和考核机制，确保各项家庭体育健身工作要求落实到位。

（二）鼓励多元参与。政府有关部门应积极引导社会力量参与家庭体育健身工作，鼓励社会组织、企业、个人等各方面对家庭体育健身工作做出贡献，鼓励社会力量举办家庭体育健身赛事、活动，广泛吸纳各方资金、人才、文化、创意、场地等各类资源，共同形成家庭体育健身广泛开展的新局面。

（三）加强宣传引导。要加强舆论引导，加大对全民健身进家庭的宣传力度。强化科技支撑，开展家庭健康与家庭体育健身理论研究。充分利用报刊、广播、电视、网络等媒体，加大对全民健身进家庭的宣传，总结推广全民健身进家庭典型和工作经验。

3.13.5　进一步加强农民体育工作

农业部　国家体育总局关于进一步加强农民体育工作的指导意见

（2017 年 12 月 24 日农业部、国家体育总局发布）

农办发〔2017〕11 号

各省、自治区、直辖市农业（农牧、农村经济）厅（局、委、办）、体育局：

党的十九大提出了实施乡村振兴战略的重大决策，发展农民体育事业是实施乡村振兴战略的重要组成部分，意义重大。为深入贯彻党的十九大精神，全面落实《全民健身条例》（以下简称《条例》）、《"健康中国 2030" 规划纲要》（以下简称《纲要》）和《全民健身计划（2016—2020 年）》（以下简称《计划》），着力推动全民健身持续向农民覆盖和倾斜，不断提高农民群众的身体素质，满足农民群众的美好生活需要，现就进一步加强农民体育工作提出以下指导意见。

一、重要意义

"十二五"期间，农民体育工作以建设农民体育健身工程、开展"亿万农民健身活动"为主要抓手，积极推动《条例》和《全民健身计划（2011—2015 年）》在农村的贯彻落实，有效地提升了广大农民群众开展和参与体育健身活动的热情，在形成健康的生活方式，培育文明的乡风民风，促进农村经济社会持续健康发展等方面发挥了积极作用。"十三五"及今后一个时期是新时代决胜全面建成小康社会的关键阶段，加快发展农民体育事业，切实提高农民身体素质和身心健康，是实现"两个一百年"奋斗目标的重要内容。

（一）开展农民体育工作是实施全民健身国家战略的重要组成部分。农村人口占我国总人口一半以上，积极推动农民健身工作，提升农民健康水平是实现全民健身、保障全民健康的重要内容。农民体育工作起步晚、底子薄、基础差，是全民健身工作的薄弱环节和难点，是推进健康中国建设中的"短板"。实施全民健身国家战略，就要大力发展农民体育事业，补齐农村体育健身这块"短板"，推动城乡健康事业协调发展，使全民健身计划真正成为全民幸福计划。

（二）开展农民体育工作是实现全民健身基本公共服务均等化的重要内容。农民体育工作历史欠账多，为农民提供的健身基本公共服务严重缺乏，在健身知识普及、理念兴趣培养、体育活动组织、健身设施建设等方面均与城镇居民有较大差距。城乡体育基本公共服务发展的不平衡不充分，已经成为满足广大农民群众日益增长的健身和美好生活需要的主要制约因素。要实现全民健身基本公共服务均等化，就必须按照十九大提出的农业农村优先发展的要求，将农民体育工作置于重要地位，把推动基本公共体育服务向农村延伸作为全民健身发展重点，进一步健全农民身边的体育社会组织服务网络，完善农村体育健身场地设施，广泛开展农民体育健身活动，保障广大农民得到更多更好的全民健身公共服务，切实提高农民群众的获得感和幸福感。

（三）开展农民体育工作是推进"三农"事业发展的重要任务。实施乡村振兴战略，要促进农民的全面发展。农民体育事业与加快推进农业农村现代化建设，实现农业强、农村美、农民富的目标任务紧密相连。大力发展农民体育事业，培养爱农业、懂技术、善经营且体魄强健的新型职业农民，是发展现代农业的根本依靠；大力发展农民体育事业，切实增强农民体质、提高农民健康水平，是实现农民富裕幸福美好生活的关键保障；大力发展农民体育事业，有效提升农民的健身理念，形成健康文明生活方式和重规则、讲诚信、善合作、乐分享的良好社会风尚，是美丽乡村建设的重要内容。

二、总体要求

（四）指导思想

以邓小平理论、"三个代表"重要思想、科学发展观、习近平新时代中国特色社会主义思想为指导，全面贯彻落实党的十九大精神，牢固树立创新、协调、绿色、开放、共享的发展理念，以实施乡村振兴战略为总抓手，按照《条例》《纲要》和《计划》的要求，将农民体育事业作为全民健身国家战略和"三农"工作的重点任务，以强健体质、砥砺意志、提高农民健康水平为根本目的，以激发和满足农民多元化体育健身需求、促进人的全面发展为出发点和落脚点，以乡村为阵地，通过强农补短、重点推进和延伸覆盖，大力推进改革发展和统筹建设，着力补齐农村体育健身公共服务体系短板，努力提升农民体育社会组织服务能力，将农民健身与农民健康有机融合，有效推动农民体育蓬勃发展，为全面建成小康社会和推进健康中国建设做出贡献。

（五）基本原则

——坚持农民主体。农民体育工作要突出农民主体地位，体育要素配置和公共设施建设要满足农民需求，健身活动和体育赛事设计要围绕农民开展，指导管理和培训服务要体现农民特点。要以农民是否乐于接受、是否积极参与、是否提升体质，作为衡量农民体育工作的最终标准。

——坚持创新发展。农民体育工作要在坚持公益性的基础上，坚持以人为本，体现群众性和社会性；以服务为中心，转方式、促发展，突出多元性，不断创新组织机制、工作平台、活动载体和普及手段，促进农民体育工作的全面发展，努力提高广大农民对体育公共服务的满意度。

——坚持骨干引领。农民体育工作面广、量大、战线长，必须充分发挥农村基层社会体育指导员、乡村干部、新型农业经营主体带头人和新型职业农民队伍的骨干作用，带动广大农民，办好赛事活动，促进经常锻炼，加强培训指导，推进体育健身活动的普及提高，以点带面推动全面发展。

——坚持重心下沉。农民体育工作重点在乡镇、基础在村屯，要大力推动全民健身公共服务向农村延伸，把更多的资源资金投向基层，把更多的项目活动放到乡村，把更多的指导服务送到农家，服务广大农民自觉、便利、科学、文明开展经常性体育健身活动，促进农民体育生活化。

——坚持农体融合。农民体育工作既要坚持增强人民体质、提高健康水平的根本目标，又要紧密结合农业生产、休闲农业和乡村旅游开发，以农民生产生活为基础，创建宜居乡村、宜业田园和体育健身休闲特色小镇，服务现代农业发展。以推动农民健身生活化为抓手，促进农民群众形成健康的行为和生活方式，全面提升农民健康水平。

（六）工作目标

到2020年，实现农村体育健身公共服务水平和乡村居民身心健康水平双提升，农民健身公共服务体系基本建立。实现"农民体育健身工程"行政村全覆盖，农民人均体育健身场地面积达到1.8平方米；实现80%的行政村有1名以上的社会体育指导员；农民群众体育健身意识普遍增强，农村经常参加体育锻炼人数比例的增长速度高于全国平均水平；农民身体素质稳步增强，国民体质达标和优秀等级比例明显提高；基本健全以农民体育协会为主要形式的农民体育社会组织，政府主导、部门协同、社会参与的农民体育事业发展格局更加明晰，实现农民体育工作有组织、有人员、有场所、有经费、有活动，促进持续健康发展。

三、重点任务

（七）健全农民群众身边的健身组织。中国农民体育协会要积极发挥全国性体育社会组织在开展全民健身活动和提供专业指导服务等方面的龙头带动作用，不断提高承接农民体育公共服务的能力和质量。县级以上农业和体育部门要积极创造条件，推动农民体育协会等社会组织建设，努力做到组织领导有力、机构人员齐全、经费保障落实、活动开展经常。充分发挥各级农民体育协会在参与全民健身公共服务体系建设方面的重要辅助作用，积极引导其承办和参与农民体育赛事活动、社会体育指导员培训、农民体质监测等工作。各级农民体育协会等社会组织要与乡村文化站（中心）和老年体育协会等协同联动，共同做好农村体育工作。要在乡村着力培育发展农村基层文化体育组织，逐步形成并完善农民体育社会组织网络。各级体育部门和农业部门要积极支持指导农民体育协会和农村体育社会组织的发展，鼓励具备条件的各类农业企业、农业园区成立基层农民体育组织，调动各方面积极性，推进资源整合利用，共同解决基层农民体育组织在人、财、物和科学健身指导等方面的问题。

（八）建设和利用农民群众身边的场地设施。结合农村社区综合服务设施建设和乡村文化站（中心）资源整合，继续加大"农民体育健身工程"实施力度，有条件的地方要积极探索农民体育健身工程向人口相对集中的自然村屯延伸，选择部分有代表性的村屯开展农村体育设施整村全覆盖试点工作，为农民体育健身工程升级版积累经验和探索途径。结合实施扶贫攻坚项目，优先扶持贫困农村体育健身场地设施建设。

按照"十三五"全国体育场地人均面积要求，以多种方式留足农村体育健身用地，提倡利用农村闲置房屋、集体建设用地、"四荒地"等资产资源，并注意与土地利用总体规划和休闲农业及乡村旅游等项目相衔接。积极探索农村体育场地设施更新和维护管理长效机制，体育、农业部门要建立定期巡检制度，做好已建成场地设施的使用、管理和提档升级。鼓励有条件的乡村企事业单位和学校向农民免费或低收费开放体育场地设施。

按照实施乡村振兴战略总要求和"因地制宜、整合资源、乡土特色、方便实用、安全合理"原则，紧密结合美丽宜居乡村、运动休闲特色小镇建设，科学规划和统筹建设农村体育场地设施，促进农民体育与乡村旅游、休闲农业融合发展，充分利用好农业多功能特点，鼓励创建休闲健身区、功能区和田园景区，探索创建乡村健身休闲产业和运动休闲特色乡村。

（九）丰富农民群众身边的健身活动。各级体育和农业部门向农民大力推广普及乡村趣味健身、广场舞（健身操舞）、健身跑、健步走、登山、徒步、骑行、游泳、钓鱼、棋类、球类、踢毽、跳绳、风筝、太极拳、龙舟、舞龙舞狮、斗羊赛马等农民群众喜闻乐见的体育项目,利用"全民健身日"、节假日等时间节点开展丰富多彩的农民体育健身活动,介绍健身方法、传授健身技能,培养其健身兴趣,使体育健身成为农民的好习惯、农村的新时尚。

利用筹备和举办2022年冬奥会的契机,积极实施《群众冬季运动推广普及计划(2016—2020年)》,在农村推广普及冰雪健身项目。传承推广民族、民俗、民间传统体育项目,重点挖掘整理列入乡村非物质文化遗产的传统体育项目。结合农业生产和农家生活创新编排一批充满乡村气息、具有农味农趣、体现农耕文化内涵,融健身娱乐、表演观赏和比赛活动于一体,农民愿参与、能参与、乐参与的体育健身项目。把农民体育纳入"三下乡"活动内容,结合冬春农民科技大培训,将体育健身科学知识、器材用品、健身项目、赛事活动送到乡镇,进入村屯。

(十)积极组织开展农民群众身边的赛事活动。继续深入开展"亿万农民健身活动",因时、因地、因需举办不同层次和类型的农民体育赛事活动,充分发挥体育赛事活动对农民参加体育活动的宣传引导、技能训练和素质提升作用。开展赛事活动要紧密结合农业农村经济发展和农民日常生活,倡导和鼓励农村基层发挥历史传统、农耕文化、产业特色、休闲农业和乡村旅游等资源优势,结合新农村建设和农时季节,按照"就地就近、业余自愿、小型多样"的原则,经常性举办农味农趣运动会、美丽乡村健步走、快乐农家广场舞等丰富多彩的基层赛事活动,形成"一地一品",推进农民体育健身常态化、制度化和生活化。

充分发挥中国农民体育协会优势和地方政府积极性,重点支持和打造体现"三农"特色、影响力大、可持续性强、具有乡村特征和传统文化底蕴的农民体育特色品牌赛事活动,在此基础上提炼总结、提升发展为具有广泛群众性、参与性、普及性的全国性农民体育赛事活动,重点办好全国性的"农民体育健身大赛""乡村农耕农趣农味健身交流活动"和"农民体育骨干健身技能提升暨展示"等具有示范带动作用的品牌赛事活动。同时,积极探索构建农民群众广泛参与的健身项目赛事体系,以联组、联办、联赛形式为主,村(社区)、乡镇、市县、省、全国层层联动,社团组织、企业园区多方合力,让广大农民广泛参与体育健身赛事活动,形成"农民健身,赛事同行"。积极推进由中国农民体育协会组织开展的创建"亿万农民健身活动"示范基地工作,为农民体育工作搭建激励平台,广泛调动农村基层和农业园区、企业等积极性,充分发挥典型示范带动作用。

(十一)加强农民群众身边的健身指导。各地体育和农业部门要研究制定并推广普及适合农民的健身指导计划,在有条件的乡镇开展体质监测和健康促进服务试点。编制符合农村实际、适合农民阅读的"亿万农民健身活动"系列丛书和《农民健身手册》,指导农民开展科学健身。充分发挥乡村干部、农村社会体育指导员、农民体育骨干、新型农业经营主体带头人和新型职业农民的指导和示范带头作用。运用移动互联等现代信息技术手段,建设运行农民体育管理资源库、服务资源库和公共服务信息平台,使农民体育服务更加便捷、高效、精准。探索开展农民体质监测有效方式,依托体质健康数据库,研究制定适合农民的运动处方库、健身指导方案和健身活动指南,开展农民科学健身指导,提高农民科学健身的意识和能力。

(十二)营造农民身边的健身文化氛围。各级农业和体育部门要充分利用各类媒体,全方位、多角度、深层次宣传农民体育工作,在全社会营造党和政府重视农民健康,以健身促健康、奔小康的浓厚氛围。大力宣传开展农民体育健身是实施乡村振兴战略不可或缺的重要组成部分和重要基础工作,积极推广先进的健身理念、活动项目、经验做法,合力唱响人人爱锻炼、会锻炼、勤锻炼的健康生活时代强音。深入广大农村普及健身知识,宣传健身意义,树立健身榜样,讲述健身故事,围绕弘扬健康新理念开展喜闻乐见的宣传活动。中国农民体育协会要创办《亿万农民健身网站》,制作农民体育健身活动音视频作品,开发应用适应农民群众实际需要的手机APP等,为农民体育提供信息化综合平台和伴随服务。

四、保障措施

(十三)加强对农民体育工作的组织领导。各级农业和体育部门要切实履行职责,积极争取政府支持,推动将发展农民体育纳入当地全面建成小康社会、实施乡村振兴战略中,统筹城乡发展,促进体育资源和公共体育服务的均衡配置。要把农民体育工作作为落实《条例》《纲要》和《计划》的重点,按照职责分工建立健全密切协作、齐抓共管的工作机制。

各级农业部门要按照《条例》《纲要》和《计划》的要求,进一步明确农民体育工作在"三农"工作中的职能和地位,健全农民体育工作机构,科学合理定编定员定经费,切实把农民体育工作纳入重要议事日程,明确工作目标,制定工作规划,强化工作措施,落实工作任务,加强督促检查。中国农民体育协会要研究制定农民体育发展水平评价指标,建立并完善农民体育统计工作制度,并推动将其纳入全民健身评价体系进行评估考核。

(十四)多渠道加大农民体育工作经费投入。体育部门要加大彩票公益金支持农民体育事业的力度,将农民体育服务事项纳入政府购买全民健身公共服务目录,并增加对农村基层文化体育组织和农民体育赛事活动购买的比重。各级体育和农业部门要积极向当地政府、有关部门争取农民体育工作经费,不断增强农村体育基层公共服务能力,完善城乡一体化的体育公共服务体系。进一步扩大农民体育工作经费在全民健身投入中的份额和比重,按照财政部《中央补助地方公共文化服务体系建设专项资金管理暂行办法》《中央补助地方农村文化建设专项资金管理暂行办法》的要求,落实行政村体育设施维护和开展体育活动的基本补助,其中农村体育活动每个行政村每年1 200元,确保落实到村,专款专用。鼓励企业等社会力量捐赠,共同促进农民体育事业发展。

(十五)大力培养农民体育骨干人才。以乡村为重点,多形式、多渠道培养农民体育组织管理、培训指导、志愿服务、宣传推广等方面的人才。地方体育部门要根据当地农民体育工作实际,制定《重点乡村社会体育指导员培训计划》,农村社会体育指导员培训数量原则上不少于县级年度培训数量的1/3;要积极支持并委托农业部门承担部分农村社会体育指导员培训工作。农业部门要将培养农民体育骨干人才纳入实用人才带头人和大学生村官示范培训、新型职业农民培育工程实施和农业广播电视学校教育中,创新培养方式方法,充分发挥互联网等现代信息化手段,利用空中课堂、固定课堂、流动课堂和田间课堂,采用线上线下混合教学方式,以农村基层干部、大学生村官、农民合作社领办人、农业企业经营管理者、农民体育积极分子等为重点,努力培养一支爱体育、懂健身、会组织的农民体育工作队伍。

农业部 国家体育总局
2017年12月24日

3.13.6 青少年体育活动促进计划

体育总局 教育部 中央文明办 发展改革委 民政部 财政部
共青团中央关于印发《青少年体育活动促进计划》的通知

各省、自治区、直辖市、新疆生产建设兵团体育局、教育厅(教委、教育局)、文明办、发改委、民政厅(局)、财政厅(局)、团委:

为落实全民健身国家战略,广泛开展青少年体育活动,培养青少年体育锻炼习惯,吸引更广泛的青少年参与体育活动,促进青少年身心健康、体魄强健,体育总局等7部门联合制定了《青少年体育活动促进计划》。现印发你们,请结合各地、各部门的工作实际认真组织实施。

体育总局　教育部　中央文明办　发展改革委

民政部　财政部　共青团中央

2017年11月28日

青少年体育活动促进计划

青少年身心健康、体魄强健是国家繁荣、民族昌盛、社会文明进步、家庭和睦幸福的重要标志,是实现中华民族伟大复兴"中国梦"的重要基础。党和国家历来高度重视青少年体育工作,2007年,中共中央国务院印发了《关于加强青少年体育增强青少年体质的意见》,对青少年体育工作作出重要部署,各地积极推进青少年体育工作,青少年体育发展取得明显成就。但总体上看,我国青少年体育仍然薄弱,政策法规有待完善,青少年体育活动时间不足、体育组织建设滞后、体育场地设施短缺、社会力量参与不够等问题依然不同程度存在。为深入学习贯彻党的十九大精神,深入贯彻落实习近平总书记关于体育工作的重要论述,更好地满足广大青少年日益增长的体育活动需求,进一步加强青少年体育工作,依据《中华人民共和国国民经济和社会发展第十三个五年规划纲要》《"健康中国2030"规划纲要》《全民健身计划(2016—2020年)》,特制定本计划。

一、指导思想

以习近平新时代中国特色社会主义思想为指导,以提高青少年体质健康水平和综合素质为根本目标,以"强化体育课和课外锻炼,促进青少年身心健康、体魄强健"为根本宗旨,坚持政府主导、部门协作、社会参与,建立和完善有利于青少年体育活动开展的体制机制,营造全社会关心支持青少年体育的氛围,引领促进青少年体质健康的新实践。

二、发展目标

到2020年,广大青少年体育参与意识普遍增强,体育锻炼习惯基本养成。青少年体育活动的形式更为多样、内容更为丰富,体质健康状况明显改善。家庭、学校、社区的联动效应持续增强,开展体育活动的保障条件更为完善,形成政府主导有力、部门协作顺畅,社会活力进一步增强的青少年体育工作新局面。

——青少年体育活动蓬勃开展。全国青少年"未来之星"阳光体育大会对青少年体育赛事活动的带动作用明显增强,以三大球、田径、游泳、冰雪和民族传统体育项目为重点,各运动项目在青少年中的普及程度进一步提高,青少年体育国际交流与合作进一步加强。

——青少年身体素质不断提高。体育课时切实保障,每天锻炼1小时严格落实,课外体育活动广泛开展,青少年体育技能培训质量与效益持续提升,基本实现青少年熟练掌握1项运动技能,学生体质健康标准优良率达到25%以上。

——青少年体育组织发展壮大。青少年体育组织类型不断丰富,规模不断扩大,布局更加均衡,服务与发展能力明显加强。国家示范性青少年体育俱乐部达到300家,各级青少年体育俱乐部达到12 000家,每2万名青少年拥有1家青少年体育俱乐部。各级体育传统项目学校达到15 000所。青少年体育组织覆盖乡镇(街道)、城市社区和具备条件的农村社区。

——青少年体育场地设施明显改善。各市(地)建立1个以上青少年校外体育活动中心和青少年户外体育活动营地,各县(区)普遍设置专门的青少年校外体育场地设施。公共体育设施和有条件的学校体育设施向青少年开放。

——青少年体育指导人员培训广泛开展。培训体育传统项目学校、青少年体育俱乐部和青少年户外体育活动营地管理人员 3 000 名；培训国家级和省级体育传统项目学校体育骨干教师 5 000 名；培训基层体育指导人员 10 万人次。各地大力开展各类青少年体育指导人员培训。

——青少年科学健身研究和普及成效显著。系统开展青少年科学健身理论与方法、场地设施和运动器材等方面的研究。普遍开展青少年科学健身普及与推广活动，青少年科学健身水平切实提高。

三、主要任务

（一）广泛开展青少年体育活动

1. 充分发挥全国青少年"未来之星"阳光体育大会示范带动作用。在寒（暑）假举办全国青少年"未来之星"阳光体育大会，设置主会场和各省（区、市）分会场，实现全国联动。鼓励各级体育、教育、共青团等部门和社会力量充分利用体育场馆、公园、户外营地、青少年宫和妇女儿童活动中心等场所，举办青少年体育竞赛与展示、户外运动、体育游戏、运动技能培训、体质监测、科学健身普及和健身指导服务等活动。

2. 广泛开展青少年体育活动和竞赛。定期发布青少年体育活动和竞赛计划。各地应充分利用江河湖海、山地、沙漠和草原等独特的自然资源优势，开展符合青少年身心特点的体育活动，着力打造以田径、游泳、篮球、排球、乒乓球和武术等项目为主的全国体育传统项目学校联赛，继续开展全国青少年体育俱乐部联赛、全国青少年户外体育活动营地夏（冬）令营等传统赛事和活动。各地应因地制宜组织开展与上述赛事相衔接的区域性体育竞赛和活动。各级教育、体育部门应完善和规范学生体育竞赛体制，健全国家、省、市、县四级学生体育竞赛体系。畅通学生运动员进入各级专业运动队和代表队，体育特长生和高水平运动员进入学校的渠道。支持特殊青少年群体参与体育活动。

3. 提高学校体育活动质量。完善体育课程设置，深化教学改革，广泛开展学生阳光体育运动，着力培育青少年体育爱好和运动技能，大力促进学校、家庭、社会多方配合，保证中小学生每天 1 小时校园体育锻炼。大力举办以增强学生体质和意志品质、普及体育知识和技能、培养体育兴趣爱好为目的的青少年体育活动。全面实施《国家学生体质健康标准》，引导学生积极进行体育锻炼，培养终身体育意识和习惯。积极推动实施课外体育活动志愿及有偿服务活动；探索建立公共体育场馆、社会组织、高等院校、体育俱乐部等承接开展学生课外体育活动的机制。

4. 大力发展青少年足球运动。以开展青少年校园足球为基础，加强青少年校园足球特色学校建设。构建纵向贯通、横向衔接、规范有序的青少年校园足球竞赛体系。以建设青少年足球训练中心为抓手，积极开展校外青少年足球赛事活动和人才选拔与培养，充分利用青少年足球竞赛、训练营和夏（冬）令营等形式，开展丰富多彩的青少年足球活动。

5. 推动青少年冰雪运动的普及与提高。以筹办 2022 年冬奥会为契机，各级体育部门、冬季项目协会应实施冰雪运动"南展西扩"战略，积极开展青少年冰雪健身项目。各级教育、体育部门应积极配合，共同推进"校园冰雪计划"。北方地区有条件的中小学应将冰雪运动项目列入冬季体育课教学内容，鼓励南方地区城市中小学与冰雪场馆或冰雪运动俱乐部合作，开展冰雪体育教学活动。鼓励各地举办青少年冰雪嘉年华、冰雪季等推广普及活动。

6. 促进民族传统体育项目在青少年中的推广与普及。各级体育、教育部门和运动项目协会应积极开展民族传统体育项目的挖掘、保护与传承工作。鼓励各地举办武术、太极拳、健身气功、民族式摔跤、赛马、龙舟等项目的青少年比赛、交流、展示等活动，发展具有民族特色的传统体育项目。

7. 开展青少年体育国际交流与合作。鼓励各地将青少年体育国际交流纳入年度外事计划，根据自身发展需要和区域特点，开展多种形式的青少年体育国际交流与合作。通过有影响力的国际、国内体育组织或体育赛事等平台，积极拓展青少年体育国际交流与合作空间。

（二）加强青少年体育组织建设

1. 促进青少年体育组织发展。体育部门协调相关部门研究制定促进青少年体育社会组织发展的政策性文件，完善相关服务标准体系，不断提高服务水平。鼓励社会力量参与、创建各类青少年体育组织。有计划、有重点地扶持国家示范性青少年体育俱乐部建设。民政部门应降低准入门槛，大力培育社区青少年体育社会组织。教育部门应支持校内青少年体育俱乐部、学生体育社团、体育兴趣小组等组织建设，引导学生每人参加1个以上的体育组织。各地应大力建设青少年体育俱乐部，逐步形成科学的梯次结构，建立青少年体育俱乐部的动态评估、周期命名等制度。不断推进青少年校外体育活动中心和青少年户外体育活动营地创建工作，完善服务标准，创新运行机制和管理模式。

2. 推进青少年体育社会组织能力建设。研制青少年体育社会组织评价标准，建立青少年体育社会组织评价机制。完善青少年体育社会组织内部治理结构，激发青少年体育社会组织活力，提高青少年体育社会组织承接政府购买服务能力。研究建立青少年体育社会组织人才评估和激励机制，促进从业人员专业化水平的提高。

3. 推动各级青少年体育行业协会建设。鼓励和引导全国性和地方性青少年体育行业协会建设发展，充分发挥各级青少年体育行业协会的职能，不断提高行业协会自我发展、自我管理、自我服务、自律规范的能力，促进青少年体育行业协会健康有序发展。

4. 加强各级体育传统项目学校建设。各级体育、教育部门应积极构建以国家级体育传统项目学校为龙头，省级体育传统项目学校为骨干，市（地）和县（区）体育传统项目学校为基础的体育传统项目学校发展体系。优化体育传统项目学校项目结构和学段结构比例，保障重点项目、优势项目和民族特色项目在体育传统项目学校的布局，完善体育传统项目学校竞赛、培训、评估制度，畅通竞技体育后备人才的选拔、培养和输送渠道。

（三）统筹和完善青少年体育活动场地设施

1. 加快青少年体育场地设施建设。各地应结合城镇化发展统筹规划、合理布局青少年体育场地设施。重点建设一批规模适度、经济实用、功能配套完整的青少年校外体育活动中心和青少年户外体育活动营地等场地设施。中型以上（含中型）全民健身中心应设立青少年体育活动功能区，具备条件的城乡社区应配置儿童运动乐园，全民健身路径应增加儿童青少年体育设施。鼓励合理利用广场、公园、旧厂房、仓库、老旧商业设施、空置场所等空间，改建、扩建、新建小型、便利、多样的青少年体育场地设施。研制青少年体育场地设施标准，开发符合青少年特点的场地设施和运动器械。鼓励社会力量建设青少年体育场地设施。

2. 加大体育场地设施对青少年的开放力度。各地积极推动公共体育场地设施免费或低收费向青少年开放。学校体育场地设施应在课余时间、节假日、寒（暑）假期间免费或低收费向青少年开放，并采取有力措施加强安全保障。鼓励社会力量积极参与体育场馆对青少年开放。各地应为特殊青少年群体参与体育活动提供必要的场地设施保障。

（四）强化青少年运动技能培训

1. 开展青少年运动技能培训。各级体育、教育等部门应以各类学校、青少年校外体育活动中心、青少年体育俱乐部、运动项目协会、健身中心、青少年宫、青少年户外体育活动营地、研学旅行营地和示范性综合实践基地等为依托,通过体育课、课外体育锻炼和夏(冬)令营等广泛开展体育运动技能培训,注重发挥各级各类体校在青少年运动技能培训中的带动作用。各地应采取政府购买服务等方式,充分调动社会力量的积极性,举办多种形式的青少年运动技能培训。

2. 研究建立青少年运动技能等级评定标准。应根据青少年体育需求和运动项目特点,以足球、篮球、排球、田径、游泳、体操、武术、冰雪、乒乓球、羽毛球等项目为试点,制定实施青少年运动技能等级评定标准,大力推动广大青少年积极参加运动技能等级评定。各级教育部门应将运动技能等级纳入学生综合素质评价体系。

(五)推进青少年体育指导人员队伍建设

1. 继续实施全国体育传统项目学校体育师资培训计划。各级体育、教育部门应按照《全国体育传统项目学校体育师资培训五年计划(2016—2020年)》的要求开展本地区体育传统项目学校体育师资培训工作,不断提升体育教师的专业能力。

2. 大力实施基层教练员培训计划。各级体育部门应按照国家教练员整体培训方案的要求,积极开展基层教练员培训工作,通过培训各运动项目的基层教练员,提高教练员执教水平。

3. 加强青少年体育管理人员培训。广泛开展运动项目协会、体育传统项目学校、青少年体育俱乐部、青少年户外体育活动营地和青少年校外体育活动中心等管理人员培训,提高青少年体育管理人员的业务水平。

4. 建立青少年体育指导人员队伍。鼓励体育教师、教练员、裁判员、退役运动员和体育爱好者等各类人才通过培训获取社会体育指导员(青少年)资格,为青少年在校外进行体育锻炼、提高运动技能提供指导和服务。

(六)加强青少年科学健身研究与普及

1. 开展青少年科学健身研究。各级体育、教育部门应研究和推广符合青少年身心特点、生长发育规律和兴趣爱好的体育项目、科学健身理论与方法、健身器材,提高青少年健身的科学性、合理性和有效性。加强对青少年肥胖、近视、脊柱侧弯、骨质健康和心理认知等重要问题的研究,积极探索行之有效的预防、干预模式,形成有针对性的解决方案,促进青少年身心全面发展。

2. 推广青少年科学健身普及活动。各级体育、教育部门应以青少年科学健身需求为导向,以体育课、体育活动和竞赛等为载体,向广大青少年普及科学健身的先进理念、基本知识、基本技能和有效方法;在校园、社区、文化体育活动场所,开展科学健身讲座、科学健身指导、科学健身知识竞赛等活动;鼓励优秀运动员和体育健身专家等走进校园、社区和青少年体育活动场所,传授科学健身方法;运用新媒体传播体育健身项目、运动损伤预防与康复等视频教程,对青少年进行科学健身指导。

(七)加强对青少年的体育文化教育

1. 弘扬体育精神。在青少年中大力弘扬以爱国主义为核心的中华体育精神,开展奥林匹克文化教育,传承和推广民族传统体育,推进运动项目文化建设。

2. 传播体育文化。各级体育、教育部门应鼓励青少年积极参与不同层次和形式的体育文化交流活动。鼓励优秀运动员、教练员等走进校园、社区,普及运动项目知识,讲解运动项目规则和标准,宣传运动项目文化、体育赛事文化和体育礼仪文化。

3. 营造体育文化氛围。各地应充分利用报刊、广播、电视和网络等渠道,加强青少年体育宣传力度,营造全社会关心、重视和支持青少年体育的良好舆论氛围。扶持青少年体育影视和体育文学作品创作。鼓励家长积极参与青少年体育文化活动,培养家庭体育文化、营造体育锻炼氛围。

四、组织保障

(一)加强组织领导,明确职责分工

各地应将实施本计划作为落实《全民健身计划(2016—2020年)》的一项重要工作摆在突出位置,把青少年作为实施"全民健身"和"健康中国"国家战略的重点人群,应根据本计划制定实施计划,明确各自职责与任务分工,确保将本计划落到实处。

(二)拓宽经费来源渠道,提高经费投入力度

各级体育、教育等部门应不断加大对青少年体育活动的投入。各有关部门应引导建立青少年体育多元化资金筹集机制,鼓励引导社会资金进入青少年体育活动领域,优化青少年体育活动投融资引导政策。各级体育、教育部门应进一步创新机制,鼓励通过政府购买服务、政府和社会资本合作(PPP)等方式,引导社会力量积极参与青少年体育活动。大力培育青少年体育活动供给的多元主体,激发社会与市场活力,引导社会力量在青少年体育场地设施、体育培训、体育赛事活动等方面发挥积极作用。

(三)利用现代信息技术,提高信息化水平

各级体育、教育部门应建立青少年学生体育活动信息公开制度,及时发布青少年体育相关政策、赛事、活动、培训以及科学健身理论与方法等信息;积极推动"互联网+"、大数据等技术在青少年体育活动领域的创新与运用,加强对青少年体育活动相关数据的科学管理。

(四)建立风险防范机制,提高风险管理能力

建立健全青少年体育活动风险管理机制,加强体育运动风险教育,培养青少年体育活动安全意识和风险防范能力。加强青少年体育活动指导和管理人员安全培训,提高风险管理能力。加强青少年体育活动的风险监控,制定青少年体育活动场所治安、交通和消防等专项行动与应急预案,建立重大突发事件的防范预案。研究建立涵盖体育意外伤害的青少年学生综合保险制度。严格按照相关标准开展高危险性青少年体育活动项目。鼓励引导社会组织、企业和个人购买青少年运动伤害类保险。

(五)加强督查评估,确保实施效果

建立《青少年体育活动促进计划》工作绩效评估体系,组织开展检查评估。对重点目标的实施进度和推行情况进行跟踪反馈,定期发布"青少年体育活动促进发展报告"。严格执行《国家学生体质健康标准》,积极探索通过第三方开展学生体质监测的办法,完善学生体质健康公告制度。

3.13.7　加强全民健身场地设施建设　发展群众体育

**体育总局关于贯彻落实《国务院办公厅关于加强全民健身场地设施
建设　发展群众体育的意见》的通知(节选)**

三、明确重点任务,突出工作实效

(一)推进健身设施建设。各级体育部门要会同相关部门,抓好健身设施规划建设、开放利用方面的重点工作。1.摸清本地区健身设施底数短板,制定并向社会公布可用于建设健身设施的非体育用地、非体育建筑目录或指引;编制健身设施建设补短板5年行动计划;

在编制涉及健身设施的规划时积极建言,督促落实国家关于健身设施规划建设的标准规范。2. 充分利用城市空闲土地、公益性建设用地,以及以租赁方式供地、复合利用土地等多种用地渠道推进健身设施建设;简化、优化健身设施建设审批程序,落实社区健身设施配套要求,支持社会力量参与建设健身设施。3. 推动专业机构集中运营本地区符合对外开放条件的学校体育场馆,促进学校体育场馆开放;按照相关要求和标准推进公共体育场馆平战两用改造,规范公共体育场馆委托经营,加强对公共体育场馆开放使用的评估督导,推行体育场馆信息化建设标准规范,强化公共体育场馆在重大疫情防控、避险避灾方面的功能。

（二）实施群众体育提升行动。各级体育部门要加强统筹、组织、协调和指导,深入挖掘本地区社区群众喜爱的体育项目和全民健身赛事活动,满足人民群众经常性的体育锻炼需求。1. 组织举办本地区各级"我要上全运暨全国社区运动会",构建线上线下结合、全社会参与、多项目覆盖、各层级联动的全国社区运动会体系,通过政府购买服务等方式,引导社会力量承接社区体育赛事活动。2. 整合利用现有全民健身信息服务平台,与国家社区体育活动管理服务系统共享资源、互联互通,依托平台推进"互联网＋社区体育",开展社区体育线上赛事活动,方便社区居民在线查询赛事、报名、参赛、查询成绩,方便社会力量通过平台寻求办赛组织管理、人才等方面的技术支持。3. 优化社会体育指导员技术等级制度,拓展线上线下科学健身指导方式,通过政府购买服务和社会力量参与等途径,不断提升社会体育指导员志愿服务意愿。大力推广新冠肺炎疫情以来开展居家健身和全民健身网络赛事活动的好做法,充分发挥全民健身在提升全民健康方面的积极作用。

四、开展跟踪评估,加强督促指导

体育总局将依托国务院全民健身工作部际联席会议机制,会同有关部门建立健全贯彻落实《意见》的长效工作机制,通过组织召开现场会、印发简报、调研评估等多种方式,查摆问题、交流经验、推广典型,加强对地方落实《意见》的跟踪督促指导。

各省、自治区、直辖市、计划单列市、新疆生产建设兵团体育局要加强组织领导,主动作为,改革创新,跟踪督办,加强对下级体育部门贯彻落实《意见》的指导,及时协调解决问题、总结推广经验,促进本地区群众体育工作取得新突破。各地在《意见》落实工作中如有问题和建议,请及时向体育总局报告。

3.14　住房和城乡建设部

3.14.1　加强养老服务设施规划建设工作

**住房城乡建设部等部门关于加强养老服务设施
规划建设工作的通知（节选）**

建标〔2014〕23 号

一、提高对做好养老服务设施规划建设工作重要性的认识

养老服务设施是加快发展养老服务业的重要基础和保障,对促进经济社会科学发展,落实《老年人权益保障法》,实现老有所养、老有所医、老有所教、老有所学、老有所为、老有所乐"六个老有"的工作目标具有重要意义。各地住房城乡建设、国土资源、民政、老龄办等主管部门应对此高度重视,各司其职,密切配合,切实做好养老服务设施规划建设工作。

3.14.2 加强老年人家庭及居住区公共设施无障碍改造工作

关于加强老年人家庭及居住区公共设施无障碍改造工作的通知（节选）

建标〔2014〕100号

二、切实推进老年人家庭及居住区公共设施无障碍改造

（一）老年人家庭无障碍改造。各地住房城乡建设主管部门要会同民政、财政、残联、老龄等主管部门制定年度老年人家庭无障碍改造计划，明确目标任务、工作进度、质量标准和检查验收要求，并对改造完成情况进行汇总。老年人家庭无障碍改造应体现个性化需求，并重点解决居家生活基本需要。

三、加强老年人家庭及居住区公共设施无障碍改造标准规范宣贯培训和咨询服务。

各地住房城乡建设主管部门要组织有关单位或组建技术指导组，为老年人家庭和居住区公共设施无障碍改造提供技术指导、咨询和服务；可根据当地实际和工作需要，制定老年家庭和居住区公共设施无障碍改造地方标准。

四、开展老年人家庭及居住区公共设施无障碍改造情况监督检查。

各地住房城乡建设主管部门要会同民政、财政、残联和老龄等主管部门，每年应至少开展一次老年人家庭和居住区公共设施无障碍改造情况全面监督检查。

五、加强老年人家庭及居住区公共设施无障碍改造工作协作和宣传

3.14.3 推动物业服务企业发展居家社区养老服务

住房和城乡建设部等部门关于推动物业服务企业发展居家社区养老服务的意见（节选）

建房〔2020〕92号

三、丰富居家社区养老服务内容

（八）支持参与提供医养结合服务。鼓励物业服务企业开办社区医务室、护理站等医疗机构，招聘和培训专业人员，为老年人提供基本医护服务，支持将符合条件的医疗机构纳入医保支付范围。支持社区医务室、护理站与大型医疗机构建立长期合作关系和就医双向转介绿色通道。鼓励医护人员到社区医务室、护理站执业，并在职称评定等方面享有同等待遇。探索开展居家老年人上门医疗卫生服务。

第4章

联合国及世界卫生组织相关政策

4.1 世界卫生组织

4.1.1 渥太华宪章

渥太华宪章

第一届健康促进国际会议于 1986 年 11 月 21 日在加拿大渥太华召开并发表了宪章,以期 2000 年和更长时间达到人人享有卫生保健的目标。

本届会议主要是对全世界新公共卫生运动的期望日益增长作出反应。讨论的主题是关于发达国家的需求,但也考虑到其他地区的相似问题。本次会议的基础是通过对世界卫生组织提出人人享有卫生保健的文件——阿拉木图初级卫生保健宣言及最近世界大会在卫生领域中多部门合作行动的讨论所取得的进展。

健康促进

健康促进是促使人们提高维护和改善他们自身健康的过程。为达到身体、精神健康和社会良好适应的完美状态,每个人或人群必须有能力去认识和实现这些愿望,满足需求以及改变或处理环境。因此,应将健康仅仅看作是日常生活的资源而不是生活的目的。健康是一种积极的概念,强调健康是社会和个人的资源,也可看作是体力表现。因此,健康促进不仅仅是卫生部门的责任而超出了卫生的范畴。

健康的必要条件

健康的基本条件和资源是和平、住房、教育、食品、经济收入、稳定的生态环境、可持续的资源、社会的公正与平等。

为改善健康,上述必要条件必须具有坚实的基础。

倡导

良好的健康是社会、经济和个人发展的主要资源,也是生活质量的重要部分。政治、经济、社会、文化、环境、行为和生物学因素均可促进健康或损害健康。健康促进行动目的是通过对健康的支持,使上述因素有利于健康。

促成

健康促进的重点在于实现健康方面的平等。健康促进行动的目标,在于缩小目前健康状况的差别,并保障同等机会和资源,以促使所有人能充分发挥健康的潜能,这些包括在选择健康措施时,能获得支持环境的稳固基础、知识、生活技能以及机会。除非人们有可能控制这些决定健康的条件,否则不能达到他们最充分的健康潜能。在这方面男女应该平等享有。

协调

健康的必要条件和前景不可能仅由卫生部门承诺,更为重要的是健康促进需要协调所有相关部门的行动:包括政府、卫生和其他社会经济部门、非政府与志愿者组织、地区行政机构、工矿企业和新闻媒介部门。社会各界人士作为个人、家庭和社区参与。各专业与社会团体以及卫生人员的主要责任在于协调社会不同部门共同参与卫生工作。

应考虑各个国家和地区的社会、文化和经济体制的差异和实施的可能性,以使健康促进策略和规划适合于当地的需求。

健康促进行动的内涵

1. 制定健康的公共政策。健康促进超越了保健范畴,它把健康问题提到了各个部门,各级领导的议事日程上,使他们了解他们的决策对健康后果的影响并承担健康的责任。

健康促进的政策由多样而互补的各方面综合而成,它包括立法、财政措施、税收和组织改变。这种协调行动使健康、收入和社会政策更趋平等。联合行动目的是保证更安全、更健康的商品供应和服务、更健康的公共服务和更清洁、更愉悦的环境。

健康促进政策需要确定在非卫生部门中采纳健康的公共政策的障碍及克服的方法。其目的必须使决策者也能较易作出更健康的选择。

2. 创造支持性环境。我们的社会是复杂的和相互联系的。健康不可能与其他目标分开。人类与其生存的环境是密不可分的,这是对健康采取社会 - 生态学方法的基础。总的指导原则对世界、国家、地区和社区都是相同的,即需要促进相互维护——我们的社区和我们的自然环境需要彼此保护。应该强调保护世界自然资源是全球的责任。

生活、工作和休闲模式的改变对健康有重要影响。工作和休闲应该是人们健康的资源,社会组织的工作应该帮助创造一个健康的社会。健康促进在于创造一种安全、舒适、满意、愉悦的生活和工作条件。

系统地评估环境的迅速改变对健康的影响,特别是在技术、工作、能源生产和城市化的地区是极为重要的,并且必须通过健康促进活动以保证对公众的健康产生积极有利的影响。任何健康促进策略必须提出:保护自然,创造良好的环境以及保护自然资源。

3. 强化社区行动。健康促进工作是通过具体和有效的社区行动,包括确立优先、作出决策、设计策略及其执行,以达到更健康的目标。在这一过程中核心问题是赋予社区以当家作主,积极参与和主宰自己命运的权力。

社区开发在于利用社区现有的人力、物力资源,以增进自我帮助和社会支持并形成灵活的体制,促进公众参与卫生工作和指导卫生工作的开展,这就要求充分、连续地获得卫生信息和学习机会以及资金的支持。

4. 发展个人技能,健康促进通过提供信息。健康教育和提高生活技能以支持个人和社会的发展。这样做的目的是使群众能更有效地维护自身的健康和他们生存的环境并作出有利于健康的选择。

促成群众终生学习,了解人生各个阶段和处理慢性疾病和伤害是极为重要的。学校、家庭、工作场所和社区都有责任这样做。这种活动需要通过教育的、职业的、商业的和志愿者团体以及在这些机构内部来完成。

5. 调整卫生服务方向。健康促进在卫生服务中的责任是要求个人、社区组织、卫生专业人员,卫生服务机构和政府共同承担。他们必须在卫生保健系统中共同工作以满足健康的需求。

卫生部门的作用不仅仅是提供临床与治疗服务而必须坚持健康促进的方向。卫生服务需要扩大委任权力,这种权力是接受的并尊重文化的需求。该委任权力支持个人和社区对更健康生活的需求,并开放卫生部门和更广泛的社会、政治、经济和物质环境部门之间的渠道。调整卫生服务方向也要求更重视卫生研究及专业教育与培训的转变。这就要求卫生服务部门态度和组织的转变,并立足于把一个完整的人的总需求作为服务对象。

展望

健康是通过人们的学习、工作、娱乐和关爱等日常生活活动所创造和享有的。人们需要照顾自身和他人,能作出决定和控制生活环境,所生存的社会也具有容许其全体成员获得健康的条件,才能赢得健康。

在发展健康促进战略中,照料、整体观念及生态学是极为重要的问题,因此,在健康促进活动规划、执行和评价的各个阶段都应该把上述问题作为指导原则。妇女和男性应成为平等的伙伴。

健康促进的承诺

与会者保证:制定健康的公共政策并倡导对健康的明确政治承诺和所有部门中的平等;抵制有害产品、资源耗尽、不健康的生活条件和环境,以及营养低下等压力;并特别重视公共卫生问题,如污染、职业毒害、低劣的住房和住宅区;弥合社会内部和社会之间的卫生裂隙,解决由于这些社会的规范或实践所造成的健康方面的不平等;承认群众是主要的健康资源;通过财政和其他措施支持和促成群众维护自身和他们的家庭及朋友的健康,并接受社区在其卫生、生活条件和福利方面的主要发言权;调整卫生服务及其资源向健康促进倾斜;与其他部门和其他学科,最为重要的是与群众自己共享权力;认识到健康及健康保护作为主要社会投资面临的挑战;在我们的生活方式中强调总的生态学问题。

会议极力主张所有相关部门联合起来形成强大的公共卫生联盟。

号召国际行动

会议呼吁世界卫生组织和其他国际组织在所有合适的论坛上倡导健康促进,并支持各国建立健康促进策略和规划。

会议坚信,如果社会各界人士、非政府与志愿者组织、政府、世界卫生组织和所有其他相关团体联合起来,共同采取健康促进策略并使其符合形成本宪章基础的道德与社会价值,则2000年人人享有卫生保健的目标就一定能实现。

4.1.2　世界卫生组织烟草控制框架公约

世界卫生组织烟草控制框架公约

前言

世界卫生组织烟草控制框架公约(WHO FCTC)是在世界卫生组织主持下谈判制定的第一份条约。世界卫生组织烟草控制框架公约是一份以证据为基础的条约,它重申所有人民享有最高健康水平的权利。世界卫生组织烟草控制框架公约在制定一项处理成瘾物质的管制战略方面体现了一种观念的转变;与以往的药物控制条约不同的是,世界卫生组织烟草控制框架公约坚持减少需求战略和供应问题的重要性。

世界卫生组织烟草控制框架公约的制定是对烟草流行全球化作出的反应。烟草的流行通过各种具有跨境影响的复杂因素得以迅速扩散,这些因素包括贸易自由化和外国直接投资。诸如全球推销、跨国界烟草广告、促销和赞助以及假冒伪劣香烟的国际流动等其他因素也是造成烟草使用爆炸式增长的原因。

世界卫生组织烟草控制框架公约的序言第一段指出，"本公约缔约方决心　优先考虑其保护公众健康的权力"，这使公约成为一项全球的创新公约。

世界卫生组织烟草控制框架公约中减少需求的主要规定列于第6～14条：
- 减少烟草需求的价格和税收措施，以及减少烟草需求的非价格措施，即：
- 防止接触烟草烟雾；
- 烟草制品成分管制；
- 烟草制品披露的规定；
- 烟草制品的包装和标签；
- 教育、交流、培训和公众意识；
- 烟草广告、促销和赞助；以及与烟草依赖和戒烟有关的降低烟草需求的措施。

世界卫生组织烟草控制框架公约中减少供应的主要规定列于第15-17条：
- 烟草制品非法贸易；
- 向未成年人销售和由未成年人销售；
- 对经济上切实可行的替代活动提供支持。

公约的另一个新特点是列入一项处理责任问题的规定。有关科学和技术合作及信息交流的机制列于第20-22段。

世界卫生组织烟草控制框架公约自2003年6月16日至6月22日在日内瓦，其后自2003年6月30日至2004年6月29日于条约存放处纽约联合国总部开放供签字。这部现已结束签署的条约有168个签署者，包括欧洲共同体，使之成为联合国历史上最广泛受到热诚接受的条约之一。签署公约的会员国表明他们将真诚地努力批准、接受或核准公约并显示不破坏公约所列目标的政治承诺。截至2004年6月29日时未签署公约，但希望成为缔约方的国家可通过加入方式这样做，这是一种相当于批准的一步法。

公约于2005年2月27日——自40个国家予以加入、批准、接受或核准后第九十天起生效。从这一天开始，条约的规定对这40个缔约方具有法律约束力。对于在第36条第1款确定的生效条件达到之后批准、接受或核准公约或加入公约的每一国家，公约将在交存其批准、接受、核准或加入文书之日后第九十天起对之生效。对于区域经济一体化组织，公约在交存其正式确认或加入文书之日后第九十天起对之生效。

在世界卫生组织烟草控制框架公约谈判期间建立的全球网络对于在国家级为实施公约作好准备至关重要。世界卫生组织总干事李钟郁博士说："世界卫生组织烟草控制框架公约谈判已经发动了一个进程，导致在国家级产生显著的变化。世界卫生组织烟草控制框架公约作为公共卫生的一项手段能否取得成功将取决于未来数年我们在国家中为实施这项公约所做的努力和政治承诺。一项成功的结果将是全球所有人在公共卫生方面获益。"

为实现这项目标，必须将在公约谈判期间强烈体现出的动力和承诺扩散至国家和地方级，使世界卫生组织烟草控制框架公约在最重要的地方即国家成为一个具体的现实。

序言

本公约缔约方，决心优先考虑其保护公众健康的权利，认识到烟草的广泛流行是一个对公众健康具有严重后果的全球性问题，呼吁所有国家就有效、适宜和综合的国际应对措施开展尽可能广泛的国际合作。

虑及国际社会关于烟草消费和接触烟草烟雾对全世界健康、社会、经济和环境造成的破坏性后果的关注,严重关注全世界,特别是发展中国家,卷烟和其他烟草制品消费和生产的增加,以及它对家庭、穷人和国家卫生系统造成的负担。

认识到科学证据明确确定了烟草消费和接触烟草烟雾会造成死亡、疾病和残疾,以及接触烟草烟雾和以其他方式使用烟草制品与发生烟草相关疾病之间有一段时间间隔,还认识到卷烟和某些其他烟草制品经过精心加工,借以引起和维持对烟草的依赖,它们所含的许多化合物和它们所产生的烟雾具有药理活性、毒性、致突变性和致癌性,并且在主要国际疾病分类中将烟草依赖单独分类为一种疾病。

承认存在着明确的科学证据,表明孕妇接触烟草烟雾是儿童健康和发育的不利条件,深切关注全世界的儿童和青少年吸烟和其他形式烟草消费的增加,特别是开始吸烟的年龄愈来愈小,震惊于全世界妇女和少女吸烟及其他形式烟草制品消费的增加;铭记妇女需充分参与各级决策和实施工作,并铭记需要有性别针对性的烟草控制战略。

深切关注土著居民吸烟和其他形式烟草消费处于高水平,严重关注旨在鼓励使用烟草制品的各种形式的广告、促销和赞助的影响,认识到需采取合作行动以取缔各种形式的卷烟和其他烟草制品非法贸易,包括走私、非法生产和假冒,承认各级烟草控制,特别是在发展中国家和经济转轨国家,需要与目前和预计的烟草控制活动需求相称的充足的财政和技术资源,认识到需建立适宜的机制以应对有效地减少烟草需求战略所带来的长期社会和经济影响,铭记烟草控制规划可能在某些发展中国家和经济转轨国家造成的中、长期社会和经济困难,并认识到它们需要在国家制定的可持续发展战略的框架下获得技术和财政支持,意识到许多国家正在开展的卓有成效的烟草控制工作,并赞赏世界卫生组织的领导以及联合国系统其他组织和机构与其他国际和区域政府间组织在发展烟草控制措施方面所作的努力,强调不隶属于烟草业的非政府组织和民间社会其他成员,包括卫生专业机构、妇女、青年、环境和消费者团体,以及学术机构和卫生保健机构,对国家和国际烟草控制努力的特殊贡献,及其参与国家和国际烟草控制努力的极端重要性。

认识到需警惕烟草业阻碍或破坏烟草控制工作的任何努力,并需掌握烟草业采取的对烟草控制工作产生负面影响的活动,忆及联合国大会1966年12月16日通过的《经济、社会、文化权利国际公约》第12条规定人人有权享有能达到的最高的身心健康的标准,还忆及世界卫生组织《组织法》序言,它宣称享受最高而能获致之健康标准,为人人基本权利之一,不因种族、宗教、政治信仰、经济或社会情境各异,而分轩轾。

决心在考虑目前和有关的科学、技术和经济问题的基础上促进烟草控制措施,忆及联合国大会1979年12月18日通过的《消除对妇女一切形式歧视公约》规定,该公约各缔约国应采取适当的措施,在卫生保健领域消除对妇女的歧视,进一步忆及联合国大会1989年11月20日通过的《儿童权利公约》规定,该公约各缔约国确认儿童有权享有可达到的最高标准的健康。

兹议定如下:

第I部分 引言

第1条 术语的使用

为本公约目的:

(a)"非法贸易"系指法律禁止的,并与生产、装运、接收、持有、分发、销售或购买有关

的任何行径或行为,包括意在便利此类活动的任何行径或行为;

(b)"区域经济一体化组织"系指若干主权国家组成的组织,它已由其成员国让渡处理一系列事项,包括就这些事项做出对其成员国有约束力的决定的授权(在相关处,"国家的"亦指区域经济一体化组织);

(c)"烟草广告和促销"系指任何形式的商业性宣传、推介或活动,其目的、效果或可能的效果在于直接或间接地推销烟草制品或促进烟草使用;

(d)"烟草控制"系指通过消除或减少人群消费烟草制品和接触烟草烟雾,旨在促进其健康的一系列减少烟草供应、需求和危害的战略;

(e)"烟草业"系指烟草生产商、烟草制品批发商和进口商;

(f)"烟草制品"系指全部或部分由烟叶作为原材料生产的供抽吸、吸吮、咀嚼或鼻吸的制品;

(g)"烟草赞助"系指目的、效果或可能的效果在于直接或间接地推销烟草制品或促进烟草使用的,对任何事件、活动或个人的任何形式的捐助。

第2条　本公约与其他协定和法律文书的关系

1. 为了更好地保护人类健康,鼓励各缔约方实施本公约及其议定书要求之外的其他措施,这些文书不应阻碍缔约方实行符合其规定并符合国际法的更加严格的要求。

2. 本公约及其议定书的各项规定决不影响各缔约方就与本公约及其议定书有关的事项或本公约及其议定书之外的其他事项达成双边或多边协定,包括区域或次区域协定的权利,只要此类协定与本公约及其议定书所规定的义务相一致。有关缔约方应通过秘书处将此类协定通报缔约方会议。

第Ⅱ部分　目标指导原则和一般义务

第3条　目　标

本公约及其议定书的目标是提供一个由各缔约方在国家、区域和全球各级实施烟草控制措施的框架,以便使烟草使用和接触烟草烟雾持续大幅度下降,从而保护当代和后代免受烟草消费和接触烟草烟雾对健康、社会、环境和经济造成的破坏性影响。

第4条　指　导　原　则

各缔约方为实现本公约及其议定书的目标和实施其各项规定,除其他外,应遵循下列指导原则:

1. 宜使人人了解烟草消费和接触烟草烟雾造成的健康后果、成瘾性和致命威胁,并宜在适当的政府级别考虑有效的立法、实施、行政或其他措施,以保护所有人免于接触烟草烟雾。

2. 在国家、区域和国际层面需要强有力的政治承诺以制定和支持多部门的综合措施和协调一致的应对行动,考虑:

(a)需采取措施防止所有人接触烟草烟雾;

(b)需采取措施防止初吸,促进和支持戒烟以及减少任何形式的烟草制品消费;

(c)需采取措施促进土著居民和社区参与制定、实施和评价在社会和文化方面与其需求和观念相适应的烟草控制规划;

(d)需采取措施,在制定烟草控制战略时考虑不同性别的风险。

3. 结合当地文化、社会、经济、政治和法律因素开展国际合作,尤其是技术转让、知识和经济援助以及提供相关专长,以制定和实施有效烟草控制规划,是本公约的一个重要组成部分。

4. 在国家、区域和全球各级采取多部门综合措施和对策以减少所有烟草制品的消费至关重要,以便根据公共卫生原则防止由烟草消费和接触烟草烟雾引起的疾病、过早丧失功能和死亡的发生。

5. 各缔约方在其管辖范围内明确与责任相关的事项是烟草综合控制的重要部分。

6. 宜在国家制定的可持续发展战略框架下认识和强调技术和财政援助的重要性,以便帮助发展中国家缔约方和经济转轨国家缔约方因烟草控制规划而使其生计受到严重影响的烟草种植者和工人进行经济过渡。

7. 为了实现本公约及其议定书的目标,民间社会的参与是必要的。

第5条 一般义务

1. 每一缔约方应根据本公约及其作为缔约方的议定书,制定、实施、定期更新和审查国家多部门综合烟草控制战略、计划和规划。

2. 为此目的,每一缔约方应根据其能力:

(a) 设立或加强并资助国家烟草控制协调机构或联络点;和

(b) 采取和实行有效的立法、实施、行政和 / 或其他措施并酌情与其他缔约方合作,以制定适当的政策,防止和减少烟草消费、尼古丁成瘾和接触烟草烟雾。

3. 在制定和实施烟草控制方面的公共卫生政策时,各缔约方应根据国家法律采取行动,防止这些政策受烟草业的商业和其他既得利益的影响。

4. 各缔约方应开展合作,为实施本公约及其作为缔约方的议定书制定提议的措施、程序和准则。

5. 各缔约方应酌情同有关国际和区域政府间组织及其他机构合作,以实现本公约及其作为缔约方的议定书的目标。

6. 各缔约方应在其拥有的手段和资源范围内开展合作,通过双边和多边资助机制为本公约的有效实施筹集财政资源。

第Ⅲ部分 减少烟草需求的措施

第6条 减少烟草需求的价格和税收措施

1. 各缔约方承认价格和税收措施是减少各阶层人群特别是青少年烟草消费的有效和重要手段。

2. 在不损害各缔约方决定和制定其税收政策的主权时,每一缔约方宜考虑其有关烟草控制的国家卫生目标,并酌情采取或维持可包括以下方面的措施:

(a) 对烟草制品实施税收政策并在适宜时实施价格政策,以促进旨在减少烟草消费的卫生目标;

(b) 酌情禁止或限制向国际旅行者销售和 / 或由其进口免除国内税和关税的烟草制品。

3. 各缔约方应根据第21条在向缔约方会议提交的定期报告中提供烟草制品税率及烟草消费趋势。

第7条 减少烟草需求的非价格措施

各缔约方承认综合的非价格措施是减少烟草消费的有效和重要手段。每一缔约方应采取和实行依照第8条至第13条履行其义务所必要的有效的立法、实施、行政或其他措施,并应酌情为其实施直接或通过有关国际机构开展相互合作。缔约方会议应提出实施这些条款规定的适宜准则。

第8条 防止接触烟草烟雾

1. 各缔约方承认科学已明确证实接触烟草烟雾会造成死亡、疾病和功能丧失。

2. 每一缔约方应在国家法律规定的现有国家管辖范围内采取和实行，并在其他司法管辖权限内积极促进采取和实行有效的立法、实施、行政和／或其他措施，以防止在室内工作场所、公共交通工具、室内公共场所，适当时，包括其他公共场所接触烟草烟雾。

第9条 烟草制品成分管制

缔约方会议应与有关国际机构协商提出检测和测量烟草制品成分和燃烧释放物的指南以及对这些成分和释放物的管制指南。经有关国家当局批准，每一缔约方应对此类检测和测量以及此类管制采取和实行有效的立法、实施和行政或其他措施。

第10条 烟草制品披露的规定

每一缔约方应根据其国家法律采取和实行有效的立法、实施、行政或其他措施，要求烟草制品生产商和进口商向政府当局披露烟草制品成分和释放物的信息。每一缔约方应进一步采取和实行有效措施以公开披露烟草制品有毒成分和它们可能产生的释放物的信息。

第11条 烟草制品的包装和标签

1. 每一缔约方应在本公约对该缔约方生效后三年内，根据其国家法律采取和实行有效措施以确保：

（a）烟草制品包装和标签不得以任何虚假、误导、欺骗或可能对其特性、健康影响、危害或释放物产生错误印象的手段推销一种烟草制品，包括直接或间接产生某一烟草制品比其他烟草制品危害小的虚假印象的任何词语、描述、商标、图形或任何其他标志。其可包括"低焦油""淡味""超淡味"或"柔和"等词语；和

（b）在烟草制品的每盒和单位包装及这类制品的任何外部包装和标签上带有说明烟草使用有害后果的健康警语，并可包括其他适宜信息。这些警语和信息：

（ⅰ）应经国家主管当局批准，

（ⅱ）应轮换使用，

（ⅲ）应是大而明确、醒目和清晰的，

（ⅳ）宜占据主要可见部分的50%或以上，但不应少于30%，

（ⅴ）可采取或包括图片或象形图的形式。

2. 除本条第1（b）款规定的警语外，在烟草制品的每盒和单位包装及这类制品的任何外部包装和标签上，还应包含国家当局所规定的有关烟草制品成分和释放物的信息。

3. 每一缔约方应规定，本条第1（b）款以及第2款规定的警语和其他文字信息，应以其一种或多种主要语言出现在烟草制品每盒和单位包装及这类制品的任何外部包装和标签上。

4. 就本条而言，与烟草制品有关的"外部包装和标签"一词，适用于烟草制品零售中使用的任何包装和标签。

第12条 教育、交流、培训和公众意识

每一缔约方应酌情利用现有一切交流手段，促进和加强公众对烟草控制问题的认识。为此目的，每一缔约方应采取和实行有效的立法、实施、行政或其他措施以促进：

（a）广泛获得有关烟草消费和接触烟草烟雾对健康危害，包括成瘾性的有效综合的教育和公众意识规划；

（b）有关烟草消费和接触烟草烟雾对健康的危害，以及第 14.2 条所述的戒烟和无烟生活方式的益处的公众意识；

（c）公众根据国家法律获得与本公约目标有关的关于烟草业的广泛信息；

（d）针对诸如卫生工作者、社区工作者、社会工作者、媒体工作者、教育工作者、决策者、行政管理人员和其他有关人员的有关烟草控制的有效适宜的培训或宣传和情况介绍规划；

（e）与烟草业无隶属关系的公立和私立机构以及非政府组织在制定和实施部门间烟草控制规划和战略方面的意识和参与；以及

（f）有关烟草生产和消费对健康、经济和环境的不利后果信息的公众意识和获得。

第 13 条　烟草广告、促销和赞助

1. 各缔约方认识到广泛禁止广告、促销和赞助将减少烟草制品的消费。

2. 每一缔约方应根据其宪法或宪法原则广泛禁止所有的烟草广告、促销和赞助。根据该缔约方现有的法律环境和技术手段，其中应包括广泛禁止源自本国领土的跨国广告、促销和赞助。就此，每一缔约方在公约对其生效后的五年内，应采取适宜的立法、实施、行政和 / 或其他措施，并应按第 21 条的规定相应地进行报告。

3. 因其宪法或宪法原则而不能采取广泛禁止措施的缔约方，应限制所有的烟草广告、促销和赞助。根据该缔约方目前的法律环境和技术手段，应包括限制或广泛禁止源自其领土并具有跨国影响的广告、促销和赞助。就此，每一缔约方应采取适宜的立法、实施、行政和 / 或其他措施并按第 21 条的规定相应地进行报告。

4. 根据其宪法或宪法原则，每一缔约方至少应：

（a）禁止采用任何虚假、误导或欺骗或可能对其特性、健康影响、危害或释放物产生错误印象的手段，推销烟草制品的所有形式的烟草广告、促销和赞助；

（b）要求所有烟草广告，并在适当时包括促销和赞助带有健康或其他适宜的警语或信息；

（c）限制采用鼓励公众购买烟草制品的直接或间接奖励手段；

（d）对于尚未采取广泛禁止措施的缔约方，要求烟草业向有关政府当局披露用于尚未被禁止的广告、促销和赞助的开支。根据国家法律，这些政府当局可决定向公众公开并根据第 21 条向缔约方会议提供这些数字；

（e）在五年之内，在广播、电视、印刷媒介和酌情在其他媒体如因特网上广泛禁止烟草广告、促销和赞助，如某一缔约方因其宪法或宪法原则而不能采取广泛禁止的措施，则应在上述期限内和上述媒体中限制烟草广告、促销和赞助；以及

（f）禁止对国际事件、活动和 / 或其参加者的烟草赞助；若缔约方因其宪法或宪法原则而不能采取禁止措施，则应限制对国际事件、活动和 / 或其参加者的烟草赞助。

5. 鼓励缔约方实施第 4 款所规定义务之外的措施。

6. 各缔约方应合作发展和促进消除跨国界广告的必要技术和其他手段。

7. 已实施禁止某些形式的烟草广告、促销和赞助的缔约方有权根据其国家法律禁止进入其领土的此类跨国界烟草广告、促销和赞助，并实施与源自其领土的国内广告、促销和赞助所适用的相同处罚。本款并不构成对任何特定处罚的认可或赞成。

8. 各缔约方应考虑制定一项议定书,确定需要国际合作的广泛禁止跨国界广告、促销和赞助的适当措施。

第14条 与烟草依赖和戒烟有关的降低烟草需求的措施

1. 每一缔约方应考虑到国家现状和重点,制定和传播以科学证据和最佳实践为基础的适宜、综合和配套的指南,并应采取有效措施以促进戒烟和对烟草依赖的适当治疗。

2. 为此目的,每一缔约方应努力:

(a)制定和实施旨在促进戒烟的有效的规划,诸如在教育机构、卫生保健设施、工作场所和体育环境等地点的规划;

(b)酌情在卫生工作者、社区工作者和社会工作者的参与下,将诊断和治疗烟草依赖及对戒烟提供的咨询服务纳入国家卫生和教育规划、计划和战略;

(c)在卫生保健设施和康复中心建立烟草依赖诊断、咨询、预防和治疗的规划;以及

(d)依照第22条的规定,与其他缔约方合作促进获得可负担得起的对烟草依赖的治疗,包括药物制品。此类制品及其成分适当时可包括药品、给药所用的产品和诊断制剂。

第Ⅳ部分 减少烟草供应的措施

第15条 烟草制品非法贸易

注:在谈判前和整个谈判期间关于及早制定有关烟草制品非法贸易的议定书已有一定的讨论。制定这一议定书的谈判可以在通过《烟草控制框架公约》后立即由政府间谈判机构启动,或在更晚的阶段,由缔约方会议启动。

1. 各缔约方认识到消除一切形式的烟草制品非法贸易,包括走私、非法生产和假冒,以及制定和实施除次区域、区域和全球协定之外的有关国家法律,是烟草控制的基本组成部分。

2. 每一缔约方应采取和执行有效的立法、实施、行政或其他措施,以确保所有烟草制品每盒和单位包装以及此类制品的任何外包装有标志以协助各缔约方确定烟草制品的来源,并且根据国家法律和有关的双边或多边协定协助各缔约方确定转移地点并监测、记录和控制烟草制品的流通及其法律地位。此外,每一缔约方应:

(a)要求在其国内市场用于零售和批发的烟草制品的每盒和单位包装带有一项声明:"只允许在(插入国家、地方、区域或联邦的地域名称)销售",或含有说明最终目的地或能帮助当局确定该产品是否可在国内市场合法销售的任何其他有效标志;和

(b)酌情考虑发展实用的跟踪和追踪制度以进一步保护销售系统并协助调查非法贸易。

3. 每一缔约方应要求以清晰的形式和/或以本国一种或多种主要语言提供本条第2款中规定的包装信息或标志。

4. 为消除烟草制品非法贸易,每一缔约方应:

(a)监测和收集关于烟草制品跨国界贸易,包括非法贸易的数据,并根据国家法律和适用的有关双边或多边协定在海关、税务和其他有关部门之间交换信息;

(b)制定或加强立法,通过适当的处罚和补救措施,打击包括假冒和走私卷烟在内的烟草制品非法贸易;

(c)采取适当措施,确保在可行的情况下采用有益于环境的方法,销毁或根据国家法律处理没收的所有生产设备、假冒和走私卷烟及其他烟草制品;

（d）采取和实施措施，以监测、记录和控制在其管辖范围内持有或运送的免除国内税或关税的烟草制品的存放和销售；以及

（e）酌情采取措施，使之能没收烟草制品非法贸易所得。

5. 根据第21条的规定，各缔约方应在给缔约方会议的定期报告中酌情以汇总形式提供依照本条第4(a)和4(d)款收集的信息。

6. 各缔约方应酌情并根据国家法律促进国家机构以及有关区域和国际政府间组织之间在调查、起诉和诉讼程序方面的合作，以便消除烟草制品非法贸易。应特别重视区域和次区域级在打击烟草制品非法贸易方面的合作。

7. 每一缔约方应努力采取和实施进一步措施，适宜时，包括颁发许可证，以控制或管制烟草制品的生产和销售，从而防止非法贸易。

第16条　向未成年人销售和由未成年人销售

1. 每一缔约方应在适当的政府级别采取和实行有效的立法、实施、行政或其他措施禁止向低于国内法律、国家法律规定的年龄或18岁以下者出售烟草制品。这些措施可包括：

（a）要求所有烟草制品销售者在其销售点内设置关于禁止向未成年人出售烟草的清晰醒目告示，并且当有怀疑时，要求每一购买烟草者提供适当证据证明已达到法定年龄；

（b）禁止以可直接选取烟草制品的任何方式，例如售货架等出售此类产品；

（c）禁止生产和销售对未成年人具有吸引力的烟草制品形状的糖果、点心、玩具或任何其他实物；以及

（d）确保其管辖范围内的自动售烟机不能被未成年人所使用，且不向未成年人促销烟草制品。

2. 每一缔约方应禁止或促使禁止向公众尤其是未成年人免费分发烟草制品。

3. 每一缔约方应努力禁止分支或小包装销售卷烟，因这种销售会提高未成年人对此类制品的购买能力。

4. 各缔约方认识到，防止向未成年人销售烟草制品的措施宜酌情与本公约中所包含的其他规定一并实施，以提高其有效性。

5. 当签署、批准、接受、核准或加入本公约时，或在其后的任何时候，缔约方可通过有约束力的书面声明表明承诺在其管辖范围内禁止使用自动售烟机，或在适宜时完全禁止自动售烟机。依据本条所作的声明应由保存人周知本公约所有缔约方。

6. 每一缔约方应采取和实行有效的立法、实施、行政或其他措施，包括对销售商和批发商实行处罚，以确保遵守本条第1-5款中包含的义务。

7. 每一缔约方宜酌情采取和实行有效的立法、实施、行政或其他措施，禁止由低于国内法律、国家法律规定的年龄或18岁以下者销售烟草制品。

第17条　对经济上切实可行的替代活动提供支持

各缔约方应相互合作并与有关国际和区域政府间组织合作，为烟草工人、种植者，以及在某些情况下对个体销售者酌情促进经济上切实可行的替代生计。

第Ⅴ部分　保护环境

第18条　保护环境和人员健康

各缔约方同意在履行本公约之下的义务时，在本国领土内的烟草种植和生产方面对保护环境和与环境有关的人员健康给予应有的注意。

591

第Ⅵ部分　与责任有关的问题

第19条　责　任

1. 为烟草控制的目的,必要时,各缔约方应考虑采取立法行动或促进其现有法律,以处理刑事和民事责任,适当时包括赔偿。

2. 根据第21条的规定,各缔约方应相互合作,通过缔约方会议交换信息,包括:

(a) 根据第20.3(a)条有关烟草制品消费和接触烟草烟雾对健康影响的信息;和

(b) 已生效的立法、法规以及相关判例的信息。

3. 各缔约方在适当时并经相互同意,在其国家立法、政策、法律惯例和可适用的现有条约安排的限度内,就本公约涉及的民事和刑事责任的诉讼相互提供协助。

4. 本公约应不以任何方式影响或限制缔约方已有的、相互利用对方法院的任何权力。

5. 如可能,缔约方会议可在初期阶段,结合有关国际论坛正在开展的工作,审议与责任有关的事项,包括适宜的关于这些事项的国际方式和适宜的手段,以便应缔约方的要求支持其根据本条进行立法和其他活动。

第Ⅶ部分　科学和技术合作与信息通报

第20条　研究、监测和信息交换

1. 各缔约方承诺开展和促进烟草控制领域的国家级的研究,并在区域和国际层面内协调研究规划。为此目的,每一缔约方应:

(a) 直接或通过有关国际和区域政府间组织及其他机构,启动研究和科学评估并在该方面进行合作,以促进和鼓励有关烟草消费和接触烟草烟雾的影响因素和后果的研究及确定替代作物的研究;和

(b) 在相关国际和区域政府间组织及其他机构的支持下,促进和加强对所有从事烟草控制活动,包括从事研究、实施和评价人员的培训和支持。

2. 各缔约方应酌情制定烟草消费和接触烟草烟雾的流行规模、模式、影响因素和后果的国家、区域和全球的监测规划。为此,缔约方应将烟草监测规划纳入国家、区域和全球健康监测规划,使数据具有可比性,并在适当时在区域和国际层面进行分析。

3. 各缔约方认识到国际和区域政府间组织及其他机构提供的财政和技术援助的重要性。

各缔约方应努力:

(a) 逐步建立烟草消费和有关社会、经济及健康指标的国家级的流行病学监测体系;

(b) 在区域和全球烟草监测,以及关于本条第3(a)款所规定指标的信息交换方面与相关的国际和区域政府间组织及其他机构合作,包括政府机构和非政府机构;以及

(c) 与世界卫生组织合作,针对烟草相关监测资料的收集、分析和传播制定一般的指导原则或工作程序。

4. 各缔约方应根据国家法律促进和便利可公开获得的与本公约有关的科学、技术、社会经济、商业和法律资料以及有关烟草业业务和烟草种植的信息交换,同时这种做法应考虑并注意到发展中国家及经济转轨国家缔约方的特殊需求。每一缔约方应努力:

(a) 逐步建立和保持更新的烟草控制法律和法规,及适当的执法情况和相关判例数据库,并合作制定区域和全球烟草控制规划;

（b）根据本条第3（a）款逐步建立和保持国家监测规划的更新数据；以及

（c）与有关国际组织合作，逐步建立并保持全球系统，定期收集和传播烟草生产、加工和对本公约或国家烟草控制活动有影响的烟草业有关活动的信息。

5. 各缔约方宜在其为成员的区域和国际政府间组织，以及金融和开发机构中进行合作，促进和鼓励向本公约秘书处提供技术和财务资源，以协助发展中国家缔约方及经济转轨国家缔约方履行其关于研究、监测和信息交换的承诺。

第21条　报告和信息交换

1. 各缔约方应定期通过秘书处向缔约方会议提交实施本公约的情况报告，其中宜包括以下方面：

（a）为执行本公约所采取的立法、实施、行政或其他措施的信息；

（b）在本公约实施中遇到的任何制约或障碍以及为克服这些障碍所采取措施的适宜信息；

（c）为烟草控制活动提供或接受的财政和技术援助的适宜信息；

（d）第20条中规定的监测和研究信息；以及

（e）第6.3、13.2、13.3、13.4（d）、15.5和19.2条中规定的信息。

2. 各缔约方提供此类报告的频率和格式应由缔约方会议确定。各缔约方应在本公约对其生效后两年内提供第一次报告。

3. 依照第22和26条，缔约方会议应考虑作出安排，以便协助有此要求的发展中国家缔约方和经济转轨国家缔约方履行其在本条下的义务。

4. 依照本公约进行的报告和信息交换应遵循本国有关保密和隐私权的法律。经共同商定，各缔约方应对交换的机密信息提供保护。

第22条　科学、技术和法律方面的合作及有关专业技术的提供

1. 考虑到发展中国家缔约方和经济转轨国家缔约方的需求，各缔约方应直接或通过有关国际机构进行合作，以增强履行由本公约产生的各项义务的能力。经相互同意，此类合作应促进技术、科学和法律专长及工艺技术的转让，以制定和加强国家烟草控制战略、计划和规划。除其他外，其目的是：

（a）促进与烟草控制有关的技术、知识、技能、能力和专长的开发、转让和获得；

（b）除其他外，通过下列方式提供技术、科学、法律和其他专业技术专长，其目的是制定和加强国家烟草控制战略、计划和规划以执行本公约：

（i）根据要求，协助建立强有力的立法基础以及技术规划，包括预防初吸、促进戒烟和防止接触烟草烟雾的规划；

（ii）以经济上切实可行的方式酌情帮助烟草工人开发经济上和法律上切实可行的适宜的替代生计；以及

（iii）以经济上切实可行的方式酌情帮助烟草种植者从烟草种植转向其他替代农作物；

（c）根据第12条支持对有关人员的适宜的培训或宣传规划；

（d）酌情为烟草控制战略、计划和规划提供必要的物资、设备、用品和后勤支持；

（e）确定烟草控制方法，包括对尼古丁成瘾的综合治疗；以及

（f）酌情促进对综合治疗尼古丁成瘾方法的研究，以增强对该方法的经济承受能力。

2. 缔约方会议应利用根据第26条获得的财政支持，促进和推动技术、科学和法律专长以及工艺的转让。

第Ⅷ部分　机构安排和财政资源

第23条　缔约方会议

1. 特此设立缔约方会议。缔约方会议第一次会议应由世界卫生组织于本公约生效后一年内召开。缔约方会议将在其第一次会议上决定其后的常会地点和时间。

2. 缔约方会议可于其认为必要的其他时间，或经任何缔约方书面要求，在公约秘书处将该要求通报各缔约方后六个月内至少有三分之一缔约方表示支持的情况下，举行特别会议。

3. 缔约方会议应在其第一次会议上以协商一致的方式通过其《议事规则》。

4. 缔约方会议应以协商一致的方式通过其本身的以及指导资助任何可能设立的附属机构的财务细则以及管理秘书处运转的财务规则。它应在每次常会上通过直至下次常会的财务周期预算。

5. 缔约方会议应定期审评本公约的实施情况和做出促进公约有效实施的必要决定，并可根据第28、29和33条通过议定书、附件及对公约的修正案。为此目的，它应：

（a）促进和推动依照第20和21条进行的信息交换；

（b）促进和指导除第20条的规定外与实施本公约有关的研究和数据收集的可比方法的制订和定期改进；

（c）酌情促进战略、计划、规划以及政策、立法和其他措施的制定、实施和评价；

（d）审议各缔约方根据第21条提交的报告并通过关于本公约实施情况的定期报告；

（e）根据第26条促进和推动实施本公约的财政资源的筹集；

（f）设立为实现本公约的目标所需的附属机构；

（g）酌情要求联合国系统的适当和相关组织和机构、其他国际和区域政府间组织以及非政府组织和机构为加强本公约的实施提供服务、合作和信息；以及

（h）依据实施本公约所取得的经验，酌情考虑采取其他行动以实现本公约的目标。

6. 缔约方会议应制订观察员参加其会议的标准。

第24条　秘　书　处

1. 缔约方会议应指定一个常设秘书处并为其运转作出安排。缔约方会议应努力在其第一次会议完成此项工作。

2. 在指定和成立常设秘书处之前，本公约秘书处的职能应由世界卫生组织提供。

3. 秘书处的职能应为：

（a）为缔约方会议及任何附属机构的各届会议作出安排并提供所需的服务；

（b）转递它收到的依照本公约提交的报告；

（c）在公约规定提供的信息的汇编和交换方面，向提出要求的各缔约方，特别是发展中国家缔约方和经济转轨国家缔约方提供支持；

（d）在缔约方会议的指导下，编写其在本公约下开展活动的报告，并提交给缔约方会议；

（e）在缔约方会议的指导下，确保与有关国际和区域政府间组织及其他机构的必要协调；

（f）在缔约方会议的指导下，为有效履行其职能，进行有关行政或契约安排；以及

（g）履行本公约及其任何议定书所规定的其他秘书处职能和缔约方会议可能决定的其他职能。

第25条　缔约方会议与政府间组织的关系

为了提供实现本公约目标所需的技术和财政合作,缔约方会议可要求有关国际和区域政府间组织,包括金融和开发机构开展合作。

第26条　财　政　资　源

1. 各缔约方认识到财政资源在实现本公约目标方面发挥的重要作用。

2. 每一缔约方应根据其国家计划、优先事项和规划为其旨在实现本公约目标的国家活动提供财政支持。

3. 各缔约方应酌情促进利用双边、区域、次区域和其他多边渠道,为制定和加强发展中国家缔约方和经济转轨国家缔约方的多部门综合烟草控制规划提供资金。因此,应在国家制定的可持续发展战略中强调和支持经济上切实可行的烟草生产替代生计,包括作物多样化。

4. 参加有关区域和国际政府间组织以及金融和开发机构的缔约方,应鼓励这些机构为发展中国家缔约方和经济转轨国家缔约方提供财政援助,以协助其实现本公约规定的义务,并且不限制其在这些组织中的参与权利。

5. 各缔约方同意:

(a)为协助各缔约方实现本公约规定的义务,宜筹集和利用一切可用于烟草控制活动的潜在的和现有的,无论公共的还是私人的财政、技术或其他资源,以使所有缔约方,尤其是发展中国家和经济转轨国家缔约方受益;

(b)秘书处应根据发展中国家缔约方和经济转轨国家缔约方的要求,通报现有的可用于帮助其实现公约规定义务的资金来源;

(c)缔约方会议应在其第一次会议上根据秘书处进行的研究和其他有关信息,审查现有和潜在的援助资源和机制,并考虑其充分性;以及

(d)缔约方会议应根据审查结果,确定加强现有机制或建立一个自愿全球基金或其他适当财政资源的必要性,以便为发展中国家缔约方和经济转轨国家缔约方的需求提供额外财政资源,帮助其实现本公约的目标。

第Ⅸ部分　争端解决

第27条　争　端　解　决

1. 如两个或两个以上缔约方之间就本公约的解释或适用发生争端时,有关缔约方应通过外交途径谈判或寻求其自行选择的任何其他和平方式解决此争端,包括斡旋、调停或和解。未能通过斡旋、调停或和解达成一致的,并不免除争端各当事方继续寻求解决该争端的责任。

2. 当批准、接受、核准、正式确认或加入本公约时,或在其后的任何时候,国家或区域经济一体化组织可书面向保存人声明,对未能根据本条第1款解决的争端,其接受根据缔约方会议以协商一致方式通过的程序进行的特别仲裁作为强制性手段。

3. 除非有关议定书另有规定,本条规定应适用于各缔约方之间的任何议定书。

第Ⅹ部分　公约的发展

第28条　公约的修正

1. 任何缔约方可提出对本公约的修正案。此类修正案将由缔约方会议进行审议。

2. 本公约的修正案应由缔约方会议通过。对本公约提出的任何修正案的案文,应由秘书处在拟议通过该修正案的会议之前至少六个月通报各缔约方。秘书处还应将提出的修正案案文通报本公约各签署方,并送交保存人以供参考。

3. 各缔约方应尽一切努力以协商一致方式,就对本公约提出的任何修正案达成协议。

如为谋求协商一致已尽了一切努力,仍未达成协议,作为最后的方式,该修正案应以出席会议并参加表决的缔约方四分之三多数票通过。为本条之目的,出席会议并参加表决的缔约方系指出席会议并投赞成或反对票的缔约方。通过的任何修正案应由秘书处送交保存人,再由保存人转送所有缔约方以供其接受。

4. 对修正案的接受文书应交存于保存人。根据本条第3款通过的修正案,对接受该修正案的缔约方,应于保存人收到本公约至少三分之二缔约方的接受文书之日后的第九十天起生效。

5. 对于任何其他缔约方,修正案应在该缔约方向保存人交存接受该修正案的接受书之日后第九十天起对其生效。

第29条 公约附件的通过和修正

1. 本公约的附件及其修正案应根据第28条中规定的程序提出、通过和生效。

2. 本公约的附件应构成本公约不可分割的组成部分,除另有明文规定外,凡提到本公约即同时提到其任何附件。

3. 附件应限于与程序、科学、技术或行政事项有关的清单、表格及任何其他描述性材料。

第XI部分 最后条款

第30条 保 留

对本公约不得作任何保留。

第31条 退 约

1. 自本公约对一缔约方生效之日起两年后,该缔约方可随时向保存人发出书面通知退出本公约。

2. 任何退出,应自保存人收到退出通知之日起一年期满时生效,或在退出通知中所指明的一年之后的某日期生效。

3. 退出本公约的任何缔约方应被视为也退出其作为缔约方的任何议定书。

第32条 表 决 权

1. 除本条第2款所规定外,本公约每一缔约方应有一票表决权。

2. 区域经济一体化组织在其权限内的事项上应行使票数与其作为本公约缔约方的成员国数目相同的表决权。如果一个此类组织的任一成员国行使自己的表决权,则该组织不得再行使表决权,反之亦然。

第33条 议 定 书

1. 任何缔约方可提议议定书。此类提案将由缔约方会议进行审议。

2. 缔约方会议可通过本公约的议定书。在通过议定书时,应尽一切努力达成一致意见。

如为谋求协商一致已尽了一切努力,仍未达成协议,作为最后的方式,该议定书应以出席会议并参加表决的缔约方四分之三多数票通过。为本条之目的,出席会议并参加表决的缔约方系指出席会议并投赞成或反对票的缔约方。

3. 提议的任何议定书文本,应由秘书处在拟议通过该议定书的会议至少六个月之前通报各缔约方。

4. 只有本公约的缔约方可成为议定书的缔约方。

5. 本公约的任何议定书只应对所述议定书的缔约方有约束力。只有某一议定书的缔约方可做出限于该议定书相关事项的决定。

6. 任何议定书的生效条件应由该议定书予以确定。

第 34 条 签 署

本公约应自 2003 年 6 月 16 日至 2003 年 6 月 22 日在日内瓦世界卫生组织总部,其后自 2003 年 6 月 30 日至 2004 年 6 月 29 日在纽约联合国总部,开放供世界卫生组织所有会员国、非世界卫生组织会员国联系联合国成员国的任何国家以及区域经济一体化组织签署。

第 35 条 批准、接受、核准、正式确认或加入

1. 本公约应由各国批准、接受、核准或加入和各区域经济一体化组织正式确认或加入。

公约应自签署截止日之次日起开放供加入。批准、接受、核准、正式确认或加入的文书应交存于保存人。

2. 任何成为本公约缔约方而其成员均非缔约方的区域经济一体化组织,应受本公约一切义务的约束。如那些组织的一个或多个成员国为本公约的缔约方,该组织及其成员国应决定各自在履行公约义务方面的责任。在此情况下,该组织及其成员国无权同时行使本公约规定的权利。

3. 区域经济一体化组织应在其有关正式确认的文书或加入的文书中声明其在本公约所规定事项上的权限。这些组织还应将其权限范围的任何重大变更通知保存人,再由保存人通知各缔约方。

第 36 条 生 效

1. 本公约应自第四十份批准、接受、核准、正式确认或加入的文书交存于保存人之日后第九十天起生效。

2. 对于在本条第 1 款中规定的生效条件达到之后批准、接受、核准或加入本公约的每个国家,本公约应自其交存、批准、接受、核准或加入的文书之日后第九十天起生效。

3. 对于在达到本条第 1 款规定的生效条件之后交存正式确认的文书或加入的文书的每个区域经济一体化组织,本公约应自其交存正式确认或加入的文书之日后第九十天起生效。

4. 为本条之目的,区域经济一体化组织所交存的任何文书不应被视为该组织成员国所交存文书之外的额外文书。

第 37 条 保 存 人

联合国秘书长应为本公约及其修正案和根据第 28、29 和 33 条通过的议定书和附件的保存人。

第 38 条 作 准 文 本

本公约正本交存于联合国秘书长,其阿拉伯文、中文、英文、法文、俄文和西班牙文文本同为作准。

下列签署人,经正式授权,在本公约上签字,以昭信守。

二OO三年 月 日订于日内瓦

4.1.3 饮食、身体活动与健康全球战略

饮食、身体活动与健康全球战略

2004年5月，第五十七届世界卫生大会（WHA）通过了世界卫生组织（WHO）饮食、身体活动与健康全球战略。该项战略系根据2002年世界卫生大会会员国的一项要求（WHA55.23号决议）通过与所有有关利益相关者的一系列广泛磋商而制定。

本文件含有该项战略及其获得通过的决议（WHA57.17）。

决议

1. 会员国认识到非传染病日益增加的沉重负担，要求总干事通过广泛的协商过程制定饮食、身体活动与健康全球战略。为确定全球战略草案的内容，与会员国举行了六次区域协商会并与联合国系统各组织、其他政府间机构以及民间社会和私立部门代表开展了协商。一个由来自世界卫生组织六个区端的饮食和身体活动方面独立国际专家组成的咨商小组也提供了建议。

2. 战略针对两项主要的非传染病危险因素，即饮食和身体活动，同时还补充了世界卫生组织和国家在包括营养不足、微量营养素缺乏和婴幼儿喂养等其他与营养相关领域内开展的长期确立和持续的工作。

挑战

3. 许多发达国家在死亡和疾病主要原因的平衡方面已发生了深刻的转变，许多发展中国家也正在出现这种转变。就全球而言，非传染病负担已迅速增加。至2001年非传染病约占每年5 600万死亡的60%和全球总负担的47%。鉴于这些数字及在疾病负担预测的今后增加，非传染病的预防对全球公共卫生提出了一项重大的挑战。

4. 就非传染病而言，最重要的危险因素包括高血压、血液中胆固醇浓度高、水果和蔬菜摄入量不足、体重过胖或肥胖、缺乏身体活动和使用烟草。这些危险因素有5个与饮食和身体活动密切有关。

5. 因此，不健康饮食和缺乏身体活动属于主要非传染病包括心血管疾病、2型糖尿病和某些种类癌症的最主要原因，并且在很大程度上造成全球疾病负担、死亡和残疾。与饮食和缺乏身体活动有关的其他疾病，如龋齿和骨质疏松，是普遍的发病原因。

6. 由非传染病造成的死亡、发病和残疾负担目前在发展中国家最为沉重并正在继续增长，那里的受影响者平均年龄比发达国家中受影响者年轻，而且66%的死亡发生在那里。饮食以及身体活动模式方面的迅速变化正进一步导致这些比率升高。吸烟也增加患这些疾病的危险，但主要通过独立的机制发生作用。

7. 在非传染病占国家疾病负担主导地位的某些发达国家，分年龄死亡率和发病率一直在缓慢下降。在降低由冠状动脉病、脑血管病及某些与烟草有关的癌症造成的早死率方面正在取得进展。但是，总的负担和病人数量仍然是高的，并且体重过重和肥胖成人和儿童数量以及密切相关的2型糖尿病病例数在许多发达国家正在不断增加。

8. 非传染病及其危险因素最初主要局限于中低收入国家中经济上成功的人群。但最近的证据显示，经过一段时间之后，不健康的行为模式及与之相关的非传染病集中出现在贫穷社区并促成社会和经济方面的不公平现象。

9. 在最贫穷的国家，即使传染病和营养不足占其目前疾病负担的显著地位，慢性病的

主要危险因素也正在扩散。

在发展中国家,甚至在较富裕国家的低收入阶层,体重过重和肥胖的发生率正在上升。对不健康饮食的原因及身体活动量的日益减少采取综合措施可有助于减轻未来的非传染病负担。

10. 对具备数据的所有国家而言,非传染病的基本决定因素大体上是相同的。增加非传染病危险的因素包括能量密度高、营养素贫乏的高脂、高糖和高盐食物消耗量增加;在家中、在学校、在工作场所以及娱乐和交通方面身体活动量减少;以及使用烟草。在人群层次危险程度及相关健康结果方面的差异部分在于国家和全球级经济、人口和社会变化在时间和强度方面的可变性。特别关注的是,儿童和青少年的饮食不健康、身体活动不够和能量失衡。

11. 怀孕之前和怀孕期间的孕产妇健康和营养以及早期婴儿营养对于在整个生命历程中预防非传染病至关重要。6个月纯母乳喂养及适宜补充喂养有助于最佳身体成长和精神发育。在产前并可能在产后遭受发育阻碍的婴儿在成年期患非传染病的危险似乎较高。

12. 大多数老年人生活在发展中国家;并且人群的老龄化对发病率和死亡率模式产生有力的影响。因此,在传染病负担持续的同时,许多发展中国家将面对增加的非传染病负担。除了人性方面,保持越来越多老年人口的健康和功能能力对于减少对卫生服务的需求和卫生服务的费用是一个关键因素。

13. 饮食和身体活动既单独又联合影响健康。虽然饮食和身体活动对健康的影响通常互相作用,特别在肥胖方面,但是身体活动有着独立于营养和饮食的额外健康效益,而且存在着与肥胖无关的重要营养危险。身体活动是改善个人身体和精神健康的一个基本手段。

14. 政府与其他利益相关方面合作,在创造环境推动和鼓励个人、家庭和社区的行为变化以便就健康饮食和身体活动模式作出加强生命的积极决定方面具有核心作用。

15. 非传染病迫使已经紧张的卫生系统承受沉重的经济负担,并使社会遭受巨大的损失。卫生是发展的一个主要决定因素和经济增长的先兆。世界卫生组织宏观经济与卫生委员会已显示疾病对发展的破坏性作用以及卫生投资对经济发展的重要性。旨在促进健康饮食和身体活动以预防疾病的规划是实现发展目标的主要政策手段。

机会

16. 通过改善饮食和促进身体活动在全世界大量推迟死亡和疾病,关于这些健康行为与以后患病和健康不良之间联系的证据是强有力的。可设计和实施有效的干预措施以使人们享有更长的寿命和更健康的生活,减少不平等现象和增进发展。通过动员主要利益现有高方面的充分潜力,这一理想可变成各国人民的现实。

目的和目标

17. 饮食、身体活动与健康全球战略总的目标是通过指导发展个人、社区、国家和全球各级可持续行动的实施环境,促进和保护健康,这些行动联合起来,将导致减少与不健康饮食和缺乏身体活动有关的死亡率和发病率。

18. 全球战略有四个主要目标:

(1)依靠基本公共卫生行动及促进健康和预防疾病的措施,减少由不健康饮食和缺乏身体活动造成的非传染病危险因素;

(2)加强全面认识和理解饮食和身体活动对健康的影响及预防性干预措施的积极作用;

(3)鼓励制定、加强和实施全球、区域、国家和社区政策和行动计划以改善饮食和增加

身体活动,这些政策和行动计划是可持续的、综合的、并使包括民间社会、私立部门和媒体在内的所有部门积极参与;

(4)监测关于饮食和身体活动的科学数据和主要影响;支持一系列广泛相关领域的研究,包括评价干预措施;以及加强在这一领域增进和保持健康所需的人力资源。

行动证据

19. 证据显示,当其他健康危害得到处理时,人们通过包括健康饮食、经常和充分的身体活动和避免使用烟草等一系列促进健康的行为,可在 70 岁、80 岁和 90 岁时继续保持健康。

20. 非传染病危险因素通常共存和互相影响。

21. 国际和国家专家的报告和当前科学证据的审评为预防主要非传染病建议了营养素摄入和身体活动目标。在制定国家政策和饮食准则时,必须根据当地状况考虑这些建议。

22. 关于饮食,对人群和个体的建议应包括如下方面:

• 实现能量平衡和健康的体重
• 限制来自总脂肪量的能量摄入,将脂肪消费从饱和脂肪转向不饱和脂肪并逐步消除转脂肪酸
• 增加消费水果和蔬菜以及豆类、未加工的谷物和果仁
• 限制摄入游离糖
• 限制所有来源的盐(钠)消费和确保食盐碘化

23. 身体活动是能量消耗的一个主要决定因素,因而对于能量平衡和体重控制至为基本。身体活动可减少心血管病和糖尿病的危险并对多种疾病(不只是与肥胖相关的疾病)有极大的好处。身体活动对代谢综合征的有益影响通过超越控制过重体重的机制予以促成。例如,身体活动可降低血压,改善高密度脂蛋白胆固醇水平,改善控制体重过重者的血糖(甚至在没有显著减轻体重的情况下),并减少结肠癌和妇女中乳腺癌的危险。

24. 关于身体活动,建议个人在整个生命历程中从事适量身体活动。不同的健康结果需要不同形式和不同量的身体活动:大多数日子里至少 30 分钟经常的、强度适中的身体活动可减少发生心血管病和糖尿病、结肠癌和乳腺癌的危险。加强肌肉和平衡训练可在老年人中间减少摔倒和增进功能状况。体重控制可能需要更多的活动。

25. 与预防和控制烟草使用的有效措施一起,在导致区域和国家行动计划的全球战略中将这些建议转变为事实将需要持续的政治承诺和许多利益相关方面的合作。这一战略将为非传染病的有效预防作出贡献。

行动原则

26.《2002 年世界卫生报告》强调了通过减少非传染病危险因素的广泛存在(最主要是不健康饮食加上缺乏身体活动)的措施改善公众健康的潜力。下列原则指导起草世界卫生组织全球战略,建议也将其用于制定国家和区域战略与行动计划。

27. 战略必须以最佳可得的科学研究和证据为基础;是综合的,结合政策和行动并联合处理非传染病的所有主要原因;是多部门的,采取长期观点并使社会的所有阶层参与;是多学科和参与式的,与渥太华健康促进宪章包含并经关于健康促进的随后数次会议 4 确认的原则相一致并认识到个人选择、社会规范以及经济和环境因素之间复杂的相互作用。

28. 终生观点对预防和控制非传染病至关重要。这种措施始于孕产妇健康和产前营

养、怀孕结果、6 个月纯母乳喂养及儿童和青少年健康,延伸到学校的儿童、工作场所和其他环境中的成人以及老年人,并鼓励从小到老实行健康饮食和经常性身体活动。

29. 减少非传染病的战略应当是更广泛、综合和协调的公共卫生努力的一部分。所有伙伴,尤其是政府,必须同时处理若干问题。在饮食方面,这包括营养的所有方面(如营养过度及营养不足、微量营养素缺乏和过量消耗某些营养素),粮食保障(健康食品的可及性、可用性和可负担性),食品安全,以及支持和促进 6 个月纯母乳喂养。身体活动问题包括工作、家庭和学校生活中身体活动的要求,日益城市化,以及城市计划、交通运输、休闲期间身体活动的安全和利用等各个方面。

30. 应重视在最贫穷人群和社区中产生积极影响的活动。这些活动将普遍需要以社区为基础的行动及强有力的政府干预和监督。

31. 所有伙伴必须在制定政策和实施规划以有效地减少可预防的健康危险方面负责。评价、监控和监测是此类行动的基本组成部分。

32. 与饮食和身体活动有关的非传染病患病率可在男女之间有巨大差别。身体活动模式和饮食因性别、文化和年龄而异。关于食品和营养的决定通常是由妇女作出的,并且以文化和传统饮食为基础。因此,国家战略和行动计划应对此类差异有敏感认识。

33. 饮食习惯以及身体活动模式通常植根于地方和区域传统。因此,国家战略应是在文化方面适宜的,并且随着时间推移能向文化影响提出挑战并对变化作出反应。

行动责任

34. 实现饮食习惯和身体活动模式改变将需要许多公立和私立利益相关方面几十年的努力。在全球、区域、国家和地方级需要正确和有效行动的结合,以及密切监测和评价它们的影响,下列段落描述由协商过程对各参与方面产生的责任并提供建议。

会员国

35. 全球战略将鼓励制定并促进国家政策、战略和行动计划以改善饮食和鼓励身体活动。制定此类文书时的重点将取决于国情。由于不同国家内和不同国家之间的巨大差别,区域机构应合作制定可对国家实施其国家计划提供相当大支持的区域战略。为了尽量提高有效性,国家应采用尽可能全面的行动计划。

36. 政府的作用对于在公众健康方面实现持久改变至关重要。政府在发起和制定战略方面具有主要的指导和管理作用,确保战略的实施和长期监测其影响。

37. 鼓励政府利用早已处理饮食、营养和身体活动某些方面的现有结构和程序。在许多国家,可利用现有国家战略和行动计划实施本战略;而在其他国家,它们可构成推进非传染病控制的基础。鼓励政府制定一个国家协调机制,在非传染病预防和健康促进综合计划的范畴内处理饮食和身体活动。应使地方当局密切参与。还应建立多部门和多学科的专家咨询委员会,其中应包括技术专家和政府机构代表,以及一名独立的主席以确保在没有任何利益冲突的情况下解释科学证据。

38. 卫生部对协调和促进其他部委和政府机构的贡献负有极其重要的责任。其贡献应得到协调的机构包括负责食品、农业、青年、娱乐、体育、教育、商业和工业、财政、交通运输、媒体和传播、社会事务以及环境和城市计划方面政策的部委和政府机构。

39. 国家战略、政策和行动计划需要广泛的支持。应通过有效法规、适宜基础设施、实施规划、充足资金、监测和评价以及持续的研究提供支持。

(1)国家饮食和身体活动战略。国家战略描述了对疾病预防和健康促进至关重要的健康饮食和身体活动促进措施,其中包括处理营养不足和营养过度在内的不平衡饮食所有方面的措施。国家战略应包括与本战略所概述的那些相类似的特定目的、目标和行动。特别重要的是实施行动计划所必需的要素,其中包括查明必要资源和国家联络点(主要国家研究所);卫生部门与诸如农业、教育、城市计划、交通运输和通信等其他主要部门之间的合作;以及监测和后续行动。

(2)国家饮食准则。鼓励政府考虑国家和国际来源的证据,制定国家饮食准则。此类准则指导国家营养政策、营养教育工作、其他公共卫生干预措施和部门间合作。这些准则可根据饮食和疾病模式方面的变化以及演化的科学知识定期予以更新。

(3)国家身体活动准则。应根据战略的目的和目标以及专家建议为增进健康的身体活动制定国家准则。

40. 政府应提供准确和平衡的信息。政府必须考虑促成为消费者提供平衡信息的行动,使消费者容易作出健康的选择,并确保提供适当的健康促进和教育规划。特别是,给消费者的信息应对文化水平、传播障碍和地方文化具有敏感性,并且为人群的所有阶层所理解。在一些国家,促进健康的规划预定针对这些方面的考虑发挥作用,并应用以传播关于饮食和身体活动的信息。一些政府已有法定义务确保消费者能获得事实材料,使他们能就可影响其健康的问题作出完全知情的选择。在另一些情况中,行动可视政府的政策而定。政府根据其国家能力和流行病学概况,应选择行动的最佳组合。各国情况将各不相同。

(1)教育、传播和公众认识。公众在饮食、身体活动与健康之间关系,能量摄入和消耗,健康选择食品种类,以及足以产生大量健康效益的身体活动量和质方面的知识和了解提供了可靠的行动基础。政府专家、非政府和基层组织及有关工业界应制定和传递连贯一致的简单明确的信息。应通过若干渠道并以适合地方文化、年龄和性别的形式传播这些信息。尤其可在学校、工作场所及教育和宗教机构,并由非政府组织、社区领导人以及大众媒体,对行为造成影响。会员国应组成联盟以便广泛地传播关于健康饮食和身体活动的适宜有效信息。从小学开始的营养和身体活动教育及媒体素养培养对于促进健康饮食及抵御食品时尚和误导的饮食建议至关重要。在考虑到地方文化和社会经济情况的同时对提高健康素养水平的行动也应提供支持。应定期对宣传运动进行评价。

(2)成人扫盲和教育规划。成人教育规划中应纳入健康素养。这些规划为卫生专业人员和服务提供者加强关于饮食、身体活动和非传染病预防的知识并帮助边缘人群提供了机会。

(3)市场营销、广告、赞助和促销。食品广告影响食品选择和饮食习惯。食品和饮料广告不应利用儿童的缺乏经验或轻信。应劝阻鼓励不健康饮食方法或身体不活动的信息,并且应鼓励积极健康的信息。政府应与消费者团体和私立部门(包括广告部门)一起工作以形成适宜的多部门措施处理对儿童的食品市场营销并处理诸如赞助、促销和广告等问题。

(4)标签。消费者需要关于食品种类成分的准确、标准化和综合信息,以便作出健康的选择。政府可按法典营养标签准则中的建议,要求提供主要营养方面的信息。

(5)健康声称。随着消费者更多关心健康和越来越注意食品的健康问题,生产者越来越多地使用与健康有关的词语。此类词语必须在营养效益或危险方面不误导公众。

41. 国家食品和农业政策应与保护和促进公众健康一致。在需要的地方,政府应考虑促进采用健康饮食的政策。食品和营养政策还应包括食品安全和可持续的食品保障。应鼓励政府审查食品和农业政策对食品供应在卫生方面的潜在影响。

（1）促进与健康饮食一致的食品。由于消费者更加关心健康和政府更多认识到健康营养的好处，一些政府已采取措施，包括市场刺激，以促进开发、生产和营销形成健康饮食并与国家或国际饮食建议一致的食品。政府可考虑采取补充措施，鼓励减少加工食品中的含盐量、减少使用氢化油以及减少饮料和快餐中的含糖量。

（2）财政政策。价格影响消费选择。公共政策可通过税收、补贴或直接定价以鼓励健康饮食和终生身体活动的方式影响价格。若干国家采用财政措施（包括收税）影响各种食物的可及性、获取和消费；还有些国家使用公共资金和补贴在贫穷社区中促进利用娱乐和运动设施。对这些措施进行的评价，应包括对脆弱人群非故意影响的危险。

（3）食品规划。许多国家有规划向具有特殊需求的人群提供食物或给家庭拨款以便改善其食品购买。此类规划通常涉及儿童、有儿童的家庭、穷人以及艾滋病病毒/艾滋病和其他疾病患者。应特别注意食品的质量和营养教育，作为这些规划的一个主要组成部分，以便分发给这些家庭或由这些家庭购买的食品不仅提供能量，而且有助于健康饮食。食品和现金分配规划应强调增强能力以及开发、地方生产和可持续性。

（4）农业政策，农业政策和生产通常对国民饮食产生巨大影响。政府可通过许多政策措施影响农业生产。随着进一步强调健康和消费模式的改变，会员国必须在其农业政策中考虑健康的营养。

42. 需要促进身体活动的多部门政策。应制定促进身体活动的国家政策，把若干部门的变化作为目标。政府应审查现有政策以确保它们与增加身体活动的全人群范围做法最佳实践相一致。

（1）制定和审查公共政策。国家和地方政府应制定政策和提供奖励以确保步行、骑自行车和其他方式的身体活动既容易又安全；交通运输政策包括非机动车运输方式；劳动和工作场所政策鼓励身体活动；而且体育运动和娱乐设施体现人人运动的概念。公共政策和法规，例如交通运输、城市计划、教育、劳动、社会包容以及与身体活动有关的卫生保健资助方面的政策，对身体活动的机会产生影响。

（2）社区参与和有利的环境。战略应促进改变社会规范及增加社区了解和接受将身体活动纳入日常生活的必要性。应促进便利身体活动的环境，并建立支持性基础设施以增加获得和利用适当的设施。

（3）伙伴关系。卫生部应带头与主要机构以及公立和私立部门利益相关方面结成伙伴关系，以便联合制定旨在促进身体活动的共同议程和工作计划。

（4）明确的公众信息。关于足以提供大量健康效益的身体活动的量和质，需要传播简明和直接的信息。

43. 学校政策和规划应支持采纳健康饮食和身体活动。在所有国家，学校影响大多数儿童的生活。它们应通过提供卫生信息、提高健康素养以及促进健康饮食、身体活动及其他健康行为保护儿童的健康。鼓励学校每天为学生提供体育教育并配备适当设施和设备。鼓励政府采取政策支持在校健康饮食和限制获取高盐、高糖和高脂产品。学校应与家长及其他负责当局一起考虑与地方粮食种植者签订学校午餐合同以确保地方健康食品市场。

44. 鼓励政府与利益相关方面开展政策协商。公众广泛讨论和参与制定政策可有利于政策获得接受和有效。会员国应建立机制以促进非政府组织、民间社会、社区、私立部门和媒体参加与饮食、身体活动和健康有关的活动。卫生部应负责与其他有关部委和机构合作建立这些机制,目的在于加强国家、省和地方各级的部门间合作。这些机制应鼓励社区参与,并应成为社区级计划过程的一部分。

45. 预防是卫生服务的一项关键内容。与卫生服务工作人员的日常接触应包括就健康饮食和增加身体活动量的好处向病人和家庭提供实用建议,并结合向病人提供支持以帮助他们开始和维持健康行为。政府应考虑奖励以鼓励此类预防性服务和在现有临床服务内明确预防机会,包括改进资助结构以鼓励并促使卫生专业人员把更多的时间用于预防工作。

(1)卫生和其他服务。卫生保健提供者(尤其是初级卫生保健提供者,但也包括社会服务等其他服务提供者)在预防工作中可发挥重要的作用。关于主要饮食习惯和身体活动的常规询问与改变行为的简明信息和技能建设相结合并采取贯穿整个生命历程的措施,可普及到大部分人口并且是具成本效益的干预措施。应注意世界卫生组织婴儿和学龄前儿童生长标准。标准拓展了健康的定义,超越没有明显的疾病以包括采纳健康做法和行为。测定主要生物危险因素,如血压、血清胆固醇和体重,以及与教育人群和支持病人相结合,有助于促进必要的变化。查明特定高危群体及对他们的需求作出反应的措施,包括可能的药理学干预,是重要的组成部分。培训卫生人员、传播有关准则以及提供奖励是实施这些干预措施的主要基本因素。

(2)使卫生专业机构和消费者团体参与。争取专业人员、消费者和社区的有力支持是提高公众对政府政策的认识和增强其有效性的经济有效的方式。

46. 政府应在监测、研究和评价方面进行投资。长期持续地监测主要危险因素是至关重要的。随着时间的推移,此类数据还将为分析危险因素的变化提供基础,而这些变化可归因于政策和战略方面的变化。政府也许可依靠在国家或地区级已有的系统。最初应将重点放在整个科学界公认作为身体活动有效衡量的标准指标、选定的饮食成分以及体重,以便编制全球级的对照数据。提供对国家内模式和变化有深刻了解的数据对于指导社区行动是有益的。在可能的地方,应使用其他数据来源;例如,来自教育、交通运输、农业以及其他部门的数据。

(1)监控和监测。监控和监测是实施国家健康饮食和身体活动战略的基本手段。监控饮食习惯、身体活动模式及两者之间的相互作用;与营养有关的生物危险因素和食品成分;以及将所获得信息传递给公众,是实施工作的重要组成部分。特别重要的是要利用标准化数据收集程序和一套有效、可衡量和可使用的共同的最低指标制定方法和程序。

(2)研究和评价。应促进应用研究,尤其在以社区为基础的示范项目方面和在评价不同政策和干预措施方面。此类研究(如缺乏身体活动和饮食不良的原因,以及有效干预规划的主要决定因素)与行为科学家更多地参与相结合,将导致政策更加合理并确保在国家和地方级建立一支专长核心队伍。同样重要的是需要建立有效机制以评价国家疾病预防规划的有效性和成本效益以及其他部门的政策对健康的影响。需要更多信息,尤其关于发展中国家状况的信息。需要对在那里促进健康饮食和身体活动的规划进行评价并将其纳入更广泛的发展和减贫规划。

47. 机构能力。在卫生部下面,国家公共卫生、营养和身体活动机构在实施国家饮食和身体活动规划方面起到重要作用。它们能提供必要的专长,监测发展情况,帮助协调活动,参与国际级的合作并向决策人员提供建议。

48. 向国家规划提供资金。应查明除国家预算外的各种资助来源,以协助战略的实施。联合国千年宣言(2000年9月)确认,除非人民身体健康,否则经济增长是有限的。控制非传染病流行的最具成本效益的干预是预防和以与这些疾病有关的危险因素为重点。因此,应将旨在促进健康饮食和身体活动的规划视作发展需要并应吸引国家发展计划的政策和财政支持。

世界卫生组织

49. 世界卫生组织与联合国系统其他组织合作,将为国际行动提供领导、以证据为基础的建议和宣传,以便根据全球战略包含的指导原则和特定建议改进饮食习惯和加强身体活动。

50. 世界卫生组织将与跨国食品工业和私立部门的其他部分开展讨论,以支持本战略的目标和在各国实施建议。

51. 世界卫生组织将应会员国的要求为实施规划提供支持,并将注重于如下互相关联的广泛领域:

● 促进制定、加强和更新区域和国家饮食和身体活动政策以综合预防非传染病

● 与国家机构合作并利用全球知识和经验,促进起草、更新和实施国家以食物为主的饮食和身体活动准则

● 就制定与全球战略目标一致的准则、规范、标准和其他与政策有关的措施向会员国提供指导

● 就国家和社区最佳确定身体活动量和促进健康饮食方面有效的以证据为基础的干预措施、政策和结构查明和传播信息

● 提供适宜技术支持以建设国家在计划和实施国家战略以及使战略适合地方情况方面的能力

● 提供典型和方法,使关于饮食和身体活动的干预措施构成卫生保健的一个不可缺少的组成部分

● 在现有规划或专门讲习班中促进和支持卫生专业人员在健康饮食和积极生活方面的培训,将其作为课程的必要组成部分

● 利用标准化监测方法和快速评估手段(如世界卫生组织对监测非传染病危险因素的阶梯式方法),向会员国提供建议和支持,以衡量危险的分布,包括饮食、营养和身体活动模式一方面的变化,并评价目前状况、趋势和干预措施的影响。世界卫生组织与粮农组织合作,将支持会员国建立国家营养监测系统,使之与食品种类成分的数据相联系

就使有关工业界建设性参与的办法向会员国提供建议。

52. 世界卫生组织与联合国系统其他组织和其他政府间机构(粮农组织、教科文组织、儿童基金会、联合国大学和其他机构)、研究所和其他伙伴密切合作,将促进和支持重点领域的研究以推进规划实施和评价。这可包括就对有效国家行动至关重要的实用研究课题委托编写科学论文,开展分析和举行技术会议。应改进利用证据,包括健康影响评估、成本效益分析、国家疾病负担研究、以证据为基础的干预模型、科学咨询以及传播良好规范,使决策过程了解情况。

53. 世界卫生组织将与粮农组织及联合国系统其他组织、世界银行以及研究机构一起开展工作，评价战略对其他部门的影响。

54. 本组织将继续与世界卫生组织合作中心一起工作以建立研究和培训能力建设网络，动员非政府组织和民间社会作出贡献，以及促进与发展中国家在实施本战略方面的需求有关的协调一致的合作研究。

国际伙伴

55. 国际伙伴的作用在实现全球战略的目的和目标方面，尤其对于跨国性质的问题或在单一国家行动不够时极端重要。需要联合国系统各组织、政府间机构、非政府组织、专业协会、研究机构和私立部门实体之间协调一致的工作。

56. 制定战略的过程导致与粮农组织和儿童基金会等联合国系统其他组织以及与包括世界银行在内的其他伙伴更密切的交往。在实施战略方面，世界卫生组织将发展其与粮农组织的长期合作。在这方面，粮农组织对制定农业政策作出的贡献可发挥关键性的作用。对适当的农业政策以及食品供应、获取、加工和消费开展更多研究将是必要的。

57. 还计划与联合国经济及社会理事会、劳工组织、教科文组织、世界贸易组织、区域开发银行和联合国大学等机构合作。按照战略的目的和目标，世界卫生组织将发展和加强伙伴关系，包括通过建立和协调全球和区域网络，以便传播信息，交流经验并向区域和国家行动提供支持。世界卫生组织建议建立联合国系统内伙伴的特设委员会以确保持续的政策一致性和利用各组织的独特优势。伙伴们可在以宣传、筹资、能力建设和合作研究等领域为目标的全球网络内发挥重要作用。

58. 国际伙伴可通过如下方面参与实施战略：

● 对改善饮食和身体活动的综合性部门间战略作出贡献，例如包括在减贫规划中促进健康饮食

● 制定预防营养缺乏症的准则，以便统一今后预定预防和控制非传染病的饮食和政策建议

● 与国家机构合作，促进起草国家饮食和身体活动准则

● 合作发展、检验和传播社区参与的典范，包括地方食品生产、营养和身体活动教育以及提高消费者认识

● 促进将与饮食和身体活动有关的非传染病预防和健康促进政策纳入发展政策和规划

● 促进以奖励为基础的办法，以鼓励慢性病预防和控制

59. 国际标准。通过采用国际规范和标准，特别是由食品法典委员会制定的规范和标准，可加强公共卫生努力。进一步发展的领域可包括：加贴标签以便消费者能更加了解食物的益处和成分；采取措施尽可能减少市场营销对不健康饮食模式的影响；增加关于健康消费模式的信息，包括采取措施增加水果和蔬菜的消费；以及关于产品营养质量和安全性的生产和加工标准。按照法典的规定，应鼓励政府和非政府组织的参与。

民间社会和非政府组织

60. 民间社会和非政府组织在影响涉及健康饮食和身体活动的个人行为及组织和机构方面可发挥重要作用。它们可帮助确保消费者要求政府为健康的生活方式提供支持，并要求食品工业界提供健康的产品。非政府组织如与国家和国际伙伴合作，可有效地支持战略。民间社会和非政府组织尤其可：

● 领导基层动员和提倡将健康饮食和身体活动列入公共议程

- 支持广泛传播关于通过平衡健康的饮食和身体活动预防非传染病的信息
- 组成网络和行动团体以促进健康食品的可及性和身体活动的可能性，并提倡和支持促进健康的规划和卫生教育运动
- 组织激励行动的运动和活动
- 强调政府在促进公众健康、健康饮食和身体活动方面的作用；监测实现目标方面的进展；以及监测私立部门实体等其他利益相关方面并与它们一起开展工作
- 在促进实施全球战略方面发挥积极的作用
- 做出贡献，将知识和证据付诸实施

私立部门

61. 私立部门可以是促进健康饮食和身体活动方面的一个重要行动者。食品工业界、零售商、饮食公司、体育用品生产商、广告和娱乐界、保险和银行集团、制药公司和媒体均可作为负责任的雇主和健康生活方式的倡导者发挥重要作用。在实施旨在传播积极一致信息以促进综合努力并使之能鼓励健康饮食和身体活动的措施方面，它们都可成为与政府和非政府组织合作的伙伴。由于许多公司在全球运作，国际合作至关重要。与工业界的合作关系早已导致与饮食和身体活动有关的许多有利结果。食品工业采取的减少加工食品脂肪、糖和盐含量以及每份食品的量、更多地引进创新、健康和富有营养选择的行动以及对目前市场营销做法的审查可加快在全世界取得健康成果。对食品工业和体育用品生产商的具体建议包括如下：

- 根据国家准则和国际标准以及全球战略的总目标促进健康饮食和身体活动
- 限制现有产品中饱和脂肪、转脂肪酸、游离糖和盐的含量
- 继续开发和向消费者提供可负担得起的、健康的和有营养的选择
- 考虑引进营养价值更高的新产品
- 向消费者提供充足的和可理解的产品与营养信息
- 开展负责任且支持战略的市场营销，特别在尤其向儿童宣传和市场营销饱和脂肪、转脂肪酸、游离糖或盐含量高的食品方面
- 使用简单、明确和一致的食品标签和以证据为基础的健康声称，这将有助于消费者对食品营养价值做出知情和健康的选择
- 向国家当局提供关于食品构成的信息
- 协助制定和实施身体活动规划

62. 工作场所是健康促进和疾病预防的重要环境。为减少接触危险，必须向人民提供机会以便在工作场所作出健康的选择。此外，由非传染病引起的发病对雇主的代价正在迅速增加。工作场所应使之有可能作出健康的食品选择并支持和鼓励身体活动。

后续行动和未来发展

63. 世界卫生组织将报告在实施全球战略方面及在实施国家战略方面取得的进展，其中包括下列方面：

- 饮食习惯和身体活动的模式和趋势以及有关的主要非传染病危险因素
- 和规划的有效性
- 在实施战略时遇到的制约或障碍及为克服这些制约或障碍所采取的措施
- 在本战略的框架内采取的立法、实施、行政、财政或其他措施

64. 世界卫生组织将在全球和区域级开展工作以建立监测系统并制定饮食习惯和身体

活动模式的指标。

结束语

65. 在世界卫生组织的支持和领导下,必须制定、实施和监测以现有最佳科学证据和文化背景为基础的行动。但是,动员所有全球利益相关方面联合力量、资源和专长的真正多部门办法对于持续进展极其重要。

66. 饮食和身体活动模式方面的改变将是逐步的,并且国家战略将需要一项长期和持续疾病预防措施的明确计划。然而,在采取有效干预时,危险因素和非传染病发病率方面的变化可极其迅速地发生。因此,国家计划还应有可实现的短期和中期目标。

67. 一切有关方面实施本战略将有助于人民健康的持久和重大改善。

第八次全体会议　二〇〇四年五月二十二日

第五十七届世界卫生大会决议

(第五十七届世界卫生大会 WHA57.17　议程项目 12.6　2004 年 5 月 22 日)

忆及关于预防和控制非传染病的 WHA51.18 和 WHA53.17 号决议以及关于饮食、体力活动和健康的 WHA55.23 号决议;

忆及《2002 年世界卫生报告》,报告表明主要非传染病引起的死亡、发病和残疾目前约占所有死亡的 60% 和全球疾病负担的 47%,并且预计到 2020 年这些数字将分别上升至 73% 和 60%;

注意到由非传染病造成的死亡中有 66% 发生在发展中国家,那里受影响的人在平均年龄方面比发达国家中受影响的人更为年轻;

对作为人口和生活方式方面不断演变趋势的一个后果的这些上升数字,包括与饮食和身体活动有关的趋势表示忧虑;

确认存在着大量广泛的知识和公共卫生潜力,需要降低对不健康饮食和缺乏身体活动造成的主要危险接触的程度,而且随之发生的疾病在很大程度上是可预防的;

还注意到,正如在若干会员国中已显示的,通过实施一致的重要公共卫生行动,这些主要行为和环境危险因素可发生改变;

确认营养不良,包括营养不足和营养缺乏症,仍然是世界许多地区,尤其是发展中国家的一个主要死亡和发病原因,并且这项战略补充了世界卫生组织及其会员国在整个营养领域的重要工作;

认识到国家、社区和个人相互依赖,而且政府与其他利益相关方面合作,在创造环境推动和鼓励个人、家庭和社会就健康饮食和身体活动作出强化生命的积极决策方面具有核心作用;

认识到在非传染病综合预防和控制范围内一项饮食、身体活动与健康全球战略的重要性,包括支持健康的生活方式,促进更健康的环境,提供公共信息和卫生服务以及在改进生活方式及个人和社区健康方面卫生和有关专业以及致力于减少非传染病危险的一切有关利益相关方面和部门的大力参与;

认识到为实施这项全球战略,应通过国际合作促进能力建设以及财政和技术支持以加强发展中国家的国家努力;

认识到传统饮食和身体活动习俗,包括土著人民的饮食和身体活动习俗的社会经济重要性和潜在健康效益;

重申本战略中的内容不应被看作是采取限制贸易措施或扭曲贸易行径的正当理由;

重申应以可得的最佳科学证据为基础并作为会员国政策和规划的一部分,按照国家饮食和身体活动准则确定能量、营养素和食物,包括游离糖、盐、脂肪、水果、蔬菜、豆类、整粒谷物和果仁的适当摄入水平,同时考虑到文化传统以及国家饮食习俗;

确信现在正是各国政府、民间社会和包括私立部门在内的国际社会重申其承诺的时候,以鼓励健康的饮食和身体活动模式;

注意到 WHA56.23 号决议敦促会员国充分利用食品法典委员会标准,在整个食品链中保护人类健康,包括帮助就营养和饮食作出健康的选择。

1. 认可在此所附的饮食、身体活动与健康全球战略。

2. 敦促会员国:

(1)酌情结合国家情况并作为其总体政策和规划的一部分,制定、实施和评价战略中建议的行动,通过健康饮食和身体活动促进个人和社区健康,并减少非传染病的危险和发病率;

(2)促进包括健康饮食和身体活动并促成能量平衡的生活方式;

(3)加强现有结构或建立新的结构,通过卫生和其他有关部门实施战略,以监测和评价其有效性并指导资源投资和管理,从而减少非传染病的患病率及与不健康饮食和缺乏身体活动有关的危险;

(4)为此目的,根据国家情况确定

(a)国家宗旨和目标;

(b)实现这些宗旨和目标的切实可行时间表;

(c)国家饮食和身体活动准则;

(d)可衡量的过程和产出指标,使能准确监测和评价所采取的行动和对查明的需求作出迅速反应;

(e)保持和促进传统食品和身体活动的措施;

(5)鼓励动员所有有关的社会和经济团体,包括科学、专业、非政府、自愿、私立部门、民间社会和工业协会,并使它们积极而又恰当地参与实施战略以及实现其目的和目标;

(6)鼓励和培养有利于个人通过采纳包括健康饮食和身体活动的生活方式履行其健康责任的环境;

(7)确保在实施这项战略的范围内通过的公共政策符合其各自在国际和多边协定,包括贸易和其他相关协定中的承诺,以避免限制或扭曲贸易的影响;

(8)在实施战略时考虑对脆弱人群和特定产品非故意影响的风险。

3. 吁请其他国际组织和机构在其各自职权和规划内优先重视并请包括捐助界在内的公共和私立利益相关方面与各国政府合作促进健康的饮食和身体活动以改善健康结果。

4. 要求食品法典委员会继续在其业务职权的框架内充分考虑它可采取的以依据为基础的行动,按照战略的目的和目标改进食品的卫生标准。

5. 要求总干事:

(1)与会员国合作,继续和加强致力于营养不足和微量营养素缺乏方面的工作和继续向会员国报告在营养方面取得的进展（WHA48.8、WHA49.13、WHA52.24 和 WHA54.2 号决议）；

（2）应要求在全球和区域级向会员国提供技术意见和调动支持，以实施战略及监测和评价实施情况；

（3）持续地监测与饮食、身体活动和健康相关的国际科学发展和研究情况，包括关于构成个别国家饮食相当大部分或重要部分的农产品饮食效益的断言，以便让会员国能够使其规划适应最新知识；

（4）继续编制和传播技术信息、准则、研究、评价以及宣传和培训材料，以使会员国在处理日益增加的非传染病全球负担时，更好地了解健康饮食和身体活动的成本 / 效益和贡献；

（5）加强与联合国系统其他组织和双边机构在促进终生健康的饮食和身体活动方面开展国际合作；

（6）与民间社会及致力于减少非传染病危险的公共和私立利益相关方面合作，实施战略并促进健康的饮食和身体活动，同时确保避免潜在的利益冲突；

（7）与联合国系统其他专门机构和政府间机构一起致力于评价和监测这项战略及其实施的卫生问题、社会经济影响和性别方面，并向第五十九届世界卫生大会简要介绍进展情况；

（8）向第五十九届世界卫生大会报告战略的实施情况。

4.1.4 预防慢性病：一项至关重要的投资

预防慢性病：一项至关重要的投资（节选）

这份报告显示，在许多低收入和中等收入国家，慢性病的影响在稳步增大。至关重要的是，对慢性病的日益严重性要有所预测和了解，并紧急对其采取行动。这就要求那些能够加强慢性病预防和控制工作的各国领袖以及国际公共卫生界对此采取新的策略。至关重要的第一步是将最新和最准确的知识和信息传授给一线卫生专业人员和广大公众。

问题

80% 的慢性病死亡发生在低收入和中等收入国家。无论是男性还是女性，慢性病死亡率基本相同。

威胁在增长——受影响的人数、家庭和社区在增多。

这个日益增长的威胁是贫困的一个原因，但是人们对此缺乏认识。这个威胁也妨碍了许多国家的经济发展。

解决办法

可以利用现有知识克服慢性病威胁。

解决办法是有效的——并且具备很高的成本效益比。

政府在国家层次上采取全面和综合行动是取得成功的手段。

目标

在今后 10 年，全世界慢性病死亡率每年再降低 2%。

到 2015 年将可防止 3 600 万人过早死亡。

达到这一目标所需的科学知识已经具备。

慢性病几乎在所有估计都是成年人的主要死因,占所有死亡的 60%

慢性病包括心脏病、中风、癌症、慢性呼吸道疾病和糖尿病。视力衰退和失明、听力衰退和失聪、口腔疾病和遗传性疾患是另一类慢性病,在全球疾病负担中也占相当大的比例。

据预测,2005 年估计将有 5 800 万人因各种病因而死亡,其中慢性病造成的死亡人数将达 3 500 万,这比所有传染病(包括艾滋病、结核病和疟疾),加上引产和围产期疾患以及营养不良所导致的死亡人数总和还要多一倍。

最贫穷国家受危害最大。只有 20% 的慢性病死亡发生在高收入国家,而其余 80% 都发生在世界绝大多数人口生活的低收入和中等收入国家。正如这份报告所显示,即使像坦桑尼亚这样的最不发达国家也不能避免这一日益显著的问题。

慢性病的后果

对患者的生活质量有严重的不利影响。

造成过早死亡。

对家庭、社区和整个社会产生巨大的负面并且被低估的经济影响。

2005—2015 年某些国家因心脏病、中风和糖尿病导致过早死亡而将损失的国民收入估计值(按购买力平均计算预测),中国 5 580 亿美元、俄罗斯 300 亿美元、印度 230 亿美元。

10 亿人超重

危险因素广泛存在,常见、可变更的危险因素是导致主要慢性病的原因,在世界所有年龄组、无论是男性还是女性,这些危险因素是导致绝大多数慢性病死亡的原因。他们包括:不健康饮食、不锻炼身体、使用烟草。

每年至少 490 万人死于吸烟;260 万人死于超重或肥胖;440 万人死于高胆固醇;710 万人死于高血压。

威胁日益显著

据预测,今后 10 年传染病、孕产和围产疾患以及营养缺乏所导致死亡总数将下降 3%,而同期慢性病死亡人数将增加 17%。即据预测 2015 年因各种病因死亡的 6 400 万人中,4 100 万人将死于慢性病——除非我们采取紧急行动。

全球应对力度不够,今后 10 年慢性病将导致死亡人数 3.88 亿

虽然慢性病防控有一些全球性成就,例如《世界卫生组织烟草控制框架公约》,这是为减少全球范围内烟草相关死亡和疾病的第一份法律文件,但是总的来说,在国际卫生和发展领域中慢性病方面的工作是被忽视的。

此外,虽然慢性病在全世界各地区都是成年人患病和死亡的主要原因,但是慢性病的防治仍然没有被纳入全球千年发展目标的指标,尽管像最近世界卫生组织关于卫生和千年发展目标的一份出版物所承认的那样,在目标 6(防治艾滋病、疟疾和其他疾病)中确实有开展这一工作的空间。从更广泛的意义上说,包括慢性病预防在内的卫生工作有助于减少贫困,从而有助于目标 1(消灭极端贫穷和饥饿)的实现。一些估计根据本国需要已经修改了其千年发展目标和指标,纳入了对慢性病及其危险因素的防治;其中一些国家的情况在第二部分有详细说明。

这份报告将表明,慢性病阻碍经济增长,而且会降低国家发展的潜力,对中国、印度等经济快速发展的国家来说尤其如此。然而,即使在坦桑尼亚等最不发达的国家,在国际卫生与发展工作范围内进行慢性病的防治工作也是至关重要的。这些国家,慢性病的危害和死亡已经在大幅上升。

4.1.5 预防和控制非传染病：实施全球战略

预防和控制非传染病：实施全球战略

第六十一届世界卫生大会 二〇〇八年四月十八日

秘书处的报告

1. 非传染病的全球负担正在继续加重，解决这个负担已成为二十一世纪发展所面对的主要挑战之一。卫生大会在 WHA53.17 号决议中重申，预防和控制非传染病全球战略的目标是减少过早死亡和改善生活质量，并特别要求总干事继续将预防和控制非传染病作为重点。全球战略中规定了会员国、秘书处和国际伙伴等主要行动者在防治非传染病方面应发挥的作用。

2. 2007 年，卫生大会通过了题为"预防和控制非传染病：实施全球战略"的 WHA60.23 号决议，其中特别要求总干事编制预防和控制非传染病行动计划并通过执行委员会提交第六十一届世界卫生大会；以及为制定、加强实施和监测非传染病预防和控制国家计划提供所需支持。

3. 针对这一要求，拟订了一项行动计划草案，在 2008 年 1 月执委会第 122 届会议上对草案进行了讨论。执委会 EB122（11）号决定作出了组织一次会员国非正式磋商会的决定，该会已于 2008 年 2 月 29 日在日内瓦召开。行动计划草案已根据所提意见及时作出了修改。

4. 行动计划草案已载于本报告的附件，为会员国、秘书处和国际伙伴规定了 2008—2013 年中期战略目标和需要在这 6 年中采取的行动，并确定了针对会员国/秘书处和国际伙伴的绩效指标，以指导国家、地区和全球各层级的非传染病预防和控制工作。

卫生大会的行动

5. 请卫生大会注意本报告并批准该行动计划草案。

附件

预防和控制非传染病全球战略行动计划草案

导言

1. 非传染病的全球负担正在继续加重，解决这个负担已成为二十一世纪发展所面对的主要挑战之一。据估计，2005 年非传染病导致 3 500 万人死亡，主要为心血管疾病、糖尿病、癌症和慢性呼吸道疾病。这占全球总死亡人数的 60%，其中 80% 是因发生在低收入和中等收入国家的非传染病而死亡，约 1 600 万人死于 70 岁以下。据预测，慢性病引起的总死亡人数在今后 10 年内将进一步增加 17%。这些疾病的发病率迅速增加的现象在贫困人口中特别严重，促使国家间和国家内的卫生差距不断扩大。由于非传染病大多可以预防，过早死亡人数可以大幅度降低。秘书处按照卫生大会 WHA60.23 号决议的要求，拟订了以下行动计划草案，以指导会员国、秘书处和国际伙伴非传染病预防和控制方面的工作。行动计划草案已经 2008 年 1 月份执委会第 122 届会议及 2008 年 2 月 29 日在日内瓦举行的会员国非正式磋商会议讨论。此外，另外两次专门召开的会议收集了非政府组织和食品及非酒精类饮料企业的意见。下面的计划融入了会员国和其他利益攸关方的观点，它将有助于实现预防和控制非传染病全球战略目标。

目的

2. 为了领导和促进部门间、多层次的应对行动,并特别关注低收入和中等收入国家和脆弱人群,行动计划的总目标如下:

绘制正在发生的非传染病流行图,并分析这些疾病的社会、经济、行为和政治决定因素,在此基础上为所需的政策、规划、立法和财政措施提供指导,以支持和监测非传染病的预防和控制;

减少个人和人群受非传染病可变共同危险因素(即使用烟草、不健康饮食、缺少体力活动和有害使用酒精)及其决定因素影响的程度;同时,加强个人和人群的能力,以使他们做出更健康的选择和采取促进健康的生活方式;

加强对非传染病患者的卫生保健,方法是制定具有成本效益并以证据为基础的干预措施的规范、标准和准则,同时调整卫生系统,应对对慢性疾病进行有效管理的需求。

3. 本计划是基于现有科学知识、证据和国际经验制定的。它包含一套行动,供会员国和其他利益攸关者使用,解决由非传染病造成的日益增长的公共卫生负担。为使计划得以成功执行,需要高层政治承诺和政府、社区和卫生保健提供者的协调参与。此外,公共卫生政策需要作出调整,资源分配要进一步得到改善。

范围

4. 目前的证据表明,四种非传染病,即心血管疾病、癌症、慢性呼吸道疾病和糖尿病,对大多数低收入和中等收入国家死亡率影响最大,需要采取协调行动。这四种疾病都由相同的危险因素造成,即使用烟草、不健康饮食、缺少体力活动和有害使用酒精。通过有效的应对干预措施,可使这些疾病在很大程度上得到预防。此外,改进后的疾病管理可以降低发病、残疾和死亡,产生更佳健康结果。

5. 在本行动计划中,同时考虑了这四种疾病及其危险因素,以强调共有的患病原因,突出防治方面可能产生的协同作用。然而,这并不意味着所有危险因素与每种疾病的关联程度是相同的。相关战略和工具提供了疾病相关因果关联和干预措施细节,即《世界卫生组织烟草控制框架公约》和世卫组织《饮食、体力活动与健康全球战略》。作为世卫组织减少有害使用酒精工作的内容,一项关于疾病和健康状况的类似方法正在实施之中。

6. 在任何国家,都有一些疾病、残疾和病症,它们的危险因素及筛查、治疗和护理方面的需求与这个行动计划中涉及的非传染病相重叠。这些疾病包括失明、耳聋、口腔疾病、某些遗传疾病及其他慢性病,其中还包括一些传染病,比如艾滋病病毒/艾滋病和结核病。非传染病对患者、家庭和卫生保健系统带来的需求与一些传染病也很相近,可采用类似的战略进行有效管理。

7. 行动重点涵盖了所有世卫组织区域,这反映出在下述许多领域面对着类似的挑战:部门间合作、伙伴关系和网络化、加强各国和世卫组织国家代表处的能力、筹集资源以及战略性支持合作研究。

与现有战略和计划的关系

8. 本行动草案的基础是预防和控制非传染病全球战略,该战略的目标是减少过早死亡和改善生活质量,此目标得到了 2000 年卫生大会的再次确认(WHA53.17 号决议)。同时,本计划也基于实施 2003 年由卫生大会通过(WHA56.1 号决议)的《世界卫生组织烟草控制框架公约》，以及 2004 年卫生大会通过（WHA57.17 号决议）的世卫组织《饮食、体力活动与健康全球战略》。基于世卫组织的一贯工作及其理事机构（包括区域委员会）的决议，本计划还强调有害使用酒精是非传染病的一个危险因素。本计划还以 2008—2013 年中期战略性计划和第十一个工作总规划为指导。本计划中制定的秘书处行动要符合 2008—2013 年中期战略性计划中战略目标 3 和战略目标 6，其中阐明了世卫组织防治非传染病工作预期成果、目标和指标的细节。

9. 本计划意在各个疾病和危险因素之间，对以协调、全面和综合性的方式实施战略和以证据为基础的干预措施提供支持，特别是在国家层面。目的是为执行国家和区域战略和行动计划提供总体方向指导，所针对的是那些已经得到阐述，但还没有制定完好并且可行的行动计划。因此，本行动计划将支持区域决议和计划的继续实施并加大其实施力度。

资源

10. 2008—2009 年规划预算方案描述了秘书处在本双年度实现战略目标 3 和战略目标 6 工作所需的财政资源。下一个双年度需要有额外资源，资源的配置和筹集将需再次审议。为在国家和区域层面有效执行该计划，需要作出很大努力来筹集资源，同时区域和全球强有力并且高度协调的伙伴关系也至关重要。本计划的目的之一是确保全球范围内的一致行动。这要求所有伙伴在防控非传染病全球网络中发挥更大的作用，这包括政府间和非政府组织、学术和研究机构以及私立部门。

时间范围

11. 本行动计划将与 2008—2013 年中期战略目标同期执行。本文后面具体确认了在最初两年需完成的行动或计划。本计划的执行情况将于 2009 年在本双年度结束前进行审议，并在第二个和第三个双年度进行重新规划，同时附有详细的时间范围。

目标和行动

12. 本节阐明了行动计划中的六项目标，并详列了各个层面，即国内、国家和国际层面利益攸关者各自应采取的行动和绩效指标。

目标 1：在全球和国家层面，提高非传染病在发展工作中的优先程度，把防控此病纳入所有政府部门的政策中去

13. 此领域的国际公共卫生倡导工作必须由一个关键理念来推动：非传染病与全球社会和经济发展紧密关联。这些疾病及其危险因素与贫穷紧密相关，并且造成贫困，因此不能再被排除在全球有关发展的讨论之外。要使低收入和中等收入国家遇到的疾病高死亡率和严重负担得到全面的解决，全球发展计划中必须考虑非传染病的防控问题。就像发展援助和减贫战略保持一致的机制一样，像是千年发展目标等工具为协同增效带来了机遇。

14. 在国家层面，要说明的主要内容是：

● 卫生以外的部门在制定国家政策时，应举行关于非传染病危险因素的重要听证会，与其仅改变卫生政策自身，不如通过影响其他社会部门的公共政策，更容易获得健康效益，比如贸易、税收、教育、农业、城市开发、食品和药品生产等。因此，国家当局可采取一种由所有政府部门参与的疾病防控方式；

● 一生之中，人们在获得保护、接触风险和获得医护方面存有不平等情况，这是造成非传染病的发生和带来的结果存在重要不平等现象的根源。全球和国家行动必须应对这些非传染病的社会和环境决定因素，促进卫生与公平，并且根据健康问题社会决定因素委员会

作出的结论采取行动。

15. 会员国的行动建议

建议会员国根据各自立法和具体情况,采取下列行动:

(a)评估和监测由非传染病造成的公共卫生负担情况以及它们的决定因素,特别是贫穷和边缘人群。

(b)把防控非传染病明确纳入减贫战略及相关的社会和经济政策中。

(c)采取由所有政府部门参与的政策制定方法,确保公共卫生问题在跨部门的工作中得到适当体现。

(d)实施那些解决非传染病社会决定因素的规划活动,特别注意下列情况:儿童早期的健康、城市贫困人群的健康、对初级卫生保健服务的公平筹资和平等获取。

16. 秘书处的行动

(a)在国家和国际领导人的相关高层论坛和会议议程上[2008—2009],提高对非传染病预防和控制的重视程度。

(b)与国家合作,收集和分发必要的证据和监测数据,以使决策者了解情况,重点强调非传染病、贫穷和发展之间的关系[2008—2009]。

(c)开发和传播工具,使决策者可以用来评估由非传染病决定因素、危险因素和后果的政策带来的影响;并提供以证据为基础的有效政策制订模式[2008—2009]。

(d)起草一份支持政策一致性的文件,指出健康问题社会决定因素委员会做出的结论与非传染病防控之间的关系;推进与非传染病有关的健康问题社会决定因素方面的工作。

17. 国际伙伴的行动建议

(a)把非传染病防控作为不可分割的工作内容,列入全球发展和相关投资决策中。

(b)适宜时,与世卫组织合作,在倡导方面让所有利益攸关者都参加进来,提高对非传染病带来的日益严重公共卫生问题的认识,同时也使其进一步看到,解决此类疾病的决定因素和危险因素具有成为重要预防方法的潜力。

(c)支持世卫组织成立论坛,使关键利益攸关者(包括非政府组织、专业协会、学术团体、研究机构和私立部门)可以共同采取行动,为防控非传染病做出贡献。

目标2:制定和加强国家非传染病防控政策和计划

18. 各国需制订新的或加强现有的防控非传染病政策和计划,作为国家卫生政策和更广泛的发展框架的一个组成部分。这些政策应包含下列三部分内容,特别需要注意处理关于性别、民族、社会经济不平等状况以及残疾人员的需求:

● 制订一个针对非传染病防控的国家级多部门工作框架

● 把非传染病防控纳入国家卫生发展计划

● 调整和加强卫生系统,使其能够更加有效和公平地满足慢性疾病患者的卫生保健需求,并与世卫组织制订的关于加强卫生系统战略保持一致

19. 会员国的行动建议

防控非传染病的国家多部门框架

(a)为防控非传染病以及降低可变危险因素,制定和实施一项全面政策和计划。

(b)建立高层国家级多部门合作机制,以规划、指导、监测和评估由卫生以外部门有效参与的国家政策制订情况。

(c)开展一项针对非传染病特征及其带来问题严重程度的全面评估,包括分析政府不

同部门的政策对这些疾病所产生的影响。

（d）审议并在必要时加强以证据为依据的立法、财政和其他相关政策，这些政策可有效降低可变危险因素及其决定因素。

把非传染病纳入国家卫生发展计划

（a）在卫生部或其他类似政府卫生当局内，成立配备了适当工作人员和资金的非传染病和健康促进处。

（b）建立一个高质量监测系统，作为最低标准应能根据世卫组织危险因素阶梯式监测方法，提供以人群为基础可靠的死亡率统计数字以及关于非传染病、主要危险因素和行为型态的标准化数据。

（c）把以证据为基础的、具有成本效益的初级和二级预防干预措施纳入卫生体系内，重点是初级卫生保健。

调整和加强卫生系统

（a）在整体上加强卫生系统的背景下，确保对慢性病提供的卫生保健服务得以解决，同时确保无论公立还是私立部门的卫生系统基础设施，能够具备对慢性病症进行有效管理并提供保健的必要组分，这些包括适宜的政策、受过培训的人力资源、获得足够的基本药物和基本技术、具有初级卫生保健标准以及运行良好的转诊机制。

（b）制定和执行以证据为基础的指导原则并监测其使用情况。制定心血管疾病、癌症、糖尿病和慢性呼吸道疾病等常见病症的卫生保健标准，在可行情况下，将这类疾病的管理纳入初级卫生保健工作中。

（c）实施具有成本效益的方法，并对此进行监测，以早期发现乳腺癌和宫颈癌、糖尿病、高血压以及其他心血管危险因素。

（d）加强人力资源能力，改进医生、护士和其他卫生人员的培训，制定卫生保健系各个层级的继续教育计划，特别侧重初级卫生保健。

（e）采取行动，帮助非传染病患者更好地管理自己的病症，为自我管理和保健提供教育、激励和工具。

（f）建立持续卫生筹资机制，以减少卫生可及性不平等的问题。

20. 秘书处的行动

预防和控制非传染病的国家多部门框架

（a）开展一项针对防控非传染病国际经验的审查，包括以社区为基础的项目，确认和传播从中吸取的教训［2008—2009］。

（b）在审查国际经验的基础上，推荐针对非传染病部门间合作的成功方法。

（c）为建立国家政策框架提供准则，包括以证据为基础的为降低危险因素制定的公共卫生政策；同时，为各国把这些政策用于本国境内提供技术支持［2008—2009］。

把非传染病防控纳入国家卫生发展计划

（a）在本计划时限内，提高世卫组织区域和国家办事处的技术能力，建立支持实现国家防控非传染病计划的专家和合作中心或参考中心的网络。

（b）根据现有最佳科学知识、公共卫生原则和世卫组织现有工具［2008—2009］，制定针对初级和二级预防的监测和准则规范。

（c）审查和更新常见非传染病的诊断标准、分类和必要的管理准则［2008—2009］。

（d）针对主要非传染病的公共卫生问题，与国际伙伴合作，向国家提供支持，加强培训机会和能力建设[2008—2009]。

调整和加强卫生系统

（a）确保将非传染病的应对问题置于加强卫生系统的最重要位置。

（b）为各国提供技术指导，使其把具有成本效益的主要非传染病干预措施纳入卫生系统[2008—2009]。

（c）现有的世卫组织规划活动，既促进使用高质量的通用药物，又改进药品供应过程的采购、效率和管理。以此为基础，向各国提供支持，提高基本药物和可负担医疗技术的可获得性[2008—2009]。

（d）评估现有自我检查和自我护理的模式，并视必要设计出可负担得起、更好的模式版本，特别关注对健康问题认识不足和/或文化程度较低的人群。

21. 国际伙伴的行动建议

（a）对发展和加强国际、区域和国家联盟、网络和伙伴关系提供支持，以扶持各国筹集资源、制定有效的国家计划和加强卫生系统，使其能够应对非传染病带来的日益严重的挑战[2008—2009]。

（b）支持干预项目的实施、各利益攸关者之间的经验交流，以及区域和国际能力建设规划。

目标3：促进采取各种干预措施，以减轻非传染病共有的主要可变危险因素：使用烟草、不健康饮食、缺少体力活动和有害使用酒精

22. 减轻非传染病危险因素的战略的目的是为所有人提供健康的选择并鼓励所有人作出健康的选择。其中包括多部门行动，涉及与倡导宣传、社区动员、环境干预、卫生系统组织和服务提供、立法和规章有关的高层政策和计划的拟定。由于非传染病的潜在决定因素通常在卫生领域之外，因此战略的制定就需要多个部门的公立和私立行动者参与，比如：农业、财政、贸易、交通、城市规划、教育和体育部门。可以考虑在不同的场所采取行动，比如：学校、工作场所、家庭和地方社区。对四种主要行为危险因素和相关生物危险因素（包括血压升高、胆固醇增高、血糖增高，以及超重/肥胖）的监测，是评估患病率的重要行动内容，在目标2和目标6中有详尽描述。

23. 根据本国情况，利用国家战略、政策和行动计划，可酌情实行或加强可降低非传染病危险因素的干预措施，包括批准和实施《世界卫生组织烟草控制框架公约》，实施《饮食、体力活动与健康全球战略》《婴幼儿喂养全球战略》以及其他相关战略中提出的建议。

24. 会员国的行动建议

烟草控制

考虑实施以下六项具有成本效益的系列干预政策（MPOWER系列政策），此系列政策根据《世界卫生组织烟草控制框架公约》包含的减少需求的措施制定：

（a）监测烟草使用与烟草预防政策。

（b）在公共场所和工作场所，保护人们免受烟草烟雾危害。

（c）向希望停止使用烟草的人提供帮助。

（d）警示人们注意烟草危害。

（e）确保禁止烟草广告、促销和赞助。

（f）提高烟草税收和价格。

促进健康饮食

实施《饮食、体力活动与健康全球战略》推荐的行动,但不限于此,目的在于:

(a)促进和支持出生后最初六个月纯母乳喂养并促进各项规划的实施,以确保所有婴幼儿获得最佳喂养。

(b)制定有关食品和营养的国家政策和行动计划,强调包括与饮食相关的非传染病控制在内的国家营养重点。

(c)建立和实施以食品为基础的饮食准则并支持更健康的食品构成,包括。

- 减少盐的用量
- 消除以工业方式生产的转脂肪酸
- 减少饱和脂肪
- 限制游离糖

(d)为消费者提供准确和均衡的信息,以使其能够做出充分知情和健康的选择。

(e)准备并酌情设立包括所有相关利益攸关方在内的框架和/或机制,促进负责任地向儿童营销食品和非酒精饮料,以减少过高的饱和脂肪、转脂肪酸、游离糖或盐带来的影响。

倡导体力活动

实施《饮食、体力活动与健康全球战略》中推荐的行动,但不限于此,以便:

(a)制定和实施关于健康体力活动的国家准则。

(b)实施与世卫组织健康促进学校活动相一致的以学校为基础的规划。

(c)确保物理环境对安全积极的出行方式提供支持,并为娱乐活动创造空间,办法是:

- 确保所有人既容易又安全地步行、骑自行车和从事其他形式的体力活动
- 推行各项鼓励以步行或骑自行车等活动和安全的出行方式上下学或上下班的交通运输政策
- 改善运动、娱乐和休闲设施
- 增加可供从事积极方式的游乐活动的安全场所数量

减少有害使用酒精

为了有效应对有害使用酒精造成的公共卫生挑战,会员国不妨考虑根据现有区域战略应对上述领域的问题,并利用现有和未来的世卫组织全球活动的结果,指导在减少有害使用酒精方面的工作。会员国可:

(a)考虑下述领域:

未成年人饮酒(根据各国的定义);

育龄妇女有害使用酒精;在酒精影响下驾驶或操作机器(包括所有涉及酒精的交通事故伤害);

饮至烂醉使用酒精引起的紊乱;

饮用非法生产和分销的酒精饮料;

有害使用酒精对其他健康状况造成的影响,特别是对癌症、肝病、心血管病和损伤造成的影响。

(b)采取措施,对有害使用酒精的适宜监测系统给予支持。

25.秘书处的行动

(a)使用《世界卫生组织烟草控制框架公约》《饮食、体力活动与健康全球战略》《婴幼儿喂养全球战略》等现有战略和其他卫生大会所通过决议的相关主题战略,以便为各国全

面实施或加强减少非传染病及其决定因素的危险因素提供技术支持[2008—2009]。

（b）指导社区干预规划试点和示范项目的制定。

（c）在区域和全球层面支持社区项目网络的发展[2008—2009]。

（d）为各国实施 MPOWER 系列政策提供支持，并针对具体国家的需求，对实施《世界卫生组织烟草控制框架公约》中包含的其他措施提供技术支持[2008—2009]。

（e）在实施本计划中的烟草控制内容时，要与公约秘书处的工作和实施《世界卫生组织烟草控制框架公约》保持协同增效[2008—2009]。

26. 国际伙伴的行动建议

支持并参与技术指导工作和工具的开发和实施，以减少非传染病共有的主要可变危险因素。

目标4：促进预防和控制非传染病的研究

27. 协调有序的非传染病研究议程是有效预防和控制非传染病不可或缺的组成部分。制定这一议程的目的是加强国际合作，以促进和支持多方面和多部门研究，这些研究对于制定或加强有成本效益的预防和控制战略的证据基础很有必要。重点领域包括规划实施和评价所需要的分析、卫生系统、运作、经济和行为研究。

28. 会员国的行动建议

（a）把投资于流行病学、行为和卫生系统研究作为国家非传染病预防规划的一部分，并以国家重点为基础，与学术和研究机构联合制定研究共同议程。

（b）鼓励建立国家参考中心和网络，以在社会经济决定因素、性别、符合成本效益的干预、负担得起的技术、卫生系统调整和人力发展方面开展研究。

29. 秘书处的行动

（a）制定符合世卫组织全球研究战略的非传染病研究议程，与各伙伴和研究界合作，并在确定研究项目优先顺序、实施和投资研究项目时，让主要相关成员参与进来。有重点的非传染病研究议程能够产生新知识，并在低收入和中等收入国家通过创新方法有助于把知识转化为行动。这一议程可包括：

● 评估和监测非传染病负担及其对社会经济发展的影响

● 监测贫困及其他社会经济不平等指标对危险因素分布的影响

● 评估国家非传染病预防和控制的能力和填补能力空缺的方法

● 评价以社区为基础的对危险因素水平和在不同人群中非传染病引起的发病率和死亡率实施的干预措施带来的影响

● 评估为改善卫生行为和卫生效果而采取的临床和公共卫生干预措施的成本效益

● 评价不同人群中非传染病的早期监测和筛查机制的各类战略，以癌症、糖尿病和高血压为重点

● 评价不同情况下心血管病防治效果的二级预防干预措施

● 研究卫生保健机构的不同组织形态在改善慢性病医疗保健方面的有效性，特别注重初级卫生保健

● 分析针对影响消费者行为和饮食选择，包括市场营销等各种因素所作的研究

● 研究为改善基本药物的获取和可得性、基本医疗技术和其他卫生保健核心服务所采取的方法；针对恰加斯氏病等被忽略疾病和风湿热，以及抗人乳头瘤病毒等疫苗，研究如何改进可负担的新药开发方法

● 评估传统医学在管理非传染病中的作用、有效性和安全性[2008—2009]

（b）鼓励世卫组织合作中心把研究议程纳入其计划并通过双边和多边合作以及多中心项目促进合作研究。

30. 国际伙伴的行动建议

（a）支持低收入和中等收入国家建设其在流行病学和卫生系统研究方面的能力，包括非传染病领域规划实施和评价所需的分析和运作研究。

（b）支持和共同致力于全球、区域和次区域各级的非传染病重点研究，特别是在社会经济决定因素、生活方式和行为改变、以社区为基础的干预措施、公平、调整卫生系统和初级卫生保健方面的研究，以及探索适合资源贫乏环境的保健模式的研究。

（c）在与非传染病预防和控制相关的研究领域，加强和支持世卫组织合作中心和国家参考中心，以及监测活动和伙伴关系。

目标5：促进非传染病预防和控制伙伴关系

31. 针对非传染病造成的全球威胁需要做出有效的公共卫生反应，需要强有力的国际伙伴关系。建设和协调注重成果的合作和联盟关系是全球战略的必要组成部分。伙伴关系之所以也极为重要，还因为大多数国家预算和机构预算中用于非传染病预防和控制的资源都很有限。应推动在联合国各机构、其他国际机构、学术界、研究中心、非政府组织、消费者团体和企业界之间开展合作活动。

32. 由于非传染病的主要决定因素超出了卫生部门的范围，协作努力和伙伴关系必须在部门间进行，并要在"上游"开展工作，以确保对非传染病防治的卫生成果带来积极影响。

33. 会员国的行动建议

（a）主动参与区域和次区域非传染病预防和控制网络。

（b）建立有效的非传染病预防和控制伙伴关系并发展合作网络，酌情包括主要利益攸关方。

34. 秘书处的行动

（a）在2008年建立一个咨询小组，以对世卫组织及其伙伴在非传染病预防和控制上取得的进展提供战略和技术性投入，并进行外部审查[2008—2009]。

（b）鼓励在实施和监测非传染病预防和控制全球战略和相关战略的过程中主动参加现有的区域和全球活动。

（c）通过把世卫组织合作中心的计划与实施全球战略[2008—2009]中的具体干预措施联系起来，支持和加强世卫组织合作中心的作用。

（d）与国际伙伴合作，促进和支持一个由国家、区域、国际网络及规划（如非传染病预防和控制世卫组织区域网络）组成的全球网络。

35. 国际伙伴的行动建议

（a）在实施非传染病预防和控制全球战略各项内容的过程中，与各成员国和秘书处紧密合作并为之提供支持。

（b）在加强以初级卫生保健为基础的卫生系统的国际和区域活动中，将非传染病列为重点。

（c）对建立和加强协调有序的非传染病预防和控制全球、区域和次区域网络提供支持。

目标6：监测非传染病及其决定因素，评价国家、区域和全球层面的进展

36. 非传染病及其决定因素的监测活动，可对相关倡导、政策制定和全球行动打下基

础。监测不仅限于非传染病的规模和趋势的数据跟踪,也包括评价干预措施的效果和影响以及评估所取得的进展。

37. 将在六年期计划的中期和结束时,对计划的实施和所取得的进展进行评价。中期评估可以从计划实施的前三年中吸取经验,对行动没有奏效的方面采取纠正措施,并且针对没有预见到的挑战和问题,对计划作出部分调整。

38. 成员国的行动建议

(a) 使用现有世卫组织工具,加强关于危险因素、疾病事故和按死因分类死亡率的监测系统和标准化数据收集。

(b) 按照例行程序,提供非传染病趋势方面的数据和信息,以及根据年龄、性别和社会经济群体分类的风险因素情况;并提供国家战略和计划的实施进展情况。

39. 秘书处的行动

(a) 利用现在可获得的数据资源(如世卫组织全球信息库和其他现有全球信息系统),制定和维护一个信息系统,以收集、分析和传播有关死亡率、疾病负担、风险因素、政策、计划和规划等各方面的趋势数据和信息。将对该数据库加以扩展,使之能够处理诸如卫生服务覆盖率、相关费用和保健质量等方面的新信息[2008—2009]。

(b) 建立非传染病及其危险因素的咨商小组,成员包括流行病学专家,以支持秘书处的工作并在数据收集和分析上给国家提供咨询[2008—2009]。

(c) 在改进对危险因素、决定因素和死亡率的数据和统计数据收集方面,强化对成员国提供的技术支持。

(d) 召集一个由利益攸关方(包括会员国和国际伙伴)代表组成的小组,评价此行动计划的实施进展。该小组将设定在中期和最后评价中使用的目标和指标,这些目标和指标既要符合现实,又要以证据为基础[2008—2009]。

(e) 准备关于非传染病预防和控制全球状况的2010年和2013年进展报告。

40. 国际伙伴的行动建议

(a) 在区域和全球层面,共同努力并支持成员国和秘书处在监测和评价非传染病预防和控制进展方面确定的行动。

(b) 动员资源,对区域和全球非传染病预防和控制进展的监测和评价系统提供支持。

指标

41. 需要制定可测量的过程指标和产出指标,以对已采取的行动及其产生的影响进行准确监测和评价。为衡量计划实施进展,必须设定指标。这些指标以秘书处和成员国采取的行动为重点,包括在资源贫乏环境下采取的行动。

42. 每个国家可能需要基于国家重点和资源制定本国的一系列指标;但是,为了跟踪全球和区域层面的非传染病预防和控制情况,需要利用标准化的方式收集数据和信息。

43. 下面提及的指标是世卫组织用于监测和报告非传染病预防和控制全球状况的衡量范本。许多指标的基线值可以从世卫组织获得;对于现在无法获得的基线值,在2008年和2009年将建立机制收集相关数据。

● 在卫生部或同等国家卫生当局内建立非传染病预防和控制机构(有专门工作人员和预算)的国家数

● 遵照非传染病预防和控制全球战略采纳非传染病多部门国家政策的国家数

- 有可靠、按死因分类、具有国家代表性的死亡率统计数据国家数
- 有主要非传染病危险因素的可靠的标准化数据的国家数（基于世卫组织工具）
- 有可靠的基于人口的癌症登记的国家数
- 对最普遍使用的卷烟，每包零售价格有至少 50% 消费税率的国家数
- 覆盖所有种类公共场所和机构并且具有完整无烟立法的国家数，如《2008 年世界卫生组织全球烟草流行报告》定义的场所和机构
- 如《世界卫生组织全球烟草流行报告》所述，有禁止烟草广告、促销和赞助的国家数
- 如《2008 年世界卫生组织全球烟草流行报告》所述，把戒烟支持（包括咨询和 / 或行为治疗）纳入初级卫生保健的国家数
- 以世卫组织《饮食、体力活动与健康全球战略》为基础，采纳关于健康饮食的多部门战略和计划的国家数
- 以世卫组织《饮食、体力活动与健康全球战略》为基础，采纳有关体力活动的多部门战略和计划的国家数制定因有害使用酒精引起的公共卫生问题的预防政策、计划和规划的国家数
- 拥有符合世卫组织全球研究战略的非传染病及其危险因素国家研究议程和重点研究计划的国家数
- 提供心血管病危险早期发现和筛查计划的国家数
- 拥有包含癌症的预防、早期发现、治疗和姑息治疗方面的综合国家癌症控制规划的国家数
- 提供宫颈癌和 / 或乳腺癌早期发现和筛查规划的国家数
- 病人可获得能够负担得起的用于减轻疼痛和姑息治疗，包括口服吗啡在内的基本药物的国家数
- 平均每 10 万人口拥有的放射治疗设备数
- 针对治疗慢性呼吸道疾病、高血压和糖尿病的基本药物，在初级卫生保健中负担得起且可获得的国家数
- 25～64 岁成年人中烟草使用的流行率
- 25～64 岁成年人中水果和蔬菜低摄入的流行率
- 25～64 岁成年人中体力活动处于低水平的流行率
- 25～64 岁成年人中超重 / 肥胖的流行率
- 25～64 岁成年人中血压升高的流行率
- 25～64 岁成年人中空腹血糖增高的流行率

4.1.6　第六十二届世界卫生大会针对健康问题社会决定因素采取行动以减少卫生不公平

**第六十二届世界卫生大会针对健康问题社会决定因素
采取行动以减少卫生不公平**

议程项目 12.5　二〇〇九年五月二十二日

第六十二届世界卫生大会，审议了健康问题社会决定因素委员会的报告；

　　注意到健康问题社会决定因素委员会关于改善日常生活环境,解决权力、金钱和资源分配不公平问题以及衡量并理解问题和评估行动的作用的三项主要建议;

　　注意到1948年建立世界卫生组织迄今60周年纪念,及其《组织法》确认享受最高而能获致之健康标准,为人人基本权利之一,不因种族,宗教,政治信仰,经济或社会情境各异,而分轩轾;

　　注意到1978年阿拉木图国际初级卫生保健会议30周年纪念,会议重申了卫生平等的基本价值,并制定了通过初级卫生保健实现人人享有健康的全球战略;忆及"人人享有健康"各项原则,尤其是需要采取部门间行动(WHA30.43号决议);

　　确认解决众多健康决定因素的重要性,考虑到国际健康促进会议一系列文献中载明的行动和建议,从《渥太华健康促进宪章》到《关于全球世界中健康促进的曼谷宪章》,均认为促进健康作为各国政府的责任在全球发展议程中处于中心位置(WHA60.24号决议);

　　注意到联合国《千年宣言》中关于到2015年实现千年发展目标的全球共识,以及人们对时间过半但许多此类目标在一些地区缺乏充分进展的忧虑;就此方面欢迎WHA61.18号决议,其中发起由世界卫生大会每年监测与卫生相关的千年发展目标的实现情况;

　　注意到关于初级卫生保健的《2008年世界卫生报告》,及其侧重于如何通过改革卫生和其他社会系统来增进卫生平等;

　　考虑到对环境恶化和气候变化的反应包括卫生平等问题,并注意到气候变化的影响预期将对弱势和处境不利人口的健康产生负面效应(WHA61.19号决议);

　　考虑到有关事实表明世界范围预期寿命的差距日益扩大;

　　极其重视消除与性别有关的卫生不公平;

　　意识到全球成千上万的儿童尚未充分实现其潜力,投资于全面支持所有儿童的早期发展是实现整个生命过程中卫生平等的一个基本步骤;

　　承认改善不利的社会条件主要是一个社会政策问题;

　　注意到需要改进全球、国家和次国家层面各项努力之间的协调,以通过跨部门的工作处理社会决定因素,同时促进社会和经济发展,并认识到此类行动需要众多伙伴的合作,包括民间社会和私人部门;

　　考虑到现有全球管理机制的重要作用,支持会员国提供对健康至关重要的基本服务,管制对健康有重大影响的商品和服务,同时需要建立公司责任制。

　　1. 表示赞赏健康问题社会决定因素委员会所做的工作;

　　2. 呼吁国际社会,包括联合国各机构、政府间机构、民间社会和私立部门:

　　(1)注意健康问题社会决定因素委员会的最后报告及其各项建议;

　　(2)与世卫组织会员国和世卫组织秘书处合作采取行动,评估关于卫生不公平问题的政策和规划的影响,处理健康问题社会决定因素;

　　(3)与世卫组织会员国和世卫组织秘书处密切合作,采取措施在所有政策中加强卫生公平性,以便增进全体人口的健康和减少不公平现象;

　　(4)在努力实现核心全球发展目标时考虑到卫生平等,制定指标以监测进展,并考虑在处理健康问题社会决定因素和减少卫生不公平现象方面加强国际合作;

　　3. 敦促会员国:

（1）酌情通过对作为国家关注问题的"用一代人时间弥合差距"主要原则的政治承诺，解决国内和国家间的卫生不公平问题，协调和管理部门间卫生行动，以将卫生平等性纳入各项政策主流，并酌情采用卫生和卫生平等影响评估工具；

（2）制定和实施改善公共卫生的目标和战略，重点在于卫生不公平问题；

（3）在所有涉及健康问题社会决定因素的国家政策中考虑到卫生公平性，并考虑制定和加强普遍和全面的社会保护政策，包括健康促进、疾病预防和卫生保健，以及促进对关乎健康和福利的商品和服务的可得性和可及性；

（4）确保有关部门之间的对话与合作，目的是将卫生考虑纳入有关公共政策和加强部门间行动；

（5）在向病人提供医疗时如何考虑社会决定因素方面，提高公立和私立卫生保健提供者的认识；

（6）调动所有有关伙伴，包括民间社会和私立部门，推动改善有助于整个生命过程中健康和社会福利的日常生活条件；

（7）推动赋予个人和群体，尤其是边缘化个人和群体以权力，并采取措施改善影响其健康的社会条件；

（8）根据本国情况，产生新的或运用现有方法和证据，处理健康和卫生不公平的社会决定因素和社会梯度；

（9）发展、运用并在必要时改进卫生信息系统和研究能力，以监测和衡量各国人口的健康状况，并在本国法律和国情允许的情况下，根据年龄、性别、种族、民族、种姓、职业、教育、收入和就业等方面来汇集数据，以查明卫生不公平现象并衡量政策对卫生不公平的影响；

4. 要求总干事：

（1）与多边系统中的伙伴机构密切合作，采取适当措施，处理健康问题社会决定因素和促进政策一致性以尽量减少不公平现象，并倡导在全球发展和研究议程中优先考虑这一主题；

（2）提高本组织内的能力，以对与处理健康问题社会决定因素有关的任务给予充分重视，减少卫生不公平现象；

（3）将健康问题决定因素作为指导原则，用于在各个有关工作领域采取措施，包括制定监测健康问题社会决定因素的目标指标，同时促进处理健康问题社会决定因素，以作为本组织工作各个领域，尤其是重点公共卫生规划中的一个目标减少卫生不公平现象；

（4）支持会员国在促进获得对健康至关重要的基本服务以及酌情管制对健康有重大影响的商品和服务方面的基本作用；

（5）确保目前振兴初级卫生保健的工作涉及健康问题的社会决定因素，并符合《2008年世界卫生报告》的建议；

（6）支持会员国奉行人人享有健康政策，解决卫生不公平现象；

（7）应会员国请求支持其采取措施，在各个有关部门纳入健康问题社会决定因素的焦点，并设计或在必要时再设计其部门，以适当解决这一问题；

（8）应会员国请求支持其加强关于衡量和评估健康问题社会决定因素和造成健康不公平现象原因的现有努力，制定并监测关于卫生公平性的目标；

（9）支持关于有效政策和干预措施的研究，以通过处理健康问题社会决定因素来增进

健康,而这同时也有助于加强研究能力与合作;

（10）支持区域主任根据各自地区的条件和挑战在与健康的社会决定因素有关的问题上确定区域焦点,并在这一问题上广泛调动各国参与;

（11）在会员国协助下,于第六十五届世界卫生大会之前举行一次全球活动,讨论通过处理健康的社会决定因素解决令人担忧的卫生不公平趋势的最新计划;

（12）评估处理健康问题决定因素和减少卫生不公平现象的现有全球管理机制的绩效;

（13）通过执行委员会向第六十五届世界卫生大会报告实施本决议的进展情况。

第八次全体会议二〇〇九年五月二十二日

4.1.7　所有政策中的卫生问题阿德莱德声明——走向共同治理健康和福祉

所有政策中的卫生问题阿德莱德声明——走向共同治理健康和福祉

（世界卫生组织　阿德莱德2010年）

旨在与地方、区域、国家和国际上各级政府的领导人和决策者合作。声明强调,当所有部门把健康和福祉作为政策制定的关键组成部分,就能最好地实现政府目标。这是因为健康和福祉的起因处在卫生部门之外,是由社会和经济因素构成的。虽然许多部门已为改善健康作出了贡献,但仍存在显著的空白。

阿德莱德声明概括了所有部门之间为推动人类发展、可持续性和公平性以及为改善健康结果缔结新的社会契约的必要性。这需要新的治理形式,即在政府内部、各部门以及政府各级之间形成联合领导作用。声明突出地显示了卫生部门在整个政府中对解决复杂问题作出的贡献。

实现社会、经济和环境发展

人群健康是实现社会目标的一项关键要求。减少不平等现象和社会差异可改善所有人的健康和福祉。

良好的健康可提高生活质量,改善劳动队伍的生产能力,增强学习能力,加强家庭和社区,支持可持久的生态和环境,并有助于安全、减贫和融入社会。但日益增长的治疗和护理费用正在对国家和地方资源产生不能持续承受的负担,以致遏制了更广泛的发展。

健康、福祉和经济发展之间的这种界面被推到所有国家政治议程上的重要位置。社区、雇主和各行业越来越多地期望和要求政府采取强有力的协调行动,处理健康和福祉的决定因素并避免重复和无序的行动。

联合管理的必要性

公共政策的相互依赖性要求采取另一种治理措施。通过制定战略计划,为政府各部门制定共同目标、一体化应对措施和力度更大的责任制,政府可对决策进行协调。这需要与民间社会和私立部门形成伙伴关系。

由于良好的健康是一种基本促进因素,而且健康不良对应对政策挑战是一种障碍,所以卫生部门需要与整个政府及其他部门系统地开展合作,处理其活动中有关健康和福祉的各方面问题。通过积极协助政府制定政策和实现目标,卫生部门可支持政府的其他机构。

为了对健康和福祉加以利用,政府需要重视解决跨部门问题和处理权力不平衡情况的制度化程序。这包括为支持各政府机构努力合作产生综合解决办法提供领导作用、使命、推动力、预算承诺和可持续的机制。

着眼于所有政策中的卫生问题

上文描述的着眼点被称为"所有政策中的卫生问题",已在若干国家中得到发展和检验。这种做法协助领导人和决策者在制定、实施和评价各项政策和服务时综合考虑健康、福祉和公平性。

着眼于所有政策中的卫生问题,在以下情况可发挥最好的作用:

- 明确的职责规定必须有联合管理;
- 系统的程序考虑到各部门之间的相互作用;
- 调解了各方利益;
- 具备责任制、透明性和参与性程序;
- 与政府之外的利益攸关方开展合作;
- 实用的跨部门行动发展了伙伴关系和信任。

在政策周期不同阶段表现有用的手段和工具包括:

- 部委间和部门间委员会
- 跨部门行动小组
- 一体化预算和财会
- 涉及方方面面的信息和评价系统
- 联合开发人力资源

- 社区磋商和公民评判委员会
- 伙伴关系平台
- 卫生透镜分析
- 影响评估
- 立法框架

实现所有政策中的卫生问题的推动因素

为所有政策中的卫生问题形成一个过程,需要利用机会之窗,改变思想和决策文化,并促进行动。关键的推动因素需视情况而定,可包括:

- 创建承认共同利益并共享目标的强有力的联盟和伙伴关系;
- 通过与政府首脑、内阁和/或议会以及行政领导接触,使整个政府形成承诺;
- 制定强有力的高级别政策程序;
- 把各项责任列入政府的整体战略、目标和指标;
- 确保联合决策和结果方面的责任制;
- 促进开放和充分的协商措施以鼓励利益攸关方作出认同和进行倡导;
- 鼓励开展实验和创新以便找到把社会、经济和环境目标结合在一起的新模式;
- 汇总知识资源,综合研究工作并分享来自现场的知识;
- 提供反馈机制,在最高级别对进展进行评价和监测。

这种过程很可能会造成政府内部的紧张局势,因为可能出现价值观和不同利益方面的冲突。通过系统地坚持参与政治程序和接触关键决策者,可解决这些问题。

卫生部门的新作用

为了推进所有政策中的卫生问题,卫生部门必须学会与其他部门合作开展工作。将必须联合探索政策创新、新型机制和工具以及更好的管制框架。这就要求卫生部门面向外部,向各方开放,并具备必要的知识、技能和职责。这也意味着在卫生部门自身内部改进协调和支持倡导者。

为了支持着眼于所有政策中的卫生问题,各卫生部门的新责任将必须包括:

- 了解其他部门的政治议程和必要行政措施;

- 形成政策方案和战略方面的知识和依据基础；
- 评估政策制定过程中各方案相对的卫生后果；
- 创建与其他部门开展对话和解决问题的定期平台；
- 评价部门间工作和一体化决策的有效性；
- 开展能力建设，改进机制、资源、机构支持以及有技能和献身精神的工作人员；
- 与政府其他部门合作以实现其目标，并在这样做的同时促进健康和福祉。

发展过程中以后的步骤

阿德莱德声明是以公平性为基础发展和加强着眼于所有政策中的卫生问题的全球过程的一部分。它推动了世界卫生组织各会员国和区域现在正在开展的至关重要的讨论。声明反映了在实施这一做法方面已获得经验国家的工作记录。

声明为巴西 2011 年的健康问题社会决定因素世界大会、芬兰 2013 年的第八届健康促进全球会议以及编写 2015 年之后千年发展目标的工作提供了宝贵的贡献。

背景和致谢

健康是一个积极的概念，强调社会和个人资源以及身体能力。因此，健康促进不仅是卫生部门的责任，而且超越健康的生活方式，涉及福祉和支持性环境。

阿德莱德声明是由所有政策中的卫生问题国际会议（阿德莱德，2010 年 4 月 13—15 日）的与会人员制定的。南澳大利亚州政府与世卫组织一起邀请来自范围广泛的部门和国家的 100 名资深专家讨论如何做到着眼于所有政策中的卫生问题。会议的主要目标是通过确认有助于所有政府部门卫生行动的关键原则和途径来推进其议程，并使卫生部门参与促进其他部门的目标。

2010 年的会议利用了世卫组织健康问题社会决定因素委员会 2008 年的报告以及劳工组织、经合组织、开发署、联合国经社理事会、教科文组织、儿童基金会、世界银行和世界经济论坛的其他重要文件。会议还以世卫组织以前的工作为基础，包括 1978 年阿拉木图初级卫生保健宣言、1986 年渥太华健康促进宪章、1988 年阿德莱德健康公共政策建议及随后的全球健康促进会议、1999 年哥德堡健康影响评估共识文件以及 2007 年罗马所有政策中的卫生问题宣言。

自 2007 年以来，南澳大利亚州政府在澳大利亚和国际上促进关于所有政策中的卫生问题的知识交换方面发挥了带头作用。其行动包括在 2007 年召开所有政策中的卫生问题会议以便启动其工作，向州政府中央机构及其他机构提供持续支持，出版关于所有政策中的卫生问题的方法方面的指导材料，以及在 2010 年 4 月与世卫组织联合主办所有政策中的卫生问题国际会议。

联合管理行动实例

部门和问题	健康与福祉之间的相互关系
经济和就业	- 健康的人口可促进经济活力和增长。健康较好者可增加其家庭储蓄，工作产出率更高，更容易适应工作变化，而且从事工作的时间可更长。 - 工作和稳定的就业机会可改善不同社会人群中所有人的健康。
安全和司法	- 获取食物、水、住房、工作机会和公平的司法系统机会较差的人群中会有较高比率的暴力、健康不良和伤害。因此，社会的司法系统需要应对因不能适当获取这些基本需求而产生的后果。 - 精神疾患（以及相关的毒品和酗酒问题）的流行情况与暴力、犯罪和囚监相关联。

部门和问题	健康与福祉之间的相互关系
教育和早年生活	● 儿童或家庭成员健康不良,会影响获得教育,降低教育潜力以及应对生活挑战和追求生活中机遇的能力。 ● 对妇女和男人来说,获得教育都能直接有助于改善健康,提高充分参与活跃社会的能力以及形成有责任感的公民。
农业和食品	● 通过促进消费者信心并确保更具持久性的农业措施,在食品生产、加工、销售和分发中考虑到健康问题可加强食品保障和安全。 ● 健康的食品对人们的健康至关重要,良好的食品和安全措施有助于减少从动物到人类的疾病传播,并支持对农场工人和农村社区的健康具有正面影响的农场操作惯例。
基础设施、计划和交通	● 优化道路、交通和住房计划需要考虑到卫生影响,因为这可减少环境代价很高的排放物,并提高交通网络能力及其运送人员、货物和各项服务的效率。 ● 更好的交通机会,包括骑自行车和步行的机会,可创建更安全和更适宜居住的社区,并减少环境恶化,从而增强健康。
环境和可持续性	● 通过影响人群消费模式并也可增强人体健康的政策,能够最好地达到最佳使用自然资源和促进可持续性。 ● 在全球,所有可预防疾病中有四分之一是人们所生活的环境条件造成的。
住房和社区服务	● 考虑到健康和福祉(例如隔热、通风、公共空间、垃圾清理等)并由社区参与的住房设计和基础设施计划可加强社会凝聚力并加强支持开发项目。 ● 设计良好和便于利用的住房以及适当的社区服务应对了弱势个体和社区健康的一些最基本决定因素。
土地和文化	● 改进土地的获得可支持改善土著人民的健康和福祉,因为土著人民的健康和福祉在精神和文化方面与归属于土地和国家的深厚情感具有密切联系。 ● 改善土著人民的健康可加强社区和文化个性,改进公民参与并支持维持生物多样化。

所有政策中的卫生问题阿德莱德声明。世卫组织,南澳大利亚州政府,阿德莱德2010年。

4.1.8 减少有害使用酒精全球战略

WHA58.26 有害使用酒精引起的公共卫生问题

前言

有害使用酒精估计每年造成250万人死亡,其中很大部分发生在年轻人身上。就全球而言,使用酒精是造成健康不良的第三大风险因素。与酒精有关的各类问题,可能对个人和家庭带来破坏性影响,并会严重影响社区生活。有害使用酒精是主要非传染性疾病四种最常见的可改变且可预防的危险因素之一。同时,有新的证据显示,有害使用酒精会加重传染病造成的健康负担,例如结核病和艾滋病病毒/艾滋病。

采取有效的政策措施,并提供相关的基础设施,使其得以成功实施。以这种方式来减少酒精的有害使用,已经远远超出了公共卫生问题范畴。事实上,这是一个发展问题,因为发展中国家存在的与有害使用酒精相关的危险程度,要远高于高收入国家。高收入国家的人们正越来越多地受到全面性法律和干预措施的保护——以及确保使其得以实施的相关机制的保护。

2010 年 5 月由第六十三届世界卫生大会通过的减少有害使用酒精的全球战略,认识到有害使用酒精与社会经济发展之间存有密切联系。这项全球战略代表着世界卫生组织各会员国对各级采取的持续行动做出的承诺。这一战略也是建立在世卫组织若干全球和地区性战略举措的基础之上出台的,包括 2008 年由世界卫生大会通过的预防和控制非传染病全球战略行动计划。

事实上,世卫组织看到了发展中国家和经济转轨国家的公共卫生决策者们如何越来越多地受到制定有效战略的促使,来解决有害使用酒精引起的公共卫生问题。存在可行的解决方案,全球战略提供了政策选择组合和干预措施,这些应当在各国将其作为全国政策的组成部分进行实施,以及在更加广泛的发展框架内进行实施时加以考虑。全球战略还确立了采取全球行动的优先领域,意在促进、支持补充地方、国家和区域层面采取的有关行动。在《援助实效问题巴黎宣言》的精神得到贯彻之际,世卫组织呼吁各国际发展伙伴对发展中国家提出的技术支持要求做出积极回应,使其根据国家重点和背景情况来实施并适应这些政策选择。

对全球战略达成了共识,世界卫生大会批准了这一战略,这是世卫组织各会员国和世卫组织秘书处密切合作的结果。全球战略的制定过程囊括了与其他利益攸关方的磋商活动,如民间社会团体和经济经营者。同样,全球战略的实施需要与各会员国积极开展合作,需要有各国际发展伙伴、民间社会、私立部门以及公共卫生和研究机构的适当参与。在前进途中,世卫组织将不断使相关利益攸关方参与进来,努力实现各项战略目标和具体目标。

我相信,围绕全球战略的各项目标做出共同努力,我们就可以减少有害使用酒精对健康和社会产生的不利后果,并使我们的社区成为更健康、更安全、更舒适的地方,供人们居住、工作和消遣。

世界卫生组织非传染性疾病和精神卫生助理总干事　AlaAlwan 博士

减少有害使用酒精全球战略(节选)

世界卫生组织,2010 年

背景介绍

1. 有害使用酒精对公共卫生具有严重后果,被视为导致全球健康状况不佳的主要风险因素之一。在本战略中,有害使用酒精的概念是宽泛的,既包括可能给饮酒者,饮酒者身边的人以及整个社会造成有害健康和社会后果的饮酒行为,也包括可能使有害健康后果风险增加的饮酒模式。它危及到个人与社会的发展,可能毁掉个人生活、破坏家庭并损害社区结构。

2. 有害使用酒精是加重全球疾病负担的一个重要因素,并被列为世界上导致早亡和残疾的第三大风险因素。据估计,2004 年全世界有 250 万人死于与酒精有关的原因,其中 32 万是 15 岁至 29 岁的年轻人。即便考虑到少量消费酒精对于一些 40 岁以上的人来说具有适度保护作用,特别是对冠心病而言,但是 2004 年中,有害使用酒精造成的死亡占世界总死亡的 3.8%,并且占全球疾病负担的 4.5%(按丧失的残疾调整生命年衡量)。

3. 有害饮酒是导致神经精神障碍和其他非传染性疾病,如心血管病、肝硬化以及各种癌症的一种主要但可避免的风险因素。就某些疾病而言,没有任何证据表明,在危险和酒精消费水平之间存在阈值效应。有害使用酒精还与若干传染病,如艾滋病病毒/艾滋病、结核病和肺炎等有关。有害饮酒造成的疾病负担很大一部分源自无意和有意伤害,包括道路交通碰撞和暴力造成的伤害,以及自杀。酒精消费引起的致命伤害多发生在较年轻的人群中。

4. 有害使用酒精的风险程度随消费者的年龄、性别和其他生物特征以及饮酒行为发生的环境和背景而有所不同。某些脆弱或危险群体和个人更容易受到乙醇毒性、精神活性和导致依赖特性的伤害。同时,可能不会将个人的低风险酒精消费模式与不良健康和社会后果的出现或概率大幅增加联系起来。

5. 目前关于防止和减少酒精相关危害方面战略和干预措施的效力及成本效益,已具有大量知识,可作为决策者的依据。虽然多数证据来自高收入国家,但对现有证据的荟萃分析和审查结果,在部分政策措施的效力和成本效益比较方面提供了充足的知识,作为政策建议的依据。有了更好的认识,国家、区域和全球各级的应对措施增加了。然而,这些政策应对措施往往零散无体系并且不总能够与健康和社会发展方面所受影响的严重程度相符。

挑战和机会

6. 当前对减少有害使用酒精所作的承诺为增进健康和社会福祉以及减少与酒精有关的已有疾病负担提供了良好契机。然而,全球或国家倡议或规划中必须考虑诸多挑战,具体包括:

(a)加强全球行动和国际合作。目前全世界的相关卫生、文化和市场趋势意味着有害使用酒精将继续是一个全球卫生问题。应当认识到这些趋势并在各级采取适当应对措施。在这方面,有必要提供全球指导并加强国际合作,支持和补充区域和国家行动。

(b)确保跨部门行动。酒精相关问题的多样性以及减少酒精相关危害的必要措施表明,有必要在诸多部门采取全面行动。减少有害使用酒精的政策必须超越卫生部门范畴,适当鼓励发展、运输、司法、社会福利、财政政策、贸易、农业、消费政策、教育和就业等部门以及民间社会和经济运营者参与。

(c)给予适当关注。尽管有令人信服的证据表明,有害使用酒精具有严重的公共卫生后果,但是决策者对防止和减少这种有害使用的问题通常未给予高度重视。此外,在许多发展中国家及低收入和中等收入国家,酒精饮料的供应和经济承受能力日益上升,但是这些国家应付随后产生的额外公共卫生负担的能力却有限,两者之间存在明显差距。除非对这个问题给予应有的关注,否则有害饮酒行为及习惯方式将继续蔓延。

(d)平衡各种不同的利益。酒精生产、分销、推销和销售可以创造就业,给经济运营者带来巨大收入,并给各级政府创造税收。旨在减少有害使用酒精的公共卫生措施有时被认为与自由市场和消费者选择等其他目标发生冲突,并可能有损经济利益和减少政府收入。决策者面临的挑战是要适当优先考虑促进和保护人群的健康,同时也要考虑其他目标、义务(包括国际法律义务)和利益。在这方面应当指出,国际贸易协定通常承认国家有权采取措施保护人类健康,但条件是,应用这些措施的方式不得构成对贸易的无理或任意歧视或者变相限制。在这方面,国家、区域和国际方面的努力应当顾及有害使用酒精带来的影响。

(e)注重公平性。贫困社会中全民酒精饮料的消费比率明显低于富裕社会。但是,就一定消费量而言,贫穷人口遭受酒精损害的程度可能严重得多。因此非常有必要制定和实施有效的政策与规划,以便在国家内部以及国家之间缩减这种社会差距。此外,需要这种政策的另一目的是,要特别在土著人群、少数或边缘群体中以及发展中国家产生和传播新知识,阐明有害消费酒精与社会和卫生不公平现象之间的复杂关系。

(f)在建议行动时考虑"环境"。已经公布的关于酒精相关政策干预措施效力的多数证据都来自高收入国家,因此有人担心这些干预措施的效力取决于具体情况,可能不可以转用于其他环境中。然而,许多减少有害使用酒精的干预措施已在各种文化和环境中得到实施,且其结果往往与在其他类似公共卫生领域中积累的基本理论和证据基础协调一致。制定和执行政策者的着眼点应当在于适当调整有效的干预措施以便适应当地环境,并应进行适当的监测和评价以提供反馈,从而采取进一步行动。

(g)加强信息。会员国、世卫组织秘书处和其他一些利益攸关方已经建立系统,用以收集、分析和传播关于酒精消费、酒精相关危害以及政策应对方面的数据。但是知识方面仍然存在巨大差距,必须更加重视信息和知识的生产与传播,以推进这一领域中的发展,特别是在发展中国家及低收入和中等收入国家。世卫组织酒精与健康全球信息系统以及综合区域信息系统为更好地监测全球和区域在减少有害使用酒精方面取得的进展提供了手段。

宗旨和目标

7. 国家和地方所作的努力如果能够在商定的政策框架内得到区域和全球行动的支持,将会产生更好的效果。因此,全球战略的目的在于支持和补充各会员国的公共卫生政策。

8. 全球战略的愿景是改善个人、家庭和社区的健康和社会结果,大大降低因有害使用酒精导致的发病率和死亡率并减少随后产生的社会后果。根据设想,全球战略将促进和支持地方、区域和全球行动,防止并减少有害使用酒精现象。

9. 全球战略旨在为各级行动提供指导;制定全球行动的重点领域;以及建议一套政策方案和措施,可考虑在国家一级得到实施和适当调整,以便顾及到国家的具体情况,诸如宗教和文化背景、国家公共卫生重点,以及资源、能力和潜力。

10. 这一战略具有五项目标:

(a)提高全球对有害使用酒精所导致的卫生、社会和经济问题的严重程度和性质的认识,加强政府承诺以采取行动处理有害使用酒精问题。

(b)加强有关酒精相关危害严重程度和决定因素以及有关减少和防止这类危害的有效干预措施的知识基础。

(c)增加对会员国的技术支持并增强其能力,促进防止有害使用酒精现象并管理酒精使用导致的障碍及相关病症。

(d)加强伙伴关系并更好地协调各利益攸关方,增加必要资源的筹集以促进采取适当和一致的行动,防止有害使用酒精。

(e)在各级加强监督和监测系统,并为促进宣传、制定政策和开展评价而更有效地传播和应用信息。

11. 人口酒精消费的一般水平、饮酒模式以及当地环境都会影响有害使用酒精的情况及其相关公共卫生问题。要实现上述五项目标,全球、区域和国家各级将必须针对酒精消费的水平、模式和环境以及更广泛的健康问题社会决定因素采取行动。有必要特别关注减少对饮酒者以外的人造成的损害,以及特别容易遭受有害使用酒精危害的人群,诸如儿童、青少年、育龄妇女、孕妇和哺乳妇女、土著人群和其他少数群体或社会经济地位低下人群。

指导原则

12. 通过防止和减少有害使用酒精来保护人群的健康是一项公共卫生重点。下述原则将指导在各级制定和实施政策;这些原则反映了酒精相关危害的多方面决定因素以及实施有效干预措施必须采取的多部门一致行动。

(a)应当围绕公共卫生利益,并根据明确的公共卫生目标和现有最佳证据来制定防止和减少酒精相关危害的公共政策和干预措施。

(b)政策应当是公平的并应具有敏感度,能顾及到不同民族、宗教和文化背景。

(c)有关各方有责任保证其行为方式不损害实施公共政策和干预措施以防止和减少有害使用酒精。

(d)在相互竞争的利益中,应适当尊重公共卫生利益,并应促进支持这一方针的措施。

(e)保护极易遭受酒精所致危害影响的高危人群以及遭受他人有害饮酒后果影响的人群应当是减少有害使用酒精政策的一个必要组成部分。

(f)受有害使用酒精影响的个人和家庭应能获得负担得起的有效预防和护理服务。

(g)自愿不喝酒精饮料的儿童、青少年和成人有权获得支持,坚持其不饮酒行为,并应防止强迫他们饮酒。

(h)预防并减轻酒精相关危害的公共政策和干预措施应当包括所有酒精饮料及替代酒精。

国家政策和措施

13. 如果各国采取有效行动保护其人民,则可减少有害使用酒精现象。会员国的一项主要责任是制定、实施、监测和评价减少有害使用酒精的公共政策。这类政策需要一系列注重公共卫生的广泛预防和治疗战略。不论国家的资源水平如何,只要具有减少有害使用酒精的国家战略和适当法律框架,所有国家都将从中受益。根据政策方案的特点以及国家具体情况,某些政策方案可通过诸如指导方针或自愿限制等非法律框架来实施。成功实施措施的同时应监测影响和遵守情况,并针对不遵守法律规章的情况制定和实行制裁措施。

14. 持续的政治承诺、有效的协调、可持续的供资以及次国家级政府和来自民间社会及经济运营者的适当参与对于成功至关重要。许多有关的决策机构,如卫生部、交通运输当局或税收机构等应当参与制定和实施酒精政策。政府有必要建立有效和持久的协调机制,如一个由诸多部委高级代表及其他伙伴组成的国家酒精委员会,以便确保采取一致的酒精政策措施并在有害使用酒精方面政策目标与其他公共政策目标之间实现适当平衡。

15. 卫生部具有重要作用,须将其他部委与必要的利益攸关方聚合起来,以促进制定和实施有效的政策。卫生部还应确保预防和治疗战略及干预措施的策划和提供与针对其他属于公共卫生首要重点的相关健康状况,如非法使用药物、精神疾患、暴力和伤害、心血管病、癌症、结核病和艾滋病病毒/艾滋病等的战略和干预措施协调一致。

16. 可用于国家行动的政策方案和干预措施分别归入10个建议的目标领域。这些领域应被视为是相互支持和补充的。它们是:

(a)领导、认识与承诺。

(b)卫生机构的应对行动。

(c)社区行动。

(d)酒后驾驶的政策和对策。

(e)酒精供应。

(f)酒精饮料的推销。

(g)价格政策。

(h)减少饮酒和醉酒的负面后果。

(i)减少非法酒精和非正规生产的酒精的公共卫生影响。

(j)监督和监测。

17. 下面根据当前有关效力及成本效益的科学知识和现有证据,以及经验和良好做法,为10个建议目标领域逐一提出了供会员国审议的政策方案和干预措施。并非所有这些政策方案和干预措施对所有会员国都适用或切实可行,其中有些可能会超出现有资源范畴。因此,应当由各会员国根据各自的国家、宗教和文化背景,国家公共卫生重点和现有资源,以及根据宪法原则和国际法律义务,酌情实施措施。全球和区域方面为减少有害使用酒精所作的努力将可以支持和补充国家一级的政策措施和干预措施。

政策方案和干预措施

领域1. 领导、认识与承诺

18. 可持续的行动需要强有力的领导,并以认识、政治意愿和承诺作为坚实的基础。这种承诺最好应当体现为有充足供资的全面和跨部门国家政策,澄清所涉不同伙伴的作用和责任分工。有关政策必须以现有证据为依据并符合当地具体情况,具有明确的目标、战略和指标。该政策应辅之以具体的行动计划并得到有效和可持续的执行和评价机制的支持。民间社会和经济运营者的适当参与至关重要。

19. 这一领域的政策方案和干预措施包括:

(a)制定或加强已有的国家和次国家级综合战略、行动计划及活动,减少有害使用酒精。

(b)酌情建立或指定一个主要组织或机构,负责贯彻落实国家政策、战略和计划。

(c)使酒精战略与其他相关部门的工作协调一致,包括在各级政府之间以及与其他相关卫生部门战略和计划进行合作。

(d)确保社会各阶层能广泛获取信息和有效的教育和公众认识规划,以了解国家中酒精相关危害的各种影响,同时明白必须有而且已经有有效的预防措施。

(e)提高对饮酒给他人以及脆弱人群造成的伤害的认识,避免指责并积极劝阻歧视受影响的人群和个人。

领域 2. 卫生机构的应对行动

20. 卫生机构至关重要,可以从个人方面处理那些患有酒精使用所致障碍及其他与有害使用酒精相关病症患者所受的损害。卫生机构应当向可能遭受或已经遭受酒精使用所引起障碍及相关病症影响的个人及其家庭提供预防和治疗干预措施。卫生机构和卫生专业人员的另一个重要作用是让社会了解有害使用酒精的公共卫生和社会后果,支持社区努力减少有害使用酒精现象,并倡导采取有效的社会应对措施。卫生机构还应当主动联系并动员卫生部门以外更广泛的行为者参与。应当根据有害使用酒精所导致的公共卫生问题的严重程度来充分加强和资助卫生机构的应对行动。

21. 这一领域的政策方案和干预措施包括:

(a)加强卫生和社会福利系统的能力,以便为酒精使用和酒精诱发的障碍以及合并病症提供预防、治疗和护理,包括为受影响的家庭提供支持和治疗,以及支持互助和自助活动与规划。

(b)支持在初级卫生保健和其他机构开展行动,对危险和有害饮酒进行筛查和短期干预;这类行动应当包括早期确定和管理孕妇和育龄妇女中的有害饮酒行为。

(c)加强能力以预防和确定有胎儿醇中毒综合征及一系列相关障碍的个人和家庭,并采取干预措施。

(d)制定并有效协调针对酒精使用所致障碍和合并病症,包括药物使用所导致障碍、抑郁、自杀、艾滋病病毒/艾滋病和结核病等的综合和/或相互关联的预防、治疗和护理战略和服务。

(e)通过加强社会经济地位低下人群对治疗服务的获取、利用和负担能力等方式,确保普遍获取卫生保健。

(f)建立和维持一个登记系统,并监测酒精所致发病率和死亡率,同时建立一个定期报告机制。

(g)酌情提供注重不同文化的适当卫生和社会服务。

领域 3. 社区行动

22. 有害使用酒精给社区造成的影响可能促使采取和加强针对当地问题的地方行动和解决办法。政府和其他利益攸关方可以支持社区并加强其能力,利用当地知识和专长,采纳有效措施,通过改变集体而非个人行为,同时敏感地顾及到文化规范、信仰和价值体系,防止和减少有害使用酒精现象。

23. 这一领域的政策方案和干预措施包括:

(a)在社区一级支持开展迅速评估以确认差距和应当采取干预措施的重点领域。

(b)促进在地方一级加强对酒精相关危害的认识,鼓励针对有害使用酒精及相关问题采取适当有效并且具有成本效益的对策。

(c)加强地方当局能力,以便通过支持和促进制定旨在减少有害使用酒精的地区性政策,鼓励和协调社区一致行动,此外还要提高其能力,以加强社区机构以及非政府组织的伙伴关系和网络。

(d)提供有关以社区为基础的有效干预措施信息,并在社区一级建设实施措施的能力。

（e）动员社区防止向未成年饮酒者销售，或由其消费酒精，并建立和支持无酒精环境，特别是针对年轻人和其他危险人群。

（f）向受影响的个人及其家庭提供社区关爱和支持。

（g）制定或支持针对特别有危险的亚人群，如年轻人、失业者和土著人群等，以及针对特定问题，如生产和分销非法或非正规酒精饮料以及体育赛事和城市节日等社区活动的社区规划。

领域 4. 酒后驾驶的政策和对策

24. 受到酒精影响时驾车会严重影响一个人的判断力、协调性和其他运动功能。酒后驾驶是一个重要的公共卫生问题，对饮酒者以及往往无辜的当事方都有影响。目前已具备有充分证据基础的干预措施可以减少酒后驾驶行为。减少与酒后驾驶有关的伤害应当包括威慑措施，目的是减少在酒精作用下驾驶的可能性，还应包括创造更安全驾驶环境的措施，以便既能减少酒后撞车事故的概率又能减轻相关伤害的严重程度。

25. 在某些国家，涉及醉酒行人的交通伤害数量众多，应当作为干预措施的首要重点。

26. 这一领域的政策方案和干预措施包括：

（a）对血液酒精浓度采用并强制执行一个上限，同时降低对专业驾驶员以及年轻或无经验驾驶员的限量。

（b）促进设置酒精检查点以及随机进行呼吸测试。

（c）行政吊销驾驶执照。

（d）对无经验驾驶员分阶段颁发执照，绝对不容许酒后驾驶。

（e）在可承受的特定情况下，使用酒精—点火互锁系统，减少酒后驾驶事故。

（f）实行强制性驾驶员教育、咨询方案并酌情采取治疗方案。

（g）鼓励提供其他交通工具，包括公共交通，直至饮酒场所关门以后。

（h）开展支持有关政策的公众认识和宣传运动，以加强普遍威慑力。

（i）针对特定情况，如节假日，或针对特定受众，如年轻人等开展精心策划、高度集中和能够有效执行的媒体宣传运动。

领域 5. 酒精供应

27. 力求通过法律、政策和规划来管理商业或公开酒精供应的公共卫生战略是降低有害使用酒精一般水平的重要途径。这类战略提供了基本措施，以防止脆弱和高危人群轻易获得酒精。酒精的商业和公开供应与其在社会上的可得性相互影响，由此促使改变助长有害使用酒精的社会和文化规范。对酒精供应的管制水平取决于当地具体情况，包括社会、文化和经济环境以及具有约束力的现有国际义务。在某些发展中国家及低收入和中等收入国家，非正规市场是酒精的主要来源，除对销售实行正规控制外，有必要采取行动处理非法或非正规生产的酒精。此外，过分严格地限制供应，可能会助长平行非法市场的发展。酒精供应方面的措施还必须考虑例如来自父母或朋友的二手供应情况。

28. 这一领域的政策方案和干预措施包括：

（a）建立、运转和执行一个适当的系统管理酒精饮料的生产、分销和供应，根据文化规划对酒精销售和酒精销售点的经营实行合理限制，具体可以采取如下措施：

（i）对零售业务酌情采用许可证制度，或采取注重公共卫生的政府垄断。

（ii）管理酒精消费场所和销售场所的数量及地点。

（iii）管理零售日期和时间。

（iv）管理酒精零售方式。

（v）在某些场所或在特殊活动期间管理零售业务。

（b）对购买或消费酒精饮料设定适当的最低年龄，并采取其他政策，以便提高门槛，防止向青少年销售，或由其消费酒精饮料。

（c）采纳政策防止向醉酒者以及不满法定年龄者进行销售，并根据国家立法，考虑推行各类机制，使销售者和供应者承担责任。

（d）制定有关在公共场所饮酒或在官方公共机构举办活动和履行职能过程中饮酒的政策。

（e）采纳政策减少并消除非法生产、销售和分销的酒精饮料供应问题，并监管或者控制非正规酒精。

领域6.酒精饮料的推销

29. 减少推销尤其对年轻人和青少年带来的影响是减少有害使用酒精所考虑的一个重要问题。销售酒精的渠道包括日益复杂的广告和各种促销手段，例如将酒精品牌与体育和文化活动结合起来，赞助和植入式广告，以及电子邮件、短信和播客、社会宣传和其他等新推销手段。通过卫星电视和因特网以及体育和文化活动赞助等渠道，跨越国界和国家管辖范围传播酒精营销信息是新出现的问题，在某些国家引起严肃关注。

30. 在以青年消费者为推销目标时，很难将不满法定年龄的青少年队伍排除在这种推销行为的影响之外。使儿童和年轻人受到推销的诱惑，与在目前酒精消费流行率低或戒酒率高的发展中国家及低收入和中等收入国家锁定新市场一样，是特别令人关注的问题。酒精推销的内容以及年轻人与这种推销的接触量都是重要问题。应当考虑采取防范措施，防止年轻人遭受这类推销手段的影响。

31. 这一领域的政策方案和干预措施包括：

（a）在酒精推销方面，建立最好具有立法基础的管制或共同管制框架，适当时应辅之以自我管制措施，为此应：

（i）管理推销内容和营销量。

（ii）管理在某些或所有媒体中直接或间接进行推销。

（iii）管理促销酒精饮料的赞助活动。

（iv）限制或禁止在以年轻人为目标的活动中进行促销。

（v）管理新式酒精推销手段，例如社会宣传。

（b）由公共机构或独立的机构建立有效的酒精制品推销监测系统。

（c）针对违反推销限制的行为，建立有效的行政和威慑制度。

领域7.价格政策

32. 包括酗酒者和年轻人在内的消费者对酒价的变化很敏感。可以使用价格政策减少未成年人饮酒现象，阻止发展成大量饮酒和／或反复酗酒状况，并可影响消费者的偏好。提高酒精饮料的价格是减少有害使用酒精最有效的干预措施之一。为减少有害使用酒精而实行的价格政策能否成功，关键在于是否有一个切实有效的税收制度，并能配以适当的征税和执行措施。

33. 消费者的偏好和选择、收入变化、本国或邻国的其他酒精来源以及有无其他酒精政策措施等因素都可能影响这一政策方案的效力。对不同饮料的需求可能受到不同影响。增税措施可能对销售产生不同影响,这取决于它们如何影响对消费者的价格。大量非法酒精市场的存在使许多国家的税收政策考虑更加复杂。在这种情况下,改变税收的同时,必须努力将非法和非正规市场置于有效的政府管控之下。增加税收还可能遇到来自消费者群体和经济运营者的抵制。针对这种抵制采取宣传和加强认识措施将有助于推行税收政策。

34. 这一领域的政策方案和干预措施包括:

(a)确立特定的国内酒精税制度并辅以有效的执行系统,这可酌情顾及饮料的酒精成分。

(b)根据通货膨胀和收入水平定期审查价格。

(c)禁止或限制使用直接及间接的价格促销手段、折价销售、低于成本和统售价格销售以助长无限制饮酒,或者其他类型的批量销售。

(d)在适用时,确定最低酒精价格。

(e)为非酒精饮料提供价格刺激措施。

(f)减少或停止向酒精领域的经济运营者提供补贴。

领域 8. 减少饮酒和醉酒的负面后果

35. 该目标领域包括的政策方案和干预措施直接注重减少醉酒和饮酒造成的危害,但不一定会影响基本的酒精消费。目前的证据和良好做法鼓励使预防或者减少饮酒及醉酒负面影响的更广泛战略中的干预措施相辅相成。在实施这些措施,管理饮酒环境或向消费者提供信息时,应避免赞同或鼓励饮酒的观点。

36. 这一领域的政策方案和干预措施包括:

(a)管理饮酒环境,尽量减少暴力和破坏行为,包括使用塑料容器或防碎玻璃杯供应酒精,并在大型公共活动中管理酒精相关问题。

(b)执行法律禁止供应至醉酒状态,并对供应酒精至醉酒状态而引起损害的后果追究法律责任。

(c)颁布关于在消费场所负责地供应饮料问题的管理政策,并就如何更好地防止、识别和管理喝醉和寻衅闹事的饮酒者,对相关部门的职员进行培训。

(d)降低不同饮料类别所含的酒精浓度。

(e)为严重醉酒者提供必要的照护或住所。

(f)提供消费者信息并在酒精饮料上加贴标签说明与酒精有关的危害。

领域 9. 减少非法酒精和非正规生产的酒精的公共卫生影响

37. 消费非法或非正规生产的酒精可能会因为乙醇含量较高以及甲醇等有毒物质的潜在污染而造成其他不良健康和社会后果,并还可能妨碍政府对合法生产的酒精进行征税和控制。应当根据非法和／非正规酒精消费的流行情况及相关危害,采取行动减少上述其他不良后果。应当建立良好的科学、技术和机构能力,促进策划和实施适当的国家、区域和国际措施。对市场有良好认识并且对非正规或非法酒精的组成和生产有深入了解也很重要,同时要有适当的立法框架和积极的执行措施。这些干预措施应当补充而不是取代其他旨在减少有害使用酒精的干预措施。

38. 非正规酒精的生产和销售深深植根于许多文化,通常对其实行不正规管控。因此,针对非法酒精和非正规生产的酒精的控制措施可能各不相同,应当将其与提高认识和社区动员相结合。努力刺激其他收入来源也十分重要。

39. 这一领域的政策方案和干预措施包括:

(a)在生产和销售酒精饮料方面实行良好的质量控制。

(b)管理非正规生产的酒精的销售并将之纳入税收制度。

(c)建立有效的控制和执行系统,包括印花税票。

(d)建立或加强关于非法酒精的跟踪和追踪系统。

(e)确保在国家和国际各当局之间就打击非法酒精开展必要的合作并交换相关信息。

(f)就源自非正规酒精或非法酒精的污染物和其他健康危害发出相关公开警告。

领域10. 监督和监测

40. 通过监督和监测获得的数据为成功和适当实施其他九项政策方案奠定了基础。有必要进行地方、国家和国际监督与监测,以便监测酒精相关危害的严重程度和趋势,加强宣传,制定政策并评估干预措施的影响。监测还应当掌握服务利用者的大致情况,以及最受影响者不利用预防和治疗服务的缘由。其他部门可能拥有数据,因此必须建立良好的协调、信息交换和合作系统,以便收集范围可能很广泛的必要信息,开展全面监督与监测。

41. 建立可持续的国家信息系统,使用与世卫组织全球和区域信息系统一致的指标、定义和数据收集程序是有效评价减少有害使用酒精方面国家努力以及监测次区域、区域和全球各级趋势的重要基础。系统持续地收集、核对和分析数据,及时向决策者和其他利益攸关方传播信息和反馈,应当是实施任何减少有害使用酒精政策和干预措施必不可少的一部分。收集、分析和传播关于有害使用酒精的信息是资源密集型活动。

42. 这一领域的政策方案和干预措施包括:

(a)建立有效的框架,促进监督和监测活动,包括对酒精消费和酒精相关危害定期开展全国调查和制定信息交换与传播计划。

(b)确立或指定机构或其他组织实体,负责收集、核对、分析和传播现有数据,包括发布国家报告。

(c)制定并跟踪一套关于有害使用酒精以及防止和减少这种使用方面政策应对和干预措施的共同指标。

(d)根据国际商定的指标在国家一级建立数据库,并按商定的格式向世卫组织和其他相关国际组织报告数据。

(e)建立对所收集数据的评价机制,以便确定为减少有害使用酒精而采取的政策措施、干预措施和规划的影响。

全球行动:重要作用和要素

43. 鉴于这一问题的严重性和复杂性,全球必须同心协力,支持会员国应对各自国家所面临的挑战。国际协调与合作能够产生必要的协同作用,使会员国能更有力地实施以证据为基础的措施。

44. 世卫组织在联合国系统其他组织以及其他国际伙伴的配合下,将:

(a)提供领导。

(b)加强宣传。

(c)与会员国协力拟定基于证据的政策方案。

(d)促进国家之间联网和交流经验。

（e）加强伙伴关系和资源筹集。

（f）协调对酒精相关危害以及各国处理此问题的进展的监测。

45. 世卫组织和其他国际伙伴将根据各自的职权采取行动支持实施全球战略。国际非政府组织、专业协会、研究机构以及酒精领域的经济运营者在加强全球行动方面都具有重要作用，具体如下：

（a）将敦促联合国系统内的主要伙伴和国际组织，如国际劳工组织、联合国儿童基金会、世界贸易组织、联合国开发计划署、联合国人口基金、联合国艾滋病联合规划署、联合国毒品和犯罪问题办公室以及世界银行等加强合作，防止并减少有害使用酒精现象，特别是在发展中国家及低收入和中等收入国家。

（b）民间社会作用重大，能够警告有害使用酒精对个人、家庭和社区的影响，并为减少酒精相关危害带来额外的承诺和资源。特别应鼓励非政府组织建立广泛的网络和行动组以支持实施全球战略。

（c）研究机构和专业协会在产生更多行动证据，并向卫生专业人员和广大社区传播这种证据方面发挥着关键作用。世卫组织合作中心在支持实施和评价全球战略方面具有重要作用。

（d）酒精生产和贸易领域中的经济运营者作为酒精饮料的开发商、生产商、分销商、经销商和销售商发挥着重要作用。特别鼓励他们考虑如何能结合其上述核心作用有效地防止和减少有害使用酒精现象，包括采取自我管制行动和倡议。他们还可以通过提供酒精饮料销售和消费方面的数据来发挥作用。

（e）媒体的作用也日益重要，它不仅是新闻和信息传输工具，而且是商业通讯的渠道，应当予以鼓励，以支持全球战略的目标与活动。

公共卫生倡导和伙伴关系

46. 在全球加强各级政府和有关各方减少有害使用酒精的承诺和能力，需要开展国际公共卫生倡导并构建伙伴关系。

47. 世卫组织承诺，提高人们对有害使用酒精造成的公共卫生问题以及对防止和减少此种有害使用可采取之措施的认识，以便拯救生命，减少痛苦。世卫组织将与其他国际政府间组织以及代表主要利益攸关方的相关国际机构一道努力，确保有关行动者能够促进减少有害使用酒精。

48. 秘书处将通过以下途径为会员国提供支持：

（a）提高人们对有害使用酒精造成的公共卫生问题的严重性的认识，并倡导在各级采取适当行动，防止和减少这类问题。

（b）倡导将处理有害使用酒精问题作为重要事项列入有关国际和政府间组织的议程，以支持区域和全球级卫生部门与其他部门之间的政策一致性。

（c）促进和便利国际协调、合作、伙伴关系和信息交流，以确保必要的协同作用和有关各方的一致行动。

（d）确保有关防止和减少有害使用酒精的重要讯息具有一致性，科学合理性和明确性。

（e）促进国家间网络和经验交流。

（f）促进国际联网，以便处理特定和类似的问题（例如，土著或其他少数群体中的特定问题或改变年轻人的饮酒文化等）。

（g）倡导各方应在国际、区域和双边贸易谈判中适当考虑国家和次国家级政府对酒精的分销、销售和推销予以管制,进而对酒精相关卫生和社会成本进行管理的需要和能力。

（h）确保世卫组织制定工作程序,协同非政府组织和其他民间社会团体开展工作,同时考虑到一些非政府组织可能有的任何利益冲突。

（i）继续与私营部门开展对话,探讨如何以最佳方式促进减少酒精相关危害。将适当考虑所涉及的商业利益及其与公共卫生目标之间潜在的冲突。

技术支持和能力建设

49. 许多会员国需要加强能力和潜力,以制定、执行和维持必要的政策和法律框架以及实施机制。全球行动将以下列方式支持国家行动:建立可持续机制并提供必要的规范性指导和技术工具,确保有效开展技术支持和能力建设,尤其侧重于发展中国家及低收入和中等收入国家。这类行动必须符合国家的具体情况、需要和优先事项。在酒精所致负担沉重或日益加重的国家,建立做出有效政策反应所必要的基础设施,是实现更远大的公共卫生和发展目标的一个重要前提。

50. 世卫组织承诺与区域和全球层面其他有关行动者开展合作,提供技术指导和支持,促进加强机构能力以应对有害使用酒精所造成的公共卫生问题。世卫组织将特别关注对发展中国家及低收入和中等收入国家的支持和能力建设。

51. 秘书处将通过以下途径为会员国提供支持:

（a）记录并传播卫生机构应对酒精相关问题方面的良好范例。

（b）记录并传播不同部门应对酒精相关问题方面的最佳做法和范例。

（c）将道路安全、税务和司法等其他领域的专长与公共卫生专门知识结合起来,设计有效的模式,防止和减少酒精相关危害。

（d）为不同环境下的有效和有成本效益的预防和治疗干预措施提供规范性指导。

（e）建立并加强全球、区域和国家间网络,以便分享最佳做法,促进能力建设。

（f）对会员国的要求做出反应,以支持它们努力建设能力,了解国际贸易和贸易协定对卫生的影响。

知识生产与传播

52. 全球行动的重要领域将包括监测酒精消费趋势、酒精所致危害和社会应对措施,分析这一信息和促进及时传播。应当在全球进一步巩固和系统地扩大关于有害使用酒精的严重性以及预防和治疗干预措施的效力和成本效益的现有知识,特别是酒精使用流行病学和酒精相关危害、有害使用酒精对经济社会发展的影响以及传染病在发展中国家及低收入和中等收入国家的传播等方面的信息。

53. 世卫组织建立了酒精与健康全球信息系统以及区域组成部分,以提供有关酒精消费的程度和模式、酒精所致健康和社会后果以及各级应对政策的动态数据。改进有关酒精与健康的全球和区域数据,必须发展国家监测系统,由指定的归口单位向世卫组织定期报告数据,并加强有关监测活动。

54. 世卫组织承诺与有关伙伴一道确立酒精与健康国际研究议程,发展研究能力,促进和支持国际研究网络和项目,以生成和传播数据,提供信息指导制定政策和规划。

55. 秘书处将通过以下途径为会员国提供支持:

（a）提供一个国际信息交换中心,交换关于减少有害使用酒精方面有效和有成本效益的干预措施的信息,包括促进和便利关于有效治疗服务的信息交换。

（b）加强酒精与健康全球信息系统和对酒精所致疾病负担的比较风险评估。

（c）基于可比数据和商定的指标和定义，制定或完善相应的数据收集机制，以促进全球、区域和国家各级的数据收集、核对、分析和传播。

（d）促进区域和全球网络支持和补充国家方面的努力，并着眼于知识生产和信息交换。

（e）继续与国际科学家和卫生专家网络合作，促进对有害使用酒精的各个方面开展研究。

（f）促进对在不同文化和发展环境中实施的不同政策措施开展效力比较研究。

（g）便利开展业务研究，以扩大有效的干预措施，以及研究有害使用酒精与社会和卫生不平等现象之间的关系。

资源调动

56. 酒精所致疾病和社会负担的严重程度与各级为减少有害使用酒精可动用的资源极不相称。全球发展行动必须考虑到发展中国家及低收入和中等收入国家需要获得技术援助，通过援助和专门知识制定和加强防止有害使用酒精的国家政策和计划，并发展适当的基础设施，包括卫生保健系统的基础设施。对于因有害使用酒精所致疾病负担很高的发展中国家及低收入和中等收入国家，发展机构可考虑将减少有害使用酒精列为重点领域。同发展中国家之间的合作机制一样，官方发展援助提供了机会，促使发展中国家及低收入和中等收入国家建立这方面的可持续机构能力。在这方面，敦促各会员国相互支持，利用包括针对发展中国家的官方发展援助在内的国际合作和资金援助，实施全球战略。

57. 世卫组织承诺，将根据要求协助各国开展筹资活动并汇集现有资源，支持在确定的重点领域中开展全球和国家行动，以减少有害使用酒精现象。

58. 秘书处将通过以下途径为会员国提供支持：

（a）促进交流有关减少有害使用酒精的融资政策和干预措施方面的经验和良好做法。

（b）探索新的或创新性的方法和途径，以获取充足的资金实施全球战略。

（c）与国际伙伴、政府间伙伴和捐助方合作，调动必要的资源支持发展中国家及低收入和中等收入国家努力减少有害使用酒精现象。

实施战略

59. 成功实施战略将需要会员国采取协调一致的行动，需要有效的全球管理和所有相关利益攸关方的适当参与。战略中列出的所有行动建议旨在支持实现五项目标。

60. 秘书处将定期报告酒精相关危害的全球负担情况，提出基于证据的建议并倡导各级采取行动防止和减少有害使用酒精。它将与其他政府间组织以及酌情与代表主要利益攸关方的其他国际机构合作，确保减少有害使用酒精方面的工作得到适当优先考虑和资源。

与其他战略、计划和规划之间的联系和相互作用

61. 本全球战略以区域行动为基础，如世卫组织欧洲区域的酒精政策框架（EUR/RC55/R1 号决议）、西太平洋区域的减少酒精相关危害区域战略（WPR/RC57.R5 号决议）、东南亚区域的酒精消费控制—政策方案（SEA/RC59/R8 号决议）、东地中海区域的酒精消费的公共卫生问题（EM/RC53/R.5 号决议）以及非洲区域的减少有害使用酒精行动（AFR/ RC58/3 号决议）。

62. 有害使用酒精是预防和控制非传染病全球战略（WHA61.14 号决议）行动计划中着重突出的四项主要风险因素之一。减少有害使用酒精的战略依赖并关系到其他一些非传染病风险因素以及特定疾病规划，特别是饮食、身体活动与健康全球战略（WHA57.17 号决议）、烟草控制（WHA56.1 号决议）、健康促进和健康的生活方式（WHA57.16 号决议）以及预

防和控制癌症(WHA58.22号决议)。

63. 本战略还与世卫组织其他一些相关活动相结合并保持一致,特别是精神卫生差距行动规划,包括防止自杀和管理其他物质使用所导致的障碍,以及关于暴力与健康(WHA56.24号决议)、道路安全与健康(WHA57.10号决议)、儿童和青少年健康与发育(WHA56.21号决议)及生殖卫生(WHA57.12号决议)等的规划活动。

64. 随着新证据的出现,更加关注有害使用酒精与某些传染病之间,以及有害饮酒与发展之间的联系。与本战略有关联的还有:世卫组织关于艾滋病病毒/艾滋病和结核病的现有规划,以及针对健康问题社会决定因素采取行动以减少卫生不公平(WHA62.14号决议)的工作和实现与卫生有关的发展目标,包括《联合国千年宣言》所含发展目标(WHA58.30号决议)方面的工作。

65. 实施一项减少有害使用酒精全球战略可以为世卫组织各区域办事处提供支持性框架,以制定、修订和实施针对具体区域的政策,并与国家办事处一起,向会员国提供技术支持。还将着重强调秘书处内部的协调,以便使涉及有害使用酒精问题的所有行动与本战略保持一致。

监测进展和报告机制

66. 为监测进展,本战略要求各级确立适当的机制,以进行评估、报告和重新规划。有必要制定一个以影响为重点的框架,对本战略各项目标的实现情况进行评估。

67. 世卫组织酒精与健康全球调查以及酒精与健康全球信息系统是报告和监测机制的重要部分。将对后者的数据收集工具加以调整,以纳入关于国家一级实施本战略的进程与结果的相关报告。

68. 各国相应机构组成的全球和区域网络召开定期会议可以提供一个机制,就在各级实施全球战略开展技术讨论。除评估进程以外,这些会议还可以仔细讨论实施方面的重点领域和议题。

69. 将通过向世卫组织各区域委员会和卫生大会定期提交报告,向会员国报告全球战略实施情况。还应当在区域或国际论坛上,以及在适当的政府间会议上介绍实施和进展情况。

(第八次全体会议,2010年5月21日——甲委员会第四份报告)

第六十三届世界卫生大会决议(2010年5月 WHA63.13)

减少有害使用酒精的全球战略

第六十三届世界卫生大会审议了关于减少有害使用酒精的战略的报告,以及其中附载的全球战略草案;

以及关于有害使用酒精引起的公共卫生问题的WHA58.26号决议和关于减少有害使用酒精的战略的WHA61.4号决议,

1. 批准减少有害使用酒精全球战略;

2. 确认减少有害使用酒精的全球战略的目标是在各级提供行动指导,确定全球行动的重点领域;而且它是一套政策方案和措施,在考虑到国情时,例如宗教和文化背景、国家公共卫生优先顺序以及资源、能力和实力,可考虑在国家级进行实施并酌情作出调整;

3. 敦促会员国:

(1)酌情通过并实施减少有害使用酒精全球战略,以便补充和支持各会员国中旨在减

少有害使用酒精的公共卫生政策,并为此调动政治意愿和财政资源;

(2)继续实施关于减少有害使用酒精的战略的 WHA61.4 号决议和关于有害使用酒精引起的公共卫生问题的 WHA58.26 号决议;

(3)确保减少有害使用酒精全球战略的实施工作能够加强国家努力,保护危险人群、年轻人以及受他人有害饮酒影响的人群;

(4)确保减少有害使用酒精全球战略的实施工作体现在国家监测系统中并定期向世卫组织的酒精与健康信息系统报告情况

4. 要求总干事:

(1)对防止和减少有害使用酒精问题以及对实施减少有害使用酒精全球战略的工作给予充分、高度的组织重视并确保在所有层面具有足够的财政和人力资源;

(2)与会员国合作并酌情为其提供支持,以实施减少有害使用酒精全球战略并加强国家对有害使用酒精引起的公共卫生问题的应对行动;

(3)监测实施减少有害使用酒精全球战略的进展并通过执行委员会向第六十六届世界卫生大会提交进展报告。

（第八次全体会议,2010 年 5 月 21 日——甲委员会第四份报告）

附件 I

秘书处　向第六十三届世界卫生大会提交的报告（2010 年 5 月）

减少有害使用酒精的战略:全球战略草案（略）

附件 II

减少有害使用酒精方面干预措施效力和成本效益的证据（略）

附件 III

第六十一届世界卫生大会决议（2008 年 5 月）

WHA61.14 减少有害使用酒精的战略（略）

附件 IV

第五十八届世界卫生大会决议（2005 年 5 月）

WHA58.26 有害使用酒精引起的公共卫生问题（略）

4.1.9　莫斯科宣言

莫斯科宣言
首届全球健康生活方式和非传染性疾病防控部长级会议
（2011 年 4 月 28—29 日莫斯科）

引言

2011 年 4 月 28—29 日,首届全球健康生活方式和非传染性疾病防控部长级会议的参会者汇聚在莫斯科召开。

1. 作为与会者,我们感谢世界卫生组织与俄罗斯联邦政府精心筹办了此次部长级会议。

2. 承认为了实现人人享有最高标准身心健康的权利,离不开全球和国家层面更为有力的非传染性疾病防控措施。

3. 承认国家及每个国家内部之间,非传染性疾病负担和预防控制的可及性方面都存在显著的差异。

4. 注意迅速而全面地实施强调非传染性疾病相关的行为、社会、经济和环境因素的政策,以确保有效应对这些疾病,并提高生活质量,促进健康平等。

5. 强调非传染性疾病的防控需要各层级的领导,需要针对其全方位的多层级、多部门合作的措施,以创造引导健康生活所需的条件。包括提倡和支持健康的生活方式、相关的立法和政策;尽早预防和监测疾病,以降低病人的痛苦和费用;为病人提供生命周期里最好的综合医疗服务:授权治疗、康复和姑息治疗。

6. 认识到在应对非传染性疾病挑战时,亟需改变观念模式:非传染性疾病不仅仅与生物医学相关,也受行为、环境、社会和经济因素影响。

7. 重申应对非传染性疾病挑战的决心,加强强调行为、环境、社会和经济多维度干预措施的政策。

8. 认为应当联合考虑非传染性疾病防控和健康问题,在制定卫生和其他领域的规划和方案时应综合考虑非传染性疾病,尤其是在中低收入国家。应当把非传染性疾病纳入全球研究议程,通过加强卫生体系建设和现有的全球健康项目的战略性合作,巩固非传染性疾病防控的影响和可持续性。

行动原理

9. 非传染性疾病主要指心血管疾病、糖尿病、癌症和慢性呼吸道疾病,是可预防的死亡和残疾的主要原因。目前全球超过60%的死亡系非传染性疾病致死,其中80%发生在发展中国家。到2030年,预计75%的死亡系非传染性疾病致死。

此外,其他非传染性疾病例如精神疾病,也是全球健康负担的重要原因。

10. 非传染性疾病对人类发展存在根本性的消极影响,或许甚而影响千年发展目标(MDGs)的实现。

11. 非传染性疾病严重影响了卫生服务、医疗费用、卫生人力,以及新兴国家和发达国家的国家生产力各个方面。

12. 全世界范围来看,非传染性疾病是导致过早死亡的重要因素,严重打击最脆弱和贫穷的人群。同时影响数以亿计人们的生活,对于贫困人群和家庭在经济上致以摧毁性的打击,尤其是在中低收入国家。

13. 非传染性疾病对男性和女性的影响不同,因此在防控时应将性别纳入考虑。

14. 许多国家正面临双重疾病负担的考验:传染性疾病和非传染性疾病,这就要求卫生体系和卫生政策有所调整,并且要将以疾病为中心转移到以人为中心。纵向举措不足以满足复杂的人口需求,因此需要囊括一系列学科和部门的综合解决方案。通过这种方法增强卫生系统建设,提高应对各种疾病的应对能力。

15. 在全球、区域、国家和当地层面采取以证据为基础、符合成本效益的干预措施。这些措施对全世界范围内产生深远的健康、社会和经济益处。

16. 降低非传染性疾病风险的符合成本效益的干预措施包括控制烟草、减少盐的摄入和减少有害使用酒精,这些措施在低收入国家也可负担,并每年都能预防过早死亡。

17. 应特别注意促进健康饮食(减少摄入饱和脂肪、反式脂肪、盐和糖分,增加摄取水果和蔬菜),日常生活中加强运动。

18. 有效地防控非传染性疾病需要各级(国家级、地区级和当地)"全政府"式的领导,需要跨越多个部门,例如卫生、教育、能源、农业、体育、交通、城市规划、环境、劳工、产业和贸易、金融和经济发展部门。

19. 非传染性疾病的有效地防控需要个人、家庭、社区、社会组织、部分私人企业、员工、卫生服务提供者和国际社区的积极而知情的参与和领导。

行动承诺

因此,我们在此承诺:

"全政府"层面:

20. 制定多部门公共政策,创造公平的健康促进环境,确保个人、家庭和社区能够做出健康选择,引领健康的生活。

21. 增强政策的连贯性,最大的限度发挥积极作用,减少非传染性疾病危险因素和其他部门政策的消极作用。

22. 根据需要优先安排非传染性疾病防控工作,确保与其他卫生目标的互补性,制定策略时加强其他部门的参与。

23. 鼓励市民参与,利用其自身独特优势进行非传染性疾病的预防和控制。

24. 鼓励私营部门根据国际和国家非传染性疾病防控的优先需要加强其贡献。

25. 发展和加强卫生系统在国家和地区层面制定非传染性疾病战略和项目的协作、实施、监测和评估能力。

26. 根据国家优先事项,辅之以个人干预,实施广覆盖人群的健康促进和疾病预防战略。这些战略应当公平而可持续,并兼顾性别、文化和社会差异以减少卫生不平等。

27. 实施符合成本效益的政策,例如财政政策、法规及其他措施,减少常见的危险因素例如烟草使用、不健康的饮食、缺乏锻炼和有害使用酒精。

28. 督促各国加快实施《世界卫生组织烟草控制框架公约》,并鼓励其他国家加入该公约。

29. 在全球和国家层面实施有效的非传染病防控政策,包括《非传染性疾病防控全球战略 2008—2013 年行动计划》《减少有害使用酒精全球战略》和《饮食、身体活动与健康全球战略》

30. 在国家和国际发展议程中,承认非传染性疾病不断上升的发病率和负担,鼓励各国及国际发展合作伙伴优先考虑非传染性疾病防控。

卫生部层面:

31. 加强卫生信息系统,监测负担越来越重的非传染性疾病及其风险因素、决定因素;监测健康促进、防控政策和其他干预的影响和效果。

32. 根据国家优先事项,在国家层面加强公共卫生系统以证据为基础的健康促进和非传染性疾病预防策略和行动。

33. 根据优先次序和能力水平,通过加强卫生系统建设,整合非传染性疾病相关服务和初级卫生保健服务。

34. 促进非传染性疾病综合管理:全面的、符合成本效益的预防、治疗和护理,包括可以根据需求和资源评估获取可负担的、安全、有效和高质量的药品。

35. 根据国家主导的优先次序,确保有效地、以证据为基础的、符合成本效益的干预措施可以治疗非传染疾病患者,保护高风险人群并降低整个人群的风险。

36. 传播、翻译、推广有关明确非传染性疾病病因的研究、有效防控措施和适宜独特文化和卫生状况的策略。

国际层面：

37. 呼吁联合国的卫生专门机构——世界卫生组织，联合其他联合国有关机构，发展银行和其他主要国际组织携手，强调非传染性疾病问题的重要性。

38. 世界卫生组织与其他多边组织、国际非政府组织、私营部门和民间利益进行磋商，加强规范引导、凝聚专业技术、协调政策，以达到最佳效果并对已有全球卫生行动加以整合利用。

39. 加强对全面有效实施《世界卫生组织烟草控制框架公约》《联合国非传染性疾病防控全球战略行动计划》《饮食、身体活动与健康全球战略》和《减少有害使用酒精全球战略》和其他相关国际战略的支持。

40. 在不损害其他健康目标的前提下，探索所有可能的方式调集必要的财政、人力和技术资源。

41. 支持世界卫生组织制定全面的全球非传染性疾病监测框架。

42. 寻求可能的方式，继续促进中低收入国家根据需求和资源评估获得可负担、安全、有效和高质量的在世界卫生组织基本药物清单内的药品。实施世界卫生组织公共卫生创新和知识产权行动全球战略。

展望未来

43. 为了确保成功而可持续的成果，我们承诺，在《莫斯科宣言》的基础上，积极参与政府各相关部门的活动，积极准备将于2011年9月在纽约召开的联合国关于预防和控制。

4.1.10 全球非传染性疾病预防控制综合监测框架和目标

全球非传染性疾病预防控制综合监测框架和目标草案

第六十六届世界卫生大会临时议程项目 2013年3月15日

为完成全球非传染性疾病预防控制综合监测框架（含指标）和一套自愿性全球目标工作而举行的会员国正式会议
总干事的报告

1. 所附关于为完成全球非传染性疾病预防控制综合监测框架（含指标）和一套自愿性全球目标工作而举行的会员国正式会议的报告问题的 EB132/6 号文件已由执行委员会第 132 届会议作出审议。执委会通过了 EB132（1）号决定，决定批准文件 EB132/6 附录 1 和附录 2 中详列的全球非传染性疾病预防控制综合监测框架（含指标）和一套自愿性全球目标。执委会在同一决定中还决定向第六十六届世界卫生大会转交这一正式会议的报告和附录供其通过，并要求总干事提出供世界卫生大会审议的关于通过此框架的一项决议草案。

卫生大会的行动

2. 请卫生大会审议以下决议草案。

第六十六届世界卫生大会

PP1 忆及联合国大会关于预防和控制非传染性疾病问题高级别会议的政治宣言，特别是其中第 61 段，吁请世卫组织继续制定全球非传染性疾病预防控制综合监测框架（含指标）和一套自愿性全球目标，以及第 62 段，吁请世卫组织编写一套预防和控制非传染性疾病自愿性全球目标方面的建议；

PP2 认识到世卫组织作为负责卫生事务的首要专门机构发挥的主导作用，包括根据其职权,在卫生政策方面的作用和职能,并重申其在推动和监测全球抗击非传染性疾病行动,以及与联合国系统其他相关组织、开发银行以及其他区域和国际组织协同配合开展工作中的领导和协调作用;

PP3 还忆及 WHA65(8)号决定,其中要求总干事举行一次会员国正式会议,以完成全球非传染性疾病预防控制综合监测框架(含指标)和一套自愿性全球目标工作;

PP4 进一步忆及联合国大会关于预防和控制非传染性疾病问题高级别会议的政治宣言,其中要求联合国秘书长与会员国、世卫组织和联合国系统相关基金、方案和专门机构合作,向联合国大会第六十八届会议提交一份报告,说明在实现本政治宣言中所作承诺方面取得的进展,以筹备 2014 年全面审查和评估在预防和控制非传染性疾病方面取得的进展;

PP5 业经审议了为完成全球非传染性疾病预防控制综合监测框架(含指标)和一套自愿性全球目标工作而举行的会员国正式会议的报告;

PP6 欢迎为完成全球非传染性疾病预防控制综合监测框架(含指标)和一套自愿性全球目标工作而举行的会员国正式会议取得的成果。

1. 批准全球综合监测框架,包括可在所有区域和国家得到应用的 25 项指标,用以监测发展趋势并评估非传染性疾病国家战略和计划的实施方面取得的进展,以及预防和控制非传染性疾病的一套九项自愿性全球目标;

2. 敦促会员国考虑以世卫组织提供的指导为基础,酌情虑及全球综合监测框架和一套自愿性全球目标,根据国情来制订国家目标和指标,着重努力解决非传染性疾病的影响,并评估在预防和控制非传染性疾病及其危险因素和决定因素方面取得的进展;

3. 要求总干事通过执行委员会分别在 2015 年和 2020 年向第六十八届和第七十三届世界卫生大会提交自愿性全球目标达标情况中期进展报告,并通过执行委员会向 2025 年第七十八届世界卫生大会提交最终报告。

为完成全球非传染性疾病预防控制综合监测框架(含指标)和一套自愿性全球目标工作而举行的会员国正式会议
总干事的报告

总干事谨向执行委员会第 132 届会议转交为完成全球非传染性疾病预防控制综合监测框架(含指标)和一套自愿性全球目标工作而举行的会员国正式会议的报告(见附件)。此次会议于 2012 年 11 月 5—7 日在日内瓦举行,目的是按照 WHA65(8)号决定第 8(5)和 8(6)段要求,在 2012 年底前完成就《联合国大会关于预防和控制非传染性疾病问题高级别会议政治宣言》第 61 和 62 段开展的工作。

附件

为完成全球非传染性疾病预防控制综合监测框架(含指标)和一套自愿性全球目标工作而举行的会员国正式会议的报告

1. 为完成全球非传染性疾病预防控制综合监测框架(含指标)和一套自愿性全球目标工作而举行的会员国正式会议在 Bjørn-Inge Larsen 博士(挪威)主持下于 2012 年 11 月 5—7 日在日内瓦召开。119 个会员国、一个区域经济一体化组织、一个政府间组织和 17 个非政府组织的代表出席了会议。

2. 会员国审议了关于全球非传染性疾病预防控制综合监测框架(含指标)和一套自愿性全球目标的经修订世卫组织讨论文件(2012年7月25日的版本)1,以及一份概述各区域委员会讨论结果的报告2。

3. 会议已就所附全球非传染性疾病预防控制综合监测框架(含指标)(附录1)和一套自愿性全球目标(附录2)达成协商一致意见。适当时,应当从平等问题的主要标准,包括性别、年龄和社会经济状况等,以及从收入水平、教育和相关的国家特定分层等关键社会决定因素来监测指标。

4. 此次正式会议要求总干事通过执行委员会第132届会议将这份报告及所附的全球非传染性疾病预防控制监测框架(含指标)和一套自愿性全球目标提交到第六十六届世界卫生大会审议和通过。

5. 全球非传染性疾病预防控制综合监测框架(含指标)和一套自愿性全球目标将被纳入目前正在进行的《世卫组织2013—2020年全球非传染性疾病预防控制行动计划草案》制定工作,该草案将通过执行委员会提交到第六十六届世界卫生大会。

6. 正式会议强烈建议执行委员会审议此报告及其附件,以便通过有关框架和自愿性全球目标并建议世界卫生大会予以通过而不必重新进行讨论。

附录1

全球非传染性疾病综合监测框架(包括一套指标)

1. 表1列明了一套指标,共25项。这些指标涵盖了全球监测框架的三个组成部分,并列于每个组成部分之下。

表1 用以监测落实有关非传染性疾病战略和计划趋势,并评估有关进展情况的指标

死亡率和发病率

30~70岁人群因心血管疾病、癌症、糖尿病或慢性呼吸系统疾病死亡的(无条件)概率
每十万人口癌症发病率(按癌症类别)

危险因素

行为危险因素:

- 有害使用酒精[1]:在国家范围内,视情况,15岁及以上人群每年人均酒精总消费量(折合成纯酒精的升数,记录的和估计的未记录数)
- 有害使用酒精:在国家范围内,视情况,青少年和成人中短暂性狂饮的年龄标化流行率
- 有害使用酒精:在国家范围内,视情况,青少年和成人中酒精相关发病率和死亡率
- 18岁及以上人群每日水果和蔬菜消费量少于五份(400克)的年龄标化流行率
- 青少年身体活动不足的流行率(定义为每天中等到剧烈强度活动时间不足60分钟)
- 18岁及以上人群身体活动不足的年龄标化流行率(定义为每周中等强度活动时间不足150分钟,或相当量)
- 18岁及以上人群年龄标化平均每日食盐(氯化钠)摄入量(以克为单位)
- 18岁及以上人群从饱和脂肪酸摄入的能量占总能量的年龄标化平均比例[2]
- 青少年目前烟草使用流行率
- 18岁及以上人群目前烟草使用年龄标化流行率

生物危险因素:

- 18岁及以上人群血糖升高/糖尿病的年龄标化患病率(定义为空腹血糖≥7.0毫摩尔/升(126毫克/分升)或因血糖升高接受药物治疗)

● 18 岁及以上人群血压升高的年龄标化患病率(定义为收缩压≥140 毫米汞柱和 / 或舒张压≥90 毫米汞柱)以及平均收缩压

青少年超重和肥胖的年龄标化患病率(根据世卫组织生长参考标准进行定义,超重指按年龄和性别计算的体重指数高于 +1 标准差;肥胖指按年龄和性别计算的体重指数高于 +2 标准差)

● 18 岁及以上人群超重和肥胖的年龄标化患病率(体重指数大于 $25kg/m^2$ 定义为超重,大于 $30kg/m^2$ 定义为肥胖)

● 18 岁及以上人群总胆固醇升高的年龄标化患病率(定义为总胆固醇≥5.0 毫摩尔 / 升或 190 毫克 / 分升)以及平均总胆固醇

国家系统的应对

30～49 岁妇女接受宫颈癌筛查(至少一次或更多次)的比例,以及根据国家规划或政策,更低年龄组或更高年龄组接受宫颈癌筛查的比例。

符合条件应当为预防心脏病发作和脑卒中接受药物治疗和咨询服务(包括血糖控制)者(定义为 10 年心血管疾病风险≥30% 的 40 岁及以上人群,包括心血管疾病现患者)的比例。

在公立和私营医疗卫生机构提供可负担的优质、安全和有效的,用于治疗非传染性疾病的基本药物(包括非专利药物)和基本技术。

通过为婴儿接种的乙肝疫苗第三剂(HepB3)的数量来监测乙肝病毒疫苗接种覆盖率。

根据国家规划和政策,在具有成本效益和能够负担的情况下,酌情提供人乳头状瘤病毒疫苗。

制定政策,减少富含饱和脂肪、反式脂肪酸、游离糖或盐的食品及非酒精饮料市场营销对儿童的影响。

根据每例癌症死亡患者强阿片类镇痛药吗啡当量消耗量(不包括美沙酮)评估姑息疗法的可及性。

酌情在国家范围和国家规划内,制定国家政策,在食品供应中限制饱和脂肪酸,并且不使用部分氢化植物油。

[1] 各国将根据本国国情以及《世卫组织减少有害使用酒精全球战略》来选择有害使用方面的指标,其中包括短暂性狂饮、人均酒精总消费量以及酒精相关发病率和死亡率等。

[2] 在饱和脂肪酸这个大类别下,每种脂肪酸具有独特的生物学特性和健康影响,这对制定饮食建议可能关系重大。

2. 全球综合监测框架(包括 25 项指标)将可以对非传染性疾病随时间变化的趋势情况进行国际间比较评估,并可作为一个国家与同一区域或同一发展类别的其他国家进行比较时的基准。

3. 除这个全球监测框架中列出的指标外,国家和区域也可依据国家和区域具体情况,纳入可监测国家和区域非传染性疾病预防控制策略进展情况的其他指标。

附录 2

非传染性疾病预防控制自愿性全球目标

表 2 列出了供会员国考虑的九项自愿性全球目标。如能在 2025 年实现这些目标,则表明非传染性疾病的预防控制取得重大进展。

表 2　全球非传染性疾病预防控制自愿性实现的目标

死亡率和发病率	指标
非传染性疾病所致过早死亡率	
目标:心血管疾病、癌症、糖尿病或慢性呼吸系统疾病的总死亡率相对降低 25%	● 30～70 岁人群因心血管疾病、癌症、糖尿病、慢性呼吸系统疾病死亡的(无条件)概率

续表

危险因素	指标
行为危险因素：	
有害使用酒精[1]	
目标：在国家范围内，视情况，有害使用酒精[2]现象相对减少至少 10%	• 在国家范围内，视情况，15 岁及以上人群每年人均酒精总消费量（折合成纯酒精的升数，记录的和估计的未记录数） • 在国家范围内，视情况，青少年和成人中短暂性狂饮的年龄标化流行率 • 在国家范围内，视情况，青少年和成人中酒精相关发病率和死亡率
身体活动不足	
目标：身体活动不足流行率相对减少 10%	• 青少年身体活动不足的流行率（定义为每天中等到剧烈强度活动时间不足 60 分钟） • 18 岁及以上人群身体活动不足的年龄标化流行率（定义为每周中等强度活动时间不足 150 分钟，或相当量）
盐 / 钠的摄入	
目标：人群平均食盐 / 钠摄入量相对减少 30%[3]	18 岁及以上人群年龄标化平均每日食盐（氯化钠）摄入量（以克为单位）
烟草使用	
目标：15 岁及以上人群目前烟草使用流行率相对减少 30%[3]	• 青少年目前烟草使用流行率 • 18 岁及以上人群目前烟草使用年龄标化流行率
生物危险因素：	
血压升高	
目标：根据国家具体情况，使血压升高患病率相对减少 25% 或者控制血压升高患病率	18 岁及以上人群血压升高的年龄标化患病率（定义为收缩压≥140 毫米汞柱和 / 或舒张压≥90 毫米汞柱）以及平均收缩压
糖尿病和肥胖	
目标：遏制糖尿病和肥胖的上升趋势	• 18 岁及以上人群血糖升高 / 糖尿病的年龄标化患病率（定义为空腹血糖≥7.0 毫摩尔 / 升（126 毫克 / 分升）或因血糖升高接受药物治疗） • 青少年超重和肥胖的年龄标化患病率（根据世卫组织生长参考标准进行定义，超重指按年龄和性别计算的体重指数高于 +1 标准差；肥胖指按年龄和性别计算的体重指数高于 +2 标准差） • 18 岁及以上人群超重和肥胖的年龄标化患病率（体重指数大于 25kg/m² 定义为超重，大于 30kg/m² 定义为肥胖）

国家系统的应对	指标
药物治疗预防心脏病发作和脑卒中	
目标：至少 50% 的符合条件者接受预防心脏病发作和脑卒中的药物治疗和咨询（包括控制血糖）。	符合条件应当为预防心脏病发作和脑卒中接受药物治疗和咨询服务（包括控制血糖）者（定义为 10 年心血管疾病风险≥30% 的 40 岁及以上人群，包括心血管疾病现患者）的比例。

国家系统的应对	指标
治疗主要非传染性疾病的基本药物和基本技术	
目标：在 80% 的公立和私营医疗卫生机构提供可负担的，为治疗主要非传染性疾病所需的基本技术和基本药物，包括非专利药物	在公立和私营医疗卫生机构提供可负担的优质、安全和有效的，用于治疗非传染性疾病的基本药物（包括非专利药物）和基本技术

[1] 各国将根据本国国情以及《世卫组织减少有害使用酒精全球战略》来选择有害使用方面的指标，其中可包括短暂性狂饮、人均酒精总消费量和酒精相关发病率和死亡率等。

[2] 在《世卫组织减少有害使用酒精全球战略》中，有害使用酒精的概念包括可能给饮酒者，饮酒者身边的人以及整个社会造成有害健康和社会后果的饮酒行为，也包括可能使有害健康后果风险增加的饮酒模式。

[3] 世卫组织建议每人每日盐摄入量低于 5 克或钠摄入量低于 2 克。

4.1.11 预防和控制非传染性疾病问题联合国大会高级别会议的政治宣言的后续行动

预防和控制非传染性疾病问题
联合国大会高级别会议的政治宣言的后续行动（节选）
第六十六届世界卫生大会 2013 年 5 月 27 日

第六十六届世界卫生大会，审议了第六十届世界卫生大会关于非传染性疾病的报告；

回顾了《预防和控制非传染性疾病问题联合国大会高级别议的政治宣言》，该《宣言》承认非传染性疾病给全球带来的负担和威胁是二十一世纪发展主要挑战之一，还要求制定包括一套指标在内的全球综合监测框架，呼吁就一套全球自愿指标制定建议，并要求提交有关通过有效的伙伴关系加强和促进采取预防控制非传染性疾病多部门行动的各种备选办法；

欢迎联合国可持续发展大会（里约热内卢，2012 年 6 月 20—22 日）题为"我们希望的未来"的成果文件，其中承诺加强卫生系统，努力提供公平的全民健康覆盖，使人们有更多机会获得负担起的预防、治疗护理和辅助服务，防治非传染性疾病特别是癌症、心血管疾病、慢性呼吸道疾病和糖尿病，并承诺制定或加强国家关于预防和控制非传染性疾病的多部门政策；

表示赞赏地注意到在预防和控制非传染性疾病方面采取的所有区域举措，包括加勒比共同体国家元首和政府首脑于 2007 年 9 月通过的题为"团结一致，共同制止慢性非传染性疾病流行"的宣言；2008 年 8 月通过的《关于非洲健康与环境的利伯维尔宣言》；2009 年 11 月英联邦政府首脑通过的关于采取行动战胜非传染性疾病的声明；第五次美洲首脑会议于 2009 年 6 月通过的承诺宣言；世卫组织欧洲区域会员国于 2010 年 3 月通过的《环境与健康问题帕尔马宣言》；2010 年 12 月通过的《中东和北非区域糖尿病和慢性非传染性疾病问题迪拜宣言》；2006 年 11 月通过的《欧洲制止肥胖宪章》；2011 年 6 月的肥胖问题阿鲁巴行动呼吁和 2011 年 7 月通过的关于在太平洋区域应对非传染性疾病挑战的霍尼拉宣言；

确认第六十四届世界卫生大会在 WHA64.11 号决议中认可首届健康生活方式和非传染性疾病控制问题全球部长级会议（莫斯科，2011 年 4 月 28—29 日）通过的《莫斯科宣言》，其中卫生大会要求总干事与联合国相关机构和实体共同制定预防和控制非传染性疾病问题联合国大会高级别会议（纽约，2011 年 9 月 19—20 日）成果的实施和后续行动计划，并将其提交第六十六届世界卫生大会；

还确认第六十五届世界卫生大会在 WHA65.8 号决议中认可健康问题社会决定因素世界大会（里约热内卢，2011 年 10 月 19—21 日）通过的《健康问题社会决定因素里约政治宣言》，该决议确认实现卫生公平是一项共同责任，政府各部门、社会各阶层以及国际社会的所有成员都必须参与"一切为了公平"和"人人享有卫生保健"的全球行动；

回顾 EB130.R7 号决议要求总干事以协商的方式制定世卫组织 2013—2020 年预防和控制非传染性疾病全球行动计划，并回顾 WHA65.8 号决定和其中作出的历史性决定，即决定通过一项全球目标，到 2025 年将非传染性疾病导致的过早死亡率降低 25%；

重申世卫组织作为负责卫生事务的首要专门机构的主导作用，包括根据其任务规定在卫生政策方面的作用和职能，并重申它在促进和监测其他相关联合国机构、开发银行及其他区域和国际组织采取全球行动防治非传染性疾病以协调应对此类疾病方面工作的领导和协调作用；

承认政府在应对非传染性疾病挑战方面的主要作用和责任；

还承认国际社会和国际合作在协助会员国，尤其是发展中国家，补充国家为针对非传染性疾病产生有效反应所作努力方面的重要作用；

强调在预防和控制非传染性疾病方面开展南北、南南和三角合作的重要性，以便在国家、区域和国际层面上促进有利的环境，为健康的生活方式和选择提供方便，同时铭记南南合作不是要取代，而是补充南北合作；

注意到，正如 WHA65.4 号决议指出的，非传染性疾病往往与精神疾患及其他病患有关，而且精神疾患通常还与其他一些医疗和社会因素同时存在，因此，期望各级将密切联系世卫组织 2013—2020 年全球精神卫生行动计划以及世卫组织的其他行动计划，连贯地实施世卫组织 2013—2020 年预防和控制非传染性疾病全球行动计划；

欢迎世卫组织 2013—2020 年预防和控制非传染性疾病全球行动计划的总体原则和方法，并呼吁应用这些原则和方法开展在非传染性疾病预防和控制领域的一切行动；

注意到联合国秘书长将与会员国、世卫组织和联合国系统相关基金、方案和专门机构合作，向联合国大会第六十八届会议提交一份报告，说明在实现《预防和控制非传染性疾病问题联合国大会高级别会议的政治宣言》中所作承诺方面取得的进展，以筹备 2014 年全面审查和评估在预防和控制非传染性疾病方面取得的进展。

1. 决定：

（1）核准世卫组织 2013—2020 年预防和控制非传染性疾病全球行动计划；

（2）通过包括一套 25 项指标、能够适用于各个区域和国家背景的全球非传染性疾病预防和控制综合监测框架，以监测有关非传染性疾病的国家战略和计划的执行趋势，并评估有关的进展情况；

（3）通过非传染性疾病预防控制方面将于 2025 年实现的一套 9 项全球自愿性目标，同时注意到将心血管疾病、癌症、糖尿病或慢性呼吸系统疾病的总死亡率相对降低 25% 这一目标系指根据相应指标降低非传染性疾病在 30～70 岁人群中导致的过早死亡率。

2. 敦促会员国：

（1）继续实施《预防和控制非传染性疾病问题联合国大会高级别会议的政治宣言》，加强国家应对非传染性疾病负担的努力，并继续实施《莫斯科宣言》；

（2）酌情实施行动计划并采取必要步骤实现其中所载的目标；

（3）酌情加强有关主管当局在政府各部门中促进和确保行动的能力、机制和职权；

（4）加快缔约方实施《世界卫生组织烟草控制框架公约》的工作,包括通过已采用的技术准则;使其他国家考虑加入该公约,并高度重视实施 WHA57.17 号决议认可的《饮食、身体活动与健康全球战略》、WHA63.13 号决议认可的《减少有害使用酒精全球战略》以及 WHA63.14 号决议认可的《关于向儿童推销食品和非酒精饮料的建议》,作为推进全球自愿目标和实现《预防和控制非传染性疾病问题联合国大会高级别会议的政治宣言》的一个组成部分;

（5）酌情促进、建立、支持和加强交往或合作伙伴关系,根据国情包括国家、次国家和 / 或地方级预防和控制非传染性疾病的非卫生部门及非国家部门行动者,例如民间社会和私立部门,并采用广泛的多部门做法,同时保障公共卫生利益不受到任何形式的真实、预计或潜在利益冲突的不当影响;

（6）考虑制定国家非传染性疾病监测框架,其目标和指标基于国家情况,并考虑到全球综合监测框架,其中包括 25 项指标和一套 9 项全球自愿目标,以世卫组织提供的指导为基础,侧重努力预防和应对非传染性疾病的影响,支持加强有效的非传染性疾病行动和政策,包括在技术和财政方面,并评估在预防和控制非传染性疾病及其高危因素和决定方面取得的进展;

（7）酌情建立和加强国家监测和监督系统以便开展报告,包括针对全球综合监测框架的 25 项指标、9 项全球自愿目标以及区域或国家的任何其他非传染性疾病目标和指标;

（8）建议联合国经济及社会理事会在 2013 年年底之前审议关于建立联合国非传染性疾病问题工作队的提议,协调联合国各组织实施世卫组织非传染性疾病全球行动计划的活动,该工作队将由世卫组织召集和领导,并将向经社理事会报告,其任务将包括联合国烟草管制特设机构间工作队的工作,并确保烟草控制在新工作队的职权范围中继续得到适当处理和重视;

（9）支持秘书处预防和控制非传染性疾病的工作,尤其是通过资助规划预算中包括的相关工作;

（10）继续探索通过国内、双边、区域和多边渠道,包括传统和自愿的创新融资机制,提供充分、可预见和持续的资源,并酌情为国家预防和控制非传染性疾病规划增加资源。

3. 要求总干事:

（1）就 2013—2020 年预防和控制非传染性疾病全球行动计划中所载秘书处的行动实施工作必要的资源要求,为总干事召集并得到执行委员会规划、预算和行政委员会主席促进的关于 2014—2015 年规划预算资金供应的第一次筹资对话提交详细和分类的信息,包括关于建立预防和控制非传染性疾病全球协调机制对财政影响的信息,目的是确保所有伙伴对行动计划包括的秘书处行动在项目或活动层面上的具体供资需求、现有资源和资金缺口获得明确的信息;

（2）按世卫组织 2013—2020 年非传染性疾病全球行动计划第 14～15 段中概述的要求,制定全球协调机制的职权范围草案,目的是便利会员国、联合国各基金、方案和机构及其他国际伙伴和非国家行动者之间的交往,同时保障世卫组织和公共卫生不受到任何形式的真实、预计或潜在利益冲突的不当影响,并且不左右世卫组织正在开展的关于与非国家行动者交往的讨论结果;

（3）通过 2013 年 11 月的会员国正式会议,制定第 5.2 段中提及的职权范围草案,会议之前还将与以下方面进行协商:

（i）会员国,包括通过区域委员会;

（ii）联合国各机构、基金和方案及其他相关政府间组织;

（iii）非政府组织和私立部门实体(视情况而定),以及其他相关利益攸关方;

并通过执行委员会向第六十七届世界卫生大会提交职权范围草案供批准;

（4）与会员国及其他相关伙伴协商,制定为进展报告提供信息的数量有限的一套行动计划指标,这些指标根据区域和国家级正在开展的工作,以可行性、目前数据可得性、现有最佳知识和证据为基础,能够在行动计划的六项目标中运用,并尽量减轻会员国为评估行动计划所载会员国的政策方案、为国际伙伴建议的行动以及秘书处的行动在 2016 年、2018 年和 2021 年的实施进展情况进行报告的负担,并通过执行委员会向第六十七届世界卫生大会提交这套行动计划指标草案供批准;

（5）与联合国其他基金、方案和机构合作,在 2013 年 10 月底之前完成联合国各类基金、方案和机构及其他国际组织的任务和责任分工安排;

（6）按需要向会员国提供技术支持,以便支持实施世卫组织 2013—2020 年预防和控制非传染性疾病全球行动计划;

（7）按需要向会员国提供技术支持,以便建立或加强国家非传染性疾病监测和监督系统,支持根据全球非传染性疾病监测框架进行报告;

（8）按需要向会员国提供技术支持,以便在预防和控制非传染性疾病方面与非卫生方面的政府部门交往/合作,并根据交往原则,与非国家行动者交往/合作;

（9）通过执行委员会,在 2016、2018 和 2021 年向卫生大会提交关于行动计划实施进展情况的报告,并在 2016、2021 和 2026 年向卫生大会提交关于实现 9 项全球自愿目标的进展情况;

（10）建议酌情更新世卫组织 2013—2020 年预防和控制非传染性疾病全球行动计划附录3,通过执行委员会提交世界卫生大会,根据新的科学证据进行审议,并酌情继续更新附录4。

附件

2013—2020 年预防控制非传染性疾病全球行动计划

综述:

愿景: 使世界摆脱可避免的非传染性疾病负担

目标: 通过在国家、区域和全球层面开展多部门协作与合作,减少非传染性疾病导致的可预防和可避免的发病率、死亡率和残疾负担,从而使所有人群在各个年龄都能达到最高而能获致之健康和生产力标准,使非传染性疾病不再成为人类福祉或社会经济发展的障碍

总原则:

- 生命历程方法
- 人权方法
- 个人和社区赋能
- 基于公平的方法
- 循证策略
- 国家行动以及国际合作与团结
- 全民健康覆盖
- 多部门行动
- 管理现实、已知或潜在的利益冲突

目标

---

1. 通过加强国际合作与宣传,在全球、区域和国家议程以及国际商定的发展目标中提高对非传染性疾病预防控制工作的重视
2. 加强国家能力、领导力、治理、多部门行动和合作伙伴关系,以加快国家对非传染性疾病预防控制的响应

---

3. 通过创建健康促进环境,减少非传染性疾病可改变的危险因素和潜在的社会决定因素

4. 通过以人为本的初级卫生保健服务和全民健康覆盖,加强重新调整卫生系统,开展非传染性疾病预防和控制并处理潜在的社会决定因素

5. 推动和支持国家能力建设,以在非传染性疾病预防控制领域开展高质量的研究与开发工作

6. 监测非传染性疾病趋势和决定因素,评估预防控制进展情况

自愿性全球目标

(1) 心血管疾病、癌症、糖尿病或慢性呼吸系统疾病总死亡率相对降低 25%

(2) 根据本国情,有害使用酒精现象相对减少至少 10%

(3) 身体活动不足流行率相对减少 10%

(4) 人群平均食盐摄入量 / 钠摄入量相对减少 30%

(5) 15 岁以上人群目前烟草使用流行率相对减少 30%

(6) 根据本国情况,血压升高患病率相对减少 25%,或遏制血压升高患病率

(7) 遏制糖尿病和肥胖的上升趋势

(8) 至少 50% 的符合条件者接受预防心脏病发作和脑卒中药物治疗及咨询(包括控制血糖)

(9) 在 80% 的公立和私营医疗卫生机构,可提供经济可负担的,治疗主要非传染性疾病所需基本技术和药物,包括非专利药物。

附录 1

主要非传染性疾病和其他疾患之间的协同效应

预防和控制非传染性疾病的综合应对措施需要认识到若干其他疾患,其中包括可单独或作为共存疾病产生影响的认知功能障碍和其他非传染性疾病,如肾病、内分泌疾病、神经性疾病(包括癫痫、自闭症、阿尔茨海默病和帕金森病)、血红蛋白病(例如地中海贫血和镰状细胞贫血)等血液病、肝病、胃肠道疾病、肌肉骨骼疾病、皮肤和口腔疾病、残疾和遗传疾病。罹患这些疾病也会影响主要非传染性疾病的发生、发展和对治疗的反应,应当采用综合的做法进行处理。此外,肾病等疾患是因为没有早期发现和处理高血压及糖尿病所造成的,因此与主要的非传染性疾病有密切联系。

其他可改变的危险因素

四个共同的主要危险因素,即烟草使用、不健康饮食、身体活动不足和有害使用酒精,是非传染性疾病领域内最重要的危险因素。

暴露于固体燃料烟气、臭氧、气载尘埃和过敏原造成的室内和室外空气污染等环境和职业危害可能导致慢性呼吸系统疾病,而某些空气污染源,包括固体燃料烟气可导致肺癌、室内和室外空气污染、热浪以及与工作和失业有关的慢性压力还与心血管疾病有关。暴露于致癌物质,如在生活和工作环境中接触石棉、柴油机废气以及电离辐射和紫外线辐射,会增加罹患癌症的风险。同样,在农业中任意使用农用化学品,以及化学品行业违规排放有毒产品,可致癌症和其他非传染性疾病,例如肾病。如果在幼年接触这些危险因素,受非传染性疾病影响的可能性就最大。因此,在妊娠期和儿童期必须特别注意避免接触危险因素。

目前已有了简单、经济可负担的干预措施可以降低环境和职业健康风险,优先考虑和实施这些措施将有助于减少非传染性疾病所致负担(卫生大会 WHA49.12 号决议:《世卫组织人人享有职业卫生全球战略》、WHA58.22 号决议:《预防和控制癌症》、WHA60.26 号决议:《工人健康全球行动计划》和 WHA61.19 号决议:《气候变化和卫生》)。

精神疾患

由于精神疾患是一个重要的发病原因,同时也造成了全球非传染性疾病负担,因此,需要能够公平地获取有效的疾病预防规划和卫生保健干预措施。精神疾病与其他非传染性疾病互相影响:精神疾病可能是某种非传染性疾病的先兆或后果,也可能是交互作用的结果。例如,有证据表明抑郁症容易诱发心脏病发作。反过来,心脏病发作又会增加患抑郁症的可能性。非传染性疾病的危险因素,如久坐不动的行为和有害使用酒精,也将非传染性疾病与精神疾患连在一起。经济贫困人群中的一些密切关联的特征,如教育程度较低、社会经济地位较低、压力和失业,也常与精神疾患和非传染性疾病并存。尽管存在这种强固的关联性,但有证据表明,非传染性疾病患者的精神疾患和精神疾患病人的非传染性疾病常常会被忽视。需要在各级与预防和控制非传染性疾病的行动计划密切协调,实施综合性的精神卫生行动计划。

传染性疾病

近年来,人们日益认识到感染性病原体在非传染性疾病的发病机制中(或者单独,或者与遗传和环境因素结合)的作用。包括心血管疾病和慢性呼吸道疾病在内的许多非传染性疾病与传染性疾病之间在病因学或易于出现严重结局的倾向方面存在关联。越来越多的癌症,包括一些具有重大全球性影响的癌症(如宫颈癌、肝癌、口腔癌和胃癌),都被证实存在感染性病因。在发展中国家,大约五分之一的癌症病例可能因感染所致。发展中国家的一些其他高发癌症与感染或侵染相关,例如疱疹病毒和艾滋病病毒感染可引起卡波西肉瘤,肝吸虫侵染可引起胆管癌。一些重大残疾如失明、失聪、心脏缺陷和智力障碍也可由可预防的感染引起。通过包括免疫接种(如针对乙型肝炎、人类乳头状瘤病毒、麻疹、风疹、流感、百日咳和脊髓灰质炎的疫苗)的预防、诊断、治疗和控制策略控制传染病,强有力的基于人群的卫生服务可以降低非传染性疾病的负担和影响。

先前已有非传染性疾病的患者罹患和易感传染性疾病的风险也较高。通过使初级卫生保健机构和更专业的卫生保健机构保持警惕,对这种交互作用的关注可最大限度地提供发现和治疗非传染性疾病和传染性疾病的机会。例如,吸烟者、糖尿病患者、酒精使用相关疾病患者、免疫抑制者或暴露于二手烟环境者感染结核病的风险更高。由于往往会疏忽对慢性呼吸道疾病患者进行结核病诊断,因此,开展合作(即,在结核病诊所筛查糖尿病和慢性呼吸道疾病,在非传染性疾病诊所筛查结核病)可以提高病例发现率。同样,将非传染性疾病规划或姑息治疗与艾滋病关怀规划结合起来,则双方都有好处,因为作为规划的一部分,两者都需要长期护理和支持,还因为非传染性疾病也可能是艾滋病病毒感染者和艾滋病患者长期治疗所致的副作用。

人口结构变化和残疾

非传染性疾病的预防将会增加健康老龄人口的数量和比例,并避免老年人群的高额卫生保健费用以及更高的间接花费。约15%的人口患有某种残疾,非传染性疾病的增加对残疾发生趋势有极重要的影响;例如,在低收入和中等收入国家,估计整体伤残调整寿命年的三分之二伴有慢性病。非传染性疾病相关的残疾(如截肢、失明或瘫痪)会对社会福利和卫生系统增加大量需求,降低劳动生产力,导致家庭贫困。为了应对危险因素(例如肥胖和身体活动不足)和处理非传染性疾病所致的失能(如糖尿病或脑卒中导致的截肢和失明),应将康复作为非传染性疾病规划的一项重要健康策略。获得康复服务可以减少疾病带来的各种影响和后果,缩短住院时间,延缓或阻止健康状况恶化,改善生活质量。

暴力和意外伤害

遭受儿童期虐待(包括身体、性和情感虐待,以及忽视或剥夺必需品)是一个公认的危险因素,可导致随后接受吸烟、有害使用酒精、药物滥用和饮食失调等高危行为,进而使人易患非传染性疾病。有证据显示,缺血性心脏病、癌症和慢性肺病与儿童期遭受虐待相关。同样,遭受亲密伴侣暴力与有害使用酒精、药物滥用、吸烟和饮食失调相关。因此,防范儿童期虐待和亲密伴侣暴力的规划通过减少使用烟草、不健康饮食和有害使用酒精的可能性,可对非传染性疾病的预防作出显著的贡献。

缺少供行人和自行车使用的安全道路设施,阻碍了身体锻炼。因此,适当的道路安全法规和执法等众所周知的道路交通伤害预防策略以及良好的土地使用计划和支持行人与自行车安全的道路设施,可有助于预防非传染性疾病并可协助处理伤害问题。酒后应对能力下降,是影响所有意外伤害风险和严重程度的一个重要因素。这些伤害包括道路交通事故、跌落、溺水、烧伤和所有形式的暴力。因此,解决有害使用酒精的问题将有益于预防非传染性疾病和伤害。

附录 2

全球综合监测框架(包括 25 项指标)和一套预防和
控制非传染性疾病的全球自愿目标(9 项)

框架要素	目标	指标
死亡率和发病率		
非传染性疾病所致过早死亡	(1) 心血管疾病、癌症、糖尿病或慢性呼吸系统疾病的总死亡率相对降低 25%	(1) 30～70 岁人群因心血管疾病、癌症、糖尿病或慢性呼吸道疾病死亡的(无条件)概率
其他指标		(2) 每 10 万人口癌症发病率(按癌症类别分列)
危险因素		
行为危险因素		
有害使用酒精	(2) 根据本国国情,有害使用酒精现象相对减少至少 10%	(3) 根据本国国情,15 岁以上人群每年人均酒精总消费量(折合成纯酒精的升数,记录的和估计的未记录数) (4) 根据本国国情,青少年和成年人的年龄标化酗酒(重度饮酒)流行率 (5) 根据本国国情,青少年和成人酒精相关疾病的发病率和死亡率
身体活动不足	(3) 身体活动不足流行率相对减少 10%	(6) 青少年身体活动不足流行率的定义为每日中等强度至高强度活动时间不足 60 分钟 (7) 18 岁以上人群身体活动不足的年龄标化流行率(定义为每周中等强度至高强度活动时间不足 150 分钟,或相当量)
盐 / 钠的摄入	(4) 人群平均盐 / 钠摄入量相对减少 30%	(8) 18 岁以上人群年龄标化平均每日食盐(氯化钠)摄入量(以克为单位)
烟草使用	(5) 15 岁以上人群目前烟草使用流行率相对减少 30%	(9) 青少年目前烟草使用流行率 (10) 18 岁以上人群目前烟草使用年龄标化流行率

续表

框架要素	目标	指标
生物学危险因素		
高血压	（6）根据本国情况，血压升高患病率相对减少 25%，或控制血压升高患病率	（11）18 岁以上人群高血压的年龄标化患病率（定义为收缩压≥140 毫米汞柱和 / 或舒张压≥90 毫米汞柱）以及平均收缩压
糖尿病与肥胖	（7）遏制糖尿病和肥胖的上升趋势	（12）18 岁以上人群血糖升高 / 糖尿病的年龄标化患病率［血糖升高 / 糖尿病定义为空腹血糖值≥7.0 毫摩尔 / 升（126 毫克 / 分升）或因血糖升高接受药物治疗］ （13）青少年超重和肥胖患病率（根据世卫组织学龄儿童和青少年生长参考标准进行定义，超重指按年龄和性别计算的体重指数高于 +1 标准差；肥胖指按年龄和性别计算的体重指数高于 +2 标准差） （14）18 岁以上成人超重和肥胖的年龄标化患病率（体重指数≥25kg/m² 定义为超重，体重指数≥30kg/m² 定义为肥胖）
其他指标		（15）18 岁以上人群从饱和脂肪酸摄入的能量占总能量的年龄标化平均比例 （16）18 岁以上人群每日水果和蔬菜消费量少于五份（400 克）的年龄标化流行率 （17）18 岁以上人群总胆固醇升高的年龄标化患病率（定义为总胆固醇≥5.0 毫摩尔 / 升或 190 毫克 / 分升）以及平均总胆固醇水平
国家系统应对		
药物治疗预防心脏病发作和脑卒中	（8）至少 50% 的符合条件者接受预防心脏病发作和脑卒中的药物治疗及咨询（包括控制血糖）	（18）符合条件应当为预防心脏病发作和脑卒中接受药物治疗和咨询服务（包括血糖控制）者（定义为 10 年心血管疾病风险≥30% 的 40 岁及以上人群，包括心血管疾病现患者）的比例
非传染性疾病基本药物和治疗主要非传染性疾病的基本技术	（9）在 80% 的公立和私营医疗卫生机构可提供经济可负担的、治疗主要非传染性疾病所需的基本技术和基本药物，包括非专利药物	（19）在公立和私营医疗卫生机构提供经济可负担的优质、安全和有效的非传染性疾病基本药物（包括非专利药物）和基本技术
其他指标		（20）根据每例癌症死亡患者强阿片类镇痛药吗啡当量消耗量（不包括美沙酮）评估姑息治疗的可及性 （21）酌情在本国国情和国家规划内，制定国家政策，在食品供应中限制使用饱和脂肪酸，并且不使用部分氢化植物油 （22）根据国家规划和政策，在具有成本效益和经济可负担的情况下，酌情提供人类乳头状瘤病毒（HPV）疫苗 （23）制定政策，减少富含饱和脂肪、反式脂肪酸、游离糖或食盐的食品和非酒精饮料的市场营销对儿童的影响 （24）通过为婴儿接种的乙肝疫苗第三剂（HepB3）的数量来监测乙肝病毒疫苗接种覆盖率 （25）30～49 岁妇女接受宫颈癌筛查（至少一次或更多）的比例，以及根据国家规划或政策，更低年龄组或更高年龄组接受宫颈癌筛查的比例

附录 3

预防和控制主要非传染性疾病的政策方案清单和具有成本效益的干预措施,用以协助会员国根据国情(不损害国家决定税收等政策的主权)酌情开展行动,实现九项全球自愿目标(注:本附录需要进行更新,因为证据和具有成本效益的干预措施会随时间演变)。

本清单并非详尽无遗,其目的是基于当前证据,提供关于干预措施有效性和成本效益的信息与指导,并作为今后工作的基础以便发展和扩大政策措施和各种干预措施的证据基础。据世卫组织估计,目标 3 的政策干预措施和目标 4 在基本保健机构中实施的各种干预措施(以黑体字显示)具有很高的成本效益,而且所有国家都负担得起。但是,未针对每个国家的具体国情评估这些干预措施。当选用预防和控制非传染性疾病的干预措施时,应当根据国情考虑有效性、成本效益、经济可负担性、实施能力、可行性和对干预措施卫生公平性的影响,并考虑联合实施全人群政策干预和每种干预措施的需要。

政策方案清单	全球自愿目标	世卫组织工具
目标 1 • 提高关于预防和控制非传染性疾病的公众及政治意识、了解和实践 • 把非传染性疾病纳入社会和发展议程以及减贫战略 • 在资源筹集、能力建设、卫生人力培训以及关于所吸取教训和最佳做法的信息交换方面,加强国际合作 • 酌情动员民间社会和私立部门参与并加强国际合作,以便支持在全球、区域和国家级实施行动计划 • 实施目标 1 的其他政策方案(见第 21 段)	有助于所有九项全球自愿目标	– 世卫组织 2010 年全球非传染性疾病现状报告 – 世卫组织实况报道 – 2011 年全球心血管疾病预防和控制图谱 – 国际癌症研究机构 GLOBO-CAN2008 – 现有区域和国家工具 – 世卫组织网站上的其他相关工具,包括世卫组织理事机构和区域委员会的决议及文件
目标 2 • 按需要优先考虑并增加非传染性疾病预防和控制的预算拨款,但不损害国家决定税收及其他政策的主权 • 评估国家预防和控制非传染性疾病的能力 • 制定和实施通过由众多利益攸关方参与预防和控制非传染性疾病的国家多部门政策和计划 • 实施目标 2 的其他政策方案(见第 30 段),加强预防和控制非传染性疾病的国家能力,包括人力和机构能力、领导作用、施政、多部门行动和伙伴关系	有助于所有九项全球自愿目标	– 联合国秘书长的说明 A/67/373 – 非传染性疾病国家能力监测工具 – 国家癌症控制规划核心能力评估工具 – 现有区域和国家工具 – 世卫组织网站上的其他相关工具,包括世卫组织理事机构和区域委员会的决议及文件
目标 3 **烟草使用** • 实施《世界卫生组织烟草控制框架公约》(见第 36 段)。要求世卫组织框架公约各缔约方充分实施条约规定的所有义务;鼓励不作为缔约方的所有会员国把世卫组织框架公约视为全球烟草控制的基础文书 • **通过提高烟草消费税,降低烟草制品的经济可负担性** • **通过法律规定,在所有室内工作场所、公共场所和公共交通工具内创建完全无烟的环境**	15 岁以上人群目前烟草使用流行率相对降低 30% 心血管疾病、癌症、糖尿病或慢性呼吸道疾病总死亡率相对降低 25%	– 世卫组织框架公约及其准则 – 根据世卫组织框架公约减少烟草需求的 MPOWER 能力建设模块 – 世卫组织关于全球烟草流行情况的报告 – 关于向儿童推销食品和非酒精饮料的建议(WHA63.14) – 饮食、身体活动与健康全球战略(WHA57.17)

续表

政策方案清单	全球自愿目标	世卫组织工具
• 通过有效的健康警示和大众传媒宣传运动，警告人们注意烟草和烟草烟雾的危险性 • 禁止所有形式的烟草广告、促销和赞助		
有害使用酒精 • 通过建议的以下目标领域行动，实施世卫组织减少有害使用酒精的全球战略（见目标 3，第 42 和 43 段） • 加强对酒精所致负担的认识；发挥领导作用和政治承诺以减少有害使用酒精 • 为酒精使用所致障碍和相关疾患高危人群或患者提供预防和治疗干预措施 • 支持社区采取有效的做法和干预措施，预防和减少有害使用酒精 • 针对酒后驾驶，实施有效的政策和对策 • **管制商业和公开的酒类供应** • **限制或禁止酒类广告和促销** • **使用价格政策，例如提高酒精饮料的消费税** • 减少饮酒和酒精中毒的不良后果，包括管理饮酒环境和提供消费者信息 • 通过实施有效的控制和执法系统，减少非法酒精和非正规生产酒精的公共卫生影响 • 使用与世卫组织全球及区域酒精和健康信息系统一致的指标、定义和数据收集程序，制定可持久的国家监督和监测系统	根据本国国情，有害使用酒精现象相对减少至少 10% 根据国家具体情况，高血压患病率相对减少 25%，或控制高血压患病率 心血管疾病、癌症、糖尿病或慢性呼吸道疾病总死亡率相对降低 25%	– 关于身体活动有益健康的全球建议 – 减少有害使用酒精的全球战略（WHA63.13） – 世卫组织 2011 年和 2013 年酒精与健康全球状况报告 – 世卫组织关于饮食中盐和钾的指导 – 现有区域和国家工具 – 世卫组织网站上的其他相关工具，包括世卫组织理事机构和区域委员会的决议及文件
不健康饮食和缺少身体活动 • 实施世卫组织饮食、身体活动与健康全球战略（见目标 3，第 40～41 段） 增加水果和蔬菜消费量 提供更方便、安全和有益健康的身体活动环境 • 实施关于向儿童推销食品和非酒精饮料的建议（见目标 3，第 38～39 段） • 实施世卫组织婴幼儿喂养全球战略 很高的成本效益，即产生额外一年的健康生活，费用低于平均年收入或人均国内生产总值 • **减少盐的摄入** • **以不饱和脂肪取代反式脂肪酸** • **开展饮食和身体活动方面的大众宣传规划** • 以不饱和脂肪取代饱和脂肪 • 管理食品税和补贴以促进健康饮食 • 实施目标 3 列出的应对不健康饮食和缺少身体活动的其他政策方案	身体活动不足流行率相对减少 10% 根据国家具体情况，高血压患病率相对减少 25%，或控制高血压患病率 遏制糖尿病和肥胖的上升趋势 心血管疾病、癌症、糖尿病或慢性呼吸道疾病总死亡率相对降低 25% 人群平均食盐/钠摄入量相对减少 30%	

政策方案清单	全球自愿目标	世卫组织工具
目标4 • 把成本效益很高的非传染性疾病干预措施纳入带有各级医疗机构转诊系统的基本初级卫生保健一揽子计划以便推进全民健康覆盖议程 • 探索有证据支持的可行卫生资助机制和创新经济工具 • 加强疾病的早期发现和医疗覆盖面，把成本效益很高、影响很大的干预措施作为优先重点，包括应对行为风险因素的具有成本效益的干预措施 • 培训卫生人力并加强卫生系统能力，尤其是在基本保健层面上，以便着手预防和控制非传染性疾病 • 在公立和私营医疗卫生机构，改进提供经济可负担的、治疗主要非传染性疾病所需的基本技术和基本药物，包括非专利药物 • 实施目标4中其他具有成本效益的干预措施和政策方案（见第48段）以便加强和调整卫生系统，通过以人为中心的初级卫生保健和全民健康覆盖来应对非传染性疾病和危险因素 • 制定和实施姑息疗法政策，采用具有成本效益的治疗方法，包括为止痛使用阿片类镇痛药以及培训卫生工作者	在80%的公立和私营医疗卫生机构提供经济可负担的、治疗主要非传染性疾病所需的基本技术和基本药物，包括非专利药物心血管疾病、癌症、糖尿病或慢性呼吸道疾病总死亡率相对降低25%	− 世卫组织2010和2011年世界卫生报告 − 预防和控制非传染性疾病：资源匮乏环境中的初级卫生保健指导方针；2型糖尿病诊断和管理；以及哮喘和慢性阻塞性肺疾病的管理（2012年） − 宫颈癌指导方针：使用冷冻疗法治疗宫颈上皮内瘤样病变 − 药物治疗患病儿童持续疼痛的指导方针 − 加强非传染性疾病干预措施，世卫组织2011年 − 世卫组织CHOICE数据库 − 世卫组织基本非传染性疾病一揽子初级卫生保健干预措施，包括成本核算工具（2011年）
心血管疾病和糖尿病 • 为曾发生过心脏病发作或脑卒中的个人以及在今后10年内有致命和非致命心血管事件高度风险(≥30%)的人提供药物治疗(包括使用总风险的做法进行糖尿病血糖控制和高血压控制)和咨询 • 用于急性心肌梗死的乙酰水杨酸 • 为曾发生过心脏病发作或脑卒中的个人以及在今后10年内有致命和非致命心血管事件中度风险(≥20%)的人提供药物治疗（包括使用总风险的做法进行糖尿病血糖控制和高血压控制）和咨询 • 使用总风险的做法，发现、治疗和控制高血压与糖尿病 • 风湿热和风湿性心脏病的二级预防 • 用于急性心肌梗死的乙酰水杨酸、阿替洛尔和血栓溶解疗法（链激酶） • 使用血管紧张素转化酶抑制剂、β-受体阻滞剂和利尿剂治疗充血性心力衰竭 • 心肌梗死后的心脏康复 • 对中度和高度危险的非瓣膜性心房颤动以及伴有心房颤动的二尖瓣狭窄进行抗凝治疗 • 用于缺血性脑卒中的低剂量乙酰水杨酸	至少有50%的符合条件者接受预防心脏病发作和脑卒中的药物治疗及咨询（包括控制血糖）根据国家具体情况，高血压患病率相对减少25%，或控制高血压患病率	− 预防心血管疾病。心血管风险评估和管理指导方针（2007年） − 初级卫生保健综合临床方案和世卫组织/国际高血压学会心血管风险预测图（2012年） − 经济上可负担的技术：资源匮乏环境中使用的血压测量仪器（2007年） − 室内空气质量指导方针世卫组织2005年关于颗粒物质、臭氧、氮、二氧化物和二氧化硫的空气质量准则 − 癌症控制：关于预防和姑息疗法的单元 − 基本药物清单（2011年） − 统一卫生行动工具 − 加强护理和助产能力，为非传染性疾病的预防、治疗和管理作出贡献 − 现有区域和国家工具 − 世卫组织网站上的其他相关工具，包括世卫组织理事机构和区域委员会的决议及文件

续表

政策方案清单	全球自愿目标	世卫组织工具

糖尿病

- 预防 2 型糖尿病的生活方式干预措施
- 为糖尿病患者接种流感疫苗
- 为育龄妇女提供孕前保健,包括患者教育和强化的血糖管理
- 通过散瞳眼睛检查发现糖尿病性视网膜病变,随后通过适当的激光光凝术疗法预防失明
- 使用有效的血管紧张素转化酶抑制剂药物疗法预防肾脏疾病的发展
- 脑卒中科的急性脑卒中护理和康复
- 足部保健的干预措施:教育规划,获取适当鞋袜、多科诊所

癌症

- **通过乙肝免疫接种预防肝癌**
- **通过筛查(醋酸肉眼观察[VIA]),如果成本效益很高,宫颈涂片(宫颈细胞学)并结合及时治疗癌前损伤,预防宫颈癌**
- 根据国家规划和政策,如果具有成本效益且经济上可负担得起,则酌情接种人类乳头状瘤病毒疫苗
- 以人群为基础筛查宫颈癌,并结合及时治疗
以人群为基础进行乳腺癌和乳房造影筛查(50~70岁),并结合及时治疗
- 以人群为基础对 50 岁以上者筛查结肠直肠癌,包括酌情通过大便隐血试验,并结合及时治疗
- 在高危人群中(例如使用烟草者、嚼食槟榔者)筛查口腔癌,并结合及时治疗

慢性呼吸道疾病

- 提供经改进的炉灶和更干净的燃料以减少室内空气污染
- 具有成本效益的干预措施,以便预防接触二氧化硅、石棉等造成的职业肺病
- 根据世卫组织的准则治疗哮喘
- 为慢性阻塞性肺疾病患者接种流感疫苗

目标 5

政策方案清单	全球自愿目标	世卫组织工具
• 制定和实施有重点的非传染性疾病国家研究议程 • 优先考虑为非传染性疾病预防和控制的研究工作调拨预算资金 • 加强用于研究的人力资源和机构能力 • 通过与国内外研究机构合作,加强研究能力 实施目标 5 的其他政策方案(见第 53 段),促进和支持开展高质量研究、发展和创新的国家能力	有助于所有九项全球自愿目标	– 2011 年有重点的预防和控制非传染性疾病研究议程 – 2013 年世界卫生报告 – 公共卫生、创新和知识产权全球战略和行动计划(WHA61.21) – 现有区域和国家工具 – 世卫组织网站上的其他相关工具,包括世卫组织理事机构和区域委员会的决议及文件

政策方案清单	全球自愿目标	世卫组织工具
目标 6 ● 制定以全球监测框架为基础并结合多部门政策和计划的国家目标与指标 ● 加强用于监测、监督和评价的人力资源及机构能力 ● 建立和 / 或加强非传染性疾病综合监测系统系包括按原因分列死亡的可靠记录、癌症记录、定期收集危险因素数据以及监测国家应对情况 ● 把非传染性疾病的监测和监督纳入国家卫生信息系统 ● 实施目标 6 的其他政策方案（见第 59 段），监测非传染性疾病的趋势和决定因素并评价预防和控制这些疾病方面的进展情况	有助于所有九项全球自愿目标	－ 全球监测框架 － 死因推断工具 － 阶梯式监测方法 － 全球烟草监测系统 － 酒精与健康全球信息系统 － 全球在校学生健康调查 ICD-10 培训工具 － 服务可得性和准备情况（SARA）评估工具 － 国际癌症研究机构 GLOBO-CAN2008 － 现有区域和国家工具 － 世卫组织网站上的其他相关工具，包括世卫组织理事机构和区域委员会的决议和文件

附录 4

任务和责任合作分工举例。仅为暂定清单。联合国各类基金、规划和机构正在进行分工。

联合国开发计划署	● 支持非卫生政府部门以多部门"政府整体"方法努力参与非传染性疾病工作 ● 支持负责规划的部委将非传染性疾病纳入各会员国的发展议程 ● 支持负责规划的部委明确将非传染性疾病纳入减贫战略 ● 支持国家艾滋病委员会将减少有害使用酒精的干预措施纳入现有的国家艾滋病规划
联合国欧洲经济委员会	● 支持泛欧运输、健康和环境规划
联合国能源机制	● 支持全球跟踪清洁能源的获取情况及其对联合国人人享有可持续能源倡议行动的健康影响 ● 支持全球清洁炉灶联盟，向家家户户传播 / 跟踪清洁能源使用解决方案
联合国环境规划署	● 支持执行国际环境公约
联合国人口基金	● 支持各国卫生部将非传染性疾病纳入现有的生殖健康规划，重点是（1）宫颈癌和（2）促进青少年健康生活方式
联合国儿童基金会	● 加强各国卫生部能力，在儿童和青少年人群中减少非传染性疾病危险因素 ● 加强各国卫生部能力，遏制营养不良和儿童肥胖症
联合国妇女署	● 支持各国妇女或社会事务部，促进将社会性别方法用于预防和控制非传染性疾病
联合国艾滋病规划署	● 支持国家艾滋病委员会将非传染性疾病干预措施纳入现有的国家艾滋病规划 ● 支持各国卫生部加强艾滋病病毒感染和非传染性疾病的长期护理（在整体加强卫生系统的背景下） ● 支持各国卫生部整合艾滋病病毒感染和非传染性疾病规划，重点是初级卫生保健

联合国营养问题常设委员会	• 促进联合国在国家和全球层面采取协调统一的行动,减少非传染性疾病的不健康饮食风险 • 传播减少非传染性疾病不健康饮食风险的数据、信息和良好实践 • 将行动计划纳入与食品和营养相关的计划、规划和倡议行动(例如,联合国营养问题常设委员会的加强营养运动,联合国粮农组织(FAO)的世界粮食安全委员会,以及全球营养改善联盟(GAIN)的孕产妇、婴儿和幼儿营养规划)
国际原子能机构	• 扩大支持各国卫生部加强国家癌症控制策略中的治疗内容,以及开展原子能机构癌症治疗行动计划的评审和项目,该计划促进在实施放射治疗方案时,采用综合的癌症控制方法
国际劳工组织	• 支持世卫组织的工人健康全球行动计划、全球职业健康网络和世界经济论坛的工作场所健康联盟 • 促进实施职业安全和健康方面的国际劳动标准,特别是有关职业性癌症、石棉、呼吸道疾病和职业健康服务的标准
联合国近东巴勒斯坦难民救济和工程局	• 加强预防措施,为巴勒斯坦难民中非传染性疾病患者进行筛查、治疗和护理 • 通过与制药公司建立合作伙伴关系,提高经济可负担的非传染性疾病基本药物的可及性
世界粮食计划署	• 预防营养相关的非传染性疾病,包括在危机情况下
国际电信联盟	• 支持各国信息部,将非传染性疾病纳入信息、通信和技术方面的行动 • 支持各国信息部,将非传染性疾病纳入女童和妇女倡议行动 • 支持各国信息部,包括通过国际电信联盟 / 世卫组织非传染性疾病移动卫生保健全球联合规划,利用移动电话鼓励人们做出健康选择,警告烟草危害
联合国粮农组织	• 加强各国农业部能力,应对食品不安全、营养不良和肥胖问题 • 支持各国农业部将农业、贸易与卫生政策相结合
世贸组织	• 支持各国贸易部在其职权范围内开展工作,与其他有关政府部门(特别是涉及公共卫生的部门)协调,处理贸易政策与非传染性疾病领域内公共卫生问题之间的界面
联合国人居署	• 支持各国住房部,应对快速城市化中的非传染性疾病问题
联合国教科文组织	• 支持教育部门把学校视为促进干预措施的环境以减少非传染性疾病可改变的主要共同危险因素 • 支持创建与宣传和社区动员相关的非传染性疾病预防和控制规划,并利用传媒和世界信息网络 • 提高记者的文化水平,以便有根据地报道影响非传染性疾病预防和控制工作的问题
联合国体育促进和平与发展办公室	• 促进利用体育为手段,预防和控制非传染性疾病
世界知识产权组织	• 在其职权范围内开展工作,应要求支持有关国家部委和机构处理公共卫生、创新和知识产权之间在非传染性疾病方面的交叉点
联合国毒品和犯罪问题办公室	• 有待进一步探索
国际麻醉品管制局	• 有待进一步探索

附录 5

政府跨部门参与减少危险因素的实例，以及多部门行动对健康的可能影响

部门	烟草	缺少身体活动	有害使用酒精	不健康的饮食
农业	✓		✓	✓
通信	✓	✓	✓	✓
教育	✓	✓	✓	✓
就业	✓	✓	✓	✓
能源		✓	✓	✓
环境	✓	✓	✓	
金融	✓	✓	✓	✓
食品 / 餐饮	✓	✓	✓	✓
外交	✓	✓	✓	✓
卫生	✓	✓	✓	✓
住房	✓	✓		✓
司法 / 安全	✓	✓	✓	✓
立法	✓	✓	✓	✓
社会福利	✓	✓	✓	✓
社会和经济发展	✓		✓	✓
体育	✓	✓	✓	✓
税务和税收	✓	✓	✓	✓
贸易和工业（不包括烟草业）	✓	✓	✓	✓
运输	✓	✓	✓	✓
城市计划	✓	✓	✓	✓
青年事务	✓	✓	✓	✓

多部门行动对健康可能影响的实例

	烟草	缺少身体活动	有害使用酒精	不健康的饮食
所涉部门（举例）	• 立法 • 政府各利益相关部委，包括农业、海关 / 税务、经济、教育、金融、卫生、外交、劳动、计划、社会福利、国家传媒、统计和贸易部	• 教育、金融、劳动、计划、运输、城市计划、体育以及青年事务部 • 地方政府	• 立法 • 贸易、工业、教育、金融和司法部 • 地方政府	• 立法 • 贸易、农业、工业、教育、城市计划、能源、运输、社会福利和环境部 • 地方政府
多部门行动的实例	• 通过国家和亚国家级的协调委员会，充分实施世卫组织烟草控制框架公约的义务	• 促进积极交通模式和方便步行的城市规划 / 改造 • 以学校为基础支持身体活动的规划	• 充分实施世卫组织减少有害使用酒精的全球战略	• 减少加工食品中食盐、饱和脂肪和糖类的含量

续表

	烟草	缺少身体活动	有害使用酒精	不健康的饮食
多部门 行动的 实例		• 工作场所健康生活方 式规划奖励措施 • 加强提供安全环境和 娱乐空间 • 大众传媒宣传运动 • 促进身体活动的经济 干预措施(征收机动 车辆税,补贴自行车 和体育设备)		• 在食品中限制饱和脂 肪酸并消除工业生产 的反式脂肪酸 • 控制针对儿童的不健 康食品广告 • 提高水果和蔬菜的可 得性和经济上可负担 性以促进摄入 • 在学校及其他公共机 构中以及通过社会支 持规划,提供健康食品 • 推动食品消费的经济 干预措施(税收、补贴) • 粮食安全
期望结 果	• 减少烟草使用和 消费,包括减少 接触二手烟雾, 并减少烟草和烟 草制品的生产	• 减少缺少身体活动的 现象	• 减少有害使用 酒精	• 减少使用食盐、饱和 脂肪和糖类 • 以健康食品取代高能 量但缺乏微量营养素 的食品

第九次全体会议,2013年5月27日

4.1.12　变革我们的世界:2030年可持续发展议程

变革我们的世界:2030年可持续发展议程(节选)

目标3.确保健康的生活方式,促进各年龄段人群的福祉

3.1 到2030年,全球孕产妇每10万例活产的死亡率降至70人以下。

3.2 到2030年,消除新生儿和5岁以下儿童可预防的死亡,各国争取将新生儿每1 000
例活产的死亡率至少降至12例,5岁以下每1 000例活产儿童的死亡率至少降至25例。

3.3 到2030年,消除艾滋病、结核病、疟疾和被忽视的热带疾病等流行病,抗击肝炎、
水传播疾病和其他传染病。

3.4 到2030年,通过预防、治疗及促进身心健康,将非传染性疾病导致的过早死亡减少
三分之一。

3.5 加强对滥用药物包括滥用麻醉药品和有害使用酒精的预防和治疗。

3.6 到2020年,全球公路交通事故造成的死伤人数减半。

3.7 到2030年,确保普及性健康和生殖健康服务,包括计划生育、信息获取和教育,将
生殖健康纳入国家战略和方案。

3.8 实现全民健康保障,包括提供财务风险保护,人人享有优质的基本保健服务,人人
获得安全、有效、优质和负担得起的基本药品和疫苗。

3.9 到2030年,大幅减少危险化学品以及空气、水和土壤污染死亡和患病的人数。

3.a 酌情在所有国家加强执行《世界卫生组织烟草控制框架公约》的力度。

3.b 支持研发主要影响发展中国家的传染和非传染性疾病的疫苗和药品,根据《关于与贸易有关的知识产权协议与公共健康的多哈宣言》的规定,提供负担得起的基本药品和疫苗,《多哈宣言》确认发展中国家有权充分利用《与贸易有关的知识产权协议》中关于采用变通办法保护公众健康,尤其是让所有人获得药物的条款。

3.c 大幅加强发展中国家,尤其是最不发达国家和小岛屿发展中国家的卫生筹资,增加其卫生工作者的招聘、培养、培训和留用。

3.d 加强各国,特别是发展中国家早期预警、减少风险,以及管理国家和全球健康风险的能力。

4.1.13 暴力问题全球行动计划草案

暴力问题全球行动计划草案(节选)
总干事的报告

1. 应 WHA67.15 号决议(2014 年)的要求,总干事谨提交 2015 年 11 月 2 日至 4 日在日内瓦举行的为完成在处理人际暴力尤其是对妇女和女童以及儿童的暴力方面增强卫生系统的作用全球行动计划的制定工作而举行的会员国正式会议的报告(见附件 1)。

附件1

为完成在处理人际暴力尤其是对妇女和女童以及儿童的暴力方面
增强卫生系统的作用全球行动计划的制定工作而举行的
会员国正式会议的报告

1. 总干事于 2015 年 11 月 2 日至 4 日在日内瓦召集了正式会议,以完成在处理人际暴力尤其是对妇女和女童以及儿童的暴力方面增强卫生系统在国家多部门应对行动中的作用全球行动计划草案制定工作的磋商程序。会议由 KeshavDesiraju 先生(印度)主持,65 个会员国以及欧洲联盟和非洲联盟的代表参加了会议。

2. 正式会议审议了 2015 年 8 月 31 日世卫组织第二份讨论文件(A/VIO/INF./1)。该份讨论文件是在世卫组织六个区域五次区域磋商、一次全球磋商和两次网络磋商之后制定的,其中载有在处理人际暴力尤其是对妇女和女童以及儿童的暴力方面增强卫生系统的作用全球行动计划草案。

3. 根据会员国的意见,秘书处修订了在处理人际暴力尤其是对妇女和女童以及儿童的暴力方面增强卫生系统在国家多部门应对行动中的作用全球行动计划草案。

4. 正式会议要求秘书处考虑到在讨论期间提出的所有具体意见,就该份文件开展进一步工作。

5. 秘书处重申,根据 WHA67.15 号决议第 2.4 段,总干事将向 2016 年 1 月第 138 届执行委员会会议提交木报告以及经修订的在处理人际暴力尤其是对妇女和女童以及儿童的暴力方面增强卫生系统在国家多部门应对行动中的作用全球行动计划草案,以供执行委员会审议。

6. 在讨论期间,一些代表团就色情和儿童色情问题表示关注,这一问题值得总干事特别重视。

附件2

在处理人际暴力尤其是对妇女和女童以及儿童的暴力方面增强卫生系统在国家多部门应对行动中的作用全球行动计划（节选）

2015年11月22日编写的载有全球行动计划第二稿的第三份讨论文件

第1节：引言

范围

1. 2014年5月第六十七届世界卫生大会通过了WHA67.15号决议，题为"加强卫生系统在应对尤其针对妇女和女童以及针对儿童的暴力问题方面的作用"。该决议要求总干事"根据当前世卫组织相关工作，在会员国充分参与下，并与联合国各组织合作，制定一份全球行动计划草案以便在国家多部门应对框架内加强卫生系统的作用以解决人际暴力，尤其是针对妇女和女童以及针对儿童的暴力，特别是适当重视卫生系统的作用"。

2. WHA67.15号决议确定了全球行动计划的范围。全球行动计划的焦点是处理对妇女和女童的暴力以及对儿童的暴力，同时还提出针对各类人际暴力的共同行动。考虑到在人道主义紧急情况和冲突后环境中对妇女和女童的人际暴力以及对儿童的暴力问题更为严重，全球行动计划也处理了这些环境中存在的这类暴力问题。

3. 各种形式人际暴力都会导致不良健康结果，卫生系统应处理所有这些暴力。但特别需要注重处理对妇女和女童的暴力以及对儿童的暴力。某些类型的暴力源于社会认可的性别不平等和歧视现象，因此，尽管这些行为违反了女性人权，仍在社会上大行其道，使女性深受其害。结果，女性遭受羞辱和歧视，而这些暴力行为却往往不为人所知。很多时候，卫生机构以及其他机构反应迟缓，未能及时识别和应对这类暴力，或未能提供服务，或能力有限。过去，对妇女和女童的暴力行为在很大程度上未被纳入国家和国际统计及监控系统，直到最近情况才有所改观。在全球范围内，现已出现强大的政治动力，要求在卫生和发展议程中处理对妇女和女童的暴力行为，这为卫生系统进一步认识和应对此问题提供了机会。

4. 对包括青少年在内的儿童（0至18岁）的暴力行为很普遍，侵犯了儿童人权。它造成终身影响，如健康不良，有害健康行为，遭受暴力并随后实施暴力等。在许多国家，暴力往往被视为一种可接受的管教孩子方式。对儿童的暴力往往不为外人所知，受虐儿童很少能够获得他们所需要的规划和服务。目前越来越多的人在关注对儿童的暴力问题，因此，可以利用这一机会提高认识和加强卫生系统的应对行动。

5. 显然应由各国政府以及次国家级政府负责处理人际暴力问题。处理这种暴力需要采取多部门应对行动，卫生部门需与其他部门并肩合作。作为联合国系统内卫生领域牵头机构，世卫组织从公共卫生角度出发，制定了尤其供会员国以及供国家伙伴和国际伙伴执行的这一全球行动计划，其中特别侧重卫生系统的作用。

6. 卫生服务和规划是处理人际暴力特别是对妇女和女童的暴力以及对儿童的暴力的一个合适切入点。与未遭暴力的妇女相比，遭受暴力的妇女可能会较多使用卫生服务，但她们很少会明确透露暴力是问题的根源。卫生人员往往是暴力行为幸存者/受害者最先接触的专业人员，但他们往往并不知道背后的暴力行为。受虐儿童也经常接受卫生服务，但卫生人员并不知道其问题是暴力所致。因此,行动计划的重点是,确定卫生系统能够在与其他部门合作并在不影响多部门应对重要性的情况下开展什么工作。

7. 全球行动计划是一份技术性文件,基于证据、最佳做法和世卫组织现有的技术指导。它提出了会员国可以采取的用于加强卫生系统的一套实际行动,以解决人际暴力特别是对妇女和女童以及儿童的暴力问题。

8. 过去二十年期间,我们进一步获得了关于某些类型对妇女和女童的暴力行为发生率的证据。我们最近还积累了对儿童的暴力行为发生率证据。但仍然缺乏各种暴力行为许多方面的证据,处理这些暴力的研究和计划工作仍处于起步阶段。另外,用于解决对妇女和女童的暴力问题的政策和计划与用于解决对儿童的暴力问题的政策和计划已发展成为独立的领域。在卫生系统层面,伤害管理、创伤护理和精神卫生服务适用于所有形式的暴力,但需要采取特别干预措施减轻妇女和女童因遭受暴力而在性和生殖健康领域受到的影响。考虑到妇女和女童以及儿童遭受的暴力的隐秘性,卫生人员需要获得专门培训,了解如何识别这些问题。因此,针对不同形式的暴力,全球行动计划提供了不同性质的指导。

9. 全球行动计划参照了世界卫生大会的其他几项有关决议、全球行动计划和战略,并考虑到了世卫组织的其他工作(见附录 2-5)。它还考虑到并借鉴了整个联合国系统为处理暴力问题,特别是对妇女和女童的暴力以及对儿童的暴力问题的其他许多努力(见附录 5)。这包括国际人口与发展会议行动纲领、《北京宣言》和行动纲要及审查会议的成果文件、由联合国大会和人权理事会通过的所有有关条约和公约、决议及宣言以及妇女地位委员会的有关议定结论等(见附录 2)。全球行动计划还与可持续发展目标和 2030 年可持续发展议程提出的一些总目标和具体目标保持一致(见附录 6)。

10. 全球行动计划并不是一项面面俱到的多部门计划或联合国全系统计划。本计划涉及世卫组织的特定职权,重点是卫生系统在多部门应对行动中发挥的作用。同时,本计划也认识到联合国各组织在协调和领导更广泛的多部门工作以处理暴力问题特别是对妇女和女童以及儿童的暴力方面不同的作用和职权。

根据区域和国家具体情况灵活应用全球行动计划

11. 全球行动计划需要在区域和国家级灵活应用,并应与会员国作出的国际承诺(包括就可持续发展目标作出的国际承诺)保持一致,同时还应考虑到区域的具体情况,并应考虑到国家法律、能力、重点和具体国情。由于会员国在处理人际暴力尤其是对妇女和女童以及儿童的暴力方面增强卫生系统在国家多部门应对行动中的作用上进展不一,并由于会员国处于不同的社会经济发展水平,不可能有对所有会员国都适用的整齐划一的全球行动计划。但所有会员国都可采用本全球行动计划所提出的全面方法,在处理人际暴力尤其是对妇女和女童以及儿童的暴力方面增强卫生系统在国家多部门应对行动中的作用。

12. 如果能够推广一些循证处理方法,所有会员国都可在处理人际暴力尤其是对妇女和女童以及儿童的暴力方面取得显著进展。各国可以采用不同方式开展本计划所列的各项行动,其采用的确切方式取决于:可以获得的数据和知识;各种形式的人际暴力尤其是对妇女和女童以及儿童的暴力的规模和造成的健康负担;用于处理各种人际暴力问题的现有举措;以及卫生系统对处理这类暴力的准备程度和能力。

13. 会员国需要考虑以渐进方式逐步实施本计划所列的各项行动并为这些努力提供充

足资源。

第2节：愿景、宗旨、具体目标、战略方向和指导原则

愿景

1. 全世界所有人免遭一切形式的暴力和歧视，其健康和福祉获得保护和促进，其人权和基本自由充分实现，男女普遍平等，妇女和女童地位获得广泛保护。

宗旨

2. 加强卫生系统在各种环境下和在国家多部门应对行动中的作用，制定和实施有关政策和规划并提供服务，促进和保护每个人的健康和福祉，特别是保护那些遭受人际暴力或受到人际暴力影响或面临人际暴力风险的妇女、女童以及儿童的健康和福祉。

具体目标

3. 具体目标是：

● 通过提供全面的高质量卫生服务和计划并促进获得多部门服务，处理人际暴力，特别是对妇女和女童以及儿童的暴力问题造成的健康和其他不良后果；

● 预防人际暴力，特别是对妇女和女童以及儿童的暴力。

战略方向

4. 为实现这些目标，提出了四大战略方向，确定了全球计划赋予卫生系统的任务，并决定从公共卫生角度处理人际暴力，特别是对妇女和女童以及儿童的暴力。这四个战略方向是：

加强卫生系统的领导和管理作用？

这一战略方向涉及以下行动：在卫生系统内并跨越不同部门开展宣传工作；制定和执行政策；筹集资金，包括划拨预算；监管；监督有关政策和规划的实施工作并对之问责；与其他部门进一步协调工作。

加强卫生服务供应及卫生工作者/提供者的能力？

这一战略方向涉及以下行动：改进卫生服务基础设施、转诊、卫生服务的可及性、可接受性、可得性和质量；服务一体化；确保获得良好、安全、有效和负担得起的医疗产品和疫苗；开展卫生人力培训和监督工作。

加强规划制定工作，以防人际暴力？

这一战略方向既包括卫生系统可以通过查明风险人群和开展健康促进工作等直接实施的预防暴力活动，又包括通过开展多部门工作协助预防暴力的活动（见专栏1）。

提高信息和证据的质量？

这一战略方向涉及以下行动：流行病学、社会科学和干预措施研究；包括通过卫生信息系统完善监测工作；监测和评估规划。

专栏1：在多部门应对行动中卫生系统的作用

> 卫生系统可以在预防和应对一切形式人际暴力，尤其是对妇女和女童以及儿童的暴力方面发挥作用。鉴于对妇女和儿童的暴力行为的隐秘性，卫生系统尤其可以在预防和应对此种暴力方面发挥作用。卫生系统的作用是：
>
> ● 倡导从公共卫生角度看待问题；
>
> ● 识别暴力受害者，在卫生服务各级（即在初级卫生保健和转诊服务方面）为他们提供全面的卫生服务；
>
> ● 作为全民预防和健康促进活动的一部分，制定、实施和评估暴力预防规划；

- 记录问题的严重程度、原因、造成的健康和其他后果以及有效地干预措施。

然而，单靠卫生系统并不能妥善预防和应对人际暴力，尤其是对妇女和女童以及儿童的暴力。暴力问题的许多风险因素和决定因素超越卫生系统的范围，需要由政府、私营机构和非政府机构在不同部门和不同专业领域采取全面、统一和一致的应对行动。因此，根据"将卫生纳入所有政策"的方针(25)，政府应促进卫生系统与其他一些部门(例如警察和司法部门、社会服务机构、教育部门、住房/住所、儿童保护机构、劳动和就业部门以及负责增强性别平等或妇女地位等部门)互动并协调其应对行动。作为多部门综合预防工作的一部分，卫生系统可以：

- 与其他部门一道推动处理暴力的危险因素和决定因素；
- 通过强有力的转诊/转呈机制等，协助暴力受害者获得多部门服务；
- 协助制定多部门预防暴力政策和规划；
- 支持其他部门测试和评估干预措施。

指导原则

5. 表1列明本行动计划的10项指导原则。

表1　本计划实施指导原则概要

	指导原则	
1	生命历程角度	处理引发暴力的风险因素和决定因素，在生命历程早期注重幸存者/受害者的健康和社会需求，尤其是重视儿童需求，并注重在生命历程所有其他阶段(青少年期、成年期和老龄期)的需求
2	循证做法	根据现有最佳科学证据采取行动，同时按照具体情况调整干预措施
3	人权	根据国际人权准则和标准，尊重、保护和实现人权，其中包括妇女、女童以及儿童的人权，以及享有可达到的最高标准健康的权利
4	性别平等	作为造成暴力，尤其是对妇女和女童的暴力的主要基本因素，推动处理性别不平等和性别歧视问题：(a)挑战男女不平等的权力关系以及将男性置于主导地位和将女性置于从属地位的社会文化规范；(b)促进男性参与预防工作，一道共同努力增强女性地位
5	社会生态角度	处理在社会生态框架多个层面(个人、关系、社区和社会层面)存在的风险因素和决定因素
6	全民健康覆盖	确保所有人和所有社区获得所需的高质量服务，能够抵御健康威胁，并且不会因此陷入经济困境
7	卫生平等	除了注重全民健康覆盖外，特别重视那些被边缘化的、面临多重形式歧视并较易受到暴力侵害和较难获得服务的人群的需求
8	服务以人为本	围绕受害者/幸存者的需要提供医疗和服务：尊重其自主权，使其能够就其获得的医疗服务作出充分、自由和知情的决定；尊重其人格尊严，既不指责、也不歧视或鄙视其遭受暴力的经历；向其提供信息和咨询服务，使其能够作出明智的决定；并增强其安全，确保在提供医疗服务方面的隐私权和机密性
9	社区参与	注重社区的需求，尤其是：鼓励倾听妇女和青少年的呼声；支持和确保社区充分和平等地参与；通过促进参与，增强社区掌控权；与民间社会组织尤其是妇女和青年组织建立伙伴关系；并加强在确定可持续解决办法方面的能力
10	多部门综合应对	根据每个国家的具体情况，建立和加强卫生部门与其他部门之间，以及公共部门与私营部门(包括营利性和非营利性的服务提供者、民间团体、专业协会及其他利益攸关方)之间的伙伴关系和协调

附录（略）

附录 1：主要术语汇编

附录 2：有关决议、议定结论、一般性评论和文书条款

附录 3：世卫组织秘书处有关工作详情

附录 4：世卫组织秘书处的有关出版物清单

附录 5：世卫组织秘书处参与反暴力伙伴关系和行动

附录 6：全球计划与可持续发展目标及具体目标的联系

附录 7：暴力造成的健康后果概述

附录 8：各类人际暴力的受害和加害风险因素和决定因素概要

附录 9：制订全球行动计划的时间安排和程序

4.1.14　终止儿童肥胖委员会的报告

终止儿童肥胖委员会的报告

总干事的报告

第六十九届世界卫生大会 2016 年 3 月 24 日

附件

终止儿童肥胖委员会的报告（节选）

委员会目标

终止儿童肥胖委员会的首要目标是为政府提供政策建议，预防婴幼儿、儿童和青少年发展为肥胖，发现和治疗已经肥胖的儿童和青少年。目的是降低非传染性疾病导致的发病和死亡风险，减弱肥胖对儿童和成人心理的负面影响，降低下一代发生肥胖的风险。

摘要

1. 在很多国家，儿童肥胖已经达到惊人的比例，并带来了急迫和严重的挑战。联合国在 2015 年制定的可持续发展目标中，确定将非传染性疾病的控制和预防作为核心优先考虑。非传染性疾病的危险因素中，肥胖尤其让人忧虑，是抵消对延长寿命有贡献的许多健康益处的主要原因。

2. 婴儿、儿童和青少年肥胖的流行率在全球范围内普遍上升。虽然在一些地区肥胖率可能放缓，但与高收入的国家相比，在绝对数量上，低中收入的国家有更多的超重和肥胖儿童。肥胖影响儿童现在的健康、受教育程度和生活质量。肥胖儿童很可能在成年后仍保持肥胖，并有患慢性疾病的风险。

3. 终止儿童肥胖的进展缓慢而且不一致。终止儿童肥胖委员会成立于 2014 年，负责审查、建立和说明现有要求和策略之间的差距。在咨询了 100 多个世界卫生组织会员国和审阅了近 180 条在线建议后（见附录 1），委员会为世界上不同情况下成功解决儿童和青少年肥胖问题提出了一系列建议。

4. 当今许多儿童在鼓励体重增加和肥胖的致肥胖环境中长大。食物种类、可获得性、可负担性和市场营销，以及身体活动的减少，更多的视屏时间和静坐休闲活动导致了能量不平衡。致肥胖环境下儿童的行为和生物反应可能在出生之前就已经形成，使得更多的儿

童在面对不健康饮食和低身体活动水平时,走上发展为肥胖的道路。

5. 没有单一的干预措施可以终止肥胖流行趋势的增长。应对儿童和青少年肥胖问题需要考虑环境背景和生命的三个关键时期:孕前期和孕期,婴儿期和儿童早期,大龄的儿童期和青少年期。另外,治疗已经肥胖的儿童至关重要,这关系到他们自己和他们孩子的幸福。

6. 肥胖的预防和治疗需要全政府的方法,即贯穿所有部门的政策都要系统考虑到健康,避免对健康的有害影响,从而提高人口健康和健康的公平权益。

7. 委员会已经制定了全面、综合的一系列建议以应对儿童肥胖问题。呼吁政府发挥领导作用,所有利益攸关方应认识到他们在代表儿童降低肥胖风险上的道德责任。

8. 妨碍降低儿童肥胖取得有效进展的最大障碍是缺乏政治承诺、政府和其他行动者没有承担责任、领导权和采取必要的行动。

9. 政府必须投入有力的监督和问责来监测儿童肥胖的流行。这些系统在为政策制定提供数据、为干预措施的效果和有效性提供证据等方面至关重要。

10. 委员会应当强调终止儿童肥胖这个复杂问题的重要性和必要性。世界卫生组织、国际组织和其会员国,以及非政府行动者,在动员力量和确保所有部门承诺继续致力于共同努力达成积极的结果等方面都起着关键的作用。

引言

11. 肥胖的流行将抵消对延长寿命有贡献的许多健康益处。据估计,2014 年有 4 100 万 5 岁以下儿童受到超重或肥胖(定义分别是超过世界卫生组织生长标准中位数 2 个标准差或 3 个标准差的儿童的比例)的影响。图 1 显示了世界各地 5 岁以下儿童的超重率(略)。在非洲,1990 年以来,儿童超重或肥胖的人数几乎增长了一倍,从 540 万增加到 1 030 万。2014 年,5 岁以下超重的儿童中,有 48% 生活在亚洲,25% 生活的在非洲。婴儿、儿童和青少年肥胖率在某些情况下可能放缓,但在绝对数量上,与高收入国家相比,更多超重和肥胖儿童生活在低中收入国家。图 2 显示的是按世界卫生组织分区和世界银行按收入分组的超重率。已有的大龄儿童和青少年的数据正在确认中,将在 2016 年由世界卫生组织发布。到目前为止,应对儿童肥胖的进展一直缓慢而又不一致。

12. 数量更多的,甚至从出生之前就开始的儿童正向肥胖发展。即使年龄别体重指数(BMI-for-age)还没有达到当前儿童肥胖定义值的儿童也有肥胖的风险。此报告中的建议也涉及这些儿童的需要。儿童早期营养不良会大大增加儿童肥胖风险尤其是当饮食和身体活动模式发生改变的时候。

13. 许多国家目前面临多种形式的营养不良,儿童肥胖率上升和儿童营养不良及生长发育迟缓比例均呈现增加趋势。在有些文化习俗中,儿童肥胖并没有被当作一个公共卫生问题,因为超重的儿童通常被认为是健康的。

14. 在高收入国家,社会经济状况较低的儿童肥胖风险最大。然而尽管在大多数低中收入的国家中,社会经济状况较高的儿童肥胖风险最大,但是一个变化模式正在出现。在一个国家的特定人群中,由于快速的文化适应和较差的公共卫生信息,像流动人口子女或土著儿童患肥胖的风险就特别高。那些处于社会经济和/或营养快速转变的国家通常面临着营养不足和体重过度增加并存的双重负担。

15. 肥胖源于儿童暴露于不健康的生活方式(通常称为致肥胖环境)和对致肥胖环境不适当的行为及生物反应。这些反应在个体之间不同,受发展和生命过程中的因素影响较大。

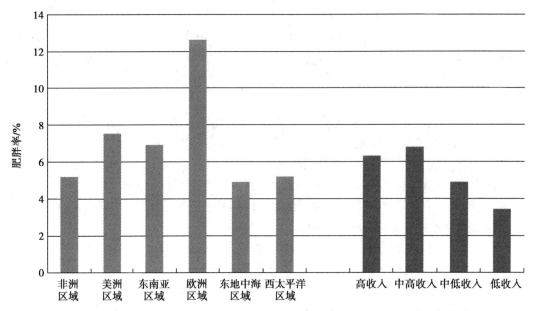

图2 2014年按世界卫生组织分区和世界银行收入分组的5岁以下儿童可比估计

来源：UNICEF，WHO，The World Bank. Joint Child Malnutrition Estimates.（UNICEF，New York；WHO，Geneva；The World Bank，Washington，DC；2015）。

16. 如今许多孩子是在鼓励增重和肥胖环境中长大。随着全球化和城市化，无论是在高收入国家还是在低收入国家，所有社会经济阶层暴露于致肥胖环境的机会正日益增加。食物供应和类型的变化以及交通或者娱乐中身体活动的减少导致了能量的不平衡。儿童暴露于那些廉价、易得的过度加工食品，能量密度高、低营养的食物。无论是在校内还是校外，他们进行身体活动的机会都减少，将更多的时间花在视屏和久坐少动的休闲活动上。

17. 文化价值和规范又影响人们对健康或理想体重的认知，特别是婴儿、儿童和妇女。在一些情形中，超重肥胖成为社会范式，这有助于致肥胖环境的长期存在。

18. 由于行为和／或生物因素，肥胖的危险会从一代传给下一代。孩子通过继承社会经济地位、文化范式和行为、家庭饮食及身体活动行为，会持续影响着肥胖。

19. 生物因素增加儿童肥胖的风险一般有两种发展路径：

（ⅰ）"不匹配"的路径。是由胎儿期和儿童发育早期的营养不良或轻微的营养不良，如母亲营养不良或者胎盘功能不全引起的。其基本过程包括环境对基因功能的影响（表观遗传效应），对测量指标如出生体重，不一定有明显的影响（8）。营养不良、低出生体重和生长迟缓（身材矮小）的儿童在生命后期处于能量密度高的饮食和久坐少动的生活方式时，发展为超重肥胖的风险更大。努力解决儿童期的营养不良和身材矮小，对这些孩子肥胖的风险可能产生意想不到的结果。

（ⅱ）发展路径。是以母亲怀孕时肥胖或已患糖尿病或正发展为妊娠期糖尿病为特征，这些都会诱发儿童与代谢性疾病和肥胖相关的脂肪堆积的增加。这个路径还可能涉及表观遗传过程。最近的研究表明，可能是通过表观遗传机制，父亲肥胖也会明显增加子代肥胖的风险。婴儿早期的喂养不当也会对儿童的生物学发展产生影响。在怀孕前、怀孕期间和婴儿期,适当的干预也许能预防这些影响,但如果错过这些发育关键期,这些影响就不容易逆转了。由于很多女性在孕早期末才咨询卫生保健专业人员,因此,在怀孕前和怀孕早期向青少年、年轻男女宣传健康行为的重要性是非常必要的。

20. 超重和肥胖并不是两个绝对的界值点,很多年龄别体重指数(BMI-for-age)在正常范围内的儿童正发展为肥胖。因为超重肥胖对健康的影响是连续的,并且在年龄别体重指数(BMI-for-age)达到界值点之前就会影响儿童的生活质量。体重指数的整体分布有一个趋势,即体脂肪要比前代人多,而瘦体重少。从健康结局来看,体内脂肪沉积的模式也非常重要。即使 BMI 是一样的,但是一些人群却有更多的脂肪沉积和较少的瘦体重。尽管 BMI 是判定儿童超重肥胖最简单的方法,但它不需要评估儿童的腹部脂肪堆积,这会使他们面临健康并发症的风险更大。虽然现在有新的方法出现,例如双能 X 线吸收仪、磁共振成像或生物电阻抗等方法测量体脂肪和瘦体重,但目前这些方法并不能应用于人群调查。

21. 所有这些上游的诱因都不在儿童的控制之内。因此,不能把儿童肥胖看成他们自愿选择的生活方式所造成的结果,特别是对那些幼小的孩子来说。由于儿童肥胖受生物和环境因素的共同影响,因此政府必须针对肥胖提供公共健康的指导、教育和建立监管框架,以消除生长发育过程和环境中的危险因素,支持家庭为行为改变做出努力。父母、家庭、看护人和教育工作者在鼓励健康行为中起着至关重要的作用。

22. 肥胖在儿童期、青春期和成年后都可产生健康和心理的影响。肥胖本身是儿童期很多疾病的直接原因,包括胃肠道疾病、肌肉骨科和整形科并发症、睡眠呼吸暂停症、加快心血管疾病和 2 型糖尿病的发病,以及后两种非传染性疾病的合并症。儿童肥胖会导致行为和情感上的困难如抑郁症,还会引起污名化、社会化程度差及影响受教育程度。

23. 至关重要的是,儿童肥胖是预测成人肥胖的一个很好的指标,众所周知,这对个体还是对整个社会而言都会带来健康和经济后果。虽然一些纵向研究表明,在成年后改善 BMI 可以减少发病和死亡的风险,但儿童肥胖对成年后健康会产生持久的影响。

24. 有关儿童肥胖终身成本的证据正在收集中,这和成人肥胖经济负担的证据相比要少得多。目前的研究主要集中于医疗保健的支出,而忽略了其他成本,包括加快成年后疾病发病的费用以及由于儿童肥胖持续到成年而带来的经济成本。非传染性疾病的早发会损害个人一生的受教育程度、劳动力市场就业成果,并整体上给医疗保健系统、家庭、雇主和社会带来巨大的负担。

25. 预防儿童肥胖可带来显著的经济效益和代际益处,尽管我们目前还无法准确估计或将其量化。有效终止儿童肥胖的额外益处还包括改善女性和生殖健康、减少人群所有成员对致肥胖环境的暴露,这些都充分表明我们应该采取紧急行动。

指导原则

26. 委员会确认了以下原则和战略:

(i)儿童的健康权:政府和社会有道义上的责任代表儿童采取行动以减少肥胖的风险。终止儿童肥胖与儿童拥有健康生活的权利及要求缔约国承担《儿童权利公约》义务的权利是一致的。

(ii)政府的承诺和领导:儿童肥胖率在许多国家处于危机的级别,是一项紧急和严重的挑战。儿童肥胖率的攀升不容忽视,政府有责任代表儿童解决这个问题,从伦理上保护他们。如果不采取行动,将会带来严重的医疗、社会和经济后果。

（iii）全政府方法：肥胖的预防和治疗需要一个全政府方法，所有部门的政策都需系统地把健康考虑在内，避免对健康不良的影响、提高人口健康和促进卫生公平。教育部门在提供营养和健康教育、增加身体活动、促进健康的学校环境中发挥着关键作用。农业和贸易政策及食品体系的全球化系统地影响食物在国家和地方各级的可购性、可用性和质量。2006年，世界卫生组织会员国通过了一项决议，将通过多方对话考虑国际贸易和健康之间的相互影响。城市规划与设计、交通规划则直接影响身体活动和获得健康食物的便利。跨部门的政府机构可以方便协调，并通过协调机制来确定双方共同利益、合作及信息交流。

（iv）全社会方法：肥胖的复杂性需要综合的方法，涉及各个方面，包括政府、家长、看护人、民间团体、学术机构和私营部门。应对儿童肥胖问题从政策到行动需要凝心聚力，需要国家、区域和全球级别社会各界的参与。没有共同所有权、共同责任、有意义的和具有成本效益的干预措施，其覆盖面和效果将是有限的。

（v）公平性：政府应确保干预措施覆盖的公平性，尤其是对于被排斥的、被边缘化的或其他的弱势群体。这些群体往往面临各种的营养不良和发展为肥胖的双重高风险，又很难获得健康的食物、进行身体活动的安全场所和预防性保健服务和支持。肥胖相关的并发症不仅侵蚀着社会和健康资本的潜在进步，而且会增加不平等。

（vi）整合全球发展议程：可持续发展目标（SDG）呼吁结束一切形式的营养不良（SDG目标2.2）和减少非传染性疾病的过早死亡率（SDG目标3.4）。儿童肥胖削弱了儿童身体、社会和心理上的幸福，还是成人肥胖和非传染性疾病的一种已知的危险因素。在解决肥胖这个问题后，实现这些目标才能取得进步。

（vii）责任：政治和财政上的承诺对于解决肥胖流行至关重要。需要一个强有力的机制和框架来监督政策的制定和实施，从而协调各国政府、民间团体和私营部门之间的责任。

（viii）生命全过程的一体化：把世界卫生组织现有的及其他干预措施整合以终止儿童肥胖问题，对远期健康而言将会带来额外的益处。这些行动包括联合国秘书长的全球妇女、儿童和青少年健康战略、关注每个妇女和每个儿童行动、预防和控制非传染疾病的联合国高级别会议政治宣言，和第二次国际营养大会的罗马宣言。世界卫生组织和联合国其他机构有关优化母亲、婴儿和儿童营养和青少年健康的战略和实施计划，与肥胖综合预防方法中的关键要素密切相关。相关原则和建议可在许多指导生命全过程的文件中找到。终止儿童肥胖的行动应立足于这些，帮助儿童实现他们的基本健康权，同时降低医疗系统的负担。

（ix）全民健康覆盖和治疗肥胖：可持续发展目标3.8要求健康保险达到全球覆盖，通过综合的健康服务使人群在生命过程中，获得持续的健康促进、疾病预防、诊断、治疗和管理。因此，超重和肥胖的预防、已经肥胖儿童的治疗和那些正从超重变为肥胖的儿童都应该纳入全民健康覆盖的一部分。

战略目标

27. 没有任何一项单一的干预措施可以阻止日益增长的肥胖流行。成功应对儿童肥胖的挑战需要考虑致肥胖环境和生命全过程的关键因素。

应对致肥胖环境和范式

28. 环境相关的主要目标包括改善儿童的健康饮食和身体活动行为。致肥胖环境受到很多因素的影响，包括政治（贸易协议、财政、农业政策和食物体系）；建成环境（健康食物的供应、基础设施和社区身体活动的机会）；社会规范（体重和身体形象的社会范式、喂养孩子的文化习俗、更高体重群体的阶层、身体活动的社会限制）和家庭环境（家长的营养知识和行为、家庭经济、家庭饮食行为）。

解决生命过程中的关键因素以降低肥胖的危险

29. 从出生前到婴儿期，发展因素会改变个体的生物学表现和行为，从而形成高危险或低危险发展为肥胖的情况。委员会认为，有必要同时解决环境因素和生命过程中的三个关键时间段：

（a）孕前和怀孕期；

（b）婴儿和幼儿期；

（c）及年龄较大儿童和青少年期。

30. 政府的主要责任是确保政策和行动关注解决致肥胖环境，并为生命过程每个阶段的最优发展提供指导和支持。通过关注这些生命过程的敏感时期，干预措施可以单独地或结合地解决具体的危险因素。这种方法可以和母亲—新生儿—儿童保健程序相结合，更广泛地努力应对整个人群的非传染性疾病。

治疗肥胖的儿童以改善其目前及将来的健康

31. 当儿童已经超重或肥胖时，额外的目标包括降低超重的程度，改善肥胖相关的并发症以及减少多余体重增加的危险因素。每个国家卫生部门的情况不同，所面临的应对肥胖人群治疗服务需求的挑战不同。儿童超重和肥胖的管理应包括在全民健康覆盖的有效服务扩展之内。

角色和职责

32. 委员会认识到终止儿童肥胖的政策建议的范围是很广的，包含许多新的要素，如关注生命过程的维度和关注教育部门。多部门参与的方法对于取得持续进步是至关重要的。

33. 各国应该测量年龄别体重指数（BMI-for-age）以建立在国家、区域和地方各级的儿童肥胖率和趋势。还有必要收集不同社会经济地位和情形下儿童和青少年的营养、饮食行为和身体活动数据。尽管已经收集了一些数据（21），但5岁以上儿童的数据仍有相当大的欠缺。这些数据将有助于指导适当的优先政策的制定，以及为评估政策和项目的成功提供基础数据。

建议

34. 以下的建议和附带的理由，是委员会基于前期科学证据的审查、世界卫生组织总干事特别工作组的报告、区域反馈建议和在线协商下形成的。政策和干预措施的效率、成本效率、经济性和适用性也一并考虑在内。

建议1. 采取综合措施促进儿童和青少年健康食物的摄入，减少不健康食物和含糖饮料的摄入。

35. 许多人对营养信息既困惑又知之甚少。考虑到最终是个人和家庭选择他们自己的饮食，有必要培养他们就吃什么做出更健康选择的能力，并提供给他们的婴儿和儿童。这就需要全面提高营养素养，并以一种既有用又被全体社会成员理解的方式进行传播。

36. 食品生产、加工、贸易、营销和零售近来的变化在与饮食相关的非传染性疾病的增加中起了作用。贸易改革的潜在作用会影响饮食和营养的变迁。因此，需要考虑到国家和国际的经济协议和政策对健康和公平的影响（22）。加工、能量密度高和低营养的食品及含糖饮料的每份的规格在不断增加而价格低廉，已经替代了学校和家庭等许多场合中仅需简单加工的新鲜食物和水。许多人群卡路里摄入量的增加都源于容易获取的高能量食品和含糖饮料以及通过商业促销活动的隐性鼓励"加大"等。

1.1 确保给成人和儿童制定恰当而又特定的营养信息和指导，并向所有的社会群体以一种简单而又可以被普遍理解的方式传播。

1.2 实施有效的对含糖饮料的征税。

1.3 实施一系列针对食品和非酒精饮料市场营销的建议，以减少儿童和青少年的暴露和不健康食品营销的作用。

1.4 制定营养轮廓来定义不健康食品和饮料。

1.5 会员国之间建立合作以减少不健康食物和饮料跨国营销的影响。

1.6 实施标准化的全球营养标签系统。

1.7 落实正面包装标签来支持成人和儿童营养素养的宣传教育。

1.8 在一些场所，如学校、儿童保育场所、运动场和运动会创造健康的食物环境。

1.9 增加弱势群体获得健康食品的途径。

建议2. 采取综合措施促使儿童和青少年进行身体活动、减少久坐少动行为。

37. 最近的证据表明，从入学年龄开始身体活动减少。2010年，全球11～17岁的青少年中有81%的身体活动不充分。而青春期的女生比男生更不活跃，有84%的女生和78%的男生没有达到世界卫生组织推荐的每天60分钟的中度到剧烈的身体活动。低身体活动正迅速成为在许多国家的社会范式，成为导致肥胖流行的一个重要因素。身体活动可以减少糖尿病、心血管疾病和癌症的风险，能提高孩子们的学习能力、精神健康和幸福。最近的证据表明，肥胖反过来助长减少了身体活动，从而形成体内脂肪增加和身体活动下降的恶性循环。

38. 城市的规划和设计既对肥胖问题有贡献，也提供了部分解决问题的机会。增加休闲空间、安全步道和自行车道以增加自主交通，有助于促进日常的身体活动。

39. 童年的经历会对整个生命过程中的身体活动行为产生深远的影响。创造一个安全、身体活动友好型的社区，能促使和鼓励居民使用自主交通（步行、骑自行车等）、参与积极的生活方式和身体活动，这样会使全社区受益。要特别关注那些已经受到超重和肥胖影响的儿童、弱势儿童、女童和残疾儿童，提高他们参加身体活动的机会和参加身体活动。

2.1 为儿童和青少年、他们的父母、看护人、教师和医务人员提供有关健康体型、身体活动、睡眠行为和适当使用基于视屏的娱乐等方面的指导。

2.2 确保在休闲时间学校和公共场所能够为所有的儿童（包括残疾儿童）提供足够的设施进行身体活动，并且在需要时提供性别友好空间。

建议3. 将非传染性疾病预防指南与当前孕前和产前保健的指南结合和加强，以降低儿童肥胖风险。

40. 女性在怀孕前、怀孕期间和怀孕后接受的照顾会对她们孩子今后的健康和发育产生深远的影响。在这些阶段及时和优质的保健为预防代际传播的危险提供了重要机遇，并且对孩子整个生命过程的健康影响很大。证据表明，母体营养不良（整体的或特定的营养素缺乏）、孕妇超重或肥胖、妊娠期体重增加过多、孕产妇高血糖症（包括妊娠糖尿病）、吸烟或接触有毒物质都可以增加婴儿期和儿童期肥胖的可能性。有关在受精时父亲的健康会影响孩子肥胖的危险的证据正在出现。因此，健康生活方式的指导需要包括对准父亲的建议。

41. 目前有关孕前和产前护理指导的重点是预防胎儿营养不良。考虑到需要改变致肥胖环境,指南需要包括应对所有形式的营养不良(包括能量过剩)和后代肥胖的风险。有关降低儿童肥胖危险因素的干预措施也可以预防其他不良妊娠结局,因此,有助于改善母亲和新生儿健康。孕妇超重和肥胖会增加孕期、分娩和产后并发症的风险(例如死胎),而孕妇营养不良又会增加低出生体重的风险,从而增加婴儿死亡、儿童肥胖和成人非传染性疾病的风险。

3.1 诊断和管理高血糖和妊娠高血压。

3.2 监测和管理适宜的孕期增重。

3.3 在孕前和孕期,加强额外的针对未来的母亲和父亲进行适当的营养指导和建议。

3.4 制定明确的指南并支持促进良好营养、健康饮食和身体活动,避免使用和暴露于烟、酒精、药物和其他有毒物质。

建议 4. 在儿童早期提供健康饮食、睡眠和身体活动的指导,确保儿童健康成长和养成健康习惯。

42. 生命的第一年是建立良好营养和身体活动行为、减少发展为肥胖危险的关键时期。生命前六个月的纯母乳喂养和随后适当的辅食添加是减少肥胖危险的重要因素。适当的辅食添加和继续母乳喂养可以减少婴儿营养不良和多余的体脂肪沉积,两者都是儿童肥胖的危险因素。在这个关键阶段,鼓励儿童食用多种多样的健康食物,而不是不健康的、能量密度高、低营养的食物和含糖饮料,有助于最优的生长发育。卫生保健人员可以通过常规的生长发育监测的机会来监测儿童的年龄别体重指数(BMI-for-age),并给看护人适当的建议,来帮助预防儿童发展为超重和肥胖。

4.1 加强监管措施,如《国际母乳代用品销售守则》及随后的世界卫生大会决议。

4.2 确保所有产科机构全面实行母乳喂养十步骤。

4.3 通过对父母和社区广泛的教育,倡导母乳喂养对母亲和儿童的益处。

4.4 通过监管措施如产假、工作场所提供母乳喂养的设施和时间来支持母乳喂养。

4.5 制定符合世界卫生组织建议的有关辅食和饮料营销的规章,限制婴幼儿消费高脂肪、高糖和高盐的食品和饮料。

4.6 为看护人提供明确的指导和支持,避免特定种类的食品(如含糖牛奶和果汁或高能量密度、低营养的食品),从而预防体重的过多增加。

4.7 为看护人提供明确的指导和支持,鼓励食用多种多样的健康食物。

4.8 为看护人提供有关这个年龄段的适合营养、食谱和份量指导。

4.9 确保正规的儿童保育场所或机构只提供健康的食物、饮料和零食。

4.10 确保正规儿童保育场所或机构将食物教育和理解纳入正式的课程。

4.11 确保正规儿童保育场所或机构将身体活动整合到日常生活和课程中。

4.12 为 2~5 岁儿童提供有关合适睡眠时间、久坐少动或视屏时间、身体活动和主动游戏时间的指导。

4.13 鼓励整个社区支持看护人和儿童保育场所,促进幼儿形成健康的生活方式。

建议 5. 在学龄儿童和青少年中实施综合措施,促进健康的学校环境、健康和营养素养及身体活动。

43. 无论是在接受正规教育,还是在校外的学龄儿童和青少年都面临着特殊的挑战。

他们很容易受到不健康食品和含糖饮料营销、同伴压力和对理想身体形象看法的影响。尤其是不在家时,青少年有更多的自由选择食品和饮料。这个年龄段的身体活动通常也减少。

44. 很可惜有相当一部分学龄儿童没有接受正规教育,但是义务教育阶段提供了一个容易的切入点来介入到这个年龄组,并把预防肥胖的健康饮食和身体活动习惯植根。鉴于大多数国家的政府控制着教育部门,卫生和教育部门之间的有效合作可以确保学校环境是健康的,营养素养和身体活动都能得到提升。为了确保公平,需要进一步关注制定的项目是否可以达到正规教育之外的儿童和青少年。

45. 越来越多的证据支持把学校和社区作为一种肥胖预防策略对儿童和青少年进行干预。定性评估表明,它们对肥胖预防行为和结果的有效性涉及:(a)实施的质量;(b)严谨的教学计划及其和主课的结合(如阅读、科学);(c)在广泛的教育和社区行动中以学校为基础的行动的定位。

46. 若想改善儿童和青少年营养和身体活动的项目取得成功,需要许多利益攸关方的介入。肥胖预防和健康促进历来是卫生部门的职权范围。成功的关键是将活动整合到健康促进学校项目中,同时有教育部门的积极参与。纳入学校日或课程的干预措施又将被视为自身职责的一部分。在项目实施过程中最常遇到的挑战是与学校原本职能的冲突。通过教师适当的参与,这样的教育可以有效地整合到主课中,而不需要单独的时间安排。教育和卫生部门之间的协作和信息交流、使用基于证据的方法来恰当地调整内容和资源共享都将有助于推动这一议程前进。

47. 大龄儿童和青少年也需要参与制定和实施减少儿童肥胖的干预措施。只有积极地在这个过程中贡献,干预措施才能够满足他们的具体需求。只有这样,他们和他们的同伴才能够充分地参与并受益。

5.1 为学校供餐、销售的食物和饮料制定标准,以满足健康营养指南。

5.2 消除学校内不健康食品的供应或销售,如含糖饮料、能量密度高和低营养的食品。

5.3 确保在学校和体育场馆可以获得适宜的饮用水。

5.4 要求学校把营养和健康教育纳入核心课程。

5.5 提高父母或监护人的营养素养和技能。

5.6 向儿童青少年、他们的父母和看护人提供食物制备课程。

5.7 将高质量体育课纳入学校课程中,并提供足够和适当的人员和设施给予支持。

建议6. 为肥胖的儿童和年轻人提供以家庭为基础的、多元生活方式的体重管理服务。

48. 当孩子已经超重或肥胖时应增加额外的目标,包括降低体重程度、改善肥胖相关的并发症和改善体重过度增加的危险因素。每个国家的卫生部门的情况不同,在应对肥胖儿童对治疗服务的需求时面临的挑战不同。然而,对超重和肥胖儿童的管理应该包含全民健康覆盖延伸的有效服务。

49. 初级卫生保健服务对肥胖及其相关并发症如糖尿病的早期发现和管理至关重要。初级卫生保健机构或学校的常规生长发育监测为发现那些正处于发展为肥胖危险的孩子提供了机会。低能量的饮食在短期内对肥胖的管理有效,减少不活动行为和增加身体活动可以增加干预措施的有效性。有关儿童和青少年肥胖治疗健康服务没有成文的模式,但很显然,这些努力只有整个家庭或看护环境的参与才能有效。

50. 卫生工作者和其他人可能会对超重肥胖的儿童产生歧视。所有形式的歧视都是不可接受的,必须加以消除。要对儿童精神健康方面的需求包括侮辱和欺凌问题给予特别关注。

6.1 为超重肥胖的儿童和青少年提供以家庭为基础的、多样的(包括营养、身体活动和心理支持)适宜体重管理服务,并将其作为全民医疗保险的一部分,通过经适当培训的多个专业团队和资源提供。

实施建议的行动和责任

51. 委员会认识到,成功实施这些建议需要许多机构的坚持投入、关注和支持。必要的行动和责任包括以下。

行动

世卫组织:

(a)把终止儿童肥胖的横向和贯穿全生命过程的方法制度化,要涉及总部、区域和国家办事处的所有相关技术领域。

(b)与会员国协商、制定一个实现委员会建议的框架。

(c)加强提供技术支持的能力,在全球、区域和国家层级终止儿童肥胖。

(d)支持国际机构、各国政府和相关利益攸关方履行现有的承诺,确保终止儿童肥胖的相关行动在全球、区域和国家层级开展。

(e)促进终止儿童肥胖的合作研究,把重点放在全生命过程的方法上。

(f)通报终止儿童肥胖的进展。

国际组织:

(a)开展合作以加强能力建设,支持会员国应对儿童肥胖。

会员国:

(a)取得所有权,提供领导和做出长期应对儿童肥胖的政治承诺。

(b)协调所有政府部门和机构做出贡献,包括但不限于:教育;食物;农业;商业和工业;发展;金融/收入;体育和娱乐;通信;环境和城市规划;交通和社会事务;贸易。

(c)确保收集儿童年龄别体重指数(BMI-for-age)的数据,包括目前没有监测的年龄段,并制定儿童肥胖的国家目标。

(d)制定指南、建议或政策措施,以适当让相关机构介入——包括私营部门,在适用的情况下,采取旨在减少儿童肥胖的行动,如本报告中体现的那样。

非国家行动者

非政府组织:

(a)通过宣传倡导和信息传播来提高预防儿童肥胖的影响。

(b)促使消费者要求政府支持健康的生活方式、食品及非酒精饮料行业提供健康的产品,不向儿童推销不健康的食物和含糖饮料。

(c)推进监测和问责机制的制定和实施。

私营部门:

(a)支持生产可便利获取的有助于健康饮食的食品和非酒精饮料。

(b)便于获取和参与身体活动。

慈善基金会:

(a)认识到儿童肥胖对儿童健康和受教育程度的危害,因此,要应对这一重要问题。

(b)筹集资金来支持研究、能力建设和提供服务。

学术机构：

（a）通过信息传播和整合到合适的课程中来提高儿童肥胖预防的影响。

（b）用证据缩小知识差距来支持政策的实施。

（c）支持监督和问责活动。

监督和问责

52. 妨碍儿童肥胖有效进展的最大危险是缺乏政治承诺，政府和其他行动者无法取得所有权、领导权和采取必要的行动。全社会的方法能为应对儿童肥胖提供最好的机会。政府和其他行动者，尤其是民间社会团体，要各负其责，并和私营部门相互监督，以确保他们执行政策和符合标准。强有力的承诺需要有强有力的执行系统和明确的问责机制的护航。

53. 在国家层面，政府负有制定儿童肥胖预防和管理政策及管理框架的主要责任。因此，问责必须以采用有意义的政策开始，政策要对需要采取的行动和其时间表提供清晰的指导。

54. 政府应优先投资建立强有力的系统，以标准化的方式提供衡量儿童肥胖和相关决定因素（如健身和营养）的具体指标。这对展示问题的严重程度、为制定国家目标提供数据和指导政策制定至关重要。完善的监测系统可以提供降低儿童肥胖率的干预措施的效果和有效性的证据。

55. 委员会意识到，政府不希望增加报告的负担。目前那些已经建立许多监测机制的国家可以把儿童肥胖纳入国家综合监测框架中，包括全球非传染性疾病监测框架和全球母婴和幼儿营养监测框架。

56. 国家战略性领导权包括建立跨多部门的管理机构，这些部门在管理法律、政策和规划制定和实施中是必需的。为了成功实施计划、活动和投资，国家领导权也需要管理与非国家行为者，如非政府组织、私营部门和学术机构的介入。

57. 全政府方法要求建立一个明确的职责和问责链，负责制定或实施干预措施的相关机构在完成这些任务时承担相应责任。

58. 社会团体在通过社会、道德和政治压力来要求政府履行其承诺方面起到至关重要的作用。终止儿童肥胖，现在应成为社会团体宣传倡导和问责议程的一部分。

59. 委员会意识到私营部门在应对儿童肥胖方面所起的重要作用，但是包括法律、以市场和媒体为基础的额外的问责策略往往是很有必要的。应考虑采取私营部门（包括零售商，食品生产企业，餐饮服务业，保险公司）的以独立证据为基础的相关举措来应对肥胖。需要以透明和适当的方式来识别、评估和管理利益冲突的风险。行为守则和遵从政府监督的独立审计评估是很重要的。

60. 政府可以使用其管理权改善食物环境、强化监管标准、实施国际公认的标准，如世界卫生组织《国际母乳代用品销售守则》和世界卫生组织关于向儿童推销食品和非酒精饮料的建议等。记分卡可以作为确保问责的有用工具。虽然这些例子并不涵盖所有潜在的问责机制，但通过使用混合问责制的工具和策略可取得最佳效果。

61. 委员会注意到，贸易政策对致肥胖环境有着重要影响。特别是那些高度依赖食品进口，食物供应和定价主要由进口商决定的小岛屿国家就是这样的情形。委员会认识到国际贸易的复杂性，特别是有关食品和农产品，但会敦促会员国和参与国际贸易的机构一起寻求应对影响儿童肥胖的相关贸易问题。

总结

62. 儿童肥胖损害儿童的身体、社会和心理健康,也是成人肥胖和非传染性疾病已知的危险因素。目前迫切需要采取行动来改善这一代和下一代的健康。委员会认识到,应对儿童肥胖的政策建议的范围非常广泛,包含许多新的要素。只有通过多部门合作的方法,采取包括致肥胖环境、全生命过程和教育部门等全面综合的干预措施,才能取得持续性进展。而这需要政府的承诺和领导、长期的投入和全社会的参与,以保护儿童良好健康和幸福的权利。委员会相信,如果所有的行动者都履行承诺,继续致力于终止儿童肥胖这一共同目标,就会取得进展。

4.1.15　加强世界卫生大会和《世卫组织烟草控制框架公约》缔约方会议之间的协同效应

加强世界卫生大会和《世卫组织烟草控制框架公约》缔约方会议之间的协同效应
秘书处的报告(节选)
第六十九届世界卫生大会 2016 年 4 月 15 日

在世卫组织理事机构议程中实施《世卫组织烟草控制框架公约》

6. 从 1970 年到 2003 年通过《公约》时,卫生大会共通过 18 个有关烟草的决议。在这些决议中,卫生大会认识到与烟草消费有关的风险并就如何处理这些风险提出建议。

7. 2003 年《公约》通过后,世卫组织秘书处根据《公约》第 24.2 条成为临时公约秘书处。2004 年世卫组织秘书处有关《公约》状况的最新情况包含《公约》作为预防控制非传染性疾病综合方法一部分所发挥的作用。它还描述了联合国烟草管制特设机构间工作队的活动。

9. 自第六十一届世界卫生大会以来,烟草控制问题和《公约》为预防和控制非传染性疾病的议程项目所涵盖。有关缔约方会议决定的信息,包括提及世卫组织支持的信息,均在有关非传染性疾病的更广泛议程内和各世卫组织规划开展的烟草控制活动背景下报告。该做法可能造成了实施《公约》未获得卫生大会应有关注的印象。

10. 在大部分区域,世卫组织区域委员会均已将实施《公约》作为单独议程项目不定期审议,同时也在预防控制非传染性疾病的更广泛背景下审议。与烟草控制和《公约》有关的具体行动不完全示例如下:

2005 年和 2013 年,非洲区域委员会审议了《公约》实施情况。

2008 年,美洲区域委员会在 CD48.R2 号决议中决定审议实施《公约》面临的机会和挑战。2010 年,该区域委员会在 CD50.R6 号决议中考虑到已取得的进展要求继续加强实施公约的能力。包括《公约》实施情况在内的双年度烟草控制工作进展报告也向该区域委员会提供。

东地中海区域委员会惯例审议无烟草行动的工作进展报告,包括有关《公约》的信息。

2015 年,在其第 65 届会议上,欧洲区域委员会通过 2015—2025 年欧洲区域加强实施《世卫组织烟草控制框架公约》行动路线图(EUR/RC65/R4 号决议)。

2008 年，东南亚区域委员会通过有关烟草控制的 SEA/RC61/R4 号决议，内容是实施《公约》的进展和计划。2015 年，该区域委员会通过《关于烟草控制问题的帝力宣言》（SEA/RC68/R7 号决议）。

西太平洋区域委员会在 WPR/RC65.R2 号决议（2014 年）中认可西太平洋区域无烟草行动区域行动计划（2015—2019 年），重申《公约》是遏制烟草流行的总框架。

在国际发展和卫生议程中实施公约

11. 2011 年 9 月，各国国家元首和政府首脑在纽约召开会议，通过《联合国大会关于预防和控制非传染性疾病问题高级别会议的政治宣言》。该政治宣言呼吁缔约国加快执行该公约，同时确认众多措施，包括旨在减少消费和供应的措施，鼓励尚未加入《公约》的国家考虑加入，确认大幅减少吸烟是减少非传染性疾病的一大有利因素，可对个人和国家产生可观的健康惠益，而价格和征税措施是减少吸烟的有效和重要手段。

12. 2011 年 10 月健康问题社会决定因素世界大会通过的《健康问题社会决定因素里约政治宣言》也敦促《公约》缔约方加快实施《公约》，同时确认众多措施，包括旨在减少消费和供应的措施，鼓励尚未这样做的国家考虑批准、接受或加入《公约》。该宣言确认大幅减少吸烟是促进处理健康问题的社会决定因素的重要因素，反之亦然。

13. 2015 年 7 月，第三次发展筹资问题国际会议（亚的斯亚贝巴，2015 年 7 月 13—16 日）通过《亚的斯亚贝巴行动议程》。该文件完全确认，作为预防控制非传染性疾病全面战略的一部分，有关烟草的价格和征税措施可以是减少烟草消费和卫生保健费用的有效、重要手段，也是许多国家为发展筹资的重要收入来源。联合国大会支持该行动议程成为 2015 年后发展筹资的框架（69/313 号决议，2015 年 7 月 27 日）。

14. 2015 年 9 月 25 日，联合国大会通过《2030 年可持续发展议程》，其中包括一整套 17 个可持续发展目标和 169 个相关具体目标（70/1 号决议）。酌情在所有国家加强实施《公约》是目标 3（确保健康的生活方式，促进各年龄段人群的福祉）之下的具体目标 3.a。除该目标外，实施《公约》也将有助于实现几乎所有其他可持续发展目标，包括目标 1（在世界各地消除一切形式的贫困）、目标 2（消除饥饿，实现粮食安全、改善营养和促进可持续农业）、目标 5（实现性别平等，为所有妇女、女童赋权）、目标 8（促进持久、包容、可持续的经济增长，实现充分和生产性就业，确保人人有体面工作）、目标 10（减少国家内部和国家之间的不平等）、目标 13（采取紧急行动应对气候变化及其影响）、目标 15（保护、恢复和促进可持续利用陆地生态系统、可持续森林管理、防治荒漠化、制止和扭转土地退化现象、遏制生物多样性的丧失）和目标 17（加强执行手段、重振可持续发展全球伙伴关系）。

卫生大会的行动

20. 请卫生大会审议下列决议草案：

第六十九届世界卫生大会，审议了有关加强世界卫生大会和《世卫组织烟草控制框架公约》缔约方会议之间的协同效应的报告，决定：

（1）将缔约方会议结果作为两年一度的缔约方会议之后召开的卫生大会届会临时议程上的一个单独项目；并且

（2）鼓励缔约方会议将卫生大会的相关决议和决定作为每次会议议程上的单独项目。

4.1.16　通过生命全程方法促进健康老龄化的多部门行动：老龄化与健康全球战略和行动计划草案

通过生命全程方法促进健康老龄化的多部门行动：
老龄化与健康全球战略和行动计划草案
秘书处的报告（节选）

1. 世界各地的人口正在迅速老龄化。2000 年至 2050 年，全球 60 岁或以上人口的占比将翻倍，从 11% 增长至 22%。60 岁或以上人口的绝对数预计会由 2015 年的 9 亿增加到 2030 年的 14 亿和 2050 年的 21 亿，并有望在 2100 年突破 32 亿。2050 年，欧洲将有 34% 的人口超过 60 岁，而这个比例在拉丁美洲、加勒比地区以及亚洲，也将会达到 25% 左右。尽管非洲是人口结构年龄最低的大地区，但按绝对人数计，60 岁或以上的人数将从 2015 年的 4 600 万人增加到 2050 年的 1.47 亿人。

2. 额外的生命年数和社会改变对我们每个人以及我们所生活的社区都有深远的影响。与今后 50 年社会将经历的多数变化不同，这些趋势基本上是可以预计的。我们知道将会发生老龄化的人口结构变化，而且我们可以作出计划，充分予以利用。

3. 长寿为我们提供了一个重新思考的机会，不仅是思考老年生活，还有机会重新考虑如何展开整个人生。但是，这种人口结构改变为我们每个人以及更广泛的社会带来的好处的多少在很大程度上取决于一个关键因素：健康状况。不幸的是，虽然人们一般认为生命的延长往往会伴随健康的延续，但几乎无证据表明现在的老年人比其父辈在同年龄段更加健康。此外，无论是在国家之间或国家内部，老年人良好健康的分布情况并不平等。

4. 老年人的多数健康问题都与慢性疾病有关，特别是非传染性疾病。这些疾病中的大多数可以通过采取健康行为而预防或延缓发生。事实上，即使在高龄老人中，身体活动和良好的营养可以对健康和福祉产生巨大的效益。其他健康问题和能力的衰退也可以得到有效控制，尤其是在尽早发现的情况下。即便是对于能力衰退的人，良好的支持性环境也可以保证他们尊严的生活和持续的个人发展。不过，现实世界远非如此理想，尤其是对贫穷的老年人和弱势社会群体的老年人。迫切需要综合性的公共卫生行动。可以在为 2015 年至 2030 年的多国行动和国际行动提供基础的可持续发展目标的背景下考虑这些行动，其中包括目标 3："通过全民健康覆盖，包括经济风险保障，让不同年龄段的所有人都过上健康的生活，促进他们的福祉"。

5. 2014 年 5 月，第六十七届世界卫生大会要求总干事与会员国及其他利益攸关方进行磋商，协调各区域办事处，利用现有资源制定有关老龄化与健康的综合性全球战略和行动计划，并于 2016 年 1 月和 5 月分别提交执行委员会和第六十九届世界卫生大会审议。

附件

老龄化与健康全球战略和行动计划草案

宗旨

1. 2014 年，第六十七届世界卫生大会要求总干事"与会员国和其他利益攸关方协商并与各区域办事处协调，在现有资源范围内，制订一项全面的老龄化与健康全球战略和行动计划,供2016年1月执行委员会和2016年5月第六十九届世界卫生大会审议"。

2. 老龄化与健康全球战略和行动计划也是以最近获得认可的可持续发展目标为基础的,后者是一套不可分割的综合性全球可持续发展优先重点。老龄化是与17项目标中的15项相关的一个问题,尤其是:

- 目标1.在全世界消除一切形式的贫穷——包括对所有男人和妇女;
- 目标2.消除饥饿,实现粮食安全,改善营养和促进可持续农业,包括为老年人;
- 目标3.通过全民健康覆盖,包括经济风险保护,让不同年龄段的所有人都过上健康的生活,促进他们的福祉;
- 目标4.提供包容和公平的优质教育,让全民终身享有学习机会;
- 目标5.实现性别平等,增强所有妇女和女童的权能;
- 目标8.促进持久、包容性的可持续经济增长,促进充分的生产性就业,促进人人有体面工作;
- 目标10.减少国家内部和国家之间的不平等,促进在社会、政治和经济方面包容一切人,无论年龄大小;
- 目标11.建设包容、安全、有韧性的可持续城市和人类住区,让所有人,尤其是老年人,都有安全、包容、无障碍的绿色公共空间;
- 目标16.创建和平、包容的社会以促进可持续发展,让所有人都能诉诸司法,在各级建立有效、可问责和包容的机构。

3. 要实现这些雄心勃勃的目标,将需要协调一致的行动,以便利用老年人可以为可持续发展作出的众多贡献,并确保不把他们排除在外。战略提出如何通过注重于老年人的人体功能来实现这一点。这种做法可以应用于每项目标,确保老年人的需求和权利得到适当的处理。关于目标3,这体现为对此前全球卫生重点的显著变革,原来的重点常常强调降低较年轻年龄组的死亡率。与此不同,战略的重点放在这些干预措施现在使我们能够额外生存时间的质量。

4. 本战略以两个自2002年起即开始指导老龄化与健康相关行动的国际政策工具为基础——《马德里老龄问题国际行动计划》和世卫组织积极老龄化的政策框架。这两份资料均提及了健康权和相关的国际法律框架;强调了包括存在躯体障碍和认知障碍的老年人的技能和经验及其可能贡献的重要性;并详细指明了一系列广泛的领域,在这些领域内开展政策行动可以促进老年人的贡献,加强对老年人的保障。

5. 然而,自2002年以来,促进老年人健康的发展是不平衡的,通常也不充分。这就需要我们重申承诺,开展更加协调一致的行动。因此,本战略对上述文书进行了扩展,详细叙述了达到目的所需的行动。在这一过程中,战略保持了基于权益的做法,力图应对限制老年人健康的法律、社会和机构障碍,并确保国家和非国家行为者履行它们尊重、保护和满足这些权益的法定义务。

6. 本战略概述了一个行动框架,所有相关利益攸关方都可以在可持续发展目标涵盖的15年期间采取这些行动。战略还概述了2016—2020五年期间可以在该框架内采取的具体行动。

与现有战略和计划的关系

7. 本战略还利用针对老年人健康问题并反映与会员国及其他利益攸关方广泛协商情况的世卫组织五个区域战略和行动计划。战略具有增值作用,提供了整体愿景和协调全球行动的公共卫生框架,并强调了健康老龄化作为一项公共卫生重点的重要性以及会员国致力于作出可持续和基于证据的公共卫生反应的必要性。战略还体现和补充了现有的承诺、做法和平台,例如全民健康覆盖、健康问题社会决定因素、应对非传染性疾病、预防残疾、暴力和伤害、关爱老人的城市和社区、加强卫生人力资源、发展以人为本的综合护理、处理痴呆以及确保提供姑息治疗。

8. 本战略以《世界老龄化和健康报告》为基础,规定了健康老龄化的概念模式并概述了促进健康老龄化的公共卫生行动框架。该框架被用作广泛协商的起始点,从而产生了最后的战略草案。

全球情况

9. 今天,全球大多数人都有望活到 60 岁及以上,这是史无前例的,体现了我们已经能够成功地应对儿童期的致命疾病和降低孕产妇死亡率,现在还能降低老年人死亡率。生育率的明显下降和预期寿命的增长导致人口结构发生了同样重大的变化——人口老龄化。

10. 对我们每个人和更广泛的社会而言,长寿都是极为宝贵的财富。老年人以多种方式参与社会并做出贡献,包括作为指导者、照护者、艺术家、消费者、创新者、企业家和劳动队伍的成员。这种社会参与也可以增进老年人自身的健康和福祉。

11. 但是,长寿所产生的受益程度取决于一个关键因素:老年人的健康状况。如果人们在延长的生存时间内健康状态良好并生活在支持性的环境中,那么他们去做他们认为有价值的事情的能力就很少受限。但如果延长的生命中始终伴随着体力和脑力的严重衰退,就会对老人和整个社会产生愈加严重的负面影响。因此,如果我们要实现可持续发展,确保老年人尽可能好的健康是至关重要的。

12. 不幸的是,几乎无证据表明现在的老年人比其父辈在同年龄段更加健康。此外,无论是在人群之间或人群内,老年人的良好健康分布情况都不相同。例如,在国家之间,出生时人均预期寿命可以相差 38 年,出生时人均健康预期寿命相差 37 年,60 岁时人均预期寿命相差 13 年。而且,高收入、中等收入和低收入国家之间 60 岁人均预期寿命的差距在过去的 20 年里也进一步扩大。此外,特定人群内的能力水平分布情况通常存在社会差异,反映了个人生命全程中各种不同的健康问题社会和经济决定因素造成的累计影响。一个关键性结果是,卫生需求更大的老年人往往也是最缺乏能力获取资源以帮助满足自身需求的人。这种情况对政策具有重大的影响,因为制定政策的意图必须是克服,而不是强化这些不公平现象。

13. 在延长的生存时间内不能确保享受尽可能好的健康的情况是可以避免的。老年人面临的多数健康问题都与慢性病有关,特别是非传染性疾病。其中许多可以通过健康行为和支持这些行为的环境来预防或延缓发生。即使出现慢性病,也可以通过加强和维持能力或扭转衰老的综合护理限制产生的后果。而对于能力显著衰退的人,支持性环境可以维护他们的尊严、使其能够自主正常地生活,并继续个人发展。不过,现实世界远非如此理想,特别是对于贫困老人和社会弱势群体而言。

14. 迫切需要为促进健康老龄化作出全面反应。

健康老龄化

15. 构成和影响老龄化的各种变化很复杂。在生物学层面上,范围广泛的各种分子和细胞损害逐渐积累,导致生理储备的逐步减少,多种疾病的风险加大,以及能力的整体衰退。但是,这些变化既不是直线的,也不是一成不变的。这些变化与年龄只有松散的联系。

因此,虽然有些 70 岁老人可能具有良好的身体和智力能力,但其他人可能已衰老并需要显著的支持以满足基本需求。

16. 除了生物功能的丧失,老龄化常常涉及其他显著变化,包括作用和社会地位的转变。虽然其中有些变化可能是因为要适应功能丧失,但其他一些变化体现了老龄化过程中持续的心理发展,可能与形成新的观点和社会环境相关。因此,在制定针对老龄化的公共卫生应对措施时,必须考虑能够加强适应能力和社会心理发展的战略。文化习俗把老龄化视为不可避免的衰老阶段,将不利于作出的努力,所以必须挑战目前在"老年"定义方面的多种成见。

17. 通过《世界老龄化和健康报告》详细介绍的健康老龄化概念,本战略制定了这方面的应对措施。健康老龄化的定义为"发展和维护老年健康生活所需的功能发挥的过程"。这种功能发挥取决于个人的固有能力(即包括社会心理能力在内的个人一切身体和智力能力的综合体)、个人生活的环境(最广泛意义上的环境,包括实体、社会和政策环境)以及这两方面之间的相互作用。

18. 健康老龄化的过程跨越生命全程,可以涉及每一个人,而不只是目前无病的人。任何时间点上的固有能力取决于众多因素,包括作为基础的生理和心理变化、健康相关行为以及是否患病。这些因素转而受到人们在整个生命中所居住环境的重大影响。由于一个人与这些环境的关系本身受到个人性别和种族等因素的影响很大,所以这些个人特征也与任何时间点上的能力紧密相关。

19. 但是,固有能力只是老年人功能的一个方面。他们居住的环境以及与环境的相互作用也是重要的决定因素,决定了具有特定能力水平的老年人所能开展的活动。这些环境提供了各种资源或障碍,将最终决定老年人是否能够参与他们重视的活动。因此,虽然罹患严重骨关节炎的老年人可能固有能力有限,但如果他们能够利用辅助装置(例如拐杖、轮椅或助动车)并居住在经济上可负担和方便利用的交通点附近,他们仍然能够去商店购物。

20. 这种健康老龄化概念体现了个人在生命全程中各种优势或缺陷的积累。因此,可以在任何年龄采取行动改进健康老龄化的轨迹,并且将需要在多个层面上和多个部门中采取行动。由于世卫组织的许多工作针对可以在较年轻年龄时采取的行动,所以本战略侧重于在人生后半阶段能够为人们采取的行动。

21. 在这一过程中,尤其要注意性别标准的重大影响,既涉及老年人健康老龄化的轨迹,也涉及他们老龄化可能对家人和社区产生的影响。例如,性别对许多健康相关行为和生命全程中的经历具有巨大的影响。因此,妇女往往比男人活得更长,但生命全程中的健康状况一般较差,而且贫穷率也较高。此外,当一名老年人显著丧失能力时,家庭常常在提供必要照护和支持方面发挥关键作用。这种无偿并常常不受尊重的照护工作经常由妇女承担,可以限制她们在劳动队伍中或教育方面的参与。这可以对她们自己老年时的福祉造成显著的代价,因为可以限制积累应享受的养老金和医疗保险,并加大贫穷及其他不安全情况的风险。

指导原则

22. 作为出发点,本战略设想老龄化是一个宝贵但常常具有挑战性的过程。战略认为老龄化是一件好事,社会具有老年人群就会更好。同时,战略承认许多老年人将承受非常重大的损失,无论是身体或认知能力,或者是他们在早些时候具有的亲朋好友和担任的角色。其中有些损失是可以避免的,我们应当尽量防止造成损失。但还有一些是不可避免的。针对老龄化的社会应对措施不应当否认这些挑战,而应当争取促进恢复、适应和尊严。

23. 这将需要变革性的做法,承认老年人的权益,并使他们能够在现在和将来可能生活的复杂、不断变化和不可预见的环境中发挥余热。但是,战略并没有围绕老年人应当如何做提出强制性的规定,其目的是要促进老年人自身的能力,以我们和以往数代人可能从未想象过的方式创造未来。

24. 这些做法必须在不存在基于性别和年龄的歧视且尊重老年人尊严和人权的环境中促进他们作出众多贡献的能力。因此,作为本战略基础的原则包括:

- 人权,包括老年人享有尽可能好的健康的权利,并能保证其逐步实现;
- 男女平等;
- 平等和无歧视,尤其是没有以年龄为基础的歧视;
- 公平(公平享有健康老龄化的机会,不因社会和经济水平而不同,不因出生地和居住地而不同,不因其他社会因素而不同);
- 代际连带(促进代际间的社会团结)。

愿景、目标和战略目标

25. 战略的愿景是构建每个人都可以健康长寿的世界。在这个世界中,整个生命过程中都将促进人体的功能,老年人能够享受平等的权利和机会,生活中不因年龄受到歧视。

愿景

每个人都可以健康长寿的世界

战略目标

1. 致力于在每个国家开展健康老龄化的行动
2. 发展关爱老人的环境
3. 使卫生系统适应老年人口的需求
4. 建立可持续和公平的系统以提供长期照护(家庭、社区和专门机构)
5. 提高健康老龄化的衡量、监测和研究水平

2016—2020 年行动计划

目标

1. 开展以证据为基础的五年行动,尽量发挥人体功能并涉及每一个人
2. 到 2020 年,确立必要的证据和伙伴关系,支持从 2020 年到 2030 年的健康老龄化十年

---

26. 确定了五项战略目标。前面两项,即"每个国家致力于健康老龄化行动"以及"发展关爱老人的环境",反映了影响健康老龄化的众多部门间因素。这两项目标还决定了卫生和社会照护部门可以采取更加集中行动的更广泛环境。这方面的行动在战略目标 3 和 4 中予以处理,即"使卫生体系适应老年人口的需求"以及"建立提供长期照护的系统(家庭、社区和专门机构)"。战略中分成两项目标以便促进具体的部门行动,但这两个方面都必须被视为一体化持续照护的一部分。最后一个战略目标,即"提高健康老龄化的衡量、监测和研究水平",涉及协助创建证据基础所需的行动,以便确保所有行动产生既定的影响,注重公平性,并具有成本效益。五项战略目标相互联系,相互独立并相互支持,它们与健康老龄化的愿景相一致。五项战略目标中的每一项分别包括三个重点行动领域。

27. 2016—2020 年期间建议会员国、秘书处及其他伙伴可以对实现这一愿景和这些战略目标作出的贡献载于附录。分两个目的安排。虽然我们在了解可以促进健康老龄化的因素方面有许多显著的空白,但是在众多领域内有充分的证据确认现在可以采取的行动以便实现这一愿景。因此,对第一个目的,即"开展以证据为基础的五年行动,尽量发挥人体功能并涉及每一个人",要确保尽可能广泛地采取行动,并确保特别重视对维持自身人体功能所需资源最缺乏获取能力的人。

28. 但是,《世界老龄化和健康报告》承认在许多关键领域缺乏证据和基础设施。第二个目的,即"到 2020 年,确立必要的证据和伙伴关系,支持从 2020 年到 2030 年的健康老龄化十年",争取使用 2016—2020 年的五年填补这些空白并确保会员国及其他利益攸关方有准备从 2020 年到 2030 年开展十年的一致循证行动。

战略目标 1:每个国家致力于健康老龄化行动

29. 促进健康老龄化需要有领导和承诺。投资于老年人的福祉将产生显著的经济和社会回报。在有些情况下,这些投资回报是直接的。例如,投资于更加符合老年人需求的卫生系统将使他们获得更高程度的固有能力,转而将使他们能够更积极地参与活动和做出贡献。其他回报可能不那么明显,但并非不那么重要。例如,投资于长期护理可以帮助显著丧失能力的老年人维持尊严的人生和持续的个人发展,还可以保护家庭免于贫穷,使妇女维持就业,并通过在社区中分摊风险来促进社会团结。为促进健康老龄化对基础设施或政策进行的许多投资也将对其他人群产生直接效益。例如,提供更方便的交通、公共建筑物和场所或者辅助性信息和通信技术,可以为所有人促进包容和参与,包括残疾人和幼儿父母。以人为本并更加一体化的卫生系统将使所有人受益。

30. 要使所有人都能健康长寿,就需要一种多部门的做法,有各部门和政府各级的大力参与。政府与非政府行为者之间也需要合作,包括服务提供者、产品开发者、学者和老年人本身。因此,促进行动的一个关键步骤必须是创建联盟和共识,使这种多部门承诺成为可能。

31. 但是,本战略提出,健康老龄化行动不一定需要作为一个独立的工作规划开展。在许多情况下,最有效的做法将是把以证据为基础的行动纳入其他卫生规划和伙伴关系的工作,或者纳入其他部门的政策和法律,例如涉及住房、交通、社会保护、教育和就业的政策与法律。但是,健康老龄化行动不会自动开展。该行动需要有领导,进行协调以及更充分地了解所有人群中越来越大部分人的理想、潜力和需求。这种承诺可以确立广泛的政治和业务平台,促进有效的多方面行动并使之合法化。这种领导和承诺的核心责任是要确保老年人及其代表性组织在制定、实施和监测对他们产生影响的政策和法律的过程中了解情况,与他们协商并由他们积极参与。

32. 但是,本战略确实提出,促进健康老龄化的一个根本性步骤是开展反歧视斗争。影响关于健康老龄化的行动和有效公共卫生政策的一些最重要障碍是对老龄化和老年人的普遍错误概念、消极态度和主观臆断。这些问题可以影响个人的行为(包括老年人本身的行为)、社会价值观和习俗。而且通过影响有关问题和可能解决办法的概念以及各机构制定和实施规则与程序的方式,也可以改变老龄化与健康方面研究和政策的重点。除非应对年龄歧视问题并改变这些根本性的想法和过程,否则我们抓住创新机会促进健康老龄化的能力将是有限的。这将需要多种行动,包括立法、改变社会习俗的干预措施以及教育。

33. 因此,本战略目标侧重于创建国家和区域行动框架,使会员国能够获得和利用现有证据,做出具体努力以应对年龄歧视问题,作为促进健康老龄化的一个必要步骤。

战略目标 1.1: 建立国家健康老龄化行动框架

34. 管理不仅涉及政府,还应当延伸到与私立部门、非政府组织和民间社会的关系。但是,作为确保人们健康长寿的终极卫士,各行政层面上的政府要承担责任,制定适当的政策、财政安排和问责机制。这必须涉及所有部门以及不同层级的政府。

35. 需要有明确和以证据为基础的国家与区域战略或政策来处理老龄化和健康问题。健康老龄化的有效管理还需要制定法规、以证据为基础的政策和计划,无论是作为独立的文件或者是卫生部门及其他部门的一体化文件,其中要明确重视老年人的公平待遇以及他们应有的尊严和人权。这些文件必须采用以权益为基础的做法,发展和有条理地包含老年人的观点。因此,这些计划必须与有效的协调和问责机制联系起来,以便确保予以实施。强大的民间社会可以强化这些计划,其中尤其包括老年人及其家人和照护者的协会,可以有助于为健康老龄化形成更有效和负责的政策、法律和服务。开展的行动还将受益于对各国支持健康老龄化的经验进行的评价和分享。

战略目标 1.2: 加强国家制定循证政策的能力

36. 虽然有巨大的知识空白,但我们有足够的证据可以马上采取行动,而且每个国家都可以采取行动,无论其当前情况或发展水平如何。为了确保有证据来指导行动,决策者需要注意到重要的研究结果并有能力将其纳入政策制定工作。这将需要更有效的机制,在如何产生知识与如何利用知识之间架设桥梁。这些机制包括:考虑政策环境,例如专门机构的作用、政治意愿、意见、利益;促进产生具有相关性和及时的证据和知识,并开展关于老龄化与健康的有关研究,以便在该政策环境中使用,其中包括适用于当地条件的具有成本效益的卫生系统干预措施;以决策者能够使用的方法对证据进行综合和包装,更好地宣传研究结果并使决策者能够获得这些结果;通过重视证据及其利用的文化氛围,使决策者能够利用这些信息。

37. 促进把知识转变成政策和实践的一个机制是汇集现有证据并评估证据与国家重点相关性的政策对话。必须使代表不同年龄组和利益的民间社会参与这些过程,以便根据社会的期望决定如何制定和实施政策。

战略目标 1.3: 抵制年龄歧视并转变对老龄化与健康的了解

38. 反对年龄歧视必须成为公共卫生应对人口老龄化的核心理念。反对年龄歧视虽然具有挑战性,但与普遍存在的其他形式的歧视(如性别歧视和种族歧视)的斗争经验表明,人们的态度和社会标准是可以改变的。在机构层面上,反对年龄歧视需要颁布法律保护人们不受到基于年龄的歧视,修订或废除直接或间接造成歧视的法律、习俗或惯例,以及在必要时确立其他有关行政措施。一个主要特征是要打破基于年龄的武断分类(例如把超过特定年龄者称为老年人)。这种做法忽视了任何特定年龄时能力的巨大差异,可以导致根据对该年龄所意味情况的成见采取简单化的应对措施。清除这些限制性的社会障碍,可以强化一种观点:虽然老龄化常常会造成损失,但也可以是充满个人发展、创造力和富有成效的阶段。

39. 反对年龄歧视还需要对老龄化与健康的新认识,而不能坚持将老年人视为负担的旧观念,或者存在不切实际的臆想,即认为现在的老年人不会遭遇其父辈或祖辈所经历的健康风险。对老龄化与健康的更准确描述将采用生命全程的观点,争取加大信任度并打破各代人之间的障碍,同时还要提供共同的归属感并尊重差异。核心战略包括直接挑战年龄歧视的宣传运动以及媒体和娱乐界协调一致地对老龄化采取平衡观点的努力。

40. 挑战年龄歧视的另一个重要步骤是要汇总关于老年人当前作用和需求的证据。需要新的经济模式,全面评估老年人作出的总贡献、护理的费用(不仅涉及公立部门的服务,而且包括常常提供护理的非正式照护者)以及促进健康老龄化的干预措施对老年人功能、他们的贡献和更广泛社会(例如护理需求)的好处。产生的证据将为随后的公共对话提供持续的参照。

战略目标2:发展关爱老人的环境

41. 环境是人们生活的背景。关爱老人的环境以两种方式有助于促进健康老龄化:在生命全程中支持发展和维持固有能力,以及促进更高程度的人体功能,使能力水平不同的人能够去做他们认为有价值的事情。

42. 创建关爱老人环境的行动可以针对不同的背景(例如家庭或社区)或者特定的环境因素(例如交通、住房、社会保护、街道和公园、社会设施、卫生保健和长期照护、社会态度和价值观),这些行动也可以受到各级政府(国家、地区或地方政府)的影响。当行动考虑到社会排斥和机会障碍等问题,为发展和维持人体功能作出的努力也可以用来克服不同老年人群之间的不公平现象。

43. 世卫组织全球关爱老人城市和社区网络提供了一个良好的例子,说明如何在地方层面上成功实施关爱老人的环境。该网络汇集了世界各地的城市,这些城市通过多部门行动,正在使自己的环境成为更适合老年人生活的地方。这些城市把老年人的需求和偏好作为形成关爱老人环境的起始点,而不是只注意一种服务或采取供应方的立场,从而确保具体做法与当地人民相关。

44. 在众多部门和层面上协调开展关爱老人的行动时,这种行动就可以加强与人体功能相关的一系列领域,包括以下方面的"能力":满足基本需求;行动自如;继续学习、发展和作出决定;创建和维持关系;以及做出贡献。当众多部门和利益攸关方具有共同的目标,即以培养这些特定能力的方式促进人体功能和发展,就可以有助于确保老年人在适合他们的地方安全地生活,不遭受贫穷,可以继续个人的发展并可以对社区做出贡献,同时保持自主能力和健康。这种做法在紧急情况中也同样具有相关性。

45. 但是,虽然诸如交通便利等人群层面上的干预措施可以提供资源供所有老年人使用,但如果没有专门为个人设计的辅助措施来促进自主能力和参与能力,有些人将不能充分受益。例如,一名老年妇女的行动能力可能取决于她出门和走动的意愿,是否有符合她需求的特定助行器(拐杖、轮椅等),以及人行道和建筑物的无障碍程度和安全性、灯光照明以及公共汽车驾驶员和其他乘客是否愿意协助她上下车。

46. 本战略目标概述了尽量扩大老年人参与程度的做法,重点为促进自主能力和参与能力。由于需要多部门的行动才能实现这些做法,第三种做法提出各部门如何才能有效合作以产生最大的影响。

战略目标2.1:促进老年人的自主权

47. 老年人反复提出,自主权是他们健康幸福的一个核心部分,对他们的尊严、人格的完整性、自由和独立具有巨大的影响。老年人有权作出选择并自主控制一系列问题,包括他们居住的地方，他们维持的关系，他们穿的衣服，他们如何安排自己的时间，以及他们是否开始接受一种治疗。尽管如此，许多老年人（尤其是妇女）尚不能在生命全程中享有这些机会。无论年龄、性别或固有能力水平，都应当提供这种基本权利和自由，包括在紧急情况和专门机构的护理中，而且这些权利和自由必须载入法律（在战略目标1中处理）。

48. 自主权受多种因素的影响，包括老年人的能力；他们居住的环境；个人资源（例如与子女及其他家庭成员、朋友和邻居以及更广泛的社交网络的关系）和他们能够利用的经济资源；以及他们能够获得的机会。自主权在很大程度上取决于是否能够满足老年人的基本需求以及是否能够获得一系列服务，例如交通和终身学习（在战略目标2.3中处理）。如果不采取适当行动，老年人的自主权在紧急情况中尤其会受到影响。

49. 无论老年人的能力水平如何，通过一系列机制，包括提前制定照护计划、支持作出决定以及提供适当的辅助装置，可以加强自主权。当适应个人及其环境（两者都会随时间发生变化），这些机制可以使老年人维持对自己生活的最高控制水平。直接影响老年人自主权的其他行动包括，提高认识并制定法规和机制以应对侵犯这些权利的情况，从而保护和确保老年人的人权。

50.《世界老龄化和健康报告》提出，对自主权的一个主要威胁是虐待老年人，目前在社区中生活的10名老年人中就有一人受到影响，而在养老机构中受影响的比例甚至更高。对自主权的另一个威胁是跌倒。生活在社区中的约30%的65岁以上老年人和50%的85岁以上老年人每年至少跌倒一次。因此，需要采取特定行动，保护老年人的权益不受到伤害、暴力和虐待的影响。

战略目标2.2：促进老年人的参与

51. 老年人在发展过程中的参与可以有助于建设团结、和平、公平和安全的社会。把他们排除在这些过程之外，不但影响到他们的福祉和贡献，而且可以严重影响其他几代人的福祉和生产能力。例如，老年人对家庭、社区和社会作出众多社会和经济贡献，比如帮助朋友和邻居、指导同辈人和年轻人、照顾家庭成员和更广泛的社会，而且他们还是消费者、劳动者和志愿者。因此，促进老年人的参与必须是社会经济发展的一个核心目标，确保他们能够参与并受益于这些过程是至关重要的。

52. 通过社区团体、老年人组织和自助团体等投资于老年人，可以促进老年人的参与。当这些组织得到适当的发展和资助，它们也能够在服务提供方面发挥重要作用，包括在紧急情况中，例如可以发现面临与外界隔离和孤独风险的老年人，提供信息、同辈人支持和长期照护，以及确保老年人有机会不断发展和维持他们需要的技能，以便在不断变化的世界中生活、受益并产生影响。

战略目标2.3：促进多部门的行动

53. 多数政策、系统或服务对老年人的健康老龄化能力产生直接影响。实施政策、系统和服务的方式也很可能对老年人及其家庭产生不同的影响。

54. 仅靠一个部门，不可能促进老年人的人体功能。例如，负责交通、城市规划、住房、信息、健康和社会福利的各个部门直接影响到行动能力。 起开展工作就可以产生重要的效益，因为一个领域内的行动可能会减少对其他领域内行动的需求。例如，改进住房或提供辅助技术可能会减少对长期照护的需求。

55. 战略目标1中概述的国家或区域健康老龄化战略和行动计划可以为相关利益攸关方提供行动框架。但是，如果这些框架要对老年人的人体功能产生积极影响，就必须在各部门内部和部门之间开展具体和协调一致的行动。此外,这方面的努力需要涵盖促进人体功能所必需的各种多部门规划和行动,包括发展和维持社会保护制度,提高适当住房的可及性,促进终身学习,提供有效的卫生保健和长期照护,以及促进老年人通过作为志愿者及其他社会角色在劳动队伍中作出的贡献。这些规划和行动的实施自然将根据环境、政府的不同层级以及实际情况(例如是否受到灾难的影响)而各不相同。

56. 收集和使用按年龄和社会经济条件分类的老年人人体功能信息是很重要的,以便记录不平等情况以及处理不公平现象,并评估现有政策、系统和服务在满足所有老年人需求和权益方面的有效性和缺陷。能够利用信息和良好做法对政府及其他主要利益攸关方也是很重要的,以便支持实施行动计划,倡导行动并为实施工作产生政治和技术支持。

战略目标3: 使卫生体系适应老年人口的需求

57. 随着年龄的增长,老龄群体会出现长期而复杂的健康需求。研究显示,卫生系统针对老年人的多方面的需求提供整合性的服务,其效果要优于提供简单应对具体疾病的服务。但是现有的许多系统却是为治疗急性症状设计的,继续以脱节和分散的方式管理卫生问题,并使得不同卫生保健提供者之间以及不同时点和不同情况下的服务也缺乏一致性。这不但使卫生保健及其他服务无法充分满足老年人的需要,而且对老年人和卫生系统导致本可避免的巨大费用。在存在服务的地方,常常有限制老年人利用这些服务的障碍,例如缺少交通、经济上负担不起以及提供卫生保健时的年龄歧视。

58. 卫生专业人员常常忽视对老年人很重要的问题,例如压疮、长期疼痛以及听力、视力、行走或者开展日常或社会活动方面的困难。在初级卫生保健中,临床重点一般仍然是发现和治疗疾病;由于这些问题不被认作疾病,卫生保健提供者可能不了解如何进行处理,并常常在识别和管理损伤和老年综合征方面缺乏指导或培训。这导致老年人脱离卫生服务,不遵从治疗或不前往初级卫生保健诊所就诊,因为他们认为没有办法治疗他们的问题。功能衰退的进一步早期标志,例如步行速度变慢或肌肉力量减退,常常得不到识别、治疗或监测,而这对推迟和逆转能力下降是至关重要的。如果要预防依赖照护并维持固有能力,就需要在初级卫生保健层面采用新的做法和临床干预模式。

59. 需要转变设计卫生系统的方法,确保以可负担得起的方式围绕老年人需求和权益提供一体化的服务。这些系统将需要应对老年人的各种需求,包括固有能力水平很高和稳定的老年人、能力正在衰退的老年人以及能力已减弱到需要他人照护和支持的老年人。

60. 这就需要实现一个共同的目标,即帮助老年人在生命各个阶段发展和维持尽可能最好的人体功能。这将需要范围广泛的各种服务之间的协调,其中包括健康促进和疾病预防;筛查、早期发现和急救护理;慢性病的持续管理;康复和姑息治疗。不同服务层级之间的协调以及各种卫生和社会服务之间的协调将是至关重要的。在老年人能力衰退的情况下,提供辅助技术也可能很重要。

61. 作为第一步,将需要围绕老年人的需求和偏好设计服务设施。要最好地做到这一点,就应当使老年人自己参与制定服务计划。将需要考虑到许多实际问题,包括老年人长时间排队或站立的困难,以及需要足够的厕所。此外,服务设施和人员需要给予老年人应有的尊重,这将包括以有效的方式沟通并考虑到常见的视力和听力损伤。

战略目标 3.1：围绕固有能力和人体功能确定卫生体系的方向

62. 建立可以在生命全程中促进人体功能最佳可能轨迹的系统，将需要使系统的根本驱动因素与这一共同目标达成一致。这将需要显著改变卫生和行政信息的收集、记录和联系，而目前这一切常常是以疾病或干预措施为基础的。关于人体功能轨迹的信息很容易从对能力的评估获取，这是以老年人为核心的综合护理的起始点，应当在老年人每次接触卫生系统时作为常规收集这些信息。需要有自动存储该信息的机制，以便定期确定人体功能的长期趋势。这有助于临床实践，在未来还可以构成绩效管理和供资机制的基础。例如，可以把促进最佳可能的人体功能轨迹，而不是提供特定干预措施，作为保健提供者薪酬和奖励的依据。

63. 在许多环境中，还将需要审核各项服务的其他根本性组成部分，确保老年人能够获得他们需要的护理。例如，将需要确认和提供必要的药品和辅助装置，以便优化老年人的固有能力和人体功能。虽然在资源缺乏地区，白内障手术中使用的人工晶状体可能似乎是一种奢侈，但手术使用局部麻醉，只需要几分钟就可以完成，而且能够决定老年人是否保持自主能力，还是需要依赖于他人的照护。

64. 利用技术创新（包括辅助技术以及信息通讯技术）可能尤其有用，而且在临床、家庭和社区环境中确实如此。技术创新或现有技术的融合可能还有助于使资源缺乏国家制定的服务模式超越其他环境中提供的模式。

65. 由于老年人的许多疾病是可预防的，而且这些疾病的许多决定因素是在生命中较早时候开始形成的，所以卫生系统将需要包括预防疾病和能力下降的有效战略。在年轻时以及当能力较高时，重点将是通过促进身体活动和良好营养，避免使用烟草以及促进有节制地饮酒来预防常见的非传染性疾病。这些因素在整个生命中都很重要，但如果能力开始下降，有助于老年人避免或推迟依赖护理的其他措施就开始显现。需要老年人健康促进和疾病预防的新模式，以便确保这些战略以证据为基础。由此产生的大部分行动将涉及老年人居住的环境。

战略目标 3.2：发展和确保以经济上可负担的方式获取以老年人为中心的高质综合临床护理

66. 以老年人为中心的综合护理的切入点是稳固的病例管理系统，其中对个人需求进行评估，并围绕维持人体功能的单一目标制定个体化的综合护理计划。设计这种计划时应当考虑到老年人的偏好和目标，如何最好地处理这些偏好和目标，以及如何跟踪进展。一项主要目标是要向老年人及其照护者提供同辈人支持、培训、信息和意见，从而促进自我管理。

67. 确保老年人能够在不承受经济负担的情况下获得服务的机制将是至关重要的。迫切需要可持续的供资模式，作为老年人所需综合性一体化服务的基础。这些模式应当考虑到需要尽量减少自费付款和卫生系统内各自为政的情况。

68. 一体化和注重于能力并不意味着应当忽视针对老年人主要疾病的服务和干预措施。这些疾病包括肌肉骨骼和感官损伤；心血管病以及高血压和糖尿病等高危因素；精神疾病、痴呆和认知能力下降；癌症、口腔卫生以及衰老、尿失禁、谵妄和跌倒等老年综合征。需要继续开展研究，改进这些疾病的现有治疗方法，还应该确立程序，确保把研究结果转变成实践。但是，这些疾病的管理将需要围绕老年人的人体功能进行协调。还将需要考虑到老年人常见的合并症、与多重用药相关的风险以及这些方面对人体功能的合并影响。

需要制定新的临床指南,说明如何优化固有能力的轨迹,或者更新关于特定疾病的现有指南,以便考虑这些疾病对能力的影响。在能力下降时促进恢复的服务也将是很重要的,而且同样重要的是确保一切有需求的老年人都能够获得姑息治疗。

69. 此外,老年人面临的健康挑战并不都是慢性的。轻微的急性病或现有疾病的加重可以使老年人的健康迅速恶化。因此,身体衰弱的老年人尤其需要及时获得急救护理和专门的老年病护理。而且,老年人一般需要精神卫生和性健康方面的服务,包括预防和治疗性传播感染,这也是确保、促进和保护所有人权利和自由的更广泛努力的一部分。

70. 为了使老年人能够在适合他们的地方生活,服务设施应当离他们居住的地方尽可能近,包括在他们家中提供服务和提供以社区为基础的护理。

战略目标3.3:确保得到适当培训、部署和管理的可持续卫生人力

71. 所有服务提供者都需要处理老年人需求的适当能力。其中包括老年学和老年病方面的技能以及提供综合护理所需的更一般性的能力,例如使用信息通讯技术分享信息的能力、抵制年龄歧视的能力以及提供自我管理支持的能力。在性质方面,老年人的临床护理需要多学科团队的参与,所以无论保健提供者是在医院或社区机构工作,在这种环境中开展工作的能力也将是必不可少的。

72. 确保具有经过适当培训的人力,首先将需要确定这种能力的性质、数量和特征。然后应当将其纳入所有卫生专业人员的学习课程中。现有服务提供者可能需要专业发展以便获得这种能力。

73. 确保老年病专科医生的供应量符合人口的需求并鼓励发展专门科室管理复杂的病例也将是很重要的。这可以确保对较复杂病例的适当治疗,并可以促进研究以发现更好的护理模式。

74. 还将需要考虑新的人力资源类别(例如协调人员和自我管理顾问)、新的职业道路以及扩大现有卫生工作者(无论是有偿或无偿的,在专门机构或者在社区工作的)作用的选择方案。在许多国家,将需要面对的一项挑战是卫生人力资源的老龄化。将需要探索有助于留住这些熟练工作者的就业模式。

战略目标4:建立可持续和公平的系统以提供长期照护

75. 在许多人的生活中,会经受能力遭受显著丧失的阶段。在老年时尤其是这样。作为健康权的一部分,丧失能力或者具有丧失能力高风险的老年人有权接受护理和支持,这种护理和支持应当维持最佳可能的人体功能水平并符合老年人的人权、基本自由和人的尊严。

76. 在世界范围内,需要护理和支持的老年人正在迅速增多。同时,能够提供这种护理的年轻人比例正在下降,而且在许多家庭中作为传统照护者的妇女已经在填补或想要填补其他社会和经济角色。因此,认为仅靠家庭就能满足显著丧失能力的老年人的需求是过时的想法,既不可持续,也不公平。

77. 因此,在二十一世纪,每个国家需要有长期照护的综合系统,可以在家中、在社区内或在专门机构内提供照护。这种系统有众多效益,不只是促使依赖照护的老年人能够继续做他们认为有价值的事情并有尊严地生活。其中包括使妇女能够自由地追求她们认为有价值的事情,减少不当使用急救卫生服务以及帮助家庭避免贫穷和灾难性的护理开支。因此,通过分担与依赖跨代照护相关的风险和费用,长期照护系统可以有助于促进社会团结。

78. 为了说明如何去这样做，本战略采用了《世界老龄化和健康报告》使用的长期照护定义——"其他人开展的活动，以便确保显著持续丧失固有功能的个人或者面临这种风险的人能够维持符合其基本权利、根本自由和人类尊严的人体功能水平"。

79. 该定义基于两项主要原则。首先，即使在显著丧失功能的情况下，老年人仍然可以活得很好。他们有权并应当有自由实现他们不断追求幸福、人生意义和尊严的理想。其次，与生命的其他阶段相同，该阶段期间的固有能力并不是一成不变的。相反，能力下降是一个连续过程的一部分，在有些情况下也可能可以预防或逆转。因此，要在该生命阶段充分满足某个人的需求，就需要努力优化这种能力的轨迹，从而使需要通过其他照护机制补偿的缺陷得以减少。

80. 每个国家需要发展考虑到本国经济和文化背景的系统，该系统还必须能够以促进代际公平性的方式利用提供卫生保健和社会照护的现有系统。没有任何单一的长期照护系统可以适用于所有环境，即使在具有类似资源制约的国家中也没有例外。长期照护系统应当基于老年人、家庭、社区、其他护理提供者以及公立部门和私立部门之间明确的伙伴关系。

81. 政府的一项关键作用是要领导这些伙伴关系并达成共识确定最适当的系统。此外，政府在所有环境中都需要发挥作用，确保系统的众多组成部分运行正常，包括可靠的管制框架、照护者的培训和支持、各部门间的协调和整合（包括与卫生系统的协调和整合）以及认证和监测等确保质量的机制。在许多国家，公立部门也将直接提供服务，尤其是向最有需求者（由于他们丧失了功能，或者由于他们的社会经济地位或弱势地位）。

战略目标4.1：建立和不断改进可持续和公平的长期照护系统

82. 要建立可持续的系统，就需要有管理结构来指导和监督发展工作以及分配取得进展的责任。这可以有助于确定主要的服务和角色，预期的效益和应当由谁提供效益，以及在实现效益方面存在的障碍。一个主要重点是，建立的系统应当有助于老年人在适合他们的地方生活并维持他们与社区和社交网络的联系，该系统还应当与人们的需求相一致，提供以人为本的综合护理（包括与卫生系统进行整合）。作为全民健康覆盖的一部分，要确保能够在不对老年人、照护者或家庭造成经济困难风险的情况下提供这种护理，就将需要筹集资源和作出承诺，把支持卫生和经济需求最大的人作为优先重点。

83. 若干行动可能有助于实现这些目标。必须明确认识到长期照护是一项重要公共卫生重点。与之相联系的是要承认显著丧失能力的老年人有权得到适当的护理和支持，并将这一点纳入国家立法，确保提供高质量的服务，其中尤其重视贫穷和弱势的老年人。还必须确定系统发展责任，发起或审查计划，规定政府及其他利益攸关方的作用，并确定履行这些角色的必要做法，例如管制、奖励和监测。最后，可持续和公平的筹资与支持机制将需要作为一切系统的基础，所以将需要确认和发展这些机制。

战略目标4.2：开展人力能力建设并支持照护者

84. 综合性长期照护系统将需要使所有为之做出贡献的人都有足够的技能并得到适当的支持。战略目标3.5之下概述的许多行动将涉及培训长期照护服务提供者。但是，由于长期照护领域在多数国家受到忽视，一项关键行动将是确保有偿照护者得到符合其贡献的地位和认可。此外，与卫生系统的情况不同，长期照顾系统的大多数照护者目前是家庭成员、志愿者、社区组织成员或者有偿但常常未经过培训的工作者。其中许多人自己就是老年人，而且多数是妇女。将需要作出特别努力，确保所有这些照护者获得他们为发挥作用所需的资源、信息和 / 或培训。这将确保老年人获得最佳可能的照护，并使照护者免于承受因为在如何应对挑战性情况方面缺乏信息和技能而产生的压力。可以减轻照护者负担的其他机制包括为照护者提供喘息机会和灵活的工作安排，或者允许请假。

85. 扩大现有工作队伍也将是很重要的。有充分技能并得到适当支持的工作队伍将有助于留住护理工作者。使男人和年轻人以及同辈人等非家庭成员更多地参与进来，是一个重大机遇。另一方面，应当利用通过老年人协会得到授权的老年志愿者。许多低收入和中等收入国家中存在良好的例子，不同国家和环境之间可以交流这些观念和良好做法。

战略目标 4.3: 确保以人为本的综合长期照护的质量

86. 长期照护服务需要围绕老年人的人体功能和福祉确定方向。卫生系统和照护者提供照护的方式必须支持最佳可得的固有能力轨迹并通过支持、照护和环境行动补偿能力的丧失，以便维持人体功能的水平，确保健康幸福并使老年人能够在适合他们的地方生活。要做到这一点，护理就必须综合众多专业和环境以及针对特定疾病和照护要求的服务（例如痴呆和姑息治疗）。使用创新的卫生保健辅助技术或者以创新的方式利用现有技术来进行协调、支持和监测，可以是特别重要的。

87. 要确保这种护理的质量和有效性，就需要有关的指南、规程和标准。还将需要机制来认可保健提供者（包括专门机构和专业人员），保护受照护者的权益，并监测和评价提供的长期照护对受照护者人体功能和福祉的影响。

88. 一个重要步骤是要确认在不同环境中对健康老龄化轨迹具有最大影响的长期照护模式。可以通过病例管理促进服务设施内部和服务设施之间的协调（包括长期照护与卫生保健服务之间的协调）。还将需要高质量的管理系统，以便确认关键性的卫生服务点，重点为优化人体功能和福祉。这将需要以保护受照护者权益和自主权的机制为基础。

战略目标 5: 提高健康老龄化的衡量、监测和研究水平

89. 健康老龄化要取得进展，就需要更多的研究和证据，涉及与年龄相关的问题、趋势和分布情况，以及可以采取什么行动在生命全程中促进健康老龄化。许多基本问题仍有待解答。其中包括:

老年人有何需求和偏好？这方面的差异有多大？人们重视并要求社会对之做出贡献的健康老龄化结果有哪些？

在当前，健康老龄化有何规律？延长预期寿命是否与健康年数增长相关联？

健康长寿有哪些决定因素，包括身体结构、生物学和社会方面的决定因素，以及与个人或卫生系统相关的决定因素？例如，哪些环境特征对健康老龄化的结果产生影响？最广泛范围的人们，尤其是掌握资源最少的人们，能够获得以及与他们有关系的生物学或细胞学进展有哪些？

老年人目前对卫生保健和长期照护有哪些需求？这些需求是否得到了适当的满足？我们如何知道一个人是否保持了自己的自主能力？

如何衡量健康老龄化方面的差异，尤其是与政策和行动相关的差异？

不公平现象正在增多，还是在减少？在各种环境中，哪些不平等现象属于不公平现象？

哪些干预措施能改善健康老龄化的轨迹？这些干预措施在什么背景和人群中能够发挥作用？

这些干预措施的可得性、有效性和覆盖率是否正在得到提高?

在不同环境中,如何恰当安排这些干预措施的时间和顺序?

如何改进临床研究方法,以便产生关于治疗对老年人或合并症患者有效性和成本效益的信息?

关爱老人的环境有哪些特征?哪些干预措施能够有效地创建更加关爱老人的环境?

老年人作出的经济及其他方面贡献有哪些?老年时期丧失人体功能对老年人个人、其家庭和社区造成的总费用是多少?投资于老年人卫生服务、社会照护及其他形式的社会保护能获得多少回报?

生命全程中促进健康老龄化的最佳和最可持续投资是什么?

90. 要解答这些及其他问题,就需要在涉及众多部门的一系列学科内开展研究,以能够充实政策选择的方式产生证据。这将需要对采取的政策和干预措施进行彻底评价。一个基本步骤是要了解老年人及其家庭的需求、权益和期望。另一个步骤是要更充分了解老年男人和妇女与社区、社交网络、卫生和社会部门以及更广泛环境的交互作用。这将需要定性和定量研究,以便记录社会经济及其他特征(包括性别和居住地点)如何造成差异,以及这些关系如何随时间发生变化。

91. 在历史上,为收集数据作出的许多努力把老年人或特定年龄(例如 60 岁或 65 岁)以上的汇总数据排除在外。国家的统计和监测做法将需要把直到最老年龄组的老年人包括在内,还要有足够的人数以便记录他们的经历和各种背景。必须按年龄、性别及其他特征,包括婚姻状况,对信息资源进行分解。这种做法必须纳入人口动态统计和一般人口调查的设计、数据收集和报告中,而且需要采取措施对各部门的数据进行联系和分析。目前,收集老年人和人体功能数据时,使用的工具仅限于识别患病者或严重丧失功能者。需要新的方法和工具,以便体现生命全程中健康老龄化的轨迹及其决定因素、结果和分布情况,而且将需要把这些信息纳入常规数据收集工作及其他定期的人口调查。

92. 为了衡量卫生和社会系统符合老年人需求的程度,开展的研究将不但需要考虑是否存在慢性和急性疾病,而且需要考虑是否存在合并症及其对老年人能力和人体功能的影响。这必须得到更充分信息的补充,说明包括健康促进、疾病预防、治疗、康复和姑息治疗在内的服务或更广泛的社会系统正在如何满足因这些疾病产生的需求。还将需要开展研究,考虑老年人所需的全范围服务在何种程度上做到了可获得、有效以及不对个人或其家庭造成经济负担。作为调查对象和审查结果的利益攸关者,老年人在确定重点和制定方法方面的参与和贡献,无论在政策、服务、设备或产品方面,都很可能会产生更相关和更具创造性的调查设计及干预措施。

93. 体现人口多样化以及老年男人和妇女独特背景的多国和多学科调查也很重要。这种调查可有助于确认能够在不同背景和各种人群中发挥作用的措施。还将需要全球和地方性机制,以便确保对知识和证据进行整合并迅速将其转变为政策和实践。这将包括以最相关的形式向决策者传递信息,这些形式包括健康促进和临床实践方面的"最佳做法"或"最合算的措施"、以人口为基础的卫生干预措施、关爱老人的家庭和社区以及将卫生纳入所有政策。但是,研究人员也将需要参与特定程序,使他们更充分了解限制政策发展的知识空白,并鼓励他们填补这些空白。

94. 随着证据的积累,将需要问责框架和机制来监测进展。这些框架和机制应当包含本战略体现的价值观,并涵盖各项全球目标、对人权的普遍定期审查、卫生系统的绩效评价以及对关爱老人的城市和社区的承诺,等等。

战略目标 5.1:商定衡量、分析、描述和监测健康老龄化的方式

95. 老龄化问题领域内目前使用的计量系统和方法受到限制,造成不能全面了解老年人面临的健康问题以及应对这些问题的干预措施的效用。需要对价值观和优先重点开展透明的讨论,由老年人及其他利益攸关方参与,以便提供信息说明如何在监测、监督和研究工作中构建和实施关于健康长寿的业务定义和计量系统。在通用术语以及最适当的计量系统、生物标志物或其他标志物、数据收集措施和报告方法方面,应当达成共识。作出的改进将依赖于一系列学科和领域,并应当符合明确的标准。

96. 除了其他方面的优先重点,这些新的做法将需要衡量和分析生命全程中的固有能力和人体功能轨迹,区分个人能力与更广泛环境的影响,在评估临床干预措施的影响时考虑到老年人的不同生理情况以及老年人中常见的同时患有多种疾病的情况,并了解老年人关于健康和幸福构成因素的独特看法。还需要新的分析方法,以便获得关于健康不良对老年人影响以及全人口范围的干预措施和临床干预措施效益的更可靠和更全面经济评估。

战略目标 5.2:加强研究能力和创新激励机制

97. 在所有国家,要促进健康老龄化也就需要促进创新、自愿的知识交流和技术转让,并吸引资源(人才、机构和资金)以便应对面临的重大挑战。在承认老年男人和妇女不同生理情况的设计方案和评价工作方面,发展创新(涉及的领域范围包括从辅助技术和药品,直到照护模式和预测将出现的情境)必须包括老年人,甚至年龄最大的人群。这就需要显著加强系统、机构和个人层面上的能力。这也将需要各组织、学科和国家之间更大程度的合作。

98. 需要开展多学科的研究,其中包括对性别问题敏感并以公平为方向的分析,并在每一阶段由老年人参与,以便产生可以充实新政策和评价现有政策的证据。需要伦理准则,指导各级政府和利益攸关方处理相互竞争的资源需求,并制定能够优化每个人的人体功能的更具包容性的做法。

99. 与老年人相关的许多创新将出现在老年学和老年病学之外的其他学科。但是,对老年人过时的成见常常限制了许多领域内研究人员考虑和发现干预措施机会的能力。甚至在卫生学科中,歧视老年人的态度也可以使研究进展受限。

100. 需要确定全球研究重点,促进更充分地了解二十一世纪中的人口老龄化和健康问题,处理健康老龄化的决定因素并评价改进这些因素的干预措施。研究人员以及创造知识的其他人员应当充分了解情况并有必要的能力。还将需要把资源转拨用于新出现的领域,或者用于处理关键性的缺陷,而且调查结果必须能够在全世界方便地获取。

战略目标 5.3:研究和总结关于健康老龄化的证据

101. 为了对人口老龄化采取有效和可持续的公共卫生应对措施,需要以下方面的更充分信息:老年人的需求和偏好;这些需求和偏好目前是否正在得到满足;对健康老龄化轨迹产生影响的是什么;能够改进轨迹的是什么;以及这些干预措施的成本效益。研究和评价工作应当确认可以采取什么措施,使每个人能够达到较高和稳定的能力水平,支持能力衰退的人,并支持显著丧失能力的人。

102. 作为起点,以人口为基础对老年人居家、在社区和在养老机构的情况进行的研究可以确认固有能力和人体功能的水平以及分布情况、这些情况如何随时间而变化以及在何种程度上满足了老年人对卫生服务和照护的需求与期望。收集这种信息的方式应当允许按不同环境和时间进行有效和可靠的对照。

103. 关于如何影响作为基础的政治、社会、生物和环境条件与决定因素，还需要更多的证据，因为这些方面对特定社会和各国的生命全程健康老龄化轨迹具有作用并产生不同影响。另一项优先重点是要确定如何管制、选择和整合医疗、卫生保健和社会服务，为居家、社区中或养老机构中的老人提供最佳支持。这将需要包括考虑如何管理、组织、利用和资助这些服务，由卫生专业人员和非正式的照护者提供服务，以及评估系统的绩效。还迫切需要开展研究，探讨如何改进影响健康老龄化的更广泛环境背景和多部门机制，并确认可以在家庭、社区、工作场所或其他地点开展的行动，以便改善这些影响。

104. 由于越来越清楚地认识到健康老龄化的许多决定因素出现在生命中早些时候，所以人们开始注意到如何利用生命全程方法来确认采取行动的关键时段。这种分析应当包括不公平现象和脆弱因素（或者优势和应对能力）是如何积累和确定的。更多地使用纵向定群研究，可以澄清因果关系并考虑哪些发展进程决定了健康状况最初和长久的差异。这些研究结合自然实验和评价，也能够明确可以缓解和克服脆弱因素或进一步支持期望结果的干预措施的顺序安排和有效性。

105. 最后，在老年人主要健康问题的病因和治疗方面，包括肌肉骨骼和感官损伤、心血管疾病和高血压与糖尿病等高危因素、精神疾患、痴呆和认知能力下降、癌症以及衰老等老年综合征，迫切需要更好的临床研究。这必须包括更充分考虑老年男人和妇女的特定生理差异以及他们同时患有多种疾病的高度可能性。这也可以推广到包括为改变与老龄化相关的内在生理和心理变化可能采取的干预措施。

资源

106. 众多行为者和人员将需要协同一致，合作努力，共同促进健康老龄化。其中包括各级正式政府、社区中的个人与作为病人和照护者的个人以及不同部门中范围广泛的网络、协会、企业和组织。2016—2017 年规划预算提出了秘书处开展工作实现关于老龄化和健康的全组织范围战略目标所需的财政资源；但是，调拨用于老龄化和健康领域的资源还不足以实现期望。在今后各双年度中，鉴于人口老龄化的速度以及日益增多的促进健康老龄化机会，将需要更多的资源。区域和国家层面上健康老龄化的进一步进展取决于为该领域提供和调拨的额外资源数量，以及本组织所有规划、部门和层级有效的联合行动。所有伙伴，包括政府间组织和非政府组织、学术机构和研究机构以及私立部门，将需要更加努力在各级筹集资源。

2016—2020 年的里程碑

107. 合作实施全球战略需要由整个政府和整个社会作出反应。此外，附录 1 中为 2016—2020 年确定的具体行动需要有会员国以及主要利益攸关方和发展伙伴可以致力于实现的时间安排和里程碑。这是各级政府、非政府组织、国家及其他利益攸关方合作的问责和承诺过程的一部分。因此，为该五年期确定的首要里程碑之一是到 2016 年 12 月底制定与行动计划各目标相关的一套可量化的核心进程指标。这些指标将被用来衡量随后的进展并推动问责。它们将主要侧重于会员国和秘书处采取的行动，还将为这项工作制定投资计划。这些指标合在一起，将有助于监测整体实施工作是否按计划开展，资源和合作举措是否到位，以及是否需要根据健康老龄化的愿景纠正方向。这些指标还将用于衡量为 2020—2030 年健康老龄化十年进行计划（包括为健康及其他引人关注的结果指标确立基线值）的准备工作进展情况。

2016 年
5 月：世界卫生大会通过最终确定的关于老龄化与健康的全球战略和行动计划
12 月：为战略中的每项战略目标确定可量化的进展指标
2017 年
2 月：协助《马德里老龄问题国际行动计划》的 15 年期审查
6 月：就评估健康老龄化的指标体系和方式方法达成共识——包括现有的以及新的指标和方法
2018 年
6 月：就战略的实施情况撰写中期报告，其内容包括对关键主题、监测信息、规范标准以及最佳干预措施等信息综合分析形成证据的进展情况。根据战略所取得的最新经验及教训，调整行动方向
2019 年
5 月至 9 月：就健康老龄化十年的提案，与各会员国、老年人代表实体、联合国系统各机构、其他关键合作伙伴和利益相关者等进行公开协商和讨论
2020 年
1 月：在世卫组织执行委员会会议上讨论健康老龄化十年的提案，把行动计划从 2020 年延长到 2030 年
10 月：最后的战略审查报告，包括健康老龄化十年的基准

附录

2016—2020 年行动计划

以下表格概述了会员国、世卫组织秘书处、联合国系统其他机构以及国家和国际伙伴可以为每项战略目标作出的贡献。在采取所确定行动的准备程度方面，每个国家将有所不同。需要采取什么措施以及采取措施的顺序在很大程度上将取决于国情和国家的优先重点。

战略目标 1：每个国家致力于健康老龄化行动

	会员国	秘书处（世卫组织以及联合国系统其他机构）	国家和国际伙伴
1.1 建立国家健康老龄化行动框架	确认政府健康老龄化归口单位 使老年人有条理地参与制定、实施、监测和评价关于老龄化与健康的所有法律、政策和计划 与一切相关利益攸关方合作，制定促进健康老龄化的国家和区域计划，确立清晰的责任划分以及所有相关部门间的协调、问责、监测和报告机制 调拨充足的资源以实施行动计划，同时确保公共资	支持与《世界老龄化和健康报告》以及全球战略和行动计划相关的政策对话 制定投资计划和预算，为该领域内的整体行动计划提供资源 加强健康老龄化问题部门间合作 开展关于现有框架的现状分析并在全球范围内分享 把生命全程中的健康老龄化问题纳入各级理事机构会议的议程以及其他社会、卫生和经济论坛	把健康老龄化问题纳入关于卫生、人权和发展的所有对话和政策 交换信息，协调行动并分享获得的经验教训，以便支持制定促进健康老龄化的政策和计划 支持老年人及其代表性组织参与修订和制定影响健康老龄化的法律、政策和计划

续表

	会员国	秘书处(世卫组织以及联合国系统其他机构)	国家和国际伙伴
1.1 建立国家健康老龄化行动框架	源得到有效管理,以便促进健康老龄化 修订专门针对老龄化问题的主流法律和政策以便促进健康老龄化,并修正遵规和执法机制	使老年人参与世卫组织自身结构中的国际、区域和国家级决策	
1.2 加强国家制定循证政策的能力	形成重视证据及其利用的决策气氛 创建正式的机构并提供机会、能力和活动,促进研究和证据的转化,以便充实决策 确认研究空白并鼓励这些领域内的研究 创建机制,促进研究人员与决策者之间的有效信息流通	提供技术支持,促进有利于制定健康老龄化循证政策的知识转化活动 在创新和良好做法方面,促进国家间的交流	确保以决策者能够获得和利用的方式通报证据 在政策和做法方面发现存在空白的领域内开展研究 促进研究人员、使用知识者、供资方、老年人、家庭和照护者以及专业团体之间的关系,支持健康老龄化方面的决策,包括创建区域论坛以及同行间的信息、良好做法和工具交流
1.3 抵制年龄歧视并转变对老龄化与健康的了解	支持收集和传播以证据为基础并按年龄和性别分列的信息,涉及老龄化与健康问题和老年人的贡献 通过立法抵制以年龄为基础的歧视,并建立相关的执法机制 修改或废止直接或间接歧视老年人并阻碍他们参与和获取可以满足其需求和权益的利益的现有法律、政策或规划,尤其是在卫生、就业和终身学习方面 根据对年龄歧视的态度、看法和影响的研究,开展宣传活动,增强公众关于健康老龄化的知识和了解	综合现有证据并在对年龄歧视的了解和行动方面提供指导,从而改进政策 制定更好的经济模式,用以评估老年人的贡献以及健康老龄化投资的成本和效益 确保世卫组织的政策、指导和信息不受年龄和性别歧视的影响	收集和传播以下方面的证据:老龄化、老年人的作用和贡献以及年龄歧视的社会和经济影响 确保媒体和娱乐界以平衡的观点反映老龄化问题,例如尽量减少哗众取宠地报道针对老年人的刑事案件,并把老年人作为行为榜样

战略目标 2: 发展关爱老人的环境

	会员国	秘书处(世卫组织以及联合国系统其他机构)	国家和国际伙伴
2.1 促进老年人的自主权	提高关于老年人权益的认识并创建机制处理侵犯其权益的情况,包括在长期照护和紧急情况中	促进对老年人权益的认识和了解 制定关于尽量扩大自主	提高老年人对自身人权的认识 支持提供辅助技术

703

	会员国	秘书处(世卫组织以及联合国系统其他机构)	国家和国际伙伴
2.1 促进老年人的自主权	提供提前制定照护计划(包括提供长期照护)的机制、适当的辅助技术和辅助决策,使老年人在明显失能的情况下也能够保持对自身生活最大限度的掌控 以大字印刷、"易读"和图片等格式提供信息,满足老年人的需求,使他们能够作出自由和知情的决定 实施以证据为基础预防跌倒以及预防和应对老年人受虐事件的规划	权的技术指导,其中涵盖一系列重要问题,例如粮食安全、预防和应对老年人受虐事件以及防止跌倒 提供数据库,其中包括关于老人受虐情况(包括针对老年妇女的暴力)的广泛程度、风险因素、后果和干预措施的现有证据 提供基本辅助装置的清单	提供技术和财力支持,以便实施加强老年人自主权的政策和规划 创建和支持平台,分享关于促进老年人自主权的有效措施的信息
2.2 促进老年人的参与	确保老年人正式参与关于涉及他们的政策、规划和服务的决策 支持发展老年人组织	促进认识和了解老年人的贡献以及与几代不同的人合作的价值 提供技术指导和支持,使老年人能够参与发展工作 使老年人参与世卫组织自身程序内以及与他们相关问题的决策	使老年人组织开展能力建设,以便有效参与政策的制定和计划 发展老年人组织的能力,以便提供信息、培训、同辈人支持和长期照护 支持和创建平台,分享老年人的不同意见
2.3 促进多部门的行动	针对特定部门调整宣传信息,说明它们如何才能对健康老龄化做出贡献 鼓励和支持各城镇采取行动提高关爱老人的程度 在各级和所有部门采取行动促进人体功能,其中包括: - 保护老年人免于贫穷,确保最通常受影响的老年妇女得到支持 - 扩大住房选择并协助对住房进行改造,使老年人能够在适合他们的地方生活,而且不造成经济负担 - 促进和确保建筑物、交通、信息和通信技术及其他辅助技术遵守无障碍标准 - 提供社区场所供老年人聚会,例如老年人中心和公园 - 提供社交机会以及关于休闲和社交活动的方便信息	扩大和发展世卫组织全球关爱老人城市和社区网络,把全世界的城市和社区联系起来 提供交互式平台,方便学习和交流关于创建促进健康老龄化的关爱老人环境的信息和经验 向国家提供技术支持,以便支持发展关爱老人的环境 记录、支持和传播现有关爱老人行动的评价结果,找到证据说明在不同环境中行之有效的措施 提出可以为决策者提供信息显示关爱老人环境方面进展情况的指标 提供技术指导和支持,在突发事件中处理老年人的需求和权益	促进关爱老人环境的概念 通过团结各方行为者、便利信息交流和分享良好做法,支持发展关爱老人的城市、社区和国家 向会员国提供技术和财政援助,以便确保公共服务设施促进人体功能 就一系列问题向会员国提供指导,例如确立和维持国家规定的社会保护底线;确保所有年龄组的人都能获得体面的工作;以及提供适当的住房 支持老年人及其组织获得关于主流规划的信息

	会员国	秘书处(世卫组织以及联合国系统其他机构)	国家和国际伙伴
2.3 促进多部门的行动	– 开展老年人健康知识规划 – 提供终身学习的机会 – 在工作环境中促进合作、年龄多样化和包容性 通过专题小组等方式,确保有效地协调实施和监测工作(与战略目标 1 中概述的整体协调机制相联系)		

战略目标 3: 使卫生体系适应老年人口的需求

	会员国	秘书处(世卫组织以及联合国系统其他机构)	国际和国际伙伴
3.1 围绕固有能力和人体功能确定卫生体系的方向	评估国家卫生体系对老龄化人口的应对措施并制定计划进行调整 以可持续的方式资助对规划、服务和体系的必要调整,以便促进健康老龄化 调整信息系统,收集、分析和报告关于固有能力和能力趋势的数据 确保获得必要的药品、疫苗和技术,以便优化老年人的固有能力和功能 确保各部门间的合作,最主要是在卫生与社会服务之间,以便处理老年人的需求,包括精神疾病、痴呆和认知能力下降以及衰老、尿失禁、谵妄和跌倒等老年综合征产生的需求	提供技术援助和指导,把卫生体系对老龄化人口的应对措施纳入国家健康老龄化政策和计划 提供技术意见并制定标准化做法,促进区域和国家评估卫生体系是否适应老年人需求 提供技术援助,促进卫生体系改革,包括在卫生人力、卫生信息系统、药品和技术方面 记录最佳做法并为资源水平较高、中等和较低的卫生保健机构中的综合性护理形成以证据为基础的服务提供模式,并分享已表明能有效支持固有能力的照护模式	倡导和支持老年人、其家庭和社区参与政策和计划方面的决定 支持老年人到卫生机构就诊 促进老年人的性健康和权益 提供有益老年人口的卫生体系改革方面的证据和研究
3.2 发展和确保以经济上可负担的方式获取以老年人为中心的高质综合临床护理	在老年人到卫生机构就诊时以及之后每隔一段时间,确保为他们提供综合性的评估 制定系统,促进老年人的自我管理 识别和实施以证据为基础的综合护理模式 确立关爱老人的基础设施、服务设计和程序 在尽可能接近老年人生活的地方发展服务设施	提供技术支持,发展综合服务,包括确保服务覆盖面和减少灾难性卫生开支的战略 制定以证据为基础的建议和临床指导方针,防止和管理老年人功能衰退和对照护的依赖性,并在国家级传播和试用这些指导方针 提出证据和指导,涉及临床上管理与老年人相关的特定疾患,包括肌肉骨骼	参与宣传活动并作为现有行动的伙伴,鼓励采用综合护理模式 提高关于老龄人口和老年人卫生需求的认识,并支持老年人、其家庭和社区的自我管理和参与

	会员国	秘书处（世卫组织以及联合国系统其他机构）	国际和国际伙伴
3.2 发展和确保以经济上可负担的方式获取以老年人为中心的高质综合临床护理	实施全民健康覆盖战略，通过扩大人口覆盖面和老年人常常需要的一揽子服务，在一切可能的地方减少自费付款 提供以社区为基础的干预措施，防止功能衰退和对照护的依赖性 采用和实施世卫组织关于老年人综合护理的指导方针 确保护理的连续过程，包括与性健康规划的联系，以及急救护理、康复和姑息护理的可得性	和感官损伤、多种疾病、心血管病以及高血压、糖尿病、精神卫生疾病、痴呆和癌症等高危因素 制定工具和指导，促进开展病例管理	
3.3 确保得到适当培训、部署和管理的可持续卫生人力	确保所有卫生专业人员的课程中包括关于老龄化与健康的能力 通过岗前培训和在职培训，确保现有卫生专业人员具备老龄化方面的能力（包括健康老龄化综合评估和复杂卫生保健需求的综合管理所需的能力） 确保培训机构有能力建立/扩大老年病学教育 确保国内人力的平衡分布并发展人力以满足服务需求促进新的人力骨干（例如护理协调员、病例管理人员和社区护理工作者） 提供机会，扩大现有人员在为老年人提供护理方面的作用	在满足老年人需求的必要能力方面，提供技术支持和指导 报告人口老龄化对卫生人力的影响以及对当前人力满足老年人口需求的充分程度的影响 向国家提供技术援助，以便制定以证据为基础的卫生人力战略 支持制定指导和培训规划，提高低收入和中等收入国家卫生专业人员的技能和知识	支持教育机构修订课程以便处理老龄化与健康问题 提供开展培训的技术支持和专门技能，尤其是在从事老龄化领域内工作的卫生保健专业人员短缺的国家中 熟悉并协助实施世卫组织关于老年人综合护理的规范和指导方针

战略目标4：建立可持续和公平的系统以提供长期照护（家庭、社区和专门机构）

	会员国	秘书处（世卫组织以及联合国系统其他机构）	国家和国际伙伴
4.1 建立和不断改进可持续和公平的长期照护系统	把获取长期照护作为一个公共卫生重点和一项人权 领导发展必要的基础设	提供指导，涉及针对不同资源环境的适当和可持续长期照护系统 向会员国提供技术支持，	提供证据，以便在各种资源环境中制定和实施为长期照护提供资源的适当系统和可持续机制

	会员国	秘书处（世卫组织以及联合国系统其他机构）	国家和国际伙伴
4.1 建立和不断改进可持续和公平的长期照护系统	施和支持，确保在全民健康覆盖之下实施长期照护 确定适当的照护系统，以便改善已经或有可能会丧失能力的老年人的功能和福祉 确认并建立为长期照护提供资源的可持续机制 召集相关利益攸关方，包括老年人和照护者，为可持续和公平的长期照护制定计划，包括提供照护、筹集资源、管控和监测，并确定各方的作用和责任（与战略目标 1 相联系） 促进主要利益攸关方之间的合作，包括依赖于照护的人及其照护者、非政府组织以及公立和私立部门，以便提供长期照护	确认为长期照护提供资源的可持续机制 提供技术支持，开展国家形势分析并制定、实施和监测关于长期照护的立法、服务、政策和计划	促进发展和实施综合、可持续、公平和针对能力的长期照护系统
4.2 开展人力能力建设并支持照护者	制定和实施战略，为无偿照护者提供信息、培训和喘息机会，并为参加或希望参加照护工作的人作出灵活的工作安排或请假安排 为专业照护者的培训制定国家标准 通过培训和任务转换，发展长期照护人力（也包括男人、年轻人和非家庭成员，例如老年志愿者和同辈人） 改善工作条件、报酬和职业机会，以便吸引和留住有偿照护者 为现有有偿照护者提供继续教育、监督及其他支持	在对长期照护的提供进行培训和任务转换方面提供指导 为无偿照护者提供关于提供长期照护的在线资源	促进发展和实施对长期照护人力的培训、继续教育和监督 确保照护工作者的报酬、福利和工作条件 为无偿照护者提供灵活的工作安排或请假安排 创建和支持平台，制定和评价具有成本效益的干预措施，以便支持长期照护人力 提供关于制定和评价具有成本效益的干预措施的研究和证据，以便支持长期照护人力

	会员国	秘书处(世卫组织以及联合国系统其他机构)	国家和国际伙伴
4.3 确保以人为本的综合长期照护的质量	确保制定和实施国家照护标准、准则、规程和认证机制,以便以人为本提供针对能力的综合长期照护 确保为以人为本针对能力的综合长期照护建立正式机制,例如通过病例管理、提前计划照护以及有偿和无偿照护者之间的合作 确保适当利用和以负担得起的方式获取创新的辅助卫生技术,改善需要长期照护者的功能和福祉 确保长期照护服务做到关爱老人,合乎伦理,并促进老年人及其照护者的权益 确保在功能和福祉方面监测长期照护,并根据结果不断改进长期照护	在以人为本提供针对能力的综合长期照护方面,向会员国提供技术支持制定关于特定做法的指导,以便在不同资源环境中确保长期照护的质量和适当性	遵守国家照护标准、准则、规程、认证和监测机制根据国家照护标准、准则和规程,以关爱老人、公平和促进老年人权益的方式提供高质长期照护服务 为照护提供者提供机制,分享和学习经验 制定和实施创新的长期照护服务,包括通过使用进行协调、照护、支持和监测的技术

战略目标5:提高健康老龄化的衡量、监测和研究水平

	会员国	秘书处(世卫组织以及联合国系统其他机构)	国家和国际伙伴
5.1 商定衡量、分析、描述和监测健康老龄化的方式	确保国家人口动态登记和统计数据在生命全程中按年龄和性别以及按重要的社会和经济特征进行分类 鼓励根据商定的全球计量系统进行监测、监督和报告 鼓励各部门(例如卫生、社会福利、劳动、教育、环境、交通等部门)间的数据分享和联系 对老年人,包括长期护理机构中的老年人,定期进行以人口为基础的监测	召集和联络联合国系统各专门机构及其他发展伙伴,促进关于计量系统和方法的共识 审查现有数据来源、方法和指标,并促进分享以全球、区域、国家和社区为基础监测和监督健康老龄化的数据和方法 制定规范、计量系统和新的分析方法来描述和监测健康老龄化,包括程度和分布情况,以及如何综合和报告关于固有能力、功能和寿命的信息	使老年人有能力参与和分享体验健康老龄化的最佳做法 提供定性和定量信息,追踪实现健康老龄化的进展情况,并倡导所有利益攸关方负责 与各伙伴合作,改进衡量、监测和报告系统,包括促进注重年龄和性别的分析 通过报告趋势和新出现的问题,支持制定政策

	会员国	秘书处(世卫组织以及联合国系统其他机构)	国家和国际伙伴
5.1 商定衡量、分析、描述和监测健康老龄化的方式	把健康老龄化计量系统的监测与国家各部门、部门间和多部门政策与规划的评价联系起来,并与其他国际行动(例如可持续发展目标)联系起来	产生资源,包括标准化的调查组件、数据和生物标志收集工具与分析规划 到 2020 年,编写关于健康老龄化的全球情况报告,反映各国内部和所有国家的计量系统、数据可得性和分布情况,以及关于可以采取何种行动支持健康老龄化的新证据	
5.2 加强研究能力和创新激励机制	把老年人纳入研究和创新的所有阶段,包括他们的需求和偏好 确保在以人口为基础并有足够能力分析数据的调查中以有意义的方式从统计学方面反映老年人的情况,并在临床试验中包括老年人 加强涉及健康老龄化的研究资金供应、能力和合作 创建激励机制并支持创新,通过多部门和部门间的行动,包括以家庭和社区为基础针对老年人口服务的技术和社会创新,满足包括老年人在内的不同年龄人群的需求 支持自愿和共同商定的技术转让,包括服务、创新、知识和最佳做法 指导研究和创新,确保公立和私立部门的开发人员和提供商(包括卫生和护理服务、设备以及药物)符合所有老年人的具体需要,包括资源有限的老年人	倡导加强研究资金供应、能力、方法和合作,促进健康老龄化并抵制年龄歧视,包括通过世卫组织老龄化与健康问题合作中心网络、世卫组织所有区域的试点国家以及民间社会组织 支持国际合作,促进技术创新,包括便利专门技能和技术的转让,例如辅助装置、信息通讯技术和科学数据,以及良好做法的交流 制定伦理框架,确认应对老年人需求和权益的卫生与社会服务,并确定国家一揽子福利计划和全民健康覆盖中应当包括的内容 促进制定和分享以下方面的新方法和做法: - 提供以人为本的综合卫生保健和长期照护服务 - 使临床研究与老年人更加相关 - 在普遍的计划内资助卫生服务和长期照护 - 在社区、城市和农村地区满足老年人的需求和期望,促进就地老龄化,涉及的问题包括卫生、土地使用、住房、交通和宽带	鼓励老年人参与研究并确认研究问题和创新需求,包括制定研究设计 支持培训和能力发展,包括学者、研究人员和培训人员的网络,其中包括低收入和中等收入国家 确保老年人参与临床试验和新技术的评价,其中考虑到老年男人和妇女的不同生理情况和需求 支持小型和大型的创新 鼓励老年人参与制定、设计和评价各种服务、技术或产品 促进创新,加快开发新的和改进的辅助技术以及支持老年人的干预措施 合作形成全球健康老龄化研究与创新议程,并倡导与支持提供资金和加强能力

续表

	会员国	秘书处(世卫组织以及联合国系统其他机构)	国家和国际伙伴
5.2 加强研究能力和创新激励机制	建设国家总结研究结果的能力,作为对知识转换和循证政策的投入(与战略目标 1 相联系)	– 确立虐待老年人情况的广泛程度和防范措施 – 为老年人的贡献和提供他们所需服务的必要投资进行定量 – 把众多学科与定性和定量数据结合起来,反映老年人的多种需求和期望 召集各伙伴并开展合作,制定和宣传关于健康老龄化的全球研究议程	
5.3 研究和总结关于健康老龄化的证据	开展定期的纵向人口调查,衡量老年人的健康状况和相关需求及需求得到满足的程度 反映老年人的需求和期望,确定、资助和实施国家关于健康老龄化的研究和创新重点 促进和支持研究,确认健康老龄化的决定因素,并评价可以促进功能的干预措施 促进并支持多部门和部门间与不同利益攸关方的合作,设计和评价促进功能的行动 为交流经验、良好做法和教训提供论坛 促进研究有益于关爱老人环境的创新,包括在工作场所 总结研究结果并传播关于健康老龄化的证据,其中涉及重要的政策问题和老年人的期望 反映全球证据,说明在各种环境和基本标准下行之有效的措施,鼓励测试进一步发展长期照护系统(以家庭、社区或	组织和参与国际论坛,提高对健康老龄化问题研究重点的认识 协调多国重点研究和评价工作,例如以世卫组织关于全球老龄化与成人健康的研究为基础或延伸其他现有工作 与利益攸关方合作,确认固有能力和功能的范围和可能的共同趋势,及其在不同人群和环境中更广泛的社会、经济和环境决定因素 倡导和促进研究,加强干预措施和国家卫生系统,包括卫生工作者、非正式的照护者和长期照护(以家庭、社区和机构为基础),争取满足老年人的需求 审查和分享已表明在支持固有能力方面有效的照护模式 发展和识别以证据为基础的部门间行动做法,尽量优化功能,尤其是在缺乏资源的环境中 记录卫生不平等现象和不公平现象及其在生命	合作开展和参与研究的设计和实施,包括评价不同环境中行之有效的措施 贡献从各协会和组织获得的学识,其中涉及包含老年人的特定高危因素、疾病或情况等问题(包括痴呆、虐待老人和自助方法) 制定和测试创新的方法,加强以机构、社区和家庭为基础的照护,以便实施最适当的干预措施并提高基本药物对老年人的可及性,包括止痛药,例如阿片类药物 支持研究和传播关于卫生服务、长期照护和环境干预措施对健康老龄化趋势所造成影响的证据 在社区和媒体中参与对话并使用有效的沟通技巧传达关于健康老龄化的信息

	会员国	秘书处(世卫组织以及联 合国系统其他机构)	国家和国际伙伴
5.3 研究和总结关于健 **康老龄化的证据**	机构为基础)的各种做法	全程中对健康老龄化的 影响,并报告如何才能 通过卫生和社会干预措 施以及多部门和部门间 行动减轻这些影响	

4.1.17　推动《妇女、儿童和青少年健康全球战略》的业务计划

推动《妇女、儿童和青少年健康全球战略》的业务计划
致力于实施
秘书处的报告(节选)

第六十九届世界卫生大会 2016 年 5 月 6 日

新挑战

11. 各国政府认识到需要对卫生以外的其他部门作出投资的重要性,以及为推进健康结果和目标处理社会和环境决定因素的必要性,对协调决策和促进制定各政府部门有共同目标、综合响应和更多问责的战略计划负有特别责任。将健康融入所有政策的思路就是为了满足多部门协调行动的需求,包括与处理营养不良、空气污染、水质差、环境卫生设施和个人卫生、暴力以及有害和歧视做法有关的行动。但是,鉴于各国面临的现实,打破现有的纵向卫生保健规划和培育有效的多部门合作并不容易。这一领域需要国家在实施全球战略时发挥具体的领导作用并加以关注。

实施全球战略

13. 有效的国家领导是那些在改善妇女、儿童和青少年健康方面进步最快的国家的共同主线。强有力的领导有多种体现,包括确定清晰的战略方向和目标并通过政府不同部门之间以及与社区、民间社会、年轻人、发展伙伴和私营部门开展有效合作。领导力还体现在议会(特别是女议员)的作用上,可以通过制定政策和法律、编制预算和增加问责,促进妇女、儿童和青少年的健康。实施方式将由各国需求和重点决定,可通过更新的国家计划并在需要时得到世卫组织和联合系统内其他组织以及参与每个妇女每个儿童运动的其他伙伴的支持。

15. 建议各国政府均开展以下重要活动,以便落实全球战略,同时为实现全民健康覆盖的总目标做出贡献。

(a)作为国家进程的一部分,利用全球战略提出的 17 个卫生和卫生相关具体目标更新2016—2030 年的国家政策、战略、计划和预算。适当考虑所有卫生相关具体目标,其中具体关注健康结果的不公平、干预措施覆盖率、服务质量、可获得性和可及性以及健康与福祉和长期人口结构和宏观经济趋势的多部门决定因素等。

(b)拟定可持续的循证卫生供资政策,该政策需要扩大并增加使用国内资源,逐步减少对外部资金的依赖,以便提供基本卫生服务、纠正不公平以及处理健康问题的关键社会和环境决定因素。

4.1.18　预防和控制非传染性疾病：对 2018 年联合国大会预防和控制非传染性疾病问题第三次高级别会议特定筹备任务的反应

预防和控制非传染性疾病：对 2018 年联合国大会预防和控制非传染性疾病问题第三次高级别会议特定筹备任务的反应
总干事的报告（节选）

第六十九届世界卫生大会 2016 年 5 月 20 日

1. 2018 年联合国大会将对预防和控制非传染性疾病进展作出全面审查，为筹备此项工作，本报告提供最新信息说明对世界卫生大会 WHA66.10 号决议、联合国大会 68/300 号决议和经济及社会理事会 2014/10 号决议（2013 年）分派给秘书处的特定任务的反应情况。

历史性决定

3. 2015 年当中作出了历史性决定，世界领导人在两次高级别国际会议上决定将非传染性疾病这个千年发展目标未曾涉及的重要卫生问题纳入新的全球可持续发展目标。

4. 在第三次联合国发展筹资问题国际会议（亚的斯亚贝巴，2015 年 7 月 13—16 日）通过的《亚的斯亚贝巴行动议程》中，国家元首和政府首脑注意到非传染性疾病对发达国家和发展中国家造成的巨大负担，并特别认识到烟草价格和税收措施作为预防和控制非传染性疾病综合战略的一部分，可以成为减少烟草消费和保健费用的有效和重要手段，对很多国家而言也是发展筹资的一个收入来源。

5. 联合国可持续发展问题首脑会议（纽约，2015 年 9 月 25—27 日）通过的《2030 年可持续发展议程》将非传染性疾病确认为可持续发展的一个重大挑战。在该议程中，国家元首和政府首脑承诺要制定具有雄心的国家对策来全面执行该议程，包括以下具体目标：

- 3.4：到 2030 年时，通过预防与治疗，将非传染性疾病导致的过早死亡减少三分之一，促进精神健康与福祉。

- 3.5：进一步预防和治疗滥用药物行为，包括滥用麻醉药品和酗酒行为。

- 3.8：实现全民健康覆盖，包括提供财务风险保护，每个人都可以获得优质基本保健服务，并获得安全、有效、优质和价廉的基本药物和疫苗。

- 3.a：酌情在所有国家加强执行《世界卫生组织烟草控制框架公约》的力度。

- 3.b：支持研发用于防治主要发生在发展中国家的传染性和非传染性疾病的疫苗和药品，根据《关于〈与贸易有关的知识产权协议〉与公共健康的多哈宣言》的规定，提供廉价基本药品和疫苗，《多哈宣言》申明发展中国家有权充分利用《与贸易有关的知识产权协议》中关于采用灵活办法保护公众健康，尤其是让所有人获得药品的条款。

特定全球任务

6. 为响应 WHA66.10 号决议（2013 年）、联合国大会 68/300 号决议和联合国经济及社会理事会 2014/10 号决议，秘书处正在履行一些特定任务，具体如下：

- 提交关于实施《2013—2020 年预防和控制非传染性疾病全球行动计划》以及实现非传染性疾病方面九项全球自愿目标的进展情况报告；

- 对全球行动计划附录 3 提出更新；

- 拟定办法，用于登记和公布非国家行为者为实现九项全球自愿目标所作的贡献；

- 为跟踪非传染性疾病方面的官方发展援助制定目的代码;
- 报告开展预防和控制非传染性疾病全球协调机制 2014—2015 年工作计划方面的进展;
- 报告联合国预防和控制非传染性疾病机构间工作队取得的进展;
- 介绍总干事将向联合国秘书长提交的报告轮廓,为 2018 年联合国大会的全面审查作准备。

2013—2020 年预防和控制非传染性疾病全球行动计划

7. 为响应 WHA66.10 号决议第 3(9)分段,总干事在此提交关于 2013 年 5 月至 2016 年 3 月期间实施《2013—2020 年预防和控制非传染性疾病全球行动计划》的进展报告(见附件 1)。

8. 为响应 WHA66.10 号决议第 3(10)分段,总干事在此还提交为 2016 年更新全球行动计划附录 3 建议的程序(见附件 2)。

世卫组织非传染性疾病全球监测机制

9. 为响应 WHA66.10 号决议第 3(9)分段中的第二项要求,总干事在此提交 2015 年实现预防和控制非传染性疾病方面九项全球自愿目标的进展报告(见附件 3)。

预防和控制非传染性疾病全球协调机制

12. 根据预防和控制非传染性疾病全球协调机制职权范围第 14 段,总干事在此提交关于开展全球协调机制 2014—2015 年工作计划中所载行动的进展报告,供执行委员会审议,之后转呈第六十九届世界卫生大会。该报告载于附件 5。

联合国预防和控制非传染性疾病机构间工作队

13. 联合国经济及社会理事会在 2015/8 号决议中注意到世卫组织总干事根据 2014/10 号决议第 3 段提交的关于联合国预防和控制非传染性疾病机构间工作队的报告,并请联合国秘书长在其 2016 年会议上进一步汇报进展情况。工作队在 2015 年 4 月至 2016 年 3 月期间取得的进展载于附件 6。

提交联合国大会的报告

14. 联合国大会在其 68/300 号决议第 38 段中请联合国秘书长与会员国、世界卫生组织和联合国系统相关基金、方案和专门机构协作,在 2017 年年底之前向大会提交一份供会员国审议的报告,说明在执行全面审查和评估预防和控制非传染性疾病进展的大会高级别会议成果文件和《预防和控制非传染性疾病问题大会高级别会议的政治宣言》方面所取得的进展,以筹备 2018 年对预防和控制非传染性疾病所取得的进展的全面审查。总干事将提交给联合国秘书长的报告轮廓载于附件 7。

世卫组织非传染性疾病进展监测工具 2015

15. 2011 年政治宣言和 2014 年成果文件中确立了制定国家非传染性疾病对策的路线图。2014 年成果文件中载有四项有时限的措施,各国部长已经承诺要在 2015 年和 2016 年中予以优先重视,以筹备 2018 年联合国大会预防和控制非传染性疾病问题第三次高级别会议。这四项措施是:

- 到 2015 年,根据国情并考虑到非传染性疾病方面的九项全球自愿目标,确定 2025 年国家目标和进程指标;
- 到 2015 年,考虑制定或加强国家多部门政策和计划,以便到 2025 年实现这些国家目标,同时考虑到《2013—2020 年预防和控制非传染性疾病全球行动计划》;

● 到 2016 年,酌情减少非传染性疾病的风险因素及根本的社会决定因素,为此实施干预措施和政策备选方案,创造促进健康的环境,同时借鉴《全球行动计划》附录 3 中提供的指导;

● 到 2016 年,酌情加强和调整卫生系统,以应对预防和控制非传染性疾病和根本的社会决定因素,为此采取以人为本的初级保健和普及覆盖整个生命周期的全民医保,同时借鉴《全球行动计划》附录 3 中提供的指导。

16. 在联合国可持续发展问题首脑会议(纽约,2015 年 11 月 25—27 日)的一次会外活动上,世卫组织启动了其非传染性疾病进展监测工具 2015。根据总干事按 EB136(13)号决定(2015 年)于 2015 年 5 月 1 日发布的一份技术说明,该监测工具跟踪 194 个会员国实施联合国大会关于预防和控制非传染性疾病的成果文件中要求在 2015 年和 2016 年实现的四项有时限承诺的进展程度。

会员国的重点行动

19. 为筹备 2018 年第三次高级别会议,鼓励会员国加速实施这些承诺。就长期而言,鼓励它们加强国家对策,促进实现可持续发展目标中关于到 2030 年时,通过预防与治疗,将非传染性疾病导致的过早死亡减少三分之一的全球目标(图 2)。

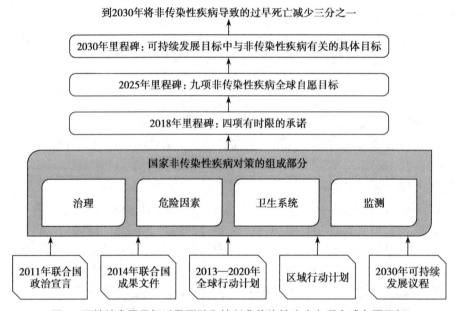

图 2 可持续发展目标以及预防和控制非传染性疾病九项全球自愿目标

附件(略)

附件 1:2013 年 5 月至 2016 年 3 月期间在实施《2013—2020 年预防和控制非传染性疾病全球行动计划》方面取得的进展

附件 2:2016 年更新《2013—2020 年预防和控制非传染性疾病全球行动计划》附录 3 的程序

附件 3:2015 年实现预防和控制非传染性疾病九项全球自愿目标的进展情况报告

附件 4:拟定办法用于登记和公布非国家行为者为实现预防和控制非传染性疾病九项自愿目标所作的贡献

附件 5：2014 年 5 月至 2016 年 3 月期间开展预防和控制非传染性疾病全球协调机制 2014—2015 年工作计划中所载各项行动的进展情况报告

附件 6：2015 年 4 月至 2016 年 3 月期间联合国预防和控制非传染性疾病机构间工作队取得的进展情况报告

4.1.19　公共卫生领域应对痴呆全球行动计划草案

公共卫生领域应对痴呆全球行动计划草案
总干事的报告（节选）

第七十届世界卫生大会 2017 年 4 月 3 日

1. 2016 年 6 月，执行委员会在 EB139（1）号决定中要求总干事在会员国的充分参与下并与其他相关利益攸关方合作，制定含有清晰目标和具体目标的公共卫生领域应对痴呆全球行动计划草案，并通过执行委员会第 140 届会议提交第七十届世界卫生大会审议。本报告附件中载有涵盖 2017—2025 年的行动计划草案。

2. 2017 年 1 月，执行委员会第 140 届会议注意到本报告，并通过了 EB140（7）号决定。

背景、框架和协同作用

5. 公共卫生领域应对痴呆全球行动计划草案在概念和战略方面与世界卫生大会通过或认可的其他全球行动计划和战略具有密切的联系并以其作为基础，其中包括：《世卫组织 2013—2020 年精神卫生综合行动计划》；《2013—2020 年预防和控制非传染性疾病全球行动计划》；《世卫组织 2014—2021 年全球残疾问题行动计划》；《2016—2020 年老龄化与健康全球战略和行动计划》；以及《卫生人力资源全球战略》。本行动计划草案还参考了区域的行动计划，包括《世卫组织 / 泛美卫生组织 2015—2019 年老年痴呆症战略和行动计划》。

6. 本行动计划草案建立在 2012 年世卫组织与国际阿尔茨海默病协会联合发表的关于痴呆作为一个公共卫生重点的报告以及抗痴呆全球行动首届部长级会议（日内瓦，2015 年 3 月 16 日和 17 日）结果的基础上。它也与世卫组织全球痴呆观察站的目标相一致，该观察站是目前正在建设中的监测和交流知识的平台，其目的除其他外，是为了加强与治疗和护理痴呆相关的卫生系统与政策。

7. 遵照各国家和政府首脑于 2015 年 9 月在联合国大会上作出的承诺，即 2030 年可持续发展议程不会丢下任何人，行动计划草案也对全球可持续发展目标以及联大关于确保让所有人平等和有尊严地充分发挥自己潜能的决心作出反响。《2030 可持续发展议程中的健康促进上海宣言》也提供了发挥协同作用的机会。此外，在《残疾人权利公约》中，缔约国承诺制定、实施和监测促进和保护残疾人权利的政策、战略、立法及其他措施。根据《残疾人权利公约》，本计划草案包括适用于痴呆患者的行动。

行动计划草案的总体结构

8. 在范围上，行动计划草案是全球性的，是通过与世卫组织会员国、联合国系统各组织，包括非政府组织、私立部门实体、慈善基金会和学术机构在内的非国家行为者以及痴呆患者、其护理者和家人协商制定的。根据 2030 年可持续发展议程，采用了综合性和多部门的方法，包括卫生部门和社会部门协调的服务，重点为促进痴呆患者的福祉以及整体健康、预防、治疗、康复和护理。

9. 计划草案为会员国、秘书处以及国际、区域和国家级伙伴规定了明确的行动,并提出了可以用于评价实施、进展和影响总体程度的主要指标和全球目标。

10. 全球行动计划草案旨在提供指导,根据全民健康覆盖的原则和现有国家精神卫生、老龄化、非传染性疾病和残疾行动计划,制定和实施痴呆方面的政策。行动计划草案旨在针对所有资源环境,处理卫生、社会及其他部门的应对行动以及促进和预防战略。

卫生大会的行动

11. 请卫生大会通过执行委员会在决定 EB140(7)中建议的决定草案。

附件

2017—2025 年公共卫生领域应对痴呆全球行动计划草案(节选)

全球形势概览

1. 痴呆是若干疾病的统称,多数为渐进性的疾病,影响记忆力、其他认知能力和行为,并严重干扰一个人维持日常生活活动的能力。阿尔茨海默病是痴呆最常见的形式,可能占病例数的 60%~70%。其他主要形式包括血管性痴呆、路易体痴呆和一组导致额颞叶痴呆的疾病。不同形式的痴呆之间界限并不分明,混合形式的痴呆常同时存在。

2. 在 2015 年,全世界有 4 700 万痴呆患者(约占世界老年人口的 5%)。预计患者人数将在 2030 年增加到 7 500 万人,到 2050 年增加到 1.32 亿人。据最近的审查估计,全球每年有近 990 万新增病例,相当于每 3 秒钟就有一例新增病例。近 60% 的痴呆患者目前生活在低收入和中等收入国家,而且多数新增病例(71%)预计将出现在这些国家。

3. 至关重要的是,虽然年龄是形成痴呆的最重要已知风险因素,但痴呆并不是老龄化不可避免的后果。此外,痴呆并不单纯影响老年人,因为有多达 9% 的病例在年轻时患上痴呆(即在 65 岁之前出现症状)。有些研究表明,认知障碍的形成与其他非传染性疾病共同具备的生活方式相关风险因素之间存在关联。这些风险因素包括缺乏身体活动、肥胖症、饮食不平衡、使用烟草、有害使用酒精、糖尿病以及中年期高血压等。痴呆较为特有的其他可能可以改变的风险因素包括中年期抑郁症、受教育程度较低、与社会隔离以及缺乏认知活动。此外,存在不可改变的基因风险因素,会使一个人罹患痴呆的风险加大。还有证据显示,罹患痴呆的妇女在总体上比男人要多。

4. 痴呆是世界各地老年人残疾和依赖他人的一个主要原因,不但对个人,而且对其护理者、家庭、社区和社会都造成显著影响。痴呆占非传染性疾病导致的残疾调整生命年的 11.9%。鉴于全球预期寿命的提高,预计该数字还将进一步上升。

5. 痴呆导致政府、社区、家庭和个人承担的费用增加,并造成经济生产力的损失。

在 2015 年,痴呆的费用估计达 8 180 亿美元,相当于全球各国国内生产总值的 1.1%,范围从低收入和中等收入国家的 0.2% 到高收入国家的 1.4%。到 2030 年,全世界痴呆患者的护理费用估计将达 2 万亿美元,这可能会破坏全球社会和经济发展并使卫生和社会服务设施,尤其包括长期护理系统,不堪重负。

痴呆患者及其家庭面临卫生保健和社会护理以及减少或失去收入造成的巨大经济影响。在高收入国家,与痴呆有关的费用由非正规护理费(45%)和社会护理费(40%)分摊。

对比之下,在低收入和中等收入国家,社会护理费(15%)与非正规护理费相比微不足道。在低收入和中等收入国家,痴呆病例数预计将过多地增长,这将进一步加剧国家以及人群之间的不平等。

6. 目前,痴呆的预防、治疗和护理需求与这些服务的实际提供之间存在巨大差距。世界各地对痴呆都诊断不足,而且如果做出诊断,通常已是病程较晚阶段。痴呆患者的长期护理途径(从诊断到生命终结),如果不是完全没有,也常常是零散的。对痴呆常常缺乏认识和了解,从而造成歧视以及诊断和护理方面的障碍。痴呆患者在社区和护理院常常被剥夺人权。此外,痴呆患者并不总能参与决策程序,他们的意愿和护理选择也常常被忽视。

7. 据世卫组织和世界银行估计,到2030年全球将需要4000万新的卫生保健和社会护理岗位并需要增加约1800万卫生工作者,主要是在资源匮乏的环境中,以便实现范围广泛的必要卫生服务的高度和有效覆盖。在应对痴呆问题方面,扩大具有适当技能组合的卫生保健和社会护理工作队伍以及可得的干预措施和服务,对预防、诊断、治疗和护理痴呆患者将是至关重要的。

愿景、目标和交叉原则

愿景

8. 行动计划草案的愿景是建设一个可以预防痴呆的世界,痴呆患者及其护理者都能过上好日子并得到必要的关爱和支持以便有尊严、受尊重、自主和平等地发挥其潜能。

目标

9. 公共卫生领域应对痴呆全球行动计划草案的目标是要改善痴呆患者、其护理者和家人的生活,同时减轻痴呆对他们以及社区和国家的影响。

交叉原则

10. 行动计划草案以下述七项交叉原则为基础。

(a)痴呆患者的人权。根据《残疾人权利公约》及其他国际和区域人权文书,各项政策、计划、立法、规划、干预措施和行动应当对痴呆患者的需求、期望和人权保持敏感。

(b)增强痴呆患者及其护理者的权能和参与。应当增强痴呆患者、其护理者和代表他们的组织的权能并使他们参与痴呆的宣传、政策、计划制定、立法、服务提供、监测和研究。

(c)为痴呆减少风险和进行护理方面基于证据的做法。基于科学证据和/或最佳做法,必须制定为痴呆减少风险和进行护理方面的战略和做法,这些战略和做法应当以人为本,经济有效,可持续和可负担,并考虑到公共卫生原则和文化因素。

(d)公共卫生领域应对痴呆方面的多部门合作。要全面和协调地应对痴呆,就需要所有利益攸关方之间的合作以便加强预防,减少风险,并改进诊断、治疗和护理。要实现这种合作,就要求在政府层面上由卫生(包括使现有非传染性疾病、精神卫生和老龄化工作统一方向)、社会服务、教育、就业、司法和住房等方面的所有相关公立部门以及民间社会和私立部门相关实体的伙伴关系一起参与工作。

(e)针对痴呆的全民健康和社会护理覆盖。设计和实施达到全民健康覆盖的卫生规划,必须包括经济风险保护,并确保所有痴呆患者及其护理者都必须能够公平地获得范围广泛的宣传、预防、诊断和护理服务,包括姑息疗法、康复和社会支持。

(f)公平性。公共卫生领域应对痴呆的所有工作都必须支持性别平等,对性别问题敏感,并考虑到每个国家特有的所有脆弱状况,同时与2030年可持续发展议程保持一致,其中认识到必须加强脆弱人群的权能,其中包括残疾人、老年人和移民。

（g）适当注意痴呆的预防、治疗和护理。实现该重点的步骤包括利用现有知识和经验来改进预防,减少风险,加强对痴呆患者及其护理者的关爱和支持,并产生新的知识,争取发现改变疾病的治疗或治愈方法、减少风险的有效干预措施和创新的护理模式。

为会员国、秘书处以及国际、区域和国家伙伴建议的行动和目标

11. 有效实施公共卫生领域应对痴呆全球行动计划草案,将需要会员国、秘书处以及国际、区域、国家和亚国家伙伴采取行动。根据国情,这些伙伴包括,但不局限于:

● 开发机构,包括国际多边机构（例如经合组织、联合国各开发机构和世界银行）、区域机构（例如区域开发银行）、亚区域政府间机构和双边发展援助机构;

● 学术和研究机构,包括世卫组织精神卫生、老龄化、残疾、人权和健康问题社会决定因素合作中心网络及其他相关网络;

● 民间社会,包括痴呆患者、其护理者、家人、代表他们的协会以及其他相关组织;

● 私立部门、健康保险公司和媒体。

12. 这四类团体的作用常常重叠并可包括管理、卫生保健和社会护理服务、痴呆的宣传与预防以及信息、证据和研究方面跨领域的众多行动。以国家为基础评估不同伙伴的需求和能力,对明确利益攸关方团体的作用和行动将是至关重要的。

13. 全球行动计划草案规定了全球应当实现的目标。每个会员国考虑到本国国情,在全球目标的指导下规定本国的目标。每个会员国也将决定如何把这些全球目标调整用于国家的计划、程序（包括数据收集系统）、政策和战略。

14. 行动计划草案认识到每个会员国在这些行动领域开展实施工作时面临特定的挑战,因此建议了一系列行动,每个会员国将需要根据国情调整使用。

行动领域

15. 计划草案由七个行动领域组成,这些领域构成作为基础的结构框架:

（1）把痴呆作为一项公共卫生优先重点

（2）对痴呆的认识和关心程度

（3）减少痴呆风险

（4）痴呆的诊断、治疗、护理和支持

（5）对痴呆护理人员的支持

（6）痴呆方面的信息系统

（7）痴呆研究与创新

行动领域1: 把痴呆作为一项公共卫生优先重点

16. 鉴于直接或间接受痴呆影响的人口范围以及该病的复杂性,需要就痴呆提出整个政府和众多利益攸关方广泛参与的公共卫生方针。该方针将促使卫生保健和社会护理系统（公立和私立部门）及其他政府部门作出全面反应,调动痴呆患者、其护理者及其他相关利益攸关方和合作伙伴的参与。

18. 全球目标1: 到2025年,75%的国家将已制定或更新国家痴呆政策、战略、计划或框架,可以是独立的,或者纳入其他政策/计划。

为会员国建议的行动

19. 制定、加强和实施国家和/或亚国家痴呆应对战略、政策、计划或框架,无论是作为

独立的文书或者纳入为非传染性疾病、精神卫生、老龄化和残疾计划的其他行动（或同等情况）。应当与痴呆患者及其他相关利益攸关方协商，在这些工作中考虑到痴呆患者的公平待遇、尊严和人权，并支持护理人员的需求。

20. 根据《残疾人权利公约》及其他国际和区域人权文书的目标，促进对痴呆患者人权的保护、他们的意愿和选择以及相关立法的实施情况进行监测的机制。这些机制包括法律能力、自我决定、辅助决策、授权委托以及在卫生机构和社区中保护避免遭受剥削和虐待等方面概念的保障措施。

21. 在卫生部（或对等机构）内设立一个负责痴呆问题的归口联络点、单位或功能性部门或者负责非传染性疾病、精神卫生或老龄化问题的实体内的一个协调机制，以便确保可持续的资金供应，在制定痴呆战略计划、开展实施、多部门合作机制、服务评价、监测和报告方面有明确的责任分工。

22. 调拨与确认的服务需求相对称的可持续财力资源以及实施国家痴呆计划和行动所需的人力及其他资源，并建立机制追踪痴呆在卫生部门、社会部门以及教育和就业等其他相关部门中的开支情况。

为秘书处建议的行动

23. 向会员国提供技术支持、工具和指导，并加强以下方面的国家能力：

● 在制定、加强和实施以证据为基础的国家和/或亚国家痴呆应对战略或计划以及相关的多部门资源计划、预算和开支跟踪方面，卫生部及其他相关部门的领导作用；

● 支持国家和国际伙伴并建立或加强国家参考中心、世卫组织合作中心和分享知识的网络，评价和实施符合会员国需求和能力的以证据为基础的方案，并评估痴呆公共政策对健康的影响；

● 在痴呆规划与涉及非传染性疾病、老龄化、精神卫生和卫生系统的规划之间以及与服务的提供和程序之间进行协调，确保最大程度的协同作用以及现有资源和新资源的最佳使用。

24. 汇总和分享涉及痴呆的现有政策文件的知识和最佳做法，包括根据《残疾人权利公约》及其他国际和区域人权文书监测人权保护和法规实施情况的行为守则和机制。

25. 在国际、区域和国家层面上促进和支持与国家的合作和伙伴关系，开展多部门行动应对痴呆，并与全民健康覆盖的原则达成一致。合作和伙伴关系应当包括所有相关部门：卫生、司法和社会服务部门、民间社会、痴呆患者、护理人员和家庭成员以及联合国系统各组织、联合国机构间团体和政府间组织。

为国际、区域和国家伙伴建议的行动

26. 创建和加强痴呆患者、其家人和护理人员的协会与组织，并促使它们与现有的残疾人（或其他）组织合作，作为痴呆预防和治疗工作中的伙伴。

27. 在改革与痴呆相关的卫生和社会法律、政策、战略、计划和规划方面，动员和积极参与代表痴呆患者、其护理者、卫生工作者和政府当局的各协会之间的对话，并明确重视痴呆患者及其护理者的人权以及他们的权能、参与和融入。

28. 支持制定和运用国家痴呆政策、立法、战略和计划，并支持确立痴呆患者及其护理者的正式作用和权威，以便影响痴呆相关政策、法律和服务的设计、计划和实施过程。

行动领域2：对痴呆的认识和关心程度

29. 有一种常见的错误见解，认为痴呆是老龄化自然和不可避免的部分，而不是一种疾病过程,从而造成阻碍诊断和护理的障碍。缺乏认识还会引起对罹患痴呆的恐惧,并导致污名和歧视。此外,痴呆患者在社区和护理院常常被剥夺人权。

30. 痴呆宣传规划应当促进对痴呆以及作为临床疾病的各种亚类有准确的认识,减少与痴呆相关的污名和歧视,教育人们了解痴呆患者的人权和《残疾人权利公约》,增强一般民众识别痴呆早期症状和体征的能力,并加强公众对痴呆相关风险因素的了解,从而促进所有人健康的生活方式以及减少风险的行为。

31. 关心痴呆问题的社会具备包容和方便生活的社区环境,为所有人提供健康、参与和安全的最佳机会,以便确保痴呆患者、其护理者和家人的生活质量与尊严。关心痴呆行动的共同主要方面包括保障痴呆患者的人权,应对与痴呆相关的污名,促进痴呆患者更大程度地参与社会,以及支持痴呆患者的家人和护理者。与关心痴呆的概念有密切关联的是,社会也要关爱老年人。关爱老年人和痴呆患者的行动都应当考虑到,相当多的老年人独居,而且有时非常孤独。

32. 针对文化背景和社区特定需求的痴呆宣传运动和关心痴呆的规划,可以促进强化卫生和社会方面的结果,反映痴呆患者的意愿和选择,并为痴呆患者、其护理者和更广泛的社区提高生活质量。

34. 全球目标 2.1:到 2025 年,100% 的国家将至少有一项正常运转的痴呆问题公众认识宣传运动,以便形成包容痴呆的社会。

35. 全球目标 2.2:到 2025 年,50% 的国家将至少有一项关心痴呆的行动,以便形成包容痴呆的社会。

为会员国建议的行动

36. 与痴呆患者、其护理者和代表他们的组织、媒体及其他相关利益攸关方合作,组织国家和地方上针对特定社区和文化的公共卫生宣传运动和提高认识的运动。这种合作行动将提高一般公众对痴呆的准确了解,减少污名,破除迷信,促进尽早诊断,并强调需要采取性别和文化方面适当的应对措施,承认痴呆患者的人权并尊重他们的自主性。

37. 支持改变社会和建筑环境的所有方面,包括提供设施、物品和服务,以便使环境对老年人和痴呆患者更加包容和方便,并以符合痴呆患者及其护理者的需求以及促进参与、安全性和包容性的方式促进尊重和接受。

38. 制定适合相关环境的规划,使社区以及公立和私立部门了解痴呆患者及其护理者的经历,从而鼓励关心痴呆的态度。把不同的社区群体和利益攸关方群体作为目标,包括但不局限于:学校的学生和老师、警察、救护人员、消防员、交通服务、财政服务及其他公共服务提供者、教育和宗教组织以及志愿者。

为秘书处建议的行动

39. 向会员国提供技术支持并加强以下方面的全球、区域和国家能力:

● 把痴呆患者、其护理者以及代表他们的组织包括在世卫组织自身程序内以及与他们有关问题的决策中,并让他们参与决策;

● 在提高认识和减少对痴呆患者污名和歧视方面,选择、形成、实施和传播最佳做法。

40. 在世卫组织关爱老人城市和社区的全球网络及其专门网站的基础上,通过记录和评价关心痴呆的现有行动,整合关心痴呆的行动并创建联系,以便发现证据说明在不同背景下有哪些措施能发挥作用,并传播这种信息。

41. 促进认识和了解痴呆、痴呆患者的人权以及家人和 / 或其他护理者的作用,并维持和加强与代表痴呆患者及其护理者的组织的伙伴关系。

42. 为会员国制定指导,说明如何实施、监测和评价关心痴呆的行动。

为国际、区域和国家伙伴建议的行动

43. 鼓励所有利益攸关方参与以下方面:

● 提高对痴呆社会和经济方面影响程度的认识;

● 在制定和加强服务支持痴呆患者自主性的各方面工作中包括痴呆患者、其护理者和家庭;

● 保护和促进痴呆患者的人权,并支持其护理者和家庭;

● 纠正脆弱人群中的不公平现象。

44. 确保更广泛社区的活动中包括痴呆患者,并通过强化他们的自主性来促进文化、社会和民事参与。

45. 共同制定和实施一切有关规划,提高关于痴呆的认识并使社区更加关心和包容痴呆问题。

行动领域 3: 减少痴呆风险

46. 越来越多的证据表明,痴呆与非传染性疾病和生活方式相关风险因素之间存在相互关系。这些风险因素包括缺乏身体活动、肥胖症、饮食不平衡、使用烟草、有害使用酒精、糖尿病以及中年期高血压。此外,其他可能可以改变的风险因素是痴呆更为特有的,包括与社会隔离、受教育程度较低、缺少认知活动以及中年期抑郁症。从儿童期开始并延伸到整个生命,降低个体和人群与这些可能可以改变的风险因素接触的程度,可以加强个体和人群的能力,以便做出更健康的选择并采用有利于健康的生活方式。

47. 日益增长的共识是,以下措施具有保护作用并可以减少认知能力下降和出现痴呆的风险:增加身体活动,预防和减少肥胖症,促进平衡和健康的饮食,戒除使用烟草和有害使用酒精,社会参与,促进激发认知能力的活动和学习,以及预防和管理糖尿病、高血压和抑郁症,尤其是在中年期。

49. 全球目标 3: 在减少风险方面已实现《2013—2020 年预防和控制非传染性疾病全球行动计划》和今后任何修订案中规定的相关全球目标,并作了报告。

为会员国建议的行动

50. 促进身体活动、健康和平衡的饮食,在相关部门中把痴呆与减少非传染性疾病风险和健康促进的其他规划、政策和宣传运动结合起来。具体行动包括根据平衡预防与护理的原则,管理肥胖症患者的体重,戒除使用烟草和有害使用酒精,接受正式教育以及开展有益心理健康的活动和终身的社会参与。

51. 尤其在初级卫生保健系统内,为卫生专业人员制定、提供和促进以证据为基础并对年龄、性别、残疾和文化敏感的干预措施及培训,以便在开展减少风险的咨询活动时改进这些人员的知识和做法,并积极管理痴呆可变风险因素。随着出现新的科学证据,要作为常规更新这些干预措施。

为秘书处建议的行动

52. 与 2013—2020 年预防和控制非传染性疾病全球行动计划规定的行动相联系,在以下方面提供技术支持并加强全球、区域和国家能力:

- 提高对痴呆与其他非传染性疾病之间联系的认识；
- 把减少和控制痴呆可变风险因素纳入国家卫生计划制定程序和发展议程；
- 支持形成和实施用于减少痴呆风险的多部门循证干预措施。

53. 加强证据基础并分享和传播证据，以便通过提供关于痴呆风险因素普遍性和减少风险因素后果的现有证据数据库，支持减少可能可以改变的痴呆风险因素的政策干预措施。

为国际、区域和国家伙伴建议的行动

54. 鼓励所有利益攸关方参与以下活动：

- 在国家、区域和国际层面上促进对年龄具有包容性、注重性别平等和以公平性为基础的人口健康战略并使其主流化，支持包括痴呆患者及其护理者和家人在内的所有人采用有益身心健康和积极参与社交的生活方式；
- 采取已表明能够尤其在中年期减少痴呆风险的特定行动；
- 通过诸如交流关于以证据为基础的最佳做法的信息和传播研究结果等方法，支持国家预防和控制非传染性疾病的整体工作，尤其是涉及痴呆的工作。

行动领域 4：痴呆的诊断、治疗、护理和支持

55. 在后期，痴呆涉及复杂的需求以及高度的依赖性和病态，需要一系列卫生保健和社会护理，包括长期护理服务。而且，较不容易诊断出痴呆患者的合并症并得到管理这些合并症所需的护理和支持，但如不进行治疗，可以造成加速恶化。他们需要的服务包括病例发现、诊断、治疗（包括药物和社会心理治疗）、康复、姑息疗法 / 临终护理及其他支持，例如家政服务、交通、食品以及提供包括有意义活动的日常安排。

56. 应当增强痴呆患者的权能，使他们能够生活在社区中，并按自己的意愿和选择接受护理。为了确保痴呆患者能够保持与其基本权利、基本自由和人的尊严相符的身体功能水平，他们需要以人为本、可获得和可负担的综合卫生保健与社会护理，包括长期护理。长期护理涵盖所有活动，无论是由卫生、社会或姑息护理服务提供的，还是关心痴呆的环境产生的。姑息护理是痴呆患者连续护理的一个核心组成部分，从诊断开始，直到生命终结以及家人和护理者的居丧阶段。姑息护理为痴呆患者及其护理者提供身体、社会心理和精神支持，包括支持事先制定护理计划。

57. 在组织和发展卫生保健和社会护理方面，包括痴呆的长期护理系统，行动计划草案提出了一些原则。在从诊断到生命终结的连续过程中提供可持续的护理，需要：及时的诊断，把痴呆治疗和护理纳入初级保健，不同服务提供者和各级系统之间卫生保健和社会护理（包括长期护理）的协调连续性，以及有偿和无偿护理人员之间的多学科协作和积极合作。制定计划应对人道主义突发事件和从中恢复时，必须确保广泛地为痴呆患者提供个别支持和社区社会心理支持。

58. 需要经过充分训练和合格的人力来提供这些干预措施。从最初出现痴呆症状直到生命结束时，不同护理提供者、众多部门和各级系统之间护理的连续性以及有偿和无偿护理人员之间的积极合作是至关重要的。在痴呆患者生活的所有环境中，包括住所、社区、辅助生活设施和养老院，直到医院和安养院，都需要基于证据和以人为本的综合护理。工作队伍和服务设施的技能和能力常常面临痴呆患者复杂需求的挑战。

60. 全球目标 4：到 2025 年，在至少 50% 的国家中，痴呆患者的估计人数中最少有 50% 得到诊断。

为会员国建议的行动

61. 制定有效和协调的痴呆患者护理途径，并将其纳入卫生保健和社会护理系统（包括长期护理），以便在需要时提供以人为本的综合护理。这种途径应当提供优质护理和管理，把众多服务结合成一个无缝的整体，其中包括初级卫生保健、家庭护理、长期护理、专科医疗、康复和姑息治疗服务、家政服务、食品和交通服务、其他社会福利服务以及有意义的活动，从而加强痴呆患者的能力和身体功能。

62. 加强卫生工作队伍中一般和专科人员的知识和技能，以便提供以证据为基础、在文化方面适当以及注重人权的卫生保健和社会护理，包括痴呆患者的长期护理服务。（机制可以包括与管制机构等重要利益攸关方合作，在本科生和研究生医学和辅助医疗培训中以及所有卫生保健和社会护理专业人员的继续培训规划中教授痴呆诊断、治疗和护理方面的核心能力。）要为这些专业人员的在职培训专门制定预算和提供资源，或者在特定的规划中包括此类预算和资源。

63. 通过以下方面提高临终护理的质量：把晚期痴呆视为需要姑息疗法的病症；促进关于为所有痴呆患者事先计划护理的认识，以便记录他们在临终时的意愿；使用有效的临终途径，确保痴呆患者的价值观和选择得到尊重，并在他们选中的地方接受护理；以及为卫生保健专业人员和姑息疗法专家提供培训。

64. 要有条理地把护理场所从医院转向以社区为基础的护理环境以及以社区为基础的多学科网络，该网络融合社会和卫生系统并提供高质量的护理和以证据为基础的干预措施。

65. 加强获取一系列以人为本、注重性别平等、在文化方面适当和有针对性的服务，包括与当地非政府组织及其他利益攸关方联络，以便提供信息，增强痴呆患者的权能，使他们做出关于自身护理的知情选择和决定。从最初出现症状直到生命终结时，尊重他们的权利和选择，并在痴呆患者、其家人、护理者和服务提供者之间促进积极合作。

为秘书处建议的行动

66. 向会员国提供技术支持，记录和分享以证据为基础的服务提供和护理协调方面的最佳做法，并支持会员国根据全民健康覆盖的原则发展痴呆护理途径。

67. 为现场卫生保健和社会护理工作者制定和实施指南、工具和培训材料，例如涵盖痴呆方面核心能力的示范培训课程。支持会员国制定痴呆人力资源战略，包括确认卫生保健和社会护理工作者的空白、具体需求和培训要求，以及关于从诊断直到生命终结提供以人为本的综合长期护理的本科生和研究生教育。

68. 提供指导，加强实施世卫组织精神卫生差距行动规划中关于痴呆的部分，以便强化现有人力资源和培训更多的人员，并加强通过初级卫生保健提供高质量护理和以证据为基础的干预措施的能力。

为国际、区域和国家伙伴建议的行动

69. 支持痴呆患者及其家人和护理者，例如通过制定痴呆和现有服务方面以证据为基础并方便使用的信息和培训工具以便及时进行诊断和强化持续提供长期护理，或者通过设立全国求助热线以及在地方层面上提供信息和意见的网站。

70. 支持培训卫生保健和社会护理人员，为痴呆患者提供以证据为基础的治疗和护理，具体做法是发展与需求相关的培训，支持教学机构修订课程的内容以便对痴呆给予更高的重视，并确保痴呆患者酌情参与制定和提供教育与培训。

71. 促进以社区为基础的康复,作为推动和支持痴呆患者保护自身自主性和权利的有效战略,并确保痴呆患者在关于诊断、治疗和护理的所有讨论中保持核心地位。

行动领域5:对痴呆护理人员的支持

72. 可以根据与痴呆患者的关系和护理贡献界定护理人员。许多痴呆护理者是亲属或远房亲戚,但好友、邻居和有偿业余工作者或志愿者也可以履行护理责任。护理人员参与为痴呆患者提供"亲自动手"的护理和支持,或者在组织其他人提供护理方面发挥显著作用。护理者常常与痴呆患者很熟悉,因此很可能具备对该痴呆患者的了解和信息,而这种了解和信息对制定以需求为基础的有效个性化治疗和护理计划是至关重要的。因此,护理人员应当被视为在所有环境中根据痴呆患者的意愿和需求计划和提供护理方面必不可少的伙伴。

73. 应当注意到,作为痴呆患者的护理者,可能会影响该护理者的身心健康以及福祉和社会关系。卫生系统必须考虑两方面的问题,即痴呆患者需要其他人提供的大量帮助,以及对护理者和家人的显著影响,包括经济影响。护理者应当能够获得针对他们需求的支持和服务,以便有效应对和管理护理角色在身心和社会方面的压力。

75. 全球目标5:到2025年,75%的国家为痴呆患者的护理人员和家人提供支持和培训规划。

为会员国建议的行动

76. 提供以证据为基础和便于获得的信息、培训规划、喘息式服务以及专门针对护理人员需求的其他资源,以便提高知识和护理技能,例如应对挑战性的行为,使痴呆患者能够在社区中生活,并防止护理人员出现压力和健康问题。

77. 为卫生保健和社会护理人员提供培训规划,以便发现和减少护理人员的压力并避免造成身心疲惫。

78. 在就业等方面,形成或加强对护理人员的保护,例如社会福利和残疾人福利、反对歧视的政策和立法等,并在超出他们护理作用之外的所有环境中为他们提供支持。

79. 使护理人员参与制定护理计划,并重视痴呆患者及其家庭的意愿和选择。

为秘书处建议的行动

80. 关于护理人员在痴呆患者生活中的重要性,形成证据并进行陈述,同时承认对妇女造成过大的影响,并向会员国提供技术支持,监测支持护理者的服务可得性方面的趋势。采用多部门的方法,支持会员国为护理者形成以证据为基础的信息、培训规划和喘息式服务,并促进对结果的衡量。

81. 通过把因特网与移动电话技术等信息和通讯技术(例如世卫组织的 iSupport)用于教育、技能培训和社会支持,促进获得以证据为基础和可负担的资源,使护理人员能够提高知识和护理技能,减轻情感压力并改进应对能力、自我效能和健康。

为国际、区域和国家伙伴建议的行动

82. 提高对护理者和家人在痴呆患者生活中的参与及其结果的认识,保护他们避免歧视,以注重性别平等的方式支持他们继续提供护理的能力,并增强护理者的权能,使他们有机会发展自我宣传技能以便应对获取卫生保健和社会护理(包括长期护理服务)方面的具体挑战。

83. 协助开展适当的培训规划:使护理者和家庭在痴呆整个进程中强化知识和护理技能;并采取以人为本的方法促进痴呆患者的尊严和福祉。

行动领域 6：痴呆方面的信息系统

84. 在人口层面上对一套痴呆核心指标进行系统的常规监测，可以提供必要的数据以便指导以证据为基础的行动，改进服务并衡量实现国家痴呆政策的进展情况。通过建设和 / 或加强痴呆信息系统，就能够改进痴呆患者、其护理者和家人的功能轨迹。但是，这将需要在遵守现有管制框架的同时，在痴呆患者每次接触卫生保健和社会护理系统时对卫生和行政数据进行的常规收集、记录、联系和分类共享方面做出显著改变。

86. 全球目标 6：到 2025 年，50% 的国家通过本国卫生和社会信息系统，每两年作为常规收集一系列痴呆核心指标的数据。

为会员国建议的行动

87. 按需要发展、实施和改进国家监测和监督系统，包括纳入现有卫生信息系统的登记册，以便提高关于痴呆的高质量和多部门信息的可得性。促进获得卫生保健和社会护理数据并调查汇总国家和区域层面上现有的服务设施和资源，以便在从减少风险到生命终结的连续护理过程中改进服务的提供和覆盖面。

88. 在衡量、收集和分享痴呆卫生保健和社会护理数据方面，更新或创建支持性的政策或立法，并作为常规将该信息纳入国家卫生信息系统，以便促进关于痴呆的常规报告。

89. 收集和使用关于本国痴呆方面流行病学、护理和资源状况的必要数据，以便实施相关的政策和计划。

为秘书处建议的行动

90. 在会员国采取以下行动时，向它们提供技术支持：

● 发展和 / 或改革国家数据收集系统，包括卫生信息系统，以便加强痴呆方面的多部门数据收集；

● 制定目标和指标，其中考虑到国家情况，但又与全球监测框架的指标和目标尽可能密切地达成一致，从而为系统收集、分析和使用痴呆特定数据开展国家能力建设并提供资源。

91. 根据本行动计划制定一套核心指标，并在收集信息和促进使用这些数据来监测结果方面提供指导、培训和技术帮助。世卫组织全球痴呆观察站提供了机制以便系统地监测和促进使用这些核心指标产生的数据，形成了一个数据和知识交流平台以便支持以证据为基础的服务计划，分享最佳做法，并加强痴呆方面的政策以及卫生保健和社会护理系统。

92. 通过全球痴呆观察站，向会员国提供技术支持，产生和提供信息，以便按需要监测全球、区域和国家目标。

为国际、区域和国家伙伴建议的行动

93. 向会员国和秘书处提供支持，制定工具并加强监测和信息系统的能力，以便收集关于痴呆核心指标的数据，监测痴呆患者、护理人员和家庭的卫生保健和社会护理以及支持性服务的使用情况，并促进对长期趋势的评估。

94. 倡导使痴呆患者及其家人和护理者参与创建、收集、分析和利用痴呆方面的数据。

行动领域 7：痴呆研究与创新

95. 要降低痴呆发病率并改善痴呆患者的生活，研究和创新以及将结果转化为日常实践就是至关重要的。不仅必须为痴呆方面的研究和创新提供资金和适当的基础设施，而且必须有机制协助在调查研究中适当征召痴呆患者、其家人和护理者。痴呆的研究与开发成本比其他治疗领域更高,因为成功率较低,研发时间较长,而且试验参与率较低;这种不利情况使该领域内的投资缺乏动力。需要开展研究,找到治愈痴呆的方法,但也同样需要在预防、减少风险、诊断、治疗和护理方面,包括在社会科学、公共卫生和实施研究方面,开展研究。

96. 为了实施全球痴呆研究议程,会员国之间以及与有关利益攸关方的协作,尤其是侧重于北南、南南和三角的合作,将在改进痴呆患者的预防、诊断、治疗和护理方面加大全球有效进展的可能性。

97. 对痴呆的预防、减少风险、早期诊断、治疗、护理和支持方面的创新卫生技术,出现了日益增长的关注和要求。这些创新的目的是改进知识、技能和应对机制,从而便利和支持痴呆患者及其护理者的日常生活,并同时以基于证据并对年龄、性别和文化敏感的方式尤其满足确定的需求。

99. 全球目标7:在2017年至2025年,全球痴呆研究成果增加一倍。

为会员国建议的行动

100. 与学术和研究机构合作,制定、实施和监测实现国家预防、诊断、治疗和护理痴呆患者的研究议程;这项工作可以是独立的,或者纳入注重于在支持政策或实践的证据方面填补空白的相关研究规划。加强研究能力,在包括痴呆患者在内的所有相关利益攸关方的参与下,开展国家痴呆研究重点方面的学术合作。相关步骤可以包括:改进痴呆和相关领域内的研究基础设施,加强研究人员开展高质量研究的能力,以及建立痴呆研究方面的杰出中心。

101. 作为国家痴呆应对工作的一个组成部分,增加用于痴呆研究和创新卫生技术的投资并改进研究管理。尤其是,调拨预算用于促进以下项目:支持国家和国际合作研究;促进共享和公开提供研究数据;产生知识说明如何把已经了解到的痴呆情况转变为行动;以及支持留住研究人才。

102. 促进发展技术创新,在设计和评价方面符合痴呆患者、其护理者或面临罹患痴呆风险者的身心和社会需求;这些创新包括但不局限于诊断、疾病监测和评估、辅助技术、药品、新的护理模式或预测/建模技术。

103. 根据国家对研究的伦理要求,促进公平的机会和可能性,使痴呆患者及其护理者能够成为与他们有关的临床和社会研究的一部分。

为秘书处建议的行动

104. 制定全球研究议程并与会员国合作,通过把痴呆研究纳入国家和亚国家痴呆相关政策和计划,在该领域内加强和建设能力。倡导增加投资,用于生物医学和社会科学领域内的痴呆研究、能力、方法与合作,其中包括通过世卫组织合作中心、世卫组织所有区域的国家以及民间社会组织的网络。

105. 使相关利益攸关方,包括痴呆患者及其组织,参与制定和促进全球痴呆研究规划,促进全球研究合作网络,并开展与疾病负担、减少痴呆风险、治疗、护理、政策和服务评价等方面相关的多部门研究。通过系统地调查汇总国家研究投资情况和研究成果,促进国际合作和国家间交流研究技术专长、政策和实践。

106. 支持把技术创新纳入国家和亚国家关于痴呆的政策与计划,并向会员国提供技术支持,发展和加强提供辅助技术和创新技术,以便最大程度地加强痴呆患者的身体功能,尤其是在资源匮乏的环境中。

为国际、区域和国家伙伴建议的行动

107. 酌情支持会员国和秘书处,具体做法为合作确定痴呆研究重点,促进增加政府投资,动员和增加财政支持,并以通俗易懂的语言向决策者、公众、痴呆患者、其护理者和家人传播研究结果。

108. 倡导由痴呆患者及其护理者参与新技术的应用研究、临床试验和评价,其中考虑到痴呆患者及其护理者的不同生理情况、需求和选择。

109. 协助实施和评价创新的技术、基于社区的服务提供结构以及新的痴呆护理概念。促进使用信息和通信技术来改进规划的实施、健康结果、健康促进、监测以及报告和监督系统,并酌情传播痴呆领域内关于可负担、经济有效、可持续和高质量的干预措施、最佳做法以及经验教训的信息。

110. 以可持续和具有成本效益的方式,在涉及痴呆预防、减少风险、治疗和护理的所有方面加强国家的研究、开发和创新能力,其中包括加强机构能力以及创建研究奖学金和资助金。

4.1.20　终止儿童肥胖委员会的报告:实施计划

终止儿童肥胖委员会的报告:实施计划
秘书处的报告

第七十届世界卫生大会 2017 年 3 月 27 日

1. 所有国家的婴幼儿肥胖的流行率都在上升,其中,低收入和中等收入国家的上升速度最快。全球超重或肥胖儿童的数量从 1990 年的 3 100 万增加到 2015 年的 4 200 万。在同一时期的非洲区域,5 岁以下超重或肥胖儿童的数量从 400 万增加到 1 000 万。伴随儿童肥胖而来的,是数种健康并发症、糖尿病和心脏病等疾病的早发、成年期持续肥胖和非传染性疾病风险加剧。

2. 为了全面应对儿童肥胖问题,总干事于 2014 年成立了一个高级别的终止儿童肥胖委员会,由 15 位来自各种相关背景的颇有建树的知名人士组成。委员会的任务是撰写一份报告,说明世界各国解决儿童和青少年肥胖问题的可能行之有效的方法和干预措施组合。委员会审查了科学证据,征求了 100 多个会员国的意见,并审议了近 180 份在线评论,随后在 2016 年 1 月向总干事提交了本报告。

3. 第六十九届世界卫生大会在 WHA69(12)号决定(2016 年)中,要求总干事与会员国以及相关利益攸关方协商制定一项实施计划,指导采取进一步行动落实终止儿童肥胖委员会报告所列的各项建议,并通过执行委员会第 140 届会议向第七十届世界卫生大会提交该项实施计划供审议。

4. 2016 年 9 月 /10 月提交了一份实施计划草案供在线磋商,并收到了来自 106 个实体,包括 16 个会员国的评论意见。秘书处利用这次公开磋商提供的反馈,编写了所附的实施计划草案,指导就终止儿童肥胖委员会的建议采取进一步行动。

5. 2017 年 1 月,执委会第 140 届会议审议了本报告早些时候的文本,对本实施计划草案表示了广泛的支持。

卫生大会的行动

6. 请卫生大会审议本实施计划草案。

附件

指导就终止儿童肥胖委员会报告中所载建议采取进一步行动的
实施计划草案

1. 联合国大会2015年通过的可持续发展目标,确认预防和控制非传染性疾病是2030年可持续发展议程中的卫生挑战之一。在非传染性疾病的风险因素中,超重和肥胖尤其令人忧虑,有可能抵消许多有助于延长寿命的健康效益。《2013—2020年预防和控制非传染性疾病全球行动计划》要求遏制青少年肥胖的增加,《孕产妇和婴幼儿营养全面实施计划》设定了在2025年之前儿童超重不再增加的具体目标。然而,世界范围婴幼儿和青少年肥胖的发病率都在上升,许多尚不属肥胖的儿童则超重,正在发展成为肥胖。因此,为实现这些目标,迫切需要重新采取行动。

2. 超重和肥胖的4 200万五岁以下儿童中,几乎有四分之三生活在亚洲和非洲。在超重和肥胖的流行率呈平稳状态的国家,经济和卫生不公平现象越来越严重,社会经济地位较低的人群和少数民族的肥胖率继续增加。肥胖可影响儿童当下的健康、受教育程度和生活质量。患有肥胖症的儿童很可能到成年仍然保持肥胖,面临发展成为严重的非传染性疾病的危险。尽管超重和肥胖的全球流行率在上升,但在许多环境中,尤其是在营养不良普遍发生,预防儿童肥胖未被视为公共卫生重点的国家,人们仍然缺乏对儿童肥胖的严重程度和后果的认识。那些社会经济和/或营养快速变化的国家,往往承受着双重负担,因为在同一个家庭中,甚至在同一个人身上,也会同时存在营养不足和体重过度增加。在子宫内或在幼儿期处于营养不良状态的儿童,如果面临致胖环境,即助长高能量摄入和久坐行为的环境,尤其有可能变得超重和肥胖。个体对此类环境的生物和行为反应可以受到受孕前和代际的发育因素或生命全程因素以及同伴压力和社会规范的强烈影响。

3. 认识到在解决婴儿、儿童和青少年肥胖方面进展的缓慢和不一致,总干事在2014年设立了终止儿童肥胖委员会,审查,加强和弥补现有任务和战略中的差距,以防止婴幼儿和青少年发展为肥胖。其目的是降低非传染性疾病的发病率和死亡率,减轻肥胖对儿童和成人的负面心理社会影响,并降低下一代发生肥胖的风险。

4. 委员会审查了科学证据,咨询了100多个会员国,并审议了近180份在线评论,最后完成了其报告,其中载有处理儿童肥胖问题的一整套全面的综合性建议。本报告说明了这些建议的理由,并介绍了本实施计划草案的背景。委员会呼吁各国政府发挥领导作用,并呼吁所有利益攸关方意识到它们所负的道德责任,以代表儿童采取行动,减轻肥胖风险。为此,应认清改变致胖环境,采取生命全程方针,以及改进或解决对已经肥胖儿童的治疗的重要性。

5. 2016年,第六十九届世界卫生大会通过WHA69(12)号决定,要求总干事与会员国协商制定一项实施计划,指导采取进一步行动落实该委员会报告所列的各项建议。

6. 由此产生的计划草案包括两个部分。第一部分阐述了实施计划的目的、范围和指导原则。第二部分定义了为终止儿童期肥需要在以下领域采取的行动:(一)领导作用;(二)委员会的六项建议;(三)监测和问责;(四)成功实施的关键要素;(五)利益攸关方的作用和责任。

实施计划草案目的和范围

7. 本实施计划草案以终止儿童肥胖委员会报告中的建议和相关理由为基础,旨在指导会员国和其他合作伙伴采取必要行动,落实这些建议。它承认会员国在种种形式的营养不良方面面临不同的挑战。计划草案意识到会员国宪法框架的差异,政府各级之间分担责任的差异,以及不同国家已经实行的公共卫生政策的差异。终止儿童肥胖的行动应纳入各级各个领域的现有政策和规划。终止儿童肥胖的目标与 2030 年可持续发展议程的目标是一致的,例如可持续发展目标的相关具体目标,即要求消除一切形式的营养不良(具体目标 2.2),减少非传染性疾病的过早死亡率(具体目标 3.4),确保全民健康覆盖(具体目标 3.8),以及推动优质教育(目标 4),减少国家内部和国家之间的不平等(目标 10)。如果会员国采取迅速和全面的行动,预防和治疗儿童肥胖,那么其他卫生举措,包括促进孕产妇、儿童和青少年的健康、营养和身体活动的举措都将得到加强,从而推动实现更广泛的卫生目标和福祉。这种协同作用为侧重长期影响的努力提供了另一个重点。图 1 描述了终止儿童肥胖如何能够会集不同的战略并为其增值,例如联合国秘书长的《妇女,儿童和青少年健康全球战略》、大会《关于预防和控制非传染性疾病高级别会议的政治宣言》,以及联合国营养问题行动十年(2016—2025 年),从而有助于改善这一代和下一代儿童的健康和福祉。

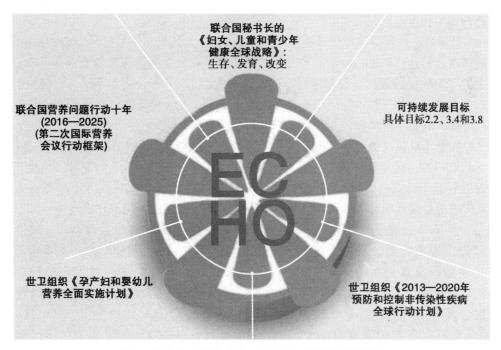

图 1　终止儿童肥胖对若干其他战略的贡献指导原则

指导原则

8. 终止儿童肥胖委员会在其报告中确认了作为本实施计划草案依据的以下原则。

(a)儿童的健康权。政府和社会有道义和法律上的责任代表儿童并从其最大利益出发采取行动,通过保护儿童的健康权和食品权,减少肥胖的风险。采取全面对策,终止儿童肥胖与普遍接受儿童拥有健康生活的权利以及缔约国根据《儿童权利公约》承担的义务是一致的。

（b）政府的承诺和领导。政府需要以它们在道义上必须加以保护的儿童的名义，承担采取行动和推行有效政策的主要责任。无所作为将会带来严重的医疗、福利、社会和经济后果。

（c）全政府方针。肥胖的预防和治疗需要一个全政府方针，根据这一方针，所有部门的政策都须系统地考虑健康后果。避免对健康的不良影响有助于各部门实现它们的目标。目前的方针显然是不充分的，需要补充采取协调一致的干预措施，才能达成遏制儿童、青少年和成人肥胖加剧的具体目标。例如，教育部门在提供营养和健康教育、增加身体活动、促进健康的学校环境中发挥着关键作用。农业和贸易政策及食品系统的全球化，影响食物在国家和地方各级的可负担性、可及性和质量。城市规划和设计，以及交通规划，都会给身体活动和获得健康食品带来直接后果。跨部门政府结构，例如将儿童肥胖作为其任务之一的高级别儿童和成人健康问题部际工作组，可确定相互利益，并通过协调机制，促进协调、合作和信息交流。

（d）全社会方针。肥胖症的复杂性要求采取一项综合方针，除了政府各个层级外，还涉及到其他行为者，包括父母、照护者、民间社会、学术机构、慈善基金会和私营部门。从政策转向行动，预防和扭转儿童肥胖趋势，需要社会各个部门同心聚力，在当地、国家、区域和全球各级积极参与进来，同时对利益冲突予以适当关注。联合所有权和共同责任对切实的干预措施的落实和影响至关重要。

（e）公平性。政府应确保干预措施覆盖的公平性，尤其是对于被排斥、被边缘化或其他弱势群体而言。这些群体往往面临种种形式的营养不良和发展为肥胖的双重高风险。肥胖及相关的并发症侵蚀着社会和健康资本的改善可能，加剧了不公正和不平等。健康的社会决定因素意味着，这些群体往往很难获得健康的食物、安全的身体活动场所和预防性保健服务和支持。需要加以关注，以确保制定可以接受和文化上敏感的干预措施。

（f）与全球发展议程保持一致。可持续发展目标呼吁消除一切形式的营养不良（具体目标2.2）和减少非传染性疾病的过早死亡率（具体目标3.4）。减少儿童肥胖还有助于促进全民健康覆盖（具体目标3.8），优质教育（目标4）和减少不平等（目标10）。将终止儿童肥胖纳入促进可持续发展目标的国家发展和筹资框架将确保所有部门都作出反应。

（g）纳入生命全程方针。委员会强调需要甚至在受孕前即采取行动，减少儿童肥胖风险。采取生命全程方针，将预防和治疗儿童肥胖的干预措施纳入世界卫生组织现有举措以及其他举措，将为长期健康带来额外的益处。这些举措包括联合国秘书长的《全球妇女、儿童和青少年健康战略》、《联合国大会预防和控制非传染性疾病高级别会议的政治宣言》、第二次国际营养会议（罗马，2014年11月19—21日）通过的《罗马营养宣言》，以及联合国营养行动十年（2016—2025）。世界卫生组织和联合国其他机构还有若干战略和实施计划涉及优化孕产妇、婴幼儿和青少年的营养和健康，与预防肥胖症的综合方法中的关键要素密切相关。在提供生命全程指导的有关文件中，载有相关原则和建议。应将处理儿童肥胖的举措纳入这些现有的工作领域并在其基础上加强，以帮助儿童实现其基本的健康权，改善其福祉，同时减轻卫生系统的负担。

（h）问责。政治和财政承诺对于处理儿童肥胖问题至关重要。需要一个强有力的机制和框架来监督政策的制定、实施和结果,从而便利就政府和非国家行为者所作承诺问责。

（i）全民健康覆盖。可持续发展目标 3.8 要求通过综合的卫生服务使民众在生命的全过程中获得持续的健康促进,以及对疾病的预防、诊断、治疗和管理,从而实现全民健康覆盖。因此,预防超重和肥胖,以及对已经肥胖或正从超重变为肥胖的儿童进行治疗的干预措施,其获得和覆盖,应视为全民健康覆盖的重要因素。

为终止儿童肥胖需要采取的行动

9. 委员会提出了六项建议,涉及致胖环境和在生命全程的关键时期预防肥胖和治疗已经肥胖的儿童的干预措施。

10. 有效落实这些建议要求作出政治承诺和发挥领导作用,同时具备采取必要干预措施和切实监测不同利益攸关方责任的能力。该框架在图 2 中显示。

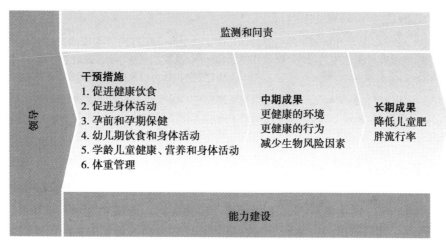

图 2　终止儿童肥胖行动框架

11. 在推进全球战略过程中,世卫组织区域办事处制定了若干战略和行动计划,处理以下建议的一些方面。这些文书可通过与终止儿童肥胖委员会的建议相协调加以综合,并在必要时进一步加强。

12. 多部门方针对取得持续进展至关重要。以下各节显示了会员国应考虑采取哪些必要行动,其他利益攸关方应采取哪些支持行动,以实现这一实施计划的目标。意识到一些会员国已经推行了有关政策,同时各类营养不良的流行率互不相同,因此,鼓励会员国参照当地具体情况、肥胖的驱动因素和干预机会,确定行动的阶梯式优先顺序。

Ⅰ. 领导全面、综合和多部门行动

理由

13. 政府对确保其公民在一生中有一个健康的开始负有根本责任。预防儿童肥胖需要所有政府部门和机构共同作出协调一致的努力,推动政策的制定和实施。国家的战略性领导权包括建立跨多个部门的管理结构,此类结构在法律、政策和规划的制定和实施中是必不可少的。需要拨付资源,专门用于政策的实施和人力能力的加强。国家领导权对管理与非国家行为者,如非政府组织、私营部门和学术机构的交往也是必要的,如此才有可能成功实施、监测和评估各项规划、活动和投资的影响。

14. 表 1 就会员国应采取哪些行动来落实委员会关于会员国的作用和责任提出了建

议。一些国家可能已经推行了其中一些政策,可在此基础上进一步加强。

表1 针对会员国建议的作用、责任和行动

委员会建议的作用和责任	会员国应采取的步骤
(a) 掌握自主权,发挥领导作用,并就儿童肥胖的长期应对作出政治承诺。	确保定期与议会议员接触,巩固对预防儿童肥胖症的高级别承诺。就儿童肥胖问题定期进行高级别对话。调动可持续的资源应对儿童肥胖。编制预算,并制定法律或条例,以实施减少儿童肥胖的关键干预措施。
(b) 协调负责政策制定的所有政府部门和机构的努力,包括但不局限于教育、食品和农业、商业和工业、发展、财政和税收、体育与娱乐、通信、环境和城市规划、交通和社会事务、贸易等部门。	设立或扩充现有多部门小组,由相关政府部门组成,以协调整个政府,包括问责系统的政策的制定,以及干预措施、监测和评估的实施。
(c) 确保收集有关数据,显示儿童按年龄划分的体量指数,包括当前没有监测的年龄段,并制定儿童肥胖的国家指标。	设定减少儿童肥胖的国家或地方的有时限的具体目标,以及监测机制,除其他适当措施外,包括按年龄、性别和社会经济状况划分的体重指数。
(d) 制定与相关部门包括酌情与私营部门适当交往的指南、建议或政策措施,以实施减少儿童肥胖的行动。	建立与非国家行为者的交往的协调机制,就干预措施的实施情况向其问责。制定明确的机制/政策,管理利益冲突。

Ⅱ.委员会的建议

理由

15. 没有哪个单一的措施能够阻止肥胖流行病的加剧。为成功应对儿童肥胖,需要通过负责任的协调一致的多部门行动,消除致胖环境,处理生命过程中的关键因素。

16. 会员国已经制定了一些相关规划,指导在学校和儿童保育机构等环境以及生命全程中人口层面上的饮食和身体活动。委员会的建议强调,在肥胖的预防和治疗中,迫切需要增加其他要素,以推动实现孕产妇、婴幼儿和青少年健康方面的一系列目标。

17. 会员国之间的儿童肥胖流行率、造成这一问题的风险因素,以及政治和经济情况各有不同。以下建议的行动旨在便于各国评估哪些一揽子综合干预措施最适于其特定环境。第四节详细说明如何安排行动的轻重缓急,并制定阶梯式的实施方针,以支持各国政府展开这些行动。在全球和区域一级都有一些可用工具和资源,支持会员国制定政策和干预措施并加以实施、监测和评估。将在世卫组织网站上创建一个页面,列明目前可用的工具和资源以及正在开发的其他工具和资源。

18. 下表举例说明了会员国为落实委员会的六项建议可考虑采取的行动。可将应对儿童肥胖症的干预措施纳入现有的国家计划、政策和规划中,并在此基础上加强。

1. 采取行动,实施综合规划,以促进儿童和青少年对健康食品的摄入,减少不健康食品和含糖饮料的摄入 (表2)

理由

19. 致胖环境是诱导高能量摄入和身体不活动,包括久坐行为的环境。这涉及可得、可负担、可及和在销的食品和身体活动机会,以及与食物和身体活动有关的社会规范。需要赋予儿童和家庭对健康的饮食和身体活动作出选择的权能。帮助人们选择健康食品和身体活动的知识,无论是通过在媒体上的推销还是在儿童聚集的环境中,如果传达相互矛盾的

表2 委员会的建议1和会员国应采取的步骤

委员会的建议	会员国应采取的步骤
1.1 确保为成人和儿童制定适当和切合具体环境的营养信息和指南，并用简单、易懂和可及的方式向社会上所有人群传播。	就儿童超重和肥胖问题及其健康后果和福祉向民众进行宣传。 对通过在生命全程保持健康饮食来预防儿童肥胖的指南进行必要更新。 确保以可及的方式向儿童、看护人、学校教职员工和卫生专业人员传播基于食物的膳食指导。 制定和开展基于证据的公共教育运动，宣传健康饮食的构成以及健康饮食和身体活动的必要性，对此类运动予以适当资助并加以坚持。
1.2 对含糖饮料有效征税	分析对含糖饮料征税的管理和影响。参照世卫组织的指南对含糖饮料有效征税。
1.3 实施对儿童食品和不含酒精饮料销售的一系列建议1，以减少儿童和青少年与不健康食品销售的接触和此类销售的影响。	评估立法、条例和准则的影响，以在必要时处理向儿童推销不健康食品和非酒精饮料的问题。 通过和实施有效措施，例如制定法律和条例，限制向儿童销售食品和非酒精饮料，进而减少儿童和青少年与这种销售的接触。建立有效机制，推行关于向儿童推销食品和非酒精饮料的法律和条例。
1.4 编订营养概况，以确认不健康食品和饮料。	建立国家营养概况模型，根据世卫组织区域或全球营养概况模型，监管在公共机构中的销售、税收、标签和供应。
1.5 建立会员国之间的合作，以减轻不健康食品和饮料跨国界销售的影响。	通过世卫组织区域委员会和其他相关区域机制，就制定政策和建议，监管跨国界向儿童推销不健康食品和非酒精饮料问题进行国家间讨论。
1.6 实行标准化的全球营养标签制度。	在国际一级，通过食品法典委员会制定标准化食品标签制度，借助对所有预包装食品和饮料强制性加贴标签来支持健康认知教育。 在国家一级，通过关于营养标签的强制性法律和条例。
1.7 推行包装正面说明性标签，支持对成人和儿童的营养知识教育。	考虑基于营养概况模型对包装正面说明性标签进行前市场/消费者测试。基于确认食品和饮料健康性的现有确凿证据，采用或视需要制定强制包装正面说明性标签制度。
1.8 要求在学校、保育机构、儿童体育设施和运动会等场所创建健康的食品环境。	根据国家营养概况模型，就可在儿童保育机构、学校、儿童体育设施和运动会等场所提供或销售的食品制定标准（另见建议4.9和5.1）。 在现有学校、儿童保育和其他相关场所的餐饮服务中使用此类食品法规、条例和标准。
1.9 增加贫困社区获得健康食物的途径。	调动卫生系统以外的行为者和资源，在处境不利的社区持续提高营养食品的可及性、可得性和可负担性。（例如，通过对零售商的激励措施和分区政策）。根据国家和国际饮食准则制定法规和标准，以推行社会支持规划。激励当地的水果蔬菜生产，如城市农业。

信息，效力将大打折扣。自愿措施或自律通常作用有限，除非政府积极参与制定标准和达成目标的时间框架，以及规定对违规行为的处罚。自愿措施和自律如果被用来推迟有效监管，还将阻碍进展。为使人们能够选择健康的生活方式，则健康的食物和身体活动机会对社会所有成员来说应当都是可得和可负担的，它还要求肥胖风险尤甚的处境较差的儿童可以充分参与到干预行动中来。

2. 采取行动，实施综合措施，以促进儿童和青少年的身体活动，减少久坐行为 (表3)

理由

20. 身体活动从入学年龄起开始减少，低度身体活动正在迅速成为一种社会规范。然而，已知身体活动可以降低糖尿病、心血管疾病和癌症的风险，并改善儿童的学习能力、心理健康和福祉。此外，童年经验可以影响终生的身体活动行为。

表3 委员会的建议2和会员国应采取的步骤

委员会的建议	会员国应采取的步骤
2.1 向儿童和青少年、其父母、看护人、教师和卫生专业人员提供健康体型、身体活动、睡眠和合理使用视屏娱乐活动的指导。	发展和推动基于证据的、有针对性和得到适当资助的公共教育运动，宣传身体活动的重要性。 视需要更新现有材料，将对生命全程身体活动的指导包括在内。 以可及的方式向儿童、看护人、学校教职员工和卫生专业人员传播对身体活动的指导。 利用同伴教育和全学校举措来影响儿童的身体活动行为和社会规范。
2.2 确保所有儿童（包括残疾儿童）在休闲时间，在学校和公共场所都有充足的设施进行身体活动，并酌情提供关注性别的空间。	与其他部门（如城市规划和交通）和利益攸关方合作，提供安全设施、资源和机会，使所有儿童在娱乐时间保持身体活跃。

3. 采取行动，将对预防非传染性疾病的指导与当前对孕前和产前保健的指导相结合并予以加强，以降低儿童肥胖的风险 (表4)

理由

21. 肥胖的风险可以从一代传递到下一代，孕产妇健康可对胎儿发育乃至儿童肥胖的风险发生影响。妇女的孕前、孕期和孕后保健对其子女此后的健康和发育具有深远的影响。目前对孕前和产前保健的指导侧重于预防孕产妇和胎儿营养不足。鉴于暴露于致胖环境的程度不断变化，需要制定指导方针来应对各种形式的营养不良（包括过度的能量摄入）以及后代随之发生肥胖的风险。消除儿童肥胖风险因素的干预措施还可以预防其他不良妊娠结果，有助于增进孕产妇和新生儿健康。

表4 委员会的建议3和会员国应采取的步骤

委员会的建议	会员国应采取的步骤
3.1 诊断和管理高血糖症和妊娠高血压。	确保在产前保健中列入对高血糖症和妊娠高血压的筛查。
3.2 监测和管理妊娠期体重的适当增加。	确保在产前保健中列入体重和妊娠期体重增加的测量。
3.3 在孕前和孕期对准父母的指导和建议中，增加对适当营养问题的关注。 3.4 制定明确的指南，以支持促进合理营养、健康饮食和身体活动，避免使用和接触烟草、酒精、麻醉品和其他有毒物质。	确保在产前保健中列入饮食和营养意见。 在卫生保健提供者的课程中列入关于准父母的饮食、身体活动和健康行为与儿童肥胖风险之间关联的信息。向无法获得孕前或产前保健的准父母传播对健康饮食和身体活动的指导意见，并提供支持。

4. 采取行动，在儿童早期提供健康饮食、睡眠和身体活动方面的指导和支持，以确保儿童正常发育，养成健康习惯 (表 5)

理由

22. 生命的早期对于形成良好的营养和身体活动行为，减少肥胖的风险至关重要。生命头六个月的纯母乳喂养，随后添加适当的辅食，是优化婴儿发育、生长和营养的关键，也有利于妇女的产后体重管理。目前对婴幼儿喂养的全球的指导主要是针对营养不足。还必须考虑到不健康饮食给婴儿和儿童带来的风险。

表 5　委员会的建议 4 和会员国应采取的步骤

委员会的建议	会员国应采取的步骤
4.1　执行监管措施，如《国际母乳代用品销售守则》和随后的世界卫生大会决议。	确保关于母乳代用品销售的法律和条例遵守《国际母乳代用品销售守则》和随后的世界卫生大会相关决议各项规定。
4.2　确保所有的孕产设施全面实施成功母乳喂养十步骤。	制定所有孕产设施实施母乳喂养十步骤的条例。建立或加强评估制度，以核查孕产机构的遵守情况。
4.3　对父母和社区开展广泛的教育，宣传母乳喂养对母亲和儿童的益处。	在对父母的指导和公共宣传中，纳入有关信息，说明母乳喂养对促进婴儿正常生长、健康和减少儿童肥胖风险的益处。
4.4　通过管理措施支持母乳喂养，如产假、在工作场所提供母乳喂养的设施和时间。	批准劳工组织《第 183 号公约》，并颁布立法，强制执行劳工组织关于产假和在工作场所提供母乳喂养时间和设施的第 191 号建议的所有规定。
4.5　根据世卫组织的建议，制定辅食和饮料销售条例，限制婴幼儿童食用高脂肪、高糖和高盐食物和饮料。	评估法律、条例和准则的影响，以酌情处理婴幼儿辅食的销售问题。 通过和实施有效措施，如法律或条例，限制婴幼儿辅食的不当销售。 建立相关机制，有效执行关于婴幼儿辅食销售的法律和条例，并监测其执行情况。
4.6　为保育人员提供明确的指导和支持，以避免选择特定种类的食品（如含糖牛奶和果汁，或高能量、低营养的食品），以预防体重的过分增加。 4.7　为保育人员提供明确的指导和支持，鼓励食用多种多样的健康食品。 4.8　为保育人员提供对这一年龄组的合理营养、膳食和份量的指导。	在婴幼儿喂养指南中包括以下内容： （1）介绍适当的辅食，避免添加糖或甜味剂的使用； （2）回应性喂养，以鼓励婴儿幼儿食用多种多样的健康食品；（3）不应给婴幼儿喂食高糖、高脂肪和高盐食品和饮料；（4）不同年龄段儿童每份食物的适当分量。 培训社区卫生工作者或同行支持小组，以支持适当的辅食喂养。
4.9　确保正规的儿童保育设施或机构只提供健康的食品、饮料和零食。	制定关于在公共和私营儿童保育设施或机构中提供（包括膳食）或出售（包括自动售货机和学校小卖部）的食品和饮料的强制性营养标准。 在现有育儿和其他相关环境的餐饮服务中实施此类食品法律、条例和标准。
4.10　确保在正规的儿童保育设施或机构的课程中，纳入食品教育和理解。	教育和卫生部门联合制定营养、食品和健康教育课程。培训教师讲授课程。 **在核心课程中，纳入与教育部门合作开发的营养和健康教育部分，包括实用技能。**

续表

委员会的建议	会员国应采取的步骤
4.11 确保在正规的儿童保育设施或机构,将身体活动纳入日常活动和课程中。	为保育设施中的身体活动制定标准。 指导保育人员带领所有儿童进行安全和有助发育的身体活动、积极游戏和积极娱乐。
4.12 提供关于 2～5 岁儿童适当睡眠、静坐或屏幕前时间,以及身体活动或积极游戏的指导。	制定关于 5 岁以下儿童身体活动的指导,包括与年龄相符的活动和想法,以支持和鼓励在家庭和社区中全年参加身体活动。 制定关于适当的睡眠时间和儿童和青少年屏幕娱乐(见建议 2.1)的指导方针,以及避免久坐不动的想法,包括避免过长的屏幕前时间,并建立家庭日常身体活动模式。
4.13 调动全社区支持看护人和儿童保育场所设施促进儿童形成健康的生活方式。	开展公共宣传运动,传播信息,增进对儿童肥胖症后果的认识。 通过在看护人和整个社区中进行广泛的教育,宣传身体活动对看护人和儿童的益处。 促进沟通和社区参与,以提高认识,创造有利环境和社会需求以采取政策行动,改善儿童饮食和身体活动。 确定作为合作对象的社区倡导者/领导人/民间社会组织,确保社区的代表性。

5. 采取行动,实施综合规划,促进学龄儿童和青少年的健康的学校环境、健康和营养认知以及身体活动(表6)

理由

23. 儿童和青少年很容易受到不健康食品和饮料的推销的诱惑,人们意识到需要保护儿童免受此类推销的影响。同伴压力和对理想体型的感知也影响儿童对饮食和身体活动的态度。青少年尤其会面对某些影响和市场力量,与幼儿和家庭所面对的影响和市场力量有所不同。遗憾的是,大量的学龄儿童没有接受正规教育,而义务教育本可为这个年龄组提供了一个便捷切入点,帮助他们形成健康的饮食和身体活动习惯,以终身预防肥胖。改善儿童和青少年营养和身体活动的规划要想取得成功,需要调动各种利益攸关方的参与,并确保利益冲突、例如食品和饮料工业的参与可能产生的利益冲突不会妨碍进展。教育部门的积极参与和将活动纳入学校的健康促进举措中将有助于确保这些规划的成功,并提高学校的成绩。应调动年龄较大的儿童和青少年及其社区参与制定和实施减少儿童肥胖的干预措施。

表6　委员会的建议5和会员国应采取的步骤

委员会的建议	会员国应采取的步骤
5.1 为学校提供的餐饮或在学校售卖的食品和饮料制定标准,使其符合健康营养指南。 5.2 清除学校环境内不健康食品的供应或销售,如含糖饮料和能量高、营养差的食物。	制定关于在公立和私立学校环境中提供(包括膳食)或出售(包括自动售货机和学校小卖部)的食品和饮料的强制性营养标准。 在现有学校和其他相关环境的餐饮服务中推行此类食品法律、条例和标准。
5.3 确保在学校和体育场馆可以获得饮用水。	确保在所有学校和运动设施中提供免费的安全饮用水。

委员会的建议	会员国应采取的步骤
5.4 要求把营养和健康教育纳入学校的核心课程中。	教育和卫生部门联合制定营养、食品和健康教育课程。培训教师讲授课程。在核心课程中,纳入与教育部门合作开发的营养和健康教育部分,包括实用技能。
5.5 提高父母或看护人的营养认知和技能。 5.6 向儿童和其父母、看护人提供食物制备课程。	与学校和社区合作,通过社区课堂 / 小组传授技能。
5.7 在学校课程中设置高质量的体育教育,并提供充足和适当的人员和设施支持。	在学校课程中设置高质量的体育教育。

6. 采取行动,为肥胖儿童和年轻人提供进行生活方式体重管理的以家庭为基础的多元服务 (表 7)

理由

24. 当儿童已经超重或肥胖时,减肥管理以降低按年龄划分的体重指数,并减少或预防与肥胖相关的发病率,将改善目前和今后的健康结果。初级保健服务对于早期发现和管理肥胖及其相关并发症很重要。在初级保健设施或学校定期进行发育监测,提供了识别有肥胖风险的儿童的机会。需要特别关注超重或肥胖儿童的精神健康需要,包括污名化和欺凌问题。

表 7 委员会的建议 6 和会员国应采取的步骤

委员会的建议	会员国应采取的步骤
6.1 为超重或肥胖儿童和青少年提供进行体重管理的以家庭为基础的多元(包括营养、身体活动和心理支持)服务,并将其作为全民健康覆盖的一部分,通过经适当培训的多专业团队和资源提供。	针对具体情况实施多元体重管理方案,涵盖专为儿童和家庭设置的饮食、身体活动和社会心理支持服务。使服务与现有的临床指导方针相一致,并明确设定初级卫生保健提供者的作用,以开展有效的多学科工作。教育和培训有关的初级卫生保健提供者,以查明和管理儿童肥胖和伴随的污名化问题。将儿童体重管理服务作为全民健康覆盖的一部分纳入进来。

Ⅲ. 对有效进展的监测和问责 (表 8)

25. 监测有助于保持对儿童肥胖问题的认识,对跟踪干预措施的制定和实施进展以及干预措施的有效性也是必要的。政府担心增加报告其承诺的负担,这是可以理解的。目前存在若干监测机制,各国可加以利用并将之纳入一个全面的儿童肥胖问题国家监测框架中。这些包括《可持续发展目标的指标和监测框架》、联合国秘书长的《妇女,儿童和青少年健康全球战略》《非传染性疾病全球监测框架》《孕产妇和婴幼儿营养全球监测框架》,以及《饮食、身体活动和健康全球战略实施情况全球监测和评估框架》。

26. 会员国不希望不必要地增加报告负担。因此,需要开展第二阶段的工作,以确定所有相关的现有指标和报告机制,用来监测实施情况并为考虑到这一点的监测和问责目的制定技术咨询意见和工具。秘书处将制定评估实施计划进展的框架,以确定基准、指标和负责部门。它还应提供实例,说明不同部门 / 部委在支持整个政府对预防和治疗儿童肥胖的反应方面的作用。

表8　委员会对监测和问责以及会员国所采取步骤的建议

委员会的建议	会员国应采取的步骤
建立监测系统,提供关于降低儿童肥胖流行率的干预措施的影响和有效性的证据,并利用数据修订政策,促进实施。	确保在所有初级保健设施定期测量儿童的体重和身高,并有适当的质量控制。建立监测系统,提供关于干预措施在实现其政策目标方面的影响和有效性的证据,并利用数据修订政策,促进实施。
建立问责机制,鼓励非政府组织和学术机构参与问责活动。	建立协调机制,调动非国家行为者参加与可持续发展目标、《妇女、儿童和青少年健康全球战略》、联合国营养问题行动十年(2016—2025)、《预防和控制非传染性疾病全球监测框架》以及相关的一系列进展指标问责机制相一致的监测和问责活动。

27. 图3所示的逻辑模型是为指导会员国设定短期和中期成果,以确定具体指标,进而以标准化的方式衡量各项决定因素。

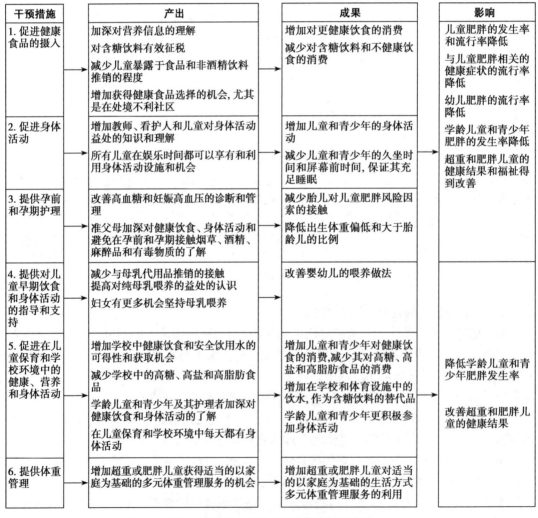

图3　儿童肥胖预防干预措施的逻辑模型

28. 强有力的承诺必须辅之以强有力的执行制度和明确的问责机制,才能在预防儿童肥胖方面取得切实进展。全社会方针提供了解决儿童肥胖问题的最好机会。政府和其他行为者,特别是民间社会,可相互之间并向私营部门实体问责,以确保它们制定政策和遵守标准。

29. 政府负有制定国家一级预防儿童肥胖的政策和监管框架的首要责任。全政府方针要求建立明确的责任和问责链,并就任务的完成情况向负有制定或实施干预措施任务的相关机构问责。可通过制定政策和行动计划矩阵来促进这一工作。矩阵(见图4)可以作为一个工具,通过明确定义有关行为、行为者、任务、行为者须对之负责的产出或成果、行动的监测,以及向各方问责的程序,确保全政府问责制。政府各实体还拥有广泛的工具和程序,以向外部行为者问责,包括法律程序、监管安排、经济激励,以及基于市场和基于媒体的方法。

行动 (委员会的建议)	确定准备采取的具体行动/系列行动 ↓
行为者	谁来制定政策或确定实施行动? 谁来实施政策/行动?[单独的问题] 是否还有其他相关行为者,如果有,它们是谁? ↓
划定对任务和 成果所负责任	每一相关行为者应对例如下列各项负哪些责任? 制定政策/规划 实施政策/规划 遵守政策 最终(或适当的中期)政策目标的可衡量的进展情况 收集和分析按性别、年龄、社会经济水平和教育等关键决定因素 分类的数据 ↓
监测	谁来监测应由行为者来负责任的任务或行为? ↓
问责 (问责关系)	谁来向行为者(即制定政策和确定实施行动者)问责? 谁来向实施行动者问责? 谁来向其他行为者问责? ↓
监测指标 (程序、产出和成果)	哪些指标提供了衡量行为者须对之负责的行为的尺度? ↓
问责工具和程序	如何就行为者的绩效向其问责?

图4 用于监测和问责的政策和行动计划矩阵

30. 民间社会可以发挥关键作用,对政府施加社会、道德和政治压力,要求其履行承诺。终止儿童肥胖应成为民间社会宣传和问责议程的一部分。改进民间社会组织的协调,加强其进行有效监测和确保对所作承诺问责的能力至关重要。各国政府可考虑提供机会,推动民间社会正式参与决策、实施和评估进程以及确保相互问责和透明度。

31. 私营部门可在适当考虑其核心业务的情况下,在解决儿童肥胖问题上发挥作用,但通常需要另行制定问责战略。在与非国家行为者交往时,需要以透明和适当的方式确定、评估和管理利益冲突风险。因此,行为守则和政府监督下对合规情况进行的独立审计评估很重要。

Ⅳ. 成功实施的关键因素

32. 在实施终止儿童肥胖的行动时,应考虑到委员会报告中强调的某些因素。

确定重点

33. 各区域、国家和国家各地区可能有不同的儿童期肥胖流行率和社会经济分布,以及不同的经济和卫生服务能力。它们还可能混杂有某些必须同时解决的营养状况,包括超重、营养不足和微量营养素缺乏。对考虑到按性别、年龄、社会经济水平和种族等健康的关键决定因素分类的流行率数据的分析,结合确定重点的工作,有助于政府选择干预措施的组合并确定其实施顺序,以有效处理儿童肥胖问题。能够产生收入的干预措施,如含糖饮料的税收,可供政府负担实施费用。有各种确定重点的工具,可用于指导这一过程。情况表明,使健康选择成为更便捷的选择的协同增效干预措施和组合,有助于推动民众讨论的干预措施,以及儿童肥胖问题教育,所有这些,对提高公众意识和促成支持相关法律和条例都是有其效验的。确保相关利益攸关方参与确定重点和制定政策,同时关注潜在的利益冲突也很重要。应请所有国家都来采取行动,预防和控制儿童超重,即使其肥胖流行率处在非常低的水平上,因为这一流行病的演进速度很快。

意识、宣传和教育

34. 价值观和规范影响到对健康或理想体重的认知,特别是就儿童而言。通过宣传来增进知识,纠正误解并确保社区支持和参与鼓励改变行为的政策和干预措施至关重要。同伴教育和全社区举措可以动员儿童、青少年、家庭和个人参与共同设计预防和解决肥胖的新方法,赋予他们采取行动的权能,但更重要的是促成对服务和干预措施的需求和支持。向卫生保健提供者和社区卫生工作者传授在宣传和教育方面的附加技能的能力建设方案,对于规划的有效实施也是至关重要的。

35. 本着一体化营销原则,应以适当规模和适当频率开展基于证据的大众媒体运动,目的是证明扩展行动规划的合理性并为此争取更广泛的支持。实践表明,此类方针对于改变观念、态度和意图以及促进对肥胖、身体活动和健康饮食问题的社区讨论是很重要的。这样的运动和规划也可以专门针对例如父母和看护人。

筹措资源

36. 各国政府和利益攸关方需要掌握资源,以便采取行动,并为国内和国际筹资寻找创新办法。对含糖饮料征税可以为终止儿童肥胖的规划创造收入,但必须充分考虑到避免利益冲突或利益冲突的管理。

37. 为确保长期影响,需要可持续的国内和国际资源,以落实委员会的各项建议。

能力建设

38. 加强机构能力并对卫生保健工作者、儿童保育和学校教职人员进行适当培训,对于顺利落实委员会的建议也是不可或缺的。此外,还需要有能力和才干来支持基于人口的政策的设计、实施、评价和执行,例如对含糖饮料的征税和限制向儿童推销食品和非酒精饮料。

39. 网络可以支持国家致力于开展具体活动,并通过在成员国之间交流经验和政策的平台来进行能力建设。

Ⅴ. 利益攸关方的作用和职责

40. 成功地就委员会建议采取进一步行动,需要除会员国以外的许多机构承诺予以投入、重视和支持(见第Ⅱ节)。委员会确定了以下具有特定作用和职责的利益攸关方团体。

世卫组织秘书处

41. 必须保持目前的势头。秘书处将领导并召集联合国系统内以及与成员国和在成员国之间举行的高级别对话。其目的是通过终止儿童肥胖委员会报告中详述的行动,落实2030年可持续发展议程,《联合国大会预防和控制非传染性疾病高级别会议的政治宣言》《罗马营养宣言》和其他相关全球和区域政策框架。

42. 世卫组织利用其在全球范围内并通过其区域和国家办事处网络发挥的规范职能,可为制定或加强有关准则、工具和标准提供技术援助,以在国家一级将委员会的建议和世卫组织其他相关任务付诸实施。秘书处可以传播对实施、监测和问责工作的指导意见,并监测和报告终止儿童肥胖工作的进展。

行动

(a)与联合国系统负有营养和儿童肥胖方面任务的其他机构合作,特别是粮农组织、开发计划署、联合国人居署、儿童基金会和粮食规划署。

(b)在世界卫生组织总部、区域和国家办事处的所有相关技术领域,制定交叉性的和贯穿生命全程的终止儿童肥胖的方法。

(c)经与会员国协商,制定动员私营部门积极参与预防儿童肥胖的指导方针。

(d)加强能力,以在全球、区域和国家各级向终止儿童肥胖的行动提供技术支持,例如:

(i)通过与其他政府部门合作包括举办讲习班和课程,建立法律和监管能力;

(ii)制定关于产前保健中肥胖风险预防、孕妇和幼儿身体活动以及儿童和青少年适当睡眠时间和屏幕使用的指南;

(iii)应要求,通过例如设立多部门委员会或工作组,向会员国提供技术支持和工具,以支持落实委员会建议;

(iv)提供一个平台,促成在落实建议方面重点相似的会员国之间的合作。

(e)支持国际机构、各国政府和相关利益攸关方将现有承诺转化为在全球、区域和国家各级终止儿童肥胖的相关行动。

(f)促进关于终止儿童肥胖的合作研究,侧重于生命全过程方针。

(g)鼓励采取创新性的筹资方法来执行预防儿童肥胖的战略,并对利益冲突予以充分关注。

(h)通报终止儿童肥胖的进展情况。

国际组织

43. 国际组织包括联合国实体之间的合作,可以推动在宣传倡导、资源筹措、能力建设和合作研究等方面的全球和区域伙伴关系和网络。联合国预防和控制非传染性疾病机构间工作队可支持会员国应对儿童肥胖问题。

行动

(a)开展合作,进行能力建设并支持各自成员国应对儿童肥胖问题。

(b)将预防儿童肥胖纳入联合国发展援助框架的国家一级规划中。

(c)支持制定和传播对健康饮食和身体活动的指导意见。

(d)与联合国系统内处理营养问题的组织合作,审查交付食品和营养规划的现行做法,并确保这些规划有助于预防儿童肥胖。

(e)与各国政府建立伙伴关系,通过例如联合国预防和控制非传染性疾病机构间工作队、联合国扩大营养网络和世卫组织 - 开发计划署启动国家对非传染性疾病的反应全球联合规划,实施终止儿童肥胖的干预措施,而这将支持落实委员会各项建议。

非政府组织

44. 虽然须由政府来制定政策框架,但在一些国家,制定营养信息和教育行动、实施规划以及监测行为者履行承诺情况并对其问责的任务,可能需要由政府和民间社会分担。社会运动可动员社区成员的参与,并提供宣传和行动平台。

行动

(a)通过宣传和传播信息,扩大预防儿童肥胖问题的影响。

(b)促使消费者要求政府支持健康的生活方式,食品及不含酒精饮料的生产企业提供健康产品,以及不向儿童推销不健康食品和含糖饮料。

(c)要求政府建立必要的法律和监管框架,落实终止儿童肥胖的建议。

(d)为制定和实施监测和问责机制作出贡献。

私营部门

45. 私营部门不是一个同质的实体,它包括农业粮食生产部门、食品和饮料业、零售商、餐饮公司、体育用品制造商、广告和娱乐业以及媒体等。因此,重要的是考虑政府与私营部门实体的交往程度,因为这些实体的活动可能对儿童肥胖产生积极或消极影响。政府需要与私营部门积极接触,鼓励它们落实政府决定和政府主导的政策和干预措施。

46. 一些私营部门的举措有可能减少儿童肥胖。对这些举措,如果有证据支持,且其没有伴随而来的负面影响,例如推迟更有效的监管,就应当加以鼓励。由于有众多公司在全球范围运作,它们不同分支之间的国际合作至关重要。然而,还必须关注地方和区域的实体和技工。虽然与业界的某些合作关系已带来与饮食和身体活动相关的一些令人鼓舞的结果,但也有一些合作关系被认为是在将责任从食品和饮料业转移到消费者身上,意在改善公司的社会形象。食品业为减少加工食品的脂肪、糖和盐的含量和食品的分量,以及增加新的健康和营养选择而采取的举措,如果广泛实施,可以加速世界范围内的健康效益。多国公司应在其整个全球组合中应用一致的标签和营销方法,以确保其行动是全球性的,在国家之间不存在差异。在此过程中,多国公司应对其产品适用最高标准。不过,政府与私营部门之间的交往应以健康为目标,透明和负责,并特别注意管理潜在的利益冲突。

行动

(a)支持有助于健康饮食的食品和不含酒精饮料的生产,并为其获得提供便利。

(b)为开展和参与身体活动提供便利。

慈善基金会

47. 慈善基金会可为全球公共卫生作出独特的重大贡献,也可参与监督和问责活动。

行动

(a)认识到儿童肥胖因其长期后果对儿童健康和受教育程度的危害,进而着手应对这一重要问题。

(b)筹集资金支持研究工作、能力建设和服务提供,以及监测和问责。

学术机构和卫生专业协会

48. 学术机构可以通过研究生物、行为和环境风险因素和决定因素,以及针对所有这些因素采取的干预措施的有效性,促进儿童期肥胖的预防和控制。卫生专业协会可发挥重要作用,提高公众对儿童肥胖作用于健康和福祉的直接和长期后果的认识,并倡导采取有效的干预措施。它们还可以为卫生专业培训提供支持,并促进监测和问责。

行动

（a）通过传播相关信息并将其纳入各级（本科和研究生）的适当课程,扩大预防和治疗儿童肥胖问题的影响。

（b）通过不带商业利益的研究工作,弥补知识欠缺,为支持政策实施提供证据。

（c）支持和评估监测和问责活动。

结论

49. 儿童肥胖损害儿童的身体、社会和心理福祉,是成人肥胖和非传染性疾病的已知危险因素。现在迫切需要采取行动,以改善这一代和下一代儿童的健康状况。超重和肥胖不能通过单一的行动求得解决。需要作出全面反应以创造健康的环境,支持个人基于与健康和营养相关的知识和技能作出健康的选择。这些反应需要政府的承诺和领导、长期投资和整个社会的参与,以保护儿童享有健康和福利的权利。只要所有行为者始终致力于实现终止儿童肥胖这一共同目标,则必然可以取得进展。

4.1.21　加强世界卫生大会和《世界卫生组织烟草控制框架公约》缔约方会议之间的协同效应

**加强世界卫生大会和《世界卫生组织烟草控制框架公约》
缔约方会议之间的协同效应**

第七十届世界卫生大会 2017 年 5 月 1 日

1. 总干事谨向第七十届世界卫生大会转呈《世界卫生组织烟草控制框架公约》缔约方会议主席的报告（见附件）。

卫生大会的行动

2. 请卫生大会注意本报告。

附件

缔约方会议主席的报告（节选）

条约和技术事项（10 项决定）

6. 缔约方会议第七届会议首次将性别问题作为一个专门议程项目进行了讨论,并产生了关于在制定烟草控制战略时考虑不同性别的风险的 FCTC/COP7（12）号决定。世卫组织和其他联合国机构为编制缔约方会议第七届会议关于性别问题的文件作出了贡献,缔约方会议第七届会议还通过公约秘书处进一步请世卫组织向缔约方会议第八届会议报告国家一级的证据、经验和政策方案。

7. 缔约方会议第七届会议注意到公约秘书处在促进 2012 年缔约方会议第五届会议通过的《消除烟草制品非法贸易议定书》生效方面开展的工作。缔约方会议第七届会议决定加强《消除烟草制品非法贸易议定书》专家小组的工作,并授权公约秘书处组织一次筹备会议,为议定书缔约方会议第一届会议编写议程并开展其他相关筹备工作。缔约方会议第七届会议进一步促请公约缔约方不要考虑烟草业提出的有关跟踪和追踪的任何提案或援助。

8. 缔约方会议第七届会议在 FCTC/COP7（14）号决定中进一步通过了世卫组织框架公约第 9 条和第 10 条（烟草制品成分管制和烟草制品披露的规定）实施准则的部分案文，并决定延长相关工作小组的任务授权。

9. 缔约方会议第七届会议设立了两个新的闭会期间小组：（i）烟草广告、促销和赞助问题专家小组，预计将向缔约方会议第八届会议报告在娱乐媒体打击跨境广告及烟草广告、促销和赞助方面的进展情况；（ii）关于通过协调和合作加强实施公约的措施工作小组，负责制定中期战略框架草案，以指导制定双年度工作计划、预算和实施支持，从而整合当前的各种努力，协助缔约方开展实施工作。

10. 缔约方会议第七届会议进一步推进了公约第 5.3 条的实施工作，防止烟草控制相关公共卫生政策受烟草行业的干扰［FCTC/COP7（8）号决定］，要求公约秘书处，除其他外，建立关于第 5.3 条的知识中心，并进一步推广联合国系统各机构防止烟草业干预的示范政策。

11. 关于电子尼古丁传送系统和电子非尼古丁传送系统的 FCTC/COP7（9）号决定授权公约秘书处请各缔约方监测和报告这些系统使用方面新出现的问题，并请世卫组织继续应要求提供技术和科学援助。

12. FCTC/COP7（10）号决定涉及烟草种植经济上可持续替代生计（涉及世卫组织框架公约第 17 条和第 18 条），要求公约秘书处加强与联合国其他机构和伙伴的合作，以支持缔约方。

14. 缔约方会议第七届会议审议了缔约方会议第六届会议为世卫组织框架公约影响评估设立的专家小组的报告。这个独立小组的结论认为，世卫组织框架公约生效后的十年见证了全球烟草控制的一些显著发展。世卫组织框架公约无疑发挥了关键作用，为采取行动形成了具有权威且达成一致的催化剂和框架。来自许多来源的证据表明，世卫组织框架公约有力地推动了烟草控制政策的制定和实施，加强了现有战略，并促使人们认识到吸烟流行并非正常现象。此外，以高水平实施公约条款的缔约方，其吸烟流行率一般都有较大幅度的下降。烟草业采取积极干扰行动，缺乏多部门协调和行动，对低收入和中等收入国家财政支持不足，缺乏可持续替代生计和对弱势群体的特别关注等主要障碍仍然阻挡公约充分发挥其影响潜力。

4.1.22　妇女、儿童和青少年健康全球战略（2016—2030 年）：青少年健康

妇女、儿童和青少年健康全球战略（2016—2030 年）：青少年健康
秘书处的报告

第七十届世界卫生大会 2017 年 5 月 8 日

1. 2017 年 1 月，执行委员会第 140 届会议注意到本报告的较早版本。这份更新的版本考虑到执委会会议上的讨论情况，特别是对第 5～10 段，关于妇女、儿童和青少年健康与人权高级别工作组的章节（第 13～15 段）和第 20～24 段的修订。

2. 联合国秘书长于 2015 年 9 月发起了《妇女、儿童和青少年健康全球战略（2016—

2030 年)》,以此作为可持续发展目标的最先实施平台。从卫生相关千年发展目标向可持续发展目标的转变体现在全球战略的三个目标中,即:生存、繁荣和变革——终结可预防的死亡,促进健康和福祉,扩大促进性环境。全球战略为实现这些宏伟目标提供了路线图,同时为卫生部门、其他部门和社区行动提出了基于证据的行动领域。其指导原则包括公平、普遍性、人权、发展实效和可持续性。

3. 2016 年 5 月,卫生大会通过了关于致力于实施《妇女、儿童和青少年健康全球战略》的 WHA69.2 号决议,其中请会员国根据本国的计划和优先重点致力于实施全球战略并加强问责和后续工作;要求总干事提供充分的技术支持,继续进行合作以便倡导和推动为一致和有效地实施国家计划提供多方利益攸关方援助,同时定期报告进展情况。

4. 根据 WHA69.2 号决议,本报告提供了妇女、儿童和青少年健康现状的最新情况。报告还包括与以下决议相关的最新情况:关于女性生殖器切割的 WHA61.16 号决议(2008 年)、关于实现孕产妇、新生儿和儿童卫生干预的普遍覆盖的 WHA58.31 号决议(2005 年)、关于新生儿健康行动计划的 WHA67.10 号决议(2014 年)、关于在处理人际暴力尤其是对妇女和女童以及儿童的暴力方面增强卫生系统应对行动的 WHA67.15 号决议(2014 年)和 WHA69.5 号决议(2016 年)。报告与秘书处关于《2030 年可持续发展议程》实施进展的报告(文件 A70/35)协调一致。在其关于妇女、儿童和青少年健康进展情况的定期报告中,秘书处将每年选择一个特定主题,着重关注会员国确定的重点和具有支持国家主导计划的新证据的议题。提交第七十届世界卫生大会的报告主题是青少年健康。

特别主题:青少年健康——全球公共卫生的新领域

重视全球青少年健康的时候到了

16. 联合国秘书长在其关于《妇女、儿童和青少年健康全球战略》的行动呼吁中说:"经更新的全球战略包括青少年,因为他们是我们想要实现的一切的核心,也是 2030 年议程取得全面成功的核心。"这说明已普遍认识到应当对青少年健康给予更大关注。

17. 增加对青少年的关注有其合理的公共卫生理由。首先,虽然青少年的全球死亡率确实没有婴幼儿的死亡率高,但也不容忽略,而且其下降速度不像在五岁以下儿童中那样快。2000 年至 2012 年期间,全球五岁以下儿童死亡率下降了 38%,而青少年死亡率仅下降了 12%。同期内,每 10 万名青少年的残疾调整生命年损失率仅下降了 8%,不到所有年龄组下降率(17%)的一半,而在此期间,单相抑郁症的患病率增加了 1%,这是 2012 年中导致青少年残疾调整生命年损失的首要原因。此外,在青少年时期开始或巩固的一些健康相关行为,诸如无保护性行为(因难以获得避孕措施而愈加严重),烟草使用,饮食不良,酒精使用,缺乏身体活动和吸毒等的频率几乎没有下降或甚至有所增加,这些行为在其以后生活中会产生影响。

18. 此外,现在有比以往任何时候都更令人信服的经济理由证明应投资于青少年健康。开拓机会以发展和有效地利用技能将确保青少年成为宝贵的资源,而不是经济负担或对社会和谐的威胁。在低收入国家对青少年健康进行合理投资将带来"人口红利",从而激励经济增长并提高生活水平。

19. 全球战略强调了青少年面临的卫生和社会挑战,并列出了在不同级别和不同部门应对这些挑战所需的循证卫生和社会干预措施,以便能有效和公平地落实这些措施。最后,全球战略就国家和国际层面为将这些想法转化为行动所需采取的措施提供了高层建议。

许多会员国正在扩大对青少年健康的投资

20. 可持续发展目标和《妇女、儿童和青少年健康全球战略》及其相关的全球融资便利机制为加速青少年健康行动提供了强大的平台。会员国已开始利用这些机会,将青少年健康问题纳入其计划和规划。例如,截至2017年2月,喀麦隆、利比里亚和乌干达已经将青少年健康纳入其全球融资便利机制投资理由,若干其他国家也在努力效仿。

21. 各国日益加强了对青少年健康的承诺。一个明显的例子是采取或扩大国家多部门规划以消除童婚。非洲联盟和南亚区域合作联盟在其成员国家发起了引人瞩目的消除童婚倡议,其中14个国家制定了全面的国家战略,以减少这种做法的健康和社会后果。另一个例子是,越来越多的低收入和中等收入国家,如阿根廷、印度和南非等,更新并大幅增加了分配给其国家青少年健康规划的人力和财力资源。截至2017年3月,有60个国家对全球战略作出了正式承诺,其中35个包含与青少年健康有关的具体承诺。

秘书处促进向会员国提供支持

22. 为响应2015年5月第六十八届世界卫生大会上会员国提出的要求,秘书处与世卫组织在H6合作伙伴关系下的其他伙伴、教科文组织以及一个外部咨询小组合作,正在编制关于实施《全球青少年健康加快行动(AA-HA!)框架》的指导。这份指导文件旨在支持各国了解如何根据全球战略在国家计划中策划、实施和监测响应青少年健康需求的措施,以实现生存、繁荣和变革的目标。指导文件参考了与会员国、联合国系统各机构、青少年和年轻人、民间社会和其他伙伴广泛磋商期间收到的意见。在第七十届世界卫生大会前将提供最终版本。若干会员国表示有意使用本文件作为制定或更新国家青少年健康战略和规划的基础,而且秘书处与较早采用指导文件的国家合作,以支持其运用该指导文件。

23. 世卫组织促进青少年健康的努力还体现在其他全联合国系统举措和其他伙伴的倡议中。为了加强联合国各机构关于青少年活动的连贯性和协调性,制定了第一份"联合国全系统青年行动计划",将健康作为五个重点领域之一。2016年,在整个联合国系统进行了一项调查,以评估最近和当前正在针对青少年采取的举措,包括联合活动。正在使用通过调查收集的数据编写关于联合国青少年工作的全面全球报告。报告将有助于加强由联合国支持的规划制定工作,同时将促进青少年领域的机构间合作。

24. 世卫组织正在与儿童基金会(例如青少年国家跟踪系统),人口基金和联合国秘书长青年问题特使(例如,制定可持续发展目标全球青少年指数和关于优先考虑青少年健康的技术指导)以及儿童权利委员会就相关举措开展合作。它将支持"青少年之声"行动,由青少年和年轻人自己来监测和帮助取得进展以实现其自身健康和可持续发展目标。为了支持青少年和青年成为其健康和福祉的有效倡导者,孕产妇、新生儿和儿童健康伙伴关系的青少年团体正在为青年人制定一个实用的倡导和问责工具包,帮助他们了解如何在国家层面上促进青少年健康和福祉。

未来发展

25. 儿童早期发展是终身健康、教育程度、经济生产力、社会团结与和平的基础,其重要性正日益得到记载和理解。全球战略为促进该领域的投资提供了难得的机会。卫生部门具有特殊的责任,因为它有能力在儿童生命的最初几年接触到照护者和家庭,提供必要的干预,并为促进和支持儿童早期发展的多部门合作提供平台。为了充分探讨可以做什么和需要做什么,建议秘书处在提交卫生大会未来某届会议的全球战略实施情况报告中重点阐述儿童早期发展问题。

卫生大会的行动

26. 请卫生大会注意本报告。

4.1.23 将于 2018 年举行的联大预防和控制非传染性疾病问题 第三次高级别会议的筹备

将于 2018 年举行的联大预防和控制非传染性疾病问题
第三次高级别会议的筹备
总干事的报告（节选）

第七十届世界卫生大会 2017 年 5 月 18 日

1. 本报告系根据世界卫生大会 WHA69.6 号决议（2016 年）要求提交，提供最新信息说明拟于 2018 年召开的联合国大会预防和控制非传染性疾病问题第三次高级别会议的筹备进展情况，包括对分派给秘书处的特定任务的反应。

2. 2017 年 1 月，执行委员会第 140 届会议注意到本报告的早期版本，并通过了 EB140.R7号决议，建议卫生大会通过。此后，报告已经更新，以考虑到 2015 年的死亡率估计数和其他近期的事态发展。附件 1 已经与 WHOCHOICE 建模的结果保持一致。

具体全球任务
更新后的《2013—2020 年预防和控制非传染性疾病全球行动计划》附录 3 草案

10. WHA66.10 号决议（2013 年）第 3（10）段要求总干事根据新的科学证据就更新2013—2020 年预防和控制非传染性疾病全球行动计划附录 3 提出建议。据此，2015 年举行了一次专家组会议，就适当方法和证据审查向秘书处提供意见。

11. WHA69.6 号决议第 5（1）段，请总干事根据文件 A69/10 附件 2 载明的时间表，通过执行委员会向 2017 年第七十届世界卫生大会提交更新后的《2013—2020 年预防和控制非传染性疾病全球行动计划》附录 3。

12. 根据这些决议，秘书处于 2016 年 5 月向各常驻日内瓦代表团介绍了附录 3 更新过程。该过程包括：第二次专家组会（2016 年 6 月 27—28 日）；就日期为 2016 年 7 月 25 日的有关附录 3 更新草案的世卫组织讨论文件开展网络磋商（2016 年 7 月 25 日至 9 月 1 日）；一次会员国非正式磋商（2016 年 8 月 24 日）；一次非国家行为者非正式听证会（2016 年 8 月 25日）。世卫组织网站载有关于该过程及迄今结果的介绍。

13. 考虑到迄今为止收到的反馈意见，秘书处准备了一份更新后附录 3 的草案，供会员国审议，见本文件附件 1。文件 EB140/27 向执行委员会介绍了该附件，此后，在对附件的修改中，更新了减少烟草使用政策选项的清单，以考虑到最新的科学知识、现有证据和对国际经验的审查。

14. 秘书处于 2017 年 4 月 24 日召开了一次情况通报会，向会员国提供说明与附件 3 所列干预措施有关的基础分析的补充信息，以及关于附录 3 中所载发明的支持性证据的其他技术介绍。

预防和控制非传染性疾病全球协调机制 2018—2019 年期间工作计划方案

18. 预防和控制非传染性疾病全球协调机制职权范围第 15 段，要求总干事通过执行委员会向卫生大会提交全球协调机制工作计划草案，列明该机制的活动。

19. 根据该要求,秘书处制定了 2018—2019 年期间全球协调机制工作计划方案,供会员国审议,见本文件附件 3。

卫生大会的行动

25. 请卫生大会注意本报告,并通过执行委员会在 EB140.R7 号决议中建议的决议草案。

附件3

2018—2019 年期间预防和控制非传染性疾病全球协调机制工作计划方案

1. 本工作计划载明 2018—2019 年期间预防和控制非传染性疾病全球协调机制的活动,包括有时限工作小组的活动。这份工作计划考虑了全球协调机制的职权范围、2014—2015 年期间和 2016—2017 年期间工作计划、《2013—2020 年预防和控制非传染性疾病全球行动计划》、《预防和控制非传染性疾病问题大会高级别会议的政治宣言》、联合国大会全面审查和评估在预防和控制非传染性疾病方面取得的进展高级别会议成果文件和 2030 年可持续发展议程。

2. 本工作计划考虑了 2030 年可持续发展议程,认识到有必要加强多部门和多利益攸关方宣传、参与和行动,支持采取超越卫生部门的整个政府思路和联系社会各部门的整个社会思路,以实现可持续发展目标下非传染性疾病相关具体目标。

3. 实施工作计划期间,将考虑:文件 EB140/27 第 16 和 17 段提及的评估;将在 2018 年举行的预防和控制非传染性疾病问题联合国大会第三次高级别会议上通过的成果文件;以及在全球层面系统跟进并审查 2030 年可持续发展议程实施情况的过程中由联合国大会召集的其他相关高级别会议、论坛和事件所通过的成果。

4. 和之前两份工作计划一样,本工作计划根据全球协调机制职权范围中阐明的五项功能,围绕五项目标制定。计划将按照 2018—2019 年规划预算方案确定的时间框架以及该规划预算中与全球协调机制活动有关的预算拨款在 2018 年 1 月至 2019 年 12 月之间予以实施。这项工作计划将被整个纳入 2018—2019 年规划预算方案的规划领域 2.1(非传染性疾病),根据已确定的操作程序,通过规划领域网络 2.1 实施。

5. 与 2016—2017 年期间工作计划一样,覆盖 2018—2019 年的第三份工作计划草案也旨在根据全球协调机制的范围和宗旨,在地方、国家、区域和全球层面促进并加强各项活动之间的协调、多种利益攸关方的参与以及跨部门行动,以便促进实施《2013—2020 年预防和控制非传染性疾病全球行动计划》,同时避免重复工作。实施计划将以结果为导向高效利用资源,并维护世卫组织和公共卫生不受任何形式的真实的、人们认为的或是潜在的利益冲突的不当影响。

目标和行动

目标 1. 开展宣传并提高认识,强调要立即实施《2013—2020 年预防和控制非传染性疾病全球行动计划》,同时将预防和控制非传染性疾病作为主流工作纳入国际发展议程。

行动 1.1: 按照会员国的约定,继续实施和发展 2016 年启动的全球沟通宣传行动,重点是实现可持续发展目标下的非传染性疾病相关具体目标并履行预防和控制非传染性疾病的承诺。

行动 1.2: 提高认识,使人们了解到有必要加快行动加强各国应对非传染性疾病的工作,做法是由全球协调机制的参与者在高级别政治论坛上促进并加强各项活动、多利益攸关方参与和行动的协调。

行动 1.3:召开至少一次对话会,以促进并加强地方、国家、区域和全球层面各项活动、多利益攸关方参与和行动的协调,以支持会员国履行其处理非传染性疾病问题的承诺。

目标 2. 根据科学证据和 / 或实施《2013—2020 年预防和控制非传染性疾病全球行动计划》的最佳实践,传播知识和共享信息。

行动 2.1:继续促进交流非传染性疾病相关研究及其转化相关信息,确定产生和转化研究成果面临哪些障碍,并促进创新,以加强正在进行的国家、区域和全球行动知识基础。

行动 2.2:在 2018 年底之前通过全球协调机制门户网站创建资源库,内容涵盖促进多部门和多利益攸关方就防治非传染性疾病采取行动的相关和适当材料。

行动 2.3:支持知识传播和信息共享,包括通过同业群体和在线研讨会支持在国家、区域和全球层面实施《2013—2020 年预防和控制非传染性疾病全球行动计划》。

行动 2.4:撰写并散发年度活动报告,其中描述实施工作计划的进展情况。

目标 3. 提供论坛以确认障碍并共享创新解决方案和行动,从而促进实施《2013—2020 年预防和控制非传染性疾病全球行动计划》,并促进采取持续跨部门行动。

行动 3.1:成立至少一个工作小组,就鼓励会员国和非国家行为者通过多部门和多利益攸关方方法履行其预防控制非传染性疾病承诺的方式方法提出建议。

行动 3.2:召开至少一次全球协调机制参与者会议,促进并加强地方、国家、区域和全球各种活动、多利益攸关方参与和行动的协调。

目标 4. 通过确认和促进有助于支持实施《2013—2020 年预防和控制非传染性疾病全球行动计划》的持续跨部门行动,推进多部门行动。

行动 4.1:酌情与相关世卫组织技术部门、联合国预防和控制非传染性疾病机构间工作队及其他利益攸关方协作,建立战略圆桌会机制,支持政府加强超越卫生问题在所有部门采取行动的整个政府一盘棋思路以及联系所有社会部门的整个社会思路。

行动 4.2:与相关世卫组织技术部门和联合国机构间工作队合作,努力满足会员国实施全球协调机制世卫组织工作组建议的要求。

行动 4.3:与相关世卫组织技术部门、联合国机构间工作队和其他利益攸关方合作,继续促进综合行动,确保做出适当、协调、全面反应,向致力于朝实现 2025 年非传染性疾病方面九个自愿全球目标及 2030 年可持续发展目标下非传染性疾病相关具体目标快速取得进展的会员国提供支持。

目标 5. 确认地方、国家、区域和全球层面的现有及潜在金融和合作机制并共享有关信息,以促进实施《2013—2020 年预防和控制非传染性疾病全球行动计划》。

行动 5.1:继续促进落实世卫组织将拟定的用于登记和公布非国家行为者为实现非传染性疾病方面九项自愿目标所作贡献的办法。

行动 5.2:厘清并公布全球协调机制参与者就实施《2013—2020 年预防和控制非传染性疾病全球行动计划》所做承诺。

行动 5.3:开展持续对话,探索自愿创新融资机制和伙伴关系,以便通过多部门和多利益攸关方方法发展并实施国家非传染性疾病应对工作。

4.1.24　身体活动有益健康

身体活动有益健康　加强身体活动, 造就健康世界:
2018—2030 年促进身体活动全球行动计划草案
总干事的报告(节选)

第七十一届世界卫生大会 2018 年 3 月 22 日

1. 执行委员会第 142 届会议审议了本报告的前一版本, 并通过了 EB142.R5 号决议。本更新版考虑到了执委会第 142 届会议的讨论情况, 修订了第 11 至 16 段, 并略微修改了政策行动 3.1。根据会员国的意见, 还修订了全球行动计划草案(修订了第 1、17、24、31 和 35 段, 并在术语表中增加了一个新术语), 这些变化已反映在全球行动计划草案 3 中。

身体活动: 当前形势

2. 缺乏身体活动是非传染性疾病导致的过早死亡的主要危险因素。而定期身体活动则与心脏病、脑卒中、糖尿病、乳腺癌和结肠癌风险降低及精神卫生状况和生活质量改善有关。

3. 全世界 23% 成年人和 81% 青少年(11~17 岁)达不到全球身体活动建议量。缺乏身体活动的流行率在各国内部及之间差异很大——在一些成年人群中高达 80%。而且, 由于交通方式发生变化、技术发展、城市化以及文化价值观的影响, 缺乏身体活动的情况会随着经济发展而增加。

4. 仍然存在明显不公平的现象, 女童、妇女、老年人、弱势群体和穷人、残疾人和慢性病患者以及农村社区居民都更难以获得进行身体活动的安全、无障碍、可负担和适当的空间和场所。

5. 步行和骑自行车这两种出行方式使人们能够每天定期进行身体活动。但在许多国家, 步行和骑车所发挥的作用正在降低, 也不再像过去那么受欢迎。各个年龄组的人都运动得不够, 而运动又是重要的身体活动, 而且运动还可以给社区和国家带来重大社会、文化和经济方面的好处。在突发事件和危机形势下, 运动也可以成为针对健康和社会需求的人道主义规划的组成部分, 从而做出自己的贡献。《喀山行动计划》指出,"大众体育, 包括传统体育运动和游戏, 是政府可以采取干预措施的重要领域, 以充分释放体育活动促进个人成长和社会发展的潜力"。终止儿童肥胖委员会确认, 主动游戏和消遣是儿童健康生长和发展的重要因素, 特别是对五岁以下儿童而言。这两份报告都强调指出, 高质量的体育和学校环境可以向儿童灌输身体和健康素养, 促进终生采取健康、爱活动的生活方式并预防非传染性疾病。对许多成年人来说, 工作场所对进行身体活动十分重要(包括上下班和工作时间内), 减少久坐不动有助于提高劳动生产率, 防止受伤和因伤病误工。作为治疗和康复路径的一部分, 初级和二级卫生保健机构可以帮助患者进行更多活动以预防非传染性疾病。老年人尤其可以从定期身体活动中受益, 包括维持身体、社会和精神健康, 预防摔倒和实现健康老龄化。

6. 身体活动可以带来成倍的健康、社会和经济效益。投入资金采取促进步行、骑车、主动康乐活动、运动和游戏的政策行动, 可以直接促进实现许多可持续发展目标。因此, 以之前承诺为基础继续努力, 通过与多个部门、民间社会、社区和私营部门建立有效伙伴关系加快实现更活跃社会的种种好处的时机已经成熟。

7. 但是,并不存在单一政策方案。要采取有效的国家行动逆转当前趋势并处理获得身体活动机会方面的不平等,就要根据本国国情,从战略高度选择和实施多种政策应对措施。这些措施应在各重要环境下实施,满足不同层次国家级行政区域及不同人群需求并考虑到不同能力范围。

8. 2018—2030 年促进身体活动全球行动计划草案承认进展有效,并相应提出加强领导作用、治理、多部门伙伴关系、人力能力、信息系统和宣传的方案。草案认识到会员国要求加强全球、区域和国家协调,还认识到有必要开展社会宣传实现范式变化以促进身体活动。

9. 制定全球行动计划(草案)过程中在全球范围开展了磋商,包括建立多学科的世卫组织内部指导委员会,召集多部门全球专家咨询会,举行六次区域磋商,召开八次在线研讨会,为联合国机构和常驻团进行宣讲,利用社交媒体宣传和举行在线公众磋商。该进程涉及 83 个会员国(包括来自教育、体育、交通和规划部门的代表),收到来自重要利益攸关方(包括会员国、国际体育联合会、卫生和交通领域专业协会、民间社会成员、公共卫生机构、研究人员 / 学者以及私营部门)125 份在线提交的意见。

《2018—2030 年全球行动计划草案》简介

10. 全球行动计划草案为会员国提供一份重点政策行动清单。会员国可以联合各相关部门采取这些行动,处理造成缺乏身体活动的多个文化、环境和个体决定因素。计划草案的重点是通过包容性解决方案提高身体活动总体水平并缩小参与差距。将根据以下七个原则指导计划实施工作:以人权为基础的方法;整个生命历程的公平;循证实践;比例普遍性;政策协调性和将健康融入所有政策;参与和赋权;建立多部门伙伴关系,采取协调行动实现 2030 年可持续发展议程。

11. 全球行动计划草案的目标是,与 2016 年基线相比,到 2030 年时将成年人和青少年缺乏身体活动流行率降低 15%。

12. 将通过共同努力实现全球行动计划草案愿景,即,"加强身体活动,造就健康世界",也就是确保所有人都能获得安全的促进性环境及各种各样的机会,从而在日常生活中保持身体活动,进而改善个人和社区健康状况,并促进所有国家的社会、文化和经济发展。

13. 鉴于各国在处理缺乏身体活动问题方面的进展水平不一且能力和资源状况各异,全球行动计划草案包含四个战略目标,并推荐 20 项政策行动,具体见以下专栏。

专栏:《2018—2030 年全球行动计划草案》的战略目标和推荐采取的政策行动

战略目标 1:营造富有活力的社会——社会规范和态度

加强对各年龄段人群根据自身能力定期进行身体活动的多重好处的认知和理解,使整个社会的范式发生变化。

行动 1.1. 实施最有效宣传,并将其与基于社区的规划挂钩,提高人们对各年龄段人群根据自身能力定期进行身体活动、减少久坐不动行为对个人、家庭和社区安康的多重好处的意识、认知、理解和赞赏。

行动 1.2. 开展以国家和社区为基础的活动,提升人们对身体活动(特别是更多步行、骑车和涉及使用轮子的其他移动形式,包括轮椅、滑板和轮滑)在社会、经济和环境方面伴随效益的认知和理解,进而为实现《2030 年可持续发展议程》(可持续发展目标2、3、4、5、9、10、11、13、15 和 16)做出重大贡献。

行动 1.3. 定期在公共场所开展群众活动,让整个社区都能参与进来,免费获得有趣、便宜、符合公序良俗的身体活动体验。

行动1.4.加强卫生部门内外(包括但不仅限于交通、城市规划、教育、旅游和休闲、体育和健身部门,以及基层社区团体和民间社会组织)专业人员的岗前和在岗培训,使他们获得更多知识和技能,从而更好地参与和促进创造包容、公平机会营造富有活力社会。

战略目标2:创建利于活动的环境——空间和场所

创建并保持环境,促进和维护各年龄段所有人在自己城市和社区公平获得根据自己能力定期开展身体活动的安全空间和场所的权利。

行动2.1.加强各级相关政府城市规划政策和交通规划政策的整合,强调紧凑型混合土地利用原则,使邻里街区更为紧密,从而在城市、郊区和农村社区便利和促进步行、骑自行车、涉及使用轮子的其他移动形式(包括轮椅、滑板和轮滑)和使用公共交通。

行动2.2.改进人行道和自行车道网基础设施的服务水平,从而便利和促进步行、骑自行车、涉及使用轮子的其他出行方式(包括轮椅、滑板和轮滑)和使用公共交通。制定政策时应适当考虑城市、郊区和农村社区各年龄段不同能力的人均能安全、普遍和公平地享受到服务,并考虑与其他承诺相协调。

行动2.3.加快落实政策行动,改善道路安全以及行人、骑车者、涉及使用轮子的其他移动形式(包括轮椅、滑板和轮滑)的出行者及公交乘客的个人安全,其中重点是根据道路安全的安全系统方法减轻最弱势道路使用者面临的风险,并考虑与其他承诺相协调。

行动2.4.使城市、郊区和农村社区各年龄段能力各不相同的所有人都能更便利地利用高质量公共绿色开放空间、绿色网络、休闲空间(包括河流和海岸地区)和体育设施,确保相关设计符合安全、普遍、适合老人和公平原则,并且重点关注减少不平等。

行动2.5.酌情加强国家和省市级政策、监管和设计指南和框架,促进公共福利设施、学校、卫生保健机构、体育和休闲设施、工作场所及保障性住房在设计上就有助于促进具备不同能力的使用者和访客在建筑内外进行身体活动,其中重点考虑行人、骑自行车者和公交前往的便利性。

战略目标3:培养热爱活动的人群——规划和机会

在多种环境下创造机会,建立规划,并使这些机会和规划更易于获得,以帮助各年龄段和各种能力水平的人以个人、家庭和社区为单位定期进行身体活动。

行动3.1.在所有学前、小学、中学和高等教育机构采用全校动员方法,为女童和男童提供更多高质量体育教育和更积极的动态康乐、体育和游戏体验和机会,使之具备并不断加强终身健康和身体素养,并促进其享受和根据自身能力参与身体活动。

行动3.2.作为人人享有卫生保健的一部分,酌情在初级和二级卫生保健和社会服务机构中落实和加强制度,由经过适当培训的卫生、社区和社会保健服务工作者进行患者评估并提供有关增加身体活动和减少久坐不动的咨询,并确保社区和患者参与和协调利用社区资源。

行动3.3.在公园和其他自然环境中(例如在沙滩、河流和水边)以及私人和公共工作场所、社区中心、休闲和体育设施、宗教活动中心大力提供更多的身体活动规划和宣传活动并增加这方面的机会,支持各种能力水平的所有人参加身体活动。

行动3.4.在重要环境(例如本地和社区场所,卫生保健、社会和长期护理机构,协助生活设施和家庭)中提供更多适当针对老年人的规划和服务,以增加他们的身体活动,减少久坐不动,进而支持健康老龄化。

　　行动 3.5. 接受所有人的积极贡献，强化发展和实施跨多种社区环境的规划和服务，使各国确定的活动最少人群(例如女童、妇女、老人、农村和土著社区以及弱势或边缘化人群)参与进来，增加他们的身体活动机会。

　　行动 3.6. 在城市、乡镇或社区层面号召整个社区行动起来，激励所有利益攸关方的参与，优化组合适用于不同环境的多种政策方法，促进各年龄段能力各不相同的所有人更多参加身体活动减少久坐不动，其中重点关注基层社区参与、协同开发和主人翁意识。

　　战略目标 4：建立支持活动的系统——治理和政策

　　跨部门发挥和加强领导作用、开展治理、建立多部门伙伴关系、发展人力能力并建立宣传和信息系统，以实现出色的资源调配，并卓越执行相互协调的国际、国家和省市级行动，增加身体活动，减少久坐不动。

　　行动 4.1. 加强国家和省市级政策框架、领导和治理结构，支持实施旨在增加身体活动和减少久坐不动的行动，包括多部门参与和协调机制、跨部门政策一致性、针对各年龄段身体活动和久坐不动行为的指南、建议和行动计划以及监督和评估进展情况以增强问责制。

　　行动 4.2. 在国家一级并酌情在省市级加强数据系统和能力，支持开展以下活动：对各年龄段人群在不同领域内的身体活动和久坐不动行为进行定期监测；开发和检测新的数字技术，加强监测系统；开发对身体活动更广泛社会文化和环境决定因素的监督系统；定期多部门监督和报告政策实施情况，以确保问责和供政策和实践参考。

　　行动 4.3. 加强国家和机构研究和评估能力，激励采用数字技术和创新，加快旨在增加身体活动和减少久坐不动的有效政策解决方案的拟定和实施。

　　行动 4.4. 针对重点受众(包括但不仅限于高级领导人、多部门决策者、媒体、私营部门、城市和社区领导者以及更广泛社区)加大宣传，提升对全球、区域和国家层面联合行动的意识、认知和参与。

　　行动 4.5. 加强供资机制，确保持续实施国家和省市级行动；发展促进性系统，支持拟定和实施旨在增加身体活动和减少久坐不动的政策。

　　14. 将使用卫生大会在 WHA66.10 号决议(2013 年)中通过并纳入预防和控制非传染性疾病全球综合监测框架的两项现有指标，监测实现促进身体活动全球行动计划草案 2030 年具体目标的进展情况。这两项指标是：

- 18 岁及以上人群人体活动不足流行率；
- 青少年(11～17 岁)身体活动不足流行率。

　　15. 鼓励会员国根据商定的建议加强报告分解数据，并体现本全球行动计划草案的双重重点，即降低人口身体活动缺乏的整体水平，并针对本国最不好动人群减少久坐不动行为在国内的差异和水平。

　　16. 为了监测促进身体活动全球行动计划草案中建议的政策行动实施情况，需要一套适当的程序和影响评价指标。应尽可能采用现有指标，以及为监测其他承诺(例如健康老龄化全球战略和行动计划)及 2030 年可持续发展目标相关具体目标实现情况而正在编制的指标。秘书处使用 2017 年为制定促进身体活动全球行动计划草案开展的磋商过程以及其他技术性磋商的反馈意见并采用经济性、效率和灵活性的原则，将最迟在

2018 年 12 月最后确定建议的一套程序和影响指标。据此，秘书处将在世卫组织网站上发布一份技术说明，概述世卫组织将如何在全球和区域层面上监测进展和评价国家实施情况。

17. 将在根据 WHA66.10 号决议（2013 年）第 3.9 段向卫生大会提交的报告中通报关于促进身体活动全球行动计划草案的实施进展情况。因此，第一份进展报告将被列入 2021 年提交的报告（采用 2020 年数据），然后将被列入 2026 年提交的报告（采用 2025 年数据）。关于 2018—2030 年促进身体活动全球行动计划的最后报告将于 2030 年向卫生大会提交，作为对 2030 年可持续发展议程与卫生相关目标和具体目标进行报告的一部分。将根据每年报告周期向联合国大会报告实现可持续发展目标的进展情况，直到 2030 年。

秘书处的作用

18. 根据世卫组织的核心职能，秘书处将继续制定并传播指南和实施指导文件，以支持各区域和各国的行动。秘书处还将应请求向会员国提供技术支持，帮助其实施全球行动计划（草案）并制定区域和国家行动计划和监测框架。

19. 秘书处将确保响应不断变化的需求，定期更新全球技术指导文件，将已经证明有效的创新工具和策略纳入其中。此外，秘书处还将加强自身在全球、区域和国家层面的能力，以便更好地领导和促进相互协调的全球努力，减少缺乏身体活动现象。重点是促进多部门伙伴关系、宣传、资源筹措、知识共享和创新。

20. 秘书处将监测实施情况并报告实现 2030 年具体目标的进展情况。

卫生大会的行动

21. 请卫生大会通过执行委员会在 EB142.R5 号决议中建议的决议草案。

4.1.25　《2019—2023 年第十三个工作总规划》草案

《2019—2023 年第十三个工作总规划》草案
总干事的报告（节选）

第七十一届世界卫生大会 2018 年 4 月 5 日

1. 2018 年 1 月，执行委员会在其第 142 届会议上审议并修订了《2019—2023 年第十三个工作总规划》草案，之后通过了 EB142.R2 号决议。这份经修订的草案载于附件。

卫生大会的行动

2. 请卫生大会通过执行委员会在 EB142.R2 号决议中建议的决议草案。

附件

《2019—2023 年第十三个工作总规划》草案

增进健康，维护世界安全，为弱势人群服务（节选）

2. 世卫组织的愿景和使命

6.《第十三个工作总规划》基于可持续发展目标，适用于包括低收入、中等收入和高收入国家在内的所有国家。健康是各项可持续发展目标的基础。在相互关联的世界中，世卫组织在提供全球公共产品和协助确保各国人民健康方面的作用空前重要。本组织地位独特,依靠科学和证据开展工作,负责订立全球适用的规范和标准。世卫组织在迅速变化的世界中至关重要。本组织发挥不可或缺的作用,为健康和人权呐喊,力求不让任何人掉队。需要作出广泛和持续的努力,推动构建人类命运共同体,增强人们改善健康状况、处理健康问题各项决定因素和应对健康挑战的能力。

7. 围绕各项可持续发展目标,《第十三个工作总规划》勾勒了世卫组织愿景。这一愿景基于世卫组织的《组织法》第一条,即:世界上所有人都能达到可获得的最高健康和福祉水平。

8.《第十三个工作总规划》确定的世卫组织使命是:增进健康,维护世界安全,为弱势人群服务。

10.《第十三个工作总规划》围绕三个相互关联的战略重点(实现全民健康覆盖,应对突发卫生事件,促进人群健康)编写。制定这些战略重点的目的是确保健康的生活方式,促进各年龄段所有人的福祉。这些战略依托三大战略转变(加强领导能力,推动在每个国家发挥公共卫生影响,重视提供有影响力的全球公共产品),以履行世卫组织的六项核心职能。最后,通过五项组织转变为这些战略重点和战略转变提供支持(见图1)

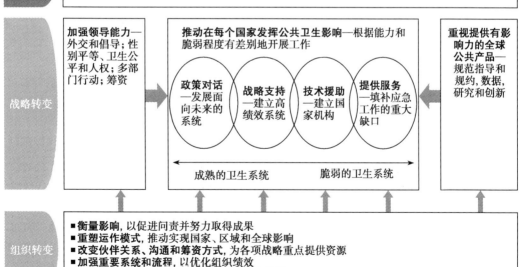

图 1　2019—2023 年《第十三个工作总规划》草案概要:战略重点和战略转变

专栏 3 高度概述了《第十三个工作总规划》的新内容或不同内容。

专栏3 《第十三个工作总规划》的新内容

世卫组织将根据可持续发展目标制定《第十三个工作总规划》：全世界于2015年制定了宏伟的可持续发展目标。世卫组织将怀着同样的雄心壮志推进卫生领域可持续发展目标，努力确保健康的生活方式，促进各年龄段所有人的福祉，不让任何人掉队。每个国家均可自行确定本国实现可持续发展目标的道路，而世卫组织在推进可持续发展目标以改善健康和福祉方面发挥着不可或缺的作用。

世卫组织将衡量影响。世卫组织的工作事关所有人。世卫组织将对照《第十三个工作总规划》衡量其工作结果，并阐述本组织与其他行为者一道为支持国家取得成果和发挥影响而作出的贡献。面对不让任何人掉队这一挑战，《第十三个工作总规划》针对每项战略重点确定了获益人口新增至少10亿人的目标，将协助最脆弱人群作为其工作核心。此外，还将确定指标，用以衡量在成果和影响方面取得的进展。

世卫组织将确定重点。《第十三个工作总规划》有的放矢，制定了用于确保健康的生活方式和促进各年龄段所有人福祉的三项相互关联的战略重点（实现全民健康覆盖，应对突发卫生事件，促进人群健康）。为进一步突出重点，世卫组织将根据《第十三个工作总规划》确定应停止执行哪些全球战略和行动计划，并将努力确定延续那些有助于推进《第十三个工作总规划》战略重点的全球战略和行动计划，进而在双年度规划预算中反映这些变化。世卫组织将促进在各项重点之间和在各平台之间的协同效应，并将在实施《第十三个工作总规划》期间继续突出重点。世卫组织将在开展各项重点工作中，重视减少在一国内部以及国与国之间人口健康状况不公平现象。它将根据《第十三个工作总规划》确定的各项重点指导如何配置资源。

世卫组织将加强在各级的领导作用。如果遵循世卫组织基于科学和证据的规范性指导意见，采用公共卫生领域促进健康和预防疾病方法，并推动高级别政治支持，卫生领域将发生重大变化。这需要会员国和民间社会的强大政治支持和参与。

世卫组织将推动在每个国家发挥公共卫生影响。世卫组织将在国别行动中更加突出重点和更加有效地开展工作，根据国家的具体情况，与伙伴机构密切合作，参与政策对话，提供战略支持和技术援助，并协调提供服务。

世卫组织将加强其规范工作。制定规范和标准是世卫组织的一项独特职能，也是其优势所在。它体现了世卫组织在全球卫生领域的特殊地位。本组织通过卫生大会有"采定在本组织权限内任何事宜之国际协定或公约之权"，并有权制定条例和建议。世卫组织秘书处将加强其在科学和证据基础上开展的规范工作，预测和评估研究与发明对公众健康的影响，并重视支持各国落实世卫组织规范、标准和协定。秘书处将支持会员国建立其卫生信息系统，加强各国收集、分析、传播和使用国家级和国家以下各级分类数据的能力，协助国家制定和监测本国政策和计划。

世卫组织将大幅调整资源调动方法。会员国与秘书处需要共同努力，为世卫组织及其工作筹集资金。彰显积极影响有助于在评定会费之外募集更多资金。世卫组织将寻求获得更灵活的多年期高质量资金。将提供成本效益证据和对最脆弱人群发挥影响的证据，以显示投资价值。世卫组织还将呼吁增加全球卫生资金，以实现各项可持续发展目标。

世卫组织将本着紧迫感大张旗鼓地开展高质量行动：全世界人民的健康不能等待。世卫组织将迅速行动，加快制定《第十三个工作总规划》。

3. 战略重点——我们希望看到的世界

12. 世卫组织将确定清晰的重点。为实现各项可持续发展目标,今后五年是极为重要的行动期。《第十三个工作总规划》确定了三项战略重点,并围绕这些重点和根据可持续发展目标制定了宏伟的前进目标。为实现这些目标,应在世卫组织协调下,由众多攸关方,特别是会员国采取共同行动。与历史趋势相比,这些目标将带来明显改善。需要围绕每项目标加大工作力度,大幅改善业绩。这些目标是意在显著加快以往趋势的延伸目标。世卫组织通过制定《第十三个工作总规划》,强烈呼吁全世界采取必要行动,推进实现可持续发展目标。

通过实现以下目标,确保健康的生活方式,促进各年龄段所有人的福祉:

实现全民健康覆盖——全民健康覆盖受益人口新增 10 亿人

应对突发卫生事件——面对突发卫生事件受到更好保护的人口新增 10 亿人

促进人群健康——健康和福祉得到改善的人口新增 10 亿人

总目标:确保健康的生活方式,促进各年龄段所有人的福祉

15. 世卫组织根据可持续发展目标 3("确保健康的生活方式,促进各年龄段人群的福祉")开展工作。世卫组织侧重于增进健康,而不是仅应对疾病,尤其应改善弱势人群的健康和减少不公平现象。秉持不让任何人掉队这一理念,本组织努力促进社会各阶层男女老幼都有机会过上健康长寿的生活。世卫组织将探索采用健康期望寿命这一指标来衡量其基本工作。可将健康期望寿命作为一项总衡量指标,与可持续发展目标 3 相一致,辅之以三十亿人受益目标,为此制定了三项互有关联的、更具体的战略重点,并确定每项战略重点的新增受益人口为 10 亿。

16. 自 19 世纪以来,主要由于社会经济发展并得益于公共卫生措施(如疫苗接种、营养和环境卫生等),出生期望寿命持续增加。今天,在社会经济、政治、文化、环境和经济因素影响下,疾病负担情况继续发生变化。但需要努力确保这些因素产生积极作用。如果缺乏健康素养,再加上健康促进政策薄弱,人们就很难为自己和家人作出有益健康的选择。在健康促进和疾病预防领域进行投资有助于国家缓解对卫生系统费用持续上涨的担忧,能够通过预防疾病,节约资金。

17. 健康期望寿命增速跟不上期望寿命增速,而且随着年龄增长,发病率往往会增加,功能会减退,因此,健康老龄化也是一个值得重视的重大问题。老年期残疾调整生命年大多与慢性疾患有关,这类疾患的累积影响可能会导致老年人显著丧失身体功能和依赖护理。与此同时,有越来越多的证据表明,健康老龄化取决于幼儿发展,并且是由后生决定的。确保健康老龄化是所有国家面临的一项紧迫挑战。

21.《世界卫生组织组织法》确定了享有可达到的最高健康标准的权利,这项权利反映了世卫组织从人权角度确保健康生活方式的价值观。这项权利事关广泛的公民、政治、经济、社会和文化权利,包括享有适当生活水平、充足和健康的食物、衣服、住房、安全饮用水和环卫设施的权利,以及持续改善生活条件的权利。世卫组织遵循人权原则,呼吁采取公共卫生措施处理从气候变化、烟草控制到精神健康等问题。

22.《烟草控制框架公约》显示世卫组织订立规范工作能够促进健康生活方式。该《公约》要求各缔约国履行具有法律约束力的承诺,开展跨部门对话,并与除烟草业之外的众多利益攸关方进行合作。为在烟草控制领域取得进展,需要会员国作出政治承诺,需要世卫组织开展宣传工作和提供专门技能,以支持和监督实施工作,并需要民间社会积极参与,包括监督烟草业在当地的活动。

23. 世卫组织将支持政府和社会采取行动,改善人口健康和福祉,并在生命历程中实现卫生公平。为此需要实行妥善的卫生政策,改进治理和社会结构,重点采用跨部门的"整个政府参与","全社会参与"以及"将健康融入所有政策"方针,全面处理健康问题的所有决定因素。

24. 在推动重点卫生工作方面遇到的一大障碍是,公共卫生部门能力不足。对许多国家的基本公共卫生职能评估结果显示,仍存在有碍实现卫生目标的重大缺口。需要加强公共卫生部门,作出适当的治理安排和建立基本体制架构,并提供更多的训练有素专业人员。世卫组织秘书处将提供循证建议和技术支持,评估和改善会员国公共卫生部门的能力和业绩,并应优先重视保护和促进健康以及监测和预防疾病。

25. 世卫组织将通过实现全民健康覆盖、应对突发卫生事件和促进人群健康,确保健康的生活方式,促进各年龄段所有人的福祉。

推进全民健康覆盖——全民健康覆盖受益人口新增10亿人

26. 全世界将于2018年庆祝《阿拉木图宣言》四十周年,重温通过以人为本的基本卫生保健服务推进全民健康覆盖的重要意义。

28. 世卫组织推进全民健康覆盖工作是与可持续发展目标3.8完全一致的,重点实现全民健康覆盖,包括提供金融风险保护,使人人享有优质的基本保健服务,人人获得安全、有效、优质和负担得起的基本药物和疫苗(详见专栏4,略)。

29. 全民健康覆盖的实质是,以初级卫生保健为基石,普及有抵御力的以人为本的强大卫生系统。社区服务、健康促进和疾病预防是关键组成部分,免疫接种是初级卫生保健的一个强大平台,需在此基础上推进全民健康覆盖。秘书处将支持各国向全民健康覆盖方向迈进,并确保所有人和所有社区都能获得并能使用适合其需要和期望的、高质量的促进、预防、治疗、康复和姑息卫生服务,同时还应确保人们不会因使用这些服务而陷入经济困难。

31. 世卫组织秘书处将与各国合作,确保以符合成本效益的方式并根据国家重点和具体情况,推进全民健康覆盖。

32. 世卫组织将对照下文所列的基于可持续发展目标确定的全民健康覆盖新增人口的宏大目标,并结合根据可持续发展目标制定的财务困难指标,监测全球在实现全民健康覆盖方面的进展情况以及秘书处的贡献。按目前缓慢推进全民健康覆盖的速度推算,到2030年将无法在全世界实现可持续发展目标3.8。为了到2030年实现可持续发展目标3.8,世界将需要到2023年至少达到《第十三个工作总规划》所确定的新增10亿受益人口的目标。对目前趋势进行的分析表明,如果到2023年未能实现《第十三个工作总规划》确定的全民健康覆盖目标,那么,2030年可持续发展目标就会落空。为了达到《第十三个工作总规划》确定的全民健康覆盖目标,变化速度必须是迄今变化速度的两倍甚至三倍。在各发展机构和其他合作伙伴支持下,以及在世卫组织秘书处协助下,政府需要多管齐下,显著加大行动力度。需要通力合作,克服障碍,实现全民健康覆盖。世卫组织将大力支持各国推进全民健康覆盖,不落下任何国家。这项目标基于一套基本服务追踪指标,它绝不会抑制国家对全民健康覆盖的期望。世卫组织将与各合作伙伴一道设计该套基本服务及其一系列追踪指标。

获得服务的机会与服务质量

36. 初级卫生保健对推进全民健康覆盖必不可少,并对落实尚未完成的传染病议程以及孕产妇、新生儿、儿童和青少年健康议程极为重要。此外，所有卫生系统，包括最穷国家的卫生系统，都必须处理和解决日益加剧的非传染性疾病负担。而没有强大的初级卫生保健服务，就不可能做到这一点。在非传染性疾病和精神卫生领域向国家提供进一步支持的同时，世卫组织将继续支持开展传染病防控工作，包括防控可以通过疫苗预防的疾病、艾滋病病毒／艾滋病、结核病、疟疾、病毒性肝炎、被忽视的热带病以及其他媒介传播疾病（如黄热病、登革热、基孔肯雅热和寨卡病毒病）。世卫组织将矢志不渝，继续致力于消灭脊灰工作，确保世界永无脊灰，并确保在消灭脊灰后过渡期维持消灭脊灰行动的胜利果实。为维持母婴存活，世卫组织将继续努力改善获得安全、高质量服务的机会，预防新生儿死亡（新生儿死亡占五岁以下儿童死亡人数将近一半），并将改善对肺炎和腹泻病等造成儿童死亡的主要疾病的治疗服务。世卫组织将努力确保根据可持续发展目标的具体目标 3.7 普及性健康和生殖健康保健服务，包括计划生育、信息获取和教育，将生殖健康纳入国家战略和规划；并确保根据可持续发展目标的具体目标 5.6，根据《国际人口与发展会议行动纲领》《北京行动纲要》及历次审查会议成果文件商定的结果，普及性健康和生殖健康以及生殖权利。还需要增加人们获得安全有效手术的机会。

37. 正如《第十三个工作总规划》的其他重点一样，确保健康老龄化也是实现全民健康覆盖的关键。到 2050 年，60 岁以上人口预计将翻一番。全社会需要大力应对这一空前的人口变化。秘书处将支持会员国促进健康老龄化，协助会员国采取《老龄化与健康全球战略和行动计划》（2016 年）所列的各项行动，并落实拟于 2020—2030 年期间实施的"健康老龄化十年"。这些行动包括调整卫生系统，使其符合老年人需要，其中应特别侧重于加强老年人身体功能和管理慢性病，包括痴呆；改善获得药物的机会；发展包括社区服务在内的长期护理系统；促进姑息治疗，创造适合老年人的环境；更好地衡量、监测和了解健康老龄化现象。

卫生人力

42. 世卫组织秘书处将支持国家审查政策方案，包括审查适当的监管框架、卫生人力资源管理系统和信息系统以及能够满足社会当前和未来需求的教育系统。在采用对社会负责的卫生专业人员教育模式的同时，还必须扩大职业技术教育和进一步培养其他卫生服务和社会服务人员。为实行新的以人为本的综合服务模式，将需要根据国家各级的具体情况，勇于创新，优化卫生工作者和社会工作者在提供多种服务（包括在整个生命历程中提供康复和社区服务）方面的作用。在国家内部，以及往往在各经济区之间，有必要进行跨部门协调，为创造就业和体面工作机会进行投资。国家越来越需要考虑到卫生人员的全球流动和移徙问题，确保维持长期的卫生服务和社会服务队伍。将评估包括数字技术在内的新技术在大规模改变服务提供方式上的潜力。另外，鉴于全球大多数卫生人员是女性，世卫组织将特别重视两性平等和良好工作条件问题。

获得药物、疫苗和卫生产品

43. 为实现全民健康覆盖，必须能够适当获得负担得起和有质量保证的药物、疫苗和卫生产品（包括诊断试剂和医疗装置以及血液和血液产品）。在许多情况下，经济困难主要是自费买药造成的。世卫组织将协助增强政治意愿，根据世卫组织《公共卫生、创新和知识产权全球战略和行动计划》，确保实行旨在促进适当获得卫生产品的政策，包括实行以下政策：获得仿制药和创新工具；通过有效监管来保障产品质量；在国内对医疗保险计划进行投资,以减少自付额;公允定价;消除采购和供应链中的腐败现象;促进适当使用。本组织将继续通过世卫组织预认证规划,为全球机构和有关国家采购具有质量保障的仿制药提供支持。世卫组织将继续发展预认证规划,满足各国不断变化的卫生需求。世卫组织将根据卫生需求加强对研发工作的协调,以增加获取药物(包括传统药物)和卫生产品的机会。世卫组织秘书处还将进一步重视数据和监测工作,利用例行的报销数据和支出调查结果等一切必要手段,协助卫生系统和国家开展监测和评估工作,并为满足不断变化的卫生需求而作出调整。世卫组织将与各合作伙伴和利益攸关方一道,通过支持开展监管工作和实行区域开发计划,支持当地生产卫生产品和鼓励技术转让。秘书处将努力支持各会员国增强对制定旨在获取药物、疫苗和卫生产品的有效政策的共识,支持各国实现卫生可持续发展目标。

治理和财务

44. 为推进全民健康覆盖,国家有效的治理至关重要。政府的核心作用是,制定政策和规划,组织卫生系统,监管服务,筹集资金,提供人力资源和技术。世卫组织秘书处将与各会员国合作,加强卫生治理,重点是加强提供由广大民众主导的以人为本的服务。将通过治理行动协助加强国家和地方卫生部门的能力,包括在政策制定筹资和监管方面的能力。世卫组织还将支持提高广大民众在制定政策、提供服务和监督服务方面的发言权,支持发展公民平台(例如国家卫生大会等)。

45. 为确保有足够的卫生资金,需要加强国家在创造收入、汇集资金和战略采购这三个领域的职能。国家可以通过开展以下工作提高效率:支持发展集资系统;在强大的一级卫生保健的基础上发展卫生服务网络;增强战略采购职能,例如采用循证方法和参与式方法在卫生系统中使用药物和卫生技术,并建立良好的提供者支付系统和激励机制。世卫组织支持采用全民健康覆盖方法,为发展符合人们需求特别是弱势人群需求的综合服务网络汇集资金。世卫组织秘书处将提供分析工具,并将支持国家机构制定卫生技术评估和筹资战略。本组织还将支持编制务实和注重公平的卫生预算,并支持建立追踪卫生支出制度,重点是为穷人提供服务,支持逐步实现全民健康覆盖。

卫生信息系统

46. 世卫组织秘书处将与会员国合作,改进其卫生信息系统、分析能力和全民健康覆盖领域的报告工作。本组织将支持各国发展全面有效的系统监测健康风险和决定因素,跟踪健康状况和结果,包括跟踪特定原因造成的死亡率,并评估卫生系统的绩效。世卫组织将与联合国各区域社会经济委员会以及联合国其他机构一道,帮助国家加强民事登记和其他重要统计工作,并解决数据保密和安全问题。本组织将帮助各国收集分类数据,以衡量在实现两性平等和卫生公平方面取得的进展。世卫组织秘书处将改进和制定例行报销数据、支出研究和人口调查等标准和工具,使各国能够监测、评估和适应不断变化的卫生需求。秘书处还将推广统一的有效卫生信息系统,努力加强各国在国家级和国家以下各级跟踪全民健康覆盖指标的能力。将分析全民健康覆盖数据,跟踪全民健康覆盖目标的进展情况(另见下文关于数据的章节)。

宣传倡导

47. 世卫组织将进一步发挥领导作用,提高全球对全民健康覆盖的认识。本组织将在七国集团和二十国集团会议上,在联合国大会(包括计划于2019年举行的联大高级别会议)上,并尽可能利用区域首脑会议的机会,强调全民健康覆盖的重要性。世卫组织将与会员国和发展伙伴统一在全民健康覆盖领域的宣传口径,并将继续促进各利益攸关方开展合作和建立伙伴关系,结成全民健康覆盖广泛联盟。它将与世界银行一道为全民健康覆盖2 030伙伴关系提供秘书处服务。世卫组织将通过促进公民参与,民间社会对话,以及通过与政府(包括国家元首、议员和财长)互动交流,鼓励国内投资。本组织将推动国家投资于国内卫生队伍建设以及与卫生部门相关的基础设施、供应链、服务、研究和信息系统,并将提供证据表明卫生投资有利于卫生经济蓬勃发展。世卫组织将协助记录以符合成本效益的方式利用稀缺资金的良好公共财政和公共行政做法。

向国家提供支持

48. 世卫组织将利用全组织的专业知识,领导卫生领域合作伙伴之间的协调工作。将由世卫组织有关国家办事处和区域办事处根据国家重点协调这方面工作。世卫组织将汇总和利用其各项专长,其中包括关于卫生系统和特定疾病的专长,向国家提供支持并与之合作。这还将为世卫组织秘书处统一采用卫生系统和突发卫生事件协调工作新方法奠定基础。此项方法见图4。

世卫组织国家行动框架

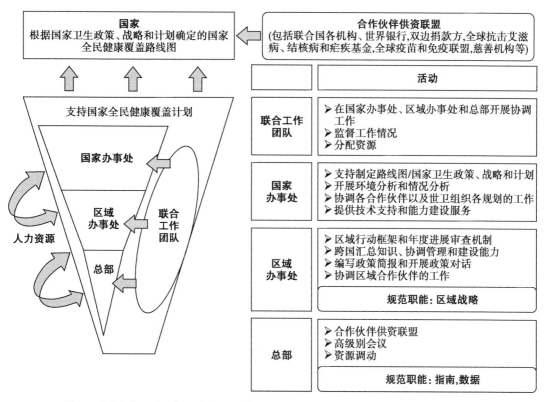

图4 采用杠杆手段,与国家建立伙伴关系,支持国家主导全民健康覆盖领域的工作

促进人群健康——健康和福祉得到改善的人口新增10亿人

平台2:加速采取行动以预防非传染性疾病和促进精神健康。

70. 非传染性疾病每年导致1 500万30~70岁者死亡。到2023年,世卫组织秘书处的目标是支持各国实现可持续发展目标下关于通过预防、治疗及促进身心健康,将非传染性疾病导致的过早死亡减少三分之一的具体目标。由非传染性疾病导致的大部分发病率和大部分过早死亡可以得到预防,办法是采取干预措施,减少四种主要的风险因素:吸烟、有害使用酒精、不健康饮食和缺乏身体活动。开展预防工作的同时必须促进公平获取对心血管疾病、癌症、糖尿病、慢性呼吸系统疾病和精神卫生问题的治疗服务。精神健康障碍占全球疾病负担的13%,但是,大多数有关人员无法获得治疗和护理。此外,伤害和暴力是严重的风险因素,目前已经具有成本效益好的干预措施,既可预防暴力,道路交通事故和其他导致伤害的因素,又可提供受害者所需的紧急和长期服务。特别是,相关的可持续发展目标具体目标要求加大力度处理道路交通伤害和暴力事件。作为联合国系统中卫生领域的牵头机构,世卫组织需要在全球和各国推动采取行动。世卫组织秘书处将与会员国和其他伙伴合作,加大力度实施必要的高影响力和高成本效益措施,包括通过世卫组织非传染性疾病问题独立高级别委员会、联合国预防和控制非传染性疾病机构间工作队、世卫组织预防和控制非传染性疾病全球协调机制、联合国营养问题行动十年和联合国道路安全协作机制开展工作,说服当选官员为促进健康作出大胆的政治选择。世卫组织将加强其领导作用和技术能力,支持各国执行将于2018年召开的联合国大会非传染性疾病问题特别会议的成果。世卫组织秘书处将就预防和控制非传染性疾病的"最合算措施"以及其他推荐干预措施向各国提供技术援助和循证指导。世卫组织将与包括民间社会和私营部门在内的其他伙伴合作,减少非传染性疾病的负担,如果有证据表明存在有害做法,世卫组织将大力予以谴责。世卫组织的循证指导将有助于各国减少盐和糖的使用;消除食品中的人造反式脂肪并减少抗生素;调整产品配方,使其有利于健康饮食;减少烟草使用和有害使用酒精;制止向儿童销售不健康的食品和饮料;以及减少缺乏身体活动现象。世卫组织秘书处对会员国的支持将着重于《联合国大会关于预防和控制非传染性疾病问题高级别会议政治宣言》(2011年)中所载的四个承诺领域,即治理、预防和减少风险因素、监督、监测和评价以及卫生保健。世卫组织秘书处将加强对各国的技术支持以解决精神卫生领域的治疗差距和相关人权问题,开展具有高度影响力的卫生和社会护理服务,并为常见病症提供一揽子具有成本效益的干预措施。

4. 战略转变——世卫组织将如何作出贡献

74. 围绕上述战略重点将作出三项战略转变:在各级加强领导能力,推动在每个国家发挥影响,并重视提供有影响力的全球公共产品。

78. 世卫组织在健康生活方式和福祉方面的工作(包括推进全民健康覆盖、应对突发卫生事件和促进人群健康)既有技术性,又有政治性。卫生已成为从二十国集团到联合国安理会等广泛政治论坛的高级别政治讨论主题。世卫组织现在和将来始终是一个会员国组织;然而,当前的全球治理概念还包括一系列非国家行为者。由非政府组织、慈善基金会和私营实体等组成的合作和联盟网络影响着一系列政治和政策事务。与这类行动者交往对于世卫组织的工作至关重要。世卫组织将加强其卫生外交并努力推动全球政治机构(如二十国集团、七国集团、金砖五国)以及区域和地方政治机构注重卫生工作。事实上,通常是由地方一级政府,在市长领导下来落实"将健康融入所有政策"的方针。与此同时,世卫组织通过制定规范和标准使自己不同于全球卫生领域的其他行为者。《世卫组织与非国家行为者交往的框架》为与所有类型的非国家行为者建立伙伴关系提供了必要指导,同时保持本组织的廉正与独立,不受有害健康的利益影响。

4.1.26　2018年联大预防和控制非传染性疾病问题　第三次高级别会议的筹备

2018年联大预防和控制非传染性疾病问题第三次高级别会议的筹备
总干事的报告（节选）

第七十一届世界卫生大会 2018年4月19日

1. 根据 WHA70.11 号决议（2017年）要求，总干事谨此提交有关 2018 年联大预防和控制非传染性疾病问题第三次高级别会议筹备的报告，供卫生大会审议。

2. 2018 年 1 月，执行委员会在其第 142 届会议上注意到本报告的前一版本。这份更新后的报告载有新增内容（第 14、15、21、27 和 28 段），以响应会员国提出的意见。

我们今天处于什么位置？

3. 非传染性疾病导致的过早死亡在全球流行的驱动因素有以下几种：（i）贫困（导致难以获得预防、发现、筛查、诊断和治疗（包括手术治疗）非传染性疾病的安全、高质量、有效且可负担的药物、医疗产品和技术）；（ii）对健康有害产品的销售和贸易全球化的影响（导致吸烟、有害使用酒精和不健康饮食）；（iii）快速城市化（导致缺乏身体活动）；（iv）人口老龄化（导致 30 岁至 70 岁之间人口数量增加，特别是在高概率死于四种主要非传染性疾病之一的国家）。

4. 非传染性疾病造成的过早死亡是 21 世纪的主要挑战之一。它影响 30 岁到 70 岁的妇女和男性，而且没有一个国家例外：2015 年，全世界有 1 500 万人由于非传染性疾病而过早死亡。这一负担在低收入和中低收入国家的增长尤为迅速：2015 年，非传染性疾病所致过早死亡 47%（700 万例）发生在这些国家（表 1，略）。

5. 在很大程度上，非传染性疾病导致的人们在 30 岁至 70 岁之间过早死亡是可以避免的。有必要将这些统计数字与如下数据对比考虑：2015 年，全世界有 1 200 万人死于传染病和围产期疾患（所有年龄组），500 万人死于伤害和暴力（所有年龄组）。

6. 从 2000 年到 2015 年，全球由四种主要非传染性疾病中任意一种导致的 30 岁至 70 岁之间的人过早死亡的风险下降了 17%。这主要是由于心血管和慢性呼吸疾病死亡率降低。下降发生在世界银行划分的所有四个收入组，但高收入国家的下降幅度最大，结果是处于不同收入组别的国家之间的差距增加了。2015 年，就两个性别而言，30 岁至 70 岁之间过早死于非传染性疾病的风险均在 8% 到 36% 之间（表 2，略）。

7. 在（处于不同发展水平的）各国内部，非传染性疾病对最贫困、最弱势者影响最大。因此，非传染性疾病导致的过早死亡也就意味着非传染性疾病负担对穷人生活造成破坏性影响和无尽痛苦，也威胁到社会经济发展。

8. 要实现可持续发展目标具体目标 3.4（到 2030 年，通过预防、治疗及促进身心健康，将非传染性疾病导致的过早死亡减少三分之一），就需要大幅度扩大落实 2011 年和 2014 年联合国大会上做出的政治承诺。如果一切照常（而不是在 2020 年之前显著扩大相关努力），目前世界银行四个收入组的非传染性疾病导致过早死亡数量的下降速度全都不足以保证 2030 年实现目标。

9. 非传染性疾病导致的人们在 30 岁至 70 岁之间过早死亡在很大程度上是可以预防或

推迟的，做法是实施卫生大会2017年5月在WHA70.11号决议中支持的经更新的《预防和控制非传染性疾病的"最合算措施"以及其他推荐干预措施》。预防至关重要，不过投入资金更好地管理四种主要非传染性疾病也应该是各国相关努力的基本组成部分，这项工作有可能帮助各国预防此类疾病导致的约三分之一至半数过早死亡。

10. 世卫组织非传染性疾病防治进展监测2017记述各国履行其在2011年和2014年第一次和第二次联合国大会预防和控制非传染性疾病问题高级别会议上所做承诺的情况，并说明已经取得进展（表3，略）。

12. 全世界即将接近拐点。如不现在做出重大投资，进一步落实承诺所产生的成果将不够抵消低收入和中低收入国家非传染性疾病导致的过早死亡增加数量；到2030年，全世界也将无法实现可持续发展目标下（有关非传染性疾病的）具体目标3.4。许多低收入和中低收入国家的经济增长将不会减少非传染性疾病造成的过早死亡。2018年联合国大会预防和控制非传染性疾病第三次高级别会议将是会员国确认其强有力政治承诺并加强行动的最后机会。

什么阻碍各国到2030年实现有关非传染性疾病的可持续发展目标具体目标3.4？

13. 目前在实施预防控制非传染性疾病最合算措施和其他推荐措施上的投资规模还不够大，不足以加快朝实现可持续发展目标的具体目标3.4取得进展，特别是在低收入和中低收入国家。表5显示国家和次国家级阻碍进展的挑战。

表5 实施预防控制非传染性疾病最合算措施和其他推荐措施在国家和次国家级面临的挑战

（i）政治选择	• 国家元首和政府首脑将预防控制非传染性疾病工作纳入本国响应《2030年可持续发展议程》的政治行动不力。
	• 除少数例外，会员国并未将本国实现可持续发展目标具体目标3.4的进展情况纳入他们2016和2017年在联合国经社理事会可持续发展高级别政治论坛上所做自愿国家审查报告中。这与2011年各国国家元首和政府首脑关于"非传染性疾病构成二十一世纪发展面临的主要挑战之一"的认知并不一致。
	• 越来越多高收入和中高收入国家正在努力在本国响应《2030年可持续发展议程》的工作中实现经济目标和利益、贸易相关可持续发展目标及可持续发展目标的具体目标3.4之间的政策一致性。低收入和中低收入国家在努力响应可持续发展目标时则并不具备权衡这几者的能力。
（ii）卫生系统	• 不是所有人都能获得针对非传染性疾病的可负担、安全、有效且高质量的基本药物和疫苗。
	• 世卫组织《非传染性疾病一揽子基本干预措施在低资源区初级卫生保健中的应用》及其他一揽子措施的实施工作仍然分散在各种初级卫生保健实体中，产生的影响也不够大。
	• 预防控制非传染性疾病的最合算措施和其他推荐措施尚未充分纳入由公共部门提供的全民健康覆盖综合措施。
	• 低收入和中低收入国家的卫生系统不具备将预防控制非传染性疾病最合算措施和其他推荐措施纳入初级卫生保健、转诊服务、人力资源和监测系统的能力。
	• 实现有关全民健康覆盖的可持续发展目标下具体目标3.8的进展有限。
（iii）国家能力	• 大多数低收入和中低收入国家并无预防和控制非传染性疾病的政策骨干或先进技术专长。
	• 大部分会员国没有建立预防控制非传染性疾病跨部门伙伴关系或是在实施过程中管理其复杂性的能力。

（iii）国家能力	• 需要具备适当技能才能提出提高烟草制品、酒精饮料和含糖饮料价格并对其征税，以便有效降低消费及相关卫生保健费用，并产生收入（和催化其他供资来源）。但大多数低收入和中低收入国家并不具备所需技能。 • 大部分会员国缺乏在预防控制非传染性疾病问题上找到决策者和私营部门实体之间共同点并将这种共同点转化为新的公共卫生思路的能力。
（iv）国际供资	• 虽然 2011 年作出了承诺，但经合组织发展援助委员会成员并未将预防控制非传染性疾病确定为双边发展合作重点。几乎没有什么官方发展援助用于催化其他来源的更多资金（例如对烟草制品、酒精饮料和含糖饮料征税）或是通过混合或汇集融资释放更多资金。 • 低收入和中低收入国家需要得到技术合作，以支持本国实施《预防和控制非传染性疾病的"最合算措施"以及其他推荐干预措施》。但这种需求在很大程度上没有得到满足。这主要是因为，缺乏国际供资使世卫组织无法加强能力增加交付规划预算中规划领域 2.1（非传染性疾病）科目下的技术援助。自 2011 年以来，规划领域 2.1 长期缺乏资金，也是目前世卫组织规划预算中（按百分比）最大的供资不足规划领域。 • 2017 年 6 月，经社理事会注意到联合国预防和控制非传染性疾病机构间工作队确定的四个全球联合规划"迄今仍未得到资金"，认识到工作队"支持各国将《2030 年可持续发展议程》中与非传染性疾病有关的具体目标纳入国家发展机会和政策的工作将无法在当前资源下完成"，敦促双边捐助方加强针对非传染性疾病问题的发展援助，"特别是在法律、财政和监管制度方面，包括实施循证策略，例如税收"。但是，自 2017 年 6 月以来，形势仍未发生变化。 • 国际发展合作和各国应对非传染性疾病的工作之间仍未实现协调，虽然低收入和中低收入国家之间持续提出要求。 • 缺少可以提交国际融资机构考虑的项目，也缺少与公共和私营融资伙伴——特别是世界银行和区域开发银行——接触并为本国非传染性疾病防治工作提交项目融资建议书的技能。这是扩大国际来源对非传染性疾病防治项目投资面临的主要障碍。
（v）经济，市场和商业因素的影响	• 行业干扰阻碍了一些政府实施某些预防和控制非传染性疾病的最合算措施以及其他推荐干预措施，包括提高对烟草制品、酒精饮料和含糖饮料的税收，以及就烟酒广告、促销和赞助颁布和执行禁令或限制措施。 • 有既得利益的跨国公司经常干扰卫生决策，例如游说反对实施最合算措施和其他推荐措施，想方设法诋毁当前的科学知识、现有证据和关于国际经验的评述，对进步措施提出法律质疑。在一些情况下，这些做法得到其他国家的积极支持，例如通过国际贸易争端。 • 通过贸易促销增加向低收入和中低收入国家出口烟草制品、酒精饮料和含糖饮料的高收入国家指望跨国公司"负责任地销售"那些有害健康的产品。然而，在目标国家，往往不存在以证据为基础的法规和能有效减少非传染性疾病危险因素的财政及其他相关政策。 • 一些国家对实现政策一致性兴趣有限，而对于促进符合世贸组织规定的多边贸易体系与促进非传染性疾病预防和控制之间的相互关联，也兴趣不大，并不积极在其国际发展政策中体现这种关联，可事实上这是同一事物的两面，对于实现不可分割的可持续发展目标而言缺一不可。

14. 为帮助会员国克服这些挑战，秘书处将根据《2019—2023 年第十三个工作总规划》草案所述，在实现可持续发展目标下有关非传染性疾病的具体目标 3.4 方面向各国提供支

持。解决方案是可以找到的,例如可加强公共政策,监管框架,释放人们的变革潜力,使私营部门的激励措施与公共卫生目标协调一致,促进国内和国际融资,以及激励消费和生产模式的改变等。

15. 2018 年和 2019 年,秘书处将对非传染性疾病预防和控制领域的国际经验进行审查,包括审查公 - 私伙伴关系,并将确定和传播吸取的经验教训。这次审查还将考虑在一些国家为克服实施《预防和控制非传染性疾病的"最合算措施"以及其他推荐干预措施》方面的挑战所吸取的初步经验教训及采取的成功方法。秘书处在 2014 年提供技术援助后确定了这些初步经验教训,其中部分列于表 6。

表 6　在克服国家和次国家级挑战以促进实施《预防和控制非传染性疾病的"最合算措施"以及其他推荐干预措施》方面吸取的初步经验教训和采取的成功方法(2014—2018 年)

(i) 政治选择	• 根据《世卫组织减少有害使用酒精全球战略》,一些国家已经通过了新的国家酒精政策或新的国家酒精法规。 • 尽管受到一些利益攸关方的强烈抵制,但一些国家仍颁布了对酒类广告,包括在线广告的禁令或全面限制规定。 • 一些国家制定了监管政策和法规(包括强制加贴营养标签,限制向儿童推销食品和非酒精饮料,以及制定基于食品或营养的标准,促使在医院、托儿所、工作场所、大学、学校和政府机关等公共场所普及健康饮食)。 • 一些国家通过国内资源和健康保险计划来投资管理非传染性疾病。 • 一些国家已将非传染性疾病纳入国家发展议程,包括相应的联合国发展援助框架。 • 一些国家建立了国家多部门机制,如建立一个高级别委员会、机构或专题工作组,负责处理对非传染性疾病具有影响的不同决策领域的参与问题、政策一致性问题和相互问责制。
(ii) 卫生系统	• 许多国家已经开始为危险和有害使用酒精者提供简明的心理干预措施。 • 许多国家评估了其卫生系统在处理非传染性疾病方面的准备情况,并通过调整应用世卫组织一系列成套技术措施在初级卫生保健中加强了非传染性疾病的综合管理。 • 许多国家已加强其卫生系统的能力,包括初级卫生保健一级的能力,旨在提供有关产前护理实践的循证指导,并促进适当的婴幼儿喂养做法。这些做法有助于确保儿童健康地成长和发育,促使降低体重不健康增加及随后罹患非传染性疾病的风险。
(iii) 国家能力	• 一些国家制定并实施了国家酒精政策。 • 大多数国家制定了预防和控制非传染性疾病的国家多部门政策和行动计划。 • 许多国家正在加强国家监测健康和营养指标的能力,包括监测与非传染性疾病有关的指标。 • 自 2015 年以来,世卫组织共同主办了关于实施烟草制品无装饰包装方面的法律挑战的年度培训班,随后根据要求提供了技术援助。2016 年,世卫组织发布了关于无装饰包装设计和实施的指导。世卫组织向已通过无装饰包装法律的 11 个国家中的 9 个提供了培训或援助,表明可以帮助国家提高能力来执行具有法律复杂性的措施。
(iv) 国际供资	• 一些低收入和中等收入国家增加了对烟草制品、酒精饮料和含糖饮料的价格和税收措施。这是降低消费和卫生保健费用并为发展筹资创造收入的一个重要且有效的手段。 • 一些低收入和中等收入国家通过双边渠道或从慈善基金会获得国际资金。这可被用来实施世卫组织的成套技术措施。

（ⅴ）经济，市场和商业因素的影响	● 一些国家已经确定了酒精的最低价格（并且对与此相关的法律质疑作了抗辩）。 ● 在强制加贴营养标签和限制向儿童推销食品和非酒精饮料方面，一些政府克服了来自食品和饮料行业某些人士的强烈反对。帮助克服这些反对意见的因素包括：实施全面的政策行动，国家研究和学术机构持续提供循证意见，以及不断得到社区和民间社会组织的支持。 ● 在制定烟草无装饰包装法时，一些政府克服了来自烟草业的强烈反对，其形式包括游说，公开宣传，企图诋毁当前的科学知识、现有证据和国际经验评述以及在多个论坛上发起诉讼等。各国的成功推进可归因于以下因素：持续提供政治支持，采取整个政府参与和基于证据的方法，承诺提供充足的资源，利益攸关方就政策实施进行磋商以及加强技术能力。

16. 对于如何加强动员国际支持，推动就支持低收入和中低收入国家实现可持续发展目标的具体目标3.4做出官方发展援助承诺，请会员国进行开放、包容、透明的讨论。

17. 一些高收入国家的非政府组织正动员其政府探讨如下新出现的观点：对基地在高收入国家的跨国公司在低收入和中低收入国家销售烟草、酒精饮料和含糖饮料获得的全球收入征税，然后再通过官方发展援助将税收收入投回低收入和中低收入国家，以便支持最贫穷国家努力实施预防控制非传染性疾病最合算措施和其他推荐措施。

附件

关于2016年5月至2017年11月期间实施世卫组织《2013—2020年预防和控制非传染性疾病全球行动计划》的进展情况报告

目标1. 通过加强国际合作与宣传，在全球、区域和国家议程以及国际商定的发展目标中提高对非传染性疾病预防控制工作的重视。

1. 过去两年中，世卫组织各区域委员会就非传染性疾病问题通过了一系列决议，具体见表1。

表1 2016年和2017年世卫组织各区域委员会通过的关于非传染性疾病问题的决议

区域	2016年	2017年
非洲	—	将基本非传染性疾病服务纳入初级卫生保健的区域框架
美洲	预防和控制非传染性疾病战略	2018—2022年在美洲区域加强烟草控制的战略和行动计划
东南亚	在东南亚区域促进身体活动2016—2025年在东南亚区域减少营养不良的双重负担战略计划	—
欧洲	世卫组织欧洲区域预防和控制非传染性疾病行动计划	—
东地中海	—	区域癌症预防和控制行动框架
西太平洋	—	保护儿童免受食品营销的有害影响

目标 2. 加强国家能力、领导力、治理、多部门行动和合作伙伴关系,以加快国家对非传染性疾病预防控制的响应。

2. 秘书处在 15 个国家提供了培训,并向 24 个国家提供了技术支持,以加强和更新预防和控制非传染性疾病的国家战略和行动计划并核算相关成本。秘书处更新了用于制定、实施和监测国家多部门行动计划的工具,包括一项用于确定国家行动优先次序的实用工具。

目标 3. 通过创建健康促进环境,减少非传染性疾病可改变的危险因素和潜在的社会决定因素。

3. 减少烟草使用

● 世卫组织在实施《世界卫生组织烟草控制框架公约》方面提供了专门技术援助,包括实行烟草税,推广无烟环境,禁止烟草广告、促销和赞助以及采用图形健康警语等。烟草控制工作与《预防和控制非传染性疾病的最合算措施以及其他推荐干预措施》所确定的世卫组织重点相一致,并有助于实现可持续发展目标下关于加速实施《世界卫生组织烟草控制框架公约》具体目标 3.a。

● 世卫组织发布了第六份《世卫组织全球烟草流行报告》,其重点在于监测烟草使用和预防政策。总体进展稳定,一项或多项关键烟草控制措施达到最佳做法水平的国家数量每两年增加大约 15 个。因此,目前有 121 个国家的人口(47 亿人,占世界人口 63%)在国家层面受到至少一项达到最佳做法水平的政策干预措施的覆盖。这比 2007 年有大幅增加,当时仅有 42 个国家能通过符合最佳做法水平的措施保护 10 亿人(占世界人口的 15%),此外这也表明当优先考虑烟草控制时可以取得什么样的成绩。

● 美国国家癌症研究所与世卫组织合作出版了一本关于烟草与烟草控制经济学的专著,记录和传播关于烟草使用的经济影响的知识。2017 年世界无烟日的主题是“烟草——对发展的威胁”。世卫组织还发表了一份报告,以提高对烟草种植、生产和使用对环境的不利影响的认识。

● 世卫组织还与各合作中心广泛合作并通过其咨询机构,诸如世卫组织烟草制品管制研究小组、世卫组织烟草实验室网络和全球烟草监管机构论坛等,推动全球烟草管制并建立烟草监管能力,特别是支持会员国实施《世界卫生组织烟草控制框架公约》第 9、10 和 11 条。

● 世卫组织加强了其与国际电联在“保持健康,保持移动(Be He@lthy Be Mobile)”举措方面的伙伴关系。该举措继续支持会员国设计、部署和扩大非传染性疾病预防和管理服务,利用移动电话扩大服务获取渠道。会员国明确要求就如何设计和大规模提供移动卫生保健服务提供指导。该举措目前正与 10 个国家合作,并已收到另外 90 多个国家的要求。其最大的项目在印度,自 2016 年以来,mTobacco Cessation 项目已注册了 200 多万用户。埃及和塞内加尔的 mDiabetes 项目也吸引了逾 10 万用户,赞比亚的认识宫颈癌项目已有 500 万人参加。早期结果显示出积极的成果,戒烟率以及糖尿病管理服务和宫颈癌筛查服务的利用率均有提高。除了戒烟、糖尿病和宫颈癌方面的规划以外,该举措还支持针对越来越多的非传染性疾病领域和风险因素开展规划,包括关于慢性阻塞性肺疾病和哮喘,健康老龄化和高血压的规划等。现在还开始关注如何为各种疾病领域提供支持,例如帮助结核病患者戒烟(mTB-Tobacco)。通过与国际电联的这一伙伴关系,世卫组织坚持以一种多部门伙伴关系模式来支持这方面工作。这一模式涵盖了会员国、多边机构、学术机构、民间社会以及电信运营商等私营部门的相关公司。

● 世卫组织秘书处正在与《世界卫生组织烟草控制框架公约》秘书处合作,向会员国提供技术援助,以制定适当的政策和规划加强烟草税收管理,旨在按照《世界卫生组织烟草控制框架公约》及其议定书所设想,消除烟草制品非法贸易。秘书处还在支持会员国就其他供应方面的问题制定政策,如烟草种植替代生计等。

4. 促进健康饮食

● 世卫组织制定了关于饱和脂肪酸、反式脂肪酸和总脂肪摄入量的指南。关于多不饱和脂肪酸、碳水化合物、无糖甜味剂和整体膳食模式的指南正在制定之中,以期在 2018—2019 年出版。

● 在五个区域制定了营养概况模式以管理向儿童销售的食品和非酒精饮料,西太平洋区域会员国已加强了其承诺,由该区域委员会通过了一项决议,保护儿童不受来自食品营销的有害影响。

● 为会员国提供更多的支持以协助准备和实施对含糖饮料的有效税收措施,并且已经制定了实施手册,支持各国推进这一政策行动。

● 已经起草了关于开发和实施包装正面标签系统的指导原则手册,并将在若干国家进行实地测试。目前正在审查额外的证据,并且正在汇编国家在加贴营养标签方面的经验。

● 已通过区域和多国培训,在各国传播和使用减少盐摄入量的 SHAKE 技术包,相关工具包也已完成,将进一步支持各国实施减少盐摄入量的措施。

● 同时继续与不同伙伴合作,努力减少源自食品供应的反式脂肪酸摄入量,尤其是消除工业生产的反式脂肪酸。

● 联合国大会宣布 2016—2025 年为 "营养问题行动十年",由粮农组织和世卫组织牵头。2016 年 5 月完成了一项工作规划的定稿。

● 2017 年 5 月,第七十届世界卫生大会在 WHA70(19)号决定中欢迎就终止儿童肥胖委员会的建议制定了实施计划。2017 年 10 月公布了这些建议的摘要。

● 会员国正在讨论启动区域和全球行动网络,以促进实施改善饮食的有效政策。2017 年 10 月启动了两项旨在改善食品环境的区域举措(分别在西太平洋区域和泛美卫生组织)。

5. 促进身体活动

● 已经制定了两项关于身体活动的区域行动计划(针对欧洲区域和东地中海区域),东南亚区域委员会通过了一项加强身体活动的决议。在所有区域,都与会员国进行了技术合作,以支持为促进身体活动的规划制定多部门计划和开展能力建设。秘书处认识到在促进和开展身体活动方面进展缓慢,而可持续发展目标为加速行动提供了新的机会窗口,于是遵循执行委员会 2017 年 1 月第 140 届会议的决定编写了一份报告以及关于身体活动的 2018—2030 年全球行动计划草案。该草案已得到执委会第 140 届会议审议,现将由本届卫生大会审议。目前已在区域层面就这份全球行动计划草案进行了一系列磋商,使各区域和国家有机会加强能力。

● 根据终止儿童肥胖委员会的建议,2017 年开始就身体活动、久坐行为及与 5 岁以下儿童睡眠有关的行为起草建议,作为生命全程中身体活动的更广泛规范和标准的一部分。

6. 有害使用酒精

● 秘书处继续向会员国提供支持,注重分享经验,收集最佳做法和促进具有成本效益的干预措施。世卫组织启动了一项关于酒精征税和定价政策的新资源工具,旨在加强卫生部的能力以领导制定和实施有效的政策,减少有害使用酒精。

- 开发署和世卫组织一直在就一项举措进行合作,旨在支持各国制定或加强国家酒精政策,包括处理酒精、基于性别的暴力和传染病之间的相互作用,以及确保政策框架与行动计划的一体化和一致性。迄今为止,已经在 20 个国家开展了培训,说明如何制定、加强并整合与酒精、基于性别的暴力以及艾滋病病毒感染和结核病等传染病有关的政策和行动计划。
- 为欧洲区域开发了衡量酒精政策执行情况的工具。
- 世卫组织首次组织了一次关于酒精、毒品和成瘾行为的全球论坛,其首要目标是在可持续发展目标背景下,加强注重公共卫生问题的组织、网络和机构之间的伙伴关系与合作,由此加强这些领域的公共卫生行动。
- 世卫组织于 2015 年就实施酒精政策的进展情况进行了全球调查,结果表明许多国家仍缺乏书面的国家酒精政策。通常所报告的障碍和挫折包括缺乏政治承诺或重点,同时也缺乏资源。自 2010 年以来,在 138 个对调查作出答复的国家中,有 21% 已经开始制定国家酒精政策或战略,而 34% 已经颁布了现行的政策或战略。世卫组织于 2016 年进行了关于酒精与健康的全球调查,其结果将成为世卫组织下一份酒精与健康全球状况报告的基础。

目标 4. 通过以人为本的初级卫生保健服务和全民健康覆盖,加强和重新调整卫生系统,开展非传染性疾病预防和控制并处理潜在的社会决定因素。

7. 世卫组织《非传染性疾病一揽子基本干预措施》的要素已在 30 个国家实施,并根据当地情况进行了调整。世卫组织、美国疾病控制和预防中心以及其他合作伙伴已经制定了《全球心脏计划》和一个技术包,支持政府加强以高血压和糖尿病为重点的心血管疾病预防与控制。在六个国家举办了计划工作研讨会,包括进行了一次形势评估。新的全球举措 RESOLVE 将有助于扩大高血压控制努力。

8. 由七个联合国机构参与的联合国全球宫颈癌预防和控制联合规划有助于协同努力预防和控制宫颈癌。目前已在三个国家开展了初期任务,并制定了扩大宫颈癌控制的工作计划。

9. 关于癌症预防和控制的 WHA70.12 号决议(2017 年)和世卫组织关于加强早期诊断的指导都在癌症控制方面向国家提供了支持。

10. 2016 年世界卫生日以糖尿病为主题,帮助强调了许多国家糖尿病惊人增加和胰岛素短缺的问题。目前正在更新世卫组织关于糖尿病分类和高血糖控制药物的指导。

11. 全球抗击慢性呼吸道疾病联盟已重新启动,现有更多的合作伙伴在共同努力控制哮喘和慢性阻塞性肺疾病。

12. 通过更新成人癌症疼痛管理指南对姑息治疗给予了支持。已经为计划和实施姑息治疗服务制定了指南,以支持规划管理人员。

13. 已经更新了一套基于证据和具有成本效益的干预措施(最合算的措施);这些措施有助于各国优先考虑各自的国家计划。世卫组织各区域办事处在各自的区域委员会会议中以及在向会员国提供支持时都体现了非传染性疾病管理、初级卫生保健和卫生系统支持的重要性。

14. 2017 年非传染性疾病国家能力调查评估了实现非传染性疾病指标的进展情况,结果显示 46% 的国家报告表示具有管理癌症、心血管疾病、糖尿病和慢性呼吸系统疾病的指南。有100多个会员国(56%)仍然无法提供医疗和咨询服务,以防止心脏病发作和中风。

目标5. 推动和支持国家能力建设,以在非传染性疾病预防和控制领域开展高质量的研究与开发工作。

15. 世卫组织与国际专家合作编写了一本非传染性疾病预防和控制领域的实施研究指南。秘书处与牛津大学(大不列颠及北爱尔兰联合王国)的合作伙伴共同为六个国家组办了一次关于加强国家非传染性疾病实施研究能力的研讨会。

目标6. 监测非传染性疾病趋势和决定因素,评估预防和控制进展情况。

16. 秘书处已经向会员国推广了关于如何衡量、计算和报告25项指标,9项全球自愿目标和9项行动计划指标的指导。根据国家报告的数据,世卫组织与国际伙伴合作,提供了具有可比性的最新估计数据,可在国家之间对非传染性疾病死亡率和主要风险因素进行比较,从而显示趋势和现状。

17. 世卫组织定期进行全球调查,评估国家预防和控制非传染性疾病的能力。这项每两年进行一次的调查目的在于从各国获得详细资料,说明其在预防和控制非传染性疾病的基础设施和政策,政策行动,监测和卫生系统反应方面的现有能力,同时确认未来需要优先考虑和加强的领域。对调查做出答复并且提供详细信息来验证其答复的世卫组织会员国比率创纪录地达到了100%。世卫组织发布了"世卫组织非传染性疾病进展监测工具2017",其中提供了19项指标的数据,用以跟踪所有194个会员国预防和控制非传染性疾病的进展。

18. 秘书处向25个会员国提供了技术支持和培训,以开展新的或重复的非传染性疾病调查,跟踪国家一级的趋势,同时采用世卫组织监测成人中非传染性疾病风险因素的阶梯式方法。秘书处还为12个国家提供了支持,通过以学校为基础的全球学生健康调查进行青少年风险因素调查,并向另外17个国家提供了培训和支持以便对最近所作的调查进行数据分析和报告。此外,秘书处向34个会员国提供了支持,协助其实施全球青少年烟草调查,并支持9个会员国开展全球成人烟草调查。

4.1.27 世卫组织预防和控制非传染性疾病全球协调机制初步评估

世卫组织预防和控制非传染性疾病全球协调机制初步评估(节选)
第七十届世界卫生大会 2018年4月19日

1. 根据WHA66.10号决议(2013年)的规定,总干事拟定了预防和控制非传染性疾病全球协调机制职权范围草案,目的是便利会员国、联合国各基金、方案和机构及其他国际伙伴和非国家行动者之间的交往。2014年5月第六十七届世界卫生大会批准了职权范围草案。

2. 如全球预防和控制非传染性疾病协调机制职权范围所规定,世界卫生大会在2017年对该机制进行了初步评估,以评估其成果和附加值。

3. 根据初步评估的拟议模式,秘书处向第七十一届世界卫生大会提交初步评估的执行概要(见附件)。执行委员会第142届会议审议并注意到该报告。

卫生大会的行动

4. 请卫生大会注意本报告。

附件

世卫组织预防和控制非传染性疾病全球协调机制初步评估（节选）

执行概要

2013 年，第六十六届世界卫生大会通过了 WHA66.10 号决议，其中要求总干事制定预防和控制非传染性疾病全球协调机制（全球协调机制）的职权范围草案，便利会员国、联合国各基金、方案和机构及其他国际伙伴和非国家行动者之间的交往。2014 年 5 月第六十七届世界卫生大会批准了该职权范围草案。

全球协调机制是会员国主导的全球协调和参与平台。其目的和范围是："在地方、国家、区域和全球层面促进并加强各项活动之间的协调、多种利益攸关方的参与以及跨部门行动，以便促进实施《世卫组织 2013—2020 年预防控制非传染性疾病全球行动计划》，同时避免重复努力，以注重结果的有效方式利用资源并保护世卫组织和公共卫生不受任何形式真实、预计或潜在利益冲突的不当影响"。另外："全球协调机制将以国家需要为基础，最终目的是支持国家开展跨部门努力以实施《世卫组织 2013—2020 年预防控制非传染性疾病全球行动计划》"。以《世卫组织 2013—2020 年预防控制非传染性疾病全球行动计划》的六项目标为指导并与其保持一致，全球协调机制的职能 / 目标是：

● 开展宣传和提高认识，强调要立即实施《世卫组织 2013—2020 年预防控制非传染性疾病全球行动计划》；立即将预防控制非传染性疾病纳入国际发展议程的主流，并在讨论 2015 年后发展议程时适当考虑预防控制非传染性疾病问题；

● 根据实施《世卫组织 2013—2020 年预防控制非传染性疾病全球行动计划》的科学证据和 / 或最佳做法，包括在健康促进、预防、控制、监督和监测非传染性疾病方面，传播知识和共享信息；

● 鼓励创新和确认障碍，提供论坛以确认障碍并交流创新解决方案和行动，以促进实施《世卫组织 2013—2020 年预防控制非传染性疾病全球行动计划》；

● 通过确认和促进有助于支持实施《世卫组织 2013—2020 年预防控制非传染性疾病全球行动计划》的持续跨部门行动，推进多部门行动；

● 倡导调动资源，确认地方、国家、区域和全球层面促进实施《世卫组织 2013—2020 年预防控制非传染性疾病全球行动计划》的现有及潜在的资金来源和合作机制并共享有关信息。

4.1.28 5 岁以下儿童身体活动、静坐行为和睡眠指南

关于 5 岁以下儿童身体活动、静坐行为和睡眠的指南（节选）

导言

背景

缺乏身体活动被确定为全球死亡的一个主要危险因素，也是超重和肥胖症增多的一个推动因素。2010 年，世卫组织发布了《有关身体活动有益健康的全球建议》，其中详细介绍了通过在人群层面上开展身体活动来初步预防非传染性疾病的干预措施。根据 2012 年的估算，由于不能达到关于身体活动的当前建议，全球每年有超过 500 万人死亡。尽管我们

知道超过 23% 的成年人和 80% 的青少年缺乏足够的身体活动，但目前尚无关于幼儿的可比数据。

已经为三个年龄段的人群（5~17 岁、18~64 岁和 65 岁以上）确定了建议，但到目前为止还没有包括 5 岁以下的儿童。建议 5~17 岁的儿童在家庭、学校和社区活动的范围内，通过玩耍、游戏、运动、交通、娱乐和体育教育，每天至少积累 60 分钟的中等强度到剧烈身体活动，以改善心肺和肌肉强健、骨骼健康、心血管和代谢健康生物标志并减轻焦虑和抑郁症状（见术语汇编中的定义，略）。超过 60 分钟的身体活动将产生更多的健康效益，而且每周应至少进行三次剧烈活动，包括加强肌肉和骨骼的活动。

幼儿期（5 岁以下）是身体和认知能力快速发展的时期。在此期间，儿童会养成习惯，而且家庭生活习惯可以改变和调整。早年形成的生活方式行为会影响整个生命过程中的身体活动水平和方式。积极的游戏和开展有组织和无组织身体活动的机会可以促进运动技能的发展以及对实体环境的探索。

为了达到每日身体活动时间的建议，尤其是对儿童而言，需要考虑整体 24 小时活动的规律，因为一天是由睡眠时间、静坐时间以及低强度、中等强度和剧烈的身体活动组成的。静坐行为，无论是乘坐机动交通工具而不是走路或骑自行车、坐在学校的课桌前、看电视或玩安静的屏幕游戏，都越来越普遍并与健康状况低下相关。另外，已知睡眠时间会影响健康结果，睡眠时间短与儿童期和青春期的超重和肥胖以及青少年的心理健康问题相关。7 岁以下的儿童长期睡眠不足与儿童期和青春期的脂肪过多相关。

理由

改善幼儿的身体活动、静坐行为和睡眠时间将促进他们的身体健康，降低发生儿童期肥胖以及以后生活中相关非传染性疾病的风险，并改善心理健康和幸福感。这些健康结果将有助于实现可持续发展目标具体目标 2.2（消除各种形式的营养不良）和 3.4（减少三分之一因非传染性疾病导致的过早死亡）。

终止儿童肥胖委员会认识到身体活动、静坐行为和充足的睡眠时间之间的相互作用对身心健康和福祉的重要性，在其建议 4.12 中要求对幼儿的身体活动、静坐行为和睡眠提供明确的指导。健康的身体活动、静坐行为和睡眠习惯在生命早期阶段就已建立，为从儿童期、青春期到成年期习惯的形成提供了机会。

5 岁以下儿童的身体活动与健康指标（例如脂肪过多、骨质和骨骼健康、心脏代谢健康、认知能力和运动技能的发展）具有积极的关联。越来越多的人认识到静坐时间过长会对健康产生不利影响，并且在若干国家（澳大利亚、加拿大、美国、新西兰）有关于限制幼儿看屏幕的建议。睡眠对于认知、身体和社会心理发展必不可少，尤其是在幼儿中，而且是引起父母关注的一个常见原因，他们会就此问题向卫生专业人员寻求指导。但是，对于该年龄组的健康所需的身体活动具体次数、强度和持续时间、适当的看屏幕时间量和最佳睡眠时间，没有全球性的指导。

鉴于有关于静坐和睡眠时间对健康影响的新证据，世卫组织关于 5 岁以下儿童身体活动的这些建议不仅考虑了身体活动、静坐行为和睡眠分别对健康状况的影响，而且还考虑了累积和协同的作用。

2017 年，新西兰发布了有关 5 岁以下儿童运动和睡眠的指南，若干其他国家也纷纷效仿。加拿大和澳大利亚的国家卫生主管部门根据对文献的系统审评以及利益攸关方通过调查和小组讨论对指南草案的反馈，针对儿童和青少年以及幼儿发布了全面的 24 小时运动

（身体活动、静坐和睡眠时间）指南。正在针对南非0～5岁年龄组制定运动行为指南的共识小组最近召开会议以便对加拿大和澳大利亚的指南进行调整，并考虑了对儿童身体活动、静坐和睡眠规律进行评估的早期结果。

在为加拿大和澳大利亚的指南提供信息而开展的高质量系统审评的基础上，世卫组织根据终止儿童肥胖委员会的要求，制定了关于身体活动、静坐和睡眠行为的指南。世卫组织指南的制定过程是严谨、系统和透明的建议制定过程，其中考虑到证据的力度以及价值标准和偏好、利弊、公平性与人权。

指南的范围和目的

指南的总体目标是就5岁以下幼儿在每天24小时内为保持健康和愉悦所需的身体活动或睡眠时间提供建议，并就这些儿童在屏幕前静坐或被束缚的最长时间提供建议。指南未涉及如何保证这些活动、久坐行为或睡眠的时间。将开发更多资源和工具来解决这些问题，并支持幼儿教育者、看护者和父母帮助儿童实现这些建议。

通过提供指导，这些建议填补了世卫组织身体活动建议中的空白（因为5岁以下儿童未被纳入2010年《有关身体活动有益健康的全球建议》），还将有助于实施终止儿童肥胖委员会的建议。本指南也促进了更广泛的《儿童早期发育阶段的培育关怀》框架。培育关怀包括健康、营养和安全需求，以及早期学习机会。有关身体活动、静坐行为和睡眠的指南提出了每种行为的建议时间，其中认识到：

a. 综合的建议并不涉及儿童一天中的每一小时；

b. 幼儿的身体活动主要以积极游戏的形式表达；

c. 安静的游戏（不花费体力的游戏，因此不被定义为身体活动，可以在静坐时进行）对发育非常重要，可以采取多种形式；

d. 充足的睡眠对于儿童从儿童早期发育机会中受益至关重要。

因此，指南并非旨在解决儿童早期发育的所有方面，而是通过专门针对身体活动、在屏幕前静坐的时间以及被束缚或坐着和睡眠时间的建议，为更广泛的情况起到促进作用。指南并未专门处理残疾儿童或慢性病患儿的身体活动、静坐和睡眠需求。这些建议可能适用于残疾儿童或慢性病患儿，但父母和看护者应当向卫生专业人员或参与为儿童提供早期干预服务的人员寻求更多的建议。及早发现发育迟缓或残疾，将使看护者能够评估和计划对残疾儿童的早期干预措施，其中包括鼓励把身体活动、适当的静坐或看屏幕时间和睡眠作为规划和服务的一部分。

目标受众

指南的主要受众是：

a. 在高收入、低收入和中等收入国家中开展工作的卫生、教育和/或社会福利等部委的决策者，由他们制定针对本国情况的指南，并计划家庭、儿童保育或社区的干预规划。

b. 在非政府组织和儿童早期发育服务部门工作的人员可以使用本指南来确定儿童保育服务的关键要素。

c. 向看护者提供建议和指导的社区或家庭护士和医生、儿科医生或职业治疗师等人员，可以使用本指南来充实他们有关这些主题的建议。

指南旨在协助官员制定国家计划，通过指导文件来增加身体活动，减少静坐时间和改善幼儿的睡眠规律。指南的建议应纳入卫生保健以及幼儿教育、保育和儿童发育专业人员的职前培训。

建议

身体活动

● 婴儿（1 岁以下）应每天以各种方式进行若干次身体活动,尤其是通过地板上的互动游戏进行活动;多多益善。对于那些还不能移动的婴儿,这包括至少 30 分钟的俯卧姿势（肚肚时间）,在一天中清醒时分散进行。

● 1～2 岁的儿童应在一天中分散的时间,进行至少 180 分钟的各种强度的不同身体活动,包括中等强度到剧烈的身体活动;多多益善

● 3～4 岁的儿童应在一天中分散的时间,进行至少 180 分钟的各种形式的不同身体活动,其中至少 60 分钟是中等强度到剧烈的身体活动;多多益善

静坐时间

● 婴儿（1 岁以下）一次束缚的时间不应超过一个小时（例如,使用婴儿车 / 手推车、高脚椅或被绑在看护者的背上）。不建议允许看屏幕。静坐不动时,鼓励与看护者一起读书和讲故事。

● 1～2 岁的儿童一次束缚的时间不应超过一个小时（例如,使用婴儿车 / 手推车、高脚椅或被绑在看护者的背上）,也不应长时间坐着。对于 1 岁的儿童,不建议静坐看屏幕（例如看电视或视频,玩电脑游戏）。对于 2 岁的儿童,静坐看屏幕的时间不应超过 1 小时;越少越好。静坐不动时,鼓励与看护者一起读书和讲故事。

● 3～4 岁的儿童一次束缚的时间不应超过一个小时（例如,使用婴儿车 / 手推车）,也不应长时间坐着。静坐看屏幕的时间不应超过 1 小时;越少越好。静坐不动时,鼓励与看护者一起读书和讲故事。

睡眠时间

在 24 小时内

● 婴儿（1 岁以下）应有 14～17 小时（0～3 个月大）或 12～16 小时（4～11 个月大）的优质睡眠,包括小睡;

● 1～2 岁的儿童应有 11～14 小时的优质睡眠（包括小睡）,并有规律的睡眠和起床时间;

● 3～4 岁的儿童应有 10～13 小时的优质睡眠（包括小睡）,并有规律的睡眠和起床时间。

综合建议

● 为了获得最大的健康效益,婴幼儿应达到关于 24 小时内身体活动、静坐行为和睡眠的所有建议。

● 用中等强度到剧烈的身体活动代替被束缚或在屏幕前静坐的时间并同时保持充足的睡眠,可以提供更多的健康效益。

4.1.29　2018—2030 年促进身体活动全球行动计划

身体活动有益健康　加强身体活动,造就健康世界:
2018—2030 年促进身体活动全球行动计划草案（节选）

第七十一届世界卫生大会 2018 年 3 月 22 日

愿景

加强身体活动,造就健康世界。

任务

确保所有人都能够获得安全的促进性环境及各种各样的机会，从而在日常生活中保持身体活动，进而改善个人和社区健康状况，并促进所有国家的社会、文化和经济发展。

具体目标

行动计划的目标是，与2016年基线相比，使成年人和青少年缺乏身体活动的全球普遍程度相对降低15%。

2013年，会员国商定了全球监测框架中提出的一套九项自愿目标，以便在全球跟踪预防和控制主要非传染性疾病及其主要风险因素的进展情况。使用2010年数据的基线，针对缺乏身体活动的目标设定为成人和青少年身体活动不足的普遍程度相对降低10%。本行动计划建议将2025年的目标延长五年，以便与2030年议程保持一致，并为会员国提供12年的时间（2018—2030年）来开展政策行动和实施工作。

额外增加的5%体现了可供采取行动的额外五年（即2025年至2030年），根据使用现有办法的大多数国家中已有的相同指标，符合2025年的现有承诺。此外，该目标提出了一个现实的宏伟目标，因为它意图反映近年来在降低缺乏身体活动程度方面取得进展的表现最佳的国家中所见的变化幅度。基线将是2016年，正在编制2016年关于成人和青少年缺乏身体活动的新的全球对照估计数据，并将于2018年初公布。

指导原则

以人权为基础的方法

世卫组织《组织法》规定，享受最高而能获致之健康标准，为人人基本权利之一。作为日常生活的重要资源，健康是所有国家共同的社会和政治优先事项。在2030年议程中，各国承诺投资于卫生，实现全民健康覆盖，并减少各年龄段和不同能力人群的健康不平等。本行动计划的实施应采用基于权利的方法，致力于让个人和社区参与并增强其权能，以积极参与制定解决方案。

整个生命历程的公平

身体活动参与情况在年龄、性别、残疾、妊娠、社会经济状况和地理位置方面的差异反映了不同群体和不同能力在社会经济决定因素和身体活动机会方面的局限性和不公平现象。本行动计划的实施应明确考虑生命过程不同阶段（包括童年、青春期、成年期和老年期）的需求以及当前活动和能力的不同水平，优先解决差异和减少不平等现象。

循证实践

建议的政策行动由强大的科学证据基础以及积极评价和证明影响的基于实践的证据提供信息。许多干预措施的成本效益已得到确定；本计划的实施应继续建立和发展这一证据基础，特别是在低收入和中等收入国家。

比例普遍性

比例普遍性涉及按照适合需求的规模和力度筹集资源和提供服务的方法。在全球、国家和亚国家级，需要重点努力减少身体活动机会方面的不公平现象。因此，将资源按比例分配用于使身体活动最欠缺者以及在增加参与方面面临最大障碍者开展身体活动的行动应该是一个优先事项。

政策协调性和将健康融入所有政策

针对一系列可持续发展目标,身体活动可以为个人、社区和会员国带来好处,因此范围广泛的政策和合作伙伴及其之间需要采取行动,实现持续的变革和影响。可持续发展目标认识到人们的健康和地球的健康并非相互排斥,环境可持续性对于改善健康至关重要。

决策者、民众、家庭和社区的参与和赋权

应该使人们和社区有能力通过积极参与制定影响他们的政策和干预措施来控制其健康的决定因素,以便减少障碍并提供动力。积极参与动员社区是改变行为和改变社会规范的最有力方式之一。

多部门伙伴关系

与可持续发展目标 17 一致的全面、综合和跨部门方法对于提高人群身体活动水平和减少久坐行为至关重要。本行动计划的实施应促进各级所有利益攸关方之间的协作,并以实现更加富有活力世界倍增效益的共同愿景为指导。

行动框架:

4 项战略目标

20 项政策行动

四项战略目标为 20 项多层面政策行动提供了普遍适用的框架,每项行动都被确定为以人口为基础对增加身体活动和减少久坐行为做出反应的重要和有效组成部分。结合起来,体现了一种全系统方法,以便创建本质上重视并优先考虑将身体活动作为日常生活常规部分的政策投资的社会。四项战略目标是:

1. 营造富有活力的社会
2. 创建利于活动的环境
3. 培养热爱活动的人群
4. 建立支持活动的系统

战略目标 1　营造富有活力的社会

行动 1.1.　实施最有效宣传,并将其与基于社区的规划挂钩,提高关于根据自身能力定期进行身体活动、减少久坐行为对个人、家庭和社区安康的多重健康效益的意识、认知、理解和赞赏。

行动 1.2.　开展以国家和社区为基础的活动,提升人们对身体活动(特别是更多步行、骑车和涉及使用轮子的其他出行方式,包括轮椅、滑板和轮滑)在社会、经济和环境方面伴随效益的认知、理解和赞赏,进而为实现《2030 年可持续发展议程》(可持续发展目标 2、3、4、5、8、9、10、11、13、15、16、17)做出重大贡献。

行动 1.3.　定期在公共场所开展群众活动,让整个社区都能参与进来,免费获得有趣、便宜、符合公序良俗的身体活动体验。

行动 1.4.　加强卫生部门内外(包括但不仅限于交通、城市规划、教育、旅游和休闲、体育和健身部门,以及基层社区团体和民间社会组织)专业人员的岗前和在岗培训,使他们获得更多知识和技能,从而更好地参与和促进创造包容、公平机会,营造富有活力的社会。

战略目标 2　创建利于活动的环境

行动 2.1.　加强各级相关政府城市规划政策和交通规划政策的整合,强调紧凑型混合土地利用原则,使邻里街区更为紧密,从而在城市、郊区和农村社区便利和促进步行、骑自行车、涉及使用轮子的其他出行方式(包括轮椅、滑板和轮滑)和使用公共交通。

行动2.2.　改进人行道和自行车道网基础设施的服务水平,从而在城市、郊区和农村社区便利和促进步行、骑自行车、涉及使用轮子的其他出行方式(包括轮椅、滑板和轮滑)和使用公共交通。制定政策时应适当考虑各年龄段不同能力的人均能安全、普遍和公平地享受到服务,并考虑与其他承诺相协调。

行动2.3.　加快落实政策行动,改善道路安全以及行人、骑车者、涉及使用轮子的其他出行方式(包括轮椅、滑板和轮滑)的出行者及公交乘客的个人安全,其中重点是根据道路安全的安全系统方法减轻最弱势道路使用者面临的风险,并考虑与其他承诺相协调。

行动2.4.　使城市、郊区和农村社区各年龄段能力各不相同的所有人都能更便利地利用高质量公共绿色开放空间、绿色网络、休闲空间(包括河流和海岸地区)和体育设施,确保相关设计符合安全、普遍、适合老人和公平原则,重点关注减少不平等,并考虑与其他承诺相协调。

行动2.5.　酌情加强国家和省市级政策、监管和设计指南与框架,以便促进公共福利设施、学校、卫生保健机构、体育和休闲设施、工作场所及保障性住房,目的是要使具备不同能力的使用者和访客能够在建筑内外进行身体活动,其中重点考虑行人、骑自行车者和公交前往的便利性。

战略目标3　培养热爱活动的人群

行动3.1.　在所有学前、小学、中学和高等教育机构采用全校动员方法,为女童和男童提供更多高质量体育教育和更积极的动态康乐、体育和游戏体验和机会,使之具备并不断加强终身健康和身体素养,并促进其享受和根据自身能力参与身体活动。

行动3.2.　作为全民卫生保健的一部分,酌情在初级和二级卫生保健和社会服务机构中落实和加强制度,由经过适当培训的卫生、社区和社会保健服务工作者进行患者评估并提供有关增加身体活动和减少久坐不动的咨询,并确保社区和患者参与和协调利用社区资源。

行动3.3.　在公园和其他自然环境中(例如在沙滩、河流和水边)以及私人和公共工作场所、社区中心、休闲和体育设施、宗教活动中心大力提供更多的身体活动规划和宣传活动并增加这方面的机会,支持各种能力水平的所有人参加身体活动。

行动3.4.　在重要环境(例如本地和社区场所,卫生保健、社会和长期护理机构,协助生活设施和家庭)中提供更多适当针对老年人的规划和服务,以根据他们的能力增加身体活动,减少久坐不动,进而支持健康老龄化。

行动3.5.　接受所有人的积极贡献,强化发展和实施跨多种社区环境的规划和服务,使各国确定的活动最少人群(例如女童、妇女、老人、农村和土著社区以及弱势或边缘化人群)参与进来,增加他们的身体活动机会。

行动3.6.　在城市、乡镇或社区层面号召整个社区行动起来,激励所有利益攸关方的参与,优化组合适用于不同环境的多种政策方法,促进各年龄段能力各不相同的所有人更多参加身体活动和减少久坐不动,其中重点关注基层社区参与、协同开发和主人翁意识。

战略目标 4　建立支持活动的系统

行动 4.1.　加强国家和省市级政策框架、领导和治理结构，支持实施旨在增加身体活动和减少久坐不动的行动，包括多部门参与和协调机制、跨部门政策一致性、针对各年龄段身体活动和久坐行为的指南、建议和行动计划以及监督和评估进展情况以增强问责制。

行动 4.2.　在国家一级并酌情在省市级加强数据系统和能力，支持开展以下活动：对各年龄段人群在不同领域内的身体活动和久坐行为进行定期监测；开发和检测新的数字技术，加强监测系统；开发对缺乏身体活动更广泛社会文化和环境决定因素的监督系统；定期多部门监督和报告政策实施情况，以确保问责和供政策和实践参考。

行动 4.3.　加强国家和机构研究和评估能力，激励采用数字技术和创新，加快旨在增加身体活动和减少久坐不动的有效政策解决方案的拟定和实施。

行动 4.4.　针对重点受众（包括但不仅限于高级领导人、多部门决策者、媒体、私营部门、城市和社区领导者以及更广泛社区）加大宣传，提升对全球、区域和国家层面联合行动的意识、认知和参与。

行动 4.5.　加强供资机制，确保持续实施国家和省市级行动；发展促进性系统，支持拟定和实施旨在增加身体活动和减少久坐不动的政策。

4.1.30　全民健康覆盖　提供初级卫生保健服务的社区卫生工作者：机遇和挑战

全民健康覆盖　提供初级卫生保健服务的社区卫生工作者：
机遇和挑战
总干事的报告（节选）
第七十二届世界卫生大会 2019 年 3 月 25 日

1. 执行委员会在其 2019 年 1 月第 144 届会议上注意到本报告的前一版本并通过了 EB144.R4 号决议。

2.《2019—2023 年第十三个工作总规划》认识到"提供安全和良好的服务……应有适合需要、能干、公平配置的卫生服务和社会服务队伍"。需要采取协调一致的卫生人力行动，特别注意满足缺医少药人群的需求，以实现《工作总规划》的三个战略优先事项，即：实现全民健康覆盖、应对突发卫生事件、促进人群健康。

政策建议

15. 社区卫生工作者规划的设计、实施、绩效和影响可以通过以下方式进行优化：

● 挑选社区卫生工作者参加职前教育，其中考虑到适合所执行任务的最低教育水平，作为当地社区一员的身份和当地社区对他们的接受程度，促进男女平等以及候选人的个人特征和能力；

● 为已成功完成职前培训的社区卫生工作者提供基于能力的正式认证，以改进社区卫生工作者的医护质量、积极性和就业前景；

● 采用支持性监督策略；

● 为执业的社区卫生工作者提供与工作要求、复杂性、工作小时数、培训和他们所承担

779

的角色相称的一揽子财政计划；

- 向有偿社区卫生工作者提供书面协议，规定其作用和责任、工作条件、薪酬和劳动者权利；

- 为表现良好的社区卫生工作者提供职业阶梯；

- 采用的服务提供模式将社区卫生工作者作为综合初级卫生保健团队的一部分，向他们分配一般性任务，同时根据国家具体情况和人口卫生需求，这些卫生工作者也可以在特定的任务中发挥补充作用。

优化社区卫生工作者规划设计和实施工作的国家级关键行动

16. 有效设计社区卫生工作者行动和规划的起点是对人群需求和卫生系统要求进行合理的情况分析。更具体地说：

- 应在一个整体性方法中确定社区卫生工作者规划的目标和社区卫生工作者的作用，该方法考虑到国家或辖区内的最佳服务提供方式以及相应的人力影响。在这种情况下，社区卫生工作者的作用和目标应该与卫生和社会部门的其他职业相对应；

- 该指南重申并强化了《卫生人力资源全球战略：卫生人力2030》强调的原则，即各国应规划其整体卫生人力，而不是将计划和相关的规划及融资工作分为单一职业类别，因为后一种做法会产生散乱、效率低下和政策不一致的风险；

- 卫生系统应计划将社区卫生工作者正式纳入国家卫生、教育、劳动和经济发展战略与政策，以便确保适当的政策、认证和监管框架以及环境，使他们做出尽可能大的贡献；

- 国家卫生人力信息系统和国家卫生人力资源账户的实施工作应逐步整合和包括对社区卫生工作者数据（按年龄和性别分列）的整理、分析和报告；

- 社区卫生工作者有效融入卫生系统所需的政策需要长期可持续融资支持的资本和经常性支出。但值得注意的是，即使是低收入国家也建立并资助了大规模的社区卫生工作者行动，其中主要利用国内资源，并且已经确定部署此类卫生工作者的做法是一种具有成本效益的方法；

- 筹资战略、机制和资源分配决策应考虑到将社区卫生工作者规划纳入正规卫生系统（酌情包括从基于志愿服务的模式过渡到有偿就业）的财政影响；

- 应从长远角度考虑社区卫生工作者的作用。除了解决卫生系统当前和迫切的需求之外，应该设想，根据人群的流行病学概况和卫生系统要求方面的变化，社区卫生工作者的作用可能需要随着时间的推移而发展。社区卫生工作者规划的教育、认证和职业阶梯等要素应考虑这些因素和未来的情景，以确保这些卫生工作者能长期就业，同时应考虑一种离职战略，其中将社区卫生工作者视为享有权利的公民和工作者，并有尊严地对待他们。

优化对社区卫生工作者规划支持的国际层面关键行动

17. 成功确保适当投资水平和采用适当政策决定的关键决定因素是国家优先考虑最有可能改善人口健康结果和提高社区卫生工作者工作和生活条件的方法和战略的政治意愿。但是，在某些情况下，发展伙伴可以提供重要的补充作用。更具体地说：

- 在一些低收入国家，国内资源不太可能在短期内实现自力更生，因此将外部支持与国内政策需求和卫生系统机制相结合可能有助于加强社区卫生工作者规划的影响和长期可持续性。这可能需要根据灵活的方法提供财政支持，允许对新社区卫生工作者的职前教育进行投资，以及支持与其薪酬相关的经常性费用并由卫生系统提供更广泛的支持。然而，重要的是，薪酬水平应符合国家政策和对国内资源的中长期切实预测；

- 由发展伙伴和全球卫生行动支持的社区卫生工作者规划管理者和实施者应努力采用世卫组织指南的建议，并确保其规划与国家政策和机制保持一致，而不是建立平行的规划；

- 国际机构，包括世卫组织、国际劳工组织和世界银行，应在其技术和财政合作活动中采用所需的卫生、劳动和融资政策，以确保为社区卫生工作者循证政策的实施提供有效支持，作为更广泛的卫生、劳动和发展政策的一部分并与之保持一致。

- 秘书处通过全球卫生人力网络和"致力于促进健康"规划，召集了会员国、联合国其他机构、合作伙伴和相关利益攸关方的代表，以加强在整个 2019 年传播和采用该指南。

4.1.31　全民健康覆盖　筹备联大全民健康覆盖高级别会议

全民健康覆盖　筹备联大全民健康覆盖高级别会议
总干事的报告（节选）

第七十二届世界卫生大会 2019 年 3 月 25 日

1. 执行委员会在其 2019 年 1 月第 144 届会议上注意到本报告的前一版本并通过了 EB144.R10 号决议。

2. 在 2017 年通过的第 72/139 号决议第 24 段中，联合国大会决定举行全民健康覆盖问题高级别会议。根据该决议的要求提交本报告供世界卫生大会审议。

可持续发展目标背景下的全民健康覆盖

5. 在 2015 年 9 月联合国大会通过的《2030 年可持续发展议程》中，各成员国再次承诺促进其人民的健康和福祉。2030 年议程的 17 个可持续发展目标中的若干目标具有与卫生相关的具体目标，如目标 3（确保健康的生活方式，促进各年龄段所有人的福祉）。具体目标 3.8（实现全民健康保障，包括提供金融风险保护，人人享有优质的基本保健服务，人人获得安全、有效、优质和负担得起的基本药物和疫苗）是实现整个目标 3 以及其他可持续发展目标的卫生相关具体目标的关键。

6. 全民健康覆盖本身既是目标，也是实现其他目标的手段。这对解决公共卫生问题至关重要，特别是确保卫生系统的应对措施。实现全民健康覆盖也有预防疾病和促进健康的潜力。因此，加强公共卫生干预措施的实施显然是实现全民健康覆盖的关键。

7. 实现全民健康覆盖的进展是一个持续的过程。具体目标 3.8 有两个指标：关于基本卫生服务覆盖率的 3.8.1，以及关于家庭卫生支出较大的人口比例的 3.8.2。这些指标代表了为监测世界全民健康覆盖道路做出的最新努力。

高级别会议的范围、方法、形式和组织

20. 联大在其第七十三届会议上通过了关于全民健康覆盖问题高级别会议的范围、方法、形式和组织的第 73/131 号决议，其中载有下列关键条款：

（a）高级别会议总的主题将是"全民健康覆盖：共同建设一个更健康的世界"；

卫生大会的行动

26. 请卫生大会注意本报告。还请执委会着重讨论提供战略方向,使全球社会能够为实现全民健康覆盖做出协调的努力。

27. 请卫生大会进一步通过执行委员会在 EB144.R10 号决议中建议的决议草案。

4.1.32　第二次国际营养大会的成果

第二次国际营养大会的成果
总干事的报告(节选)

第七十二届世界卫生大会 2019 年 3 月 25 日

在国家级实施罗马宣言承诺
关键政策发展概述

5. 营养行动实施情况全球数据库(GINA)包括 189 个国家的营养目标政策:111 个国家有关于发育迟缓的政策目标,87 个国家有关于贫血的政策目标,100 个国家有关于低出生体重的政策目标,139 个国家有关于儿童超重的政策目标,127 个国家有关于纯母乳喂养的政策目标,127 个国家有关于消瘦的政策目标。147 个国家中存在一种跨政府部门和非政府伙伴的高程度部门间参与营养协调机制,而 38 个国家则设有高级别机制(归属总统办公厅或总理办公厅)。在具有接受过培训的营养专业人员的 149 个国家中,有 109 个国家提供孕产妇和儿童营养培训。特别是在非洲区域,营养专业人员的密度很低。

6. 几乎所有国家都实施了关于母乳喂养(159 个国家)和补充喂养(144 个国家)以及生长监测和促进的咨询。自 2009—2010 年以来,在实施促进健康饮食的行动(151 个国家有咨询规划)、预防肥胖和与饮食有关的非传染性疾病、关于初级卫生保健的营养咨询以及关于健康饮食和营养的媒体宣传运动(148 个国家)方面取得了一些进展。维生素和矿物质补充规划通常针对孕妇和儿童;106 个国家用碘强化盐,71 个国家用铁和叶酸强化小麦粉。粮食分配规划以及中度急性营养不良和严重急性营养不良的治疗在世卫组织非洲和东南亚区域最为常见。

7. 世卫组织国家能力调查、第二次全球营养政策审查和通过营养行动实施情况全球数据库的持续监测,追踪了第二次国际营养大会和终止儿童肥胖实施计划建议的落实情况:59 个国家设立了含糖饮料税;46 个国家有关于向儿童营销的强制性规定;55 个国家确立了包装正面标签(其中 8 个具有强制性规定);28 个国家有关于辅食不当营销的规定;87 个国家有学校食品标准;28 个国家禁止在学校使用食品和饮料自动售货机,27 个国家正在采取行动禁止使用工业生产的反式脂肪。

新的国家承诺

8. 在第七十届世界卫生大会期间,巴西和厄瓜多尔是首先作为营养行动十年一部分做出正式的具体、可测量、可实现、相关且有时间限制(SMART)承诺的会员国,前者共承担 38 项承诺。开发了一个正式登记国家 SMART 承诺的数据库。另有 12 个会员国在增加国内营养行动融资和消除工业生产的反式脂肪等领域做出了公开承诺。正在开展工作,将加强营养运动的 60 个成员国的承诺转化为 SMART 承诺。此外,通过在联合国大会预防和控制非传染性疾病问题第三次高级别会议(纽约,2018 年 9 月 27 日)上的公开声明,许多国家元首做出了关于通过不同政策应对措施促进健康饮食的承诺。

行动网络

10. 在七个太平洋岛国核心小组的初步会议之后,太平洋区域建立了一个终止儿童肥胖的区域行动网络。该网络涉及对儿童营销不健康食品和非酒精饮料的限制;含糖饮料税;以及促进参与身体活动。

在国际和区域层面实施罗马宣言的承诺

在国际会议上做出的承诺

14. 2017—2018 年,在一系列与营养有关的会议上做出了若干承诺,其中包括:

(a) 召开了拉丁美洲关于解决儿童肥胖问题的区域会议,主题为"促进实施联合国营养行动十年",会议于 2017 年 3 月由巴西召集并由泛美卫生组织主办;

(b) 召开了关于在世卫组织东地中海区域中等收入国家解决肥胖问题的亚区域会议,主题为"加强对联合国营养行动十年的承诺",由约旦在 2017 年 9 月主办;

(d) 世卫组织非传染性疾病全球会议(蒙得维的亚,2017 年 10 月)通过的《关于作为可持续发展优先事项的非传染性疾病的 2018—2030 年蒙得维的亚路线图》,呼吁世卫组织"充分利用联合国营养行动十年来减少与饮食有关的非传染性疾病,促进确保所有人健康和可持续的饮食";

(g) 在联合国大会第三次预防和控制非传染性疾病问题高级别会议上(2018 年 9 月,纽约),国家元首和政府首脑,除其他外,承诺:

• 加强其以国家元首和政府首脑身份所作的承诺,为预防和控制非传染性疾病发挥战略领导作用;

• 促进和实施政策、立法和监管措施,包括酌情采取财政措施,以尽量减少非传染性疾病的主要风险因素产生的影响,并提倡健康的饮食和生活方式;

• 请私营部门进一步生产和推广符合健康膳食的食品,进一步努力调整这些产品的配方,以提供健康营养的选择,减少盐、糖和脂肪(特别是饱和脂肪和反式脂肪)的过量使用;

• 请私营部门适当提供这些营养成分的含量信息,同时铭记关于营养标识的国际准则;

• 请私营部门依照有关的国家立法,承诺进一步减少向儿童推销高脂肪(特别是饱和脂肪和反式脂肪)、高糖或高盐食品与饮料的做法及其对儿童的影响;

(h) 20 国集团卫生部长会议(阿根廷,2018 年 10 月)通过的《马德普拉塔健康宣言》重点关注抗微生物药物耐药性、儿童超重和肥胖、加强卫生系统以及卫生系统对灾害、灾难和流行病的反应能力,这些都是第二次国际营养大会行动框架涉及的领域;

联合国系统各组织的贡献　世卫组织

15. 世卫组织制定了规范产品,以支持第二次国际营养大会的实施,包括关于 5 岁以下儿童身体活动和久坐及睡眠行为的循证指南;在初级卫生保健机构中评估和管理儿童,以预防超重和肥胖;用维生素和矿物质强化大米;改善青少年营养的有效行动;碘甲状腺阻断准则,用于计划和应对辐射与核事故紧急情况;在提供孕产妇和新生儿服务的设施中保护、促进和支持母乳喂养;食品营养标签指导原则;关于终止婴幼儿食品不当促销的实施手册;爱婴医院倡议;以及跟踪实现 2025 年目标的进展情况。将框架的政策和行动转化为具体国家承诺的指南以及关于在营养行动十年内推动营养承诺的政策简报。

17. 世卫组织启动了 REPLACE,即到 2023 年消除食品供应中反式脂肪的一项全球倡议,迄今已有 24 个国家做出了行动承诺。

18. 世卫组织支持在 36 个国家(非洲区域 3 个国家,东地中海区域 15 个国家,美洲区域 8 个国家,东南亚区域 10 个国家)实施全球营养监测框架。在欧洲区域,有 40 多个国家参与了儿童期肥胖症监测行动。世卫组织与儿童基金会和世界银行共同发布了营养不良估计数据;世卫组织与《非传染性疾病风险因素合作》联合发布了第一份 5~19 岁儿童肥胖症全球估计数据。与伙伴组织发布了若干报告,包括《世界粮食安全和营养状况》,《2017 年全球营养报告》和题为《对儿童肥胖采取行动》的报告。

19. 2018 年 6 月,世卫组织和查塔姆宫在伦敦查塔姆宫与食品和非酒精饮料行业的私立部门代表进行了对话。世卫组织提出了减少食品和饮料中食盐、游离糖和不饱和脂肪以及从食品中消除工业反式脂肪的具体期望,从而促成了食品和饮料行业新的公开承诺。

粮农组织

21. 粮农组织通过促进健康饮食和向各国提供支持以改变其食品系统并将营养目标纳入其粮食和农业政策,优先考虑预防超重和肥胖。此外,粮农组织农业委员会已批准设立国际水果和蔬菜年以及国际粮食损失和浪费宣传日。

儿童基金会

22. 儿童基金会进入其新的战略计划期(2018—2021 年),其愿景是巩固和扩大应对所有形式儿童营养不良的规划成果——世界各地的发育迟缓、消瘦、微量营养素缺乏和超重。儿童基金会力图到 2021 年实现三项年度目标:

- 为至少 2.5 亿五岁以下儿童提供服务,防止发育迟缓及其他形式的营养不良;
- 为至少 1 亿男女青少年提供服务,预防贫血及其他形式的营养不良;
- 在发展和人道主义背景下,为至少 600 万儿童提供服务,治疗严重的消瘦及其他形式的严重急性营养不良。

联合国营养问题常设委员会 (UNSCN)

25. 常设委员会继续通过收集和公布一系列联合国机构及其他行为者对营养行动十年的承诺,支持第二次国际营养大会和营养行动十年的后续行动。在 2017 年和 2018 年,常设委员会通过发布四份讨论文件和促进讨论以推动就影响营养的新的和正在出现的问题达成共识,继续在整个联合国系统内最大限度地促进政策一致性和开展营养宣传;常设委员会还发布了两份指导说明,以促进实地的持续实施。此外,常设委员会还为成员机构发布的指导说明做出了贡献,包括营养行动十年的资源指南。联合国预防和控制非传染性疾病机构间工作队营养专题工作组目前的重点是学校环境;该专题工作组与常设委员会合作编写了一份题为"非传染性疾病、饮食和营养"的信息简报和一份题为"改善营养系统的学校"的讨论文件。

前进方向 扩大 SMART 承诺并予以跟进

26. 虽然国际进展表明第二次国际营养大会引发了关于营养不良双重负担和食品系统在健康饮食中作用的广泛国际辩论,但国家进展并不平衡。行动网络将成为扩大承诺和取得具体成果的动力。以下领域需要加强行动:

(a)跨部门政策。各国不妨更新跨部门政策文件,以纳入所有全球营养目标,并将其转化为成本核算的业务计划。需要改进对所有利益攸关方的问责,并落实决策者做出的承诺;

(b)卫生。为促进健康饮食而采取的行动应该包括生命周期的所有阶段,特别是对于怀孕前和怀孕期间的妇女和青春期少女。应增加针对育龄妇女的维生素和矿物质补充剂的覆盖面。应在卫生服务机构中优化管理急性营养不良的服务,将覆盖率提高到目前的 20% 之上。促进、保护和支持母乳喂养将需要将爱婴医院倡议纳入主流,并对《国际母乳代用品销售守则》及其后各项决议采取立法行动。需要扩大营养能力；

（c）食品系统。粮食和农业、贸易和工业部门应包括营养目标并促进健康饮食。需要更加关注创造健康食品环境的行动,包括向儿童推销食品和饮料、营养标签、公共机构的食品采购和价格政策等问题；

（d）教育。学校是一个恰当的环境,可以解决营养不良的双重负担,养成良好的饮食习惯,影响经济实力越来越强的年轻人不断增长的市场,并使他们避免食用糖、脂肪和盐含量很高的食品和饮料。各国应考虑增加对学校保健和营养规划的投资；

（e）社会保护。需要通过包括支持健康饮食的适当社会保护规划来解决日益严重的贫困和不平等问题。食品券计划和食物银行是可供考虑的方案。

中期审查

27. 将在营养行动十年中期以及在编写第三份两年期报告的过程中审查罗马宣言承诺的执行情况,审查工作将与2020年营养促进生长会议的召开进行协调。

卫生大会的行动

28. 请卫生大会注意本报告。

4.1.33　加强世界卫生大会和《世界卫生组织烟草控制框架公约》缔约方会议之间的协同效应

加强世界卫生大会和《世界卫生组织烟草控制框架公约》
缔约方会议之间的协同效应（节选）

第七十二届世界卫生大会 2019 年 3 月 28 日

1. 总干事荣幸地向第七十二届世界卫生大会转交由公约秘书处负责人代表《世界卫生组织烟草控制框架公约》缔约方会议第八届会议提交的报告（见附件）。

卫生大会的行动

2. 请卫生大会注意本报告。

附件

公约秘书处负责人的报告（节选）

1. 根据 WHA69（13）号决定（2016 年）和 FCTC/COP7（18）号决定（2016 年）,提交卫生大会的本报告介绍《世界卫生组织烟草控制框架公约》缔约方会议第八届会议（日内瓦,2018 年 10 月 1—6 日）的成果。报告概述公约缔约方会议通过的主要决定和《消除烟草制品非法贸易议定书》缔约方第一届会议（MOP1）的主要成果,供参考。

2. 公约缔约方会议第八届会议有 1 200 多名与会者出席,其中包括 148 个公约缔约方代表团和世卫组织、联合国其他组织、政府间组织和民间社会代表。联合国秘书长致欢迎信,世卫组织总干事在开幕式上致辞。缔约方会议第一天举行首次烟草控制和全球气候行动高级别会议,提高了对控制烟草以综合战略打击烟草对环境和可持续发展破坏性影响的必要性的认识。

4. 本届会议最重要的成果之一是通过 FCTC/COP8（16）号决定,即"2019—2025 年加速烟草控制全球战略：通过实施《世界卫生组织烟草控制框架公约》促进可持续发展"。全球战略旨在加强公约实施,也是指导缔约方、公约秘书处和其他利益攸关方工作的路线图。它还旨在动员国际、政府间和发展伙伴将实施公约纳入自己的日常工作或为实现可持续发展目标而作出的反应,或两者兼而有之,从而在联合国系统内加强与世卫组织、联合国系统实体和其他相关国际机构和倡议的协调和合作。

5. 公约缔约方会议继续强调国际合作的重要作用,包括可持续发展目标、防治非传染性疾病全球议程、人权以及南南合作和三角合作。根据已获批准的2020—2021年财政期工作计划和预算,公约秘书处继续与联合国预防和控制非传染性疾病机构间工作队和世卫组织防治非传染性疾病全球协调机制进行合作。

6. 公约缔约方会议再次讨论了烟草业破坏全球、区域和国家层面控烟努力的侵略性和/或误导性战术,并通过一系列防止烟草业进一步干扰公共卫生政策的措施,以维护公约治理的完整性并倡导联合国系统各组织之间在针对烟草业干扰方面实现政策一致性。会议通过的措施包括:

(i)通过FCTC/COP8(1)号决定。鉴于来自烟草业及其外围组织的申请越来越多,缔约方会议通过了其主席团用于分析国际政府间组织和非政府组织观察员地位申请的指示性标准清单;

(ii)最大限度提高缔约方和观察员代表团参加公约缔约方会议、其附属机构以及公约其他会议的透明度。在FCTC/COP8(12)号决定中,公约缔约方会议请公约秘书处在其会议邀请中使用具体语句提醒缔约方履行第5.3条(防止烟草控制相关公共卫生政策受烟草业的商业和其他既得利益的影响)义务和牢记相关实施准则。决定要求,缔约方在指定出席公约缔约方会议、其附属机构或根据缔约方会议要求设立的任何其他机构会议的代表时,应表明自己遵守了公约第5.3条和注意到了实施准则中关于不提名烟草业(包括国有烟草企业)或任何致力于促进其利益的实体代表参加条约机构会议的建议4.9和建议8.3。此外,根据其内部程序和国内立法,缔约方可在这一过程中采用利益申报表。此外,公约缔约方会议决定通过文件FCTC/COP/8/153所载对其观察员(国际政府间组织和非政府组织)、媒体成员和公众的筛选和资格认证程序;

(iii)FCTC/COP8(4)号决定通过主席团成员和缔约方会议区域协调员《行为守则》和《利益申报表》。当选后,他们应在任期内遵守《行为守则》规定并应强制提交利益申报表。为确保公约和《消除烟草制品非法贸易议定书》下不同结构之间的政策一致性,决定还授权公约秘书处与世卫组织合作并就预防和解决公约秘书处可能的利益冲突的措施进行协商;

(iv)FCTC/COP8(18)号决定呼吁各缔约方加强对烟草业不同策略的认识和监测,加强各国政府和联合国系统各组织不同理事机构之间的政策一致性,在各国和国际上推广公约第5.3条及其实施准则,特别是那些致力于实现可持续发展目标和防治非传染性疾病的国家。该决定符合联合国经社理事会第2017/8号决议。

7. 关于条约文书和技术事项,公约缔约方会议:

(i)通过FCTC/COP8(17)号决定,成立工作组,以便就公约第13条关于跨境烟草广告、促销和赞助以及娱乐媒体中对烟草的描述等内容制定具体准则,其中要考虑到互联网和移动通信领域(包括社交媒体)过去十年的技术进步。该决定还要求公约秘书处以专门网站形式建立有关跨境烟草广告、促销和赞助的信息中心;

(ii)通过FCTC/COP8(21)号决定,暂停第9条和第10条(关于烟草制品的成分和披露的规定）工作组的任务，并请公约秘书处在主席团指导下设立专家组，以审查缔约方对公约第 9 条和第 10 条及相关部分准则执行率低的原因。

（iii）在 FCTC/COP8（19）号决定中审议了《公约》第 17 条和第 18 条（替代生计和保护环境）的可衡量成果，并请缔约方支持和加强这两条的实施、开展跨部门合作及提高对烟草种植、生产和消费对陆地和海洋环境以及人类健康影响的认识。它还请公约秘书处参与并支持各缔约方制定国家行动计划、促进国际合作和信息交流（特别是通过南南合作和三角合作）、根据《2030 年可持续发展议程》建议各种备选方案和可持续做法，以加强实施替代烟草种植的生计以及减轻烟草生产的社会、文化、环境、经济和职业风险的措施；

（iv）首次在公约缔约方会议上讨论复杂紧急情况下的烟草控制问题，并在 FCTC/COP8（20）号决定中提出若干措施，以支持被联合国确定为面临复杂紧急情况的缔约方实施公约；

（v）通过处理新型和新出现烟草制品（如加热烟草制品和用于消费此类产品的装置）所带来挑战 FCTC/COP8（22）号决定。决定建议各缔约方优先采取措施，防止新型烟草制品的出现，保护人们免受其排放物的影响，阻止这些产品宣称健康效用，避免其推广，规制新型和新出现烟草制品的成分和披露，以及从高度保护人类健康的角度出发监管（包括限制或禁止）新型和新出现烟草制品的生产、进口、分销、展示、销售和使用。

4.1.34　全民健康覆盖　从初级卫生保健迈向全民健康覆盖

全民健康覆盖　从初级卫生保健迈向全民健康覆盖
总干事的报告（节选）

第七十二届世界卫生大会 2019 年 4 月 1 日

1. 执行委员会在第 144 届会议上注意到本报告前一版本。需要特别注意的是，根据执委会讨论情况在第 19、21、25、26 和 27 段增加了新信息。执委会还通过了 EB144.R9 号决议。

2. 2018 年是《阿拉木图宣言》通过四十周年。全年举行的纪念活动到全球初级卫生保健会议达到高潮。这些活动显示，自做出首个有关初级卫生保健的政治承诺已经过去四十年，各国仍一致认为，通过初级卫生保健方法可以最有效、最公平、最高效地实现人口健康和福祉，因而初级卫生保健是促进全民健康覆盖的可持续卫生系统和卫生相关可持续发展目标的基石。

3. 在《阿斯塔纳宣言》中，会员国重申他们对每个人不加任何区分都享有最高可实现标准健康的承诺以及对正义和团结价值观和原则的承诺，强调卫生对和平、安全和社会经济发展的重要性，呼吁复兴初级卫生保健。各方认识到，需要更新初级卫生保健的要素，以充分响应持续存在的和新的卫生和卫生系统调整，并利用 21 世纪取得成功的新资源和机会。

4.《阿斯塔纳宣言》描述全世界有效处理当前和未来卫生挑战的雄心，围绕所有部门的国家政策、战略和计划动员所有利益攸关方，包括卫生专业人员、学术机构、患者、民间社会、地方和国际伙伴、机构和基金、私营部门、以信任为基础的组织和其他利益攸关方，采取联合行动建设更强大、更可持续的初级卫生保健，并迈向全民健康覆盖。

5. 复兴初级卫生保健并将其置于实现"确保健康的生活方式，促进各年龄段所有人的福祉"各项工作的中心至关重要。有三个原因：①初级卫生保健的特征使卫生系统可以调整并响应复杂且快速变化的世界；②初级卫生保健强调促进和预防，处理决定因素，采取以人为本的方法，已经证明是处理不健康的主要原因和风险因素以及未来可能危害卫生的新出现挑战的非常有效、高效方式；③全民健康覆盖和卫生相关可持续发展目标只能通过更加强调初级卫生保健才能可持续地实现。

卫生和卫生系统挑战

8. 许多国家仍在努力应付所谓千年发展目标的未完成议程：处理传染病、新生儿期和儿童期疾病和营养不良的负担。同时，全球疾病格局和人口结构已经发生剧烈转变。在所有国家，从 2000 年到 2016 年，非传染性疾病导致的残疾调整生命年所占比例从 47% 上升到 60%，其中增加最快的是低收入和中等收入国家。人们活得更长，一个人同时罹患多种疾病的情况特别具有挑战性，因为这给患多病个人造成重大负担，同时相对而言我们还缺乏指导管理多病共患的证据。最近几十年，与精神卫生有关的疾病负担一直在增加，人们也越来越认识到这是重大且很大程度上未得到治疗的流行病。处理这些往往是慢性的且越来越复杂的卫生需求需要初级卫生保健，包括采用多部门方法将健康促进和疾病预防政策、对社区需求敏感的解决方案和以人为本的卫生服务结合起来。

二十一世纪初级卫生保健愿景：迈向全民健康覆盖和可持续发展目标

12. 初级卫生保健是全社会参与卫生事业的方法，该方法通过在三个层面上采取行动确保实现最高可能水平的健康福祉及公平分配：

● 通过贯穿生命全程的全面、综合卫生服务（促进、保护、预防、治疗、康复和姑息治疗）满足人们的健康需求，将初级保健和基本公共卫生职能确定为重点；

● 通过所有部门的知证政策和行动系统地处理健康问题的更广泛决定因素（包括社会、经济和环境因素以及个体特征和行为）；以及

● 赋权个人、家庭和社区，以优化其健康，使其成为促进和保护健康福祉的政策的宣传倡导者，并从照护自我及他人的角度共同参与发展卫生和社会服务。

14. 可持续发展目标 3（确保健康的生活方式，促进各年龄段所有人的福祉）专门处理健康和福祉问题。要实现相关目标（例如降低孕产妇、新生儿和儿童死亡率，确保普遍获得性和生殖卫生服务，加强预防治疗物质滥用以及预防治疗非传染性疾病），就要落实采用促进健康福祉的多部门政策和行动方法的初级卫生保健、将初级保健和公共卫生职能确定为重点的综合卫生服务及得到赋权的人民和社区。即便对于迄今在很大程度上通过各种垂直性倡议处理的终结艾滋病病毒 / 艾滋病、结核病、疟疾和被忽视热带病流行、与肝炎、水源性疾病和其他传染病作斗争等目标，各方也越来越认识到，以初级卫生保健为基础的更具综合性的方法对于维持进展并继续取得成果必不可少。

将愿景化为行动

26. 《阿斯塔纳宣言》呼吁利益攸关方使其工作与国家政策、战略和计划协调一致，并采取联合行动，建立更强大和更可持续的初级卫生保健，以期实现全民健康覆盖。据此，初级卫生保健被确定为促进所有人健康生活方式和福祉的全球行动计划的加速器。该计划旨在加速实现可持续发展目标 3。这将改善世界主要卫生组织确定优先次序、投资、规划、衡量进展和被问责的方式。

卫生大会的行动

28. 请卫生大会通过执行委员会在 EB144.R9 号决议中建议的决议草案。

4.1.35 卫生、环境与气候变化 世卫组织卫生、环境与气候变化全球战略草案：通过健康环境以可持续方式改善生活和福祉所需做出的改变

卫生、环境与气候变化 世卫组织卫生、环境与气候变化全球战略草案：通过健康环境以可持续方式改善生活和福祉所需做出的改变
总干事的报告（节选）

第七十二届世界卫生大会 2019 年 4 月 18 日

必要转变的战略目标

17. 为处理卫生、环境和气候变化方面的挑战，政府、社会和个人都需要继续重新思考自己生活、工作、生产、消费和治理的方式。要实现转变，就要利用一个符合具体国情且得到适当治理机制和高级别政治意愿的促进和支持的公共卫生框架，通过涵括所有部门的综合主流化方法，着重针对健康的上游决定因素、环境和气候变化的决定因素采取行动。卫生部门需要发挥新作用，采用可持续和公平的方法推动这种转变并促使社会更加公正。

战略目标 1. 初级预防：扩大《2030 年可持续发展议程》中针对健康问题决定因素的行动，以保护和增进健康

将针对有害健康的环境风险驱动因素采取有效、公平的行动。

18.《2030 年可持续发展议程》呼吁处理产生环境风险因素的根源，做法是转向初级预防行动和促进健康选择。要减少每年由环境风险造成的 1 300 万例死亡，就要有效扩大跨所有部门的所有重要利益攸关方都参与的初级预防行动，具体活动如下。

（ii）将初级预防行动纳入疾病防治规划。重要的是，将预防性环境卫生行动作为一项核心组成部分纳入全民健康覆盖，例如通过针对具体疾病（非传染性疾病和传染性疾病）和风险（例如抗微生物药物耐药性）的战略和规划这样做。根据预防非传染性疾病的全球战略，健康的环境（如清洁的空气），健康和安全的工作环境以及化学品安全是预防非传染性疾病的关键要素，目前正呼吁采取相关行动。适当时，应寻求采用一种综合、跨部门和多学科的"一体化卫生"方法，以应对抗微生物药物耐药性等问题。

实施平台

将利用具体切入点扩大开展行动，采用综合方法处理疾病的上游决定因素。

24. 应对持续和新出现健康风险挑战的努力不仅限于正式卫生部门。要想应对规模巨大的挑战，相关工作必须由卫生界领导，并参与关键的战略和计划，同时要与其他部门合作在关键部门和领域实施促进健康的多部门政策。这种应对需要得到公众支持，需要有由最佳可获得证据支持的促进性政策环境，并利用最佳可获得证据进行跟踪。要实现这一愿景，就需要建立一系列实施机制和平台。下面概述有关情况。

落实干预措施的关键场所

27. 一些关键场所存在处理环境健康风险和减少卫生不平等现象的机会，同时也可以应对人口结构、社会、经济、技术和生活方式的变化。下面列出主要场所和干预措施的目的。

- 家庭。确保居所:结构坚固;室内温度适当;提供适当的水、卫生设施和照明,并有充足空间;配备烹饪、取暖和照明所用清洁、可负担和可靠能源,以及通风设施;针对受伤隐患、噪声、霉菌、害虫和室内污染物提供防护,包括防止有害接触家用和消费产品。

- 学校。确保教育环境安全并能促进健康;使学校成为人们意识到健康和环境(包括化学品风险)之间存在相互关联并教授更健康和更可持续方法的场所,并促进更广泛社区采用最佳实践。

- 工作场所。确保职业卫生服务覆盖,处理工作场所存在的全部物理、化学、生物、心理和人体工程学风险,并促进预防控制可改变的风险因素,特别是非传染性疾病相关风险因素。职业卫生服务还应适应新的工作、移徙和工作场所组织方式,包括非正规经济和不稳定的工作场所。

- 企业。倡导减缓和适应气候变化;企业可以在这一领域发挥积极作用。

- 医疗机构。确保:提供并可持续管理基本的环境卫生服务,包括提供清洁、可靠的能源及安全用水、卫生设施和卫生做法;具备抵御极端天气事件和气候变化影响的能力;通过化学品安全、感染控制和废物管理保护卫生保健工作者和更广泛社区。

- 城市。在城市里,人们集中暴露于对健康有影响的环境风险之下,包括大气污染、城市热岛、有害化学物质、噪声、媒介传播疾病、环境卫生设施差、废物和职业风险。我们必须应对这些特殊挑战,并利用市长作为统一领导有权就城市规划、采购、能源供应、水和环境卫生设施以及废物管理等问题作出跨部门决定的优势。快速城市化是一项特殊挑战。战略性城市规划将是创造有益健康环境的关键。

应对环境卫生突发事件提供环境卫生服务,实现全民健康覆盖

41. 基本卫生服务是减少传染病疫情(例如,改善水和环境卫生服务后腹泻病患者数量发生下降)和非传染性疾病疫情(例如,通过家庭使用清洁能源和技术减少心血管疾病和慢性呼吸道疾病)的关键。

4.1.36 联合国大会卫生相关问题高级别会议的后续行动 预防和控制非传染性疾病

联合国大会卫生相关问题高级别会议的后续行动 预防和控制非传染性疾病总干事的报告(节选)

第七十二届世界卫生大会 2019 年 4 月 18 日

1. 根据 WHA71.2 号决议(2018 年)提交了本报告,该决议"要求总干事通过执行委员会向第七十二届世界卫生大会报告联大第三次预防和控制非传染性疾病问题高级别会议的成果及其后续行动"。

2. 2019 年 1 月,执行委员会第 144 届会议注意到本报告的早期版本。这一经过更新的报告包含新增内容(第 8-11、14-16、19 和 25-26 段)、附件 1(所有段落)中的新增内容、附件 2(第 1～2、5～13、20 和 25 段)和附件 5(第 4 和第 5 段),以及两个新的附件(附件 6 和 7),以回应会员国提出的意见。文件 EB144/20Add.1 已作为附件 4 纳入本文件。

成果

4. 第三次高级别会议的政治宣言题为"行动起来,兑现承诺:加快应对非传染性疾病问题,促进今世后代的健康和福祉",在高级别会议开幕式上获得认可并于 2018 年 10 月 10 日由联大通过。《政治宣言》:

(a)在第 4 段中,认识到"在实现对预防和控制非传染性疾病所作承诺方面采取的行动不够充分,迄今已有的进展和投资不足以实现可持续发展目标的具体目标 3.4,而且世界各国尚未兑现在各级采取措施以减少因非传染性疾病过早死亡和致残风险的诺言";

(b)包括各国元首和政府首脑以及国家和政府代表的 14 项新承诺(见附件 1);

(c)扩大了对四种主要非传染性疾病和四大风险因素(即所谓的"4×4 非传染性疾病议程")的承诺范围,以便包括减少空气污染以及促进心理健康和福祉的承诺(所谓的"5×5 非传染性疾病议程")。

6. 围绕第三次高级别会议,世卫组织秘书处主办了 12 次会外活动并发布了以下全球产品:

- 2018 年世卫组织非传染性疾病国家概况;
- 世卫组织酒精与健康全球状况报告;
- 世卫组织 SAFER 酒精控制行动;
- 世卫组织儿童期癌症全球行动;
- 世卫组织强调预防和治疗非传染性疾病投资机会的工具;
- 世卫组织 / 关于采取行动应对儿童期肥胖的世界肥胖报告;
- 衡量食品和非酒精饮料行业对可持续发展目标具体目标 3.4 贡献的机构问责联盟的描述和组成(见附件 2);
- 2001 到 2016 年缺乏身体活动的全球趋势介绍(发表在医学杂志上);
- 世卫组织牵头的联合国非传染性疾病机构间工作队关于政府各部委对非传染性疾病须知事项的政策简报。

7. 总干事还再次任命彭博慈善基金会创始人迈克尔·布隆伯格先生为世卫组织非传染性疾病和伤害全球大使,任期至 2020 年 9 月。大使主管的项目列于世卫组织网站。

后续行动

12. 为了支持各国政府履行其去年在《预防和控制非传染性疾病问题政治宣言》中所作的承诺,秘书处正在制定一份执行计划,以满足会员国要求获得技术援助的迅速增长的需求,并确保《2019—2023 年第十三个工作总规划》的最佳实施。

13. 为了支持会员国在未来 3~5 年内实现其加快应对措施的承诺,以便应对非传染性疾病并在 2030 年之前实现可持续发展目标具体目标 3.4,秘书处正在世卫组织预防和控制非传染性疾病最合算措施清单和建议的其他干预措施包括的整个一系列干预措施中确定一小部分特定的"非传染性疾病防治推动因素"。非传染性疾病的这一小部分防治推动因素将公布在世卫组织网站上。

14. 为了加快选定国家特定地区的健康结果,秘书处将扩大 2018 年发起的四项特别行动:(a)使精神卫生摆脱阴影(2018 年 5 月 2 日,伦敦);(b)防止非传染性疾病造成过早死亡的全球心脏计划,包括全球食品供应链中消除工业生产的反式脂肪的全球倡议(2018 年 5 月 14 日,日内瓦);(c)消除宫颈癌(2018 年 5 月 20 日,日内瓦);以及(d)全球儿童期癌症倡议(2018 年 9 月 27 日,纽约)。这些倡议以及与民间社会和私营部门建立多利益攸关方伙伴关系和联盟的现有机制提供了协同增效的机会。

15. 为了帮助会员国实现其加强卫生系统的承诺并使其重新调整方向以实现全民健康覆盖,秘书处将扩大对各国的支持,以便将预防和控制非传染性疾病和促进精神卫生纳入初级和专科卫生保健服务。这种支持包括相关人力发展,以及获得安全、负担得起、有效和优质的基本诊断、药物、疫苗、技术及姑息治疗。

16. 为支持会员国实现其在《政治宣言》第21段中的承诺,即,除其他外,酌情促进财政措施,以期尽量减少非传染性疾病主要风险因素的影响并促进健康的饮食和生活方式,秘书处提供了关于预防和控制非传染性疾病的财政措施方面的当前科学知识、现有证据以及对国际经验的回顾的说明(附件2)。

17. 根据联合国大会第68/300(2014)号决议第37段,秘书处将继续开展工作制定一种方法,用于登记和公布私营部门、慈善实体和民间社会对到2025年实现非传染性疾病九项自愿目标和到2030年实现可持续发展目标具体目标3.4的贡献(见附件3)。

18. 为筹备2025年预防和控制非传染性疾病第四次高级别会议,秘书处将定期召开国家非传染性疾病负责人和规划管理人员全球会议。

19. 为支持会员国努力执行《政治宣言》第44段,秘书处将每六个月与代表食品和非酒精饮料行业、制药行业和体育行业的国际商业协会代表举行一次对话;每12个月与酒精生产和贸易领域的经济运营商举行一次对话。对话将侧重于秘书处向有关私营部门实体提出的具体"要求"。

20. 根据其职权范围第1段,世卫组织非传染性疾病问题独立高级别委员会将继续发挥作用,直至2019年10月,向总干事提出"关于如何将新机会转变为促使各国加速实现可持续发展目标具体目标3.4的大胆且实用建议"。正在实施委员会第二阶段(2018年10月至2019年10月)的工作计划。

21. 在推动有关这些问题的政策方面,政府最高层应对非传染性疾病和心理健康问题的政治支持被认为是非常宝贵的。在这方面,若干国家元首和政府首脑强调了促进有关对应机构之间非正式合作的重要性,以便在今后三至五年内加强努力,使其国家走上可持续的道路,到2030年实现可持续发展目标具体目标3.4。为此,正在探索利用政治支持的战略机遇。

22. 根据2018年《非传染性疾病问题政治宣言》第50段并以EB136(13)号决定(2015年)为基础,秘书处在附件4和6中提出世卫组织将如何利用现有的调查工具并考虑到全球和区域级的现有指标,在2024年向联合国大会报告2011年《非传染性疾病问题政治宣言》、2014年《非传染性疾病问题成果文件》和2018年《非传染性疾病问题政治宣言》所载国家承诺。秘书处在附件7中对哪些会员国实施了世卫组织国家非传染性疾病监测框架、得到了什么经验教训以及秘书处将如何向各国提供支持作了分析。

23. 根据2018年《非传染性疾病问题政治宣言》第31段,世卫组织和各伙伴召开了第一次全球空气污染与健康会议(2018年10月29日至11月1日,日内瓦),以提高认识并分享信息和工具。

24. 根据联合国经济及社会理事会第2018/13号决议第8段,世卫组织将通过世卫组织牵头的联合国预防和控制非传染性疾病机构间工作队,与各国政府、非政府组织、有关私营部门实体、学术机构和慈善基金会发展新的伙伴关系,以实现可持续发展目标关于非传染性疾病和精神卫生的具体目标3.4。

附件 1

会员国关于非传染性疾病的承诺：2018 年《政治宣言》与 2014 年《成果文件》、2011 年《政治宣言》及其他相关文书达成一致

会员国在 2018 年《政治宣言》中作出了 14 项关于非传染性疾病的新承诺（联合国大会第 73/2 号决议），并重申了 19 项现有承诺，具体如下（此处仅列出新承诺）：

段号	状态	新承诺 / 重申承诺的出处
17	新	加强我们以国家元首和政府首脑身份所作的承诺，为预防和控制非传染性疾病发挥战略性领导作用，为此，将通过采用政府各部门参与办法和把健康融入所有政策的办法，推动提高政策的协调一致，并让利益攸关方参与一项适当、协调、全面、综合、富于胆略的全社会参与行动和应对措施。
21	新	促进和实施政策、立法和监管措施，包括酌情采取财政措施，以尽量减少非传染性疾病的主要风险因素产生的影响，并提倡健康的饮食和生活方式。
23	新	实施符合成本效益的循证干预措施，遏制超重和肥胖特别是儿童肥胖的上升趋势，同时考虑到世界卫生组织的建议和各国的优先事项。
24	新	酌情制定国家有关预防和控制非传染性疾病的投资说明，使人们进一步了解非传染性疾病给国家公共健康带来的负担、健康方面的不公平现象、非传染性疾病及贫穷和社会经济发展之间的关系、有多少人的生命可以得救及投资回报。
29	新	采取措施，改善医疗卫生系统在应对迅速老龄化人口的需要方面的准备情况，包括老年人在预防、治疗、缓和及专门护理方面的需要，同时考虑到非传染性疾病给老年人造成过重负担，以及人口老龄化是造成非传染性疾病的发病率和流行率上升的一个因素。
31	新	在环境风险因素方面提高全球认识、扩大行动和加强国际合作，以应对因人类遭受室内外空气污染而导致的非传染性疾病所致大量过早死亡，并特别指出跨部门合作对于消除这些公共卫生风险尤为重要。
32	新	推动建设健康社区，为此应对环境决定因素对非传染性疾病的影响，这些因素包括空气污染、水污染和土壤污染、接触化学品、气候变化和极端气候事件，以及探索城市和人类住区的规划发展方式，包括可持续交通和城市安全，以增进身体活动、社会融合和连通。
33	新	鼓励采取增进健康和福祉的整体性方法，定期开展包括体育锻炼、娱乐和瑜伽在内的身体活动，以预防和控制非传染性疾病，提倡健康生活方式，包括通过体育课程。
37	新	执行改善精神卫生和心理健康的措施，包括为有精神疾患及其他精神卫生症状者提供全面服务和治疗，并将此纳入国家应对非传染性疾病措施，以及应对其社会决定因素和其他健康需求，并充分尊重他们的人权。
38	新	推广负担得起的诊断、筛查、治疗和护理以及降低癌症风险的疫苗，将此作为预防和控制癌症（包括宫颈癌和乳腺癌）综合措施的一部分。
40	新	加强制订和执行各项政策，包括提供有适应力的医疗卫生系统及医疗卫生服务和基础设施，以在发生人道主义紧急状况时，包括自然灾害之前、期间和之后，为非传染性疾病患者提供治疗，并预防和控制非传染性疾病的风险因素，特别侧重最容易受到气候变化和极端气候事件影响的国家。
42	新	促进民间社会的切实参与，以鼓励各国政府在预防和控制非传染性疾病方面制定雄心勃勃的国家多部门措施，并促进其执行工作；构建多利益攸关方伙伴关系和联盟，以汇集和分享知识、评估进展和提供服务；提高非传染性疾病患者和受非传染性疾病影响者的话语权，并且提高人们对他们的了解。

段号	状态	新承诺/重申承诺的出处
44	新	请私营部门通过以下途径,加强其对实施国家预防、控制和治疗非传染性疾病应对措施的承诺和促进作用,以实现医疗卫生和发展目标: (a) 提倡并营造安全健康的工作环境,具体做法是实施职业健康措施,包括建立无烟工作场所,以及酌情建立良好的公司做法、工作场所健康方案和医疗保险计划; (b) 酌情鼓励从事酒类产销的经营者在其核心领域协助减少有害使用酒精情况,并考虑到国家的宗教和文化背景; (c) 酌情采取具体措施,杜绝对未成年人进行酒类产品的营销、广告宣传和销售; (d) 进一步生产和推广符合健康膳食的食品,进一步努力调整这些产品的配方,以提供健康营养的选择,减少盐、糖和脂肪(特别是饱和脂肪和反式脂肪)的过量使用,并适当提供这些营养成分的含量信息,同时铭记关于营养标识的国际准则; (e) 依照有关的国家立法,承诺进一步减少向儿童推销高脂肪(特别是饱和脂肪和反式脂肪)、高糖或高盐食品与饮料的做法及其对儿童的影响; (f) 在预防和控制非传染性疾病过程中,促进进一步改善安全、有效、优质药物和技术的可获得性和可负担性。
45	新	在预防和控制非传染性疾病方面建立或加强透明的国家问责机制,同时考虑到政府制定、实施和监测国家防治非传染性疾病措施的努力和现有的全球问责机制。
50	今后的步骤	我们请秘书长与会员国协商并与世界卫生组织和联合国系统的相关基金、方案和专门机构合作,在2024年年底之前向大会提交一份报告,说明执行本《政治宣言》所取得的进展,供会员国审议,以筹备2025年全面审查在预防和控制非传染性疾病及促进精神卫生和心理健康方面所取得进展高级别会议。

附件2

关于通过财政措施预防和控制非传染性疾病的
当前科学知识、现有证据和国际经验的说明

3. 就2018年《非传染性疾病问题政治宣言》第21段而言,第七十届世界卫生大会批准的世卫组织关于预防和控制非传染性疾病的最合算措施清单和建议的其他干预措施中包含的三项主要财政措施如下:

(a) 提高烟草制品的消费税和价格;

(b) 增加酒精饮料的消费税;

(c) 通过对含糖饮料有效征税来减少食糖消费。

提高烟草产品的消费税和价格

6. 提高烟草产品消费税和价格的科学知识和证据基础与2017年秘书处公布的证据基本相似。证据清楚地表明,较高的烟草产品税和价格导致烟草使用减少,最近的研究只是再次肯定了这一结论。

7. 正如第三次发展筹资问题国际会议亚的斯亚贝巴行动议程(2015年通过)所述,"烟草价格和税收措施作为预防和控制综合战略的一部分,可以成为减少烟草消费和保健费用的有效和重要手段,对很多国家而言也是发展筹资的一个收入来源"。提高烟草产品的消费税和价格不仅有助于实现可持续发展目标的具体目标3.4和3.a,还有助于实现可持续发展目标1、3、5、10、12和17。

8. 秘书处目前正在更新其国家分析,初步结果显示,在 2016 年至 2018 年期间,有 94 个国家提高了卷烟的烟草消费税。烟草税的定义、种类和税率以及所涵盖的烟草产品的范围因国家而异。

增加酒精饮料的消费税

9. 自 2017 年以来发表的研究不断发现,提高酒精价格与有害使用酒精减少和酒精相关发病率和死亡率下降有关。涨价的实施成本较低,对健康的影响程度为中到高,而且成本效益比非常有利。增加消费税是减少有害使用酒精的干预策略中最具成本效益的。

10. 迄今为止,已有 155 个国家报告说对酒精征收消费税。酒精税的定义、种类和税率以及所涵盖的酒精饮料的范围各不相同。在报告的国家中,59% 表示自 2010 年以来它们已经设立或增加了对酒精征收的消费税,但只有 38 个作出答复的国家针对通货膨胀调整了该消费税。秘书处正在更新其关于酒精税管理的实施指南。

通过对含糖饮料有效征税来减少食糖消费

11. 通过对含糖饮料有效征税来减少食糖消费被确定为一种经过成本效益分析的有效干预措施(在低收入和中等收入国家,避免的每个残疾调整生命年可节约 100 国际美元以上)。

12. 糖摄入量的减少与成人和儿童的体重减轻有关;因此,减少食糖消费将有助于实现卫生大会制定的全球营养目标和自愿性全球目标,即到 2025 年遏制儿童超重,遏制肥胖和糖尿病的增加;这还将有助于到 2030 年实现可持续发展目标的具体目标 3.4,将非传染性疾病造成的过早死亡率降低三分之一。

附件 5

预防和控制非传染性疾病全球协调机制 2020 年工作计划方案

背景

1. 根据世卫组织预防和控制非传染性疾病全球协调机制(全球协调机制)职权范围第 15 段的规定,本文件概述全球协调机制 2020 年工作计划方案。

2. 工作计划考虑到全球协调机制的职权范围、2014—2015 年、2016—2017 年及 2018—2019 年工作计划以及 2013—2020 年预防和控制非传染性疾病全球行动计划。此外,它还考虑到《联合国大会预防和控制非传染性疾病问题高级别会议的政治宣言》《全面审查和评估预防和控制非传染性疾病进展的联合国大会高级别会议成果文件》《联合国大会第三次预防和控制非传染性疾病问题高级别会议的政治宣言》及《2030 年可持续发展议程》。

3. 工作计划进一步考虑到对全球协调机制的初步评价和大会成果。大会系根据全球协调机制职权范围第 12 段的规定,于 2018 年 11 月 5—6 日在日内瓦召集。大会成果包括根据初步评价结果更新全球协调机制的战略重点。

2020 年工作计划

战略重点

4. 2020 年工作计划根据全球协调机制职权范围所阐述的五个职能围绕以下三个战略重点安排:

战略重点 1:通过在线平台促进多利益攸关方协作、伙伴关系和问责。这些在线平台应汇总和传播现有科学知识和证据,并为审查各国与非国家行为者交往经验进而评估该交往对实现非传染性疾病相关可持续发展目标具体目标 3.4 的重要性和有效性提供基础;

战略重点 2:促进国家层面更深刻认识实施《2013—2020 年预防和控制非传染性疾病全球行动计划》和实现关于非传染性疾病的可持续发展目标具体目标 3.4 面临哪些挑战以及克服挑战的初步经验教训和成功方法;

战略重点 3:试点能力建设方法,以便就如何建立或加强预防控制非传染性疾病的国家多利益攸关方对话机制编写一揽子技术措施,同时适当注意管理利益冲突,包括支持世卫组织规划落实技术措施中的多部门和多利益攸关方相关内容,以减少世卫组织《2020—2021 年规划预算方案》草案所包含的非传染性疾病风险因素。

行动

5. 将酌情与全球协调机制成员协商并与相关世卫组织技术规划和世卫组织牵头的联合国预防和控制非传染性疾病机构间工作队密切协作采取以下行动。

战略重点 1

加强全球协调机制有关非传染性疾病的知识行动门户,做法包括对全球各国政府与非国家行为者交往情况(包括政府和社会资本合作)进行持续盘点评估,以加快采取到 2030 年实现可持续发展目标具体目标 3.4 的有雄心行动。

拟定登记、发布和跟踪民间社会、慈善基金会和学术机构对实现可持续发展目标具体目标 3.4 的承诺和贡献的办法。

促进有意义的民间社会参与,包括通过世卫组织关于联大非传染性疾病问题第三次高级别会议的民间社会工作组,以鼓励各国政府为预防控制非传染性疾病开展有雄心的多部门应对方案并促进其实施。

战略重点 2

召集全球协调机制参与者拟定政策简报,就如何提升在社区环境下联合提供非传染性疾病防治及精神卫生和社会护理服务(包括初级卫生保健)在国家议程上的优先级并加强相关政治选择提出建议。

召集全球协调机制参与者拟定政策简报,就如何提升联合减少空气污染和过早死于非传染性疾病风险在国家议程上的优先级并加强相关政治选择提出建议。

召集全球协调机制参与者拟定政策简报,就如何克服国家层面挑战处理与防治非传染性疾病有关的经济、市场和商业因素提出建议。

召集全球协调机制参与者,促进投资加强低收入和中等收入国家的实施研究。

战略重点 3

拟定一揽子技术方案,支持各国政府加强国内工作,以便:(a)酌情建立或加强多利益攸关方对话机制,支持实施预防控制非传染性疾病国家多部门行动计划,以实现国家目标以及(b)建立或加强国家多部门机制,例如高级别委员会、机构或工作队,以监督对非传染性疾病问题有影响的不同决策领域的参与、政策一贯性和相互问责情况,从而推动落实将健康融入所有政策及整个政府和全社会动员的方法,并推动就非传染性疾病决定因素(包括社会、环境和性别平等决定因素)采取行动和开展监测。

在最多六个国家试点上述一揽子技术方案,包括召集国家多利益攸关方对话。

为盘点和传播宣传倡导行动做准备并拟定一揽子传播方案,其形式应适合各国复制和改编,内容是教育公众吸烟和 / 或使用烟草和二手烟及有害使用酒精的危害以及过度摄入脂肪(特别是饱和脂肪)、反式脂肪、糖和盐的风险;推动多吃水果蔬菜,选择健康、平衡和可持续膳食以及减少久坐不动现象。

附件6

关于总干事将如何利用现有调查工具并考虑到现有指标
在2024年向联合国大会报告第73/2号决议(2018年)所载
国家承诺的技术说明

2024年报告框架

5. 利用现有调查工具并考虑到全球和地区各级的现有指标以避免给会员国带来额外的报告负担,秘书处2024年向联合国大会提交的报告将侧重于在兑现与世卫组织的最合算措施有关的关键承诺方面取得的进展,并使用下述10(19)个进展指标以及关键的非传染性疾病健康结果和风险因素暴露指标。

承诺	指标
考虑制定2025年国家非传染性疾病目标	会员国根据世卫组织的指导制定了有时限的国家目标和指标。会员国有一个有效的系统,可以定期生成可靠的有具体原因的死亡率数据。会员国每五年根据世卫组织的阶梯式监测方法进行一次调查或进行一次全面健康审查。
考虑制定国家多部门政策和计划,以便到2025年实现国家目标	会员国制定并实施了一项多部门国家战略或行动计划,将预防和控制主要的非传染性疾病与减少其共同风险因素相结合。
根据世卫组织《预防和控制非传染性疾病全球行动计划》中提出的指导意见,减少非传染性疾病的风险因素	会员国最大程度地实施了世卫组织《烟草控制框架公约》的以下四项减少需求措施: (a) 通过提高烟草产品的消费税和价格来降低可负担性 (b) 消除所有室内工作场所、公共场所、公共交通的二手烟暴露 (c) 实施平装/标准化包装及/或在所有烟草包装上使用大幅图片卫生警语 (d) 制定并实施法律,全面禁止烟草广告、促销和赞助 (e) 实施有效的大众媒体宣传行动,教育公众吸烟和使用烟草以及二手烟的危害。 会员国根据国情,酌情采取了以下三项减少有害使用酒精的措施,如世卫组织《减少有害使用酒精全球战略》所述: (a) 立法(通过缩短销售时间)限制零售酒类的实际可获得性并执行 (b) 制定并执行针对酒类广告的禁令或全面限制令(跨多种媒体类型) (c) 提高对酒精饮料征收的消费税。 会员国实施了以下四项减少不健康饮食的措施: (a) 采取了减少人口盐/钠消费量的国家政策 (b) 通过了限制饱和脂肪酸并几乎杜绝食品供应中工业生产的反式脂肪酸的国家政策

续表

承诺	指标
根据世卫组织《预防和控制非传染性疾病全球行动计划》中提出的指导意见，减少非传染性疾病的风险因素	（c）实施了世卫组织有关向儿童推销食品和非酒精类饮料的一系列建议 （d）通过了充分实施《国际母乳代用品销售守则》的法律/法规。会员最近至少开展了一个全国性活动，培育公众意识，进行激励式宣传，促进身体活动，包括通过大众媒体行动促进身体活动方面的行为变化。
根据世卫组织《预防和控制非传染性疾病全球行动计划》中的指导意见，加强卫生系统，通过以人为本的初级卫生保健和全民健康覆盖来解决非传染性疾病问题	会员国通过初级保健方法制定了基于证据的国家主要非传染性疾病管理指南、方案或标准，并获得了政府或主管当局承认或批准。会员国为高风险的合格人员提供药物治疗，包括用于控制血糖的药物，并提供咨询，以预防心脏病发作和中风，重点是初级保健水平。

附件7

分析哪些会员国实施了世卫组织国家非传染性疾病监测框架、经验教训是什么以及秘书处如何向各国提供支持

1. 根据2019年1月一位委员在执行委员会第144届会议上提出的要求，本附件分析了世卫组织国家非传染性疾病监测框架的实施情况、吸取的经验教训以及秘书处将如何支持各国努力加强这一框架的实施。

背景

2. 世卫组织的第一份《全球非传染性疾病现状报告》（2010年）第3章阐述了国家非传染性疾病监测框架。非传染性疾病监测系统需要被纳入国家卫生信息系统中。非传染性疾病监测框架的三个主要组成部分是：（a）监测接触情况（风险因素）；（b）监测结果（发病率和特定疾病死亡率）；和（c）评估卫生系统的能力和反应，这也包括国家预防非传染性疾病的能力（在政策和计划、基础设施、人力资源以及获得基本卫生保健包括药物等方面）。

形势分析：我们今天的处境如何？

3. 非传染性疾病监测的现有能力在许多国家仍然不足并且需要加强。秘书处认为，监测接触情况（风险因素和决定因素）、结果（发病率和死亡率）和卫生系统的反应（干预和能力）的非传染性疾病监测框架在所有国家对于帮助推动行动和跟踪进展都是必不可少的。可持续的非传染性疾病监测系统需要被纳入到国家卫生信息系统中并得到充足的资源支持。

4. 2017年通过非传染性疾病国家能力调查系统地从所有会员国收集了国家非传染性疾病监测系统在国家一级的实施数据。2019年的数据更新正在进行中。该调查显示，对非传染性疾病监测的管理在大多数国家都已确立，并在几乎所有国家的卫生部内部或跨部门进行监督。大约84%的国家拥有癌症登记系统，但其中只有三分之二是以人口为基础的。糖尿病登记系统存在于不到一半的国家（46%），其中只有三分之一是以人口为基础的。作为会员国监测和评价其卫生系统的一个重要手段，服务可得性和准备情况评估仅在不到四分之一的国家得到实施。

5. 作为制定 2025 年国家非传染性疾病目标的有时限的承诺的一部分,预计会员国将每五年根据世卫组织阶梯式监测方法进行一次调查或开展一次全面的健康审查,定期收集数据不仅对于设定目标而且对于跟踪一个国家实现这些目标的进展都是必要的。2010 年以来,非传染性疾病监测总体上取得了显著进展,但只有 19% 的会员国完全达到了这一系统和定期的风险因素监测水平。青少年非传染性疾病风险因素的监测也是一个重要组成部分,但很多国家(约五分之一)报告说没有在青少年中开展调查。

改进的机会

6. 来自各国的准确数据对于扭转全球非传染性疾病致死致残现象上升的趋势至关重要。虽然越来越少的国家在非传染性疾病风险因素监测领域完全不作为,但许多国家仍在努力维持一个强大的系统,提供足够的资源来定期收集和报告数据。此外,非传染性疾病相关数据通常不会被整合到国家卫生信息系统中。改善国家一级的监测情况必须成为与非传染性疾病作斗争的重中之重。在资源匮乏并且能力有限的情况下,可行和可持续的系统可以很简单,并且还是可以至少每五年生成一次有价值的数据。

7. 主要的改进机会包括:加强非传染性疾病监测活动并将其纳入现有的国家卫生信息系统;为全球非传染性疾病监测框架的三个组成部分中的每一个采纳和使用标准化的核心指标,包括与全民健康覆盖相关的关键指标;加强生命登记和报告特定原因造成的死亡率;在资源匮乏的情况下最优先考虑监测行为和代谢方面的风险因素。需要财政和技术支持来鼓励显著加快努力的步伐。

秘书处将如何支持各国作出努力

8. 秘书处编写了一系列技术材料,以帮助指导各国制定国家目标和加强国家非传染性疾病监测系统。其中包括:关于指标定义和规范的指导,其中提供了如何计算和报告目标和指标的详细信息;简单的基于电子表格的工具,目的是根据全球目标计算国家一级的目标;以及加强国家非传染性疾病监测系统的工具——关于包括有关死亡原因的信息的民事登记和生命统计、癌症登记系统的建立、采用世卫组织阶梯式监测方法的成人和青年风险因素监测和以学校为基础的全球学生健康调查的指导;以及特定主题的监测举措,如烟草监测工作,包括全球成人烟草调查和全球青年烟草调查。

9. 秘书处将向会员国提供技术援助,以考虑制定国家非传染性疾病目标,并加强和扩大其非传染性疾病监测系统,最好是在国家多部门非传染性疾病计划的范围内。

4.1.37　2020—2021 年规划预算方案

2020—2021 年规划预算方案草案(节选)

第七十二届世界卫生大会 2019 年 5 月 10 日

重视影响:新的结果框架

"三个十亿"目标和变革理论

41. 为实现"三个十亿"目标,必须取得九项成果(每项目标下列有三项成果)。这些成果如下。

1. 全民健康覆盖受益人口新增 10 亿人

- 成果 1.1——改善了优质基本卫生服务的获取机会
- 成果 1.2——遇到经济困难的人数减少

- 成果 1.3——改善了初级卫生保健基本药物、疫苗、诊断工具和设备的获取机会

3. 健康和福祉得到改善的人口新增 10 亿人

- 成果 3.1——健康问题的决定因素得到处理
- 成果 3.2——通过跨部门行动使风险因素得以减少
- 成果 3.3——促进健康环境和"将健康融入所有政策"

44. 这一支柱支持在卫生系统以外采取多部门行动和指导各国卫生部执行政策、开展宣传活动和采取监管行动。成果 3.1 的内容是处理具体的健康决定因素,如儿童发育和青少年健康、营养、暴力和伤害、水和卫生设施、气候变化和空气污染等。成果 3.2 的内容是处理烟草、盐、肥胖、缺乏身体活动和反式脂肪酸等非传染性疾病的危险因素以及其他重大健康危险因素。该支柱还支持开展工作,通过各种必要渠道,例如通过私营部门和民间社会伙伴关系,在城市、学校和工作场所等环境中,并通过多边协议,处理这些决定因素和风险。除了支持多部门采取传染病干预措施外,这一支柱还支持在严重依赖多部门行动的一些领域开展工作。

45. 结果框架的第四大支柱是,支持加强世卫组织在领导和协调全球卫生以及改进数据和创新方面的工作,以加快实现"三个十亿"目标。它也涵盖三项成果:

- 成果 4.1——加强国家在数据和创新方面的能力
- 成果 4.2——加强卫生领域的领导能力、治理和宣传
- 成果 4.3——以高效率、高效益、注重结果和透明的方式管理财力、人力和行政资源

加强问责制

50. 根据变革理论,设计了 2020—2021 年规划预算方案的三级衡量制度。秘书处将监测、衡量和报告结果框架的落实情况,解释秘书处如何推动实现结果框架中所列的各种结果。

51. 分层衡量制度用于确保衡量结果链每一环节的结果。在最高级,将根据世卫组织的《组织法》确定的关于实现所有人可达到的最高健康和福祉标准的目标,并对照可持续发展目标 3 的实现情况,衡量预期健康寿命。在第二级,将对照三个具体指标衡量"三个十亿"目标中每一个"十亿目标"的实现情况。在第三级,将对照卫生指标和与卫生相关的可持续发展目标下的各项指标以及在联合国大会等高层面接受具体任务的领域(例如非传染性疾病、抗微生物药物耐药性、突发事件和脊灰)中的一小套附加指标,衡量这些成果。将对照 46 项指标衡量每项技术成果(共 10 项技术成果)。

预算

按战略重点和层级列示 2020—2021 年预算

88. 图 4 和表 6 清楚地说明了国家一级的重点确定与 2020—2021 年自下而上的预算编制之间的相关性。图 4 显示,将成果 1.1(改善了优质基本卫生服务的获取机会),2.1(国家为应对突发卫生事件做好准备)和 3.2(通过跨部门行动使风险因素得以减少)列为高度优先 1 事项的会员国数量最多。表 6 显示,这些成果在其各自所属的战略重点中具有最高预算额(成果 2.2 的预算高于成果 2.1 完全是由于脊灰过度的预算所导致;如果去除这一因素,则成果 2.1 的预算高于成果 2.2。)

实施概况

全民健康覆盖受益人口新增 10 亿人

全民健康覆盖是让每个人都能接受基本卫生服务,而不会遇到经济困难。这是世卫组

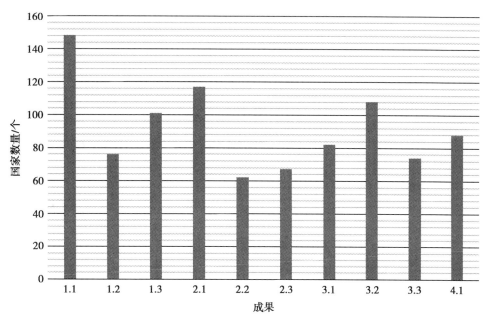

图4　在自下而上确定重点过程中确认的高度优先成果

表6　2020—2021年规划预算方案，基本规划部分（百万美元）

战略重点 / 成果	2020—2021 年规划预算方案，基本规划				
	国家办事处	区域办事处	总部	总额	占总额%
B1. 全民健康覆盖受益人口新增 10 亿人					
1.1. 改善了优质基本卫生服务的获取机会	492.5	248.6	255.9	997.0	26
1.2. 遇到经济困难的人数减少	56.2	17.0	25.6	98.9	3
1.3. 改善了初级卫生保健基本药物、疫苗、诊断工具和设备的获取机会	89.8	43.8	129.3	262.9	7
B1 小计	**638.6**	**309.3**	**410.9**	**1 358.8**	
B2. 面对突发卫生事件受到更好保护的人口新增 10 亿人					
2.1. 国家为应对突发卫生事件做好准备	112.7	60.8	57.5	231.1	6
2.2. 防止了流行病和大流行病	219.5	67.6	93.3	380.4	10
2.3. 迅速发现和应对突发卫生事件	131.1	74.0	72.3	277.3	7
B2 小计	**463.3**	**202.4**	**223.2**	**888.8**	
B3. 健康和福祉得到改善的人口新增 10 亿人					
3.1. 健康问题的决定因素得到处理	59.4	38.3	44.3	141.9	4
3.2. 通过跨部门行动使风险因素得以减少	91.7	47.6	55.6	194.9	5
3.3. 促进健康环境和"将健康融入所有政策"	42.9	26.3	25.1	94.3	3
B3 小计	**194.0**	**112.1**	**124.9**	**431.1**	
4. 效率和效益更高的世卫组织将为国家提供更好的支持					
4.1. 加强国家在数据和创新方面的能力	88.3	61.3	137.9	287.6	8
4.2. 加强卫生领域的领导能力、治理和宣传	153.1	136.2	154.2	443.6	12
4.3. 以高效率、高效益、注重结果和透明的方式管理财力、人力和行政资源	119.8	96.6	142.5	358.9	10
4 小计	**361.2**	**294.0**	**434.7**	**1 090.0**	
	1 657.1	917.9	1 193.7	3 768.7	

织工作的重中之重,可持续发展目标具体目标3.8侧重于实现全民健康覆盖,包括提供金融风险保护,人人享有优质的基本保健服务,人人获得安全、有效、优质和负担得起的基本药物和疫苗。

在努力实现可持续发展目标具体目标3.8的过程中,世卫组织追求实现有效覆盖的概念:将全民健康覆盖作为一条改善健康的途径,确保安全地为患者提供优质服务并产生预期效果。

2020—2021年规划预算方案严格按照这一逻辑,反映了获取优质基本卫生服务和减少在获取这些服务方面存在的经济困难这两个关键概念,同时提高卫生产品(药品、疫苗、诊断工具和医疗服务)的可得性。

世卫组织全民健康覆盖的概念包括健康促进、预防、治疗、康复和姑息治疗等服务,同时还包括生命全程。世卫组织强调初级卫生保健是实现全民健康覆盖和不让任何一个人掉队的核心。世卫组织将与合作伙伴一道,通过三级联合工作组来协调对各国的支持,以确保采取针对各个国家的全面、一致、均衡和灵活的做法。该工作组将与全民健康覆盖2030年伙伴关系密切合作。全民健康覆盖2030年伙伴关系是由世卫组织和世界银行共同主持的跨部门平台,由国家和地区、多边和慈善组织、民间社会和私营部门组成,负责协调增强卫生系统。

世卫组织还将采用灵活的初级卫生保健方法,组成一个全组织规划,根据请求与各国密切合作。世卫组织将协助评估初级卫生保健方面的进展,并向各国提供反馈意见,还将与"疾病控制重点项目"等为各国提供支持的其他团体共同协作。

成果1.1.改善了优质基本卫生服务的获取机会

产出1.1.1.各国能够根据初级卫生保健战略和全面基本服务方案,提供以人为本的优质卫生服务

世卫组织秘书处将如何提供服务?

秘书处将加强在全球工作中的领导,以实现全民健康覆盖和《阿斯塔纳宣言》的愿景,即与全民健康覆盖2030年伙伴关系以及其他伙伴合作,完成和实施可持续发展目标目标3的"全球行动计划",其中包括初级卫生保健加速器、初级卫生保健业务框架、具有重大影响的疾病和特定疾病旗舰计划以及相关的全球性运动。

秘书处将支持各国:

● 根据流行病学负担和国情制定或完善基本卫生服务方案;协助制定卫生工作人员以及有效治理和融资战略;支持获得基本卫生产品和国家供应链管理能力以及卫生系统监测能力,以评估进展情况;

● 扩大初级卫生保健,提供全面的服务和保健,包括但不限于疫苗接种;筛查;预防、控制和管理非传染性和传染性疾病;促进、维持和改善孕产妇、新生儿、儿童和青少年健康的保健和服务;以及精神健康与性健康和生殖健康;

● 加强包括国家以下一级在内的卫生服务规划能力和管理,建立强有力的问责机制和社区参与(从确定需要到确定优先顺序和联合实施);

● 交流经验,介绍成功的服务提供模式;

● 制定综合绩效评估和改进所提供服务的框架,包括通过改善公共和私人设施中包括患者安全在内的护理质量,培养安全文化,减少医疗失误和相关的患者伤害;运用培训和其他执行策略,加强预防和控制感染的规划和做法,包括在支持疫情防备与应对以及努力打

击抗微生物药物耐药性方面；

- 促进使用数字和信息技术，使卫生工作人员能够针对人们的居住地就近提供护理，并采取最切实有效的干预措施，满足特定的卫生需求，改善向最弱势群体的服务机会；
- 从促进和预防到治疗、康复和姑息治疗整个医疗体系以及所有供应平台（公共部门和私营部门的自我护理、家庭护理、社区卫生中心、综合性医院和专科医院），扩大获得全方位医疗的机会；规范传统医学和补充医学并将其纳入卫生服务；以及
- 加大力度，使社区、家庭和患者成为致力于实现全民医疗覆盖的核心要素，包括努力使卫生知识普及主流化和增强患者和亲属的权能；提高跨部门协作的能力；以及建立民间社会参与机制。

在推出全球性公共卫生产品方面，秘书处将：

- 在以下领域制定规范、标准和指引：加强以人口为基础进行服务规划、组织和提供的方法；利用关键政策杠杆通过初级卫生保健方法加强提供以人为本的综合性服务；建立组织安全文化；评估、衡量和改善患者安全；加强卫生保健体系应对灾害的能力；促进提供优质卫生服务；整合传统医学和补充医学；将具有重大影响的传染性疾病应对措施纳入国家卫生政策、战略、计划和健康福利方案；在资源贫乏的情况下实施高血压和重点非传染性疾病控制规划；制定在国家卫生政策范围内纳入外科、产科和麻醉医疗服务的计划；加强患者安全教育和培训，建立患者安全方面的领导能力；全球性感染预防和控制培训；关于服务提供和组织的数据收集、分析和报告的标准方法；
- 制作数据产品，如关于全民健康覆盖的全球和区域监测报告、通过初级卫生保健绩效指数与 Score（一项旨在加强全民健康覆盖国家卫生数据和卫生相关可持续发展目标的技术方案）等侧重于国家的卫生体系能力建设举措来监测卫生服务绩效以及全球血液安全数据库等较具体的数据规划；
- 创建旨在支持扩大初级卫生保健和相关特定领域的实施研究等研究产品，例如关于估算中低收入国家不安全医疗造成的患者伤害负担的全球研究、基本卫生产品的目标产品概况以及概述性健康、生殖健康、儿童和青少年健康规划的全球性研究议程。

产出 1.1.2. 各国能够加强其卫生系统，能够提供针对特定条件和疾病的服务覆盖结果

世卫组织秘书处将如何提供服务？

秘书处将通过以下方面加强领导：

- 促进、协调和监测非传染性疾病预防和治疗的全球行动，包括结合联合国其他组织的工作，以期按照各国元首和政府首脑在 2018 年举行的联合国大会关于预防和控制非传染性疾病问题高级别会议上所做的承诺，加快实现可持续发展目标具体目标 3.4；
- 促进、协调和监测在社区环境内提供全面、综合和灵活的精神卫生和社会保健服务的全球行动；

秘书处将支持各国将特定疾病战略纳入全民健康覆盖方法，包括：

- 纳入最佳干预和其他各种问题、非传染性和传染性疾病的应对措施建议，特别是在发病率最高的国家，考虑它们与艾滋病病毒/艾滋病和结核病等之间的联系，采取最有效的干预措施，提高向最弱势和风险最高人员服务的机会；
- 确保各国建立并运用有效的监测体系，改善干预措施的影响；

在推出全球公共卫生产品方面，秘书处将：

- 制定科学和技术指导，例如关于制定、出台、安排和使用新的检测和治疗方法；更新

和优化病媒控制、消除和干预措施优先化政策;将精神卫生纳入更为广泛的卫生规划;综合征病例管理;特殊问题和疾病预防;疟疾、结核病、性传播感染、癌症和糖尿病等疾病的筛查、诊断、治疗和护理;以及建立癌症治疗设施和扩大儿童癌症防治;

- 制定规范性产品,例如关于全面提供艾滋病病毒和肝炎综合服务;对关键、弱势和其他特定人群进行综合性的重大影响传染性疾病筛查、检测和诊断;以及宫颈癌和其他生殖系统癌症的预防;
- 生成数据、监测和评价产品,例如关于特定问题和疾病情况的权威全球性监测产品(如疟疾、结核病、非传染性疾病、艾滋病病毒、肝炎和性传播感染);以及针对《全球防治疟疾技术战略》《2016—2030年遏制结核病战略》和2011—2020年被忽视的热带病路线图等里程碑的全球进展报告;

产出1.1.3. 各国能够增强其卫生系统,以解决针对特定人口的卫生需求,消除阻碍实现生命全程公平的障碍

世卫组织秘书处将如何提供服务?

秘书处将通过以下方面加强领导:

- 倡导和宣传在生命全程推进以证据为基础的健康和福祉议程,作为全民健康覆盖的一部分;
- 召集、协调和参与全球伙伴关系,包括孕产妇、新生儿和儿童健康伙伴关系、H6伙伴关系、免疫联盟、2020计划生育和支持每个妇女每个儿童运动的全球融资机制,共同采取行动,扩大规划规模,在生命全程内发挥国家的影响力;
- 建设多部门伙伴关系,促进提高生命各阶段和整个生命全程的健康成果,包括通过落实2020—2030年健康老龄化十年工作;以及
- 通过免疫问题战略咨询专家组制定全球疫苗和免疫政策。

秘书处将支持各国:

- 扩大肺炎、腹泻病和疟疾的综合社区病例管理,同时降低脆弱性和提高适应力,包括通过改善营养和社区综合护理,满足老年人的需要;
- 提供社区综合护理,满足老年人的需要,减少或延迟护理依赖,确保老年人(包括痴呆)的重点干预措施;以及
- 实施老年人综合护理准则,协助卫生专业人员和管理人员组织服务和实施社区干预,以检测内在能力下降情况,提供干预措施以预防和延迟护理依赖性,为严重丧失内在能力的人员提供社会护理和支持,支持照料者以及确保对痴呆、疼痛管理和老年综合征等重点疾病的应对

在推出全球公共卫生产品方面,秘书处将:

- 制定循证干预措施指导,为内在能力、功能能力和相关条件下降(如痴呆、营养不良和慢性疼痛)的老年人提供护理和支持以及长期护理方案,确保社会护理和支持的可用性,使严重丧失内在能力和功能能力(护理依赖)的老年人安度晚年;

健康和福祉得到改善的人口新增10亿人

第三个"十亿"目标是促进人群健康,并且:

- 通过处理影响健康的决定因素和风险实现这一目标;
- 包括营养、暴力和伤害、道路安全、性别、水、环境卫生和个人卫生、空气污染、气候、烟草使用、反式脂肪酸、有害使用酒精、肥胖及身体活动;

- 采取多部门行动,不仅限于卫生系统,通常通过卫生部和其他各部的管理 / 政策、宣传和监管职能来开展;
- 超越可持续发展目标 3 的范围,主要关注各项可持续发展目标对健康的影响;以及
- 关注健康、机能和福祉,而不仅仅是死亡率。

成果 3.1. 健康问题的决定因素得到处理

产出 3.1.1. 使各国能够处理生命全程中健康问题的社会决定因素

所有社会群体的健康均受到多种健康问题决定因素以及优势、风险和脆弱性分布不平等的影响。

对健康和卫生平等的投入需要在生命周期持续进行。用以处理社会决定因素的干预措施范围广泛。关键的重点领域在于处理健康和卫生平等的社会决定因素,包括儿童和青少年成长,青年和脆弱人口,营养,道路安全,预防暴力、伤害和自杀,福祉,宏观经济因素和将健康融入所有政策。

由于贫困、营养不良和暴力等风险因素,改善生存所带来的人口红利尚未能得到实现。结果,120 万青少年死于青春年华,而至少 2.5 亿五岁以下儿童(低收入和中等收入国家儿童人口的 43%)由于贫困和发育迟缓,面临发育不良的风险。

世卫组织秘书处将如何提供服务?

秘书处将通过以下方式加强领导:

- 在多部门论坛上倡导涉及健康和卫生公平的社会决定因素的公共政策;
- 与相关部门和行为者接触,以影响对健康结果产生影响的市场和发展利益;
- 与国际和国家伙伴合作,推动处理健康和卫生公平问题的社会决定因素;
- 通过编写针对健康问题社会决定因素的专题旗舰报告,促进全球更广泛地了解满足青年和弱势群体健康需要的卫生公平,并支持会员国利用旗舰报告在全球、区域和国家政策对话中进行宣传;
- 宣传公共卫生在解决暴力的原因和后果方面可发挥的关键作用;
- 在整个联合国系统协调道路安全方面发挥全球作用,并推进联合国 2011—2020 年道路安全行动十年行动计划。

秘书处将支持各国:

- 处理不同生命阶段健康问题的社会决定因素,并通过多部门行动覆盖边缘化或服务不足的群体。
- 利用培养关怀框架,建立对相关政策、干预措施和做法的扶持性环境,使多部门干预措施与该框架保持一致;
- 进行投资论证,扩大并实施干预措施,解决限制儿童早期健康发育的因素,改进相关的评估方法;
- 落实全球加速青少年健康行动中详述的促进 10 至 19 岁儿童发挥其全部潜力所需的基本政策和规划要素;
- 扩大有效干预措施的覆盖范围,以改善生命全程的营养状况;制定设有营养目标的社会保护政策(例如,粮食券、食物银行、遵循膳食指南的饮食),并监测儿童成长和儿童肥胖问题以及产前保健情况;
- 制定道路安全行动计划;改进立法、创伤治疗和数据收集;支持国际和国内宣传工作,并采取名为“拯救生命”的一整套重点干预措施,减少道路交通死亡和伤害;

● 在全球制止暴力侵害儿童行为伙伴关系中推进循证做法,包括为此采取名为 "INSPIRE"的一整套战略,这些战略业已表明能够成功减少暴力侵害儿童行为;

● 基于其 LIVELIFE 战略,通过减少获得伤害手段的途径,完善负责任的媒体报道,为学校青少年提供生活技能教育(情绪调节能力)等方式预防自杀。

成果 3.2. 通过多部门行动减少风险因素

消除已知可改变风险因素可以促进健康并防止过早死亡。消除风险因素的最有效干预措施需要卫生部门以外部门的参与。减少不健康饮食、吸烟、有害使用酒精、药物滥用、体力活动不足、肥胖、高血压、暴力和伤害等风险的流行和暴露风险,需要采取跨部门方法来影响贸易、社会发展、交通、金融、教育、农业和其他部门的公共政策。需要制定以民众为基础的政策,并采取立法和监管措施,包括财政措施。采取包括政府与私营部门和民间社会合作的全社会参与办法对于促进扶持性环境和促进个人行为改变至关重要。

产出 3.2.1. 使各国能够制定和实施通过多部门行动消除风险因素的一揽子技术方案

世卫组织秘书处将如何提供服务?

秘书处将通过以下方式加强领导:

● 保持在制定和实施世界卫生组织建议的政策以及消除风险因素的立法和监管措施,例如烟草税和限制酒类广告方面存在的政治势头;

● 确保采取协调的多部门行动,履行联合国大会关于预防和控制非传染性疾病高级别会议(2018 年)期间针对非传染性疾病所作的承诺,包括提高认识运动以促进更健康的生活方式,人类乳头瘤病毒疫苗接种以预防宫颈癌和治疗高血压和糖尿病。它还将加强部门间合作,并有效参与食品法典委员会的工作,包括通过粮农组织/世卫组织增进在食品法典委员会中的参与联合项目和信托基金(法典信托基金)这样做。

秘书处将支持各国:

● 制定国家多部门行动计划,在各部门的相关工作中发挥战略领导和协调作用,以减少风险因素;

● 开展有针对性的运动,支持对风险因素的监管行动,赋予民众以知情选择权,鼓励建立有利环境,加强卫生知识普及;

● 通过财政措施,例如有效增加对烟草、酒精和含糖饮料的税收等,减轻健康负担,降低卫生保健费用,增加发展收入来源;

● 实施一系列 16 项具有成本效益、可负担得起且以证据为基础的"最合算措施"和 70 项基于知识和证据的"合算的"技术包。这些将提供政策、立法和监管措施,包括财政措施范式;

● 颁布关于低钠补充剂的技术包或建议,处理学校环境中的非传染性疾病风险因素和状况的卫生素养干预措施,有关口腔卫生以及在工作场所预防和控制非传染性疾病的最合算干预措施

为推出全球公共卫生产品,秘书处将:

● 开发规范性产品,例如关于预防生长障碍的干预措施,管理儿童和青少年的超重和肥胖,减少有害使用酒精,预防自杀战略,倡导健康饮食,促进身体活动,卫生部门针对残割女性生殖器的行动计划,预防和管理跌倒,以及作为《关于汞的水俣公约》的一部分,逐步停止使用牙科用汞合金;

● 建立关于以下各项的数据产品，例如道路安全、《国际母乳代用品销售守则》、身体活动、《全球口腔健康报告》（2020 年）、全球烟草流行和烟草制品监管。

产出 3.2.2. 通过与公共和私营部门以及民间社会合作，处理多部门决定因素和风险因素

世卫组织将如何提供服务？

秘书处将通过以下方式加强领导：

● 缔结多利益攸关方伙伴关系和联盟，动员和分享知识，评估进展，提供服务并提高对健康状况不佳或受此影响的人群的认识。根据世卫组织《与非国家行为者交往的框架》，秘书处将建立或加强与以下各方交往的专门机制，即食品和非酒精饮料行业，酒精生产和贸易的经济运营者，制药业，消费者组织，私人医疗机构和私人医生，投资业（促进卫生相关可持续发展目标和创新），信息技术、电信和营销行业（以确认加强各个进程的机会），以及民间社会组织。

为推出全球公共卫生产品，秘书处将：

● 制定关于健康教育和卫生知识普及的规范和标准，加强国家多利益相关方对话机制以实施多部门行动计划，加强非传染性疾病防控方面透明的国家问责机制，采取财政措施降低卫生保健费用，并发掘用于社会、行为和社区参与干预措施的国内发展收入来源；

成果 3.3. 促进健康环境和"将健康融入所有政策"

产出 3.3.1. 使各国能够通过、审查和修订法律、法规和政策，为健康的城市和村庄、住房、学校和工作场所创造有利环境

城市、家庭、学校、医疗、监狱和工作场所为促进民众健康提供了有利的环境。通过这些环境中的行动可以缓解健康问题决定因素和风险，这也为减少健康不平等现象提供了机会。

世卫组织秘书处将如何提供服务？

秘书处将通过实施《上海健康促进宣言》（2016 年）中规定的关键行动加强领导力，通过各级的伙伴关系与协作，确保健康环境。

秘书处将支持各国：

● 制定跨主题综合方法，帮助加速实现与空气污染、道路交通伤害、传染性疾病、非传染性疾病、老龄化以及促进健康的学校和幼儿园相关的影响；

● 在各级将健康融入所有政策的行动中，实施具有成本效益的解决方案，例如通过城市和社区网络；

● 决策过程中的社区动员和社会参与；

● 加强有关当局的机构能力、机制和职责，以实施基于人口的政策干预措施，例如，通过政府整体和社会整体的大胆行动和反应来减少烟草使用，有害使用酒精，不健康饮食和缺乏身体活动；

● 制定包括非正规经济在内的工人健康和安全政策。

4.1.38 实施《2030 年可持续发展议程》

实施《2030 年可持续发展议程》
总干事的报告(节选)

第七十二届世界卫生大会 2019 年 5 月 16 日

Ⅰ.实现卫生相关可持续发展目标和具体目标的进展

4.《2018 年世界卫生统计》报告了三十余个卫生和卫生相关指标的状况,本报告总结如下。数据显示,虽然一些领域朝实现卫生相关可持续发展目标取得了显著进展,特别是在减少五岁以下死亡率、提高艾滋病病毒治疗覆盖率和减少结核病病例和死亡数量等方面,但在另外一些领域进展停滞了,例如疟疾、耐药结核病、酒精使用、道路交通死亡和儿童超重。而且,已经取得的成就很容易丧失。许多国家卫生系统薄弱,给取得进展造成障碍,连最基本的卫生服务都不能实现充分覆盖,而且防范突发卫生事件的能力极差。以下总结七个主题领域相关工作的全球和区域状况。

非传染性疾病、烟草控制、物质滥用和精神卫生

17. 与非传染性疾病、烟草控制、物质滥用和精神卫生有关的主要可持续发展目标具体目标是 3.4、3.5 和 3.a。

18. 2016 年,估计非传染性疾病造成 4 100 万人死亡,占全世界死亡总数 5 700 万的 71%。此类死亡大部分由四种主要非传染性疾病引起:心血管疾病(1 790 万例,占全部非传染性疾病死亡的 44%);癌症(900 万例,22%);慢性呼吸道疾病(380 万例,9%);糖尿病(160 万例,4%)。从全球看,在 30 岁至 70 岁之间死于四种主要非传染性疾病之一的风险从 2000 年的 22% 降到了 2016 年的 18%。

19. 2016 年,全世界酒精消费达到 15 岁及以上人口每人平均 6.4 升,稳定在 2010 年以来的水平上。2016 年,约 23 亿成年人(占成年人口 43%)饮酒,也有 24 亿人(占成年人口 45%)从未喝过酒。自 2010 年以来,东南亚区域酒精消费增加约 30%,欧洲区域降低约 12%,但仍然是全世界最高的。现有数据显示,酒精和药物使用障碍治疗的覆盖仍不够充分。不过还需要开展进一步工作改进对治疗覆盖率的测量。

20. 烟草使用是心血管疾病和慢性呼吸道疾病的主要危险因素,存在负面社会、环境和经济后果。2016 年,全球有 11 亿多 15 岁及以上人口吸烟(该年龄段 34% 的男性和 6% 的女性)。迄今已有 181 个缔约方批准世卫组织《烟草控制框架公约》,占全球人口 90% 以上。自 2005 年生效以来,公约执行情况不断改善,但各条款执行进展并不均衡,执行率在 13% 到 88% 之间。公约规定的有时限措施,例如第 8 条(防止接触烟草烟雾)和第 11 条(烟草制品的包装和标签)仍然是执行最广泛的。17 条(对经济上切实可行的替代活动提供支持)、第 18 条(保护环境和人员健康)和第 19 条(责任)和看起来是执行最不成功的,与 2016 年相比进展很小或是没有进展。《消除烟草制品非法贸易议定书》于 2018 年 9 月 25 日生效。该议定书提供一整套与非法贸易作斗争的全面工具,例如建立跟踪和追溯体系及采取措施促进国家合作,包括制裁和执法行动。

21. 可持续发展目标指标 3.4.2 与精神健康有关,着重于自杀死亡率。2016 年,约 80 万人死于自杀。男性死于自杀的可能性比女性高 75%。自杀死亡发生在各年龄段青少和成人中。欧洲区域自杀死亡率最高（每 10 万人 15.4 例），东地中海区域最低（每 10 万人 3.9 例）。

全民健康覆盖和卫生系统

34. 与全民健康覆盖和卫生系统有关的主要可持续发展目标具体目标是 3.8、3.b、3.c、17.19 和 1.a。

35. 2016 年，全球各国卫生支出平均占政府总支出的 10.6%，大致从非洲区域和东南亚区域的 7% 到美洲区域的 15% 以上不等。该指标显示国内来源的政府卫生支出占公共部门总支出的比例，可以成为可持续发展目标指标 1.a.2 的一部分。

36. 全民健康覆盖的服务覆盖率指数是根据生殖、孕产妇、新生儿和儿童健康、传染病控制、非传染性疾病以及服务能力和获得情况等领域基本服务覆盖率的追踪指标计算出来的。该指数显示，2015 年，各国服务覆盖率差异很大，得分从 22 到 86 不等（指数最高可能得分为 100）。全世界至少一半人口未享受到全面的基本卫生服务。在能够获得所需服务的人中，有许多人经历了过高的经济压力。2010 年，估计有 8.08 亿人（全世界人口的 11.7%）把家庭预算（家庭总支出或收入）的至少 10% 用于自费支付卫生服务费用。对其中 1.79 亿人而言，该支出已超过家庭预算的四分之一。据估计，2010 年，全世界有 9 700 万人（全世界人口的 1.4%）因自费卫生保健支出致贫（按 2011 年购买力评价 1.9 美元一天的贫困线计算）。

37. 根据 2013—2018 年最新可获得数据，71 个国家报告本国每一万人口拥有不到十名医生，105 个国家报告每一万人口拥有不到 40 名护士和助产士。在许多国家，护士和助产士占全国卫生人力总数的一半以上。在长期危机和紧急事件中，卫生工作者的安全保障是令人关注的重大问题。在 2015 年全球报道的卫生工作者死亡和伤害事件中，86% 发生在东地中海区域。

38. 基本药物涉及各种疾病和身体状况，包括疼痛管理和姑息治疗。2007 至 2017 年 29 个国家开展的全国卫生设施调查数据显示，低收入国家 64% 被调查公立医疗机构和中低收入国家 58% 被调查公立医疗机构存有疼痛管理和姑息治疗的药物。低收入国家不到 10% 被调查公立医疗机构存有阿片类镇痛药，例如吗啡、丁丙诺啡、可待因、美沙酮和曲马多——这些都是治疗与许多晚期进行性疾病有关疼痛的基本药物。

39. 2017 年，全世界约 85% 婴儿（1.162 亿）接种了三剂百白破疫苗，得到针对一些可以引起严重疾病和残疾甚至致死的传染病的保护。到 2017 年，123 个国家已实现三剂百白破疫苗接种率达到至少 90%。但当年估计仍有 1 990 万一岁以下儿童未接种三剂百白破疫苗。到 2017 年底，全世界 85% 儿童在第二个生日到来时已接种过一剂麻疹疫苗，167 个国家已将第二剂麻疹疫苗纳入常规免疫，也有 67% 儿童已根据本国国家免疫规划接种两剂麻疹疫苗。一些近年推荐疫苗（例如轮状病毒和肺炎球菌联合疫苗）的全球接种率仍然低于 50%。到 2017 年底，人乳头状瘤病毒疫苗已经在 80 个国家上市，其中不包括仅部分上市的 4 个国家。

40. 每年，成百上千亿美元资金投入到研发新的或改进的卫生产品和流程上，包括药物、疫苗和诊断制剂。但资金分布区域和支出方式与全球公共卫生需求并没有很好的匹配。收入和卫生需求可比的各国之间医疗研究和基本卫生部门得到的官方发展援助数量差异很大。2015 年，低收入国家只拿到卫生研究直接拨款的 0.3%。

环境风险

42. 可持续发展目标包括若干与环境可持续性和人类健康有关的具体目标，涉及可持续发展目标3、6、7、9、11、12和13。

43. 获得烹饪用清洁燃料和技术的情况有所改善,2017年达到全球61%,比2000年提高11个百分点。但是,各国覆盖率差异很大,而且人口增长速度仍然超过转向清洁燃料和技术的速度,因此仍有30多亿人还在使用有污染的燃料和炉具做饭。虽然美洲区域(92%)和欧洲区域(97%)做饭采用清洁燃料和技术的人口比例已超过90%,但非洲区域这样做的人还不到总人口五分之一(17%)。因此造成的家庭空气污染估计已导致2016年380万人死于非传染性疾病(包括心脏病、卒中和癌症)和急性下呼吸道感染。

44. 2016年,全世界91%人口未呼吸到清洁空气,超过半数城市人口接触到的室外空气污染水平超过世卫组织所定安全标准至少两倍半。在东地中海和非洲区域一些国家,由于天然尘埃等其他天然大气污染源,空气污染物可能会增至世卫组织安全水平建议值的8倍以上。据估计,2016年,城市和农村地区室外空气污染导致全世界420万人死亡,另外,室内空气污染导致280万人死亡,加起来导致总共700万人死亡,占全球总数八分之一。取暖和烹饪燃料等住房环境对公众健康至关重要。《世卫组织住房和健康指南》强调指出,"改善住房条件可挽救生命,减少疾病,提高生活质量,减少贫困,帮助缓解气候变化,并有助于实现若干可持续发展目标,包括实现卫生目标(目标3)和可持续城市目标(目标11)。因此,住房是跨部门公共卫生规划和初级预防工作的重大切入点"。

Ⅱ. 实施WHA69.11号决议的进展　促进采用多部门协调方法实施2030年议程

49. 世卫组织参与多个处理可持续发展目标3的跨部门行动。《妇女、儿童和青少年健康全球战略(2016—2030年)》涵盖11个可持续发展目标,包括目标3下的所有具体目标和10个其他目标(1-7、9、10、16和17)下的具体目标。终止儿童肥胖委员会2017年报告突出提到需要采取的财政和立法行动。与联合国儿童基金会、世界银行、孕产妇、新生儿和儿童卫生伙伴关系及儿童早期发展行动网络一道拟定了滋养儿童早期发展框架,提出激励多个部门针对妊娠至儿童三岁采取行动的战略方向。2018年第三届全球气候与健康大会正式启动世卫组织小岛发展中国家气候变化与健康特别行动,该倡议系与联合国《气候变化框架公约》秘书处和斐济政府在《公约》缔约方会议上商定。根据卫生大会WHA70.15号决议(2017年),世卫组织在线发出全球呼吁书,请求各方提供有关处理移徙和健康问题实践的证据。世卫组织收到来自52个会员国和国际伙伴的回复。2018年9月26日,联合国大会批准了题为《团结一致终止结核病:全世界紧急应对全球性流行病》的里程碑式政治宣言。各国国家元首承诺发挥领导作用并将每年提供资金数量增加到130亿美元,以便到2022年总计为全部4 000万需要治疗的人提供治疗。在2018年9月27日联合国大会召集的联合国非传染性疾病问题第三次高级别会议上,各国国家元首承诺采取世卫组织推荐的财政、信息和立法措施,包括限制酒类广告、营养标签和营销、禁烟、对含糖饮料征税、公众教育、接种疫苗、治疗高血压和糖尿病、促进定期身体活动、减少空气污染和改善精神卫生和福祉。

51. 世卫组织还就可持续发展目标　以外的卫生相关问题与其他伙伴保持联系。世卫组织已围绕一份雄心勃勃的工作规划加强与粮农组织和其他伙伴的关系;该规划旨在终止饥饿(可持续发展目标2),并已为会员国明确具体、可测量、可实现、相关和有时限(SMART)的承诺。在教育领域(目标4),世卫组织、国际劳工组织和经合组织启动了一项旨在促进卫生就业和包容性经济增长的2017—2021年五年行动计划,题为《致力于促进健康》,并成立多伙伴促进卫生发展信托基金,用于支持伙伴投资于卫生、环境卫生健康和社会服务人力领域。2018 年,世卫组织发布首个全球《环卫设施与健康指南》,帮助各国投资发展安全、文化上契合且性别恰当的卫生设施(目标 6)。世卫组织和国际劳工组织已共同建立全球职业安全和卫生联盟,以促进工作环境下的健康与福祉(目标 8)。世卫组织和国际劳工组织正在发展对工作相关疾病和伤害负担进行联合估计的方法,并开展首次估计。世卫组织继续参与若干有关性别平等和人权问题的机构间网络和委员会工作(目标 5、10 和 16)。为实现有关能源、可持续城市和社区及气候行动的可持续发展目标(目标 7、11 和 13),世卫组织首届全球空气污染与健康大会于 2018 年 10 月 31 日至 11 月 1 日在日内瓦召开,以处理与空气污染有关的 700 万人过早死亡问题。2018 年,世卫组织、联合国环境计划署和世界气象组织成立卫生、环境和气候变化全球联盟,将继续推进处理空气污染的承诺;该联盟还将加快实施卫生和气候行动计划并协调减轻空气污染和减缓气候变化的努力。关于负责任消费和生产(目标 12)及清洁水(目标 6),第七十届世界卫生大会批准了为努力实现并超越 2020 年目标加强卫生部门在《国际化学品管理战略方针》中作用的路线图。世卫组织已应请求成立全球化学品和卫生网络,以促进实施。

促进加强北南、南南和三角区域和国际合作

72. 全球六个区域有一半世卫组织办事处报告共支持 241 项南南和 / 或三角合作倡议,其中 68% 涉及传染病,47% 涉及卫生系统和全民医疗保健,38% 涉及突发卫生事件和国际卫生条例倡议,31% 涉及非传染性疾病,30% 涉及生命全程促进健康,16% 涉及其他问题;而且,76% 倡议包括提供技术支持,74% 包括培训和能力建设,47% 建立信息共享平台和网络,32% 提供财政和设备支持,18% 提供其他服务。

4.1.39　促进难民和移民健康《2019—2023 年全球行动计划草案》

促进难民和移民健康《2019—2023 年全球行动计划草案》
总干事的报告(节选)
第七十二届世界卫生大会 2019 年 5 月 23 日

健康后果和挑战

12. 很多难民和移民无法获得卫生保健服务,包括健康促进、精神健康服务(尤其是那些患有创伤后障碍的人,许多难民和移民都受到此种障碍的困扰)、疾病预防、治疗和护理,以及资金保障。

17. 移徙和流离失所的过程有可能导致食物无保障以及营养问题,包括营养不良(营养不足和微量营养素缺乏)。这一过程还可能导致婴幼儿喂养和护理的中断,并且妇女和儿童在获得基本的卫生保健服务方面可能面临种种限制,原因是不安全、性别不平等、文化歧视以及行动受限。在食物短缺时,处于弱势地位的难民和移民妇女和女童更有可能遭遇营养不良的情况。孕妇和哺乳期妇女由于生理需求增加,患营养不良的风险尤其大。

全球行动计划的优先事项

优先事项 1. 通过短期和长期公共卫生干预措施的配合,促进难民和移民的健康

目标

30. 基于国情和财政状况,并根据国家优先事项、法律框架和能力,在可接受的情况下,酌情加强卫生保健服务,促进难民和移民的身心健康,确保落实卫生保健服务的基本部分,

例如儿童和成年人的免疫接种，健康促进的开展，疾病的预防、及时诊断和治疗，对急性、慢性和传染性疾病以及伤害、精神和行为障碍的康复和姑息治疗，妇女的性和生殖卫生保健和权利等。

秘书处应会员国请求作出的选择包括：

（d）支持拟定国家指导意见、模式和标准，以加强对传染性和非传染性疾病和精神健康问题的预防和管理，为此应特别关注特殊群体，例如妇女和女童；无人和有人陪伴儿童；少年和青年；老年人；残疾人；慢性病患者，如结核病和艾滋病病毒感染；人口贩运、酷刑、创伤或者包括性暴力和性别暴力在内的暴力行为的幸存者，为此应开展或加强各个领域的工作，包括身体状况评估，筛查、诊断、治疗和预防性别暴力，并处理烟草和酒精使用和营养不良等风险因素。

4.1.40　应对联合国道路安全十年行动（2011—2020年）的挑战

第二届全球道路安全高级别会议的成果——
是时候取得成果了（节选）

第六十九届世界卫生大会审议了《关于应对联合国道路安全十年行动（2011—2020年）挑战的报告：第二届全球道路安全高级别会议的成果》。

大会达成认识，道路交通伤害是一个公共卫生问题，是全世界死亡和受伤的主要原因，并造成了严重的健康伤害和社会经济损失；

大会达成共识，需要采取多领域、多部门的方法，以减轻道路交通伤亡的负担；卫生部门在改善道路使用者的行为、促进健康、交流和教育这几个方面可发挥重要作用，包括采取预防措施、收集相应数据和车祸后应对；“安全系统方法”涉及车辆安全规例、执法、道路基建以及道路安全教育和管理等其他多个部门；

大会还重申，提供基本的解决道路安全问题的条件和服务主要是各国政府的责任，同时大会达成共识，我们负有共同的责任来建立一个没有道路交通死亡和严重伤害的世界，解决道路安全问题需要在公共和私营部门、学术界、专业组织、非政府组织和媒体间开展多方利益攸关方的合作；

会议肯定了自2004年以来为了减少道路交通事故造成的伤亡人数而开展的大量活动，特别是：为决策者和从业人员（practitioners）而准备的若干手册的出版；全球道路安全状况报告的定期出版；2011—2020年的十年道路安全行动的公布；三次全球联合国道路安全周的举办；2009年在莫斯科举办的第一届全球道路安全部长级会议取得成果；目标3.6和11.2被纳入2030年可持续发展议程；以及2015年11月18日至19日在巴西利亚举行的第二届全球道路安全高级别会议取得成果。

1. 签署《巴西利亚道路安全宣言》，这是第二次全球道路安全问题高级别会议的成果文件；

2. 认为包括公共卫生部门在内的所有部门应加紧努力，实现《十年行动》和《2030年可持续发展议程》确定的国际道路安全目标，并加快行动，包括在现有结构内收集会员国关于道路交通伤亡的恰当数据，以用于预防和教育，并加强紧急护理系统和应急基础设施（包括院前和设施创伤护理），还要向受害者及其家属提供全面支助，为道路交通事故中的受伤者提供康复支助服务；

3. 敦促会员国：

（1）执行《巴西利亚道路安全宣言》；

（2）重申对 2011—2020 年道路安全十年行动的承诺，并执行《2011—2020 年道路安全十年行动全球计划》；

（3）根据世卫组织道路安全全球状况报告的结果、结论和建议采取行动；

（4）制定和执行国家战略以及适当的行动计划，特别注意弱势道路使用者，特别注意易受伤害的道路使用者，特别注重儿童、青年、老年人和残疾人，并为此提供相应的可得资源；

（5）通过和执行与超速、酒后驾驶、未使用摩托车头盔、安全带、儿童约束等有关的关键危险因素的法律，并考虑对与使驾驶分心及有害于驾驶行为相关的其他风险因素实施适当、有效且循证的立法；

（6）加紧努力去收集关于道路交通伤害预防和管理的适当、可靠和可比的数据，包括道路交通事故对健康和发展的影响，以及干预措施的经济影响和成本效益，用以提高道路安全数据的质量。

2016 年 5 月 28 日第八次全体会议

A69/VR/8

4.1.41　婴幼儿喂养

婴幼儿喂养（节选）

第七十一届世界卫生大会 2018 年 5 月 26 日

第七十一届世界卫生大会审议了关于产妇、婴儿和幼儿营养的报告；

大会重申了在《2030 年可持续发展议程》中做出的承诺，包括到 2030 年要消除一切形式的营养不良；

大会回顾了实施相关国际目标和行动计划的承诺，包括世卫组织提出的 2025 年全球孕产妇和婴幼儿的营养目标，世卫组织 2013—2020 年的全球预防和控制非传染性疾病行动计划以及第二次国际营养会议上做出的关于营养的《罗马宣言》；

大会还重申了母乳喂养对儿童的生存、营养和发育以及产妇的健康至关重要；

大会申明，保护、促进和支持母乳喂养将极大地有助于实现营养和健康相关的可持续发展目标，并且是卫生保健的一个核心要素；

大会达成共识，在紧急情况下对婴幼儿喂养提供适当的、科学的救助，可以在危急的情况下挽救生命和促进儿童的营养、健康和发育，并对母亲和家庭有裨益；

大会对于每三名 6 个月以下的婴儿中就约有两名没有得到完全母乳喂养的现状表示忧虑；在高收入国家，得到母乳喂养的时长有 12 个月的婴儿不到五分之一；在低收入和中等收入国家，每三个 6 个月到 2 岁的孩子中只有两个能得到一些母乳喂养。

大会承诺，到 2025 年时 "6 个月以下的婴儿得到完全母乳喂养的比例至少增加 50%" 这个世卫组织立下的全球目标，需要可持续的足够的技术、财政资源、支持和保护性的政策、监管干预措施以及政治意愿，而这是我们为了加强卫生系统需要做出的更广泛的努力的一部分；

大会鼓励将支持纯母乳喂养纳入第十三项工作总规划（2019—2023 年）；

大会鼓励将世界母乳喂养周的年度庆祝活动作为契机，宣传母乳喂养的重要性并倡导

保护、促进和支持母乳喂养;

1. 敦促成员国根据本国国情和国际义务:

(1)增加对旨在保护和促进的法律、政策和方案的制定、执行、监测和评价的投资,包括教育和对母乳喂养的支持,包括通过多部门的方法和对意识的提升;

(2)振兴爱婴医院的倡议,包括促进将已改进的母乳成功喂养十步骤充分纳入旨在提高孕产妇、新生儿和儿童保健护理质量的措施(efforts)和方案;

(3)执行和/或加强国家机制,有效执行旨在落实《国际母乳替代品销售守则》以及世卫组织其他循证性建议的措施;

(4)依照儿童母乳喂养的补充喂养指导原则和6~24月龄非母乳喂养儿童喂养指导原则,来促进及时、充分的补充喂养;

(5)为了促进公众健康,继续采取一切必要措施来落实各项建议,结束对婴幼儿食品的不当宣传;

(6)采取一切必要措施,包括通过准备计划、对工作人员的在紧急情况下的能力进行建设以及协调部门间行动,确保在紧急情况下对婴幼儿循证性且适当的喂养。

2. 要求世卫组织总干事:

(1)根据要求为成员国在资源动员方面提供技术支持,包括金融资源,以及监测和执行世卫组织关于支持婴幼儿喂养的建议,包括在紧急情况下,审查各国在实践方面的经验,继续更新和提出循证性的建议;

(2)应要求向会员国提供技术支助,以制定、审查和执行支持婴幼儿喂养的国家法律、政策和方案;

(3)为培训、监测和宣传经改进的成功母乳喂养十步骤和爱婴医院倡议继续开发工具,向会员国提供实践方面的支持。

2018年5月26日第七次全体会议

A71/VR/7

4.1.42 2016—2020年全球老龄和健康问题的战略和行动计划

迈向人人都能健康长寿的世界(节选)

第六十九届世界卫生大会 2018年5月28日

1. 议程

第六十九届世界卫生大会审议了关于终身健康老龄化问题的多部门行动的报告:老龄和健康问题全球战略和行动计划草案;

大会回顾了关于积极老龄化的 WHA52.7(1999)号决议和关于加强积极健康老龄化的 WHA58.16(2005)号决议,这两项决议都呼吁成员国采取措施以确保迅速增加的老年人可以享有能达到的最高标准的健康和福祉;

大会推出了《2030年可持续发展议程》,该议程包括一套综合的、不可分割的全球可持续发展目标,为全面应对人口老龄化及其后果带来的挑战和机遇提供了平台,并承诺不让任何人掉队;

大会还注意到世界各地所有收入水平的人口都在迅速老龄化;然而,老年人口所带来的机会的程度,他们的日益长寿和积极老龄化将在很大程度上取决于良好的健康状况;

大会还注意到健康的社会决定因素对健康老龄化有重大影响,来自社会经济弱势群体的人在老年时健康状况明显较差,预期寿命也较短;

大会还注意到健康的、无障碍的支持性环境的重要性,这可以使人们在适合他们的地方变老,并做他们重视的事情;

大会认识到,老龄人口对社会做出了多样化和宝贵的贡献,应当享有平等的权利和机会,并生活在没有年龄歧视的环境中;

大会还推出了《世界老龄与健康报告》,该报告阐明了健康老龄化的新范式,并概述了促进健康老龄化的公共卫生行动框架;

大会确认了"健康老龄化"的概念,其定义是发展和保持能够使老年人享有幸福康乐的基础。

2. 呼吁合作伙伴,包括国际组织、政府组织和非政府组织,以及自助组织和其他相关组织:

(1)支持和促进实现《老龄和健康问题的全球战略和行动计划》,并适当与成员国和世卫组织秘书处共同努力;

(2)通过充分且公平地提供服务和援助,增进和支持老年人及其照料者的幸福安康;

(3)支持研究和创新,并收集证据说明如何在不同情况下促进健康老龄化,包括提高对健康的社会决定因素及这些因素对老龄化的影响的认识;

(4)支持知识和创新经验的交流,包括通过南北合作、南南合作、三方合作以及区域和全球网络进行交流;

(5)积极开展倡导终身健康老龄化的工作,并与年龄歧视作斗争。

3. 敦促会员国:

(1)通过多部门方法,执行《老龄和健康问题的全球战略和行动计划》中拟议的行动,包括根据国家优先事项和具体情况制定国家计划,或将这些行动纳入政府各部门的主流工作;

(2)建立关于老龄和健康问题的协调中心和工作区,并通过领导、合作、宣传和协调,加强有关政府部门在活动中处理健康老龄问题的能力;

(3)支持并促进成员国在全球和各级区域交流经验教训和创新经验,包括采取行动改进各级对健康老龄化的衡量、监测和研究;

(4)协助发展适合老年人口生活的环境,通过多部门的方法,提高老年人自主参与的认识。

2016 年 5 月 28 日第八次全体会议
A69/VR/8

4.1.43　预防和控制癌症

在综合措施背景下预防和控制癌症(节选)

第七十届世界卫生大会 2017 年 5 月 31 日

第七十届世界卫生大会审议了在综合措施的背景下有关于癌症预防和控制的报告:

大会确认 2012 年癌症是世界第二大死亡原因,有 820 万人死于癌症,其中大多数发生在低收入和中等收入国家;

大会认识到癌症是全球患病的一个主要原因，也是一个日益严重的公共卫生问题，预计到 2030 年，每年新增癌症病例将从 2012 年的 1 410 万例增加到 2 160 万例；

大会认识到，某些人口群体在接触危险因素以及得到筛查、早期诊断和及时恰当的治疗方面会遭遇不平等，而他们的癌症预后也较差；大会还认识到需要针对儿童和青少年等特定癌症患者群体采取不同的癌症控制战略；

大会注意到，降低风险的举措有预防大约一半的癌症的潜力；

大会认识到，早期诊断和及时恰当的治疗，包括减轻疼痛和姑息治疗，可以降低死亡率、改善癌症患者的预后和生活质量；

大会认识到，近年来在对于癌症治疗创新方面的投资的基础上，新药品的引进不断增加，并极为关切地注意到卫生系统和病人的成本正不断增加；

大会强调，如何获得安全、高质、有效且负担得起的药品，医疗产品以及预防、检测、筛查诊断和治疗癌症的适当的技术（包括手术），这些障碍的解决具有其重要性。通过加强国家的卫生系统和国际合作，包括人力资源、包括通过提高卫生系统的容量，用以增强病人的支付能力；

大会进一步回顾了联合国大会 66.10（2013）号决议支持的 2013—2020 年全球预防和控制非传染性疾病问题行动计划，它提供了指导成员国如何实现他们在联合国大会高级别会议上的政治宣言里所做出的承诺的指南，会议的议题为预防和控制非传染性疾病，包括那些和解决癌症有关的措施；

大会还注意到 2030 年可持续发展议程的可持续发展目标，特别是目标 3（确保各年龄段人群的健康生活方式，促进他们的福祉），以及具体目标 3.4（到 2030 年，将非传染性疾病导致的过早死亡减少三分之一），和具体目标 3.8（实现全民健康覆盖）；

大会肯定成员国和国际伙伴近年来为预防和控制癌症所作的努力，但注意到有必要采取进一步的行动；

大会重申了关于公共卫生、创新和知识产权的全球战略和行动计划；

大会还重申了成员国充分利用世贸组织与贸易相关的知识产权（TRIPS）协议的灵活性，以增加获得负担得起的、安全、有效和优质的药品的权利，尤其值得注意的是，知识产权是一项重要的研发新兴健康产品的动机。

1. 促请各成员国考虑到它们的背景、体制和法律框架以及国家优先事项：

（1）继续实施国家关于预防和控制癌症以及其他非传染性疾病的承诺的路线方针，包括在联合国大会第 66/2（2011）号决议中的联合国大会高级别会议上关于预防和控制非传染性疾病的政治宣言和第 68/300（2014）号决议中的联合国大会高级别会议上关于预防和控制非传染性疾病工作的全面审查和进度评估的成果文件；

（2）落实成果文件中规定的 2015 年和 2016 年四项有时限的国家承诺，为 2018 年举办的关于预防和控制非传染性疾病的第三届联合国大会高级别会议做准备，考虑到世卫组织在 2015 年 5 月 1 日发表的技术说明，该技术说明制定了进度指标，总干事将利用这些指标向 2017 年联合国大会报告在落实国家承诺方面取得的进展，包括与解决癌症有关的承诺，同时考虑到癌症特有的风险因素；

（3）按照《2030 年可持续发展议程》，将国家癌症预防和控制纳入国家应对非传染性疾病的工作，并加大力度；

（4）酌情制定并实施涵盖所有年龄组的国家癌症控制计划；有足够的资源、监测和问责制度；并寻求与其他卫生干预措施的协同增效效应和成本效益；

（5）通过基于人口的癌症登记、户口调查和其他卫生信息系统，按癌症类型划分收集的所有年龄组的高质量的基于人口的癌症发病率和死亡率数据，包括衡量不平等程度的数据，以指导政策和计划；

（6）加快各缔约国执行《世界卫生组织烟草控制框架公约》；对于尚未加入《公约》的会员国，考虑尽早加入《公约》，因为大量减少烟草的使用是对预防和控制癌症的重要贡献；采取行动，防止烟草业干预公共卫生政策，以成功减少非传染性疾病的危险因素；

（7）促进癌症的初级预防；

（8）根据国家流行病学情况和卫生系统能力，并按照《全球疫苗行动计划》的免疫目标，促进成本效益好的疫苗接种，以预防与癌症有关的感染，并将此作为国家免疫计划的一部分；

（9）根据国家流行病学情况，根据评估出的筛查的可行性和成本效益，制定、执行和监测常见癌症的早期诊断和筛查方案，并有足够的能力避免诊断和治疗方面的延误；

（10）制定和实施儿童和成人癌症管理的循证方案，包括姑息治疗；

（11）通过酌情加强区域和分区域的伙伴关系和网络进行合作，以便建立某些癌症的卓越管理中心；

（12）鼓励提出建议，支持基于有效、安全和高成本效益的癌症诊断和治疗服务（如癌症手术、放疗和化疗）的临床决策和转诊；促进卫生专业人员之间的跨部门合作，以及对各级卫生系统人员的培训；

（13）调动可持续的国内人力和财政资源，并考虑采取自愿和创新的筹资办法来支持癌症控制，以促进公平且负担得起的癌症护理；

（14）促进癌症研究，以改善对于癌症的预防和控制的证据基础，包括对健康效果、生活质量和成本效益的研究；

（15）根据WHA67.19（2014）号决议，提供疼痛缓解和姑息治疗，该决议要求将姑息治疗作为终身综合护理的组成部分予以加强；

（16）在幸存者及其亲属的积极参与下，准备和促进对癌症幸存者的随访、晚期效应管理和三级预防；

（17）促进及早发现病人的需要和康复获得，包括与工作、心理社会和姑息治疗服务有关的康复服务；

（18）考虑到癌症的长期性渐增，为促进癌症病人及其家属的便利提供心理社会辅导和康复护理；

（19）在与卫生有关的非政府组织和患者组织的贡献基础上，继续促进政府与民间社会之间的伙伴关系，酌情支持提供癌症的预防和控制、治疗和护理服务，包括姑息治疗；

（20）努力实现可持续发展的目标3，具体指标3.4，并重申到2030年要将癌症和其他非传染性疾病的过早死亡率降低至三分之一的承诺；

（21）提高优质、安全和有效的药物（特别是但不限于是世卫组织基本药物标准清单上的药物）、疫苗和癌症诊断药物的供应和负担能力；

（22）促进获得全面且成本效益高的癌症综合管理预防、治疗和护理，尤其是包括增加获得负担得起、安全、有效和高质量的药品以及诊断和其他技术的机会。

第十次全体会议
2017年5月31日 A70/VR/10

817

4.1.44 政策中的健康问题

阿德莱德声明Ⅱ所有政策中的健康问题（节选）

简介

为实现可持续发展目标而采取的行动意味着对健康和福祉的决定因素采取行动。这些决定因素经常受到政治决策和公共政策的影响，这些政策可以带来健康和福祉，但是无法考虑其对健康和公平的影响。

健康是政治选择

政治决策可能会造成经济和社会不平等，包括通过塑造不健康的生活和工作环境或无法解决性别、种族和族裔不平等现象的政策。面对国家和全球范围内对健康和福祉的许多复杂的现有和新出现的挑战，包括快速的城市化，气候变化，大流行性威胁和不健康商品的扩散，我们迫切需要采取实际对策。

可持续发展目标是不可分割和普遍的

它们通过整合整个社会，经济和生态领域的行动，为所有国家提供了实现社会福祉的路线图。在可持续发展目标范围内，良好的健康是可持续发展的先决条件、成果和指标。健康是可持续发展目标的核心，其重点是人、地球、和平、繁荣和伙伴关系。

实施可持续发展目标的变革性战略

一种变革性的做法需要联合行动和政策连贯性。如《上海宣言》所强调，对健康和福祉的善治将是实现可持续发展目标的一项关键战略。

可持续发展目标为我们的工作提供了新的动力，推动我们向政府和社会的不同界别伸出援手。可持续发展目标要求我们的思维系统化；认识到人类健康、生态系统和地球之间的共性。健康是一项社会投资，对福祉的贡献超过了国内生产总值（GDP）。

HiAP（将健康融入所有政策）为我们提供了应对21世纪重大健康和福祉挑战（包括安全与保障）的新方法。我们必须加快并促进这一点的广泛采用，以便减少各年龄段人民在健康和福祉方面的不平等现象；接受社会创新，例如治理网络模型、解决健康的商业决定因素，并确保没有任何人在社会和经济发展中落伍。

在南澳大利亚州和国际上成功实施HiAP的经验教训将支持我们向前迈进。会议上被广泛介绍的经验再次表明，基于HiAP的方法的好处可以在各级政府（城市，区域，州，国家）以及不同环境中实现。

对决定因素采取的行动

健康决定因素之间的相互联系需要政府和社会采取强有力的有效行动。我们的讨论特别关注商业，政治和环境决定因素。我们的工作旨在实施一种互惠互利的做法，但我们认识到，可能需要采取加强法律、监管和管理措施来治理持续销售已被证明不健康的商品、持久的不平等现象和环境恶化等问题。我们需要解决的许多决定因素都是全球水平上的。我们必须在国家、城市、公民社会组织和公民之间建立国际联盟，以解决这些决定因素。

公平行动

在处理决定因素时，我们认识到追求公平和社会正义的重要性。原住民民族的身体和精神需要是必须突出的特点，包括认识到殖民的影响。我们认识到社会保护和卫生保健服务的公平获得是健康结果的决定因素，并认识到全民健康覆盖是确保实现这一目标的最有效机制。我们认识到,在面临经济衰退时,中央政府的应对措施可能对公民以及机构应对最弱势群体需求的能力产生深远影响,我们敦促各国政府考虑此类决定对健康和福祉的影响。

与公民共同领导的行动

HiAP 需要公民的积极参与,这可以通过公民陪审团,参与性预算和社会对话等机制来实现。《上海宣言》提醒我们,健康素养赋予个人公民权利,使他们能够参与集体卫生行动。确保一个强大的公民社会是这一目标的基础。信息提供的透明度可以促进公民参与并加强问责制度。公民参与必须尊重流离失所者、难民、寻求庇护者和其他边缘群体的权利和需求,并确保他们有参与的机会。

行动的证据

我们需要建立一个可供所有部门和公民使用的证据基础。HiAP 方法将通过跨学科研究得到加强。

向 HiAP 学习以实施可持续发展议程

HiAP 是一个可用于实现 SDG(可持续发展目标)的实用策略。它在各种环境和系统中以不同的方式实现,但有共同的价值观和目标。在具备以下因素时,HiAP 的效果最佳:良好的治理;在共同设计、共同交付和共同利益的基础上发展强大而稳固的合作伙伴关系;专门的能力和资源,以及证据和评估的使用。总之,这些因素能够而且确实带来了积极的变化。这些措施的主要特征列于附件1。

我们的承诺

我们承诺以 HiAP 方法为基础,推进符合《上海宣言》的可持续发展议程。我们认识到健康是一种政治选择,我们将继续大力倡导在所有政策中考虑健康,福祉和公平。

附件 1

来自世界各地的在实施 HiAP 方面有经验的专家和从业人员已经确定了 HiAP 实践的优势及其主要特征。

HiAP 的优势	关键功能
管理	• 最高政府授权环境 • 政治和行政领导以及各级领导和平级领导 • 利用决策结构 • 为实践和工作方式中的文化变革创造环境 • 向外展望的领导能力,提供延伸到正式结构或界限之外的空间,鼓励对话,支持实验和创新 • 制定清晰明确的共同愿景
思维方式	• 社会创新 • 政治敏锐 • 重视伙伴关系 • 寻求共同利益 • 市民和社区为中心 • 创造性地解决问题 • 利用"冠军"或倡导者 • 注重结果

HiAP 的优势	关键功能
工作方式	<ul><li>共同设计,共同制作和协作,以实现共同的目标并实现共同的利益</li><li>对话与系统咨询</li><li>建立支持变革的选区的外交</li><li>共享措施,报告和公众问责制</li><li>根据证据采取行动</li><li>边做边学</li><li>反思实践并应对不断变化的环境</li><li>专用容量</li></ul>
原则	<ul><li>联合方法</li><li>灵活性和适应性</li><li>尊重并响应合作伙伴的需求</li><li>投资建立信任和建立关系</li><li>透明公开的沟通</li><li>系统化和制度化</li><li>建立熟练的 HiAP 劳动力</li><li>关注公共价值</li></ul>

4.1.45　联合国营养行动十年(2016—2025)

联合国营养行动十年(2016—2025)

大会回顾了题为"改造我们的世界:2030 年可持续发展议程"的联合国大会第 70/1(2015)号决议,明确了各项目标的宗旨,并认识到要结束一切形式的营养不良、满足生命过程中的营养需要,必须使人们普遍获得可持续生产的安全和营养的食物,并确保基本营养行动得到普及;

大会回顾了可持续发展的总目标当前目标是一体的和不可分割的,且平衡了可持续发展的三个方面。强调了实现可持续发展目标二以及其他总目标的相互关联的当前目标的重要性。目标二旨在消除饥饿、实现粮食安全、改善营养状况以及促进可持续农业发展。

欣见题为"联合国营养行动十年(2016—2025)"的联合国第 70/259(2016)号决议:该决议呼吁粮农组织和世卫组织与粮食计划署、农发基金和儿童基金会合作,并根据其任务规定,利用营养问题常设委员会等协调机制和世界粮食安全委员会等多利益相关者平台,与其他国际和区域性的组织、平台或运动团体,如: Scaling up Nutrition 进行协商,牵头执行《联合国营养行动十年(2016—2025)》决议,并确定一项以《罗马营养宣言》及其《行动框架》为基础的工作方案和 2016—2025 年方案开展的执行方式。

大会重申了如下承诺:在全世界范围内消除饥饿和防止一切形式的营养不良,特别是 5 岁以下儿童营养不良、发育不良、消瘦、体重不足和超重,以及妇女和儿童贫血和其他微量营养元素缺乏症。在全世界范围内制止超重和肥胖的上升趋势和减轻所有年龄组与饮食有关的非传染性疾病的负担;

对以下问题表示了关切:六个月以下的婴儿中几乎有三分之二不是纯母乳喂养的;高收入国家不到五分之一的婴儿接受 12 个月的母乳喂养;在低收入和中等收入国家,每三个

6 个月至 2 岁的儿童中只有两个接受母乳喂养；只有 49% 的国家有足够的营养数据来评估实现全球营养目标的进展。

1. 吁请联合国所有相关基金、方案、专门机构、民间社会和其他利益攸关方：

（1）在《联合国营养行动十年（2016—2025）》的框架下，跨部门和各选区共同努力，指导、支持和实施营养政策、方案和计划；

（2）支持各项承诺的监测和报告机制。

2. 敦促各会员国：

（1）制定和 / 或实施能全面应对营养缺乏挑战、跨越不同部门、具有强有力的分类监测和评估的孕产妇、婴幼儿营养战略；

（2）考虑酌情制定具体、可衡量、可实现的政策和财政承诺。该财政承诺与《罗马营养宣言》和《第二次营养问题国际会议行动框架》所载自愿选择以及《母婴营养综合执行计划》相关且有时限；

（3）根据全球的当前目标考虑制定适应本国优先事项和具体参数的国家目标；

（4）考虑根据当地情况分配足够的资金；

（5）在自愿的基础上提供资料，努力在《行动框架》内通过一套自愿政策选择来履行《营养问题罗马宣言》中的各项承诺，包括为了有效改善人们的饮食和营养所作的政策和投资，有时甚至是在紧急情况下。

3. 请总干事：

（1）与粮农组织总干事合作：

（a）应请求支持会员国制定、加强和执行其政策、方案和计划，以应对营养不良的多重挑战，并定期召开包容各方的会议，交流最佳做法，包括审议具体、可衡量、可实现、相关的以及在营养行动十年（2016—2025）框架内有时限的承诺；

（b）维持一个公开获取的公共问责制承诺数据库，并对第二次营养问题国际会议成果文件和《行动框架》执行情况两年期报告中所作承诺进行分析；

（2）继续向会员国提供技术支持，以执行联合国营养行动十年（2016—2025）和母婴营养综合执行计划；

（3）继续支持母乳喂养宣传倡议，以增加对母乳喂养的政治承诺和投资，并将其作为儿童营养、健康和发展的基石；

（4）支持会员国加强国家信息系统对营养的关注，包括数据收集和分析，以便根据证据作出决策。

4.1.46　在联合国营养行动十年内推动营养承诺

在联合国营养行动十年内推动营养承诺

一、推动营养的承诺

2016—2025 年联合国营养行动十年（The United Nations Decade of Action on Nutrition 2016—2025）[又称营养十年（the Nutrition Decade）]旨在发起强化行动，在全世界范围内消除饥饿和一切形式的营养不良，并确保所有人——无论他们是谁，住在哪里——都能普遍获得更健康的食物和可持续的食物供给。

在可持续发展目标[Sustainable Development Goals（SDGs）]的框架内，营养十年

（Nutrition Decade）为所有国家和相关方（stakeholders）提供了一个独特的机会,使它们能够围绕一个共同的框架和时间表开展工作,并提高全世界营养行动的能见度、协调性和有效性。为了切实减少营养不良并维持这种现状,需要许多人和组织作出坚定的"承诺"（commitment）,包括决策者和政府、执行机构和小组、民间社会团体、研究机构、企业和社区。这种承诺来之不易,所以我们要不断地建立、维持和加强这种承诺。本政策简报列出了推动相关主体做出营养承诺（commitment）的影响因素,旨在指导所有相关方为实现营养承诺而做出的行动。

方框1 全球营养不良的负担状况

全球范围已造成:

- 8.15亿人长期营养不良
- 19亿成年人超重或肥胖
- 2.64亿育龄妇女患缺铁性贫血
- 1.51亿（22.2%）5岁以下儿童发育不良（年龄低）
- 3 800万（5.6%）5岁以下儿童超重
- 营养不良每年造成310万（占总数的45%）5岁以下儿童死亡

二、全球的挑战:结束一切形式的营养不良

营养不良是我们这个时代最大的健康和发展挑战之一,今天世界上至少有三分之一的人受到营养不良的影响（见方框1）。这包括8.15亿长期营养不良的人和19亿超重或肥胖的成年人。在5岁以下儿童中,1.51亿（22.2%）发育不良,另有3 800万（5.6%）超重或肥胖。严重饥饿和/或疾病造成的消瘦影响到5 100万人（7.5%）。

据估计,营养不良每年导致310万人死亡,占该年龄组所有死亡人数的45%。此外,不健康的饮食也是全球疾病负担的主要危险因素之一。

许多国家现在面临营养不良（malnutrition）的双重负担:营养不良率高（包括消瘦、发育迟缓和微量营养素缺乏症）与超重、肥胖和与饮食有关的非传染性疾病并存。这些不同形式的营养不良可同时影响个人、家庭和社会上的所有人。相反,良好的营养对个人、家庭和社区的健康以及国家的经济和社会发展至关重要。营养良好的儿童更有可能充分发挥他们的生理和认知潜能,也不太可能夭折、残疾或生活贫困。

三、现在是加快国家主导行动的好时机

营养十年行动为发起新的或加速现有的国家主导的行动（country-led actions）提供了一个及时的机会。通过可持续发展目标2,包括具体目标2.2（到2030年结束所有形式的营养不良）,营养问题被牢牢地定位在2030年可持续发展议程中,并且被作为是实现其他可持续发展目标的基石。

营养十年行动的六个目标

1. 5岁以下儿童发育不良人数减少40%
2. 育龄妇女贫血减少50%
3. 将前6个月的纯母乳喂养率提高到至少50%
4. 减少和维持儿童消瘦到5%以下
5. 低出生体重降低30%

6. 儿童超重没有增加

营养十年加速了可持续发展目标的实现,以及世界卫生组织母婴营养和非传染性疾病行动计划中确定的全球营养目标的实现。营养十年行动的六个目标和第二次国际营养会议[Second International Conference on Nutrition(ICN2)]行动框架(Framework for Action)的建议为各国政策制定提供了广泛的选择。使得他们能够根据国情定制化他们的活动或者扩大他们的活动。

四、什么是营养承诺? 为什么重要?

简言之,承诺就是"行动的意志(will),并坚持行动直到工作完成"。这要求所有相关方有意愿采取行动,并且持续采取的行动,从源头上减少和消除营养不良。各国政府和其他主要相关方若想要加快各国的营养行动并取得实际的成果,就必须加强与营养有关的承诺(commitment)。下面三种关键的强化承诺的形式很重要。

1. 口头承诺(EXPRESSED COMMITMENT)(口头或书面声明):

- 关于营养的高级别演讲
- 关于营养的媒体声明
- 做出明智(SMART)的承诺
- 政府内部的高水平意识

2. 制度承诺(INSTITUTIONAL COMMITMENT)(法律、政策、计划和制度体系)

- 有利的立法、政策和计划
- 协调机构
- 体制框架
- 数据、监测和问责制

3. 经营承诺(OPERATIONAL COMMITMENT)(实现实际成果的资源)

- 营养和足够数量的预算额度
- 全额支付营养预算
- 法律法规的执行
- 训练有素、称职且积极主动的员工

以下是对三种承诺形式的进一步表述:

口头承诺(EXPRESSED COMMITMENT)是口头或书面声明,例如政治领导人、政府官员、民间社会团体或企业这些主体,承认营养问题是一个严肃的问题,需要尽快落实行动。当这些承诺被明确地定义,并且承诺的实现进度是可追踪的(有具体的有时限和可衡量的目标),并且伴随着相关方的积极动员和支持,这种承诺就更加有效力。

为了有意义,必须将口头承诺(EXPRESSED COMMITMENT)转化为更深层次的制度承诺(INSTITUTIONAL COMMITMENT)。其中包括通过法律、政策和业务计划,以及建立机构系统,以协调各部门(例如卫生、农业、教育、社会保护和贸易)和各级(国家、区域和地方)的投入来推动行动。获得授权的机构可以调动更多的关注和资源,从而产生更多的承诺并维持这种承诺。

为了产生影响,制度承诺(INSTITUTIONAL COMMITMENT)必须反过来转化为经营承诺(OPERATIONAL COMMITMENT),包括调动资源(财政、人力和技术)来执行方案落实行动。例如,在政府财政预算中添加一个明确的营养项目,支付足以取得成果的财政支出,以及配备一个人员配备充足、积极性高、人员流动性低的执行小组。

五、是什么驱动着营养承诺的发展?

承诺不是简单存在或偶然出现的东西:它必须随着时间的推移不断产生新的承诺和加强已有承诺。过去的经验可以告诉我们,是什么推动着承诺,以及一旦达成了承诺,承诺将如何持续下去。

1. 赋予营养政策团体权利

营养政策团体是指在某一特定国家内对解决营养不良问题有共同兴趣并共同采取行动的个人和组织。这些社区以许多方式推动承诺:它们可以提高认识并倡导大众采取行动,它们产生数据和证据,发现营养问题并解决问题,协调政策制定和执行。它们可能一开始是松散的、非正式的,后来演变成高度协调和正式化的联盟。

社区成员可包括政治领导人、议员、政府官员、研究人员、国际组织和民间社会代表等。可以通过各种方式加快建立和加强这种社区的进程,例如,通过会议、正式的治理机构、工作组、联网活动等形式为信息共享、建立共识和解决冲突创造空间和机会。

当营养政策团体具有凝聚力、具有强有力的领导能力、有共同的叙述方式、对新出现的挑战和机遇作出反应以及拥有能力和资源时,它们往往更有效地履行所作出的承诺。秘鲁就是一个例子,在这方面,强有力的领导和相关方的参与以及围绕一个共同的目标逐步趋同,对于实现儿童营养不良相关政策的整体实施效果是重要的。

2、高层政治拥护者和无党派营养联盟

政治领导人和议员可以成为营养方面的重要倡导者,并可以通过监督政府的政策反应、机构和支出来促进问责制。建立无党派(或跨越多党派)的营养联盟将有助于长期维持承诺。例如,在巴西,一个无党派的营养联盟能够为该国多部门的粮食安全和营养政策提供持续的帮助。在区域一级,拉丁美洲和加勒比议会反饥饿和营养阵线是一项旨在促进各国间无党派化合作的行动倡议。

3. 民间社会动员和参与

公民社会团体包括代表公民利益的非政府组织和基层社会运动。动员起来的民间社会可在加强营养承诺方面发挥许多作用,例如,提高认识和产生行动需求、加强政策制定和执行活动、为弱势和边缘化群体发出声音、监测相关方的承诺并追究其责任。如果政府让民间社会团体作为积极和有意义的参与者参与到治理、政策和方案拟订活动中去,这种情况就更容易实现。例如,巴西民间社会通过一系列法律、体制和非正式机制为粮食和营养政策的实行提供了投入。这也有助于提高透明度和加强问责制。

4. 提高认识

某些形式的营养不良(例如发育不良和贫血)在受影响社区内以及决策者和其他相关方中的受关注程度较低,可能会限制采取行动的需求。如果营养状况的改善对受益者来说短期不是很明显,或者不能够追踪到那些拥护者,那么政策倡议和方案也可能缺乏受关注程度。通过建立数据系统和可视化工具来宣传这些营养不良问题的严重程度、原因和后果,展示政策举措能带来的营养改善,以及多管齐下的交流活动(如媒体宣传、政策简报、议员直接参与),可以提高认识针对不同的受众的认识。

5. 响应性

社会条件的长期变化以及短期事件都可能为建立承诺提供机会。例如,干旱、粮食无保障和饥荒可能会将注意力直接集中在营养或相关问题上;持续的经济增长可能为采取行动提供更多的资源,社会政策改革可能会提出一个营养行动者们广泛参与的广泛的政策论述的机会,新政府的选举可以提供新的宣传机会。营养政策团体如果有足够的远见、领导能力和能力,将可以更好地利用这些机会。

6. 有共鸣的表述

以与不同受众的信仰、优先事项和需求产生共鸣的方式公开描述[“表述(framing)”]营养问题,可以调动更多对行动的支持。例如,强调营养不良对国家卫生系统和劳动力生产率影响可能会引起财政决策者的共鸣;获得足够食物和免于饥饿的人权问题可能会激励民间社会团体的参与;儿童易受营养不良之害的问题可能会引起所有听众的共鸣。在社会政策框架内进行宣传(例如,实现可持续发展目标或经济和社会政策改革)也有助于实现更广泛的社会政策的定位。

7. 有效的制度体系

持续的承诺需要取得的成果作为回应。这反过来又需要有效和可信的制度来协调好政策与方案来拟订活动,并让所有相关方参与进来,加强问责制。好的制度体系包括一个治理机构、一个协调机构、一个体制框架和一个数据共享和通信系统(方框 6)。当集中起来协调规划活动时,营养的制度体系可能会更有效,但具体的执行工作是一项部门的责任。

方框 6　有效营养制度体系所应有的特点

1. 一个治理机构监督了政策举措并吸引高层利益相关者。该机构旨在提高透明度、所有权和问责制,并且可以提供一个空间,让国家和地方各级政府官员、民间社会代表和其他相关方参与进来。理想的情况是,它应该直接涉及一个高层政治拥护者(如总统、总理或市长)。

2. 一个协调机构应负责制定政策、协调行动和评估结果。这样一个机构如果设在政府的中央,并拥有足够的权力、能力、财政资源和领导能力,就会更加有效力。一个协调机构的长期生存可能取决于该机构工作人员在多大程度上倡导持续的关注和资源(ongoing attention and resources)。

3. 一个多部门 / 多层次的体制框架且框架内的各个主体都有明确的角色和责任。除治理机构和协调机构外,可能还包括部门机构(如卫生、农业、教育、福利和贸易部)和负责协调地方各级活动的权力下放机构(例如,区域和地方粮食和营养机构)。

4. 一个数据共享和通信系统能够加强机构的(institutional)可靠性,提高对其工作内容的监督性和工作能力表现。数据共享和通信系统可使一个机构作出反应,从而根据实地情况、挑战和需求的变化,调整中央政策。

---

8. 大力度地提倡合作

当有强烈的合作动机时,有效的多部门和多层次的合作更有可能发生。这些激励措施包括有利的立法、政策和工作计划,共同的目标和各部门各自的目标、一致的绩效衡量标准和一致的政治动机。负责执行中央政策的地方利益相关者参与中央政策的制定可能会增加他们的所有权并加快承诺的履行。通过在政府预算中设立营养项目,扩大预算,采用基于成果和 / 或绩效的筹资机制,可以加强问责制,可以在议员、行政人员和公民之间建立应享待遇,并进一步促进合作。

9. 有效防范利益冲突

私营部门参与制定和执行食物和营养相关政策可以带来更多有利的可能性,但也有可能在私人和公共利益失调的情况下破坏承诺。通过建立有效的保障措施,识别(identifying)和预防利益冲突就势在必行。

10. 用于监测和问责(accountability)的数据系统

稳健的数据收集和报告系统可以为对话提供基础,能够在讨论什么是营养不良以及如何解决营养不良等相关问题上达成一致意见。这种系统还可以为政策的制定和修正提供帮助,以应对不断变化的状况和挑战。此外,需要合适的数据系统,以调定基准和监测进展情况,并加强问责机制。成功落地的政策所带来的效益值等数据可用于进一步促进其他承诺的履行。

六、结论

营养十年提供了一个前所未有的机会,可以加速国家主导的行动,消除饥饿,消除一切形式的营养不良,确保世界各地所有人都能获得更健康和更可持续的饮食。

要取得实际成果,需要在各国工作的许多人和组织作出坚定和持续的承诺。这种承诺来之不易:必须随着时间的推移建立、加强和维持这种承诺。

承诺的表达必须转化为更深入的制度和经营承诺(institutional and operational commitments),以便在实地采取行动,产生影响。

所有利益相关者都可以利用本政策简报中列出的推动承诺履行的因素,来支持相关的行动(actions),并加强那些致力于长期改善营养的承诺。

4.1.47　精神健康的全民健康覆盖

世卫组织精神健康特别倡议(2019—2023年):精神健康的全民健康覆盖

"世界正在接受全民健康覆盖的概念。心理健康必须成为全民健康覆盖的一个组成部分。任何人都不应被剥夺获得精神卫生保健的权利因为她或他贫穷或住在偏远的地方。"

——世界卫生组织总干事谭德塞博士

心理健康状况不良导致不良的健康结果、过早死亡、侵犯人权以及全球和国家经济损失。世卫组织总干事谭德塞博士已确定精神卫生有助于加速实施涵盖2019—2023年的第13个总体工作计划(GPW13)。现在应该采取行动,赋予社区和个人权力,使他们能够达到最高的健康标准,只有当他们的精神健康和福祉得到保障,他们的权利得到尊重时,才能实现这一目标。《世卫组织心理健康特别倡议》的愿景是,所有人都能达到最高标准的心理健康和福祉。

为在5年内实施世卫组织精神卫生特别倡议,世卫组织的目标是筹集6 000万美元。根据明确的目标,该倡议以保障全民健康覆盖为主要目标,包括在12个优先国家向1亿人提供高质量和负担得起的精神卫生保健。《世卫组织关于精神卫生的特别倡议》将推进精神卫生政策的落实、宣传和人权的保障,并扩大对有精神卫生状况(包括滥用药物和神经系统紊乱)的个人的高质量干预措施和服务。为了继续扩大规模和全球学习合作,世卫组织将与会员国、地方和国际伙伴以及有实践经验的人组成的组织合作,在12个重点国家开展这项工作。

世卫组织精神卫生特别倡议是为了什么?

健康是一种生理上、心理上和社会适应状况的完全健康状态,而不仅仅是没有疾病或虚弱。然而,精神卫生仍然是全球改善健康努力中被忽视的一部分。有精神健康问题的人经常遭受人权侵犯、歧视和污名化。80%以上有精神健康问题的人,包括患有神经系统疾病和药物滥用的人,没有任何形式的高质量、负担得起的精神卫生保健。

"心理健康不良"包括精神上,生理上的不良状况,以及药物滥用,自杀,相关的社会心理学认知不良和智力残疾。

精神健康状况不良占全球残疾人口的五分之一,每年造成超过 1 万亿美元的经济损失。众所周知,患有精神疾病的人更容易面临其他身体健康问题(如艾滋病病毒、结核病、非传染性疾病),导致 10～20 年的过早死亡。自杀死亡率也很高(每年将近 80 万人死亡),对中低收入国家的年轻人和老年妇女的造成不同程度的影响。受人道主义危机和其他有过精神创伤经历的人(如性暴力),心理健康的不良状况尤其普遍。

迄今为止,精神卫生保健有许多倡导者,但持续实施和扩大服务的承诺和资金有限。世卫组织要实现其 2019—2023 年促进健康、维护世界安全、服务弱势群体的使命,精神健康已被列为需要加速执行的优先领域。这种执行将受益于世卫组织最近开发的许多资源,包括:以证据为基础的准则、一揽子干预措施、基于权利的框架、执行指导和培训。世卫组织工作人员具有广泛的现场经验,了解什么有助于支持高质量和负担得起的精神卫生保健,以及扩大服务需要什么。

世卫组织精神卫生特别倡议将做些什么?

世卫组织心理健康特别倡议嵌入全球行动计划,并为可持续发展目标作出贡献,它将致力于实现一个所有人都能达到最高标准的心理健康和福祉的愿景;并与世卫组织 2013—2020 年全球心理健康行动计划保持一致。世卫组织心理健康特别倡议的目标也符合最近出版的《柳叶刀》全球心理健康和可持续发展委员会的建议 3。它的中心是扩大精神卫生保健作为全民健康保险的一部分,不让任何人落后。到 2023 年,世卫组织心理健康特别倡议将支持 1 亿人获得高质量和负担得起的社区精神卫生保健服务。在实现方案目标时,世卫组织将为(a)两个 GPW13 目标,严重精神健康状况的覆盖率提高到 50%,自杀死亡率降低 15%;和(b)两个可持续发展目标指标,自杀死亡率(3.4.2)和药物使用障碍治疗覆盖率(3.5.1)做出贡献。

全民医疗保险(UHC)意味着所有人都能获得满足其需求的优质医疗服务,而不会因支付费用而面临财政困难。优质精神卫生保健是安全、有效、及时、高效、公平、人性化的。这需要所有的干预和服务以事实为基础并尊重人权。

我们将实施两项战略行动,每一项都有不同的预期结果,如表所示:

战略行动 1: 推进精神卫生政策、宣传和人权	战略行动 2: 在以社区为基础的一般卫生和专家环境中扩大干预措施和服务
1. 在全球范围内,将精神卫生置于发展和人道主义议程的重要位置 2. 地方倡导者、使用精神卫生服务的人及其组织有权参与制定和执行精神卫生政策、战略、法律和服务 3. 根据国际人权标准制定和实施精神卫生政策、战略和法律 4. 提高媒体和社区群众对整个生命过程中心理健康重要性的认识 5. 精神卫生方面的人力和财政资源得到满足	1. 在卫生和社会服务领域扩大高质量、负担得起的精神卫生保健 2. 将高质量、负担得起的精神保健纳入相关计划方案(例如艾滋病病毒、基于性别的暴力、残疾) 3. 为紧急情况的预防、应急和恢复提供心理健康和心理社会支持 4. 为处于弱势地位的群体(例如妇女、儿童、青年、老年人、工作人员)制定和实施优先政策 5. 对实施过程进行记录、监控和评估,以改进服务

如何实施世卫组织精神卫生的特别倡议?

建议实施的服务类型包括:

初级保健中心的精神卫生保健、社区精神卫生中心、综合医院的精神卫生单位、日托中心、流动诊所和为家庭提供支援的外展服务——他们将提供治疗、康复，护理和康复服务。

世卫组织心理健康特别倡议将在12个优先国家扩大这些关键战略行动。在世卫组织的支持下，每个国家将评估整个生命过程中精神卫生保健需求的现状，并设计具体实施办法。世界上所有或几乎所有国家都需要这类特别倡议。在选择12个国家时，将优先考虑在世卫组织2018年国家优先工作期间将GPW13目标"增加精神健康状况覆盖率"作为优先事项的成员国。这些国家将包括人口大、中、小的国家，目的是使12个国家的1亿人获得高质量、负担得起的精神卫生保健服务。其中至少有四个国家将面临所谓的脆弱、冲突或脆弱（FCV）环境，那里的精神健康问题是人道主义关注的问题之一。

世卫组织对世卫组织精神卫生特别倡议采取因国而异的方法

精神保健的状况因国家而异。许多国家已经制定了在初级保健中为精神健康状况提供服务的政策，但需要加强制度系统以实现更加整合。

许多国家主要在机构环境中提供护理，需要专门的倡导行动来逐步淘汰长期的住院机构并开发基于社区的替代方案。一些国家可能需要支持政策制定或实施精神卫生改革工作。通过采取因国而异的方法，世卫组织可以在现有优势和需求的基础上，帮助的每个国家制定适合本国国情的方法。

各国采用国家方法的主要优势是可持续性。在最近的几十年中，人们一直关注只有短期资金投入的小型精神卫生项目。这限制了其作用范围，并没有覆盖整个人口。此外，它还导致了相关工作者仅仅进行了临时的学习，难以产生稳定的输出。

通过关注整个国家（或国家内的一个大区域），并在长达五年的时间里持续给予支持，世卫组织可以收集系统的经验教训，以扩大在其他国家的应用范围。

执行世卫组织精神卫生特别倡议需要哪些预算？

世卫组织"精神卫生特别倡议"需要在5年内提供6 000万美元以全面实施。这可以通过向个别国家提供部分或全部的5年捐款来获得支持。

每个国家每年的平均成本=100万美元

五年内每个国家的平均成本=500万美元

五年内世卫组织针对12个重点国家的精神卫生特别倡议总额=6 000万美元

世卫组织精神卫生特别倡议的预算将如何使用？

区域办事处和总部的合计成本占年度总成本的30%，剩下的70%用于有针对性的国内工作。区域办事处和总部的费用将大大有助于确保精神健康被列入每个区域乃至全球的最高政治议程。

国家办事处将确保有足够的工作人员支持执行工作；与战略伙伴合作，推进精神卫生方面的政策对话、宣传和人权，以便付诸实施；为政府和合作伙伴提供计划和实施活动的技术支持；管理实施方面财务工作，并记录、监控和评估活动。

区域办事处将评估各国战略行动下的优先需要；提供技术支持和监督国家工作，促进每个区域内的国家间学习；积极开展区域宣传，特别是与媒体合作，促进有效的精神卫生信息传递。

世卫组织总部将监督并负责世卫组织精神卫生特别倡议；根据区域和国家需要提供技术投入；监督各区域的数据收集以及监测和评价需求；并领导新的规范指南、技术包和信息产品的开发。

如何衡量世卫组织"精神卫生特别倡议"的成功?

到 2023 年,世卫组织精神卫生特别倡议的目标是,通过确保在其 5 年计划中再增加 1 亿人获得精神卫生保健,扩大对精神卫生状况的治疗覆盖面。在这一目标范围内,为实现更广泛的 GPW13 目标作出贡献,将治疗严重精神健康状况的服务覆盖率提高到 50%,并将自杀死亡率降低 15%。服务覆盖率和自杀死亡率的高级别指标与世卫组织《2013—2020 年精神卫生行动计划》的指标一致,世卫组织通过《精神卫生地图集》每两年报告一次该行动计划。

每个国家在评估和确定优先行动之后,将建立特定的国家的监测和评价机制。这将使能够定期评估每个国家的办事处,以实现在此倡议下的五年计划。

世卫组织"精神卫生特别倡议"取得成效的先决条件。

需要优先努力将精神卫生保健纳入各级基层卫生保健,包括社区、初级、非专科以及专科医院。这种护理一体化对实现全民健康覆盖和确保尽可能多的个人、家庭和社区获得最佳服务至关重要。

负担得起的精神健康治疗和护理服务所产生的费用

关注整个生命历程,不遗忘任何人。这包括不同文化、环境、健康状况和生活各个阶段的成年人和孩子。

尊重国际人权,特别是《联合国残疾人权利公约》以及具有精神健康状况的人的法律行为能力和自由、不歧视、参与和包容的原则。

尊重人道、中立、公正和独立的人道主义原则,以及其他的全球框架和标准,例如在紧急情况下实施的精神卫生和心理社会援助。

适应当的环境及其可用资源、文化、语言、社会结构、性别和能力,并对健康的社会、环境和经济决定因素作出反应。

致力于采取多部门办法,这可能意味着需要与特定的个人、家庭和社区合作,在关键阶段根据国家具体需要制定一套优先干预措施。

承诺与成员国卫生部和其他相关政府实体以及当地其他利益攸关方进行合作。

致力于与各国政府、联合国组织和非政府组织、研究机构、全球伙伴关系和捐助者合作。

4.1.48　营养不良的双重负担

营养不良的双重负担

消除一切形式的营养不良是全球的目标,营养不良的双重负担为干预和行动提供了一个重要的点

1. 结束所有形式的营养不良

2016 年 4 月 1 日,联合国大会通过了一项决议,宣布联合国行动十年营养。从 2016 年到 2025 年这十年的行动旨在引发加剧行动结束全球饥饿和消除一切形式的营养不良,并确保普遍获得更健康和更可持续的饮食—— 对丁所有人来说,不管他们是谁、他们住的地方。本政策简报解释了目前世界许多国家面临的营养不良的双重负担,其特点是营养不足与超重、肥胖或与饮食有关的非传染性疾病并存。本政策简报的目的是在行动十年内提高对解决营养不良双重负担的关注和采取具有成本效益的干预措施和政策,实现可持续发展目标,结束一切形式的营养不良(SDG2),并确保所有年龄段的健康的生活和福祉(SDG3)。

消除各种形式的营养不良是全球健康面临的最大挑战之一。在过去几十年里,经济和收入增长、城市化和全球化、人类饮食的质量和数量以及与营养有关的流行病学都发生了重大变化。营养和相关的流行病学以及人口转变一度被认为是近似线性的渐进过程。相反,各国正在经历一种快速发展和更加复杂的营养模式。

今天,全球近三分之一的人患有至少一种形式的营养不良:消瘦、发育迟缓、维生素和矿物质缺乏、超重或肥胖以及与饮食有关的非传染性疾病。2014 年,全世界大约有 462 百万成年人体重不足,而 19 亿人超重或肥胖。在 2016 年,估计有 4 100 万 5 岁以下儿童超重或肥胖,而 1.55 亿人长期营养不良。与营养相关的因素导致了大约 45% 的 5 岁以下的儿童死亡(主要是由于营养不良),而在中低收入国家,儿童的超重和肥胖症正在上升。营养不良这一全球负担对个人及其家庭、社区和国家的发展、经济、社会和医疗造成严重和持久的影响。

2. 营养不良的双重负担是什么?

营养不良的双重负担的特点是,在个人、家庭和人口中以及在整个生命过程中,营养不足与超重、肥胖或与饮食有关的非传染性疾病并存。图1说明了营养不良的双重负担的特点。

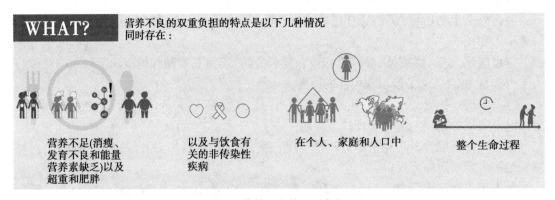

图1 营养不良的双重负担

3. 哪里发现了营养不良的双重负担?

营养不良的双重负担是一个全球性挑战。图2说明了全世界的负担。

4. 哪些人受到了影响?

营养不良的双重负担可在三个层次和两个时间维度上表现出来(见图3)。

首先,它发生在个体水平上,通过同时发展两种更多类型的营养不良:例如肥胖与营养贫血或任何维生素或矿物质缺乏或不足。它也可能发生在整个生命过程中,并在时间上被分开,这是由于经济或其他环境的转变所造成的营养环境的差异,例如,在儿童时期由于慢性营养不足而发育不良的成年人中体重超标。

第二,这种双重负担可能发生在家庭一级。例如,母亲患有营养性贫血,其子女或祖父母超重或患有糖尿病(2 型)。双重负担家庭正在经历快速营养转型的中等收入国家更为常见。

最后,这一负担也体现在人口层面——在同一社区、区域或国家,营养不足和超重、肥胖或非传染性疾病都很普遍。营养不良和超重、肥胖或非传染性疾病目前在许多国家并存,妇女在人口层面受到的影响不成比例。虽然许多国家的营养不良率正在下降,但超重、肥胖和相关非传染性疾病的急剧增加给个人、家庭、经济和卫生保健系统造成了沉重的负担。

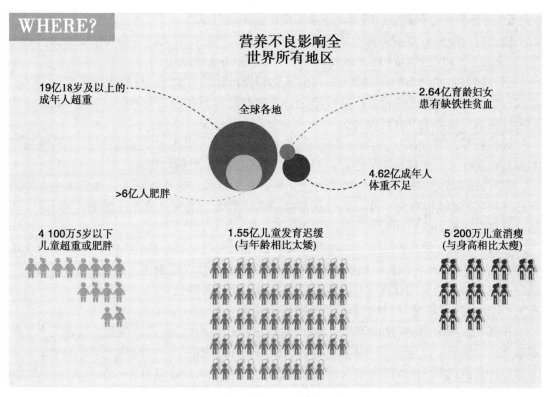

图 2　绘制营养不良的双重负担

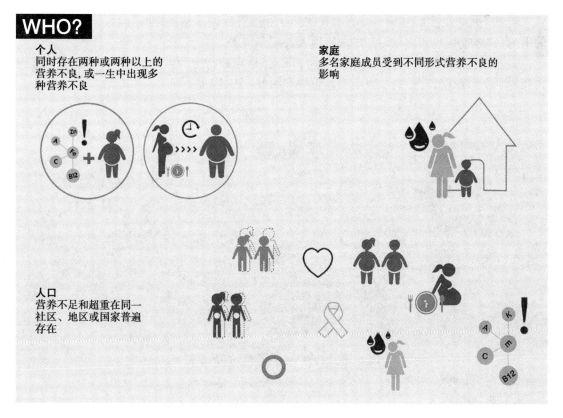

图 3　营养的双重负担可能发生在三个层面

5. 营养不良的双重负担的驱动因素和决定因素是什么?

造成营养不良的双重负担的原因与一系列流行病学变化有关。这些变化被称为营养转型(transition)、流行病学转变(transition)和人口转型(transition)。

营养转型是指随着时间的推移,在全球化和城市化的背景下,与经济发展相关的饮食模式、消费和能源支出的转变。这一变化与人口中营养不良占主导地位向超重、肥胖和非传染性疾病发病率上升的转变有关。

流行病学的转变描述了与经济繁荣增加相关的总体人口疾病负担的变化,即从感染和与营养不足有关的疾病占主导地位向非传染性疾病比率上升的转变。

最后,人口转型描述了人口结构的变化和寿命的延长。这意味着人口从高出生率和高死亡率(与上述转型有关)、年轻人比例较高的人口转变为老年人比例不断增加的人口(年龄也是许多非传染性疾病的一个风险因素)。

在过去的两个世纪里,这三个过程在大多数高收入国家以一种近乎线性的方式缓慢地发生。营养的转变伴随着流行病学和人口结构的转变并与之联系在一起,造成了两代人之间的人口寿命和身高的缓慢增长。营养改善和摄入高热量饮食与人口健康状况的逐步提高有关,但也导致了超重、肥胖和非传染性疾病的发生。

在低收入国家,特别是中等收入国家,这些进程已经加快,所述的转变发生在几十年而不是几百年期间。这导致了个体和人口的饮食质量和数量的变化。这种更迅速的变化压缩了这三种过渡过程,导致超重和营养不良并存或重叠,或人口内部营养状况的更大异质性。例如,这可能导致儿童时期发育迟缓的人肥胖,这反映了过渡几十年期间食物环境、饮食和行为的变化;或者一个家庭的肥胖和微量营养素缺乏。

虽然一代人的实际体重可以在消耗的热量和通过代谢活动消耗的热量之间达到概念上的平衡,但体重减轻和体重增加的决定因素要复杂得多。

实际上,造成个人体重状况的是生物、环境、社会和行为因素的结合,考虑到全球范围内营养不良的双重负担,这一方面尤其重要和明显(见图4)。

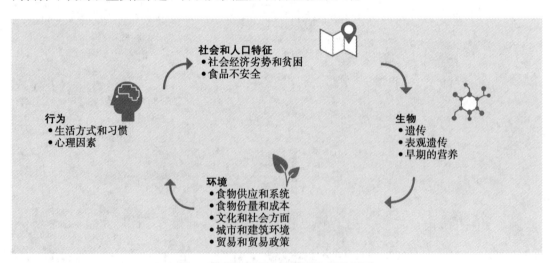

图4　造成营养不良的双重负担的原因

5.1 表观遗传学

不仅仅是基因本身,基因表达的改变也被认为会影响低出生体重、超重、肥胖和非传染性疾病的风险。例如，这些变化可能受到母体营养不足导致的宫内生长受限的影响，这将导致婴儿身体随后调节能量的方式发生变化。即使刺激因素（这里指的是营养不足）不再存在，这些变化也可以在两代人之间传递。

5.2 早期的营养

子宫内和生命早期的营养环境对健康有重大的影响，而且往往是终身的影响。胎儿发育和婴儿期营养的质量和数量对身体免疫功能、认知发育和能量储存和消耗的调节——包括脂肪储存。孕妇在怀孕前和怀孕期间营养不良也可能导致孕妇贫血、早产和婴儿出生体重过低的风险增加；相应地，低出生体重的婴儿在以后的生活中有更高的患代谢性疾病和腹部肥胖的风险。

怀孕期间体重超标或体重增加过多的妇女，其后代患妊娠糖尿病和出生体重超标的风险更大，使其婴儿在以后的生活中患肥胖症的风险更高；此外，早年的体重增加与日后较高的体重指数和肥胖有关。

5.3 生活方式因素

导致更大能量消耗的不健康行为可能并不总是基于有意识的决定，它可能是由前环境的影响或推动下产生的自动习得的行为。一旦这些行为被重复和强化，它们就会成为一种不良习惯，导致长期的体重增加和减肥困难。

5.4 食物获取，份量大小和成本

食物的质量和数量，加上生产这些食物的系统，对人口的营养状况有深远的影响。在过去的半个世纪里，许多包装食品、餐馆和外卖小吃和餐食的份量都有所增加，它们的相对成本也有所下降。与此同时，新鲜农产品的成本增加了——特别是在低收入和中等收入国家的贫困消费者以及食品进口国中。

而在受不稳定、冲突或自然灾害影响的地区，食物变得负担不起或难以获得，食物摄入量不足，份量大小不能满足营养和能量需求导致营养不足、易感染、消瘦甚至发育不良。

5.5 社会经济劣势、不平等和贫穷

营养不良与贫穷和疾病密切相关。社会经济地位低下会降低个人购买营养丰富的食物的意愿，这容易导致营养不足，同时也容易导致超重和肥胖。证据表明，粮食不安全、贫困和肥胖之间存在相关性，许多中、高收入国家的超重和肥胖患病率存在社会经济梯度的差异。在全球范围内，肥胖正在影响所有国家，虽然超重的流行率最高的是中高收入国家，但大多数中低收入国家的超重流行率在10%至30%之间。

5.6 城市化、城市设计与基建环境

由于目前世界上有一半以上的人口生活在城市环境中，城市系统在个人和人口的营养状况方面发挥着重要作用。

水和卫生基础设施不足的城市环境可能使人口面临更大的水传播疾病风险，并导致营养不足。与卫生、环境卫生、安全水和水管理有关的一些感染是导致全球贫血的重要因素。

随着经济增长，城市化本身可以改善或恶化人口的营养状况。城市设计和建筑环境可能会阻碍人们用于锻炼的活动空间。这还可能导致它们减少对小农经济和本土食品的依赖，而更多地依赖购买的食品——增加食品的"不安全"风险。在城市化中，越来越容易获得的不健康食品、工业化的食品系统和食品广告相结合，还可能导致超重和肥胖的增加，特别是在穷人中。

5.7 食物系统

全球粮食生产和相关粮食系统在质量和数量上的重大变化,导致世界许多国家获得更多和几乎普遍的加工食品和不健康食品。与它们经常取代的传统或当地饮食相比,目前的趋势是饮食均质化,饱和脂肪、盐和糖含量较高,维生素和矿物质含量较低。

6. 为什么要行动?

营养不良的双重负担为对各种形式的营养不良进行综合干预提供了一个重点。图5说明了为什么现在就采取行动很重要。

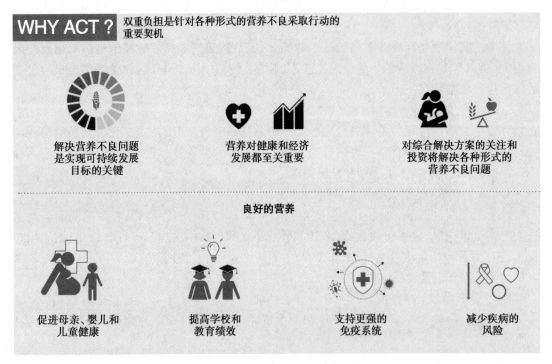

WHY ACT ? 双重负担是针对各种形式的营养不良采取行动的重要契机

解决营养不良问题是实现可持续发展目标的关键

营养对健康和经济发展都至关重要

对综合解决方案的关注和投资将解决各种形式的营养不良问题

良好的营养

促进母亲、婴儿和儿童健康

提高学校和教育绩效

支持更强的免疫系统

减少疾病的风险

图5 采取行动的重要性

营养不良的双重负担给个人和人口带来了严重和不利的经济影响。通过对健康的影响,营养不良增加了保健费用,降低了生产力,减缓了经济增长,这反过来又会使贫穷和健康不良的循环持续下去。因个人和人口健康状况所造成的直接和间接、宏观和微观经济代价往往是不可持续的,是经济和社会发展的重大障碍。随着营养不良的负担继续增加,其经济损失也在增加。

虽然营养不良的双重负担可能对所有与营养有关的部门和行动者构成重大的公共卫生挑战,但它也为采取综合行动治理健康问题提供了一个重要机会。

解决营养不良的双重负担为那些负责解决营养不良、早期营养不良、超重和肥胖、传染病、非传染性疾病、妇幼疾病以及与老龄化有关的疾病(出于上述原因),提供了一个统一的协同化作战的机会。

解决营养不良的双重负担也应被视为应对卫生以外的政策挑战的催化剂,包括减少人口中的健康和社会不平等,以及提高教育水平。

最后,为个人和人口实现最佳营养的行动将是实现以下文件中目标的关键:

《可持续发展目标》

《联合国营养行动十年内罗马营养宣言》

《2025 年全球营养目标》

《孕产妇、婴儿和幼儿营养综合实施计划》

《2016—2030 年妇女、儿童和青少年健康全球战略》

《2013—2020 年预防和控制非传染性疾病全球行动计划》

7. 一个整体的反应

随着全球社会将关注点转向可持续发展目标中更广泛的营养方面，包括各种形式的营养不良和非传染性疾病，营养不良的双重负担在既定和成功的政策和倡议以及新出现的营养干预措施之间提供了一个至关重要的联系。在这一逐渐扩大的背景下，营养不良的双重负担中所表现的两个看似相反的表现，为重新关注和干预（renewed focus and intervention）提供了一个关键的契机。

营养不良的双重负担可被视为双重营养难题，或双重回报（译注：回报可理解为收获双重成效）的机会。一些旨在解决双重营养负担的项目和政策，通过"双重责任制"或者说"双赢策略"（Double-duty or "win-win" common），以及以事实为基础的行动，可以既有效又具备成本效益。

双重责任行动（Double-duty actions）包括一些干预措施、方案和政策，这些能够同时降低营养不足（包括消瘦、发育迟缓和微量营养素缺乏或不足）和超重、肥胖或与饮食有关的非传染性疾病（包括 2 型糖尿病，心血管疾病和一些癌症）的风险和负担。例如确保获得最佳孕产妇和产前营养和护理的政策；保护、促进和支持母乳喂养，包括头 6 个月的纯母乳喂养，以及生命头 2 年的适当膳食补充喂养；在幼儿园、学校、公共机构和工作场所促进健康饮食的方案；改善粮食安全和确保所有个人和家庭获得健康食品的措施和政策；以及确保人们从合适的和稳定的食物供应系统中获得健康和有稳定来源食物的倡议。

超重肥胖和营养不良共同导致了营养不良，通过"双重责任行动"（Double Duty actions）可以消除营养不良的所有负担。

特别重要的是旨在优化生命早期营养的干预措施，确保发育中的胎儿、婴儿或儿童在生命中有可能的最佳开端。在最初 1 000 天（怀孕期间和 2 岁以下）提供最佳质量的产前护理和营养，不仅对当时的母婴健康至关重要，而且为今后整个儿童生命周期的健康奠定了基础。

有关双重职责行动的更多信息，请参见世卫组织 2017 年出版物《双重职责行动》。

8. 联合国营养行动十年

联合国营养行动十年为解决营养不良的双重负担提供了一个框架，概述了政策行动的六个关键领域。内容如下：

8.1 健康、可持续饮食的食品供应系统

促进和提供健康、可持续饮食的行动和粮食系统，包括国家政策和投资，以及将营养目标纳入粮食和农业政策；加强当地粮食生产和加工，特别是小农和家庭农户的粮食生产和加工；建立和加强机构、政策、方案和服务，以增强易发生危机地区，包括受气候变化影响地区的粮食供应的复原能力。

8.2 协调卫生系统，实现基本营养行动的全面覆盖

加强保健和全民保健；加强保健系统，有效地整合营养行动；通过保健方案促进所有营养行动和相关保健行动的普及。

8.3 为所有年龄段的人提供安全和支持的营养环境

这一行动领域反映了营养不良后果的环境决定因素的重要性。它促进致力于解决营养不良的社会和环境决定因素，包括在学校、工作场所和城市环境中；以及结合水、环境卫生和个人卫生方面的行动；以及促进、保护和支持最佳的母乳喂养做法。

8.4 社会保护和营养相关的教育

根据国家饮食指南和与食品和饮食有关的连贯政策实施营养教育和信息干预；将营养目标纳入社会保护方案和人道主义援助安全网方案；以及使用现金和粮食转让，包括学校供餐方案和其他形式的弱势人口社会保护。

8.5 改善营养的贸易和投资

确定通过贸易和投资政策实现全球粮食和营养目标的机会；通过适当的贸易协定和政策改善粮食供应的可获得性。

8.6 加强和促进营养治理和问责制

行动的重点是会员国治理的政策、计划和框架。它包括审查、更新和加强国家战略的措施；酌情加强和建立国家跨政府、跨部门、多利益攸关方机制；改善多部门信息系统的供应、质量、数量、覆盖面和管理；并酌情制定、采纳和调整有关健康饮食的国际准则。

9. 结论

营养是健康和发展挑战的一个跨领域的决定因素，具有促进实现关键全球目标和指标的能力。在所有形式的营养不良这一范围内，一些看似相互对立或混淆的表现，如营养不足和肥胖，这是重新审视营养政策和干预措施的一个重要时机。营养不良的双重负担——在个人、家庭和人群中以及在整个生命过程中，营养不足与超重、肥胖或与饮食有关的非传染性疾病并存——构成了一个现实的、日益严重的全球卫生挑战。

在我们开始联合国营养行动十年之际，确定、促进和执行"双重责任行动"是重要的机会和紧迫的优先事项。"双重责任行动"可以在六个行动领域之内，相互配合，一次性解决营养不良以及超重、肥胖和饮食相关的非传染性疾病

解决营养不良的双重负担对于实现联合国营养行动十年的夙愿和可持续发展目标至关重要。

4.1.49　营养的双重任务行动（Double-duty actions）

营养的双重任务行动（Double-duty actions）

解决内部矛盾的营养不良问题不需要是一场零和游戏。

双重任务行动有可能通过综合治理行动、政策和方案，改善各种营养不良状况的最终结果。

关于营养不良双重负担的综合行动。

在可持续发展目标的框架内，联合国营养行动十年旨在倡导进一步加强行动，在世界范围内结束饥饿和根除一切形式的营养不良。这方面的努力包括营养不足的情况，如消瘦、发育迟缓和微量营养素缺乏，以及与饮食失衡和过量有关的情况，如超重、肥胖或与饮食有关的非传染性疾病。两者看似矛盾的营养不良问题并存被称为营养不良的双重负担。这是一项全球性挑战，这一双重负担由共同的驱动者和解决方案联合起来，因此为综合营养行动的开展提供了契机。本政策概要阐述了采取"双重任务行动"的作用效果以及

它的潜力,通过共同干预措施解决营养不良看似对立的两个问题,从而有助于加强这一努力。

营养不良的双重负担是什么?

2014年,全球约有4.62亿成年人体重不足,19亿人超重或肥胖,2.64亿育龄妇女患有与缺铁有关的贫血。2016年,估计有4100万5岁以下儿童超重或肥胖。大约45%的5岁以下的儿童死亡,而大多数低收入和中等收入国家现在见证着儿童期体重过重和肥胖症同步上升。

全球营养不良的负担

- 全球仍有4.62亿成年人体重不足
- 19亿人超重或肥胖
- 全世界有2.64亿育龄妇女患有与缺铁有关的贫血症
- 全世界有1.55亿5岁以下儿童发育不良(低于年龄的身高)
- 全球4100万5岁以下儿童超重

这种共存的看似对立和混杂形式的营养不良被称为营养不良的双重负担,代表一个严重的公共卫生挑战。它的特点是营养不足(包括消瘦、发育不良和缺乏微量营养元素)与超重,肥胖和与饮食相关的非传染性疾病共存。

这种双重营养挑战可以发生在个人、家庭和人群的层面,也可以发生在世界所有区域的所有收入群体。图2说明了这一点。有关营养不良的双重负担的更多信息,请参见世卫组织2017年出版的《营养不良的双重负担——政策简报》。

什么是双重任务行动?

全球的注意力正从千年发展目标的主要关注饥饿,转向可持续发展目标中更广泛的营

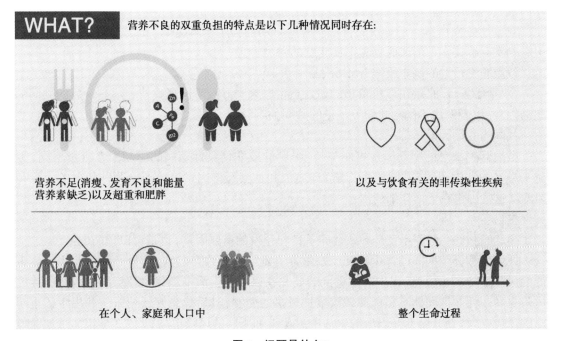

图1 问题是什么?

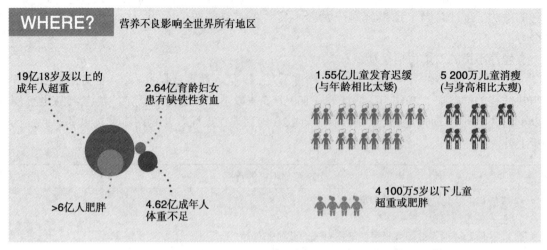

图2　问题在哪里？——营养问题影响了全世界的所有区域

养问题，其中的具体目标是消除各种形式的营养不良和减少非传染性疾病。由于决策者的资源有限（财政、人力和时间），关键是要制定一个通过单一干预措施实现多个目标（goals）和指标（targets）的方案。

　　这就是双重任务行动的潜力。

　　双重任务行动包括一些干预措施、规划和政策，这些能够在最大程度上同时减少以下两个问题所带来的风险和负担：

　　1. 营养不足（包括消瘦、发育不良和微量营养素缺乏或不足）

　　2. 超重、肥胖或与饮食有关的非传染性疾病（包括 2 型糖尿病、心血管疾病和某些癌症）。

　　双重职责行动利用多种形式营养不良的共存这一现状以及导致这些问题的共同始发驱动因素，提供综合解决方案（见图 3）。

　　双重任务操作不一定是新的行动。有些行动已经用于解决单一形式的营养不良问题，但它确实有解决多种形式的营养不良问题的潜力。

双重职责行动的基本原理（rational）

　　"双重任务行动"解决双重负担的切入点可以来自导致不同形式营养不良背后的共同的驱动因素，以及解决不同形式营养不良的共同的纲领。

共同的驱动因素

　　虽然营养缺乏的驱动因素可能与超重、肥胖或非传染性疾病的驱动因素有所不同，但越来越多的证据表明，共同的生物学、环境上和社会经济因素造成了这两种状况的流行和风险。这些因素在下面详细列出：

生物学

　　孕产妇和幼儿营养不良是导致营养不良和超重的重要因素，也是可以预防的。

　　怀孕前和怀孕期间的青少年和产妇营养不良可能导致产妇贫血、早产和婴儿出生体重低的风险增加。相应地，出生时体重低的婴儿在以后的生活中患代谢性疾病和腹部肥胖的风险更高。怀孕期间体重超标或体重增加过多的妇女，其后代患妊娠糖尿病和出生体重超标的风险更大，使其婴儿在以后的生活中患超重和肥胖的风险更高；此外，早年体重加速增加与日后较高的体重指数和肥胖有关。

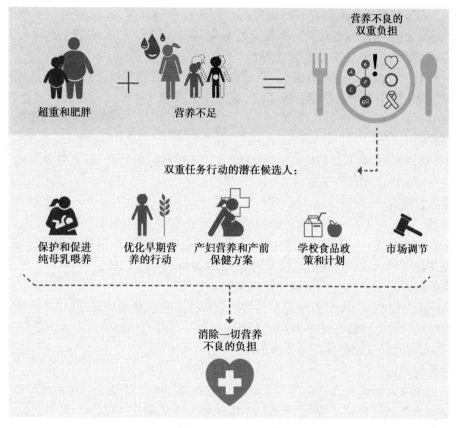

图 3　双重任务行动

环境

人们周围的环境影响他们获得营养食物和养成更健康的营养习惯和行为的能力。这包括他们的食物、健康、生活、工作和社会环境。

食物环境：人口和个人缺乏可获得的、负担得起的、营养丰富的健康食物，可能会影响饮食不足和不平衡的风险。

健康环境：缺乏负担得起的高质量预防性和治疗性卫生保健，特别是通过初级保健，对营养不良以及超重、肥胖或与饮食有关的非传染性疾病患者有影响。

生活和工作环境：获得改善的水和卫生服务对预防营养不足至关重要。在安全和健康的环境下促进健康饮食和身体活动的建筑空间是预防超重、肥胖和与饮食有关的非传染性疾病的一项重要战略。生活和工作环境也影响妇女的母乳喂养能力。

社会环境：社会环境影响社会规范，众所周知，社会规范影响饮食、母乳喂养、健康和卫生方面的做法，并影响对改进营养做法的社会支持。例如，体重问题可能影响人们对健康的看法和寻求健康的行为。

社会经济情况

在全球和各国内部，贫困是营养不足和超重、肥胖以及与饮食有关的非传染性疾病的驱动因素。

贫困是所有形式营养不良的风险因素，营养不良也会增加贫困的风险。

迄今为止的证据表明，粮食不安全、不平等、贫困和肥胖之间存在很强的相关性，许多中、高收入国家的超重和肥胖存在社会经济梯度。在全球范围内,肥胖正在影响所有收入群体的国家。虽然年龄标准化流行率最高的是中高收入国家,但大多数中低收入和中低收入国家的超重流行率在10%至30%之间。

低的社会经济地位,包括贫困和缺乏教育,与较少的食物和健康知识,不健康的食物和城市环境,怀孕期间和生命早期营养不良,以及个人在整个生命过程中无力负担营养丰富的食物有关。

共享纲领

从各种形式的营养不良的共同驱动因素中可以看到的是实施"双重任务行动"的共同纲领。共享纲领的潜在的例子包括:

国家饮食指南

明确的、以证据为基础的、以实施为重点的膳食指南为解决营养不足、微量营养素缺乏、超重和肥胖提供了一个基本框架。以食物为基础的饮食指南可用于指导政策和规划,以促进高饮食质量和减少营养不足以及超重、肥胖和非传染性疾病。

国家层面的超重、肥胖、非传染性疾病和营养政策

世卫组织的分析显示,解决营养不足的政策往往不包括超重和肥胖;关于超重、肥胖和非传染性疾病的政策也没有反映出营养不足的挑战。确保这些政策以产生双重任务成果为目标,将为实现共同成就提供进一步的平台。

卫生系统

在个人和家庭两级营养不良的双重负担的情况下,可以加强卫生系统的结构和资源,以有效地解决营养不足和超重、肥胖和非传染性疾病的问题。特别是,强有力的初级保健和注重确保全民保健可以为营养不足和超重、肥胖以及与饮食有关的非传染性疾病提供预防和治疗行动;为母亲及其婴儿提供适当的产前和产妇护理;以及对复杂非传染性疾病的长期和持续护理。

人道主义援助和紧急情况营养计划

这些方案目前主要集中于粮食数量和粮食安全,这是有重要原因的。利用这些对策和方案作为促进高质量、有营养的饮食的平台,可以使努力获得双倍的回报。这将确保所提供的食品不会增加未来不健康饮食或相关健康问题的风险。

城市粮食政策和系统

世界各地越来越多的城市正在实施政策,以产生多种与营养有关的成果,包括通过城市农业和农场消费者直接营销等方式,加强人们获得健康食品和饮食的机会。这些努力有可能为双重负担的双方带来成果。

社会政策

支持社会政策,例如改善妇女接受教育和带薪产假的机会,提高少女和成年妇女的饮食质量,有广泛的积极营养过剩。由于妇女独特的营养需求以及她们在某些文化中的地位,由于饮食不良,一般妇女特别容易营养不足和微量营养素缺乏。

双重任务的实地落实

双重任务是一个"是什么"的问题——"是哪些行动可以产生联合效益(co-benefits)?"同时也是一个"怎么做"的问题——"怎么做才能解决营养缺乏、超重、肥胖以及非传染性疾病的同时存在?"

落实"双重任务"需要在设计和执行政策和方案时就开始考虑各种形式的营养不良。

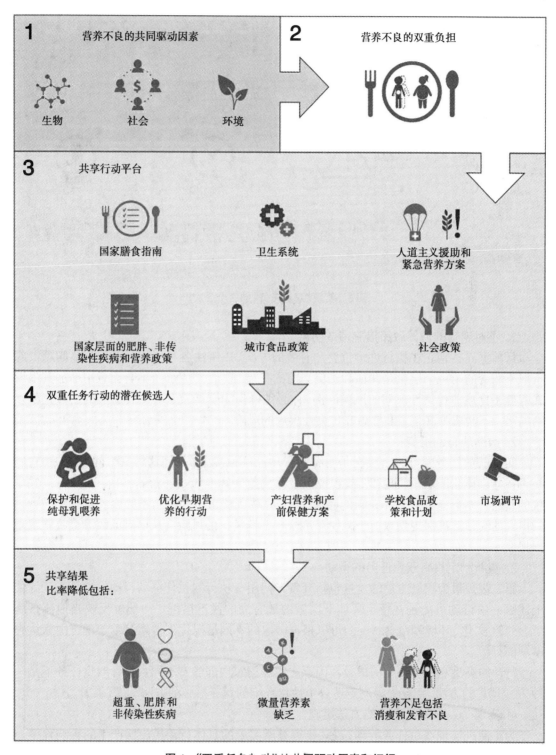

图4 "双重任务行动"的共同驱动因素和纲领

"双重任务行动"指出,解决各种形式的营养不良问题不是一场零和游戏,而是存在着全面解决营养不良双重负担的共同政策和方案的机会,这可以在三个层次上实现(见图5)。

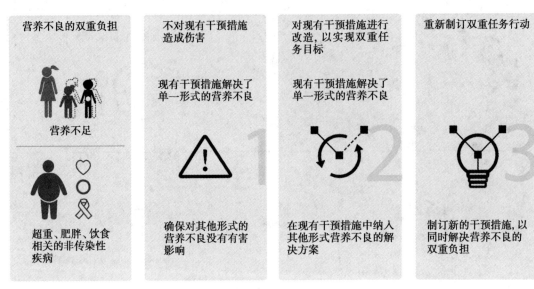

图5　实现"双重任务"的三个层次

1. 不对现有的营养政策措施造成伤害

目前世界各地正在执行许多重要和有效的方案,以解决各种形式的营养不良问题。履行双重职责的第一个层次是评估和确保当前的举措(政策、方案等)不会无意中增加其他形式营养不良或非传染性疾病的风险。例如,必须确保为受严重营养不良影响的幼童提供食物的努力不会成为其超重和罹患非传染性疾病的风险。

2. 改造现有的措施

实现双重任务的第二个层次是看哪些行动已经被实施,并问这样一个问题——"它们是否或它们能否有可能同时地,或者说积极地覆盖到其他形式的营养不良?"例如,一些学校的食品计划可能针对营养缺乏的问题,而另一些则侧重于限制与不健康饮食有关的食物的摄入的问题。确保规划致力于减少双重营养不良负担的风险会从已有的政策上收获双重回报。

3. 重新制定具有双重任务的行动

第三级是最为积极主动的。这包括开发专门用于执行双重任务的行动。这是基于评估上述哪一项行动可能是在特定环境下实施的最有力的候选措施——能够反映当地流行病学、政策、文化、环境和粮食状况。可以根据国家的不同情况优先考虑侧重于现有国家优先事项的行动。

行动的类型和行动取得的成效在国家之间和国家内部各有不同。设计双重任务不是一种"一刀切"的方法,而是一种制定适合个性化环境的营养措施的方法。

4. 实现"双重任务"可能的方法措施:

为了促进实现双重任务行动,进一步审查所实施的具体行动措施所产生的影响程度是至关重要的。以下是可用于实现"双重任务"的潜在行动领域:

1. 前6个月纯母乳喂养的倡议行动——为什么有助于完成"双重任务":

证据表明,为生长和发育提供必要的营养物质(特别是初乳和母乳)有利于婴儿的生物学和营养习惯,从而降低晚年超重和肥胖的风险,防止儿童发育不良和消瘦。

纯母乳喂养有助于调节产妇在产后体重的增加,这反过来为母亲提供了与营养有关的额外健康益处,保护母亲在以后的生活中避免肥胖和一些非传染性疾病。

2. 产妇营养和产前护理方案 —— 为什么有助于完成"双重任务":

叶酸和铁补充剂作为母亲营养保健计划的一部分,已被证明能有效地防止母亲在怀孕期间缺乏微量营养素,并有助于胎儿健康发育。

产前营养咨询提供了充分和准确的知识,哪些食物,以何种数量,需要的最佳摄入量。这有减少妊娠期体重增加的效果,并随后保护母亲免受妊娠期糖尿病的影响,以及对孩子以后的超重和肥胖有积极作用。

3. 促进婴儿适当的早期补充膳食 —— 为什么有助于完成"双重任务":

继续母乳喂养与含有广泛微量营养素的适当补充食品相结合,可预防发育不良。

有迹象表明,补充喂养的类型和时间可能影响未来超重和肥胖的可能。

4. 学校视频政策和计划 —— 为什么有助于完成"双重任务":

以学校为基础的综合营养方案可以解决与营养有关的健康不良的双重负担。他们也代表了一个潜在的切入点,能够让家长和社区参与进来。

学校食品标准已被发现在增加健康食品的供应和减少购买可能影响健康的不健康食品方面是有效的。

5. 市场的调节机制 —— 为什么有助于完成"双重任务":

根据《国际母乳代用品销售守则》,限制母乳代用品的销售,旨在减少代用品的不当使用,并为婴幼儿喂养提供有利环境,从而影响营养不足和肥胖。

食品营销影响儿童的食物偏好和与饮食相关的行为和结果,与肥胖和饮食相关的非传染性疾病有关。

结论

双重职责行动包括能够同时减少营养不足(包括消瘦、发育不良和微量营养素缺乏或不足)以及超重、肥胖或与饮食有关的非传染性疾病的风险或负担的干预措施、规划和政策。

通过思考营养不良问题的共同驱动因素以及该问题看似对立的表现形式的主要特点,可以在三个层次上实现"双重任务":

不损害现有的营养不良行动;

改进现有的营养行动或改善新的或其他形式的营养行动;

通过制定全新的旨在消除营养不良双重负担的综合行动。

通过"双重任务行动"解决营养不良的双重负担,对于实现联合国营养行动十年(2)和可持续发展目标是至关重要的。

4.1.50　世卫组织关于痴呆的最新概况

痴呆

（2020 年 6 月 5 日）

关键事实

痴呆是一种在记忆、思维、行为和执行日常活动能力方面有恶化的综合征。

虽然痴呆主要影响老年人,但它不是衰老的正常部分。

全世界约有 5 000 万人患有痴呆,每年有近 1 000 万新病例。

阿尔茨海默病是痴呆最常见的形式,可能导致 60%～70% 的病例。

痴呆是全世界老年人残疾和依赖的主要原因之一。

痴呆不仅对痴呆患者,而且对照顾者、家庭和整个社会,都具有身体、心理、社会和经济影响。

痴呆是一种综合征,通常是慢性或渐进性、认知功能(即处理思维的能力)恶化,超出了正常衰老的预期。它影响记忆、思维、取向、理解、计算、学习能力、语言和判断。意识不受影响。认知功能的损害通常伴随着情绪控制、社会行为或动机的恶化,偶尔也会在之前出现。

痴呆由各种主要或二次影响大脑的疾病和伤害导致,如阿尔茨海默病或中风。

痴呆是全世界老年人残疾和依赖的主要原因之一。它可以是压倒性的,不仅为有它的人,但也为他们的照顾者和家庭。人们往往对痴呆缺乏认识和了解,导致耻辱感和诊断和护理障碍。痴呆对照顾者、家庭和整个社会的影响可能是身体、心理、社会和经济。

体征和症状

痴呆以不同的方式影响每个人,这取决于疾病的影响和患者在生病前的个性。与痴呆相关的迹象和症状可以分三个阶段理解。

早期阶段:痴呆的早期阶段往往被忽视,因为发病是渐进的。常见症状包括:

- 健忘
- 失去时间的轨道
- 迷失在熟悉的地方

中间阶段:随着痴呆进入中阶段,体征和症状越来越清晰、更有限制。其中包括:

- 忘记最近的事件和人们的名字
- 迷失在家里
- 沟通困难加大
- 需要个人护理方面的帮助
- 经历行为变化,包括徘徊和反复质疑

晚期:痴呆的晚期是几乎完全依赖和不活动。记忆障碍严重,身体体征和症状更加明显。症状包括:

- 变得不知道时间和地点
- 难以识别亲戚朋友
- 对辅助自我护理的需求日益增加
- 行走困难
- 经历行为变化,可能升级,包括侵略

痴呆的常见形式

有许多不同的痴呆形式。阿尔茨海默病是最常见的形式,可能导致 60%～70% 的病例。其他主要形式包括血管性痴呆、路易体痴呆(神经细胞内发育的蛋白质异常聚集物)和导致额颞叶痴呆(大脑前叶退化)的一组疾病。不同形式的痴呆之间的界限是模糊的,混合形式往往共存。

痴呆率

全世界约有 5 000 万人患有痴呆,其中近 60% 生活在低收入和中等收入国家。每年有近 1 000 万新病例。

在给定时间,60岁及以上痴呆一般人口的估计比例在5%～8%之间。

预计2030年痴呆患者总数将达到8 200万,2050年将达到152人。这一增长的主要原因是生活在低收入和中等收入国家的痴呆患者人数不断增加。

治疗和护理

目前没有治疗痴呆或改变其渐进过程的治疗方案。许多新的治疗方法正在调查在临床试验的不同阶段。

然而,可以提供许多支持和改善痴呆患者及其照顾者和家庭的生活。痴呆护理的主要目标是:

早期诊断,以促进早期和最佳管理

优化身体健康、认知、活动和健康

识别和治疗伴随的身体疾病

发现和治疗具有挑战性的行为和心理症状

向照顾者提供信息和长期支持

风险因素与预防

虽然年龄是痴呆最强已知危险因素,但它并不是衰老的必然结果。此外,痴呆并不只影响老年人——年轻的痴呆(定义为65岁以前出现的症状)占病例的9%。研究表明,人们可以通过经常锻炼、不吸烟、避免有害使用酒精、控制体重、健康饮食以及保持健康的血压、胆固醇和血糖水平来降低患痴呆的风险。其他危险因素包括抑郁、教育程度低、社会孤立和认知不活跃。

社会和经济影响

痴呆在直接医疗和社会护理费用以及非正式护理费用方面具有重大的社会和经济影响。2015年,痴呆的全球社会总成本估计为8 180亿美元,相当于全球国内生产总值(GDP)的1.1%。中低收入国家的总成本占国内生产总值的比例从0.2%到高收入国家的1.4%不等。

对家庭和照顾者的影响

对于受影响的人的家庭和他们的照顾者来说,痴呆可能是压倒性的。身体、情感和财务压力可给家庭和照顾者带来巨大压力,需要卫生、社会、金融和法律制度的支持。

人权

痴呆患者经常被剥夺他人享有的基本权利和自由。在许多国家,物理和化学限制在老年人护理院和急性护理环境中广泛使用,即使制定条例维护人民自由和选择的权利。

需要以国际公认的人权标准为基础,建立适当和有利的立法环境,以确保为痴呆患者及其照料者提供最高质量的护理。

世卫组织的反应

世卫组织承认痴呆是公共卫生优先事项。2017年5月,世界卫生大会批准了《2017—2025年公共卫生应对痴呆全球行动计划》。该计划为决策者、国际、区域和国家伙伴以及世卫组织提供了一个全面的行动蓝图,如:将痴呆作为公共卫生优先事项;提高对痴呆的认识,建立有利于痴呆的举措;降低痴呆的风险;诊断、治疗和护理;建立痴呆信息系统;支持痴呆护理者;以及,研究和创新。

为决策者和研究人员建立了一个国际监测平台,即全球痴呆观察站,以便利监测和分享有关痴呆政策、服务提供、流行病学和研究的信息。世卫组织还正在开发一个知识交流平台,以促进痴呆领域良好做法的交流。

世卫组织制定了《痴呆计划:世卫组织指南》,为会员国制定和实施痴呆计划提供指导。该指南与世卫组织的 GDO 密切相关,并包括相关工具,如指导痴呆计划编制、开发和实施的清单。它还可用于利益干系人映射和优先级设置。

世卫组织的《认知衰退和痴呆风险降低指南》提供了基于证据的建议,用于减少痴呆的可改变危险因素,如缺乏身体活动和不健康饮食,以及控制与痴呆(包括高血压和糖尿病)有关的医疗状况。

痴呆也是世卫组织精神卫生差距行动方案(mhGAP)的优先条件之一,该方案是普通医生,特别是低收入和中等收入国家普通医生的资源,帮助他们为精神、神经和物质使用障碍提供一线护理。

世卫组织为痴呆患者制定了一个知识和技能培训方案。iSupport 是硬拷贝手册,并且已经在几个国家 / 地区实施。iSupport 的在线版本将很快提供。

4.1.51　世卫组织关于营养不良的最新概况

营养不良

重要事实

● 各种形式的营养不良包括营养不足(消瘦、发育迟缓、体重不足)、维生素或矿物质缺乏、超重、肥胖以及由此导致的饮食相关非传染性疾病。

● 2022 年,有 25 亿成年人超重,其中 8.9 亿人患有肥胖症,而同时有 3.9 亿人体重不足。

● 2022 年,全球估计有 1.49 亿名五岁以下儿童发育迟缓(相对于年龄而言太矮),并估计有 4 500 万名儿童消瘦(相对于身高而言太瘦),以及 3 700 万名儿童超重或肥胖。

● 五岁以下儿童死亡中有近一半与营养不足有关。这些主要发生在低收入和中等收入国家。全球营养不良负担可在发展、经济、社会和医疗方面对个人及其家庭、社区以及国家造成严重且持久的影响。

概述

营养不良指一个人的能量和 / 或营养素摄入不足,过量或不平衡。营养不良涉及三大类状况:

● 营养不足,包括消瘦(身高别体重低)、发育迟缓(年龄别身高低)和体重不足(年龄别体重低);

● 与微量营养素有关的营养不良,包括微量营养素缺乏(即缺乏重要的维生素和矿物质)或微量营养素过量;

● 超重、肥胖和饮食相关非传染性疾病(例如心脏病、中风、糖尿病和某些癌症)。

各种形式营养不良

营养不足

营养不足有 4 种主要的子形式,包括:消瘦、发育迟缓、体重不足以及维生素和矿物质缺乏。营养不足尤其使儿童更容易患病和死亡。

身高别体重低被称为消瘦,通常显示为近期体重严重减轻,而导致体重减轻的原因是没有足够的食物可吃和 / 或患有腹泻等传染病。中度或重度消瘦的年幼儿童面临更高死亡风险,但可以进行治疗。

年龄别身高低被称为发育迟缓。这是长期或反复营养不足的结果,通常与社会经济条件差、孕产妇健康和营养欠佳、频繁生病和 / 或婴幼儿早期喂养和护理不当有关。发育迟缓会阻碍儿童发挥其身体和认知潜力。

儿童的年龄别体重低被称为体重不足。体重不足的儿童可能会发育迟缓、消瘦或两者兼有。

微量营养素相关营养不良

维生素和矿物质（通常称为微量营养素）摄入不足可以归为一类。微量营养素使身体能够产生酶、激素和其他物质，这些对正常生长和发育至关重要。

从全球公共卫生角度，碘、维生素 A 和铁最为重要，缺乏这些营养素对全世界人口的健康和发展，特别是对低收入国家的儿童和孕妇构成重大威胁。

超重和肥胖

超重和肥胖指一个人的身高别体重过重。异常或过多的脂肪积累会损害健康。

体重指数（BMI）指身高别体重指数，通常用于对超重和肥胖进行分类。其界定方式是以一个人的体重千克数除以其身高米数的平方（即千克 / 平方米）。在成年人中，超重定义为 BMI 等于或高于 $25kg/m^2$，而肥胖为 BMI 等于或高于 $30kg/m^2$。在儿童和青少年中，超重和肥胖的 BMI 阈值因年龄而异。

超重和肥胖是由摄入的能量（过多）与消耗的能量（过少）之间不平衡造成的。目前全球都在消费能量密度更高（即高糖和高脂肪）的食物和饮料，而身体活动却在减少。

饮食相关非传染性疾病

饮食相关非传染性疾病包括心血管疾病（如通常与高血压有关的心脏病发作和中风）、某些癌症和糖尿病。不健康饮食和营养欠佳在全球是这些疾病的首要风险因素。

问题的范围

2022 年，全球约有 3.9 亿 18 岁及以上成年人体重不足，同时有 25 亿人超重，其中包括 8.9 亿肥胖者。在 5 ~ 19 岁儿童和青少年中，有 3.9 亿人超重，其中 1.6 亿人患有肥胖症。另有 1.9 亿人身体瘦弱（即年龄别 BMI 比参考中位数低两个标准差以上）。

2022 年，估计有 1.49 亿名五岁以下儿童发育迟缓，同时有 3 700 万名儿童超重或肥胖。

五岁以下儿童死亡中有近一半与营养不足有关。这些主要发生在低收入和中等收入国家。

谁面临风险？

世界各国都受到一种或多种形式营养不良的影响。消除一切形式营养不良是全球最大的健康挑战之一。

妇女、婴儿、儿童和青少年尤其面临营养不良风险。在生命早期（包括从受孕到孩子两周岁生日的 1 000 天）优化营养可确保最佳生命开端，并带来长久惠益。

贫困会使人更容易患上营养不良并可加剧由此产生的风险。穷人更有可能受到不同形式营养不良的影响。此外，营养不良会增加卫生保健费用，降低生产力，减缓经济增长，从而使贫困和健康不良永久循环。

联合国营养问题行动十年

2016 年 4 月 1 日，联合国大会宣布 2016—2025 年为联合国营养问题行动十年。这十年为解决一切形式营养不良问题提供了前所未有的契机，并为落实第二届国际营养大会所做的承诺设定了具体时间表，即到 2025 年实现一组全球营养目标和饮食相关非传染性疾病目标，以及到 2030 年实现《可持续发展议程》中的相关具体目标，特别是可持续发展目标 2（消除饥饿，实现粮食安全，改善营养状况和促进可持续农业）和可持续发展目标 3（确保健康的生活方式,促进各年龄段人群的福祉)。

在世界卫生组织和联合国粮食及农业组织(粮农组织)的领导下,联合国营养问题行动十年呼吁在6个关键领域采取政策行动:

- 为健康饮食创建可持续、有韧性的粮食系统;
- 为所有人提供社会保护和营养相关教育;
- 使卫生系统与营养需求保持一致,并实现基本营养干预措施的普遍覆盖;
- 确保贸易和投资政策能改善营养状况;
- 为各年龄段人群建立安全和支持性营养环境;
- 在世界各地加强和促进营养治理和问责制。

世界卫生组织的反应

世界卫生组织的目标是实现一个无任何形式营养不良的世界,让所有人都能享有健康和福祉。根据2016—2025年营养战略,世界卫生组织与会员国和伙伴们一道,共同努力通过可持续和有韧性的粮食系统普及有效的营养干预措施和健康饮食。世界卫生组织利用其召集力,帮助制定、协调和倡导能推动全球营养发展的优先事项和政策;在健全的科学和伦理框架基础上制定循证指导;支持采纳指导意见和实施有效的营养行动;以及监测和评价政策和规划的实施情况及营养成果。

这项工作以2012年会员国在一项世界卫生大会决议中通过的《孕产妇和婴幼儿营养全面实施计划》为框架。消除营养不良的行动对于实现《2013—2020年预防和控制非传染性疾病全球行动计划》《妇女、儿童和青少年健康全球战略(2016—2030)》和《2030年可持续发展议程》中与饮食相关的目标也至关重要。

4.1.52 世卫组织关于婴幼儿喂养的最新概况

婴幼儿喂养

(2020年6月5日)

关键事实

根据《儿童权利公约》,每个婴儿和儿童都有权获得良好的营养。

营养不良与45%的儿童死亡有关。

2019年,全球估计有1.44亿5岁以下儿童发育迟缓,4500万儿童严重消瘦,3890万儿童超重或肥胖。

大约44%的0~6个月大的婴儿是纯母乳喂养的。

很少有儿童获得营养充足和安全的补充食品;在许多国家,不到四分之一的6~23个月大婴儿符合适合其年龄的饮食多样性和喂养频率标准。

如果所有0~23个月的儿童都以最佳母乳喂养方式,每年5岁以下儿童可挽救82万多人的生命。母乳喂养可提高智商、入学率,并具有较高的成人收入。

通过母乳喂养改善儿童发展和降低保健费用,为个别家庭和国家一级带来经济收益。

据估计,营养不良与每年270万儿童死亡有关,占儿童死亡总数的45%。婴幼儿喂养是提高儿童生存水平、促进健康成长发育的关键领域。儿童生命的头两年特别重要,因为在此期间的最佳营养可降低发病率和死亡率,降低慢性病的风险,并促进整体更好地发展。

最佳母乳喂养至关重要,每年可挽救 82 万多名 5 岁以下儿童的生命。

世卫组织和联合国儿童基金会建议:

出生后 1 小时内提前开始母乳喂养;

出生后 6 个月的纯母乳喂养;和

在 6 个月时引入营养充足和安全的补充(固体)食物,以及持续母乳喂养,至 2 岁或 2 岁以后。

然而,许多婴儿和儿童没有得到最佳喂养。例如,在 2015—2020 年,全世界 0~6 个月婴儿中,只有约 44% 是专门母乳喂养的。

建议已经完善,也满足感染艾滋病病毒的母亲所生婴儿的需要。抗逆转录病毒药物现在允许这些儿童完全母乳喂养,直到他们 6 个月大,并继续母乳喂养,直到至少 12 个月大,艾滋病病毒传播的风险显著降低。

母乳喂养

6 个月的纯母乳喂养对婴儿和母亲有许多好处。其中最主要是防止胃肠道感染,不仅在发展中国家,而且在工业化国家也观察到这种感染。早产在出生后 1 小时内开始母乳喂养,保护新生儿免受感染,降低新生儿死亡率。在部分母乳喂养或完全不母乳喂养的婴儿中,因腹泻和其他感染而死亡的风险可能增加。

母乳也是 6~23 个月儿童能量和营养的重要来源。它可以提供 6 至 12 个月儿童能源需求的一半或更多,以及 12 至 24 个月之间能源需求的三分之一。母乳也是疾病期间能量和营养的重要来源,可降低营养不良儿童的死亡率。

作为婴儿接受母乳喂养的儿童和青少年不太可能超重或肥胖。此外,他们在智力测试中表现更好,而且入学率更高。母乳喂养与成人生活的高收入有关。改善儿童发展和降低保健费用,为个别家庭以及国家一级带来经济收益。

延长母乳喂养时间也有助于母亲的健康和健康:它降低了卵巢癌和乳腺癌的风险,并有助于空间怀孕——6 个月以下婴儿的纯母乳喂养具有激素作用,往往导致月经缺乏。这是一种自然的(虽然不是故障安全)的节育方法,称为哺乳期闭塞法。

母亲和家庭需要得到支持,才能使他们的孩子得到最佳的母乳喂养。有助于保护、促进和支持母乳喂养的行动包括:

通过诸如国际劳工组织"第 183 号产妇保护公约"和"第 191 号建议"等政策,这些政策补充了"第 183 号公约",建议延长休假期限和增加福利;

通过《母乳代用品国际销售守则》和随后的世界卫生大会有关决议;

实施"成功母乳喂养十个步骤",包括:

母亲与婴儿在出生后立即进行皮肤接触,并在出生后第一小时内开始母乳喂养;

按需母乳喂养(也就是说,只要孩子希望,日夜母乳喂养);

入室(允许母亲和婴儿每天 24 小时在一起);

除非在医疗上有必要,否则不给婴儿额外的食物或饮料,甚至水;

在与照顾者和幼儿的所有接触中,例如产前和产后护理、儿童和患病儿童就诊和免疫接种期间,提供幼儿和幼儿喂养咨询的支助性保健服务;和

社区支持,包括母亲支持团体和基于社区的健康促进和教育活动。

母乳喂养做法对支持性干预措施反应迅速,可提高纯母乳喂养和持续母乳喂养的

普及率。

补充喂养

大约6个月大时,婴儿对能量和营养的需求开始超过母乳提供的食物,补充食物是满足这些需求所必需的。这个年龄的婴儿也准备吃其他食物。如果在6个月左右没有引入补充性食物,或者如果给予它们不当,婴儿的生长可能会动摇。适当补充喂养的指导原则是:

继续频繁、按需母乳喂养,直至2岁或2岁以后;

练习反应性喂养(例如,直接喂养婴儿和帮助年龄较大的儿童)。吃得慢,耐心,鼓励他们吃,但不要强迫他们,与孩子交谈,并保持眼神交流;

实行良好的卫生和适当的食物处理;

从6个月开始,用少量的食物,随着孩子年龄的增长逐渐增加;

逐步增加食物的一致性和品种;

增加儿童进食时间:6至8个月大婴儿每天2至3餐,9~23个月大婴儿每天3至4餐,并可根据要求增加1至2份零食;

根据需要使用强化补充食品或维生素矿物质补充剂;和

在疾病期间,增加液体摄入量,包括更多的母乳喂养,并提供柔软,最喜欢的食物。

在异常困难的情况下喂养

家庭和儿童在困难的情况下需要特别注意和实际支持。在可能的情况下,母亲和婴儿应保持在一起,并得到所需的支持,以行使最适当的喂养选择。在几乎所有困难情况下,母乳喂养仍然是婴儿喂养的首选方式,例如:

低出生体重或早产儿;

在腹泻、肺炎和营养不良导致的死亡率仍然普遍存在的环境中感染艾滋病病毒的母亲;

青少年母亲;

营养不良的婴儿和幼儿;和

遭受复杂紧急情况后果的家庭。

艾滋病病毒和婴儿喂养

母乳喂养,特别是早期和纯母乳喂养,是提高婴儿存活率最重要的方法之一。虽然艾滋病病毒在怀孕或分娩期间可能从母亲传给孩子,也可以通过母乳传播,但关于艾滋病病毒和婴儿喂养的证据表明,向感染艾滋病病毒的母亲提供抗逆转录病毒治疗可显著降低通过母乳喂养传播的风险,并改善她的健康。

世卫组织现在建议所有艾滋病病毒感染者,包括孕妇和哺乳期感染艾滋病病毒的母亲,从他们第一次了解其感染状况时开始,终身服用抗逆转录病毒治疗。

生活在腹泻、肺炎和营养不良导致的发病率和死亡率普遍的地方,国家卫生当局支持母乳喂养应完全母乳喂养婴儿6个月,然后引入适当的补充食品,并继续母乳喂养,至少到孩子一岁生日。

世卫组织的反应

世卫组织致力于支持各国执行和监测2012年5月会员国许可的"孕产妇、婴幼儿营养综合执行计划"。该计划包括6个目标,其中之一是到2025年,将头6个月的纯母乳喂养率至少提高50%。有助于实现这一目标的活动包括"全球婴幼儿喂养战略"中概述的活动,该战略旨在保护、促进和支持适当的婴幼儿喂养。

联合国儿童基金会和世卫组织成立了全球母乳喂养集体,以争取对母乳喂养的政治、法律、财政和公众支持。集体汇集了来自政府、慈善机构、国际组织和民间社会的实施者和捐助者。集体的愿景是，所有母亲都拥有母乳喂养所需的技术、经济、情感和公众支持。

世卫组织已成立全球监测和支持网络，以执行《母乳代用品国际销售守则》和随后的世界卫生大会有关决议，也称为 NetCode。NetCode 的目标是通过确保母乳替代品不以不当销售来保护和促进母乳喂养。具体地说，NetCode 正在建设会员国和民间社会的能力，以加强国家《守则》的立法，不断监测《守则》的遵守情况，并采取行动制止一切违反行为。

此外，世卫组织和儿童基金会还开发了培训卫生工作者的课程，为母乳喂养的母亲提供熟练的支助，帮助他们克服困难，监测儿童的成长情况，以便他们及早发现营养不良或超重/肥胖的风险。

世卫组织为各国提供简单、连贯和可行的指导，以促进和支持感染艾滋病病毒的母亲改善婴儿喂养，以防止母婴传播，使婴儿获得良好营养，并保护母亲的健康。

4.1.53　世卫组织关于肥胖和超重的最新概况

肥胖和超重

（2020 年 6 月 5 日）

重要事实
- 1975 年以来，世界肥胖人数已增长近三倍。
- 2016 年，18 岁及以上的成年人中逾 19 亿人超重，其中超过 6.5 亿人肥胖。
- 2016 年，18 岁及以上的成年人中有 39% 超重，且 13% 为肥胖。
- 世界多数人口所居住的国家，死于超重和肥胖的人数大于死于体重不足的人数。
- 2019 年，3 800 万名 5 岁以下儿童超重或肥胖。
- 2016 年，超过 3.4 亿名 5～19 岁儿童和青少年超重或肥胖。
- 肥胖可以预防。

什么是超重和肥胖？
超重和肥胖的定义是可损害健康的异常或过量脂肪累积。

体重指数（BMI）是身高别体重的简便指数，通常用于对成人进行超重和肥胖分类。其定义为按千克计算的体重除以按米计算的身高的平方（kg/m^2）。

成人
世卫组织对成人做出的超重和肥胖定义如下：
- 体重指数等于或大于 $25kg/m^2$ 时为超重；
- 体重指数等于或大于 $30kg/m^2$ 时为肥胖。

体重指数因为对男女和各年龄的成人都一样，因而是最有用的人口水平超重和肥胖衡量标准。但是，由于它未必意味着不同个体的肥胖程度相同，因而应将其视为粗略的指导。

对儿童而言，在对超重和肥胖做出定义时需考虑年龄因素。

5 岁以下儿童
对 5 岁以下儿童：
- 超重为身高别体重大于世卫组织儿童生长标准中位数的 2 个标准差；

- 肥胖为身高别体重大于世卫组织儿童生长标准中位数的3个标准差。

5～19岁儿童

对5～19岁儿童做出的超重和肥胖定义如下：

- 超重为年龄别体重指数大于世卫组织生长标准中位数的1个标准差；
- 肥胖为年龄别体重指数大于世卫组织生长标准中位数的2个标准差。

有关超重和肥胖的事实

世卫组织近期所做的一些全球估计数字如下：

- 2016年，逾19亿18岁（含）以上成人超重，其中超过6.5亿人肥胖。
- 2016年，有39%的18岁及以上成人（男性39%，女性40%）超重。
- 总体而言，在2016年时全世界约有13%的成人（男性11%，女性15%）肥胖。
- 全球肥胖流行率在1975年和2016年之间增长近三倍。

2019年，估计有3 820万名5岁以下儿童超重或肥胖。一度被视为高收入国家问题的超重和肥胖，如今在低收入和中等收入国家，尤其是在城市环境中呈上升发展趋势。自2000年以来，非洲5岁以下儿童的超重人数已增加近24%。2019年，5岁以下超重或肥胖的儿童中，近半数生活在亚洲。

2016年，超过3.4亿名5～19岁儿童和青少年超重或肥胖。

5～19岁儿童和青少年的超重和肥胖流行率从1975年的仅4%大幅上升到2016年的18%以上。男孩和女孩中的上升情况类似：在2016年，有18%的女孩和19%岁的男孩超重。

1975年时只有不足1%的5～19岁儿童和青少年出现肥胖，但在2016年超过1.24亿名儿童和青少年（6%为女孩和8%为男孩）存在肥胖情况。

在全世界，与超重和肥胖相关的死亡人数大于体重不足引起的死亡。全球的肥胖人数多于体重不足人数，每一个地区的情况都是这样，撒哈拉以南非洲和亚洲部分地区除外。

肥胖和超重是由什么原因引起的？

肥胖和超重的根本原因是摄入卡路里与消耗卡路里之间的能量不平衡。就全球范围而言：

- 富含脂肪和糖的高能量食品摄入持续增加；
- 越来越多的工作形式为久坐的性质、交通方式的变化以及城市化加剧均使缺少体力活动问题加重。

饮食及身体活动模式的变化通常是由发展引起的环境及社会变化以及卫生、农业、交通、城市规划、环境、食品加工、供应、市场及教育等部门缺乏支持性政策的结果。

超重和肥胖的常见健康后果是什么？

体重指数升高是罹患非传染性疾病的重大风险因素，如：

- 心血管疾病（主要是心脏病和中风），这是2012年的头号死因；
- 糖尿病；
- 肌肉骨骼疾患（特别是骨关节炎——关节的一种高度致残退行性疾病）；
- 某些癌症（包括子宫内膜、乳腺、卵巢、前列腺、肝脏、胆囊、肾脏和结肠）。

随着体重指数的升高，非传染性疾病的患病风险也随之提高。

儿童期肥胖会使成年期肥胖、早逝和残疾出现的概率更大。但是，除了未来风险升高之外，肥胖儿童还会经历呼吸困难、骨折风险升高、高血压、心血管疾病的早期征兆、胰岛素耐受及心理影响。

面临营养不良和肥胖的双重负担

许多低收入和中等收入国家目前正面临营养不良和肥胖的"双重负担"。

- 这些国家在继续应对传染病和营养不良等问题的同时,也正在经历肥胖和超重等非传染性疾病高危因素的迅速增长,尤其是在城市环境中。
- 在同一国家内、同一社区内甚至同一家庭内营养不良和肥胖共存的情况并不罕见。

低收入和中等收入国家的儿童更容易出现产前、婴儿及幼儿营养不足。同时这些儿童还暴露在高脂、高糖、高盐、能量密度高以及微量营养素不足的食品环境中,这些食品往往更廉价,而营养素质量也更低。在营养不良的问题尚未解决的情况下,如此饮食模式加之更低水平的身体活动导致了儿童肥胖的急剧上升。

如何减轻超重和肥胖负担?

超重和肥胖及其相关慢性病在很大程度上是可预防的。支持性环境和社区是决定人们选择的关键,使选择更健康食品和进行定期身体活动成为最容易的选择(最具可得性、可及性和可负担性的选择),从而预防超重和肥胖。

在个体水平上,人们可以:

- 限制来自于总脂肪和糖的能量摄入;
- 增加水果、蔬菜以及豆类、全谷类及坚果的食用量;
- 定期进行身体活动(儿童每天 60 分钟,成人每周 150 分钟)。

只有当人们具有健康的生活方式时,个体责任才能发挥最大效果。因此,在社会水平上很重要的是通过持续落实以证据为基础和基于人口的政策来遵循上述建议,这些政策可使每个人得到可以获得、能够承担以及容易获得的定期身体活动和健康饮食选择,特别是对最贫穷的个人。这类政策的一个例证就是对加糖饮料征税。

食品工业可以在促进健康饮食方面起到重要作用:

- 减少加工食品中的脂肪、糖和盐含量;
- 确保所有消费者均可以得到可负担得起的健康营养选择;
- 限制营销高糖、高盐和高脂食品,尤其是针对儿童和青少年的营销活动。
- 确保健康食品选择的可得性并支持在工作场所定期进行身体活动。

世卫组织的应对

2004 年世界卫生大会通过了《世卫组织饮食、身体活动与健康全球战略》,2011 年非传染性疾病问题政治宣言确认了这项战略。该战略阐述了为支持健康饮食和经常从事身体活动所需开展的行动,并要求所有利益攸关方在全球、区域和地方各级采取行动,改善人口饮食和身体活动方式。

《2030 年可持续发展议程》指出,非传染性疾病是可持续发展领域的一大挑战。国家元首和政府首脑在《2030 年可持续发展议程》中承诺制定宏伟的国家对策,通过提供预防和治疗服务,决心到 2030 年将非传染性疾病过早死亡人数减少三分之一(可持续发展目标 3.4)。

"2018—2030 年促进身体活动全球行动计划(加强身体活动,造就健康世界)"制定了有效和可行的政策行动,以加强全球身体活动。世卫组织发行了一套 ACTIVE 技术资料,帮助各国规划和实施应对措施。世卫组织于 2019 年发布了关于 5 岁以下儿童身体活动、久坐不动行为和睡眠问题的新指南。

世界卫生大会对终止儿童肥胖委员会 2016 年的报告及其关于在生命过程关键阶段处

理导致肥胖的环境以解决儿童肥胖问题的 6 项建议表示欢迎。2017 年世界卫生大会还对世卫组织制定的关于指导各国采取行动落实该委员会各项建议的实施计划表示欢迎。

4.1.54　世卫组织关于糖尿病的最新概况

糖尿病

（2020 年 6 月 5 日）

重要事实

- 糖尿病患者人数从 1980 年的 1.08 亿上升至 2014 年的 4.22 亿。
- 全球 18 岁以上成人的糖尿病患病率从 1980 年的 4.7% 增加到 2014 年的 8.5%。
- 2000 年至 2016 年期间，糖尿病导致的过早死亡增加了 5%。
- 低收入和中等收入国家的糖尿病患病率比高收入国家上升得更快。
- 糖尿病是失明、肾衰竭、心脏病发作、中风和下肢截肢的主要病因。
- 2016 年，估计糖尿病直接造成 160 万例死亡。而 2012 年，有 220 万例死亡可归咎于高血糖。
- 高血糖导致的所有死亡中约半数发生在 70 岁之前。世卫组织估计，2016 年糖尿病是第七大死因。
- 健康饮食、经常锻炼身体、保持正常体重和避免使用烟草，可预防 2 型糖尿病或推迟其发病。
- 糖尿病可得到治疗，其并发症可通过膳食、身体活动、服药和定期筛查和治疗得到避免或延迟出现。

概况

糖尿病是一种慢性病，当胰腺产生不了足够的胰岛素或者人体无法有效地利用所产生的胰岛素时，就会出现糖尿病。胰岛素是一种调节血糖的荷尔蒙。高血糖症或血糖升高，是糖尿病不加控制的一种通常结果，随着时间的推移会对人体的许多系统带来严重损害，特别是神经和血管。

2014 年，18 岁以上成人 8.5% 患有糖尿病。2016 年，糖尿病直接造成 160 万人死亡。而 2012 年，高血糖导致 220 万人死亡。

2000 年至 2016 年期间，糖尿病导致的过早死亡增加了 5%。在高收入国家，糖尿病导致的过早死亡率从 2000 年到 2010 年有所下降，但随后在 2010—2016 年则有所上升。在低收入和中等收入国家，糖尿病导致的过早死亡率在这两个时期都有所上升。

相比之下，2000 年至 2016 年期间，全球 30 岁至 70 岁人群死于四种主要非传染性疾病（心血管疾病、癌症、慢性呼吸道疾病或糖尿病）中任何一种的概率下降了 18%。

2 型糖尿病

2 型糖尿病（以前称为非胰岛素依赖型或成人发病型糖尿病）系由于人体无法有效利用胰岛素所致。糖尿病患者中有绝大多数属于 2 型糖尿病，这种类型糖尿病主要是体重超重和缺乏身体活动的结果。

症状可能与 1 型糖尿病相似，但往往不很明显。因此，可能在发病数年且并发症已经出现后方得到诊断。

直到最近，这类糖尿病还只见于成人，但现在儿童发病情况也日益频繁。

1 型糖尿病

1 型糖尿病(以前称为胰岛素依赖型,青少年或儿童期发病型糖尿病)的特征是胰岛素分泌不足,需要每日给予胰岛素。目前对一型糖尿病的病因和预防方法都不清楚。

症状包括尿液排泄过多(多尿)、口渴(烦渴)、常有饥饿感、体重减轻、视力减退和疲劳。这些症状可能会突然出现。

妊娠期糖尿病

妊娠期糖尿病是血糖值高于正常值但低于糖尿病诊断值的高血糖症,发生在妊娠期间。

患有妊娠期糖尿病的妇女在妊娠和分娩期间出现并发症的风险更高。这些女性及其孩子日后患 2 型糖尿病的风险也更高。

妊娠期糖尿病一般通过产前检查而不是报告症状后得到诊断。

糖耐量受损和空腹血糖受损

糖耐量受损(IGT)和空腹血糖受损(IFG)是指介于正常与糖尿病之间过渡阶段的一种中间状态。糖耐量受损患者或空腹血糖受损患者面临发展为 2 型糖尿病的高风险,不过这并非不可避免。

健康影响

随时间推移,糖尿病可能损害心脏、血管、眼睛、肾脏和神经。

- 成人糖尿病患者面临两到三倍的心脏病发作和中风危险。
- 足部神经病变(神经受损)与血流量减少结合在一起,增加了患足部溃疡、感染以及最终需要截肢的可能。
- 糖尿病视网膜病变是失明的一个重要原因,是视网膜小血管长期累积受损的结果。全球 2.6% 的盲症可归咎于糖尿病。
- 糖尿病是肾衰竭的主要导因之一。

预防

事实表明,简单的生活方式变化能有效预防或延缓 2 型糖尿病发作。为帮助预防 2 型糖尿病及其并发症,人们应当:

- 达到和保持健康的体重;
- 坚持身体活动——经常定期进行至少 30 分钟强度适中的活动。需要增加活动来控制体重;
- 保证健康饮食,减少糖和饱和脂肪的摄入量;
- 避免使用烟草——吸烟会增加患糖尿病和心血管病的风险。

诊断和治疗

可以通过相对价廉的血糖测试进行早期诊断。

糖尿病的治疗涉及饮食和身体活动以及降低血糖和其他损害血管的已知危险因素水平。戒烟对避免并发症也具有重要意义。

对低收入和中等收入国家来说既节支又可行的干预措施包括:

控制血糖,尤其是针对 1 型糖尿病患者。1 型糖尿病患者需要注射胰岛素;2 型糖尿病患者可采用口服药物治疗,但也可能需要胰岛素治疗;

- 控制血压;
- 足部护理(患者可进行自我护理,包括保持足部卫生;穿合适的鞋;寻求对溃疡的专业护理;请卫生专业人员定期检查足部)。

- 其他可节省成本的干预措施包括：
- 视网膜病（造成失明）筛查和治疗；
- 血脂控制（调节胆固醇水平）；
- 筛查与糖尿病有关的肾脏疾病的早期征兆并治疗。

世卫组织的应对

世卫组织的目标是鼓励和支持采取有效措施，以监测、预防和控制糖尿病及其并发症，尤其是在低收入和中等收入国家。为此，世卫组织将：

- 提供预防主要非传染性疾病（包括糖尿病）的科学指南；
- 制定糖尿病医护规范和标准；
- 提高对全球糖尿病流行的认识；纪念世界糖尿病日（11月14日）；
- 监测糖尿病及其危险因素。

《世卫组织全球糖尿病报告》概述了糖尿病负担、用来预防和管理糖尿病的干预措施以及向政府、个人、民间社会和私立部门提出的建议。

世卫组织《饮食、身体活动与健康全球战略》补充了世卫组织的糖尿病工作，侧重于通过全民方法来促进健康饮食和定期身体活动，从而减少全球日益增多的超重和肥胖问题。

世卫组织关于2型糖尿病诊断和管理的模块将关于2型糖尿病诊断、分类和管理的指导并入一份文件。该模块将有助于负责制定糖尿病护理服务提供计划的决策者、负责培训、计划和监测服务提供的国家规划管理者，以及参与临床护理和监测糖尿病护理过程及结果的设施管理人员和初级保健人员。

4.1.55　世卫组织关于哮喘的最新概况

哮喘

（2020年6月5日）

重要事实

- 哮喘是主要的非传染性疾病之一。它是空气进出肺部的通道发生的慢性疾病，会导致通道发炎并变窄。
- 据估计，2016年全球有超过3.39亿人患哮喘。这是儿童常见病。
- 大多数与哮喘有关的死亡发生在低收入和中低收入国家。
- 根据世卫组织的估计，2016年全球有417 918人死于哮喘，有2 480万残疾调整生命年可归因于哮喘。
- 罹患哮喘的最大风险因素是吸入可能导致过敏反应或刺激呼吸道的物质和颗粒。
- 用药可以控制哮喘。避免哮喘诱发因素也可缓解哮喘的严重程度。
- 哮喘的适当医治可帮助民众提高生活质量。

哮喘是一种主要的非传染性疾病，以呼吸困难和喘息反复发作为特征，其严重程度和发作频率因人而异。患者一天或一周内可多次出现症状，一些人在运动时或在夜间症状可加重。在哮喘发作期间，支气管管道内壁膨胀，导致气道狭窄，减少了肺部通气量。周期性哮喘症状往往导致失眠、日间疲劳、减少活动量，不能上学和工作。相对于其他慢性病而言，哮喘的死亡率较低。

关于哮喘的事实

- 据估计，超过3.39亿人患哮喘。哮喘是儿童中最常见的非传染性疾病。大多数死亡发生在老年人身上。
- 哮喘不仅仅是高收入国家的公共卫生问题，它发生在所有国家，无论发展水平高低。大多数与哮喘有关的死亡发生在低收入和中低收入国家。
- 哮喘诊断不足，治疗也不足。它给个人和家庭带来沉重负担，对个人活动的限制往往持续终生。

病因

对哮喘的根本病因尚不能完全了解。罹患哮喘的最大风险因素是遗传易感性与环境接触（吸入可能诱发过敏反应或刺激气道的物质和颗粒）二者的结合，这类物质和颗粒包括：

- 室内过敏源（例如床上用品、地毯和毛绒家具、污染和宠物皮屑中的家庭尘螨）；
- 室外过敏源（例如花粉和霉菌）；
- 烟草烟雾；
- 工作场所的化学刺激物；
- 空气污染。

其他诱因可包括冷空气、愤怒或恐惧等极端情绪，以及体育锻炼。甚至某些药物也可诱发哮喘：阿司匹林以及其他非甾体类消炎药和阻滞剂（用于治疗高血压、心脏病和偏头痛）。

伴随城市化，哮喘有所增加。但二者关系的确切性质还不清楚。

减轻哮喘负担

尽管哮喘无法治愈，适当的管理可以使疾病得到控制，使人享有良好的生活质量。使用短期药物可以减轻症状。需要用吸入性糖皮质激素等药物来控制严重哮喘的发展，并减少哮喘发作和死亡。

具有持续症状的患者必须每天使用长期药物，控制潜在的感染并防止症状的出现和恶化。缺乏对药物和卫生服务的获取是在许多环境下对哮喘控制较差的重要原因之一。

药物不是控制哮喘的唯一途径。避免哮喘诱因刺激气道和导致发炎也是很重要的。在医生帮助下，每个哮喘患者都应当了解他应当避免哪些诱因。

虽然哮喘的致死率不像慢性阻塞性肺疾病或其他慢性病那样高，但用药不当或不能坚持治疗都可导致死亡。

世卫组织预防和控制哮喘战略

世卫组织意识到哮喘具有很高的公共卫生重要性。本组织在协调国家防治哮喘的努力中有其作用。其战略的目的是支持会员国努力减少与哮喘有关的残疾和早亡。

世卫组织的规划目标是：

- 开展初级预防，降低接触普通风险因素的程度，尤其是烟草烟雾、儿童时期频繁的下呼吸道感染、空气污染（室内、室外和职业性接触）；
- 改善包括药物在内的具有成本效益的干预措施的获取，升级标准并改善卫生保健系统不同层级保健的可及性。

全球抗击慢性呼吸疾病联盟

全球抗击慢性呼吸疾病联盟为世卫组织努力防控慢性呼吸道疾病作出了贡献。它是一个国家和国际组织以及许多国家机构的自愿联盟。它关注低收入和中等收入国家和弱势群体的需要，促进针对当地需要采取行动。

4.1.56 世卫组织关于心血管疾病的最新概况

心血管疾病

2020 年 11 月 6 日

重要事实

- 心血管疾病是全球的头号死因：每年死于心血管疾病的人数多于任何其他死因。
- 2016 年，估计有 1 790 万人死于心血管疾病，占全球死亡总数的 31%。其中，85% 死于心脏病和中风。
- 四分之三以上的心血管疾病死亡发生在低收入和中等收入国家。
- 非传染性疾病导致的 1 700 万七十岁以下死亡中，有 82% 发生在低收入和中等收入国家，37% 由心血管疾病造成。
- 大多数心血管疾病可以通过面向全民的战略解决诸如烟草使用、不健康饮食和肥胖、缺乏身体活动和有害使用酒精等危险因素而得到预防。
- 心血管疾病患者或者高危人员（因存在一种或多种危险因素，如高血压、糖尿病、高脂血症或原先患有的疾病）需要借助咨询和适当药物开展早期发现并管理。

什么是心血管疾病？

心血管疾病是一组心脏和血管疾患，包括：

- 冠心病——心肌供血血管的疾病
- 脑血管疾病——大脑供血血管的疾病
- 周围末梢动脉血管疾病——手臂和腿部供血血管的疾病
- 风湿性心脏病——由链球菌造成的风湿热对心肌和心脏瓣膜的损害
- 先天性心脏病——出生时存在的心脏结构畸形
- 深静脉血栓和肺栓塞——腿部静脉出现血块，它可脱落并移动至心脏和肺部

心脏病发作和中风通常属于急症，主要是由于堵塞导致血液不能流入心脏或大脑。这种情况发生的最常见原因是在心脏或脑部供血血管内壁上堆积有脂肪层。中风也可能是因脑血管或血栓出血造成。

心脏病发作和中风的病因通常是同时存在多个危险因素，比如烟草使用、不健康饮食和肥胖、缺乏身体活动及有害使用酒精、高血压、糖尿病和高脂血症。

罹患心血管疾病的危险因素是什么？

心脏病和中风的最重要行为危险因素是不健康的饮食、缺乏身体活动、使用烟草和有害使用酒精。行为危险因素造成的影响在个体中可能表现为血压、血糖和血脂的升高，以及超重和肥胖。这些"间接危险因素"可在初级保健机构得到衡量，它表明出现心脏病发作、中风、心衰和其他并发症的危险有所上升。

已经证明，停止使用烟草、减少膳食中的盐含量、食用水果蔬菜、有规律进行身体锻炼以及避免有害使用酒精可降低罹患心血管疾病的危险。此外，可能需要对糖尿病、高血压和高血脂采取药物治疗，以减少心血管病危险并预防心脏病发作和中风。一些卫生政策可营造有利环境，使人们能够负担并可得到健康的选择。这些政策对鼓动人们采用健康行为

并加以保持是必不可少的。

心血管疾病还有一些潜在的决定因素，或"起因的起因"。它们体现出推动社会、经济和文化变革的主要力量——全球化、城市化和人口老龄化。心血管疾病的其他决定因素包括贫穷、压力，以及遗传因素。

心血管疾病的共同症状是什么？

心脏病和中风的症状：

潜在的血管病通常没有症状。心脏病发作或中风可能是潜在疾病的最初警告。心脏病发作的症状包括：

- 胸中部疼痛或不舒服；
- 手臂、左肩、肘部、颌部或背部疼痛或不舒服。

此外，病人可能感到呼吸困难或气短；恶心或呕吐；头晕或昏厥；出冷汗；以及面色苍白。妇女更易发生气短、恶心、呕吐，以及背部或颌部疼痛。

中风的最常见症状为脸部、手臂或腿部突然感到无力，通常是身体一侧。其他症状包括，突然出现：

- 脸部、手臂或腿出现麻木，尤其会发生在身体的一侧；
- 神志迷乱、说话或理解困难；
- 单眼或双眼识物困难；
- 走路困难、眩晕、失去平衡或协调能力；
- 无原因的严重头痛；
- 昏厥或失去知觉；
- 发生这些症状的人应该立即就医。

什么是风湿性心脏病？

风湿性心脏病是风湿热引起的炎症和伤疤使心脏瓣膜和心肌受损造成的。风湿热是因机体对链球菌感染产生的一种异常反应造成的，在儿童中最初表现出的症状通常是嗓子痛或扁桃体炎。

风湿热主要影响发展中国家的儿童，尤其是那些普遍存在贫穷的国家。在全球范围内，由心血管疾病导致的死亡中几乎有2%与风湿性心脏病相关。

风湿性心脏病的症状：

- 风湿性心脏病的症状包括：气短、疲乏、心律不齐、胸痛和昏厥。
- 风湿热的症状包括：发热、关节疼痛和肿胀、恶心、胃痉挛和呕吐。

心血管疾病为何是低收入和中等收入国家的发展问题？

- 心血管疾病造成的至少四分之三死亡病例发生在低收入和中等收入国家。
- 相对于高收入国家而言，低收入和中等收入国家的人们享受不到综合初级卫生保健规划对早期发现和治疗危险因素暴露者带来的益处。
- 在低收入和中等收入国家中，罹患心血管疾病和其他非传染性疾病的人不易获得符合其需要的有效和公平的医疗服务。因此，在低收入和中等收入国家中，许多人年纪轻轻就死于心血管疾病和其他非传染性疾病，而且往往在生命最旺盛时离开人世。
- 低收入和中等收入国家中最贫穷者受到的影响最大。在家庭层面，不断获得的充分证据证明，心血管疾病和其他非传染性疾病会因灾难性卫生支出和高额的自掏腰包费用而使人陷入贫困。

- 在宏观经济层面,心血管疾病使低收入和中等收入国家的经济背上了沉重负担。

如何减轻心血管疾病的负担?

世卫组织已经确定了即便在资源匮乏环境下也具有实施可行性的防控心血管疾病"最合算措施"或者十分符合成本效益的干预措施。这包括两种干预:全人口和个体,建议将二者结合起来使用,以减轻心血管疾病这一最重疾病负担。

可用来减少心血管疾病的全人口干预措施包括:

- 烟草控制综合政策;
- 实行税收以减少摄入脂肪、糖和盐含量高的食物;
- 铺设步行和自行车道,以增加身体活动;
- 减少有害使用酒精的战略;
- 向儿童提供健康的学校膳食。

要在个体层面预防首次心脏病发作和中风,就需要将个体卫生保健干预目标放在心血管疾病总危险处于中位和高位的人员,或者单一危险因素(如糖尿病、高血压和高胆固醇血症)超过治疗建议阈值的人员方面。前者(总体危险综合方法)比后者更加符合成本效益,且具有大幅降低心血管事件的潜力。该方法在资源匮乏环境的初级保健工作中具有可行性,包括由非内科医生卫生工作者加以实施。

要对已经患有糖尿病等其他疾病的人员开展心血管病二级预防,就有必要采取以下医治方法:

- 阿司匹林
- β-阻滞剂
- 血管紧张素转换酶抑制剂
- 他汀类药物

这些干预措施的益处大都有独到之处,但当与戒烟结合起来使用时,就可使近75%的血管性反复发作事件得到预防。目前,尤其在初级卫生保健层面对这些干预措施的落实存在很大欠缺。

此外,有时需要采用昂贵的外科手术来治疗心血管疾病。这包括:

- 冠状动脉搭桥
- 球囊血管成形术(用一种小型球状装置穿过一根动脉疏通堵塞)
- 瓣膜修复和置换
- 心脏移植
- 人工心脏手术

需要利用医学装置来治疗某些心血管疾病。这类装置包括:心脏起搏器、人工心脏瓣膜和用来修补心脏缺损的补片。

世卫组织的应对

在世卫组织的领导下,所有会员国(194个国家)于2013年商定了用以减少可预防性非传染性疾病负担的全球机制,其中包括《2013—2020年预防和控制非传染性疾病全球行动计划》。这一计划的目标是到2025年时通过落实9个自愿性全球目标将非传染性疾病造成的过早死亡数减少25%。

全球非传染性疾病行动计划的第六项目标吁请将血压升高的全球流行率减少25%。血压升高是心血管疾病主要危险因素之一。2014年时,全球18岁及以上成年人中的血压升高(定义为收缩压和/或舒张压≥140/90毫米汞柱)流行率约为22%。

通过落实减少有害使用酒精、缺乏体力活动、超重、肥胖和高盐摄入等行为危险因素的全人口政策,从而减少高血压的发病率,这是实现该目标的关键所在。需要对高血压的早期发现及符合成本效益式管理采取总体危险方法,以预防心脏病发作、中风和其他并发症。

全球非传染性疾病行动计划的八个目标申明,至少50%的符合条件者应当接受预防心脏病发作和脑卒中的药物治疗及咨询(包括控制血糖)。通过心血管总体危险方法预防心脏病发作和中风比仅仅参照单个危险因素作出的治疗决定更加符合成本效益,且应当成为实现全民健康覆盖的一揽子基本受益计划的组成部分。要实现这一目标将需要加强卫生系统的重要组成部分,包括为确保基本卫生技术和非传染性疾病基本药物的可获得性而开展医疗筹资。

各国将在2015年开始订立国家目标并参照《2014年全球非传染性疾病现状报告》发布的2010年基线数据衡量进展。联合国大会将在2018年召开非传染性疾病第三次高级别会议,评估到2025年实现自愿性全球目标所取得的国家进展。

4.2 联合国

4.2.1 预防和控制非传染性疾病问题高级别会议和首届健康生活方式和非传染性疾病控制问题全球部长级会议

联合国大会关于预防和控制非传染性疾病问题高级别会议和首届
健康生活方式和非传染性疾病控制问题全球部长级会议的结果
秘书处的报告

1. 160个会员国的代表,其中包括87名卫生部长,出席了首届健康生活方式和非传染性疾病控制问题全球部长级会议(莫斯科,2011年4月28—29日)。此次部长级会议的目的是提高对预防和控制非传染性疾病的重要意义和潜力的政治认识并使非传染性疾病在全球和国家政治议程中得到更高度重视,同时强调需要在预防和控制非传染性疾病全球战略及其行动计划(该计划在世界卫生大会WHA61.14号决议中获得批准)的基础上加强跨部门预防工作和卫生管理。本次会议上通过并得到卫生大会WHA64.11号决议批准的《莫斯科宣言》概述了就国家和国际层面采取行动的理由和承诺达成的共识。

2. 根据联合国大会64/265和65/238号决议,于2011年9月19日和20日在纽约举行了大会关于预防和控制非传染性疾病问题高级别会议,113个会员国和34位国家元首和政府首脑出席了会议。此次会议的目的是讨论在全世界预防和控制非传染性疾病问题,尤其注重发展和其他方面的挑战以及社会和经济影响,特别是对发展中国家的影响。联合国大会在66/2号决议中通过的《政治宣言》概述了就非传染性疾病负担和威胁的严重程度及其健康和社会经济影响所达成的共识,并商定了应对挑战的方式,包括整个政府和全社会共同努力,减少风险因素并创造促进健康的环境,加强国家政策和卫生系统,开展国际合作,促进研发工作,以及进行监测与评价。此外,该宣言还提出了后续行动。

3. 2011 年 5 月卫生大会在 WHA64.11 号决议中要求总干事通过执行委员会向第六十五届世界卫生大会报告两次高级别会议的成果,本文件响应这一要求,同时根据联合国大会 66/2 号决议中的要求,概述引向世卫组织后续行动的进程。

健康生活方式和非传染性疾病控制问题全球部长级会议

4. 讨论集中于各国如何能根据预防和控制非传染性疾病全球战略和行动计划实施国家的有关政策和计划,并对能够促进这方面国家努力的世卫组织全球政策工具给予了特别关注,包括《世界卫生组织烟草控制框架公约》《饮食、身体活动与健康全球战略》和《减少有害使用酒精全球战略》。

5. 与会者通过了《莫斯科宣言》,确认非传染性疾病极大地抑制人类发展,并可能阻碍实现千年发展目标的进展。宣言强调应将现有的基于证据和符合成本效益的干预措施纳入卫生和其他部门的计划与规划工作,低收入和中等收入国家尤其应当如此;这一举措需要在各级提供领导并开展全政府行动。宣言阐明了行动理由并建议作出承诺,在整个政府和卫生部层面以及全球层面采取行动。

6. 2011 年 5 月卫生大会在 WHA64.11 号决议中欢迎这次部长级会议的成果并批准了《莫斯科宣言》。同样,联合国大会在 66/2 号决议中也欢迎这次部长级会议的召开并通过了《莫斯科宣言》。

联合国大会关于预防和控制非传染性疾病问题高级别会议

7. 此次高级别会议和通过的《政治宣言》表明防治非传染性疾病的全球努力取得了突破性进展。这是一个历史性的机遇,使我们能够制定新的全球议程,对付导致疾病负担和死亡的主要因素并进一步保护世界最脆弱的人群。讨论的问题包括这些疾病不断上升的发病率,其社会和经济影响及风险因素,发展和其他方面的挑战,加强国家预防和控制非传染性疾病的能力和适当政策,促进国际合作并协调预防和控制非传染性疾病的工作。有史以来第一次,联合国全体会员国一致认为非传染性疾病已构成对社会经济发展的主要挑战,它们导致贫困并威胁到与卫生相关的千年发展目标的实现,因此,明确呼吁将预防非传染性疾病作为优先事项纳入国家和国际发展议程。

8. 会上就减少这些疾病的流行率和风险因素所必须采取的关键行动达成了协商一致意见。在就必要行动达成广泛共识的同时,阐明了世卫组织在帮助各国减少流行率和风险因素方面的作用。此外,还就帮助各国改善人民生活所必需的财政资源达成了共识。

9. 国家元首和政府首脑以及国家和政府的代表们还清楚认识到政府的首要作用和责任,承诺到 2013 年要确立或加强多部门国家政策和计划,同时考虑到预防和控制非传染性疾病全球战略及其 2008—2013 年行动计划,以及世卫组织全球现状报告中阐明的关于监测、减少风险因素的"最合算干预措施"和卫生保健的建议。

10.《政治宣言》明确强调世卫组织作为卫生协调机构的责任及其在协调防治非传染性疾病的全球行动方面的主导作用。联合国大会确认以世卫组织工作为基础的重要性,并明确要求世卫组织与联合国秘书长密切合作,领导制定一个全面的全球监测框架和一套全球自愿指标,并领导确定备选办法以加强和促进旨在预防和控制非传染性疾病的多部门行动。

会员国须采取的行动

11.《政治宣言》明确着重于会员国应优先采取的行动,包括:

- 将非传染性疾病政策和方案纳入卫生规划进程和国家发展议程之中;
- 通过将卫生纳入所有政策和在整个政府采取行动的方针,促进多部门行动;

- 建设国家能力以加强国家政策和计划,同时特别强调监测和评价,减少遭受非传染性疾病风险因素影响的机会,促进获取针对非传染性疾病的初级卫生保健干预措施;
- 增加非传染性疾病资源并探讨可行的筹资方案。

国际层面须采取的行动

12.《政治宣言》在加强国际合作以支持国家和区域规划方面提出了重点高度明确的议程,具体包括大力呼吁:

- 履行所有官方发展援助承诺,调动充足、可预测和持续的财政资源,将非传染性疾病列入发展合作议程和倡议中,并强调国家自主决策、目标一致和共同负责;
- 让非卫生部门和关键利益攸关方,包括民间社会和私营部门参与减少非传染性疾病风险因素和促进卫生保健;
- 建立国际共识并确定建立全面的全球监测框架的有效办法和加强多部门行动的有效途径;
- 确立并加强相关国际组织,包括联合国系统各机构和方案的参与,向发展中国家提供技术援助和能力建设。

世卫组织须履行的具体责任和行动

13.《政治宣言》明确要求世卫组织履行具有战略意义和需要深入细致工作的特别行动和倡议。主要行动包括:

- 制定规范和标准:
—在秘书处当前工作基础上,通过世卫组织理事机构在 2012 年制定一个全球监测框架以及关于一套全球自愿指标的建议;
—与联合国秘书长合作向联合国大会第六十七届会议(2012 年)提交报告,说明通过有效的伙伴关系加强和促进采取多部门行动的各种备选办法;
- 在联合国系统内发挥主导和协调作用:
—与联合国各机构、基金和方案建立强有力的合作关系并使这种关系制度化;
- 为高级别会议的成果制定实施计划:
—与会员国和联合国系统各组织协商,编写一份经更新的六年行动计划(2013—2018年),其中要考虑到高级别会议的成果;
- 扩大技术能力和资源:
—在规范职能、技术合作以及加强和促进多方利益攸关者行动方面,向世卫组织会员国提供支持,协助制定预防和控制非传染性疾病的国家计划和政策。

未来步骤

制定履行世卫组织责任的计划

14. 为了履行联合国大会分派给世卫组织的责任,秘书处正在制定和实施一项全面的"一个世卫组织"计划,最大限度加强现有的人力和财政资源。

制定全面的监测框架并为一套预防和控制非传染性疾病全球自愿指标编写有关建议

15. 根据《政治宣言》以及前面所述内容,监测框架和建议的指标:

- 将必须在会员国的充分参与下,由世卫组织理事机构与联合国系统其他机构以及相关的国际组织合作予以制定;
- 应以世卫组织目前的非传染性疾病监测工作以及世卫组织 2010 年全球现状报告中关于监测框架的建议为基础。
- 应能适用于各个区域和国家背景。

16. 鉴此,秘书处正在列入会员国针对世卫组织非传染性疾病目标技术工作小组关于监测减少非传染性疾病负担的进展的建议(于 2011 年 7 月公布在世卫组织网站上)提出的意见。秘书处还在编写关于全面的全球监测框架和全球指标的工作文件,准备在未来两三个月内将举行的一次会员国磋商会议上进行讨论。在向第六十五届世界卫生大会提交最后方案之前,暂定于 2012 年 3 月与会员国举行另一次磋商会议。

通过有效的伙伴关系加强和促进采取多部门行动的各种备选办法

17. 为了开展《政治宣言》中要求的后续行动,必须审查和分析(a)当前关于加强预防和控制非传染性疾病多部门行动方面有效办法的知识和经验,和(b)从现有伙伴关系中汲取的经验教训。根据这项审查的结果,将与联合国各基金、方案和机构以及会员国密切磋商,制定通过有效伙伴关系加强防治非传染性疾病多部门行动的标准和备选办法。这些标准和备选办法将为秘书长 2012 年提交联合国大会的报告提供投入。

在联合国系统内发挥协调作用

18. 世卫组织将加强其协调作用,与联合国各机构、基金和方案、开发银行以及其他区域和国际组织共同预防和控制非传染性疾病。

19. 促进机构间工作的机制将包括在预防和控制非传染性疾病的特定优先领域实施双边联合倡议,以及联合国各方案参与围绕统一的愿景和路线图达成共识以协调整个联合国系统防治非传染性疾病的行动。

为高级别会议的成果制定实施计划并更新《预防和控制非传染性疾病全球战略》的 2008—2013 年行动计划

20.《预防和控制非传染性疾病全球战略》是全球应对非传染性疾病的基础。2008 年,卫生大会批准了全球战略的 2008—2013 年行动计划。概述 2008—2009 年期间行动计划实施情况的第一份报告于 2010 年 5 月提交卫生大会审议,第二份进展报告将作为单独文件提交本届执行委员会。

21. 2011 年 5 月卫生大会在 WHA64.11 号决议中要求总干事,除其他外,与联合国相关机构和实体共同制定非传染性疾病高级别会议成果的实施和后续行动计划,包括其财务影响,通过 2012 年 1 月的执行委员会提交卫生大会。因此,2012 年期间,世卫组织将与联合国各机构、基金和方案密切磋商,制定相应的 2013—2018 年行动计划。如 2010 年国家能力评估全球调查以及深入的区域磋商所表明的,该计划将以对会员国进展的认真分析结果为基础。

后续行动

在实施国家预防和控制非传染性疾病的战略和计划方面监测趋势和评估进展的全球监测框架

22. 全球战略的行动计划目标 6(即监测非传染性病及其决定因素,评价国家、区域和全球层面的进展)中载明的五项秘书处行动之一是准备关于非传染性病预防和控制全球状况的 2010 年和 2013 年进展报告。因此,世卫组织 2010 年全球现状报告的主要目的在于为监测未来非传染性疾病相关趋势以及评估国家在应对这些疾病流行问题上取得的进展提供基准。

23. 秘书处采取的另一响应行动是,成立了一个由国际专家组成的流行病学参考小组,并于 2009 年和 2010 年举行了两次会议。这两次磋商会议的结果载于 2010 年全球现状报告。参考小组确认了国家非传染性疾病监测框架的三个主要组成部分:(a)监测接触情况

（风险因素）；（b）监测结果（发病率和特定疾病死亡率）；和（c）卫生系统的反应。2010 年全球现状报告中介绍了由此产生的国家监测框架。在这些努力基础上，秘书处将在会员国的充分参与下，与联合国各机构、基金和方案以及其他相关区域和国际组织合作，制定一个全面的全球监测框架。该模式将能适用于不同的区域和国家环境，例如采取多部门办法，根据《政治宣言》中提出的后续行动，监测国家战略和计划的执行趋势并评估有关进展。预计将于 2012 年 5 月向卫生大会提交全球监测框架。

24. 行动计划中载明的另一项秘书处行动是召集一个代表小组负责制定既符合现实又以证据为基础的目标和指标，供在中期和最后评价中使用。因此，于 2011 年 1 月成立了由非传染性疾病监测领域国际专家和世卫组织职员组成的世卫组织非传染性疾病目标技术工作小组。2011 年 7 月，该小组提出了一套关于自愿目标和指标的建议草案。在选定建议的目标之前，对当前非传染性疾病的流行状况和趋势进行了科学审查，同时根据国家取得的成就对实现目标的可行性进行了严格评估。这套草案被用作讨论的平台，请会员国提交其意见。

执行委员会的行动

25. 请执行委员会注意本报告并提供进一步指导。

4.2.2　预防和控制非传染性疾病的政治宣言

预防和控制非传染性疾病的政治宣言
第 66 届联大预防和控制非传染性疾病问题高级别会议

我们这些国家元首和政府首脑及世界各国和政府的代表于 2011 年 9 月 19 日至 20 日汇聚联合国，审议全世界预防和控制非传染性疾病问题，尤其侧重于由此带来的在发展和其他方面的挑战及社会和经济影响，特别是对发展中国家的影响。

1. 承认非传染性疾病给全球带来的负担和威胁是二十一世纪发展的主要挑战之一，有损世界各地的社会和经济发展，并威胁到国际商定发展目标的实现。

2. 认识到非传染性疾病对许多会员国的经济是一个威胁，可能导致国家之间及人口之间的不平等加剧。

3. 确认各国政府在应对非传染性疾病挑战方面有着首要作用，承担首要责任，社会所有部门都必须作出努力，参与进来，以拿出预防和控制非传染性疾病的有效对策。

4. 又确认国际社会和国际合作可以发挥重要作用，协助会员国特别是发展中国家，并补充各国为拿出有效对策以应对非传染性疾病而做出的努力。

5. 重申人人享有能达到的最高标准身心健康的权利。

6. 认识到迫切需要在全球、区域和国家各级采取更大力度的预防和控制非传染性疾病措施，以便推动全面实现人人享有能达到的最高标准身心健康的权利。

7. 回顾联合国大会的相关规定，尤其是第 64/265 和 65/238 号决议。

8. 赞赏地注意到世界卫生组织（世卫组织）的《烟草控制框架公约》，重申世界卫生大会通过的关于预防和控制非传染性疾病的所有相关决议和决定，并着重指出，会员国必须通过实施《2008—2013 年预防和控制非传染性疾病全球战略行动计划》以及《饮食、锻炼和健康全球战略》和《减少酗酒全球战略》，继续应对非传染性疾病的共同风险因素。

9. 回顾联合国经济及社会理事会 2009 年高级别部分通过的部长级宣言，其中呼吁采取紧急行动以实施世卫组织的《预防和控制非传染性疾病全球战略》及其相关行动计划。

10. 表示赞赏地注意到在预防和控制非传染性疾病方面采取的所有区域举措,包括加勒比共同体国家元首和政府首脑于2007年9月通过的题为"团结一致,共同制止慢性非传染性疾病流行"的宣言;2008年8月通过的《关于非洲健康与环境的利伯维尔宣言》;2009年11月英联邦政府首脑通过的关于采取行动战胜非传染性疾病的声明;第五次美洲首脑会议于2009年6月通过的成果宣言;世卫组织欧洲区域成员国于2010年3月通过的《环境与健康问题帕尔马宣言》;2010年12月通过的《中东和北非区域糖尿病和慢性非传染性疾病问题迪拜宣言》;2006年11月通过的《欧洲制止肥胖宪章》;2011年6月的《肥胖问题阿鲁巴行动呼吁》和2011年7月通过的关于在太平洋区域应对非传染性疾病挑战的《霍尼拉宣言》。

11. 又表示赞赏地注意到区域多部门协商的结果,包括部长级宣言的通过,协商是由世界卫生组织与会员国协作进行,各区域委员会和其他相关的联合国机构和实体给予支持并积极参与,协商目的是依照第65/238号决议为高级别会议的筹备提供投入。

12. 欣见俄罗斯联邦和世卫组织于2011年4月28日和29日在莫斯科组织召开了第一届健康生活方式和非传染性疾病问题全球部长级会议并通过《莫斯科宣言》,并回顾世界卫生大会第64/11号决议。

13. 确认世界卫生组织作为负责卫生事务的首要专门机构的主导作用,包括根据其任务规定在卫生政策方面发挥的作用和职能,重申它在促进和监测其他相关的联合国机构、开发银行在工作中采取全球行动防治非传染性疾病以及其他区域和国际组织协调应对非传染性疾病方面的领导和协调作用。

一个已达流行病严重程度的挑战及其对社会经济和发展的影响

14. 深为关切地注意到,根据世卫组织2008年的资料,全球5 700万例死亡中估计有3 600万例系非传染性疾病致死,特别是心血管疾病、癌症、慢性呼吸系统疾病和糖尿病,包括约900万未满60岁死亡者,而这些死亡案例有近80%发生在发展中国家。

15. 又深为关切地注意到,非传染性疾病是可避免的发病及相关的致残问题的主因之一。

16. 还认识到,非洲目前最常见的死因是传染病、孕产和围产期问题及营养不足,并关切地注意到非传染性疾病发生率迅速上升导致疾病的双重负担不断加重,包括在非洲;预计到2030年,非传染性疾病将成为最常见的死因。

17. 还注意到其他一系列非传染性疾病和症状,其风险因素以及预防措施、检查、治疗和护理的必要性和需要与四大最主要的非传染性疾病相关。

18. 认识到精神和神经失常,包括阿尔茨海默病,是一大病因,增加了全球非传染性疾病的负担,为此需要提供公平享有有效的方案和保健干预措施的机会。

19. 认识到肾脏和口腔疾病及眼疾对许多国家构成一大卫生负担,这些疾病有着共同的风险因素,或可得益于防治非传染性疾病的共同对策。

20. 认识到最主要的非传染性疾病都与吸烟、酗酒、不健康的饮食和缺少锻炼等共同风险因素有关联。

21. 认识到人们的生活条件和生活方式影响其健康和生活质量,贫穷、财富分配不均、缺乏教育、迅速城市化和人口老化以及经济、社会、性别、政治、行为和环境方面的健康决定因素等等,都是导致非传染性疾病发生率和流行率上升的因素。

22. 严重关切地注意到非传染性疾病及其风险因素加剧贫穷、而贫穷又导致非传染性疾病发生率上升这样一个恶性循环,对公共卫生及经济和社会发展构成威胁。

23. 关切地注意到,非传染性疾病的严重性迅速加剧,影响到各个年龄段、性别、种族和收入水平的人口,而贫穷人口和处境脆弱者,特别是在发展中国家,承受着不成比例的重负,并注意到非传染性疾病可对男女产生不同影响。

24. 关切地注意到肥胖在不同区域日趋普遍,尤其是在儿童和青年中,并注意到肥胖、不健康的饮食和不锻炼与四大非传染性疾病有着很大关联,关系到卫生费用趋高和生产力下降。

25. 表示深为关切妇女承担着很大比例的护理重负,而且在有些人口群体中,妇女往往比男子活动少,更有可能肥胖,吸烟比例也惊人增长。

26. 又关切地注意到母婴健康与非传染性疾病及其风险因素有着密不可分的关联,尤其是鉴于产前营养不良和出生体重过低导致今后易患肥胖症、高血压、心脏病和糖尿病的体质;妊娠情况,诸如孕产妇肥胖和妊娠糖尿病,与母亲及其子女所面临的类似风险有关联。

27. 关切地注意到非传染性疾病与艾滋病病毒/艾滋病等一些传染性疾病之间的可能联系,呼吁酌情兼容艾滋病病毒/艾滋病和非传染性疾病防治对策,并在此方面吁请关注艾滋病病毒/艾滋病感染者,特别是在艾滋病病毒/艾滋病感染率高的国家并顾及国家优先事项。

28. 认识到室内烹调或供暖所用的低能效炉灶所产生的烟雾导致并可能加剧肺病和呼吸系统疾病,对贫穷人口中的妇女和儿童影响尤其之大,因为这些家庭可能依赖此类燃料。

29. 又承认在非传染性疾病负担及在非传染性疾病的预防和控制机会等方面,国与国之间、国家内部和社区内部存在着严重的不平等。

30. 认识到加强卫生系统的至关重要性,包括保健基础设施、卫生人力资源、卫生和社会保护系统,尤其是在发展中国家,以便有效和公平回应非传染性疾病患者的保健需要。

31. 严重关切地注意到,非传染性疾病及其风险因素导致个人、家庭和社区的负担加重,包括长期治疗和护理费用所致的贫穷,并导致生产力损失,威胁到家庭收入,致使个人和家庭的生产力和会员国的经济受损;使非传染性疾病成为贫穷和饥饿的一个致因,可能直接影响到包括千年发展目标在内的国际商定发展目标的实现。

32. 表示深为关切金融和经济危机、动荡的能源和粮食价格对粮食安全的不断关切所产生的持续消极影响以及气候变化和生物多样性丧失所构成的日益棘手问题及其对预防和控制非传染性疾病的影响,强调在此方面需要做出迅速、强有力、协调和多部门的努力,应对这些影响,同时巩固现行努力。

应对挑战:整个政府和全社会的努力

33. 确认通过所有会员国和其他相关的利益攸关方在地方、国家、区域和全球各级采取集体和多部门的行动,通过在发展合作中更优先重视非传染性疾病并在此方面加强合作,全世界不断趋升的非传染性疾病流行率、发病率和死亡率在很大程度上可以得到预防和控制。

34. 确认预防工作必须是全球防治非传染性疾病对策的基石。

35. 确认亟须降低个人和人口群体受非传染性疾病共同的可改变的风险因素(即抽烟、不健康的饮食、缺乏锻炼和酗酒)及其决定因素的影响程度,同时增强个人和人口群体的能力以做出更健康的选择和采取促进健康的生活方式。

36. 确认有效预防和控制非传染性疾病需要政府一级发挥领导作用和采取多部门的卫生举措，包括在卫生、教育、能源、农业、体育、交通、通信、城市规划、环境、劳务、就业、工业和贸易、金融及社会和经济发展等部门的所有政策和整个政府举措中酌情融入卫生工作。

37. 肯定个人、家庭、社区、政府间组织和宗教机构、民间社会、学术界、媒体、志愿社团以及酌情包括私营部门和业界等所有相关的利益攸关方所做出的贡献和发挥的重要作用，支持国家努力预防和控制非传染性疾病，并确认需要进一步支持加强在这些利益攸关方之间的协调，以便提高这些努力的成效。

38. 确认烟草业与公共卫生之间有着根本的利益冲突。

39. 确认采取一个融入基于证据、可负担、具有成本效益、面向全民和多部门的干预措施的办法可在很大程度上预防或减少非传染性疾病的发生率和影响。

40. 承认国家、区域和国际各级专用于应对非传染性疾病挑战的资源与该问题的严重程度不匹配。

41. 确认必须加强地方、省市、国家和区域各级的能力，以应对和有效制止非传染性疾病，尤其是在发展中国家，这可能意味着增加和维持人力、财政和技术资源。

42. 承认需要在所有政府各级订立多部门的卫生方针，以期全面、果断地应对非传染性疾病风险因素和健康的基本决定因素；非传染性疾病是可以预防的，其影响可以大幅减少，从而可以挽救成百上千万人的生命并避免难言之苦。因此，我们承诺：

减少风险因素并创造促进健康的环境

43. 推进采取多部门、具有成本效益、面向全民的干预措施，以便减少非传染性疾病的共同风险因素即吸烟、不健康的饮食、缺乏锻炼和酗酒等因素的影响，途径包括在无损主权国家决定和订立税收政策和其他政策的权利的前提下，酌情执行相关的国际协定和战略以及教育、立法、调控和财政措施，为此而酌情使所有相关的部门、民间社会和社区参与其中，并采取以下行动：

（a）鼓励拟订多部门公共政策，以期创造公平的促进健康环境，使个人、家庭和社区有能力做出健康的选择和健康生活；

（b）酌情拟订、强化和实施多部门公共政策和行动计划以促进卫生教育和卫生知识普及，包括为此而在校内外实施循证教育和宣传战略和方案并开展公共认识宣传，以此作为推进非传染性疾病预防和控制工作的要素，同时认识到大力注重卫生知识普及工作在许多国家处于早期阶段；

（c）世卫组织《烟草控制框架公约》缔约国加快执行该公约，同时确认众多措施，包括旨在减少消费和供应的措施，鼓励尚未加入《烟草控制框架公约》的国家考虑加入，确认大幅减少吸烟是减少非传染性疾病的一大有利因素，可对个人和国家产生可观的健康惠益，而价格和征税措施是减少吸烟的有效和重要手段；

（d）推进实施世卫组织的《饮食、锻炼和健康全球战略》，包括为此而酌情采取旨在促进全民健康饮食和增加锻炼的政策和行动，包括在日常生活各个方面，诸如优先重视学校的常规和强化体育课；有利主动运输模式的城市规划和改造；为工作场所健康生活方案提高奖励；增强公园和娱乐场所的安全环境以鼓励身体锻炼；

（e）推动实施世卫组织《减少酗酒全球战略》，同时确认需要与相关的利益攸关方协商拟订适当的国内行动计划，以便拟订具体的政策和方案，包括考虑到全球战略中指出的众

多可选办法,以及提高对酗酒所致问题的认识,尤其是在年轻人中,并呼吁世卫组织在此方面加紧努力帮助会员国;

（f）推动实施世卫组织《关于向儿童推销食品和非酒精类饮料的一套建议》,包括饱和脂肪、反式脂肪酸含量高、无糖或无盐食品,因为我们认识到,研究表明,面向儿童的食品广告价格高昂,所推销的食品有很大一部分系高脂肪、高糖或高盐食品,电视广告影响着儿童的食物喜好、购买要求和消费模式,同时应酌情考虑到现有立法和国家政策;

（g）酌情拟订和着手实施具有成本效益的干预措施,以减少食品中的盐、糖和饱和脂肪并消除工业生产的反式脂肪,包括为此而劝阻生产和推销促成不健康饮食的食品,同时考虑到现有立法和政策;

（h）鼓励旨在支持生产和制造及便利获取有利于健康饮食的食品的政策,并为利用健康的当地农产品和食品提供更多机会,从而帮助努力应对全球化带来的挑战和利用由此带来的机会,实现粮食安全;

（i）促进、保护和支持母乳喂养,包括酌情采取出生至6个月左右完全母乳喂养的办法,因为母乳喂养减少了易感染性和营养不足的风险,促进婴幼儿成长和发展,有助于减少今后患上肥胖症和非传染性疾病等成长风险,为此应加强执行《母乳代用品国际营销守则》及其后的世界卫生组织相关决议;

（j）推动扩大具有成本效益的疫苗接种面,预防与癌症相关的感染,以此作为国家免疫计划的一部分;

（k）根据国情推动扩大具有成本效益的癌症检查方案的覆盖面;

（l）酌情扩大已证明有效的一揽子干预措施,诸如促进健康和初级干预办法,并通过有意义的多部门对策刺激采取预防和控制非传染性疾病的行动,应对风险因素和健康决定因素。

44. 为了增强对非传染性疾病预防和控制工作的贡献,呼吁私营部门酌情:

（a）采取措施执行世卫组织的一套建议以减少向儿童推销不健康食品和非酒精类饮料的影响,同时考虑到现有的国家立法和政策;

（b）考虑生产和促销更多的符合健康饮食要求的食品,包括为此而改变产品配方以提供更健康的选择,使这些产品可以负担、可以得到并符合相关的营养成分和标签标准,包括糖、盐和脂肪等信息并酌情包括反式脂肪含量信息;

（c）在工人中促进和创造有利于健康行为的环境,包括通过职业安全和健康措施,酌情包括良好的企业做法、工作场所身心健康方案和健康保险计划,建立无烟工作场所及安全和健康的工作环境;

（d）努力减少食品业的用盐量,以便降低钠消费;

（e）帮助努力改善预防和控制非传染性疾病的药物和技术的获取和可负担性。

加强国家政策和卫生系统

45. 酌情在2013年以前促进、建立或支持和加强预防和控制非传染性疾病的多部门国家政策和计划,同时要酌情考虑到《世卫组织2008—2013年预防和控制非传染性疾病全球战略行动计划》及其中所载目标,并采取步骤执行此类政策和计划。

（a）加强非传染性疾病政策和方案,并酌情将其纳入每个会员国的卫生规划进程和国家发展议程之中;

（b）酌情努力全面加强卫生系统,支持初级保健,提供有效、可持续和协调的应对措施以及循证、具有成本效益、公平和综合的基本服务,解决非传染性疾病的风险因素和非传染性疾病的预防、治疗和护理问题,承认促进增强非传染性疾病患者的病人权能、康复和姑息护理的重要性,承认鉴于非传染性疾病往往是慢性的性质,采取终生办法的重要性;

(c)根据国家优先事项,并考虑到国情,增加并优先安排预算分配来解决非传染性疾病的风险因素,监测、预防,及早发现和治疗非传染性疾病,提供相关的护理和支持,包括姑息护理;

(d)探索通过国内、双边、区域和多边渠道,包括传统的和自愿创新融资机制来提供足够、可预测和持续的资源;

(e)追求和促进利用以按性别和年龄分类的数据为依据的基于性别的方法来预防和控制非传染性疾病,努力解决非传染性疾病对妇女和男子带来的发病和死亡风险方面的重大差异;

(f)促进多部门和多方利益攸关方的参与,以分别扭转、停止和减少儿童、青年和成年人中肥胖的上升趋势;

(g)认识到土著人民与非土著人口在非传染性疾病发生率及其共同的风险因素方面存在健康差距,这些差距往往与历史、经济和社会因素相关联,鼓励土著人民和社区酌情参与拟订、实施和评价非传染性疾病预防和控制政策、计划和方案,同时促进发展和加强各级能力和承认土著人民的文化遗产和传统知识,尊重、保护和酌情促进他们的传统医药,包括保护他们重要的药用植物、动物和矿物;

(h)还认识到传统和地方知识的潜力和贡献,并在这方面,酌情根据每个国家的国情,按照国家能力、优先事项、相关立法和情形,尊重和维护传统医药、治疗和做法的知识及安全和有效利用;

(i)做出一切必要的努力,在所有部门加强国家主导的、可持续、具有成本效益和全面的预防非传染性疾病的对策,这些疾病的患者要充分积极地参与其中,民间社会和私营部门要酌情参与;

(j)促进造就、培训和留住卫生工作人员,以期促进按照世界卫生组织《全球卫生人员国际招聘行为守则》在各国和区域内部充足部署熟练的卫生工作人员队伍;

(k)酌情加强卫生工作规划和管理的信息系统,包括为此而收集、分类、分析、解释和传播数据以及酌情开发基于人口的国家登记册和调查,以便促进对整个人口采取适当和及时的干预措施;

(l)根据国家优先事项,更加优先重视非传染性疾病的监测、早期发现、筛查、诊断和治疗以及预防和控制,改进获得安全、负担得起、有效和优质的药品和技术来诊断和治疗这些疾病的情况;通过制定和使用循证准则来治疗非传染性疾病、在国内高效率采购和分配药品等手段来提供可持续获得药物和技术的机会;加强可行的融资方案,并促进使用负担得起的药物,包括非专利药,特别是在社区一级,改善获得预防、治疗、姑息治疗和康复等服务的机会;

(m)根据国家主导的优先次序,确保扩大展现出治疗非传染性疾病患者的潜力的有效、循证和具有成本效益的干预措施,保护那些有高染病风险的人,并降低整个人口的风险;

(n)认识到国家卫生系统覆盖全民的重要性,特别是通过初级保健和社会保护机制来这样做的重要性,向所有人,特别是人口中最贫穷的阶层提供获得卫生服务的机会;

（o）推动将非传染性疾病的预防和控制纳入性健康和生殖健康以及孕产妇和儿童健康方案中,特别是在初级保健一级,以及酌情纳入其他方案,并将这些领域的干预措施纳入非传染性疾病预防方案中;

（p）促进获得全面和具有成本效益的预防、治疗和护理,以综合管理非传染性疾病,其中除其他外,包括增加获得负担得起、安全、有效和优质药品和诊断及其他技术的机会,包括通过充分利用与贸易有关的知识产权灵活做法来这样做;

（q）改善诊断服务,包括增加实验室和影像服务的能力和获得这些服务的机会,以充足和熟练的人力资源来提供这种服务,并与私营部门合作,以改善诊断设备和技术的可负担性、可获得性和保养情况;

（r）鼓励结成联盟和网络,将国家、区域和全球行为体,包括学术和研究机构聚集在一起,根据国家优先事项和战略,借鉴艾滋病病毒/艾滋病领域的经验,开发新药物、疫苗、诊断办法和技术;

（s）加强保健基础设施,包括用于采购、储存和分发药物的设施,特别是运输和存储网络,以便促进高效服务供应。

国际合作,包括合作伙伴关系

46. 加强国际合作,支持国家、区域和全球预防和控制非传染性疾病计划,尤其是通过交流下列领域的最佳做法来这样做:促进健康;加强立法、法规和卫生系统;培训卫生人员;发展适当的保健基础设施、诊断办法;促进开发、传播适当、负担得起的技术和以共同商定的条件为基础的可持续技术转让;生产负担得起、安全、有效和优质的药物和疫苗;同时认识到世卫组织作为负责卫生问题的主要专门机构在这方面的领导作用。

47. 承认专门针对卫生部门的援助的贡献,同时认识到还有许多工作要做。我们呼吁履行所有与官方发展援助有关的承诺,包括许多发达国家作出的到2015年使官方发展援助占其国民总收入0.7%的承诺,以及《2011—2020十年期支援最不发达国家伊斯坦布尔行动纲领》中所载承诺,并强烈敦促那些尚未这样做的发达国家作出更多具体努力来履行其承诺。

48. 强调南北、南南和三角合作在预防和控制非传染性疾病中的重要性,以在国家、区域和国际各级促进有利的环境,推动健康的生活方式和选择,同时铭记南南合作不是要取代,而是补充南北合作。

49. 促进一切可能的手段,以确定和调动充足、可预测和持续的财政资源以及必要的人力和技术资源,并考虑支持以自愿、具有成本效益和创新的办法为预防和控制非传染性疾病长期融资,同时要考虑到千年发展目标。

50. 承认国际合作和援助在预防和控制非传染性疾病中所作的贡献,并在这方面,鼓励继续将非传染性疾病列入发展合作议程和倡议中。

51. 吁请作为负责卫生问题的联合国主要专门机构的世卫组织和联合国系统所有其他相关的机构、基金和方案以及国际金融机构、开发银行和其他重要国际组织,以协调的方式共同努力,支持各国努力预防和控制非传染性疾病和减轻其影响。

52. 促请相关国际组织继续在预防和控制非传染性疾病以及促进所有人有机会获得药品等领域向发展中国家,特别是最不发达国家提供技术援助和能力建设,包括为此而充分利用与贸易有关的知识产权灵活做法和规定。

53. 加强国家自主、看齐调整、统一、可预测性、相互问责和透明度以及注重成果,从而提高援助质量；

54. 酌情让非卫生部门行为体和关键利益攸关方，包括私营部门和民间社会参与合作伙伴关系，促进健康和减少非传染性疾病风险因素，包括为此而建设社区促进健康饮食和生活方式的能力。

55. 培育政府和民间社会之间的伙伴关系，利用与卫生有关的非政府组织和患者组织所作的贡献，酌情支持提供预防和控制、治疗、护理非传染性疾病的服务，包括姑息护理服务。

56. 在国家和区域各级促进与非传染性疾病相关的非政府组织的能力建设，以实现其作为预防和控制非传染性疾病合作伙伴的全部潜力。

研发工作

57. 积极促进国家和国际投资，并加强以可持续和具有成本效益的方式对涉及预防和控制非传染性疾病的各个方面进行优质研发的国家能力，同时注意到继续激励创新的重要性。

58. 促进利用信息和通信技术改善方案执行、卫生成果、卫生宣传及报告和监视系统，并酌情传播有关非传染性疾病领域负担得起、具有成本效益、可持续和优质的干预措施、最佳做法和吸取的经验教训等方面的信息。

59. 支持和促进有关非传染性疾病方面的研究及其翻译，以改进知识库，促进现有的国家、区域和全球行动。

监测与评价

60. 酌情加强国家一级的监督和监测系统，包括已纳入现有的国家卫生信息系统并列入监测遭受风险因素的情况、结果、健康的社会和经济决定因素以及卫生系统的对策等内容的调查，认识到此类系统对妥善处理非传染性疾病至关重要。

61. 呼吁世卫组织借助会员国的充分参与，利用其国家机构提供的信息，通过其现有架构，并与联合国各机构、基金和方案，以及酌情与其他相关的区域和国际组织合作，在持续努力的基础上，在2012年年底前制定出包括一套指标的一个全面的全球监测框架，能够适用于各个区域和国家背景，包括采取多部门办法，监测有关非传染性疾病的国家战略和计划的执行趋势，并评估有关进展情况。

62. 呼吁世卫组织通过其各理事机构与会员国合作，并与联合国各机构、基金和方案，并酌情与其他相关的区域和国际组织协作，在现行工作基础上，为在2012年年底前出台一套预防和控制非传染性疾病全球自愿指标编写有关建议。

63. 考虑利用世卫组织提供的指导，根据国情制订国家目标和指标，着重努力解决非传染性疾病的影响，并评估在预防和控制非传染性疾病及其风险因素和决定因素方面取得的进展。

后续行动

64. 请秘书长与世卫组织总干事密切合作，并与会员国、联合国基金和方案及其他相关国际组织协商，在2012年年底前向大会第六十七届会议提交有关通过有效的伙伴关系加强和促进采取预防和控制非传染性疾病多部门行动的各种备选办法，供会员国审议。

65. 请秘书长与会员国、世卫组织和联合国系统相关基金、方案和专门机构合作，向大会第六十八届会议提交一份报告，说明在实现本政治宣言中所作承诺方面取得的进展，包括有关多部门行动方面的进展，对实现国际商定的发展目标，包括《千年宣言》所载各项目标的影响，以筹备2014年全面审查和评估在预防和控制非传染性疾病方面取得的进展。

4.2.3　预防和控制非传染性疾病：联合国大会关于预防和控制非传染性疾病问题高级别会议的后续工作

预防和控制非传染性疾病：联合国大会关于预防和控制非传染性疾病问题高级别会议的后续工作

第一三〇届会议　议程项目6.1　二〇一二年一月二十日

执行委员会，审议了涉及联合国大会关于预防和控制非传染性疾病问题高级别会议和首届健康生活方式和非传染性疾病控制问题全球部长级会议的结果的报告以及关于预防和控制非传染性疾病全球战略和行动计划的实施情况的报告；

忆及联合国大会关于预防和控制非传染性疾病问题高级别会议的政治宣言、首届健康生活方式和非传染性疾病控制问题全球部长级会议通过的莫斯科宣言以及世界卫生大会的WHA64.11号决议；

确认健康问题社会决定因素世界大会通过的健康问题社会决定因素里约政治宣言（巴西里约热内卢，2011年10月21日），其中表示决心采用综合性的部门间措施，通过关于健康和福祉问题社会决定因素的行动实现社会和卫生公平性；

重申世卫组织作为卫生方面主要专门机构的领导作用及其在促进和监测针对非传染性疾病的全球行动方面的领导和协调作用；重申联合国大会关于预防和控制非传染性疾病问题高级别会议的政治宣言确认世卫组织在监测和评价以及指导多部门参与方面的核心作用；

尤其确认联合国大会关于预防和控制非传染性疾病问题高级别会议的政治宣言作出的呼吁，以便制定包括一套指标并能够适用于各个国家和区域背景的一个全面的全球监测框架，为预防和控制非传染性疾病的一套全球自愿指标制定建议并在2012年底之前完成这项工作；

忆及WHA61.14号决议，其中认可预防和控制非传染性疾病全球战略2008—2013年行动计划，并认识到迄今在行动计划之下取得的进展；

重申关注非传染性疾病的严重性迅速加剧，影响到各个年龄段、性别、种族和收入水平的人口，而贫穷人口和处境脆弱者，特别是在发展中国家，承受着不成比例的重负，并注意到非传染性疾病可对男女产生不同影响；

关切地注意到非洲传染病和非传染性疾病日益增长的双重负担，以及对这些疾病的预防和控制采取综合措施的必要性；

关切地注意到2008年世界上的5 700万例死亡中估计有3 600万是心血管病、癌症、慢性呼吸道疾病和糖尿病等非传染性疾病造成的，而且近80%的死亡发生在发展中国家。

1. 敦促会员国：

（1）实施联合国大会关于预防和控制非传染性疾病问题高级别会议的政治宣言；

（2）根据国情，制定世卫组织建议的政策、战略、规划以及干预措施和工具，以便按照联合国大会关于预防和控制非传染性疾病问题高级别会议的政治宣言第45段，到2013年酌情促进、建立或支持并加强预防和控制非传染性疾病的多部门国家政策和计划；

（3）根据国家重点加强对实施非传染性疾病规划的承诺,包括加强努力开展预防、诊断和治疗以及采取步骤加快卫生相关捐助者的协调一致和遵守援助实效原则,并牢记对许多国家中传染病和非传染性疾病双重负担日益增长的关注以及对综合反应的需求;

（4）充分参与世卫组织领导的制定包括一套指标并能够适用于各个国家和区域背景的一个全面的全球监测框架以及在2012年底前为预防和控制非传染性疾病的一套全球自愿目标制定建议的过程,并在最早的机会根据国家重点考虑把这项工作的内容纳入国家计划工作中;

2. 要求总干事:

（1）使正在开展的过程以包容和透明的方式继续进行下去,根据联合国大会关于预防和控制非传染性疾病问题高级别会议的政治宣言第61和62段制定包括一套指标并能够适用于各个国家和区域背景的一个全面的全球监测框架以及为预防和控制非传染性疾病的一套全球自愿目标制定建议并在与会员国1和联合国系统各组织协商会（2012年1月9日举行)结果的基础上于2012年底前完成这项工作,具体如下:

（a）到1月底,秘书处将向会员国提供协商会上要求的更多信息;

（b）到2012年2月底,以网络为基础关于框架草案以及指标和目标的协商将结束,随后世卫组织将修订文件草案供C步骤使用;

（c）在第六十五届世界卫生大会之前,将举行关于框架以及指标和目标的第二次会员国协商会;

（d）作为这一过程的一部分,秘书处还应与一切有关利益攸关方进行协商;

（e）向第六十五届世界卫生大会提交一份关于框架制定工作的实质性进展报告供其审议,其中包括一套指标和目标;

（f）作为关于实施政治宣言的更广泛讨论的一部分,各区域协商会将对框架/目标过程提供进一步的意见;

（g）在以2012年底之前召开的一次会员国协商会为基础,完成关于全球监测框架的工作,包括一套指标和目标;

（h）通过执行委员会第132届会议向第六十六届世界卫生大会报告与政治宣言第61和62段相关建议的情况;

（2）按照联合国大会关于预防和控制非传染性疾病问题高级别会议的政治宣言第64段的要求,以协商的方式制定世卫组织的意见,涉及在保护公共卫生不受任何潜在利益冲突影响的同时通过有效和透明的伙伴关系加强和便利预防和控制非传染性疾病多部门行动的方案,并在2012年底前提交给秘书长;

（3）就世卫组织对通过有效伙伴关系加强和便利预防和控制非传染性疾病多部门行动方案的意见,向第六十五届世界卫生大会提交一份进展报告和时间安排;

（4）基于2008—2013年行动计划中获得的经验教训并考虑到联合国大会关于预防和控制非传染性疾病问题高级别会议的结果、健康生活方式和非传染性疾病控制问题莫斯科宣言、健康问题社会决定因素里约宣言,基于世卫组织关于烟草使用、有害使用酒精、不健康饮食和缺乏身体活动的现有战略和工具并与之相一致,以协商的方式制定世卫组织2013—2020年预防和控制非传染性疾病行动计划;

（5）以2008—2013年行动计划的工作为基础,其中尤其要求世卫组织支持国家加强基本药物的可及性,根据联合国大会关于预防和控制非传染性疾病问题高级别会议的政治宣言相关的段落便利各国政府和适当的民间社会以及私立部门的参与并适当防止利益冲突,以便提高药物的可及性;

(6)通过执行委员会向第六十六届世界卫生大会提交世卫组织 2013—2020 年预防和控制非传染性疾病行动计划供审议并可能通过。

第九次会议

2012 年 1 月 20 日

4.2.4　联合国第六十六届大会决议——我们希望的未来

2012 年 7 月 27 日大会决议

［未经发交主要委员会而通过(A/66/L.56)］

66/288. 我们希望的未来(节选)

大会回顾其 2009 年 12 月 24 日第 64/236 号决议,其中决定在 2012 年以尽可能高的级别举行联合国可持续发展大会,并回顾其 2011 年 12 月 22 日第 66/197 号决议。

1. 深切感谢巴西政府和人民作为 2012 年 6 月 20 日至 22 日在里约热内卢举行的联合国可持续发展大会的东道国,提供一切所需支持;

2. 认可本决议所附联合国可持续发展大会题为“我们希望的未来”的成果文件。

2012 年 7 月 27 日

第 123 次全体会议

附件

我们希望的未来

五、行动框架和后续行动

138. 我们认识到,健康是在所有三个层面实现可持续发展的先决条件、成果和指标。我们认识到,要实现可持续发展的各项目标,必须消除各种削弱人的体能的传染性和非传染性疾病的高发病率,同时必须使各国人民能享有身心社会福祉。我们坚信,就穷人、脆弱人群和全体民众健康的社会和环境决定因素采取行动,对于创建包容、平等、富于经济生产力、健康的社会具有重要意义。我们呼吁充分落实人人享有能达到的最高标准身心健康的权利。

139. 我们还认识到,全民健康保险对增进健康、促进社会融合、实现可持续人类和经济发展具有重要意义。我们保证加强保健系统,努力做到提供公平的全民健康保险。我们呼吁所有相关行为体都参与协调一致的多部门行动,紧急满足世界人民的保健需求。

141. 我们承认非传染性疾病给全球带来的负担和威胁是二十一世纪发展面临的主要挑战之一。我们承诺加强保健系统,努力提供公平的全民健康保险,使人们有更多机会获得负担得起的预防、治疗、护理和辅助服务,防治非传染性疾病,特别是癌症、心血管疾病、慢性呼吸道疾病和糖尿病。我们还承诺制定或加强国家关于预防和控制非传染性疾病的多部门政策。我们认识到,减少空气、水和化学污染等措施可对健康产生积极影响。

4.2.5　第二次老龄问题世界大会的后续行动

社会发展第三委员会的报告（节选）

第七十一届联合国大会　2016 年 11 月 30 日

三、第三委员会的建议

27. 第三委员会建议大会通过以下决议草案：

决议草案三

第二次老龄问题世界大会的后续行动

大会，欢迎《2030 年可持续发展议程》获得通过，强调指出需要确保在执行该议程过程中考虑到与老年人相关的问题，以确保不落下任何人，包括老年人。

注意到近期在保护和促进老年人人权方面的区域发展动态，包括《美洲保护老年人人权公约》以及《〈非洲人权和人民权利宪章〉关于非洲老年人权利的议定书》。

又注意到 60 岁或 60 岁以上人口在 2015 年至 2030 年间预计将增长 56%，从 9.01 亿增至 14 亿，而发展中世界的增幅将最大，增速也最快，并认识到需要更多关注影响老年人的特殊挑战，包括在人权领域的挑战。

回顾世界卫生大会关于老龄问题的各项决议，特别是关于加强积极和健康老年生活的 2005 年 5 月 25 日第 58.16 号决议，其中强调指出，公共卫生政策和方案在使快速增长的老年人保持健康并维持他们对家庭、社区和社会福祉的诸多重大贡献方面起着重要作用，关于加强非传染性疾病政策以促进积极老年生活的 2012 年 5 月 25 日第 65.3 号决议，其中确认人口老龄化是促成非传染性疾病发病率和流行率上升的一个主要因素，以及题为"2016—2020 年老龄化与健康全球战略和行动计划：建设每个人都能健康长寿的世界"的 2016 年 5 月 29 日第 69.3 号决议。

承认许多发展中国家和经济转型国家面临双重负担，既要防治新出现和再度出现的传染性疾病，例如艾滋病病毒 / 艾滋病、结核病和疟疾，又要应对非传染性疾病日益增加的威胁，并对老年人受到的影响表示关切。

关切许多卫生系统没有做好充分准备，无法应对人口迅速老龄化的需求，包括预防、治疗、缓和及专门护理需求。

深为关切世界许多地区老年人状况因世界金融和经济危机而受到不利影响，并关切地注意到老年人的贫穷率较高。

认识到如果给予适当的保障，老年人能够继续为社会的正常运转以及执行《2030 年议程》作出重要贡献。

关切可能影响老年人，特别是属于弱势群体或处境脆弱的老年人并影响他们享受人权和基本自由的多种形式歧视，并注意到老年妇女常常因为性别不平等而面临多种形式的歧视。

回顾经济及社会理事会 2015 年 6 月 8 日第 2015/5 号决议，其中理事会邀请会员国查明它们自第二次《马德里行动计划》审查和评估活动以来所采取的行动，以便将这一信息于 2017 年提交各区域委员会，并邀请各会员国自行决定其打算以自下而上的参与式做法审查的行动或活动。

1. 重申 2002 年《政治宣言》和《马德里老龄问题国际行动计划》；

2. 促请所有国家和国际组织配合、支持和参与执行《2030 年可持续发展议程》的全球努力，并根据国家计划和战略，在这方面调动一切必要资源和支持，包括为此采取统筹和多方面办法，改善老年人的福祉，在这方面鼓励会员国把握这一机会，在努力推动实现可持续发展目标的过程中顾及与老年人相关的问题；

3. 确认老年人所面临的重大挑战有损他们的社会、经济和文化参与；

4. 又确认老年人在不同领域所面临的与享受所有人权有关的挑战，应对这些挑战需要进行深入分析和采取行动消除保护方面的差距，并促请所有国家促进和确保充分实现老年人的所有人权和基本自由，包括为此积极主动采取措施，打击年龄歧视、忽视、虐待和暴力行为，提供社会保护、获得食物和住房的机会、保健、就业、法律能力和司法救助，以及处理与社会融合和性别不平等有关的问题，同时铭记家庭代际相互依存、团结和互惠对于社会发展极其重要；

5. 表示赞赏地注意到老年人享受所有人权问题独立专家的工作，并强调指出独立专家与大会第 65/182 号决议第 28 段所设老龄问题不限成员名额工作组在工作中必须紧密协调，同时避免各自任务授权与人权理事会、联合国相关机构和条约所设其他专门程序和附属机关的任务授权出现不必要的重叠；

8. 鼓励各国政府通过国家、区域和国际努力，积极处理影响老年人的问题，并确保将老年人的社会融入以及促进和保护老年人权利作为所有各级发展政策的有机组成部分；

9. 邀请会员国通过和实施非歧视性的政策，并酌情系统审查和修订歧视老年人的现有做法和条例，以促进有利于老年人的环境；

11. 促请会员国按照本国优先事项，促进人人不受歧视地公平利用并可负担得起可持续的基本物质和社会基础设施，包括负担得起的基础设施配套的土地、住房、现代和可再生能源、安全饮水和卫生设施、安全、营养和充足的食物、废物处理、可持续的出行方式、保健和计划生育、教育、文化和信息和通信技术，并确保这些服务满足老年人的权利和需要，同时认识到，开展规划并提供机会，使城市对老年人的经济和社会参与具有包容性是建设可持续城市的一个重要层面；

12. 鼓励各国政府更加注重能力建设，将老龄问题纳入消除贫穷措施、增强妇女权能战略和国家发展计划的主流，以消除老年人尤其是老年妇女贫穷现象，并将老龄政策和老龄问题主流化工作纳入国家战略；

13. 鼓励会员国加大力度发展国家能力，以处理在审查和评价《马德里行动计划》过程中确定的国家优先执行事项，包括为此考虑和制定顾及整个人生过程和促进代际团结的战略，并加强老龄领域的体制机制、研究、数据收集和分析以及必要人员培训工作；

14. 邀请会员国确定《马德里行动计划》执行工作的主要优先领域，包括增强老年人权能和促进老年人权利、提高对老龄问题的认识并建设国家处理老龄问题的能力；

15. 建议会员国加强努力，提高各方对《马德里行动计划》的认识，包括为此推动和支持宣传老年人正面公共形象及其对家庭、社区和社会多方面贡献的举措，同时与区域委员会进行协作并取得秘书处新闻部的帮助，力求加强各方对老龄问题的重视；

16. 鼓励尚未指定老龄问题国家行动计划后续行动协调中心的各国政府指定这样的协调中心，并鼓励各国政府加强现有的老龄问题国家协调中心网络；

17. 邀请各国政府在推行有关老龄政策时，与相关利益攸关方和社会发展伙伴进行包容性和参与式协商，以制定有效政策，树立对国家政策的自主意识，并建立共识；

22. 鼓励会员国实施社会政策，推动发展面向老年人的社区服务，同时考虑到步入老年对于心理和身体的影响以及老年妇女的特殊需求；

23. 又鼓励会员国确保老年人能够获得关于老年人权利的信息，使他们能够充分、公正地参与社会生活，并能充分享受所有人权；

26. 承认全民医保意味着人人，包括老年人，都能不受歧视地享有国家确定的一整套所需的促进、预防、治疗和康复方面的基本保健服务以及必要、安全、负担得起、有效和优质的药品，同时确保使用这些服务不至于让老年人发生经济困难，并要特别注重人口中的贫穷、弱势和边缘化阶层；

27. 敦促会员国制定、执行和评价促进老年人健康和积极地步入老年和能达到的最高标准健康和福祉的政策和方案，并且在现有的国家保健制度内，发展老年人的保健服务，作为初级保健的一部分；

28. 确认必须对包括家庭护理在内的保健队伍进行培训、教育和能力建设；

29. 敦促会员国酌情加强部门间政策框架和体制机制，以统筹管理非传染性疾病的预防和控制工作，包括促进健康、保健和社会福利服务，以满足老年人的需要；

30. 促请会员国解决老年人的福祉和适足保健问题并处理对老年人，特别是老年妇女的任何忽视、虐待和暴力侵害行为，为此制定并实施更有效的预防战略，加强法律，建立协调、全面的政策框架，以解决这些问题及其内在因素；

34. 建议各国政府让老年人及老年人组织参与制定、实施和监测对他们有影响的政策和方案；

36. 鼓励国际社会支持各国努力加强与包括老年人组织、学术界、研究基金会、护理机构等社区组织及私营部门在内的民间社会的伙伴协作，以努力帮助建设处理老龄问题的能力；

37. 鼓励国际社会和联合国系统相关机构在各自任务范围内酌情支持各国努力为老龄问题研究和数据收集举措提供资金，以便更好地了解人口老龄化带来的挑战和机遇，并就性别视角看待老龄问题向决策者提供更准确、更具体的信息；

38. 确认处理国家和区域各级培训、能力建设、政策拟订和监测工作的各个国际和区域组织在促进和协助执行《马德里行动计划》方面的重要作用，肯定世界各地开展的工作以及各种区域举措，并肯定马耳他国际老龄问题研究所和维也纳欧洲社会福利政策和研究中心等研究机构所开展的工作；

39. 请联合国系统老龄问题协调中心即秘书处经济和社会事务部老龄问题方案加强与各区域委员会、基金和方案协调中心的协作，并建议会员国重申联合国系统内协调中心的作用，加强技术合作努力，考虑扩大各区域委员会在老龄问题上的作用，并且继续为这些努力提供资源，促进本国和国际老龄问题非政府组织之间的协调，加强与所有相关利益攸关方的合作，宣传老龄问题并发展这方面的伙伴关系。

4.2.6　体育促进教育、健康、发展与和平

体育促进发展与和平

安道尔、亚美尼亚、澳大利亚、奥地利、巴哈马、比利时、波斯尼亚和黑塞哥维那、巴西、保加利亚、加拿大、中国、克罗地亚、古巴、塞浦路斯、捷克、多米尼克、爱沙尼亚、芬兰、法国、德国、希腊、危地马拉、匈牙利、以色列、意大利、日本、基里巴斯、拉脱维亚、黎巴嫩、立陶宛、卢森堡、墨西哥、摩纳哥、蒙古、黑山、摩洛哥、荷兰、帕劳、波兰、葡萄牙、卡塔尔、大韩民国、罗马尼亚、俄罗斯联邦、萨摩亚、圣马力诺、塞尔维亚、斯洛伐克、西班牙、瑞典、瑞士、泰国、前南斯拉夫的马其顿共和国、突尼斯、土耳其、大不列颠及北爱尔兰联合王国和美利坚合众国：决议草案

通过体育促进教育、健康、发展与和平（节选）

第七十一届联合国大会　2016 年 12 月 7 日

大会，确认正如预防和控制非传染性疾病问题大会高级别会议的政治宣言中所体现的，体育运动和体育活动对于防治非传染性疾病十分重要，又确认世界特殊奥林匹克运动会、听障奥运会、欧洲运动会、泛美运动会、超泛美运动会、全非运动会、亚洲运动会、太平洋运动会、世界游牧民族运动会、英联邦运动会等国际、大陆、区域体育赛事对促进教育、卫生、发展与和平具有重大意义，回顾《儿童权利公约》关于儿童游戏和休闲权利的第 31 条，并回顾大会儿童问题第二十七届特别会议题为"适合儿童生长的世界"的成果文件，其中强调通过游戏和体育运动促进身体、精神和情感健康。

1. 重申体育是可持续发展的重要推动力量，确认体育通过促进宽容和尊重，对实现发展与和平日益作出更大贡献，并确认体育有助于增强妇女和青年、个人和社区的权能，也有助于实现健康、教育和社会包容方面的目标；

9. 鼓励上文第 4 段提及的利益攸关方强调和推动在下述方面以体育作为工具：促进包括残疾人在内的儿童和青年的可持续成长，加强对他们的教育，包括体育教育；宣传卫生保健，预防非传染性疾病等各种疾病以及药物滥用；实现性别平等，增强妇女和女童的权能；促进包容和增进福祉；确保人人都能在不受任何形式歧视的条件下进行参与；促进容忍、相互理解和尊重；推动社会包容、预防冲突及建设和平工作；

11. 鼓励会员国采取最佳的做法和途径，在全体社会成员中推广体育运动和体育活动，在这方面欢迎在国家和地方各级专门设立健康日、青年日和体育日的倡议，包括体育专项日，作为促进身心健康和福祉、在社会中培养一种体育文化的途径。

4.2.7 农业发展、粮食安全和营养

农业发展、粮食安全和营养
第二委员会的报告（节选）

第七十一届联合国大会 2016 年 12 月 15 日

三、第二委员会的建议

17. 第二委员会建议大会通过以下决议草案：

决议草案一

农业发展、粮食安全和营养

大会，重申基于充足食物权和人人免于饥饿的基本权利，人人有权获得安全、充足和有营养的食物，以便能够充分发展和维持个人体能和智能，并着重指出需要作出特别努力满足营养需求，尤其是妇女、儿童、老年人、土著人民、残疾人和弱势群体的营养需求。

仍深为关切根据联合国粮食及农业组织的最新估计，世界各地有约 7.93 亿人营养不足，全球营养挑战日益复杂，存在多种形式的营养不良，包括发育迟缓、消瘦、体重不足、微营养素缺乏、超重和肥胖，这些情况可能同时存在于同一个国家或家庭。

强调指出联合国发展系统包容性的重要性，务必在执行本决议过程中不让任何一个人掉队，也不让任何一个国家掉队。

14. 确认可持续粮食系统可在促进健康饮食和改善营养方面发挥重要作用，欢迎制定和实施旨在消除一切形式营养不良和改造粮食系统的全球一致的国家政策，以便向所有人提供营养饮食，同时重申为消除营养不良，必须同时加强保健、水和环境卫生系统；

17. 鼓励和确认在各级作出努力，制订和加强社会保护措施和方案，包括建立扶助穷人和弱势群体的国家安全网和保护方案，例如，以工换粮和以工换现金、现金转移和补助券方案、学校供餐方案和母子营养方案，在这方面着重指出增加投资、加强能力建设和体制发展的重要性；

22. 确认到 2050 年世界城市人口预计将增加近一倍，城市化将成为 21 世纪最具变革性的趋势之一，特别指出日益需要采取行动战胜城市贫民的饥饿和营养不良，为此要将城市居民特别是城市贫民的粮食安全和营养需求纳入城市和区域规划，消除饥饿和营养不良，促进协调城市、近郊和农村各地可持续粮食安全和农业政策，以便采取适当和负担得起的方式生产、储存和运输粮食并向消费者营销，减少粮食损失，防止粮食浪费并加以循环利用，促进协调城市地区的粮食政策与能源、水、卫生、运输、废物管理和其他政策，最大限度地提高效率和减少浪费。

4.2.8 大会第三次预防和控制非传染性疾病问题高级别会议政治宣言

大会第三次预防和控制非传染性疾病问题高级别会议政治宣言

2018 年 10 月 10 日大会决议

大会通过 2018 年 9 月 27 日举行的大会第三次预防和控制非传染性疾病问题高级别会议核准的政治宣言如下：

大会第三次预防和控制非传染性疾病问题高级别会议政治宣言；

行动起来，兑现承诺：加快应对非传染性疾病问题，促进今世后代的健康和福祉；

我们，各国国家元首和政府首脑及国家和政府代表，于 2018 年 9 月 27 日齐聚联合国，全面审视在履行预防和控制非传染性疾病及促进精神卫生的现有承诺方面存在的挑战和机遇，认为这对各国人民的健康和福祉以及可持续发展构成重大挑战。

1. 坚定重申我们的政治承诺：加快执行之前举行的大会预防和控制非传染性疾病问题高级别会议通过的《2011 年政治宣言》和 2014 年成果文件，这些文件继续激励我们采取行动和加快努力；按照《2030 年可持续发展议程》，通过防治并举，到 2030 年将因非传染性疾病过早死亡的人数减少三分之一，并通过应对非传染性疾病的风险因素和健康决定因素，促进精神卫生和心理健康；

2. 重申大会 2015 年 9 月 25 日题为"变革我们的世界：2030 年可持续发展议程"的第 70/1 号决议和《第三次发展筹资问题国际会议亚的斯亚贝巴行动议程》；

3. 重申人人一律享有能达到的身心健康最高标准的权利，并认识到健康是在所有三个层面实现可持续发展的先决条件、成果和指标；

4. 认识到在实现对预防和控制非传染性疾病所作承诺方面采取的行动不够充分，迄今已有的进展和投资不足以实现可持续发展目标的具体目标 3.4，而且世界各国尚未兑现在各级采取措施以减少因非传染性疾病过早死亡和致残风险的诺言；

5. 肯定一些国家在履行 2011 年和 2014 年对预防和控制心血管疾病、糖尿病、癌症和慢性呼吸道疾病这四种主要非传染性疾病所作承诺方面取得进展，其具体措施包括减少这些疾病的主要共同风险因素，即使用烟草、有害使用酒精、不健康饮食和缺乏身体活动，应对导致非传染性疾病的社会、经济和环境决定因素以及经济、商业和市场因素的影响，以及改善疾病管理，降低发病率、致残率和死亡率；

6. 认识到许多国家在履行承诺方面仍然面临重大挑战，并继续深切关注发展中国家的非传染性疾病负担持续过度增加，30 至 69 岁人口中每年有 1 500 万人死于非传染性疾病，86% 的此类过早死亡发生在发展中国家；

7. 表示严重关切非传染性疾病造成的巨大人力和经济代价导致贫穷和不公平现象，而且危及人民健康和国家发展，将使发展中国家在今后 15 年内损失逾 7 万亿美元；

8. 欢迎大会宣布 2016—2025 年为联合国营养行动十年，并鼓励加以贯彻落实；

9. 欢迎由芬兰、俄罗斯联邦和乌拉圭等国政府及世界卫生组织主办的世界卫生组织非传染性疾病问题全球会议于 2017 年 10 月 18 日至 20 日在蒙得维的亚召开，并通过题为"关于将非传染性疾病作为可持续发展优先事项的 2018—2030 年蒙得维的亚路线图"的成果文件，以此推动第三次高级别会议前的筹备进程，并回顾世界卫生大会 2018 年 5 月 26 日第 71.2 号决议；

10. 欢迎世界卫生组织非传染性疾病问题独立高级别委员会题为"行动起来，兑现承诺"的报告，并表示注意到其各项建议；

11. 认识到精神疾患和其他精神卫生问题以及神经系统疾患加重了全球的非传染性疾病负担，以及有精神疾患和其他精神卫生问题的人因其人权更易受到侵犯和践踏而可能面临污名和歧视，罹患其他非传染性疾病的风险也更大，因此发病率和死亡率更高，并认识到仅抑郁症就影响到全球 3 亿人，是世界各地的致残主因；

12. 承认非传染性疾病对儿童造成的重大影响是一个令人严重关切的问题,特别是儿童肥胖比例不断上升,并认识到如果儿童成长发育的环境是健康的,可以满足他们的需要包括母乳喂养,从小培养和鼓励健康的行为和生活方式,包括选择健康饮食和经常开展健身活动,并提倡保持健康体重,就可以大幅降低成年罹患非传染性疾病的风险;

13. 承认鉴于老年人的比例不断扩大,非传染性疾病对老年人造成的影响是一个尤为令人关切的问题,并认识到老年人罹患多种非传染性疾病的风险增加,这对医疗卫生系统构成了重大挑战;

14. 承认将性别视角纳入预防和控制非传染性疾病工作的主流对于了解和应对各年龄段妇女和男子的健康风险和需求至关重要,并特别关注非传染性疾病在所有环境下对妇女的影响;

15. 重申各级政府在应对非传染性疾病挑战方面发挥主要作用并承担首要责任,要为预防和控制非传染性疾病的工作制定适当的国家多部门应对措施,并促进和保护人人享有能达到的身心健康最高标准的权利;特别指出必须采取政府各部门参与和全社会参与办法,以及将健康融入所有政策的办法、基于公平的办法和整个生命过程办法;

16. 承认其他利益攸关方也共同承担责任,而且可以协助构建有利于预防和控制非传染性疾病的环境,并认识到需要借助民间社会和私营部门的力量,酌情调动其所有可用资源,以执行国家预防和控制非传染性疾病的应对措施;

因此,我们承诺加大力度,进一步落实以下行动:

17. 加强我们以国家元首和政府首脑身份所作的承诺,为预防和控制非传染性疾病发挥战略性领导作用,为此,将通过采用政府各部门参与办法和把健康融入所有政策的办法,推动提高政策的协调一致,并让利益攸关方参与一项适当、协调、全面、综合、富于胆略的全社会参与行动和应对措施;

18. 通过雄心勃勃的多部门国家应对措施,扩大履行在2011年和2014年对预防和控制非传染性疾病所作的承诺,从而促进全面执行《2030年可持续发展议程》,包括把预防和控制非传染性疾病行动纳入整个生命过程以及促进精神卫生和心理健康;

19. 根据本国主导制定的优先次序,在预防和控制非传染性疾病方面实施一套符合成本效益、负担得起的循证干预措施和良好做法,包括世界卫生组织推荐的措施和做法,从而能够在整个人口中加以推广,以促进健康,为非传染性疾病患者提供治疗,保护有患非传染性疾病风险的人,并特别关注处境脆弱者的需要;

20. 还根据各国的优先事项和目标,扩大履行在2011年和2014年对减少使用烟草、有害使用酒精、不健康饮食和缺乏身体活动问题所作的承诺,同时酌情考虑到世界卫生组织建议采取的预防和控制非传染性疾病干预措施;

21. 促进和实施政策、立法和监管措施,包括酌情采取财政措施,以尽量减少非传染性疾病的主要风险因素产生的影响,并提倡健康的饮食和生活方式;

22. 推动缔约国加快执行《世界卫生组织烟草控制框架公约》,同时在不受烟草行业任何干扰的情况下继续实施烟草控制措施,并鼓励其他国家考虑加入该公约;

23. 实施符合成本效益的循证干预措施,遏止超重和肥胖特别是儿童肥胖的上升趋势,同时考虑到世界卫生组织的建议和各国的优先事项;

24. 酌情制定国家有关预防和控制非传染性疾病的投资说明,使人们进一步了解非传染性疾病给国家公共健康带来的负担、健康方面的不公平现象、非传染性疾病及贫穷和社

会经济发展之间的关系、有多少人的生命可以得救及投资回报;

25. 酌情建立或加强国家多利益攸关方对话机制,以促进执行国家预防和控制非传染性疾病多部门行动计划,实现国家目标;

26. 与全球和区域合作伙伴分享经验,包括与执行国家预防和控制非传染性疾病以及促进健康政策和方案有关的成功经验和挑战,以便进一步增进全球的了解,扩大有关最佳做法和经验教训,包括有关传统医学的证据资料库,以利于采取知情行动;

27. 投资于对促进健康和预防疾病以及卫生部门在其中所发挥作用的研究,包括公共卫生措施,并投资于新的治疗选项,以进行预防和提供符合成本效益的疗法;

28. 采取必要措施,承认人人在整个生命过程中享有能达到的身心健康最高标准的权利,同时尊重人权义务,并满足儿童、妇女、老年人、残疾人和其他更易罹患非传染性疾病者的具体医疗卫生需要;

29. 采取措施,改善医疗卫生系统在应对迅速老龄化人口的需要方面的准备情况,包括老年人在预防、治疗、缓和及专门护理方面的需要,同时考虑到非传染性疾病给老年人造成过重负担,以及人口老龄化是造成非传染性疾病的发病率和流行率上升的一个因素;

30. 加大使用信息和通信技术的力度,包括电子卫生、移动卫生及其他创新解决方案,除其他外为此促进公私伙伴关系,加快采取预防和控制非传染性疾病的宏伟行动;

31. 在环境风险因素方面提高全球认识、扩大行动和加强国际合作,以应对因人类遭受室内外空气污染而导致的大量过早死亡,并特别指出跨部门合作对于消除这些公共卫生风险尤为重要;

32. 推动建设健康社区,为此应对环境决定因素对非传染性疾病的影响,这些因素包括空气污染、水污染和土壤污染、接触化学品、气候变化和极端气候事件,以及探索城市和人类住区的规划发展方式,包括可持续交通和城市安全,以增进身体活动、社会融合和连通;

33. 鼓励采取增进健康和福祉的整体性方法,定期开展包括体育锻炼、娱乐和瑜伽在内的身体活动,以预防和控制非传染性疾病,提倡健康生活方式,包括通过体育课程;

34. 增强个人作出知情选择的能力,为此提供有利环境,通过教育加强卫生知识普及,并通过大众媒体和社交媒体开展全民和定向宣传活动,以期让公众了解吸烟和(或)使用烟草和二手烟、有害使用酒精及过量摄入脂肪(特别是饱和脂肪和反式脂肪)、糖和盐的危害;推动食用水果和蔬菜,推广健康、均衡、可持续的膳食;减少久坐;

35. 加强卫生系统并调整卫生系统的方向,以期实现全民健康保障,改善医疗卫生成果,为在生命各个阶段预防、筛查和控制非传染性疾病、有关精神卫生疾患及其他精神卫生症状提供优质、综合、以人为本的初级和专门医疗服务,包括提供安全、可负担、有效、优质的基本诊断、药品、疫苗和技术、缓和护理及易懂、优质、方便患者的使用资料,以及医疗卫生管理信息系统和适当、受过良好培训和拥有良好设备的医疗卫生队伍;

36. 促进更多地利用可负担、安全、有效和优质药物和诊断及其他技术,重申经修正的《世界贸易组织关于与贸易有关的知识产权协议》,又重申 2001 年《关于〈与贸易有关的知识产权协议〉与公共健康的多哈宣言》,其中认识到知识产权的解释和落实方式应支持会员国保护公共健康的权利,尤其是促进人人获得药品的权利,并指出有必要对新医疗产品的开发提供适当激励措施;

37. 执行改善精神卫生和心理健康的措施,包括为有精神疾患及其他精神卫生症状者提供全面服务和治疗,并将此纳入国家应对非传染性疾病措施,以及应对其社会决定因素

和其他健康需求,并充分尊重他们的人权;

38. 推广负担得起的诊断、筛查、治疗和护理以及降低癌症风险的疫苗,将此作为预防和控制癌症(包括宫颈癌和乳腺癌)综合措施的一部分;

39. 酌情兼顾非传染性疾病应对措施和艾滋病病毒/艾滋病和结核病等传染性疾病的应对措施,特别是在流行率最高的国家,同时考虑到这些应对措施之间的联系;

40. 加强制订和执行各项政策,包括提供有适应力的医疗卫生系统及医疗卫生服务和基础设施,以在发生人道主义紧急状况时,包括自然灾害之前、期间和之后,为非传染性疾病患者提供治疗,并预防和控制非传染性疾病的风险因素,特别侧重最容易受到气候变化和极端气候事件影响的国家;

41. 作出一切必要努力,动员所有相关利益攸关方充分、积极、负责地参与非传染性疾病的预防和控制工作;

42. 促进民间社会的切实参与,以鼓励各国政府在预防和控制非传染性疾病方面制定雄心勃勃的国家多部门措施,并促进其执行工作;构建多利益攸关方伙伴关系和联盟,以汇集和分享知识、评估进展和提供服务;提高非传染性疾病患者和受非传染性疾病影响者的话语权,并且提高人们对他们的了解;

43. 与私营部门互动协作,同时考虑到国家医疗卫生的优先事项和目标,使私营部门切实有效地促进国家应对非传染性疾病措施的执行工作,从而实现关于非传染性疾病的可持续发展目标具体目标3.4,并同时适当顾及利益冲突管理;

44. 请私营部门通过以下途径,加强其对实施国家预防、控制和治疗非传染性疾病应对措施的承诺和促进作用,以实现医疗卫生和发展目标:

(a)提倡并营造安全健康的工作环境,具体做法是实施职业健康措施,包括建立无烟工作场所,以及酌情建立良好的公司做法、工作场所健康方案和医疗保险计划;

(b)酌情鼓励从事酒类产销的经营者在其核心领域协助减少有害使用酒精情况,并考虑到国家的宗教和文化背景;

(c)酌情采取具体措施,杜绝对未成年人进行酒类产品的营销、广告宣传和销售;

(d)进一步生产和推广符合健康膳食的食品,进一步努力调整这些产品的配方,以提供健康营养的选择,减少盐、糖和脂肪(特别是饱和脂肪和反式脂肪)的过量使用,并适当提供这些营养成分的含量信息,同时铭记关于营养标识的国际准则;

(e)依照有关的国家立法,承诺进一步减少向儿童推销高脂肪(特别是饱和脂肪和反式脂肪)、高糖或高盐食品与饮料的做法及其对儿童的影响;

(f)在预防和控制非传染性疾病过程中,促进进一步改善安全、有效、优质药物和技术的可获得性和可负担性;

45. 在预防和控制非传染性疾病方面建立或加强透明的国家问责机制,同时考虑到政府制定、实施和监测国家防治非传染性疾病措施的努力和现有的全球问责机制;

46. 承诺通过国内、双边和多边渠道,包括国际合作和官方发展援助,调动和分配充足、可预测和持续的资源,用于国家预防和控制非传染性疾病及促进精神卫生和心理健康的应对措施,并继续探索建立自愿的创新筹资机制和伙伴关系,包括与私营部门一道,以推进所有级别的行动;

47. 促请世界卫生组织作为指导和协调国际卫生工作的主管机构继续发挥领导作用,以促进会员国的预防和控制非传染性疾病工作,为此继续开展和加强其规范和标准制定工作,继续加强其拟订并向会员国提供技术合作、援助和政策咨询意见的能力,以及通过世界卫生组织预防和控制非传染性疾病全球综合协调机制和联合国预防和控制非传染性疾病机构间工作队等途径,改善其多利益攸关方接触和对话;

48. 又促请世界卫生组织通过与其他联合国机构、各开发银行及其他区域和国际组织协调合作,包括通过探索新的筹资、实施、监测评价和(或)问责机制,继续推动和监测经过加强的全球预防和控制非传染性疾病行动;

49. 为了实施这些行动,我们承诺一致采取行动,创建一个公正繁荣的世界,让所有人能够行使自己的权利,并在一个没有不必承担的非传染性疾病负担的世界上拥有健康生活的平等机会;

50. 我们请秘书长与会员国协商并与世界卫生组织和联合国系统的相关基金、方案和专门机构合作,在2024年年底之前向大会提交一份报告,说明执行本政治宣言所取得的进展,供会员国审议,以筹备2025年全面审查在预防和控制非传染性疾病及促进精神卫生和心理健康方面所取得进展高级别会议。

2018年10月10日

第18次全体会议

4.2.9　难民问题全球契约

联合国难民事务高级专员的报告
第二部分
难民问题全球契约(节选)

原始文本:联合国大会第73/12号文件第二部分

通过日期:联合国大会2018年12月17日第73/151号决议通过

三、行动纲领

B. 需要资助的领域

2.3　健康

72. 各国和相关利益攸关方将依照国家卫生保健法律、政策和计划,为收容国提供资源和专门知识,扩大国家卫生系统并提高服务质量,以便利难民和收容社区成员(包括妇女和女童;儿童、少年和青年;老年人;慢性病患者,包括肺结核和艾滋病病毒感染者;贩运人口、酷刑、创伤或暴力幸存者,包括性暴力和性别暴力的幸存者;残疾人)接受卫生系统的服务。

73. 可视具体情况提供资源和专门知识,修建和配备卫生设施及加强服务,包括依照国家法律和政策为担任或可能担任医务人员的难民和收容社区成员提供包括精神健康和社会心理保健方面的能力建设和培训机会。鼓励开展疾病预防、免疫服务和健康宣传活动,包括体育活动;还鼓励承诺使有关人员能够公平获得负担得起、数量充足的药品、医疗用品、疫苗、诊断和预防用品。

2.5　儿童、少年和青年

76. 儿童占世界难民人数一半以上。各国和相关利益攸关方将为收容国提供资源和专门知识,以制定政策和方案,考虑到以下各类儿童的具体脆弱性和保护需求:女童和男童,残疾儿童,少年,孤身和失散儿童,性暴力、性别暴力、性剥削和性虐待及有害习俗的幸存者和其他面临风险的儿童。根据具体情况,支助将包括资源和专门知识,帮助为难民和收容社区的女童和男童提供顾及年龄特点的综合服务,包括解决心理健康和心理社会需求,发展国家儿童保护系统和跨境合作及区域伙伴关系,为面临风险的儿童提供持续的保护、照顾和服务。将支持有关部门开展能力建设,以确定和评估最大利益,为涉及难民儿童的决定以及其他顾及儿童特点的程序和家人下落追查工作提供信息。难民署将与各国合作,增加难民儿童获得重新安置和辅助接纳途径的机会。

77. 发挥难民和收容社区青年的才能、潜力和能量,增强他们的权能,有助于增强韧性和实现最终解决办法。各国和相关利益攸关方将通过承认、利用、发展难民和收容社区青年的能力和技能以及促进其身心健康的项目,支持他们积极参与各项事务。

2.7　食物保障和营养

80. 认识到食物和营养是最重要的基本需求,各国和相关利益攸关方将提供资源和专门知识,促进难民和收容社区获得充足、安全和有营养的食物,并促进妇女、儿童、青年、残疾人和老年人及其他群体在食物保障和营养方面的自给自足。

81. 这方面的资源和专门知识包括有针对性的粮食援助,以最适当的方式满足难民和收容社区对粮食和营养的直接需求,包括更多地利用现金补助或社会保障制度,同时支持难民和收容社区获得顾及营养需求的社会保障措施,包括学校供餐计划。还将提供支持,增强难民收容地区的家庭和粮食及农业生产系统的韧性,包括促进购买当地农民的产品和突破食物价值链中的瓶颈,同时考虑到多样性、普遍的文化和宗教习俗,以及对食物和农业生产的偏好。将优先考虑发展收容国政府和当地社区承受冲击的能力,克服粮食供应(包括粮食生产)受限或食物获取不足造成的压力。

第5章

发达国家相关可借鉴政策

5.1 美国

5.1.1 DHDSP 战略计划

DHDSP 战略计划

（2014 年 3 月 14 日）

我们的愿景

一个心脏健康和没有中风的世界。

我们的任务

担任国家公共卫生领导者，以实现所有人的心血管健康，并消除因心脏病和中风的负担所带来的差异。

我们的价值

- 问责制
- 合作
- 通信
- 廉正
- 领导
- 尊重
- 服务

我们的战略要务

领导国家的公共卫生工作，以实现"健康人群 2010"中心脏病和中风方面有关目标：

1. 预防心脏病和中风的危险因素。
2. 增加对心脏病和中风危险因素的检测和治疗。
3. 增加对心脏病和中风的早期发现和治疗。
4. 防止心脏病的发作和中风的复发。

我们的核心职能

我们致力于成为公共资金的好管家。我们使用现有最优的科学和资源来制定用于早期检测心脏病和中风的干预措施和计划，无论患者的性别，残疾，种族，种族，年龄，社会经济状况如何。

资源管理

我们在所有政务中提倡诚信和问责制。我们致力于确保我们的招聘,留任和培训政策可以维持一支训练有素的和多元化的员工队伍。

程序

我们向州卫生部门,部落和其他合作伙伴提供资金,技术支持和资源,以帮助他们消除健康差异并提高他们在整个生命历程中预防心脏病和中风的能力。

合作伙伴

我们与政府机构,州,公共和私人组织以及学术研究人员的合作关系使我们能够最大限度地利用集体资源来促进构建心脏健康和没有中风的社区。

研究

我们从事应用研究以支持循证性的实践。通过我们的研究,科学翻译和资源开发,我们帮助州和国家卫生机构实施公共卫生策略,以解决心脏病和中风的负担。

监视

我们跟踪心血管危险因素和疾病的趋势,并记录其在年龄,性别,种族/民族,社会经济地位和地理位置方面的分布差异,通过分析数据模式以识别最易患心血管疾病的人群。我们与许多合作伙伴分享了这些发现,并合作应用公共卫生策略来改善心血管健康。

评价

我们会定期评估计划,政策和干预措施,以确保它们按计划进行并产生预期的结果。

我们的目标和策略

目标1:预防心脏病和中风的危险因素

策略:

1. 提高公众对心脏病和中风危险因素可预防性的认识。

2. 加强疾病预防控制中心与联邦/州/地方机构以及与非政府组织的合作,以动员预防工作。

3. 确定,评估和传播预防心脏病和中风危险因素的策略和指导方针。

4. 监督统计,以统计生命历程中心脏病和中风危险因素的发生率。

5. 识别并处理高危人群,以预防与心脏病和中风危险因素相关的高危因素。

6. 促进和鼓励这样一种政策和制度体系,它能够促进人们做出有利于心脏健康的行为和营造有利于心脏健康的环境。

目标2:增加对心脏病和中风危险因素的检测和治疗

策略:

1. 提高预防服务的可用性,特别是生活方式的干预,筛查以及合理用药。

2. 找出心脏病和中风的危险因素比例过高的人群,并实施公共卫生策略以消除这些差异。

3. 识别,评估和传播心脏病和中风危险因素检测和治疗策略。

目标3:增强对心脏病和中风的早期识别和治疗

策略:

1. 高监测和解决危险因素的能力。

2. 提高患有心脏病或中风的人的护理质量:

a)促进公共卫生政策实施,从识别症状到成功康复,促进建立协调的护理系统。

b）识别,评估和传播对心脏病和中风的早期识别和治疗的策略(例如认知,及时的行动,运输,急救的质量)。

c）及时提供负担得起的,全面的心脏病发作和中风的治疗方法,尤其是那些高危险因素的心脏病患者。

3. 提高公众对心脏病发作和中风迹象和症状的认识。

目标 4:减少心血管事件的复发。

策略:

1. 增强监测,追踪和解决心血管疾病患者之间差异的能力,包括生活质量问题,对指南的遵守,成本,经济指标,功能状态以及出现精神上无行为能力的风险。

2. 加快翻译循证科学和指南。

3. 通过与医疗保健专业人员和社区组织合作,覆盖人们生活,工作和娱乐的地方,从而克服了防止再次发生事件和长期护理的障碍。

4. 着眼于公共卫生,增加服务的可用性,以防止心血管事件再次发生。

目标 5:培养一支技术娴熟且敬业的公共卫生队伍,以应对心脏病和中风。

策略:

1. 提高公共卫生工作人员预防心脏病和中风的技能和能力:

a）推广多种方法以增强技能和员工能力。

b）在各个层面上促进多元化的员工队伍,包括领导力。

c）促进公众对预防心脏病和中风的杰出贡献的认可。

d）促进公共卫生人员之间的协作,以预防心脏病和中风。

2. 创建并积极维护部门的工作环境,以促进以下属性:

a）与尊重和重视问题有关的文化,教育背景和专业多样性。

b）创造各种学习机会,以支持专业人员的发展和技能建设。

c）庆祝成功。

d）提供健康的身体环境。

e）提供有效的系统,程序和通信以提高工作绩效。

f）提供响应式管理。

5.1.2　1971 年的国家癌症法案

1971 年的国家癌症法案

此项行动

修订《公共卫生服务法》是为了加强国家癌症卫生研究所,以便更有效地开展国家防治癌症的工作。

它是由美利坚合众国参议院和众议院在国会召开时制定的。

短标题

第一节,该法案可以被称为《1971 年国家癌症法案》。

现状和目的阐释

第二节:

（a)国会发现并宣布:

（1）癌症的发病率正在上升，癌症是当今美国人最关心的健康问题

（2）新的科学指引，如果得到全面和积极的利用，可能会明显地提前预防和治疗癌症的最佳时机

（3）癌症是美国的主要死亡原因

（4）我们目前对癌症的理解是生物医学全面发展的结果

（5）由于最近对这一可怕疾病的认识取得进展，这为大力开展国家癌症防治计划提供了大好机会

（6）为了对癌症提供最有效的治疗，必须利用国家卫生研究院的所有生物医学资源；和：

（7）与美国国立卫生研究院合作的研究机构的项目已使其有可能形成世界上最富有成效的、以健康和疾病为中心的科学社区。

（b）本法案的目的是扩大国家癌症研究所和国家卫生研究院的权力，以推动国家防治癌症的进展。

国家癌症规划

第三节

对《公共卫生服务法》第四章 a 部分进行修订，在第 406 节之后增加以下新条款：

第 407 节

（一）国家癌症领导机构应协调国家卫生研究院与癌症有关的所有活动与国家癌症方案。

（二）在执行国家癌症方案时，国家癌症领导机构应：

（1）根据国家癌症咨询委员会的建议，计划和发展一个扩大的，强化的，协调的癌症研究计划，包括国家癌症研究所的计划，其他研究机构的相关计划，以及其他联邦和非联邦计划。

（2）迅速利用国家卫生研究院现有的研究设施和人员，加速探索特别有希望的领域的机会。

（3）鼓励和协调由工业企业进行的癌症研究，如果这种研究证明了它的特殊能力的话。

（4）收集、分析和传播所有对癌症预防、诊断和治疗有用的数据，包括建立一个国际癌症研究数据库来收集、分类、存储，并尽可能传播在任何国家进行的癌症研究的结果，供任何国家从事癌症研究的人使用。

（5）建立或支持大规模生产或销售用于研究性质的特殊的生物材料和其他治疗物质，并为使用这些材料的人制定安全和护理标准。

（6）支持高素质外籍人员在美国境外从事有利于美国人民利益的癌症研究；支持美国和外国参与者参与的合作研究；支持在国外培养美国科学家和在美国培养外国科学家。

（7）支持基础科学和临床学科培训的适当人力资源计划，以提供一个扩大和持续的人力资源基础，从中挑选研究人员、医生和相关健康专业人员，以参与与癌症有关的临床和基础研究及治疗计划，包括适当使用培训津贴、研究金和职业奖励。

（8）在主任认为必要的时间和地点召开国家癌症咨询委员会特别会议，以便毫不拖延地咨询、征求意见或确保批准项目、计划或其他行动，以便从新的科学或技术发现中获得最大利益。

（9）

（a）在国家卫生研究院和国家癌症研究所所长合理地征求意见（但不作更改）后，准备

并直接向总统提交国家癌症计划的年度预算,以供审查并提交给国会咨询委员会

(b)直接从总统、管理和预算办公室接受国会为国家癌症研究所的义务和支出划拨的所有资金。

(c)

①设立了总统的癌症专家小组(以下在本节中称为"专家小组"),该小组由总统任命的三名人员组成,他们凭借其培训、经验和背景,有足够的资格对国家癌症规划作出评估。专家组成员中至少有两位为著名科学家或医师。

②

(A)专家组成员的任期应为三年,但在首次任命的两名成员中,一名任期一年,一名任期两年,由主席在任命时指定以及任何被任命填补先前出现的空缺的成员其前任的任期届满时,其任期仅为该任期的剩余部分。

(B)总统应指定一名成员担任主席,任期一年。

(C)专家组成员每人有权就其实际履行专家组职责期间的每一天(包括旅行时间)领取总进度表 GS-18 级现行基本工资率的每日等值额,并应根据《美国法典》第5编第5703(b)节的规定,获得差旅费用(包括每日津贴)。

③专责小组应主席的要求召开会议,但每年不少于十二次。事务委员会须备存每次会议的会议记录,而主席须将该等会议记录供公众人士阅览。)

④专家组应监督本节下国家癌症计划的制定和执行,并应直接向总统报告。如本计划在快速执行过程中出现任何延误或阻塞,应立即通知总统。小组应向总统提交关于计划的定期进展报告,并每年向总统提交计划的有效性评估和改进建议,并应提交由总统指导的其他报告。在总统的要求下,委员会应提交一份考虑任命为国家癌症领导机构的人员名单,供其考虑。

国家癌症研究示范中心

第408节

(a)国家癌症领导机构授权设立 15 个新中心,进行与癌症有关的临床研究、培训和先进诊断和治疗方法的示范。该等中心可根据第(b)款或任何其他适用的法律条文予以支持。

(b)国家癌症研究所的主任,在政策建立的国立卫生研究院的主任与全国癌症咨询委员会磋商后,被授权进入合作协议与公共或私人非营利机构或机构支付全部或部分的成本规划,建立或加强,提供基本操作支持现有的或新的中心,包括,但不限于,根据第(a)款设立的中心,用于与癌症有关的先进诊断和治疗方法的临床研究、培训和示范。联邦支付根据本节支持这样的合作协议可以用于(1)建设(尽管任何限制在第 405 节),(2)人员和其他基本运营成本,包括需要病人护理成本研究,(3)训练联合卫生专业人员(包括培训),和(4)演示但根据本款提供的支持(建造支持除外),每个中心每年不得超过 5 000 000 美元。本节项下的中心赞助期限不得超过三年,但经过国家癌症领导机构设立的科学审查小组对该中心的运作进行审查后,该赞助可被延长不超过三年。

癌症控制计划

第409节

(a)国家癌症研究所领导机构应制定必要的方案,以便与国家和其他卫生机构在癌症诊断、预防和治疗方面进行合作。

(b)为执行本款,已授权为1972年6月30日止的财政年度拨款 2 000 万美元,1973年6月30日止的财政年度拨款 3 000 万美元,1974年6月30日止的财政年度拨款 4 000 万美元。

领导机构的权威

第410节

国家癌症研究所领导机构(在与国家癌症咨询委员会协商后)在执行其管理国家癌症计划的职能时,在不考虑本法任何其他条款的情况下,按照以下规则被授权:

(1)如果全国癌症咨询委员会授权,获得(依照第309节的标题5,美国代码,但不考虑限制等部分的天数或服务期间)不超过五十个专家或顾问的服务科学或专业资格

(2)获取、建造、改善、维修、运营和维护癌症中心、实验室、研究中心和其他必要的设施和设备,以及必要的相关设施,以及署长认为必要的其他不动产或个人财产(包括专利)收购,不考虑1877年3月3日(第40卷第340节,通过租赁或总务管理员),建筑或部分建筑在哥伦比亚特区或社区位于哥伦比亚特区附近使用美国国家癌症研究所的一段不超过十年

(3)任命一个或多个咨询委员会,由其认为适当的公民和联邦、州和地方政府官员组成,就其职能向其提供意见

(4)在征得其同意的情况下,使用其他联邦、州或地方公共机构的服务、设备、人员、信息和设施,无论是否为此进行补偿

(5)接受自愿无偿服务

(6)接受无条件的礼物,或服务、金钱、不动产和个人的或混合的、有形的或无形的财产捐赠

(7)在不考虑修订后的《美国法典》第3648节和第3709节(《美国法典》第31卷第529节、《美国法典》第41卷第51节)的情况下,与任何公共机构或任何个人、公司、协会、或教育机构签订履行其职能所需的合同、租约、合作协议或其他交易;并且:

(8)采取必要行动,确保国家癌症研究所和其他科学、医学和技术机构之间,以及国内外的生物医学学科和组织,保持传播和交流科学知识和信息的所有渠道。

科学评估报告

第410A节

(a)国家癌症领导机构按照规定应该对所有的政府拨款和项目提供合适的科学评价。为了实现这一目的,可以通过最大程度地动用同行评价组织,这些组织是由包括了国家卫生部和非联邦科学家以及在科学和疾病领域的其他专家在内所建立的。并且,在适当的时候,临时建立其他正式的同行评价组织也可能是必要的,前提是经过国家安政咨询委员会和国家卫生部领导部门的认可。

(b)国家癌症研究所的主任,应当尽快结束后每个日历年,准备与全国癌症咨询委员会协商和向国会提交总统的传输报告活动,根据国家癌症计划进展和成就在前面的日历年,计划在未来五年的计划。

国家癌症咨询委员会

第410节B

(a)国家癌症研究所设立了一个国家癌症咨询委员会(在本节下称"委员会"),由以下23名成员组成:

(1)委员会的直接成员为秘书、科学技术办公室主任、国家卫生研究院主任、退伍军人管理局首席医务官(或其指定人员)和国防部长指定的一名医务官。

(2)总统委任十八名委员。获委任的委员会成员中,科学家或医生不得超过十二人,而市民代表不得超过八人。任命到委员会的科学家和医生应从在癌症研究、诊断或治疗或

相关领域杰出的领先科学或医学权威人士中任命。委员会的每一名被任命的成员应从其训练、经验和背景特别适合评估国家癌症研究所项目的人员中任命。

（b）

（1）被任命的成员任期为六年，但首次被任命的成员任期为六年，其中六人任期为两年，另六人任期为四年，由总统在任命时指定。

（2）任何成员在其前任被任命的任期届满前被任命填补一个空缺时，其任期应仅为余下的任期。被任命的委员可以连任，并可在任期届满后任职，直至继任者就职为止。

（3）董事会出缺不影响其活动，董事会十二名成员构成法定人数。

（4）董事会应当取代现有的全国癌症咨询委员会，并任命委员会成员在本节的生效日期应作为董事会其他成员的时间然后现有条款，或等短时间总统可能会开。

（c）总统应指定一名获委任的成员担任主席，任期两年。

（d）董事会应国家癌症研究所领导机构或主席的要求召开会议，但不少于每年四次，并应就国家癌症方案向国家癌症研究所领导机构提供建议和协助。

（e）国家癌症研究所领导机构应指定该研究所的一名工作人员担任董事会的执行秘书。

（f）委员会可在委员会认为对国家癌症方案的方案和活动进行调查的适当时间和地点举行此类听证会、接受此类证词，并采取会议和行动。

（g）董事会应在每年 1 月 31 日之前向总统提交一份报告，向国会转递国家癌症计划实现其目标的进展情况。

（h）不是美国的官员或雇员的董事会成员每天应当接受他们从事董事会履行职责补偿利率不超过每日的年增长率，实际上相当于 GS-18 的时间表，包括走时；以及所有的成员，在远离家园服务或常规业务的地方，可能会允许差旅费用，包括每日的生存，以同样的方式，这样的费用是 5703 年授权部分，标题 5，美国法典，在政府工作的人断断续续地服务。

（i）国家癌症研究所领导机构应向理事会提供其开展活动所需的工作人员、信息和其他协助。

拨款的授权

第 410C 节

为执行本节（而不是 409 节），截止到一九七二年六月三十日，批准财政年度拨出四亿元 5 亿美元用于 1973 年 6 月 30 日结束的财政年度，以及截止到 1974 年 6 月 30 日的财政年度的 6 亿美元拨款。

（a）（1）对《公共卫生服务法》第 402 条进行修订，在其末尾增加以下内容：

（b）根据国家卫生研究院院长批准的程序，国家癌症研究所院长可根据本法批准用于癌症研究或培训的拨款

（1）经科学价值适当审查，但未经 403（c）条规定的国家癌症咨询委员会审查和建议的金额不得超过 35 000 美元。

（2）经对科学价值进行适当审查，并根据 403（c）节的规定建议委员会核准后，数额超过 35 000 元。

向国会报告

第 4 节

（a）总统应当进行审查的国家癌症计划管理流程，建立了第四部分的标题下的公共卫

生服务行为,会操作,包括咨询委员会和同行评审的流程,以保证最迅速的成就的目标程序。在本法案颁布之日起一年内,总统应向国会提交一份报告,说明审查的结果以及为促进本计划实施而采取的行动,以及任何必要的立法变更建议。

(b)国家癌症计划需要及时和迅速的支持,而且缺乏定期拨款的时候。根据规定总统应尽快向国会请求上述额外的拨款(包括一些附加的授权)来促进国家癌症计划的开展。

总统的任命

第五节

对《公共卫生服务法》第四条进行了修订,在F部分之后增加了以下新部分:

第G部分—机构领导者的行政管理

第454部分

美国国立卫生研究院院长和美国国立癌症研究所院长由总统任命。除第407(b)91条规定外,国家癌症研究所领导机构应直接向国家卫生研究所所长报告。

生效日期

第7节

(a)如总统在《联邦纪事》中规定并公布的,本法和本法作出的修订应在本法颁布之日后60天生效,或在本法颁布之日后的某个较早日期生效。

(b)《公共卫生服务法》第454条第一句(由本法第5条补充)应仅适用于本法生效日期之后作出的任命[由第(a)小节规定]。

(c)尽管有上述(a)小节的规定,国癌症咨询委员会的成员仍然可能以该节规定的方式被任命,这可能发生在本法颁布之日后的任何时候。该等高级职员应自其上任之日起按本条款410B所规定的费率得到补偿。

1971年12月23日签署

5.1.3　美国卫生与公众服务部关于多种慢性疾病的远景和战略框架

美国卫生与公众服务部关于多种慢性疾病的远景和战略框架

该部门努力的目标是为患有多种慢性疾病的个人提供最佳的健康和生活质量。在以患有多重慢性病(MCC)的个体为中心的愿景下,框架的发展阐明了四个相互依赖的有利于个人的领域:加强卫生保健和公共卫生系统;授权个人使用自我护理管理;为护理提供者配备工具、信息和其他干预措施;支持对MCC患者的针对性研究和有效的干预措施。于是,为实现愿景,该框架包括以下四项总体目标:

1. 促进卫生保健和公共卫生体系改革,提高多种慢性病患者的健康水平

2. 对患有多种慢性疾病的个人,最大限度地利用已证实的自我护理管理和其他服务

3. 为医疗保健、公共卫生和社会服务工作者提供更好的工具和信息,这些工作者向患有多种慢性疾病的个人提供护理

4. 促进研究,以填补关于多种慢性疾病患者的知识空白,并促进用干预措施和系统来造福患者

每一个目标都包括几个关键的目的和策略,那些利益相关的部门和那些有或照顾有多种慢性疾病的人,都应用它们来指导其工作。这些努力应该建立并加强卫生与公众服务部针对MCC人口的项目和资源。虽然这一框架针对的是MCC患者,但包括预防额外慢性疾

病在内的许多战略也适用于只有一种慢性疾病或没有慢性疾病的人。

公共和私营部门有着分担执行这些活动的责任。美国卫生和公众服务部特别感谢包括组织和个人在内的众多利益相关者，他们通过公众意见程序就框架的目标、目标和战略向美国卫生和公众服务部提供了意见。美国卫生与公众服务部希望与所有感兴趣的利益相关者建立并加强伙伴关系，以实现关于MCC个人的这些重要目标。

目标1：促进卫生保健和公共卫生系统改革，以改善多种慢性疾病患者的健康。

改善慢性病患者的健康状况需要加强医疗系统与纵向心理社会护理的协调。此外，MCC患者应该有机会获得社区和其他公共卫生服务，以及改善与医疗护理提供者的协调性。在一个由众多独立提供者组成的系统中实现个人协调，包括在急性和长期护理系统中的协调，一直是困难的。不幸的是，目前的收费医疗服务模式几乎没有提供财政激励来协调医疗服务。此外，传统的疾病管理项目——与初级保健没有紧密联系，而且侧重于离散的情况——并没有达到最佳效果。交付和供应商支付系统的改变，相应的质量和性能指标的发展，以及公共卫生系统的参与，可以为MCC患者提供良好协调的医疗服务。

目的A：为患有多种慢性疾病的患者确定循证性模型以改善护理服务的协调性——为了解决护理协调的差距，近年来出现了多种模式。这些模式包括以患者为中心的医疗之家、社区卫生团队、负责任的医疗机构、初级保健和行为健康整合模式、姑息治疗以及在家庭和社区环境中提供医疗保健服务的模式。这些模式可能对增强MCC患者的健康状况有总体影响。成功的护理模式的重要因素包括以人为中心的护理，在护理管理中赋予患者权力，以团队为基础的护理，以及相应的支付激励。

策略1.A.1 广泛地寻找具有MCC的人群，以及符合特定患病条件的MCC亚群，并探索将护理模式聚焦于有高风险健康结果不良的亚群。（见策略4.B.3）

策略1.A.2 针对创新的、多学科的、纵向的以人为中心的护理模式开展并扩大试点研究和示范项目，以改善健康结果和生活质量，同时维持或降低净成本，并实施循证性的模式。

目的B：为多种慢性疾病患者定义合理的医疗保健结果——MCC患者经过治疗，改善后的结果包括的范围较广，如基本功能的维持，减轻症状，防止药物不良事件，避免不必要的急诊，减少住院和再住院。这些结果的测量与对其他类型的患者的测量在性质上没有区别，但它们在重要性上有所不同，因为MCC患者出现负面结果的风险更大；例如，随着个人慢性疾病的数量增加，再次住院的风险也增加。

策略1.B.1 定义适合MCC患者的期望医疗结果。

策略1.B.2 确保对护理模式的测评，包括对MCC相关结果的评估。

目的C：发展支付改革和激励措施——卫生保健专业人员很少有动力为MCC患者提供协调的护理，这些方法可能会避免住院和再住院等不良结果。此外，许多非医生提供者的补偿限制进一步限制了MCC患者的多学科护理。财政激励将能够鼓励一些护理模式，能够使得相关类别的护理服务提供者花额外的时间来解决这一行业的护理复杂性。

策略1.C.1 与利益相关者合作，确定、开发和测试激励和支付方法（例如，跨护理类别的有凭据的支付），以促进对MCC患者的护理协调性。

策略1.C.2 传播有关激励措施的信息，并实施激励措施，以促进医护人员对MCC患者进行有成本效益的协调护理。

目的D：实现并有效地使用卫生信息技术，促进协调保健和为照顾MCC患者的人提供统一的信息，可操作的卫生信息技术对于帮助临床医生、卫生保健系统，家庭，以及改善 MCC 患者个人医疗服务的质量和安全是有很大潜力的。

策略 1.D.1 鼓励有意义地使用电子健康记录、个人健康记录、患者门户和临床注册记录，以改善 MCC 患者的护理。

策略 1.D.2 测试并实施安全消息的传递和其他健康信息交换平台（如远程医疗和远程监控）的使用，以改善 MCC 患者的护理。

策略 1.D.3 鼓励使用保健信息技术作为监测人口健康的公共卫生工具，或作为与减轻 MCC 的影响有关的绩效评估工具。

目的 E: 努力预防新的慢性疾病的发生和减轻现有疾病的后果——除了处理 MCC 患者的健康结果外，还应加强和充分利用系统，以防止其他慢性疾病的发生。

策略 1.E.1 制定和实施预防医学和公共卫生系统方法以提高 MCC 患者预防新慢性疾病的有效性，包括现有慢性疾病或治疗这些疾病的方法之间的相互作用，以及现有慢性疾病的进展和恶化所可能产生的疾病。

策略 1.E.2 采取公共卫生政策（例如，针对与慢性疾病风险增加有关的不健康和危险行为、环境和食物），以防止已患有慢性疾病的人恶化或出现新的慢性疾病。

策略 1.E.3 探索提高个人参与慢性病风险行为和其他预防项目的激励机制。

目标 F。对护理模式、激励措施和其他卫生系统干预措施进行有目的的评估——对干预措施进行监测并持续提供反馈，有助于改善 MCC 干预措施的使用和影响范围。

策略 1.F.1 通过 MCC 的提供者和个人，对 MCC 干预措施的影响和有效性进行持续监测。

策略 1.F.2 向 MCC 患者、照料者、研究人员和决策者传播关于更有效地使用和改进 MCC 干预措施的需求和选择的反馈。

目标 2: 使患有多种慢性疾病的个人最大限度地利用已证实的自我护理管理和其他服务。

即使仅向 MCC 患者提供最高质量的护理，也不能保证能明显改善这一人群的健康结果。个人必须被告知，被激励，并作为伙伴参与到他们自己的照顾中。自我保健管理在管理导致其他慢性疾病发展的危险因素中很重要。然而，一些 MCC 患者（如患有严重疾病或认知能力显著下降的患者）进行自我护理的能力有限。必须认识到家庭和其他照顾者在管理慢性疾病方面所发挥的重要作用。

目的 A: 促进自我护理管理——慢性病自我护理管理项目已经产生了重要的证据基础。在多种情况下（如卫生保健、家庭、工作和辅助生活）翻译和复制这些方案将改善 MCC 人口的健康状况。

策略 2.A.1 持续改进和扩大循证性自我护理管理活动和项目，并开发系统来促进模型，尽量减少与许多慢性疾病相关的常见风险因素。

策略 2.A.2 加强循证性自我管理的活动和项目的可持续性。

策略 2.A.3 提高循证性自我护理管理活动和项目的效率、质量和成本效益。

目的 B: 促进以家庭和社区为基础的服务——家庭和社区为基础的服务（HCBS）通常在使 MCC 患者在其社区成功生活和工作中发挥关键作用。近年来，以证据为基础的项目和服务已经发展起来，能够帮助 MCC 人口获得更健康和更独立的生活。此类项目的例子包括对医疗补助家庭健康护理人员进行再培训，为受益人提供适当的家庭体育活动培训；

提供防止跌倒的高负担住房抵押贷款；并提供同伴支持以减轻抑郁症状的严重程度。其他创新包括以家庭为基础的信息技术和提供护理过渡服务的社区组织。

策略2.B.1 通过信息和转诊、选择咨询和顺利的护理过渡，改善MCC人群获得有效的HCBS的途径。

策略2.B.2 改善基础设施（如远程监测和共享信息服务），以支持HCBS，促进教育和技术创新，使MCC的个人能够最大限度地保持功能和独立性，了解和更好地管理自己的状况，并在家中或其他环境中安全居住。

策略2.B.3 为家庭照顾者提供基于证据的自我照顾管理的培训和信息，并改善对家庭照顾者的支持。

目的C：为药物管理提供工具——随着慢性疾病数量的增加，处方药物的数量和不遵守治疗方案的程度也在增加。除了减少药物不良事件和用药错误，增加对于药物和医疗器械的使用知识可能会减少慢性疾病的进程。

策略2.C.1 为MCC的患者开发和传播共享的决策工具以便患者能够对治疗方案有所选择，并提高患者对药物治疗的依从性。

策略2.C.2 确立或开发并传播一些工具，以帮助MCC患者及其护理人员从复杂的药物治疗方案中识别药物-药物相互作用和潜在的药物不良事件。

策略2.C.3 因地制宜做好卫生知识普及，以促进更好的知情用药决策。

目标3： 向保健、公共卫生和社会服务工作者提供更好的工具和信息，这些工作者向患有多种慢性疾病的个人提供护理。

卫生保健、公共卫生和社会服务专业人员以及家庭护理人员通常是在一个数据真空中进行实践。所以为这些专业人员和家庭护理人员提供必要的信息获取工具和信息对于改善护理提供是至关重要的。此外，由于大多数慢性疾病的管理发生在医疗护理环境之外，必须将注意力集中在整个护理过程中，以维持和改善预防和治疗战略，改善健康结果。

目的A：确定最佳实践和工具——MCC人群在临床上是异质性的。如果不考虑慢性疾病的具体组合，则可能存在促进改善的、优化的护理的一般方法。确定个人最佳实践的目的是促进通过使用一个系统的方法来评估和管理这一复杂人群，包括预防他们的共病。

策略3.A.1 确立、发展、传播和促进整合与MCC患者一般护理相关的最佳实践信息。

策略3.A.2 确立、开发、认可和使用关键质量度量标准，以绩效度量的形式，在MCC个人的一般护理中促进最佳实践。

策略3.A.3 确立、开发和验证协助提供者教育个人与MCC和家庭照顾者适当的自我照顾和共同决策的材料。

策略3.A.4 开发和传播工具，供不同组织、提供者和家庭护理人员使用，以改善药物的使用和管理，包括提高对于药物使用的知识，减少不适当药物的处方，以及减少与多药治疗相关的患者风险。

目的B：加强卫生专业人员的培训——卫生保健、公共卫生和社会服务专业人员受到培训计划的影响，将为他们将在其中实践的环境做好准备。证据表明，许多卫生保健专业培训生的关键的慢性病护理能力较差。解决这些差距，并提高照料者文化素质，将确保当前和下一代服务提供者熟练地照顾MCC患者，并能够与家庭照顾者交流互动。

策略3.B.1 确定或发展与MCC患者护理相关的信息，用于健康和社会服务专业培训计划。

策略 3.B.2 向所有 HHS 资助或支持的卫生和社会服务专业培训项目传播与 MCC 患者的一般护理知识，以便酌情纳入所需课程。

策略 3.B.3 确保卫生保健、公共卫生和社会服务专业人员接受关于监测 MCC 患者的健康和福祉的培训。

策略 3.B.4 在传统和非传统的专业环境（如医学、护理、社会工作、心理 / 咨询、临床药学、牧师、职业康复、社区卫生工作者）中进行培训，强调提高姑息疗法和以患者为中心的方法的能力。

目的 C: 在指南中解决多种慢性疾病——以证据为基础，以个人为中心的临床指南帮助卫生保健提供者为患者提供高质量的护理。通常情况下，针对特定慢性疾病的指南没有考虑到 MCC 的存在，更严重的是，没有考虑到这些病的相互影响。此外，针对精神疾病和药物滥用患者的指南很少涉及到多种慢性疾病的同时发生。随着证据基础的增长，指南的专一性越来越强（另见目标 4.C.），制定指南的人必须专注于使用这些证据。尽管作用有限，更好地纳入相关信息将增强指南对越来越多的 MCC 患者的适用性。

策略 3.C.1 确保指南的制定者包括与慢性病事件相关的最常见的共病以及预防其他慢性病发生的风险因素管理的信息

策略 3.C.2 确保慢性病指南的信息共享中心或存储库鼓励对包含 MCC 患者信息的选定指南进行标记和宣传。

目标 4: 促进研究，以填补关于多种慢性疾病患者的知识空白，并促进多方干预和系统性地造福患者。

在照顾 MCC 患者的方法上有显著的差距存在。加强研究工作将有助于改善 MCC 群体的特征，支持卫生保健和其他护理提供者对这一群体的护理进行协调和管理，并协助跟踪改善 MCC 个人健康的进展。这个目标包括一个广泛的研究考虑，例如医学疗法的跟踪调查，并发症的流行病学研究轨迹，健康促进干预措施的有效性和自我管理（如目标 2 所述），以及卫生系统保健管理策略（如目标 1 所示）。

目的 A: 提高试验的外部有效性——随着 MCC 患者数量的增加，确保一些治疗干预措施（如药物、设备、生活方式的改变、替代药物）的安全性和有效性变得更加重要。为了达到这一目的，努力提高共病之间相互作用的理解，并在临床试验中重视这一日益增多的人群，可能有助于预防可能会发生的不良事件和不良结果。

策略 4.A.1 制定评估 MCC 患者纳入临床试验的方法。这些方法应该包括：1）确定包括 MCC 患者的最佳试验设计；2）招募 MCC 患者的最佳途径；3）部分 MCC 患者接触新干预措施的潜在风险；4）对包括 MCC 患者在内的临床试验结果数据进行适当的分析。

策略 4.A.2 提高 HHS 资助的社区和临床干预试验的外部有效性，确保 MCC 患者不会被不必要地排除在外（由科学专家和外部利益相关者决定）。

策略 4.A.3 通过指导或法规，确保 MCC 患者不会被不必要地排除在前瞻性药物和设备批准的临床试验之外。

策略 4.A.4 评估和加强对 MCC 患者潜在干预相关不良事件和不良结局的上市后监测。

目的 B: 了解多种慢性疾病的流行病学——有限的研究已经获得了关于 MCC 患者中最普遍和最重要的残疾状况的信息。

进一步的研究确定 MCC 最常见的模式，有助于针对具体的子群体制定具体的干预措施，并监测这些干预措施的影响。这样的研究应该利用公共项目（如医疗保险）和其他现有的数据集。

策略4.B.1　促进流行病学研究,以确定MCC最常见的二元和三元组合。

策略4.B.2　确定MCC对医疗保险和医疗补助受益人的分配,以及HRSA资助的社区卫生中心和印度卫生服务医院和诊所的客户,并利用这些信息来设计干预措施并监测其有效性。

策略4.B.3　开发工具,以识别和定位那些健康状况不佳的高危人群。(另见策略1.A.1)

目的C:增加临床、社区和以患者为中心的健康研究——长期以来,无论是共病的治疗还是共病对患者健康状况的影响,在文献中都没有很好地描述。因此,迫切需要有关阐明MCC患者预防、管理和治疗的证据基础的研究。研究如何扩大临床医生的能力,使其能够将护理工作导向对MCC患者最为重要的结果,以及审查为医疗机构充分满足MCC患者需求而制定的抑制措施,都是至关重要的。研究进展的反馈应该提供给公众和关键群体——包括个人、提供者、研究人员和决策者——以减少对MCC患者的干预障碍和改善干预措施。

策略4.C.1　扩大对最佳临床、自我护理和社区方法的研究,以促进MCC患者的健康、疾病预防和医疗保健管理,以及最好地支持和维持这一规划的系统。

策略4.C.2　鼓励研究人员的方法创新,以改进以患者为中心的治疗结果和其他干预措施。(注:本战略以策略1.B所要求的工作为基础。)

策略4.C.3　在健康状态、功能状态和医疗服务使用的变化方面,暂时提高对患者轨迹的了解。

目的D:解决多种慢性病人群中的差异——由于在总人口中存在获得医疗便捷性方面和健康结果方面的种族和民族、性别、性别认同、残疾、性取向、年龄、地理和社会经济的差异,这些差异也存在于MCC人口中。对MCC人口差异的研究将有助于制定宏观的干预措施。

策略4.D.1　促进研究,以更清楚地阐明各种社会群在MCC预防和干预方面的差异和机会。

策略4.D.2　利用对MCC风险和干预方案的群体特异性指标的研究结果,利用美国卫生与公众服务部的差异项目和举措来应对MCC人群。

下一步和未来的方向

人口老龄化、慢性病风险因素的持续存在(如吸烟、营养不良、低体力活动水平)以及现代医学的发展,都将导致越来越多的美国人患有多种慢性疾病。在美国,大多数慢性病患者同时患有多种慢性疾病。现在是时候通过MCC的棱镜来观察以人为中心的慢性病预防和护理管理了。

多种慢性疾病的影响超过了它们各部分的总和。多种慢性疾病会让个人、他们的家人和其他照顾他们的人、医疗保健专业人员和其他服务提供者,以及我们美国的医疗保健系统不堪重负。美国卫生和公众服务部,与众多的利益相关者,发展相互合作的策略框架,来帮助MCC患者,他们的家庭,卫生保健提供者,卫生保健和公共卫生系统,如果能同时确定和实施方法来促进他们的健康和打造富有生活质量的社区,也能够降低多种慢性疾病的负担。这一框架将帮助卫生与公众服务部在促进MCC患者的健康状况方面发现差距,并制定支持实施许多所述战略的举措。美国卫生与公众服务部的战略框架建立在现有资源和努力的基础上,并为制定未来的方法提供指导。卫生与公众服务部将继续寻求与公共部门和私营部门合作,努力制定、实施并在必要时进一步修改该框架。多种慢性疾病跨部门工作组将继续协助卫生与公众服务部,努力确保协调和全面地向前推进。公共部门和私营部门之间的伙伴关系对于实现MCC患者的最佳健康和生活质量至关重要。

5.2　英国

首相关于2020年痴呆的挑战

首相关于2020年痴呆的挑战(节选)

第三节　完成首相关于2020年痴呆的挑战

3.1　首相关于2020年痴呆的挑战包含50多项承诺,这些承诺共同致力于使英国成为世界上在痴呆护理和支持、痴呆患者生存和开展痴呆研究方面最佳的国家。

3.2　这50项承诺分为四个主题:减少风险、保健和护理、认识和社会行动,以及研究。其中许多问题只有通过多个组织的共同努力才能解决,这些组织包括政府部门和独立机构、NHS和地方当局、研究机构以及慈善和志愿服务部门。虽然基本目标是一致的,但明确执行如此大规模和范围的方案将是复杂的。一些行动是其他行动开展的基础;一些行动可以而且需要相对迅速地完成,而其他行动将持续数年。

3.3　因此,卫生部国务秘书在一开始就决定,必须为2020年的挑战制定一个全面的实施计划,该计划将广泛听取利益攸关方的意见。

两个阶段

3.4　2020年的挑战将跨越五年。至关重要的是,我们不要用一成不变的过于详细的计划来约束自己,而是应该动态调整计划,满足适时所需。因此,我们围绕两个明确的阶段制定了这一计划:

(1)截至2018年:此阶段的计划包括与政府和交付合作伙伴在未来12~18个月内采取的快速行动,以改善对痴呆的护理、支持、认识以及研究。这些项目的资金已经确定,而实施计划更详细地描述了如何开展这些行动。

(2)2018—2020:此阶段的计划涵盖了完成2020年挑战承诺的长期行动。这一阶段包括的行动是指示性的,不太详细的。在未来几年中,可能需要对其进行修改或修订,以照顾到新的资金分配、新兴和计划中的科学或医学研究以及临床和社会护理方面的最佳实践。

回顾我们的进展

3.5　2020年挑战的实施过程由痴呆计划委员会监督,该委员会由议会中负责公共卫生事务的副国务卿简·埃里森(Jane Ellison)议员担任主席,成员包括参与2020年挑战的许多伙伴组织中的高级领导。

3.6　痴呆方案委员会将监测这两个阶段的进展情况,该委员会将根据本文件对交付伙伴负责任。此外,政府将与主要的交付伙伴进行合作,成立一个由痴呆患者和护理人员组成的公民小组,定期审查我们在执行该计划方面取得的进展。公民小组将向方案委员会报告情况。

3.7　2018年将对该实施计划进行全面正式的评估。该评估将通过对公民小组的调查结果、更广泛的参与、范围广泛的数据和措施的衡量,表明我们是否实现了本计划所包括的行动。它还将展望 2020 年的行动,并为这些行动制定更详细的交付计划。

3.8　这将提供必要的治理和透明度,以确保本计划中的行动——以及随后的更新内容——对痴呆患者、他们的家人和护理人员——我们最重要的利益相关者——产生真正和持久的影响。

我们是如何参与这个计划的

3.9　为确保能够考虑到利益攸关方对执行情况的意见,方案委员会领导制定了一个全面的参与方案,其中包括委员会成员与主要利益攸关方举办圆桌会议或研讨会。与会者被要求考虑与主题有关的承诺和各自正在进行的工作。然后通过标准化的参与度问题以及在线调查和问卷等方式征求了意见。然后整理参与会议的回复,将这些结果输入主题章节。

3.10　这一执行计划已得到每个交付伙伴的同意,并由痴呆方案理事会和部长签署。

与痴呆患者和护理人员接触

3.11　然而,与交付伙伴的合作只是该进程的一部分。除了与英国痴呆协会、阿尔茨海默病协会以及 DEEP 和 Tide 网络合作之外,该进程还与痴呆患者和护理人员有着密切的合作。这些会议采取了不同的形式,建立在痴呆行动联盟在其《国家痴呆宣言》中提出的"我"陈述的基础上,旨在总结痴呆患者最需要什么。

3.12　参与会议的重点是痴呆患者和护理人员认为 2020 年挑战的关键重点是什么,这将对他们产生最大的影响。方案委员会明确表示,参与应具有包容性(例如,确保我们听取黑人和少数民族以及早发痴呆患者的意见)

- 更好地支持痴呆患者及其被诊断后他们的护理人员。
- 痴呆患者能够在自己家中独立生活更长时间。
- 缩短诊断等待时间,在全国范围内持续应用。
- 全科医生确保护理的连续性。
- 所有痴呆患者都有机会通过先进的护理计划在适当的时间提前做出自己的计划。

3.13　这些优先事项强调,虽然在痴呆护理和支持方面取得了切实进展,但为了改善痴呆患者及其护理人员的生活,减少区域差异,仍有许多工作要做。因此,新成立的公民小组的首批行动之一将是协助审查《国家痴呆宣言》,认可自 2009 年发表"我"声明以来取得的进展。

第四节　衡量我们的进步

指标和测量

4.1　至关重要的是,我们能够评估本计划中的行动是否对痴呆护理和支持产生明显的影响。以前,关于痴呆的数据和测量是临时的、零碎的,很难在当地和全国范围内监测整个痴呆治疗途径的进展。健全的卫生和保健系统数据和指标将使系统领导人能够通过对当地卫生和保健系统进行标杆管理来评估和推动绩效,并且提高问责制和透明度。

4.2　下面描述了两种不同的数据机制,它们将提供这些数据。我们将利用这些以及新成立的公民小组的意见来评估到 2020 年及以后的进展。

公共卫生情报网

4.3　英格兰公共卫生部痴呆情报网(DIN)的目标是在参与痴呆患者护理和支持的所有组织中开展工作,提供补充 NICE 痴呆路径(pathway)的数据和情报,并支持痴呆患者及其护理者改善结果。

4.4 由德国工业标准局（DIN）制定并于 2016 年 1 月 12 日发布的《痴呆概况》收集了 CCG 和地方当局层面上关于痴呆的新数据和现有数据。数据涵盖了整个痴呆途径的六个关键领域：

- 流行率
- 预防情况
- 诊断情况
- 生活情况
- 支持情况
- 死亡情况

4.5 该文件使专员、当地决策者和卫生专业人员能够获得当地的数据和情报，使当地团队能够将自己与英格兰其他地区或具有类似人口统计特征的地区进行比较。这将有助于地方规划服务和支助领域，以便通过一个易于访问的在线平台作出可持续的改进。

4.6 除了简介外，德国工业标准局还创建了第一个痴呆数据目录，用于识别和分类所有痴呆相关数据。数据目录是确保填补痴呆数据中所有空白的第一步，旨在促进各组织之间的对话，并促进联合工作，使更多数据可纳入痴呆概况的统计。

4.7 目前的重点领域包括阿尔茨海默病协会持有的关于其痴呆之友和倡导者倡议的数据，并且工作开始审视 CQC 和紧急服务部门持有的信息的可用性。我们预计，新的心理健康服务数据集也将提供有关痴呆途径的关键信息。

英国国家医疗服务体系 CCG 改进与评估框架

4.8 除了痴呆概况工具，CCG 改进和评估框架（CCGIAF）正在开发中，将取代 NHS 英格兰的 CCG 保证框架。目前只有个别提供者的质量评级是可用的，但对于像痴呆这样的长期疾病来说，其护理是由一系列不同的提供者提供的。CCGIAF 的目标是推动 CCG 的持续改进，并让人们更好地了解所在地区提供的医疗质量。它的相关性超出了 CCG，因为它关系到当地卫生和保健系统以及社区如何评估自己的进展。CCGIAF 将与五年展望保持一致。新的流程和指标将从 2016/17 年度开始应用，并作为推动 NHS 可持续发展和转型议程实施的核心手段。

4.9 每个临床调试小组（CCG）的调试绩效将被评为"优秀""良好""需要改进"或"不足"。每个 CCG 在以下临床领域的服务质量也会获得类似的评级：

- 癌症
- 痴呆
- 糖尿病
- 心理健康
- 学习障碍
- 产妇

4.10 这六个领域的年度评估将由每个领域的独立专家小组主持。对这六个领域所有 CCG 的首次简单评估将于 2016 年夏季公布。2016/17 年度所有 CCG 的正式年度总结评估将在该财政年度结束时进行，评级将在 2017 年夏季公布。

4.11 除了关于结果和过程措施的数据收集之外，重要的是不要忽略痴呆患者及其护理者的直接经验数据。伦敦卫生与热带医学学院正在进行的研究，将于 2016 年结束，将建立对痴呆患者常规使用患者报告结果测量（PROMs）的可行性措施，以及使用经过培训的替代品从没有家庭照料者的住院部痴呆患者那里获得健康相关的生活质量信息的可行性。这项关于从痴呆患者及其护理人员那里获取数据和信息的方法学的重要研究将为这一领域的未来工作奠定基础，以衡量诊断后护理在维持患者独立性和改善患者生活质量方面的有效性，并将作为 NHS 成果框架的一部分。

治理

4.12　这些新的指标体系将有助于更好地监测痴呆护理和支持的改善情况。国家痴呆方案委员会将要求执行伙伴负责执行本实施计划中的行动。董事会将得到更广泛的参与和新公民小组的支持，该小组将向董事会报告痴呆护理和支持的实施情况。此外，一个内部进度审查小组将根据 2020 年挑战的承诺不断监测关键绩效指标，并向方案委员会报告进展情况。

5.3　日本

5.3.1　癌症防治基本法

癌症防治基本法

第一章　总则

第一条　（目的）鉴于我国癌症防治迄今为止努力却没有达成有效成果的现状；癌症已然成为国民死亡的最大原因；癌症给国民的生命健康带来的若干重大问题；癌症患者、病史者亟需必要支援的情况。本法律为了进一步充实癌症防治政策，确定了癌症防治政策的基本理念。明确了国家、地方公共团体、医疗保险者、国民、医师及相关从业者的责任义务。在保障癌症防治相关计划落实同时，确认癌症防治政策基本事项。

第二条　（基本理念）癌症防治政策需以下事项作为基本理念。

一、为了攻克癌症，推进癌症相关专门、学术、综合研究，提高癌症预防、诊断、治疗技术，并将研究成果普及、活用、发展。

二、不论患者居住地域，使其能平等享受以科学知识见地为基础的癌症相关医疗资源。

三、针对癌症患者所处的状况，十分尊重其意愿，为其提供可供选择的癌症治疗方法。

四、构筑能让癌症患者保持尊严的、能安心生活的社会。针对癌症患者所处的状况，为其提供合适的医疗服务、福利支援、教育支援等其他必要的社会支援。加深国民对于癌症患者的理解，创造一个能让癌症患者舒适生活的社会。

五、充分理解考虑不同癌症的特性。

六、统合保健、福利、雇佣、教育和其他相关机关。

七、国家、地方公共团体、第五条规定的医疗保险者、医师、企业主、学校、开展癌症防治活动的民间组织与其他相关从业者之间相互合作。

八、妥善保存癌症患者的个人信息（个人病情信息，姓名、出生年月日等能够确认本人身份的信息）

第三条　（国家的责任义务）基于前条所述基本理念，制定并实施癌症防治宏观政策。

第四条　（地方公共团体的责任义务）基于基本理念，与国家协作，综合国家制定的癌症防治宏观政策，根据本地区的特点，制定并实施癌症防治政策。

第五条　（医疗保险者的责任义务）医疗保险者[《高齢者の医療の確保に関する法律》第七条第二项规定的保险者，与同法第四十八条规定的后期高齢者地方政府联合医疗组织（後期高齢者医療広域連合）]有义务普及国家及地方公共团体强调的癌症预防、癌症检查（包括针对其结果必要的应对方法）相关知识。

第六条　（国民的责任义务）国民应了解吸烟、饮食、运动等生活习惯对于健康的影响；正确认识癌症的原因、可能造成癌症的疾病；充分认识到癌症预防的必要性；了解必要的应对癌症方式；积极接受癌症检查；理解体谅癌症患者。

第七条　（医师等的责任）医师及其他医疗相关从业者应协助国家及地方公共团体的政策。为预防癌症出力；深刻认识癌症患者的病程，努力为之提供质优适合的医疗服务。

第八条　（企业主的责任）尽量考虑继续雇佣癌症患者，协助国家及地方公共团体的政策。

第九条　（法制措施）政府在落实癌症防治政策时，提供必要的法制以及财政支持。

第二章　癌症防治政策推进基本计划等

第十条　（癌症防治政策推进基本计划）

1. 政府为了能宏观、有计划地推进落实癌症防治，需要制定推进癌症防治相关的计划（下称"癌症防治政策推进基本计划"）。

2. 制定癌症防治政策推进基本计划时，原则上应确定政策的具体目标和达成时间。

3. 厚生劳动大臣需要制定癌症防治政策推进基本计划的草案，并在内阁会议上讨论寻求通过。

4. 厚生劳动大臣在制定癌症防治政策推进基本计划的草案的过程中，可同相关行政机关的首长协商，并听取癌症防治政策推进会议的意见。

5. 政府在制定完成癌症防治政策推进基本计划后，不得迟滞，在向国会汇报的同时，应通过网络等途径公示。

6. 政府应适时调查第 2 项所确定目标的达成情况，并通过网络等途径公示。

7. 政府应积极跟进癌症医疗相关的情况，并结合对癌症防治政策效果的评价，至少每六年检讨一次癌症防治政策推进基本计划。在认为有必要的时候，对其加以变更改进。

8. 第 3 项至第 5 项的规定对癌症防治政策推进基本计划的变更改进同样适用。

第十一条　（面向相关行政机关的要求）厚生劳动大臣在必要的时候，可以向相关行政机关首长索要制定癌症防治政策推进基本计划必要的资料。并在实施基本计划所必要时，向行政机关所辖部门提出协助请求。

第十二条　（都道府县癌症防治政策推进基本计划）

1. 都道府县在以癌症防治政策推进基本计划为基础的前提下，探讨本地癌症医疗服务供给现状，策定适合本地的都道府县癌症防治政策推进计划（下称"都道府县计划"）。

2. 都道府县计划必须与《医疗法》第三十条第四项的第 1 项所规定的医疗计划、《健康增进法》第八条第一项所规定的都道府县健康增进计划、《介护保险法》第一百一十八条第 1 项规定的都道府县介护保险事业支援计划，以及其他法令规定的癌症防治政策相关事项保持协调。

3. 都道府县需跟进本地癌症医疗现状的变化，并结合对该都道府县癌症防治政策效果的评价,至少每六年检讨一次都道府县计划。在认为有必要的时候,对其加以变更改进。

第三章 基本政策实施

第一节 促进癌症预防及早期发现

第十三条 (推进癌症预防)国家及地方公共团体应建立相关体制,向国民普及吸烟、饮食、运动等其他生活习惯以及生活环境对健康的影响;并告知癌症的原因、可能发病的症状、某一性别年龄多发的特定癌症等知识;传递癌症预防相关情况。

第十四条 (提高癌症检查诊断的质量)

1. 国家及地方公共团体应建立相关体制,检讨癌症检查诊断的方法,落实癌症检查诊断事业评价机制,确保提供检查诊断服务的医疗从业者能获得研修的机会,积极采取各种措施提高癌症检查诊断的质量。为了提高癌症检查诊断的就诊率,向国民普及接受癌症检查诊断的相关知识。

2. 国家及地方公共团体应建立相关体制,帮助癌症检查诊断后的疑似患者、被判定患病者接受必要且适合的诊疗。

3. 国家及地方公共团体如需确保前2项落实的效果,需制定措施以了解癌症检查诊断的真实情况。

第二节 促进癌症医疗均等化

第十五条 (培养具有专门知识及技能的医师及其他医疗从业者)国家及地方公共团体需建立相关体制,培养能提供包括手术、放疗、化疗、缓和疗法(向癌症以及其他特定疾病患者提供治疗、看护等的服务,目的在于缓和患者身体及精神上的痛苦、社会生活中的不安、积极疗养提高生活品质)在内医疗服务的从业者,以及其他具有癌症医疗专门知识、技能的医师和其他相关医疗从业者。

第十六条 (规范医疗机关)

1. 国家及地方公共团体需积极规范专门提供癌症医疗服务的医疗机关,以使癌症患者能无论地域,都能接受最切合其病情的适当的癌症医疗服务。

2. 国家及地方公共团体为了能保证患者接受与病情切合的适当的医疗服务,应制定建立合作体制,促进国立癌症研究中心、前项所述的医疗机关与其他医疗机关之间的合作。

第十七条 (提高维持癌症患者疗养生活的质量)为确保癌症患者在确诊伊始就能受到与其病情对应的缓和关照与优质的复健服务,国家和地方公共团体应建立旨在帮助居家患者的合作体制,确保医疗从事者获得研修的机会。

第十八条 (落实癌症医疗相关情报收集提供体制)

1. 国家及地方公共团体在建立癌症医疗相关情报收集体制的同时,积极推进落实面向癌症患者及患者家属的交流支援制度。

2. 国家及地方公共团体为了促进癌症相关的调查研究,应积极落实推进癌症登记相关法律第二条第2项规定的癌症登记,并将登记情报活用。

第三节 促进研究

第十九条

1. 国家及地方公共团体制定政策,积极促进癌症相关研究。着力于阐明癌症病因、开发革新的诊断及治疗方法、降低癌症发病率及死亡率、降低癌症治疗副作用、预防及减轻并发症后遗症、提高患者疗养生活之质量等领域。

2. 前项所述内容,同样应覆盖患者较少的罕见癌症、治愈特别困难的癌症。

3. 国家及地方公共团体制定政策,落实保障癌症治疗高必要性的药品、医疗器械、再生医疗制品等的品质、有效性、安全性的相关法律。使授予医药品制造贩卖资格的治疗试验、验证有效性及治疗方法的临床试验能迅速进行。

第四节 癌症患者就业等

第二十条 (癌症患者就业及后续)国家及地方公共团体应努力确保癌症患者受雇佣及就业,积极向雇主普及癌症患者就业相关知识。

第二十一条 (癌症患者的学习与治疗)国家及地方公共团体应努力确保儿童癌症患者及其他癌症患者接受必要的教育及适当的治疗。

第二十二条 (支持民间团体活动)国家及地方公共团体提供必要的情报及措施,支持帮助患者的民间团体相关活动;支持癌症患者团体间进行的情报交流活动。

第二十三条 (推进癌症相关教育)国家及地方公共团体为确保国民能深刻理解癌症相关知识及患者处境,积极促进学校教育及社会教育。

第四章 癌症防治政策推进会议

第二十四条 (癌症防治政策推进会议)厚生劳动省为推动癌症防治政策推进基本计划,落实本法第十条第4项所规定事项,设立癌症防治政策推进会议。

第二十五条

1. 会议为包括委员在内的20人组织。

2. 会议委员由厚生劳动大臣任命,包括癌症患者及患者家属、遗族代表者、癌症医疗从事者、有学识经验者。

3. 会议委员非常勤。

4. 前三项所规定的其他事项,包括会议的组织及运营必要的事项,由政令规定。

5.3.2 促进口腔健康法

促进口腔健康法

第一条 (目的)鉴于

1. 口腔健康在国民维持健康高质的生活质量时发挥着基础且重要的作用;

2. 国民日常生活的口腔疾病预防措施对保持口腔健康极为有效。本法律望促进目的在于预防牙科疾病等的口腔保健(下称"牙科口腔保健"),确定牙科口腔保健的基本理念,明确国家及地方公共团体的责任义务,确定牙科口腔保健相关政策措施推行的基本事项,宏观推进牙科口腔保健相关政策措施落实,国民保健质量向上。

第二条 (基本理念)牙科口腔保健相关政策措施推行,需以下列事项作为基本理念。

1. 牙科疾病的预防应贯穿国民一生的日常生活,促进国民早发现、早治疗牙科疾病。

2. 推进适应婴幼儿时期伊始高龄期为止各阶段口腔的机能、状态、牙科疾病特性的牙科口腔保健。

3. 保健、医疗、社会福利、劳动卫生、教育等与政策相关机构从业人员合作,推进牙科口腔保健相关政策措施落实。

第三条　（国家及地方公共团体的责任义务）

1. 国家负有贯彻前条所述基本理念，制定并实施推进牙科口腔保健相关政策的义务。

2. 公共地方团体负有贯彻前条所述基本理念，与国家合作制定并实施符合本地情况的推进牙科口腔保健相关政策的义务。

第四条　（牙科医生等的责任义务）牙科医生、牙科护士、牙科技工等从事牙科医疗保健指导相关业务者应贯彻牙科口腔保健、相互合作履行本职、努力协助国家及地方公共团体推进牙科口腔保健相关政策措施落实。

第五条　（保持增进国民健康行业从业者的责任义务）努力协助国家及地方公共团体推进牙科口腔保健相关政策措施落实。

第六条　（国民的责任义务）国民需有牙科口腔保健相关正确的知识，将牙科疾病的预防贯穿一生的日常生活，定期接受牙科检查诊断，接受相应的必要的牙科保健指导，努力执行牙科口腔保健。

第七条　（牙科口腔保健相关知识的普及启发等）国家及地方公共团体需制定政策向国民普及牙科口腔保健相关正确的知识，促进牙科疾病的预防贯穿国民一生的日常生活，开展提高国民对牙科口腔保健意识欲望的运动。

第八条　（鼓励定期接受牙科检查诊断等）国家及地方公共团体需制定政策，为促进国民定期接受牙科检查诊断、接受相应的必要的牙科保健指导（下称"定期接受牙科检查诊断"），为定期接受牙科检查诊断者提供鼓励措施。

第九条　（帮助身体缺陷者定期接受牙科检查诊断的措施）国家及地方公共团体需制定政策帮助身体缺陷者、在养老设施中受专人照顾的高龄者、其他难以定期接受牙科检查诊断或牙科医治者能够定期接受牙科检查诊断或牙科医治。

第十条　（为预防牙科疾病设立的措施）除前三条外，国家及地方公共团体需制定政策落实其余个别观点或公众卫生领域看来有效的预防牙科疾病措施。

第十一条　（推进口腔健康相关调查研究）国家及地方公共团体需制定政策促进定期调查研究口腔健康相关事实、口腔健康对全身健康的影响、对牙科疾病有效的预防措施以及其他口腔健康相关知识。并促进研究调查结果实用活用。

第十二条　（制定关于推进牙科口腔保健相关政策的基本事项）

1. 厚生劳动大臣需要制定贯彻落实第七条至第十一条所述内容的政策，并确定宏观的实施方针、目标、计划等基本事项。

2. 前项所述的基本事项，需与《健康增进法》第七条第1项规定的基本方针、《地域保健法》第四条第1项规定的基本指针，以及其他相关法律规定的方针指针所囊括的保健、医疗、福利事项基本内容保持一致。

3. 厚生劳动大臣在确定第1项所述基本事项，或者加以更改时，首先应与相关行政机关的首长商议。

4. 厚生劳动大臣在确定第1项所述基本事项，或者加以更改时，不得有任何延迟，立刻公示。

第十三条

1. 都道府县应在学习理解前条第1项所述基本事项的基础上，根据本地域相应的情况，配合本都道府县根据本法第七条至第十一条制定的政策，制定宏观的实施方针、目标、计划等基本事项。

2. 前项所述的基本事项,需与《健康增进法》第八条第1项规定的都道府县健康增进计划,以及其他相关法律规定的计划所囊括的保健、医疗、福利事项基本内容保持一致。

第十四条　(财政措施)国家及公共地方团体需要为推进牙科口腔保健相关政策措施落实提供财政支持。

第十五条　(口腔保健支援中心)

1. 都道府县、设置了保健所的市及特别区可设置口腔保健支援中心。

2. 口腔保健支援中心是帮助落实本法第七条至第十一条所规定的事项,向牙科医疗等业务从业者提供相关情报,提供研修及其他支援活动的机构。

附则　本法律自公布之日起实行。

5.3.3　延长中风、心脏病、其他血管疾病生存措施基本法

延长中风、心脏病、其他血管疾病生存措施基本法

第一章　总则

第一条　(目的)本法律是鉴于中风、心脏病、其他血管疾病(下称血管疾病)已经成为国民死亡的重要成因,并导致国民对医疗养护要求趋增的现实,为了预防血管疾病并延长国民的健康寿命、减轻医疗以及养护机构的负担,制定了关于血管疾病相关措施的基本理念。本法明示国家、地方公共团体、医疗保健者、国民以及保健医疗福利业务从事者的义务,制定血管疾病应对措施推进的相关计划,在确定基本事项的基础上,以推进血管疾病综合计划为目的。

第二条　(基本理念)血管疾病措施必须按照以下事项作为基本理念。

一、需通过控制吸烟、饮食、运动等其他生活习惯来预防血管疾病,或者国民对血管疾病发病有疑惑的场合,要加深国民对于采取迅速适合对应手段重要性的关心与理解。

二、疑似血管疾病发病者的搬运、医疗机关接诊,均需迅速适当并为患者提供良好的医疗指导。对血管疾病患者、存后遗症者提供福利服务,无论居住地域,都应为血管疾病患者提供可持续的保健、医疗、福利服务。

三、血管疾病相关专业学术机构、进行综合研究的企业、大学等研究机关应合作。以此为基础提升血管疾病预防、诊断、治疗、医疗指导相关技术,并将研究成果普及,提供相关情报予企业开发商品与服务。

第三条　(国家的责任)秉持基本理念,制定血管疾病综合应对措施,负有实施的义务。

第四条　(地方公共团体的责任)秉持基本理念,关于血管疾病应对措施,与国家中央协同,根据地域特征策定政策。并负有实施的义务。

第五条　(医疗保健者的义务)必须向国民普及国家及地方公共团体提出的血管疾病预防相关启发与专业知识,并协助施策。

第六条　(国民的责任)需对吸烟、饮食、运动等其他生活习惯、肥胖这一健康状态、高血压、脂质异常、糖尿病、房颤等对血管疾病的影响有正确的认知。在日常生活中积极预防血管疾病,在自身或家人对发病与否产生质疑时,为能尽可能迅速地采取适合的措施而努力。

第七条　(保健、医疗、福利业务从事者的责任)协助国家和地方公共团体提出的血管

疾病应对措施。帮助预防血管疾病的同时，为血管疾病患者提供良好质优的保健、医疗、福利服务。

第八条　（法制措施）为实施血管疾病相关措施，政府必须提供必要的法制、财政措施支持。

第二章　血管疾病方针对策实施基本计划等

第九条　（血管疾病方针对策实施基本计划）

1. 政府为了全面有计划性地推进血液疾病相应措施，必须要制定血液疾病方针对策实施基本计划（下称"基本计划"）。

2. 制定基本计划时，原则上需要设定具体目标及达成时期。

3. 厚生劳动大臣需要制定基本计划案，交由内阁决定。

4. 厚生劳动大臣制定基本计划案时，首先与总务大臣和其他行政机关首长协议，并听取血管疾病方针对策实施会议的意见。

5. 政府策定基本计划时，不得延迟，需向国会报告。并通过网络公示。

6. 政府适时调查 2 制定的目标达成情况，并将结果通过网络公示。

7. 政府需勘定血管疾病预防信息、保健医疗福利服务提供状况的变化、血管疾病研究进展。评价血管疾病相应政策实行的效果。至少六年一次，对基本计划加以检讨，在必要的时候加以更改。

8. 第 3 至第 5 项的规定在变更基本计划时需执行。

第十条　（面向相关行政机关的要求）厚生劳动大臣在必要的时候，可以向总务大臣或其他行政机关首长索要制定基本计划必需的资料。并在实施基本计划所必要时，向行政机关所辖部门提出协助请求。

第十一条　（都道府县血管疾病方针对策实施计划）

1. 都道府县在以基本计划为基础的前提下，探讨本地血管疾病预防现状、保健医疗福利服务供给现状、血管疾病研究进展，策定适合本地的都道府县血管疾病方针对策实施计划（下称"都道府县计划"）。

2. 都道府县在制定都道府县计划时，首要设置必要的途径能够反映血管疾病相关人员的意见，并且按照本法第二十一条第 1 项规定设立了都道府县血管疾病方针对策实施会议的场合，都道府县需听取会议的意见。

3. 都道府县计划必须与《医疗法》第三十条四小项第 1 项所规定的医疗计划、《健康增进法》第八条第 1 项规定的都道府县健康增进计划、《介护保险法》第一百一十八条第 1 项规定的都道府县介护保险事业支援计划、《消防法》第三十五条第五小项第 1 项规定的实施基准，以及其他法令规定的保健医疗福利相关计划保持和谐。

4. 都道府县需勘定本地血管疾病预防现状、面向患者的血管疾病保健医疗福利服务提供现状、血管疾病研究进展，至少每六年检讨都道府县计划，在必要时加以更改。

5. 第 2 项规定适用于都道府县计划变更时。

第三章　基本的施策

第十二条　（推进血管疾病预防等）国家及公共地方团体需普及吸烟、饮食、运动等其他生活习惯、肥胖、高血压、脂质异常、糖尿病、房颤等对血管疾病的影响，并告知国民疑似血管疾病发作时正确的对应方法。推动落实禁烟、防止被动吸烟措施。

第十三条 （规范疑似血管疾病患者的搬送与接诊体制）

1. 国家及地方公共团体为了保证疑似血管疾病患者能被合理搬送与迅速送入医疗机关接诊，需建立规范的相关体制。

2. 国家及公共地方团体制定政策，对救急救命士、救急队员、伤患者搬送人提供研修的机会。确保他们能合理判断血管疾病发病与否，并能够为患者提供合理的处置手段。

第十四条 （规范医疗机关）

1. 国家及公共地方团体为了能让国民不论居住地域，都能享受质优合适的医疗。需要施策规范专门提供血管疾病相关医疗服务的医疗机关。

2. 国家及地方公共团体为了提供血管疾病患者、有患病史者质优的医疗服务，并防止复发。需促进国立血管疾病研究中心与1所述的医疗机关之间建构合作机制。

第十五条 （维持向上血管疾病患者的生活质量）国家及地方公共团体为了增加血管疾病患者、后遗症者的福祉，需要制定政策帮助他们参加社会活动，以及开展其他提高他们生活质量的措施。

第十六条 （规范保健医疗福利服务机关之间合作的体制）国家及地方公共团体为了保证疑似血管疾病患者能被合理搬送与迅速送入医疗机关接诊，享受质优合适的医疗，患者及后遗症者能享有社会福祉服务。需要制定政策不论地域、持续宏观地推进健医疗福利服务机关之间合作的体制的建立。

第十七条 （培养保健医疗福利从业者）国家及地方公共团体需制定政策向保健医疗福利从业者提供研修的机会，不断培养保健医疗福利从业者，并提升他们的资质。

第十八条 （规范信息收集提供的体制）

1. 国家及地方公共团体制定政策，建立从保健医疗福利机构收集血管疾病信息的体制（2项的信息除外）。并建立向患者、有病史者、患者家属提供交流支援等帮助的体制。

2. 国家及地方公共团体制定政策，为了能够开发血管疾病预防、诊断、治疗、复健的新方法并加以实用，同时也是为了协助国立血管疾病研究中心及血管疾病医学学术团体开展研究，可建立在全国范围内收集病例情报信息的体制。

第十九条 （促进研究）

1. 国家及地方公共团体制定政策促进血管疾病预防、诊断、治疗、复健相关方法以及医用医药品等（《医药品医疗器械等法》第二条第一项规定的医药品、同条第四项规定的医疗器械、同条第九项规定的再生医疗制品）的开发；促进目标降低血管疾病发病率以及死亡率的企业、大学和研究机构的研究；促进研究成果实际活用。

2. 国家及地方公共团体制定政策促进有特殊必要性的血管疾病医药品临床试验优先展开，加快获得贩卖资质；并规范能够合理合适开展临床试验的环境。

第四章 血管疾病方针对策实施会议

第二十条 （血管疾病方针对策实施会议）

1. 厚生劳动省为了落实本法第九条第4项，需设置血管疾病方针对策实施会议。

2. 会议为委员不超过20人的组织。

3. 会议委员由厚生劳动大臣任命，组成包括血管疾病患者、有病史者、患者家属及遗族代表、急救业务从事者、血管疾病相关保健医疗福利业务从业者、有学识经验者。

4. 会议的委员不属于全职委员。

5. 除前3项所规定以外,会议运营相关的事项由政令规定。

第二十一条　(都道府县血管疾病方针对策实施会议)

1. 都道府县为了落实本法第十一条第2项,需设置都道府县血管疾病方针对策实施会议(下称"都道府县会议")。

2. 都道府县会议与会者包括血管疾病患者、有病史者、患者家属及遗族代表、急救业务从事者、血管疾病相关保健医疗福利业务从业者、有学识经验等都道府县认为必要的人选。

附则

第一条　(施行日期)本法由公布之日起算一年内,确定实施政令之日开始施行。

第二条　(检讨)

1. 政府需在推进对肺栓塞、感染性心内膜炎、肾衰竭晚期等一般血管疾病防治措施无法生效的血管疾病进行研究时,对措施加以检讨并补充。同时推进研究齿科疾病与血管疾病发病关系的研究。

2. 鉴于糖尿病患者人工透析后必须检查甚至治疗下肢末梢动脉疾病,而且往往伴随较多消极影响。政府需要对糖尿病接受人工透析患者及家属普及下肢末梢动脉疾病恶化的相关知识;政府需规范人工透析医疗机关与专门提供下肢末梢动脉疾病治疗服务的医疗机关之间合作的体制;政府需帮助提高实施人工透析的医疗机关、相关医疗业务从事者对下肢末梢动脉疾病重症程度判断的知识水平。

第三条　鉴于患有癫痫、失语症等中风后遗症的患者需要接受适合的诊断及治疗、并被保证有参与社会活动的机会。政府需要向国民普及中风后遗症相关的知识;规范治疗后遗症的医疗机关与其他医疗机关合作的体制;建立保障中风后遗症患者无障碍参与社会活动机制。

附　　录

附表1　中共中央、全国人大、国务院慢性病相关法规政策列表

发布部门	文件名	发布年度	文号/出处	正文对应索引	全文链接
中共中央	中国共产党第十八次全国代表大会上的报告	2012	中国共产党第十八次全国代表大会	1.1.1	http://www.gov.cn/ldhd/2012-11/17/content_2268826.htm
	中共中央关于全面深化改革若干重大问题的决定	2013	2013年11月12日中国共产党第十八届中央委员会第三次全体会议通过	1.1.2	http://www.gov.cn/zhengce/2013-11/15/content_5407874.htm
	关于领导干部带头在公共场所禁烟有关事项的通知	2013	中办厅字〔2013〕19号	1.1.3	http://www.gov.cn/zhengce/2013-12/29/content_2640100.htm
	中共中央 国务院关于落实发展新理念加快农业现代化 实现全面小康目标的若干意见	2016	中发〔2016〕1号	1.1.4	http://www.gov.cn/zhengce/2016-01/27/content_5036698.htm
	中华人民共和国国民经济和社会发展第十三个五年规划纲要	2016	第十二届全国人民代表大会第四次会议提出	1.1.5	http://www.gov.cn/xinwen/2016-03/17/content_5054992.htm
	中共中央 国务院印发《"健康中国2030"规划纲要》	2016	中发〔2016〕23号	1.1.6	http://www.gov.cn/xinwen/2016-10/25/content_5124174.htm
	中共中央 国务院关于深入推进农业供给侧结构性改革 加快培育农业农村发展新动能的若干意见	2017	中发〔2017〕1号	1.1.7	http://www.gov.cn/zhengce/2017-02/05/content_5165626.htm
	中共中央办公厅 国务院办公厅印发《关于加强乡镇政府服务能力建设的意见》	2017	中办发〔2017〕11号	1.1.8	http://www.gov.cn/zhengce/2017-02/20/content_5169482.htm

发布部门	文件名	发布年度	文号 / 出处	正文对应索引	全文链接
中共中央	中共中央 国务院印发《中长期青年发展规划（2016—2025 年）》	2017	中共中央 国务院	1.1.9	http://www.gov.cn/zhengce/2017-04/13/content_5185555.htm#1
	中共中央 国务院关于加强和完善城乡社区治理的意见	2017	中发〔2017〕13 号	1.1.10	http://www.gov.cn/xinwen/2017-06/12/content_5201910.htm
	习近平：决胜全面建成小康社会 夺取新时代中国特色社会主义伟大胜利 ——在中国共产党第十九次全国代表大会上的报告	2017	中国共产党第十九次全国代表大会	1.1.11	http://www.gov.cn/zhuanti/2017-10/27/content_5234876.htm
	中共中央 国务院关于实施乡村振兴战略的意见	2018	中发〔2018〕1 号	1.1.12	http://www.gov.cn/zhengce/2018-02/04/content_5263807.htm
	中共中央 国务院关于打赢脱贫攻坚战三年行动的指导意见	2018	中共中央 国务院	1.1.13	http://www.gov.cn/zhengce/2018-08/19/content_5314959.htm
	中共中央 国务院印发《乡村振兴战略规划（2018—2022 年）》	2018	国务院公报 2018 年第 29 号	1.1.14	http://www.gov.cn/zhengce/2018-09/26/content_5325534.htm
	中共中央 国务院关于坚持农业农村优先发展做好"三农"工作的若干意见	2019	中发〔2019〕1 号	1.1.15	http://www.gov.cn/zhengce/2019-02/19/content_5366917.htm
	中共中央 国务院关于建立健全城乡融合发展体制机制和政策体系的意见	2019	中发〔2019〕12 号	1.1.16	http://www.gov.cn/zhengce/2019-05/05/content_5388880.htm
	中共中央办公厅 国务院办公厅印发《数字乡村发展战略纲要》	2019	中办发〔2019〕31 号	1.1.17	http://www.gov.cn/zhengce/2019-05/16/content_5392269.htm
	中共中央 国务院关于促进中医药传承创新发展的意见	2019	中共中央 国务院	1.1.18	http://www.gov.cn/zhengce/2019-10/26/content_5445336.htm
	中共中央关于坚持和完善中国特色社会主义制度推进国家治理体系和治理能力现代化若干重大问题的决定	2019	2019 年 10 月 31 日中国共产党第十九届中央委员会第四次全体会议通过	1.1.19	http://www.gov.cn/zhengce/2019-11/05/content_5449023.htm

发布部门	文件名	发布年度	文号/出处	正文对应索引	全文链接
中共中央	中共中央 国务院关于深化医疗保障制度改革的意见	2020	中发〔2020〕5号	1.1.20	http://www.gov.cn/zhengce/2020-03/05/content_5487407.htm
全国人民代表大会	中华人民共和国精神卫生法	2012	主席令第六十二号	1.2.1	http://www.gov.cn/guoqing/2021-10/29/content_5647635.htm
	中华人民共和国体育法（2016年修正）	2016	主席令第五十七号	1.2.2	http://www.gov.cn/guoqing/2021-10/29/content_5647637.htm
	中华人民共和国中医药法	2016	主席令第五十九号	1.2.3	http://www.gov.cn/xinwen/2016-12/26/content_5152773.htm
	中华人民共和国水污染防治法（2017年修正）	2017	主席令第七十号	1.2.4	https://www.mee.gov.cn/ywgz/fgbz/fl/200802/t20080229_118802.shtml
	中华人民共和国精神卫生法（2018年修正）	2018	主席令第六号	1.2.5	http://www.gov.cn/guoqing/2021-10/29/content_5647635.htm
	中华人民共和国土壤污染防治法	2018	主席令第八号	1.2.6	http://www.gov.cn/xinwen/2018-08/31/content_5318231.htm
	中华人民共和国广告法（2018年修正）	2018	主席令第十六号	1.2.7	http://www.gov.cn/guoqing/2021-10/29/content_5647620.htm
	中华人民共和国残疾人保障法		主席令第十六号	1.2.8	http://www.gov.cn/guoqing/2021-10/29/content_5647618.htm
	中华人民共和国大气污染防治法（2018年修正）	2018	主席令第十六号	1.2.9	http://www.npc.gov.cn/npc/sjxflfg/201906/daae57a178344d39985dcfc563cd4b9b.shtml
	中华人民共和国老年人权益保障法（2018年修正）	2018	主席令第二十四号	1.2.10	http://www.gov.cn/guoqing/2021-10/29/content_5647622.htm
	中华人民共和国职业病防治法（2018年修正）	2018	主席令第二十四号	1.2.11	http://sfl.gzlps.gov.cn/zcfg/flfg/202004/t20200429_58075035.html

发布部门	文件名	发布年度	文号/出处	正文对应索引	全文链接
全国人民代表大会	中华人民共和国食品安全法（2018年修正）	2018	主席令第二十二号	1.2.12	http://www.npc.gov.cn/npc/c30834/201901/c6d064de8295489288ec1383b33212ee.shtml
	中华人民共和国社会保险法（2018年修正）	2018	主席令第二十五号	1.2.13	http://www.npc.gov.cn/npc/c30834/201901/4a6c13e9f73541ffb2c1b5ee615174f5.shtml
	中华人民共和国药品管理法（2019年修正）	2019	主席令第三十一号	1.2.14	http://www.gov.cn/xinwen/2019-08/26/content_5424780.htm
	中华人民共和国基本医疗卫生与健康促进法	2019	主席令第三十八号	1.2.15	http://www.gov.cn/xinwen/2019-12/29/content_5464861.htm
	中华人民共和国未成年人保护法（2020年修正）	2020	主席令第五十七号	1.2.16	http://www.gov.cn/xinwen/2020-10/18/content_5552113.htm
国务院	国务院关于印发卫生事业发展"十二五"规划的通知	2012	国发〔2012〕57号	1.3.1	http://www.gov.cn/zhengce/content/2012-10/19/content_6074.htm
	国务院新闻办公室发表《中国的医疗卫生事业》白皮书	2012	国务院新闻办公室	1.3.2	http://www.gov.cn/jrzg/2012-12/26/content_2299538.htm
	2013年国务院政府工作报告	2013	2013年3月5日在第十二届全国人民代表大会第一次会议	1.3.3	http://www.gov.cn/test/2013-03/19/content_2357136.htm
	国务院办公厅关于印发深化医药卫生体制改革2013年主要工作安排的通知	2013	国办发〔2013〕80号	1.3.4	http://www.gov.cn/zhengce/content/2013-07/24/content_6095.htm
	国务院关于加快发展养老服务业的若干意见	2013	国发〔2013〕35号	1.3.5	http://www.gov.cn/zhengce/content/2013-09/13/content_7213.htm
	国务院关于促进健康服务业发展的若干意见	2013	国发〔2013〕40号	1.3.6	http://www.gov.cn/zhengce/content/2013-10/18/content_6067.htm

发布部门	文件名	发布年度	文号 / 出处	正文对应索引	全文链接
国务院	国务院办公厅关于印发中国食物与营养发展纲要（2014—2020年）的通知	2014	国办发〔2014〕3号	1.3.7	http://www.gov.cn/zhengce/content/2014-02/10/content_8638.htm
	2014年政府工作报告	2014	2014年3月5日在第十二届全国人民代表大会第二次会议	1.3.8	http://www.gov.cn/guowuyuan/2014-03/14/content_2638989.htm
	国务院关于进一步加强新时期爱国卫生工作的意见	2014	国发〔2014〕66号	1.3.9	http://www.gov.cn/zhengce/content/2015-01/13/content_9388.htm
	国务院办公厅关于印发国家贫困地区儿童发展规划（2014—2020年）的通知	2014	国办发〔2014〕67号	1.3.10	http://www.gov.cn/zhengce/content/2015-01/15/content_9398.htm
	国务院办公厅关于印发全国医疗卫生服务体系规划纲要（2015—2020年）的通知	2015	国办发〔2015〕14号	1.3.11	http://www.gov.cn/zhengce/content/2015-03/30/content_9560.htm
	国务院办公厅关于印发深化医药卫生体制改革2014年工作总结和2015年重点工作任务的通知	2015	国办发〔2015〕34号	1.3.12	http://www.gov.cn/zhengce/content/2015-05/09/content_9716.htm
	国务院办公厅关于全面推开县级公立医院综合改革的实施意见	2015	国办发〔2015〕33号	1.3.13	http://www.gov.cn/zhengce/content/2015-05/08/content_9710.htm
	国务院办公厅关于城市公立医院综合改革试点的指导意见	2015	国办发〔2015〕38号	1.3.14	http://www.gov.cn/zhengce/content/2015-05/17/content_9776.htm
	国务院办公厅关于转发卫生计生委等部门全国精神卫生工作规划（2015—2020年）的通知	2015	国办发〔2015〕44号	1.3.15	http://www.gov.cn/zhengce/content/2015-06/18/content_9860.htm
	国务院办公厅关于全面实施城乡居民大病保险的意见	2015	国办发〔2015〕57号	1.3.16	http://www.gov.cn/zhengce/content/2015-08/02/content_10041.htm

发布部门	文件名	发布年度	文号/出处	正文对应索引	全文链接
国务院	国务院办公厅关于推进分级诊疗制度建设的指导意见	2015	国办发〔2015〕70号	1.3.17	http://www.gov.cn/zhengce/content/2015-09/11/content_10158.htm
	国务院办公厅转发卫生计生委等部门关于推进医疗卫生与养老服务相结合指导意见的通知	2015	国办发〔2015〕84号	1.3.18	http://www.gov.cn/zhengce/content/2015-11/20/content_10328.htm
	国务院办公厅关于印发国家标准化体系建设发展规划（2016—2020年）的通知	2015	国办发〔2015〕89号	1.3.19	http://www.gov.cn/zhengce/content/2015-12/30/content_10523.htm
	国务院关于整合城乡居民基本医疗保险制度的意见	2016	国发〔2016〕3号	1.3.20	http://www.gov.cn/zhengce/content/2016-01/12/content_10582.htm
	全国社会保障基金条例	2016	国务院令第667号	1.3.21	http://www.gov.cn/zhengce/content/2016-03/28/content_5059035.htm
	全民健身条例	2016	国务院令第560号	1.3.22	http://www.gov.cn/zhengce/2020-12/27/content_5575063.htm
	国务院关于深入推进新型城镇化建设的若干意见	2016	国发〔2016〕8号	1.3.23	http://www.gov.cn/zhengce/content/2016-02/06/content_5039947.htm
	国务院关于进一步健全特困人员救助供养制度的意见	2016	国发〔2016〕14号	1.3.24	http://www.gov.cn/zhengce/content/2016-02/17/content_5042525.htm
	国务院关于印发中医药发展战略规划纲要（2016—2030年）的通知	2016	国发〔2016〕15号	1.3.25	http://www.gov.cn/zhengce/content/2016-02/26/content_5046678.htm
	2016年政府工作报告	2016	2016年3月5日在第十二届全国人民代表大会第四次会议	1.3.26	http://www.gov.cn/guowuyuan/2016zfgzbg.htm

发布部门	文件名	发布年度	文号／出处	正文对应索引	全文链接
国务院	国务院办公厅关于促进医药产业健康发展的指导意见	2016	国办发〔2016〕11号	1.3.27	http://www.gov.cn/zhengce/content/2016-03/11/content_5052267.htm
	国务院关于落实《政府工作报告》重点工作部门分工的意见	2016	国发〔2016〕20号	1.3.28	http://www.gov.cn/zhengce/zhengceku/2016-03/29/content_5059540.htm
	国务院关于印发盐业体制改革方案的通知	2016	国发〔2016〕25号	1.3.29	http://www.gov.cn/zhengce/content/2016-05/05/content_5070516.htm
	国务院办公厅关于印发深化医药卫生体制改革2016年重点工作任务的通知	2016	国办发〔2016〕26号	1.3.30	http://www.gov.cn/zhengce/content/2016-04/26/content_5068131.htm
	国务院办公厅关于强化学校体育促进学生身心健康全面发展的意见	2016	国办发〔2016〕27号	1.3.31	http://www.gov.cn/zhengce/content/2016-05/06/content_5070778.htm
	国务院办公厅关于加快中西部教育发展的指导意见	2016	国办发〔2016〕37号	1.3.32	http://www.gov.cn/zhengce/content/2016-06/15/content_5082382.htm
	国务院关于加强困境儿童保障工作的意见	2016	国发〔2016〕36号	1.3.33	http://www.gov.cn/zhengce/content/2016-06/16/content_5082800.htm
	国务院关于印发全民健身计划(2016—2020年)的通知	2016	国发〔2016〕37号	1.3.34	http://www.gov.cn/zhengce/content/2016-06/23/content_5084564.htm
	国务院办公厅关于促进和规范健康医疗大数据应用发展的指导意见	2016	国办发〔2016〕47号	1.3.35	http://www.gov.cn/zhengce/content/2016-06/24/content_5085091.htm
	国务院办公厅关于印发国家残疾预防行动计划(2016—2020年)的通知	2016	国办发〔2016〕66号	1.3.36	http://www.gov.cn/zhengce/content/2016-09/06/content_5105757.htm

发布部门	文件名	发布年度	文号/出处	正文对应索引	全文链接
国务院	国务院办公厅关于印发老年教育发展规划（2016—2020年）的通知	2016	国办发〔2016〕74号	1.3.37	http://www.gov.cn/zhengce/content/2016-10/19/content_5121344.htm
	国务院关于印发全国农业现代化规划（2016—2020年）的通知	2016	国发〔2016〕58号	1.3.38	http://www.gov.cn/zhengce/content/2016-10/20/content_5122217.htm
	中共中央办公厅 国务院办公厅转发《国务院深化医药卫生体制改革领导小组关于进一步推广深化医药卫生体制改革经验的若干意见》	2016	国务院公报2016年第33号	1.3.39	http://www.gov.cn/xinwen/2016-11/08/content_5130271.htm
	国务院办公厅关于进一步扩大旅游文化体育健康养老教育培训等领域消费的意见	2016	国办发〔2016〕85号	1.3.40	http://www.gov.cn/zhengce/content/2016-11/28/content_5138843.htm
	《中国的中医药》白皮书（全文）	2016	中华人民共和国国务院新闻办公室	1.3.41	http://www.gov.cn/zhengce/2016-12/06/content_5144013.htm#1
	国务院关于印发"十三五"脱贫攻坚规划的通知	2016	国发〔2016〕64号	1.3.42	http://www.gov.cn/zhengce/content/2016-12/02/content_5142197.htm
	国务院关于印发中国落实2030年可持续发展议程创新示范区建设方案的通知	2016	国发〔2016〕69号	1.3.43	http://www.gov.cn/zhengce/content/2016-12/13/content_5147412.htm
	国务院办公厅关于全面放开养老服务市场提升养老服务质量的若干意见	2016	国办发〔2016〕91号	1.3.44	http://www.gov.cn/zhengce/content/2016-12/23/content_5151747.htm
	国务院关于印发"十三五"国家信息化规划的通知	2016	国发〔2016〕73号	1.3.45	http://www.gov.cn/zhengce/content/2016-12/27/content_5153411.htm

发布部门	文件名	发布年度	文号/出处	正文对应索引	全文链接
国务院	国务院关于印发"十三五"深化医药卫生体制改革规划的通知	2016	国发〔2016〕78号	1.3.46	http://www.gov.cn/zhengce/content/2017-01/09/content_5158053.htm
	国务院关于印发"十三五"卫生与健康规划的通知	2016	国发〔2016〕77号	1.3.47	http://www.gov.cn/zhengce/content/2017-01/10/content_5158488.htm
	国务院关于印发国家人口发展规划(2016—2030年)的通知	2016	国发〔2016〕87号	1.3.48	http://www.gov.cn/zhengce/content/2017-01/25/content_5163309.htm
	国务院办公厅关于印发生育保险和职工基本医疗保险合并实施试点方案的通知	2017	国办发〔2017〕6号	1.3.49	http://www.gov.cn/zhengce/content/2017-02/04/content_5164990.htm
	国务院办公厅关于进一步改革完善药品生产流通使用政策的若干意见	2017	国办发〔2017〕13号	1.3.50	http://www.gov.cn/zhengce/content/2017-02/09/content_5166743.htm
	国务院办公厅关于印发中国防治慢性病中长期规划(2017—2025年)的通知	2017	国办发〔2017〕12号	1.3.51	http://www.gov.cn/zhengce/content/2017-02/14/content_5167886.htm
	国务院关于印发"十三五"国家食品安全规划和"十三五"国家药品安全规划的通知	2017	国发〔2017〕12号	1.3.52	http://www.gov.cn/zhengce/content/2017-02/21/content_5169755.htm
	国务院关于印发"十三五"推进基本公共服务均等化规划的通知	2017	国发〔2017〕9号	1.3.53	http://www.gov.cn/zhengce/content/2017-03/01/content_5172013.htm
	学校体育工作条例	2017	根据2017年3月1日《国务院关于修改和废止部分行政法规的决定》修订	1.3.54	http://www.gov.cn/gongbao/content/2017/content_5219126.htm
	2017年政府工作报告	2017	2017年3月5日在第十二届全国人民代表大会第五次会议	1.3.55	http://www.gov.cn/guowuyuan/2017zfgzbg.htm

发布部门	文件名	发布年度	文号/出处	正文对应索引	全文链接
国务院	国务院关于印发"十三五"国家老龄事业发展和养老体系建设规划的通知	2017	国发〔2017〕13号	1.3.56	http://www.gov.cn/zhengce/content/2017-03/06/content_5173930.htm
	国务院办公厅关于进一步激发社会领域投资活力的意见	2017	国办发〔2017〕21号	1.3.57	http://www.gov.cn/zhengce/content/2017-03/16/content_5177914.htm
	国务院关于落实《政府工作报告》重点工作部门分工的意见	2017	国发〔2017〕22号	1.3.58	http://www.gov.cn/zhengce/content/2017-03/28/content_5181530.htm
	国务院关于做好当前和今后一段时期就业创业工作的意见	2017	国发〔2017〕28号	1.3.59	http://www.gov.cn/zhengce/content/2017-04/19/content_5187179.htm
	国务院办公厅关于推进医疗联合体建设和发展的指导意见	2017	国办发〔2017〕32号	1.3.60	http://www.gov.cn/zhengce/content/2017-04/26/content_5189071.htm
	国务院办公厅关于印发深化医药卫生体制改革2017年重点工作任务的通知	2017	国办发〔2017〕37号	1.3.61	http://www.gov.cn/zhengce/content/2017-05/05/content_5191213.htm
	国务院办公厅关于支持社会力量提供多层次多样化医疗服务的意见	2017	国办发〔2017〕44号	1.3.62	http://www.gov.cn/zhengce/content/2017-05/23/content_5196100.htm
	国务院办公厅关于制定和实施老年人照顾服务项目的意见	2017	国办发〔2017〕52号	1.3.63	http://www.gov.cn/zhengce/content/2017-06/16/content_5203088.htm
	国务院办公厅关于进一步深化基本医疗保险支付方式改革的指导意见	2017	国办发〔2017〕55号	1.3.64	http://www.gov.cn/zhengce/content/2017-06/28/content_5206315.htm
	国务院办公厅关于加快发展商业养老保险的若干意见	2017	国办发〔2017〕59号	1.3.65	http://www.gov.cn/zhengce/content/2017-07/04/content_5207926.htm

续表

发布部门	文件名	发布年度	文号／出处	正文对应索引	全文链接
国务院	国务院办公厅关于印发国民营养计（2017—2030年）的通知	2017	国办发〔2017〕60号	1.3.66	http://www.gov.cn/zhengce/content/2017-07/13/content_5210134.htm
	国务院办公厅关于建立现代医院管理制度的指导意见	2017	国办发〔2017〕67号	1.3.67	http://www.gov.cn/zhengce/content/2017-07/25/content_5213256.htm
	《中国健康事业的发展与人权进步》白皮书	2017	国务院新闻办公室2017年9月29日发布	1.3.68	http://www.gov.cn/xinwen/2017-09/29/content_5228551.htm#2
	国务院办公厅关于改革完善全科医生培养与使用激励机制的意见	2018	国办发〔2018〕3号	1.3.69	http://www.gov.cn/zhengce/content/2018-01/24/content_5260073.htm
	国务院办公厅关于印发基本公共服务领域中央与地方共同财政事权和支出责任划分改革方案的通知	2018	国办发〔2018〕6号	1.3.70	http://www.gov.cn/zhengce/content/2018-02/08/content_5264904.htm
	2018年政府工作报告	2018	2018年3月5日在第十三届全国人民代表大会第一次会议	1.3.71	http://www.gov.cn/guowuyuan/2018zfgzbg.htm
	国务院关于落实《政府工作报告》重点工作部门分工的意见	2018	国发〔2018〕9号	1.3.72	http://www.gov.cn/zhengce/content/2018-04/12/content_5281920.htm
	国务院办公厅关于促进"互联网＋医疗健康"发展的意见	2018	国办发〔2018〕26号	1.3.73	http://www.gov.cn/zhengce/content/2018-04/28/content_5286645.htm
	国务院办公厅关于印发医疗卫生领域中央与地方财政事权和支出责任划分改革方案的通知	2018	国办发〔2018〕67号	1.3.74	http://www.gov.cn/zhengce/content/2018-08/13/content_5313489.htm
	国务院办公厅关于印发深化医药卫生体制改革2018年下半年重点工作任务的通知	2018	国办发〔2018〕83号	1.3.75	http://www.gov.cn/zhengce/content/2018-08/28/content_5317165.htm

发布部门	文件名	发布年度	文号/出处	正文对应索引	全文链接
国务院	国务院办公厅关于完善国家基本药物制度的意见	2018	国办发〔2018〕88号	1.3.76	http://www.gov.cn/zhengce/content/2018-09/19/content_5323459.htm
	2019年政府工作报告	2019	2019年3月5日第十三届全国人民代表大会第二次会议	1.3.77	http://www.gov.cn/guowuyuan/2019zfgzbg.htm
	国务院关于落实《政府工作报告》重点工作部门分工的意见	2019	国发〔2019〕8号	1.3.78	http://www.gov.cn/zhengce/content/2019-04/09/content_5380762.htm
	国务院办公厅关于推进养老服务发展的意见	2019	国办发〔2019〕5号	1.3.79	http://www.gov.cn/zhengce/content/2019-04/16/content_5383270.htm
	国务院办公厅关于促进3岁以下婴幼儿照护服务发展的指导意见	2019	国办发〔2019〕15号	1.3.80	http://www.gov.cn/zhengce/content/2019-05/09/content_5389983.htm
	国务院办公厅关于印发深化医药卫生体制改革2019年重点工作任务的通知	2019	国办发〔2019〕28号	1.3.81	http://www.gov.cn/zhengce/content/2019-06/04/content_5397350.htm
	国务院关于实施健康中国行动的意见	2019	国发〔2019〕13号	1.3.82	http://www.gov.cn/zhengce/content/2019-07/15/content_5409492.htm
	国务院办公厅关于印发健康中国行动组织实施和考核方案的通知	2019	国办发〔2019〕32号	1.3.83	http://www.gov.cn/zhengce/content/2019-07/15/content_5409499.htm
	国务院办公厅关于印发体育强国建设纲要的通知	2019	国办发〔2019〕40号	1.3.84	http://www.gov.cn/zhengce/content/2019-09/02/content_5426485.htm
	国务院办公厅关于促进全民健身和体育消费推动体育产业高质量发展的意见	2019	国办发〔2019〕43号	1.3.85	https://www.sport.gov.cn/whzx/n5590/c929645/content.html

发布部门	文件名	发布年度	文号/出处	正文对应索引	全文链接
国务院	中共中央办公厅 国务院办公厅印发《关于减轻中小学教师负担进一步营造教育教学良好环境的若干意见》	2019	国务院公报2020年第1号	1.3.86	http://www.moe.gov.cn/jyb_xxgk/moe_1777/moe_1778/201912/t20191215_412081.html
	关于印发新型冠状病毒肺炎疫情防控期间养老机构老年人就医指南的通知	2020	肺炎机制综发〔2020〕65号	1.3.87	http://www.gov.cn/xinwen/2020-02/17/content_5480124.htm
	国务院办公厅关于印发深化医药卫生体制改革2020年下半年重点工作任务的通知	2020	国办发〔2020〕25号	1.3.88	http://www.gov.cn/zhengce/content/2020-07/23/content_5529417.htm
	国务院办公厅关于加快医学教育创新发展的指导意见	2020	国办发〔2020〕34号	1.3.89	http://www.gov.cn/zhengce/content/2020-09/23/content_5546373.htm
	国务院办公厅关于加快推进政务服务"跨省通办"的指导意见	2020	国办发〔2020〕35号	1.3.90	http://www.gov.cn/zhengce/content/2020-09/29/content_5548125.htm
	国务院办公厅关于加强全民健身场地设施建设发展群众体育的意见	2020	国办发〔2020〕36号	1.3.91	http://www.gov.cn/zhengce/content/2020-10/10/content_5550053.htm
	中共中央关于制定国民经济和社会发展第十四个五年规划和二〇三五年远景目标的建议	2020	2020年10月29日中国共产党第十九届中央委员会第五次全体会议通过	1.3.92	http://www.gov.cn/zhengce/2020-11/03/content_5556991.htm
	国务院办公厅印发关于切实解决老年人运用智能技术困难实施方案的通知	2020	国办发〔2020〕45号	1.3.93	http://www.gov.cn/zhengce/content/2020-11/24/content_5563804.htm
	国务院关于深入开展爱国卫生运动的意见	2020	国发〔2020〕15号	1.3.94	http://www.gov.cn/zhengce/content/2020-11/27/content_5565387.htm

附表2 国家卫生健康委慢性病相关政策列表

发布部门	文件名	发布年度	文号/出处	正文对应索引	全文链接
国家卫生健康委员会	卫生部办公厅关于印发《城市癌症早诊早治项目管理办法(试行)》的通知	2012	卫办疾控函〔2012〕972号	2.1	http://www.nhc.gov.cn/wjw/gfxwj/201304/02a18d0954d845e5bb48cf6817beb8dc.shtml
	关于下发《全民健康生活方式行动实施方案(2013—2015年)》的通知	2013	国卫疾控慢病便函〔2013〕4号	2.2	http://www.nhc.gov.cn/jkj/s5879/201307/94df6c379932456da9bf9237e5d0ff5.shtml?from=timeline
	国家卫生计生委办公厅关于印发控烟健康教育核心信息的通知	2013	国卫办宣传函〔2013〕142号	2.3	http://www.nhc.gov.cn/xcs/wslgf/201308/7aaa27b0e9074be784c3cb07b50b0022.shtml
	关于加强合理用药健康教育工作的通知	2013	国卫办宣传函〔2013〕288号	2.4	http://www.nhc.gov.cn/xcs/s3581/201310/321ac9f2b1c24302a8b4ebde1280c54e.shtml
	国家卫生计生委办公厅关于做好困难群体医疗救治工作的通知	2013	国卫办医函〔2013〕467号	2.5	http://www.gov.cn/zhengce/2013-12/19/content_2603780.htm
	国家卫生计生委办公厅关于进一步加强控烟履约工作的通知	2014	国卫办宣传发〔2014〕8号	2.6	http://www.nhc.gov.cn/xcs/s3581/201402/6b85ec0e36974e1384843b0b77dd609c.shtml
	关于印发做好常用低价药品供应保障工作意见的通知	2014	国卫药政发〔2014〕14号	2.7	http://www.mohrss.gov.cn/SYrlzyhshbzb/shehuibaozhang/zcwj/201404/t20140422_128912.html
	国家卫生城市标准(2014版)	2014	全爱卫发〔2014〕3号	2.8	http://www.nhc.gov.cn/jkj/s5898/201405/a8ce63259ee640729671917865467a88.shtml
	全民健康素养促进行动规划(2014—2020年)	2014	国卫宣传发〔2014〕15号	2.9	http://www.nhc.gov.cn/xcs/s3582/201405/da9eb5932deb4ac1b0ee67ca64d6999e.shtml

发布部门	文件名	发布年度	文号/出处	正文对应索引	全文链接
国家卫生健康委员会	国家卫生计生委办公厅关于印发心血管疾病高危人群早期筛查和综合干预项目管理办法（试行）的通知	2014	国卫办疾控函〔2014〕780号	2.10	http://www.nhc.gov.cn/jkj/s5878/201409/eaaf51bbefac43d28dbed1d1cf359222.shtml
	国家卫生计生委关于发布《慢性病监测信息系统基本功能规范》等4项推荐性卫生行业标准的通告	2014	国卫通〔2014〕1号	2.11	http://www.nhc.gov.cn/fzs/s7852d/201404/5465a27606af446a89781a6895c5404a.shtml
	关于做好2014年国家基本公共卫生服务项目工作的通知	2014	国卫基层函〔2014〕321号	2.12	http://www.nhc.gov.cn/jws/s3577/201409/acaeab089ac44d7a87d38393ccec4a78.shtml
	国家卫生计生委办公厅关于印发中国居民慢性病与营养监测工作方案（试行）的通知	2014	国卫办疾控函〔2014〕814号	2.13	http://www.nhc.gov.cn/jkj/s5878/201409/9b0f5f9e50a9457fb54f140c6208997b.shtml
	国家卫生计生委办公厅关于印发老年健康核心信息的通知	2014	国卫办家庭函〔2014〕885号	2.14	http://www.nhc.gov.cn/jtfzs/s7882t/201410/dcc9139b960f4828a2c705a4f070da72.shtml
	国家卫生计生委、中央综治办、国务院农民工办、民政部、财政部关于做好流动人口基本公共卫生计生服务的指导意见	2014	国卫流管发〔2014〕82号	2.15	http://www.nhc.gov.cn/ldrks/s3577/201411/053b067aa3c84bbd9b87bf51da0c1199.shtml
	关于印发进一步改善医疗服务行动计划的通知	2015	国卫医发〔2015〕2号	2.16	http://oldweb.gxmuyfy.cn/gxmufy1/FieldSites/hlzhikong/Article/UploadFiles/202009/2020091013230244.pdf
	关于印发肿瘤登记管理办法的通知	2015	国卫疾控发〔2015〕6号	2.17	http://www.gov.cn/gongbao/content/2015/content_2868879.htm
	关于印发中国癌症防治三年行动计划（2015—2017年）的通知	2015	国卫疾控发〔2015〕78号	2.18	http://www.nhc.gov.cn/jkj/s5878/201509/656437bc5c7e4cd0afb581de85be998a.shtml

发布部门	文件名	发布年度	文号/出处	正文对应索引	全文链接
国家卫生健康委员会	国家卫生计生委办公厅关于印发《中国公民健康素养——基本知识与技能(2015年版)》的通知	2015	国卫办宣传函〔2015〕1188号	2.19	http://www.nhc.gov.cn/xcs/s3581/201601/e02729e6565a47fea0487a212612705b.shtml
	国家卫生计生委关于印发2016年卫生计生工作要点的通知	2016	国卫办发〔2016〕6号	2.20	http://www.nhc.gov.cn/bgt/s7692/201601/5372ab1bbd3247aabc9e2a7d5fa6fa3f.shtml
	关于印发基本公共卫生服务补助资金管理暂行办法	2019	财社〔2019〕113号	2.21	http://www.gov.cn/xinwen/2019-10/17/content_5440912.htm
	国家卫生计生委办公厅关于做好2015—2016年度"建设群众满意的乡镇卫生院"活动的通知	2016	国卫办基层函〔2016〕179号	2.22	http://www.nhc.gov.cn/jws/s3581/201603/c0808757a8b4494a8ccab97ac11b3070.shtml
	国家卫生计生委办公厅关于印发全国碘缺乏病监测方案的通知	2016	国卫办疾控函〔2016〕359号	2.23	http://www.nhc.gov.cn/jkj/s5873/201604/950811922fb944b5ab3b59e4ae21a3a3.shtml
	关于做好2016年新型农村合作医疗工作的通知	2016	国卫基层发〔2016〕16号	2.24	http://www.nhc.gov.cn/cms-search/xxgk/getManuscriptXxgk.htm?id=75708452f90a43d38990bfd992a19d6b
	国家卫生计生委关于做好农村留守儿童健康关爱工作的通知	2016	国卫流管发〔2016〕22号	2.25	http://www.nhc.gov.cn/ldrks/s7846/201605/db26bb1b7f9140b8b4b8c2e019edca69.shtml
	关于印发推进家庭医生签约服务指导意见的通知	2016	国医改办发〔2016〕1号	2.26	http://www.nhc.gov.cn/tigs/s3577/201606/e3e7d2670a8b4163b1fe8e409c7887af.shtml
	国家卫生计生委办公厅关于印发流动人口健康教育和促进行动计划(2016—2020年)的通知	2016	国卫办流管发〔2016〕25号	2.27	http://www.nhc.gov.cn/ldrks/s3577/201606/cf593583b37241a58068e0aa0b86d2de.shtml

发布部门	文件名	发布年度	文号/出处	正文对应索引	全文链接
国家卫生健康委员会	国家卫生计生委办公厅关于印发流动人口健康教育核心信息及释义的通知	2016	国卫办流管函〔2016〕631号	2.28	http://www.nhc.gov.cn/rkjcyjtfzs/zcwj2/201606/749d670ec7cc465e958f128c2908257e.shtml
	关于实施健康扶贫工程的指导意见	2016	国卫财务发〔2016〕26号	2.29	http://www.gov.cn/xinwen/2016-06/21/content_5084195.htm
	全国爱卫会关于印发2016年全国爱国卫生工作要点的通知	2016	全爱卫发〔2016〕3号	2.30	http://www.nhc.gov.cn/jkj/s5898/201606/b9cbf6e2b8094314be23f05dfb1b7d7c.shtml
	关于做好2016年国家基本公共卫生服务项目工作的通知	2016	国卫基层发〔2016〕27号	2.31	http://www.satcm.gov.cn/yizhengsi/gongzuodongtai/2018-03-24/2673.html
	全国爱卫会关于印发《关于开展健康城市健康村镇建设的指导意见》的通知	2016	全爱卫发〔2016〕5号	2.32	http://www.np.gov.cn/cms/html/npszf/2016-11-21/889221896.html
	国家卫生计生委关于印发医疗机构设置规划指导原则（2016—2020年）的通知	2016	国卫医发〔2016〕38号	2.33	http://www.gov.cn/xinwen/2016-08/16/content_5099736.htm
	关于推进分级诊疗试点工作的通知	2016	国卫医发〔2016〕45号	2.34	http://www.nhc.gov.cn/cms-search/xxgk/getManuscriptXxgk.htm?id=eba4b53f5b5745f0a4e51ffd8de802b3
	关于做好2016年城乡居民大病保险工作的通知	2016	国医改办发〔2016〕2号	2.35	http://www.gov.cn/xinwen/2016-08/25/content_5102350.htm
	关于发布推荐性卫生行业标准《健康促进学校规范》的通告	2016	国卫通〔2016〕13号	2.36	http://www.nhc.gov.cn/fzs/s7852d/201609/9b241bd13c4747b3844fe635a2d9efc0.shtml
	国家卫生计生委办公厅关于启动实施贫困地区农村留守儿童健康教育项目的通知	2016	国卫办流管函〔2016〕999号	2.37	http://www.gov.cn/xinwen/2016-10/14/content_5119170.htm

发布部门	文件名	发布年度	文号/出处	正文对应索引	全文链接
国家卫生健康委员会	国家卫生计生委办公厅关于印发国家慢性病综合防控示范区建设管理办法的通知	2016	国卫办疾控发〔2016〕44号	2.38	http://www.nhc.gov.cn/jkj/s5878/201611/6d55c194a965460b9bc7ee9cb5cb4592.shtml
	国家卫生计生委关于印发"十三五"全国眼健康规划（2016—2020年）的通知	2016	国卫医发〔2016〕57号	2.39	http://www.nhc.gov.cn/zwgk/zxgzjh/201611/9463afb00ac84910bb3c22f8629cf90a.shtml
	关于加强健康促进与教育的指导意见	2016	国卫宣传发〔2016〕62号	2.40	http://www.nhc.gov.cn/cms-search/xxgk/getManuscriptXxgk.htm? id=05cd17fa96614ea5a9f02bd3f7b44a25
	国家卫生计生委关于印发全国护理事业发展规划（2016—2020年）的通知	2016	国卫医发〔2016〕64号	2.41	http://www.nhc.gov.cn/yzygj/s3593/201611/92b2e8f8cc644a899e9d0fd572aefef3? ivk_sa=1024320u
	国家卫生计生委办公厅关于印发医院卒中中心建设与管理指导原则（试行）的通知	2016	国卫办医函〔2016〕1235号	2.42	http://www.nhc.gov.cn/yzygj/s3593/201611/efb995886bfe423a84d4a4760ee4a67f.shtml
	国家卫生计生委办公厅 国家中医药管理局办公室关于印发脑卒中综合防治工作方案的通知	2016	国卫办疾控发〔2016〕49号	2.43	http://www.nhc.gov.cn/jkj/s5879/201612/cef09e0c26744df38fa710d3c0da75ce.shtml
	"十三五"全国卫生计生人才发展规划	2017	人事司2017年1月4日发布	2.44	https://www.ndrc.gov.cn/fggz/fzzlgh/gjjzxgh/201707/t20170720_1196850.html? code=&state=123
	国家卫生计生委关于印发"十三五"全国健康促进与教育工作规划的通知	2017	国卫宣传发〔2017〕2号	2.45	http://www.gov.cn/xinwen/2017-01/12/content_5159232.htm
	国家卫生计生委关于印发2017年卫生计生工作要点的通知	2017	国卫办函〔2017〕11号	2.46	http://www.nhc.gov.cn/bgt/s7692/201701/12ca020891e04e53835a2fd06ea85daf.shtml

发布部门	文件名	发布年度	文号/出处	正文对应索引	全文链接
国家卫生健康委员会	关于加强心理健康服务的指导意见	2016	国卫疾控发〔2016〕77号	2.47	http://www.nhc.gov.cn/cms-search/xxgk/getManuscriptXxgk.htm？id=6a5193c6a8c544e59735389f31c971d5
	国家卫生计生委关于开展医疗联合体建设试点工作的指导意见	2016	国卫医发〔２０１６〕75号	2.48	http://www.nhc.gov.cn/yzygj/s3594q/201701/4a39ec35c70a4899b3e415b51e821464.shtml
	国家卫生计生委关于印发"十三五"全国人口健康信息化发展规划的通知	2017	国卫规划发〔2017〕6号	2.49	http://www.nhc.gov.cn/guihuaxxs/s10741/201702/ef9ba6fbe2ef46a49c333de32275074f.shtml
	关于印发农村贫困人口大病专项救治工作方案的通知	2017	国卫办医函〔2017〕154号	2.50	https://www.chinafpa.org.cn/zcfg/xgfg/201901/t20190125_42953.html
	关于印发2017年深入落实进一步改善医疗服务行动计划重点工作方案的通知	2017	国卫办医函〔2017〕139号	2.51	http://www.nhc.gov.cn/cms-search/xxgk/getManuscriptXxgk.htm？id=32e855b8b7564f7cb84d628cea5e5aca
	关于印发"十三五"健康老龄化规划的通知	2017	国卫家庭发〔2017〕12号	2.52	http://www.nhc.gov.cn/rkjcyjtfzs/zcwj2/201703/53164cb31b494359a21c607713451342.shtml
	国家卫生计生委关于印发《国家基本公共卫生服务规范(第三版)》的通知	2017	国卫基层发〔2017〕13号	2.53	http://www.nhc.gov.cn/jws/s3578/201703/d20c37e23e1f4c7db7b8e25f34473e1b.shtml
	国家卫生计生委国家中医药局关于印发《基层医疗卫生服务能力提升年活动实施方案》的通知	2017	国卫办基层函〔2017〕238号	2.54	http://www.satcm.gov.cn/yizhengsi/gongzuodongtai/2018-03-24/2654.html

发布部门	文件名	发布年度	文号/出处	正文对应索引	全文链接
国家卫生健康委员会	全国爱卫会关于印发2017年全国爱国卫生工作要点的通知	2017	全爱卫发〔2017〕1号	2.55	http://www.nhc.gov.cn/cms-search/xxgk/getManuscriptXxgk.htm?id=45cd983c5c1649798774c32d0b1e1f3b
	关于印发健康扶贫工程"三个一批"行动计划的通知	2017	国卫财务发〔2017〕19号	2.56	http://www.nhc.gov.cn/caiwusi/s3577c/201704/4eed42903abd44f99380969824a07923.shtml
	关于做好2017年新型农村合作医疗工作的通知	2017	国卫基层发〔2017〕20号	2.57	http://www.nhc.gov.cn/jws/s3581sg/201704/aa3084a3dece4eee902d37e379667af7.shtml
	关于全面推开公立医院综合改革工作的通知	2017	国卫体改发〔2017〕22号	2.58	http://www.gov.cn/xinwen/2017-04/29/content_5189918.htm#1
	关于印发全民健康生活方式行动方案（2017—2025年）的通知	2017	国卫办疾控发〔2017〕16号	2.59	http://www.quanzhou.gov.cn/zfb/xxgk/zfxxgkzl/fgwj/gkflfg/201709/t20170925_541745.htm
	关于做实做好2017年家庭医生签约服务工作的通知	2017	国卫基层函〔2017〕164号	2.60	http://www.nhc.gov.cn/jws/s3581r/201705/ecd779e08d7f4ec4b2e13905ace5c39d.shtml
	关于印发"十三五"全国卫生计生专业技术人员培训规划的通知	2017	国卫科教发〔2017〕8号	2.61	https://www.ndrc.gov.cn/fggz/fzzlgh/gjjzxgh/201707/t20170720_1196851.html?code=&state=123
	国家卫生计生委办公厅关于印发流动人口基本公共卫生计生服务均等化工作评估方案的通知	2017	国卫办流管发〔2017〕21号	2.62	http://www.nhc.gov.cn/ldrks/s7851/201707/2248023a33ad423198d29df8828960a8.shtml

发布部门	文件名	发布年度	文号/出处	正文对应索引	全文链接
国家卫生健康委员会	国家卫生计生委办公厅关于通报食品安全国家标准目录和食品相关标准清理整合结论的函	2017	国卫办食品函〔2017〕697号	2.63	http://www.nhc.gov.cn/sps/s3593/201707/619237930cee4e178b558ffea5b2a537.shtml
	关于发布《居民健康卡数据集》等18项卫生行业标准的通告	2017	国卫通〔2017〕8号	2.64	http://www.nhc.gov.cn/mohwsbwstjxxzx/s8553/201708/dbecdd253dd8473a9c951a6fb30e1a6e.shtml
	关于发布《老年人不良风险评估》等9项推荐性卫生行业标准的通告	2017	国卫通〔2017〕10号	2.65	http://www.nhc.gov.cn/fzs/s7852d/201708/5d3f864fafbd4ad9bb994e08b544d491.shtml
	关于做好2017年国家基本公共卫生服务项目工作的通知	2017	国卫基层发〔2017〕46号	2.66	http://www.nhc.gov.cn/cms-search/xxgk/getManuscriptXxgk.htm?id=1d1cbe58db9b427390961bf74acea051
	关于做好贫困人口慢病家庭医生签约服务工作的通知	2017	国卫办基层函〔2017〕928号	2.67	http://www.nhc.gov.cn/jkfpwlz/zcwj1/201709/b0680e0474ff445e869506e179a74b8b.shtml
	国家卫生计生委办公厅关于印发胸痛中心建设与管理指导原则（试行）的通知	2017	国卫办医函〔2017〕1026号	2.68	http://www.nhc.gov.cn/yzygj/s3594q/201711/236dd7bf62434d109049dced2a2ed8ec.shtml
	国家卫生计生委办公厅关于印发"十三五"健康老龄化规划重点任务分工的通知	2017	国卫办家庭函〔2017〕1082号	2.69	http://www.nhc.gov.cn/rkjcyjtfzs/zcwj2/201711/4867a2ba47be4e7aabafac3e557d8d0a.shtml
	国家卫生计生委办公厅关于做实做好基层高血压防治管理工作的通知	2017	国卫办基层函〔2017〕1130号	2.70	http://www.nhc.gov.cn/cms-search/xxgk/getManuscriptXxgk.htm?id=b9281ecb0808400088f3dec95441ff51

发布部门	文件名	发布年度	文号/出处	正文对应索引	全文链接
国家卫生健康委员会	国家卫生计生委办公厅关于印发留守儿童健康教育核心信息和留守儿童监护人健康教育核心信息的通知	2017	国卫办流管函〔2017〕1244号	2.71	http://www.nhc.gov.cn/ldrks/s7848/201712/d32fc72e568749f09a232128dcb5c431.shtml
	关于印发进一步改善医疗服务行动计划（2018—2020年）的通知	2017	国卫医发〔2017〕73号	2.72	http://www.gov.cn/gongbao/content/2018/content_5299607.htm
	国家卫生计生委 财政部关于开展2017年度国家基本公共卫生服务项目绩效评价（考核）的通知	2018	国卫基层函〔2018〕16号	2.73	http://www.nhc.gov.cn/jws/s3577/201803/73d843c72ae14fad971002d722e3dd1b.shtml
	关于巩固破除以药补医成果持续深化公立医院综合改革的通知	2018	国卫体改发〔2018〕4号	2.74	http://www.nhc.gov.cn/cms-search/xxgk/getManuscriptXxgk.htm?id=cf5b6ff7f55b4bc1a0d244f236008b32
	关于发布《学龄儿童青少年超重与肥胖筛查》等两项推荐性卫生行业标准的通告	2018	国卫通〔2018〕2号	2.75	http://www.nhc.gov.cn/cms-search/xxgk/getManuscriptXxgk.htm?id=7595325d43bb4417945edd570b1b12fa
	关于做好2018年家庭医生签约服务工作的通知	2018	国卫办基层函〔2018〕209号	2.76	http://www.nhc.gov.cn/jws/s3581r/201804/a3dfc6bfa9774c27bdc86b2a0383467d.shtml
	全国爱卫会关于印发全国健康城市评价指标体系（2018版）的通知	2018	全爱卫发〔2018〕3号	2.77	http://www.nhc.gov.cn/jkj/s5899/201804/fd8c6a7ef3bd41aa9c24e978f5c12db4.shtml
	关于印发全国学生常见病和健康影响因素监测方案（2018年版）的通知	2018	国卫办疾控函〔2018〕229号	2.78	http://www.nhc.gov.cn/jkj/s5898bm/201804/88cec86c347c4c48aa508b742c7abd1a.shtml
	关于进一步加强脑卒中诊疗管理相关工作的通知	2018	国卫办医函〔2018〕269号	2.79	http://www.nhc.gov.cn/yzygj/s7659/201804/d79dfff31feb4ab7960f827a5ea27d26.shtml

发布部门	文件名	发布年度	文号/出处	正文对应索引	全文链接
国家卫生健康委员会	关于印发母婴安全行动计划（2018—2020年）和健康儿童行动计划（2018—2020年）的通知	2018	国卫妇幼发〔2018〕9号	2.80	http：//www.gov.cn/gongbao/content/2018/content_5327474.htm
	关于发布《中国居民膳食营养素参考摄入量　第2部分：常量元素》等5项推荐性卫生行业标准的通告	2018	国卫通〔2018〕6号	2.81	http：//www.nhc.gov.cn/fzs/s7852d/201805/54cefd4127fa40e2b834c55e84960403.shtml
	关于做好2018年国家基本公共卫生服务项目工作的通知	2018	国卫基层发〔2018〕18号	2.82	http：//www.nhc.gov.cn/jws/s3577/201806/acf4058c09d046b09addad8abd395e20.shtml
	关于发布《7岁～18岁儿童青少年血压偏高筛查界值》等3项推荐性卫生行业标准的通告	2018	国卫通〔2018〕11号	2.83	http：//www.nhc.gov.cn/fzs/s7852d/201807/ab5491d513544ae18f531f41fe4b29a5.shtml
	关于深入开展"互联网＋医疗健康"便民惠民活动的通知	2018	国卫规划发〔2018〕22号	2.84	http：//www.nhc.gov.cn/guihuaxxs/s10743/201807/bc3cf2fdc18e456aabfdadc9788005c2.shtml
	关于印发建档立卡贫困人口慢病家庭医生签约服务工作方案的通知	2018	国卫办基层函〔2018〕562号	2.85	http：//www.nhc.gov.cn/jws/s3581r/201808/8717dca364ce4c28be72cb4f391af797.shtml
	关于印发医疗联合体综合绩效考核工作方案（试行）的通知	2018	国卫医发〔2018〕26号	2.86	http：//www.gov.cn/gongbao/content/2019/content_5358685.htm
	关于进一步做好分级诊疗制度建设有关重点工作的通知	2018	国卫医发〔2018〕28号	2.87	http：//www.gov.cn/xinwen/2018-08/20/content_5315056.htm
	关于坚持以人民健康为中心推动医疗服务高质量发展的意见	2018	国卫医发〔2018〕29号	2.88	http：//www.gov.cn/xinwen/2018-08/19/content_5314911.htm

发布部门	文件名	发布年度	文号/出处	正文对应索引	全文链接
国家卫生健康委员会	公共场所卫生管理条例实施细则	2019	根据 2017 年 12 月 26 日国家卫生和计划生育委员会令第 18 号《国家卫生计生委关于修改〈新食品原料安全性审查管理办法〉等 7 件部门规章的决定》第二次修正	2.89	http://www.nhc.gov.cn/wjw/c100022/202201/5e86092eafb04c80a5c6d3bf4b5d9d5f.shtml
	关于进一步加强农村贫困人口大病专项救治工作的通知	2018	国卫办医函〔2018〕830 号	2.90	http://www.nhc.gov.cn/yzygj/s7659/201809/7f2a8afdf3524fb1812e9555b17921db.shtml
	关于规范家庭医生签约服务管理的指导意见	2018	国卫基层发〔2018〕35 号	2.91	http://yzs.satcm.gov.cn/zhengcewenjian/2018-10-10/8052.html
	关于印发贫困地区健康促进三年攻坚行动方案的通知	2018	国卫办宣传函〔2018〕907 号	2.92	http://www.nhc.gov.cn/jkfpwlz/fpzllist/201901/c86cbe9ae23041c1bf539d7147ee385f.shtml
	国家卫生健康委办公厅 教育部办公厅 财政部办公厅关于开展 2018 年儿童青少年近视调查工作的通知	2018	国卫办疾控函〔2018〕932 号	2.93	http://www.nhc.gov.cn/jkj/s5898bm/201810/08e2b45092d346a8a8c960d3e3d98b62.shtml
	关于印发进一步改善医疗服务行动计划（2018—2020 年）考核指标的通知	2018	国卫办医函〔2018〕894 号	2.94	http://www.nhc.gov.cn/yzygj/s3594q/201810/1ba10172ba8c4a719f812997ec4209ff.shtml
	关于印发全面提升县级医院综合能力工作方案（2018—2020 年）的通知	2018	国卫医发〔2018〕37 号	2.95	https://www.gov.cn/zhengce/zhengceku/2018-12/31/content_5429455.htm
	关于印发全国社会心理服务体系建设试点工作方案的通知	2018	国卫疾控发〔2018〕44 号	2.96	http://www.nhc.gov.cn/jkj/s5888/201812/f305fa5ec9794621882b8bebf1090ad9.shtml?from=singlemessage
	关于印发健康扶贫三年攻坚行动实施方案的通知	2018	国卫财务发〔2018〕38 号	2.97	http://www.nhc.gov.cn/caiwusi/s7812c/201812/63e47d97fa9b4100afe632dca19d1395.shtml

发布部门	文件名	发布年度	文号/出处	正文对应索引	全文链接
国家卫生健康委员会	关于加快推进电子健康卡普及应用工作的意见	2018	国卫办规划发〔2018〕34号	2.98	http://www.nhc.gov.cn/guihuaxxs/s10741/201812/7992d2ed74dc4603b51845977bfaed73.shtml
	国家卫生健康委办公厅关于印发健康口腔行动方案(2019—2025年)的通知	2019	国卫办疾控函〔2019〕118号	2.99	http://www.gov.cn/xinwen/2019-02/16/content_5366239.htm
	关于印发2019年深入落实进一步 改善医疗服务行动计划重点工作方案的通知	2019	国卫办医函〔2019〕265号	2.100	http://www.gov.cn/zhengce/zhengceku/2019-10/08/content_5436973.htm
	国家卫生健康委办公厅关于印发贫困地区主要慢性病健康教育处方的通知	2019	国卫办基层函〔2019〕276号	2.101	http://www.nhc.gov.cn/jws/s3581/201903/45087cbe1c2d4cc48ad5d18cc7cc02e9.shtml
	儿童青少年近视防控健康教育核心信息	2019	国家卫健委疾病预防控制局	2.102	http://www.nhc.gov.cn/jkj/s5898bm/201903/b74839d7967a4aae81a0bff216528262.shtml
	国家卫生健康委办公厅关于印发2019年全国学生常见病和健康影响因素监测与干预工作方案的通知	2019	国卫办疾控函〔2019〕301号	2.103	http://www.nhc.gov.cn/jkj/s5898bm/201903/1bcbac21e1864377ad24984fac014c7d.shtml
	国家卫生健康委办公厅关于进一步加强贫困地区卫生健康人才队伍建设的通知	2019	国卫办人函〔2019〕329号	2.104	http://www.nhc.gov.cn/cms-search/xxgk/getManuscriptXxgk.htm?id=8590c98f416747d78fa187770c83e7ba
	国家卫生健康委办公厅关于做好2019年家庭医生签约服务工作的通知	2019	国卫办基层函〔2019〕388号	2.105	http://www.nhc.gov.cn/jws/s7881/201904/4cb8d9c938fd4ec08cba94bd92f64fcf.shtml
	关于做好2019年农村贫困人口大病专项救治工作的通知	2019	国卫办医函〔2019〕427号	2.106	http://www.nhc.gov.cn/yzygj/s7659/201905/92a5b62fead64462baf64f2e29bc3504.shtml

发布部门	文件名	发布年度	文号/出处	正文对应索引	全文链接
国家卫生健康委员会	关于印发全国社会心理服务体系建设试点地区名单及2019年重点工作任务的通知	2019	国卫办疾控函〔2019〕539号	2.107	http://www.nhc.gov.cn/jkj/s7914/201906/790096bffa424d9bbfa55229e0eaa0c1.shtml
	国家卫生健康委办公厅关于印发上消化道癌人群筛查及早诊早治等技术方案的通知	2019	国卫办疾控函〔2019〕577号	2.108	http://www.nhc.gov.cn/jkj/s7930/201906/50f8c202839a4b1c9afd81441e1b88af.shtml
	健康中国行动（2019—2030年）	2019	健康中国行动推进委员会2019年7月9日	2.109	http://wst.hainan.gov.cn/sjkzx/Upload/file/20190826/20190826080131_43917.pdf
	关于印发解决贫困人口基本医疗有保障突出问题工作方案的通知	2019	国卫扶贫发〔2019〕45号	2.110	http://hc.jiangxi.gov.cn/uploadfiles/201907/12/20190712110931 53638336.pdf
	关于开展儿童血液病、恶性肿瘤医疗救治及保障管理工作的通知	2019	国卫医发〔2019〕50号	2.111	http://www.nhc.gov.cn/yzygj/s7659/201908/99cef5c666ed452da1c133248a94a0a6.shtml
	国家卫生健康委办公厅关于印发老年失能预防核心信息的通知	2019	国卫办老龄函〔2019〕689号	2.112	http://www.nhc.gov.cn/lljks/s7788/201908/81fcf0e4d6484fcfa345b9284d272e05.shtml
	关于做好2019年基本公共卫生服务项目工作的通知	2019	国卫基层发〔2019〕52号	2.113	http://www.nhc.gov.cn/jws/s7881/201909/83012210b4564f26a163408599072379.shtml
	国家卫生健康委办公厅关于印发阿尔茨海默病预防与干预核心信息的通知	2019	国卫办老龄函〔2019〕738号	2.114	http://www.gov.cn/xinwen/2019-09/20/content_5431596.htm
	关于服务乡村振兴促进家庭健康行动的实施意见	2019	国卫人口发〔2019〕53号	2.115	http://www.nhc.gov.cn/rkjcyjtfzs/s7788/201909/06b562c34e1c4e17a6b6af515a2df190.shtml
	关于印发健康中国行动——癌症防治实施方案（2019—2022年）的通知	2019	国卫疾控发〔2019〕57号	2.116	http://www.nhc.gov.cn/jkj/s5878/201909/2cb5dfb5d4f84f8881897e232b376b60.shtml

发布部门	文件名	发布年度	文号/出处	正文对应索引	全文链接
国家卫生健康委员会	健康中国行动推进委员会办公室关于印发推进实施健康中国行动2019年工作计划的通知	2019	国健推委办发〔2019〕1号	2.117	http://www.nhc.gov.cn/guihuaxxs/s3585u/201912/d4e000784b2946588fd28cee95dfbdc8.shtml
	关于深入推进医养结合发展的若干意见	2019	国卫老龄发〔2019〕60号	2.118	http://www.gov.cn/xinwen/2019-10/26/content_5445271.htm
	国家卫生健康委办公厅关于印发综合医院风湿免疫科建设与管理指南(试行)的通知	2019	国卫办医函〔2019〕792号	2.119	http://wjw.fujian.gov.cn/xxgk/fgwj/gjwj/201911/t20191101_5082391.htm
	关于建立完善老年健康服务体系的指导意见	2019	国卫老龄发〔2019〕61号	2.120	http://www.gov.cn/gongbao/content/2020/content_5483907.htm
	关于推进健康企业建设的通知	2019	全爱卫办发〔2019〕3号	2.121	http://www.gov.cn/xinwen/2019-11/06/content_5449215.htm
	关于进一步加强青少年控烟工作的通知	2019	国卫规划函〔2019〕230号	2.122	http://www.nhc.gov.cn/guihuaxxs/s7788/201911/53373070e15e45a5a30f3b7a037e05a4.shtml
	国家卫生健康委办公厅关于县级疾病预防控制等专业公共卫生机构指导基层开展基本公共卫生服务的通知	2019	国卫办疾控函〔2019〕817号	2.123	http://www.gov.cn/zhengce/zhengceku/2019-11/20/content_5453852.htm
	国务院深化医药卫生体制改革领导小组印发关于以药品集中采购和使用为突破口进一步深化医药卫生体制改革若干政策措施的通知	2019	国医改发〔2019〕3号	2.124	http://www.gov.cn/xinwen/2019-12/03/content_5457859.htm
	国家卫生健康委办公厅关于印发老年医学科建设与管理指南(试行)的通知	2019	国卫办医函〔2019〕855号	2.125	http://www.nhc.gov.cn/yzygj/s7655/201912/de6d5fe0b5b8446d993f4c9129424885.shtml

发布部门	文件名	发布年度	文号/出处	正文对应索引	全文链接
国家卫生健康委员会	关于加强老年护理服务工作的通知	2019	国卫办医发〔2019〕22号	2.126	http://www.gov.cn/xinwen/2019-12/26/content_5464161.htm
	关于印发健康中国行动——儿童青少年心理健康行动方案（2019—2022年）的通知	2019	国卫疾控发〔2019〕63号	2.127	http://www.nhc.gov.cn/jkj/tggg1/201912/6c810a8141374adfb3a16a6d919c0dd7.shtml
	国家卫生健康委办公厅关于印发原发性肝癌诊疗规范（2019年版）的通知	2019	国卫办医函〔2019〕934号	2.128	http://www.nhc.gov.cn/yzygj/s7659/202001/6d24f85ff720482188c9dc22f20d16fa.shtml
	关于印发基层医疗卫生机构在新冠肺炎疫情防控期间为老年人慢性病患者提供医疗卫生服务指南（试行）的通知	2020	国卫基层家医便函〔2020〕2号	2.129	http://www.nhc.gov.cn/jws/s3581r/202002/e7307a4c19a14a6fb16603d16dcf9854.shtml
	国家卫生健康委办公厅关于进一步落实科学防治精准施策分区分级要求做好疫情期间医疗服务管理工作的通知	2020	国卫办医函〔2020〕162号	2.130	http://www.gov.cn/zhengce/zhengceku/2020-02/27/content_5483867.htm
	国家卫生健康委办公厅关于基层医疗卫生机构在新冠肺炎疫情防控中分类精准做好工作的通知	2020	国卫办基层函〔2020〕177号	2.131	http://www.nhc.gov.cn/jws/s7882g/202003/8331518df21448729983580e427046db.shtml
	关于进一步推进分区分级恢复正常医疗服务工作的通知	2020	联防联控机制发〔2020〕35号	2.132	http://www.nhc.gov.cn/yzygj/s7659/202003/c24669ab06324ad080ef7282cd26cf0a.shtml
	关于印发全国社会心理服务体系建设试点2020年重点工作任务及增设试点的通知	2020	国卫办疾控函〔2020〕336号	2.133	http://www.nhc.gov.cn/jkj/s5888/202004/3009df2cf6194348995 75cce6ae2af77.shtml
	国家卫生健康委办公厅关于印发新冠肺炎疫情期间重点人群营养健康指导建议的通知	2020	国卫办疾控函〔2020〕372号	2.134	http://www.gov.cn/zhengce/zhengceku/2020-05/15/content_5511872.htm

发布部门	文件名	发布年度	文号／出处	正文对应索引	全文链接
国家卫生健康委员会	关于做好 2020 年基本公共卫生服务项目工作的通知	2020	国卫基层发〔2020〕9号	2.135	http://www.nhc.gov.cn/jws/s7874/202006/619506aa0fd14721b7e5711d389c323f.shtml
	卫生健康委关于全面推进社区医院建设工作的通知	2020	国卫基层发〔2020〕12号	2.136	http://www.nhc.gov.cn/jws/s3581/202007/2aab83700656411e9ab35ae9049dc732.shtml
	卫生健康委 中医药局关于印发医疗联合体管理办法（试行）的通知	2020	国卫医发〔2020〕13号	2.137	http://www.nhc.gov.cn/yzygj/s3594q/202007/62e9df95714741fa95f9074828848f05.shtml
	国家卫生健康委办公厅关于印发婴幼儿喂养健康教育核心信息的通知	2020	国卫办妇幼函〔2020〕649号	2.138	http://www.gov.cn/zhengce/zhengceku/2020-08/01/content_5531915.htm
	关于进一步加强无烟医疗卫生机构建设工作的通知	2020	国卫规划函〔2020〕306号	2.139	http://www.gov.cn/zhengce/zhengceku/2020-08/04/content_5532281.htm
	关于加强基层医疗卫生机构绩效考核的指导意见（试行）	2020	国卫办基层发〔2020〕9号	2.140	http://www.nhc.gov.cn/jws/s7882/202008/0ad3357cf1c747e0af8e5e145698d571.shtml
	国家卫生健康委办公厅关于探索开展抑郁症、老年痴呆防治特色服务工作的通知	2020	国卫办疾控函〔2020〕726号	2.141	http://www.gov.cn:8080/zhengce/zhengceku/2020-09/11/content_5542555.htm
	国家卫生健康委办公厅关于开展儿童青少年近视防控适宜技术试点工作的通知	2020	国卫办疾控函〔2020〕784号	2.142	http://www.nhc.gov.cn/jkj/s5898bm/202009/a658b69f635944d2b890f5983ae50310.shtml
	关于印发医养结合机构管理指南（试行）的通知	2020	国卫办老龄发〔2020〕15号	2.143	http://www.nhc.gov.cn/lljks/zcwj2/202010/5ef52256dd284034ba72cfeec0fd5aa4.shtml
	关于印发加强和完善精神专科医疗服务意见的通知	2020	国家卫健委医政医管局	2.144	http://www.nhc.gov.cn/yzygj/s3594q/202010/807eb9f57e164abebb866103fb2acbfd.shtml

发布部门	文件名	发布年度	文号/出处	正文对应索引	全文链接
国家卫生健康委员会	关于印发儿童青少年肥胖防控实施方案的通知	2020	国卫办疾控发〔2020〕16号	2.145	http：//www.nhc.gov.cn/jkj/s7916/202010/9357ae09af9f4ba8850dacac5093e250.shtml
	国家卫生健康委办公厅、中国计划生育协会办公室、中国人口福利基金会关于开展以健康家庭建设为重点　深化创建幸福家庭活动的通知	2020	国卫办人口函〔2020〕889号	2.146	http：//www.nhc.gov.cn/rkjcyjtfzs/s7786/202011/d799870a43dc436cb6aac953e5e81786.shtml
	关于倡导无烟家庭建设的通知	2020	国卫规划函〔2020〕438号	2.147	http：//www.gov.cn/zhengce/zhengceku/2020-11/27/content_5565378.htm
	关于开展建设老年友善医疗机构工作的通知	2020	国卫老龄函〔2020〕457号	2.148	http：//www.nhc.gov.cn/cms-search/xxgk/getManuscriptXxgk.htm？id=03cdf0773f0c42fe86e577f2143f6721
	国务院深化医药卫生体制改革领导小组简报（第129期）以医保支付方式改革为抓手推进分级诊疗制度建设	2020	国务院深化医药卫生体制改革领导小组简报（第129期）	2.149	http：//www.nhc.gov.cn/tigs/ygjb/202012/40b881b0cfe44deb91c113c048a99d46.shtml
	关于进一步加强无烟学校建设工作的通知	2020	国卫规划函〔2020〕455号	2.150	http：//www.nhc.gov.cn/guihuaxxs/s7788/202012/848defbba24c4fe98a02345a4dedde00.shtml
	关于深入推进"互联网＋医疗健康""五个一"服务行动的通知	2020	国卫规划发〔2020〕22号	2.151	http：//www.nhc.gov.cn/guihuaxxs/s7788/202012/15029c3f5e3f4dc78d6a7596567367c6.shtml
	关于印发全国公共卫生信息化建设标准与规范（试行）的通知	2020	国卫小规划发〔2020〕21号	2.152	http：//www.nhc.gov.cn/guihuaxxs/s10743/202012/b3aecae6f82a497ea35a9c06b87c9f23.shtml

发布部门	文件名	发布年度	文号 / 出处	正文对应索引	全文链接
国家卫生健康委员会	关于开展示范性全国老年友好型社区创建工作的通知	2020	国卫老龄发〔2020〕23号	2.153	http://www.nhc.gov.cn/lljks/zcwj2/202012/d011766c5dae4f9ea9f28ca012461045.shtml
	关于开展医养结合机构服务质量提升行动的通知	2020	国卫办老龄函〔2020〕974号	2.154	http://www.gov.cn/zhengce/zhengceku/2020-12/16/content_5569963.htm
	国家卫生健康委办公厅关于进一步推进"互联网＋护理服务"试点工作的通知	2020	国卫办医函〔2020〕985号	2.155	http://www.gov.cn/zhengce/zhengceku/2020-12/16/content_5569982.htm
	关于加强老年人居家医疗服务工作的通知	2020	国卫办医发〔2020〕24号	2.156	http://www.nhc.gov.cn/yzygj/s7653pd/202012/19a2617ba8e641bea9ac2472ea04c82a.shtml

附表3　其他部门慢性病相关政策列表

发布部门	文件名	发布年度	文号 / 出处	正文对应索引	全文链接
财政部	关于印发《城乡医疗救助基金管理办法》的通知	2013	财社〔2013〕217号	3.1.1	http://sbs.mof.gov.cn/zhengcefabu/201402/t20140217_1043715.htm
	财政部国家发展改革委民政部全国老龄工作委员会办公室关于做好政府购买养老服务工作的通知	2014	财社〔2014〕105号	3.1.2	http://www.gov.cn/zhengce/2016-05/22/content_5075645.htm
	财政部　国家卫生健康委　国家医疗保障局　国家中医药管理局关于印发基本公共卫生服务等5项补助资金管理办法的通知	2019	财社〔2019〕113号	3.1.3	http://sbs.mof.gov.cn/zhengcefabu/201910/t20191016_3403324.htm
国家发展和改革委员会	关于非公立医疗机构医疗服务实行市场调节价有关问题的通知	2014	发改价格〔2014〕503号	3.2.1	http://www.gov.cn/xinwen/2014-04/09/content_2655189.htm

发布部门	文件名	发布年度	文号/出处	正文对应索引	全文链接
国家发展和改革委员会	关于组织开展面向养老机构的远程医疗政策试点工作的通知	2014	发改高技〔2014〕1358号	3.2.2	https://www.ndrc.gov.cn/xxgk/zcfb/tz/201406/t20140623_964153.html?code=&state=123
	关于印发促进智慧城市健康发展的指导意见的通知	2014	发改高技〔2014〕1770号	3.2.3	https://www.ndrc.gov.cn/xxgk/zcfb/tz/201408/t20140829_964216.html?code=&state=123
	关于加快推进健康与养老服务工程建设的通知	2014	发改投资〔2014〕2091号	3.2.4	http://www.gov.cn/zhengce/2016-05/22/content_5075605.htm
	关于印发推进医疗服务价格改革意见的通知	2016	发改价格〔2016〕1431号	3.2.5	http://zfxxgk.ndrc.gov.cn/web/iteminfo.jsp?id=2519
	国家发展改革委办公厅关于贯彻落实推进医疗服务价格改革意见的通知	2016	发改办价格〔2016〕1864号	3.2.5	https://www.gov.cn/xinwen/2016-08/24/content_5101965.htm
	关于印发《养老服务体系建设中央补助激励支持实施办法》的通知	2016	发改社会〔2016〕2776号	3.2.6	http://www.gov.cn/xinwen/2016-12/30/content_5154994.htm
	关于推进按病种收费工作的通知	2017	发改价格〔2017〕68号	3.2.7	http://www.gov.cn/xinwen/2017-01/16/content_5160256.htm
	关于印发《疑难病症诊治能力提升工程项目遴选工作方案》的通知	2017	发改办社会〔2017〕1513号	3.2.8	https://www.ndrc.gov.cn/xxgk/zcfb/tz/201709/t20170915_962557.html?code=&state=123
	关于规范未加碘食盐管理保证合格碘盐供应的通知	2018	发改办经体〔2018〕802号	3.2.9	https://www.ndrc.gov.cn/xxgk/zcfb/tz/201807/t20180716_962754.html?code=&state=123
工业和信息化部	关于印发《中国烟草控制规划（2012—2015年）》的通知	2012	工信部联消费〔2012〕572号	3.3.1	http://www.nhc.gov.cn/zwgk/wtwj/201304/4f012dc811994a80ba121936b2640085.shtml
	工业和信息化部办公厅 民政部办公厅 国家卫生计生委办公厅关于开展智慧健康养老应用试点示范的通知	2017	工信厅联电子〔2017〕75号	3.3.2	http://www.mca.gov.cn/article/xw/tzgg/202007/20200700028725.shtml

发布部门	文件名	发布年度	文号/出处	正文对应索引	全文链接
工业和信息化部	工业和信息化部 民政部 国家卫生健康委员会关于公布《智慧健康养老产品及服务推广目录（2018年版）》的通告	2018	工信部联电子函〔2018〕269号	3.3.3	https：//www.gov.cn/xinwen/2018-08/09/content_5312753.htm
	两部门关于进一步加强远程医疗网络能力建设的通知	2018	工信厅联通信函〔2020〕251号	3.3.4	https：//www.miit.gov.cn/zwgk/zcwj/wjfb/txy/art/2020/art_7ded5b88748d405faeccaa71a55ad1c9.html
科学技术部	科技部 发展改革委 工业和信息化部 国家卫生计生委 体育总局 食品药品监管总局关于印发《"十三五"健康产业科技创新专项规划》的通知	2017	国科发社〔2017〕149号	3.4.1	http：//www.most.gov.cn/tztg/201706/t20170614_133524.html
人力资源和社会保障部	关于开展基本医疗保险付费总额控制的意见	2012	人社部发〔2012〕70号	3.5.1	http：//www.gov.cn/zwgk/2012-12/04/content_2281928.htm
	关于进一步加强基本医疗保险医疗服务监管的意见	2014	人社部发〔2014〕54号	3.5.2	http：//www.mohrss.gov.cn/SYrlzyhshbzb/shehuibaozhang/zcwj/jijinjiandu/201408/t20140829_139203.html
	关于进一步做好基本医疗保险异地就医医疗费用结算工作的指导意见	2014	人社部发〔2014〕93号	3.5.3	http：//www.mohrss.gov.cn/SYrlzyhshbzb/ldbk/shehuibaozhang/yiliao/201412/t20141224_147142.htm
	关于做好基本医疗保险跨省异地就医住院医疗费用直接结算工作的通知	2016	人社部发〔2016〕120号	3.5.4	http：//www.mohrss.gov.cn/wap/zc/zcwj/201612/t20161215_262040.html
	人力资源社会保障部办公厅关于做好基本医疗保险跨省异地安置退休人员备案工作的通知	2016	人社厅函〔2016〕478号	3.5.5	http：//www.mohrss.gov.cn/SYrlzyhshbzb/shehuibaozhang/zcwj/201612/t20161216_262119.html

发布部门	文件名	发布年度	文号/出处	正文对应索引	全文链接
人力资源和社会保障部	人力资源社会保障部办公厅关于规范跨省异地就医住院费用直接结算有关事项的通知	2017	人社厅发〔2017〕162号	3.5.6	http://www.mohrss.gov.cn/SYrlzyhshbzb/shehuibaozhang/zcwj/201801/t20180108_286172.html
	人力资源社会保障部关于建立全国统一的社会保险公共服务平台的指导意见	2019	人社部发〔2019〕103号	3.5.7	https://www.gov.cn/zhengce/zhengceku/2019-12/03/content_5457985.htm
商务部	商务部关于推动养老服务产业发展的指导意见	2014	商服贸函〔2014〕899号	3.6.1	http://www.gov.cn/zhengce/2016-05/22/content_5075635.htm
	关于推进老年宜居环境建设的指导意见	2016	全国老龄办发〔2016〕73号	3.6.2	http://www.gov.cn/xinwen/2016-11/25/content_5137617.htm
国家医疗保障局	国家医保局 财政部 人力资源社会保障部 国家卫生健康委关于做好2018年城乡居民基本医疗保险工作的通知	2018	医保发〔2018〕2号	3.7.1	http://www.nhsa.gov.cn/art/2018/8/14/art_37_316.html？from=timeline
	国家医保局、财政部、国务院扶贫办关于印发《医疗保障扶贫三年行动实施方案（2018—2020年）》的通知	2018	医保发〔2018〕18号	3.7.2	http://www.gov.cn/xinwen/2018-10/19/content_5332738.htm
	国家医保局 财政部 国家卫生健康委 国家药监局关于完善城乡居民高血压糖尿病门诊用药保障机制的指导意见	2019	医保发〔2019〕54号	3.7.3	http://www.nhsa.gov.cn/art/2019/10/10/art_37_1842.html？from=timeline
	国家医疗保障局、财政部、国家卫生健康委、国务院扶贫办关于坚决完成医疗保障脱贫攻坚硬任务的指导意见	2019	医保发〔2019〕57号	3.7.4	http://www.nhsa.gov.cn/art/2019/10/17/art_37_1860.html

续表

发布部门	文件名	发布年度	文号/出处	正文对应索引	全文链接
国家医疗保障局	国家医保局 国家卫生健康委关于推进新冠肺炎疫情防控期间开展"互联网+"医保服务的指导意见	2020	国家医保局 国家卫健委	3.7.5	http://www.gov.cn/zhengce/zhengceku/2020-03/03/content_5486256.htm
	国家医保局办公室 财政部办公厅 国家卫生健康委办公厅 国家税务总局办公厅 国务院扶贫办综合司关于高质量打赢医疗保障脱贫攻坚战的通知	2020	医保办发〔2020〕19号	3.7.6	http://www.gov.cn/zhengce/zhengceku/2020-05/28/content_5515499.htm
	国家医保局 财政部 国家税务总局关于做好2020年城乡居民基本医疗保障工作的通知	2020	医保发〔2020〕24号	3.7.7	http://www.gov.cn/zhengce/zhengceku/2020-06/19/content_5520571.htm
	国家医保局 财政部关于扩大长期护理保险制度试点的指导意见	2020	医保发〔2020〕37号	3.7.8	http://www.gov.cn/zhengce/zhengceku/2020-11/05/content_5557630.htm
	国家医疗保障局 财政部关于推进门诊费用跨省直接结算试点工作的通知	2020	医保发〔2020〕40号	3.7.9	http://www.nhsa.gov.cn/art/2020/9/30/art_37_3679.html
	国家医疗保障局关于积极推进"互联网+"医疗服务医保支付工作的指导意见	2020	医保发〔2020〕45号	3.7.10	http://www.nhsa.gov.cn/art/2020/11/2/art_37_3801.html
	国家医疗保障局办公室关于印发国家医疗保障按病种分值付费（DIP）技术规范和 DIP 病种目录库（1.0版）的通知	2020	医保办发〔2020〕50号	3.7.11	http://www.nhsa.gov.cn/art/2020/11/20/art_37_3987.html
	国家医保局 人力资源社会保障部关于印发《国家基本医疗保险、工伤保险和生育保险药品目录（2020年）》的通知	2020	医保发〔2020〕53号	3.7.12	http://www.mohrss.gov.cn/xxgk2020/fdzdgknr/shbx_4216/gsbx/202101/t20210112_407492.html

发布部门	文件名	发布年度	文号／出处	正文对应索引	全文链接
国家医疗保障局	国家医疗保障局关于坚持传统服务方式与智能化服务创新并行　优化医疗保障服务工作的实施意见	2020	医保发〔2020〕54号	3.7.13	http://www.nhsa.gov.cn/art/2020/12/29/art_37_4226.html
国家中医药管理局	2020年推进中医药健康扶贫国家中医医疗队巡回医疗工作方案	2020	国中医药医政函〔2020〕80号	3.8.1	http://www.satcm.gov.cn/guicaisi/zyyfp/zyyfpzyyfpzc/2020-06-09/15631.html
	国家中医药管理局办公室关于推进中医药传承创新工程重点中医医院中医经典病房建设与管理的通知	2020	国中医药办医政函〔2020〕265号	3.8.2	http://www.natcm.gov.cn/yizhengsi/zhengcewenjian/2020-09-27/17256.html
	关于印发中医药康复服务能力提升工程实施方案（2021—2025年）的通知	2020	国中医药医政发〔2020〕4号	3.8.3	http://www.gov.cn/zhengce/zhengceku/2020-12-31/content_5575771.htm
	民政部关于推进养老服务评估工作的指导意见	2013	民发〔2013〕127号	3.9.1	https://www.gov.cn/gongbao/content/2013/content_2515012.htm
	民政部关于加强医疗救助与慈善事业衔接的指导意见	2013	民发〔2013〕132号	3.9.2	http://www.gov.cn/gongbao/content/2013/content_2528118.htm
	民政部国家标准化管理委员会商务部国家质量监督检验检疫总局全国老龄工作委员会办公室关于加强养老服务标准化工作的指导意见	2014	民发〔2014〕17号	3.9.3	http://www.nhc.gov.cn/lljks/zcwj2/201806/8172aa068c984931ac40af5574efb38a.shtml
	民政部办公厅发展改革委办公厅关于做好养老服务业综合改革试点工作的通知	2014	民办发〔2014〕24号	3.9.4	http://www.cctgroup.com.cn/zgjkyljtyxgs/zchb/bmgfxwj/jczh/624577/index.html
	关于加快推进养老服务业放管服改革的通知	2017	民发〔2017〕25号	3.9.5	http://www.gov.cn/xinwen/2017-02/09/content_5166789.htm#1
	儿童福利机构管理办法	2019	民政部令第63号	3.9.6	http://mzj.gxhz.gov.cn/pfzl/t4935725.shtml

续表

发布部门	文件名	发布年度	文号/出处	正文对应索引	全文链接
国家中医药管理局	关于进一步加强事实无人抚养儿童保障工作的意见	2019	民发〔2019〕62号	3.9.7	http://xxgk.mca.gov.cn:8011/gdnps/pc/content.jsp? id=12857&mtype=1
	养老机构管理办法	2020	中华人民共和国民政部令第66号	3.9.8	http://www.gov.cn/zhengce/zhengceku/2020-09/19/content_5544761.htm
教育部	教育部关于印发《国家学生体质健康标准（2014年修订）》的通知	2014	教体艺〔2014〕5号	3.10.1	http://www.moe.gov.cn/s78/A17/twys_left/moe_938/moe_792/s3273/201407/t20140708_171692.html
	教育部等九部门关于防治中小学生欺凌和暴力的指导意见	2016	教基一〔2016〕6号	3.10.2	http://www.moe.gov.cn/srcsite/A06/s3325/201611/t20161111_288490.html
	教育部办公厅关于做好学校食品安全与传染病防控工作的通知	2017	教体艺厅〔2017〕3号	3.10.3	http://www.moe.gov.cn/srcsite/A17/moe_943/s3283/201704/t20170401_301690.html
	教育部办公厅关于进一步做好学校传染病防控与食品安全工作的通知	2017	教体艺厅〔2017〕6号	3.10.4	http://www.moe.gov.cn/srcsite/A17/moe_943/s3285/201801/t20180123_325318.html
	教育部办公厅等四部门关于切实减轻中小学生课外负担开展校外培训机构专项治理行动的通知	2018	教基厅〔2018〕3号	3.10.5	http://www.moe.gov.cn/srcsite/A06/s3321/201802/t20180226_327752.html
	教育部办公厅关于做好预防中小学生沉迷网络教育引导工作的紧急通知	2018	教基厅函〔2018〕21号	3.10.6	http://www.moe.gov.cn/srcsite/A06/s3325/201804/t20180424_334106.html
	中共教育部党组关于印发《高等学校学生心理健康教育指导纲要》的通知	2018	教党〔2018〕41号	3.10.7	http://www.moe.gov.cn/srcsite/A12/moe_1407/s3020/201807/t20180713_342992.html
	教育部办公厅关于开展校园不良网贷风险警示教育及相关工作的通知	2018	教思政厅函〔2018〕24号	3.10.8	http://www.moe.gov.cn/srcsite/A12/moe_1407/s253/201808/t20180801_344034.html

发布部门	文件名	发布年度	文号/出处	正文对应索引	全文链接
教育部	综合防控儿童青少年近视实施方案	2018	教体艺〔2018〕3号	3.10.8	http://www.moe.gov.cn/srcsite/A17/moe_943/s3285/201808/t20180830_346672.html
	教育部办公厅关于严禁有害APP进入	2018	教基厅函〔2018〕102号	3.10.9	http://www.moe.gov.cn/srcsite/A06/s3321/201901/t20190102_365728.html
	教育部等九部门关于印发中小学生减负措施的通知	2018	教基〔2018〕26号	3.10.11	http://www.gov.cn/xinwen/2018-12/29/content_5353320.htm
	学校食品安全与营养健康管理规定	2019	中华人民共和国教育部、中华人民共和国国家市场监督管理总局、中华人民共和国国家卫生健康委员会令第45号	3.10.12	http://www.gov.cn/xinwen/2019-03/20/content_5375280.htm
	教育部办公厅关于做好2020年全国儿童青少年近视防控试点县（市、区）和改革试验区遴选工作的通知	2020	教体艺厅函〔2020〕37号	3.10.13	http://www.moe.gov.cn/srcsite/A17/moe_943/s3285/202011/t20201117_500430.html
	教育部办公厅关于成立首届全国中小学和高校健康教育教学指导委员会的通知	2020	教体艺厅函〔2020〕35号	3.10.14	http://www.moe.gov.cn/srcsite/A17/moe_943/moe_946/202011/t20201111_499471.html
国家市场监督管理总局	食品药品监督管理统计管理办法	2014	国家食品药品监督管理总局令第10号	3.11.1	http://www.gov.cn/gongbao/content/2015/content_2821640.htm
	网络餐饮服务食品安全监督管理办法	2017	国家食品药品监督管理总局令第36号	3.11.2	https://gkml.samr.gov.cn/nsjg/fgs/202011/t20201103_322884.html#
	市场监管总局关于印发《贯彻落实〈综合防控儿童青少年近视实施方案〉行动方案》的通知	2018	国市监计量〔2018〕247号	3.11.3	http://www.gov.cn/xinwen/2018-12/19/content_5350189.htm

发布部门	文件名	发布年度	文号/出处	正文对应索引	全文链接
国家市场监督管理总局	国家烟草专卖局 国家市场监督管理总局通告 2019 年第 1 号《关于进一步保护未成年人免受电子烟侵害的通告》	2019	2019 年第 1 号	3.11.4	http：//www.tobacco.gov.cn/gjyc/tzgg/202101/a624dd5691304a22b9c707070ae0426f.shtml
	市场监管总局关于加强调味面制品质量安全监管的公告	2019	2019 年第 56 号	3.11.5	http：//www.gov.cn/xinwen/2019-12/11/content_5460229.htm
	校园食品安全守护行动方案（2020—2022 年）	2020	国市监食经〔2020〕61 号	3.11.6	https：//gkml.samr.gov.cn/nsjg/spjys/202006/t20200624_317392.html
	餐饮质量安全提升行动方案	2020	市监食经〔2020〕97 号	3.11.7	https：//gkml.samr.gov.cn/nsjg/spjys/202009/t20200929_322096.html
国家新闻出版署	国家新闻出版署关于防止未成年人沉迷网络游戏的通知	2019	国新出发〔2019〕34 号	3.12.1	https：//www.nppa.gov.cn/xxgk/fdzdgknr/zcfg_210/gfxwj_215/201911/t20191119_4695.html
国家体育总局	体育总局关于加强和改进群众体育工作的意见	2014	体群字〔2014〕135 号	3.13.1	https：//www.sport.gov.cn/n315/n20067006/c20380640/content.html
	体育总局等 12 部门关于印发《关于进一步加强新形势下老年人体育工作的意见》的通知	2015	体群字〔2015〕155 号	3.13.2	https：//www.sport.gov.cn/qts/n4986/c670378/part/381944.docx
	体育发展"十三五"规划	2016	体政字〔2016〕75 号	3.13.3	https：//www.sport.gov.cn/n10503/c722960/content.html
	体育总局 民政部 文化部 全国妇联 中国残联关于印发《关于加快推进全民健身进家庭的指导意见》的通知	2017	体群字〔2017〕234 号	3.13.4	https：//www.sport.gov.cn/qts/n4986/c841729/content.html
	农业部 国家体育总局关于进一步加强农民体育工作的指导意见	2017	农办发〔2017〕11 号	3.13.5	https：//www.sport.gov.cn/qts/n4986/c841730/content.html

发布部门	文件名	发布年度	文号/出处	正文对应索引	全文链接
国家体育总局	体育总局 教育部 中央文明办 发展改革委 民政部 财政部 共青团中央关于印发《青少年体育活动促进计划》的通知	2017	体育总局 教育部 中央文明办 发展改革委 民政部 财政部 共青团	3.13.6	https://www.sport.gov.cn/n20001280/n20067626/n20067732/c20199661/content.html
	体育总局关于贯彻落实《国务院办公厅关于加强全民健身场地设施建设 发展群众体育的意见》的通知	2020	国办发〔2020〕36号	3.13.7	https://www.sport.gov.cn/n10503/c965504/content.html
住房和城乡建设部	关于加强养老服务设施规划建设工作的通知	2014	建标〔2014〕23号	3.14.1	http://law168.com.cn/doc/view? id=154215
	关于加强老年人家庭及居住区公共设施无障碍改造工作的通知	2014	建标〔2014〕100号	3.14.2	https://www.66law.cn/tiaoli/45536.aspx
	住房和城乡建设部等部门关于推动物业服务企业发展居家社区养老服务的意见	2020	建房〔2020〕92号	3.14.3	http://www.gov.cn/zhengce/zhengceku/2020-12/03/content_5566872.htm

附表4　联合国及世界卫生组织相关政策列表

发布部门	文件名	发布年度	文号/出处	正文对应索引	全文链接
世界卫生组织	渥太华宪章	2006	第五十九届世界卫生大会	4.1.1	http://apps.who.int/gb/archive/pdf_files/WHA59/A59_21-ch.pdf
	烟草控制框架公约	2003	第六十九届世界卫生大会	4.1.2	Microsoft Word-WHO FCTC Chinese_FOR PRINTING_20Apr05.doc
	饮食、身体活动与健康全球战略	2004	第五十七届世界卫生大会	4.1.3	https://www.un.org/chinese/esa/social/who_dite.htm
	预防慢性病：一项至关重要的投资	2005	世界卫生组织	4.1.4	https://www.who.int/chp/chronic_disease_report/part1/zh/

发布部门	文件名	发布年度	文号/出处	正文对应索引	全文链接
世界卫生组织	预防和控制非传染病：实施全球战略	2008	第六十一届世界卫生大会	4.1.5	https://apps.who.int/gb/ebwha/pdf_files/A61/A61_8-ch.pdf
	第六十二届世界卫生大会针对健康问题社会决定因素采取行动以减少卫生不公平	2009	第六十二届世界卫生大会	4.1.6	https://apps.who.int/gb/ebwha/pdf_files/WHA62-REC1/A62_REC1-ch.pdf
	所有政策中的卫生问题阿德莱德声明——走向共同治理健康和福祉	2010	世界卫生组织	4.1.7	https://www.docin.com/p-718655344.html
	减少有害使用酒精全球战略	2010	第六十三届世界卫生大会	4.1.8	https://apps.who.int/gb/ebwha/pdf_files/WHA63/A63_13-ch.pdf
	莫斯科宣言	2011		4.1.9	
	全球非传染性疾病预防控制综合监测框架和目标草案	2013	第六十六届世界卫生大会	4.1.10	https://apps.who.int/gb/ebwha/pdf_files/WHA66/A66_8-ch.pdf
	预防和控制非传染性疾病问题联合国大会高级别会议的政治宣言的后续行动	2013	第六十六届世界卫生大会	4.1.11	https://apps.who.int/gb/ebwha/pdf_files/WHA66/A66_73-ch.pdf
	变革我们的世界：2030年可持续发展议程	2013	联合国大会第六十九届会议	4.1.12	https://digitallibrary.un.org/record/800852?ln=en#record-files-collapse-header
	暴力问题全球行动计划草案总干事的报告	2013	第六十九届世界卫生大会	4.1.13	https://apps.who.int/gb/ebwha/pdf_files/WHA69/A69_9-ch.pdf
	终止儿童肥胖委员会的报告总干事的报告	2016	第六十九届世界卫生大会	4.1.14	https://apps.who.int/gb/ebwha/pdf_files/WHA69/A69_8-ch.pdf
	加强世界卫生大会和《世卫组织烟草控制框架公约》缔约方会议之间的协同效应	2016	第六十九届世界卫生大会	4.1.15	https://apps.who.int/gb/ebwha/pdf_files/WHA69/A69_11-ch.pdf
	通过生命全程方法促进健康老龄化的多部门行动：老龄化与健康全球战略和行动计划草案秘书处的报告	2016	第六十九届世界卫生大会	4.1.16	https://apps.who.int/gb/ebwha/pdf_files/WHA69/A69_17-ch.pdf

发布部门	文件名	发布年度	文号/出处	正文对应索引	全文链接
世界卫生组织	推动《妇女、儿童和青少年健康全球战略》的业务计划致力于实施秘书处的报告	2016	第六十九届世界卫生大会	4.1.17	https：//apps.who.int/gb/ebwha/pdf_files/WHA69/A69_16-ch.pdf
	预防和控制非传染性疾病：对2018年联合国大会预防和控制非传染性疾病问题第三次高级别会议特定筹备任务的反应总干事的报告	2016	第六十九届世界卫生大会	4.1.18	https：//apps.who.int/gb/ebwha/pdf_files/WHA69/A69_10-ch.pdf
	公共卫生领域应对痴呆全球行动计划草案总干事的报告	2017	第七十届世界卫生大会	4.1.19	https：//apps.who.int/gb/ebwha/pdf_files/WHA70/A70_28-ch.pdf
	终止儿童肥胖委员会的报告：实施计划秘书处的报告	2017	第七十届世界卫生大会	4.1.20	https：//apps.who.int/gb/ebwha/pdf_files/WHA70/A70_31-ch.pdf
	加强世界卫生大会和《世界卫生组织烟草控制框架公约》缔约方会议之间的协同效应	2017	第七十届世界卫生大会	4.1.21	https：//apps.who.int/gb/ebwha/pdf_files/WHA70/A70_33-ch.pdf
	妇女、儿童和青少年健康全球战略（2016—2030年）：青少年健康秘书处的报告	2017	第七十届世界卫生大会	4.1.22	https：//apps.who.int/gb/ebwha/pdf_files/WHA70/A70_37-ch.pdf
	将于2018年举行的联大预防和控制非传染性疾病问题第三次高级别会议的筹备总干事的报告	2017	第七十届世界卫生大会	4.1.23	https：//apps.who.int/gb/ebwha/pdf_files/WHA70/A70_27-ch.pdf
	2018—2030年促进身体活动全球行动计划草案总干事的报告加强身体活动，造就健康世界	2018	世界卫生组织	4.1.24	https：//apps.who.int/iris/bitstream/handle/10665/272722/9789245514183-chi.pdf
	《2019—2023年第十三个工作总规划》草案总干事的报告	2018	第七十一届世界卫生大会	4.1.25	https：//apps.who.int/gb/ebwha/pdf_files/WHA71/A71_4-ch.pdf
	2018年联大预防和控制非传染性疾病问题第三次高级别会议的筹备总干事的报告	2018	第七十一届世界卫生大会	4.1.26	https：//apps.who.int/gb/ebwha/pdf_files/WHA71/A71_14-ch.pdf

发布部门	文件名	发布年度	文号/出处	正文对应索引	全文链接
世界卫生组织	世卫组织预防和控制非传染性疾病 全球协调机制初步评估	2018	第七十一届世界卫生大会	4.1.27	https://apps.who.int/gb/ebwha/pdf_files/WHA71/A71_14Add1-ch.pdf
	关于5岁以下儿童身体活动、静坐行为和睡眠的指南	2020	世界卫生组织	4.1.28	https://apps.who.int/iris/bitstream/handle/10665/311664/9789240001749-chi.pdf? sequence=34& isAllowed=y
	2018—2030年促进身体活动全球行动计划 加强身体活动 造就健康世界	2018	第七十一届世界卫生大会	4.1.29	https://apps.who.int/gb/ebwha/pdf_files/WHA71/A71_18-ch.pdf
	全民健康覆盖提供初级卫生保健服务的社区卫生工作者：机遇和挑战总干事的报告	2019	第七十二届世界卫生大会	4.1.30	https://apps.who.int/gb/ebwha/pdf_files/WHA72/A72_13-ch.pdf
	全民健康覆盖筹备联大全民健康覆盖高级别会议总干事的报告	2019	第七十二届世界卫生大会	4.1.31	https://apps.who.int/gb/ebwha/pdf_files/WHA72/A72_14-ch.pdf
	第二次国际营养大会的成果总干事的报告	2019	第七十二届世界卫生大会	4.1.32	https://apps.who.int/gb/ebwha/pdf_files/WHA72/A72_58-ch.pdf
	加强世界卫生大会和《世卫组织烟草控制框架公约》缔约方会议之间的协同效应	2019	第七十二届世界卫生大会	4.1.33	https://apps.who.int/gb/ebwha/pdf_files/WHA72/A72_57-ch.pdf
	全民健康覆盖从初级卫生保健迈向全民健康覆盖总干事的报告	2019	第七十二届世界卫生大会	4.1.34	https://apps.who.int/gb/ebwha/pdf_files/WHA72/A72_12-ch.pdf
	卫生、环境与气候变化世卫组织卫生、环境与气候变化全球战略草案：通过健康环境以可持续方式改善生活和福祉所需做出的改变总干事的报告	2019	第七十二届世界卫生大会	4.1.35	https://apps.who.int/gb/ebwha/pdf_files/WHA72/A72_15-ch.pdf
	联合国大会卫生相关问题高级别会议的后续行动预防和控制非传染性疾病总干事的报告	2019	第七十二届世界卫生大会	4.1.36	https://apps.who.int/gb/ebwha/pdf_files/WHA72/A72_19-ch.pdf

发布部门	文件名	发布年度	文号/出处	正文对应索引	全文链接
世界卫生组织	2020—2021 年规划预算方案草案	2019	第七十二届世界卫生大会	4.1.37	https：//apps.who.int/gb/ebwha/pdf_files/WHA72/A72_4-ch.pdf
	实施《2030 年可持续发展议程》总干事的报告	2019	第七十二届世界卫生大会	4.1.38	https：//apps.who.int/gb/ebwha/pdf_files/WHA72/A72_11Rev1-ch.pdf
	促进难民和移民健康《2019—2023 年全球行动计划草案》总干事的报告	2019	第七十二届世界卫生大会	4.1.39	https：//apps.who.int/gb/ebwha/pdf_files/WHA72/A72_25Rev1-ch.pdf
	第二届全球道路安全高级别会议的成果——是时候取得成果了	2016	第六十九届世界卫生大会	4.1.40	https：//apps.who.int/gb/ebwha/pdf_files/WHA69/A69_R7-en.pdf
	婴幼儿喂养	2018	第七十一届世界卫生大会	4.1.41	https：//apps.who.int/gb/ebwha/pdf_files/WHA71/A71_R9-en.pdf？ua=1
	2016—2020 年全球老龄和健康问题的战略和行动计划　迈向人人都能健康长寿的世界	2016	第六十九届世界卫生大会	4.1.42	https：//apps.who.int/iris/bitstream/handle/10665/252783/A69_R3-en.pdf？sequence=1&isAllowed=y
	在综合措施背景下预防和控制癌症	2017	第七十届世界卫生大会	4.1.43	https：//apps.who.int/iris/bitstream/handle/10665/275676/A70_R12-en.pdf？sequence=1&isAllowed=y
	阿德莱德声明 II 所有政策中的健康问题	2019	世界卫生组织	4.1.44	https：//www.who.int/publications/i/item/adelaide-statement-ii-on-health-in-all-policies
	联合国营养行动十年（2016—2025）	2016	第六十九届世界卫生大会	4.1.45	https：//apps.who.int/gb/ebwha/pdf_files/WHA69/A69_R8-en.pdf？ua=1
	在联合国营养行动十年内推动营养承诺	2016	第六十九届世界卫生大会	4.1.46	https：//apps.who.int/iris/bitstream/handle/10665/274375/WHO-NMH-NHD-17.11-eng.pdf？sequence=1

发布部门	文件名	发布年度	文号/出处	正文对应索引	全文链接
世界卫生组织	世卫组织精神健康特别倡议（2019—2023年）：精神健康的全民健康覆盖	2019	世界卫生组织	4.1.47	https://apps.who.int/iris/bitstream/handle/10665/310981/WHO-MSD-19.1-eng.pdf?sequence=1&isAllowed=y
	营养不良的双重负担	2017	世界卫生组织	4.1.48	https://www.who.int/publications/i/item/WHO-NMH-NHD-17.3
	营养的双重任务行动（Double-duty actions）	2020	世界卫生组织	4.1.49	https://www.who.int/publications/i/item/WHO-NMH-NHD-17.2
	世卫组织关于痴呆的最新概况	2020	世界卫生组织	4.1.50	https://www.who.int/zh/news-room/fact-sheets/detail/dementia
	世卫组织关于营养不良的最新概况	2020	世界卫生组织	4.1.51	https://www.who.int/zh/news-room/fact-sheets/detail/malnutrition
	世卫组织关于婴幼儿喂养的最新概况	2020	世界卫生组织	4.1.52	https://www.who.int/news-room/fact-sheets/detail/infant-and-young-child-feeding
	世卫组织关于肥胖和超重的最新概况	2020	世界卫生组织	4.1.53	https://www.who.int/zh/news-room/fact-sheets/detail/obesity-and-overweight
	世卫组织关于糖尿病的最新概况	2020	世界卫生组织	4.1.54	https://www.who.int/zh/news-room/fact-sheets/detail/diabetes
	世卫组织关于哮喘的最新概况	2020	世界卫生组织	4.1.55	https://www.who.int/zh/news-room/fact-sheets/detail/asthma
	世卫组织关于风湿性心脏病的最新概况	2020	世界卫生组织	4.1.56	https://www.who.int/zh/news-room/fact-sheets/detail/cardiovascular-diseases-（cvds）
联合国	联合国大会关于预防和控制非传染性疾病问题高级别会议和首届健康生活方式和非传染性疾病控制问题全球部长级会议	2011		4.2.1	Microsoft Word-B130_6-ch.doc（who.int）

发布部门	文件名	发布年度	文号/出处	正文对应索引	全文链接
联合国	预防和控制非传染性疾病的政治宣言	2011	联合国大会第66/2号决议	4.2.2	https://www.un.org/zh/documents/treaty/files/A-RES-66-2.shtml
	预防和控制非传染性疾病：联合国大会关于预防和控制非传染性疾病问题高级别会议的后续工作	2012	第一三〇届会议	4.2.3	http://apps.who.int/iris/bitstream/10665/26502/1/B130_R7-ch.pdf
	联合国第六十六届大会决议——我们希望的未来	2012	第六十六届会议	4.2.4	https://www.doc88.com/p-11747101650882.html?r=1
	社会发展 第三委员会的报告	2016	第五十七届会议	4.2.5	https://www.un.org/chinese/esa/ageing/pdf/A5793.pdf
	通过体育促进教育、健康、发展与和平	2016	第七十一届会议	4.2.6	https://www.un.org/zh/documents/view_doc.asp?symbol=A/71/L.38
	农业发展、粮食安全和营养 第二委员会的报告	2016	第七十一届会议	4.2.7	https://www.un.org/zh/documents/view_doc.asp?symbol=A/71/469
	大会第三次预防和控制非传染性疾病问题高级别会议政治宣言	2018	第七十一届会议	4.2.8	https://www.un.org/zh/documents/view_doc.asp?symbol=A/RES/73/2
	难民问题全球契约	2018	联合国大会第73/12号文件第二部分	4.2.9	https://www.un.org/zh/documents/treaty/files/A-73-12.shtml

附表5 发达国家相关可借鉴政策列表

发布国家	文件名	发布年度	文号/出处	正文对应索引	全文链接
美国	DHDSP战略计划	2014	美国疾控中心	5.1.1	https://www.cdc.gov/dhdsp/strategic_plan.htm
	1971年的国家癌症法案	1971	参议院法案1828—1971年12月23日颁布（P.L.92-218）	5.1.2	https://www.cancer.gov/about-nci/overview/history/national-cancer-act-1971

续表

发布国家	文件名	发布年度	文号/出处	正文对应索引	全文链接
美国	美国卫生与公众服务部关于多种慢性疾病的远景和战略框架	2010	美国卫生与公众服务部	5.1.3	https：//www.hhs.gov/ sites/default/files/ash/ initiatives/mcc/mcc_ framework.pdf
英国	首相关于 2020 年痴呆的挑战	2016	英国卫生部	5.2.1	https：//www.gov.uk/ government/publications/ challenge-on-dementia- 2020-implementation- plan
日本	癌症防治基本法	2006	平成 18 年法第 98 号	5.3.1	https：//www.mhlw.go.jp/ web/t_doc？dataId=79aa 8258&dataType=0&page No=1
	促进口腔健康法	2011	平成 23 年法第 95 号	5.3.2	https：//www.mhlw.go.jp/ web/t_doc？dataId=78ab 2261&dataType=0&page No=1
	延长中风、心脏病、其他血管疾病生存措施基本法	2018	平成 30 年法第 105 号	5.3.3	https：//www.mhlw.go.jp/ web/t_doc？dataId=80ab 6708&dataType=0&page No=1